H. Hahn

D. Falke

S. H. E. Kaufmann

U. Ullmann

Medizinische Mikrobiologie und Infektiologie

5., vollständig aktualisierte Auflage

Widmung

Diese 5. Auflage widme ich meiner langjährigen Oberärztin, Frau Dr. Jutta Wagner, zum Dank für ihre immerwährende Unterstützung während meiner gesamten Zeit als Lehrstuhlinhaber im Dienste der Mikrobiologie in Berlin. Indem sie selbstlos und kenntnisreich die tägliche Routine verantwortlich geleitet und dabei auch zahlreiche Fachärzte ausgebildet hat, hat sie dem Fach unschätzbare Dienste geleistet. Sie ermöglichte es mir, dass ich mich vielen akademischen Dingen widmen konnte, die ohne die Entlastung durch sie nicht ohne weiteres möglich gewesen wären: Promotionen, Habilitationen, – und eben diesem Buch.

Berlin, 8. 8. 2004

Helmut Hahn

H. Hahn
D. Falke
S. H. E. Kaufmann
U. Ullmann (Hrsg.)

Medizinische Mikrobiologie und Infektiologie

5., vollständig aktualisierte Auflage

Mitbegründet von Paul Klein
Unter Mitarbeit von Konstanze Vogt und Heinz Zeichhardt
Mit Abbildungen von Klaus Adler, Klaus Miksits und Timo Ulrichs
Fachredaktion und Koordination: Klaus Miksits

Mit 325, überwiegend farbigen, Abbildungen und 155 Tabellen

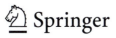

Prof. Dr. med. Helmut Hahn
Institut für Infektionsmedizin – WE13
Charitè Universitätsmedizin Berlin
Campus Benjamin Franklin
Hindenburgdamm 27, 12203 Berlin

Prof. Dr. med. Dietrich Falke
Institut für Virologie, Johannes-Gutenberg-Universität Mainz,
Hochhaus am Augustusplatz, 55101 Mainz

Prof. Dr. rer. nat. Stefan H.E. Kaufmann
Max-Planck-Institut für Infektionsbiologie
Schumannstraße 21/22, 10117 Berlin

Prof. Dr. med. Uwe Ullmann
Institut für Medizinische Mikrobiologie und Virologie
Universitätsklinikum Schleswig-Holstein – Campus Kiel –
Brunswiker Straße 4, 24105 Kiel

ISBN 3-540-21971-4
Springer Medizin Verlag Heidelberg

Bibliografische Information Der Deutschen Bibliothek
Die Deutsche Bibliothek verzeichnet diese Publikation in der Deutschen Nationalbibliografie;
detaillierte bibliografische Daten sind im Internet über <http://dnb.ddb.de> abrufbar.

Dieses Werk ist urheberrechtlich geschützt. Die dadurch begründeten Rechte, insbesondere die der Übersetzung, des Nachdrucks, des Vortrags, der Entnahme von Abbildungen und Tabellen, der Funksendung, der Mikroverfilmung oder der Vervielfältigung auf anderen Wegen und der Speicherung in Datenverarbeitungsanlagen, bleiben, auch bei nur auszugsweiser Verwertung, vorbehalten. Eine Vervielfältigung dieses Werkes oder von Teilen dieses Werkes ist auch im Einzelfall nur in den Grenzen der gesetzlichen Bestimmungen des Urheberrechtsgesetzes der Bundesrepublik Deutschland vom 9. September 1965 in der jeweils geltenden Fassung zulässig. Sie ist grundsätzlich vergütungspflichtig. Zuwiderhandlungen unterliegen den Strafbestimmungen des Urheberrechtsgesetzes.

Springer Medizin-Verlag
Ein Unternehmen von Springer Science+Business Media
© Springer-Verlag Berlin Heidelberg 1991, 1994, 1999, 2001, 2005
Printed in Italy

springer.de

Die Wiedergabe von Gebrauchsnamen, Handelsnamen, Warenbezeichnungen usw. in diesem Werk berechtigt auch ohne besondere Kennzeichnung nicht zu der Annahme, dass solche Namen im Sinne der Warenzeichen- und Markenschutz-Gesetzgebung als frei zu betrachten wären und daher von jedermann benutzt werden dürften.

Produkthaftung: Für Angaben über Dosierungsanweisungen und Applikationsformen kann vom Verlag keine Gewähr übernommen werden. Derartige Angaben müssen vom jeweiligen Anwender im Einzelfall anhand anderer Literaturstellen auf ihre Richtigkeit überprüft werden.

Planung: Simone Spägele, Heidelberg
Projektmanagement: Axel Treiber, Heidelberg
Lektorat: Yvonne Cornesse, Heidelberg
Design: deblik Berlin
Zeichnungen: Klaus Adler, Mainz; Klaus Miksits, Berlin; Timo Ulrichs, Berlin
Satz: K + V Fotosatz, Beerfelden

Gedruckt auf säurefreiem Papier   15/2117AT – 5 4 3 2 1 0

Vorwort zur 5. Auflage

Die Anthraxbriefe vom Oktober 2001, die daraus resultierende Furcht vor weiteren bioterroristischen Attacken, die verheerenden Auswirkungen von SARS in psychologischer und wirtschaftlicher Hinsicht, der bisher nicht gestoppte Vormarsch von AIDS und Tuberkulose weltweit, von Malaria in den Tropen – sie alle haben die weiter andauernde und in ihren Erscheinungen wechselhafte Bedrohung durch Infektionen augenfällig verdeutlicht.

Mikrobiologischer Sachverstand wird auch in Zukunft von Nöten sein, um diesen Herausforderungen entgegenzutreten.

Im Umgang mit Infektionen muss der handelnde Arzt über Grundkenntnisse zu Mikroorganismen und zu den Vorgängen bei ihrer Auseinandersetzung mit dem Makroorganismus verfügen. Erst recht sind Grundlagenkenntnisse erforderlich, wenn ärztliches Wissen mit zukünftigen Entwicklungen Schritt halten soll.

Die neue AO für Ärzte verteilt die Vermittlung mikrobiologisch-infektiologischer Lehrinhalte auf verschiedene klinische Fächer. Damit ergibt sich die Gefahr einer bevorzugt klinisch-phänomenologischen Betrachtungsweise zu Lasten der naturwissenschaftlichen Grundlagen, obwohl gerade in der Infektionsbekämpfung durch die Anwendung naturwissenschaftlich-mikrobiologischer Erkenntnisse die größten Erfolge erzielt worden sind.

Es war auch bei der 5. Auflage Anliegen von Herausgebern und Autoren, eine Darstellung des Faches Medizinische Mikrobiologie sowohl unter wissenschaftlichen Gesichtspunkten als auch unter dem Blickwinkel ihrer Anwendung unter klinisch-infektiologischen Rahmenbedingungen zu geben, denn nur die Verknüpfung von Grundlagenwissen und klinischer Empirie ermöglicht dem Arzt sinnvolle klinische Entscheidungen.

Die 5. vollständig überarbeitete Auflage berücksichtigt die neuen Entwicklungen im Fach. Erstmals wurde dem Thema »Absichtlich verbreitete Krankheitserreger« ein eigenes Kapitel gewidmet. SARS und andere neu aufgetretene Erreger fanden ebenso Berücksichtigung wie geriatrische Infektionen. Der Abschnitt »Infektionsdiagnostik« wurde durch Hereinnahme der virologischen Diagnostik konsolidiert. Eine grundlegende Neubearbeitung erfuhren die Abschnitte »Parasitologie« und »Grundlagen der Onkologie«.

Infektionsbiologische Forschung hat sich nun auch in Deutschland an den naturwissenschaftlichen Fakultäten als wichtige Forschungsrichtung durchgesetzt. Deshalb ist dieses Buch nicht nur für den Mediziner, sondern auch für den forschenden Infektionsbiologen gedacht, der sich über die medizinischen Hintergründe und die klinische Relevanz seiner Arbeiten informieren möchte. Die Herausgeber hoffen, dass das Lehrbuch auch bei diesen Wissenschaftlern auf gute Resonanz stoßen wird.

Herausgeber und Autoren danken dem Verlag, insbesondere Herrn Axel Treiber und Frau Simone Spägele, für ihre fast unendliche Geduld bei der Vorbereitung dieser Auflage. Unseren Sekretärinnen, den Damen Jana Koth, Jytte Krake, Gabriele Runge, Renate Scherner sowie Souraya Sibaei gebührt unser aufrichtiger Dank für die geleistete vorzügliche Arbeit.

Berlin, den 9.8.2004
H. Hahn, D. Falke, S.H.E. Kaufmann, U. Ullmann

IV· Epidemiologie und Prävention

Epidemiologie der Infektionskrankheiten

K. Miksits, A. Kramer, D. Falke

 Einleitung

> **Einleitung:** Kurze Einführung und Übersicht des Inhalts

Epidemiologie im Sinne der Bakteriologie und Virologie ist die Lehre vom Auftreten, der Verbreitung und vom Verschwinden von Infektionskrankheiten in der Gesamtbevölkerung oder in bestimmten Risikogruppen. Sie zeigt die Notwendigkeit von Impfungen auf und erfasst die Wirkung von Impfmaßnahmen oder der Chemotherapie. Sie liefert auch Hinweise für das Auftreten von bestimmten Infektionskrankheiten und definiert Übertragungsrisiken. *Ziel* ist die Ausrottung von Infektionskrankheiten durch Impfungen (Pocken), ihre medikamentöse Behandlung oder Bekämpfung durch Hygiene-Maßnahmen.

> **Farbiges Leitsystem** führt durch die Sektionen

1.1 Staphylococcus aureus (S. aureus)

Steckbrief

S. aureus verursacht oberflächliche und tief-invasive eitrige Infektionen, Sepsis und Endokarditis sowie Intoxikationen. Bei der Pathogenese wirken zahlreiche Virulenzfaktoren zusammen. Darüber hinaus bilden einige Stämme spezifische Toxine, die jeweils für Brechdurchfall, das Toxic-Shock-Syndrom (TSS) bzw. Staphylococcal-Scalded-Skin-Syndrom (SSSS) (dt. Schälblasensyndrom) verantwortlich sind.

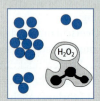

Staphylococcus aureus grampositive Haufenkokken in Eiter entdeckt 1878 von Robert Koch, abgegrenzt 1884 von F.J. Rosenbach

> **Steckbriefe** der Mikroorganismen mit den **bedeutendsten** klinischen Eigenschaften

1.1.1 Beschreibung

Aufbau

Zellwand. Die Zellwand besteht aus einer dicken, vielschichtigen **Peptidoglykanschicht**. Ein zellwandständiges Protein ist der **Clumping Factor** (C.F.), der als Rezeptor für Fibrinogen wirkt. Als Virulenzfaktor vermittelt der C.F. die Bindung von Staphylokokken an Fibrinogen in verletztem Gewebe, auf medizinischen Implantaten sowie Kathetern, an die sich zuvor Fibrinogen angelagert hat.

> **Inhaltliche Struktur:** Klare Gliederung durch alle Kapitel

vorwiegend in vivo unter dem Selektionsdruck der Phagozytose. Die Kapsel behindert als Virulenzfaktor die Phagozytose.

Extrazelluläre Produkte

Freie Koagulase. Dieses Protein besitzt für sich allein keine Enzymaktivität. Es bindet sich an Prothrombin, und der entstandene Komplex wirkt proteolytisch. Er löst direkt, d. h. unter Umgehung der Thrombinbildung, die Umwandlung von Fibrinogen zu Fibrin aus. Auf diese Weise ist die freie Koagulase als Virulenzfaktor an der Bildung der charakteristischen Fibrinkapsel um Läsionen durch S. aureus herum beteiligt, v. a. beim Abszess. Sie ist somit verantwortlich für die charakteristische Eigenschaft von S. aureus, lokalisierte Läsionen zu erzeugen. Diagnostisch ist die Koagulasebildung das Hauptmerkmal für die Speziesbestimmung von S. aureus.

Staphylokinase. Unter Einwirkung dieses Enzyms entsteht aus Plasminogen Plasmin (Synonym: Fibrinolysin). Plasmin lysiert die Fibrinkapsel, die sich in der frühen Phase um den Abszess durch Koagulasewirkung gebildet hat. Sie ermöglicht als Virulenzfaktor die schubweise weitere Ausbreitung der Erreger im infizierten Gewebe.

DNase. Diese thermostabile Nuklease, die DNS und RNS spaltet, erleichtert die Ausbreitung der Erreger im Gewebe. Daneben kommt ihr eine diagnostische Bedeutung zu, da sie nur bei S. aureus und bei wenigen koagulasenegativen Staphylokokkenarten vorkommt.

Lipasen. Sie beteiligen sich wahrscheinlich an der Ausbreitung der Erreger im Gewebe.

Hyaluronidase. In ähnlicher Weise wie der »spreading factor« der A-Streptokokken (▶ s. S. 202 ff.) bringt dieses Enzym die interzelluläre Hyaluronsäure zur Auflösung und trägt ebenfalls zur Ausbreitung der Staphylokokkeninfektion bei.

Hämolysine. Es sind vier membranschädigende Hämolysine bekannt: α-, β-, γ-, δ-Hämolysin (oder -Toxin). Ein Stamm kann 1 bis 4 dieser Hämolysine bilden. Als Virulenzfaktoren zerstören sie Erythrozyten, aber auch andere Säugetierzellen, und schädigen so das Gewebe. Das α-Hämolysin zerstört Phagozyten und behindert damit die Phagozytose.

und des Weiteren durch Beteiligung von mindestens drei der folgenden Organsysteme:
- Gastrointestinaltrakt: Erbrechen, Übelkeit, Diarrhoe;
- Muskulatur: Myalgien mit Erhöhung des Serumkreatinins bzw. der Phosphokinase;
- Schleimhäute: vaginale, oropharyngeale, konjunktivale Hyperämie;
- Nieren: Erhöhung von Harnstoff und/oder Kreatinin im Serum, Pyurie ohne Nachweis einer Harnwegsinfektion;
- Leber: Erhöhung von Transaminasen, Bilirubin und alkalischer Phosphatase;
- ZNS: Desorientiertheit, Bewusstseinsstörung (Abb. 1.2).

■ Tabelle 1.1. Staphylococcus: Gattungsmerkmale

Merkmal	Merkmalsausprägung
Gramfärbung	grampositive Kokken (Haufen)
aerob/anaerob	fakultativ anaerob
Kohlenhydratverwertung	fermentativ
Sporenbildung	nein
Beweglichkeit	nein
Katalase	positiv
Oxidase	negativ
Besonderheiten	Lysostaphin-Empfindlichkeit

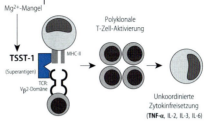

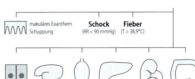

■ Abb. 1.2. Pathogenese des Staphylokokken-Toxic-Shock-Syndroms

Staphylokokken sind grampositive Kugelbakterien, die sich in Haufen, Tetraden oder in Paaren lagern und sich sowohl aerob als auch anaerob vermehren (Tabelle 1.1).

Die Gattung untergliedert sich in zahlreiche Spezies, von denen Staphylococcus aureus (S. aureus) diagnostisch aufgrund der Bildung von freier Koagulase (► s. S. 205) von den übrigen, d. h. koagulasenegativen Staphylokokkenspezies (KNS) abgetrennt wird. Diese Unterscheidung ist von medizinischer Relevanz, weil die KNS-Spezies Krankheitsbilder hervorrufen, die sich in Pathogenese, Klinik, Diagnostik und Therapie von den durch S. aureus hervorgerufenen unterscheiden (Tabelle 1.2).

In Kürze

Enterokokken

Bakteriologie. Grampositive Kettenkokken. Häufigste medizinisch bedeutsame Arten: E. faecalis und E. faecium.

Vorkommen. Im Dickdarm von Mensch und Tier.

Resistenz gegen äußere Einflüsse. Primärresistenz gegen Cephalosporine (»Enterokokkenlücke«) und Aminoglykoside.
Wachstum in Gegenwart von 6,5% NaCl und bei pH 9,6.
Recht resistent gegenüber Umwelteinflüssen.

Epidemiologie. Weltweit vorkommend.

Zielgruppe. Abwehrgeschwächte.

Übertragung. Meist endogene Infektion. Nosokomiale Übertragung möglich.

Zielgewebe. Harntrakt, Herzklappen, Blutbahn.

Klinik. Harnwegsinfektionen, Abdominalinfektionen, Sepsis, Endokarditis.

Immunität. Enterokokken hinterlassen keine Infektionsimmunität.

Diagnose. Anzucht, Äskulinspaltung.

Therapie. Aminopenicilline, Ureidopenicilline, bei Sepsis und Endokarditis in Kombination mit Aminoglykosiden, bei Resistenz: Vancomycin, Teicoplanin, Linezolid.

Prävention. Hygienemaßnahmen zur Verhinderung der Schmierinfektion. Patienten mit VRE müssen isoliert werden. Bei Patienten mit vorgeschädigter Herzklappe: Amoxicillinprophylaxe vor endoskopischen Eingriffen.

Vakzination. Nicht möglich.

Machen Sie jetzt Ihre Visite bei:
www.weiterbildungsplaner.de

Testen Sie unseren interaktiven Weiterbildungsplaner

Die Wahl der richtigen Weiterbildung ist eine Entscheidung für Ihre künftige Karriere. Dazu brauchen Sie genaue Informationen. Darum gehen Sie jetzt online und nutzen Sie unser Know-how:

- Ermitteln Sie online Ihren optimalen Weiterbildungsweg
- Informieren Sie sich über Gebiete, Anrechnungsmöglichkeiten und Weiterbildungszeiten
- Holen Sie sich wertvolle Tipps rund um die Weiterbildung

Damit Sie die Weichen für Ihre berufliche Zukunft richtig stellen:

www.weiterbildungsplaner.de
Telefon: 02 21/1 48-2 27 00
Telefax: 02 21/1 48-2 14 42
service@aerzteversicherung.de

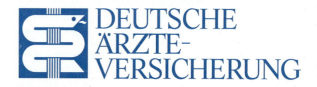

DEUTSCHE ÄRZTEVERSICHERUNG

Inhaltsverzeichnis

I Einleitung

1 Gegenstand, Aufgabenstellung und heutige Rolle der Medizinischen Mikrobiologie 3
1.1 Gegenstand 3
1.2 Aufgabenstellung 4
1.3 Heutige Bedeutung 4

2 Ursprung der Medizinischen Mikrobiologie 8

3 Taxonomie und Nomenklatur 12
3.1 Grundprinzipien der Systematik (Taxonomie) 12
3.2 Hierarchische Ordnung und Nomenklatur am Beispiel der Bakterien 12
3.3 Stellung der Bakterien innerhalb des Stammbaums der Organismen 14

II Grundbegriffe der Infektionslehre

1 Pathogenität und Virulenz 19

2 Infektion 21
2.1 Der Mikroorganismus als Erreger 22
2.2 Ablauf einer Infektion: Pathogenese und Rolle der Virulenzfaktoren 24
2.3 Grundtypen erregerbedingter Krankheiten .. 32

3 Physiologische Bakterienflora: Kolonisationsresistenz, endogene Opportunisteninfektionen; Probiotika ... 35
3.1 Regulation der physiologischen Bakterienflora 35
3.2 Wirkungen der Normalflora 37
3.3 Die bakterielle Normalbesiedlung im Einzelnen 38
3.4 Iatrogene Störungen der Mikroökologie 40
3.5 Änderung der Mikroökologie aus therapeutischen Gründen 40
3.6 Probiotika 41

III Immunologie

1 Grundbegriffe 47
1.1 Immunreaktion 47
1.2 Epitope für Antikörper 47
1.3 Antigen-Antikörper-Reaktion 47
1.4 Antigene für Antikörper 48
1.5 Zelluläre Immunität 48
1.6 Angeborene Resistenz 48

2 Zellen des Immunsystems 50
2.1 Hämatopoese 50
2.2 Polymorphkernige Granulozyten 50
2.3 Lymphozyten 51
2.4 Zellen des mononukleär phagozytären Systems 54

3 Organe des Immunsystems 56
3.1 Thymus 56
3.2 Bursa Fabricii und Bursa-Äquivalent 56
3.3 Lymphknoten 57
3.4 Diffuses lymphatisches Gewebe 58
3.5 Die Milz 58
3.6 Lymphozyten-Rezirkulation 58

4 Antikörper und ihre Antigene 61
4.1 Antikörper 61
4.2 Antigene 65
4.3 Antikörper als Antigene 66
4.4 Mitogene 66
4.5 Adjuvantien 66
4.6 Verlauf der Antikörperantwort 67
4.7 Polyklonale, oligoklonale und monoklonale Antikörper 67
4.8 Stärke der Antigen-Antikörper-Bindung ... 68
4.9 Kreuzreaktivität und Spezifität 68
4.10 Folgen der Antigen-Antikörper-Reaktion in vivo 69
4.11 Die klonale Selektionstheorie als Erklärung für die Antikörpervielfalt 70
4.12 Genetische Grundlagen der Antikörperbildung 71

5 Komplement 78
5.1 Übersicht 78
5.2 Der klassische Weg 79
5.3 Die terminale Effektorsequenz 80
5.4 Der alternative Weg 81
5.5 Anaphylatoxine 82

6	**Antigen-Antikörper-Reaktion: Grundlagen serologischer Methoden** . . .	83
6.1	Bildung sichtbarer Antigen-Antikörper-Komplexe	83
6.2	Nachweis der Antigen-Antikörper-Reaktion durch markierte Antikörper	84
6.3	Blutgruppenserologie	85
7	**Haupt-Histokompatibilitäts-Komplex** . . .	91
7.1	Übersicht	91
7.2	Genetik des MHC	92
7.3	Biochemie der MHC-Moleküle	92
8	**T-Zellen**	94
8.1	T-Zell-abhängige Immunphänomene	94
8.2	Antigenerkennung durch T-Lymphozyten . .	95
8.3	T-Zellrezeptor	95
8.4	T-Zellpopulationen und ihr Phänotyp	96
8.5	Antigenpräsentation und T-Zell-Antwort . . .	97
8.6	Endogene, exogene Antigene und Superantigene	98
8.7	Helfer-T-Zellen und Zytokin-Sekretion	99
8.8	Zytokine	99
8.9	Akzessorische Moleküle	101
8.10	Zytolytische T-Lymphozyten	102
8.11	Regulatorische T-Lymphozyten	102
8.12	Die wichtigsten Wege der T-Zell-abhängigen Immunität	103
9	**Mononukleäre Phagozyten und Antigenpräsentierende Zellen**	110
9.1	Phagozytose	110
9.2	Intrazelluläre Keimabtötung und Verdauung	111
9.3	Das mononukleär-phagozytäre System . . .	113
9.4	Rezeptoren und Oberflächenmarker	114
9.5	Sekretion	115
9.6	Makrophagenaktivierung	117
9.7	Antigen-präsentierende Zellen im engeren Sinn	117
10	**Immunpathologie**	119
10.1	Entzündung und Gewebeschädigung	119
10.2	Spezifische Überempfindlichkeit	120
10.3	Autoimmunerkrankungen	123
10.4	Transplantation	125
10.5	Defekte des Immunsystems und Immunmangelkrankheiten	127
11	**Infektabwehr**	130
11.1	Infektionen mit Bakterien, Pilzen und Protozoen	130
11.2	Virusinfektion	134
11.3	Strategien der Erreger gegen professionelle Phagozyten	135
11.4	Prinzipien der Impfstoffentwicklung	138

IV	**Epidemiologie und Prävention**	
1	**Epidemiologie der Infektionskrankheiten**	145
1.1	Grundbegriffe	145
1.2	Methoden	146
1.3	Besonderheiten der Infektionsepidemiologie	148
1.4	Spezielle epidemiologische Aspekte bei Virusinfektionen	152
1.5	Interepidemischer Verbleib der Viren	153
2	**Prävention von Bakterien- und Virus-Infektionen**	155
2.1	Grundbegriffe	155
2.2	Amtliche Maßnahmen: Gesetze und Empfehlungen	156
2.3	Isolierung und Quarantäne	157
3	**Sterilisation und Desinfektion**	160
3.1	Grundbegriffe	160
3.2	Sterilisationsverfahren	160
3.3	Desinfektionsverfahren	162
3.4	Weitere Verfahren zur Reduktion von Mikroorganismen	165

V	**Allgemeine Bakteriologie**	
1	**Bakterien: Definition und Aufbau**	169
1.1	Morphologische Grundformen	169
1.2	Aufbau	170
2	**Bakterien: Vermehrung und Stoffwechsel**	180
2.1	Bakterienvermehrung	180
2.2	Stoffwechsel von Bakterien	181

VI Spezielle Bakteriologie

1	**Staphylokokken**	187
1.1	Staphylococcus aureus (S. aureus)	188
1.2	Koagulasenegative Staphylokokken: Staphylococcus epidermidis	195
1.3	Staphylococcus-saprophyticus-Gruppe	197
2	**Streptokokken**	199
2.1	Streptococcus pyogenes (A-Streptokokken)	200
2.2	Streptococcus agalactiae (B-Streptokokken)	208
2.3	Andere β-hämolysierende Streptokokken (C und G)	210
2.4	Streptococcus pneumoniae (Pneumokokken)	210
2.5	Sonstige vergrünende Streptokokken (ohne Pneumokokken) und nicht-hämolysierende Streptokokken	216
3	**Enterokokken und weitere katalasenegative grampositive Kokken**	220
3.1	Enterococcus faecalis und Enterococcus faecium	220
3.2	Weitere grampositive Kokken	223
4	**Neisserien**	224
4.1	Neisseria gonorrhoeae (Gonokokken)	224
4.2	Neisseria meningitidis (Meningokokken)	230
4.3	Übrige Neisseriaarten	235
5	**Enterobakterien**	236
5.1	Escherichia coli (fakultativ pathogene Stämme)	237
5.2	Säuglingspathogene Escherichia-coli-Stämme (EPEC)	240
5.3	Enteroaggregative Escherichia-coli-Stämme (EAEC)	241
5.4	Enterotoxinogene Escherichia-coli-Stämme (ETEC)	243
5.5	Enteroinvasive Escherichia-coli-Stämme (EIEC)	244
5.6	Enterohämorrhagische Escherichia-coli-Stämme (EHEC) Shigatoxin-bildende E. coli (STEC)	245
5.7	Klebsiellen	249
5.8	Enterobacter	249
5.9	Serratia	249
5.10	Proteus	250
5.11	Sonstige wichtige fakultativ pathogene Enterobakterien	250
5.12	Typhöse Salmonellen: Salmonella Typhi, Salmonella Paratyphi A, B, C	250
5.13	Enteritis-Salmonellen	256
5.14	Shigellen	260
5.15	Yersinia enterocolitica und Yersinia pseudotuberculosis	263
5.16	Yersinia pestis	267
6	**Vibrionen, Aeromonas**	272
6.1	Vibrio cholerae, Biovar cholerae und Vibrio cholerae, Biovar El Tor	273
6.2	Nichtagglutinierbare (Non-Cholera-)Vibrionen	277
6.3	Aeromonas	277
7	**Nichtfermentierende Bakterien (Nonfermenter): Pseudomonas, Burkholderia, Stenotrophomonas, Acinetobacter**	279
7.1	Pseudomonas aeruginosa	280
7.2	Burkholderia	284
7.3	Stenotrophomonas maltophilia	285
7.4	Acinetobacter	285
8	**Campylobacter**	287
8.1	Campylobacter jejuni	287
8.2	Übrige Campylobacterarten	290
9	**Helicobacter**	291
9.1	Helicobacter pylori	291
9.2	Helicobacter heilmannii	295
10	**Haemophilus**	296
10.1	Haemophilus influenzae	297
10.2	Haemophilus parainfluenzae	300
10.3	Haemophilus aphrophilus und Haemophilus paraphrophilus	301
10.4	Haemophilus ducreyi	301
11	**Bordetellen**	303
11.1	Bordetella pertussis	303
11.2	Andere Bordetellen	307
12	**Legionellen**	309
12.1	Legionella pneumophila	309
12.2	Andere Legionellen	312
13	**Anthropozoonoseerreger ohne Familienzugehörigkeit: Listerien, Brucellen, Francisellen und Erysipelothrix**	313
13.1	Listerien	313
13.2	Brucellen	319
13.3	Francisellen	324
13.4	Erysipelothrix rhusiopathiae	325

14	**Korynebakterien**	**326**
14.1	Corynebacterium diphtheriae	327
14.2	Andere Korynebakterien	332
15	**Bacillus**	**334**
15.1	Bacillus anthracis	334
15.2	Bacillus cereus	337
15.3	Übrige Bacillusarten	338
16	**Obligat anaerobe sporenbildende Stäbchen (Clostridien)**	**339**
16.1	Clostridium perfringens	339
16.2	Clostridium tetani	343
16.3	Clostridium botulinum	345
16.4	Clostridium difficile	346
17	**Nichtsporenbildende obligat anaerobe Bakterien**	**349**
17.1	Obligat anaerobe gramnegative Stäbchen (Bacteroidaceae)	349
17.2	Obligat anaerobe und mikroaerophile nichtsporenbildende grampositive Stäbchen	354
17.3	Obligat anaerobe und mikroaerophile Kokken	357
18	**Mykobakterien**	**361**
18.1	Mycobacterium tuberculosis	363
18.2	Atypische Mykobakterien (MOTT)	374
18.3	Mycobacterium leprae	377
19	**Nocardien und aerobe Aktinomyzeten**	**381**
19.1	Nocardien	382
19.2	Andere aerobe Aktinomyzeten	384
20	**Treponemen**	**385**
20.1	Treponema pallidum, subsp. pallidum	385
20.2	Andere Treponemen	394
21	**Borrelien**	**396**
21.1	Borrelia (B.) burgdorferi	396
21.2	Borrelia recurrentis und andere Rückfallfieber-Borrelien (Borrelia spp.)	401
22	**Leptospiren**	**404**
22.1	Leptospira interrogans	404
22.2	Weitere Leptospiren	406
23	**Rickettsien, Orientien, Coxiellen, Ehrlichien, Anaplasmen, Neorickettsien**	**408**
23.1	Rickettsia prowazekii	409
23.2	Coxiella burnetii	411
23.3	Ehrlichia, Anaplasma, Neorickettsia	413
23.4	Andere Rickettsien	414
24	**Bartonellen**	**416**
24.1	Bartonella henselae	416
24.2	Bartonella quintana	419
24.3	Bartonella bacilliformis	419
24.4	Andere Bartonellen	420
25	**Mykoplasmen und Ureaplasmen**	**422**
25.1	Mycoplasma pneumoniae	423
25.2	Mycoplasma hominis, Ureaplasma urealyticum	425
26	**Chlamydien**	**427**
26.1	Chlamydia trachomatis, Serotyp A–C	428
26.2	Chlamydia trachomatis, Serotypen D–K	430
26.3	Chlamydia trachomatis, Serotypen L1–L3	432
26.4	Chlamydia psittaci	433
26.5	Chlamydia pneumoniae	434
27	**Weitere medizinisch bedeutsame Bakterien**	**437**
27.1	Tropheryma whipplei	437
27.2	Pasteurella multocida	437
27.3	Moraxella catarrhalis	438
27.4	HACEK-Gruppe	438
27.5	Streptobacillus moniliformis, Spirillum minus	439
27.6	Gardnerella vaginalis	439
Farbtafeln		440

VII Allgemeine Virologie

Abkürzungsverzeichnis zu Kapitel VII und VIII (Virologie)		449
Danksagung		450
1	**Virusbegriff – Struktur – Einteilung**	**451**
1.1	Merkmale von Viren	451
1.2	Das Virion	451
1.3	Einteilung der Viren	453
1.4	Viroide, Virusoide und Prionen	454
1.5	Bakteriophagen	455
2	**Virusreplikation**	**456**
2.1	DNS und RNS als Informationsträger	456
2.2	Einstufen-Vermehrungsversuch	456
2.3	Replikationszyklus von Viren	456
2.4	Abortiver Zyklus und Quasispezies	462
3	**Pathogenität – Infektionsverlauf**	**464**
3.1	Pathogenität und Virulenz	464
3.2	Wirtsspektrum	465
3.3	Organotropismus	465
3.4	Faktoren der Pathogenität	465

3.5	Lebendimpfstoffe	467
3.6	Infektionsverlauf	467
3.7	Ausbreitungswege von Viren im Organismus	471
3.8	Abwehrmechanismen bei Virusinfektionen	473
4	**Virus und Tumor: Grundbegriffe der Onkologie**	**479**
4.1	Geschichtliche Einleitung	479
4.2	Grundbegriffe	479
4.3	Transformation	482
4.4	Malignität des Tumors	483
4.5	Molekulare Grundlagen der Tumorentstehung	483
4.6	Transformierende Noxen	484
4.7	Genetische Prädisposition	487
4.8	Stufen der Karzinogenese	487
4.9	Der Tumor im Organismus	489
5	**Virus-Chemotherapie**	**491**
5.1	Allgemeines	491
5.2	Kombinationstherapie	491
5.3	Resistenzentwicklung	492
5.4	Selektivität	492
5.5	Antiviral wirksame Substanzen und ihre Wirkungsmechanismen	493
5.6	Anhang: Interferon	498
6	**Differenzialdiagnose der Viruskrankheiten**	**501**
6.1	Allgemeines	501
6.2	Differenzialdiagnose	503

VIII Spezielle Virologie

1	**Picorna-Viren**	**511**
1.1	Polio-Viren	512
1.2	Coxsackie-Viren	516
1.3	ECHO-Viren	519
1.4	Parecho-Viren (ECHO 22 und 23)	520
1.5	Entero-Viren 68, 69, 70, 71, 72 und 73–78	520
1.6	Rhino-Viren	521
2	**Flavi-Viren**	**523**
2.1	Beschreibung	523
2.2	Gelbfieber-Virus	524
2.3	Dengue-Fieber-Virus	526
2.4	Virus der Frühsommer-Meningoenzephalitis (FSME)	527
3	**Röteln-Virus**	**530**
3.1	Beschreibung des Virus	530
3.2	Rolle als Krankheitserreger	530
4	**Corona-Viren**	**534**
4.1	Beschreibung	534
4.2	Rolle als Krankheitserreger	534
	Anhang: SARS-Corona-Virus	535
5	**Orthomyxo-Viren**	**537**
5.1	Beschreibung	537
5.2	Rolle als Krankheitserreger	538
6	**Paramyxo-Viren**	**544**
6.1	Parainfluenza-Viren	544
6.2	Mumps-Virus	547
6.3	Respiratory-Syncytial-Virus (RS-Virus)	549
6.4	Masern-Virus	551
6.5	Guillain-Barré-Syndrom (GBS)	554
6.6	Multiple Sklerose	554
6.7	Borna-Virus	555
7	**Tollwut-Virus**	**556**
7.1	Beschreibung	556
7.2	Rolle als Krankheitserreger	556
8	**Arena-Viren**	**562**
8.1	LCM-Virus	562
8.2	Lassa-Fieber-Virus	564
9	**Bunya-Viren**	**566**
9.1	Geschichte	566
9.2	Beschreibung des Virus	566
9.3	Rolle als Krankheitserreger	567
10	**Virus-Gastroenteritis**	**569**
10.1	Rota-Viren	569
10.2	Enteritische Adeno-Viren (Typ 40 und 41)	573
10.3	Calici-Viren	574
10.4	Weitere Gastroenteritis-erzeugende Viren	576
11	**Retro-Viren**	**577**
11.1	Gruppe der Retro-Viren	577
11.2	Human-Immundefizienz-Virus (HIV)	578
11.3	AIDS-definierende Infektionen durch opportunistische und obligat pathogene Erreger	588
11.4	Human-T-Zell-Leukämie-Virus I (HTLV1)	591
11.5	HTLV2	593
12	**Parvo-Viren**	**594**
12.1	Parvo-Virus B19	594
12.2	Adeno-assoziierte Viren (AAV)	596

13	**Papova-Viren**	597
13.1	Papillom-Viren des Menschen	597
13.2	JC-Virus: Virus der progressiven multifokalen Leukoenzephalopathie (PML)	602
13.3	BK-Virus	603
14	**Adeno-Viren**	604
14.1	Beschreibung	604
14.2	Rolle als Krankheitserreger	604
15	**Herpes-Gruppe**	609
15.1	Herpes-simplex-Virus	610
15.2	Varizellen-Zoster-Virus	617
15.3	Zytomegalie-Virus	620
15.4	Epstein-Barr-Virus	626
15.5	Humane Herpes-Viren 6, 7 und 8 (HHV 6, 7 und 8)	631
16	**Virushepatitis**	636
16.1	Übersicht	636
16.2	Hepatitis A-Virus (HAV)	637
16.3	Hepatitis B-Virus (HBV)	640
16.4	Hepatitis DELTA-Virus (HDV)	650
16.5	Hepatitis C-Virus (HCV)	653
16.6	Hepatitis E-Virus (HEV)	656
16.7	Hepatitis G-Virus (HGV)	657
16.8	TT-Virus (TTV) und SEN-Virus	657
16.9	»Autoimmun-Hepatitis«	658
17	**Pocken-Viren**	659
17.1	Die Gruppe der Pocken-Viren	659
17.2	Molluscum contagiosum	660
17.3	Pocken- und Vaccinia-Virus	661
17.4	Anhang	662
18	**Prion-Krankheiten**	664
18.1	Einteilung	664
18.2	Prion-Krankheiten	664
Farbtafeln		667

IX Allgemeine Mykologie

1	**Definition und Morphologie**	675
1.1	Definition	675
1.2	Aufbau	676
2	**Vermehrung und Stoffwechsel**	679
2.1	Fortpflanzung	679
2.2	Stoffwechsel	679
3	**Glossar**	681

X Spezielle Mykologie

1	**Sprosspilze: Blastomyzeten**	685
1.1	Candida albicans	685
1.2	Weitere Candidaarten und andere askomyzetische Sprosspilze	690
1.3	Cryptococcus neoformans	690
1.4	Andere basidiomyzetische Sprosspilze	695
2	**Fadenpilze: Hyphomyzeten**	696
2.1	Aspergillus fumigatus	696
2.2	Andere klinisch bedeutsame Aspergillusarten	701
2.3	Andere klinisch bedeutsame Hyphomyzeten der Abteilung Ascomycota	701
2.4	Hyphomyzeten der Abteilung Zygomycota	702
2.5	Pneumocystis jiroveci	704
Anhang: Verletzungsmykosen		705
3	**Fadenpilze: Dermatophyten**	707
3.1	Trichophyton rubrum	707
3.2	Andere Trichophytonarten	711
3.3	Andere humanpathogene Dermatophyten	712
4	**Dimorphe Pilze**	714
4.1	Histoplasma capsulatum	714
4.2	Andere dimorphe Pilze der Ordnung Onygenales	718
Farbtafeln		720

XI Allgemeine Parasitologie

1	**Allgemeine Parasitologie**	725
1.1	Definitionen	725

XII Spezielle Parasitologie

1	**Protozoen**	729
1.1	Trypanosomen	729
1.2	Leishmanien	734
1.3	Trichomonas	739
1.4	Giardia	740
1.5	Amöben	742
1.6	Plasmodien	745
1.7	Toxoplasma	750
1.8	Kryptosporidien	754
1.9	Mikrosporidien	756

Inhaltsverzeichnis

2	Trematoden	759
2.1	Schistosomen	759
2.2	Weitere Trematoden	763
3	**Cestoden (Bandwürmer)**	**764**
3.1	Echinococcus	764
3.2	Taenia saginata	768
3.3	Taenia solium	769
3.4	Andere Bandwurmarten	771
4	**Nematoden**	**772**
4.1	Trichuris	772
4.2	Trichinella	774
4.3	Strongyloides	777
4.4	Necator u. Ancylostoma	779
4.5	Enterobius	781
4.6	Ascaris	782
4.7	Filarien	785
5	**Ektoparasiten**	**790**
5.1	Läuse	791
5.2	Skabies (Krätze)	792
5.3	Flöhe	794
5.4	Sandflöhe	794
5.5	Fliegenlarven	794
	Farbtafeln	796

XIII Grundlagen der antimikrobiellen Chemotherapie

1	Allgemeines	803
1.1	Einteilung der Substanzen gegen Krankheitserreger	803
1.2	Historie	803
2	**Antibakterielle Wirkung**	**804**
2.1	Wirktyp	804
2.2	Wirkungsmechanismus	804
2.3	Wirkungsspektrum	805
3	**Resistenz**	**807**
3.1	Formen	807
3.2	Genetik der Resistenz	807
3.3	Resistenzmechanismen	808
4	**Pharmakokinetik**	**810**
5	**Applikation und Dosierung**	**812**
6	**Nebenwirkungen**	**813**
7	**Auswahl von antimikrobiellen Substanzen (Indikation)**	**814**
7.1	Mikrobiologische Parameter	815
7.2	Pharmakologische Parameter	815
7.3	Patienteneigenschaften	816

XIV Spezielle antimikrobielle Chemotherapie

1	Antibiotika	819
1.1	Penicillin G und Penicillin V	819
1.2	Aminopenicilline: Ampicillin/Amoxycillin	821
1.3	Acylaminopenicilline (Ureidopenicilline): Piperacillin, Mezlocillin	822
1.4	Isoxazolylpenicilline	823
2	**Cephalosporine**	**824**
2.1	Cefazolin (1. Generation)	824
2.2	Cefotiam (2. Generation)	825
2.3	Ceftriaxon, Cefotaxim (3. Generation)	826
2.4	Ceftazidim (3. Generation: Pseudomonas-Cephalosporin)	827
2.5	Cefepim	828
3	**β-Laktamase-Inhibitoren**	**829**
4	**Carbapeneme**	**830**
4.1	Imipenem	830
4.2	Meropenem und Ertapenem	831
5	**Glykopeptid-Antibiotika**	**832**
5.1	Vancomycin	832
5.2	Teicoplanin	833
6	**Aminoglykoside**	**834**
6.1	Gentamicin und Tobramycin	834
6.2	Amikacin	835
6.3	Streptomycin	836
6.4	Spectinomycin	836
7	**Tetracycline (Doxycyclin)**	**837**
7.1	Beschreibung	837
7.2	Rolle als Therapeutikum	837
8	**Lincosamine (Clindamycin)**	**839**
8.1	Beschreibung	839
8.2	Rolle als Therapeutikum	839
9	**Makrolide**	**840**
9.1	Erythromycin	840
9.2	Neuentwicklungen	841
10	**Antimikrobielle Folsäureantagonisten**	**842**
10.1	Cotrimoxazol	842
10.2	Dapson	843

10.3	Pyrimethamin	843
11	**Fluorchinolone**	**844**
11.1	Ciprofloxacin	844
11.2	Ofloxacin	845
11.3	Neue Fluorchinolone	845
12	**Antimykobakterielle Therapeutika**	**846**
12.1	INH	846
12.2	Rifampicin	847
12.3	Ethambutol	848
12.4	Pyrazinamid	848
12.5	Weitere Antituberkulotika	849
12.6	Clofazimin	849
13	**Weitere antibakterielle Substanzen**	**850**
13.1	Metronidazol	850
13.2	Fosfomycin	851
13.3	Fusidinsäure	851
13.4	Nitrofurantoin	851
13.5	Chloramphenicol	851
13.6	Polymyxine: Colistin und Polymyxin B	851
13.7	Mupirocin	852
13.8	Streptogramine	852
13.9	Oxazolidinone	852
13.10	Daptomycin	852
14	**Antimykotika**	**853**
14.1	Polyene	853
14.2	Antimetabolite	854
14.3	Triazole	855
14.4	Echinocandine	858
14.5	Allylamine: Terbinafin, Naftifin	860
14.6	Ciclopiroxolamin	860
15	**Antiparasitäre Substanzen**	**861**
15.1	Antimalariamittel	861
15.2	Mittel gegen Trypanosomen: Suramin, Pentamidin, Melarsoprol, Eflornithin, Nifurtimox	862
15.3	Mittel gegen Leishmanien: Fünfwertiges Antimon	863
15.4	Mittel gegen Filarien: Diethylcarbamazin, Ivermectin	864
15.5	Albendazol, Mebendazol, Thiabendazol	864
15.6	Praziquantel	865

XV Infektionsdiagnostik

1	**Klinische Diagnostik**	**869**
1.1	Anamnese	869
1.2	Körperlicher Befund	870
1.3	Klinisch-chemische Parameter	870
1.4	Apparative Untersuchungen	870
1.5	Mikrobiologische Diagnosesicherung	870
1.6	Konsequenzen für das ärztliche Handeln	870
2	**Gewinnung und Handhabung von Untersuchungsmaterial**	**872**
2.1	Prinzipien der Materialgewinnung	872
2.2	Arten von Untersuchungsmaterial	872
2.3	Transport	874
3	**Prinzipien der mikrobiologisch-virologischen Labordiagnostik**	**876**
3.1	Bakteriologischer Nachweis des Erregers	876
3.2	Virologische Labordiagnose	888
3.3	Molekularbiologische Nachweisverfahren	892
3.4	Mykologische Labordiagnostik	895
3.5	Parasitologische Labordiagnostik	895
3.6	Empfindlichkeitsprüfung gegen antimikrobielle Substanzen	896
3.7	Treffsicherheit diagnostischer Tests	899

XVI Syndrome

1	**Sepsis**	**903**
1.1	Einteilung	903
1.2	Epidemiologie	904
1.3	Erregerspektrum	904
1.4	Pathogenese	906
1.5	Klinik	909
1.6	Mikrobiologische Diagnostik	909
1.7	Therapie	909
1.8	Prophylaxe	910
2	**Bakterielle (mikrobielle) Endokarditis**	**911**
2.1	Einteilung	911
2.2	Epidemiologie	911
2.3	Erregerspektrum	911
2.4	Pathogenese	911
2.5	Klinik	912
2.6	Mikrobiologische Diagnostik	913
2.7	Therapie	913
2.8	Prävention	914

Inhaltsverzeichnis

3	**Bakterielle Meningitis**	916
3.1	Einteilung	916
3.2	Epidemiologie	916
3.3	Erregerspektrum	916
3.4	Pathogenese	917
3.5	Klinik	920
3.6	Mikrobiologische Diagnostik	920
3.7	Therapie	923
3.8	Prävention	923
4	**Augeninfektionen**	925
4.1	Definitionen	925
4.2	Einteilung	925
4.3	Epidemiologie	925
4.4	Erregerspektrum	926
4.5	Pathogenese	926
4.6	Klinik	927
4.7	Mikrobiologische Diagnostik	928
4.8	Therapie	929
4.9	Prävention	929
5	**Infektionen des oberen Respirationstrakts**	931
5.1	Einteilung	931
5.2	Epidemiologie	931
5.3	Erregerspektrum	931
5.4	Pathogenese	932
5.5	Klinik	932
5.6	Mikrobiologische Diagnostik	932
5.7	Therapie	933
5.8	Prävention	933
5.9	Weitere Erkrankungen im oberen Respirationstrakt	933
6	**Pneumonien**	935
6.1	Einteilung	935
6.2	Epidemiologie	935
6.3	Erregerspektrum	935
6.4	Pathogenese	936
6.5	Klinik	936
6.6	Mikrobiologische Diagnostik	936
6.7	Therapie	937
6.8	Prävention	938
6.9	Weitere Infektionen des unteren Respirationstrakts	938
7	**Harnwegsinfektionen**	940
7.1	Einteilung	940
7.2	Epidemiologie	940
7.3	Erregerspektrum	940
7.4	Pathogenese	941
7.5	Klinik	941
7.6	Mikrobiologische Diagnostik	941
7.7	Therapie	943
7.8	Prävention	944
8	**Genitaltraktinfektionen und sexuell übertragbare Krankheiten**	945
8.1	Einteilung	945
8.2	Epidemiologie	945
8.3	Erregerspektrum	945
8.4	Pathogenese	946
8.5	Klinik	946
8.6	Mikrobiologische Diagnostik	946
8.7	Therapie	947
8.8	Prävention	948
8.9	Weitere Infektionen: Infektionen von Embryo, Fetus und Neugeborenen	948
9	**Gastroenteritiden**	951
9.1	Einteilung	951
9.2	Epidemiologie	951
9.3	Erregerspektrum	951
9.4	Pathogenese	952
9.5	Klinik	952
9.6	Mikrobiologische Diagnostik	952
9.7	Therapie	953
9.8	Prävention	953
10	**Intraabdominelle Infektionen**	955
10.1	Einteilung	955
10.2	Epidemiologie	955
10.3	Erregerspektrum	955
10.4	Pathogenese	956
10.5	Klinik	956
10.6	Mikrobiologische Diagnostik	957
10.7	Therapie	957
10.8	Prophylaxe	958
11	**Arthritis**	959
11.1	Einteilung	959
11.2	Epidemiologie	959
11.3	Erregerspektrum	959
11.4	Pathogenese	959
11.5	Klinik	960
11.6	Mikrobiologische Diagnostik	960
11.7	Therapie	961
11.8	Prävention	961
11.9	Weitere Infektionen im Gelenkbereich	961
12	**Osteomyelitis**	963
12.1	Einteilung	963
12.2	Epidemiologie	963
12.3	Erregerspektrum	963

12.4	Pathogenese	963
12.5	Klinik	963
12.6	Mikrobiologische Diagnostik	964
12.7	Therapie	964
12.8	Prävention	965
12.9	Weitere Infektionen mit Knochenbeteiligung: Der diabetische Fuß	965
13	**Haut- und Weichteilinfektionen**	**967**
13.1	Einteilung	967
13.2	Epidemiologie	967
13.3	Erregerspektrum	967
13.4	Pathogenese	968
13.5	Klinik	968
13.6	Mikrobiologische Diagnostik	968
13.7	Therapie	969
13.8	Prävention	969
13.9	Wundinfektionen	969
14	**Nosokomiale Infektionen**	**972**
14.1	Erregerspektrum	972
14.2	Prävention	972
15	**Infektionen bei geriatrischen Patienten**	**976**
15.1	Allgemeines	976
15.2	Infektionen	977
16	**Biologische Waffen – eine neue Herausforderung an Diagnostik, Therapie, Klinik und Prävention**	**981**
16.1	Definition	981
16.2	Einsatzmöglichkeiten	981
16.3	Geschichte	981
16.4	Kontrolle von biologischen Waffen	982

Anhang
Impfempfehlungen der Ständigen Impfkommission am Robert-Koch-Institut (STIKO) – Stand: Juli 2003

Impfkalender (Standardimpfungen) für Säuglinge, Kinder, Jugendliche und Erwachsene Empfohlenes Impfalter und Mindestabstände zwischen den Impfungen	986
Indikations- und Auffrischimpfungen sowie andere Maßnahmen der spezifischen Prophylaxe	987
Gesetz zur Verhütung und Bekämpfung von Infektionskrankheiten beim Menschen (Infektionsschutzgesetz – IfSG) (Auszug)	997
Literaturverzeichnis	**1001**
Sachverzeichnis	**1011**

Autorenverzeichnis

Prof. Dr. med. Mardjan Arvand
Institut für Med. Mikrobiologie
Universität Rostock
Schillingstr. 70
18057 Rostock

Dr. med. habil. Werner Bär
Institut für Med. Mikrobiologie
Krankenhaus Cottbus
Thiemstraße 111
03050 Cottbus

Prof. Dr. med. Sucharit Bhakdi
Institut für Med. Mikrobiologie
Johannes-Gutenberg-Universität Mainz
Hochhaus am Augustusplatz
55101 Mainz

Prof. Dr. med. Jochen Bockemühl
Hygiene-Institut Hamburg
Bakteriologie
Marckmannstraße 129a
20539 Hamburg

Prof. Dr. med. Erik Christian Böttger
Institut für Med. Mikrobiologie
Universität Zürich
Gloriastr. 30/32
CH 8028 Zürich

Dr. med. Jürgen Bohl
Institut für Pathologie
Abt. Neuropathologie
Johannes-Gutenberg-Universität Mainz
Langenbeckstr. 1
55131 Mainz

Prof. Dr. med. Volker Brade
Hygieneinstitut der Universität
Abt. Med. Mikrobiologie
Paul-Ehrlich-Str. 40
60596 Frankfurt/Main

Prof. Dr. med. Manfred P. Dierich
Institut für Hygiene
Leopold-Franzens-Universität
Fritz-Pregl-Straße 3
A 6010 Innsbruck

PD Dr. med. Cornelia Dietrich
Institut für Toxikologie
Johannes-Gutenberg-Universität Mainz
Hochhaus am Augustusplatz
55101 Mainz

Dr. med. Elisabeth Engelmann
Institut für Infektionsmedizin
Abt. Virologie
Charité Universitätsmedizin Berlin
Campus Benjamin Franklin
Hindenburgdamm 27
12203 Berlin

Prof. Dr. med. Dietrich Falke
Institut für Virologie
Johannes-Gutenberg-Universität Mainz
Hochhaus am Augustusplatz
55101 Mainz

Dr. med. Manfred Fille
Department für Hygiene, Mikrobiologie
und Sozialmedizin, Sektion Hygiene und
Medizinische Mikrobiologie
Schöpfstr. 41/II
A 6010 Innsbruck

Prof. Dr. med. Sören Gatermann
Institut für Med. Mikrobiologie
Ruhr-Universität Bochum
Universitätsstraße 150
44780 Bochum

Prof. Dr. med. Guido Gerken
Universitätsklinikum Essen
Medizinische Klinik und Poliklinik
Abt. f. Gastroenterologie/Hepatologie
Hufelandstraße 55
45122 Essen

Prof. Dr. med. Dr. h.c. Helmut Hahn
Institut für Infektionsmedizin
Abt. f. Med. Mikrobiologie und
Infektionsimmunologie
Charité Universitätsmedizin Berlin
Campus Benjamin Franklin
Hindenburgdamm 27
12203 Berlin

Dr. med. Johann Hausdorfer
Department für Hygiene, Mikrobiologie
und Sozialmedizin, Sektion Hygiene und
Medizinische Mikrobiologie
Schöpfstr. 41/II
A 6010 Innsbruck

Dr. med. Marlies Höck
DRK-Kliniken Westend
Zentrallabor
Spandauer Damm 130
14050 Berlin

PD Dr. med. Ralf Ignatius
Institut für Infektionsmedizin
Abt. f. Med. Mikrobiologie und
Infektionsimmunologie
Charité Universitätsmedizin Berlin
Campus Benjamin Franklin
Hindenburgdamm 27
12203 Berlin

Prof. Dr. med. vet. Klaus Janitschke
Robert-Koch-Institut P 14
Parasitologie und Mykologie
Nordufer 20
13353 Berlin

Prof. Dr. rer. nat. Wolf-Dietrich Kampf
Sponholzstraße 13
12159 Berlin

em. o. Prof. Dr. rer. nat. Otto Kandler
Botanisches Institut
Universität München
Menzinger Straße 67
80992 München

Autorenverzeichnis

**Prof. Dr. rer. nat.
Stefan H.E. Kaufmann**
Max-Planck-Institut für Infektions-
biologie
Schumannstraße 21/22
10117 Berlin

MU Prof. Dr. Dr. sc. Emil Kmety †
Department of Epidemiology
Medical Faculty of the Komensky
University
Spitska 24
81108 Bratislava 3

Prof. Dr. med. Axel Kramer
Institut für Hygiene und Umweltmedizin
c/o Biotechnikum:
Walter-Rathenau-Str. 49a
17489 Greifswald

Dr. med. Dr. rer. medic. Jens Kuhn
c/o Institut für Infektionsmedizin
Abt. f. Med. Mikrobiologie und
Infektionsimmunologie
Charité Universitätsmedizin Berlin
Campus Benjamin Franklin
Hindenburgdamm 27
12203 Berlin

Dr. med. Philipp M. Lepper
Abt. Innere Medizin II
Universität Ulm – Klinikum
Robert-Koch-Str. 8
89081 Ulm

Prof. Dr. med. Oliver Liesenfeld
Institut für Infektionsmedizin
Abt. f. Med. Mikrobiologie und
Infektionsimmunologie
Charité Universitätsmedizin Berlin
Campus Benjamin Franklin
Hindenburgdamm 27
12203 Berlin

Prof. Dr. med. Reinhard Marre
Institut für Mikrobiologie und Hygiene
Abt. f. Med. Mikrobiologie und Hygiene
Universität Ulm
Albert-Einstein-Allee 11
89081 Ulm

Prof. Dr. med. Thomas F. Meyer
Max-Planck-Institut für Infektions-
biologie
Abt. Molekulare Biologie
Schumannstraße 21/22
10117 Berlin

Prof. Dr. med. Martin Mielke
Robert-Koch-Institut FG 14
Angewandte Infektionshygiene
Nordufer 20
13353 Berlin

Dr. med. Klaus Miksits
Institut für Infektionsmedizin
Abt. f. Med. Mikrobiologie und
Infektionsimmunologie
Charité Universitätsmedizin Berlin
Campus Benjamin Franklin
Hindenburgdamm 27
12203 Berlin

Dr. rer. nat. Karin Mölling
Institut für Medizinische Virologie
Universität Zürich
Gloriastrasse 30
8028 Zürich 15

Dr. med. Jürgen Podlech
Institut für Med. Mikrobiologie
Johannes-Gutenberg-Universität Mainz
Hochhaus am Augustusplatz
55101 Mainz

Prof. Dr. med. Hilmar Prange
Neurologische Universitätsklinik
Abt. Neurologie und Neurophysiologie
Georg-August-Universität
Robert-Koch-Straße 40
37075 Göttingen

Prof. Dr. med. Arne Rodloff
Institut für Medizinische Mikrobiologie
Universität Leipzig
Liebigstraße 24
04103 Leipzig

Prof. Dr. med. Henning Rüden
Institut für Hygiene
Charité Universitätsmedizin Berlin
Campus Benjamin Franklin
Hindenburgdamm 27
12203 Berlin

Prof. Dr. rer. nat. K. H. Schleifer
Lehrstuhl für Mikrobiologie,
TU München
Am Hochanger 4
85350 Freising

**Prof. Dr. med. Dr. rer. nat.
Rolf E. Streeck**
Institut für Med. Mikrobiologie
Johannes-Gutenberg-Universität Mainz
Hochhaus am Augustusplatz
55101 Mainz

Prof. Dr. med. Sebastian Suerbaum
Institut für Med. Mikrobiologie der MHH
Carl-Neuberg-Str. 1
30625 Hannover

**Prof. Dr. med. habil.
Christian Tauchnitz**
Gotenstr. 1 a
04299 Leipzig

Prof. Dr. med. Matthias Trautmann
Institut für Klinikhygiene
Klinikum Stuttgart
Kriegsbergstr. 60
70174 Stuttgart

Prof. Dr. med. Uwe Ullmann
Institut für Med. Mikrobiologie
und Virologie
Universitätsklinikum Schleswig-Holstein
– Campus Kiel –
Brunswiker Str. 4
24105 Kiel

Autorenverzeichnis

Dr. med. Timo Ulrichs
Institut für Infektionsmedizin
Abt. f. Med. Mikrobiologie und
Infektionsimmunologie
Charité Universitätsmedizin Berlin
Campus Benjamin Franklin
Hindenburgdamm 27
12203 Berlin
Max-Planck-Institut
für Infektionsbiologie
Schumannstraße 21/22
10117 Berlin

PD Dr. med. habil. Konstanze Vogt
Institut für Mikrobiologie und Hygiene
Charité Campus Mitte
Dorotheenstraße 96
10117 Berlin

Einleitung

Gegenstand, Aufgabenstellung und heutige Rolle der Medizinischen Mikrobiologie — 3
P. Klein (†), H. Hahn

Ursprung der medizinischen Mikrobiologie — 8
P. Klein (†), H. Hahn, D. Falke

Taxonomie und Nomenklatur — 12
O. Kandler, K. H. Schleifer

Gegenstand, Aufgabenstellung und heutige Rolle der Medizinischen Mikrobiologie

P. Klein (†), H. Hahn

Einleitung

Die Medizinische Mikrobiologie als Teilgebiet der Medizin befasst sich mit der ursächlichen Rolle von pathogenen (d.h. krankheitserzeugenden) Mikroorganismen bei der Entstehung von Störungen im Funktionsablauf des menschlichen Organismus. Störungen dieser Art entstehen durch Ansiedlung und Vermehrung von Mikroorganismen im Sinne des Parasitismus; sie treten als Infektionskrankheit in Erscheinung. Demgemäß betrachtet man die parasitierenden Mikroorganismen als Krankheitserreger; das befallene Individuum wird als »Wirt« oder als »Makroorganismus« bezeichnet. Da bei der Betrachtung von Infektionen sowohl der Wirt mit seinen Reaktionen als auch die krankheitserzeugenden Eigenschaften eines Mikroorganismus (d.h. seine Pathogenität) im Vordergrund stehen, lässt sich Medizinische Mikrobiologie am ehesten als Infektionslehre begreifen, – als Lehre von der Auseinandersetzung des Wirtes mit den krankheitserzeugenden Eigenschaften des Erregers.

1.1 Gegenstand

Tatsächlich liefert das Gebiet der bakteriellen und viralen Infektionen unter Einschluss der Immunologie besonders klare und einprägsame Beispiele zur Darstellung von allgemeinen Gesetzlichkeiten.

Die Krankheitserreger (Tabelle 1.1) stammen entweder aus der Umwelt oder aber aus der physiologischen Standortflora des betroffenen Individuums selbst.

- Ein großer Teil der Krankheitserreger gehört zu den einzelligen Mikroorganismen; es sind entweder **Bakterien**, **Pilze** oder **Protozoen**.
- Ein anderer Teil wird zu den subzellulären Partikeln gerechnet; dies gilt für die **Viren** und die **Prionen**.
- Schließlich können auch vielzellige Organismen (Metazoen) als Krankheitserreger in Erscheinung treten; hierher gehören die parasitischen **Würmer**.

Archaebakterien und Bakterien sind Prokaryonten. Pilze werden zum Pflanzenreich gerechnet, während Protozoen und Metazoen zum Tierreich gehören.

Metazoen sollten, wörtlich genommen, nicht zum Gegenstand der Medizinischen Mikrobiologie gehören. Man behandelt sie aber trotzdem im Rahmen dieses Faches; die von ihnen hervorgerufenen Krankheiten entstehen durch Infektion: Sie sind die Folge eines echten dauerhaften Parasitismus. Überdies beruht ihre Bekämpfung auf Prinzipien, die in gleicher Form für mikrobiell verursachte Krankheiten gelten.

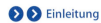

Tabelle 1.1. Eigenschaften der verschiedenen Erregerklassen

	Viren	Bakterien	Pilze	Protozoen	Würmer
DNS + RNS	– (DNS oder RNS)	+	+	+	+
Ribosomen	–	+	+	+	+
Zellkern	–	– (Kernäquivalent)	+	+	+
Größe	0,02–0,3 µm	0,2–10 µm	> 0,7 µm	5–50 µm	60 µm – >10 m
ein-/mehrzellig (e/m)	–	e	e/m	e	m

Die in der Alltagssprache als **Ungeziefer** (Lästlinge) bezeichneten Arthropoden (Läuse, Wanzen, Zecken, Milben u. a.) können in diese Analogie nicht einbezogen werden: Von einer Infektionskrankheit im Sinne eines andauernden Parasitismus lässt sich allenfalls beim Milbenbefall sprechen. In der Dermatologie heißen deshalb die durch Biß oder Stich von Arthropoden hervorgerufenen Erscheinungen **Epizoonosen**. Arthropoden spielen andererseits eine überaus wichtige Rolle als Überträger von Krankheitserregern. Die Kenntnis ihrer Biologie bildet vielfach die Grundlage einer wirksamen Bekämpfung von Infektionskrankheiten.

1.2 Aufgabenstellung

Die Aufgabenstellung der Medizinischen Mikrobiologie wird von zwei Grundfragen bestimmt.
- Die eine bezieht sich auf die biologischen Besonderheiten der Krankheitserreger.
- Die andere betrifft diejenigen Vorgänge, welche im Wirtsorganismus ausgelöst und als Infektion bezeichnet werden; es sind dies Schädigungsprozesse und Abwehrreaktionen.

Die **Schädigungsprozesse** sind die direkte Ursache der Krankheit; in ihrer Gesamtheit werden sie als Pathogenese bezeichnet. Die **Abwehrreaktionen** können zur Milderung der Krankheit, zur Heilung und zur Immunität führen. Manchmal schädigen sie den Wirtsorganismus selbst; dann spricht man von Immunpathogenese.

Die Kenntnis der biologischen Besonderheiten der Krankheitserreger, von der Natur der Schädigung und vom Wesen der Abwehrvorgänge ist von großer Bedeutung für die Bekämpfung der Infektionskrankheiten. Die zu diesem Zweck eingeleiteten Maßnahmen beziehen sich zu einem großen Teil auf das erkrankte Individuum, zum anderen Teil auf die gesamte Bevölkerung und deren Lebensraum.

Im Einzelnen unterscheidet man die im Folgenden aufgeführten Maßnahmen.

Erregerdiagnose. Das ist die exakte Bestimmung der Krankheitsursache, nämlich des Erregers. Diese umfasst die Maßnahmen bei Abnahme von Untersuchungsmaterial und dessen Transport ins Labor durch den behandelnden Arzt, die Anwendung der Labormethoden durch den Labor-Mikrobiologen sowie die Interpretation des Befundberichtes aus dem Labor – letztere eine gemeinsame Aufgabe des behandelnden Arztes und des Labor-Mikrobiologen.

Kausalbehandlung. Das ist die Behandlung des Kranken durch Bekämpfung der Krankheitsursache, des Erregers, mittels Antibiotika bzw. Antikörper oder Virustatika.

Prävention (Infektionsverhütung). Hierzu gehören:
- Die Verminderung der Erreger-Emission vom Infizierten durch dessen Isolierung und durch Desinfektion seiner Ausscheidungen.
- Die Verkleinerung des Erreger-Reservoirs, z. B. durch Rattenbekämpfung bei der Pest.
- Die Unterbrechung des Übertragungsvorganges, durch die Überprüfung und Elimination von kontaminierten Lebens- und Arzneimitteln oder die gezielte Vernichtung von übertragungsfähigen Arthropoden (Vektoren), z. B. bei der Schlafkrankheit.
- Prophylaktische Schutzimpfung, z. B. gegen Hepatitis B, Poliomyelitis, Diphtherie.
- Prophylaktische Gabe von Chemotherapeutika bei Exponierten, z. B. bei Malariagefahr.

Epidemiologie. Die epidemiologische Analyse liefert die Möglichkeit, Vorkommen und Ausbreitung von Infektionskrankheiten innerhalb eines größeren Gebietes zu analysieren und daraus Gesetzlichkeiten abzuleiten.

Das Gebiet der Medizinischen Mikrobiologie überlappt sich mit einschlägigen Kapiteln aus der Parasitologie, der Immunologie, der Hygiene, der Pathologie, der Pharmakologie und der Klinik.

1.3 Heutige Bedeutung

Mit der Einführung der antiinfektiven Chemotherapeutika, die nach dem 2. Weltkrieg zu breiter Anwendung gelangten, bildete sich in den 60er Jahren die Überzeugung, dass Infektionskrankheiten in absehbarer Zeit der Vergangenheit angehören würden.

Unterstützung fand diese Auffassung durch die erfolgreiche Ausrottung der Pocken, die 1979 durch die Weltgesundheitsorganisation proklamiert wurde. Dieses Ereignis gab Anlass zu Voraussagen namhafter Infektionsforscher, dass mit der Ausrottung weiterer Seuchen und letztlich mit dem Ende der Infektionskrankheiten insgesamt zu rechnen sei.

Wie falsch diese Auffassung war, sollten die Mikroorganismen alsbald lehren: Infektionskrankheiten sind heute die häufigste Todesursache weltweit: 35% aller

I · Einleitung

Tabelle 1.2. Seit 1972 identifizierte Erreger von Infektionskrankheiten

Jahr	Erreger	Krankheit
1972	»Small round structured viruses« (SRSVs; cali-civiruses)	Diarrhoe (Ausbrüche)
1973	Rotaviren	Diarrhoe (weltweit)
1975	Astroviren	Diarrhoe (Ausbrüche)
1975	Parvovirus B19	Erythema infectiosum; aplastische Krise bei chronischer hämolytischer Anämie
1976	*Cryptosporidium parvum*	Akute Enterocolitis
1977	Ebolavirus	Ebola hämorrhagisches Fieber
1977	*Legionella pneumophila*	Legionellose
1977	Hantaan Virus	Hämorrhagisches Fieber mit renalem Syndrom
1977	*Campylobacter spp.*	Diarrhoe
1980	Humanes T-Zell-Leukämie Virus-1 (HTLV-1)	Adulte T-Zell-Leukämie/Lymphom; tropische spastische Paraparese
1982	Humanes T-Zell-Leukämie Virus-2 (HTLV-2)	Atypische Haarzell-Leukämie (T-Zelltyp)
1982	*Borrelia burgdorferi*	Lyme-Borreliose
1983	Humane Immundefizienz-Viren (HIV-1, HIV-2)	Erworbenes Immundefizienzsyndrom (AIDS)
1983	*Escherichia coli* 0157 (EHEC)	Diarrhoe; hämorrhagische Kolitis; hämolytisch urämisches Syndrom
1983	*Helicobacter pylori*	Gastritis; gastrische Ulcera; erhöhtes Risiko des gastrischen Karzinoms
1988	Humanes Herpesvirus-6	Exanthema subitum (Roseola infantum; Drei-Tage-Fieber)
1989	*Ehrlichia spp.*	Humane Ehrlichiose
1989	Hepatitis C-Virus (HCV)	Hepatitis C
1989	Guanarito-Virus	Venezolanisches hämorrhagisches Fieber
1990	Humanes Herpesvirus-7	Exanthema subitum; Pityriasis rosea
1990	Hepatitis E-Virus (HEV)	Hepatitis E
1992	*Vibrio cholerae* 0139:H7	neue Variante assoziiert mit epidemischer Cholera
1992	*Bartonella henselae*	Katzenkratzkrankheit; kutane Angiomatose
1993	Sin Nombre-Virus	Hantavirus Lungensyndrom (»Four corners disease«)
1993	Hepatitis G-Virus (HGV)	niedriger Krankheitswert
1994	Sabia Virus	Brasilianisches hämorrhagisches Fieber

Tabelle 1.2 (Fortsetzung)

Jahr	Erreger	Krankheit
1994	Humanes Herpesvirus-8 (HHV-8)	Kaposi-Sarkom; primäres Lymphom der Körperhöhlen; Castleman-Krankheit
1994	Hendravirus, equines Morbillivirus (EMV)	Meningitis; Enzephalitis
1996	Prionprotein	Transmissible spongiforme Enzephalopathien (TSE)
1997	Influenza A-Virus (H5N1)	Influenza (Hongkong)
1997	Transfusion-transmitted virus (TTV)	möglicherweise Hepatitis
1998	Nipahvirus	Meningitis; Enzephalitis
1999	Influenza A-Virus (H5N9)	Influenza (Hongkong)
2003	SARS associated Coronavirus	Schweres Akutes Respiratorisches Syndrom (SARS)

Menschen sterben an Infektionen – und kein Ende in Sicht!

Die Ursachen für diese Entwicklungen sind vielfältig:

1.3.1 Resistenzentwicklung

Der massive und z. T. unsachgemäße Antibiotikaeinsatz hat zahlreiche Erregerstämme hervorgebracht, die hochresistent gegen die gebräuchlichen Antibiotika geworden sind: Methicillinresistente Staphylokokken, penicillinresistente Gonokokken, multiresistente Tuberkulose-Erreger, zahlreiche gramnegative Stäbchenbakterien.

1.3.2. Auftreten neuer Krankheitserreger

Die Tabelle 1.2 zeigt eindrücklich, wie viele bisher unbekannte Krankheitserreger in den vergangenen 30 Jahren aufgetreten sind. Zum Teil sind diese neu entstanden, wie z. B. das HI-Virus, das vermutlich durch Mutation von den Affen her menschenpathogen geworden ist; z. T. ergeben sich für manche Erreger bessere Ausbreitungsbedingungen, so dass sie aus ihrem bisherigen abgeschiedenen Habitat auch in von Menschen besiedelte Gebiete gelangen. Oder aber, altbekannte Krankheitserreger erscheinen in neuem Gewande und erzeugen auf vielfache Art und Weise bisher unbekannte Krankheitsbilder. Ein gutes Beispiel sind **E.-coli**-Stämme, die durch Akquisition ihre Ausstattung mit Virulenzfaktoren dauernd ändern.

Weitere Beispiele sind: SARS-Viren (Pneumomie), **Helicobacter pylori** (B-Gastritis, Ulcus duodeni, Magenkrebs), Legionellen (Pneumonie) (▶ s. Tabelle 1.2). Teilweise haben die durch sie hervorgerufenen Infektionskrankheiten schon jetzt verheerende Ausmaße angenommen und sind im Begriff, ganze Erdteile demographisch zu verändern, – so z. B. AIDS in Afrika südlich der Sahara.

1.3.3 Soziale Faktoren, wie Armut, Zuwanderung, Urbanisierung

Diese Faktoren leisten zusammen mit AIDS vor allem der Ausbreitung der Tuberkulose Vorschub (»AIDS und Tb: Double Trouble«).

1.3.4 Massentourismus

»Wer viel herumkommt, fängt sich viel ein«. Gerade die sexuell übertragenen und die Nahrungsmittelinfektionen profitieren von der großen Beweglichkeit des modernen Menschen, indem sie von Erdteil zu Erdteil verschleppt werden.

Auf diese Weise sorgen die Mikroorganismen dafür, dass wir permanent auf der Hut sind und weiterhin gegenüber überraschenden Attacken gewappnet sein müssen; sie sorgen auch dafür, dass mikrobiologischer/infektiologischer Sachverstand gefragt sein wird – bis weit in die Zukunft!

In Kürze

Die Medizinische Mikrobiologie befasst sich mit den krankmachenden Eigenschaften der Erreger und den Reaktionsformen des befallenen Makroorganismus (Infektionen). Sie stellt Methoden zur Diagnose von Krankheitserregern zur Verfügung und trägt zur Therapie bei, indem sie die Empfindlichkeit der Krankheitserreger gegen Chemotherapeutika prüft. Die Entwicklung und Anwendung von Methoden zur Prävention von Infektionskrankheiten sind ebenfalls Aufgabe des Mikrobiologen. Insoweit ist die Medizinische Mikrobiologie ein Teilgebiet der Infektionsmedizin. Neue Erreger, veränderte Erreger und veränderte gesellschaftliche Verhaltensweisen begünstigen die Entwicklung von Infektionskrankheiten und ihre Ausbreitung. Noch immer stirbt 1/3 aller Menschen an Infektionen und dies trotz erheblicher Fortschritte in der Kenntnis der Erreger und der Erreger-Wirtsbeziehung und der Entwicklung neuer Heilmethoden und Medikamente, und ein Ende der Entwicklung ist nicht in Sicht.

Ursprung der Medizinischen Mikrobiologie

P. Klein (†), D. Falke, H. Hahn

Vormedizinische Mikrobiologie. Die Lehre von den Bakterien als Krankheitserregern konnte erst auf dem Boden einer vorher entwickelten Wissenschaft begründet werden. Diese hatte als vormedizinische Mikrobiologie nicht nur den Beweis für die Existenz einer bis dahin unbekannten Art von Lebewesen geliefert; ihre Vertreter hatten darüber hinaus die fundamentale Rolle der Mikroorganismen für die Vorgänge der Gärung, der Fäulnis und der Verrottung erkannt. **Gärung** ist die enzymatische Spaltung von niedermolekularen Kohlenhydraten; für Zellulose steht das Wort **Verrottung**, während für den Abbau von Eiweißstoffen die Bezeichnung **Fäulnis** üblich ist. Der Ausdruck »Verwesung« bezieht sich auf tierisches Material schlechthin. Die Ähnlichkeit zwischen den Fäulnisvorgängen und den Erscheinungsbildern bei gewissen Krankheiten hat den entscheidenden Anstoß dazu gegeben, ansteckende Krankheiten mit Mikroorganismen in Verbindung zu bringen.

Die vormedizinische Mikrobiologie hat ihren Ursprung in der Entdeckung der Kleinlebewesen durch Antonj van Leeuwenhoek (1632–1723). Der in Delft lebende Amateur-Linsenschleifer hat als erster Bakterien gesehen. Um 1670 konnte er mit einem selbstgebauten »Mikroskop« in Gestalt einer äußerst starken Lupe u. a. feststellen, dass in Wasser, Speichel und anderen Flüssigkeiten »kleine Tierchen« existieren; besonders reichlich waren sie im Zahnbelag anzutreffen. In den folgenden 170 Jahren sind die Beobachtungen von van Leeuwenhoek unter Beibehaltung ihres deskriptiven Charakters erweitert und systematisiert, aber nicht vertieft worden. So waren um 1840 einige Parasiten (Krätzmilbe, Muscardine, Trichomonaden, Favus- und Soorpilz) bekannt, und bis in die Mitte des 19. Jahrhunderts glaubte man, dass sie durch »Urzeugung« (generatio spontanea) an ihrem Fundort entstünden.

Generatio spontanea ist die Bezeichnung für eine Jahrhunderte alte, naiv-poetische Theorie zur Frage der Entstehung von Leben. Hiernach können Lebewesen jederzeit spontan und direkt aus totem Material entstehen (Urzeugung) (Abb. 2.1). Im Sinne dieser Vorstellung sollten sich aus Käse Maden entwickeln; faulender Weizen sollte Mäuse erzeugen; Fleischsuppe sollte sich in Bakterien verwandeln. Die endgültige Widerlegung der Urzeugungslehre ist nach Vorarbeiten des italienischen Geistlichen Lazzaro Spallanzani (1729–1799) schließlich durch den französischen Chemiker Louis Pasteur (1822–1895) erfolgt.

Spallanzani hatte in der Mitte des 18. Jahrhunderts bewiesen, dass eine organische Stoffe enthaltende Lösung (Medium) dann von Mikroorganismen frei bleibt, wenn sie gekocht und anschließend verschlossen gehalten wird. Pasteur zeigte um die Mitte des 19. Jahrhunderts, dass sich in einem gekochten Medium Mikroorganismen nur dann entwickeln, wenn sie von außen hineingebracht werden, sei es durch Verunreinigung der geöffneten Flasche aus der Luft oder aber durch künstliche Beimpfung mit Material aus einem bakterienhaltigen Medium.

Damit ist um die Mitte des vorigen Jahrhunderts ein Lehrsatz begründet worden, der bis zum heutigen Tage

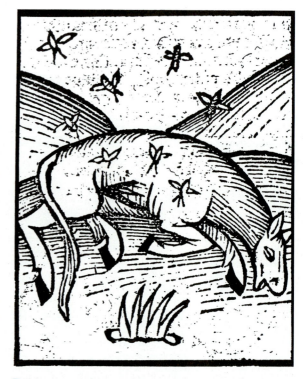

 Abb. 2.1. Beispiel für Urzeugung: Spontane Entstehung von Fliegen aus eiternden Wunden. (Aus Wonnecke von Kaub, Hortus Sanitatis, 1517)

für alle Lebensformen gleichermaßen gilt. Er lautet: Leben kann nur weitergegeben werden, aber nicht »de novo« entstehen.

Dieser Satz hat in Verbindung mit der Entdeckung der Zelle als Grundelement organischen Lebens durch Schwann und Schleiden, 1839, zu dem berühmten Wort des deutschen Pathologen Rudolf Virchow (1821–1902) geführt: »Omnis cellula e cellula«.

Experimentelle Mikrobiologie. Pasteur legte den Grundstein für die Entwicklung der experimentellen Mikrobiologie mit naturwissenschaftlich-ökologischer Blickrichtung. Er entwickelte ein Verfahren zur Kultivierung und Fortzüchtung von Bakterien, insbesondere zur kulturellen Trennung verschiedener Bakterienspezies aus einem Keimgemisch. In den Jahren nach 1857 bewies er die kausale Bedeutung von Mikroorganismen (Bakterien und Hefen) für die Vorgänge der Fäulnis und der Gärung. Am Beispiel der Gärung zeigte er, dass verschiedene Arten von Mikroorganismen jeweils verschiedenartige Umsetzungen bewirken (alkoholische Gärung, Essiggärung, Milchsäuregärung). Er hat damit die artgebundene Charakteristik der biochemischen Leistung von Mikroorganismen, ihre Spezifität, entdeckt.

Der biochemisch gefasste Spezifitätsbegriff ist von der medizinischen Bakteriologie später übernommen worden. Er taucht dort in Gestalt des Lehrsatzes von der pathogenetischen Spezifität wieder auf.

Mikroorganismen als Krankheitserreger. Die Frage, ob seuchenhaft auftretende Krankheiten durch ein übertragbares, vermehrungsfähiges Agens (Contagium animatum, lat. belebter Ansteckungsstoff) verursacht werden, ist z. T. schon von Fracastoro (1546) und von van Leeuwenhoek diskutiert worden. Angesichts der verschiedenartigen Verbreitungsmodi von Krankheiten wie Malaria, Pocken und Syphilis nahm man neben dem belebten Ansteckungsstoff noch andere, unbelebte Kausalfaktoren an, z.B. in Gestalt der Miasmen (Miasma, gr.: Verunreinigung). Miasmen hießen krankheitserzeugende, quasi-immaterielle Ausdünstungen aus dem Boden, aus Sümpfen oder von Leichen. Malaria (mala aria, ital.: schlechte Luft) schien durch Miasmen zustandezukommen, während für die Syphilis eher ein Ansteckungsstoff in Betracht kam.

Pasteur hat sich intensiv mit der Frage beschäftigt, ob sich, in Analogie zu den Vorgängen der Gärung und der Fäulnis, die übertragbaren Krankheiten als Folge einer Besiedlung des Organismus mit Bakterien erklären lassen.

Nach einer kritischen Literaturauswertung zog Jakob Henle (1809–1885) den Schluss, dass bei der Übertragung von Krankheiten jeweils ein spezifischer Ansteckungsstoff vom Kranken auf den Gesunden gelange. Er folgerte, dass dieser Ansteckungsstoff belebt sein müsse und verwies in diesem Zusammenhang auf die schon damals diskutierte Rolle von Pilzen bei der alkoholischen Gärung und bei der Muscardine-Krankheit der Seidenraupen; diese Beispiele brachte er in Verbindung mit dem Vorkommen von Milben bei Krätze und von Pilzen bei Favus. Diese Folgerungen sind von Koch konkretisiert worden. Im Jahr 1882 formulierte Koch die Grundsätze seiner Beweisführung als Henle-Kochsche Postulate (▶ s. S. 22).

Im Jahre 1876 bewies Robert Koch unter Anwendung dieser Postulate, dass der Milzbrand der Haustiere nur dann entsteht, wenn diese mit Milzbrandbakterien infiziert werden. Er zeigte, dass sich die in den tierischen Organismus eingebrachten Bakterien vermehren und dass erst diese Vermehrung zur Krankheit führt; er wies weiterhin nach, dass die für den Milzbrand verantwortlichen Bakterien aus erkrankten Tieren in künstliche Kulturmedien verbracht und dort über lange Zeit hindurch fortgezüchtet werden können, ohne dass sie ihre Fähigkeit, beim Tier Milzbrand zu erzeugen, einbüßen. Diese Arbeiten fußten auf einer gänzlich neuen Verfahrenstechnik, die von Koch ausgearbeitet worden war: Neben wesentlichen Verbesserungen der Färbemethodik hat Koch das System der Reinkultur geschaffen. (Robert Koch hatte Vorläufer: 1841 wies der Wiener Dermatologe Ferdinand v. Hebra (1816–1880) im Selbstversuch den ursächlichen Zusammenhang zwischen der Krätzmilbe und der Krätze nach).

Durch die Verwendung fester Agarplatten ließen sich Klone, d.h. von einer einzigen Zelle abstammende Bakterienkulturen, herstellen, und erst diese ermöglichten sauberes bakteriologisches Arbeiten. Robert Kochs Techniken waren grundlegend nicht nur für die Bakteriologie, sondern für die allgemeine Biologie überhaupt, indem sie auch für das Arbeiten mit animalen Zellen die Grundlage schufen.

Die nach dem Kochschen Muster angesetzten Arbeiten führten schnell zu einem breiten Erfolg (◘ Tabelle 2.1). Koch selbst identifizierte in dieser Zeit die Erreger der Tuberkulose und der Cholera.

Die medizinische Anwendung der Erkenntnisse von der krankmachenden Rolle der Bakterien stellte die Infektionsprophylaxe auf eine wissenschaftliche Grundlage und ermöglichte die Entwicklung der Immunologie und Chemotherapie.

Tabelle 2.1. Im »Goldenen Zeitalter« der Mikrobiologie entdeckte Krankheitserreger

Bacillus anthracis	1876	Robert Koch
Salmonella Typhi	1880	Eberth
Salmonella Typhi	1884	Gaffky
Mycobacterium tuberculosis	1882	Koch
Vibrio cholerae	1883	Koch
Corynebacterium diphtheriae	1883 1884	Klebs Loeffler
Clostridium tetani	1889 1885	Kitasato Nicolaier
Actinomyces israelii		
Clostridium perfringens	1892	Welch
Tabakmosaikvirus	1892	Iwanow
Yersinia pestis	1894	Yersin
Virus der Maul- und Klauenseuche	1898	Loeffler und Frosch
Gelbfieber-Virus	1900	W. Read
Treponema pallidum	1905	Schaudinn und Hoffmann
Myxom-Virus	1898	Sanarelli
Bordetella pertussis	1906	Bordet/Gengou
Leukämie-Virus	1908	Ellermann und Bang
Poliovirus	1908	Landsteiner, Pepper
Rous-Sarkom-Virus	1911	Rous

Infektionsprophylaxe. Der österreichisch-ungarische Geburtshelfer Ignaz Semmelweis (1818–1865) hatte lange vor Kochs Arbeiten erkannt (1847), dass das **Kindbettfieber** (Puerperalsepsis) vom Leichnam der an dieser Krankheit verstorbenen Wöchnerin auf die gesunde Kreißende übertragen werden kann. Als Vehikel für die Übertragung des Krankheitsgiftes erkannte er die Hand des Arztes, der zuerst die Autopsie bei der verstorbenen Wöchnerin ausführt und anschließend die Gebärende vaginal untersucht. Semmelweis konnte diese Übertragungskette unterbrechen: Er machte es den Ärzten zur Pflicht, sich vor der vaginalen Untersuchung die Hände mit Chlorwasser (Hypochlorit) zu waschen. Diese Maßnahme senkte wesentlich die Sterblichkeit an Kindbettfieber. Damit ist Semmelweis zum Wegbereiter der modernen **Infektionsprophylaxe** geworden. Er wird von der Nachwelt als »Retter der Mütter« bezeichnet.

Der englische Chirurg Joseph Lister (1827–1912) übertrug um 1865 die Thesen Pasteurs über die mikrobielle Ursache der Fäulnis auf die postoperative **Septikämie** (Wundeiterung mit folgender Allgemeinerkrankung; Sepsis, gr.: Fäulnis; Septikämie, gr. (Kunstwort): ins Blut gelangte Fäulnis). Er fasste die hierbei auftretenden Wundveränderungen als Ausdruck von intravital ablaufenden Fäulnisvorgängen auf. Durch reichlichen Gebrauch von bakterienabtötenden Stoffen (Desinfektionsmitteln) suchte er dem angenommenen Fäulnisvorgang und dessen Übertragung entgegenzuwirken: Er verordnete den Patienten Carbol-Kompressen und suchte durch Carbolsprays der Übertragung im Operationssaal entgegenzuwirken. Lister nannte sein System »**Antiseptik**« (gr. (Kunstwort): gegen Fäulnis gerichtet). »Antiseptisch« heißen z. T. heute noch solche Chemikalien, welche eine bakteriostatische Wirkung entfalten.

Das Wort »**Aseptik**« (gr. (Kunstwort): etwa »frei von jeder Fäulnis«) bezeichnet das Arbeitsprinzip zur Verhütung der Infektion von Operationswunden. Dabei wird durch **Sterilisation** alles, was mit der Wunde des Patienten in Berührung kommt, vorher gänzlich keimfrei gemacht, z. B. Instrumente, Gummihandschuhe, Wundtücher, Tupfer, Nahtmaterial. Das Ziel der Aseptik ist die absolute Ausschaltung jeder Infektionsmöglichkeit beim Setzen der Operationswunde (Prinzip der »Non-Infektion«). Dazu gehört das Bestreben, auch im engeren und weiteren Umkreis der Operationsstelle möglichst große Keimarmut zu erzielen und zu bewahren (Desinfektion der Haut, sterilisierte Kittel, Gesichtsmasken, Staubbekämpfung). Das System der »Aseptik« ist in der zweiten Hälfte des vorigen Jahrhunderts von Gustav Neuber (1850–1932) begründet und durch den Chirurgen Ernst von Bergmann (1836–1907) weiterentwickelt worden. Ziel der Aseptik ist die komplikationslos (ohne Eiterung, »steril«) verlaufende Wundheilung [Heilung »per primam intentionem« (lat.: beim ersten Anlauf)].

Aktive und passive Schutzimpfung. Auf den Erkenntnissen Kochs fußend, hat Pasteur das Prinzip der **aktiven Immunisierung** mit lebenden, virulenzgedrosselten Bakterien entdeckt. Schließlich hat er am Beispiel der Tollwut als erster nach Edward Jenner (1749–1823) die

Möglichkeit einer Schutzimpfung gegen Viruskrankheiten aufgezeigt.

1879 hatte er beobachtet, dass Hühner, die mit abgestandenen (d.h. aus heutiger Sicht virulenzgeschwächten) Erregern der Hühnercholera inokuliert worden waren, von der Hühnercholera verschont blieben. Pasteur sah die Analogie zu der Vakzination, wie sie von Jenner gegen die Pocken eingeführt worden war, und gab dem Phänomen den Allgemeinbegriff Vakzination. Er entwickelte Vakzinen gegen Anthrax (1881) und gegen Schweinrotlauf (1882). 1888 gelangen ihm praktische Erfolge mit einer Rabiesvakzination. Damit war überzeugend bewiesen, dass Infektionskrankheiten durch Vakzination beherrschbar sind.

Friedrich Loeffler entdeckte 1887 das Diphtherietoxin und legte damit die Basis für die Entwicklung eines Antiserums durch Emil von Behring und die Einführung der Serumtherapie der Diphtherie 1891 durch v. Behring, Kitasato und Wernicke.

Paul Ehrlich entwickelte Methoden für die Standardisierung von Toxinen und Antiseren (1896) und legte die Basis für die rationale Therapie mit Heilserum und für die quantitative Analyse der antitoxischen Wirksamkeit von Antikörpern.

Behring und Ehrlich sind die Begründer der humoralen, d.h. auf Antikörperwirkung beruhenden, Lehre der Immunität. Ihnen gegenüber verfocht der russische Mikrobiologe Elia Metschnikow die zelluläre Theorie. Metschnikow sah in der Phagozytose von Bakterien durch spezialisierte weiße Blutzellen die eigentliche Abwehrfunktion des Körpers. Langsam bildete sich die Erkenntnis, insbesondere durch die Arbeiten von Wright, dass humorale Antikörper nur bei toxinbildenden Bakterien (z.B. Diphtherie, Tetanus) allein entscheidend sind, dass aber phagozytierende Zellen und Antikörper bei der Abwehr von eitrigen Infektionen in der Prävention zusammenwirken müssen.

Chemotherapie. Versuche, durch chemische Substanzen selektiv den Erregern Schaden zuzufügen, dabei die körpereigenen Zellen zu schonen, wurden am hartnäckigsten von Paul Ehrlich betrieben. Ehrlich sah in Anilinfarbstoffen, die selektiv die Bakterienwände färben, die geeigneten Kandidaten für seine »magische Kugel« oder »selektive Toxizität«. Nach jahrelangem Experimentieren (»Ehrlich färbt am längsten«) gelang es ihm und seinem Schüler Kitasato im Jahr 1910, in Form des Salvarsans ein Mittel auf den Markt zu bringen, das eine zuverlässige Wirksamkeit gegen die Syphilis besaß. Auf der Annahme Ehrlichs fußend, dass Anilinfarbstoffe das entscheidende Prinzip für antibakterielle Aktivität seien, entwickelte Domagk die Sulfonamide, – erstes Präparat: Prontosil (1935). Domagk tat zwar das Richtige, aber seine Interpretation war falsch: Prontosil ist an sich unwirksam und wird im Körper zu dem antibakteriell aktiven Sulfanilamid umgewandelt (»Prodrug«).

Nach dem 1. Weltkrieg folgten die Entdeckung der serologischen Spezifität und ihre Beschreibung durch Landsteiner (1944), des Penicillins durch Fleming (1928), das 1940 durch Florey, Chain und Abraham (»Oxford-Group«) in die Therapie eingeführt wurde.

Griffith (1928) zeigte im Mäuseversuch, dass sich die Fähigkeit zur Kapselbildung von bekapselten Pneumokokken auf unbekapselte Stämme übertragen lässt (Transformation) und legte damit den Grundstein zu den Arbeiten Avery's, der 1942 zeigte, dass Nukleinsäuren das transformierende Prinzip sind: Beginn der Molekulargenetik.

1892–1898 wurden die ersten Viren und 1916/17 die Viren der Bakterien, d.h. die Bakteriophagen, entdeckt (s. Tabelle 2.1). Seit 1921 kannte man auch **lysogene Bakteren**, die auf der Agarplatte mit einem dichten Bakterienrasen Löcher entstehen ließen, die durch lytische Induktion eines integrierten Bakteriophagengenoms (»Prophage«, S. 455) und nachfolgender Ausbreitung durch Replikation entstanden. Durch entsprechende Verdünnungen konnte man die Zahl nach dem Prinzip der mit Bakterien bewachsenen Agarplatte auszählen und ihre Replikation studieren (Delbrück 1940).

Dulbecco entwickelte 1953 die »Plaquemethode« zur Zählung von infektiösen Virusteilchen auf Monolayern von animalen Zellen. Auch einzelne Zellen ließen sich unter besonderen Bedingungen (»feeder layer«) als Klone züchten. Damit war die Grundlage für die Entwicklung der »quantitativen Biologie« gelegt. Parallel entwickelten sich die molekulare Biochemie und die molekulare Virologie ausgehend von der Identifizierung der Doppelhelix als Erbsubstanz (Watson and Crick). 1956 gelang es, tierische Zellen durch das Rous-Sarkom- und 1960 (Vogt und Dulbecco), durch das Polyoma-Virus in vitro zu Krebszellen (▶ S. 482) zu »transformieren«, so dass jetzt die Eigenschaften der Tumorviren und der bösartigen Zellen analysiert werden konnten. Genetische Veränderungen der Parasiten (Viren, Bakteriophagen) und der Wirtszellen (Animalzelle, Bakterium) ermöglichten das Studium der Genfunktionen. Schließlich traten die von Prusiner 1982 postulierten »Prionen« (▶ S. 664ff.), eine neue Klasse von Krankheitserregern ohne Nukleinsäure, durch den »Rinderwahnsinn« ins Bewusstsein der Öffentlichkeit.

Taxonomie und Nomenklatur

O. Kandler, K. H. Schleifer

Einleitung

Das praktische Ziel jeder Systematik ist die Klassifizierung der Formenfülle einer Organismengruppe in systematische Einheiten (*Taxa*) und deren Anordnung nach einem Prinzip, das eine möglichst sichere Wiederauffindung und Identifizierung der verschiedenen Formen ermöglicht.

3.1 Grundprinzipien der Systematik (Taxonomie)

Art und Gewichtung der zur Klassifizierung verwendeten Merkmale sowie die Nomenklatur werden dabei durch Übereinkunft festgelegt. Die Gesamtheit der Verfahrensprinzipien, nach denen die Aufstellung eines Klassifizierungssystems erfolgt, wird zusammenfassend als **Taxonomie** bezeichnet. Die Klassifizierung aufgrund willkürlich festgelegter Merkmale führt zu »künstlichen Systemen«, von denen im Laufe der Geschichte eine Reihe unterschiedlicher Varianten entwickelt wurde.

Den künstlichen Systemen steht das Ideal des »natürlichen Systems« gegenüber. Darunter versteht man die Ordnung der Organismen entsprechend ihrer genealogischen Verwandtschaft. Ein derartiges System entspricht dem Gang der Evolution und ergibt einen phylogenetischen Stammbaum. Da man bei Tieren und Pflanzen relativ leicht morphologische Entwicklungsreihen erkennen kann, die über weite Strecken hinweg dem Verlauf der Evolution entsprechen, wurden diese Organismen schon seit Mitte des vorigen Jahrhunderts, zumindest teilweise, nach einem natürlichen System geordnet. Dagegen fehlte bei den Bakterien bis vor kurzem nahezu jede Voraussetzung für die Aufstellung eines natürlichen Systems.

Grundlage der bakteriologischen Klassifizierung sind auch heute morphologische Merkmale; sie werden ergänzt durch charakteristische Wachstumsbedingungen, physiologische Leistungen und Inhaltsstoffe. Neuerdings werden auch serologische Methoden und die Struktur und chemische Zusammensetzung der Zellwand zur Charakterisierung der Taxa benützt.

Mit all diesen Methoden konnten im Grunde nur Ähnlichkeiten, aber keine genealogischen Verwandtschaften festgestellt werden. In vielen Fällen entsprach zwar eine hohe Ähnlichkeit auch einer genealogischen Verwandtschaft, aber man konnte nicht mit Sicherheit entscheiden, ob es sich tatsächlich um Verwandtschaft oder nur um zufällige Konvergenz handelte.

Heute stehen mit den Methoden der Sequenzierung von Proteinen und von Nukleinsäuren wesentlich aussagekräftigere Methoden zur Bestimmung der genealogischen Verwandtschaft zur Verfügung. Basierend auf einem umfassenden Datensatz an Sequenzen der kleinen Untereinheit der ribosomalen Ribonukleinsäure (16S rRNS) können die Bakterien entsprechend ihrer wahrscheinlichen Verwandtschaft klassifiziert werden (▶ siehe Bergey's Manual of Systematic Bacteriology, 2nd edn, Vol. 1, 2001). Zur Abtrennung der Arten innerhalb einer Gattung dient nach wie vor die DNS/DNS-Hybridisierung.

3.2 Hierarchische Ordnung und Nomenklatur am Beispiel der Bakterien

Jedes System, gleichgültig ob es sich um ein künstliches oder natürliches handelt, basiert auf einer Hierarchie von systematischen Einheiten (◘ Tabelle 3.1) und auf bestimmten Nomenklaturregeln.

Für Bakterien sind sie niedergelegt im »**International Code of Nomenclature of Bacteria**«, der vom Internationalen Komitee für die Systematik der Bakterien herausgegeben und fortgeschrieben wird. Die Nomenklatur entspricht den Prinzipien der von Linné 1753 erstmals konsequent angewandten binären Nomenklatur. Demnach trägt jede Art (Spezies) zwei Namen: den Gattungsnamen und den Artnamen. Beide sind nach den Regeln der lateinischen Sprache gebildet, z. B. Streptococcus pneumoniae, d. h. die Pneumonien verursachende Art (Spezies) der Gattung Streptococcus (der kettenbildenden Kugelbakterien). In der medizinischen Alltagssprache verwendet man häufig die so genannten Trivialnamen. Statt »Streptococcus pneumoniae« sagt man »Pneumokokken«, statt »Neisseria gonorrhoeae«

sagt man »Gonokokken«. Gegen den Gebrauch der Trivialbezeichnung ist nichts einzuwenden, wenn ihre Bedeutung feststeht.

Die Namen der höheren Taxa bis zur Ordnung werden jeweils nach dem Namen einer darin enthaltenen typischen Gattung gebildet und mit einer bestimmten Endung versehen (◘ Tabelle 3.1). Für höhere Taxa als die Ordnung werden charakterisierende Substantive verwendet.

Die Grundeinheit des Systems ist die **Art**. Sie umfasst alle Stämme, die in ihren wesentlichen Merkmalen, die in der Erstbeschreibung der betreffenden Art angegeben sind, übereinstimmen.

Als wichtige Merkmale werden in der Regel
- Zell- und Kolonienmorphologie,
- färberisches Verhalten,
- Vorkommen besonderer Organellen, z. B. Geißeln,
- Wachstumsbedingungen,
- gewisse Stoffwechseleigenschaften wie Anaerobiose, Art der Fermentationsprodukte usw. angegeben,
- GC-Gehalt der DNS.

Der Typstamm der Art ist bei international zugänglichen Sammlungen hinterlegt und kann von dort bezogen werden, um im Zweifelsfall als Kontrollstamm zur Absicherung einer Bestimmung eingesetzt zu werden.

Die Festlegung der »wesentlichen« Merkmale unterliegt einer gewissen Willkür des Autors, und die Abgrenzung zwischen den einzelnen Arten ist häufig problematisch. Art und Gewichtung der Merkmale unterliegen außerdem dem Fortschritt der Methodenentwicklung, wodurch immer mehr chemische und molekularbiologische Merkmale zugänglich werden. Heute ist eine weitgehende Objektivierung der Artabgrenzung durch die oben erwähnten Nukleinsäure-Hybridisierungen möglich. In der Regel werden alle Stämme, die mit dem Typstamm einer Art eine **DNS/DNS-Ähnlichkeit** von mehr als 70% aufweisen, zur gleichen Art gestellt. Das Kriterium »DNS/DNS-Ähnlichkeit« ersetzt damit innerhalb der Bakterien das zur Artabgrenzung im Tierreich übliche Merkmal »Kreuzbarkeit«.

Stämme, die trotz hoher Ähnlichkeit in einigen wichtigen Eigenschaften vom Merkmalspektrum der Art abweichen, können als **Unterart** zusammengefasst werden und erhalten dann zusätzlich zum Artnamen einen zweiten, die Unterart kennzeichnenden Namen, z. B. Treponema pallidum subsp. pertenue (▶ s. S. 394). Man benützt diese Möglichkeit besonders dann, wenn die Unterscheidung auch von praktischer, z. B. biotechnologischer oder medizinischer Bedeutung ist.

Eine noch niedrigere infraspezifische Kategorie ist die **Varietät**. Man benützt sie für Stämme, die bei sonst weitgehender Übereinstimmung mit dem Typstamm nur in sehr speziellen Eigenschaften von der Art abweichen, z. B. durch Phagensensibilität, Toxinbildung usw. Je nachdem, welcher Art die abweichende Eigenschaft ist, werden die Bezeichnungen **Phagovar, Serovar, Pathovar** usw. (im medizinischen Schrifttum früher vielfach auch Phagotyp, Serotyp usw.) zur Charakterisierung der Varietäten verwendet.

Besteht die Abweichung in Wachstumseigenschaften, so ist die Bezeichnung **Biovar** (Biotyp) üblich. Zur Unterscheidung der Varietäten werden diese durch den Zusatz einer Nummer, einer Buchstabenkombination oder auch durch ein kennzeichnendes Wort charakterisiert, z. B. Salmonella Choleraesuis biovar kunzendorf.

Mehrere Spezies, bei denen sich die speziesbestimmenden Merkmale nur teilweise decken, werden zu einer **Gattung** zusammengefasst, und in Fortführung dieses Prinzips werden jeweils die nächsthöheren Taxa (◘ Tabelle 3.1) gebildet.

In der neuesten Auflage von Bergey's Manual of Systematic Bacteriology (2. Auflage, 2001) werden die Bakterien in 23 Phyla unterteilt. Eine Übersicht über die heute bekannten Entwicklungslinien der Bakterien findet sich in ◘ Tabelle 3.2.

◘ Tabelle 3.1. Die systematischen Kategorien der Bakteriologie

Kategorie	Taxon
Domäne (Domain)	Bacteria
Abteilung = Stamm (Phylum)	Actinobacteria
Klasse (Class)	Actinobacteria
Ordnung (Order)	Actinomycetales
Familie (Family)	Mycobacteriaceae
Gattung (Genus)	Mycobacterium
Art (Species)	Mycobacterium tuberculosis

◨ Tabelle 3.2. Übersicht über die in Bergey's Manual of Systematic Bacteriology, 2001, 2. Auflage, berücksichtigten höheren Kategorien des Systems der Bakterien

Reich	Prokaryotae
Domäne:	Archaea
Phylum AI.	Crenarchaeota
Phylum AII.	Euryarchaeota
Domäne:	Bacteria
Phylum BI.	Aquificae
Phylum BII.	Thermotogae
Phylum BIII.	Thermodesulfobacteria
Phylum BIV.	»Deinococcus-Thermus«
Phylum BV.	Chrysiogenetes
Phylum BVI.	Chloroflexi
Phylum BVII.	Thermomicrobia
Phylum BVIII.	Nitrospira
Phylum BIX.	Deferribacteres
Phylum BX.	Cyanobacteria
Phylum BXI.	Chlorobi
Phylum BXII.	Proteobacteria
Phylum BXIII.	Firmicutes
Phylum BXIV.	Actinobacteria
Phylum BXV.	Planctomycetes
Phylum BXVI.	Chlamydiae
Phylum BXVII.	Spirochaetes
Phylum BXVIII.	Fibrobacteres
Phylum BXIX.	Acidobacteria
Phylum BXX.	Bacteroideles
Phylum BXXI.	Fusobacteria
Phylum BXXII.	Verrucomicrobia
Phylum BXXIII.	Dictyoglomi

3.3 Stellung der Bakterien innerhalb des Stammbaums der Organismen

Die Zellen der Bakterien und Cyanobakterien (früher Blaualgen genannt) weisen eine einfachere Organisation auf als die der Tiere, Pflanzen und auch vieler Einzeller; sie besitzen nur ein einfaches »Kernäquivalent«, aber keinen hochdifferenzierten echten Zellkern und keine den Eukaryonten entsprechende Kernmembran. Deshalb werden sie unter dem Begriff »Prokaryonten« (gr.: Vorstufe von Zellkernträgern) zusammengefasst und den als »Eukaryonten« bezeichneten Organismen mit echtem Zellkern (Eukaryont, gr.: echter Zellkernträger) gegenübergestellt (◨ Abb. 3.1).

Nach heutiger Auffassung sind aus einer gemeinsamen primitiven Vorstufe drei Entwicklungslinien entsprungen, aus denen ein eukaryotischer und zwei prokaryotische Formenkreise hervorgingen (◨ Abb. 3.1). Dementsprechend wurde vorgeschlagen, die Organismen in die drei Urreiche der Eukarya (Eukaryonten), Bacteria (Bakterien) und Archaea (Archaebakterien) zu gliedern.

Bakterien und Archaea werden häufig unter dem Begriff »Prokaryonten« subsumiert.

Von den beiden Gruppen der Prokaryonten umfassen die bisher kultivierbaren und genauer bekannten Archaea nur einen zahlenmäßig beschränkten Formenkreis, der sich durch die Anpassung an extreme Umweltbedingungen (z. B. hohe Temperaturen bis zu 110 °C, gesättigte Salzlösungen) auszeichnet. Allerdings weisen RNS-Analysen von Sammelproben aus Gewässern auf eine sehr viel größere Formenfülle noch unkultivierbarer Archaeen hin. Pathogene Archaeen sind bisher nicht bekannt.

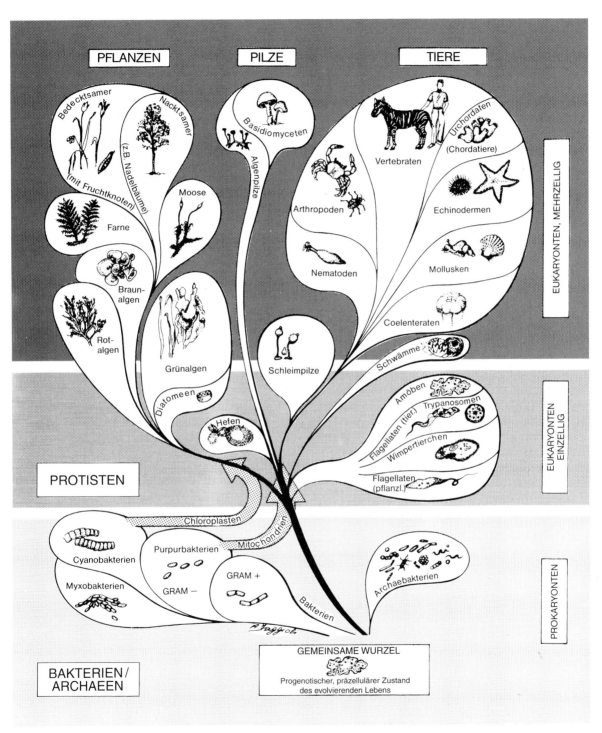

Abb. 3.1. Schematische Wiedergabe der fünf Reiche des Lebendigen nach der Einteilung von Whittaker. Drei Organisationsebenen lassen sich unterscheiden: die der Prokaryonten, der einzelligen Eukaryonten und der mehrzelligen Eukaryonten (Pilze, Pflanzen, Tiere)

In Kürze

Stellung der Bakterien in der Natur

- Bakterien weisen einen einfacheren zellulären Aufbau auf als die höheren Organismen (Eukaryonten), besitzen keinen echten Zellkern und werden daher als Prokaryonten bezeichnet. Alle pathogenen Bakterien gehören zu den echten Bakterien.
- Zur Ordnung der Bakterien in ein übersichtliches System werden verschiedene morphologische und physiologische Eigenschaften benützt. Derartige Merkmale lassen die natürliche (genealogische) Verwandtschaft nur bruchstückweise erkennen; sie führen nur zu »künstlichen« Systemen. Diese erfüllen jedoch weitgehend den praktischen Zweck der Identifizierung von Arten und der Unterscheidung pathogener von apathogenen Bakterienformen. Die Sequenzanalyse von Nukleinsäuren, insbesondere der rRNS-Gene, lässt die genealogischen Verwandtschaftsbeziehungen erkennen; sie ermöglicht in zunehmendem Maße die Aufstellung eines »natürlichen« (phylogenetischen) Systems.
- Jedes System der Bakterien beruht auf einer Hierarchie von systematischen Einheiten (Taxa). Die oberste Kategorie von Taxa ist die der Domänen (Archaea, Bacteria, Eucarya), die unterste die der Arten. Um pathogene von nahe verwandten apathogenen Bakterienformen abzutrennen, ist häufig eine Untergliederung der Art in Unterarten oder Varietäten (Pathovar, Serovar etc.) notwendig. Die Bezeichnung der Art erfolgt stets entsprechend der von Linné erstmals angewandten binären Nomenklatur (d. h. durch eine Kombination des Gattungs- und Artnamens). Die Regeln für die Bildung der Artnamen und die Bezeichnung der höheren Kategorien von Taxa sind im »International Code of Nomenclature of Bacteria« festgelegt. Das umfassendste Handbuch der Systematik der Bakterien ist »Bergey's Manual of Systematic Bacteriology« (www.cme.msu.edu/bergeys). Der erste Band der zweiten Auflage (»The Archaea and the deeply branching and phototrophic Bacteria«), erschien 2001 (Springer, Berlin Heidelberg New York). Der zweite Band, der die wichtigsten Krankheitserregenden gram-negativen Bakterien behandelt, wird im Herbst 2003 verfügbar sein.

Grundbegriffe der Infektionslehre

Pathogenität und Virulenz – 19
H. Hahn, K. Miksits, S. Bhakdi

Infektion – 21
H. Hahn, K. Miksits, S. Bhakdi

Physiologische Bakterienflora: Kolonisationsresistenz, endogene Opportunisteninfektionen; Probiotika – 35
W. Bär

Pathogenität und Virulenz

H. Hahn, K. Miksits, S. Bhakdi

❯❯ Einleitung

Die Fähigkeit einer Spezies von Mikroorganismen, in einem Makroorganismus Krankheit zu erzeugen, heißt Pathogenität.
Der Ausdruck Virulenz (lat. Giftigkeit) beschreibt den Ausprägungsgrad der krankheitserzeugenden Eigenschaften bei einem gegebenen Stamm einer pathogenen Spezies.

Obligat pathogene Erreger. Diese Mikroorganismen haben das Vermögen, weithin unabhängig von der Abwehrlage des befallenen Individuums eine Infektion hervorzurufen. Sie gehören nicht zur physiologischen Kolonisationsflora des Wirts (▶ s. S. 35). Wenn obligat pathogene Bakterien bei einem Menschen vorkommen, in jedem Falle hat ihre Eliminierung zu erfolgen. Dies gilt auch für Keimträger und Ausscheider (▶ s. S. 31 f.).

Fakultativ pathogene Erreger (Opportunisten). Derartige Erreger bedürfen zur Auslösung von Krankheiten besonderer Gegebenheiten seitens des Makroorganismus, d. h. infektionsbegünstigende Faktoren müssen vorliegen. Häufig sind diese Mikroorganismen Bestandteil der physiologischen Kolonisationsflora.
Staphylococcus epidermidis macht den Hauptanteil der physiologischen Hautflora aus. Beim Vorliegen infektionsbegünstigender Faktoren, z. B. dem Legen eines Venendauerkatheters, kann der Erreger in den Körper eindringen und Krankheiten, z. B. eine Sepsis, verursachen.

Wirtsspektrum. Die Aussage »pathogen« bezieht sich auf eine gegebene Wirtsspezies. Man spricht also von »menschenpathogenen«, »mäusepathogenen« Erregern etc. So kommt der Erreger der Syphilis, Treponema pallidum, natürlicherweise nur beim Menschen vor, das gleiche gilt für das Poliomyelitisvirus oder HIV-1. Andere Erreger, wie z. B. das Tollwutvirus, rufen Krankheiten bei zahlreichen Wirtsspezies hervor: Der Umfang des Wirtsspektrums ist also erregerspezifisch; er kann breit oder eng sein.
Die Kenntnis des Wirtsspektrums eines Erregers ist für die Humanmedizin vor allem unter dem Gesichtspunkt der Seuchenbekämpfung bedeutsam; denn menschenpathogene Erreger, die unter natürlichen Verhältnissen auch bei anderen Wirtsspezies vorkommen, haben in dem entsprechenden Tierbestand u. U. ihr Infektionsreservoir. So ist z. B. die Ratte ein Reservoir für die Erreger der Trichinose, der Pest und der Leptospirosen; im gleichen Sinne stellt der Fuchs ein Hauptreservoir für das Virus der Tollwut dar.

Macht die Artzugehörigkeit des exponierten Makroorganismus eine Infektion unmöglich, so spricht man von **Unempfänglichkeit**: Die Maus ist unempfänglich für das Pockenvirus des Menschen, und der Mensch ist unempfänglich für das Mäusepockenvirus.

Organotropismus. Die Empfänglichkeit einer Spezies setzt sich in der Vorliebe eines Erregers für bestimmte Organe oder Zellen fort: Organotropismus. Bordetella pertussis bevorzugt das Flimmerepithel des Respirationstraktes, Neisseria gonorrhoeae adhäriert an zilienlosen, nicht aber an zilientragenden Zellen des Urogenitaltraktes.

Disposition (lat.: Bereitstellung). Über artgebundene Eigenschaften hinaus spielen für die Empfänglichkeit eine Rolle: erbliche Veranlagung, Unterkühlung, Erschöpfung, Fehlernährung, konsumierende Grundkrankheiten. Für die im Individuum begründeten Eigenschaften verwendet man die Ausdrücke **Anfälligkeit** oder **Disposition**, wenn sie die Infektion begünstigen: Unterkühlung erhöht z. B. die Disposition für die Infektion mit Schnupfenviren, der Zuckerkranke ist vermehrt anfällig für Eitererreger.

Parameter der Virulenz. Virulenz beruht auf dem Besitz von besonderen **Virulenzfaktoren**. Dies können Strukturelemente oder Stoffwechselprodukte des Erregers sein.
Beispielsweise ist das Diphtherietoxin der Virulenzfaktor des Diphtherie-Erregers Corynebacterium diphtheriae. Ein Stamm von C. diphtheriae ist

- **avirulent**, wenn er kein Toxin bildet,
- **wenig virulent**, wenn er wenig, und
- **hochvirulent**, wenn er viel Toxin produziert.

Pilustragende (P⁺) Gonokokkenstämme sind virulent, da sie mittels ihrer Pili über Rezeptoren an den Säulenepithelzellen des Urogenitaltraktes adhärieren; piluslose (P⁻) Stämme sind dazu nicht in der Lage: Sie sind avirulent.

Virulenz ist also ein Stammesmerkmal. Virulente Stämme kann es nur bei einer pathogenen Spezies geben: Der Virulenzbegriff ist dem Pathogenitätsbegriff untergeordnet.

Die Virulenz lässt sich mit Hilfe der LD_{50} (letale Dosis 50) messen. Die LD_{50} ist diejenige Dosis von Mikroorganismen, die bei 50% eines infizierten Versuchstierkollektivs den Tode der Tiere herbeiführt.

Virulenzsteigerung und -abschwächung. Man kann die Virulenz verändern, indem man einzelne Stämme in künstlichen Nährmedien, in Gewebekulturen oder Tierpassagen über viele Generationen zur Vermehrung bringt. Auf diesem Wege ist in der Regel ein Virulenzverlust bei erhaltener Immunogenität erreichbar. Dieses Verfahrensprinzip wird zu Herstellung von Lebendimpfstoffen verwendet (Beispiele: BCG, Gelbfieber).

Die Virulenz ist genetisch bedingt: In einem genügend großen Klon befinden sich stets einzelne Mikroorganismen, die durch Spontanmutation (Wahrscheinlichkeit 10^{-6} bis 10^{-9}) abweichende Eigenschaften im Hinblick auf den »Ahnherrn« des Klons und dessen übrige Nachkommen entwickelt haben. Durch die Passagen werden die »Abweichler« angereichert. So verlieren Bakterien durch die Passagen auf künstlichen Kulturmedien häufig deshalb ihre Virulenz, weil unter dieser Bedingung der »Virulenzfaktor« im Vergleich zu den Mikroorganismen, die diesen Faktor nicht besitzen, keinen Vorteil bietet; er kann jetzt sogar eine Belastung darstellen. Die virulenten Individuen wachsen in diesem Falle langsamer und werden im Verlaufe der Passagen ausgedünnt.

In Kürze

Die Begriffe **Pathogenität** und **Virulenz** beschreiben die krankmachenden Eigenschaften von Mikroorganismen und den Grad der Ausprägung derselben. Obligat pathogene Mikroorganismen müssen aus dem Körper eliminiert werden. Fakultativ Pathogene sind in der Regel Mitglieder der physiologischen Mikroflora (Haut, Schleimhäute) und wirken pathogen nur bei Vorliegen von begünstigenden Faktoren. Pathogenität ist eine Spezies-, Virulenz eine Stammeseigenschaft. Pathogenität und Virulenz beziehen sich auf jeweils bestimmte Wirtsspezies: Sie können breit oder aber sehr eng sein. Veränderungen der Virulenz können spontan oder gezielt erfolgen. So macht man sich eine Virulenzschwächung (»-Drosselung«) bei der Herstellung von Lebendvakzinen zunutze.

Infektion

H. Hahn, K. Miksits, S. Bhakdi

 Einleitung

> Unter Infektion (lat.: inficere, etwas hineintun, vergiften) sind die Ansiedlung, das Wachstum und die Vermehrung von Mikroorganismen in einem Makroorganismus mit nachfolgenden Abwehr- und/oder geweblichen Schädigungsreaktionen desselben zu verstehen.

Infektion ist nicht gleichbedeutend mit Krankheit. Eine Infektion kann **asymptomatisch** (symptomlos) oder **symptomatisch** verlaufen. Erst dann, wenn im Rahmen einer Infektion Symptome vorliegen, d. h. wenn der Patient Beschwerden verspürt und Veränderungen in der Funktion von Organen objektivierbar geworden sind, liegt eine Krankheit vor. Lebendimpfstoffe rufen die Bildung von humoralen Antikörpern und/oder spezifischen T-Zellen hervor. Diese Veränderungen sind messbar; subjektiv bemerkt der Impfling aber nichts: Die Lebendimpfung hat eine asymptomatische Infektion ausgelöst, aber keine Krankheit. Die exakte Grenzziehung zwischen Infektion und Krankheit hängt daher vom Nachweis subjektiver und objektiver Krankheitszeichen ab.

Man grenzt **primäre** von **sekundären** Infektionen ab; letztere entstehen dann, wenn disponierende Faktoren beim Wirt vorliegen.

Von **Superinfektion** spricht man, wenn sich auf dem Boden einer bestehenden Infektion eine zweite aufpfropft: Eine bestehende Grippe (Influenza) schädigt den Respirationstrakt, sodass sich Eitererreger wie Haemophilus influenzae oder Staphylococcus aureus ansiedeln und eine Pneumonie verursachen können.

Infektiosität. Dieser Ausdruck bezeichnet das Maß der Infektionstüchtigkeit bei einer gegebenen Erregerart. Sie ist von Fall zu Fall verschiedenartig ausgeprägt. Die hochinfektiösen Erreger der Windpocken oder der Lassa-Krankheit führen schon nach flüchtigem Kontakt zur Infektion, während die Infektion mit Lepraerregern intimen und langdauernden Kontakt voraussetzt (s. a. Kontagiosität).

Minimale infektionsauslösende Dosis. Die minimale Dosis, die beim Menschen bzw. beim Tier eine bestimmte Infektion auslöst (ID), schwankt von Erreger zu Erreger. Die minimale infektionsauslösende Dosis hängt auch von Faktoren des Wirts ab. Beispielsweise sind zur Auslösung einer Cholera bei alkalisiertem Mageninhalt wegen der Säureempfindlichkeit von V. cholerae weit weniger Keime erforderlich als bei Patienten mit saurem Mageninhalt.

Kontagiosität (Ansteckungsfähigkeit). Dieser Begriff bezeichnet den Zustand des infizierten Makroorganismus, bei dem Erreger aktiv oder passiv nach außen verbreitet werden. In aller Regel ist eine Kontagiosität dort zu vermuten, wo das infizierte Gewebe Anschluss an die Außenwelt besitzt. Die Kontagiosität eines Infizierten ist typischerweise von Infektion zu Infektion unterschiedlich: Sie kann geringgradig oder hochgradig sein und unabhängig von Krankheitszeichen vorliegen.

Da sich die Krankheitserreger im Infizierten sowohl bei symptomatischen als auch bei asymptomatischen Verläufen im Körper ausbreiten, können sowohl symptomatisch als auch asymptomatisch Infizierte kontagiös sein. Die Kontagiosität asymptomatisch Infizierter (z. B. weibliche Gonorrhoe-Patienten, mit Chlamydien oder Hepatitis-B-Viren Infizierte) ist von großer praktischer Bedeutung, da asymptomatisch Infizierte den Arzt nicht aufsuchen, nicht saniert werden und daher eine wesentliche Quelle für die Verbreitung der Erreger darstellen können.

Auch die Kenntnis der Kontagiosität in der Inkubationszeit ist wichtig (z. B. bei Virushepatitis, Röteln). Sie erlaubt eine Schätzung der Zeiträume, während derer eine Isolierung des Patienten, eine Desinfektions- bzw. Chemoprophylaxe und die Gewinnung erregerhaltigen Untersuchungsmaterials sinnvoll sind. Auch die Entscheidung, wann eine Person Gemeinschaftseinrichtungen wieder betreten kann, ohne andere zu gefährden, basiert auf der Kenntnis der Kontagiositätsdauer. Ihr ist in den Vorschriften des Infektionsschutzgesetzes – Rechnung getragen.

Abgrenzungen

Kontamination. Kontamination ist die Verunreinigung von Gegenständen, Untersuchungsproben und Körperteilen mit Erregern aus der belebten und unbelebten Umwelt.

Beispiele:
- Spontanurin kann bei der Gewinnung mit den Schamhaaren in Kontakt geraten. Infolgedessen kann es zur Kontamination mit E. coli kommen.
- Die Hand des Arztes kann bei Palpation am Patienten mit S. aureus oder durch Berühren von Patientenblut mit Hepatitis-B-Viren kontaminiert werden.

Kolonisation. Kolonisation bezeichnet die Dauerbesiedlung der Haut und Schleimhaut mit Mikroorganismen.

Bei der **physiologischen Kolonisation** handelt es sich um die dauerhafte Ansiedlung der Normal- oder Standortflora.

Bei der **pathologischen Kolonisation** handelt es sich um die Dauerbesiedlung von Haut und Schleimhäuten mit fakultativ pathogenen Mikroorganismen, die dort ortsfremd sind (Fremd- oder Sekundärbesiedlung).

Beispiele:
- Pilzbesiedlung von Schleimhäuten nach Antibiotikagaben,
- Besiedlung des Nasen-Rachen-Raumes mit S. aureus bei Krankenhauspersonal.

2.1 Der Mikroorganismus als Erreger

Um den Kausalzusammenhang zwischen Mikroorganismus und Infektionsätiologie herzustellen, also um den Mikroorganismus als Erreger der Infektion festzustellen, bestehen die in den folgenden Kapiteln aufgeführten Möglichkeiten.

2.1.1 Die Henle-Koch-Postulate

Jakob Henle hatte im Jahre 1840 Postulate aufgestellt, die einen Mikroorganismus als Infektionserreger erkennbar machen sollten. Robert Koch erweiterte und modifizierte diese Forderungen zu den sogenannten Henle-Koch-Postulaten im Jahre 1882 folgendermaßen (◘ Abb. 2.1):

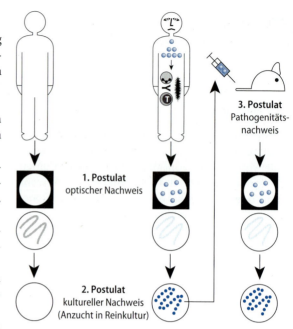

◘ Abb. 2.1. Henle-Koch-Postulate

- **1. Postulat (Optischer Nachweis):** Um als Erreger einer Infektionskrankheit erwiesen zu werden, müssen die Mikroorganismen mikroskopisch regelmäßig nachweisbar sein; beim Gesunden müssen sie stets fehlen.
- **2. Postulat (Kultureller Nachweis):** Die im Verdacht stehenden Mikroorganismen sollen vom Kranken auf einen unbelebten Nährboden übertragen werden; sie müssen sich dort unter Beibehaltung ihrer charakteristischen Eigenschaften über Generationen hinweg (»in Passagen«) fortzüchten lassen.
- **3. Postulat (Pathogenitätsnachweis):** Die außerhalb des Wirtes fortgezüchteten Mikroorganismen müssen, wenn sie einem geeigneten Versuchstier einverleibt werden, eine typische Krankheit erzeugen. Die experimentell erzeugte Krankheit muss der natürlich vorkommenden Krankheit gleichen. Im Organismus der experimentell krank gemachten Tiere müssen die charakteristischen Mikroorganismen wiederum mikroskopisch und kulturell nachweisbar sein.

Die Henle-Koch-Postulate haben der klassischen Bakteriologie als Prüfstein für den Krankheitsbeweis gedient. Heute können sie nur für einen Teil der Infektionskrankheiten in Anspruch genommen werden:

Die Gültigkeit des 1. Postulates wird durch die Tatsache eingeschränkt, dass es klinisch gesunde Träger bzw. Ausscheider von obligat pathogenen Erregern hoher Virulenz gibt. Außerdem kommen z. B. in der Mundhöhle, auf der Haut und auf vielen Schleimhäuten des Menschen physiologischerweise Erreger vor, die als »fakultativ pathogen« bezeichnet werden (s. o.).

Das 2. Postulat gilt z. Z. nicht für die Erreger der Lepra und Syphilis; in beiden Fällen ist eine Züchtung auf unbelebten Kulturmedien noch nicht gelungen. Diese Einschränkung muss auch für die Chlamydien und Rickettsien gemacht werden. Diese Erreger vermehren sich nur in lebenden Zellen.

Das 3. Postulat gilt mit Einschränkung, wenn von Erregern mit engem Wirtsspektrum die Rede ist. So bleibt zum Beispiel der Tierversuch mit den exklusiv menschenpathogenen Gonokokken und Meningokokken auch heute noch unbefriedigend.

Für Protozoen- und Viruskrankheiten können die Postulate, wenn überhaupt, nur in stark modifizierter Form gelten.

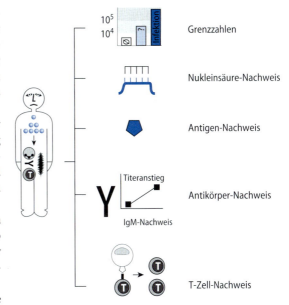

◘ Abb. 2.2. Neuere Infektionsmarker

2.1.2 Neuere Infektionsmarker

Durch Analyse der Erregereigenschaften und der Wirtsreaktion konnten weitere Infektionsmarker etabliert werden, um die Ätiologie einer Infektionskrankheit zu ermitteln (◘ Abb. 2.2):

Nachweis spezifischer Immunprodukte. Der Wirt reagiert spezifisch auf einen Erreger. Die Träger der spezifischen Immunreaktion sind **Antikörper** oder **T-Lymphozyten**. Sind diese nachgewiesen, so kann geschlossen werden, dass eine Infektion mit dem korrespondierenden Erreger stattgefunden hat. Da ein Charakteristikum der Immunreaktion die Ausbildung eines immunologischen Gedächtnisses ist, kann aus dem Nachweis von Antikörpern oder spezifischen T-Zellen nicht direkt auf das Vorliegen einer gerade stattfindenden Infektion geschlossen werden. Die beginnende Antikörperantwort zeichnet sich durch eine zunehmende Menge erregerspezifischer Antikörper (messbar als Titeranstieg; ▶ s. S. 884 ff.) und durch erregerspezifische Antikörper der Klasse IgM aus. Diese beiden Parameter weisen daher auf eine gerade stattgehabte Infektion hin.

Nachweis von Erreger-Antigenen. Die Strukturen oder Produkte des Erregers, auf die der Wirt spezifisch reagiert, heißen **Antigene**. Werden diese im Wirt nachgewiesen, spricht dies für eine stattfindende Infektion mit dem Erreger.

Nachweis von Erreger-Nukleinsäure. Seit der Entdeckung der Nukleinsäuren als Träger der spezifischen Erbinformation und der Entwicklung von Techniken zu deren Nachweis (z. B. Gensonden, PCR) kann ein Erreger auch ohne Anzüchtung, an Hand seiner spezifischen Erbinformationen, in einem Wirt nachgewiesen werden.

Grenzzahlen. Bei Erkrankungen durch fakultativ pathogene Erreger der Kolonisationsflora werden diese in deutlich größerer Menge gefunden als bei Nichtinfizierten. Das hat zur Etablierung von Grenzzahlen geführt. Diese helfen, ein angezüchtetes Isolat als Kolonisierer oder als Erreger einzustufen. So wird z. B. für die Anzucht von fakultativ pathogenen Bakterien aus Mittelstrahlurin die Kass'sche Zahl verwendet (▶ s. a. S. 879 f.): Werden mehr als 10^5 pro ml Bakterien einer Art aus korrekt gewonnenem Mittelstrahlurin angezüchtet, spricht dies dafür, dass es sich um den Erreger des Krankheitsprozesses handelt; Bakterienkonzentrationen von weniger als 10^3/ml sprechen dafür, dass es sich um Kolonisationsflora aus der vorderen Urethra handelt.

2.2 Ablauf einer Infektion: Pathogenese und Rolle der Virulenzfaktoren

Die Infektion beginnt nach der Übertragung des Erregers (▶ s. S. 149ff.). Bei endogenen Infektionen wird der Erreger von seinem Standort an den Infektionsort übertragen.

Die Pathogenese einer Infektion untergliedert sich aus Sicht des Erregers in vier Schritte:
- Adhärenz,
- Invasion,
- Etablierung,
- Schädigung (◘ Abb. 2.3).

Diesen stehen auf der Seite des Wirts die Abwehrfunktionen der Resistenz und Immunität entgegen (▶ s. S. 45ff.).

2.2.1 Adhärenz – Adhäsine

Der erste Schritt in der Pathogenese einer Infektion ist die **Kolonisation**, die entweder auf der Haut oder auf Schleimhautoberflächen stattfindet. Die Kolonisation setzt voraus, dass der Mikroorganismus an der Oberfläche haften kann.

Die Haftung beruht auf einer spezifischen Wechselwirkung zwischen Adhäsinen des Erregers und **homologen Rezeptoren** auf den Zellen des Wirtsgewebes (◘ Abb. 2.4).

Die besondere Bedeutung der Adhäsion besteht darin, dass beim Fehlen eines der beiden Reaktionspartner die Infektion nicht angeht: Fehlt der Rezeptor, ist der Makroorganismus unempfänglich; fehlen die Adhäsine, ist der Mikroorganismus avirulent.

Adhäsine. Von besonderer Bedeutung ist die Haftung von Bakterien an Epithelzellen. Viele gramnegative Bakterien wie beispielsweise enterotoxinbildende E.-coli-Stämme, Choleravibrionen, Salmonellen, Shigellen, Yersinien und auch Gonokokken sind mit haarförmigen Proteinstrukturen, den so genannten **Fimbrien**, ausgestattet, die auch als Pili bezeichnet werden. Als Adhäsine ermöglichen diese die Anhaftung an die Rezeptoren der Epithelzellen der Darmschleimhaut bzw. des Urogenitaltrakts.

Rezeptoren auf Zielzellen. Die homologen Rezeptoren können von unterschiedlicher chemischer Struktur sein.

Je nachdem, ob die Adhärenz durch Mannose gehemmt wird, unterscheidet man mannosesensitive (MS) von mannoseresistenten (MR) Rezeptoren. Das Vorkommen der Rezeptoren bei einer Spezies bzw. die Verteilung auf bestimmte Organe oder Zellen ist die entscheidende Basis von Wirtsspektrum und Organotropismus eines Erregers.

Auswirkungen der Adhäsion. Die Adhäsion enteropathogener Erreger an das Darmepithel führt dazu, dass diese nicht durch die Peristaltik weggeschwemmt werden. Überdies werden die Enterotoxine besser mit Toxinrezeptoren der Zellmembran in Kontakt gebracht.

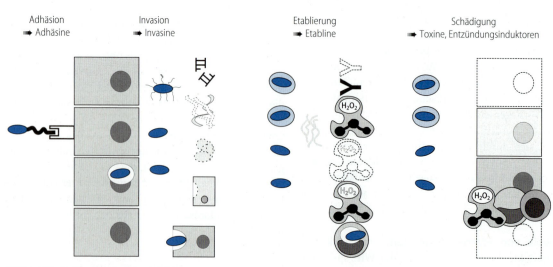

◘ Abb. 2.3. Pathogenese einer Infektion

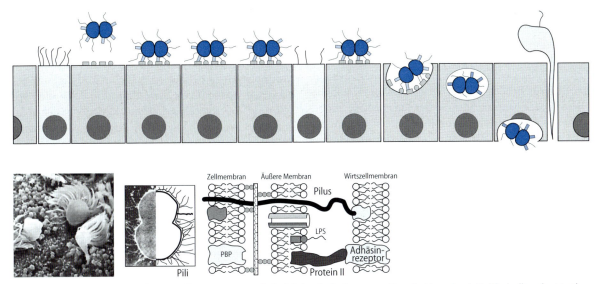

Abb. 2.4. Adhäsion und induzierte Phagozytose am Beispiel der Aufnahme von Gonokokken durch Epithelzellen der Urethra

2.2.2 Invasion – Invasine

Neben Infektionen, die sich nur an Wirtsoberflächen abspielen (z. B. Cholera, ▶ s. S. 273 ff.), muss der Erreger in den Wirt eindringen. Dieser Vorgang, die Invasion, wird durch Invasine ermöglicht (◘ Abb. 2.5).

Enzyme. Als Exoprodukt von A-Streptokokken, Pneumokokken, Staphylokokken und Gasbrandclostridien tritt **Hyaluronidase** auf. Dieses, auch als »Spreading factor« bezeichnete, Enzym baut die Hyaluronsäure der Bindegewebsmatrix ab. Die Gewebselemente verlieren hierdurch ihren Zusammenhalt. Die Auflockerung führt zur Bildung von Spalten (»Invasionsstraßen«).

Darüber hinaus haben verschiedene bakterielle Proteasen, Lipasen und DNasen eine Bedeutung als Invasivfaktoren.

Phagozytoseinduktoren. Opa-Proteine von pathogenen Neisserien veranlassen Epithelzellen, an denen sich die Erreger adhäriert haben, diese phagozytotisch aufzunehmen und durch die Zelle hindurch in das subepitheliale Bindegewebe zu schleusen (◘ Abb. 2.4, ▶ s. S. 25 ff.). Analog hierzu bilden viele Darmpathogene (Salmonellen, Shigellen) Substanzen, welche die Aufnahme der Bakterien in Zellen des Darmtrakts induzieren.

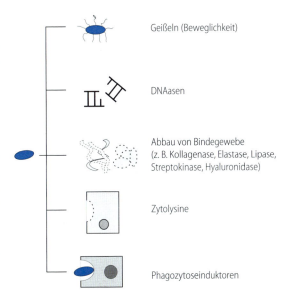

Abb. 2.5. Invasion – Invasine: Eindringen in den Wirt

Beweglichkeitsorganellen. Für einige Bakterien ist die Fähigkeit, sich aktiv fortzubewegen, entscheidend für das Eindringen in den Wirt bzw. die Fortbewegung im Wirt.

2.2.3 Etablierung – Etabline

Um sich im Wirt ansiedeln und vermehren zu können, muss sich der Erreger gegen die Wirtsabwehr, bestehend aus Resistenz- und Immunitätsfaktoren, behaupten. Hierfür benötigt er als Virulenzfaktoren Etabline. Diese greifen hauptsächlich an der Phagozytose an, bewirken eine Inaktivierung von Immunitätsfaktoren, insbesondere von Antikörpern, oder führen zur Tarnung des Erregers, sodass er vom Immunsystem nicht erkannt wird (◘ Abb. 2.6).

Störung der Phagozytenfunktionen. Eine Möglichkeit zum Schutz vor Phagozyten besteht im Aufbau einer **Barriere**. S. aureus bindet mit dem Clumping factor (▶ s. S. 188) Fibrinogen, wodurch eine Fibrinogen-Schutzschicht entsteht. Darüber hinaus sezerniert S. aureus Koagulase, welches sich mit Prothrombin verbindet. Das Produkt Koagulothrombin spaltet Fibrinogen zu Fibrin. Die so entstandenen Fibrinschichten schützen Bakterien vor dem Angriff durch das Immunsystem und erschweren die Diffusion von Antibiotika in den Eiterherd.

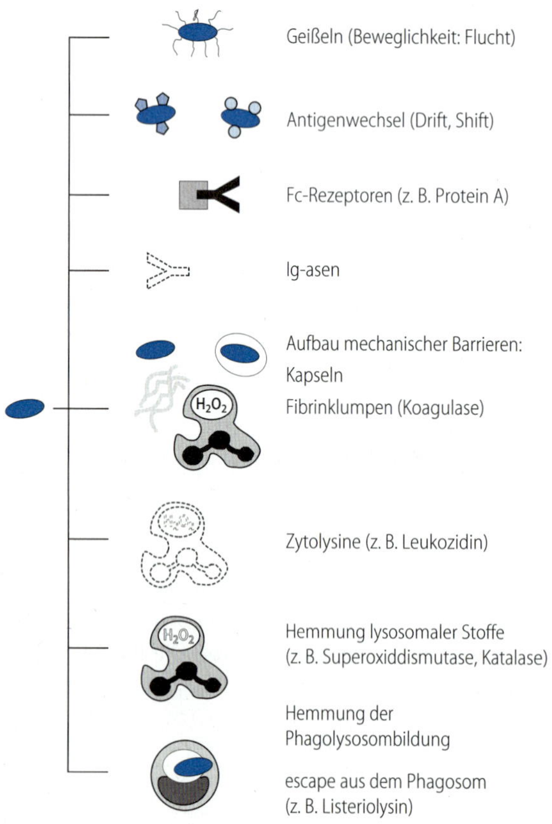

Einige Bakterien besitzen Oberflächenstrukturen, um den Phagozytosevorgang durch Neutrophile und Makrophagen zu behindern, z. B. durch Abdeckung gebundener Opsonine; in diese Kategorie fallen die **Kapseln** und die Kapseläquivalente. Kapseln bestehen in der Regel aus hochpolymeren Zuckern. Sie kommen bei zahlreichen Erregern vor und zeigen morphologisch verschiedene Ausprägungen. Das klassische Beispiel für bekapselte Bakterien sind die Pneumokokken. In gleichartiger Weise bewirkt das als M-Substanz bezeichnete Oberflächenprotein von A-Streptokokken einen Phagozytoseschutz.

Können Erreger die Phagozytose selbst nicht verhindern, so können manche immer noch der intraphagozytären Abtötung entgehen, z. B. durch die **Evasion** aus dem Phagosom (z. B. L. monocytogenes: ▶ s. S. 313 ff.), **Hemmung** der Phagolysosomverschmelzung oder Inaktivierung der intrazellulären Abtötungsfaktoren.

Ein weiterer antiphagozytäre Mechanismus ist die Abtötung der Phagozyten. Dies wird von bakteriellen Exoprodukten, den **Leukozidinen**, bewirkt. Das Leukozidin von S. aureus und das Hämolysin von E. coli stellen zwei bekannte Beispiele dar. Auch die Lecithinase des Gasbranderregers (C. perfringens) wirkt als Leukozidin; sie ist für die extreme Leukozytenarmut der von Gasbrand betroffenen Gewebe ursächlich.

Immunsuppression. Diese kann die humorale oder die zelluläre Immunität betreffen.

Antikörper können abgebaut werden: IgAasen z. B. von N. gonorrhoeae spalten Antikörper der Klasse IgA und behindern damit die Schleimhautimmunität gegen den Erreger.

Antikörper können auch ihrer Opsonisierungsfunktion beraubt werden: Das Protein A von S. aureus bindet sich an das Fc-Stück von IgG-Antikörpern. Als Folge kann der Antikörper nicht mit dem Fc-Rezeptor der Phagozyten reagieren. Dadurch geht seine Funktion als Opsonin verloren, der Vorgang der Phagozytose ist gestört.

Antigenvariation. Die Abwandlung von Antigenen durch Antigendrift und Antigenshift führt dazu, dass dem Immunsystem das ausgebildete Gedächtnis nichts nützt und es wieder eine ganz neue Immunreaktion aufbauen muss. Das klassische Beispiel hierfür sind Influenzaviren (▶ s. 537 ff.).

◘ Abb. 2.6. Etablierung – Etabline: wichtige mikrobielle Schutzstrategien

- Geißeln (Beweglichkeit: Flucht)
- Antigenwechsel (Drift, Shift)
- Fc-Rezeptoren (z. B. Protein A)
- Ig-asen
- Aufbau mechanischer Barrieren: Kapseln
- Fibrinklumpen (Koagulase)
- Zytolysine (z. B. Leukozidin)
- Hemmung lysosomaler Stoffe (z. B. Superoxiddismutase, Katalase)
- Hemmung der Phagolysosombildung
- escape aus dem Phagosom (z. B. Listeriolysin)

2.2.4 Schädigung – Toxine

Die Gefährlichkeit von Infektionen besteht darin, dass der Wirt geschädigt wird. Dies kann auf zwei Wegen geschehen: der Erreger schädigt den Wirt direkt, z.B. durch intrazelluläre Vermehrung oder Exoprodukte (Exotoxine, Toxine im engeren Sinn), oder der Erreger induziert eine Entzündungsreaktion, die ihrerseits den Wirt schädigt.

Schädigung durch intrazelluläre Vermehrung

Die intrazelluläre Vermehrung von Erregern, insbesondere der obligat intrazellulären Viren und Chlamydien, kann zu einer massiven Beeinträchtigung der Wirtszelle führen (zytopathischer Effekt, ◘ s. S. 466).

Schädigung durch Exotoxine

Toxine sind gewebeschädigende Proteine des Erregers. Die meisten werden aktiv sezerniert (Diphtherietoxin), erst nach dem Tod des Erregers freigesetzt (Tetanustoxin, Botulinustoxine) oder bleiben an der Bakterienoberfläche fixiert (Kontaktzytolysin von Shigellen). Sie können lokal wirken oder nach hämatogener Verteilung toxische Wirkungen auslösen. Manche Bakterien bilden nur ein, andere mehrere Toxine.

Unter natürlichen Verhältnissen werden nur wenige Exotoxine außerhalb des Wirtsorganismus gebildet, z.B. das Staphylokokken-Enterotoxin, die Botulinustoxine, das Enterotoxin des Bacillus cereus und das Aflatoxin von Aspergillus flavus. Vornehmlich in Nahrungsmitteln enthalten, gelangen diese Stoffe in den Darm; sie können eine Vergiftung auslösen, ohne dass es zur Infektion mit den giftbildenden Bakterien kommt.

Die übrigen Exotoxine werden unter natürlichen Verhältnissen von parasitisch lebenden Mikroorganismen, d.h. innerhalb des infizierten Wirtsorganismus, gebildet. Einige Bakterien synthetisieren ihr Exotoxin nur dann, wenn sie sich im Zustand der Lysogenie befinden, d.h. wenn ihr Genom einen Prophagen beherbergt, der das entsprechende Struktur-Gen enthält. Dies gilt sowohl für die Synthese des Diphtherietoxins als auch des Staphylokokken-Enterotoxins, des Botulinustoxins C und der Scharlachtoxine.

Abhängig von ihrem Angriffspunkt lassen sich die Exotoxine in extrazellulär und intrazellulär wirksame Toxine einteilen:

Extrazellulär wirksame Exotoxine. Diese wirken an der Zellmembran der Wirtszelle und führen zu deren Schädigung.

Membranabbauende Exotoxine sind lipidspaltende Enzyme. Durch den Abbau von Zellmembran-Lipiden kann die Zelle schließlich zugrunde gehen. Der klassische Vertreter dieser Toxingruppe ist die **phosphatidylcholinspezifische Phospholipase C** (= α-Toxin, Lecithinase) von Clostridium perfringens, dem Erreger des Gasbrandes (▶ s. a. S. 339ff.).

Porenbildende Exotoxine gehen eine sehr enge Interaktion mit der Membran ein und führen durch Bildung von transmembranösen Poren zu einer physikalischen Störung der Membranstruktur, die eine freie Passage von kleinen Molekülen erlaubt. Die Pore kann durch ringförmige Lateralaggregation von Toxinmonomeren entstehen: Typische Beispiele sind α-Toxin von S. aureus und Streptolysin O von S. pyogenes (◘ Abb. 2.8). Im Gegensatz dazu besitzt das Hämolysin von E. coli bereits als einzelnes Molekül Porenstruktur. Diese Pore wird in die Membran implantiert.

Die meisten Zytolysine greifen nur bestimmte Zellarten an (zellulärer Tropismus). So stellen Thrombozyten, Monozyten und Endothelzellen bevorzugte Angriffsziele für S.-aureus-α-Toxin dar, während das Hämolysin von E. coli bevorzugt Monozyten, polymorphkernige Neutrophile, Endothelzellen und Nieren-Tubulusepithelzellen schädigt.

Die Membranschädigung durch einen Porenbildner führt in der Regel zu sekundären zellulären Reaktionen, die u.a. durch den Influx von Kalziumionen ausgelöst werden. Toxingeschädigte Plättchen wirken gerinnungsfördernd, während Monozyten zu einer erhöhten Abgabe von Zytokinen (IL-1) stimuliert werden. Die leukozide Wirkung von E.-coli-Hämolysin bedingt, dass die lokale Phagozytose-Abwehrleistung des Wirtsorganismus empfindlich beeinträchtigt wird. Durch solche Beeinflussung von Zellfunktionen können Zytolysine schwerwiegende lokale und auch systemische Dysfunktionen verursachen.

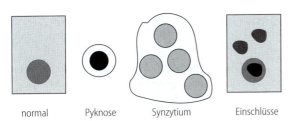

◘ Abb. 2.7. Zytopathische Effekte (CPE)

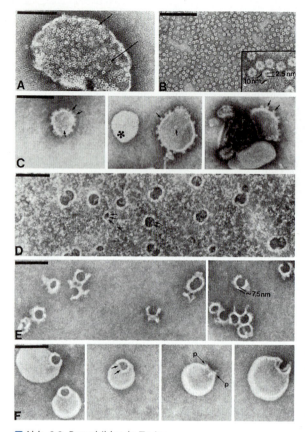

◻ Abb. 2.8. Porenbildende Toxine
A: Rotes Blutkörperchen nach erfolgtem Angriff durch α-Toxin. Die Toxinporen sind als kleine Ringstrukturen auf der Oberfläche sichtbar. B: Isolierte α-Toxin-Poren; jede Ringstruktur besteht aus 7 Toxinmolekülen. C: Liposomen mit eingebauten α-Toxin-Poren. D: Membran nach Angriff durch Streptolysin O (SLO); große heterogene Toxinringe bzw. Teilringstrukturen stellen sich dar. E: Isolierte SLO-Poren. F: Liposomen mit eingebauten SLO-Poren; jede Pore besteht aus 25–80 Toxinmolekülen (Balken = 100 nm)

Intrazellulär wirkende Exotoxine. Diese entfalten ihre Wirkung in der Wirtszelle; dazu müssen sie von der Wirtszelle aufgenommen werden. Dies hat zur Voraussetzung, dass die Wirtszelle einen spezifischen Toxin-Rezeptor an der Oberfläche besitzt. Die Toxine bestehen oft aus zwei Komponenten, einer toxisch aktiven Untereinheit (A) und einer Untereinheit (B), die die Bindung an den Toxin-Rezeptor bewirkt (AB-Toxine). Nach der Bindung an den Rezeptor wird das Toxin endozytiert. Um seine Wirkung entfalten zu können, muss es aus dem Endosom in das Zytosol transferiert werden. Auch hierbei spielt die B-Komponente eine wichtige, nicht vollständig aufgeklärte Rolle: es wird vermutet, dass sich die B-Komponente bei niedrigem pH (5,5–6) in die endosomale Membran einstülpt und einen Schlitz bildet, durch den die A-Komponente diffundieren kann.

Als **Proteasen** wirken die Botulinustoxine A, B, C1, D, E, F und G sowie das Tetanustoxin. An für jedes Toxin spezifischen Stellen spalten diese Neurotoxine Proteine, die an der Verschmelzung transmitterhaltiger synaptischer Vesikel mit der synaptischen Membran beteiligt sind; hierdurch werden die Transmitterausschüttung und damit die Signalübertragung gehemmt (▶ s. S. 345).

Ein Hauptmechanismus intrazellulär wirksamer Toxine ist die **ADP-Ribosylierung** funktionell bedeutsamer Moleküle: das Toxin spaltet NAD in Nicotinamid und ADP-Ribose, die dann an das jeweilige Zielmolekül gebunden wird.

Wird der Elongationsfaktor 2 ribosyliert, führt dies zur Blockierung der Proteinbiosynthese und damit zum Zelltod (Diphtherietoxin, Pseudomonas-Exotoxin- A: ▶ s.a. S. 326ff., 280ff.).

Wird das Gs-Protein (**Gs**α) der Adenylatzyklase ribosyliert, wird dessen GTPase-Aktivität ausgeschaltet, also seine Inaktivierungsfunktion. Dies führt zur Daueraktivierung der Adenylatzyklase und damit zu einer Vermehrung von cAMP, in deren Folge es zu einem massiven Verlust von Chloridionen aus der Zelle kommt (▶ s. S. 273ff.).

Die Ribosylierung der **Giα-Komponente** inhibitorischer heterotrimerer Giαβγ-Proteine durch Pertussistoxin führt dazu, dass Giα nicht in Giα-GTP umgewandelt wird und damit abdiffundieren kann. Dadurch steht Gβγ nicht mehr zum Abfangen der stimulatorischen Komponente Gsα zur Verfügung. Diese kann nun ungebremst die Adenylatzyklase aktivieren. Pertussistoxin unterbricht auch die Signaltransduktion dadurch, dass ADP-ribolysierte G-Proteine nicht mehr funktionell ausreichend mit dem ihnen assoziierten Rezeptor interagieren (▶ s. S. 303ff.).

Durch die Ribosylierung des »kleinen« G-Proteins **rho** durch Botulinustoxin C3 verliert die Zelle die Fähigkeit, Aktin zu polymerisieren, sodass z. B. der intrazelluläre Vesikelverkehr ausfällt, die Zelle sich abrundet und von der Unterlage ablöst. Die direkte Ribosylierung von monomerem Aktin durch Botulinustoxin C2 verhindert die Polymerisierung zu F-Aktin; in der Folge zerfällt das Zytoskelett, die Zelle rundet sich ab.

Die **Glykosylierung** funktioneller Moleküle kann ebenfalls zum Wirkungsverlust führen. Das C.-difficile-Toxin-A bindet Glukose an G-Protein **rho** (s.o.).

Ein weiterer Wirkungsmechanismus von Exotoxinen ist die **N-Glykosidase-Spaltung** von rRNS. Durch die Abspaltung bestimmter Adenine aus der 28S-RNS des Ribosoms kommt es zur Hemmung der Proteinbiosynthese und in deren Folge zum Tod der Zelle. Diese Wirkung besitzen Shigatoxin aus S. dysenteriae und Shiga-like-Toxine, z. B. aus E. coli.

Schädigung durch Entzündungsinduktion

Entzündungsinduktoren können in einem erweiterten Sinn auch als Toxine bezeichnet werden, da sie auch eine Wirtsschädigung hervorrufen; diese ist aber indirekt, denn die eigentliche Schädigung entsteht durch die wirtseigene Entzündung.

Endotoxine (LPS). Die Endotoxine sind Lipopolysaccharide aus der äußeren Membran der Zellwand gramnegativer Bakterien (▶ s. S. 174); sie gelangen durch Abgabe von Membranvesikeln durch lebende Bakterien oder beim Absterben der Bakterienzelle ins Milieu. Die toxische Komponente der Endotoxinmoleküle ist das **Lipid A**.

Fast alle Wirkungen von Endotoxinen lassen sich durch die Interaktion von Lipid A mit Rezeptoren auf Zellen des Immunsystems (v. a. Monozyten/Makrophagen) und des Endothels und mit der darauffolgenden Stimulation dieser Zellen erklären. Lipid A übt zunächst eine spezifische Wirkung auf die rezeptortragenden Zellen aus; in der Folge kann es aber über einen so genannten Transsignalling-Mechanismus zur Ausweitung der LPS-Wirkung auf rezeptorlose Zellen kommen (▶ s. S. 906 f.). Zunächst bindet sich LPS an das **Lipopolysaccharid-Bindeprotein** (LBP) im Plasma; aus den LPS-LBP-Komplexen wird das LPS auf den Rezeptor **CD14** auf der Oberfläche der Monozyten/Makrophagen übertragen. Da CD14 ein GPI-verankertes Protein ohne Signaltransduktionswirkung ist, werden CD14-assoziierte signaltransduzierende Moleküle angenommen. Der **Transsignalling-Effekt** beruht darauf, dass die Stimulation der CD14-tragenden Zellen zur Aktivierung einer endogenen membranständigen Protease führt, die CD14 abspaltet. Das freigesetzte CD14 (sCD14) kann sich an solche Zellen binden, die den sCD14-Rezeptor tragen, z. B. Endothelzellen. Dadurch können diese auch auf LPS »reagieren«, Endothelzellen exprimieren z. B. verstärkt Adhäsionsmoleküle.

Die Schädigung des Wirts erfolgt indirekt durch die ausgelösten Reaktionen (◘ Abb. 2.9).

Die Wirkung auf **Monozyten/Makrophagen** führt zur Freisetzung von Zytokinen, vor allem IL-1, TNF-α, IL-6 und IL-12. Diese bewirken die **Akut-Phase-Reaktion**

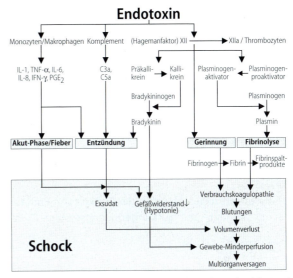

◘ Abb. 2.9. Wirkungen von Endotoxin (LPS) (s. auch Abb. 2.16)

mit Fieber, Katabolismus und verstärkter Granulozytenproduktion und -ausschwemmung (◘ Abb. 2.10). Es kommt zur verstärkten Expression von Adhäsionsmolekülen auf Endothelzellen, zuerst von Selektinen, dann von Integrinen und Mitgliedern der Immunglobulin-Superfamilie, wodurch Granulozyten an der Gefäßwand in Herdnähe adhärieren können; dies ist die Voraussetzung dafür, dass sie die Gefäßwand durchwan-

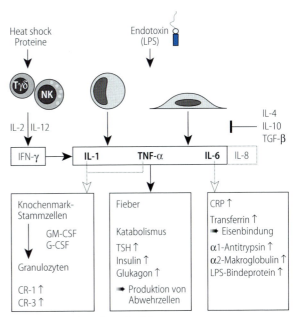

◘ Abb. 2.10. Akut-Phase-Reaktion

dern und schließlich in den Infektionsherd gelangen (Abb. 2.11).

Die Aktivierung des **Komplementsystems** führt zur Freisetzung des chemotaktisch wirksamen C5a, durch das polymorphkernige Granulozyten entlang einem Konzentrationsgradienten in den Entzündungsherd gelockt werden (Abb. 2.9, 2.11).

Die eingewanderten Granulozyten phagozytieren den Erreger und töten diesen ab. Hierbei können jedoch gewebeschädigende Inhaltsstoffe aus den Phagozyten freigesetzt werden, sodass das Gewebe geschädigt wird (Abb. 2.12).

Besonders folgenschwer ist der Einfluss von Endotoxin auf das **Kinin-** und das **Blutgerinnungssystem**. Es erfolgt eine Aktivierung von Granulozyten und Endothelzellen. Die Aktivierung der Endothelzellen führt zur Erhöhung der Expression von Adhäsionsmolekülen und fördert damit die Anheftung von aktivierten Granulozyten und Thrombozyten vorwiegend an Endothelzellen der Mikrozirkulation. Es kommt hierdurch zur Aktivierung der Blutgerinnung, zur Bildung von Mikrothromben und zu Fibrinolyse-Kaskaden; lokale Gewebeschädigungen und eine Störung der Mikrozirkulation sind die Folge. Durch Freisetzung von Kininen kommt es zur
— Vasodilatation,
— zu Permeabilitätsstörungen und
— zur Kontraktion der glatten Muskelfasern.

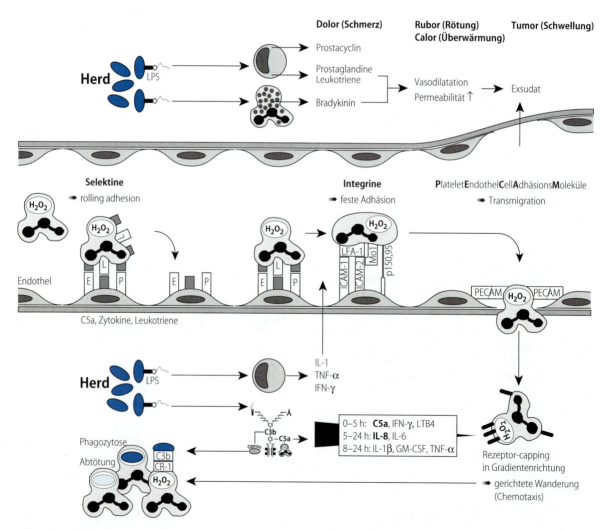

Abb. 2.11. Eitrige Entzündung: Schmerz (Dolor), Rötung (Rubor), Überwärmung (Calor), Schwellung (Tumor), Granulozytenakkumulation (Eiter)

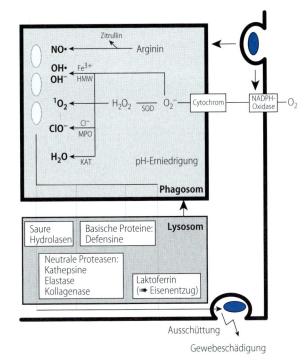

Abb. 2.12. Schädigung durch Granulozytenprodukte
Die Degranulation von Granulozyten kann bereits vor dem vollständigen Schluss des Phagosoms beginnen (unterer Pfeil). Dadurch gelangen granulozytäre Enzyme in das Gewebe, das sie dann schädigen

Es entstehen die klassischen Entzündungszeichen Rubor (Rötung), Calor (Überwärmung), Tumor (Schwellung) und Dolor (Schmerz) (▶ Abb. 2.11). Die Auswirkungen auf das Gerinnungssystem können eine schwere **Verbrauchskoagulopathie** (auch: Disseminierte intravaskuläre Gerinnung) mit diffusen Haut- und Schleimhautblutungen bewirken und die systemisch auftretenden Störungen der Mikrozirkulation schließlich Schock und Multiorganversagen nach sich ziehen (▶ Abb. 2.9).

Superantigene. Diese werden vorwiegend von grampositiven Bakterien, insbesondere von S. aureus [Enterotoxine, TSST (▶ s. S. 188 ff.)] und S. pyogenes [SPE-A, SPE-C (▶ s. S. 200 ff.)] gebildet. Durch antigenunabhängige Vernetzung der Vβ-Kette des T-Zell-Rezeptors auf CD4+-T-Zellen mit MHC-II-Molekülen auf antigenpräsentierenden Zellen kommt es zu einer polyklonalen Aktivierung der T-Zellen und zu einer unkontrollierten Überproduktion von Lymphokinen, insbesondere von TNF-α (▶ Abb. 2.13).

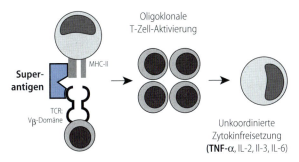

Abb. 2.13. Superantigene

Andere Entzündungsinduktoren. Bei grampositiven Bakterien scheinen Bestandteile der Mureinschicht ähnliche Wirkungen auszulösen wie Endotoxin. Das Pneumolysin beispielsweise von Pneumokokken, ein bei der Autolyse dieser Bakterien freigesetztes Protein, führt ebenfalls zu einer Entzündung.

Eine granulomatöse Entzündung, wie sie im Rahmen einer T-Zell-vermittelten Immunreaktion entsteht, wird im Abschnitt Immunologie besprochen (▶ s. S. 45 ff.).

2.2.5 Ausgang der Infektion

Autosterilisation. Wird der Erreger nach überstandener Infektion völlig eliminiert, spricht man von Autosterilisation (▶ Abb. 2.14).

Ausscheider. Wird demgegenüber nach durchgemachter Infektion der betreffende Erreger weiterhin von einem Herd aus über einen längeren Zeitraum ausgeschieden, spricht man bei der betreffenden Person von einem Ausscheider. Am bekanntesten sind die Ausscheider nach überstandener Typhuserkrankung. Der § 3 des Bundesseuchengesetzes regelt den Umgang mit Ausscheidern (▶ Abb. 2.14).

Träger. Ein Träger ist eine Person, die Krankheitserreger beherbergt (pathologische Kolonisation), ohne jedoch Zeichen einer Infektion aufzuweisen. Die Infektionserreger werden in der Regel durch Kontakte mit Erkrankten akquiriert und können vom Träger weiterverbreitet werden. Der Trägerstatus kann die Vorstufe einer Infektion darstellen. Beispiele hierfür sind Meningokokken oder A-Streptokokken (▶ Abb. 2.14).

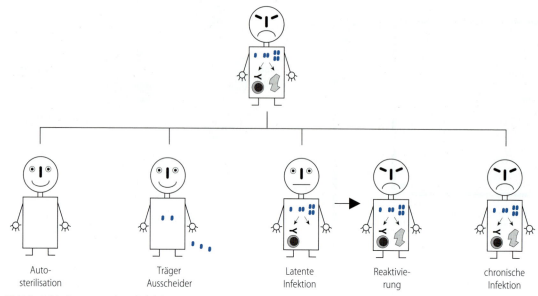

Abb. 2.14. Ausgang einer Infektion

2.3 Grundtypen erregerbedingter Krankheiten

Je nach Verhalten des Infektionserregers im Körper lassen sich die folgenden Grundtypen der Infektion unterscheiden (Abb. 2.15).

Lokalinfektion. Hier verbleibt der Erreger an der Eintrittsstelle, vermehrt sich und ruft lokal Krankheitserscheinungen hervor. Lokalinfektionen können von fakultativ pathogenen wie auch von obligat pathogenen Erregern ausgelöst werden. So verursachen beispielsweise sowohl E. coli (Zystitis) als auch Gonokokken (Gonorrhoe) Lokalinfektionen.

Selbst bei apparentem Verlauf hinterlassen sie häufig **keine** dauerhafte Immunität.

Wenn Lokalinfektionen von toxinbildenden Bakterien verursacht sind, können **toxische Fernwirkungen** von ihnen ausgehen, z.B. bei der Diphtherie. Lokalinfektionen können in Abhängigkeit von der Virulenz der Erreger und/oder der Abwehrleistung des Wirts in eine Sepsis übergehen, so z.B. ein Furunkel in eine Staphylokokken-Sepsis.

Sepsis. Sepsis (Synonym: **Septikämie**) (▶ s. S. 903 ff.) ist der Sammelbegriff für alle »Infektionszustände, bei denen von einem Herd aus Bakterien oder Pilze konstant oder kurzfristig-periodisch in den Blutkreislauf gelangen und metastatische Absiedlungen erzeugen können,

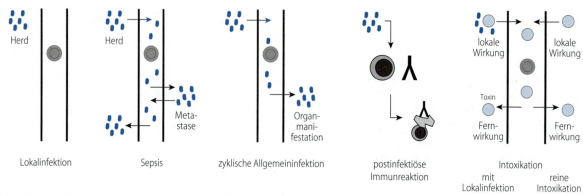

Abb. 2.15. Grundtypen erregerbedingter Krankheiten

wobei die klinischen Folgen das Krankheitsbild beherrschen« (Höring u. Pohle 1981). Pathogenetisch besteht der Begriff Sepsis aus der Trias
- septischer Herd (Lokalinfektion),
- septische Generalisation und
- septische Absiedlung (◘ Abb. 2.15).

Die Sepsis ist stets ein Zweit- und Folgegeschehen. Sie tritt meist nach Lokalinfektionen auf. Typisches Beispiel ist die von einem Furunkel ausgehende Staphylokokkensepsis. Hier besteht der Sepsisherd als eitrige Thrombophlebitis im venösen Abflussgebiet des Ausgangspunktes. Im genannten Beispiel ist es meist eine Thrombose des Sinus cavernosus; von hier aus erfolgt die bakterielle Streuung, zuerst in die Lunge und von den Lungenabsiedlungen aus in den großen Kreislauf. Die klinischen Erscheinungen der Generalisation sind Schüttelfrost, Milztumor, erkennbare Hautabsiedlungen, Lungenherde. Im schwersten Falle kann es zum septischen Schock kommen (▶ s.a. S. 903 ff.).

Eine Sepsis ist von der häufig auftretenden **passageren Bakteriämie**, wie sie bei Zahnextraktionen oder bei Verbandswechsel auftritt, zu unterscheiden. Hier bestehen weder Absiedlungen noch Krankheitssymptome. Es gibt keine Befundkonstellation, die zwingend zur Sepsis führt. Auch die Generalisation im Rahmen einer zyklischen Allgemeininfektion ist keine Sepsis, sondern stellt eine passagere (selbstlimitierende) Bakteriämie dar. Viren rufen definitionsgemäß keine Sepsis hervor.

Zyklische Allgemeininfektion (Infektionskrankheit im engeren Sinne). Bei einer zyklischen Allgemeininfektion gelangen die Erreger von ihrer Eintrittspforte aus zunächst in den lokalen Lymphknoten. Dort vermehren sie sich zu hohen Zahlen (**Inkubationsstadium** oder **Stadium 1**). Anschließend dringen sie über die efferenten Lymphbahnen in die Blutbahn ein und werden durch den Körper verschleppt (**Generalisation** oder **Stadium 2**), bevor sie in die typischen Zielorgane gelangen (**Stadium der Organmanifestation** oder **Stadium 3**).

Das Infektionsgeschehen läuft systemisch ab und ist immer von den Immunreaktionen des Wirtes mitgeprägt. Es liegt ein »gesetzmäßiger«, normierter Ablauf vor. Die Erreger sind immer obligat pathogen, z. B. die Erreger von Masern, Röteln, Windpocken, Syphilis, Tuberkulose und Typhus.

Das Inkubationsstadium ist in der Regel klinisch **asymptomatisch**. Der Patient kann trotz fehlender Symptome kontagiös sein und Erreger ausscheiden (Inkubationsausscheider bei Hepatitis A und Röteln). Dies erhöht die Gefahr der Übertragung.

Das Generalisationsstadium wird vom Kliniker auch als Prodromalstadium bezeichnet. In Abhängigkeit von der Erregerart oder der Disposition des Wirtes kann das Generalisationsstadium klinisch im Vordergrund stehen (z. B. bei Typhus abdominalis) oder unbemerkt (blande) verlaufen. Die klinischen Zeichen des Generalisationsstadiums sind meist uncharakteristisch (Fieber, Abgeschlagenheit, Gliederschmerz, Appetitlosigkeit).

Demgegenüber zeigt das Stadium der Organmanifestation lokalisierte klinische Symptome, wie z. B. Durchfall, Ikterus oder Pneumonie.

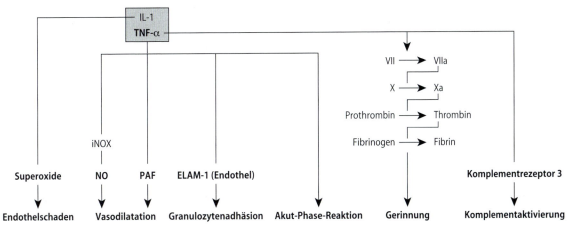

◘ **Abb. 2.16.** Die Rolle von Tumornekrosefaktor alpha (TNF-α) und Interleukin-1 (IL-1) bei der Sepsis
iNOX = Stickoxidsynthase, NO = Stickoxid, PAF = platelet activating factor, ELAM-1 = E-Selektin, VII, X = Gerinnungsfaktoren

Zyklische Allgemeininfektionen weisen in einem je nach Erreger wechselnden Prozentsatz der Fälle asymptomatische Verläufe auf. Aber auch dann können sie eine **dauerhafte Immunität** hinterlassen. Serologische Verfahren sind wegen der regelmäßig stattfindenden Antikörperbildung häufig diagnostisch aussagekräftig.

Infektion mit postinfektiöser Immunreaktion. Einige Mikroorganismen besitzen Antigene, die mit körpereigenen Strukturen immunologisch kreuzreagieren. Die Immunreaktion gegen den Erreger richtet sich dann auch gegen diese Wirtsstrukturen; durch die allergische Reaktion wird der Wirt geschädigt (»Nachkrankheit«). Typischerweise wird dies nach Infektionen mit S. pyogenes (A-Streptokokken) beobachtet; als Nachkrankheit entstehen akutes rheumatisches Fieber oder akute Glomerulonephritis (Abb. 2.15).

Intoxikationen. Mikroorganismen können einen Wirt auch ohne Infektion schädigen, nämlich wenn sie außerhalb des Wirts ihre Toxine produzieren. Um zu erkranken, muss der Wirt nur das Toxin, nicht aber den Erreger aufnehmen. Das typische Beispiel sind Botulinustoxine von C. botulinum (Abb. 2.15, ▶ s. S. 345). Für derartige Zustände hat sich neuerdings der Begriff **Intoxinationen** eingebürgert.

Allergie. Antigene eines Mikroorganismus können als Allergen wirken. Der Wirt wird durch die allergisch bedingte Entzündungsreaktion geschädigt. Typisches Beispiel ist die Farmerlunge, ausgelöst durch Aktinomyzetenantigene.

In Kürze

Dieses Kapitel beschreibt die Infektion als Auseinandersetzung zwischen Erreger und Wirt. Die Begriffe **Infektiosität, minimale infektionsauslösende Dosis, Kontagiosität** beschreiben Erregereigenschaften. Kontamination und Kolonisation müssen vom Infektionsbegriff abgegrenzt werden. Der Nachweis, dass ein Erreger eine Infektion verursacht, wird erbracht durch: 1. Erfüllung der Koch-Henleschen Postulate, 2. Auftreten von Infektionsmarkern im Infizierten.

Im Ablauf einer Infektion (**Pathogenese**) spielen sowohl die Virulenzfaktoren der Erreger als auch die Abwehrreaktionen des Wirtes eine entscheidende Rolle hinsichtlich des Ausgangs einer Infektion. Infektion ist nicht gleich Krankheit: Erst, wenn sich Beschwerden oder Funktionsausfälle einstellen, liegt eine infektionsbedingte Krankheit vor. Der Kliniker unterscheidet die **Lokalinfektion**, die **Sepsis**, die **zyklische Allgemeininfektion** sowie die **Intoxikation** (neuerdings: **Intoxination**). Immunologische Reaktionen gegen den Erreger können zu postinfektiösen Krankheitszuständen führen.

Physiologische Bakterienflora: Kolonisationsresistenz, endogene Opportunisteninfektionen; Probiotika

W. Bär

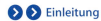 Einleitung

Die äußere Haut, die Schleimhäute des Oropharynx, des oberen Respirationstraktes, des Dickdarms und des unteren Urogenitaltrakts sind von einer Bakterienflora besiedelt, die in ihrer Zusammensetzung von Individuum zu Individuum nur wenig schwankt und die als physiologische oder Normalflora bezeichnet wird.

Die physiologische Kolonisation des neugeborenen Kindes mit Bakterien beginnt unmittelbar nach der Geburt. Die Bakterien stammen von der Mutter und aus der Umwelt. Während der ersten Lebenswochen passt sich die Bakterienflora des Neugeborenen derjenigen des Erwachsenen an (Tabelle 3.1).

3.1 Regulation der physiologischen Bakterienflora

3.1.1 Regulative von Seiten des Wirtes

Menschliche und tierische Organismen stellen für Bakterien besonders günstige Habitate dar, da sie aufgrund ihrer komplexen Regelvorgänge den Bakterien besonders konstante Umweltbedingungen (z. B. gleichbleibende Temperatur) bieten. Gleichzeitig verfügt der Wirt

Tabelle 3.1. Physiologische Kolonisationsflora (Standortflora) des Menschen

Körperstelle	Flora
Gewebe, Liquor, Blase, Uterus, Tuben, Mittelohr, Nasen- und Nasen-Nebenhöhlen	steril
Haut, distale Urethra, äußerer Gehörgang	Propionibakterien, koagulasenegative Staphylokokken, Korynebakterien
Mund: Zunge und Wangenschleimhaut	vergrünende Streptokokken, Neisseria-Arten, Moraxella, Hefen
Zahnfleisch, Tonsillenkrypten	Bacteroides, Fusobakterien, Peptostreptokokken, Aktinomyzeten, Spirochäten
Nasopharynx	Mikroorganismen der Mundhöhle, gelegentlich: Streptococcus pneumoniae, Haemophilus, Neisseria meningitidis, Anaerobier, Moraxellen
Ösophagus	Mundflora (transient)
Magen	transient nach Mahlzeiten
Dünndarm	obere Abschnitte steril, untere wie Kolon
Kolon	Bacteroidaceae, Eubakterien, anaerobe Kokken, Bifidobakterien, Clostridien, Laktobazillen, Enterokokken, Enterobacteriaceae
Kolon während der Stillperiode	Bifidobakterien, Laktobazillen, vergrünende Streptokokken
Vagina: präpubertär und postmenopausal	Haut- und Kolonflora
Vagina während des fortpflanzungsfähigen Alters	Laktobazillen, α-hämolysierende Streptokokken, Hefen, Gardnerella vaginalis, Mobiluncus spp., koagulasenegative Staphylokokken

über eine Reihe von Mechanismen, die dafür sorgen, dass er durch die kolonisierenden Mikroorganismen keinen Schaden erleidet. Es lassen sich daher von Seiten des Wirtes fördernde und unterdrückende Regulative im Hinblick auf das bakterielle Wachstum unterscheiden.

Temperatur. Die Temperatur des Menschen liegt zwischen 32 °C (äußere Hautoberfläche) und 37 °C (Körperkerntemperatur). Dementsprechend siedeln auf der Haut häufiger Mikroorganismen, deren Vermehrungsoptimum deutlich unter 37 °C liegt. Auf Schleimhäuten, die besser durchblutet sind, und auf inneren Oberflächen (Magen-Darm-Trakt, Vagina) finden sich durchweg Mikroorganismen, deren Vermehrungsoptimum bei 37 °C liegt.

Feuchtigkeit. Bakterielle Vermehrung ist immer an ein bestimmtes Maß von Feuchtigkeit gebunden. Deshalb gedeihen Bakterien am besten auf den feuchten Oberflächen des Magen-Darm-Kanals und auf den bedeckten Oberflächen der äußeren Haut (Achselhöhle, intriginöse Falten). Der geringe Feuchtigkeitsgehalt der Haut ist für Mikroorganismen ein limitierender Faktor. Daher birgt ein Abdecken der Haut mit luftdichten Materialien (Gummihandschuhe) ein erhöhtes Infektionsrisiko in sich, da eine »**feuchte Kammer**« entsteht.

Nährstoffe. Die den Bakterien zur Verfügung stehenden Substrate können entweder direkt mit der Nahrung zugeführt sein, oder sie entstammen dem wirtseigenen Metabolismus oder dem Stoffwechsel anderer Bakterien. Lebens- und Essgewohnheiten beeinflussen die Besiedlung mit Mikroorganismen. Im Munde finden sich z. B. in hoher Zahl kohlehydratverwertende Bakterien. Bei hohem Zuckerkonsum fallen entsprechend große Mengen an Milchsäure an, die mit Plaquebildung und Kariogenese im Zusammenhang steht (▶ s. S. 216). Proteolytische Bakterien im Mundbereich führen zur Alkalisierung und stellen somit einen antagonistischen Effekt zur Wirkung der saccharolytischen Bakterien her; sie bedingen auch den Mundgeruch.

Metabolite. Die Weiterverwertung von Metaboliten (»mikrobielle Sukzession«, ▶ s. S. 37), die bei der primären bakteriellen Nutzung von Nährstoffen anfallen, stellt ebenfalls ein mikroökologisches Kontrollprinzip dar. So wird z. B. das von Milchsäurebakterien gebildete Laktat von Propionibakterien zu Propionat und Essigsäure vergoren. Diese Produkte können dann weiter von Enterobakterien oder Bacteroides-Arten zu CO_2 und H_2 verstoffwechselt werden. Daraus können schließlich Methanbakterien Methangas bilden. Die aus der Proteolyse entstehenden Aminosäuren können von Clostridien oder Fusobakterien desaminiert und als kurzkettige Fettsäuren (Essigsäure, Buttersäure, Iso-Buttersäure etc.) ausgeschieden werden.

Sauerstoffpartialdruck. Für obligate Anaerobier stellen O_2-Folgeprodukte (O_2^-, H_2O_2 etc.) potente Zellgifte dar. Obwohl die Haut und Schleimhaut des Rachens ständig dem Luftsauerstoff ausgesetzt sind, findet sich hier eine reichhaltige anaerobe Flora, weil in den luftnahen Schichten die oxidative Tätigkeit aerober Bakterien ein tiefes Eindringen des Sauerstoffs verhindert. Im Darm nimmt nach kaudal der O_2-Partialdruck kontinuierlich ab, und damit steigt der Anteil der Anaerobier stetig an.

Wasserstoffionenkonzentration. Die Wasserstoffionenkonzentration (pH) hat an einigen Standorten eine herausragende regulatorische Bedeutung. Im **Magen** werden durch die Sekretion von HCl Werte bis zu pH 1 erzielt. Unter diesen Bedingungen ist auf Dauer kein bakterielles Leben möglich. In der **Vagina** der geschlechtsreifen Frau beträgt der pH 4–4,5 infolge der Milchsäurebildung durch Laktobazillen. Diese Keime behindern dadurch die Ansiedlung von pathogenen Erregern. Auf der **Haut** werden pH-Werte um 5,5 gefunden. Auch hier gedeihen nur relativ säureresistente Keime. Eine Alkalisierung führt zu Entzündungen durch andere Bakterien und Hefen.

3.1.2 Bakterielle Interaktionen

Bakterielle Interaktionen bestimmen die Zusammensetzung der mikrobiellen Flora wesentlich mit.

Substratkonkurrenz. Sie führt zu gegenseitiger Einschränkung von Bakterien im Wachstum.

Metabolithemmung. Einen ebenfalls antagonistischen Effekt stellt die Metabolithemmung dar. Hierbei werden von einer Spezies Abfallprodukte abgegeben, die für andere Spezies toxisch sind (z. B. H_2O_2, H_2S, kurzkettige Fettsäuren etc.).

Bacteriocine. Davon zu trennen sind toxische Produkte, die als Bacteriocine bezeichnet werden. Im Gegensatz zu den Metaboliten werden diese Substanzen aktiv gebildet und besitzen eine antibiotische Wirkung gegen artverwandte Arten.

Jeder Bakterienstamm, der ein **Colicin** produziert, bildet gleichzeitig ein dazu passendes Immunitätsprotein (**I-Protein**), welches das eigene Colicin bindet und unwirksam macht. Auf diese Weise schützt sich das Bakterium vor dem eigenen Geschoss.

Colicin E-1 wird von der Zelle abgegeben. Trifft es auf eine E.-coli-Zelle mit passendem Rezeptor, so wird E-1 gebunden und dringt nun durch die Bakterienwand hindurch bis zur inneren Membran. Dort induziert es kleine Kanäle (Poren), die die Membranfunktion aufheben. Trifft E-1 auf eine E.-coli-Zelle des Produzentenstammes, wird es in der Membran durch die Bindung des I-1-Immunitätsproteins neutralisiert.

Colicin E-2 ist ein DNS-spaltendes Enzym. Es wird stets im Komplex mit dem Immunitätsprotein I-2 freigesetzt. E-2–I-2-Komplexe binden sich an Rezeptoren von anderen E.-coli-Zellen. In der Folge gelangt das E-2-Protein auf ungeklärte Weise in die Zelle; I-2 wird in oder an der Zellwand zurückgelassen. E-2 muss dabei die Zellwand und die innere Membran der Bakterien passieren.

Mikrobielle Sukzession. Synergistische Effekte zwischen verschiedenen Arten verschaffen den beteiligten Arten Vorteile. Nur durch mikrobielle Sukzession, d. h. den stufenweisen Abbau des Substrats durch verschiedene Arten gelingt die Mineralisierung.

Kreuzweise Entgiftung. Ein weiteres Prinzip basiert auf der kreuzweisen Entgiftung des Milieus mittels respiratorischer Entfernung des Sauerstoffs durch einen aeroben Keim (z. B. E. coli) und die Bildung einer β-Laktamase durch einen Anaerobier (z. B. Bacteroides). Dazu kommt dann noch in aeroben/anaeroben Mischkulturen, dass sich die biologischen Eigenschaften der LPS von E. coli und B. fragilis unterscheiden: Das LPS von B. fragilis induziert weit geringer die Bildung von Immunmodulatoren (TNF, IL, IFN etc.) als das von E. coli. Daraus resultiert in einer Mischpopulation eine Repression der genannten immunologischen Wirtsfunktionen. Weitere wichtige Synergismen sind zu vermuten beim Transfer von Wachstumsfaktoren, plasmidgebundenen Resistenzfaktoren u. ä.

3.2 Wirkungen der Normalflora

Entwicklung des Immunsystems. Die Entwicklung des Immunsystems wird durch die physiologische Bakterienflora stimuliert. Dies lässt sich dadurch belegen, dass es bei keimfrei aufgezogenen Versuchstieren sowohl zu Immunmangelzuständen als auch zur unvollständigen Ausbildung der Peyerschen Plaques kommt.

Kolonisationsresistenz. Das »ökologische Gleichgewicht« der Normalflora ist ständig natürlichen Einflüssen ausgesetzt; es zeigt aber eine starke Tendenz, diesen Störfaktoren entgegenzuwirken und zum Optimum zurückzukehren. Daraus resultiert die so genannte Kolonisationsresistenz. Sie bewirkt, dass die aus der Umwelt eingedrungenen Mikroorganismen nicht oder nur vorübergehend im Wirt zur Ansiedlung gelangen. Die Normalflora leistet also einen wichtigen Beitrag bei der Abwehr von pathogenen Erregern (Bakterien, Pilze). Dieses Prinzip sollte bei jeder antibiotischen Therapie bedacht werden (▶ s. S. 813).

Infektionsquelle. Die Normalflora kann sich auch negativ auswirken. So stammt bei **immunsupprimierten** Patienten die Mehrzahl der Infektionserreger aus der patienteneigenen Bakterienflora. Zudem können die Mitglieder der Normalflora nach vorausgegangener Schädigung (z. B. Blasenkatheter, Verbrennungen oder virale Infektion) eine **Superinfektion** bzw. **nosokomiale Infektion** hervorrufen (▶ s. S. 972ff.).

Kanzerogenese. Die Kanzerogenese wird im gastrointestinalen Trakt mit der Normalflora in Zusammenhang gebracht. Unter der Wirkung von Mikroorganismen werden einerseits Proteine bis zur Stufe der Aminosäuren abgebaut und andererseits Nitrat, das häufig zu Fleisch als Konservierungsstoff zugesetzt wird, zu Nitrit reduziert. Diese beiden Komponenten reagieren spontan im sauren Milieu des Magens zu Nitrosaminen, die als potente Kanzerogene bekannt sind.

Bei ballaststoffarmer Kost mit einem hohen Anteil an tierischen Eiweißen und Fetten fallen vermehrt Steroide und Gallensäurederivate an, die unter der Wirkung von Darmbakterien zu kanzerogenen Substanzen (z. B. Cholanthrenderivaten) metabolisiert werden. Unter dieser Diät nimmt die intraluminale Verweildauer der Faezes zu; entsprechend höher ist die Inzidenz des Kolonkarzinoms.

3.3 Die bakterielle Normalbesiedlung im Einzelnen

Haut. Die Haut ist mit bis zu 1000 Keimen/cm² Oberfläche Gewebe besiedelt (Tabelle 3.1). Koagulasenegative Staphylokokken, die man regelmäßig auf der Haut findet, haben verstärkte Beachtung als Erreger der Kathetersepsis gefunden.

Die Besiedlung des äußeren Gehörganges, der vorderen Nasenhöhle und der distalen Urethra entspricht derjenigen der Haut.

Konjunktiva. Die Konjunktiva Gesunder ist von wenigen coryneformen Bakterien und S. epidermidis besiedelt. Die Besiedlung ist deshalb dürftig, weil das Epithel durch den Lidschlag permanent gereinigt wird.

Oropharynx. Die Schleimhaut des Mundes und des Rachens ist von einer dichten Flora anaerober und aerober Bakterien besiedelt: Man schätzt, dass 1 ml Speichel ca. 10^8 Bakterien enthält. Vorherrschend sind α-hämolysierende Streptokokken und Neisserien.

Obligat anaerobe Bakterien finden sich in den Zahnfleischfalten um die Zähne herum und in den Tonsillenkrypten. Die obligaten Anaerobier der Mundflora sind an der Pathogenese der **chronischen Parodontitis** beteiligt. Die Besiedlung der Zahnoberfläche wird stark von Ernährungsgewohnheiten und Zahnhygiene bestimmt. Es finden sich auch am gesunden Zahn Beläge und Plaques, die bei Progredienz zur Karies führen.

Im **Sulcus gingivalis** finden sich bis zu 10^{12} Keime/ml Exsudat, überwiegend Anaerobier. Dort sind verschiedene α-hämolysierende Streptokokken, Staphylokokken, Eikenella corrodens, verschiedene Vibrionen (Campylobacter sputorum, Selenomonas, Wolinella) sowie weitere besonders O_2-empfindliche Keime (Capnocytophaga, Leptotrichia und Treponemen).

Magen. Der Magen Gesunder ist wegen der Magensalzsäure bis auf die transiente Flora durch Nahrung und Speichel steril. Erst wenn der pH-Wert des Magens ansteigt, kann sich dort eine Bakterienflora etablieren, was dann als pathologisch zu werten ist.

Dünndarm. Der untere Dünndarm kann aufgrund seiner großen inneren Oberfläche in ein mehrstufiges »Mikrohabitat« untergliedert werden. Die Zusammensetzung der Mikroflora
- im Lumen,
- auf den Zotten und
- in den tiefen Krypten ist unterschiedlich.

Sie wird kontrolliert durch die sezernierten Gallensäuren, Pankreasenzyme, Schleime, intramurale Abwehrmechanismen (»Gut-Associated«-lymphatic Tissue) und die Sauerstoffspannung, die kaudalwärts absinkt.

Beim Gesunden sind die oberen Anteile des Dünndarms bakterienfrei. Weiter kaudal finden sich grampositive anaerobe Stäbchen und Fusobakterien; nicht selten treten jetzt auch fakultativ anaerobe Stäbchen (Enterobacteriaceae) auf. Im **Lumen** halten sich hauptsächlich schnell wachsende, nicht adhärierende Bakterien auf (Laktobazillen, Clostridien). Auf den Oberflächen von **Zotten** adhärieren vermehrt gramnegative Stäbchen, und in der Tiefe der **Krypten** finden sich vermehrt stark bewegliche, nicht adhärierende, meist auch nicht obligat anaerobe Keime.

Unter **pathologischen Bedingungen** nehmen die Erregerzahlen zu. Auch die bakterienfreien Dünndarmabschnitte können dann besiedelt werden. Als Ursachen wirken sich häufig eine **Stase** bei Störungen der zuführenden Organsysteme (anazider Magen, Gallenwegserkrankungen) oder **operative Eingriffe** aus.

Bei Überwucherung treten die Bakterien in Konkurrenz zur Resorptionsleistung des Wirtes. Es erfolgt deshalb eine verminderte Aufnahme von **Vitamin B12** (Folge: Anämie) und Proteinen. Außerdem werden vermehrt **Gallensäuren** dekonjugiert, sodass durch die verminderte Mizellenbildung die Fettresorption sinkt. Es resultiert eine Steatorrhoe, begleitet von einer vermehrten Ausscheidung lipophiler Vitamine.

Dickdarm. Im Kolon findet sich die höchste Bakteriendichte (bis zu 10^{12}/g Faezes). Offensichtlich herrschen hier optimale Bedingungen für bakterielles Wachstum. Die kontrollierenden Faktoren liegen hier überwiegend bei der mikrobiellen Flora selbst. Die Konkurrenz um ökologische Nischen limitiert weitgehend die bakterielle Proliferation.

Die **luminale Mikroflora** der Faezes besteht aus bis zu 500 Arten. Davon entfallen etwa 99% auf obligat anaerobe Bakterien; den Rest bilden fakultativ anaerobe Bakterien und Hefen. Die obligat anaerobe Population setzt sich etwa zu 75% aus den drei Gattungen Bacteroides, Bifidobacterium und Eubacterium zusammen (Tabelle 3.2). Deutlich seltener finden sich Clostridien, anaerobe Kokken, Fusobakterien und Laktobazillen. An fakultativ anaeroben Vertretern finden sich regelmäßig Enterobakterien und Enterokokken.

Bei der **wandständigen Flora** verschiebt sich das Verhältnis infolge besserer Sauerstoffversorgung zugunsten der fakultativ anaeroben Flora. Es finden sich

Tabelle 3.2. Dickdarmflora des Menschen

Anaerobier (99%)	75%	Bacteroides Bifidobakterien Eubakterien
	25%	Clostridien anaerobe Kokken Fusobakterien Laktobazillen
Fakultative Anaerobier (1%)		Enterobakterien Enterokokken
Transient		Pseudomonas spp. Hefen Bacillus spp. Protozoen

häufiger Bakterien mit adhäsiven Fähigkeiten (z. B. E. coli). An Anaerobiern werden regelmäßig Bacteroides spp., Clostridium spp. und Eubacterium spp. isoliert.

Bei **fehlbesiedelten** Dickdärmen findet sich eine Zunahme an Aerobiern, wogegen sich die Artenzahlen der obligaten Anaerobier vermindern. Dagegen werden Bacteroides fragilis und Clostridium perfringens häufiger isoliert. In Einklang dazu steht, dass an infektiösen Bauchraumprozessen B. fragilis regelmäßig beteiligt ist.

Mit Muttermilch gestillte Säuglinge besitzen eine Dickdarmflora, die bis zu 99% aus anaerob wachsenden grampositiven Stäbchen der Gattung Bifidobakterien besteht. Diese vergären die in der Muttermilch reichlich vorhandene Laktose zu Essigsäure. Der resultierende pH-Wert von 5–5,5 ist für diese Bakterien optimal. Mit Kuhmilch oder Babynahrung aufgezogene Säuglinge weisen eine Bakterienflora auf, die derjenigen des Erwachsenen gleicht, da Kuhmilch eine größere pH-Pufferkapazität als Muttermilch hat.

Vagina. Der pH-Wert der Vagina spielt für die Stabilität der bakteriellen Vaginalflora eine ausschlaggebende Rolle. Das saure Milieu erlaubt eine Besiedlung durch nur wenige Bakterienarten. Ein Anstieg des pH-Wertes führt zu einer Verschiebung des physiologischen Gleichgewichts zugunsten anderer obligat anaerober Bakterien, die ein alkalisches Milieu bevorzugen.

Die »Grundbesiedlung« der Vagina erfolgt hauptsächlich durch Laktobazillen (»Döderlein-Flora«). Ihr Wachstumsoptimum liegt im sauren pH-Bereich. Der Hauptvertreter ist Lactobacillus acidophilus. Dieser bildet H_2O_2, was zur Unterdrückung einer kompetitiven Keimflora führt. Es werden gelegentlich auch H_2O_2-negative Laktobazillen angetroffen; diese sind aber für das ökologische Gleichgewicht der Vagina unbedeutend.

Durch die metabolische Tätigkeit der Laktobazillen wird das in den vaginalen Epithelzellen gespeicherte Glykogen zu Milchsäure metabolisiert und dadurch der pH-Wert bei 4,0–4,5 stabilisiert. Als Erreger von Infektionen kommen die Mitglieder der Döderlein-Flora kaum in Betracht. Weitere Anaerobier kommen auf der Vaginalschleimhaut nur in geringer Menge vor. Sie finden sich vermehrt bei Mädchen vor der Geschlechtsreife und bei Frauen nach der Menopause. Auch durch ärztliche Maßnahmen, Antibiotika-Therapie, bei chirurgischen Eingriffen, Instrumentation, Neoplasien, Bestrahlung, Östrogenbehandlung (s. u.) und immunsuppressiver Therapie wird die vaginale Bakterienflora beeinflusst: **Östrogene**, physiologisch sezerniert oder appliziert (»Pille«), behindern das Wachstum von Laktobazillen durch verminderte Glykogen-Sekretion. Die daraus resultierende Alkalisierung begünstigt das Wachstum fakultativ anaerober Bakterien und Hefen; dies wiederum führt zur weiteren Verdrängung der übrigen anaeroben Flora. In der **ersten Zyklushälfte** sind Anaerobier vermehrt nachweisbar; entsprechend hoch ist auch die Inzidenz von Posthysterektomie-Infektionen in diesem Zyklusabschnitt.

Infektionen, an denen obligate Anaerobier beteiligt sind, finden sich im Bauchraum und im Bereich des weiblichen Genitale. So kann Clostridium perfringens bei nicht sachgerecht durchgeführter Abruptio Gasbrand verursachen.

Daneben können in der Vaginalflora gesunder Frauen Bakterien vorkommen, die nicht zur physiologischen Standortflora gehören. Sie müssen als fakultativ pathogen angesehen werden, wenn man sie in entsprechend hoher Keimzahl aus dem Entzündungsherd isoliert.

Gerade bei der unspezifischen Vaginitis findet eine quantitative Verschiebung der Keimflora statt, die mit klinischen Symptomen assoziiert ist.

Besonders bei therapieresistenten Fällen ist auch zu prüfen, inwieweit Träger(innen) dieser Erreger als symptomlose Infektionsquellen für ihre Sexualpartner anzusehen sind. Im Einzelnen handelt es sich bei diesen Erregern um Enterokokken, S. aureus, β-hämolysierende Streptokokken der Gruppe B, Enterobakterien, Listeria monocytogenes, Sprosspilze und Gardnerella vaginalis.

3.4 Iatrogene Störungen der Mikroökologie

Operative Eingriffe. Der Einsatz chirurgischer Maßnahmen kann zu bakteriologischer Fehlbesiedlung, meist im Gastrointestinaltrakt, führen. Diese sind klar zu unterscheiden von chirurgischen Infektionen, die beim Durchtrennen anatomischer Barrieren (z. B. Hautinzision) entstehen.

Bei **Magenoperationen** mit Billroth-II-Anastomose kommt es zum Syndrom der zuführenden Schlinge; d. h. der prägastrale Anteil des Duodenums dilatiert mit Anstau von Nahrung und Duodenalsaft. Dadurch kommt es hier zum verstärkten bakteriellen Wachstum. Bei Eingriffen am **Dünndarm** (z. B. Seit-zu-Seit-Anastomose oder Gastroenterotomie) kommt es zur Stagnation der Ingesta in ausgeschalteten und ausgesackten Darmanteilen. Es resultiert das Blindsacksyndrom.

Fehlbesiedlungen sind auch nach Operationen an **Galle** und **Pankreas** beobachtet worden. Offensichtlich führt hier die andersartige Zusammensetzung des Chymus auch zur Veränderung der Mikroflora.

Die **trunkuläre Vagotomie** bei Duodenalulkus führt zur Hypomobilität von Magen und Dünndarm. Durch die Stase des Nahrungsbreies wird eine brutkammerähnliche Situation erzeugt, die mit starker Bakterienvermehrung einhergeht.

Antibiotische Therapie. Bei jeder antibiotischen Therapie wird notwendigerweise auch die Normalflora in Mitleidenschaft gezogen. Sie führt zu einer Vermehrung einzelner, besonders resistenter Arten. Infolge der starken Besiedlung sind in diesem Zusammenhang die Störungen im Gastrointestinaltrakt von besonderer Bedeutung.

Eine Reihe von Antibiotika ist in der Lage, unter dem Bild einer **antibiotikaassoziierten Kolitis** (▶ s. S. 346 f.) eine Diarrhoe zu induzieren. Es kommt hierbei zu einer starken Vermehrung von toxinbildenden Stämmen von Clostridium difficile, welches auch unter physiologischen Bedingungen in geringen Mengen in der Normalflora gefunden wird.

Nach bauchchirurgischen Eingriffen kann es durch die begleitende antibiotische Therapie zur **postoperativen Enterokolitis** durch S. aureus kommen.

Es werden auch Überwucherungen des Darmes durch Pseudomonas, Klebsiellen und Proteus beobachtet. Ein besonders häufiges Phänomen ist der starke **Pilzbefall** nach antibiotischer Therapie. Es finden sich im Mund (Soor), Magen, Vagina und Darmtrakt dicke Beläge von Candidaarten.

Applikation auf der Haut führt dort zu einer Änderung der Flora: Die grampositiven Bakterien werden reduziert; dafür vermehren sich gramnegative Stäbchen und Sprosspilze.

Antitumor-Chemotherapie. Bei der antitumorösen Chemotherapie werden die schnell proliferierenden Epithelzellen am stärksten in Mitleidenschaft gezogen. Es kommt daher häufig zu einer entzündlichen Reaktion der Schleimhäute im gesamten Verdauungstrakt. Dadurch fallen im Darmlumen vermehrt tote Epithelien an, die zu einem erhöhten Nahrungsangebot für Bakterien und damit zu einer Fehlbesiedlung führen.

Gleichzeitig wird durch das vermehrte Abschilfern der Epithelzellen die mechanische Abwehrleistung der Darmmukosa unterbrochen, sodass eine Besiedlung des benachbarten Gewebes möglich wird.

Daneben zeigt die Chemotherapie eine stark **immunsuppressive** Wirkung. Ein weiterer Mechanismus der besonderen Infektionsgefährdung ist die durch Zytostatika bedingte Granulozytopenie mit der Gefahr schwerer Infektionen und septischer Generalisierungen. Man findet folglich bei Tumorpatienten häufig schwere Infektionen, die von der Kolonisationsflora ihren Ausgang nehmen. Besonders gefürchtet sind Infektionen durch Enterobakterien, Pseudomonaden, Streptokokken und Hefen.

3.5 Änderung der Mikroökologie aus therapeutischen Gründen

Totale und selektive Darmdekontamination. Patienten mit malignen hämatologischen Erkrankungen (z. B. akute Leukämie) neigen immer wieder zu schweren Infektionen durch Bakterien der wirtseigenen Flora, meist gramnegative Stäbchen aus dem Darm. Es ist daher sinnvoll, bei diesen Patienten mittels oral applizierter, nicht resorbierbarer Antibiotika eine selektive Darmdekontamination vorzunehmen. Dabei ergeben sich optimale Resultate, wenn eine anaerobe Restflora im Darm erhalten bleibt. Es entwickelt sich so eine Kolonisationsresistenz gegenüber potentiell pathogenen Keimen.

Die totale Darmdekontamination wird weiterhin bei der Knochenmarkstransplantation praktiziert, da sich hier durch diese Therapie das Risiko einer späteren Graft-versus-Host-Reaktion senken lässt.

Darmdekontamination bei Leberzirrhose. Bei finaler Leberzirrhose reicht die Leberfunktion nicht mehr aus, den infolge des bakteriellen Stoffwechsels im Darm anfallenden Ammoniak zu entgiften, und es entsteht die sog. »Hepatische Enzephalopathie«.

Prophylaktisch wird deshalb einerseits ein nicht resorbierbares Antibiotikum (z. B. Paromomycin) zur Elimination der (proteolytischen) Enterobakterien appliziert; auf Anaerobier hat dieses Aminoglykosid keine Wirkung. Andererseits gibt man oral noch einen nicht resorbierbaren Zucker (Laktulose), der bakteriell abgebaut wird und zur Ansäuerung des Stuhles führt. Dadurch liegt der anfallende Ammoniak überwiegend als NH_4^+ vor, wodurch seine Resorbierbarkeit reduziert wird.

Perioperative Prophylaxe. Bei chirurgischen Eingriffen mit erhöhtem Infektionsrisiko ist es üblich, **eine** Dosis eines Antibiotikums vor Operationsbeginn zu geben (▶ s. S. 815).

3.6 Probiotika

Probiotika sind definierte lebende mikrobielle Kulturen oder deren Zellbestandteile oder Stoffwechselendprodukte, die als Medikament verabreicht werden.

Hiervon zu unterscheiden sind »Präbiotika«. Es handelt sich hierbei um polymere, nicht resorbierbare Zucker (z. B. Oligofructose, Inulin), die das Wachstum von Milchsäurebakterien im Darm stimulieren.

Probiotika werden hauptsächlich aus vier Gründen angewendet:
1. Steigerung des gesundheitlichen Wohlbefindens
2. Prophylaxe von Infektionskrankheiten
3. Therapie von Infektionskrankheiten und
4. Therapie anderer Erkrankungen.

Tabelle 3.3. Zusammensetzung und Herkunft probiotischer Mikroorganismen

Spezies	Herkunft Human	Tierisch	Pflanzlich/Umwelt
Bakterien			
Streptococcus thermophilus			+
Lactobacillus bulgaricus		+	
Lactobacillus acidophilus	+	+	
Lactobacillus rhamnosus (Stamm GG)	+		
Bifidobacterium longum	+		
Bifidobacterium breve	+		
Bifidobacterium bifidum	+		
Bifidobacterium animale		+	
Enterococcus faecium (SF 68)	+		
Bacillus subtilis (ATCC9799)			+
E. coli (Stamm Nissle)	+		
Hefen			
Saccharomyces boulardii			+
Saccharomyces cerevisiae			+

3.6.1 Steigerung des Wohlbefindens

Für diese Indikation werden in der Regel Milchfermentationsprodukte kommerziell vertrieben. Es handelt sich meist um »Biojoghurt«, d.h. der Joghurt wird bei 37 °C mit Laktobazillen und/oder Bifidobakterien fermentiert und das Fermentat mit lebenden Keimen verzehrt. Es gibt In-vitro-Befunde, aber keine gesicherten klinischen Studien, die einen positiven Effekt für die Gesundheit belegen könnten: Laktobazillen scheinen eine Rolle bei der Entwicklung des enteralen Immunsystems als »Antigenlieferanten« zu spielen. So ist auch die Abnahme allergischer Reaktionen bei Zufuhr von Laktobazillen zu verstehen. In vitro konnten außerdem eine Modulation der Zytokin-Genexpression und eine Stimulation der Phagozytose der Lymphozyten beobachtet werden.

Laktobazillen können Gallensäuren dekonjugieren. Dadurch wird Cholesterin gesenkt und folglich eine protektive Wirkung auf den Kreislauf durch verminderte Arteriosklerose angenommen.

Durch die Eliminierung der Gallensäuren wird auch ein Schutz vor Darmtumoren postuliert.

3.6.2 Prophylaxe von Infektionskrankheiten

In mehreren Studien wurden **S. boulardii** oder Laktobazillen zur Prophylaxe von Diarrhoe verwendet: In einer Studie zur Prophylaxe von antibiotikassoziierter Diarrhoe konnte der Anteil der Patienten mit Diarrhoe von 17% auf 5% gesenkt werden. Gleichzeitig konnte ein geringerer Anteil an Candidosen (2% versus 12%) registriert werden.

In einer weiteren Untersuchung ließ sich die Rezidivrate bei pseudomembranöser Colitis von 65% auf 34% senken.

In Studien zur Prophylaxe kindlicher Diarrhoe wurden sowohl eine Reduktion der Episoden (2 vs. 8 Episoden in 18 Monaten) als auch eine Minderung der Diarrhoedauer (4,3 versus 8,0 Tage) festgestellt. Bei Reisediarrhoe konnte durch probiotische Prophylaxe die Prävalenz von 7,9% auf 3,9% gesenkt werden.

3.6.3 Probiotika als Therapeutika (▶ s. Tab. 3.4)

In fast allen bisher publizierten Studien konnte durch Gabe von Laktobazillen und anderen Keimen bei verschiedenen Formen der Diarrhoe (antibiotika-assoziierte Diarrhoe), Reisediarrhoe, kindliche Diarrhoe und Cl-difficile-bedingte Diarrhoe eine Verkürzung der Diarrhoedauer um ca. 50% erreicht werden.

Bei unspezifischen Entzündungszuständen des Darmes (Irritables Kolon, Colitis ulcerosa und Morbus Crohn) wird durch orale Gaben von E. coli (Stamm Nissle) eine Besserung berichtet, weil durch diesen apathogenen Normalbewohner des Darmes eine Fehlbesiedlung des Intestinums korrigiert und durch Bildung kurzkettiger Fettsäuren seitens der Normalflora eine bessere Ernährung der Endothelien erreicht wird.

Durch orale Applikation von Laktobazillen wird auch über eine Besserung der atopischen Dermatitis berichtet. Die Autoren geben an, dass eine unspezifische Immunstimulation diesen Effekt hervorruft.

Bei den extraintestinalen Applikationen hat sich die vaginale Anwendung von Laktobazillen bei bakterieller Vaginose (»Aminkolpitis«) bewährt. Hierbei wird durch Ansiedlung der normalen Standortflora (»Döderleinsche Stäbchen«) die Fehlbesiedlung zurückgedrängt und durch natürliches Absenken des pH die Bildung einer normalen Flora unterstützt.

Laktobazillen bilden auch H_2O_2, wodurch das Wachstum anderer Keime zusätzlich unterdrückt wird. Andere H_2O_2-negative Laktobazillen können vorkom-

Tabelle 3.4. Probiotika als Therapeutika

Indikation	Keime
Antibiotika-assoziierte Diarrhoe	Laktobazillen S. boulardii, E. faecium E. coli (Nissle)
Kindliche Diarrhoe	Laktobazillen, S. boulardii
Reisediarrhoe	Laktobazillen
Clostridium difficile-assoziierte Diarrhoe	S. boulardii
Laktoseintoleranz	Laktobazillen, Bifidobakterien
Aminkolpitis	Laktobazillen
Atopische Dermatitis	Laktobazillen
Irritables Kolon	E. coli (Nissle)
Colitis ulcerosa	E. coli (Nissle)
Morbus Crohn	E. coli (Nissle)

men, sie gehören aber nicht zur ökologischen Normalbesiedlung der Vagina.

3.6.4 Probleme der probiotischen Therapie

Probiotische Keime sind per definitionem apathogen; trotzdem kann in einzelnen Fällen eine gewisse Virulenz nicht völlig negiert werden.

Probiotische Keime tragen oft selber antibiotische Resistenzgene, die sie so in ein Biotop einbringen. So sind z. B. Laktobazillen häufig resistent gegen Vancomycin, und es ist zu befürchten, dass diese Resistenz auf Enterokokken übertragen wird oder probiotische Keime diese Resistenzen erwerben. Andererseits können bei immunkompromittierten Empfängern probiotische Keime als opportunistische Infektionserreger in Erscheinung treten.

Laktobazillen können z. B. eine Endokarditis hervorrufen, die dann mit Vancomycin nicht mehr behandelt werden kann.

Es sind auch Fälle von schweren Infektionen durch Bacillus subtilis bei Patienten mit Leukämie beschrieben worden.

In Kürze

Physiologische Bakterienflora

Regulation der Bakterienflora
- durch Wirtsfaktoren: Temperatur, Feuchtigkeit, Nährstoffe, Metabolite, Sauerstoff und pH;
- durch bakterielle Interaktion: Antagonistische Effekte (Substratkonkurrenz, Metabolithemmung und Bacteriocine) und synergistische Effekte (mikrobielle Sukzession, kreuzweise Entgiftung des Milieus).

Wirkung der Normalflora
- positive Auswirkungen (Kolonisationsresistenz);
- negative Auswirkungen (Superinfektion, Kanzerogenese).

Normalbesiedlung
- trockene Oberflächen (Haut): grampositive Mischflora;
- Schleimhäute:
  - Rachen und obere Atemwege: aerobe und anaerobe Mischflora;
  - Magen und oberer Dünndarm: steril;
  - Kolon: überwiegend anaerobe Mischflora, dazu Enterokokken und Enterobakterien;
  - Vagina: überwiegend Laktobazillen;
- übrige Körperareale (Liquor, Blut, Blase und innere Genitale): steril.

Iatrogene Störungen der Mikroökologie
- Operative Eingriffe (z. B. Gallenoperation, trunkuläre Vagotomie);
- Antibiotische Therapie (Folge: z. B. antibiotikaassoziierte Kolitis, Pilzinfektion);
- Hormonelle Therapie (Folge: vaginaler Soor);
- Antitumor-Chemotherapie (Folge: Immunsuppression und Epithelzellschäden führen zu schweren Allgemeininfektionen).

Änderung der Mikroökologie aus therapeutischen Gründen
- Darmdekontamination bei Immunsuppression;
- Darmdekontamination bei Leberzirrhose.

Probiotika

Steigerung des Wohlbefindens
- Laktobazillen stimulieren möglicherweise das enterale Immunsystem;
- Einnahme von Laktobazillen mindert allergische Reaktionen;
- Laktobazillen dekonjungieren Gallensäure; dadurch wird das Cholesterin gesenkt;
- Prävention von Darmtumoren durch Elimination von Gallensäuren.

Probiotika als Therapeutika
- Applikation von E. coli (Stamm Nissle) mindert unspezifisch Entzündungen im Darm;
- Probiotika bessern eine atopische Dermatitis;
- Laktobazillen bessern eine bakterielle Vaginose.

Prophylaxe von Infektionskrankheiten
- Prophylaxe durch Probiotika senkt die antibiotika-assoziierte Diarrhoe;
- Rezidivrate bei pseudomembranöser Colitis wird gesenkt;
- Probiotika senken Dauer und Frequenz von kindlichen Diarrhoen;
- Probiotika senken Prävalenz von Reisediarrhoe.

Problem der probiotischen Therapie
- Probiotische Bakterien tragen z.T. selbst antibiotische Resistenzgene;
- Probiotische Bakterien können bei immunkomprimierten Patienten zu Infektionen führen (z.B. Sepsis, Endokarditis).

Immunologie

Grundbegriffe — 47
S.H.E. Kaufmann

Zellen des Immunsystems — 50
S.H.E. Kaufmann

Organe des Immunsystems — 56
S.H.E. Kaufmann

Antikörper und ihre Antigene — 61
S.H.E. Kaufmann

Komplement — 78
S.H.E. Kaufmann

Antigen-Antikörper-Reaktion: Grundlagen serologischer Methoden — 83
S.H.E. Kaufmann

Haupt-Histokompatibilitäts-Komplex — 91
S.H.E. Kaufmann

T-Zellen — 94
S.H.E. Kaufmann

Mononukleäre Phagozyten und Antigen-präsentierende Zellen — 110
S.H.E. Kaufmann

Immunpathologie — 119
S.H.E. Kaufmann

Infektabwehr — 130
S.H.E. Kaufmann

Grundbegriffe
S. H. E. Kaufmann

> > **Einleitung**
>
> Das Überstehen einer Infektionskrankheit verleiht dem Genesenen häufig *Schutz* vor deren Wiederholung. Wer einmal an Masern erkrankte, ist für den Rest seines Lebens masernunempfänglich. Diese Eigenschaft ist nicht angeboren, sondern *erworben*: Jeder Mensch ist nach seiner Geburt empfänglich für Masern; die Resistenz entsteht erst durch die Krankheit selbst.

1.1 Immunreaktion

Die erworbene Resistenz ist **spezifisch** (lat. arteigentümlich). Sie besteht nur gegen diejenige Erregerart oder -unterart, welche die Erkrankung verursacht hat. Der Schutz des Rekonvaleszenten ist also nicht allgemeiner Natur, sondern auf den Erreger der Ersterkrankung beschränkt. Man bezeichnet den Zustand der erworbenen und spezifischen Resistenz als »**erworbene Immunität**« oder kurz »**Immunität**«. Der Vorgang, der zur Immunität führt, wird Immunisierung genannt. Die Immunisierung ist im betroffenen Organismus an die Tätigkeit eines besonderen Organs gebunden; man nennt es Immunorgan, **Immunsystem** oder auch Immunapparat. Das Immunorgan tritt nur dann in Tätigkeit, wenn es durch geeignete Reize stimuliert wird. Deshalb bezeichnet man die Vorgänge, die sich dort nach der Stimulation des Immunsystems abspielen, zusammenfassend als **Immunreaktion**. Der materielle Träger des Immunisierungsreizes wird als **Antigen** bezeichnet. Antigene sind makromolekulare Stoffe mit spezifischer Struktur.

Die Immunreaktion gliedert sich in 2 Phasen. In der **ersten Phase** entstehen, durch das Antigen ausgelöst, die spezifischen **Immunprodukte**. Es sind besondere Moleküle (Antikörper, die von aktivierten B-Lymphozyten gebildet werden) oder besondere Zellen (aktivierte T-Lymphozyten). Diese besitzen Rezeptoren, die zu der Struktur des stimulierenden Antigens passend sind. Im Hinblick auf dieses Antigen vermitteln sie deshalb ein selektives Reaktionsvermögen. Da diese beiden Elemente die eigentlichen Träger des Schutzes sind, den die Immunisierung verleiht, nennt man sie auch **Effektoren**. Kurz gesagt: Das Immunsystem reagiert auf das Antigen mit der Bildung spezifischer Effektoren (nämlich Antikörpern und/oder T-Lymphozyten). Deshalb wird der erste Abschnitt der Immunreaktion zusammenfassend als **Induktionsphase** bezeichnet. Das Geschehen wird in den ▶ Kapiteln 8 und 9 erklärt.

Die **zweite Phase** der Immunreaktion wird eingeleitet, wenn die Immunprodukte mit dem Antigen in Berührung kommen. Die Effektoren erkennen das Antigen als dasjenige wieder, welches ihre Bildung veranlasste und reagieren mit ihm. Diese Reaktion verhindert die schädlichen Wirkungen des Antigens und leitet dessen Eliminierung ein. Die zweite Phase der Immunreaktion wird deshalb als **Abwehr-** oder **Effektorphase** bezeichnet.

1.2 Epitope für Antikörper

Antigene bestehen aus Makromolekülen auf deren Oberfläche sich frei zugängliche Strukturelemente befinden, die man **Epitope** oder **Determinanten** nennt. Als Epitope für Antikörper können zahlreiche Stoffgruppen dienen, z. B. einfache Zucker, Peptide aus 6–8 Aminosäuren oder organische Ringstrukturen wie Benzol. Die Dimensionen des Epitops liegen bei Werten wie 25×25×25 Å. Die chemischen Möglichkeiten der Epitop-Vielfalt sind kaum abschätzbar.

1.3 Antigen-Antikörper-Reaktion

Die immunologische **Spezifität** des Antigens wird durch die Tatsache erkennbar, dass ein gegebenes Epitop den Immunapparat veranlasst, **Immunprodukte** (Antikörper oder aktivierte T-Lymphozyten) zu bilden, die dem Epitop strukturkomplementär sind, sich zu ihm also so verhalten wie das Schloss zum Schlüssel. Wir erkennen die strukturelle Komplementarität z. B. durch die Bindung des Antikörpers an das Antigen. Es entsteht ein **Antigen-Antikörper-Komplex**; als Synonym verwendet man auch den Ausdruck **Immunkomplex**.

Die Reaktionsfähigkeit eines gegebenen Antikörpers gegenüber dem Epitop ist spezifisch: Ein bestimmter

Antikörper reagiert im Prinzip nur mit derjenigen Epitopstruktur, die zu seiner Bildung Anlass gab; mit Epitopen anderer Struktur reagiert er nicht. Der Antikörper kann also zwischen verschiedenen Epitopen dadurch unterscheiden, dass er sich selektiv mit dem für ihn komplementären Epitop verbindet. Man pflegt zu sagen, dass der Antikörper »sein« Epitop **erkennt**. Das Repertoire aller Antigenspezifitäten entsteht vor Antigenkontakt durch genetische Rekombination.

Die Fähigkeit des Immunsystems, auf eine enorme Vielfalt von Epitopen stets spezifisch zu antworten, galt bis in die fünfziger Jahre als eines der großen Rätsel. Heute kann man die Strukturvielfalt der möglichen Immunprodukte befriedigend erklären, und die Antikörperdiversität ist kein Geheimnis mehr.

1.4 Antigene für Antikörper

Die Epitopstruktur ist zwar für die unverwechselbaren Eigenschaften des Antigens, d.h. für dessen Spezifität, verantwortlich. Für sich allein ist ein Epitop jedoch nicht in der Lage, den Immunapparat zu stimulieren. Die immunisierende Wirkung entsteht erst dann, wenn das Epitop **Bestandteil eines Makromoleküls** ist. Stoffe, deren Molekulargewicht unter dem Wert von etwa 2000 liegt, bleiben gegenüber dem Immunsystem wirkungslos. Man trennt deshalb bei einem Antigen das Epitop von seinem makromolekularen **Träger** begrifflich ab: Der Träger ist maßgebend für die **Immunogenität** und das Epitop für die **Spezifität**. Immunogen ist ein Stoff dann, wenn er das Immunsystem stimuliert. So kann z.B. ein einfaches Disaccharid aus Glukuronsäure und Glukose für sich allein keine Immunreaktion auslösen. Koppelt man diese Zucker aber an ein Protein, so entsteht ein immunogenes Produkt, bei dem die Zuckermoleküle als Epitope wirken. Wir bezeichnen ein freies, nicht-makromolekulares Epitop als **Hapten** und das makromolekulare Kopplungsprodukt als **Voll-Antigen**. Gegenüber dem lebenden Organismus ist das Hapten für sich allein unwirksam; erst als Bestandteil des Voll-Antigens erlangt es seine immunisierende Wirksamkeit.

1.5 Zelluläre Immunität

Das Gesagte gilt für den Antikörper und sein homologes Antigen. T-Lymphozyten erkennen lediglich Proteinantigene. Für die Antigenerkennung ist der T-Zellrezeptor zuständig. Die Antigendeterminanten dieser Proteine werden aber nicht direkt erkannt. Vielmehr muss das T-Lymphozyten-Antigen zuerst von einer Wirtszelle in geeigneter Weise verarbeitet werden. Es wird dann auf deren Oberfläche von Molekülen dargeboten, welche von einem bestimmten Gen-Komplex, dem **Haupt-Histokompatibilitäts-Komplex**, kodiert werden (▶ s. Kap. 7). Man nennt diese Vorgänge auch **Prozessierung** und **Präsentation des Antigens**. Der T-Lymphozyt erkennt ein Peptid aus 8 bis 20 Aminosäuren, das vom Fremdantigen stammt, ausschließlich in Assoziation mit einem körpereigenen Molekül des Haupt-Histokompatibilitäts-Komplexes.

Auf diese Weise können T-Lymphozyten ihre Hauptaufgabe erfüllen, infizierte Wirtszellen zu erkennen. Bakterien, Protozoen oder Pilze, die im Inneren von Wirtszellen überleben können, sezernieren Proteine, die dann mit Hilfe der sog. Klasse II-Moleküle des Haupt-Histokompatibilitäts-Komplexes von Antigenpräsentierenden Zellen dargeboten werden. Dies führt zur Stimulation von **Helfer-T-Lymphozyten**. Diese produzieren lösliche Botenstoffe, sog. **Zytokine**, die andere Zellen des Immunsystems aktivieren. Dies wiederum führt u.a. zur Makrophagenaktivierung, zur Antikörperproduktion durch B-Lymphozyten und zur Aktivierung zytolytischer T-Lymphozyten. Die zytokinvermittelte Aktivierung mobilisiert die für die Abwehr von Bakterien, Pilzen und Protozoen verantwortlichen Immunmechanismen. Die zytokinproduzierenden Helfer-T-Lymphozyten tragen auf ihrer Oberfläche als charakteristisches Erkennungsmerkmal das CD4-Molekül. Die sog. Klasse I-Moleküle des Haupt-Histokompatibilitäts-Komplexes präsentieren in erster Linie Antigene viralen Ursprungs, die während der Virusneubildung durch infizierte Wirtszellen anfallen. Charakteristischerweise tragen die aktivierten T-Lymphozyten das Oberflächenmerkmal CD8. Ihre Hauptaufgabe liegt in der Lyse infizierter Wirtszellen; es handelt sich daher um **zytolytische T-Lymphozyten**.

1.6 Angeborene Resistenz

Die Widerstandsfähigkeit gegen Infektionen ist nicht ausschließlich an die erworbene, spezifische Immunität gebunden. Das Immunorgan verfügt über Teilsysteme, die dem Organismus ohne vorausgehende Infektion antimikrobiellen Schutz bieten. Die dadurch bewirkte Widerstandsfähigkeit ist **angeboren** (nicht erworben) und **unspezifisch**, d.h. prinzipiell unabhängig von der Erregerspezies. Sie dient als Basisabwehr.

Die Zellen der angeborenen Immunität erkennen Muster von Erregerbausteinen. Diese **Mustererkennung** führt zur Aktivierung der angeborenen Immunantwort während der frühen Phase der Infektion.

Die angeborene Immunität stellt einen Teil der **natürlichen Resistenz** dar. Zur natürlichen Resistenz gehören die verschiedenartigsten Schutz- und Abtötungsmechanismen. In diesem Sinne wirken z. B. die mit Flimmerepithelien ausgestatteten Schleimhäute des Respirationstraktes oder die Darmperistaltik, die den laufenden Weitertransport des Darminhalts mit seinen unzähligen Mikroorganismen bewirkt. Diese Mechanismen haben mit dem Immunsystem direkt nichts zu tun; sie werden an anderer Stelle behandelt.

Nach Überwindung der äußeren Barrieren treffen Krankheitserreger auf die zellulären und humoralen Träger der angeborenen Immunität. Die wichtigsten Vorgänge sind hier die Keimaufnahme (**Phagozytose**) und die darauf folgende Keimabtötung durch Fresszellen. Die Phagozytose obliegt in erster Linie den **Granulozyten** und den Zellen des **mononukleär-phagozytären Systems**. Eine besondere Funktion üben natürliche **Killer-Zellen** (NK-Zellen) aus; sie sind in der Lage, virusinfizierte Zellen und Tumorzellen durch Kontakt abzutöten. Außerdem aktivieren die natürlichen **Killer-Zellen** mononukleäre Phagozyten.

Unter den humoralen Faktoren ist das **Komplement** an erster Stelle zu nennen. Es lysiert Bakterien und neutralisiert Viren. Hochwirksam sind auch die **Interferone**, welche die intrazelluläre Virusvermehrung hemmen.

Am Ort der mikrobiellen Absiedlung kann es zusätzlich zu einer Entzündungsreaktion kommen, in deren Verlauf weitere zelluläre und humorale Faktoren aktiviert werden. Die genannten Mechanismen werden bereits vor dem Beginn der erworbenen Immunantwort ausgelöst. Später wird ihre Aktivität durch die Faktoren der spezifischen Immunität verstärkt und reguliert; die Unterstützung und Verstärkung der angeborenen Immunität durch die erworbene Immunität ermöglicht die gezielte und kontrollierte Abwehr von Krankheitserregern.

Zellen des Immunsystems

S. H. E. Kaufmann

❱❱ Einleitung

Das Immunsystem besteht aus verschiedenen Zellpopulationen, die sich aus einer gemeinsamen Stammzelle entwickeln. Im Blut eines Säugers findet man die Vertreter sämtlicher Populationen in Gestalt der weißen Blutkörperchen (Leukozyten).

2.1 Hämatopoese

Leukozyten entstehen aus **omnipotenten Stammzellen**, die beim Erwachsenen im Knochenmark angesiedelt sind. Zwei Wege der Differenzierung werden beschritten:

Myeloide Entwicklung. Es entstehen **Granulozyten** und **Monozyten**. Diese Zellen üben als **Phagozyten** wichtige Effektorfunktionen bei der angeborenen Immunität aus.

Lymphoide Entwicklung. Es entstehen die Träger der spezifischen Immunantwort, die **T-** und **B-Lymphozyten**, die für die Antigenerkennung zuständig sind.

Aus der einheitlichen Stammzelle entwickeln sich auch die übrigen Blutzellen, die Erythrozyten und Thrombozyten; diese Zellen tragen nur wenig zur Immunantwort bei. Die Entwicklung der Erythrozyten und Thrombozyten ist Teil der Myelopoese, da eine gemeinsame Stammzelle experimentell nachgewiesen werden konnte. Somit sind alle Blutzellen Abkömmlinge einer gemeinsamen omnipotenten hämatopoetischen Stammzelle. Die Hämatopoese ist schematisch in ◘ Abb. 2.1 dargestellt. Die ◘ Abbildungen 2.2 bis 2.10 zeigen die wichtigsten Zellen des Immunsystems.

2.2 Polymorphkernige Granulozyten

Die polymorphkernigen Granulozyten sind kurzlebige Zellen (Lebensdauer etwa 2 bis 3 Tage), die 60–70% aller weißen Blutkörperchen ausmachen. Granulozyten spielen bei der akuten Entzündungsreaktion eine vielfältige Rolle. Diese Zellen haben einen **gelappten Kern** und sind reich an **Granula** (◘ Abb. 2.2–2.4). Die Granula sind zellbiologisch als eine besondere Ausprägung der Lysosomen aufzufassen. In diesen Granula findet man zahlreiche biologisch aktive Moleküle, welche die Granulozytenfunktionen vermitteln. Entsprechend den funktionellen Aufgaben unterscheidet sich der Inhalt der Granula von Zelltyp zu Zelltyp beträchtlich.

Dies kann man durch eine einfache Färbung nach **Giemsa** zeigen. Dabei wird ein Blutausstrich mit einer Mischung aus Methylenblau und Eosin gefärbt.

— Bei saurem Inhalt der Granula überwiegt die Reaktion mit dem basischen Methylenblau (blaue Färbung): Wir haben es mit basophilen Granulozyten zu tun.

— Bei basischem Inhalt überwiegt die Reaktion mit dem sauren Eosin (rote Färbung): Es handelt sich um azidophile bzw. (gebräuchlicher) eosinophile Granulozyten.

— Besteht der Inhalt der Granula aus einer Mischung von basophilen und azidophilen Molekülen (schwach rosa Färbung), werden die Granulozyten als neutrophil bezeichnet.

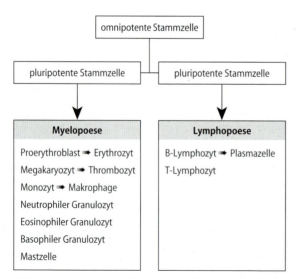

◘ Abb. 2.1. Schema der Hämatopoese. Über die Myelopoese entstehen Erythrozyten, Thrombozyten, Granulozyten, Mastzellen und mononukleäre Phagozyten. Über die Lymphopoese entwickeln sich B- und T-Lymphozyten

Neutrophile polymorphkernige Granulozyten (Abb. 2.2).

Kurzbezeichnung: Neutrophile.

Sie bilden den überwiegenden Anteil (ca. 90%) der Granulozyten. Sie sind in der Lage, die verschiedensten Arten von Mikroorganismen zu phagozytieren und abzutöten; man kann sie als die Allroundzellen der akuten Entzündung bezeichnen (s. ▶ Kap. 9 und 10).

Neutrophile Granulozyten besitzen zwei Typen von Granula:

Primäre (azurophile) Granula machen etwa 20% der Granula aus. Sie enthalten u. a. verschiedene Hydrolasen, Lysozym, Myeloperoxidase (ein Schlüsselenzym bei der Bildung reaktiver Sauerstoffmetabolite) und kationische Proteine.

Die **sekundären Granula** enthalten hauptsächlich Lysozym und Laktoferrin. Nach der Phagozytose befinden sich die Mikroorganismen zunächst in den **Phagosomen**, welche anschließend mit den Granula (**Lysosomen**) verschmelzen. In den so entstandenen Phagolysosomen wirken dann die genannten Inhaltsstoffe der Granula auf die Mikroorganismen ein. Der Vorgang der Bakterienabtötung und die Rolle der Inhaltsstoffe wird im ▶ Kap. 9 genauer beschrieben.

Basophile polymorphkernige Granulozyten (Abb. 2.3).

Kurzbezeichnung: Basophile.

Sie machen weniger als 1% der Blutleukozyten aus. Bei diesen Zellen fallen besonders die prallgefüllten Granula auf. Sie enthalten hauptsächlich Heparin, Histamin und Leukotriene. Basophile zeigen eine geringe Phagozytoseaktivität. Nach geeigneter Stimulation geben sie ihre Inhaltsstoffe nach außen ab; auf diese Weise lösen sie die typischen Reaktionen der **Sofortallergie** aus (s. ▶ Kap. 10). Diese Ausschüttung geht mit einer mikroskopisch nachweisbaren **Degranulation** einher. Die Reaktion wird durch Antikörper der **IgE-Klasse** initiiert, die sich über entsprechende Rezeptoren an die Basophilen binden (s. ▶ Kap. 4).

Mastzellen. Sie sind hauptsächlich in der Mukosa zu finden. Die Beziehung zwischen Mastzellen und Basophilen ist nicht völlig geklärt. Mastzellen haben ähnliche Funktion wie Basophile (s. ▶ Kap. 9).

Eosinophile polymorphkernige Granulozyten (Abb. 2.4).

Kurzbezeichnung: Eosinophile.

Sie stellen beim Gesunden etwa 3% der Granulozyten dar. Obwohl Eosinophile phagozytieren können, neigen sie eher dazu, ihren Granulainhalt an das umgebende Milieu abzugeben (Degranulation). Die Rolle der Eosinophilen ist nicht völlig geklärt; sie spielen bei der Abwehr von Infektionen mit **pathogenen Würmern** eine wichtige Rolle. Zusätzlich sind sie an der **Sofortallergie** beteiligt.

2.3 Lymphozyten (Abb. 2.5)

Im Körper eines Erwachsenen befinden sich 10^{12} Lymphozyten; täglich werden 10^9 Lymphozyten neu gebildet. Die Vertreter der beiden Lymphozyten-Linien werden **T-Zellen und B-Zellen** genannt. Die Initialen T und B leiten sich von den primären Organen Thymus und Bursa Fabricii ab, in denen die Differenzierung in reife T- bzw. B-Zellen stattfindet. (Die Bursa Fabricii, in der die B-Zelldifferenzierung erstmals entdeckt wurde, existiert allerdings nur bei Vögeln. Beim Menschen werden die Aufgaben der Bursa von der fetalen Leber und dem Knochenmark erfüllt.)

Im ruhenden Zustand zeigen beide Zelltypen die gleiche Morphologie. Sie besitzen einen runden Kern, der von einem dünnen agranulären Plasmasaum umgeben ist. Beide Populationen besitzen die Fähigkeit zur spezifischen Antigenerkennung. Die Art der Antigenerkennung und die daraus resultierenden Funktionen sind jedoch völlig verschiedenartig.

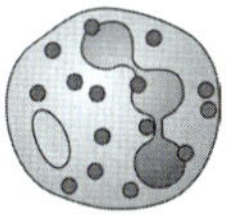

○ Abb. 2.2. Neutrophiler polymorphkerniger Granulozyt

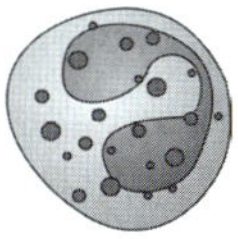

○ Abb. 2.4. Eosinophiler polymorphkerniger Granulozyt

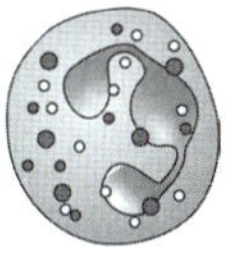

○ Abb. 2.3. Basophiler polymorphkerniger Granulozyt

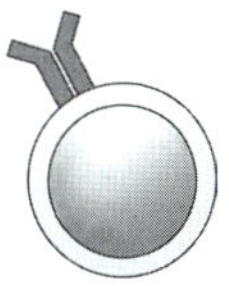

○ Abb. 2.5. Lymphozyt

T- und B-Lymphozyten können aufgrund ihres Zellaufbaus nicht unterschieden werden: Beide tragen aber in der Zellmembran Moleküle, welche für die beiden Populationen jeweils charakteristisch sind. Diese Moleküle wirken auch als Antigene; man kann gegen sie spezifische Antikörper herstellen. Mit deren Hilfe können die Zellen jeweils in eine Antikörper-bindende und -nicht bindende Population unterteilt werden. Die so dargestellten Moleküle werden auch als **Marker** oder **Differenzierungsantigene** bezeichnet. Differenzierungsantigene erfüllen im Idealfall folgende Bedingungen:
— Innerhalb der zu untersuchenden Zellmischung werden sie von der fraglichen Population exklusiv exprimiert;
— Sie sind stabil und auf allen Zellen der fraglichen Population vorhanden.

Die immunologisch unterscheidbaren Marker haben sich als äußerst nützliche Merkmale erwiesen. Sie erlauben die Aufgliederung der Zellen in Populationen und Subpopulationen, darüber hinaus ermöglichen sie die Charakterisierung bestimmter Differenzierungsstadien innerhalb einer Zellpopulation.

Für die Bezeichnung von definierten Leukozyten-Differenzierungsantigenen hat sich das CD-System (von »cluster of differentiation«) durchgesetzt: Die einzelnen Antigene werden dabei fortlaufend numeriert. ◘ Tabelle 2.1 gibt eine Übersicht über die wesentlichen CD-Antigene. Der Leser wird vielen dieser CD-Antigene bei der Beschreibung der einzelnen Leukozytenklassen wieder begegnen.

T-Lymphozyten. Dies sind die Träger der **spezifischen zellulären Immunität** (s. ▶ Kap. 8). Beim Menschen und dem wichtigsten Experimentaltier der Immunologen, der Maus, stellt das CD3-Molekül den wichtigsten T-Zellmarker dar; es wird auf allen peripheren T-Zellen exprimiert.

B-Lymphozyten. Dies sind die Träger der **spezifischen Humoral-Immunität** (s. ▶ Kap. 4). Sie tragen auf ihrer Oberfläche Immunglobuline (= Antikörpermoleküle). Nach Stimulation durch das Antigen differenzieren B-Lymphozyten zu **Plasmazellen** und sezernieren dann Antikörper in das umgebende Milieu (◘ Abb. 2.6). Die zellständigen Immunglobuline sind ein wertvoller Marker (Differenzierungsantigen) für B-Zellen; sie werden auf allen B-Zellen exklusiv und stabil exprimiert.

Große granuläre Lymphozyten. Diese bilden neben den T- und B-Zellen die dritte Lymphozytenpopulation (◘ Abb. 2.7). Die Kenntnis über ihren Aufbau und ihre Funktion ist noch lückenhaft. Die Zellen sind größer als B- und T-Lymphozyten. Sie besitzen zahlreiche Granula und einen bohnenförmigen Kern. Obwohl sie eine lymphoide Entwicklung durchmachen, fehlen ihnen die klassischen Marker der T- und B-Lymphozyten. Die großen granulären Lymphozyten tragen einige T-Zell-Differenzierungsantigene und können durch die Oberflächenmoleküle CD16 und CD56 charakterisiert werden.

Die großen granulären Lymphozyten produzieren lösliche Botenstoffe, die besonders Zellen des mononukleär-phagozytären Systems aktivieren. Eine weitere Funktion dieser Zellen ist die Abtötung von malignen bzw. virusinfizierten Zellen des eigenen Organismus. Die Aktion kann über zwei verschiedene Erkennungsmechanismen eingeleitet werden:

Die großen granulären Lymphozyten fungieren als so genannte **Natürliche Killer-(NK)-Zellen**. Sie besitzen einen Rezeptor, welcher es ihnen ermöglicht, Tumorzellen zu erkennen. Da die Wirksamkeit dieser Zellen unabhängig von einer vorausgehenden Immunisierung ist (also »natürlicherweise« vorkommt), wählte man bei ihrer Entdeckung den Namen NK-Zellen.

Die großen granulären Lymphozyten besitzen Rezeptoren zur Erkennung von besonderen Strukturelementen auf den Antikörpern der IgG-Klasse (**Fc-Rezeptoren**, s. ▶ Kap. 4 u. 9). Auf diese Weise können sie mit Antikörper-markierten Zellen reagieren, ohne die Zell-Antigene direkt zu erkennen. Zellen mit dieser Funktion wurden früher **Killer (K)-Zellen** genannt. Dieser Vorgang wird als Antikörper-abhängige zellvermittelte Zytotoxizität bezeichnet (im englischen Sprachgebrauch: antibody dependent cellular cytotoxicity, kurz ADCC).

Beide Funktionen werden von ein und derselben Zelle vermittelt; man weiß ferner, dass diese Zelle unabhängige Rezeptoren besitzt, die für die ADCC- und die

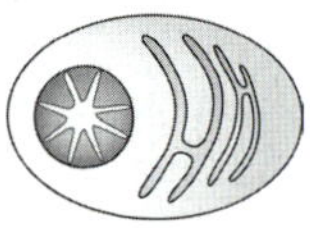

◘ Abb. 2.6. Plasmazelle

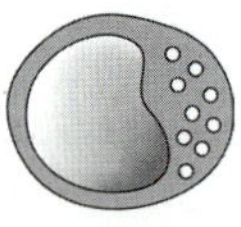

◘ Abb. 2.7. Großer granulärer Lymphozyt

Tabelle 2.1. Wichtige CD-Antigene

CD-Bezeichnung	Andere Bezeichnungen	Charakteristisches Merkmal
CD1	T6, Leu6	Gemeinsames Antigen auf Thymozyten
CD2	T11, Leu5, LFA-2	Rezeptor für Schafserythrozyten (Rosettenbildung)
CD3	T3, Leu4	Gemeinsames Antigen auf peripheren T-Zellen
CD4	T4, Leu3 (Maus: L3T4)	Charakteristisches Antigen für Helfer-T-Zellen
CD8	T8, Leu2 (Maus: Lyt2)	Charakteristisches Antigen für zytolytische T-Zellen
CD11a	α-Kette des LFA-1	Teil eines Zell-Interaktionsmoleküls auf zytolytischen T-Zellen und Natural-Killer-Zellen
CD11b	α-Kette des CR3, Mac1, Mol1	Teil des Rezeptors für C3b-Abbauprodukte auf Neutrophilen und mononukleären Phagozyten
CD11c	LeuM5, α-Kette des p150, 95 (CR4)	Teil eines Zell-Interaktionsmoleküls auf Makrophagen und Neutrophilen, welches auch als Rezeptor für C3dg fungiert
CD16	Leu11, Fc-γ-RIII	Fc-Rezeptor auf Neutrophilen, Makrophagen und NK-Zellen für IgG1 und IgG3
CD18	β-Kette des LFA-1, CR3, p150, 95	s. CD11a, CD11b und CD11c
CD21	CR2	Rezeptor auf B-Zellen für C3b-Abbauprodukte
CD23	Fc-ε-RII	Fc-Rezeptor auf Mastzellen und Basophilen für IgE
CD25	Tac	α-Kette des Rezeptors für IL-2
CD28		Ligand für B7 (CD80, CD86) auf T-Zellen
CD32	Fc-γ-RII	Fc-Rezeptor auf Neutrophilen und Monozyten für IgG1, IgG2a, IgG2b
CD35	CR1	Rezeptor auf mononukleären Phagozyten, Neutrophilen und B-Zellen für C3b und C4b
CD40		Kostimulatorisches Molekül für T-Zellen auf Antigen-präsentierenden Zellen (B-Zellen, Makrophagen, dendritische Zellen)
CD45	T200, Leu18	Gemeinsames Antigen auf Leukozyten
CD80	B7.1	Kostimulatorisches Molekül für T-Zellen auf B-Zellen
CD86	B7.2	Kostimulatorisches Molekül für T-Zellen auf Makrophagen, dendritischen Zellen und B-Zellen
CD95	Fas, APO-1	vermittelt apoptotisches »Todessignal«
CD154	CD40L	Ligand für CD40 auf T-Zellen

NK-Funktion zuständig sind. Heute wird zur allgemeinen Beschreibung dieses Zelltyps die Bezeichnung »NK-Zellen« bevorzugt. Die Granula dieser Zellen enthalten Substanzen, die den eigentlichen Lyseprozess bewirken (s. ▶ Kap. 8).

2.4 Zellen des mononukleär phagozytären Systems

Die Zellen des mononukleär phagozytären Systems findet man im ganzen Körper verteilt, u. a. in der Leber, in lymphatischen Organen, im Bindegewebe, im Nervensystem und in den serösen Höhlen. Diese **Gewebsmakrophagen** oder **Histiozyten** entwickeln sich aus Blutmonozyten, die in das entsprechende Gewebe einwandern. Blutmonozyten haben einen bohnenförmigen Kern, einen gut ausgebildeten Golgi-Apparat und zahlreiche Lysosomen mit einer reichen Ausstattung an Enzymen (◘ Abb. 2.8). Obwohl sich die Makrophagen der verschiedenen Organe morphologisch unterscheiden, gleichen sie sich in funktioneller Hinsicht (◘ Abb. 2.9): Alle sind in der Lage, Partikel zu phagozytieren und zu verdauen. Damit besitzen diese Zellen die Fähigkeit, zwei bedeutende Aufgaben der Immunantwort zu erfüllen. Es sind dies:

— Aufnahme, Verarbeitung (Prozessierung) und Präsentation von Proteinantigenen;
— Phagozytose, Abtötung und Verdauung von biologischen Fremdpartikeln, z. B. von Bakterien (s. ▶ Kap. 9 u. 11).

Die Fähigkeit zur Antigenpräsentation ist kein Monopol der Makrophagen. Die **Langerhans-Zellen** der Haut und die **dendritischen Zellen** der sekundären Lymphorgane sind ebenfalls präsentationstüchtig (ihre Beziehung zum mononukleär-phagozytären System ist unklar). In der Tat wissen wir heute, dass dendritische Zellen weit effektiver Antigene präsentieren als Makrophagen (◘ Abb. 2.10).

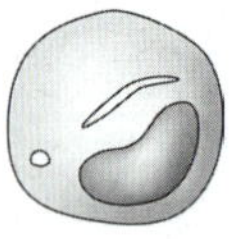

◘ Abb. 2.8. Blutmonozyt

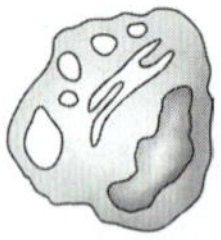

◘ Abb. 2.9. Makrophage

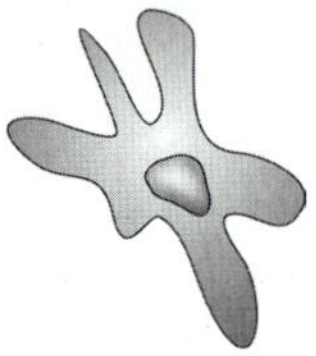

◘ Abb. 2.10. Dendritische Zelle

Außerdem verfügen z. B. auch B-Lymphozyten und Endothelzellen über das Vermögen zur Antigenpräsentation. Alle Zellen dieses Funktionstyps werden unter dem Begriff »Antigen-präsentierende Zellen« zusammengefasst.

Die Antigenpräsentation stellt den ersten Schritt bei der spezifischen Stimulation von **Helfer-T-Zellen** dar. Diese T-Zellen nehmen eine zentrale Regulatorfunktion wahr, die in ▶ Kap. 8 ausführlich beschrieben wird. Hier sei nur erwähnt, dass sie die Abtötung und Verdauung von aufgenommenen Bakterien durch Makrophagen kontrollieren und somit das Vermögen haben, die biologische Leistung der Makrophagen zu steigern.

Damit üben die Makrophagen eine Doppelfunktion aus: Sie geben einerseits den Anstoß zur Antigenerkennung durch das T-Zellsystem, und sie beseitigen andererseits Fremdmaterial durch Phagozytose. Dendritische Zellen haben im Allgemeinen geringe Phagozytose-Aktivität, sind aber die mit Abstand wirkungsvollsten Antigen-präsentierenden Zellen. Sie nehmen daher eine zentrale Stellung bei der antigenspezifischen T-Zell-Stimulation ein.

> **In Kürze**
>
> **Zellen des Immunsystems**
>
> **Hämatopoese.** Entwicklung der Blutzellen aus einer gemeinsamen Stammzelle im Knochenmark.
>
> **Myeloide Entwicklung.** Granulozyten und mononukleäre Phagozyten, daneben auch Erythrozyten und Thrombozyten.
>
> **Lymphoide Entwicklung.** T- und B-Zellen.
>
> **Polymorphkernige Granulozyten.** 60–70% aller Leukozyten; mit gelapptem Kern und granulareich.
> Aufgrund ihres Färbeverhaltens Unterscheidung in neutrophile, basophile und eosinophile Granulozyten.
>
> **Neutrophile.** >90% der Granulozyten; professionelle Phagozyten bei der akuten Entzündung.
>
> **Basophile.** <1% der Granulozyten; beteiligt an sofortallergischen Reaktionen und an der Helminthenabwehr.
>
> **Eosinophile.** 3% der Granulozyten; beteiligt an der Helminthenabwehr und an sofortallergischen Reaktionen.
>
> **Mononukleäre Phagozyten.** Blutmonozyten, Exsudatmakrophagen und Gewebsmakrophagen (Histiozyten).
> Wichtige Fähigkeiten: Phagozytose, Abtötung und Verdauung von Krankheitserregern sowie Aufnahme, Verarbeitung und Präsentation von Antigenen für T-Zellen (s. ▶ Kap. 9).
>
> **Dendritische Zellen.** Potente antigen-präsentierende Zellen.
>
> **Lymphozyten.** Vermittler der spezifischen Immunität; B-Zellen für humorale (s. ▶ Kap. 4), T-Zellen für zelluläre Immunität (s. ▶ Kap. 8).
> Außerdem Natürliche Killer-Zellen, die direkt oder durch Vermittlung von Antikörpern Tumorzellen abtöten.

Organe des Immunsystems

S. H. E. Kaufmann

> **Einleitung**
>
> Die lymphatischen Organe lassen sich in zwei Kategorien – primäre und sekundäre – einteilen. Als *primäre* Organe betrachtet man das Knochenmark und den Thymus. Als *sekundäre* gelten Milz, Lymphknoten und diffuses Lymphgewebe.

Im Knochenmark entstehen aus einer pluripotenten Stammzelle die unterschiedlichen Vorläuferzellen (▶ s. Kap. 2). Die Differenzierung und Reifung der Lymphozyten erfolgt **antigenunabhängig**, und zwar reifen die T-Lymphozyten im Thymus und die B-Lymphozyten in der Bursa Fabricii bzw. deren Äquivalent. In den sekundär-lymphatischen Organen kommt es zum Kontakt zwischen Antigen und Lymphozyten und damit zur **antigenspezifischen** Lymphozyten-Stimulation und Differenzierung. Eine Übersicht über die wichtigsten lymphatischen Organe gibt ◻ Abb. 3.1.

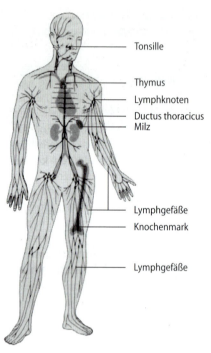

◻ Abb. 3.1. Übersicht über die Organe des Immunsystems

3.1 Thymus

Der Thymus ist ein primär-lymphatisches Organ; hier findet die Differenzierung der T-Lymphozyten statt. Der Thymus wird von einer Bindegewebskapsel umgeben, von der aus zahlreiche Trabekel in das Innere ziehen; dadurch wird das Organ in Lobuli oder Follikel unterteilt. Innerhalb der einzelnen Lobuli kann man Kortex und Medulla unterscheiden.

Im **Cortex** liegen dicht gepackt unreife Thymozyten, die sich lebhaft teilen. Die Thymozyten der **Medulla** sind zum größten Teil ausdifferenziert und funktionstüchtig. Der Begriff Thymozyten umfasst alle im Thymus vorhandenen Entwicklungsstufen der T-Lymphozyten vom Vorläufer bis zur reifen T-Zelle. Die T-Lymphozyten-Vorläufer wandern vom Knochenmark über das Blut in die kortikalen Thymusbereiche und von dort in die Medulla. Im Thymus vermehren und differenzieren sie sich. Der Großteil der Zellen stirbt ab (ca. 90%); der Rest verlässt den Thymus als reife, immunologisch kompetente T-Lymphozyten, die in der Lage sind, Antigen zu erkennen.

Das Thymusgewebe wird von einem mehr oder weniger dichten Netz aus Epithelzellen durchzogen, in das die Thymozyten eingebettet sind (◻ Abb. 3.2). Dem Epithelnetz liegen dendritische Zellen auf, die von Knochenmarksvorläuferzellen abstammen. Die Epithelzellen und die dendritischen Zellen exprimieren in großen Mengen die Antigene des **Haupt-Histokompatibilitäts-Komplexes** (▶ s. Kap. 7). Die Einwirkung dieser Expressionsprodukte auf die Thymozyten stellt den entscheidenden Schritt bei der Ausformung des T-Zell-Erkennungsrepertoires dar. Als **Repertoire** bezeichnet man die Gesamtheit aller durch Lymphozyten erkennbaren Strukturen.

3.2 Bursa Fabricii und Bursa-Äquivalent

Die Bursa Fabricii ist ein primär-lymphatisches Organ; bei Vögeln findet hier die B-Zell-Differenzierung statt. Dieses Organ fehlt bei Säugern, und die B-Zell-Differen-

III · Immunologie

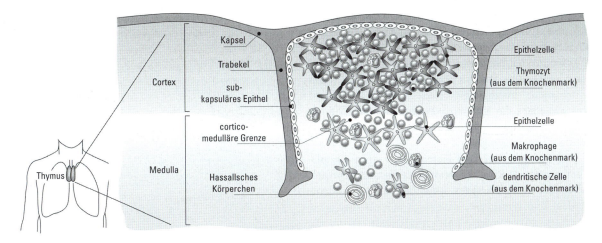

Abb. 3.2. Thymus

zierung läuft in weit verstreuten Bereichen ab, die zusammenfassend als Bursa-Äquivalent bezeichnet werden. Hierzu gehören beim Fetus die Leber und beim Erwachsenen das Knochenmark; in beiden Organen findet zudem auch die Hämatopoese statt (▶ s. Kap. 2).

3.3 Lymphknoten

Menschliche Lymphknoten haben meist die Form und Größe einer Bohne. Sie finden sich, in Gruppen angeordnet, an den verschiedensten Stellen des Körpers. Ein Lymphknoten ist für die Drainage eines bestimmten Körperbereichs zuständig; er stellt den Ort dar, an dem die **spezifische Immunantwort** gegen diejenigen Antigene ausgelöst wird, welche in den jeweils drainierten Körperbereich eingedrungen sind.

Der Lymphknoten ist von einer Kapsel umgeben, von der aus Trabekel radiär in das Innere ziehen (◘ Abb. 3.3). Eine große Zahl von **afferenten Lymphgefäßen** mündet in den Knoten ein. Mit der zufließenden Lymphe wird das Antigen aus der Umgebung in den Lymphknoten transportiert. Im Hilus findet man das **efferente Lymphgefäß** und die versorgenden Blutgefäße. Ein Lymphknoten besteht aus einem Netz von Retikulumzellen, in das zahlreiche Lymphozyten eingebettet sind.

Die B-Lymphozyten finden sich in den kortikalen Primärfollikeln. Nach einem Antigen-Reiz entwickeln sich daraus **Sekundärfollikel**. Im Sekundärfollikel bildet sich ein Keimzentrum aus, welches bis hin zum Parakortex reichen kann. Hier differenzieren **antigenstimulierte B-Zellen** zu **Antikörper-produzierenden Plasmazellen**.

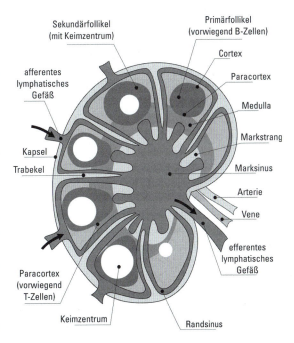

Abb. 3.3. Lymphknoten

Die Lymphozyten des interfollikulären Gebiets befinden sich zum großen Teil auf der Wanderung durch den Lymphknoten; es sind hauptsächlich T-Zellen. Dementsprechend wird die äußere Rinde, in der die Follikel dominieren, als **thymusunabhängig** bezeichnet, während die tiefere Rinde, in der das interfollikuläre Gewebe vorherrscht, als **thymusabhängig** angesehen wird.

Bei der Wanderung der Lymphozyten vom Blut in die Lymphe stellen die Lymphknoten eine entscheidende Übergangsstelle dar. Die Blutkapillaren münden in die postkapillären Venolen; diese sind von kubischen Endothelzellen ausgekleidet. Endothelzellen und T-Lymphozyten besitzen jeweils komplementäre Oberflächenmoleküle; dadurch können die beiden Zelltypen miteinander interagieren. Nach dieser Interaktion durchwandern die Lymphozyten das Endothel; sie gelangen in das interfollikuläre Gewebe und schließlich in die efferente Lymphe.

Ein Antigen, das zum erstenmal in einen Lymphknoten gelangt, wird von Makrophagen und dendritischen Zellen in der tiefen Rinde abgefangen, sodann verdaut und verarbeitet; schließlich wird es den Lymphozyten in geeigneter Form präsentiert. Damit ist der Anstoß zur Immunreaktion gegeben. Als deren Resultat entstehen Antikörper und T-Zellen, die im Hinblick auf das induzierende Antigen spezifisch sind.

3.4 Diffuses lymphatisches Gewebe

An denjenigen Stellen des Körpers, welche dem Angriff von Mikroorganismen besonders ausgesetzt sind, findet man Anhäufungen von geringgradig organisiertem Lymphgewebe, z.B. im Gastrointestinaltrakt. Man zählt dazu die **Tonsillen** im Rachenbereich, die **Appendix** und die **Peyer'schen Plaques** im Dünndarm. Hier liegen Follikel mit plasmazellreichem Keimzentrum, in denen insbesondere Antikörper der Klasse IgA produziert werden. Diese Effektoren sind Träger der lokalen Infektabwehr.

3.5 Die Milz

Die Milz hat die Aufgabe, Antigene aus dem Blutkreislauf abzufangen. Das Organ wird von einer Kapsel umgeben, von der aus Trabekel ins Innere ziehen. Das Milzgewebe wird in die **rote** und die **weiße Pulpa** unterteilt. Die rote Pulpa hat ihren Namen von den roten Blutkörperchen, die hier dominieren, während in der weißen Pulpa, die etwa 20% des Milzgewebes ausmacht, die weißen Blutkörperchen überwiegen. Die weiße Pulpa ist um die Arteriolen herum lokalisiert (Abb. 3.4). Die periariellen Lymphozyten-Scheiden (PALS) sind reich an T-Lymphozyten. Die B-Lymphozyten-reichen Follikel schließen sich an die T-Zellbereiche an. In Abhängigkeit vom Stimulationszustand können primäre (unstimulierte) von sekundären (antigenstimulierten)

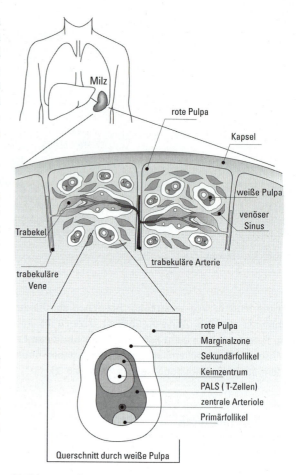

Abb. 3.4. Milz

Follikeln unterschieden werden. Nur diese zeigen ein deutliches Keimzentrum.

Neben Lymphozyten findet man in der weißen Pulpa die für die Antigen-Verarbeitung und -Präsentation notwendigen **Makrophagen** und **dendritischen Zellen**.

3.6 Lymphozyten-Rezirkulation

Reife T-Lymphozyten befinden sich auf einer kontinuierlichen Wanderung (Rezirkulation) zwischen den sekundär-lymphatischen Organen. Die T-Lymphozyten-Rezirkulation ist ein wichtiger Vorgang; das Immunsystem hat dadurch die Möglichkeit, die Antigene von eingedrungenen Krankheitserregern mit dem Großteil des reifen Lymphozyten-Pools in Berührung zu bringen und auf diese Weise die Lymphozyten die Antigene »mustern« zu lassen.

Die Gewebelymphozyten erreichen über die afferenten Lymphgefäße die drainierenden Lymphknoten; sie verlassen diese sodann über die efferenten Gefäße und erreichen über den **Ductus thoracicus** die Blutbahn (Abb. 3.5). Den Blutkreislauf verlassen die Lymphozyten durch das spezialisierte Endothel der postkapillären Venolen (high endothelial venules); dadurch gelangen sie wieder in die Lymphe. Der Übergang vom Blut in die Lymphe findet in erster Linie in den Lymphknoten statt.

Die Zahl der T-Lymphozyten, die aus den Blutkapillaren in andere Gewebe einwandern, ist normalerweise klein. Dies ändert sich bei bestimmten Entzündungsreaktionen, z.B. bei der Absiedlung von intrazellulären Bakterien oder bei einer verzögerten allergischen Reaktion; in diesen Fällen verlässt eine große Zahl von Lymphozyten den Blutkreislauf abseits der Lymphknoten und wandert in das befallene Gewebe ein. Auf diese Weise entstehen bei chronischen Entzündungen **Granulome**, die in mehrfacher Hinsicht den lymphatischen Organen ähneln.

Die Anwesenheit von Antigen im Lymphknoten oder in der Milz eines bereits immunisierten Individuums bewirkt eine Verzögerung bei der Durchwanderung. Die Lymphozyten verweilen jetzt länger im lymphatischen Organ als sonst. Dies wird allgemein als »**Trapping**« (engl. für Abfangen) bezeichnet. Dieses Phänomen ermöglicht die Ausbildung einer effektiven Immunantwort gegen das eingedrungene Antigen. Es führt meist zu einer Vergrößerung des betroffenen Organs.

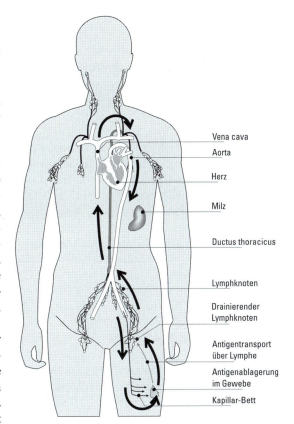

Abb. 3.5. Lymphozyten-Rezirkulation

> **In Kürze**
>
> ### Organe des Immunsystems
>
> **Primäre Organe.** Knochenmark, Thymus, Bursa-Äquivalent; hier reifen Lymphozyten antigenunabhängig heran.
>
> **Sekundäre Organe.** Milz, Lymphknoten, diffuses Lymphgewebe; hier kommt es zum Antigen-Kontakt und zur antigenspezifischen Lymphozyten-Aktivierung und -Differenzierung.
>
> **Thymus.** Ort der T-Zell-Reifung und Ausprägung des Antigen-Repertoires der T-Zellen (Ausbildung der T-Zellen mit Spezifität für fremde Antigene und Ausschaltung von T-Zellen mit Spezifität für körpereigene Antigene).
>
> **Bursa-Äquivalent.** Knochenmark, fetale Leber; Ort der B-Zell-Differenzierung und Ausprägung des Antigen-Repertoires der B-Zellen.
>
> **Lymphknoten.** Für die Drainage eines bestimmten Körperbezirks zuständig; antigenspezifische B-Zell-Reifung in kortikalen Follikeln mit Keimzentrum (thymusunabhängig); T-Zellen im interfollikulären Gewebe der tieferen Rinde (thymusabhängig).
>
> **Diffuses Lymphgewebe.** Tonsillen, Appendix, Peyer'sche Plaques; gering organisierte Follikel mit Plasmazellen, die vornehmlich IgA sezernieren.
>
> **Milz.** Rote Pulpa zur Blutfilterung mit überwiegend Erythrozyten; weiße Pulpa mit überwiegend Leukozyten. B-Zellen überwiegen in Follikeln mit Keimzentren, T-Zellen überwiegen in den periarteriellen Lymphozyten-Scheiden.
>
> **Lymphozyten-Rezirkulation.** Ermöglicht die Musterung des Gewebes auf Antigenablagerung; Lymphozyten wandern vom Gewebe über afferente Lymphgefäße in Lymphknoten, von da über efferente Lymphgefäße und Ductus thoracicus in die Blutbahn, von dort über postkapilläre Venolen wieder in das Gewebe.

Antikörper und ihre Antigene

S. H. E. Kaufmann

> **Einleitung**
>
> Antikörper oder Immunglobuline sind die Vermittler der erworbenen humoralen Immunantwort. Sie werden von Plasmazellen gebildet. Eine Plasmazelle produziert Antikörper einer Spezifität und einer Klasse.

4.1 Antikörper

Serumproteine werden durch Fällung mit neutralen Salzen (z. B. Ammoniumsulfat) in eine lösliche und eine unlösliche Fraktion aufgetrennt. Das lösliche Material stellt die **Albumin**- und das unlösliche die **Globulinfraktion** dar. Die Globulinfraktion enthält u. a. die Antikörper, die etwa 20% der gesamten Plasmaproteine ausmachen. Um die Antikörper von den anderen Proteinen der Globulinfraktion sprachlich abzugrenzen, benutzt man den Ausdruck »**Immunglobuline**« (Abkürzung: Ig).

4.1.1 Aufbau der Immunglobuline (IgG – Grundmodell)

Wir unterscheiden fünf Antikörperklassen, nämlich **IgG, IgM, IgA, IgD** und **IgE**. Der Aufbau der Antikörper kann für alle Klassen aus einem Grundmodell entwickelt werden.

Das Ig-Grundmodell hat die Form des Y: Es besteht aus zwei **leichten Ketten** (kurz: L-Ketten, Molekularmasse 25 000 Dalton) und zwei **schweren Ketten** (kurz: H-Ketten, von heavy = schwer, Molekularmasse 50 000 bis 70 000 Dalton je nach Ig-Klasse). In einem Ig-Molekül sind die leichten und die schweren Ketten jeweils miteinander identisch (Abb. 4.1). Sie werden durch kovalente Bindungen in Gestalt von **Disulfidbrücken** und durch nicht kovalente Kräfte zusammengehalten.

Es gibt zwei verschiedene Ausprägungen der leichten Ketten. Sie werden κ und λ genannt. Alle Antikörpermoleküle enthalten unabhängig von ihrer Klassenzugehörigkeit entweder L-Ketten vom κ- oder λ-Typ. So enthält z. B. ein Ig-Molekül entweder 2 κ- oder 2 λ-Ketten.

Die schweren Ketten treten in fünf Formen auf; die Symbole sind γ, μ, α, ε und δ. Die H-Ketten-Charakteristik bestimmt die Ig-Klasse. IgG hat das H-Kettenmerkmal γ, IgM das Merkmal μ, für IgA gilt sinngemäß α, für IgE ε, für IgD δ. In jeder Ig-Klasse kommt also nur ein einziger H-Kettentyp vor. In diesem Sinne enthält IgG stets γ-Ketten, IgM μ-Ketten, IgA α-Ketten, IgE ε-Ketten und IgD δ-Ketten.

Da sich die schweren Ketten der Subklassen von IgG und IgA nochmals voneinander unterscheiden, werden sie für den Menschen als $\gamma 1$, $\gamma 2$, $\gamma 3$ und $\gamma 4$ sowie als $\alpha 1$ und $\alpha 2$ bezeichnet. Die Grundstruktur der einzelnen Ig-Klassen kann leicht in einer Kurzbezeichnung ausgedrückt werden. Beim IgG1 lautet die entsprechende Formel $\gamma 1 \kappa$ oder $\gamma 1 \lambda$; beim IgM lautet sie $\mu \kappa$ oder $\mu \lambda$.

4.1.2 Antikörperfragmente nach enzymatischem Abbau

Zur Aufklärung der Antikörperstruktur haben Abbau-Studien mit den Enzymen Papain und Pepsin entscheidend beigetragen (Abb. 4.1).

Papain spaltet das IgG-Molekül unter geeigneten Bedingungen in drei Fragmente. Zwei dieser Fragmente sind identisch; beide binden Antigen. Das dritte Fragment ist zur Antigenbindung unfähig. Bei Antikörpern ein- und derselben Klasse ist das Fragment homogen: Es kristallisiert leicht aus. Das Fragment wird deshalb als **Fc-Stück** bezeichnet (von **f**ragment **c**rystallizable). Das Fc-Stück vermittelt beim intakten Antikörper verschiedene biologische Funktionen; diese sind bei allen Antikörpern einer Klasse, unabhängig von der Antigenspezifität, vorhanden. Beispielsweise aktiviert das Fc-Stück des IgG oder des IgM das **Komplementsystem**. Das Fc-Stück des IgE vermittelt die Bindung dieser Antikörper an Mastzellen.

Im Unterschied zum Fc-Stück sind die antigenbindenden Fragmente bei Antikörpern unterschiedlicher Spezifität heterogen: sie werden durch das Symbol **Fab-Fragment** (von **f**ragment **a**ntigen **b**inding) gekennzeichnet. Das Fab-Fragment ist somit für die Antigenspezifität verantwortlich, während das Fc-Fragment die biologische Funktion des Antikörpers vermittelt.

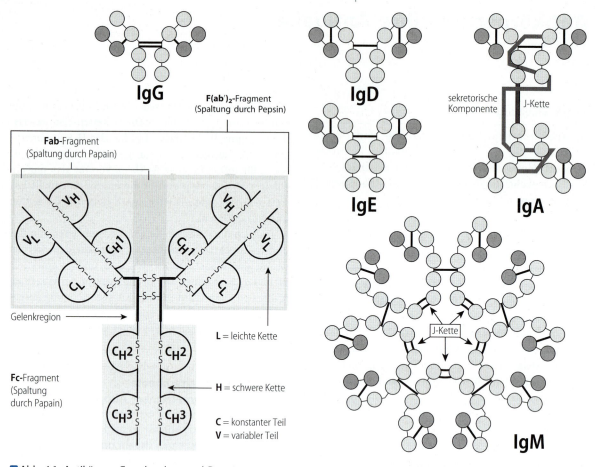

Abb. 4.1. Antikörper: Grundstruktur und Domänen

Durch Behandlung mit **Pepsin** wird das IgG-Molekül anders gespalten. Das antigenbindende Fragment ist schwerer und enthält noch Disulfidbrücken; es besitzt zwei Antigenbindungsstellen und wird als F(ab')$_2$ bezeichnet. Der Fc-Abschnitt des Antikörpermoleküls zerfällt bei dieser Behandlung in mehrere Bruchstücke.

4.1.3 Antikörper-Domänen

Als Domänen bezeichnen wir Proteinabschnitte, die einen hohen Grad an Homologie aufweisen (Abb. 4.1). Hier bezieht sich der Ausdruck »Homologie« auf die Ähnlichkeit der Aminosäuren-Sequenz. Domänen sind wiederholt ausgeprägte (repetitive) Elemente einer Proteinkette; man führt ihre Abstammung auf eine gemeinsame Vorläufereinheit zurück. Bei Antikörpern umfasst eine Domäne einen Abschnitt von ca. 110 Aminosäuren. Durch eine ketteneigene Disulfidbrücke erhält die Antikörper-Domäne die Struktur einer Schleife.

Domänen der leichten Ketten. Die leichten Ketten vom κ- oder λ-Typ bestehen aus etwa 220 Aminosäuren. Die aminoterminalen 110 Aminosäuren zeigen bei Antikörpern verschiedener Spezifität eine hohe Variabilität. Dieser Bereich wird deshalb als **variable Region** der leichten Kette bezeichnet (kurz V_L bzw. V_κ und V_λ). Dagegen sind die karboxyterminalen 107 Aminosäuren bis auf geringe Unterschiede gleich; sie bilden die **konstante Region** (kurz C_L bzw. C_κ und C_λ). Die variable und konstante Region der leichten Kette bestehen damit aus jeweils einer Domäne. Betrachtet man den Fc-Abschnitt des Antikörpermoleküls als dessen Zentrum, so liegt die konstante Region der L-Kette zentralwärts und die variable Region peripherwärts.

Domänen der schweren Ketten. Die schweren Ketten unterscheiden sich voneinander stärker als die L-Ketten; sie sind nicht nur für die Unterschiede zwischen den einzelnen Antikörperspezifitäten, sondern auch für die Zugehörigkeit zu den Ig-Klassen verantwortlich. Der allgemeine Bauplan gilt jedoch für alle schweren Ketten.

Eine schwere Kette ist aus ca. 440 oder 550 Aminosäuren aufgebaut. Die variable Region (V_H) am aminoterminalen Ende besteht auch hier aus einer Domäne von 110 Aminosäuren, während die konstante Region (C_H) in drei bzw. vier Domänen von jeweils ca. 110 Aminosäuren gegliedert ist.

Die Domänen im konstanten Teil der schweren Ketten werden mit C_H1, C_H2, C_H3 bezeichnet. Dies gilt für die Ketten des Typs γ, α und δ. Bei den Ketten des Typs μ und ε kommt noch eine vierte Domäne C_H4 hinzu.

Je zwei leichte Ketten ein- und desselben Typs (also κ oder λ) sind mit zwei schweren Ketten ein- und desselben Typs (also γ, μ, α, ε oder δ) über Disulfidbrücken so verbunden, dass sich die homologen Domänen der leichten und der schweren Ketten gegenüberliegen. V_L ist also das vis-à-vis von V_H; und C_L das vis-à-vis von C_H1. Bei den Klassen IgG, IgD, IgE und IgA ist das so beschriebene (aus vier Ketten bestehende) Molekül mit dem Antikörper identisch, bei den Polymeren IgM und dem sekretorischen IgA stellt es eine Untereinheit dar.

Zwischen der C_H1- und C_H2-Domäne liegen etwa 15 Aminosäuren. Hier befinden sich diejenigen Disulfidbrücken, welche die beiden schweren Ketten miteinander verbinden, und auch die Angriffspunkte für die Enzyme Papain und Pepsin. Dieses Gebiet zeigt keine Sequenz-Homologie mit den Domänen und ist für jede Ig-Klasse charakteristisch. Der Antikörper gewinnt durch diesen Abschnitt eine große Flexibilität und kann dadurch unterschiedlich weit entfernte Epitope gleichzeitig binden. Dieser Sequenzabschnitt wird deshalb als **Gelenk** oder **Scharnier-Region** (engl. Hinge-Region) bezeichnet.

Die Domänen der schweren Ketten tragen unterschiedlich viele Kohlenhydratreste. Die Kohlenhydratbindungsstellen sind bei den einzelnen Klassen und Subklassen unterschiedlich lokalisiert. Beim humanen IgG, bei dem der Kohlenhydratanteil 2–3% ausmacht, sind die Zucker lediglich an die C_H2-Domäne gebunden, während beim IgM, das einen Kohlenhydratanteil von 12% hat, in allen vier konstanten Domänen Kohlenhydratreste zu finden sind.

4.1.4 Antigenbindungsstelle und hypervariable Bereiche

Die Domänen V_H und V_L bilden zusammen die Antigenbindungsstelle. Die Tatsache, dass zwei verschiedene Polypeptidketten an der Bindungsstelle beteiligt sind, trägt zur Erhöhung der Antikörper-Vielfalt bei (s. u.). Genauere Untersuchungen ergaben, dass innerhalb der variablen Domänen nicht alle Aminosäuren gleichmäßig stark variieren: Neben konstanten und geringgradig variablen Bereichen (**Rahmenbezirken**) gibt es **hypervariable Bezirke**. Diese sind für die Spezifität des Antikörpers maßgebend: Der Antikörper kann mit dem kritischen Molekülabschnitt des Antigens (Epitop) nur dann reagieren, wenn die hypervariablen Abschnitte seiner H- und seiner L-Ketten eine dafür geeignete Aminosäure-Sequenz aufweisen. Ist dies der Fall, dann kann der Antikörper das Epitop binden. Man bezeichnet das für die Bindung geeignete Strukturverhältnis zwischen Antigen und Antikörper als **Komplementarität**.

4.1.5 Die einzelnen Antikörperklassen

Eine Zusammenfassung über die wichtigsten Eigenschaften der einzelnen Antikörperklassen gibt ◘ Tabelle 4.1.

IgG. Antikörper der Klasse IgG sind Monomere mit einer Molekularmasse von 150 000 Dalton und einer Sedimentationskonstante von 7 S. Ihre Struktur kommt dem oben beschriebenen Grundmolekül am nächsten. IgG-Antikörper sind mit einem Anteil von ca. 75% am Gesamt-Ig die biologisch **wichtigste Antikörperklasse**. Sie kommen nicht nur im Serum, sondern auch in anderen Körperflüssigkeiten (u. a. Sekrete, Synovial-, Pleural-, Peritoneal-, Amnion-Flüssigkeit) vor. Die Klasse IgG enthält die für die **Sekundärantwort** typischen Antikörper (▶ s. Kap. 4.6).

Die Klasse IgG kann aufgrund geringerer Unterschiede noch einmal in Subklassen unterteilt werden, die beim Menschen als IgG_1, IgG_2, IgG_3 und IgG_4 bezeichnet werden. Bei der Maus werden die IgG-Unterklassen durch die Symbole IgG_1, IgG_{2a}, IgG_{2b} und IgG_3 gekennzeichnet.

IgM. Antikörper der Klasse IgM haben eine Molekularmasse von 970 000 Dalton und eine Sedimentationskonstante von 19 S. Sie sind Pentamere und bestehen aus fünf identischen Untereinheiten mit einer Molekular-

◘ Tabelle 4.1. Wichtige Charakteristika menschlicher Immunglobuline

	IgG	IgA	IgM	IgD	IgE
Schwere Ketten	$\gamma_1, \gamma_2, \gamma_3, \gamma_4$	α_1, α_2	μ	δ	ε
Leichte Ketten	κ, λ	κ, λ	κ, λ	κ, λ	κ, λ
Molekularmasse (kD)	150	150, 380	970	180	190
Serumkonzentration (mg/100 ml) (%)	1300 75–85	350 7–15	150 5–10	3 0,3	0,03 0,003
Valenzen	2	2 oder 4	2 oder 10	2	2
Aktivierung des klassischen Komplementwegs	+ (IgG$_1$, IgG$_2$, IgG$_3$)	–	+	–	–
Aktivierung des alternativen Wegs	–	+	–	–	–
Plazentadurchgängigkeit	+ (IgG$_2$, IgG$_4$)	–	–	–	–
Zielzellen	Makrophagen, Neutrophile (IgG$_1$, IgG$_3$)	–	–	?	Basophile, Eosinophile
Funktion	Präzipitierend Agglutinierend Opsonisierend Neutralisierend Sekundärantwort	Lokale Ig	Ähnlich wie IgG (nicht direkt opsonisierend) Natürliche Antikörper Primärantwort	Antigenrezeptor auf B-Zellen	Reagine (Sofortallergie)

masse von je 180 000 Dalton. Die Untereinheiten sind über Disulfidbrücken miteinander verbunden. Für den Zusammenhalt der fünf Untereinheiten ist ein Polypeptid mit einer Molekularmasse von 15 000 Dalton mitverantwortlich; es wird als **J-Kette** bezeichnet (joining, engl. verbindend).

IgM macht etwa 10% des Gesamt-Ig aus. IgM repräsentiert in typischer Weise diejenigen Antikörper, welche bei der **Primärantwort** (▶ s. Kap. 4.6) gegen ein Antigen entstehen und früh im Blut auftauchen. Da für die IgM-Antwort kein immunologisches Gedächtnis besteht, ist ein plötzlicher IgM-Titer-Anstieg ein gewichtiger Hinweis auf eine kürzlich durchgemachte **Erstinfektion**.

IgM-Monomere auf der Oberfläche von B-Lymphozyten (m-IgM = Membran-IgM) dienen als zellständige Antigen-Rezeptoren.

IgA. Dies kommt in monomerer und in dimerer Form, aber auch als höherwertiges Polymer vor. IgA-Monomere haben eine Molekularmasse von 150 000 Dalton; bei IgA-Dimeren ist der entsprechende Wert 380 000 Dalton. IgA machen im Serum ca. 15% des Gesamt-Ig aus.

Wichtiger ist jedoch das **sekretorische IgA**, welches in den externen Körperflüssigkeiten (u. a. im Tracheobronchial-, Intestinal- und Urogenital-Schleim sowie in Milch und Kolostrum) enthalten ist. Es stellt eine bedeutende Abwehrbarriere für Krankheitserreger dar. Das sekretorische IgA kommt stets als IgA-Dimer vor; es besteht aus zwei IgA-Monomeren, die durch eine J-Kette miteinander verbunden sind. Außerdem ist am Aufbau des sekretorischen IgA ein weiteres Polypeptid mit einer Molekularmasse von 70 000 Dalton beteiligt; es wird als **sekretorische Komponente** bezeichnet. Die sekretorische Komponente wird von Epithelzellen gebildet; sie ermöglicht den Transport des IgA-Dimers durch die Epithelzellen und schützt sie weitgehend vor proteolytischem Abbau.

Beim Menschen existieren zwei IgA-Subklassen, nämlich IgA$_1$ und IgA$_2$.

IgD. IgD-Moleküle sind Monomere mit einer Molekularmasse von 170 000 bis 200 000 Dalton. Weniger als 1% der Serum-Immunglobuline gehören dieser Klasse an. IgD wird in freier Form rasch abgebaut. Seine Hauptaufgabe ist es, bei ruhenden B-Zellen als **Antigenrezeptor** zu fungieren. IgD wird von Plasmazellen jedoch nicht sezerniert.

IgE. IgE-Antikörper sind Monomere mit einer Molekularmasse von 190 000 Dalton. Im Serum macht freies IgE nur einen verschwindend kleinen Anteil aus. Basophile Granulozyten, Mastzellen und eosinophile Granulozyten besitzen Rezeptoren mit hoher Affinität für das Fc-Stück des IgE-Antikörpers. Dies ist der Grund dafür, dass der weitaus größte Teil des IgE in zellgebundener Form vorliegt. Gebundenes IgE funktioniert auf Eosinophilen, Basophilen und Mastzellen wie ein Antigenrezeptor. Seine Reaktion mit Antigen bewirkt die Ausschüttung von Mediatoren der **anaphylaktischen Reaktion**. IgE wird deshalb als Träger der **Sofortallergie** angesehen. IgE spielt auch bei der Infektabwehr gegen **pathogene Würmer** eine wichtige Rolle.

4.2 Antigene

Als Antigen bezeichnet man ein Molekül, welches in vivo und in vitro mit den Trägern der Immunkompetenz (T-Zellen und Antikörper) spezifisch und biologisch wirksam reagieren kann. An dieser Stelle sollen nur die Antigene der humoralen Immunantwort behandelt werden.

Chemisch gehören Antigene in erster Linie zu den Proteinen und Kohlenhydraten. Lipide und Nukleinsäuren besitzen, wenn überhaupt, nur eine schwache Antigenität.

Antikörper erkennen auf dem Antigen relativ kleine Molekülbereiche, die als **Epitope** oder **Determinanten** bezeichnet werden. Ein Antigenmolekül trägt in der Regel mehrere Determinanten. Die Epitope der Proteine bestehen aus sechs bis acht Aminosäuren; die Determinanten von Kohlenhydraten werden aus sechs bis acht Monosaccharidmolekülen gebildet. Man kann die Determinanten des Antigens isolieren oder künstlich herstellen. Freie Epitope dieser Art nennt man **Haptene**.

Haptene können zwar mit Antikörpern reagieren; sie sind aber nicht in der Lage, für sich allein eine Immunantwort hervorzurufen. Durch Kopplung an ein großes **Trägermolekül** wird das Hapten zum **Vollantigen**. Dieses kann im Versuchstier eine (Hapten-)spezifische Immunantwort hervorrufen.

Biologisch hängt die Antigenität eines Moleküls vom Grad der Fremdheit zwischen Antigen und dem Organismus ab. I. a. haben körpereigene Moleküle für das Individuum, von dem sie abstammen, keine Antigenwirkung. Proteine verschiedener Individuen wirken innerhalb einer Spezies häufig nicht als Antigene. Menschen reagieren z. B. nicht auf Humanalbumin, während Rinderalbumin, welches sich chemisch nur geringfügig vom Humanalbumin unterscheidet, für den Menschen eine starke Antigenwirkung besitzt.

Es gibt jedoch Substanzen, deren Struktur bei verschiedenen Individuen einer Spezies unterschiedlich ausgeprägt ist; diese Stoffe wirken innerhalb der Spezies u. U. als Antigene. Beispiele hierfür sind die **Blutgruppensubstanzen** (▶ s. Kap. 6), die **Ig-Allotypen** (s. u.) und die **Haupt-Histokompatibilitäts-Antigene** (▶ s. Kap. 7).

Für die beschriebenen Beziehungen zwischen dem Grad der Fremdheit und der Antigenität haben sich die folgenden Begriffe eingebürgert:

Autologe Situation. Antigen und Antikörper stammen von dem selben Individuum ab. Normalerweise wirkt das entsprechende Molekül nicht als Antigen. Es gibt aber Zustände, bei denen autologe Antigene eine Immunreaktion hervorrufen und dadurch zur **Autoimmunerkrankung** führen können.

Syngene Situation. Antigen und Antikörper stammen von genetisch identischen Individuen ab. Syngene Verhältnisse existieren zwischen eineiigen Zwillingen und zwischen Inzuchttieren, wie sie für immunologische und genetische Untersuchungen gezüchtet wurden. Aus immunologischer Sicht ist die syngene mit der autologen Beziehung identisch (▶ s. Kap. 7).

Allogene Situation. Antigene, welche bei Individuen einer Spezies in unterschiedlicher Form vorkommen, wirken als Alloantigene.

Xenogene Situation. Antigen und Antikörper stammen von verschiedenen Arten ab. Xenoantigene stellen die stärksten Antigene dar. Xenoantigene werden manchmal als heterologe Antigene oder Hetero-Antigene bezeichnet. Hetero-Antigene darf man nicht mit heterogenetischen (heterophilen) Antigenen verwechseln.

Als **heterogenetische** oder **heterophile Antigene** bezeichnet man immunologisch ähnliche oder identische kreuzreaktive Antigene, die bei verschiedenen Spezies vorkommen (▶ s. Kap. 6). Die heterogenetischen Antigene von Darmbakterien werden für die Entstehung der natürlichen Antikörper gegen die Blutgruppenantigene des AB0-Systems verantwortlich gemacht (▶ s. Kap. 6); heterogenetische Antigene mikrobieller Herkunft können zu Autoimmunerkrankungen führen (▶ s. Kap. 10).

4.3 Antikörper als Antigene

Als Glykoproteine üben Antikörper im Organismus einer anderen Art oder in einem fremden Individuum die Wirkung eines Antigens aus. Die dafür maßgeblichen Determinanten lassen sich in drei Kategorien einordnen.

Isotypen. Als Isotyp bezeichnet man die Merkmale im konstanten Teil der leichten und der schweren Ketten. Dementsprechend sind isotypische Determinanten für einen Kettentyp charakteristisch; sie sind bei allen Individuen einer Spezies gleich. Ein Antikörper gegen die isotypische Determinante der γ-Kette reagiert mit dem IgG aller Normalpersonen; ein Antikörper gegen eine isotypische Determinante der κ-Kette reagiert mit allen Antikörpern der Klasse IgG, IgA, IgM, IgD und IgE, sofern sie leichte Ketten vom κ-Typ tragen.

Die isotypischen Determinanten der schweren Ketten bestimmen die Antikörperklasse. Die isotypischen Determinanten der leichten Ketten bestimmen das Immunglobulin.

Allotypen. Einige Individuen zeigen in der schweren γ- oder α-Kette bzw. in den leichten Ketten eine Abänderung, die auf eine Aminosäuren-Substitution im konstanten Bereich zurückzuführen ist. So findet man bei einigen Individuen in Position 436 des IgG3 einen Aminosäurenaustausch, welcher zu einer allotypischen Antikörpervariante führt. Allotypen wirken gegenüber den Individuen, die davon frei sind, als Antigen.

Idiotypen. Antikörper mit unterschiedlichen Antigenspezifitäten unterscheiden sich in ihrem variablen Bereich. Wie oben beschrieben (▶ s. Kap. 4.1.4), ist dies auf unterschiedliche Aminosäuresequenzen im Bereich der Antigen-Bindungsstelle zurückzuführen. Dadurch kommt es an der Antigen-Bindungsstelle zur Bildung von Determinanten, welche für die Antikörper einer bestimmten Spezifität jeweils charakteristisch sind. Diese Determinanten werden als Idiotypen bezeichnet. Sie können autoimmunogen wirken, d.h. sie können das Immunsystem, welches sie produziert hat, stimulieren. Weiterhin können Antikörper gegen den Idiotypen das Antigen »imitieren«, welches dem Idiotyp-tragenden Antikörper homolog ist.

4.4 Mitogene

Bestimmte Moleküle besitzen die Fähigkeit, Lymphozyten unabhängig von deren Antigenspezifität zu stimulieren; die Folge ist, dass eine große Zahl verschiedener Lymphozytenklone mit der Mitose beginnt. Derartige Moleküle heißen deshalb Mitogene. Ihre Hauptvertreter sind die Lektine.

Lektine sind Moleküle, die meist von Pflanzen stammen und mit bestimmten Kohlenhydraten spezifisch reagieren. Lektine können sich an Zellen binden, die den entsprechenden Zuckerbaustein auf ihrer Oberfläche tragen.

Das Lektin Concanavalin A (ConA) stimuliert T-Lymphozyten des Menschen und der Maus; das Lektin Pokeweed-Mitogen (PWM) stimuliert menschliche T- und B-Lymphozyten; die bei gramnegativen Bakterien vorkommenden Lipopolysaccharide (LPS) stimulieren B-Lymphozyten.

4.5 Adjuvantien

Adjuvantien (Einzahl: Adjuvans) erhöhen unspezifisch die biologische Wirkung eines Antigens, indem sie einen mehr oder weniger starken lokalen Gewebereiz hervorrufen; dies führt dazu, dass der Organismus auf das verabreichte Antigen intensiver reagiert. Außerdem besitzen Adjuvantien einen Depoteffekt: Sie verlangsamen die Diffusion des Antigens in das umgebende Gewebe.

Im Tierexperiment verwendet man vielfach das **inkomplette Freund'sche Adjuvans**. Es besteht aus Mineralöl und induziert in erster Linie die humorale Immunantwort. Das **komplette Freund'sche Adjuvans** enthält zusätzlich eine kleine Menge abgetöteter Mykobakterien und ruft eine zelluläre Immunantwort hervor. Beide Adjuvantien werden in Form einer Wasser-in-Öl-Emulsion appliziert. Die hervorgerufene Gewebs-Irritation ist so stark, dass die Freund'schen Adjuvantien für den Menschen nicht zugelassen sind.

In der Humanmedizin verwendet man als Adjuvans **Aluminiumhydroxid**, z. B. bei der Verabfolgung von Toxoid-Impfstoff.

Muramyldipeptid ist ein definierter Mykobakterienbestandteil, der als Adjuvans gute Wirkungen zeigt.

Beide Adjuvantien stimulieren die humorale Immunantwort. Adjuvantien, die eine zelluläre Immunantwort ohne Nebenwirkungen hervorrufen, fehlen leider noch. Einige Neuentwicklungen geben jedoch Anlaß zu Hoffnung.

4.6 Verlauf der Antikörperantwort

Wenn der Säugerorganismus zum ersten Mal mit einem Antigen »A« konfrontiert wird, so kommt es nach einiger Zeit und unter geeigneten Bedingungen zu einer messbaren Antikörperproduktion, die als **Primärantwort** bezeichnet wird. I. a. steigt die Antikörperkonzentration im Blut (der »Serumtiter«) nach einer Latenzperiode von etwa acht Tagen exponentiell an und erreicht dann ein Plateau. Anschließend fällt der Antikörpertiter wieder ab (Abb. 4.2).

Das Serum eines derart immunisierten Tiers wird als **Antiserum** bezeichnet. Die gebildeten Antikörper und damit auch das Antiserum sind spezifisch: Prinzipiell werden sie durch kein anderes Antigen als durch »A« hervorgerufen und reagieren auch mit keinem anderen Antigen als eben mit »A«.

Die Antikörper der Primärantwort gehören hauptsächlich der IgM-Klasse an. Wird das Antigen A nach Abfall des Antikörpertiters ein zweites Mal verabreicht, dann ist die Latenzperiode sehr kurz; die Antikörper-Antwort fällt stärker aus und dauert länger an. Diese Besonderheiten werden durch den Ausdruck **Sekundärantwort** oder anamnestische Reaktion wiedergegeben. Bei der Sekundärantwort überwiegen stets Antikörper der IgG-Klasse (Abb. 4.2). Auch die Sekundärantwort ist antigenspezifisch. Dieser relativ einfache Sachverhalt ist für das Verständnis der Immunantwort von großer Bedeutung; er stellt u.a. die Grundlage für die Impfung gegen Krankheitserreger dar.

4.7 Polyklonale, oligoklonale und monoklonale Antikörper

Wie in ▶ Kap. 4.11 ausführlich geschildert, werden Antikörper **einer** Spezifität von den Nachkommen **einer** Zelle gebildet und sind deshalb identisch (Klon). Die Antikörper-Antwort gegen komplexe Antigene setzt sich aber aus Antikörpern unterschiedlicher Spezifität zusammen. Die Begriffe »polyklonaler, oligoklonaler bzw. monoklonaler Antikörper« beziehen sich darauf, dass für die Synthese dieser unterschiedlichen Antikörper sehr viele verschiedene Klone (polyklonal), einige verschiedene Klone (oligoklonal) bzw. ein einziger Klon (monoklonal) zuständig sind.

Da ein Proteinantigen zahlreiche Determinanten von jeweils unterschiedlicher Struktur trägt, bildet der Organismus bei der Immunisierung gegen ein und dasselbe Antigenmolekül Antikörper von unterschiedlicher Spezifität (Abb. 4.3). Außerdem existieren für jede Determinante Antikörper mit verschieden großer Affinität. Dies bedeutet, dass die Antikörperantwort so gut wie immer polyklonal ist. Trägt das Antigen nur wenige Determinantentypen oder gar nur einen einzigen Struktur-

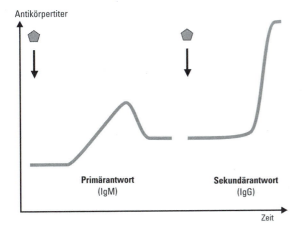

Abb. 4.2. Verlauf der Antikörperantwort. Die Serumantikörper der Primärantwort gehören der IgM-Klasse, die der Sekundärantwort der IgG-Klasse an. Während der Sekundärantwort ist der Serumtiter-Anstieg schneller und stärker als bei der Primärantwort

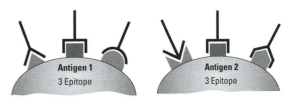

Abb. 4.3. Kreuzreaktivität verschiedener Antigene aufgrund eines gemeinsamen Epitops

typ, so kann die Antikörperantwort oligoklonal ausfallen.

Mit Hilfe der B-Zellhybridisierungstechnik können große Mengen identischer Antikörpermoleküle für eine gewünschte Spezifität produziert werden; diese Antikörper sind monoklonal (s. u.).

Monoklonale Antikörper unbekannter Spezifität werden beim **multiplen Myelom** gebildet. Bei dieser Krankheit produzieren die Nachkommen eines transformierten Plasmazell-Klons Antikörper einer einzigen Spezifität und Klasse. Im Urin findet man meist größere Mengen freier L-Ketten, die als **Bence-Jones-Protein** bezeichnet werden. Das Serum enthält in der Regel hohe Konzentrationen eines monoklonalen Antikörpers (Myelomprotein).

Produktion monoklonaler Antikörper durch B-Zellhybridome. Durch Verschmelzung Antikörper-produzierender Plasmazellen mit geeigneten Tumorzellen ist es möglich, Zwitterzellen oder Hybridome zu schaffen. Diese besitzen die Fähigkeit der B-Zelle zur Antikörperproduktion und zugleich die rasche und zeitlich unbegrenzte Vermehrungsfähigkeit der Tumorzelle. Einzelne Zellen eines Hybridoms können unter geeigneten Kulturbedingungen Klone liefern; dabei werden große Mengen identischer Nachkommen generiert. Die von diesen Klonen produzierten Antikörper haben alle die gleiche Spezifität. Sie werden **monoklonale Antikörper** genannt. Monoklonale Antikörper wurden erstmals von G. Köhler und C. Milstein hergestellt.

Die Möglichkeit, monoklonale Antikörper herzustellen, hat nicht nur die **klonale Selektionstheorie** (▶ s. Kap. 4.11) von F.M. Burnet bestätigt; sie hat für zahlreiche biotechnologische Bereiche einen entscheidenden Fortschritt gebracht. In der Medizin finden monoklonale Antikörper bereits bei einer Fülle von diagnostischen Fragestellungen Verwendung; mit ihrem therapeutischen Einsatz wurde bei bestimmten Erkrankungen begonnen.

4.8 Stärke der Antigen-Antikörper-Bindung

Die Reaktion zwischen Antigen und Antikörper führt zur Bindung zwischen beiden Molekülen. Es entsteht ein Komplex, an dessen Zustandekommen lediglich nicht-kovalente und keine chemischen Bindungskräfte beteiligt sind. Der Antigen-Antikörper-Komplex beruht somit auf **nicht-kovalenten Bindungen**; er ist daher reversibel. Die Bindung zwischen Antigen und Antikörper kann durch Änderung der physikochemischen Milieubedingungen gesprengt werden, etwa durch pH-Erniedrigung oder Erhöhung der Ionenstärke. Die Bindungsstärke eines Antikörpers an eine bestimmte Determinante wird als **Antikörper-Affinität** bezeichnet. Gegenüber verschiedenen, aber ähnlichen Determinanten kann ein und derselbe Antikörper eine hohe oder niedrige Affinität besitzen.

Zur summarischen Charakterisierung der Bindungsstärke zwischen polyklonalen Antikörpern und ihrem homologen Antigen hat sich der Begriff **Avidität** eingebürgert. Die Avidität hängt unter anderem ab von der Affinität der verschiedenen Antikörper für die Antigendeterminanten und von der Konzentration der Antikörper und des Antigens.

4.9 Kreuzreaktivität und Spezifität

Es ist durchaus möglich, dass ein bestimmter Antikörper mit unterschiedlichen Antigenen reagiert (◘ Abb. 4.3). Besitzen zwei ansonsten unterschiedliche Antigene A und B eine gemeinsame Determinante X, so werden sämtliche Antikörper, die für diese Determinante spezifisch sind, mit dem Antigen A und auch mit B reagieren. Hierbei spielt es keine Rolle, ob die X-Determinanten der beiden Antigene A und B identisch oder nur ähnlich sind. Im ersten Fall reagieren die Antikörper mit beiden Determinanten gleich stark, im zweiten Fall verschieden stark.

Die X-erkennenden Antikörper werden als **kreuzreaktiv** bezeichnet. Zwar ist bei monoklonalen Antikörpern gewährleistet, dass sie für eine einzige Determinante spezifisch sind, dennoch werden monoklonale Antikörper, die gegen eine gemeinsame Determinante zweier Antigene gerichtet sind, mit diesen beiden ansonsten unterschiedlichen Antigenen kreuzreagieren.

Polyklonale Antiseren bestehen häufig aus einer Mischung von antigenspezifischen und kreuzreaktiven Antikörpern. Aus einem polyklonalen Antiserum kann man die kreuzreagierenden Antikörper durch Adsorption weitgehend entfernen und dadurch dessen Spezifität erhöhen.

4.10 Folgen der Antigen-Antikörper-Reaktion in vivo

Die in vivo ablaufende Reaktion zwischen Antikörper und löslichen oder partikulären Antigenen hat für den Mikroorganismus beträchtliche Folgen. Wir unterscheiden die primären Wirkungen von den sekundären Effekten.

(Die Reaktion zwischen Antigen und homologen Antikörpern in vitro bewirkt zahlreiche Effekte. Diese werden in ▶ Kap. 6 gesondert besprochen.)

4.10.1 Toxin- und Virusneutralisation

Die spezifische Bindung von Antikörpern an bakterielle Toxine (z. B. Diphtherie-, Tetanus-, Botulinus-Toxin) verhindert die Bindung des Toxins an die zellulären Rezeptoren und blockiert auf diese Weise dessen Wirkung (▶ s. Kap. 11). Bei bestimmten Viren führt die Reaktion mit Antikörpern ebenfalls zur Neutralisation. Man nimmt an, dass Antikörper die Bindung der Viren an ihre Zielzellen verhindern. Ein anderer Antikörpereffekt besteht darin, dass die Zahl der infektiösen Einheiten durch »Verklumpung« herabgesetzt wird. Diese »Antigen-Verklumpung« durch Antikörper wird als **Agglutination** bezeichnet (▶ s. Kap. 6).

4.10.2 Opsonisierung

Da Phagozyten (neutrophile Granulozyten und Makrophagen) Rezeptoren für das Fc-Stück der IgG-Antikörper (Fc-Rezeptoren) besitzen, erleichtert die Bindung des Antikörpers an Partikel deren Phagozytose (▶ s. Kap. 9). Dies spielt besonders bei solchen Krankheitserregern eine Rolle, die antiphagozytäre Strukturen besitzen, z. B. bei kapseltragenden Bakterien, etwa Pneumokokken, die so der Phagozytose doch noch zugänglich gemacht werden können (▶ s. Kap. 11).

4.10.3 Antikörperabhängige zellvermittelte Zytotoxizität

Die großen granulären Lymphozyten besitzen Fc-Rezeptoren für IgG-Antikörper (▶ s. Kap. 2). Sie können daher Antikörper-beladene Wirtszellen über das Fc-Stück des gebundenen Ig erkennen. Diese Reaktion bewirkt beim erkennenden Lymphozyten die Sekretion von zytolytischen Molekülen, welche die Antikörper-beladene Zelle abtöten. Als zytolytische Effektormoleküle werden Perforine, reaktive Sauerstoffmetabolite und Tumor-Nekrose-Faktor diskutiert (▶ s. Kap. 8). Die Antikörper-abhängige zellvermittelte Zytotoxizität (Antibody dependent cellular cytotoxicity, kurz ADCC) spielt bei der Tumor- und Virusabwehr sowie bei bestimmten Parasitenerkrankungen eine Rolle.

4.10.4 Komplementaktivierung

Die Antigen-Antikörper-Reaktion führt häufig zur Aktivierung des Komplementsystems. Dieser Vorgang wird in ▶ Kap. 5 geschildert, daher sei hier nur auf die Folgen der Komplement-Aktivierung hingewiesen. Es sind dies Bakteriolyse, Virusneutralisation, Opsonisierung und die Anlockung von Entzündungszellen.

4.10.5 Allergische Sofortreaktion

IgE-Moleküle, welche über ihren Fc-Teil an eosinophile oder basophile Granulozyten oder an Mastzellen gebunden sind, können mit dem homologen Antigen reagieren; dies führt zu einer allergischen Sofortreaktion (▶ s. Kap. 10).

4.10.6 Immunkomplex-Bildung in vivo

In Antigen-Antikörper-Komplexen, die in vivo unter den Bedingungen der Äquivalenz oder des **Antikörperüberschusses** entstehen (▶ s. Kap. 6), existieren zahlreiche Fc-Stücke. Dementsprechend können die Immunkomplexe über ihre Fc-Rezeptoren phagozytiert und abgebaut werden (▶ s. Kap. 10).

Entstehen dagegen Antigen-Antikörper-Komplexe bei **Antigenüberschuss**, so ist die Phagozytosefähigkeit gering, da unter diesen Bedingungen jeder Komplex nur wenige Antikörpermoleküle trägt. Diese Komplexe werden schlecht abgebaut. Ihre Ablagerung in Haut, Nieren oder Gelenkräumen kann zu schwerwiegenden Entzündungsreaktionen und Gewebeschädigungen führen (▶ s. Kap. 10).

4.11 Die klonale Selektionstheorie als Erklärung für die Antikörpervielfalt

Da sich der Säugerorganismus während seines Lebens mit einer Vielzahl verschiedener Antigene auseinanderzusetzen hat, muss er in der Lage sein, eine riesige Zahl unterschiedlicher Antikörper zu produzieren. Die **klonale Selektionstheorie** (Burnet) erklärt das Problem der Antikörpervielfalt.

In einer frühen Entwicklungsphase der B-Lymphozyten entstehen Zellen unterschiedlicher Spezifität. Die Diversität entwickelt sich **vor** der ersten Konfrontation mit dem Antigen ohne jeden Antigeneinfluss (s. ◘ Abb. 4.4). Die entstandenen Zellen exprimieren jeweils Rezeptoren einer einzigen Spezifität. Der spätere Erst-Kontakt mit dem komplementären Antigen bewirkt die selektive Vermehrung und Differenzierung der Zellen. Man kann sich diesen Sachverhalt so vorstellen, dass das Antigen unter den B-Zellen eine Wahl (Selektion) trifft, indem es mit den zuständigen Zellen reagiert (◘ Abb. 4.4).

Unter dem Einfluss des Antigens entstehen zum einen Plasmazellen, welche Antikörper der ursprünglichen Spezifität produzieren; beim Erstkontakt mit dem Antigen bilden diese Zellen hauptsächlich Antikörper der IgM-Klasse. Zum anderen entstehen im Rahmen der Primärantwort Gedächtniszellen; diese sind dafür verantwortlich, dass sich nach Zweitkontakt mit dem gleichen Antigen Plasmazellen entwickeln, die jetzt Antikörper einer anderen Ig-Klasse sezernieren. Demnach existiert für jedes Antigen bereits vor dem Anti-

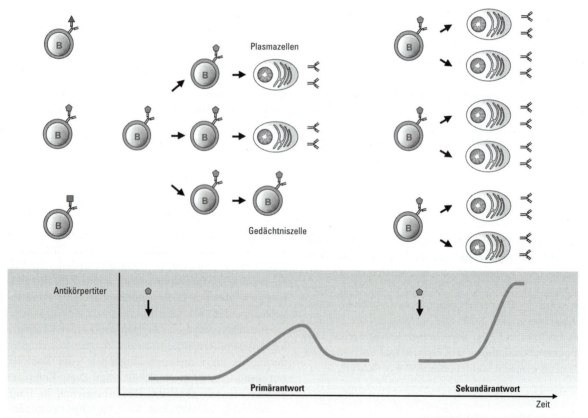

◘ Abb. 4.4. Klonale Selektionstheorie und Verlauf der Antikörperantwort. (*I*) Es sind 3 B-Zellen unterschiedlicher Spezifität und ihre korrespondierenden Antigene dargestellt; (*II*) Eine B-Zelle trifft zum ersten Mal auf ihr homologes Antigen; (*III*) durch klonale Expansion entstehen einige Gedächtniszellen und zahlreiche Plasmazellen; (*IV*) diese sezernieren Antikörper identischer Spezifität. (*V*) Beim zweiten Kontakt mit demselben Antigen können die Gedächtniszellen besser reagieren; (*VI*) es entstehen rascher mehr Plasmazellen; (*VII*) daher stehen auch rascher mehr Antikörper dieser Spezifität zur Verfügung. Wie im unteren Teil der Abbildung dargestellt, steigt der Antikörpertiter bei der Sekundärantwort entsprechend schneller und stärker an als bei der Primärantwort. Zusätzlich kommt es zwischen Primär- und Sekundärantwort zum Ig-Klassenwechsel, typischerweise von IgM zu IgG

gen-Erstkontakt eine bestimmte Anzahl zuständiger (komplementärer) Zellen. Die Nachkommen einer antigenspezifischen Zelle werden als Klon bezeichnet. Unter dem Einfluss des Antigens kommt es zu einer **klonalen Expansion** und Differenzierung.

Die klonale Selektionstheorie konnte experimentell bestätigt werden; heute stellt sie ein Dogma der Immunologie dar. Im Prinzip gelten die geschilderten Vorgänge auch für die zelluläre Immunität.

Toleranz gegen Selbst und klonale Selektionstheorie. Während das Immunsystem in der Lage ist, alle möglichen Fremdantigene zu erkennen, ist es normalerweise unfähig, mit körpereigenen Molekülen, also mit Autoantigenen, zu reagieren. Auf die Bedeutung dieser »Toleranz gegen Selbst« hatte bereits Paul Ehrlich hingewiesen und dafür den Begriff des »Horror autotoxicus« geprägt. Heute wissen wir, dass die Toleranz gegen Autoantigene **nicht** a priori festgelegt ist; sie wird während einer frühen Phase der Embryonalentwicklung erworben.

Vereinfacht lässt sich sagen: Das ursprüngliche Zuständigkeitsrepertoire erstreckt sich auch auf Autoantigene. Während einer frühen Entwicklungsphase kommt es zum Kontakt zwischen den autoreaktiven B-Zell-Vorläufern und dem Autoantigen. Anders als bei der reifen B-Zelle bewirkt der Antigen-Kontakt in dieser Situation keine klonale Expansion und Differenzierung, sondern im Gegenteil die funktionelle Inaktivierung der erkennenden Zellen (▶ s. Kap. 10). Dabei soll bewusst offen gelassen werden, ob es sich bei diesem Vorgang um die materielle Eliminierung oder nur um eine funktionelle Blockade der autoreaktiven Klone handelt.

Bestimmte Autoimmun-Erkrankungen scheinen allerdings darauf zurückzuführen zu sein, dass ein Klon mit Spezifität für ein Eigen-Antigen entblockt wird und anschließend expandiert. Der entzügelte Klon produziert dann Autoantikörper und verursacht autoaggressive Reaktionen (▶ s. Kap. 10).

Im Experiment kann sogar bei erwachsenen Tieren mit einem Antigen, das sonst immunogen wirkt, Toleranz induziert werden. Somit kann ein und dasselbe Antigen je nach Art der Umstände entweder immunogene oder tolerogene Wirkung entfalten.

4.12 Genetische Grundlagen der Antikörperbildung

4.12.1 Einführung

Beim immunkompetenten Individuum ist die B-Zellpopulation uneinheitlich: Sie besteht aus einer großen Zahl von genetisch verschiedenartigen Klonen (etwa 10^{10}), die sich voneinander durch die Erkennungsspezifität des Antikörpers unterscheiden, den die Zelle synthetisiert. Ein gegebener Klon kann nur Antikörper einer einzigen Spezifität bilden; seine diesbezügliche Kompetenz ist unwiderruflich festgelegt (im englischen Sprachgebrauch wird der Ausdruck »committed cell« benutzt). Die enorme Vielfalt an Antikörperspezifitäten beruht somit auf einer entsprechenden Vielfalt an jeweils zuständigen Klonen. Da die Spezifität des Antikörpers von der Aminosäuresequenz im variablen Teil der H- und der L-Kette abhängt, muss das Syntheseprogramm des jeweils zuständigen B-Zellklons genetisch fixiert sein.

Die genetische Vielfalt der B-Zell-Population entsteht während der Embryonalentwicklung. In dieser Entwicklungsphase durchlaufen die genetisch einheitlichen B-Vorläuferzellen einen Differenzierungsprozess, den man als **Diversifizierung** bezeichnet. An dessen Ende steht die genetische Vielfalt der polyklonalen Zellpopulation im reifen Immunsystem. Die genetischen Vorgänge, die zur Festlegung einer Vorläuferzelle auf eine bestimmte Spezifität führen, spielen sich beim Menschen in drei Chromosomen ab: Für die H-Ketten im Chromosom 14, für die κ-Kette im Chromosom 2 und für die λ-Kette im Chromosom 22; bei der Maus sind es die Chromosomen 12 (H-Ketten), 6 (κ-Kette) und 16 (λ-Kette). In der DNS dieser Chromosomen kommt es zu einer Reihe von **Gen-Rekombinationen**, die zusammenfassend als **Gen-Rearrangement** bezeichnet werden.

Die klassische Regel »Ein Gen – ein Polypeptid« gilt für Immunglobuline nicht. In der Keimbahn gibt es keine Gene für den variablen Teil der L- oder H-Ketten, sondern lediglich Gensegmente mit Fragmenten der dazu notwendigen Information. Die Gene entstehen erst während der Lymphozytenreifung durch Rekombination aus diesen Gensegmenten. Die Gene für den variablen Teil der L-Kette werden aus zwei, die Gene für den variablen Teil der H-Kette dagegen aus drei Segmenten gebildet. Bei der Synthese der Ketten wirken somit zwei Gene zusammen: Das Gen für den variablen Kettenteil und das Gen für den konstanten Kettenteil.

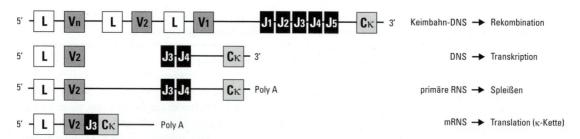

Abb. 4.5. Rekombination der leichten Kette vom κ-Typ. In der DNS befinden sich ca. 40 V_κ-Gensegmente (V_n, V_2, V_1) hinter je einer Leader-Sequenz (L) angeordnet. Weit davon entfernt liegen 5 funktionelle J_κ-Gensegmente (J_1, J_2, J_3, J_4, J_5) und dahinter ein C_κ-Gensegment. Durch Rekombination und Spleißen werden ein L-, V_κ-, J_κ- und C_κ-Segment (z. B. L, V_2, J_3, C) zusammengeführt, die dann in eine κ-Kette translatiert werden

Wie die meisten Gene höherer Zellen, enthalten auch die Gene für die L- und die H-Ketten außer den Informationen tragenden Bereichen (**Exons**) noch nicht-kodierende Sequenzen (**Introns**). Die Introns werden nach der Transkription durch **Spleißen** eliminiert (spleißen, seemännischer Ausdruck für das Zusammenfügen zweier Tau-Enden), wodurch die kodierenden RNS-Sequenzen miteinander verknüpft werden. Durch diesen Prozess entsteht aus der primären RNS die Boten-RNS (mRNS).

4.12.2 Gen-Rearrangement und Spleißen

κ-**Kette.** Die Nukleotidsequenzen für den variablen Teil der κ-Kette finden sich auf der DNS als eine größere Zahl von kodierenden Segmenten (Exons). Die Segmente bilden zwei voneinander getrennte Gruppen, nämlich V_κ und etwas stromabwärts davon J_κ [V = Variable (variabel), J = Joining (verbindend)]. Man rechnet mit etwa 40 V_κ-Fragmenten und mit 5 funktionellen J_κ-Fragmenten.

Der Informationsgehalt von jedem V_κ-Exon bezieht sich auf die Aminosäure-Position 1 bis 95 im aminoterminalen Abschnitt des variablen κ-Kettenteils. Die konkrete Information ist aber von V_κ-Exon zu V_κ-Exon verschieden. (Für jedes V-Segment existiert eine sog. Leader-Sequenz. Sie liegt jeweils stromaufwärts vom V-Segment und ist davon durch ein Intron getrennt. Die Leader-Sequenz kodiert für einen Polypeptidbereich, der für den intrazellulären Transport der H- und der L-Ketten wesentlich ist, schlussendlich aber von der Kette abgespalten wird.)

Die Gruppe der V_κ-Segmente repräsentiert somit ein Sortiment von 40 verschiedenen Aminosäuresequenzen für die Positionen 1 bis 95. Für die 5 J_κ-Exons gilt sinn- gemäß das gleiche wie für die V_κ-Exons: Sie enthalten jeweils die Information für die Aminosäure-Positionen 96 bis 110, d.h. für die letzten 15 Aminosäuren im karboxyterminalen Abschnitt des variablen κ-Kettenteils. Stromabwärts von beiden Segmentgruppen V_κ und J_κ findet sich das Gen für den konstanten Teil der κ-Kette (C_κ-Gen)[1].

Bei der Differenzierung der B-Vorläuferzelle kommt es zu folgender Rekombination (Abb. 4.5): Aus der V_κ-Gruppe vereinigt sich ein durch Zufall bestimmtes V_κ-Gensegment mit einem durch Zufall ausgewählten J_κ-Gensegment. Die dazwischen liegende DNS wird herausgeschnitten und deletiert; die Schnittstellen von V_κ und J_κ werden vereinigt. Das so entstandene $V_\kappa J_\kappa$-Gen enthält die gesamte Information für die Aminosäuresequenz des variablen Kettenteils. Damit ist das Gen-Rearrangement für die κ-Kette abgeschlossen. Die Transkription erfasst die gesamte DNS vom $V_\kappa J_\kappa$-Gen bis zum Ende des C_κ-Gens. Auf diese Weise entsteht die primäre RNS. In einem weiteren Schritt (**Spleißen**) werden daraus die nicht-kodierenden Stücke herausgeschnitten und eliminiert; es sind dies die Introns sowie das Stück zwischen dem $V_\kappa J_\kappa$-Gen und dem Beginn des C_κ-Gens. Damit ist die mRNS für die komplette κ-Kette entstanden, die anschließend in eine κ-Polypeptidkette übersetzt wird.

λ-**Kette.** Das Rearrangement für die λ-Kette verläuft nach den gleichen Prinzipien wie bei der κ-Kette.

H-Ketten. Für den variablen Teil der H-Ketten gibt es drei Gruppen rekombinationsfähiger Gensegmente: Sie werden durch die Symbole V, D und J bezeichnet, V = Variable (variabel); D = Diversity (Vielfalt); J = Join-

---

[1] C = Constant (konstant).

ing (verbindend). Die V-Region enthält ca. 50 V_H-Segmente; stromabwärts davon befindet sich die D-Region mit ca. 27 D_H-Segmenten. Darauf folgt die J-Region mit 6 J_H-Segmenten. Noch weiter stromabwärts liegt die C_H-Region. Sie enthält die Information für den konstanten Teil der H-Kette, und zwar jeweils einen Bereich für den H-Kettenteil C_μ, C_δ, C_γ, C_α und C_ε. (Aus Gründen der Darstellbarkeit werden die Unterklassen nicht berücksichtigt. Unberücksichtigt bleibt auch die domänenbezogene Exonstruktur der C_H-Gene.)

Die V-Gensegmente kodieren für den größten Teil der aminoterminalen Position (etwa von 1 bis 97); die D_H-Segmente kodieren für den aminoterminalen Teil des Rests (etwa für 98 bis 107), während die J_H-Segmente die Information für den verbleibenden karboxyterminalen Restanteil liefern (etwa 108 bis 117).

Durch die Rekombination vereinigt sich je eines der V_H-, D_H- und J_H-Gensegmente (◘ Abb. 4.6). Auf diese Weise entsteht ein $V_H D_H J_H$-Gen, das die Information für den variablen H-Kettenteil enthält. Damit ist das Gen-Rearrangement für die Spezifitätsfestlegung abgeschlossen. Weitere Umlagerungen der H-Ketten-DNS betreffen nicht mehr die Spezifität, sondern die Antikörperklasse (s. unten).

Die Transkription der H-Kette setzt beim $V_H D_H J_H$-Gen ein und wird entweder am Ende des $C_{H\mu}$-Gens oder des $C_{H\delta}$-Gens abgeschlossen. Die so entstandene Primär-RNS ist sehr lang. Durch Spleißen wird sie auf den kontinuierlichen Informationsgehalt für die H-Kette reduziert, z. B. entsprechend der Formel $V_H D_H J_H C_{H\mu}$. Die auf diese Weise entstandene mRNS wird sodann in die schwere Kette (hier des IgM) übersetzt.

4.12.3 Die Größe der Diversität

Nimmt man für die κ-Kette 40 V_κ-Gensegmente und 5 J_κ-Gensegmente an, ergeben sich $40 \times 5 = 200$ verschiedene Möglichkeiten, ein $V_\kappa J_\kappa$-Gen herzustellen.

Für die H-Kette nimmt man 50 V_H-Exons an. Daneben existieren ca. 27 D_H-Exons und 6 J_H-Exons. Daraus errechnen sich $50 \times 27 \times 6 = 8100$ Kombinationsmöglichkeiten.

Da sich bei der Antikörperbildung die einmal gebildete κ-Kette mit einer unabhängig davon gebildeten H-Kette vereinigt, ergibt sich für die Kettenkombination κ/H die Zahl der verschiedenen Spezifitätsmöglichkeiten aus dem Produkt der Variantenzahl für die beiden Ketten: $200\,(\kappa) \times 8100\,(H) = 1{,}6 \times 10^6$.

Die Rekombinationsmöglichkeiten für die λ-Kette sind kleiner als die der κ- und der H-Kette. Deshalb ergeben sich für die Kettenkombination λ/H niedrigere Werte. Da sich die Gesamtzahl der Spezifitäten aus der Summe der Variantenzahlen für die Kombination κ/H und λ/H zusammensetzt, ändert sich wenig, wenn man die Kombination λ/H vernachlässigt.

Die Diversifikation wird durch zusätzliche Mechanismen erhöht:
- Die »Naht« zwischen den V-, J- und D-Segmenten wird ungenau ausgeführt. Auf diese Weise können von Fall zu Fall unterschiedliche Kodons entstehen.
- Weiterhin können während der Verknüpfung von V-, J- und D-Gensegmenten fremde Nukleotide eingefügt werden. Dieser Mechanismus wird als N-Region-Diversifikation bezeichnet.
- Schließlich wird der Informationsgehalt rekombinierter V-Regionen durch somatische Hypermutationsereignisse vergrößert.

Berücksichtigt man alle Faktoren der Variantenbildung, so liegt die Zahl der möglichen Antikörperspezifitäten bei 10^{10}.

Zusammenfassend können wir feststellen, dass die Diversität entscheidend durch Rekombination von Keimbahngenen erfolgt und zu einem weiteren Teil durch somatische Mutationen.

4.12.4 Allelen-Ausschluss

Die DNS-Rekombinationen, die in der B-Vorläuferzelle ablaufen und zur Festlegung der Erkennungsspezifität führen, spielen sich stets asymmetrisch ab. Von den sechs Chromosomen (die diploide B-Zelle enthält für jede der drei Ketten – H, κ, λ – zwei Informationsträger in Gestalt des väterlichen und mütterlichen Chromosoms), die in der diploiden Zelle für die Synthese von schweren und leichten Ketten in Betracht kommen, gelangen – wenn überhaupt – nur zwei zu einem biologisch wirksamen Rearrangement.

Die Rekombination beginnt bei einem Chromosom des Chromosomenpaares 14 (H-Kette). Misslingt der Versuch, so wird das andere Chromosom des gleichen Paares ein Rearrangement versuchen. Misslingt auch dieser Versuch, so ist die Zelle zur Antikörperbildung unfähig.

Ist in einem der beiden Chromosomen 14 der erste Umbauversuch erfolgreich, so wird das andere intakte Chromosom durch Hemmung vom Umbau ausgeschlossen. Der Umbau-Impuls geht dann an das Chromosomenpaar 2 (κ-Kette). Gelingt hier der Umbau in einem Chromosom, so werden die noch nicht einbezogenen Chromosomen am Umbau gehemmt. Misslingt der Umbau in beiden Chromosomen 2, so geht der Impuls an das Chromosomenpaar 22 (λ).

In jeder B-Zelle werden die zur Antikörperbildung nicht benötigten Chromosomen entweder durch erfolglosen Umbau oder durch Umbau-Hemmung ausgeschaltet. Dabei gibt es eine Priorität von den Chromosomen 14 (H) über die Chromosomen 2 (κ) bis zu den Chromosomen 22 (λ). Offenbar werden λ-Ketten erst dann zur Antikörperbildung herangezogen, wenn die Bildung der κ-Kette misslingt.

Die geschilderten Vorgänge bedeuten, dass in jeder Zelle nur ein einziges H-Ketten-Chromosom und nur ein einziges L-Ketten-Chromosom zum biologisch wirksamen Rearrangement gelangt. Die Allele der übrigen Chromosomen bleiben damit von der Informationsabgabe ausgeschlossen.

4.12.5 Membranständige und freie Antikörper

Eine junge B-Zelle, die noch nicht durch Antigen stimuliert wurde, synthetisiert Antikörper der Klasse IgM. Diese Antikörper erscheinen als Monomere mit zwei Antigenbindungsstellen. Sie werden in der Membran eingelagert und dienen als erkennungsspezifische Antigen-Rezeptoren. Dies beruht darauf, dass die H_μ-Kette am karboxyterminalen Ende etwa 20 **hydrophobe Aminosäuren** trägt. Diese hydrophobe H_μ-Kette wird als mμ (m = Membran) bezeichnet.

Wird die B-Zelle durch Antigen stimuliert, so wird der IgM-Antikörper in modifizierter Form synthetisiert: Anstelle der hydrophoben Sequenz trägt er am karboxyterminalen Ende der H-Kette eine etwa gleichlange Sequenz **hydrophiler Aminosäuren**. Der auf diese Weise modifizierte IgM-Antikörper kann die Zelle als Pentamer verlassen. Seine H-Kette wird als sμ (s = sezerniert oder Serum) bezeichnet.

Der Wechsel von der hydrophoben zur hydrophilen H-Kette erfolgt auf der RNS-Ebene durch Spleißen. Das Cμ-Gen enthält an seinem 3′-Ende ein Exon für die hydrophile Sequenz und darauf folgend ein Exon für die hydrophobe Sequenz. Für die Synthese der $H_{m\mu}$-Kette wird der ganze Bereich abgelesen. Durch Spleißen wird dann von der primären RNS die Sequenz für die hydrophilen Aminosäuren eliminiert. Der Cm-Bereich endet damit mit der Sequenz für die hydrophoben Aminosäuren der $H_{m\mu}$-Kette.

Soll dagegen eine $H_{s\mu}$-Kette synthetisiert werden, so hört die Transkription am Ende des Exons für die hydrophilen Aminosäuren auf. Das Primärtranskript braucht an dieser Stelle nicht gespleißt zu werden, da es mit der Sequenz für die $H_{s\mu}$-Kette endet.

4.12.6 Der Ig-Klassen-Wechsel (switch)

Nach Abschluss des Rearrangements enthält das für die H-Kette zuständige Chromosom das VDJ-Gen und 3′-stromabwärts davon konsekutiv die Informationsbereiche für C_μ, C_δ, C_γ, C_ε und C_α (die Ig-Unterklassen werden wegen der einfacheren Darstellung nicht berücksichtigt). In diesem Stadium (◘ Abb. 4.6) beginnt die B-Zelle ohne Antigenstimulus mit der Synthese von antigenspezifischen Rezeptoren, d. h. von membranständigen Antikörpern der Klasse IgM (stets vorhanden) und IgD (teilweise vorhanden). Die Doppelproduktion erfolgt aufgrund von 2 verschiedenen Transkriptionsprodukten der gleichen DNS. Dabei entsteht ein kurzes und ein langes Transkript. Das kurze Transkript beginnt mit dem VDJ-Gen und schließt mit dem Ende des Cμ-Gens. Das lange Transkript beginnt ebenfalls mit dem VDJ-Gen, geht jedoch über das Cμ-Gen hinaus und enthält noch das ganze Cδ-Gen. Durch Spleißen entsteht aus der kürzeren Primär-RNS die mRNS für IgM. Die längere Primär-RNS liefert durch Spleißen die mRNS für IgD.

Wird die B-Zelle durch Antigen stimuliert, so bildet sie als erstes sezernierbare Antikörper der Klasse IgM. Einige B-Zellen können darüber hinaus auch membranständige und sezernierbare Antikörper der Klasse IgG, IgA und IgE bilden: Sie stellen entsprechend lange Transkripte her und spleißen sie in geeigneter Form.

Dieser Syntheseweg stellt aber nur einen Übergang dar. Im Verlauf der Immunreaktion entstehen durch Antigenstimulation Abkömmlinge des betroffenen Zellklons, bei denen sich ein zweites Gen-Rearrangement abspielt. Dabei wird das VDJ-Gen durch Rekombination in die Nähe der Region C_γ oder C_α oder C_ε gebracht. Die dazwischen liegenden Regionen werden deletiert. Nach diesem Prozess haben die Zellen das Vermögen verloren, H-Ketten der Klassen IgM oder IgD zu bilden: Sie sind auf IgG oder auf IgA oder auf IgE festgelegt. Diese Umstellung nennt man den Klassen-Wechsel (»class switch«).

Zwei Charakteristika dieser Erscheinung müssen hervorgehoben werden: Es ist einmal die Tatsache, dass bei absolut gleicher Spezifität lediglich die Antikörper-

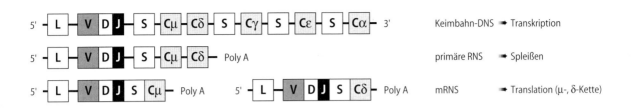

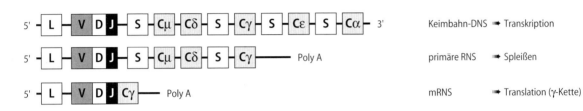

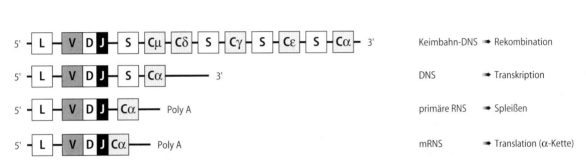

Abb. 4.6. Rekombination der schweren Ketten (Maus). In der Keimbahn-DNS befinden sich ca. 50 V_H-Gensegmente (V_n, V_2, V_1) hinter je einer Leader-Sequenz (L) angeordnet. Weit davon entfernt liegen ca. 27 D_H-Gensegmente (D_n, D_2, D_1), 6 J_H-Gensegmente (J_1, J_2, J_3, J_4) sowie die C-Gensegmente (hier C_μ). Durch Rekombination und Spleißen werden ein L-, V_H-, D_H- und J_H-Segment mit einem C_μ-Segment zusammengeführt, die dann in eine μ-Kette translatiert werden

klasse wechselt. Zum anderen ist es die doppelte Möglichkeit, den Klassenwechsel zu vollziehen, nämlich einmal – übergangsweise – auf RNS-Ebene und zum anderen – endgültig – auf DNS-Ebene.

In Kürze

Antikörper und Antigene

Aufbau der Immunglobuline. Zwei identische schwere (H) und zwei identische leichte (L) Ketten sind über Disulfidbrücken verbunden; L-Ketten in zwei Formen möglich (κ, λ), schwere Ketten in fünf Formen (γ, μ, α, ε, δ), welche die Klasse bestimmen. H- und L-Ketten bestehen je aus einem konstanten und einem variablen Teil; der variable Teil der H- und L-Kette bildet die Antigen-Bindungsstelle. Papain spaltet IgG in ein Fc-Stück (konstanter Teil) und 2 identische Fab-Fragmente (variabler Teil). H- und L-Kette bestehen aus ähnlichen Untereinheiten von ca. 100 Aminosäuren (Domänen).

IgG. 150 kD, 75% der Gesamtserum-Ig, Träger der Sekundärantwort.

IgM. 970 kD, ca. 10% der Gesamtserum-Ig, Pentamere, Träger der Primärantwort, IgM-Monomere als Membranrezeptoren auf B-Lymphozyten.

IgA. Monomere (150 kD) oder Dimere (380 kD), ca. 15% der Gesamtserum-Ig, als sekretorisches IgA in den externen Körperflüssigkeiten.

IgD. 180 kD, Membranrezeptor auf B-Zellen.

IgE. 190 kD, <1% der Gesamtserum-Ig, durch Bindung an Mastzellen, Eosinophile und Basophile Vermittlung der Sofortallergie.

Antigen. Molekül, welches mit den Trägern der Immunantwort (T-Zellen und B-Zellen bzw. Antikörpern) biologisch wirksam reagiert. Antigene für B-Lymphozyten sind Proteine oder Kohlenhydrate, sehr selten Lipide oder Nukleinsäuren.

Epitop. Abschnitt eines Antigens, der vom Antikörper erkannt wird; besteht aus 6–8 Monosacchariden bzw. Aminosäuren.

Hapten. Isoliertes Epitop, das zwar mit Antikörpern reagiert, aber keine Immunantwort hervorruft.

Autologe Situation. Antigen und Antikörper desselben Individuums.

Syngene Situation. Antigen und Antikörper genetisch identischer Individuen.

Allogene Situation. Antigene, die in Individuen einer Spezies in unterschiedlicher Form vorkommen.

Xenogene Situation. Antigen und Antikörper sind von verschiedenen Arten.

Mitogen. Moleküle, welche Lymphozyten unabhängig von deren Antigenspezifität stimulieren, z.B. Concanavalin A, Phytohämagglutinin, Lipopolysaccharid.

Adjuvans. Material, welches die Immunogenität eines Antigens in vivo unspezifisch erhöht (z.B. Freund'sches Adjuvans, Aluminiumhydroxid, Muramyldipeptid).

Antikörper-Determinanten

Isotyp. Merkmal im konstanten Teil der L- bzw. der H-Kette, welches für den jeweiligen Kettentyp charakteristisch ist.

Allotyp. Merkmal, welches in den schweren γ- oder α-Ketten bzw. in den leichten Ketten bei einigen Individuen unterschiedlich vorkommt.

Idiotyp. Merkmal, welches in der Antigenbindungsstelle liegt und daher für Antikörper einer bestimmten Spezifität charakteristisch ist.

Verlauf der Antikörper-Antwort. Nach Erstkontakt mit einem Antigen kommt es nach etwa 10 Tagen zu einem Anstieg der Antikörper im Serum (Primärantwort); anschließend fällt der Antikörpertiter wieder ab. Die Antikörper gehören primär der IgM-Klasse an. Nach Zweitkontakt mit demselben Antigen kommt es rasch zu einem erneuten Serumtiteranstieg (sekundäre oder anamnestische Antwort), es überwiegen Antikörper der IgG-Klasse.

Polyklonale und monoklonale Antikörper. Die Antikörper-Antwort gegen ein bestimmtes Antigen ist meist polyklonal, da ein Antigen normalerweise viele unterschiedliche Determinanten trägt und für jede Determinante Antikörper unterschiedlicher Affinität vorhanden sind. Antikörper, die von den Nachkommen einer einzigen B-Zelle produziert werden, sind völlig identisch, d.h. sie sind monoklonal. Die Technik der B-Zell-Hybridisierung erlaubt die Großproduktion monoklonaler Antikörper.

Die Stärke der Antigen-Antikörperbindung
Avidität. Summarischer Begriff zur Charakterisierung der Bindungsstärke zwischen polyklonalen Antikörpern und ihrem homologen Antigen.

Affinität. Bindungsstärke eines Antikörpers für eine bestimmte Determinante des Antigens.

Folgen der Antigen-Antikörper-Reaktion in vivo.
Toxinneutralisation (z. B. Diphtherie-, Tetanus-, Botulinus-Toxin), Virusneutralisation, Opsonisierung (z. B. von Pneumokokken), antikörperabhängige zellvermittelte Zytotoxizität, Komplementaktivierung, allergische Sofortreaktion, Immunkomplexbildung.

Klonale Selektionstheorie (Burnet). Lymphozyten unterschiedlicher Spezifität entwickeln sich vor dem Erstkontakt mit Antigen; jede Zelle exprimiert Rezeptoren einer einzigen Spezifität; Antigenkontakt führt zur klonalen Expansion der entsprechenden Zelle. Da beim Zweitkontakt mit Antigen mehr spezifische Zellen zur Verfügung stehen, ist die Immunantwort nun deutlich stärker. Umgekehrt führt der Kontakt zwischen autoreaktiven B-Zell-Vorläufern und dem Autoantigen während einer frühen Entwicklungsphase zur Inaktivierung der erkennenden Zellen und damit zur Toleranz gegen »Selbst«.

Genetische Grundlagen der Antikörperbildung.
Für die genetische Vielfalt der B-Zell-Population sind in erster Linie Gen-Rekombinationen (Gen-Rearrangements) verantwortlich. κ-Kette: V_κ und J_κ sind auf getrennten DNS-Segmenten; ein V_κ-Gensegment verbindet sich mit einem J_κ-Gensegment durch Rekombination; das $V_\kappa J_\kappa$-Gensegment wird mit dem C_κ-Gen transkribiert. Ähnliches gilt für die λ-Kette.

H-Kette: Aus einem V-, D-, J-Gensegment entsteht das VDJ-Gen, welches mit dem C-Gen transkribiert wird.

Größe der Diversität: $40\,V_\kappa \times 5\,J_\kappa = 200$; $50\,V_H \times 27\,D_H \times 6\,J_H = 8100$; $200 \times 8100 = 1{,}6 \times 10^6$; Erhöhung durch weitere Variationsmöglichkeiten auf ca. 10^{10}.

Allelen-Ausschluss: In jeder Zelle kommt nur ein einziges H-Ketten-Chromosom und nur ein einziges L-Ketten-Chromosom zum Rearrangement. Die anderen Allele sind davon ausgeschlossen.

Ig-Klassen-Wechsel: Die B-Zelle produziert zuerst membranständiges IgM und IgD. Nach Antigenreiz bildet die B-Zelle entweder sezerniertes IgM, IgG, IgE oder IgA. Die ursprüngliche Spezifität bleibt unabhängig vom Klassenwechsel erhalten.

Komplement
S.H.E. Kaufmann

> **Einleitung**
>
> Das Komplementsystem bildet das wichtigste humorale Effektorsystem der angeborenen Immunität. Zum einen wird es direkt von bestimmten Erregern aktiviert, zum anderen durch die Antigen-Antikörper-Reaktion.

5.1 Übersicht

Die Bindung von Antikörpern an lebende Krankheitserreger führt nicht direkt zu deren Abtötung und Elimination. Um dies zu bewirken, müssen besondere Systeme aktiviert werden. Die dazu führenden Signale sind antigenunspezifisch. Als Signalempfänger kennt man humorale Systeme und zelluläre Elemente. Unter den humoralen Systemen nimmt das Komplement einen besonderen Platz ein.

Das Komplementsystem besteht aus ca. 20 **Serumproteinen** (Komplementkomponenten). Im Serum liegen die Faktoren in ihrer inaktiven Form vor. Wird das System angestoßen, so kommt es zur konsekutiven (sequentiellen) Aktivierung seiner Komponenten. Dies führt zu drei Ergebnissen:
- direkte Lyse von Zielzellen,
- Anlockung und Aktivierung von Entzündungszellen und
- Opsonisierung von Zielzellen.

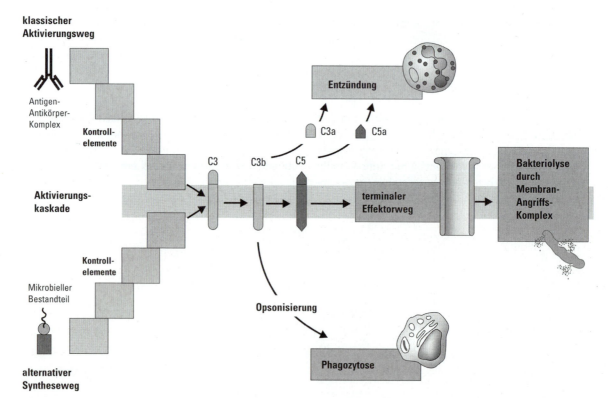

◘ Abb. 5.1. Komplementsystem. Das Komplementsystem kann klassisch durch Antigen-Antikörper-Komplexe oder alternativ über bakterielle Strukturen (LPS, Murein, Lipoteichonsäure) aktiviert werden. Daraufhin können drei Effektorwege beschritten werden: die chemotaktische Komponente C5a führt zum Einstrom von Entzündungszellen, C3b opsonisiert Mikroorganismen und der terminale Effektorweg C5–C9 bildet Poren in der Zielzellmembran

Prinzipiell kann die **Komplementkaskade** in drei Abschnitte unterteilt werden:
- den klassischen Aktivierungsweg,
- den alternativen Aktivierungsweg und
- den gemeinsamen Terminalabschnitt (Abb. 5.1).

Der klassische und der alternative Weg zur Komplementaktivierung stellen typische Beispiele für eine Reaktionskaskade dar, wie man sie bei den Systemen der Blutgerinnung und der Fibrinolyse kennt. Bei diesen Systemen aktiviert ein exogener Stimulus das erste Proenzym; dieses dient dann als Enzym für die Aktivierung des nächsten Proenzyms. Diese Abfolge kann sich mehrmals wiederholen.

Der klassische und der alternative Weg der Komplementkaskade münden beide in einen gemeinsamen Terminalabschnitt ein. Die Reaktionen, die sich hier abspielen, führen zum Aufbau eines Multi-Komponentenkomplexes; dieser bildet in der Membran der Zielzelle eine Pore und führt deren Lyse herbei.

Im Verlauf der Komplementaktivierung entstehen durch enzymatische Fragmentierung der nativen Komponenten mehrere Spaltprodukte. Ihr funktionelles Zusammenwirken löst die **Entzündungsreaktion** aus (▶ s. Kap. 10). Andere Fragmente werden von der Zielzelle gebunden und treten dann in Wechselwirkung mit Phagozyten. Neutrophile Granulozyten und Monozyten besitzen u. a. Rezeptoren für das zentrale Komponentenbruchstück C3b. In gebundenem Zustand vermittelt das Fragment die Aufnahme von Fremdkörpern (**Opsonisierung**, ▶ s. Kap. 4 u. 9).

Da bei den Einzelschritten der Komplementsequenz jeweils ein Enzymmolekül eine große Menge von Substratmolekülen umsetzt, ist das Amplifikationspotential des Systems enorm. Die Aktivierung muss deshalb an kritischen Stellen durch Regulatorproteine kontrolliert werden; dies verhindert ein ungeregeltes Ausufern der Reaktion.

Die einzelnen Komponenten des klassischen Wegs und des terminalen Effektorwegs werden mit C1 bis C9 bezeichnet. Hierbei wird aus historischen Gründen an einer Stelle die numerische Reihenfolge nicht eingehalten. Die klassische Aktivierungsformel lautet: **C1, C4, C2, C3, C5, C6, C7, C8, C9**. Im Folgenden sollen die einzelnen Abschnitte der Komplementaktivierung genauer besprochen werden.

5.2 Der klassische Weg

An dem klassischen Weg der Komplementaktivierung (Abb. 5.2) sind die Komponenten C1, C4, C2 und C3 beteiligt.

C3 stellt den Endpunkt des klassischen Weges und zugleich den gemeinsamen Knotenpunkt des klassischen und des alternativen Weges dar. Über C3 münden beide Aktivierungswege in den terminalen Sequenzabschnitt.

Die Komponente C1 besteht aus den drei Untereinheiten **C1q**, **C1r** und **C1s**. Der klassische Weg wird durch Antikörper der Klasse IgM und IgG eingeleitet. (Humane Antikörper der Klassen IgG1, IgG2 und IgG3 aktivieren Komplement über den klassischen Weg, IgG4 dagegen nicht. Die murinen Antikörper der Klassen IgG2a, IgG2b und IgG3 aktivieren Komplement, IgG1 dagegen nicht.)

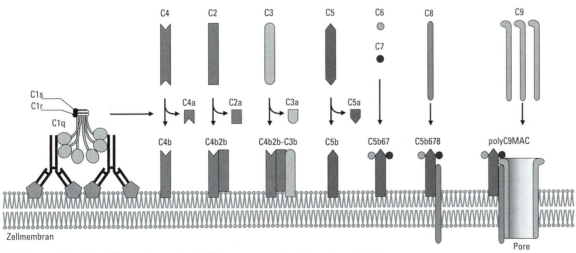

Abb. 5.2. Klassischer Weg und terminale Effektorsequenz der Komplementaktivierung

Die Komplementkomponente C1q reagiert mit der C_H2-Domäne des IgG und der C_H3-Domäne des IgM. In beiden Fällen sind die **reagiblen** Domänen Bestandteile des Fc-Stücks. Die Reaktionsbereitschaft des Fc-Stücks ist erst gegeben, wenn der Antikörper mit »seinem« Antigen reagiert hat.

C1q besitzt 6 Bindungsstellen; seine Aktivierung erfolgt erst nach Bindung an mehrere Antikörpermoleküle. Die Reaktion von C1q mit den Antikörpern führt zu einer Konformationsänderung des C1q und dadurch zur Aktivierung von C1r und C1s; diese Komponenten sind in ihrer inaktiven Form mit C1q assoziiert. Aktiviertes C1qrs wirkt als Esterase; deren natürliche Substrate sind die Komponenten C4 und C2. C4 wird in ein kleineres (**C4a**) und ein größeres (**C4b**) Fragment gespalten. Das Fragment C4b, welches sich in der Nähe des Antikörper-C1qrs-Komplexes anlagert, führt die Komplementsequenz fort, indem es die Nativkomponente C2 bindet. Durch die Anlagerung an C4b exponiert das C2 seine enzymatisch spaltbare Stelle und wird durch die C1qrs-Esterase fragmentiert. Es entstehen damit der Komplex **C4b2b** und das kleine Fragment **C2a**. Das gebundene C2b-Fragment ist enzymatisch aktiv.

Der C4b2b-Komplex spaltet die native Komponente C3; er wird deshalb als C3-Konvertase des klassischen Wegs bezeichnet. Die C3-Spaltung ergibt das kleinere Polypeptid **C3a** und das größere, an der Komplementkaskade beteiligte Fragment **C3b**. C3b ist in statu nascendi hochreaktiv; es geht mit allen NH_2- oder OH-Gruppen kovalente Bindungen ein. Dementsprechend wird ein Teil des anfallenden C3b in der Nähe des C4b2b-Komplexes gebunden; es entsteht der **C4b2b3b-Komplex**. Dieser Komplex ist dazu befähigt, das native C5 zu spalten; er wird deshalb als C5-Konvertase bezeichnet. Die abseits vom Komplex C4b2b gebundenen einzelnen C3b-Moleküle exponieren eine Struktur, die mit einem Rezeptor reagieren kann, der sich auf neutrophilen Granulozyten und Makrophagen befindet (C3b-Rezeptor, ▶ s. Kap. 9). Diese Reaktion führt zur Phagozytose des C3b-beladenen Fremdpartikels (**Opsonisierung**). Gebundenes C3b ist also funktionell mit dem Fc-Stück des gebundenen IgG-Antikörpers vergleichbar: Beide besitzen opsonisierende Aktivität. Das bei der C3-Spaltung anfallende **C3a** wird als **Anaphylatoxin** bezeichnet; es bewirkt die Histaminfreisetzung aus Mastzellen.

Mehrere Kontrollproteine zügeln direkt und indirekt die Entstehung der C3-Konvertase. Zum ersten wird die Aktivität der C1-Esterase durch den natürlichen Inhibitor **C1INH** gehemmt.

Zum zweiten existieren Proteine, welche sich an C4 anlagern und dadurch die zur Spaltung notwendige Bindung des C2 verhindern. Dies sind zum einen das im Serum vorhandene C4-Bindungsprotein und zum anderen ein Zelloberflächenprotein, das als **DAF** (engl.: **d**ecay **a**ccelerating **f**actor) bezeichnet wird.

5.3 Die terminale Effektorsequenz

An der Spaltung des C5 ist das in C2b enthaltene Aktivzentrum beteiligt: C2b spaltet neben C3 auch C5. Die Komponente C5 ist in freiem Zustand für das Enzym nicht zugänglich. Deshalb wird zuerst freies C5 an das C3b des Komplexes C4b2b3b gebunden. Dadurch wird die spaltbare Stelle des C5 exponiert und für das C2b-Enzym erreichbar (◘ Abb. 5.2).

Bei der Spaltung des C5 entstehen zwei Fragmente. Das kleinere Bruchstück **C5a** bleibt in der flüssigen Phase. Es wirkt analog dem C3a als **Anaphylatoxin**, darüber hinaus kann es Leukozyten anlocken (**Leukotaxin**). Das größere Fragment **C5b** leitet die terminale Effektorsequenz ein. Dabei bildet sich schließlich ein Heteropolymer, welches als Membran-Angriffskomplex (**m**embrane **a**ttack **c**omplex, kurz: **MAC**) bezeichnet wird. Der MAC führt die Membranläsion mit anschließender Lyse herbei.

Der MAC entsteht in mehreren Phasen. Zunächst reagiert C5b spontan mit den nativen Komponenten C6 und C7. Der so entstandene **C5b67-Komplex** reagiert dann mit dem nativen C8. In diesem Stadium kann der Komplex bereits zur Zytolyse führen; die Wirkung ist jedoch wenig effizient. Die eigentliche Aufgabe des **C5b678-Komplexes** ist die Polymerisation von C9. **PolyC9**, das am Ort der C5b678-Ablagerung gebildet wird, bildet den funktionellen Kern des MAC. Der MAC stellt sich als ein amphiphiler Hohlzylinder mit Außenwülsten dar. Er ragt nach seiner Bindung an die Lipid-Doppelschicht durch die gesamte Zellmembran. (Als »amphiphil« bezeichnet man ein Makromolekül dann, wenn es regional getrennte Areale mit hydrophoben und mit hydrophilen Eigenschaften besitzt.) Seine Länge ist 150 Å, sein innerer Durchmesser 100 Å und der äußere Durchmesser 200 Å.

Der MAC schafft in der Membran eine Pore; dadurch bewirkt er den Influx von Na^+-Ionen in die Zelle und letztendlich deren Lyse. In der elektronenmikroskopischen Aufnahme imponieren die Läsionen als dunkle (elektronendichte) »Löcher«, die von einem helleren Ring umgeben sind.

5.4 Der alternative Weg

Das Komplementsystem kann auch durch andere Signale als die des Antikörpers aktiviert werden (Abb. 5.3). Signale dieser Art gehen u. a. von verschiedenen mikrobiellen Bestandteilen aus, z. B. von **Zymosan** (Zellwandkohlenhydrate von Hefen), **Dextran** (Speicherkohlenhydrate von Hefen und einigen grampositiven Bakterien) oder **Endotoxin** (Lipopolysaccharid der Enterobakterien). Demzufolge hat der Makroorganismus die Möglichkeit, das Komplementsystem vor Einsetzen der spezifischen Immunantwort zu aktivieren.

Folgende Proteine sind am alternativen Weg beteiligt:
- Komponente C3,
- Faktoren B und D (Faktor D ist in seiner Nativ-Form ein aktives Enzym; sein natürliches Substrat ist der gebundene Faktor B),
- Properdin (P) sowie
- die regulatorischen Moleküle C3b-Inaktivator (Faktor I) und Faktor H (früher β_1H genannt).

Die Aktivierung beruht auf folgenden Voraussetzungen:
In geringem Umfang entsteht aus dem Serum-C3 spontan ein C3b-Äquivalent, ohne dass C3a freigesetzt wird. Das C3b-Äquivalent (**C3b$^+$**) kann sich locker mit dem Faktor B assoziieren und dessen spaltbare Stelle zum Vorschein bringen. Unter der enzymatischen Einwirkung von Faktor D wird der gebundene Faktor B in die Bruchstücke Ba und Bb gespalten. Es entsteht der **C3b$^+$Bb-Komplex**. Dieser Komplex ist nun seinerseits enzymatisch wirksam. Er spaltet die Nativ-Komponenten C3 und C5.

Das aktive Zentrum des Enzyms C3b$^+$Bb ist in Bb enthalten. Der geschilderte Reaktionsweg läuft im Plasma unter normalen Verhältnissen dauernd ab. Sein Ausmaß ist aber sehr gering, da er unter Einwirkung der Kontrollfaktoren I und H steht und laufend gehemmt wird. Hierbei verdrängt der Faktor H Bb von dessen Bindungsstelle am C3b$^+$. In dem so entstandenen Komplex **C3b$^+$H** wird eine spaltbare Stelle des C3b$^+$ exponiert und durch das Enzym I (C3b-Inaktivator) gespalten. Das Kontrollsystem aus H und I sorgt also dafür, dass der natürliche Anfall von reagiblem C3b$^+$ sofort ausgeschaltet wird.

Mikrobielle Strukturen wie Zymosan haben das Vermögen, das natürlicherweise anfallende C3b$^+$ in einer besonderen Form zu binden. Diese Form ist unfähig, mit H zu reagieren. Dies bedeutet, dass die von Zymosan gebundenen C3b$^+$-Moleküle aus der I/H-Kontrolle geraten. Ohne Störung entwickelt sich das Enzym

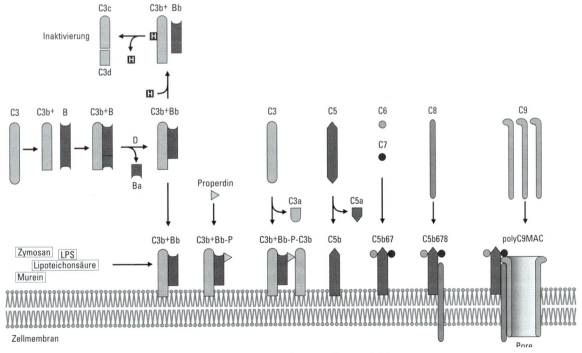

Abb. 5.3. Alternativer Weg und terminale Effektorsequenz der Komplementaktivierung

C3b⁺Bb; dieses wird durch P stabilisiert und generiert jetzt das enzymatische Spaltprodukt C3b, welches seinerseits wieder an Zymosan gebunden wird usw. Der Vorgang ist als Selbst-Amplifikation zu verstehen. Er mündet in eine stürmisch verlaufende, unkontrollierte C3-Spaltung. Der alternative Weg leitet somit die terminale Effektorsequenz ein. Da das C3b, welches durch die C3-Konvertase des klassischen Wegs gebildet wird, ebenfalls mit Faktor B und D reagieren kann, sind der alternative und klassische Weg des Komplementsystems miteinander verbunden. Der alternative Weg kann als Verstärkersystem des klassischen Aktivierungsmechanismus verstanden werden.

5.5 Anaphylatoxine

Die Spaltprodukte C4a, C3a und C5a werden als Anaphylatoxine bezeichnet, da sie **anaphylaktische Reaktionen** auslösen (▶ s. Kap. 10). Sie regen Mastzellen an, Histamin auszuschütten. Außerdem bewirken sie die Kontraktion der glatten Muskulatur. C5a ist nicht nur ein potenteres Anaphylatoxin als C3a und C4a, es übt darüber hinaus eine chemotaktische Wirkung gegenüber neutrophilen Granulozyten aus (Leukotaxin). Schließlich stimuliert es auch die Bildung von reaktiven Sauerstoffmetaboliten und von Leukotrienen. Die Komplementspaltstücke C4a, C3a und C5a sind wichtige Mediatoren der Entzündung und der Überempfindlichkeit; sie werden in ▶ Kap. 10 besprochen. Anaphylatoxine werden durch eine Serum-Karboxypeptidase inaktiviert, die **Anaphylatoxin-Inaktivator** genannt wird.

In Kürze

Komplement

Aktivierung des Komplementsystems führt zu: Lyse von Zellen; Anlockung von Entzündungszellen; Opsonisierung.

Klassischer Aktivierungsweg. Beteiligte Komponenten: C1, C4, C2, C3; Aktivierung durch Antigen-Antikörper-Komplexe: Es entsteht der C4b2b3b-Komplex und einzelnes C3b auf Zielzellen sowie freies C4a und C3a.

Alternativer Aktivierungsweg. Beteiligte Komponenten: C3, B, D, Properdin, I, H; Aktivierung durch mikrobielle Bestandteile. Es entsteht der C3b⁺Bb-Komplex und einzelnes C3b auf Zielzellen.

Gemeinsamer Terminalabschnitt. Beteiligte Komponenten: C5, C6, C7, C8, C9; Aktivierung durch den C4b2b3b oder den C3b⁺Bb-Komplex auf Zielzellen. Es entsteht ein amphiphiler Hohlzylinder auf der Zielzelle, der deren Lyse herbeiführt, sowie freies C5a.

Anaphylatoxine. C4a, C3a aus dem klassischen Weg sowie C5a aus dem terminalen Weg, die in Lösung bleiben, locken Entzündungszellen an. C5a ist das wirkungsvollste Anaphylatoxin.

Opsonisierung. Einzelnes C3b auf Zielzellen wird von Phagozyten über entsprechende Rezeptoren erkannt und vermittelt die Phagozytose.

Antigen-Antikörper-Reaktion: Grundlagen serologischer Methoden

S. H. E. Kaufmann

❯❯ Einleitung

Der Nachweis von Antigenen oder Serumantikörpern spielt in der medizinischen Diagnostik eine bedeutende Rolle.
Folgende Erscheinungen zeigen eine abgelaufene Antigen-Antikörper-Reaktion an:

- Es bilden sich sichtbare Komplexe;
- es verändert sich die biologische Aktivität des Antigens bzw. der antigentragenden Zellen;
- zugesetztes Komplement wird aktiviert und verschwindet aus der flüssigen Phase;
- die Bindung des Antikörpers an das Antigen bedeutet einen Substanzzuwachs und
- durch geeignete Markierung von einem der beiden Partner wird die Reaktion nachweisbar.

6.1 Bildung sichtbarer Antigen-Antikörper-Komplexe

Antikörper sind mindestens **bivalent**: Jedes Antikörpermolekül besitzt 2 oder mehr Antigenbindungsstellen. Antigene sind in der Regel **polyvalent**: Auf einem Antigenmolekül befinden sich mehrere Epitope. Dementsprechend führt die Reaktion zwischen Antigen und homologen Antikörpern unter geeigneten Bedingungen (im Serum oder in Lösung) zur Bildung von sichtbaren **Antigen-Antikörper-Komplexen**. In Abhängigkeit von der Größe des Antigens ergibt sich das Bild der **Präzipitation**, der **Flocculation** oder der **Agglutination**. Die 3 Ausdrücke verwendet man jeweils, um die Größe des Antigenpartikels anzudeuten. Bei der Antikörper-Reaktion mit freien Antigenmolekülen spricht man von Präzipitation, bei der mit kleinen Partikeln von Flocculation und bei der mit großen Partikeln oder Zellen von Agglutination. Das zugrundeliegende Prinzip bleibt gleich: In allen Fällen handelt es sich um die Bildung eines Netzwerks aus Antigen und Antikörper.

6.1.1 Immunpräzipitation in löslicher Phase (Heidelberger-Kurve)

Treffen Antigen- und Antikörper-Moleküle in flüssiger Phase aufeinander, so kommt es zur Vernetzung: Jedes Antikörpermolekül kann mit den Determinanten von 2 oder mehreren Antigenmolekülen reagieren. Die Größe der entstehenden Komplexe hängt von der **Valenz** des Antigens und dem Mengenverhältnis von Antigen und Antikörper ab (Valenz bedeutet hier Zahl der Epitope pro Molekül bzw. pro Partikel). Unter geeigneten Bedingungen kommt es zur Ausbildung **unlöslicher Komplexe**, die in der wässrigen Phase quantitativ ausfallen. Man kann die Bedingungen der Reaktion, wie M. Heidelberger zeigte, leicht ermitteln, indem man zu einer konstanten Antikörper-Menge ansteigende Mengen Antigen zufügt. Trägt man die Menge des zentrifugierbaren Präzipitats gegen die Mengen an zugefügtem Antigen auf, so ergibt sich eine charakteristische Kurve (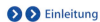 Abb. 6.1). Der Scheitel dieser Kurve entspricht der Äquivalenz von Antigen und Antikörper: In dieser **Äquivalenzzone** kommt es zur **maximalen Präzipitatbildung**. Der vorhandene Antikörper wird ebenso wie das vorhandene Antigen vollständig in die Präzipitatbildung einbezogen. Nach Abschleudern des Präzipitats enthält der Überstand weder freien Antikörper noch freies Antigen und auch keine löslichen Komplexe. Der linke Schenkel der Kurve zeigt die Verhältnisse bei Antikörper-Überschuss: Das zugefügte Antigen wird vollständig präzipitiert; der Überstand zeigt nur freien, nicht-komplexierten Antikörper und weder Antigen noch lösliche Komplexe. Der rechte Schenkel schließlich zeigt an, dass sich bei Antigenüberschuss lösliche Immunkomplexe bilden: Hier enthält der Überstand freies Antigen und lösliche Komplexe, jedoch keinen freien Antikörper.

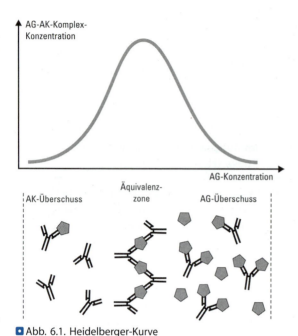

◘ Abb. 6.1. Heidelberger-Kurve

6.2 Nachweis der Antigen-Antikörper-Reaktion durch markierte Antikörper

6.2.1 Immunfluoreszenz

Bei der Immunfluoreszenz dient ein fluoreszierender Farbstoff (z. B. Fluoreszein-Isothiozyanat) als Indikator. Die Immunfluoreszenz wird zum fluoreszenz-mikroskopischen Nachweis von Antigenen oder Antikörpern eingesetzt. Für die mikrobiologische Diagnostik wichtig ist der **Fluoreszenz-Treponemen-Antikörper-Absorptions-Test (FTA-ABS-Test)**, er dient zum Nachweis von Luesspezifischen Antikörpern. Dabei wird die Reaktion von präabsorbiertem Patientenserum mit abgetöteten Treponemen durch ein fluoreszenzmarkiertes Coombs-Serum nachgewiesen (das Coombs-Serum erkennt humanes Immunglobulin; ▶ s. Abschnitt 6.3.4).

Zum Nachweis von Tollwut-spezifischem Virus-Antigen in den Zellen des zentralen Nervensystems wird ein histologischer Hirnschnitt mit einem Fluoreszeinmarkierten, virusspezifischen Antikörper inkubiert. Mit einem analogen Ansatz kann man im Bindehautsekret nach Erregern des Trachoms suchen.

6.2.2 Moderne Methoden zum Antigennachweis mit Hilfe markierter Antikörper

Durch die Entwicklung monoklonaler Antikörper hat der Antigennachweis mit Hilfe markierter Antikörper einen enormen Aufschwung erfahren. Im Prinzip beruhen die verschiedenen Verfahren darauf, dass man zu einem Gemisch, welches das fragliche Antigen enthält, einen monoklonalen Antikörper gibt und den resultierenden Antigen-Antikörper-Komplex von der flüssigen Phase abtrennt. Anschließend wird der Komplex mit einem empfindlichen Nachweissystem identifiziert und, falls erwünscht, quantitativ erfasst. Obwohl man hierbei den Indikator direkt an den monoklonalen Antikörper (»**Primär-Antikörper**«) koppeln könnte, bedient man sich bevorzugt indirekter Verfahren; dabei werden meist polyklonale Antikörper (»**Sekundär-Antikörper**«) verwendet, die den ersten Antikörper erkennen. Dies hat zwei Vorteile: Zum einen kann man für monoklonale Antikörper aller Spezifitäten das gleiche Indikator-Serum benutzen. Zum anderen reagieren mehrere Moleküle des sekundären Antikörpers mit einem einzigen Molekül des primären Antikörpers; dies stellt einen Verstärkereffekt dar, der die Empfindlichkeit des Systems erhöht.

ELISA. Beim **enzymgekoppelten Immunosorbent-Assay** (**E**nzyme-**L**inked **I**mmuno**s**orbent-**A**ssay, kurz ELISA) wird das Antigen an eine Festphase (z. B. den Boden einer Plastikplatte) kovalent gebunden; anschließend wird der primäre Antikörper zugegeben. Die entstandenen Antigen-Antikörper-Komplexe bleiben an die Festphase gebunden, die überschüssigen Antikörper werden abgewaschen. Darauf werden die sekundären Antikörper zugegeben; die ungebundenen Sekundär-Antikörper werden abschließend vom Komplex abgewaschen. Da an die sekundären Antikörper vorher ein geeignetes Enzym (z. B. Peroxidase oder Phosphatase) gekoppelt wurde, kommt es nach Zugabe des entsprechenden Testsubstrats zur Umsetzung in ein farbiges Produkt, dessen Menge mit Hilfe eines Photometers bestimmt werden kann. Die Produktmenge steht in direkter Beziehung zur Menge des nachzuweisenden Antigens.

Beim Sandwich-ELISA werden 2 Antikörper, die für 2 unterschiedliche Epitope eines größeren Antigens (typischerweise eines Proteins) spezifisch sind, eingesetzt. Der erste spezifische Antikörper ist an eine Festplatte gebunden und hat die Aufgabe, das Antigen festzuhalten. Der zweite Antikörper, an den ein geeignetes Enzym gekoppelt wurde, dient zum Antigennachweis. Zugabe des entsprechenden Testsubstrats führt zur Bildung eines messbaren, farbigen Produkts.

ELISPOT Assay. Mit Hilfe des **ELISPOT-Assays** (Enzyme-Linked Immunospot-Assay) können antigenproduzierende Zellen nachgewiesen werden. Als Antigene dienen in erster Linie von Plasmazellen produzierte Antikörper (▶ s. Kap. 4) oder von T-Lymphozyten synthetisierte Zytokine (▶ s. Kap. 8). Es handelt sich hier um eine Abwandlung des Sandwich-ELISA: Die produzierenden Zellen werden auf eine Filtermatte gesaugt, an die ein spezifischer Antikörper gebunden wurde. Der Antikörper bindet das freigesetzte Antigen. Nach Waschen wird ein zweiter Antikörper, der ebenfalls für das nachzuweisende Antigen spezifisch ist und mit einem geeigneten Enzym markiert wurde, hinzugegeben. In diesem Fall wird ein Substrat verwendet, das am Reaktionsort ausfällt. An den Stellen der Antigenbindung entstehen sichtbare Punkte, die ein Maß für die Zahl der produzierenden Zellen darstellen.

Durchflusszytometrie. In letzter Zeit hat die fluoreszenzimmunologische Messung von Leukozyten und anderen Zellen im Durchflusszytometer breite Anwendung gefunden. Man benutzt dafür monoklonale Antikörper gegen solche Oberflächenantigene, die als Marker zur Katalogisierung der Zellen dienen (s. z. B. CD-Nomenklatur in Tabelle 2.1). Die Auswertung geschieht durch automatische Zählung der angefärbten Zellen mit einem Laserstrahl in computergesteuerten Durchflusszytometrie-Geräten (FACS engl. Fluorescence-Activated-Cell-Sorter).

FACS und MACS. Mit Hilfe von FACS und MACS (Magnetic-Absorbance-Cell-Sorter) können Antikörper-markierte Zellen sortiert werden. Beim FACS werden die Nachweisantikörper mit einem Fluoreszenzfarbstoff und beim MACS mit magnetisierten Partikeln markiert. Beim FACS werden die gefärbten Zellen mit einem Laserstrahl aussortiert, während beim MACS die magnetisierten Zellen im Magnetfeld von den nichtmarkierten Zellen abgetrennt werden. Diese Geräte sind zur präparativen Gewinnung definierter Zellpopulationen geeignet.

6.3 Blutgruppenserologie

Erythrozyten tragen auf ihrer Oberfläche zahlreiche **Alloantigene**, die in verschiedenen Systemen zusammengefasst werden. Der Besitzer eines bestimmten Antigens XY wird als Träger des Blutgruppenmerkmals XY bezeichnet. Die einzelnen Antigene eines Blutgruppensystems sind genetisch fixiert; sie können bei einzelnen Individuen ausgeprägt sein oder fehlen. Ihr Ensemble bildet ein Mosaik, das von Individuum zu Individuum verschiedenartig sein kann. (Einer vergleichbaren Situation begegnet man in der Bakteriologie, wenn eine Bakterien-Spezies aufgrund eines unterschiedlichen Antigenmosaiks serologisch in viele Serotypen unterteilt werden muss. Das bekannteste Beispiel stellt die Aufteilung der Salmonellen in mehr als 2400 Serotypen im Kauffmann-White-Schema dar.)

In der Blutgruppenserologie unterscheidet man mehrere Systeme; die wichtigsten werden als **AB0, Rhesus (Rh), Kell, Duffy, Lewis** und **Kidd** bezeichnet. AB0 und Rh stellen die weitaus wichtigsten Blutgruppensysteme dar.

6.3.1 AB0-System

Im AB0-System kennt man 4 phänotypisch ausgeprägte Formen (**Allotypen**); sie werden mit den Formeln **A, B, AB**

Tabelle 6.1. Das AB0-System

Genotyp	Antigen	Phänotyp (= Blutgruppe)	Natürliche Serumantikörper	Verteilung in Deutschland in %
A/A, A/0	A	A	Anti-B	43
B/B, B/0	B	B	Anti-A	13
0/0	H	0	Anti-A, Anti-B	39
A/B	A, B	AB	keine	5

oder **0** bezeichnet. Träger der Blutgruppe A besitzen auf ihren Erythrozyten das Antigen A, die der Gruppe B das Antigen B, die der Gruppe AB beide Antigene und die der Gruppe 0 keines der beiden Antigene (Tabelle 6.1).

Die Antigene konnten biochemisch charakterisiert werden. Als chemische Grundstruktur fungiert ein **Sphingolipid**, das **Fukose** trägt und als **H-Substanz** bezeichnet wird. Erythrozyten der Blutgruppe 0 besitzen lediglich diese Grundstruktur. Bei der Blutgruppe A kommen zusätzlich N-Azetyl-Galaktosamin-Moleküle hinzu; bei der Gruppe B sind es Galaktose-Moleküle. Erythrozyten der Blutgruppe AB besitzen beide Zuckerformen (Abb. 6.2).

Die Anheftung des jeweiligen Zuckermoleküls an die H-Substanz wird von Enzymen vermittelt, die auf dem A- bzw. B-Allel des für das AB0-System zuständigen Gens kodiert sind. Die A- und B-Merkmale werden kodominant und im Hinblick auf das 0-Merkmal dominant vererbt. Der Phänotyp »A« kann daher auf jeweils 2 Genotypen beruhen, nämlich auf A/A (homozygot) oder A/0 (heterozygot). Für den Phänotyp »B« gilt entsprechend der Genotyp B/B oder B/0. Für die Phänotypen 0 und AB existiert jeweils nur ein Genotyp, nämlich 0/0 bzw. A/B (s. Tabelle 6.1).

Wie zu erwarten, wirken die Blutgruppensubstanzen A, B und AB für Individuen, die sie nicht besitzen, als Alloantigene. Da das 0-Merkmal als gemeinsame Struktur bei allen Menschen vorkommt, wirkt es in keinem Fall als Antigen.

Eine Besonderheit des AB0-Systems besteht darin, dass alle erwachsenen Individuen gegen diejenigen Antigene, welche sie nicht besitzen, Antikörper haben. Diese Antikörper werden als **physiologische Antikörper** bezeichnet. Individuen der Gruppe A besitzen physiologischerweise Antikörper gegen Antigen B, Individuen der Gruppe B besitzen Antikörper gegen Antigen A und Individuen der Gruppe 0 besitzen Antikörper gegen die Antigene A und B. Dagegen besitzen Individuen der Gruppe AB weder Antikörper gegen A noch gegen B, da für sie keines dieser beiden Antigene fremd ist (s. Tabelle 6.1).

Neugeborene haben noch keine natürlichen Antikörper. Sie werden in den ersten Lebensmonaten gegen heterogenetische Antigene gewisser Bakterien aus der Darmflora gebildet. Diese Antigene sind mit den Blutgruppenantigenen identisch oder teilidentisch (▶ s. Kap. 4). Die physiologischen Antikörper gehören der **IgM-Klasse** an und sind daher nicht plazentagängig. In der Regel zeigen sie mit den korrespondierenden Erythrozyten eine deutliche Hämagglutination; sie werden deshalb als **Isohämagglutinine** bezeichnet.

Bereits bei der ersten **Transfusion einer fremden AB0-Blutgruppe** kommt es zu einer heftigen Reaktion, bei der die Isohämagglutinine mit den homologen Erythrozyten reagieren.

Bei Übertragung von Blut der Gruppe A auf ein Individuum der Gruppe B treten 2 getrennte Reaktionen auf. Einmal reagieren die A-spezifischen Antikörper des Empfängers mit den gespendeten A-Erythrozyten; zum anderen reagieren auch die B-spezifischen Antikörper im Spenderblut mit den B-Erythrozyten des Empfängers. Die erstgenannte, weitaus schwerwiegendere Reaktion wird als **Major-Reaktion** bezeichnet; die zweitgenannte, leichtere als **Minor-Reaktion**.

Bei der Transfusion von Blut der Gruppe AB auf einen Empfänger der Gruppe A oder B tritt nur eine Major-Reaktion ein, während es bei Übertragung von Blut der Gruppe 0 auf einen Empfänger der Gruppe A oder B oder AB lediglich zur Minor-Reaktion kommt.

Bei einem Empfänger der Gruppe AB kann niemals ein Major-Zwischenfall eintreten, ob man ihm nun Blut eines A-, eines B- oder eines 0-Spenders zuführt. Aufgrund dieser Verhältnisse bezeichnet man die Angehörigen der Blutgruppe 0 als **Universalspender** und die Angehörigen der Blutgruppe AB als **Universalempfänger**. Im Normalfall wird jedoch auf diese Möglichkeit nicht zurückgegriffen: Es wird nur **gruppengleiches** Blut übertragen. Deshalb muss vor jeder Bluttransfusion die **Blutgruppenbestimmung** mit zusätzlicher Absicherung durch die Kreuzprobe stehen.

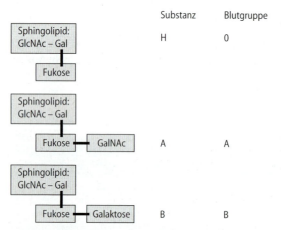

Abb. 6.2. Chemischer Aufbau der Antigene des AB0-Systems. *GlcNAc* N-Azetyl-Glukosamin, *GalNAc* N-Azetyl-Galaktosamin, *Gal* Galaktose

6.3.2 Rh-System

Aufgrund seiner hohen Immunogenität ist das Rhesus-System für die Transfusionsmedizin von großer Bedeutung. Die Rhesusantigene werden mit den Buchstaben C bzw. c, D und E bzw. e bezeichnet. Diese Antigene werden durch zwei Genbereiche kodiert, die eng beieinander liegen und daher meist zusammen vererbt werden. Der erste Genbereich ist für das Antigen D und der zweite für die Antigene C,c,E,e zuständig. Serologisch bestimmbar sind lediglich die Antigene C, D, E, c und e.

Für das Allelpaar »C/c« ergeben sich drei Expressionsmöglichkeiten: CC, cc (beide homozygot) und Cc (heterozygot). Das mit Abstand stärkste Rh-Antigen ist D; andererseits kann das Antigen D aufgrund einer vollständigen Deletion des kodierenden Gens ganz fehlen. Dementsprechend bedeutet bei **Transfusionsempfängern, Blutspendern** sowie in der **Schwangerschaftsvorsorge** die Kurzbezeichnung **Rh-pos** (D pos) das Vorhandensein des D-Antigens, während das Symbol **Rh-neg** (D neg) dessen Fehlen anzeigt. Da das Fehlen des D-kodierenden Gens molekularbiologisch noch nicht beweisbar ist, kann bei einem **Rh-pos** Individuum zwischen der homozygoten (**DD**) und heterozygoten (**Dd**) Form nicht unterschieden werden. Man verwendet für beide das Symbol D.. (Der Punkt bedeutet, dass sowohl DD als auch Dd vorliegen kann.) Bleibt die serologische Reaktion mit Anti-D dagegen aus, so muss es sich um dd handeln (damit steht d für den deletierten Genort für Antigen D). Nach dem Antigen D ist Antigen c das zweitstärkste Antigen, gefolgt von Antigen C. Die Antigene E und e sind schwächer immunogen.

Im Gegensatz zum AB0-System kommen Antikörper gegen Rh-Antigene natürlicherweise nicht vor. Sie werden erst in pathologischen Situationen erworben. Diese Antikörper gehören der IgG-Klasse an. Sie sind **plazentagängig** und besitzen **unvollständig hämagglutinierende Aktivität** (s.u.).

Aufgrund der starken Immunogenität ist das Rhesus-System für die Bluttransfusion von ebenso großer Bedeutung wie das AB0-System. Bei der Bluttransfusion müssen Spender und Empfänger im Hinblick auf die summarische Bezeichnung **Rh-pos** oder **Rh-neg** gleich sein. Bei der Erstübertragung von **Rh-pos** Erythrozytenpräparaten auf einen **Rh-neg** Empfänger kommt es zu keiner Transfusionsreaktion. Der Empfänger wird aber dabei mit hoher (>80%) Wahrscheinlichkeit immunisiert und würde dann bei erneuter Übertragung von **Rh-pos** Erythrozyten eine Transfusionsreaktion erleiden.

Das Rh-System ist wegen der Plazentagängigkeit der D-spezifischen Antikörper von großer Bedeutung für die Schwangerschaftsvorsorge. Erwartet eine **Rh-neg** Mutter ein **Rh-pos** Kind, treten bei der ersten Gravidität keine Probleme auf. Während der Geburt wird aber Blut zwischen Mutter und Neugeborenem ausgetauscht. Die Mutter wird gegen D sensibilisiert und bildet **Anti-D-Antikörper** der IgG-Klasse. Bei der zweiten Schwangerschaft passieren diese Antikörper die Plazenta und lysieren Erythrozyten des Fetus, wenn dieser **Rh-pos** ist. Dies führt in utero beim Fetus zur hämolytischen Anämie mit Hyperbilirubinämie und Kernikterus. Resultat ist der **Morbus haemolyticus neonatorum**.

Bei rechtzeitiger Diagnose kann die Erythroblastose verhindert werden. Die Gabe von **Anti-D-Antikörpern** (**Rhesus-Prophylaxe**) während der ersten Schwangerschaft und unmittelbar nach der Geburt eines **Rh-pos** Kindes durch eine **Rh-neg** Mutter unterbindet die Sensibilisierung der Mutter, d.h. die Bildung von D-spezifischen Antikörpern.

6.3.3 Antigene anderer Blutgruppensysteme

Es existieren noch weitere Blutgruppensysteme, deren Antigene sich bei jedem Menschen finden. Gegen diese Antigene werden nur selten Antikörper gebildet. Als Störfaktor treten sie nur selten in Erscheinung. Dies hat folgende Gründe:
— ihre Wirkung als Allo-Antigen ist schwach,
— natürliche Antikörper kommen entweder selten vor oder sind aufgrund ihrer geringen Reaktivität bedeutungslos,
— häufig tragen Spender und Empfänger gleiche Antigene.

Die hierher gehörigen Systeme können aber bei den zahlreichen Transfusionen, die einzelnen Patienten gelegentlich verabreicht werden müssen, zur Sensibilisierung führen. Dadurch werden die Auswahlmöglichkeiten unter den in Betracht kommenden Erythrozytenpräparaten eingeschränkt. Am ehesten sind für die Praxis die Kell-, Duffy- und Kidd-Antigene von Bedeutung.

6.3.4 Blutgruppenserologische Untersuchungsmethoden

Die Blutgruppenbestimmung beruht auf der **Hämagglutination**. Die Bestimmung der AB0-Merkmale ist im Prinzip einfach. Dabei werden in getrennten Untersuchungsgängen
- die **Erythrozytenmerkmale** und
- die Spezifität der **Isoagglutinine** bestimmt.

Als Reagens zur Bestimmung der Erythrozytenmerkmale dienten früher menschliche Seren mit hohem Isoagglutinintiter gegen A und B. Heute verwendet man stattdessen monoklonale Antikörper gegen A und B. Als Reagens zur Isoagglutinin-Bestimmung verwendet man vier Suspensionen menschlicher Erythrozyten mit den Merkmalen A_1, A_2, B und 0 (der 0-Ansatz gilt als Kontrolle). Die Agglutination wird auf einer speziellen Platte, im Röhrchen, im Gel oder in einer Mikrotiterplatte ausgeführt (»Bed-Side-Test«). Die Serumbefunde müssen mit den Erythrozytenbefunden vereinbar sein.

Neben dem stark agglutinablen Merkmal A_1 (und bedingt A_2) gibt es mehrere schwach agglutinable Merkmale wie A_3, A_4, A_x oder A_m. Schwierigkeiten ergeben sich bei der Bestimmung des AB0-Systems dann, wenn ein Proband das Erythrozytenmerkmal A in dessen schwach- oder nicht-agglutinablen Form (z.B. A_3) besitzt. In diesem Fall beurteilt man die Erythrozyten als »frei von A« und sucht dann vergebens nach dem dazugehörigen Anti-A im Serum. Die Situation lässt sich durch Antikörper-Adsorption, durch Phytohämagglutinine oder neuerdings molekulargenetisch klären. Phytohämagglutinine sind pflanzliche Makromoleküle. Sie haben das Vermögen, gewisse Zucker zu binden.

Eine zweite Schwierigkeit ergibt sich beim Rh-System. Erythrozyten tragen auf ihrer Oberfläche eine starke Negativ-Ladung. In Suspension stoßen sie sich ab und geraten nie näher als 30 nm aneinander. Dies ist etwas mehr als die Spannweite eines IgG-Antikörpers. Dementsprechend werden die Rh-Antigene von den homologen Antikörpern der IgG-Klasse zwar erkannt, die Vernetzung der Erythrozyten bleibt jedoch aus. Gibt man aber zusätzlich einen Antikörper dazu, der humanes Immunglobulin erkennt (**Antihumanglobulin**), so stellt sich eine Agglutination ein. In der Blutgruppenserologie wird der erste, allein nicht agglutinierende humane Antikörper als **inkompletter Antikörper** bezeichnet. (Der Ausdruck ist strenggenommen falsch, da der so bezeichnete IgG-Antikörper voll funktionsfähig ist und sich nur in der Spezifität von anderen humanen IgG-Antikörpern unterscheidet.) Der zweite, indirekt agglutinierende Antikörper wird nach seinem Entdecker **Coombs-Antikörper** genannt.

Die Hämagglutination von Erythrozyten, die mit inkompletten Antikörpern beladen sind, kann auch durch Zugabe von Supplement (z.B. Low Ionic Strength Solution (LISS) oder Albumin) ermöglicht werden; Stoffe dieser Art reduzieren die negative Oberflächenladung der Erythrozyten. Schließlich kann man durch Vorbehandlung der Erythrozyten mit Enzymen (z.B. Papain) die Hämagglutinationsbereitschaft erhöhen.

Antikörper der IgM-Klasse (die natürlichen Antikörper des AB0-Systems) können Erythrozyten stets direkt agglutinieren. Sie werden deshalb als »**komplette Antikörper**« bezeichnet.

Zur Auswahl der geeigneten Erythrozytenpräparate für die Transfusion werden beim Empfänger folgende Untersuchungen durchgeführt:
- Bestimmung der AB0-Blutgruppe,
- Bestimmung des Antigens D,
- Suchtest nach irregulären Antikörpern (Duffy, Kell, Kidd etc.) und
- Kreuzprobe des Patientenserums mit den Spendererythrozyten.

Für das AB0-System wird die volle Übereinstimmung der Spender- und Empfängermerkmale gefordert.

Für das Rhesus-System wird Übereinstimmung hinsichtlich der summarischen Bezeichnungen **Rh-pos** und **Rh-neg** verlangt. Nach Auswahl des geeigneten Erythrozytenpräparats wird vor der Transfusion die Kreuzprobe durchgeführt. Die Kreuzprobe hat die Aufgabe, mögliche Fehler bei der Blutgruppen- und Serumantikörper-Bestimmung auszuschließen und mögliche Inkompatibilitäten (z.B. aufgrund seltener Blutgruppenantigene) zu erfassen.

Bei der Kreuzprobe werden Spendererythrozyten mit Empfängerserum zusammengebracht. Bei der Empfängerkontrolle werden Serum und Erythrozyten des Empfängers auf Eigenreaktivität (z.B. durch Kälteagglutinine, s.u.) überprüft. Um inkomplette Antikörper zu erfassen, werden Parallelansätze in Supplement und mit Coombs-Serum durchgeführt. Die natürlichen Antikörper des AB0-Systems treten bei Individuen der entsprechenden Blutgruppe immer auf (also Anti-A-Antikörper bei Blutgruppe B, etc.). Diese **regulären Antikörper** wurden bereits durch die Vorauswahl erfasst. Bei der Kreuzprobe können aber auch irreguläre Antikörper entdeckt werden (z.B. gegen Antigene der Rhesus- und anderer Faktoren oder gegen Merkmale seltener Blutgruppen), deren Vorkommen nicht voraussagbar ist.

Während die natürlichen Antikörper des AB0-Systems im Allgemeinen bei Zimmertemperatur gut nachweisbar sind, reagieren die IgG-Antikörper der meisten Blutgruppensysteme bei Körpertemperatur besser; sie werden deshalb **Wärmeantikörper** (oder **Wärmeagglutinine**) genannt. Dagegen sind andere Antikörper, z. B. die Antikörper gegen Lewis-Antigene, nur bei 4°C auffindbar; sie heißen dementsprechend **Kälteantikörper** (oder **Kälteagglutinine**). Aus diesem Grund ist an die Kreuzprobe indirekt der **Coombs-Test** anzuschließen (s.u.). Zu achten ist weiterhin auf das Vorhandensein von hämolysierenden Antikörpern (Hämolysine), welche in Gegenwart von Serumkomplement eine Lyse herbeiführen und für Ablesefehler verantwortlich sein können.

Für die Schwangerschaftsvorsorge ist das Rh-System von besonderer Bedeutung. Beim **direkten Coombs-Test (DCT)** wird die Erythrozytensuspension mit Coombs-Antiserum gemischt. Kommt es zur Hämagglutination, so waren die Erythrozyten bereits in vivo mit inkompletten Antikörpern beladen. Ein Befund dieser Art ergibt sich z. B. beim **Rh-pos** Neugeborenen einer **Rh-neg** Mutter, die bereits Antikörper gegen das Antigen D gebildet hat.

Beim **indirekten Coombs-Test (ICT)** wird das Serum auf das Vorhandensein von Rh-spezifischen Antikörpern untersucht. Hierzu werden **Rh-pos** Erythrozyten der Gruppe 0 als Träger des Antigen D mit dem zu untersuchenden Serum inkubiert; nach Waschen wird der Suspension Coombs-Serum zugesetzt. Eine jetzt eintretende Hämagglutination weist auf das Vorhandensein von D-spezifischen Antikörpern im Serum hin. Der indirekte Coombs-Test dient zur Überwachung einer **Rh-neg** Schwangeren, die ein **Rh-pos** Kind erwartet.

> **In Kürze**
>
>
>
> ### Die Antigen-Antikörper-Reaktion: Grundlagen serologischer Methoden
>
> **Antigen-Antikörper-Komplexe.** Reaktion der zumindest bivalenten Antikörper mit polyvalenten Antigenen; es kommt zur Präzipitation (Antigen als lösliches Molekül), Flocculation (Antigen auf kleinen Partikeln) oder Agglutination (Antigen auf großen Partikeln, z. B. Zellen).
>
> **Heidelberger Kurve.** Bei Äquivalenz von Antigen- und Antikörper-Menge kommt es zu vollständiger Präzipitatbildung; bei Antikörperüberschuss wird das vorhandene Antigen unvollständig komplexiert, bei Antigenüberschuss werden die Antikörper nur unvollständig komplexiert, es entstehen lösliche Komplexe.
>
> **ELISA.** Nachweis von Antigen, das an eine Festphase gekoppelt wurde, durch Antikörper; ein primärer Antikörper bindet spezifisch an das Antigen und wird mit Hilfe eines sekundären Antikörpers nachgewiesen. Bei letzterem handelt es sich i. A. um ein Antiserum gegen den Primärantikörper, an das ein Enzym (Peroxidase oder Phosphatase) gekoppelt wurde. Nachweis durch Zugabe des entsprechenden Substrats.
>
> ### Blutgruppenserologie
>
> **AB0-Systeme.** Wichtigstes Blutgruppensystem; Gruppe A: Antigen A auf Erythrozyten, Antikörper gegen Antigen B im Serum vorhanden; Gruppe B: Antigen B auf Erythrozyten, Antikörper gegen Antigen A vorhanden; Gruppe AB: Antigen A und Antigen B auf Erythrozyten, keine Antikörper gegen die Antigene A und B; Gruppe 0: weder Antigen A noch B auf Erythrozyten, Antikörper gegen A und B vorhanden. Antikörper gegen A und B sind natürliche Antikörper der IgM-Klasse (nicht plazentagängig, deutliche Hämagglutination).
>
> **Rhesus-System.** Besteht aus den »starken« Antigenen D und c sowie den »schwachen« Antigenen C, E und e. Bei Deletion des Genorts für Antigen D fehlt dieses Antigen (=d). Rh-Antikörper werden erst nach Sensibilisierung gebildet.
>
> **Rh-pos.** D-Antigen auf Erythrozyten.
>
> **Rh-neg.** Fehlen von Antigen D (=d). Rh-Antikörper werden erst nach Immunisierung durch Schwangerschaft oder Transfusion gebildet und gehören zur IgG-Klasse [plazentagängig, inkomplett (s.u.)].
>
> **Rh-Transfusionsreaktion.** Keine Probleme bei der Erstgeburt eines **Rh-pos** Kindes durch eine **Rh-neg** Mutter, aber Sensibilisierung der Mutter gegen D; bei weiteren Schwangerschaften passieren Antikörper gegen D die Plazenta; beim Neugeborenen kommt es zum *Morbus haemolyticus neonatorum*.
>
> **Major-Reaktion.** Transfusionsreaktion, bei der Empfänger-Antikörper gegen Spender-Erythrozyten reagieren.
>
> **Minor-Reaktion.** Transfusionsreaktion, bei der Spender-Antikörper gegen Empfänger-Erythrozyten reagieren.
>
> ### Blutgruppenbestimmung
>
> **Agglutinierende (»komplette«) Antikörper.** IgM können den Abstand zwischen 2 Erythrozyten überbrücken und diese agglutinieren.
>
> **Nicht agglutinierende (»inkomplette«) Antikörper.** IgG können den Abstand zwischen 2 Erythrozyten nicht überbrücken und diese nicht agglutinieren. Durch Supplement (z. B. LISS, Albumin) wird der Abstand verringert; durch Coombs-Serum (Antikörper gegen humanes Immunglobulin) wird die »Antikörper-Brücke« vergrößert. Beides ermöglicht die Hämagglutination.
>
> **Kreuzprobe.** Überprüfung der Verträglichkeit vor einer Bluttransfusion.
>
> **Coombs-Test.** Rh-Überprüfung bei Schwangerschaftsvorsorge; indirekter Coombs-Test: Nachweis von Antikörpern gegen Rh im Blut einer Schwangeren mit Hilfe von **Rh-pos** Erythrozyten der Gruppe 0 in Gegenwart von Coombs-Serum; direkter Coombs-Test: Nachweis von **Rh-pos** Erythrozyten, die bereits mit Antikörpern gegen **Rh-pos** beladen sind, im Blut eines **Rh-pos** Neugeborenen einer **Rh-neg** Mutter durch Zugabe von Coombs-Serum.

Haupt-Histokompatibilitäts-Komplex

S.H.E. Kaufmann

 Einleitung

Über Akzeptanz oder Abstoßung von Transplantaten entscheiden bestimmte Antigene, die vom Haupt-Histokompatibilitäts-Komplex (engl. *major histocompatibility complex*, kurz: MHC) kodiert werden. Die Hauptaufgabe des MHC besteht darin, T-Zellen antigene Peptide zu präsentieren. Der MHC des Menschen wird als *HLA-Komplex* bezeichnet. Bei der Maus wird die Bezeichnung H-2-Komplex verwendet. HLA ist die Abkürzung für *humane Leukozyten-Antigene*. Diese Antigene wurden beim Menschen als Transplantationsantigene erstmals auf Leukozyten gefunden. Das Symbol H-2 steht für das Antigen 2, welches schon früh bei Mäusen als besonders wichtig für die Abstoßungsreaktion erkannt worden war.

7.1 Übersicht

Der MHC besteht aus mehreren, zu einem Genkomplex zusammengefassten Genen. Zwei Gengruppen interessieren hier besonders, nämlich die sog. Klasse-I- und die Klasse-II-Gene.

Die von den Klasse-I-Genen kodierten Proteine heißen Klasse-I-Moleküle. Man bezeichnet sie auch als klassische Transplantationsantigene, da sie aufgrund von Arbeiten über die Transplantatabstoßung zuerst entdeckt wurden.

Die von den Klasse-II-Genen kodierten Moleküle heißen Klasse-II-Moleküle oder auch Ia-Antigene (von Immun-Antwort-assoziierte Antigene); man hat sie in später unternommenen Untersuchungen über die genetische Kontrolle der Immunantwort entdeckt.

Die Gene des MHC (und damit auch die von ihnen kodierten Moleküle) sind äußerst **polymorph**, d.h. sie unterscheiden sich bei den einzelnen Individuen einer Spezies beträchtlich.

Die Charakterisierung des MHC hat schnell Fortschritte gemacht, als es gelang, Mäusestämme zu züchten, welche genetisch identisch sind. Mäuse eines derartigen Inzuchtstammes verhalten sich zueinander wie eineiige Zwillinge; man bezeichnet sie als **syngene** Tiere. Mäuse aus zwei unterschiedlichen Inzuchtstämmen verhalten sich dagegen wie zwei verschiedene, nicht verwandte Individuen, sie sind zueinander **allogen**.

Weiterhin konnten Mäusestämme gezüchtet werden, welche sich voneinander lediglich in einem definierten Bereich des Genoms unterscheiden. Diese Inzuchtstämme sind zueinander **kongen**. Mit Hilfe von kongenen Mäusestämmen, die sich lediglich im MHC unterscheiden, gelang der Beweis, dass Unterschiede im MHC für die Transplantatabstoßung ausschlaggebend sind. Umgekehrt ergab sich, dass die Übereinstimmung im MHC über das Angehen eines Transplantats entscheidet.

Lange Zeit prägten diese Befunde die Auffassungen über die biologischen Aufgaben des MHC. Danach sollte der MHC primär dafür zuständig sein, dass Gewebe anderer Individuen aus derselben Spezies als fremd erkannt wird. Heute weiß man, dass diese Deutung falsch ist. Man weiß, dass der MHC in erster Linie für die richtige Erkennung von Fremd-Antigenen jeder Art verantwortlich ist.

Fremde Antigene werden von T-Lymphozyten nicht als isolierte Einzelstruktur erkannt, sondern nur in Assoziation mit körpereigenen MHC-Strukturen. Die MHC-Proteine dienen als Leitmoleküle, sie ermöglichen es den T-Zellen, mit Fremdantigenen zu reagieren.

Dies gilt für fast alle Antigene, insbesondere aber für die Bestandteile von Krankheitserregern. Peptide fremder Proteine werden den T-Zellen von den MHC-Molekülen dargeboten (▶ s. Kap. 8). Eine gewisse Ausnahme hiervon stellt die Erkennung der Transplantationsantigene anderer Individuen dar, die auf nicht ganz verstandene Weise das normalerweise von T-Zellen erkannte Produkt Fremdantigen plus körpereigenes MHC-Molekül imitieren können. Sie werden gewissermaßen mit dem Komplex verwechselt, der aus Fremdantigen und körpereigenem MHC-Molekül entsteht. Die Funktion der MHC-Moleküle bei der Transplantatabstoßung muss heute als eine periphere Erscheinung verstanden werden.

Die Antigen-Assoziation mit MHC-Molekülen und ihre Erkennung durch T-Lymphozyten sowie die mögliche Ursache und Bedeutung dieser Vorgänge wird im ▶ Kap. 8 näher besprochen. Hier sollen nur die Genetik und die Biochemie der MHC-Moleküle dargestellt werden.

7.2 Genetik des MHC

Der MHC liegt bei der Maus auf dem Chromosom 17 zwischen Zentromer und Telomer und ist etwa 0,3 Centimorgan lang (Abb. 7.1). Der H-2-Komplex wird von den K- und D/L-Genen begrenzt. Diese Gene kodieren die **Klasse-I-Antigene**, sie werden koexprimiert. Die **Klasse-II-Antigene** werden von der I-Region kodiert; man unterscheidet in diesem Abschnitt verschiedene Subregionen. Wesentlich sind die I-A- und die I-E-Subregion.

Der MHC des Menschen liegt auf dem kurzen Arm des Chromosoms 6 (Abb. 7.1). Die Klasse-I-Antigene werden von der A-, B- und C-Region kodiert; die Gene dieses Abschnittes entsprechen der K-, D- und L-Region bei der Maus. Die Klasse-II-Antigene werden von der D-Region kodiert. Hier unterscheidet man die Subregionen DP, DQ und DR. Beim Menschen und bei der Maus findet sich auf dem MHC noch die S-Region. In diesem Abschnitt sind die **Klasse-III-Gene** zusammengefasst. Sie kodieren u. a. bestimmte Komplementkomponenten.

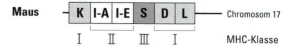

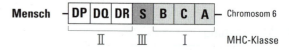

Abb. 7.1. MHC-Genkomplex bei Maus und Mensch

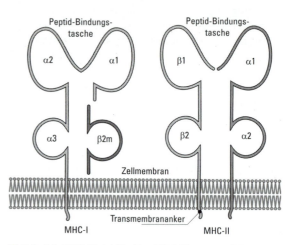

Abb. 7.2. MHC-Moleküle. Das MHC-Klasse-I-Molekül besteht aus einer α-Kette mit 3 Domänen und ist mit dem β_2-Mikroglobulin ($\beta 2m$) assoziiert. Die Domänen $\alpha 1$ und $\alpha 2$ bilden einen Spalt, in den ein antigenes Peptid aus 9 Aminosäuren passt. MHC-Klasse-II-Moleküle bestehen aus einer α- und einer β-Kette mit jeweils 2 Domänen. Das antigene Peptid lagert sich in einen Spalt zwischen der $\alpha 1$- und $\beta 1$-Domäne

7.3 Biochemie der MHC-Moleküle

Klasse-I-Moleküle werden von fast allen Körperzellen exprimiert. Sie bestehen aus einer schweren Kette mit einem Molekulargewicht von etwa 45 000; mit dieser Kette ist das β_2-Mikroglobulin nichtkovalent assoziiert (Abb. 7.2). Das β_2-Mikroglobulin hat ein Molekulargewicht von 12 000. Es wird nicht vom MHC kodiert; das zuständige Gen liegt auf dem Chromosom 15 (Mensch) bzw. 2 (Maus). Es weist eine geringe Variabilität auf und trägt zur Klasse-I-Vielfalt nicht bei.

Der extrazelluläre Bereich der schweren Kette besteht beim Klasse-I-Molekül aus 3 Domänen mit jeweils etwa 90 Aminosäuren (zum Domänenkonzept ▶ s. Kap. 4). Daran schließt sich eine Transmembranregion aus etwa 40 Aminosäuren an, die hydrophob ist und der Verankerung in der Zellmembran dient. Die zytoplasmatische Region ist etwa 30 Aminosäuren lang. Die extrazelluläre Region trägt eine oder zwei Kohlenhydratseitenketten.

Obwohl zwischen den einzelnen Allelen eines Klasse-I-Gens eine ausgedehnte Homologie besteht (etwa 80%), gewährleisten die unterschiedlichen 20% des Moleküls den hohen Grad an Polymorphismus. Sie tragen die allogenen Klasse-I-Determinanten.

Die **Klasse-II-Moleküle** werden konstitutiv nur auf denjenigen Körperzellen exprimiert, welche an der Induktion einer zellulären Immunantwort beteiligt sind. Hierzu gehören u. a.:
- Die Zellen des mononukleär-phagozytären Systems und die dendritischen Zellen,
- B-Zellen,
- einige T-Zellen und
- Endothelzellen.

Die Klasse-II-Antigene bestehen aus zwei annähernd gleichgroßen, nicht-kovalent assoziierten Ketten, die beide vom MHC kodiert werden (Abb. 7.2). Die α-Kette hat ein Molekulargewicht von ca. 30 000 bis 33 000, das Molekulargewicht der β-Kette beträgt etwa 27 000 bis 29 000. Beide Ketten setzen sich in der extrazellulären Region aus zwei Domänen von etwa 90 Aminosäuren zusammen. Die Transmembranregion besteht aus etwa 30 zum großen Teil hydrophoben Aminosäuren.

Sie dient zur Verankerung des Moleküls in der Zellmembran. Die zytoplasmatische Region ist kurz und enthält etwa 10 Aminosäuren. Beide Ketten tragen Kohlenhydrate. Die Variabilität zwischen den einzelnen Allelen scheint bei den α-Ketten geringer zu sein als bei den β-Ketten. Die allogenen Klasse-II-Determinanten liegen zumeist auf den β-Ketten.

Die α_1- und die α_2-Domänen des **Klasse-I-Moleküls** bilden eine Spalte, in die ein Peptid aus ca. 9 Aminosäuren passt. Eine ähnliche Spalte wird von den α_1- und β_1-Domänen der α- und der β-Kette des Klasse-II-Moleküls gebildet. Die Spalte des **MHC-Klasse-II-Moleküls** ist jedoch an den Seiten offen, sodass Peptide unterschiedlicher Länge von ca. 10 bis 20 Aminosäuren präsentiert werden.

In Kürze

Haupt-Histokompatibilitäts-Komplex

Moleküle des Haupt-Histokompatibilitäts-Komplexes (HLA beim Menschen, H-2 bei der Maus) weisen hohen Polymorphismus auf. Sie dienen als Leitmoleküle bei der Antigen-Erkennung durch T-Zellen und sind dadurch auch für die Transplantatabstoßung entscheidend.

Klasse-II-Gene. HLA-D beim Menschen, H-2I bei der Maus.

Klasse-I-Gene. HLA-A, -B, -C beim Menschen, H-2K, D und L bei der Maus.

T-Zellen

S. H. E. Kaufmann

❯❯ Einleitung

Eine Gruppe von Lymphozyten erlangt ihre biologische Funktionsfähigkeit erst durch einen Reifungsprozess im Thymus. Man bezeichnet diese Zellen als T-Lymphozyten. Die T-Lymphozyten stellen die zentrale Schaltstelle der erworbenen Immunantwort dar. Die wichtigsten, durch T-Zellen vermittelten Immunphänomene sind in ◘ Tabelle 8.1 dargestellt. Sie werden zusammenfassend als zellvermittelte oder *zelluläre Immunität* bezeichnet. Die Benennung soll darauf hinweisen, dass bei diesen Prozessen T-Zellen in entscheidendem Maße beteiligt sind, wenn auch eine untergeordnete Rolle von B-Lymphozyten und deren Antikörpern nicht ausgeschlossen wird. Andererseits wirken bei der *humoralen Antwort* in der Regel auch T-Lymphozyten mit. Eine scharfe Trennung zwischen humoraler und zellvermittelter Immunität ist deshalb nicht möglich. Die beiden Funktionsbereiche sind miteinander verzahnt.

8.1 T-Zell-abhängige Immunphänomene

Die T-Zell-abhängigen Immunphänomene haben ein gemeinsames Merkmal: Im Experiment können sie auf Empfängertiere niemals anders übertragen werden als durch den Transfer von lebenden Zellen. Mit löslichen Faktoren gelingt die Übertragung nicht. Im Gegensatz hierzu kann die humorale Immunität mit Antikörpern allein übertragen werden. Wir sprechen deshalb bei der Übertragung der zellulären Immunität von einem **adoptiven Transfer**, während die Übertragung der humoralen Immunität als **passiver Transfer** bezeichnet wird.

Beim adoptiven Transfer beruht die Unentbehrlichkeit der lebenden Zellen erstens auf der Tatsache, dass die für die Antigenerkennung benötigte Struktur als Rezeptor auf dem T-Lymphozyten fest verankert ist und in löslicher Form nicht vorkommt. Des Weiteren werden zur Vermittlung sekundärer Prozesse lebende Zellen benötigt. Der Antigenrezeptor der T-Zelle ist der experimentellen Analyse sehr viel schwerer zugänglich als das Antikörpermolekül; dennoch ist es in letzter Zeit gelungen, seine Struktur aufzuklären.

Bei der Vielzahl der in ◘ Tabelle 8.1 aufgeführten zellulären Immunmechanismen stellt sich die Frage, ob eine einzige pluripotente T-Zelle dafür zuständig ist, oder ob das T-Zellsystem in funktionell distinkte Untergruppen zerfällt. Heute wissen wir, dass die Vielzahl der T-Zell-Phänomene auf wenige Grundfunktionen zurückgeführt werden kann, für die verschiedene T-Zellpopulationen zuständig sind.

Dies sind:
- Helfer-T-Zellen vom Typ 1 (kurz TH1-Zellen) für Makrophagen und zytolytische T-Zellen,
- Helfer-T-Zellen vom Typ 2 (kurz: TH2-Zellen) für B-Lymphozyten und Eosinophile und
- zytolytische T-Zellen.

Wahrscheinlich treten als vierte Population regulatorische T-Zellen hinzu.

◘ Tabelle 8.1. Von T-Lymphozyten vermittelte Immunmechanismen

Phänomen	Grundfunktion
Transplantatabstoßung	Lyse
Abtötung virusinfizierter Zellen	Lyse
Tumorüberwachung	Lyse, Hilfe
Abwehr intrazellulärer Keime	Hilfe, Lyse
Verzögerte Allergie	Hilfe
Humorale Immunität	Hilfe
Regulation	Suppression, Apoptose, fehlgelenkte Immunantwort

8.2 Antigenerkennung durch T-Lymphozyten

T-Lymphozyten erkennen Fremdantigen nicht in dessen Nativzustand. Das Antigen muss vielmehr auf der Oberfläche von Wirtszellen erscheinen und zwar in Assoziation mit körpereigenen Strukturen, die vom Haupt-Histokompatibilitäts-Komplex (MHC) kodiert werden (▶ s. Kap. 7).

Als Antigene für T-Lymphozyten können i. Allg. nur Proteine dienen. Diese werden von Wirtszellen in Peptide zerlegt, welche dann vom MHC-Molekül präsentiert werden. Dieses Peptid stellt daher die **antigene Determinante** (bzw. Epitop) dar. Die T-Zelle erkennt die antigene Determinante im Kontext mit der körpereigenen MHC-Struktur. Dies bedeutet, dass es für ein und dasselbe Fremdantigen zahlreiche Varianten der Erkennungsspezifität gibt. Deren Zahl wird durch den Polymorphismus des MHC-Genprodukts bestimmt. Eine T-Zelle kann somit nicht ein Fremdantigen schlechthin erkennen, sondern nur einen speziellen Peptid-MHC-Komplex auf der präsentierenden Zelle. Damit ist die Erkennungsspezifität der T-Zelle im Vergleich zum Antikörper eingeschränkt. Man spricht von der **MHC-Restriktion** der Antigen-Erkennung durch T-Zellen.

Hinzu kommt, dass die MHC-Moleküle verschiedener Individuen unterschiedliche Determinanten eines Antigens bevorzugen. Daher wird ein Individuum mit einem bestimmten HLA-Typ eine andere Determinante des gleichen Antigens erkennen als ein Individuum mit anderem HLA-Typ (◘ Abb. 8.1).

Wie in ▶ Kap. 7 beschrieben, bilden die MHC-Moleküle jeweils eine Grube, in die das antigene Peptid passt. Die Grube des MHC-Klasse-I-Moleküls ist an den Rändern geschlossen, sodass die Länge der präsentierten Peptide auf ca. 9 Aminosäuren eingeschränkt ist. Die Spalte in den MHC-Klasse-II-Molekülen ist an den Seiten offen, sodass auch längere Peptide präsentiert werden können, die dann seitlich herausragen. Dadurch ist die Länge der präsentierten Peptide weniger eingeschränkt. Sie können zwischen 10 und 20 Aminosäuren lang sein. Bestimmte Aminosäuren, die den Boden der MHC-Grube bilden, treten mit entsprechenden Aminosäuren des antigenen Peptids über nichtkovalente Bindungen in Wechselwirkung. Diese **Ankerstellen** sind in den MHC-Molekülen verschiedener Individuen unterschiedlich. Entsprechend unterscheiden sich auch die Aminosäuresequenzen der in einem bestimmten Individuum präsentierten Peptide (◘ Abb. 8.1). Man sagt auch,

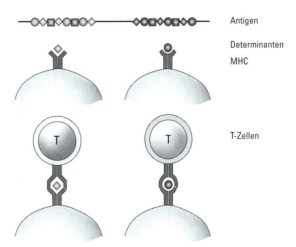

◘ Abb. 8.1. Bevorzugte Erkennung zweier unterschiedlicher Determinanten eines Proteinantigens durch T-Zellen zweier verschiedener Individuen aufgrund des unterschiedlichen HLA-Typs. Das Antigen ist aus unterschiedlichen Abschnitten zusammengesetzt, von denen einige als Determinanten für T-Zellen dienen. Eine bestimmte Determinante wird von einem bestimmten MHC-Typ bevorzugt präsentiert. Deshalb erkennen T-Zellen verschiedener Individuen unterschiedliche Determinanten

das präsentierte Peptid besitzt ein dem MHC-Molekül entsprechendes Motiv.

Andere Aminosäuren des antigenen Peptids ragen aus der Spalte des MHC-Moleküls nach oben hervor und dienen als Kontaktstellen für den T-Zellrezeptor. Der T-Zellrezeptor erkennt
- die seiner Spezifität entsprechenden Aminosäuren des präsentierten Peptids und
- bestimmte Strukturen des MHC-Moleküls.

Letztere sind individualspezifisch, d. h. der T-Zellrezeptor eines bestimmten Individuums ist auf MHC-Strukturen desselben Individuums beschränkt oder **restringiert**. Somit können alle T-Lymphozyten eines Individuums Antigene nur dann erkennen, wenn sie von Zellen präsentiert werden, die vom selben Individuum stammen.

8.3 T-Zellrezeptor

Die Frage, ob T-Lymphozyten überhaupt einen Rezeptor für Antigen besitzen, konnte kürzlich geklärt werden. Da der Antigenrezeptor das wichtigste Rezeptormolekül der T-Lymphozyten darstellt, wird er allgemein als

T-Zellrezeptor (TZR) bezeichnet. Seine Struktur ist mittlerweile bekannt.

Der T-Zellrezeptor ähnelt hinsichtlich seines Aufbaus dem Antikörper-Molekül (Abb. 8.2). Er besitzt jedoch nur eine Bindungsstelle und ist daher **monovalent**. Im Prinzip entsteht die Spezifitätsvielfalt des T-Zellrezeptors durch dieselben genetischen Mechanismen wie beim Antikörper. Auch bei der T-Zelle führt die wechselnde Rekombination von V-, D- und J-Gensegmenten mit einem C-Gensegment zur Strukturdiversifizierung.

Hinzu treten – wie bei der Antikörper-Rekombination – weitere Mechanismen. Hierzu zählen die ungenaue Verknüpfung von V-, D- und J-Gensegmenten sowie der Einbau zusätzlicher Nukleotide an den Nahtstellen. Dagegen tragen somatische Hypermutationen zur Vielfalt der T-Zellrezeptoren **nicht** bei.

α/β **T-Zellen.** Chemisch betrachtet besteht der T-Zellrezeptor aus zwei Ketten, *α* und *β*. Die Ketten sind über Disulfidbrücken miteinander verbunden. Die *α*- und die *β*-Kette haben beide eine ähnliche Molekularmasse von 43 000 bis 45 000 Dalton.

Jede Kette besteht aus einem variablen und einem konstanten Teil, ganz ähnlich, wie dies für die schweren und die leichten Ketten des Antikörpers gilt. Die variablen Bereiche beider Ketten sind an der Antigenbindung beteiligt.

γ/δ **T-Zellen.** Kürzlich wurde ein zweiter Typ von T-Zellrezeptor identifiziert. Er ist aus einer *γ*- und *δ*-Kette aufgebaut und wird von einer besonderen T-Zell-Klasse exprimiert.

Bei Normalpersonen machen *α/β* T-Zellen über 90% der Gesamt-T-Zellpopulation des peripheren Blutes aus und *γ/δ* T-Zellen stellen einen Anteil von weniger als 10% dar. Bei den meisten Normalpersonen sind es etwa 3–5%. Bei einigen Tierarten (z. B. Schafen) stellen *γ/δ* T-Zellen einen viel größeren Teil der peripheren T-Zellen dar. Es gibt bestimmte Immundefizienzerkrankungen, bei denen der Anteil von *γ/δ* T-Zellen weit größer ist, da hauptsächlich die *α/β* T-Zellen fehlen. Die Antigenerkennung, Aktivierung, biologische Funktion, etc. von *α/β* T-Zellen wird heute recht gut verstanden. Dagegen ist unser Wissen über *γ/δ* T-Zellen noch lückenhaft. Die bisherigen und folgenden Erläuterungen beschränken sich daher auf *α/β* T-Zellen, falls nicht ausdrücklich auf *γ/δ* T-Zellen hingewiesen wird.

8.4 T-Zellpopulationen und ihr Phänotyp

Reife T-Lymphozyten besitzen als charakteristisches Antigen das membranständige **CD3-Molekül**. Man bezeichnet sie als **CD3$^+$**.

Das CD3-Molekül ist nicht nur ein bedeutendes Erkennungsmerkmal aller T-Lymphozyten, sondern übernimmt auch die wichtige Funktion der antigenspezifischen T-Zellaktivierung (Abb. 8.3). Der T-Zellrezeptor selbst ist nicht in der Lage, direkt die Antigenerkennung in die Zelle zu signalisieren. Er ist jedoch mit dem CD3-Molekül verbunden, welches die Fähigkeit zur intrazellulären Signaltransduktion besitzt.

Für die Bezeichnung von definierten Leukozyten-Differenzierungs-Antigenen hat sich das CD-System (von »Cluster of differentiation«) durchgesetzt: Die einzelnen Antigene werden dabei fortlaufend numeriert (▶ Kap. 2, Tabelle 2.1, ▶ s. S. 53).

Die Population der reifen T-Zellen (**CD3-Leukozyten**) kann in zwei gut definierte Subpopulationen von charakteristischem Phänotyp unterteilt werden.

Die **CD4-T-Lymphozyten** besitzen i. a. Helfer-Funktion, die **CD8-T-Lymphozyten** besitzen meist zytolytische Funktion.

Das CD4- und das CD8-Molekül binden an konstante Bereiche des MHC-Klasse-II- bzw. MHC-Klasse-I-Moleküls (Abb. 8.3). Sie verstärken damit die antigenspezifische Interaktion des T-Zellrezeptors mit dem MHC/Peptid-Komplex. Die Interaktion zwischen

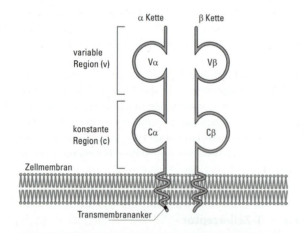

Abb. 8.2. Schematische Darstellung des T-Zell-Rezeptors. Der T-Zell-Rezeptor ist aus einer *α*- und einer *β*-Kette aufgebaut, die aus je einer variablen (*v*) und konstanten (*c*) Domäne bestehen. Die beiden variablen Domänen bilden die Bindungsstelle für »Antigen plus MHC«

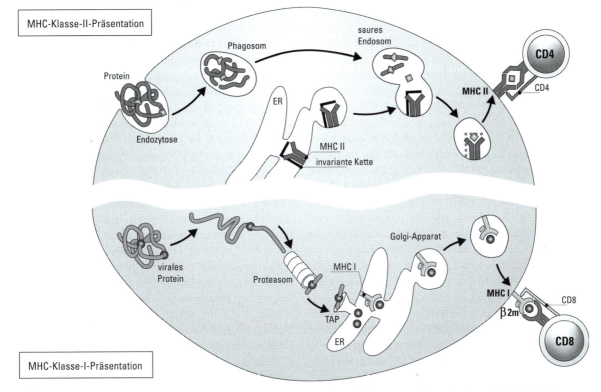

Abb. 8.3. Unterschiedliche Prozessierung und Präsentation von Antigenen. Oberer Teil: MHC Klasse II-Präsentation für CD4 T-Zellen; unterer Teil: MHC Klasse I-Präsentation für CD8 T-Zellen. Abkürzungen: ER, endoplasmatisches Retikulum; TAP, Transporter assoziiert mit Antigenpräsentation; β2m, β2-Mikroglobulin

antigenpräsentierender Zelle und T-Lymphozyt wird durch weitere akzessorische Moleküle verstärkt.

Die γ/δ T-Zellen sind meist doppelt negativ, d. h. sie exprimieren weder das CD4- noch das CD8-Molekül.

8.5 Antigenpräsentation und T-Zell-Antwort

Helfer-T-Zellen und zytolytische T-Zellen unterscheiden sich nicht nur phänotypisch, sondern auch in der Art, wie sie Fremdantigen erkennen. Wie bereits ausgeführt, können T-Lymphozyten fremde Epitope nur im Kontext mit Genprodukten des MHC erkennen. Die entsprechenden Genregionen werden durch die Bezeichnungen »Klasse I« und »Klasse II« voneinander unterschieden. Diese Unterscheidung bezieht sich auf den unterschiedlichen Mitwirkungsbereich der entsprechenden Genprodukte.

Fremdantigene, welche von CD8-T-Zellen erkannt werden, müssen mit Klasse-I-Strukturen assoziiert sein; sollen Fremdantigene dagegen von CD4-T-Zellen erkannt werden, so müssen sie in Beziehung zu Klasse-II-Strukturen stehen.

Träger der Klasse-II-Strukturen sind beim Menschen die Genprodukte HLA-D (HLA-DR, HLA-DP und HLA-DQ). Bei der Maus sind es die Genprodukte H-2 I.

Das von der menschlichen CD4-T-Zelle erkennbare Objekt würde also beispielsweise der Formel »Fremdpeptid plus HLA-D« entsprechen.

CD8-T-Zellen erkennen das Fremdantigen in Zusammenhang mit HLA-A oder HLA-B oder mit HLA-C (Mensch) bzw. mit H-2K, H-2D oder H-2L (Maus). Als Restriktionselement für die Erkennung durch CD4-T-Zellen dienen somit die MHC-Klasse-II-Produkte; dagegen ist die Erkennung durch CD8-T-Zellen durch MHC-Produkte der Klasse I restringiert. Die Antigenerkennung durch CD4- und CD8-T-Lymphozyten ist in Abb. 8.3 dargestellt.

Die γ/δ T-Lymphozyten können ebenfalls Peptide erkennen, die von MHC-Produkten präsentiert werden. Als Präsentationselemente werden sog. unkonventionelle MHC-Moleküle benutzt, die weniger polymorph sind.

Da γ/δ T-Zellen weiterhin weder CD4- noch CD8-Moleküle exprimieren, sind sie weit schwächer restringiert, d. h. sie können auch mit MHC-nichtidentischen Zellen interagieren.

Daneben können γ/δ T-Lymphozyten auch mit anderen Liganden reagieren. So wurde kürzlich gezeigt, dass humane γ/δ T-Lymphozyten von phosphorylierten Alkylderivaten stimuliert werden. Damit brechen γ/δ T-Zellen das Dogma, dass T-Lymphozyten ausschließlich MHC-Peptidkomplexe erkennen. In der Tat ist anzunehmen, dass die γ/δ T-Zellen bezüglich der Antigenerkennung eher mit Antikörpern als mit α/β T-Zellen vergleichbar sind.

Eine kleine Population von α/β T-Lymphozyten erkennt Glykolipide anstelle von Peptiden und bricht damit ebenfalls das Dogma der ausschließlichen Erkennung von MHC-Peptid-Komplexen. Die Glykolipide werden von so genannten CD1-Molekülen präsentiert. Obwohl die CD1-Moleküle nicht im MHC kodiert werden, haben sie gewisse Ähnlichkeit mit MHC-I-Molekülen. Insbesondere sind sie auf der Zelloberfläche mit β2-Mikroglobulin assoziiert. Die erkannten Glykolipide (u. a. Lipoarabinomannan und Mykolsäuren) kommen reichlich in Zellwänden von Mykobakterien vor. Man nimmt daher an, dass die CD1-restringierten T-Zellen besonders an der Abwehr von Tuberkulose und Lepra beteiligt sind.

8.6 Endogene, exogene Antigene und Superantigene

Das MHC-Klasse-I-Molekül stellt ein Transportsystem zwischen dem zytoplasmatischen Bereich und der Oberfläche der Zelle dar. Es kontaktiert daher in erster Linie Proteinantigene, die von der Zelle im Zytosol neu synthetisiert werden. Diese werden entsprechend als endogene Antigene bezeichnet. Hierzu gehören besonders körpereigene, virale und Tumor-Antigene, die von der Zelle selbst produziert werden. Den CD8-T-Zellen werden daher in erster Linie endogene Proteine dargeboten (s. ◘ Abb. 8.3).

Neu synthetisierte Moleküle werden im Zytoplasma der Zelle teilweise wieder abgebaut. Hierfür verantwortlich ist in erster Linie ein Komplex aus mehreren Proteasen, der als **Proteasom** bezeichnet wird. Im Proteasom werden Proteine in Peptidfragmente zerlegt, die anschließend durch spezialisierte Transportmoleküle aus dem Zytoplasma in das endoplasmatische Retikulum transportiert werden. Diese Transportmoleküle werden entsprechend als **TAP** bezeichnet (für **T**ransporter assoziiert mit **A**ntigenprozessierung). Im endoplasmatischen Retikulum trifft das Peptid auf das MHC-Klasse-I-Molekül (die α-Kette des MHC-Klasse-I plus β2-Mikroglobulin). Die Peptidbeladung bewirkt eine Umstrukturierung des MHC-Klasse-I-Moleküls, welche wiederum den Transport an die Zelloberfläche auslöst: Das endogene Peptid wird den CD8-T-Lymphozyten vom MHC-Klasse-I-Molekül dargeboten. In Abwesenheit von Peptiden werden die MHC-Klasse-I-Moleküle im endoplasmatischen Retikulum zurückgehalten.

Dagegen dient das MHC-Klasse-II-Molekül als Transportsystem zwischen Endosom und Zelloberfläche. Wie in ▶ Kap. 9 beschrieben, gelangen fremde Partikel und Proteine über einen Endozytoseprozess in das Endosom. Dort kontaktiert das MHC-Klasse-II-Molekül die aufgenommenen Proteine, die entsprechend als exogene Antigene bezeichnet werden. Hierzu gehören in erster Linie Antigene von Bakterien, Pilzen und Protozoen sowie die verschiedensten löslichen Proteine. Den CD4-T-Zellen werden daher in erster Linie exogene Proteine dargeboten (◘ Abb. 8.3, ▶ s. S. 97).

Exogene Proteine werden in Endosomen mit saurem pH-Wert von lysosomalen Proteasen abgebaut (▶ s. Kap. 9). Im endoplasmatischen Retikulum entstehen MHC-Klasse-II-Moleküle, die mit der sog. **invarianten Kette** assoziiert sind. Diese invariante Kette hat zwei Aufgaben:
- sie verhindert die Beladung der MHC-Klasse-II-Moleküle durch Peptide im endoplasmatischen Retikulum,
- sie unterstützt den Transport der leeren (d. h. Peptid-unbeladenen) MHC-Klasse-II-Moleküle in das saure Endosom.

Dort wird die invariante Kette abgebaut, sodass nun die Bindungsstelle des MHC-Klasse-II-Moleküls freigelegt und mit Peptid beladen wird. Die Peptid-beladenen MHC-Klasse-II-Moleküle gelangen an die Zelloberfläche und können dort das Peptid den CD4-T-Zellen anbieten (◘ Abb. 8.3, ▶ s. S. 97).

Wie wir heute wissen, besitzen einige Mikroorganismen die Fähigkeit, aus dem Endosom in das Zytoplasma der infizierten Zelle überzuwechseln. Die von diesen Erregern in das Zytoplasma sezernierten Proteine werden dadurch zu »endogenen« Antigenen. Es wird somit verständlich, wie bestimmte bakterielle Proteine von CD8-T-Zellen erkannt werden. Umgekehrt können körpereigene, virale oder Tumor-Antigene, die von absterbenden Zellen freigesetzt werden, zu exogenen Antigenen umgewandelt werden, die CD4-T-Zellen stimulieren. Auch sezernierte körpereigene Proteine können wieder aufgenommen und im Kontext von MHC-Klasse-II-Molekülen präsentiert werden. Scheinbar erkennen die γ/δ T-Zellen sowohl exogene als auch endogene Antigene auf bislang weitgehend unverstandene Weise.

Kürzlich wurde entdeckt, dass bestimmte bakterielle und virale Produkte (z. B. Exotoxine von Streptokokken und Staphylokokken) als Superantigene fungieren (▶ s. Kap. 11). Sie verbinden das MHC-Klasse-II-Molekül auf der präsentierenden Zelle mit dem T-Zellrezeptor auf der T-Zelle, ohne dass eine Prozessierung vorausging. Da Superantigene mit verschiedenen T-Zellrezeptoren, denen bestimmte Eigenschaften gemeinsam sind, reagieren, kommt es zu einer polyklonalen T-Zellaktivierung.

Diese Superantigene reagieren mit der β-Kette des T-Zellrezeptors von α/β T-Zellen. Superantigene aktivieren letztendlich α/β T-Lymphozyten durch »Verklammerung« des T-Zellrezeptors mit dem MHC-Molekül, unabhängig von der Antigenspezifität der T-Zelle und den für die antigenspezifische Erkennung notwendigen Ereignissen. Ein bestimmtes Superantigen erkennt Bereiche einer Gruppe von β-Ketten des T-Zellrezeptors. Somit aktivieren Superantigene einen großen Anteil der T-Zellen (bis zu 20%), aber nicht die gesamte T-Zellpopulation. Die polyklonale T-Zellaktivierung durch Superantigene von Krankheitserregern führt zur Ausschüttung großer Mengen von Zytokinen, die letztendlich toxische Symptome hervorrufen.

8.7 Helfer-T-Zellen und Zytokin-Sekretion

Helfer-T-Zellen entsprechen i. a. dem Formelbild CD3$^+$, CD4$^+$, CD8$^-$. Sie sind Klasse-II-restringiert. Ihre besondere Leistung bei der Immunantwort besteht darin, dass sie in anderen Zellen eine biologische Funktion induzieren.

Die Helfer-T-Zellen fallen in zwei Untergruppen:
— TH1-Zellen, welche für die funktionelle Reifung zytolytischer T-Zellen und für die Aktivierung von Makrophagen zuständig sind und
— TH2-Zellen, welche die Differenzierung von B-Zellen in antikörperbildende Plasmazellen und die Aktivierung von Eosinophilen kontrollieren.

Der induktive Stimulus wird von der Helfer-T-Zelle auf die Zielzelle durch lösliche Botenstoffe übertragen; diese werden als **Lymphokine** bezeichnet. Allgemein gesprochen, fassen wir durch den Begriff Lymphokine diejenigen Mediator-Substanzen zusammen, welche in löslicher Form von T-Lymphozyten produziert werden. Die von mononukleären Zellen produzierten Faktoren werden **Monokine** genannt (▶ s. Kap. 9). Als übergeordneter Begriff für alle biologischen Mediatorstoffe, die interzelluläre Signale zwischen Leukozyten übermitteln, hat sich der Begriff **Interleukine** eingebürgert. Heute wird meist der Begriff **Zytokine** verwendet, um zu verdeutlichen, dass auch andere Zellen an der Kommunikation teilnehmen. Für die Benennung gut definierter Zytokine hat sich (ähnlich wie beim CD-System) die fortlaufend numerierte Bezeichnung Interleukin (IL) durchgesetzt (IL-1, IL-2 etc.).

8.8 Zytokine

Zytokine sind antigen-unspezifisch. Sie wirken häufig auf unterschiedliche Wirtszellen (sie sind pleiotrop). Zytokine besitzen aber eine gewisse **Funktionsspezifität**, d. h. sie induzieren in ihren Zielzellen definierte Einzelfunktionen.

Viele Zytokine zeigen redundante Effekte, d. h. unterschiedliche Zytokine können die gleiche Funktion hervorrufen. In erster Linie bringen Zytokine in ihren Zielzellen entweder Zellteilung hervor, dienen also als Wachstumsfaktoren, oder sie lösen eine bestimmte Funktion aus. So mobilisieren sie Effektor- oder Regulatorfunktionen. Die produzierende Zelle kann gleichzeitig als Zielzelle reagieren: Das Zytokin zeigt **autokrine** Wirkung. In anderen Fällen werden Zellen in der unmittelbaren Nähe der zytokinproduzierenden Zelle aktiviert: **parakrine** Wirkung.

Werden schließlich große Zytokinmengen gebildet, so gelangen diese in den Blutkreislauf und können an entfernten Stellen Zellen aktivieren: Das Zytokin zeigt **endokrine** Wirkung.

Sämtliche heute bekannten Zytokine wurden molekulargenetisch kloniert und exprimiert. Obwohl in diesem Kapitel Schwerpunkt auf die von Helfer-T-Zellen gebildeten Zytokine gelegt wird, müssen einige von Makrophagen gebildete Zytokine bereits hier erwähnt werden, da sie bei der T-Zellaktivierung wesentliche Funktionen einnehmen (◘ Tabelle 8.2).

IL-1. IL-1 ist ein Monokin, das von Makrophagen gebildet und sezerniert wird. Es spielt bei der Stimulation von Helfer-T-Zellen eine Rolle. Daneben wirkt es als Entzündungsmediator und als endogenes Pyrogen (▶ s. Kap. 9).

Tabelle 8.2. Wichtige Zytokine

Bezeichnung	Wichtige Funktion	Wichtiger Produzent	Wichtige Zielzelle
IL-1	Entzündungsmediator	Makrophagen	Endothelzellen
IL-2	T-Zellstimulation	T-Zellen	T-Zellen
IL-3	Hämatopoese	T-Zellen	Knochenmarkvorläuferzellen
IL-4	B-Zellaktivierung Mastzellaktivierung Klassenwechsel zu IgE	Eosinophile Basophile, NK-T-Zellen TH2-Zellen	B-Zellen, Mastzellen
IL-5	B-Zellreifung Klassenwechsel zu IgA Eosinophilenaktivierung	TH2-Zellen	B-Zellen Eosinophile
IL-6	Akutphasenreaktion B-Zellreifung	T-Zellen, Makrophagen	Hepatozyten B-Zellen
IL-8	Chemotaxis	Makrophagen	Neutrophile
IL-10	Immuninhibition	TH2-Zellen, Makrophagen	Makrophagen
IL-12	Aktivierung von TH1-Zellen und zytolytischen T-Zellen	Makrophagen	Makrophagen
INF-γ	Makrophagenaktivierung Klassenwechsel zu IgG2a und IgG3	T-Zellen, NK-Zellen	Makrophagen, B-Zellen
TNF	Entzündungsmediator Makrophagenaktivierung	Makrophagen	Endothelzellen Makrophagen
TGF-β	Immuninhibition Klassenwechsel zu IgA	T-Zellen, Makrophagen	T-Zellen, Makrophagen
GM-CSF	Granulozyten- und Makrophagen-Reifung	T-Zellen, Makrophagen	Knochenmarkvorläuferzellen

IL-2. IL-2 wird von TH-Zellen gebildet. Es bewirkt das Wachstum und die Reifung von T-Lymphozyten. Die α-Kette des IL-2-Rezeptors erhielt in der CD-Nomenklatur die Bezeichnung CD25.

IL-3. IL-3 gehört zur Gruppe der koloniestimulierenden Faktoren und wird auch als **Multi-Kolonien-stimulierender Faktor** bezeichnet. Es ist an der Entwicklung verschiedener Leukozytenarten beteiligt. Interleukin 3 wird von einigen T-Zellen, in erster Linie aber von nicht-leukozytären Zellen, gebildet.

IL-4. IL-4, welches zur Familie der B-zellstimulierenden Faktoren gehört, ist ein typisches Produkt von TH2-Zellen. Daneben wird das Zytokin auch von Eosinophilen, Basophilen und Mastzellen gebildet. IL-4 besitzt sowohl wachstums- als auch differenzierungsfördernde Wirkung auf B-Lymphozyten. Es induziert in erster Linie Antikörper der Klassen IgG1 und IgE. Daneben wirkt IL-4 auf Mastzellen, und es fördert die Bildung von TH2-Zellen und hemmt die der TH1-Zellen.

IL-5. IL-5 gehört ebenfalls zur Familie der B-zellstimulierenden Faktoren. Es ist ebenfalls ein typisches TH2-Zellprodukt. Dieses Molekül wirkt auf reifere B-Lymphozyten und induziert in diesen die Entwicklung in antikörperproduzierende Plasmazellen. IL-5 induziert bevorzugt die Bildung von IgA-Antikörpern, daneben wirkt es auch auf Eosinophile.

IL-6. IL-6 wird von T-Lymphozyten, mononukleären Phagozyten und anderen Zellen gebildet. IL-6 bewirkt die Reifung von B-Lymphozyten, ist an der T-Zellaktivierung beteiligt und induziert eine Akutphasereaktion.

IL-10. Dieses Zytokin besitzt hauptsächlich immuninhibitorische Wirkung. Insbesondere hemmt es die Aktivierung von TH1-Zellen und von Makrophagen. IL-10 wird nicht nur von TH2-Zellen, sondern auch von B-Zellen und Makrophagen gebildet.

IL-12. Dieses Zytokin wird hauptsächlich von Makrophagen gebildet (▶ s. Kap. 9). Es ist für die Induktion der zytolytischen Aktivität von T-Zellen und NK-Zellen verantwortlich und fördert die Bildung von TH1-Zellen.

IFN-γ. Dieses Zytokin ist ein typisches Produkt von TH1-Zellen und wird auch von zytolytischen T-Zellen produziert. IFN-γ besitzt die Fähigkeit, in verschiedenen Zellen die Expression von MHC-Klasse-II-Molekülen zu induzieren. Darüber hinaus bewirkt IFN-γ in Makrophagen eine gesteigerte Leistung bei der Zerstörung von Tumorzellen und der Abtötung von intrazellulären Erregern. IFN-γ ist der wichtigste Makrophagen-aktivierende Faktor (MAF). Schließlich steigert IFN-γ die Aktivität von NK-Zellen und hemmt die Entwicklung von TH2-Zellen.

IFN-α und IFN-β. IFN-α wird hauptsächlich von Leukozyten gebildet; IFN-β ist ein Fibroblastenprodukt. Alle Interferone können in geeigneten Zielzellen mehr oder weniger stark die Virusreplikation hemmen.

TNF-β. Tumor-Nekrose-Faktor-β (auch Lymphotoxin genannt) hat auf Tumorzellen eine stark nekrotisierende Wirkung. TNF-β wird in erster Linie von T-Lymphozyten gebildet; eine ähnliche Substanz (TNF-α) wird primär von Makrophagen gebildet (▶ s. Kap. 9).

TGF-β. Der transformierende Wachstumsfaktor (engl. **t**ransforming **g**rowth **f**actor) hat seinen Namen von der Beobachtung, dass bestimmte Tumorzellen Faktoren produzieren, die normale Zellen zum Wachstum anregen. Dennoch ist die primäre immunologische Wirkung von natürlich gebildetem TGF-β suppressiv. TGF-β hemmt die T-Zellproliferation und die Makrophagenaktivierung. Ein stimulierender Effekt von TGF-β liegt in seiner Fähigkeit, die Bildung von IgA zu unterstützen. TGF-β wird nicht nur von einigen T-Lymphozyten, sondern auch von mononukleären Phagozyten und anderen Zellen gebildet.

GM-CSF. Der Granulozyten/Makrophagen-Kolonienstimulierende Faktor (GM-CSF), welcher u.a. von T-Lymphozyten gebildet wird, vermag die Reifung von Granulozyten und Makrophagen zu induzieren.

Helfer-T-Zellen bilden nicht alle Zytokine gleichzeitig. Vielmehr besteht eine Aufgabenteilung. Helfer-T-Zellen vom Typ 1 (sog. TH1-Zellen) produzieren in erster Linie IL-2 und IFN-γ, aber nicht IL-4, IL-5 und IL-10. Dagegen produzieren sog. TH2-Zellen IL-4, IL-5 und IL-10, aber nicht IL-2 und IFN-γ. Diese Dichotomie der Helfer-T-Zell-Funktion wird aber nicht von phänotypisch eindeutig distinkten T-Zellen getragen, und die beiden T-Zelltypen können lediglich über ihr Zytokin-Differenzierungsmuster unterschieden werden. Exklusive CD-Marker existieren nicht (beide Zelltypen sind also CD3$^+$, CD4$^+$, CD8$^-$).

8.9 Akzessorische Moleküle

Antigen-präsentierende Zellen exprimieren so genannte kostimulatorische Moleküle. Die Interaktion dieser Moleküle mit entsprechenden Liganden auf T-Lymphozyten ist an deren Aktivierung entscheidend beteiligt. Hierzu zählen insbesondere das CD40/CD40L (CD154)-System und das B7 (CD80 und CD86)/CD28-System. Antigen-präsentierende Zellen exprimieren CD40- und B7-Moleküle, deren Interaktion mit CD40L bzw. CD28 die T-Zell-Aktivierung unterstützt.

8.10 Zytolytische T-Lymphozyten

Zytolytische T-Lymphozyten entsprechen i. a. dem Formelbild CD3$^+$, CD4$^-$, CD8$^+$; sie sind Klasse-I-restringiert. Ihre biologische Bedeutung liegt darin, dass sie durch antigenspezifischen Kontakt ihre Zielzellen zerstören (◻ Abb. 8.4). Die zugrundeliegenden Mechanismen werden zur Zeit aufgeklärt. Man weiß, dass zur Zytolyse ein direkter Zellkontakt notwendig ist. Dieser Kontakt wird während der Erkennung des Antigens auf der Zielzelle vermittelt.

Aus zytolytischen T-Lymphozyten und NK-Zellen wurden Granula isoliert, die in der Lage sind, Zielzellen zu lysieren. Die dafür verantwortlichen Moleküle werden als **Zytolysine** oder **Perforine** bezeichnet, da sie in der Membran der Zielzelle die Bildung von Poren hervorrufen. Die Porenbildung durch Perforine ist äußerst effektiv und unabhängig von der ursprünglichen Erkennungs-Spezifität der zytolytischen T-Lymphozyten. Die entstandenen Läsionen ähneln denen, die durch Poly-C9 bewirkt werden (▶ s. Kap. 5). Dies führte zur Annahme, dass der Membranlyse durch Komplement und durch zytolytische T-Zellen ein gemeinsames Wirkprinzip zugrunde liegt. Dieser Vorgang heißt **Zell-Nekrose**.

Schließlich enthalten die Granula der zytolytischen T-Lymphozyten auch verschiedene Proteasen, die gemeinsam als Granzyme bezeichnet werden. Obwohl Granzyme nicht direkt zytolytisch wirken, sind sie an der Abtötung von Zielzellen beteiligt. Nachdem die Zellmembran durch Perforine porös gemacht wurde, können Granzyme in das Innere der Zielzelle gelangen und dort **Apoptose** hervorrufen. Der Begriff Apoptose beschreibt einen Vorgang des Zelltods, der im Prinzip darauf beruht, dass die DNS in Fragmente zerlegt wird, die aus 200 Basenpaaren oder einem Vielfachen davon bestehen. Anschließend kommt es zur Desintegration der Kernmembran. Apoptose wird nicht nur durch Granzyme hervorgerufen, sondern kann auch über einen weiteren Weg induziert werden. Viele Zellen tragen auf ihrer Oberfläche einen Rezeptor, der als **Fas** oder **APO-1** (CD95) bezeichnet wird. Zytolytische T-Zellen tragen den entsprechenden Liganden auf ihrer Oberfläche, der als Fas-Ligand bezeichnet wird. Die Interaktion zwischen Fas-Ligand auf der zytolytischen T-Zelle und Fas auf der Zielzelle induziert in letzterer Endonukleasen, die für die DNS-Desintegration verantwortlich sind. An der Aktivierung dieser Endonukleasen sind endogene Proteasen der Kaspase-Familie beteiligt. Der Fas-vermittelten Apoptose wird in erster Linie eine regulatorische Rolle zugesprochen.

8.11 Regulatorische T-Lymphozyten

Unter dem Begriff »Suppression« versteht man die Unterdrückung einer Immunantwort durch spezifische Mechanismen. Hierfür wurde eine gesonderte T-Zellpopulation verantwortlich gemacht, die als Suppressor-T-Zelle bezeichnet wurde. Die Existenz der ursprünglich postulierten Suppressor-T-Zellpopulation gab Anlass zu zahlreichen Kontroversen und wird heute i. Allg. verneint.

Suppression kann auf verschiedenen Mechanismen beruhen. Als Phänomen wird die zelluläre Suppression allgemein anerkannt. Es wird ihr sogar eine überragende Bedeutung für die Funktion des Immunsystems zugeschrieben.

Anstelle einer gesonderten Suppressor-T-Zellpopulation, die über einen unklaren Suppressormechanis-

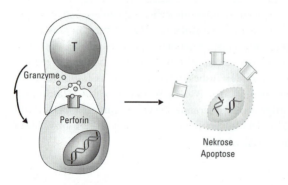 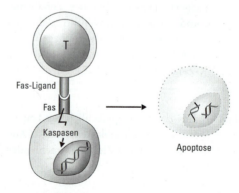

◻ Abb. 8.4. Die wichtigsten Mechanismen der Zielzell-Lyse. *Links:* Perforin-vermittelte Zielzell-Lyse, die durch Granzym-vermittelte Apoptose unterstützt werden kann. Es kommt zu nekrotischem und apoptotischem Zelltod. *Rechts:* Fas-vermittelter Zelltod durch Apoptose

mus die Immunantwort unterdrückt, kommen u. a. folgende Alternativen in Frage:

Zytolytische T-Zellen können andere T-Lymphozyten über Apoptose spezifisch ausschalten (▶ s. Kap. 8.10).

Da sich TH1- und TH2-Zellen gegenseitig unterdrücken, kann eine fehlgeleitete Helfer-T-Zellstimulation (z. B. TH2- statt TH1-Aktivierung) die gewünschte Immunantwort unterdrücken (▶ s. Kap. 8.12.5).

In jüngerer Zeit wurde gefunden, dass eine Subpopulation von CD4-T-Zellen, die gleichzeitig das CD25-Molekül (die a-Kette des IL-2 Rezeptors) exprimiert, Suppressor-Funktionen ausübt. Um diese Population von den ursprünglich postulierten Suppressor-T-Zellen abzugrenzen, wird heute i. A. der Begriff regulatorische T-Lymphozyten gewählt. Sie sind durch das Formelbild CD3$^+$, CD4$^+$, CD8$^-$, CD25$^+$ charakterisiert und unterscheiden sich daher von den klassischen TH1- und TH2-Zellen, die CD25$^-$ sind. Die regulatorische Funktion wird in erster Linie durch IL-10 und/oder TGF-β vermittelt.

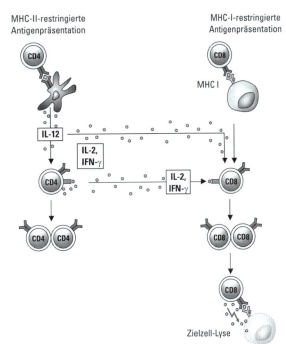

◘ Abb. 8.5. Stimulation einer zytolytischen T-Zell-Antwort

8.12 Die wichtigsten Wege der T-Zell-abhängigen Immunität

Im Folgenden betrachten wir vier Hauptfunktionen des T-Zellsystems. Es sind dies:
- Stimulation der zytolytischen T-Zell-Antwort,
- Makrophagenaktivierung,
- Helferfunktion bei der humoralen Immunantwort,
- Aktivierung von Eosinophilen und Mastzellen.

Bei der Abwehr von Krankheitserregern, bei der Transplantatabstoßung und bei der Tumorüberwachung mag zwar der eine oder andere Weg überwiegen, meist werden jedoch mehrere Wege beschritten, wenn eine vollständige Immunantwort entwickelt werden soll.

8.12.1 Stimulation einer zytolytischen T-Zell-Antwort

Die Aktivierung zytolytischer T-Zellen (◘ Abb. 8.5) ist für die Infektabwehr gegen Viren, für die Transplantatabstoßung und für die Tumorüberwachung besonders wichtig. Auch bei der Abwehr bestimmter intrazellulärer Bakterien (z. B. Listerien) und Protozoen (z. B. Malariaplasmodien) spielt sie eine Rolle. Das Zusammenspiel zwischen Antigen als erstem und Zytokinen und kostimulatorischen Molekülen als zweitem Stimulus wird hier besonders deutlich. Obwohl Zytokine mit Polypeptidhormonen verglichen werden können, wirken sie im Gegensatz zu diesen selten allein, sondern meist als **Kostimulatoren** zusammen mit dem Antigen. Dies bedeutet, dass beim Immunsystem neben der Antigenspezifität auch eine Funktions-Spezifität der Botenstoffe existiert. Beide spielen bei der Signalübermittlung eine Rolle.

Antigen wird von den Antigen-präsentierenden Zellen (Makrophagen, Langerhans-Zellen, dendritische Zellen, B-Lymphozyten, ▶ s. Kap. 9) in Assoziation mit MHC-Klasse-II-Molekülen präsentiert. Die Vorläufer der antigenspezifischen CD4-Helfer-T-Zellen interagieren mit dem Komplex »Fremdantigen plus Klasse-II-Molekül«. Gleichzeitig produzieren die stimulierten Antigen-präsentierenden Zellen Zytokine, welche die Aktivierung von CD4-T-Zellen fördern. Für die Aktivierung von TH1-Zellen ist IL-12 von besonderer Bedeutung. Zeitlich betrachtet, empfangen die Helfer-T-Zellen eine Sequenz von zwei Signalen: Die Antigenerkennung wirkt als erstes, und bestimmte Zytokine wirken gemeinsam mit kostimulatorischen Molekülen als zweites Signal. Die auf diese Weise aktivierten TH1-Zellen produzieren anschließend verschiedene Zytokine, unter anderem IL-2. Auf diese Weise wird die Aktivierung einer zytolytischen T-Zellantwort von TH1-Zellen kontrolliert.

IL-2 wirkt zum einen auf die Helfer-T-Zellen selbst und stimuliert deren Vermehrung. Zum anderen wirkt es auf die Vorläufer der zytolytischen CD8-T-Zellen als zweites Signal; als erstes Signal dient diesen Zellen die Erkennung des Fremdantigens in Assoziation mit dem körpereigenen MHC-Klasse-I-Molekül.

Diese in zwei Schritten vor sich gehende Stimulation führt bei den CD8-Vorläuferzellen zur Expression von zusätzlichen IL-2-Rezeptoren mit besonders hoher Affinität für diesen Botenstoff. Dies bedeutet, dass die Vorläuferzelle in zunehmendem Maße auf IL-2 reagiert. Sind die CD8-T-Zellen auf dem Höhepunkt ihrer IL-2-Ansprechbarkeit angelangt, so vermehren sie sich und reifen zu zytolytischen Effektorzellen aus. IL-2 wirkt auf antigenstimulierte CD8-T-Zellen somit als **Wachstums- und Differenzierungsfaktor**.

Die ausgereiften CD8-T-Zellen können nunmehr Zielzellen, die Fremdantigen in Assoziation mit Klasse-I-Molekülen exprimieren, zerstören (▶ s. Kap. 8.10).

Bei der Aktivierung der zytolytischen T-Lymphozyten muss das Fremdantigen demnach in zwei Formen präsentiert werden. Einmal muss es mit Klasse-II-Molekülen und zum anderen auch mit MHC-Klasse-I-Molekülen assoziiert werden. Dies ist notwendig, damit sowohl die CD4-T-Zellen als auch die CD8-T-Zellen ihr Antigen erkennen. Diese Situation ist bei Virusinfektionen gegeben: Virales Antigen kann sowohl mit Klasse-I- als auch mit Klasse-II-Molekülen assoziieren (▶ s. Kap. 8.6).

Das Gleiche gilt für die Lyse von Tumorzellen: Zytolytische T-Zellen werden nur wirksam, wenn die tumorspezifischen Antigene in doppelter Form präsentiert werden.

8.12.2 Makrophagen-Aktivierung

Die Aktivierung der mononukleären Phagozyten steht ebenfalls unter der Kontrolle von Helfer-T-Zellen (◘ Abb. 8.6). T-Lymphozyten vom TH1-Typ werden – wie oben besprochen – durch das Doppelsignal Antigenerkennung plus IL-12/kostimulatorische Moleküle angeregt, Zytokine zu sezernieren. Diese Botenstoffe wirken dann ihrerseits auf mononukleäre Phagozyten. Makrophagen, die durch bestimmte Zytokine aktiviert werden, zeigen in vitro eine Steigerung der Tumorizidie und der Mikrobizidie (▶ s. Kap. 9). Das für die Makrophagen-Aktivierung wichtigste Zytokin ist das IFN-γ, welches von TH1-Zellen produziert wird.

Die Makrophagen-Aktivierung erfolgt antigenunspezifisch. Dennoch bedarf es zusätzlich zum IFN-γ-Sti-

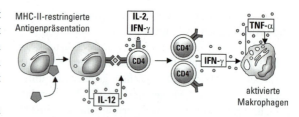

◘ Abb. 8.6. Makrophagen-Aktivierung

mulus eines zweiten Signals. Dieses kann von bakteriellen Bestandteilen, wie z. B. dem **Lipopolysaccharid** gramnegativer Bakterien, geliefert werden. Diese bakteriellen Produkte wirken nicht direkt. Vielmehr induzieren sie in Makrophagen die Sekretion von TNF-α, welches synergistisch mit IFN-γ wirkt. Dagegen wird die Makrophagen-Aktivierung durch IL-10 und durch TGF-β gehemmt.

Da zytolytische $CD8^+$-T-Zellen – zumindest nach Kostimulation durch »Antigen plus Klasse-I-Molekül« und IL-2 – ebenfalls IFN-γ produzieren, sind auch sie bis zu einem gewissen Grad zur Makrophagen-Aktivierung befähigt.

Die Makrophagen-Aktivierung ist für die Abwehr derjenigen Krankheitserreger von kritischer Bedeutung, welche die Phagozytose überleben und sogar intrazellulär wachsen. Dies sind die **intrazellulär persistenten Mikroorganismen** (▶ s. Kap. 11). Zu ihnen zählen Mykobakterien, Salmonellen, Listerien und Leishmanien. Histologisch finden sich bei den Absiedlungen dieser Erreger Granulome, die zu einem wesentlichen Teil aus aktivierten Makrophagen bestehen.

Bei der Ausbildung der allergischen Reaktionen vom verzögerten Typ, etwa beim Tuberkulin-Test oder der Kontaktallergie, kommt es zur Zytokin-vermittelten Makrophagen-Aktivierung (▶ s. Kap. 10).

Schließlich tragen aktivierte Makrophagen zur Tumorabwehr bei.

Bei der Infektabwehr spielen auch noch andere Zytokine als IFN-γ eine Rolle. So weiß man, dass die von Makrophagen gebildeten Chemokine sowie TNF-α die Anlockung und Ansammlung von Blutmonozyten an den Ort der mikrobiellen Absiedlung bewirken.

Bei dem hier beschriebenen Aktivierungsweg stellen sich die mononukleären Phagozyten in einer Doppelrolle dar: Sie sind zu gleicher Zeit Signal-Emittenten und Signal-Empfänger. Einerseits stimulieren sie durch Monokine die Helfer-T-Zellen zur Abgabe von Zytokinen, andererseits reagieren sie auf die Zytokine durch ihre eigene Aktivierung. Weiterhin übernehmen sie über die Sekretion von synergistisch (TNF-α) und antagonistisch (IL-10, TGF-β) wirkenden Zytokinen die Feinregulation ihrer eigenen Aktivierung. Das T-Zell-Makrophagen-System ist das einfachste Beispiel für einen immunologischen Regelkreis.

8.12.3 Hilfe bei der humoralen Immunantwort

Gegen **lösliche Proteinantigene** werden i. a. keine zytolytischen T-Lymphozyten gebildet, da diese Antigene sich normalerweise nicht mit Klasse-I-Molekülen, wohl aber mit Klasse-II-Molekülen assoziieren (◘ Abb. 8.7).

Die Antigen-präsentierenden Zellen nehmen das Proteinantigen durch Endozytose auf und exponieren es auf ihrer Oberfläche zusammen mit Klasse-II-Molekülen. Außerdem werden Zytokine produziert, welche die Entwicklung von TH2-Zellen fördern. Dies ist in erster Linie IL-4, das von bislang ungenügend definierten Wirtszellen gebildet wird. Die Kostimulation durch Antigen und IL-4 führt zur Aktivierung der CD4-Helfer-T-Zellen des TH2-Typs. Die auf diese Weise aktivierten CD4-T-Zellen produzieren IL-4, IL-5 und IL-10. Für die humorale Immunantwort sind IL-4 und IL-5 von besonderer Bedeutung. Damit ist die Aktivierung der humoralen Immunantwort Aufgabe der TH2-Zellen.

IL-4 besitzt die Fähigkeit, ruhende B-Zellen zu aktivieren. Zur vollständigen Aktivierung bedarf es aber wieder der Kostimulation durch Antigen. Es kommt jetzt zur Vermehrung der antigenspezifischen B-Zelle (klonale Expansion, ▶ s. Kap. 4).

Damit nimmt IL-4 bei der B-Zellreifung in Antikörperproduzierende Plasmazellen eine zentrale Rolle ein. Der Wechsel in die unterschiedlichen Antikörperklassen wird von verschiedenen Zytokinen kontrolliert. IL-4 induziert die Produktion von Antikörpern der Klasse IgE und IgG1. IL-5 und TGF-β sind am Wechsel zur IgA-Synthese beteiligt und IFN-γ stimuliert zumindest bei Mäusen den Wechsel zu IgG2a und IgG3. Obwohl die B-Zellaktivierung eine Domäne der TH2-Zellen darstellt, wird der Klassenwechsel entweder von Zytokinen des TH1- oder des TH2-Typs kontrolliert. IgE, dessen Bildung von IL-4 stimuliert wird, ist der Vermittler der Sofortallergie und der Abwehr von Wurminfektionen. Weiterhin aktivieren IL-4 und IL-5 Mastzellen bzw. Eosinophile. Somit sind Sofortallergie und Helminthenabwehr Folgen von TH2-Zell-Aktivität. Auch Antikörperklassen, die lediglich neutralisierende, aber keine opsonisierende Wirkung besitzen, werden von Zytokinen des TH2-Typs stimuliert. Dagegen wird die Bildung opsonisierender Antikörperklassen zuerst von TH2-Zellen (B-Zellaktivierung durch IL-4) und anschließend von TH1-Zellen (Klassenwechsel durch IFN-γ) kontrolliert. Somit sind an der humoralen Abwehr zahlreicher Viren und Bakterien TH1- und TH2-Zellen beteiligt.

Bei der hier diskutierten Stimulation von B-Zellen muss das Fremdantigen sowohl von den B-Lymphozyten als auch von den Helfer-T-Zellen erkannt werden. Es konnte gezeigt werden, dass B-Lymphozyten und T-Lymphozyten verschiedene Abschnitte eines Antigens (Epitope oder Determinanten) erkennen. Weiterhin erkennt die B-Zelle ihre Determinante in freier, isolierter Form; die Helfer-T-Zelle erkennt ihre Determinante dagegen nur in Assoziation mit den körpereigenen MHC-Klasse-II-Strukturen.

Da B-Zellen die Fähigkeit haben, Klasse-II-Moleküle zu exprimieren, können sie auch als antigenpräsentierende Zellen fungieren. Die Reaktion des Fremdantigens mit dem Ig-Rezeptor auf der Oberfläche der B-Zelle induziert die Aufnahme und Präsentation des Antigens. Daher können B-Zellen den Helfer-T-Zellen das spezifische Antigen gezielt präsentieren. Die Immunantwort wird dadurch verstärkt.

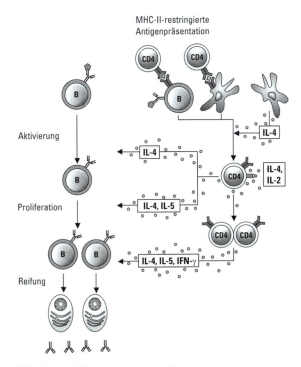

◘ Abb. 8.7. Hilfe bei der humoralen Immunantwort

Es sei aber darauf hingewiesen, dass Antikörper gegen **repetitive Kohlenhydratantigene** ohne die Mitwirkung von Helfer-T-Zellen gebildet werden. Man bezeichnet diese Antigene als **T-unabhängig** und stellt sie den Proteinen gegenüber, die **T-abhängig** sind.

8.12.4 Mastzell-, Basophilen- und Eosinophilen-Aktivierung

Die Aktivierung von Mastzellen, basophilen und eosinophilen Granulozyten steht unter der Kontrolle von TH2-Zellen (Abb. 8.8). Sie stellt den entscheidenden Schritt bei der Sofortallergie und der Helminthenabwehr dar. TH2-Zellen werden durch Wurmextrakte und Allergene stimuliert (▶ s. Kap. 8.11.3). Diese produzieren IL-4, welches die IgE-Synthese induziert und IL-5, welches direkt eosinophile Granulozyten aktiviert. Mastzellen, Basophile und Eosinophile tragen auf ihrer Oberfläche Rezeptoren für IgE (FcεR). Die Vernetzung des FcεR durch IgE leitet die Aktivierung von Mastzellen und basophilen Granulozyten ein. Es kommt zur Sekretion von Prostaglandinen und zur Exozytose vorgebildeter Inhaltsstoffe, insbesondere vasoaktiver Amine, wie Histamin, und verschiedener Enzyme, wie Serinproteasen und Proteoglykane. Die eosinophilen Granulozyten werden durch IL-5 voraktiviert. Vernetzung der FcεR durch IgE führt dann zur Ausschüttung des Granulainhalts. Hierbei handelt es sich in erster Linie um basische Proteine, die auch für das saure Färbeverhalten gegenüber Eosin verantwortlich sind. IgE mit Spezifität für Helminthen lagern sich spezifisch an diese an. Über den FcεR werden die IgE-beladenen Helminthen von eosinophilen Granulozyten erkannt und abgetötet. Dieses Prinzip der antikörperabhängigen zellulären Zytotoxizität (engl. **a**ntibody-**d**ependent **c**ellular **c**ytotoxicity, kurz ADCC) stellt einen bedeutenden Schritt bei der Abwehr von Wurminfektionen dar, der durch Mastzellen und basophile Granulozyten verstärkt werden kann. Dagegen stehen Mastzellen und basophile Granulozyten im Mittelpunkt der sofortallergischen Reaktion (▶ s. Kap. 10).

8.12.5 Wechselspiel zwischen TH1-Zellen und TH2-Zellen

Aus dem oben Gesagten wird klar, dass TH2-Zellen in erster Linie für die Aktivierung der humoralen Immunantwort verantwortlich sind, während TH1-Zellen hauptsächlich die Aktivierung der zellulären Immunität (zytolytische T-Zellen und Makrophagen) obliegt. Die Bildung opsonisierender Antikörper wird zwar wesentlich von TH2-Zellen gesteuert, der Klassenwechsel wird jedoch von IFN-γ, einem Zytokin vom TH1-Typ, reguliert. Neueren Untersuchungen zufolge verläuft die Stimulierung von TH1-Zellen und TH2-Zellen nicht unabhängig voneinander, vielmehr kontrollieren sich beide Aktivierungswege über Zytokine wechselseitig (Abb. 8.9). Ausgangspunkt für beide T-Zellpopulationen ist eine Vorläuferzelle, die bereits das CD4-Merkmal trägt, IL-2 produziert und als TH0-Zelle bezeichnet wird.

Dendritische Zellen, die mit Bakterien infiziert sind, produzieren IL-12, welches die Entwicklung von TH1-Zellen fördert. Lösliche Proteine bewirken diese IL-12-Sekretion nicht. Kontakt mit Allergenen, Helminthen und löslichen Proteinen bewirkt dagegen eher die Produktion von IL-4, welches bevorzugt die Entwicklung von TH2-Zellen stimuliert. Möglicherweise wird

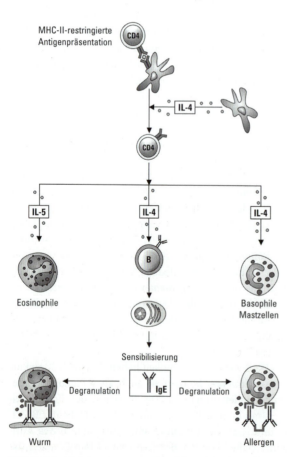

Abb. 8.8. Aktivierung von eosinophilen Granulozyten, basophilen Granulozyten und Mastzellen

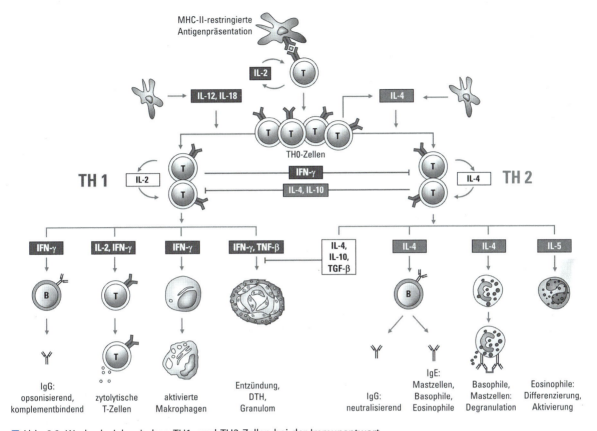

◘ Abb. 8.9. Wechselspiel zwischen TH1- und TH2-Zellen bei der Immunantwort

IL-4 von dendritischen Zellen gebildet, wenn diese nicht mit Bakterien, sondern mit löslichen Proteinen oder mit Helminthen in Kontakt kommen. Somit können wir aufgrund des Zytokinmusters dendritische Zellen vom Typ 1, die u. a. IL-12 produzieren, und dendritische Zellen vom Typ 2, die vor allem IL-4 produzieren, unterscheiden. Kontakt mit Bakterien und ihren Bestandteilen induziert dendritische Zellen vom Typ 1, während der Kontakt mit löslichen Proteinen und Helminthen die Entwicklung von dendritischen Zellen des Typ 2 ermöglicht (▶ s. Kap. 9).

TH1-Zellen produzieren dann IL-2 und IFN-γ. IL-2 verstärkt die TH1-Zellentwicklung, während IFN-γ die TH2-Zellentwicklung hemmt. Schon vorher werden NK-Zellen und γ/δ T-Zellen von bestimmten bakteriellen und viralen Krankheitserregern stimuliert, IFN-γ zu produzieren. Sie verstärken auf diese Weise weiter die Entwicklung des TH1-Zellschenkels. Umgekehrt produzieren TH2-Zellen u. a. IL-4, welches die TH1-Zellentwicklung hemmt. Zuvor von verschiedenen anderen Zellen gebildetes IL-4 und IL-10 beeinflussen ebenfalls das Gleichgewicht zugunsten des TH2-Zellschenkels. Somit bestimmt das Wechselspiel zwischen den Zytokinen IFN-γ und IL-4 wesentlich den Verlauf einer Immunantwort in den humoralen (TH2-Zell-geprägten) oder den zellulären (TH1-Zell-geprägten) Schenkel.

Dieses Wechselspiel setzt sich in der Effektorphase fort. Das von infizierten Makrophagen produzierte TNF-α unterstützt die Makrophagenaktivierung durch IFN-γ, während das von B-Zellen und einigen Makrophagen produzierte IL-10 die Makrophagenaktivierung hemmt. Umgekehrt wirkt IFN-γ supprimierend auf die Bildung der Antikörperklassen (bei der Maus insbesondere IgE und IgG1), die von Zytokinen des TH2-Typs stimuliert werden.

Am Modell der experimentellen Leishmaniose der Maus konnte gezeigt werden, dass es abhängig vom genetischen Status der Maus entweder zu einer TH1- oder TH2-Zellantwort kommt. Während die TH2-Zellantwort mit einer Immunsuppression und einem malignen Krankheitsverlauf einhergeht, kommt es bei überwiegender TH1-Zellantwort zu einer starken zellulären Immunität, und die Krankheit heilt aus. Bei der Lepra des Menschen scheinen prinzipiell ähnliche Mechanismen über den Schweregrad der Erkrankung zu entscheiden: Hohe IL-2- und IFN-γ-Werte sind für die tuberkuloide (benigne) Form charakteristisch, während hohe IL-4- und IL-10-Werte auf die lepromatöse (maligne) Form hinweisen. Somit lassen sich viele Phänomene der Immunsuppression mit einer Verschiebung vom TH1- in das TH-2-Zytokinmuster erklären.

> ### In Kürze
>
> #### T-Zellen
>
> **T-Zell-abhängige Phänomene.** Transplantatabstoßung, Abtötung virusinfizierter Zellen, Tumorüberwachung, Abwehr intrazellulärer Keime, verzögerte Allergie, Hilfe bei humoraler und zellulärer Immunantwort, Regulation der humoralen und zellulären Immunantwort.
>
> **T-Zellen.** Sind durch das **CD3-Molekül** charakterisiert.
>
> **Antigenerkennung durch T-Zellen.** Antigen-präsentierende Zellen prozessieren Proteinantigene und exprimieren auf ihrer Oberfläche körpereigene MHC-Moleküle mit Peptiden. T-Zellen erkennen über ihren T-Zell-Rezeptor das fremde Peptid plus körpereigenes MHC-Molekül. CD4-T-Zellen erkennen Antigen plus MHC-Klasse-II-Molekül; CD8-T-Zellen erkennen Antigen plus MHC-Klasse-I-Molekül. Die Antigenerkennung durch den T-Zellrezeptor vermittelt das 1. Signal bei der T-Zellaktivierung.
>
> **Kostimulatorische Moleküle.** Vermitteln zusammen mit Zytokinen das 2. Signal bei der T-Zellaktivierung.
>
> **α/β T-Zellen und γ/δ T-Zellen.** α/β T-Zellen machen >90% aller peripheren T-Zellen des Menschen aus; sie exprimieren einen T-Zellrezeptor aus einer α- und β-Kette und entweder das CD4- oder das CD8-Molekül; α/β T-Zellen werden gut verstanden. γ/δ T-Zellen sind <10% aller peripheren T-Zellen des Menschen; sie exprimieren einen T-Zellrezeptor aus einer γ- und δ-Kette und keine CD4- und CD8-Moleküle; γ/δ T-Zellen werden noch unvollständig verstanden.
>
> **Helfer-T-Zellen.** Meist CD4$^+$, sezernieren Zytokine, die in ihren Zielzellen bestimmte Funktionen aktivieren. Wichtige Zytokine: IL-2 (Wachstums- und Differenzierungsfaktor für T-Zellen), IL-4 (Wachstums- und Differenzierungsfaktor für B-Zellen), IL-5 (Differenzierungsfaktor für B-Zellen), IFN-γ (Makrophagen-Aktivator).
>
> **TH1- und TH2-Zellen.** CD4-T-Zellen lassen sich aufgrund ihres Zytokin-Sekretionsmusters in TH1-Zellen (IL-2 und IFN-γ) und TH2-Zellen (IL-4, IL-5 und IL-10) aufteilen.
>
> **Zytolytische T-Zellen.** Meist CD8$^+$, lysieren ihre Zielzellen über direkten Zellkontakt.
>
> **Regulatorische T-Zellen.** Meist CD4$^+$, CD25$^+$, unterdrücken eine Immunantwort.
>
> **Stimulierung zytolytischer T-Zellen.** CD4-T-Zellen vom TH1-Typ werden durch Antigen plus MHC-Klasse-II-Molekül und IL-12 stimuliert, IL-2 zu bilden; in CD8-T-Zellen aktiviert IL-2 zusammen mit Antigen plus MHC-Klasse-I-Molekül die zytolytische Aktivität. Zytolytische T-Zellen sind an der Abwehr viraler Infekte, an der Tumorüberwachung und der Transplantatabstoßung beteiligt.
>
> **Makrophagenaktivierung.** CD4-T-Zellen vom TH1-Typ werden durch Antigen plus MHC-Klasse-II-Molekül und IL-12 aktiviert, IFN-γ zu bilden; zusammen mit einem weiteren Stimulus bewirkt IFN-γ die Makrophagenaktivierung. Aktivierte Makrophagen besitzen die Fähigkeit zur Abtötung von intrazellulären Mikroorganismen und von Tumorzellen.
>
> **Hilfe bei der humoralen Immunantwort.** CD4$^+$-T-Zellen vom TH2-Typ werden durch Antigen plus MHC-Klasse-II-Molekül und IL-4 stimuliert, IL-4 und IL-5 zu bilden; diese bewirken die Differenzierung von B-Zellen in antikörperproduzierende Plasmazellen. Der Wechsel der Antikörperklasse wird durch unterschiedliche Zytokine vom TH2- oder TH1-Typ kontrolliert: IL-4 stimuliert IgG1 und IgE; IL-5 stimuliert IgA, IFN-γ stimuliert IgG2a und IgG3. Zur Rolle der Antikörper ▶ s. Kap. 4.

Aktivierung von Eosinophilen, Basophilen und Mastzellen. CD4-T-Zellen vom TH2-Typ werden durch Antigen plus MHC-Klasse-II-Molekül und IL-4 aktiviert, IL-4 und IL-5 zu bilden. IL-4 stimuliert die IgE-Produktion und regt Mastzellen und Basophile an, IL-5 aktiviert Eosinophile. Mastzellen, Basophile und Eosinophile tragen auf ihrer Oberfläche Fcε-Rezeptoren. Deren Vernetzung durch IgE führt zur Ausschüttung von Effektormolekülen. Eosinophile tragen in erster Linie zur Helminthenabwehr bei. Mastzellen und Basophile sind hauptsächlich für sofortallergische Reaktionen verantwortlich.

Mononukleäre Phagozyten und Antigen-präsentierende Zellen

S. H. E. Kaufmann

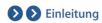 Einleitung

Die mononukleären Phagozyten nehmen bei der antimikrobiellen Abwehr Aufgaben von großer Bedeutung wahr. Diese Zellen sind äußerst anpassungsfähig und entsprechend formenreich. Ihre wichtigsten Einzelfunktionen sind:
- Phagozytose,
- intrazelluläre Keimabtötung,
- Sekretion biologisch aktiver Moleküle und
- Antigenpräsentation.

Die mononukleären Phagozyten stehen mit diesen Fähigkeiten nicht allein da. Auch andere Zellen können die eine oder andere Funktion übernehmen. In diesem Kapitel werden zuerst die Vorgänge der Phagozytose und der intrazellulären Keimabtötung behandelt. Die Beschreibung gilt sowohl für mononukleäre Phagozyten als auch für neutrophile Granulozyten. Im Anschluss daran werden diejenigen Funktionen behandelt, welche dem mononukleär-phagozytären System vorbehalten bleiben.

Obwohl mononukleäre Phagozyten zur Antigenpräsentation befähigt sind, erfüllen dendritische Zellen die Aufgabe der Antigenpräsentation mit weit höherer Effizienz.

9.1 Phagozytose

Zellen nehmen aus ihrer Umgebung Makromoleküle und Partikel auf, und zwar über einen Mechanismus, der als **Endozytose** bezeichnet wird. Die Plasmamembran stülpt sich unter dem aufzunehmenden Material ein und bildet anschließend einen Vesikel darum. Handelt es sich um die Aufnahme von Flüssigkeitströpfchen an einer beliebigen Stelle der Membran, so sprechen wir von **Pinozytose**. Dieser Prozess dient in erster Linie der Nahrungsaufnahme. Die Aufnahme größerer Partikel wird **Phagozytose** genannt. Bei der **Rezeptor-vermittelten Endozytose** wird ein Molekül von einem spezifischen Oberflächenrezeptor erkannt und gebunden. Anschließend wird der Komplex aus Rezeptor und Ligand internalisiert. Dies geschieht in einem Membranbereich, der als »**coated pit**« bezeichnet wird. Die Phagozytose stellt eine Sonderform der Rezeptor-vermittelten Endozytose dar.

Zur Phagozytose sind v. a. die neutrophilen, polymorphkernigen Granulozyten und die mononukleären Phagozyten befähigt. Diese Zellen werden daher auch unter dem funktionell geprägten Begriff professionelle Phagozyten zusammengefasst. Gemeinsam mit der intrazellulären Keimabtötung, die darauf folgt, stellt die Phagozytose pathogener Mikroorganismen einen wichtigen Abwehrmechanismus dar. Die Aufnahme der Mikroorganismen wird durch deren Adhäsion an den Phagozyten eingeleitet. Hieran sind Rezeptoren beteiligt. Professionelle Phagozyten tragen auf ihrer Oberfläche zahlreiche Rezeptoren mit einem breiten Erkennungsspektrum. Die von diesen Rezeptoren erkennbaren Moleküle sitzen auf der Oberfläche von Mikroorganismen, z. B. in Form von einfachen Zuckern, etwa als Mannose oder Fukose. Die dafür zuständigen Rezeptoren werden entsprechend als Mannose-Fukose-Rezeptoren bezeichnet. Damit ist die Erkennung von Krankheitserregern durch professionelle Phagozyten im Sinne einer Rezeptor-Liganden-Reaktion als spezifisch anzusehen, obwohl dies mit der Antigenspezifität der erworbenen Immunität nicht vergleichbar ist. Man hat die frühe Erkennung von Eindringlingen durch das angeborene Immunsystem als Musterspezifität bezeichnet. Sind die Liganden von einer mikrobiellen Kapsel maskiert, so wird die Phagozytose verhindert.

Professionelle Phagozyten besitzen u. a. auch Rezeptoren für den Fc-Bereich von Antikörpern der Klasse IgG und für gewisse Fragmente der Komplementkomponenten. Dementsprechend erhöht die Beladung von Mikroorganismen mit spezifisch gebundenen Antikörpern und Komplement die Phagozytoseleistung. Dieser Vorgang wird als **Opsonisierung** bezeichnet.

Die Interaktion zwischen Membranrezeptoren und ihren Liganden löst bei der phagozytierenden Zelle eine lokale Reaktion aus, die durch das Reißverschluss-

III · Immunologie

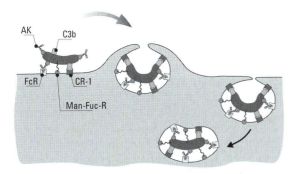

Abb. 9.1. Reißverschlussmodell der Phagozytose. Liganden auf dem aufzunehmenden Partikel werden über spezifische Rezeptoren vom Phagozyten erkannt. Diese Rezeptor-Liganden-Interaktion leitet die Phagozytose ein. Entweder werden mikrobielle Bestandteile (häufig Zuckerbausteine) über entsprechende Rezeptoren (z. B. Mannose-Fukose (*Man-Fuc*)-Rezeptor) direkt erkannt, oder es kommt nach Beladung mit IgG oder Komplementkomponenten zur Erkennung über die homologen Rezeptoren FcR bzw. CR

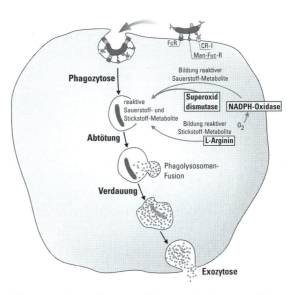

Abb. 9.2. Die wichtigsten Effektormechanismen aktivierter Makrophagen

modell am besten beschrieben wird (Abb. 9.1). Um das membrangebundene Partikel schieben sich Pseudopodien nach oben, während sich gleichzeitig die Plasmamembran im Zentrum nach innen stülpt. Durch diesen Prozess vergrößert sich die Kontaktfläche zwischen Membranrezeptoren und Liganden auf dem Bakterium laufend, sodass der Impuls für den Phagozytosevorgang ständig wächst. Schließlich ist das Bakterium völlig vom Zytoplasma umschlossen, die Enden der umschließenden Pseudopodien verschmelzen miteinander. Damit befinden sich die phagozytierten Keime in einem Membran-ausgekleideten **Phagosom**.

Die Membranbewegungen der Phagozytose werden durch Aktin- und Myosin-Mikrofilamente ausgeführt. Die Filamente reagieren auf einen Impuls über eine Struktur, die in der Plasmamembran sitzt und mit dem Aktin assoziiert zu sein scheint.

9.2 Intrazelluläre Keimabtötung und Verdauung

Der Kontakt zwischen Mikroorganismen und professionellen Phagozyten löst zelluläre Prozesse aus, die in der Abtötung und Verdauung der phagozytierten Erreger gipfeln (Abb. 9.2).

9.2.1 Reaktive Sauerstoffmetabolite

Der Kontakt zwischen Mikroorganismus und Phagozyt löst eine schnelle Zunahme der Stoffwechselaktivität aus. Diese Erscheinung wird als **respiratory burst** bezeichnet. Ihr wesentliches Endergebnis ist die Bildung von **reaktiven Sauerstoffmetaboliten**. Der Kontakt aktiviert eine NADPH-Oxidase in der Zellmembran, welche Sauerstoff (O_2) unter Verwendung von NADPH als Elektronendonor in Superoxid-Anionen ($^\bullet O_2^-$) nach Reaktion (1) umsetzt (Tabelle 9.1). NADPH wird durch Abbau von Glukose über den Hexose-Monophosphat-Weg bereitgestellt. $^\bullet O_2^-$ besitzt lediglich eine schwach antimikrobielle Wirkung und dient in erster Linie als Ausgangsmaterial für die Bildung von Wasserstoffsuperoxid (H_2O_2), von Singulett-Sauerstoff ($^1O_2$) und von Hydroxyl-Radikalen ($^\bullet OH$). H_2O_2 wird durch die Superoxid-Dismutase (SOD) nach Reaktion (2) gebildet. H_2O_2 wirkt antimikrobiell. Dieser Effekt wird durch das **Myeloperoxidase-System (MPO)** im Sinne der Reaktion (3) deutlich verstärkt. Reaktion (3) erlaubt die für viele Mikroorganismen toxische Halogenierung von Proteinen. MPO befindet sich in den **primären** (oder **azurophilen**) **Granula** der neutrophilen Granulozyten. Das Enzym gelangt durch Degranulation in das Phagosom (s. u.), wo es mit H_2O_2 reagiert. Auch bei Monozyten, jedoch nicht bei Makrophagen, wurde MPO nachgewiesen. Durch eine Fe^{3+}-abhängige Reduktion entsteht aus H_2O_2 nach der modifizierten Haber-Weiss-Reaktion

Tabelle 9.1. Wichtige Reaktionen bei der Bildung reaktiver Sauerstoffmetabolite

(1) $NADPH + O_2 \xrightarrow{NADPH\text{-}Oxidase} NADP + {}^{\bullet}O_2^- + H^+$

(2) $2\,{}^{\bullet}O_2^- + 2H^+ \xrightarrow{SOD} O_2 + H_2O_2$

(3) $H_2O_2 + Cl^- \xrightarrow{MPO} OCl^- + H_2O$

(4) $H_2O_2 + {}^{\bullet}O_2^- \rightarrow {}^{\bullet}OH + OH^- + O_2$

(5) $2\,H_2O_2 \xrightarrow{Katalase} 2\,H_2O + O_2$

(4) freies ${}^{\bullet}OH$. Durch geeignete Energieabsorption kann über verschiedene Reaktionen ${}^1O_2$ aus ${}^{\bullet}O_2^-$ entstehen. ${}^1O_2$ und ${}^{\bullet}OH$ peroxidieren Fettsäuren und reagieren mit Nukleinsäuren; dadurch sind sie für Mikroorganismen äußerst toxisch.

Die genannten reaktiven Sauerstoffmetabolite wirken natürlich nicht nur auf mikrobielle Eindringlinge, sie können auch Wirtszellen in der Umgebung schädigen. Deshalb muss ihr gezielter Abbau gewährleistet werden. SOD fängt ${}^{\bullet}O_2^-$ ab und verhindert so die Bildung der hochtoxischen Metabolite ${}^{\bullet}OH$ und ${}^1O_2$ (Reaktion 2). Das bei dieser Reaktion entstehende H_2O_2 wird durch **Katalase** (Reaktion 5) und/oder über das **Glutathionsystem** abgebaut. Da zahlreiche Mikroorganismen Katalase besitzen, können sie die Reaktion (5) zu ihrem eigenen Schutz einsetzen.

9.2.2 Reaktive Stickstoffmetabolite

Neben den reaktiven Sauerstoffmetaboliten spielen auch reaktive Stickstoffmetabolite eine wesentliche Rolle bei der Keimabtötung. Während aber die Bedeutung der reaktiven Stickstoffmetabolite bei der Maus klar ist, besteht über ihre Rolle beim Menschen noch weitgehende Unklarheit. Die reaktiven Stickstoffmetabolite werden exklusiv aus L-Arginin gebildet (Abb. 9.2). Unter Mitwirkung einer NO-Synthase entstehen L-Zitrullin und $NO^{\bullet}$, welches dann weiter zu NO_2^-, NO_3^- oxidiert wird. Die reaktiven Stickstoffmetabolite inaktivieren die FeS-haltigen reaktiven Zentren zahlreicher Enzyme und unterstützen weiterhin die Wirkung reaktiver Sauerstoffmetabolite.

9.2.3 Lysosomale Wirkstoffe

Im Inneren der professionellen Phagozyten existieren zahlreiche **Vesikel**. Sie haben die Fähigkeit, nach der Keimaufnahme mit den entstandenen Phagosomen zu verschmelzen. Bei den polymorphkernigen neutrophilen Granulozyten werden die Vesikel als **Granula** und die Verschmelzungsvorgänge als Degranulation bezeichnet. Bei den mononukleären Phagozyten sprechen wir von **Lysosomen** und von Phagolysosomenbildung. Im Wesentlichen handelt es sich aber um das gleiche. Die Granula bzw. Lysosomen enthalten zahlreiche Enzyme und Metabolite. Beide wirken nach der Verschmelzung auf die phagozytierten Mikroorganismen ein und verursachen gegebenenfalls deren Tod und/oder deren Abbau (Tabelle 9.2).

Kurz nach der Phagozytose sinkt der pH-Wert des Phagosoms in den sauren Bereich. Er steigt danach noch einmal auf pH 7,8 an, um anschließend wieder auf etwa pH 5 abzufallen. Der kurzzeitige pH-Anstieg könnte die Wirksamkeit der basischen Proteine erhöhen. Das saure Milieu ist für viele Mikroorganismen bereits wachstumshemmend. Außerdem stellt dieses Milieu das pH-Optimum für den Großteil der **lysosomalen Hydrolasen** dar.

Hydrolasen spalten in Gegenwart von H_2O Polymere bis zu den monomeren Bausteinen. Die lysosomalen Hydrolasen greifen alle mikrobiellen Makromoleküle an, also Kohlenhydrate, Fette, Nukleinsäuren und Proteine. Sie bauen in erster Linie die bereits abgetöteten Mikroorganismen ab. Die Mehrzahl der lysosomalen Hydrolasen hat ein pH-Optimum um 5. Sie werden als saure Hydrolasen bezeichnet.

Peroxidasen haben das Vermögen, verschiedene Moleküle zu oxidieren. Dies geschieht in Gegenwart von H_2O_2. MPO wirkt durch die Halogenierung von Proteinen bakterizid (s. o.).

Lysozym spaltet die Bindung zwischen Azetylmuramylsäure und N-Azetylglukosamin in der Peptidoglykanschicht bakterieller Zellwände. Bevor Lysozym wirksam werden kann, müssen bei den meisten Bakterien schützende Zellwandschichten abgebaut werden. Lysozym dürfte eher am Abbau als an der Abtötung von Mikroorganismen beteiligt sein.

Eisen ist für das Wachstum zahlreicher Mikroorganismen essentiell. **Laktoferrin** hat bei saurem pH eine

● Tabelle 9.2. Lysosomale Wirkstoffe

Wirkstoff	Substrat
Saure Hydrolasen	
Phosphatasen	Oligonukleotide und andere Phosphorester
Nukleasen	DNS, RNS
β-Galaktosidase	Galaktoside
α-Glukosidase	Glykogen
α-Mannosidase	Mannoside
Hyaluronidase	Hyaluronsäuren, Chondroitinsulfat
Kathepsine	Proteine
Peptidasen	Peptide
Lipid-Esterasen	Fette
Phospholipasen	Phospholipide
Neutrale Proteasen	
Kollagenase	Kollagen
Elastase	Elastin
Kathepsin G	Knorpel
Plasminogen-Aktivator	Plasminogen
Lysozym	Bakterienzellwand
Laktoferrin	Eisen
Peroxidasen	H_2O_2
Kationische Proteine und Peptide	Bakterienzellwand

die als Defensine bezeichneten kationischen Peptide aus etwa 30 Aminosäuren.

Neutrale Proteasen haben ihr Optimum bei pH 7. Zu diesen zählen Kathepsin G, Elastase und Kollagenase. Diese Enzyme sind für den Abbau von Elastin, Knorpel, Proteoglykanen, Fibrinogen, Kollagen u.a. mitverantwortlich. Zu den neutralen Proteasen gehören auch die Plasminogenaktivatoren; sie aktivieren Plasminogen zu Plasmin. Diese Proteasen werden von der Zelle in das umgebende Milieu abgegeben. Dort wirken sie bei extrazellulären Abwehr- und Entzündungsreaktionen mit (▶ Kap. 10).

9.3 Das mononukleär-phagozytäre System

Zum mononukleär-phagozytären System gehören die mobilen Blutmonozyten, die freien Exsudatmakrophagen und die sessilen Gewebsmakrophagen.

Die sessilen Zellen sind an strategisch wichtigen Punkten verschiedener Körperregionen angeordnet. Sie unterscheiden sich entsprechend ihrer Lokalisation mehr oder weniger in Morphologie und Funktion. Wegen ihrer gestaltlichen und funktionellen Heterogenität hat man den Makrophagen eine Vielzahl von Namen gegeben (● Tabelle 9.3). Aschoff fasste 1924 alle Zellen, die sich nach der Injektion von Tusche oder kolloidalen Farbstoffen als Partikel-beladen erwiesen, als **retikuloendotheliales System** zusammen. Wir wissen heute,

● Tabelle 9.3. Organabhängige Bezeichnungen residenter Gewebsmakrophagen

Bezeichnung	Organ
Kupffer'sche Sternzellen	Leber
Alveolarmakrophagen	Lunge
Histiozyten	Bindegewebe
Osteoklasten	Knochenmatrix
Peritonealmakrophagen	Peritonealhöhle
Pleuramakrophagen	Pleurahöhle
Mikrogliazellen	ZNS
Langerhans-Zellen (?)	Haut
Dendritische Zellen (?)	Milz, Lymphknoten

hohe eisenbindende Aktivität und besitzt daher antimikrobielle Wirkung.

Kationische oder **basische Proteine** und Peptide sind reich an Arginin und Cystein. Sie besitzen bei neutralem bis schwach basischem pH eine stark antimikrobielle Wirkung. Deshalb muss man annehmen, dass ihre Wirkung im Phagosom sehr früh einsetzt und nur kurzfristig erhalten bleibt. Die kationischen Proteine stellen eine heterogene Gruppe mit unterschiedlichem Molekulargewicht dar. Zu ihnen gehören das Phagozytin und

dass das mononukleär-phagozytäre System einen großen Teil des retikuloendothelialen Systems ausmacht.

Makrophagen stammen von Blutmonozyten ab, die kontinuierlich in das Gewebe bzw. in Körperhöhlen einwandern. Die eingewanderten Blutmonozyten wandeln sich in residente Makrophagen um, die sich kaum mehr vermehren. Als langlebige Zellen können Makrophagen jedoch über einen längeren Zeitraum hinweg ihre Funktion ausüben. Ihre wichtigsten Aufgaben sind:

— Abbau von Makromolekülen und Zelltrümmern,
— Abtötung von eingedrungenen Krankheitserregern und von Tumorzellen als wesentliche Effektorfunktion der körpereigenen Abwehr und
— Mitwirkung bei der spezifischen Immunantwort, insbesondere die Präsentation von Fremdantigen und die Stimulation von Helfer-T-Zellen durch Zytokine (▶ s. Kap. 8).

9.4 Rezeptoren und Oberflächenmarker

Mononukleäre Phagozyten tragen eine Garnitur von Rezeptoren, die es ihnen erlaubt, mit sehr verschiedenartigen Makromolekülen zu interagieren.

Einige Rezeptoren stellen darüber hinaus auch wichtige Oberflächenmarker dar. Diese Moleküle können mit monoklonalen Antikörpern nachgewiesen werden. Ihr Nachweis ist jedoch nicht spezifisch für das mononukleär-phagozytäre System: Entweder kommen sie auch auf anderen Zellen vor oder sie werden nicht von allen Vertretern des mononukleär-phagozytären Systems exprimiert.

Eine wichtige Gruppe von Rezeptoren erkennt das Fc-Fragment von Antikörpern der Klasse IgG. Andere Rezeptoren reagieren mit Bruchstücken der Komplementkomponente C3. Dies ist der Grund dafür, dass Mikroorganismen, die mit Antikörpern und C3-Bruchstücken beladen sind, besser phagozytiert werden (Opsonisierung).

Mononukleäre Phagozyten der Maus exprimieren zwei verschiedene Fc-Rezeptoren. Der eine bindet das Fc-Stück von IgG2a. Er ist resistent gegenüber Trypsin-Behandlung und heißt FcγRI. Der zweite Rezeptor bindet die Fc-Stücke von IgG1 und IgG2b. Dieser ist empfindlich gegenüber Trypsin-Behandlung und heißt FcγRII.

Beim Menschen stellt sich die Situation etwas komplizierter dar. Blutmonozyten binden die verschiedenen IgG-Subklassen mit unterschiedlicher Stärke. Am stärksten bindet IgG1; an zweiter Stelle steht IgG3. Während der Fc-Rezeptor auf Blutmonozyten monomeres IgG1 gut bindet und die Bezeichnung FcγRI erhielt, bindet der Fc-Rezeptor der neutrophilen Granulozyten monomeres IgG schlecht (FcγRIII). Polymeres IgG (Immunkomplexe) wird dagegen sehr fest an Granulozyten und Makrophagen gebunden. Im CD-System erhielt der FcγRIII-Rezeptor die Bezeichnung CD16 und FcγRI die Benennung CD64. FcγRII (CD32) heißt ein weiterer Fc-Rezeptor, der auf neutrophilen Granulozyten und Monozyten vorkommt und IgG1 und IgG3 schwach bindet (◘ Tabelle 2.1, ▶ s. S. 53).

Bei den Rezeptoren für C3-Bruchstücke unterscheidet man drei Erkennungsspezifitäten. Der CR1-Rezeptor, der auf Monozyten, Makrophagen, neutrophilen Granulozyten und einem Teil der dendritischen Zellen vorkommt, bindet C3b. Er trägt die CD-Bezeichnung CD35. Der CR2-Rezeptor bindet ein Abbauprodukt von C3b (C3d). Er wird von B-Zellen und von einem Teil der dendritischen Zellen exprimiert, aber nicht von Monozyten, Makrophagen und neutrophilen Granulozyten; er determiniert den Phänotyp CD21. Der C3bi-Rezeptor erkennt ein weiteres Abbauprodukt des C3b (3bi). Er besteht aus zwei Ketten, die die Bezeichnung CD11b (α-Kette) und CD18 (β-Kette) tragen. Er ist auf Monozyten, Makrophagen und neutrophilen Granulozyten zu finden (◘ Tabelle 2.1, ▶ s. S. 53).

Mononukleäre Phagozyten exprimieren Rezeptoren für die aktivierenden Zytokine IFN-γ, TNF-α u. a.

Auch das Klasse-II-Molekül des MHC stellt eine wichtige Oberflächenstruktur dar. Seine Expression auf Makrophagen wird durch IFN-γ und möglicherweise andere Zytokine verstärkt. Wie in ▶ Kap. 8 bereits dargelegt, spielen Klasse-II-Moleküle bei der Stimulation von Helfer-T-Lymphozyten eine zentrale Rolle. Dendritische Zellen tragen dagegen auf ihrer Oberfläche konstitutiv große Mengen an Klasse-II-Molekülen des MHC und sind daher für die Stimulation von Helfer-T-Lymphozyten bestens gerüstet.

In letzter Zeit rückte eine Gruppe von Oberflächenrezeptoren in den Mittelpunkt des Interesses. Hierbei handelt es sich um die so genannten Toll-ähnlichen Rezeptoren (toll-like receptors, TLR). Wir kennen mindestens 10 unterschiedliche TLR, die mit TLR1 bis TLR10 bezeichnet werden (◘ Abb. 9.3). TLR erkennen spezifisch charakteristische Mikrobenbestandteile. TLR werden besonders von mononukleären Phagozyten und dendritischen Zellen exprimiert, die dadurch die Fähigkeit erlangen, eingedrungene Erreger zu erkennen. Diese Erkennung wiederum bewirkt eine rasche Aktivierung der TLR-tragenden Zelle, die dann geeignete Ab-

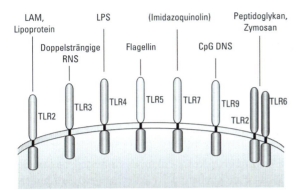

Abb. 9.3. Die TLR und ihre wichtigsten Liganden. Imidazoquinolin ist als synthetische Substanz kein natürlicher Ligand. Natürliche Liganden für TLR7 und TLR8 sind virale Einzelstrang RNS-Moleküle

Tabelle 9.4. Sekretionsprodukte mononukleärer Phagozyten

Produkt	Wichtigste Funktion
Lysosomale saure Hydrolasen	Verdauung verschiedener Makromoleküle
Neutrale Proteasen	Zersetzung von Bindegewebe, Knorpel, elastischen Fasern etc.
Lysozym	Abbau bakterieller Zellwände
Komplementkomponenten	Komplementkaskade
IL-1	Entzündungsmediator, endogenes Pyrogen
IL-10	Hemmung der Aktivierung von Makrophagen und TH1-Zellen
IL-12	Aktivierung von zytolytischen Zellen und TH1-Zellen
Chemokine	Anlockung von Entzündungszellen
TNF-α	Tumorzell-Lyse, septischer Schock, Kachexie, Granulome
IFN-α	Virushemmung
Reaktive O_2-Metabolite	Antimikrobielle und tumorizide Wirkung
Reaktive N_2-Metabolite	Antimikrobielle und tumorizide Wirkung
Arachidonsäure-Metabolite	Entzündungsmediatoren, Immunregulation

wehrreaktionen mobilisieren kann. Sämtliche TLR benutzen einen gemeinsamen Signaltransduktionsweg, in dessen Zentrum die Phosphorylierung von NF-κ-B steht. Dies bewirkt in Makrophagen und dendritischen Zellen die Sekretion von proinflammatorischen Zytokinen (▶ s. Kap. 9.5) und Effektormolekülen der Infektabwehr (▶ s. Kap. 9.2).

Die wichtigsten Liganden der TLR sind (■ Abb. 9.3):
- TLR 2: Lipoarabinomannan und Lipoproteine als charakteristische molekulare Muster u. a. von Mykobakterien.
- TLR 3: Doppelsträngige RNS als charakteristisches molekulares Muster zahlreicher Viren.
- TLR 4: Lipopolysaccharid als charakteristisches molekulares Muster gram-negativer Bakterien.
- TLR 5: Bakterielle Flagelline als charakteristisches molekulares Muster geiseltragender Bakterien.
- TLR 9: Bestimmte Nukleotid-Sequenzen, die für bakterielle DNS charakteristisch sind.
- TLR 7, TLR 8: Einzelstrang RNS, die für bestimmte Viren charakteristisch ist.

Einige TLR bilden Heterodimere mit neuer Spezifität. TLR 2/TLR 6-Heterodimere reagieren z. B. mit Peptidoglykan als charakteristisches molekulares Muster grampositiver Bakterien und Zymosan als charakteristisches Muster von Hefen.

9.5 Sekretion

Makrophagen sind aktiv-sekretorische Zellen. Sie produzieren wichtige Mediatoren der Entzündungsreaktion und der spezifischen Immunantwort. Darüber hinaus sezernieren mononukleäre Phagozyten Substanzen, die auf mikrobielle Krankheitserreger und Tumorzellen toxisch wirken. Von diesen Faktoren werden viele erst nach adäquater Aktivierung abgegeben. Die wichtigsten Sekretionsprodukte sind in ■ Tabelle 9.4 aufgeführt.

Lysosomale Enzyme. Bei der Phagozytose werden lysosomale Enzyme nicht nur in das Phagosom, sondern im Sinne einer aktiven Sekretion auch nach außen sezerniert. Zudem gelangen aus den noch nicht vollständig geschlossenen Phagolysosomen Enzyme passiv nach außen. Hierzu gehören saure Hydrolasen, Lysozym und neutrale Proteasen.

Monokine. Monokine gehören wie die Lymphokine zur Gruppe der Interleukine bzw. Zytokine. Wie der Name andeutet, werden sie von mononukleären Phagozyten gebildet (▶ s. Kap. 8).

IL-1. Interleukin-1 wirkt u. a. auf B-Lymphozyten, Hepatozyten, Synovialzellen, Epithelzellen, Fibroblasten, Osteoklasten und Endothelzellen. Als endogenes Pyrogen löst IL-1 im Hypothalamus die Fieberreaktion aus. Durch seine Wirkung auf Hepatozyten vermittelt es die Akutphasenreaktion. Schließlich induziert IL-1 die Sekretion von Fibrinogen, Kollagenase und Prostaglandinen. Viele dieser Faktoren sind am Zustandekommen der Entzündung beteiligt. IL-1 ist somit ein wichtiger Entzündungsmediator. IL-1 wird im Übrigen nicht nur von mononukleären Phagozyten, sondern auch von anderen Zellen gebildet. Dazu gehören B-Lymphozyten, Endothelzellen, Epithelzellen, Gliazellen, Fibroblasten, Mesangialzellen und Astrozyten.

IL-6. Interleukin-6 wird nicht nur von mononukleären Phagozyten, sondern auch von T-Lymphozyten gebildet und wurde deshalb bereits in ▶ Kap. 8 besprochen.

IL-10. Dieses immunsuppressive Zytokin wurde in ▶ Kap. 8 besprochen, da es sowohl von Makrophagen als auch von T-Zellen produziert wird.

IL-12. Interleukin-12 aktiviert das zytolytische Potential von T-Lymphozyten und NK-Zellen. Weiterhin stimuliert es die Differenzierung von TH1-Zellen. Somit stellt IL-12 ein Schlüssel-Zytokin bei der Aktivierung der von CD4-Zellen des TH1-Typs und von CD8 T-Zellen getragenen zellulären Immunität dar (▶ s. Kap. 8).

Chemokine. Chemokine sind an der Anlockung (Chemotaxis) von Entzündungszellen (Blutmonozyten, neutrophilen Granulozyten) aus dem Kapillarbett in das Gewebe beteiligt. Die außerordentlich große Familie der Chemokine besteht aus zahlreichen, strukturell sehr ähnlichen Zytokinen von etwa 8–10 kD. Viele Chemokine zeigen ein ähnliches Wirkspektrum, d. h. ihre Wirkung ist redundant. Zwei Untergruppen können aufgrund der Struktur und der biologischen Aktivität unterschieden werden. Die sog. **CC-Chemokine** sind dadurch charakterisiert, dass zwei aminoterminale Zysteinreste direkt nebeneinander liegen. Bei den **CXC-Chemokinen** werden die beiden Zysteinreste durch eine weitere Aminosäure getrennt. Die CXC-Chemokine wirken hauptsächlich auf neutrophile Granulozyten, während die CC-Chemokine in erster Linie Monozyten stimulieren. Chemokine werden nicht nur von mononukleären Phagozyten, sondern auch von anderen Zellen gebildet. Typischerweise sind dies Zellen, die an einem Entzündungsherd zu finden sind. IL-8 stellt ein charakteristisches CXC-Chemokin dar, während RANTES und MCP-1 typische Vertreter der CC-Familie sind.

TNF-α. Tumor-Nekrose-Faktor-α wirkt stark nekrotisierend auf Tumorzellen; der Faktor hat gewisse Ähnlichkeiten mit TNF-β (▶ s. Kap. 8). TNF-α wurde ursprünglich im Serum von Mäusen nachgewiesen, die zuerst mit Mykobakterien und dann mit Lipopolysaccharid behandelt worden waren. In vielerlei Hinsicht wirkt TNF-α ähnlich wie IL-1; es induziert Fieber und wirkt immunregulatorisch. TNF-α ist mit Kachektin, welches für kachektische Zustände verantwortlich ist, identisch. Es ist entscheidend an der Ausbildung von Granulomen beteiligt (▶ s. Kap. 11). Weiterhin ist TNF-α im wesentlichen für den septischen Schock zuständig. Diese Eigenschaft hat die Hoffnung auf einen therapeutischen Einsatz des TNF bei der Tumorbehandlung gedämpft. Die Neutralisation von TNF-α durch spezifische, monoklonale Antikörper wird dagegen mit großem Erfolg zur Therapie der rheumatoiden Arthritis eingesetzt.

M-CSF. Monozytenkolonien-stimulierender Faktor bewirkt die Reifung mononukleärer Phagozyten aus Stammzellen.

G-CSF. Granulozytenkolonien-stimulierender Faktor wird von Makrophagen, Endothelzellen und anderen Zellen gebildet und bewirkt in erster Linie die Reifung von Granulozyten.

TGF-β. TGF-β wird von mononukleären Phagozyten, einigen T-Lymphozyten und Blutplättchen gebildet (▶ s. Kap. 8).

IFN-α. Interferon-α besitzt als Mitglied der IFN-Familie antivirale Aktivität (▶ s. Kap. 8 und 11). Daneben hat es auch immunmodulatorische Wirkung.

Komplementkomponenten. Makrophagen sezernieren zahlreiche Komplementkomponenten. Hierzu gehören C1q, C2, C4, C3, C5, Faktor B, Faktor D, Properdin, Faktor H und Faktor I (▶ s. Kap. 5).

Reaktive Sauerstoff- und Stickstoff-Metabolite. Makrophagen sezernieren nach entsprechender Stimulation reaktive Sauerstoff- und Stickstoffmetabolite (▶ s. 9.2).

9.6 Makrophagenaktivierung

Mononukleäre Phagozyten sind äußerst anpassungsfähige Zellen. Sie können sich nach äußeren Reizen morphologisch und funktionell verändern. Man kann hierbei drei hierarchisch angeordnete Aktivitätsstufen unterscheiden.

Residente Gewebsmakrophagen. Diese besitzen bereits bestimmte Fähigkeiten: Sie können phagozytieren und sezernieren konstitutiv Lysozym. Durch das umliegende Gewebe werden die Eigenschaften und Fähigkeiten residenter Makrophagen wesentlich beeinflusst. So steht bei Alveolarmakrophagen die Phagozytoseaktivität im Vordergrund, während die Makrophagen der sekundär-lymphatischen Organe v. a. Antigen präsentieren.

Entzündungsmakrophagen. Lokale Entzündungsreize steigern verschiedene Makrophagenfunktionen. Diese beeinflussen dann ihrerseits den weiteren Verlauf der Entzündungsreaktion. Die sog. Entzündungsmakrophagen oder **inflammatorischen Makrophagen** entwickeln sich aus frisch in den Entzündungsherd eingewanderten Monozyten und z. T. auch aus Gewebsmakrophagen. Sie zeigen einen Anstieg in der Rezeptor-vermittelten Endozytose sowie in der Bildung von $^{\bullet}O_2$. Außerdem sezernieren sie neutrale Proteasen, insbesondere den Plasminogenaktivator. Schließlich erlangen inflammatorische Makrophagen auch die Fähigkeit, auf Zytokin-vermittelte Stimuli zu antworten.

Aktivierte Makrophagen. Unter dem Einfluss von Zytokinen des TH1-Typs wandeln sich die inflammatorischen Makrophagen schließlich in aktivierte Makrophagen um. Aktivierte Makrophagen produzieren gesteigerte Mengen von H_2O_2. Sie besitzen die Fähigkeit zur Abtötung von Tumorzellen und von intrazellulären Krankheitserregern. IFN-γ induziert im Makrophagen eine gesteigerte Expression von MHC-Klasse-II-Molekülen, und der IFN-γ-stimulierte Makrophage besitzt eine erhöhte Fähigkeit, Antigen zu präsentieren.

Die hier geschilderte Verbreiterung des Funktionsspektrums vom residenten über den inflammatorischen bis zum aktivierten Makrophagen wird als Makrophagenaktivierung bezeichnet. Die Situation, bei der normalerweise sämtliche Aktivierungsschritte ablaufen, ist gegeben, wenn das Immunsystem auf eine Infektion mit intrazellulären Krankheitserregern reagiert.

9.7 Antigen-präsentierende Zellen im engeren Sinn

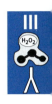

Unter Antigenpräsentation im engeren Sinne verstehen wir eine besondere Verarbeitung von Proteinen durch akzessorische Immunzellen. Die Präsentation macht das Antigen dazu fähig, Helfer-T-Zellen spezifisch zu stimulieren. Die Voraussetzungen dazu sind erfüllt, wenn die Zelle das Fremdantigen in Assoziation mit Klasse-II-Molekülen des MHC präsentiert sowie kostimulatorische Moleküle exprimiert und Zytokine sezerniert, welche bei der Stimulation von Helfer-T-Zellen als zweites Signal benötigt werden (▶ s. Kap. 8).

Die Fähigkeit zur Antigenpräsentation ist nicht konstitutiv, sie wird vielmehr durch entsprechende Stimuli induziert. So ist die Expression von MHC-Klasse-II-Molekülen auf zahlreichen Gewebsmakrophagen äußerst gering. Sie nimmt erst nach geeigneter Stimulierung (z. B. durch IFN-γ) drastisch zu.

Da lösliche Proteinantigene durch Pinozytose ebenso aufgenommen werden können wie durch Rezeptor-vermittelte Endozytose, ist die Phagozytosefähigkeit für die Präsentation dieser Antigene nicht grundsätzlich notwendig. Dagegen hängt die Präsentation von Antigenen, die Bestandteile von größeren Partikeln sind (Bakterien, Pilze, Parasiten), meist von der Phagozytosefähigkeit, der Keimabtötung und der Verdauung ab. Andererseits geht aber die Fähigkeit einer Zelle zur Keimaufnahme und -abtötung nicht immer mit dem Vermögen zur Antigenpräsentation einher.

Aufgenommene Proteine werden von der Antigenpräsentierenden Zelle denaturiert und in Peptidfragmente zerlegt: Das Antigen wird prozessiert. Anschließend werden bestimmte Peptidfragmente an das Klasse-II-Molekül gebunden und der Helfer-T-Zelle präsentiert. Hierbei können nur solche Peptide präsentiert werden, die gewisse Eigenschaften physikochemischer Art besitzen (▶ s. Kap. 8).

Makrophagen besitzen prinzipiell das Potential zur Antigenpräsentation. In Abhängigkeit von ihrer Herkunft und ihrem Aktivierungszustand weisen sie in dieser Hinsicht aber beträchtliche Unterschiede auf.

Die Fähigkeit zur Antigenpräsentation ist nicht auf Makrophagen beschränkt. Ausgezeichnete Präsentatoren sind die **Langerhans-Zellen** der Haut und die **dendri-**

tischen Zellen der sekundär-lymphatischen Organe. Diese Zellen besitzen bereits konstitutiv eine hohe Fähigkeit zur Präsentation von Antigenen, die der von Makrophagen deutlich überlegen ist. Ihre Phagozytose-Aktivität ist dagegen eher gering. Zur Präsentation mikrobieller Antigene bedarf es daher häufig eines Zusammenwirkens mit mononukleären Phagozyten.

Weitere Zellen mit der Fähigkeit, Antigen zu präsentieren, sind u. a. B-Lymphozyten (▶ s. Kap. 8) und Endothelzellen sowie die Astrozyten des zentralen und die Schwann'schen Zellen des peripheren Nervensystems. B-Zellen nehmen ihr Antigen mit Hilfe membranständiger Antikörper spezifisch auf. Sie sind daher zur selektiven Antigenpräsentation befähigt. Dies könnte für die verstärkte T-Zellantwort bei Zweitimmunisierung (Impfung) von Bedeutung sein. Die für CD4-T-Zellen gültige Beschränkung der Antigenpräsentation auf spezialisierte Zellen gilt für CD8-T-Zellen nicht, da fast alle Körperzellen MHC-Klasse-I-Moleküle exprimieren.

Der Besitz von TLR (▶ s. Kap. 9.4) befähigt Antigen-präsentierende Zellen zu einer raschen Reaktion auf eingedrungene Mikroorganismen. Die Erkennung von Erregerbestandteilen bewirkt die Reifung von dendritischen Zellen in Antigen-präsentierende Zellen vom Typ 1, die Zytokine produzieren, welche TH1-Zellen stimulieren. Fehlt dieser Reiz, entwickeln sich dendritische Zellen vom Typ 2, welche durch Sekretion von IL-4 die Bildung von TH2-Zellen fördern. Dies ist z. B. der Fall bei Immunisierung mit löslichen Proteinantigenen oder Infektionen mit Helminthen. Es ist noch unklar, ob eine zweite Rezeptorfamilie existiert welche parasitäre Strukturen erkennt und die Bildung von dendritischen Zellen vom Typ 2 induziert oder ob die fehlende TLR-Stimulation bereits ausreicht. Die Stimulation über TLR durch mikrobielle Bestandteile hilft auch, das Prinzip der Adjuvanswirkung besser zu verstehen. Da einige TLR (z. B. TLR 4) in erster Linie proinflammatorische Reaktionen auslösen, während andere (z. B. TLR 9) besonders immunstimulierend wirken, kann durch Wahl geeigneter Liganden das Aktivitätsspektrum von Adjuvanzien bzw. Immunmodulatoren in die gewünschte Richtung gelenkt werden.

> **In Kürze**
>
> **Mononukleäre Phagozyten und Antigen-präsentierende Zellen**
>
> **Phagozytose und intrazelluläre Keimabtötung.** Ausgeführt von neutrophilen Granulozyten und mononukleären Phagozyten.
>
> **Phagozytose.** Rezeptorvermittelter Prozess, entweder über direkte Erkennung der Fremdpartikel (via Mannose-Fukose-Rezeptor) oder nach Opsonisierung (via Fc-Rezeptoren oder Komplement-Rezeptoren).
>
> **Intrazelluläre Keimabtötung.** Über sauerstoffabhängige Mechanismen (Bildung der reaktiven Sauerstoffmetabolite O_2^-, H_2O_2, $^{\bullet}OH$, $^1O_2$), stickstoffabhängige Mechanismen (NO_2^-, NO_3^-, $^{\bullet}NO$) und lysosomale Mechanismen (Ansäuerung des Phagosoms, Angriff durch lysosomale Enzyme nach Phagolysosomenfusion, kationische Peptide u. a.).
>
> **Wichtige von mononukleären Phagozyten sezernierte Produkte.** IL-1 (Entzündungs- und Fiebermediator); IL-12 (Aktivierung von TH1-Zellen und zytolytischen Zellen); TNF-α (Entzündungs- und Fiebermediator); Chemokine (Anlockung von Entzündungszellen); Arachidonsäure-Produkte (Entzündungsmediatoren, unspezifische Immunsuppression); reaktive Sauerstoff- und Stickstoff-Metabolite (z. B. Tumorzellabtötung); Komplementkomponenten (▶ s. Kap. 5); neutrale Proteasen (Bindegewebszersetzung).
>
> Makrophagenaktivierung verläuft vom residenten Gewebsmakrophagen (bereits zur Phagozytose fähig) über den Entzündungsmakrophagen (gesteigerte Phagozytoseaktivität, Bildung von O_2^-) zum aktivierten Makrophagen (vollständige antimikrobielle und tumorzytotoxische Aktivität).
>
> **Antigenpräsentation.** Neben Makrophagen auch B-Zellen, Langerhans-Zellen und dendritische Zellen. Dendritische Zellen sind die potentesten Antigen-präsentierenden Zellen.
>
> **Erkennung molekularer Muster von Mikroorganismen.** Die Familie der TLR umfasst 10 Mitglieder, die charakteristische Mikrobenbausteine spezifisch erkennen. TLR werden besonders von mononukleären Phagozyten und dendritischen Zellen exprimiert, die dadurch in die Lage versetzt werden, rasch auf mikrobielle Eindringlinge zu reagieren. Einige TLR stimulieren besonders proinflammatorische Mechanismen, während andere bevorzugt die T-Zellstimulation fördern.

Immunpathologie
S. H. E. Kaufmann

 Einleitung

Unter dem Begriff Immunpathologie werden Schädigungen des Organismus durch fehlende, fehlgeleitete oder überschießende Immunreaktionen zusammengefasst.

10.1 Entzündung und Gewebeschädigung

Entzündung und Gewebeschädigung sind häufig Begleiterscheinungen der Immunantwort. Sie stellen in vielen Fällen das Endergebnis von fehlgeleiteten Immunreaktionen dar. Als Beispiel kann die spezifische Überempfindlichkeit angeführt werden. In anderen Fällen wird die Entzündung ausgelöst und entwickelt sich, ohne dass der Immunapparat ursächlich beteiligt ist, z. B. bei Entzündungen durch bakterielle Besiedlung, etwa durch Staphylokokken. Was auch immer die auslösende Ursache sein mag – es gibt keine Entzündung ohne die Beteiligung von Zellen und Faktoren des Immunsystems.

Am Anfang jeder Entzündung steht die Freisetzung von Mediatoren. Die Empfänger dieser Wirkstoffe sind Blutgefäße, Bronchiolen, glatte Muskulatur und Leukozyten.

Mastzellen sind wichtige Produzenten von Entzündungsmediatoren, insbesondere von vasoaktiven Aminen und Lipidmediatoren (Arachidonsäureprodukte und Plättchen-aktivierender Faktor).

Im Folgenden werden die wichtigsten Entzündungsmediatoren besprochen.

Die vasoaktiven Amine **Histamin** (bei Mensch und Meerschweinchen) und **Serotonin** (bei Mensch, Ratte und Maus) bewirken die Konstriktion der Venolen und Dilatation der Arteriolen; sie erhöhen die Permeabilität der Kapillaren. Die dadurch entstehende Urtikaria ist ein klinisches Zeichen der **anaphylaktischen Reaktion**. Weiterhin rufen die Amine eine Kontraktion der glatten Muskulatur in Bronchien, im Uterus und im Darm hervor. Beim Menschen wird Serotonin aus den Blutplättchen freigesetzt.

Arachidonsäureprodukte stellen die zweite wichtige Gruppe von Entzündungsmediatoren dar. Ihre Synthese und Funktion ist in ◘ Abb. 10.1 schematisch aufgeführt. Die **Leukotriene** C4, D4 und E4 werden auch unter dem Begriff »Slow reacting substance of anaphylaxis« (SRS-A) zusammengefasst. Sie sind neben den vasoaktiven Aminen die wichtigsten Mediatoren der allergischen Sofortreaktion. Ihre Bildung setzt aber etwas langsamer ein. Aufgrund ihrer hohen bronchokonstriktiven Aktivität sind sie für das Bronchialasthma von besonderer Bedeutung.

Das **Bradykinin**, das von basophilen Granulozyten und Mastzellen gebildet wird, hat ebenfalls vasodilatatorische und permeabilitätssteigernde Wirkung.

Der **Plättchen-aktivierende Faktor** (PAF) ist ein niedermolekulares Ätherlipid. Er bewirkt die Aggregation der Blutplättchen und damit die Freisetzung von vasoaktiven Aminen. PAF wirkt außerdem auf neutrophile Granulozyten. Der Wirkstoff wird von neutrophilen und basophilen Granulozyten sowie von Monozyten gebildet.

Heparin ist ein Proteoglykan. Es hemmt die Blutgerinnung und sorgt auf diese Weise für einen verlängerten Einstrom von Entzündungszellen. Heparin hemmt die Komplementaktivierung und verstärkt die Histamininaktivierung.

Chemotaktische Faktoren sind kleine Peptide. Sie werden von Granulozyten gebildet und locken weitere Granulozyten an den Entzündungsherd.

Die als **Anaphylatoxine** bezeichneten Komplementkomponenten C4a, C3a und C5a wurden bereits in ▶ Kap. 5 besprochen.

Die von mononukleären Phagozyten und neutrophilen Granulozyten gebildeten **reaktiven Sauerstoffmetabolite** üben nicht nur Abwehrfunktionen aus; sie schädigen auch das umliegende Gewebe. Das Gleiche gilt für die **sauren Hydrolasen** und die **basischen Peptide**. Auch die z. T. von mononukleären Phagozyten produzierten Faktoren TNF, IL-6 und IL-1 sind an Entzündungsreaktionen beteiligt. Die sog. Chemokine, die u. a. ebenfalls von mononukleären Phagozyten gebildet werden, locken weitere Zellen an den Ort der Entzündung. Diese Stoffe werden in ▶ Kap. 8 und 9 behandelt.

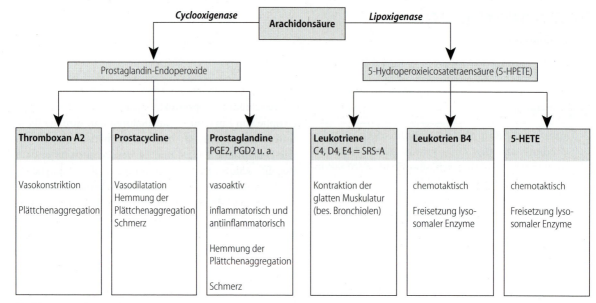

◘ Abb. 10.1. Schema des Arachidonsäuremetabolismus und Wirkmechanismus

Das **C-reaktive Protein** ist ein in der Leber gebildetes Akutphasenprotein, das bei akuten entzündlichen Prozessen markant erhöhte Serumwerte aufweist. Dies wird differenzialdiagnostisch ausgenutzt (▶ s. Kap. 6). Das C-reaktive Protein aktiviert das Komplementsystem über den klassischen Weg und übt regulatorische Wirkung auf die Entzündungsreaktion und die beteiligte Immunantwort aus. Die Produktion der Akutphasenproteine wird durch IL-6 und IL-1 ausgelöst.

10.2 Spezifische Überempfindlichkeit

Bei der spezifischen Überempfindlichkeit (Hypersensibilität) kommt es zu überschießenden Immunreaktionen, die das eigene Körpergewebe schädigen. Die Überempfindlichkeit beruht im Prinzip auf zwei Voraussetzungen:
— Vorhandensein eines geeigneten Antigens und
— Veranlagung zur übermäßigen Produktion einer bestimmten Klasse von Antikörpern oder von T-Zellen.

Bei der **Autoimmunität** sind körpereigene Strukturen (Autoantigene) das Ziel der spezifischen Immunantwort. Bei der **Allergie** sind es die in den Organismus aufgenommenen Umweltantigene, die als Allergene bezeichnet werden.

Bei der Autoimmunität erfolgt die Schädigung der betroffenen Gewebe und Zellen durch die spezifischen Effektoren direkt. Bei der Allergie wird die Schädigung indirekt durch Entzündungszellen und -mediatoren hervorgerufen. Im Prinzip ist das Endergebnis beider Vorgänge ähnlich oder gleich. Man unterscheidet vier Typen von Überempfindlichkeitsreaktionen.

10.2.1 Typ I: Anaphylaktischer Reaktionstyp (◘ Abb. 10.2)

Dieser Überempfindlichkeitstyp wird auch als **Sofortallergie** bezeichnet; die Prädisposition dazu heißt **Atopie**.

Zu diesem Typ zählen Heuschnupfen, Asthma, Nesselsucht sowie Überempfindlichkeit gegen Insektengift, Nahrungsmittel und Arzneistoffe. Während der Sensibilisierungsphase werden gegen Umweltantigene wie Graspollen, Tierhaare oder Hausstaub Antikörper der IgE-Klasse gebildet. Die IgE-Bildung hängt von CD4-T-Zellen des TH2-Typs ab, die damit bei der Sofortallergie eine zentrale Rolle einnehmen (▶ s. Kap. 8).

Da Mastzellen sowie basophile und eosinophile Granulozyten Fc-Rezeptoren für IgE-Antikörper tragen (FcεR), können sie diese binden. Aufgrund ihrer Affinität für körpereigene Zellen werden die Antikörper der Klasse IgE als homozytotrope Antikörper oder **Reagine** bezeichnet.

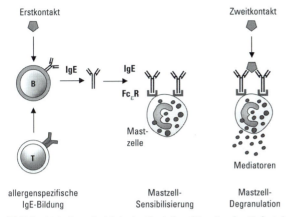

Abb. 10.2. Anaphylaktische Reaktion (Typ I) oder Sofortallergie

Mastzellen stellen die wichtigsten Effektoren der anaphylaktischen Reaktion dar. Der verantwortliche Aktivierungsweg wurde in ▶ Kap. 8 beschrieben. Lange Zeit war unklar, warum sich eine derart schädliche Reaktion bis heute halten konnte. Man nimmt an, dass die Sofortallergie eine Unterart des Abwehrarsenals gegen Wurminfektionen darstellt. Wie in ▶ Kap. 8 beschrieben, sind die der Aktivierung von Eosinophilen, Basophilen und Mastzellen zugrundeliegenden Mechanismen in der Tat sehr ähnlich. Im Mittelpunkt stehen TH2-Zellen und ihre Zytokine (IL-4 und IL-5) sowie Antikörper der IgE-Klasse.

Kommt eine mit IgE-Antikörpern beladene Mastzelle mit dem homologen Allergen in Berührung, so werden zwei nebeneinanderliegende Antikörpermoleküle miteinander vernetzt. Dies löst die Degranulation der Zelle aus: Histamin, Serotonin, Heparin, PAF, SRS-A und Prostaglandine werden ausgeschüttet. Gemeinsam rufen diese Mediatoren die allergischen Zeichen (Ödem, Exanthem, Urtikaria) hervor. Bei vehementem Verlauf entsteht das Bild der Anaphylaxie oder des anaphylaktischen Schocks. Dabei wird häufig ein Organ besonders stark in Mitleidenschaft gezogen, man spricht vom Schock-Organ. Das Schock-Organ des Meerschweinchens ist die Lunge, beim Hund ist es die Leber. Typisch für die Schädigungen ist die Blähung der Lunge, die Bluterfüllung der Leber oder bei örtlichem Ausbruch das seröse, zellfreie Ödem.

Anaphylaktische Schädigungen führen niemals zur Zellinfiltration. Da IgE-Antikörper unfähig sind, Komplement zu binden, läuft die anaphylaktische Reaktion ohne die Mitwirkung des Komplementsystems ab. Die Latenzzeit ist kurz: Nach Einwirkung des Allergens beginnt die Reaktion innerhalb von 2–3 Minuten. Die Bezeichnungen »Sofort-Reaktion« und »Sofort-Allergie« tragen dem Rechnung.

10.2.2 Typ II: Zytotoxischer Reaktionstyp
(◉ Abb. 10.3)

Zelluläre Antigene können allergische Reaktionen vom Typ II auslösen. Durch spezifische Bindung von Antikörpern der IgG- und gelegentlich der IgM-Klasse werden die körpereigenen Zellen zum Ziel für verschiedene Sekundärmechanismen der Immunabwehr. Folgende Situationen können entstehen:

Antikörper induzieren die Schädigung oder Phagozytose von Zielzellen durch neutrophile Granulozyten oder mononukleäre Phagozyten. IgG-Antikörper können direkt an den Fc-Rezeptor der professionellen Phagozyten binden. Bei IgM-Antikörpern erfolgt die Bindung über Komplementrezeptoren (CR) nach Komplementaktivierung (▶ s. Kap. 4, 5 u. 9).

Der IgG-Antikörper vermittelt über Fc-Rezeptorbindung die Zytolyse durch NK-Zellen (ADCC, ▶ s. Kap. 2 u. 4).

IgG- oder IgM-Antikörper vermitteln über Fc-Rezeptoren die Lyse der Zielzellen durch Komplement (▶ s. Kap. 5).

Die Reaktion dieses Typs tritt bei Bluttransfusionszwischenfällen und bei bestimmten Autoimmunerkrankungen ein und führt zur Zell- oder zur Gewebszerstörung.

Bei der **autoimmunen hämolytischen Anämie** werden Antikörper gegen die eigenen Erythrozyten gebildet; bei der **Hashimoto-Thyreoiditis** fungieren Thyreoglobulin und die mikrosomalen Thyreozytenbausteine als Autoantigene. Bei der **sympathischen Ophthalmie** bilden sich

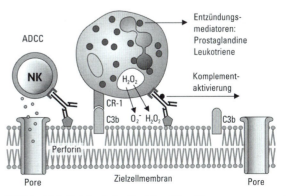

Abb. 10.3. Zytotoxische Reaktion (Typ II)

Autoantikörper gegen Material der Augenlinse und der Aderhaut. Bei der **Myasthenia gravis** wirken die Acetylcholinrezeptoren der motorischen Endplatte als Autoantigen. Ein Sonderfall ist die **Masugi-Nephritis** der Ratte. Sie entsteht, wenn sich zirkulierende Antikörper spezifisch an die Basalmembran des Nierenglomerulum binden. Dies geschieht im Experiment, wenn man beim Kaninchen durch Injektion von Gewebe der Rattenniere Antikörper induziert und diese dann einer Ratte intravenös injiziert. Folge ist v.a. eine Glomerulonephritis mit erhöhter Proteinurie und Blutdrucksteigerung. Beim Menschen entsteht durch Autoantikörper ein Analogon der Masugi-Nephritis: das **Goodpasture-Syndrom**.

10.2.3 Typ III: Immunkomplex-Typ (◘ Abb. 10.4)

Bei diesem Reaktionstyp entstehen im Serum und in der Lymphflüssigkeit kleine Immunkomplexe mit folgenden Eigenschaften: Sie sind schwer abbaubar, sie aktivieren Komplement, und sie können in die kleinen Blutgefäße eindringen. Injiziert man einem Menschen intramuskulär eine sehr große Menge eines Fremdantigens, z.B. Pferdeserum, so wird das Antigen im Blut und in der Lymphe über mehr als acht Tage persistieren. Die ersten Antikörper, die gebildet werden, treffen dann notwendigerweise auf die Bedingungen des Antigenüberschusses (vgl. Heidelberger-Kurve, ▶ Kap. 6). Es entstehen kleine, lösliche Antigen-Antikörper-Komplexe. Diese Komplexe dringen in das Subendothel der kleinen Blutgefäße ein und lagern sich in verschiedenen Organen ab, z.B. in der Niere oder in den Gelenken. Die klinische Folge sind Urticaria, Albuminurie, Ödeme der Respirationsschleimhaut und Arthritis. Diese generalisierte Immunkomplexerkrankung wird als **Serumkrankheit** bezeichnet. Injiziert man das Antigen einem immunisierten Individuum in die Haut, so kommt es am Applikationsort zur Bildung von Immunkomplexen. Die Komplexe lösen an den Gefäßwänden eine lokale Entzündung aus, die als **Arthus-Reaktion** bezeichnet wird.

Die Kennzeichen der Arthus-Reaktion sind:
- Eintritt nach 4–6 h (bei der anaphylaktischen Reaktion nach 2–3 min);
- Infiltration des Gewebes mit Granulozyten und Makrophagen (bei der anaphylaktischen Reaktion: keinerlei Zellen, nur seröses Exsudat);
- vermittelnde Antikörper gehören zu der Klasse IgG und IgM (bei der anaphylaktischen Reaktion IgE);
- die Komplementaktivierung trägt das Bild der Entzündung (an der Anaphylaxie ist Komplement nicht beteiligt).

10.2.4 Typ IV: Verzögerter Typ (◘ Abb. 10.5)

Wie in ▶ Kap. 8 und 11 besprochen, stimulieren intrazelluläre Krankheitserreger bei der Primärreaktion bevorzugt T-Lymphozyten. Wird ein lösliches Antigen dieser Erreger später intrakutan injiziert, so entsteht am Applikationsort eine verzögerte Hautreaktion. Ihre Kennzeichen sind:
- Beginn nach etwa 24 h; Höhepunkt ungefähr nach 72 h;
- Infiltration mit mononukleären Zellen; keine oder nur wenige Granulozyten;
- Vermittlung durch CD4-T-Zellen vom TH1-Typ, nicht Antikörper.

Die allergische Reaktion vom verzögerten Typ dient als Test, um eine frühere Infektion mit intrazellulären Bakterien oder Parasiten nachzuweisen. Das bekannteste Beispiel ist die **Tuberkulin-Reaktion**. Entsprechende

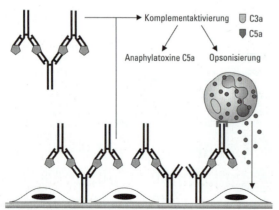

◘ Abb. 10.4. Immunkomplexreaktion (Typ III)

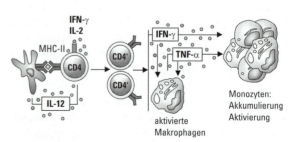

◘ Abb. 10.5. Verzögerte Reaktion (Typ IV)

Tests werden auch bei der Diagnose der Echinokokkose und der **Lymphogranuloma inguinalis** verwendet.

Auch die Kontaktdermatitis beruht auf dem Prinzip der verzögerten Reaktion. Hierbei reagiert ein niedermolekularer Fremdstoff, z. B. ein **Nickelsalz**, mit körpereigenem Protein und verfremdet dieses so, dass es nach Präsentation durch Langerhans-Zellen in der Haut T-Zellen induziert; diese vermitteln dann die spätallergische Reaktion. Typ-IV-Reaktionen vom verzögerten Typ, die von T-Zellen mit Spezifität für körpereigene Antigene vermittelt werden, sind für zahlreiche Autoimmunerkrankungen verantwortlich (▶ s. Kap. 10.3).

10.3 Autoimmunerkrankungen

Autoimmunerkrankungen sind im Prinzip darauf zurückzuführen, dass das Immunsystem (in erster Linie Antikörper und Helfer-T-Zellen) mit körpereigenen Strukturen reagiert. Die Art der Autoimmunerkrankung wird im Wesentlichen von zwei Faktoren geprägt: Zum einen vom Typ der Effektorreaktion und zum anderen vom Spektrum der betroffenen Organe.

Die Effektorreaktionen entsprechen auf der humoralen Seite hauptsächlich den Typen II und III. Fast immer tritt eine zelluläre Komponente vom Typ IV hinzu. Autoimmunerkrankungen können auf ein isoliertes Organ beschränkt oder aber organunspezifisch sein; dazwischen liegen verschiedene Übergangsformen. Im Folgenden sollen einige Beispiele angeführt werden (◘ Tabelle 10.1).

Organspezifische Autoimmunerkrankungen. Bei der **chronischen Thyreoiditis (Hashimoto)** werden Antikörper gegen Thyreoglobulin und mikrosomale Antigene gebildet. Diese bewirken in der Schilddrüse eine Entzündungsreaktion vom Typ II. Die Reaktion wird durch eine zelluläre Komponente vom Typ IV verstärkt.

Bei der **Basedowschen Krankheit** sind die Autoantikörper gegen den Rezeptor für das Thyreoidea-stimulierende Hormon gerichtet. Die Schilddrüse wird durch sie zu übermäßiger Hormonproduktion stimuliert.

Bei der **sympathischen Ophthalmie** führt die Reaktion von Autoantikörpern mit Material der Augenlinse und der Chorioiden zur Chorioiditis (Uveitis).

Beim **Typ I-Diabetes** (oder Insulin-abhängigen Diabetes mellitus, kurz: IDDM) greifen T-Zellen die β-Zellen des Pankreas an. Ein wesentliches Autoantigen scheint das Enzym Glutaminsäure-Decarboxylase zu sein.

Auch die **multiple Sklerose** ist als eine Autoimmunerkrankung anzusehen, bei der der Angriff von Gehirnzellen durch autoreaktive T-Lymphozyten die Demyelinisierung bewirkt. Als ein mögliches Zielantigen wird das basische Myelinprotein diskutiert.

Organunspezifische Autoimmunerkrankungen. Beim **systemischen Lupus erythematodes** werden gegen Zellbestandteile (DNS, RNS, Histone) Antikörper und dann Immunkomplexe gebildet. Diese lagern sich an den Gefäßwänden besonders der Niere und Haut ab. Es kommt zur Glomerulonephritis und zur Erythembildung der Haut.

◘ Tabelle 10.1. Beispiele für Autoimmunerkrankungen

Organspezifisch
Hashimoto-Thyreoiditis
Basedow'sche Krankheit
Sympathische Ophthalmie
Addison'sche Krankheit
Perniziöse Anämie
Myasthenia gravis
Insulin-abhängiger (Typ 1) Diabetes mellitus
Multiple Sklerose
Primär chronische Polyarthritis (rheumatoide Arthritis)
Organunspezifisch
Systemischer Lupus erythematodes
Primär chronische Polyarthritis (rheumatoide Arthritis)
Sklerodermie
Sjögren-Syndrom
Zwischenformen
Hämolytische Anämie
Idiopathische thrombozytopenische Purpura
Idiopathische Leukopenie

Bei der **primär-chronischen Polyarthritis** (rheumatoide Arthritis) werden gehäuft Antikörper gegen eine veränderte Konformation der eigenen Immunglobuline gebildet. Auf diese Weise entstehen Immunkomplexe, die sich vorwiegend in den Gelenkräumen ablagern. Die beteiligten Antikörper werden auch unter dem Begriff »**Rheumafaktor**« zusammengefasst. Gleichzeitig werden die Synovialzellen durch Zytokine, die von T-Zellen und Makrophagen gebildet werden, angeregt, hydrolytische Enzyme zu bilden. Es kommt zu Entzündung, Gewebszerstörung und Knorpeldestruktion. Autoreaktive T-Zellen sind die wesentlichen Vermittler der rheumatoiden Arthritis. Eine Kreuzreaktivität zwischen Bestandteilen des Gelenks und bakteriellen Krankheitserregern gilt als wahrscheinlicher Auslöser. Aus dieser Sicht kann die rheumatoide Arthritis auch als organspezifisch bezeichnet werden. Mit der seit kurzem eingeführten Therapie mit monoklonalen Antikörpern, die TNF-α neutralisieren, werden gute Erfolge erzielt. Dies belegt die zentrale Rolle von TNF-α bei der Pathogenese der rheumatoiden Arthritis.

Zwischenformen. Beispiele hierfür sind Krankheitsbilder, bei denen die eigenen Blutzellen das primäre Ziel der Autoimmunreaktion darstellen.
- Bei der hämolytischen Anämie sind die Erythrozyten,
- bei der idiopathischen thrombozytopenischen Purpura die Blutplättchen und
- bei der idiopathischen Leukopenie die Leukozyten betroffen.

Mögliche Ursachen von Autoimmunerkrankungen.
Wie in ▶ Kap. 4 besprochen, kommt es während einer bestimmten Phase der Embryogenese zur Inaktivierung selbstreaktiver Immunzellen und damit zur Toleranzentwicklung gegen körpereigenes Gewebe. Das Wort »Inaktivierung« wird anstelle des Wortes »Eliminierung« deshalb verwendet, weil man weiß, dass das Potential der Immunantwort für bestimmte Autoantigene erhalten bleibt. Bei den Autoimmunkrankheiten kommt es zu einer Umgehung oder Durchbrechung der Toleranz gegenüber bestimmten Autoantigenen.

Im Hinblick auf die zugrundeliegenden Mechanismen gibt es verschiedene Lehrmeinungen. Sie haben alle den Charakter von Hypothesen.

Sequestrierte Autoantigene. Antigene, die während der Toleranzentwicklung gegen körpereigene Strukturen sequestriert sind und deshalb mit dem Immunsystem nicht in Kontakt gelangen, werden in die Eigentoleranz nicht einbezogen. Treten diese Antigene während des späteren Lebens aus ihrer Sequestrierung heraus, dann wirken sie auf das Immunsystem wie Fremdantigene: Es kommt zu einer Autoimmunantwort. Als Beispiel hierfür gilt die Pathogenese der **Thyreoiditis**.

Heterogenetische (kreuzreaktive) Antigene. Antigene von Krankheitserregern, die mit körpereigenen Strukturen identisch oder diesen ähnlich sind, können Antikörper und T-Zellen induzieren, welche dann auch mit Autoantigenen reagieren (**immunologisches Mimikry**). **Trypanosoma cruzi** und bestimmte **A-Streptokokken**-Stämme weisen z. B. mit Autoantigenen des Herzens Kreuzreaktivität auf. Man nimmt an, dass die Kreuzreaktivität zwischen Mikroorganismen und körpereigenen Strukturen einen wichtigen Faktor bei der Entstehung von Autoimmunerkrankungen darstellt.

Durchbrechung der peripheren Toleranz. Im Experimentalmodell ruft die Gabe von Organbrei oder Zellbestandteilen in geeigneter Form (meist in komplettem Freund'schen Adjuvans, ▶ s. Kap. 4) Autoimmunreaktionen gegen das betroffene Organ hervor. So führt die Verabreichung von Thyreoglobulin zu einer experimentellen Thyreoiditis, die der Hashimoto-Thyreoiditis ähnlich ist. Die Gabe von Hirngewebe induziert eine Encephalomyelitis, die mit der multiplen Sklerose gewisse Ähnlichkeiten besitzt.

Durch Gabe des Antigens in Adjuvans und/oder in schwach veränderter Form werden bevorzugt CD4-T-Lymphozyten vom TH1-Typ stimuliert, die dann die Autoimmunantwort induzieren. Man nimmt an, dass ähnliche Vorgänge bei der spontanen Entwicklung bestimmter Autoimmunerkrankungen des Menschen eine Rolle spielen.

Es ist denkbar, dass die Induktion von TH1-Zellen erfolgt, weil die stimulierenden Epitope durch Abbau des Autoantigens vermehrt freigesetzt werden. Begünstigend könnte sich auch die vermehrte Expression der Klasse-II-Moleküle des MHC in dem betroffenen Organ auswirken.

Hinzu tritt wahrscheinlich die verstärkte Bildung von Zytokinen, welche die Entwicklung von TH1-Zellen fördern und der Stimulation von TH2-Zellen entgegenwirken. Nach dieser Überlegung kommt TH2-Zellen eine wichtige Aufgabe bei der Kontrolle autoreaktiver T-Zellen zu. Als weitere Möglichkeit werden Störungen im Apoptoseverhalten autoreaktiver T-Lymphozyten diskutiert. Da über die Expression von Fas autoreaktive

T-Lymphozyten eliminiert werden können (▶ s. Kap. 8.10), sollte das Fehlen von Fas auf der Zelloberfläche die Entwicklung autoreaktiver T-Zellen erlauben.

Polyklonale Aktivierung. Bei verschiedenen Infektionskrankheiten kommt es zu einer polyklonalen B-Zell- und/oder T-Zell-Antwort: Klone mit verschiedenartiger Spezifität werden aktiviert. Da darunter auch Zellen mit Spezifität für Autoantigene sein können, kann sich auf diese Weise eine Autoimmunantwort entwickeln. Gleichzeitig erhöht sich durch die Proliferation von zahlreichen Klonen die Wahrscheinlichkeit, dass durch somatische Mutation ein autoreaktiver Klon neu entsteht. Autoantikörper kommen bei Infektionen mit **Mycobacterium leprae** und **Epstein-Barr-Viren** gehäuft vor. Im erstgenannten Fall ist die B-Zellproliferation auf bakterielle Mitogene, im zweiten Fall auf Transformation der B-Zellen zurückzuführen. Autoreaktive T-Zellen könnten durch T-Zell-Mitogene oder durch Superantigene (▶ s. Kap. 8) stimuliert werden.

10.4 Transplantation

10.4.1 Die Spender-Empfänger-Konstellation

Bei der Transplantation von Organen, Geweben oder Zellen unterscheidet man vier Situationen; diese ergeben sich aus dem Verwandtschaftsgrad zwischen Spender und Empfänger (▶ s. Kap. 4 u. 7).

Autologe Transplantation. Hierbei überträgt man körpereigenes Material, Spender und Empfänger sind identisch.
Beispiel: Hautübertragung vom Oberarm zur Deckung eines Defektes im Gesicht.

Isologe Transplantation. Hierbei fungiert ein Individuum als Spender und ein anderes als Empfänger; Spender und Empfänger sind genetisch gleich. Beispiel: Organübertragung zwischen eineiigen Zwillingen oder zwischen Inzucht-Tieren.

Allogene Transplantation. Hierbei gehören Spender und Empfänger der gleichen Spezies an; sie unterscheiden sich aber besonders im Hinblick auf die MHC-Genprodukte.
Beispiel: Hautübertragung zwischen zwei nichtverwandten Menschen oder zwischen zwei Auszucht-Mäusen.

Heterologe Transplantation (Xeno-Transplantation). Hierbei gehören Spender und Empfänger verschiedenen Spezies an.
Beispiel: Hautübertragung von Ratten auf Mäuse.
Die autologe und die isologe Transplantation gelingt bei einwandfreier Technik stets. Das übertragene Organ heilt auf Dauer ein. Dagegen ist der Erfolg der Allo-Transplantation flüchtig. Das Organ heilt zwar kurzfristig ein; nach etwa zwei Wochen wird es aber durch eine demarkierende Entzündung abgestoßen. Bei der Hetero-Transplantation wird das überpflanzte Organ ebenfalls abgestoßen. Die zur Abstoßung führende Reaktion setzt aber früher ein und verläuft heftiger als bei der Allo-Transplantation.

10.4.2 Die Abstoßungsreaktion

Die Abstoßungsreaktion ist ein vom Immunsystem induzierter Vorgang, der von T-Lymphozyten (CD4-T-Zellen vom TH1-Typ und CD8-T-Zellen vom zytolytischen Typ) vermittelt wird.
Die Abstoßungsreaktion ist gegen Antigene gerichtet, die beim Menschen »Humane Leukozyten Antigene« (HLA) und bei der Maus H-2-Antigene heißen (▶ s. Kap. 7).
Die Abstoßung eines allogenetischen Transplantats ist somit Ausdruck einer Immunreaktion: Trägt das transplantierte Organ MHC-Produkte, die mit den MHC-Produkten des Empfängers nicht identisch sind, so wird in diesem eine spezifische T-Zellantwort induziert. Die Wahrscheinlichkeit, dass zwei nichtverwandte Menschen in der HLA-Formel volle Übereinstimmung zeigen, ist wesentlich kleiner als 10^{-6}. Dies liegt an der Kombination von zwei Umständen. Einmal enthält die HLA-Region des Menschen mindestens sieben Gene, von denen jedes für ein transplantationsrelevantes HLA-Antigen kodiert. Darüber hinaus aber gibt es für jedes dieser Gene eine große Zahl von Allelen; ein bestimmtes Genprodukt tritt also bei der Spezies Mensch in Form von 10–40 jeweils verschiedenartigen Ausprägungen auf.
Bei der Transplantabstoßung erkennen die T-Lymphozyten des Empfängers das fremde MHC-Produkt auf den Zellen des Transplantats. Die CD4-T-Lymphozyten erkennen die MHC-Klasse-II-Moleküle, während die CD8-T-Lymphozyten mit den MHC-Klasse-I-Molekülen reagieren (▶ s. Kap. 8). Beide T-Zellen induzieren eine Entzündung. Ist diese einmal eingeleitet, so spielen Effektorzellen, die das Fremdantigen nicht erkennen, aber unspezifisch angelockt werden, die Hauptrolle (beson-

ders mononukleäre Phagozyten, ▶ s. Kap. 9). Die Einleitung des Abstoßungsvorganges ist also antigenspezifisch, die demarkierende Entzündung selbst ist sekundär und unspezifisch.

Bei der Spender- und Empfängeruntersuchung zur Organtransplantation testet man zum einen mit spezifischen Antiseren die Lymphozyten und stellt dann die entsprechende **Antigenformel** auf. Die Antiseren stammen von mehrgebärenden Frauen. Sie werden im **Zytotoxizitätstest** unter Zugabe von Komplement eingesetzt (gegen fremde Antigene ihres Neugeborenen bilden Mütter besonders bei der Geburt Antikörper und besitzen daher viele Antikörper gegen Transplantationsantigene). Zum anderen wird eine gemischte Leukozyten-Kultur eingesetzt (engl. Mixed Leukocyte Culture, MLC). Hierbei werden vitale Empfängerzellen mit bestrahlten Spenderzellen kultiviert. Nach einigen Tagen beurteilt man die Stärke der Empfängerreaktion durch Bestimmung der proliferativen Antwort der Empfängerzellen.

Schließlich untersucht man auch das Serum des Empfängers auf zytolytische Antikörper gegen die Lymphozyten des Spenders. Die Beurteilung des Verwandtschaftsgrades zwischen den HLA-Formeln von Empfänger und Spender folgt empirisch gewonnenen Regeln. Dabei hat sich gezeigt, dass eine Übereinstimmung der MHC-Klasse-II-Antigene den Transplantationserfolg stärker positiv beeinflusst als eine Übereinstimmung der MHC-Klasse-I-Antigene.

10.4.3 Knochenmarktransplantation

Besondere Probleme wirft die **allogene Knochenmarktransplantation** auf. Bei dieser Operation wird dem Empfänger ein Organteil überpflanzt, aus dem sich ein kompetentes Immunsystem entwickelt. Zum Problem der Abstoßung durch den Empfänger (**Host Versus Graft**, HVG) kommt in diesem Fall die Gefahr, dass das Transplantat eine gegen den Empfänger gerichtete Immunreaktion ausbildet (**Graft Versus Host**, GVH).

Zur begleitenden Behandlung bei der allogenen Knochenmarktransplantation bestehen folgende Möglichkeiten: Das Immunsystem des Empfängers wird durch Strahlen und Pharmaka vernichtet (s. u.). Aus dem allogenetischen Knochenmark werden die Stammzellen isoliert und dem Empfänger verabreicht. Da die Eliminierung der kompetenten Spenderlymphozyten nicht vollständig gelingt, kommt es bei der Knochenmarktransplantation zu einer begrenzten GVH-Reaktion. Diese ist in der Mehrzahl der Fälle beherrschbar, sofern die Empfänger jünger als 15 Jahre alt sind. Bei Erwachsenen treten häufiger Komplikationen auf.

10.4.4 Verhinderung der Transplantatabstoßung

Zur Verhinderung der Transplantatabstoßung stehen verschiedene Therapiemaßnahmen zur Verfügung. Alle haben die Unterdrückung oder Ausschaltung der Immunantwort gegen das Transplantat zum Ziel.

Obwohl angestrebt wird, die Reaktion gegen das Transplantat selektiv zu unterdrücken, bewirken die derzeit zur Verfügung stehenden Maßnahmen durchweg eine allgemeine Schädigung des Immunsystems; dies bedeutet für den Transplantatempfänger ein hohes Infektionsrisiko. Da sich T- und B-Lymphozyten schnell teilen, beeinträchtigt eine **Ganzkörperbestrahlung** vorzugsweise diese Zellen. Dies wirkt sich als Suppression der spezifischen Immunantwort gegen das Transplantat aus. Heute nimmt man wegen der zahlreichen Nebeneffekte von dieser Maßnahme Abstand. Verschiedene Pharmaka wirken bevorzugt auf Lymphozyten und kommen deshalb für eine Immunsuppression in Frage. Als Mittel der Wahl zur Verhinderung von Transplantationszwischenfällen bietet sich heute **Cyclosporin A** an (ein makrozyklisches Peptid). Die Substanz hemmt die IL-2-Produktion der Helfer-T-Zellen. Ein zweites vielversprechendes Medikament ist **FK506** (ein makrozyklisches Lakton).

Obwohl nicht mit Cyclosporin verwandt, hemmt auch FK506 die IL-2-Synthese. Ein drittes, vielversprechendes Immunsuppressivum ist **Rapamycin**, welches die Reaktion auf IL-2 hemmt. Rapamycin ist mit FK506 verwandt und hebt dessen Hemmeffekte auf die IL-2-Produktion auf. Cyclosporin A und Rapamycin zeigen dagegen synergistische Wirkung, da ersteres die IL-2-Synthese und letzteres die IL-2-Effekte hemmt, ohne dass eine wechselseitige Hemmung stattfindet.

Die Beseitigung von Lymphozyten durch Gabe von **Anti-Lymphozyten-Serum** (ALS) beruht im Prinzip auf einer zytotoxischen Reaktion vom Typ 2. Diese Methode ist durch Verwendung von monoklonalen Antikörpern mit geeignetem Isotyp und entsprechender Spezifität verbesserungsfähig. So wird bereits die Wirkung monoklonaler Antikörper gegen T-Lymphozyten sowie gegen CD4- und CD8-T-Zellpopulationen auf die Transplantatabstoßung erprobt. Zur Eliminierung von reifen T-Zellen aus dem zur Transplantation entnommenen Spenderknochenmark verwendet man Strahlen, zytolytische

Antikörper mit Spezifität für CD4- und CD8-T-Lymphozyten sowie spezielle Zentrifugationsmethoden.

10.5 Defekte des Immunsystems und Immunmangelkrankheiten

Individuen mit einem Defekt in einer Komponente des Immunsystems zeigen, je nach der Bedeutung der betroffenen Komponente, eine mehr oder weniger gestörte Immunantwort. Diese äußert sich in erster Linie als unzureichende Abwehr von Krankheitserregern oder als Autoimmunerkrankung.

Im Folgenden sollen die wichtigsten Immunmangelkrankheiten kurz besprochen werden (Tabelle 10.2).

Das **Di-George-Syndrom** stellt sich in seiner kompletten Form als Aplasie oder Hypoplasie des Thymus dar. Die betroffenen Individuen besitzen keine oder nur wenige T-Lymphozyten. B-Lymphozyten sind zwar vorhanden, die primäre Antikörperantwort ist aber nur schwach. Wegen ihrer Abhängigkeit von Helfer-T-Zellen fehlt die Sekundärantwort gänzlich. Infektionen mit Erregern, die normalerweise über zelluläre Immunmechanismen bekämpft werden, treten gehäuft auf (▶ s. Kap. 11). Die Ätiologie der Entwicklungsstörung bleibt in den meisten Fällen unklar. Das Syndrom ist zwar angeboren und ist in seltenen Fällen vererbbar. Meist wird es aber nicht vererbt, da es erst während der Embryonalentwicklung erworben wird. Zur Behandlung dienen die Thymustransplantation und die Gabe von Thymusextrakt.

Die **Bruton'sche Agammaglobulinämie** wird X-chromosomal vererbt; sie ist auf das männliche Geschlecht beschränkt. Den betroffenen Jungen fehlen sämtliche B-Lymphozyten und als direkte Folge auch die Thymusunabhängigen Bereiche in den sekundären Lymphorganen (▶ s. Kap. 3). T-Lymphozyten, Thymus und Thymus-abhängige Bereiche sind dagegen normal. Infektionen mit bakteriellen Eitererregern treten im HNO-Bereich gehäuft auf. Die Therapie besteht in der Verabreichung von Gammaglobulinen.

Die Ätiologie der **gemeinen variablen Agammaglobulinämie** ist unklar. Unterschiedliche Gendefekte, von denen verschiedene Antikörperklassen betroffen sein können, werden hierfür verantwortlich gemacht. Bei diesem Krankheitsbild sind B-Lymphozyten zwar vorhanden, sie reifen aber nicht zu Antikörper-produzierenden Plasmazellen heran. Die verschiedenen Antikörperklassen können unterschiedlich stark betroffen sein; in einigen Fällen fehlen auch funktionsfähige T-Lymphozyten. Das Infektionsspektrum und die Therapie verhalten sich wie bei der Bruton'schen Krankheit.

Bei der **Schweizer Agammaglobulinämie** (Severe Combined Immunodeficiency, SCID) fehlen die T-Lymphozyten und – bei einem Großteil der Fälle – auch die B-Lymphozyten. Verschiedene Gendefekte, von denen in erster Linie die Lymphozytendifferenzierung im Knochenmark betroffen ist, sind hierfür verantwortlich. Bei diesem Krankheitsbild kommt es zu chronischen Infektionen durch opportunistische Erreger mit letalen Folgen. Die Knochenmarktransplantation stellt bislang den einzigen Weg zur Behandlung dar. Eine Heilung durch Gentherapie ist – zumindest in einigen Fällen – seit kurzem in den Bereich des Möglichen gerückt.

Das **erworbene Immundefizienz-Syndrom** (Acquired Immunodeficiency Syndrome, AIDS) stellt das bekann-

---

Tabelle 10.2. Beispiele für primäre Immunmangelkrankheiten

Hauptsächlich durch Antikörpermangel
- Bruton'sche Agammaglobulinämie (geschlechtsgebundene Agammaglobulinämie)
- Geschlechtsgebundene Hypogammaglobulinämie mit Wachstums-Faktor-Defekt
- Immunglobulinmangel mit erhöhtem IgM
- IgA-Mangel

Hauptsächlich T-Zell-Defekt
- Di-George-Syndrom

Kombinierte Immunmangelkrankheiten
- Gemeine variable Agammaglobulinämie mit begleitendem T-Zelldefekt
- Schweizer Agammaglobulinämie (schwere kombinierte Immundefizienz)
- Adenosin-Desaminase-Mangel
- Purin-Nukleosid-Phosphorylase-Mangel

Andere Immunmangelkrankheiten
- Chronische Granulomatose
- Wiskott-Aldrich-Syndrom
- Ataxia teleangiectatica
- Komplementkomponentenmangel

teste Beispiel für eine erworbene Immundefizienz dar. Der Erreger, das humane Immundefizienz-Virus (HIV), benutzt das CD4-Molekül als Rezeptor und befällt daher in erster Linie CD4-Helfer-T-Zellen. Als Folge kommt es zu einem Absinken des Verhältnisses von CD4/CD8-T-Zellen im peripheren Blut. Chronische Infektionen mit Opportunisten, die normalerweise von zellulären Immunmechanismen kontrolliert werden, treten regelmäßig auf.

Die **chronische Granulomatose** ist auf einen vererbten Defekt der NADPH-Oxidase zurückzuführen (▶ s. Kap. 9). Die professionellen Phagozyten sind daher nicht in der Lage, die zur Keimabtötung benötigten reaktiven Sauerstoffmetabolite zu bilden. Bakterien, die normalerweise extrazellulär leben und Katalase produzieren, können sich in den Phagozyten ungestört vermehren. Sie induzieren die Bildung von Granulomen ohne die damit normalerweise verbundene Keimabtötung.

Für zahlreiche Komponenten des **Komplementsystems** wurden Defekte beschrieben. Je nach der Funktion der betreffenden Komponente (▶ s. Kap. 5) kommt es zu unterschiedlichen Krankheitsbildern.

Defekte in den frühen Komplementkomponenten C1, C2 und C4 sowie in der C5-Komponente führen zu Immunkomplexerkrankungen und zu Autoimmunkrankheiten vom Typ des systemischen Lupus erythematodes.

Defekte der Komponenten C5, C6, C7 und C8 führen zu gehäuft auftretenden Infektionen mit Neisserien und zu deren Dissemination. Diese Komplikationen unterstreichen die Bedeutung der Komplement-vermittelten Bakteriolyse für die Kontrolle der Neisserien. Im Gegensatz dazu hat ein C9-Defekt keine derartigen Auswirkungen, da bereits der C5b678-Komplex Membranläsionen hervorrufen kann.

Entsprechend der zentralen Rolle, die das C3 im Komplementsystem einnimmt, kommt es bei C3-Defekten wiederholt zu disseminierten Infektionen mit Eitererregern. Fehlen des C1INH führt zu unkontrolliertem C4- und C2-Verbrauch mit Ödembildung. Der C1INH-Defekt ist mit dem **vererbten angioneurotischen Ödem** (Quincke-Ödem) vergesellschaftet.

In Kürze

Entzündung und Gewebeschädigung

Wichtige Entzündungsmediatoren. Vasoaktive Amine (Venolen-Konstriktion, Arteriolen-Dilatation; Erhöhung der Kapillarpermeabilität; Kontraktion der glatten Muskulatur); Arachidonsäureprodukte (bronchokonstriktiv); Bradykinin (vasodilatatorisch, permeabilitätssteigernd); Anaphylatoxine (▶ s. Kap. 5).

Überempfindlichkeitsformen

Typ I (anaphylaktische Reaktion oder Sofortallergie). IgE gegen Umweltantigene stimulieren nach Antigenkontakt Degranulation von Mastzellen und basophilen Granulozyten.

Typ II (zytotoxische Reaktion). Durch Bindung von IgG an körpereigene Zellen wird deren Lyse oder Phagozytose induziert (z. B. Goodpasture-Nephritis durch Autoantikörper).

Mögliche Ursachen von Autoimmunerkrankungen. Sequestrierte Autoantigene bleiben bei der Toleranzentwicklung unberücksichtigt und wirken bei späterer Freisetzung wie Fremdantigene; kreuzreaktive Antigene von Mikroorganismen induzieren aufgrund von Antigenmimikry eine Immunantwort gegen körpereigene Strukturen; durch Umgehung oder Brechung der peripheren Toleranz kann eine Autoimmunerkrankung entstehen; durch polyklonale Aktivierung können selbstreaktive Klone aktiviert werden.

Transplantation

Transplantationsarten. *Autologe Transplantation:* Überpflanzung körpereigenen Materials; *isologe Transplantation:* Überpflanzung genetisch identischen Materials; *allogene Transplantation*: Überpflanzung von genetisch unterschiedlichem Material der gleichen Spezies; *heterologe Transplantation*: Überpflanzung von Material unterschiedlicher Spezies.

Typ III (Immunkomplexreaktion). Kleine, lösliche Antigen-Antikörper-Komplexe lagern sich in Organen ab, es kommt zu Urtikaria, Albuminurie, Ödembildung, Arthritis.

Typ IV (verzögerte Reaktion). T-Zellen aktivieren lokal Makrophagen, es kommt zur verzögerten Hautreaktion (z. B. Tuberkulin-Test, Kontaktdermatitis).

Autoimmunität

Träger der Autoimmunität. Antikörper und/oder T-Zellen gegen körpereigene Strukturen.

Organspezifische Autoimmunerkrankungen. Hashimoto-Thyreoiditis, Basedow'sche Krankheit, Typ I-Diabetes, Multiple Sklerose.

Organ-unspezifische Autoimmunerkrankungen. Systemischer Lupus erythematodes, rheumatoide Arthritis.

Gemeine variable Agammaglobulinämie. Angeboren, defektes B-Zellsystem und manchmal auch T-Zellsystem; Infektionen mit Eitererregern.

Schweizer Agammaglobulinämie (severe combined immunodeficiency, SCID). Angeboren, defizientes T-Zellsystem und meist auch B-Zellsystem; Opportunisten-Infektionen.

Chronische Granulomatose. Angeboren, defektes Phagozytensystem; Granulombildung ohne Keimabtötung

Transplantatabstoßung. Primär von T-Zellen mit Spezifität für die Genprodukte des fremden Haupt-Histokompatibilitäts-Komplexes. »Host versus Graft«-Reaktion: Abstoßung des Transplantats durch den Empfänger. »Graft-versus-Host«-Reaktion: bei allogenen Knochenmarktransplantationen auftretende Reaktion des Transplantats gegen den Wirt. Verhinderung der Transplantatabstoßung: Bestrahlung; Gabe von monoklonalen Antikörpern gegen T-Zellen oder T-Zellsubpopulationen (CD3, CD4, CD8); Cyclosporin A, FK 506, Rapamycin.

Immundefekte

Di-George-Syndrom. Angeboren, defektes T-Zell-System, meist während der Embryonalentwicklung erworben; gehäuft Opportunisteninfektionen.

Bruton'sche Agammaglobulinämie. Angeboren, defizientes B-Zell-System; Infektionen mit Eitererregern.

Defekte im Komplementsystem. Angeboren, Defekte in den frühen Komponenten C1, C2, C4, C5: Immunkomplexerkrankungen; Defekte in den späten Komponenten C5, C6, C7, C8: Neisserieninfektionen; defektes C3: Infektionen mit Eitererregern.

AIDS. Erworben, durch HIV hervorgerufen; defektes T-Zellsystem; Opportunisteninfektionen.

Infektabwehr
S. H. E. Kaufmann

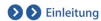 **Einleitung**

Die Abwehr infektiöser Krankheitserreger ist die wichtigste Aufgabe des Immunsystems. Das Immunsystem hat sich in der ständigen Auseinandersetzung mit Krankheitserregern entwickelt.

11.1 Infektionen mit Bakterien, Pilzen und Protozoen

Stark vereinfacht kann man die pathogenen Bakterien, Pilze und Protozoen in insgesamt drei Gruppen einteilen, nämlich einmal in Toxinbildner, zum anderen in extrazelluläre Mikroorganismen und schließlich in intrazelluläre Erreger. In dieses Schema passen nicht alle Mikroorganismen; der Übergang zwischen den drei Gruppen ist überdies fließend. Trotzdem ist diese Aufteilung zur Orientierung brauchbar.

11.1.1 Toxinbildner

Fast alle Bakterien produzieren Toxine, die den Wirt mehr oder weniger schädigen und damit zur Entstehung des Krankheitsbildes beitragen. Bei einigen ist das produzierte Einzeltoxin für die Pathogenese weitgehend alleinverantwortlich: Das typische Krankheitsbild kann im Tierexperiment schon durch entsprechende Gabe von Toxin, d. h. ohne Infektion, ausgelöst werden. Die hierzu gehörigen Erreger werden als Toxinbildner im engeren Sinn bezeichnet (◘ Tabelle 11.1).

Exotoxine werden vom Erreger in die Umgebung sezerniert, während **Endotoxine** einen integralen Bestandteil der Bakterienzellwand darstellen. **Enterotoxine** sind Exotoxine, welche auf den Gastrointestinaltrakt einwirken. In vielen Fällen kommt es beim Menschen zur Toxinwirkung, ohne dass eine Infektion vorausgeht. So können Exotoxinbildner, welche in Nahrungsmitteln vorkommen, zur Ursache einer Vergiftung werden, ohne dass sie den Wirt infizieren. Beispiele hierfür sind Lebensmittelvergiftungen durch Clostridium botulinum, durch enterotoxigene S.-aureus-Stämme oder durch den Pilz Aspergillus flavus.

◘ Tabelle 11.1. Typische Beispiele für Toxin-produzierende Mikroorganismen

Erreger	Toxinart Erkrankung	Wichtiger Wirkmechanismus
Bakterien		
Clostridium perfringens	Exotoxin Gangrän	Membranlyse
Clostridium tetani	Exotoxin Tetanus	Blockierung inhibitorischer Neuronen
Clostridium botulinum	Exotoxin Botulismus	Hemmung der Azetylcholin-Freisetzung
Vibrio cholerae	Enterotoxin Cholera (Exotoxin)	Beeinflussung des c-AMP-Systems
Enterotoxigene Escherichia-coli-Stämme	Enterotoxin Diarrhoe (Exotoxin)	Beeinflussung des c-AMP- und c-GMP-Systems
Enterotoxigene Staphylococcus-aureus-Stämme	Enterotoxin Diarrhoe (Exotoxin)	Neurotoxizität
Bordetella pertussis	Exotoxin und Endotoxin Keuchhusten	Zilien-Schädigung
Corynebacterium diphtheriae	Exotoxin Diphtherie	Blockierung der Proteinsynthese
Enterotoxigene Staphylococcus-aureus-Stämme	Superantigen (Enterotoxin) Schocksyndrom	Massive Zytokinausschüttung nach T-Zellaktivierung
Pilze		
Aspergillus flavus	Exotoxin Vergiftung	Hepatotoxizität, Kanzerogenität

Die meisten Exotoxine sind stark immunogen. Sie rufen die Bildung spezifischer Antikörper hervor, die in der Lage sind, das homologe Toxin zu neutralisieren. Obwohl zur Toxinneutralisation Antikörperisotypen ausreichen, welche von TH2-Zellen kontrolliert werden, kommt es meist zur Bildung verschiedener Antikörperklassen, an deren Bildung sowohl TH2- als auch TH1-Zellen beteiligt sind.

Da sich die immunogenen Gruppen von den für die Toxinwirkung verantwortlichen toxophoren Gruppen abtrennen lassen, sind Immunisierungen mit unschädlichen Toxoiden möglich. Dieses Prinzip liegt z. B. der **Tetanus-** und **Diphtherie-Schutzimpfung** zugrunde. Ist für den Menschen die Dosis letalis minima des Toxins kleiner als die Dosis immunisatoria minima, so tritt der Tod ein, bevor das Immunsystem reagieren kann. Die Toxindosen, bei denen der Erkrankte eine Chance zum Überleben hat, sind in diesem Fall zu klein, um das Immunsystem zu stimulieren. So gibt es bei Tetanusrekonvaleszenten keine Immunität. Die künstliche Immunisierung von Pferden mit nativem Diphtherietoxin hat seinerzeit große Schwierigkeiten bereitet, da bei diesem Antigen die letale und die immunstimulatorische Wirkung dicht beieinander liegen. Im Fall der Endotoxinbildner ist die Gewinnung von nebenwirkungsfreien Impfstoffen aufwendiger und noch nicht zufriedenstellend gelöst (z. B. Bordetella pertussis).

Die **Superantigene** nehmen eine besondere Stellung unter den Toxinen ein. Bei bestimmten Exotoxinen von Staphylokokken und Streptokokken imponiert die direkte Aktivierung von T-Lymphozyten neben der eigentlichen Toxinwirkung. Die oligoklonale Aktivierung eines größeren Anteils der T-Zellpopulation führt zu einer massiven Zytokinausschüttung, sodass systemische Effekte überwiegen. Hierzu gehören u. a. verschiedene Enterotoxine sowie das toxische Schocksyndrom-Toxin bestimmter S. aureus-Stämme. Es kommt zu einem Schocksyndrom mit möglicher Todesfolge. Die zugrundeliegenden Mechanismen sind in ◘ Abb. 11.1 zusammengefasst (▶ s. a. Kap. 8).

11.1.2 Extrazelluläre Erreger

Als extrazelluläre Erreger bezeichnen wir Mikroorganismen, welche die Fähigkeit besitzen, sich im Wirtsorganismus außerhalb von Zellen zu vermehren (◘ Tabelle 11.2).

Die Infektion kann auf die Eintrittspforte beschränkt bleiben oder aber nach Invasion und systemischer Ausbreitung andere Bereiche einbeziehen. Hierzu setzen die extrazellulären Erreger verschiedene Mechanismen ein, darunter auch die Wirkung ihrer Toxine.

Im Gegensatz zu den Verhältnissen bei den Toxinbildnern im engeren Sinne sind die Toxine der extrazellulären Mikroorganismen jedoch unfähig, das gesamte Krankheitsbild allein zu verursachen.

Im Verlauf der Infektion mit extrazellulären Mikroorganismen werden Antikörper gebildet, die in jedem Stadium der Infektion eingreifen können. Die durch die Krankheit erworbene Immunität wird in diesen Fällen von Antikörpern und nicht von T-Lymphozyten vermittelt. Die während des Immunisierungsvorganges aktivierten T-Zellen haben im Wesentlichen nur Helferfunktion bei der Antikörpersynthese und keine Effektorfunktion.

Sowohl neutralisierende Antikörper, die lediglich von TH2-Zellen kontrolliert werden, als auch opsonisierende Antikörper, die sowohl von TH2- als auch von TH1-Zellen reguliert werden, sind an der Abwehr extrazellulärer Erreger beteiligt.

Während in einigen Fällen bestimmte Antigene bzw. Antikörper für den Schutz entscheidend sind (sog. Protektiv-Antigene bzw. Antikörper), scheint in anderen Fällen ein ganzes Antigen- bzw. Antikörperspektrum für die Immunität nötig zu sein.

Die **Adhärenz** von extrazellulären Erregern an wirtseigene Zellen wird in vielen Fällen durch **Fimbrien** vermittelt. Fimbrien-spezifische Antikörper haben deshalb einen schützenden Effekt; diese gehören meist der IgA-Klasse an. Interessanterweise haben einige Erreger wiederum die Fähigkeit entwickelt, IgA-Antikörper enzymatisch zu spalten und damit diesen Abwehrfaktor zunichte zu machen (s. u.).

Die Invasion wird durch verschiedene Faktoren ermöglicht. Bei Streptokokken erleichtern z. B. die Hya-

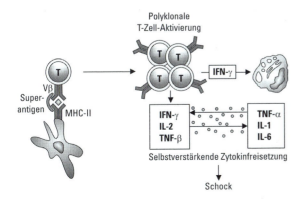

◘ Abb. 11.1. Wirkmechanismen von Superantigenen

Tabelle 11.2. Typische Beispiele für extrazelluläre Erreger

Erreger	Wichtige Virulenzfaktoren	Erkrankung
Bakterien		
Streptococcus pyogenes	Fimbrien, Zytolysine, Kapsel, M-Protein[a]	Tonsillitis, Erysipel, Septikämie
Streptococcus pneumoniae	IgA-Protease, Kapsel[a]	Pneumonie, Otitis, Meningitis
Staphylococcus aureus	Div. Enzyme und Toxine, Protein A	Abszess, Wundinfektion, Septikämie
Neisseria gonorrhoeae	Fimbrien, IgA-Protease, Kapsel, Opazitätsfaktor	Gonorrhoe
Neisseria meningitidis	Fimbrien, IgA-Protease, Endotoxine, Kapsel[a]	Meningitis
Escherichia coli	Kapsel (K1-Antigen), Fimbrien, Endotoxin[a]	Harnwegsinfektion, Septikämie
Klebsiella spp.	Kapsel[a]	Harnwegs- u. Wundinfektion, Pneumonie, Otitis, Meningitis
Pseudomonas aeruginosa	Exotoxin A[a], Zytolysin, Komplementprotease	Harnwegs- u. Wundinfektion
Haemophilus influenzae	IgA-Protease, Kapsel[a]	Pneumonie, Meningitis
Pilze		
Cryptococcus neoformans	Kapsel[a]	Meningitis
Parasiten		
Entamoeba histolytica	Zytolysin	Amöben-Ruhr, Leber-Abszess
Trichomonas vaginalis	Zellkontakt-abhängige Zytolyse	Urogenitalinfektion

[a] Antikörper gegen diese Virulenzfaktoren reichen für Schutz aus, diese Faktoren stellen daher Kandidaten für protektive Antigene dar

luronidase durch Gewebeauflockerung und die Streptokinase durch Fibrinolyse die Invasivität. Die Aktivität derartiger **Invasivfaktoren** kann durch Antikörper neutralisiert werden. Die Bedeutung dieser Faktoren und der entsprechenden Antikörper für Virulenz bzw. Schutz ist jedoch nicht klar, da nur solche Antikörper Schutz verleihen, die gegen die antiphagozytäre M-Substanz gerichtet sind.

Extrazelluläre Mikroorganismen sind i.a. gegen die intrazellulären Abtötungsmechanismen der professionellen Phagozyten, insbesondere der neutrophilen Granulozyten, empfindlich.

Ihre Überlebenschance besteht darin, der Phagozytose zu entgehen. Dies geschieht durch **antiphagozytäre Außenstrukturen**, wie Kapseln oder die M-Substanz. Durch opsonisierende Antikörper wird dieser Evasionsmechanismus jedoch wieder aufgehoben. Als Resultat des Zusammentreffens von extrazellulären Erregern mit professionellen Phagozyten entwickelt sich **Eiter**. Extrazelluläre Mikroorganismen werden deshalb als **Eitererreger** bezeichnet.

Schließlich können einige Bakterien – z.B. E. coli, Vibrio cholerae, Neisserien und Haemophilus influenzae – vom Komplementsystem nach dessen Aktivierung über den klassischen oder den alternativen Weg direkt lysiert werden.

Diese Bakterizidie hat entscheidende Bedeutung für die Abwehr von Neisserien. Dies wird durch die Tatsache belegt, dass Träger von Komplementdefekten zwischen C5 und C9 häufig an Neisserieninfektionen erkranken (▶ s. Kap. 10).

11.1.3 Intrazelluläre Erreger

Der Besitz gewisser Mechanismen erlaubt es intrazellulären Erregern, im Innern von mononukleären Phagozyten zu persistieren und sich hier zu vermehren (◘ Tabelle 11.3). Obwohl diese Erreger mononukleäre Phagozyten bevorzugen, können sie sich auch in einigen nicht-professionellen Phagozyten aufhalten. So findet man Mycobacterium leprae nicht nur in Makrophagen, sondern u. a. auch in Endothelien und in Schwann-Zellen.

Intrazelluläre Krankheitserreger sind gegen humorale Abwehrmechanismen wie Antikörper und Komplement geschützt. Antikörper sind daher für die Infektabwehr gegen diese Erreger von untergeordneter Bedeutung. Während der intrazellulären Vermehrung entstehen mikrobielle Peptide, die auf der Oberfläche des infizierten Makrophagen in Assoziation mit Haupt-Histokompatibilitäts-Produkten der MHC-Klasse-II (▶ s. Kap. 7) präsentiert werden und damit für T-Lymphozyten zugänglich sind. Auf diese Weise werden CD4-T-Zellen vom TH1-Typ zur Sekretion von Zytokinen angeregt. Dies hat wiederum zur Folge, dass mononukleäre Phagozyten angelockt und aktiviert werden. Wie in ▶ Kap. 8 und 9 beschrieben, erwerben Zytokin-aktivierte Makrophagen die Fähigkeit, intrazelluläre Erreger abzutöten.

Am Ort ihrer Absiedlung induzieren intrazelluläre Erreger die Ausbildung eines **Granuloms**. Dabei treten T-Lymphozyten und Makrophagen in engen Kontakt zueinander. Dies ist die Voraussetzung zur antimikrobiellen Kooperation dieser Zellen.

Appliziert man Antigene intrazellulärer Erreger einem Rekonvaleszenten intradermal, so entwickelt sich nach 24 h eine lokale Reaktion, die durch T-Zellen und mononukleäre Phagozyten vermittelt wird. Man bezeichnet sie als **verzögerte-allergische Reaktion** (▶ s. Kap. 8 u. 10). Nicht alle Wirtszellen, die von intrazellulär

◘ Tabelle 11.3. Typische Beispiele für intrazelluläre Krankheitserreger

Erreger	Evasionsmechanismus	Erkrankung
Bakterien		
Mycobacterium tuberculosis	Resistenz gegen lysosomale Enzyme und Sauerstoffmetabolite, Hemmung der Phagolysosomenbildung, Umgehung der Bildung von Sauerstoffmetaboliten	Tuberkulose
Mycobacterium leprae	Resistenz gegen lysosomale Enzyme	Lepra
Brucella spp.	Resistenz gegen lysosomale Enzyme	Brucellosen
Listeria monocytogenes	Evasion in das Zytoplasma	Listeriose
Salmonella Typhi	Resistenz gegen lysosomale Enzyme, Hemmung der Phagolysosomen-Bildung	Typhus
Legionella pneumophila	Hemmung der Phagolysosomenbildung, Hemmung der Bildung von Sauerstoffmetaboliten	Legionellose
Pilze		
Histoplasma capsulatum	Resistenz gegen Sauerstoffmetabolite	Histoplasmose
Parasiten		
Leishmania spp.	Resistenz gegen lysosomale Enzyme, Hemmung der Bildung von Sauerstoffmetaboliten	Leishmanniose
Toxoplasma gondii	Hemmung der Phagolysosomenbildung	Toxoplasmose

vitalen Erregern befallen werden, sind in der Lage, nach Zytokinaktivierung ein ausreichendes Arsenal antimikrobieller Mechanismen zu mobilisieren. Unter diesen Umständen leisten auch CD8-zytolytische T-Zellen einen schützenden Beitrag: Sie zerstören Wirtszellen, deren antimikrobielles Potential unzureichend ist, und machen die Erreger für professionelle Phagozyten höherer Abwehrkraft zugänglich. Daneben können zytolytische T-Zellen auch direkt mikrobizid wirken.

Bei intrazellulären Infektionen haben wir es häufig mit einem komplexen Gleichgewicht zwischen Erreger und Wirt zu tun: Einigen Mikroorganismen gelingt es, im Wirt für lange Zeit zu persistieren. Es kommt zu einer chronischen oder gar inapparent verlaufenden Infektion. Dieser Verlauf wird als **latente Infektion** bezeichnet. Durch Reaktivierung kann es zu einem späteren Zeitpunkt zum Ausbruch kommen.

11.2 Virusinfektion

11.2.1 Virusvermehrung

Das wesentliche Prinzip der Virusvermehrung ist die obligate Abhängigkeit des Erregers von der intakten Wirtszelle.

Die Tatsache, dass sich das Virus nicht extrazellulär vermehrt, sondern von der Wirtszelle vermehrt wird, hat auf die Art der Abwehrmechanismen einen entscheidenden Einfluss. Die humoralen Träger der Immunität – Antikörper und Komplement – können lediglich während der extrazellulären Phase wirken; die intrazelluläre Virusreplikation wird dagegen von Interferon und von zytolytischen CD8-T-Zellen kontrolliert. Dies führt zur Schädigung der körpereigenen Zellen.

Während der extrazellulären Phase sind Viren infektiös. Sie heften sich über spezifische Oberflächenrezeptoren an ihre Zielzelle (Tropismus). Vor und während dieser Phase können Antikörper und Komplement eingreifen. Antikörper können für sich allein die Adsorption an die Zielzelle verhindern. Dieser Vorgang wird **Virusneutralisation** genannt. Die Beladung mit Antikörpern und Komplement führt zur Virolyse oder zur nichtlytischen Virusneutralisation. Antikörper, die sehr bald nach der Infektion auf Viren einwirken, können den Krankheitsausbruch verhindern. Dies ist bei immunisierten Individuen die Regel. Bei viralen Infektionen des Respirations- und des Gastrointestinaltrakts spielen Antikörper der IgA-Klasse eine besonders wichtige Rolle.

Nach der Absorptions- und Penetrationsphase befinden sich die Viren im Zellinnern, wo sie repliziert werden. Schließlich werden die Viren ausgeschleust, was für die betroffene Wirtszelle häufig den Tod bedeutet. Bei der Virusausbreitung über das Blutsystem (**Virämie**) werden die Viren für Antikörper wieder angreifbar.

Die freigesetzten Viren können aber auch die umliegenden Zellen direkt befallen. Sie bleiben in diesem Fall vor der humoralen Antwort weitgehend geschützt. Das Immunsystem muss in dieser Situation auf Mechanismen zurückgreifen, die während der intrazellulären Phase wirksam sind: Interferon und zytolytische T-Zellen treten in Aktion. Hinzu kommen in bestimmten Fällen aktivierte Makrophagen und NK-Zellen.

11.2.2 Interferon

Wie in ▶ Kap. 8 beschrieben, unterscheidet man drei Interferon-Hauptklassen, nämlich das IFN-α, das IFN-β und das IFN-γ.

IFN wird von Virus-infizierten Zellen produziert und bewirkt in anderen Zellen eine Hemmung der Virusreplikation. Dies geschieht über die Aktivierung wirtseigener Enzyme, welche die Replikation der viralen RNS oder DNS verhindern.

Da IFN vor dem Einsetzen einer spezifischen Immunantwort gebildet wird, stellt es einen frühen Schutzmechanismus dar. Dies gilt natürlich nicht für IFN-γ, welches von Antigen-spezifischen T-Zellen produziert wird (▶ s. Kap. 8). IFN-γ ist in der Lage, Makrophagen und NK-Zellen zu aktivieren, was ebenfalls zur Virusabwehr beiträgt.

11.2.3 Makrophagen und NK-Zellen

Die Aktivierung von Makrophagen durch IFN-γ ist in ▶ Kap. 8 beschrieben. Gegenüber bestimmten Erregerspezies entwickeln Makrophagen eine antivirale Aktivität. Dies geschieht vorwiegend intrazellulär, aber auch extrazellulär.

Die NK-Aktivität ist eine Eigenschaft, die durch die großen granulären Lymphozyten vermittelt wird. Zusätzlich üben diese Zellen noch die Antikörper-abhängige zellvermittelte Zytotoxizität aus (**a**ntibody-**d**ependent **c**ellular **c**ytotoxicity, **ADCC;** ▶ s. Kap. 2 und 4). Dieser Mechanismus erfasst auch Virus-infizierte Wirtszellen. An der Abwehr bestimmter Virusinfektionen ist sowohl die NK-Aktivität als auch die ADCC beteiligt.

11.2.4 Zytolytische CD8-T-Zellen

Die Generierung zytolytischer CD8-T-Zellen ist in ▶ Kap. 8 beschrieben. Die Zytolyse richtet sich gegen körpereigene Wirtszellen; dadurch wird die Virusvermehrung unterbrochen. Die Lyse der virusinfizierten Zellen erfolgt anscheinend vor dem Zusammenbau der Viruseinheiten. Dies bedeutet, dass durch die Lyse keine infektiösen Viruspartikel freigesetzt werden. Zytolytische CD8-T-Zellen sezernieren unter geeigneten Bedingungen auch IFN-γ. Sie tragen somit auf zweierlei Wegen zum antiviralen Schutz bei.

Auf der anderen Seite stellt die Lyse körpereigener Zellen ein autoaggressives Geschehen dar. Ihre Auswirkung auf die Pathogenese steht in direktem Zusammenhang mit der Bedeutung der betroffenen Zelle für den Wirtsorganismus.

11.3 Strategien der Erreger gegen professionelle Phagozyten

Wie in ▶ Kap. 9 bereits ausführlich diskutiert, stellen Aufnahme und intrazelluläre Abtötung von eingedrungenen Keimen durch professionelle Phagozyten einen entscheidenden Mechanismus der Infektabwehr dar. Störungen an irgendeinem Punkt dieses Geschehens führen in der Regel zu einem Überlebensvorteil für den Erreger. In diesem Fall spricht man von Evasion (lat. für heraustreten). Dem Ausdruck liegt die bildliche Vorstellung zugrunde, der Erreger trete aus der Kontrolle durch das Abwehrsystem heraus. Im Prinzip können wir drei Mechanismen unterscheiden, die mit der Abwehrfunktion der professionellen Phagozyten interferieren und damit zur Evasion beitragen:
- Abtötung der Phagozyten;
- Hemmung der Adhärenz und/oder Phagozytose;
- intrazelluläre Vitalpersistenz.

11.3.1 Abtötung der Phagozyten

Der einfachste Weg zur Umgehung einer Phagozytose ist die Abtötung der Phagozyten. Einige Bakterien besitzen die Fähigkeit, Zytotoxine zu produzieren, welche auf Phagozyten lytisch wirken. Ein Beispiel dafür liefern die Gasbrandclostridien. Ihre Leukozidine töten Leukozyten aller Sorten ab. Bei anderen Zytotoxinen liegt das toxische Prinzip nicht in der direkten Lyse der Zielzellen. Es kommt in diesen Fällen zur Zerstörung der Lysosomen bzw. der Granula. Deren Inhaltsstoffe werden unkontrolliert in das Zytoplasma ausgeschüttet; dies führt zum Zelltod. Man spricht in diesem Zusammenhang von »Selbstmord« der Phagozyten. Beispiele für Wirkungen dieser Art liefern
- das Streptolysin der Streptokokken,
- das Leukozidin der Staphylokokken,
- das Exotoxin A von Pseudomonas aeruginosa und
- das Zytolysin von Entamoeba histolytica.

Gonokokken tragen auf ihrer Oberfläche eine Struktur, den sog. **Opazitätsfaktor**, welcher die Phagozytenmembran schädigt. Zytolysine mit der leicht nachweisbaren Fähigkeit, Erythrozyten zu lysieren, werden auch als Hämolysine bezeichnet.

Verschiedene Krankheitserreger, wie z. B. Salmonellen und Shigellen sind in der Lage, in Phagozyten Apoptose auszulösen. Diese »Selbstvernichtung« des Phagozyten ist dann für den Erreger von Nutzen, wenn er damit diese wichtige Abwehrzelle ausschaltet. Bei Erregern, die mononukleäre Phagozyten als Lebensraum nutzen, ist der Wert der Apoptose für den Erreger bzw. Wirt weniger eindeutig.

11.3.2 Hemmung von Adhärenz und Phagozytose

Eine Reihe von Mikroorganismen bildet anti-phagozytäre Substanzen. Diese schützen den Erreger vor der Einverleibung durch professionelle Phagozyten. Durch den Besitz einer Polysaccharidkapsel können Streptococcus pneumoniae, Haemophilus influenzae und Cryptococcus neoformans der Phagozytose entgehen. Einen ähnlichen Effekt hat das M-Protein der Streptokokken und die Schleimhülle von Pseudomonas aeruginosa. In den genannten Fällen kann der professionelle Phagozyt seine Funktion nicht erfüllen, da ihm die Mikroorganismen entgleiten. Erst die **Opsonisierung** (Beladung mit Antikörpern und/oder der Komplementkomponente C3b) ermöglicht es den Phagozyten, die Keime über die Fc- bzw. C3b-Rezeptor-vermittelte Endozytose aufzunehmen (▶ s. Kap. 9). Bewegliche Krankheitserreger können ebenfalls den Phagozyten entweichen. Immobilisierende Antikörper gegen Geißelantigene erleichtern deshalb die Keimaufnahme. Ein besonderer Mechanismus ist bei S. aureus zu beobachten. Diese Bakterien produzieren Koagulase. Das Enzym bringt das wirtseigene Fibrin zur Gerinnung. Die Erreger werden dadurch von einem schützenden Fibrinwall umgeben.

11.3.3 Intrazelluläre Vitalpersistenz

Verschiedene Mikroorganismen besitzen die Fähigkeit, in Phagozyten zu überleben. Einige Erreger halten sich sogar bevorzugt im Inneren von Phagozyten auf. Die wichtigsten intrazellulären Mikroorganismen sind in ◘ Tabelle 11.3 (▶ s. S. 133) aufgeführt. Die intrazelluläre Überlebensfähigkeit beruht auf einem oder mehreren der drei folgenden Mechanismen.

Hemmung der Phagolysosomenfusion. Im Phagosom befindet sich der aufgenommene Keim noch immer von extrazellulärem Milieu umgeben. Erst nach der Phagolysosomenbildung wird er der Wirkung von schädigenden Enzymen ausgesetzt. Manche Erreger, wie z. B. Mycobacterium tuberculosis, Legionella pneumophila und Toxoplasma gondii, haben das Vermögen, die Phagolysosomenfusion zu hemmen. Dadurch entgehen sie dem Angriff der lysosomalen Enzyme.

Resistenz gegen lysosomale Enzyme und/oder reaktive Sauerstoffmetabolite. Einige Mikroorganismen, wie z. B. Mycobacterium tuberculosis, Salmonella Typhi oder Leishmania sp., können sogar im Innern des Phagolysosoms überleben. Die Gründe dafür sind verschiedenartig. Einige Spezies sind durch den Besitz einer relativ inerten Zellwand oder einer Kapsel für lysosomale Enzyme nur schwer angreifbar. Hinzu kommt bei einigen Erregern, dass sie die Phagosomenreifung unterbinden. Sie verhindern somit die Ansäuerung des Phagosoms und die anschließende Fusion mit Lysosomen. Das frühe Phagosom stellt für Erreger einen »angenehmeren« Lebensraum dar, da das pH-Milieu neutral bleibt und reichlich Eisen zur Verfügung steht, das zahlreiche Keime dringend benötigen. Andere Keime besitzen Enzyme, welche die antibakteriellen Produkte des Phagozyten abbauen.

Ein Beispiel hierfür ist der H_2O_2-Abbau durch Katalase-produzierende Bakterien. Einen weiteren Abwehrmechanismus stellt die Produktion basischer Ionen (z. B. NH_4^+) dar, welche das saure Milieu im Phagosom neutralisieren, sodass das pH-Optimum für die sauren Hydrolasen aus den Lysosomen nicht erreicht wird.

Eintritt in die Zelle ohne Aktivierung reaktiver Sauerstoffmetabolite. Einige Mikroorganismen, wie z. B. Mycobacterium tuberculosis, Leishmania sp. oder Legionella pneumophila, benutzen die Oberflächenrezeptoren für Spaltprodukte der Komplementkomponente C3 (CR1 und/oder CR3), um in Makrophagen einzudringen. Dies geschieht entweder über eine direkte Bindung an CR3 oder über Aktivierung des alternativen Komplement-Syntheseweges. Die Bindung an CR1 bzw. CR3 induziert die Keimaufnahme, aber nicht die Bildung reaktiver Sauerstoffmetabolite, wie es bei Bindung an Fc-Rezeptoren der Fall ist. Daher stellen CR1 und CR3 eine relativ sichere Eintrittspforte für diese Keime dar.

Evasion in das Zytoplasma. Ein biologisches Prinzip der intrazellulären Keimabtötung ist die Beschränkung der aggressiven Mechanismen auf das Phagolysosom. Erreger, denen es gelingt, aus dem Phagosom in das Zytoplasma zu gelangen, befinden sich dann innerhalb des Phagozyten in einer geschützten Nische. Diesen Weg benutzt Listeria monocytogenes.

Auch einige Viren halten sich bevorzugt und ohne Schaden in mononukleären Phagozyten auf. Im Vergleich zur Vermehrung in anderen Körperzellen scheinen hier aber keine prinzipiellen Besonderheiten zu bestehen.

Weitere Evasionsmechanismen

Inaktivierung von Antikörpern. Wie weiter oben besprochen, können Antikörper bestimmte Funktionen der Krankheitserreger hemmen. Einige Mikroorganismen haben hierzu Gegenmechanismen entwickelt. So blockieren IgA-Antikörper die Adhäsion von Neisseria gonorrhoeae an Schleimhäute und verhindern dadurch deren Absiedlung im Urogenitaltrakt. N. gonorrhoeae sezerniert jedoch eine Protease, die selektiv IgA-Antikörper spaltet und damit inaktiviert. Auch N. meningitidis, Streptococcus pneumoniae und Haemophilus influenzae produzieren IgA-spaltende Proteasen. Einige Stämme von S. aureus produzieren Protein A. Dieses bindet sich an das Fc-Fragment von IgA-Antikörpern und verhindert damit die Bindung an den Fc-Rezeptor der professionellen Phagozyten.

11.3.4 Intrazelluläre Lebensweise

Einige Bakterien haben eine obligat intrazelluläre Lebensweise angenommen und halten sich bevorzugt oder ausschließlich in nicht-professionellen Phagozyten auf. Hierzu zählen Chlamydia trachomatis, die sich bevorzugt in Epithelzellen vermehrt, und die verschiedenen Rickettsienarten, die sich hauptsächlich in Endothelzellen aufhalten.

Auch einige Protozoen leben hauptsächlich in nicht-professionellen Phagozyten. So befällt der Erreger der

Chagas-Krankheit, Trypanosoma cruzi, Herzmuskelzellen.

Ein extremes Beispiel ist durch Malaria-Plasmodien und Bartonellen gegeben. Diese Erreger benutzen Erythrozyten als Wirtszellen. Die roten Blutzellen besitzen keine Lysosomen und sind deshalb gegen die intrazellulären Parasiten wehrlos. Weiterhin fehlen den Erythrozyten die Haupt-Histokompatibilitäts-Moleküle, sodass sie nicht in der Lage sind, den T-Zellen die Parasitenantigene in erkennbarer Form anzubieten.

Es sei betont, dass die hier genannten Erreger im Inneren der Zelle v. a. überleben, weil sie »defekte« Wirtszellen benutzen, d. h. Zellen, denen die intrazellulären Abwehrmechanismen fehlen. Durch die Wahl der »defekten« Wirtszelle umgehen sie den für sie tödlichen Aufenthalt in aktivierten Makrophagen. Offensichtlich verfügen diese Erreger über Mechanismen, die es ihnen ermöglichen, aktiv in nicht-phagozytierende Wirtszellen einzudringen.

11.3.5 Antigenvariation

Die Erreger der Schlafkrankheit, Trypanosoma gambiense und T. rhodesiense haben die Fähigkeit entwickelt, der Immunantwort durch Antigenvariation zu entweichen. Nach der Infektion entwickelt sich eine zyklische Parasitämie. In jeder Phase des Zyklus überwiegt ein bestimmtes Antigen, gegen das schützende Antikörper gebildet werden. Die Antikörper induzieren im Erreger aber das Entstehen einer Antigenvariation; es entsteht ein neues, dominantes Antigen. Dies geschieht, bevor alle Erreger-Erstformen durch die Antikörper eliminiert werden können: Die Parasiten sind in der neuen Phase wieder unangreifbar geworden. Zwar werden Antikörper gegen das neue immundominante Antigen gebildet; dies führt aber wieder zu einer neuen Antigenvariante. Aufgrund des laufenden Antigenwechsels finden sich bei der Schlafkrankheit andauernd hohe IgM-Titer.

Borrelia recurrentis zeigt eine ähnliche Antigenvariation. Dieser Erreger ruft das Rückfall-Fieber hervor. Dabei entstehen wiederholt Fieberschübe, die jeweils von einer neuen Antigenvariante erzeugt werden. Auch Gonokokken und Meningokokken können ihre Oberflächenantigene variieren.

Die Antigenvariation einiger Virusarten stellt ebenfalls einen leistungsfähigen Evasionsmechanismus dar. Hier wirkt sich die Variation weniger auf das Überleben im ursprünglich induzierten Empfänger aus. Wichtiger ist die Möglichkeit der **Reinfektion** nach Überstehen der ersten Erkrankung.

Influenza-B- und Rhino-Viren verändern sich zwar schwach, aber kontinuierlich, bis nach einiger Zeit eine Variante selektiert wird, die ausreichend verändert ist (**immunologischer Drift**). Bei Influenza-A-Viren treten in größeren Abständen stärkere Antigenveränderungen auf. Die neue Virusvariante trifft dann auf eine immunologisch unvorbereitete Population (**immunologischer Shift**).

11.3.6 Immunsuppression

Chronische Infektionen werden häufig von einer Immunsuppression begleitet. Zu unspezifischen Suppressionsphänomenen kommt es, wenn Erreger bevorzugt Zellen des Immunsystems besiedeln. Beispiele hierfür sind Infektionen mit Masern-, Epstein-Barr-, Zytomegalie- und den humanen Immundefizienz-Viren (HIV).

M. leprae und Leishmania sp. rufen ein besonders breites Krankheitsspektrum hervor. Auf der einen Seite stehen Fälle, bei denen eine vollwertige Immunantwort den Verlauf zum Gutartigen hin bestimmt. Auf der anderen Seite stehen die partiell oder total immundefizienten Patienten; hier ist der Verlauf bösartig.

Man hat gute Hinweise dafür, dass an der Immunsuppression eine Verschiebung des Gleichgewichts zwischen TH1- und TH2-Zellen wesentlich beteiligt ist. Bei malignen Formen überwiegen die Zytokine des TH2-Typs (IL-4 und IL-10), während bei benignen Formen Zytokine des TH1-Typs (IFN-γ und TGF-β) dominieren (▶ s. Kap. 8). Entsprechend kann durch Gabe von Zytokinen des TH1-Typs eine Verschiebung vom malignen zum benignen Pol erreicht werden.

11.3.7 Toleranz gegen protektive Antigene

Haemophilus influenzae, Neisseria meningitidis, Streptococcus pneumoniae und andere Keime besitzen eine Polysaccharidkapsel, gegen die der Erwachsene schützende Antikörper bildet. Die Kapsel trägt somit protektive Antigene. Kleinkindern vor dem 2. bis 5. Lebensjahr fehlt jedoch die Fähigkeit, Kohlenhydrat-spezifische Antikörper zu bilden; sie sind im Hinblick auf diese Antigene tolerant. Demzufolge können sie nach Absinken des mütterlichen Antikörpertiters keine schützende Immunität aufbauen. Diese Toleranz ist möglicherweise auf eine Kreuzreaktivität mit körpereigenen Strukturen zurückzuführen, die während der frühen Kindheitsentwicklung auftreten. So konnte gezeigt werden, dass die Kapsel bestimmter E.-coli- und N.-meningitidis-Stämme mit einem embryonalen Zell-Adhäsions-Molekül (N-CAM) kreuzreagiert.

Ein aufschlussreiches Beispiel für die biologische Bedeutung der Toleranz stellt die Infektion der Maus mit dem lymphozytären Choriomeningitis-Virus (LCMV) dar. Nach der Infektion von erwachsenen Mäusen werden zwar spezifische T-Zellen gebildet, gleichzeitig erkranken aber die Tiere. Durch rechtzeitige Eliminierung der T-Zellen lässt sich das Krankheitsbild erheblich mildern. Andererseits bildet sich bei neonataler Infektion eine Toleranz aus. Dadurch verläuft die Infektion ohne akutes Krankheitsbild, aber mit Viruspersistenz. Da das Krankheitsbild der LCMV-Infektion weniger auf den direkten Effekten des Virus, sondern vornehmlich auf einer **autoaggressiven T-Zellantwort** beruht, ist die Toleranzentwicklung bei den neonatal infizierten Tieren als Schutzmechanismus anzusehen.

11.4 Prinzipien der Impfstoffentwicklung

Die Schutzimpfung wird mit dem Ziel angewendet, den Empfänger-Organismus zur Ausbildung einer Protektivimmunität gegen einen oder mehrere Krankheitserreger anzuregen. Der Schutz soll lange anhalten und die Nebenwirkungen so gering wie möglich sein. Gegen zahlreiche Infektionskrankheiten existieren heute Impfstoffe, die weltweit mit großem Erfolg eingesetzt werden (Tabelle 11.4).

11.4.1 Impfstoffe aus definierten Erregerprodukten (Toxoidimpfstoffe, Spaltvakzine und Konjugatimpfstoffe)

Bei der Impfung gegen bestimmte Toxinbildner (Tabelle 11.1, ▶ s. S. 130) richtet sich die Immunantwort nicht gegen den Erreger, sondern gegen das Toxin. Beispiele für erfolgreich eingesetzte Vakzinierungen sind die Tetanus- und Diphtherieimpfung. Dabei kommen

Tabelle 11.4. Beispiele für eingesetzte Impfstoffe

Erreger	Impfstoff Resultat	Erkrankung
Corynebacterium diphtheriae	Toxoid; zufriedenstellend	Diphtherie
Clostridium tetani	Toxoid; zufriedenstellend	Tetanus
Bordetella pertussis	Azellulärer Impfstoff; zufriedenstellend	Keuchhusten
Vibrio cholerae	Abgetöteter Erreger; Verbesserung nötig	Cholera
Haemophilus influenzae Typ b	Konjugatimpfstoff; zufriedenstellend	Meningitis
Mycobacterium tuberculosis	BCG-Lebendimpfstoff; Verbesserung nötig	Tuberkulose
Salmonella Typhi/Paratyphi	galE-Lebendimpfstoff; Verbesserung nötig	Typhus
Masern-Virus	attenuierter Lebendimpfstoff; zufriedenstellend	Masern
Rubella-Virus	attenuierter Lebendimpfstoff; zufriedenstellend	Röteln
Mumps-Virus	attenuierter Lebendimpfstoff; zufriedenstellend	Mumps
Poliomyelitis-Virus	Salk-Totimpfstoff; zufriedenstellend	Kinderlähmung
Influenza-Virus	inaktivierter Erreger; Verbesserung nötig	Influenza
Hepatitis-A-Virus	inaktivierter Erreger; zufriedenstellend	Hepatitis A
Hepatitis-B-Virus	Spaltvakzine; zufriedenstellend	Hepatitis B
Hepatitis-B-Virus	Rekombinantes Antigen; zufriedenstellend	Hepatitis B

Toxoide zur Anwendung, bei denen die toxophoren von den immunogenen Molekülgruppen dissoziiert wurden (s. o.). Diese Toxoide induzieren zwar neutralisierende Antikörper, haben aber ihre Toxizität verloren. Als **Spaltvakzine** bezeichnen wir Impfstoffe, die aus teilgereinigten Erregerbestandteilen bestehen. Als Beispiel hierfür sei der azelluläre Pertussisimpfstoff genannt.

Probleme machten ursprünglich Kohlenhydratimpfstoffe gegen kapseltragende Bakterien, da die Zielgruppe für diese Impfungen – nämlich Kleinkinder – häufig keine ausreichende Immunität gegen Kohlenhydrate entwickelt. **Konjugatimpfstoffe**, bei denen Kohlenhydrate der Kapsel von Haemophilus influenzae Typ b mit Diphtherie- oder Tetanustoxoid konjugiert wurden, haben jedoch gute Erfolge gezeigt. Konjugatimpfstoffe aus Kapselkohlenhydraten anderer Krankheitserreger befinden sich derzeit in klinischer Testung. Mit dem gereinigten Hämagglutinin des Influenzavirus kann man eine gute Schutzwirkung erzielen. Einem breiten Erfolg steht allerdings der Typenwandel entgegen.

11.4.2 Totimpfstoffe

Gegen extrazelluläre Bakterien (◐ Tabelle 11.2, ▶ s. S. 132) werden gewöhnlich Impfstoffe aus abgetöteten, sonst aber intakten Erregern eingesetzt. Obwohl man in vielen Fällen die Antigene kennt, die zur Bildung von schützenden Antikörpern führen (sog. Protektiv-Antigene), verwendet man meist den ganzen, nicht aufgeschlossenen Erreger.

Als Beispiel hierfür kann der Choleraimpfstoff angeführt werden.

Gegen zahlreiche Viruserkrankungen werden nicht infektiöse (abgetötete oder inaktivierte) Viruspartikel eingesetzt. Als Beispiel sei der Salkimpfstoff gegen Poliomyelitis genannt. Obwohl derartige Impfstoffe ausreichende Mengen an schützenden Antikörpern induzieren, ist eine regelmäßige Auffrischung durch Boosterimpfung unumgänglich.

11.4.3 Lebendimpfstoffe

Dies sind Impfstoffe aus virulenzgedrosselten (attenuierten) lebenden Erregern. Sie bergen zwar ein erhöhtes Gefahrenpotential, dennoch sind sie am ehesten in der Lage, eine ausreichend starke Immunität zu induzieren. Dies gilt besonders dann, wenn der Schutz im Wesentlichen von T-Zellen abhängt.

Zahlreiche Lebendimpfstoffe gegen Virusinfektionen werden mit Erfolg verwendet. So bestehen die Impfstoffe gegen Röteln, Masern und Mumps aus attenuierten Virusstämmen. Durch den massiven Einsatz des Vacciniaimpfstoffs gelang weltweit die Ausrottung der Pocken.

In der Humanmedizin werden heute nur zwei bakterielle Lebendimpfstoffe verwendet. Der eine davon richtet sich gegen die Tuberkulose und ist als BCG bekannt. Er beruht auf einem attenuierten M.-bovis-Stamm, der ursprünglich von Calmette und Guérin gezüchtet wurde. Allerdings verhindert der BCG-Impfstoff lediglich die Kleinkind-Tuberkulose. Schutz gegen die am weitest verbreitete Form der Erkrankung, die Lungentuberkulose des Erwachsenen, wird durch BCG nicht erzielt. Der andere Lebendimpfstoff richtet sich gegen Typhus. Er besteht aus einer stoffwechseldefekten Mutante natürlicher Typhusbakterien.

11.4.4 Entwicklung neuer Impfstoffe

Noch immer gibt es Infektionskrankheiten, gegen die ein zufriedenstellender Impfstoff nicht verfügbar ist. Das gilt besonders für die Erreger von Tropenkrankheiten, gegen die herkömmliche Impfstrategien unzulänglich sind.

Folgende Probleme können dem erfolgreichen Einsatz eines Impfstoffs entgegenstehen:
- Der attenuierte Impfstamm ist instabil und kann sich in einen virulenten Stamm rückverwandeln,
- der Impfstamm ist in vitro nicht anzüchtbar,
- der Impfstoff enthält gefährliche Bestandteile, die nicht entfernt werden können,
- der natürliche Erreger kann durch Antigenvariation den Impfschutz unterlaufen,
- der Impfstoff ist nicht in der Lage, die für die Erregerabwehr benötigten Immunmechanismen zu induzieren.

Um diese Probleme zu überwinden, müssen neue Strategien entwickelt werden. Folgende Möglichkeiten stehen im Prinzip zur Verfügung:
- synthetische Peptide,
- rekombinante Proteine,
- lebende Deletionsmutanten,
- lebende rekombinante Impfstämme,
- nackte DNS-Impfstoffe.

Synthetische Peptide. Ein Antigen, welches protektiv wirksame Epitope trägt, kann zusätzlich noch toxische oder suppressive Wirkungen entfalten.

Darüber hinaus besteht die Möglichkeit, dass sich auf dem Antigenmolekül neben den protektiven Epitopen Determinanten befinden, die mit körpereigenen Bestandteilen kreuzreagieren. Man kann gegebenenfalls das protektive Epitop synthetisieren und in isolierter Form einsetzen. Hierbei handelt es sich einmal um Peptidepitope von Proteinantigenen, zum anderen um Zuckerepitope von Kohlenhydraten. Da diese Epitope allein nicht immunogen sind, müssen sie an ein **Trägermolekül** gekoppelt werden, dessen Eignung zuvor ermittelt werden muss. Der Einsatz synthetischer Peptide und Zucker ist für Infektionen gedacht, bei denen die Hauptlast der Erregerbekämpfung von Antikörpern getragen wird.

Ein entscheidender Nachteil von Peptidimpfstoffen ist die außerordentlich enge Spezifität der Immunantwort, die es dem Erreger erleichtert, der spezifischen Erkennung durch Mutation zu entgehen.

Hängt die protektive Immunität im Wesentlichen von T-Lymphozyten ab, dann tauchen weitere Probleme auf. Zum einen reichen lösliche Antigene zur Stimulierung der T-Zell-vermittelten Immunität nicht aus. Zum anderen erkennen T-Zellen verschiedener Individuen auf einem gegebenen Proteinantigen unterschiedliche Epitope. Dies ist auf die unterschiedliche Präferenz der verschiedenen HLA-Haplotypen für bestimmte Aminosäuresequenzen zurückzuführen (▶ s. Kap. 7 und 8). Experimentell werden daher künstliche Polypeptide untersucht, die unterschiedliche Epitope repräsentieren.

Rekombinante Proteine.
Mit Hilfe der Gentechnologie können heute Polypeptide im Großmaßstab produziert werden. Dadurch können im Fall von schwer oder nicht anzüchtbaren Erregern ausreichende Antigenmengen bereitgestellt werden. Dies ist für viele Virus- und Protozoenerkrankungen von Bedeutung. Weiterhin werden auf diese Weise Komplikationen durch schädliche Erregerstrukturen ausgeschlossen, es sei denn, dass diese vom gleichen Gen kodiert werden wie das Protektivantigen. Andererseits kann die Abtrennung des rekombinanten Moleküls von den Bestandteilen der produzierenden Zelle ein Problem darstellen. Ein rekombinanter Hepatitis-B-Impfstoff wird bereits erfolgreich eingesetzt. Hierbei handelt es sich um das Hepatitis-B-Oberflächenantigen (**H**epatitis **B s**urface **an**tigen, HBsAg), das aus transfizierten Hefezellen gewonnen wird.

Deletionsmutanten.
Es ist möglich, selektiv Gene eines Krankheitserregers auszuschalten, die für die Virulenz oder Überlebensfähigkeit im Wirt verantwortlich sind. Durch Transposon-Mutagenese wurden Verlustmutanten von Salmonella Typhi generiert, die die Fähigkeit verloren haben, im Wirt zu überleben und sich nicht mehr in den Wildtyp rückverwandeln können. Die Deletionsmutanten überleben aber lange genug, um eine protektive Immunantwort zu induzieren.

Rekombinante Stämme zur Lebendimpfung.
Impfstoffe dieser Art sind in Erwägung zu ziehen, wenn das Protektivantigen in rekombinanter Form vorliegt, für sich allein aber keinen Schutz induziert. Diese Situation ist vorwiegend in denjenigen Fällen gegeben, in welchen die T-Zell-vermittelte Immunität für den Impfschutz unerlässlich ist. In diesem Fall kann man das Gen für das Protektivantigen auf einen geeigneten Träger übertragen; der Träger dient dann als Lebendimpfstoff.

Nackte DNS-Impfstoffe.
Zur Verblüffung vieler Wissenschaftler war im Experimentalmodell die Impfung mit »nackter Plasmid-DNS«, die ein Erregerantigen kodiert, erfolgreich. Diese nackten DNS-Impfstoffe bestehen aus einem bakteriellen Plasmid, welches zusätzlich einen viralen Promotor-/Verstärkerbereich sowie das Gen für das Impfantigen enthält. Die nackte DNS-Vakzinierung stimuliert bevorzugt eine T-Zellantwort, obwohl nach geeigneter Manipulation auch gute Antikörperreaktionen erzielt werden. Im Tiermodell konnte mit nackten DNS-Vakzinen u. a. Schutz gegen Grippe, Hepatitis B und Tollwut erzielt werden. Nach jetzigem Wissensstand ist anzunehmen, dass das von der nackten DNS kodierte Protein von Wirtszellen synthetisiert und dann nach entsprechender Prozessierung von MHC-Klasse-I- und MHC-Klasse-II-Molekülen präsentiert wird. Trotz dieser Erfolge im Experimentalmodell bleiben zahlreiche Fragen zur Sicherheit und Effektivität im Menschen dieser neuen Impfstoffgeneration zu klären.

In Kürze

Infektabwehr

Bakterien, Pilze und Protozoen

Toxinbildner. Toxin für Pathogenese verantwortlich (z. B. Tetanus-Toxin, Cholera-Toxin, Enterotoxine bestimmter E.-coli- und S.-aureus-Stämme, Pertussis-Toxine); Schutz durch Toxin-neutralisierende Antikörper.

Extrazelluläre Erreger. Vermehren sich im extrazellulären Raum. Schutz durch Antikörper gegen Virulenzfaktoren; akute Infektion, Eiterbildung (z. B. grampositive und gramnegative Kokken, viele Enterobacteriaceae, Pseudomonas aeruginosa, Haemophilus influenzae).

Intrazelluläre Erreger. Vermehren sich intrazellulär, besonders in Makrophagen; Schutz durch T-Zellen, die Makrophagen aktivieren; chronische Infektionen, Granulombildung (z. B. Mycobacterium tuberculosis, Salmonella Typhi, Leishmanien).

Viren. Replikation durch infizierte Wirtszelle; Schutz durch Antikörper, die freie Viren lysieren oder neutralisieren bzw. die Adhäsion an die Wirtszelle inhibieren, sowie durch T-Zellen, die infizierte Zellen lysieren; daneben auch Interferone (Hemmung der Virusreplikation) und NK-Zellen (Lyse virusinfizierter Zellen).

Evasionsmechanismen der Erreger

Phagozytenabtötung. Durch Leukozidine (z. B. Streptolysin der Streptokokken, Leukozidin der Staphylokokken, Exotoxin A von Pseudomonas aeruginosa).

Phagozytosehemmung. Durch Kapsel (z. B. Pneumokokken, Haemophilus influenzae), M-Protein (Streptokokken) oder Schleimhülle (Pseudomonas aeruginosa).

Intrazelluläre Vitalpersistenz. Hemmung der Phagolysosomenfusion (z. B. Mycobacterium tuberculosis); Resistenz gegen lysosomale Enzyme (z. B. Mycobacterium tuberculosis); Interferenz mit der Bildung reaktiver Sauerstoffmetabolite (z. B. Leishmanien); Evasion in das Zytoplasma (z. B. Listeria monocytogenes).

Befall von primär nicht phagozytierenden Wirtszellen. Z. B. Malariaplasmodien/Erythrozyten, Hepatozyten, Chlamydien/Epithelzellen.

Antigenvariation. Z. B. Trypanosoma gambiense und T. rhodesiense, Influenza-Viren, Rhino-Viren.

Toleranz gegen protektive Antigene. Kleinkinder bilden gegen Kohlenhydrate keine Antikörper und zeigen daher gegen Pneumokokken eine hohe Suszeptibilität.

Impfstoffe

Toxoidimpfstoffe. Induktion von Antikörpern, die Toxin neutralisieren (z. B. Tetanus, Diphtherie).

Spaltvakzine. Gereinigte Erregerbestandteile (z. B.: Hämagglutinin von Influenza-Viren).

Konjugatimpfstoffe. Kohlenhydrate der Kapsel, gebunden an Proteinträger (Haemophilus influenzae Typ b – Diphtherie- oder Tetanustoxinkonjugat).

Totimpfstoffe: abgetötete Erreger [z. B. Cholera, Poliomyelitis (Salk)].

Lebendimpfstoffe. Attenuierte Stämme [z. B. Röteln, Masern, Mumps, Tuberkulose (BCG)].

Rekombinante Antigene. Rekombinant hergestellte definierte Proteine (Hepatitis-B-Impfstoff).

# Epidemiologie und Prävention

Epidemiologie der Infektionskrankheiten – 145
K. Miksits, A. Kramer, D. Falke

Prävention von Bakterien- und Virus-Infektionen – 155
K. Miksits, A. Kramer

Sterilisation und Desinfektion – 160
R. Rüden, W.-D. Kampf

IV · Epidemiologie und Prävention

Epidemiologie der Infektionskrankheiten

K. Miksits, A. Kramer, D. Falke

❱❱ Einleitung

Epidemiologie behandelt die Verbreitung von Krankheitserregern nach ihrer Freisetzung aus dem Organismus, gleichgültig, ob der Organismus erkrankt oder nicht. Sie verfolgt ihren Übergang in die unbelebte Umwelt einerseits (Wasser, Staub, Luft, Lebensmittel, sog. Vektoren und alle denkbaren »Vehikel«) sowie die Rückübertragung in tierische und menschliche Organismen. Sie zeigt die Notwendigkeit von Impfungen auf und erfasst die Wirkung von Impfmaßnahmen oder der Chemotherapie. Sie liefert auch Hinweise für das Auftreten von bestimmten Infektionskrankheiten und definiert Übertragungsrisiken. *Ziel* ist die Ausrottung von Infektionskrankheiten durch Impfungen (Pocken), ihre medikamentöse Behandlung oder Bekämpfung durch Hygiene-Maßnahmen.

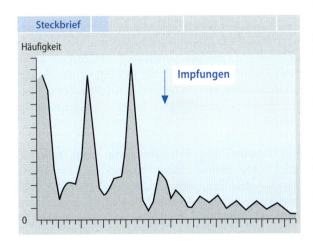

1.1 Grundbegriffe

Epidemie. Vergrößerung einer Prävalenz innerhalb eines definierten Zeitraums mit expansivem Charakter; in der Infektionsepidemiologie gehäuftes, aber zeitlich und räumlich begrenztes Auftreten einer Infektionskrankheit in einer Bevölkerungsgruppe oder z. B. in einem Krankenhaus.

Die Epidemie kann als **Tardivepidemie** mit langsamem Verlauf (z. B. durch Kontakt ausgelöst) oder als **Explosivepidemie** mit steilem Anstieg der Erkrankungshäufigkeit (z. B. Lebensmittelinfektion) auftreten.

Endemie. Gehäuftes, räumlich begrenztes, aber zeitlich unbegrenztes Auftreten einer Krankheit in einer Region, von der ein Anteil der Population erfasst wird, wobei durch das vereinzelte und zeitlich verteilte, aber kausal zusammenhängende Geschehen Infektionskrankheiten ohne expansiven Charakter verursacht werden.

Pandemie. Eine sich über Länder und Kontinente ausbreitende Epidemie.

Morbidität (Erkrankungsrate). Zahl der Erkrankungen an einer bestimmten Krankheit; als Morbiditätsziffer oder Erkrankungsrate wird sie auf eine bestimmte Anzahl von Personen bezogen, z. B. auf 10 000 oder 100 000 Einwohner.

Mortalität. Zahl der Sterbefälle einer bestimmten Krankheit, bezogen auf die Gesamtbevölkerung, ausgewählte Populationen (z. B. Säuglingssterblichkeit) oder spezielle Erkrankungen; als Mortalitätsrate wird sie auf 10 000 oder 100 000 Einwohner bezogen und i. Allg. alters-, geschlechts- oder ursachenspezifisch berechnet.

Letalität. Zahl der Sterbefälle einer bestimmten Krankheit, bezogen auf die Zahl der Erkrankten an dieser Krankheit. Als Letalitätsrate wird sie in Abhängigkeit von der Häufigkeit der Erkrankung auf 10 000 oder 100 000 Erkrankte bezogen. Sie ist ein Maß für die Gefährlichkeit einer Krankheit.

Der Unterschied zwischen Letalität und Mortalität wird bei der Tollwuterkrankung besonders deutlich: Alle Patienten, die an Tollwut erkranken, sterben, die Letalität ist also 100%; mit einem gemeldeten Fall 1996 trägt die Tollwut nur minimal zu den Todesursachen der Bevölkerung bei, die Mortalität liegt weit unter 0,01%.

Inzidenz (Neuerkrankungsrate). Zahl derjenigen, die in einem bestimmten Zeitraum an einer bestimmten Krankheit, bezogen auf 1000, 10 000 oder 100 000 Probanden, *erstmals* erkranken.

Prävalenz. Bestandszahl einer Krankheit an einem Stichtag (»point prevalence«) oder in einem Intervall (»period prevalence«). Sie ist abhängig von der Krankheitsdauer. Die Prävalenzrate wird bezogen auf 10 000 oder 100 000 Einwohner.

Regression. Verringerung einer Prävalenz innerhalb eines definierten Zeitraums (z. B. durch Schutzimpfungen).

Ausbruch. Gehäuftes Auftreten einer erregerbedingten Erkrankung oberhalb der durchschnittlichen endemischen Infektionsrate, insbesondere in medizinischen und sozialen Einrichtungen.

1.2 Methoden

1.2.1 Falldefinition

Eine Falldefinition entsteht durch die Zusammenfassung charakteristischer Symptome, die ein Krankheitsbild von anderen abgrenzen soll. Sie wird durch Expertengruppen erstellt. Die Falldefinition bildet den Ausgangpunkt für alle weiteren Erhebungen.

1.2.2 Studiendesign

Krankheitsüberwachung (engl. frz. surveillance). Durch konsequente Meldung von Krankheiten, die für bestimmte Infektionskrankheiten festgelegt ist oder für Krebserkrankungen innerhalb des Krebsregisters erfolgt, können Daten über die Inzidenz gewonnen und davon abgeleitet Morbiditäts-, Mortalitäts- und Letalitätsstatistiken erstellt werden.

Die Surveillance ist Voraussetzung für das Erkennen einer Häufung oder einer Epidemie.

Querschnittstudien (Prävalenzstudien, engl. cross-sectional studies). Hierbei wird die Anzahl der Erkrankungen in der Beobachtungsgruppe zu einem Zeitpunkt oder in einem Zeitraum bestimmt, also die Prävalenz (point/period prevalence). Zur Ermittlung der Prävalenzrate, z. B. von nosokomialen Infektionen, werden alle Patienten, die sich an einem bestimmten Tag in einem Krankenhaus oder auf einer Station befinden, durch trainierte Prüfärzte auf das Vorhandensein einer nosokomialen Infektion beurteilt (point). Dabei ist eine Mindesthospitalisierungsdauer als Einschlußkriterium bei unzweideutiger Falldefinition festzulegen. Ein Vergleich von Prävalenz- mit Inzidenzstudien ist methodisch nicht zulässig. Die Feststellung der Häufigkeit einer Infektion kann auch durch Antikörperbestimmung erfolgen (Seroprävalenz).

Neben der Prävalenz einer Erkrankung können auch ihre klinischen Schwerpunkte, Letalität und Exposition untersucht und mit der Erkrankung in Beziehung gesetzt werden.

Prävalenzraten vermitteln nur einen unzulänglichen Eindruck über die tatsächliche Verbreitung einer Krankheit aufgrund einer Vielzahl von Störgrößen wie Neuzugänge, Heilungs-, Sterbe-, Verschwinderate, Bevölkerungsmigration.

Längsschnitt- oder Longitudinalstudie. Bei diesem Studientyp wird eine epidemiologische Situation über einen definierten Zeitraum i. a. prospektiv (ggf. auch retrospektiv) kontinuierlich beschrieben (z. B. durch Fortschreibung meldepflichtiger Infektionskrankheiten) mit der Zielsetzung der Erfassung des zeitlichen Verlaufs, der räumlichen Verteilung und bevölkerungsstruktureller Differenzen. Längsschnittstudien sind die optimale Studienform, mit der vorwiegend verschieden große Gruppen mit unterschiedlicher Exposition miteinander verglichen werden, um festzustellen, ob bestimmte Expositionen zu einer höheren Inzidenz einer Krankheit führen.

Fall-Beschreibung, Fall-Sammlung (engl. case report, case series). Diese machen auf interessante Aspekte einer Erkrankung aufmerksam, z. B. das neue Vorkommen oder gehäufte Auftreten bei bestimmten Patienten, veränderte Symptome oder neue Resistenzmuster eines Erregers. Sie können zur Aufdeckung weiterer Fälle führen und zum Kristallisationskern für neue Therapie- und Präventionsstrategien werden.

Fall-Kontroll-Studien (engl. case-control studies). Hierbei werden eine Beobachtungsgruppe mit einer Krankheit und eine passende Kontrollgruppe hinsichtlich einer möglicherweise krankheitsauslösenden Exposition bzw. Vorliegen von Risikofaktoren verglichen; Fall-Kontroll-Studien gehen von einer definierten Erkrankung aus und verfolgen die Hypothesenbildung über ätiologisch relevante Expositionen. Dieser Ansatz ist *retrospektiv*, da der Ausgang, nämlich das Entstehen der Krankheit, bereits bekannt ist. Fall-Kontroll-Studien stellen Übergänge zwischen Längs- und Querschnittsstudien mit meist nur einmaliger Probandenuntersuchung dar.

Hauptschwierigkeit ist die korrekte Zusammenstellung der Kontrollgruppe. Wesentliche Variable sind z. B. Alter, Geschlecht, sozioökonomischer Status, ethnische Zugehörigkeit und ggf. Grundkrankheiten. Die Herstellung einer weitgehenden Gleichheit von Kontroll- und Beobachtungs- (z. B. Behandlungs-)-gruppe mit Ausnahme der Meßgröße (z. B. Exposition) wird als *„matching"* bezeichnet.

Ein Vorteil von Fall-Kontroll-Studien ist ihre Eignung zur Untersuchung von Krankheiten mit niedriger Prävalenz: Man hat bereits Fälle und muß nicht auf deren seltenes Auftreten warten.

Kohortenstudien. Hierbei werden eine exponierte und eine gleichartige nicht exponierte Gruppe (Kohorten; z. B. Patientenkollektiv, Bevölkerungsstichprobe einer bestimmten geographischen Region sozialer Zugehörigkeit, Alters-gruppe usw.) *prospektiv* oder *retrospektiv* auf das Entstehen einer Krankheit beobachtet.

Da beide Vergleichsgruppen zur selben Zeit gemessen werden, können gleiche Daten erhoben werden. Dauert die Datenerhebung lange, z. B. aufgrund niedriger Prävalenz oder langsamer Ausbildung von Krankheitszeichen, können Probanden aus den Gruppen ausscheiden: Dies kann zur Unterschreitung der statistisch notwendigen Mindestgruppengröße oder zu Vergleichbarkeitsdefiziten führen. Für seltene Krankheiten sind Kohortenstudien ineffektiv.

Interventionsstudien. Hierbei wird ein Behandlungs- oder Prophylaxeregime prospektiv randomisiert, doppelt blind und placebokontrolliert auf seine Wirksamkeit geprüft.

Es können ähnliche Probleme auftreten wie bei Kohortenstudien.

1.2.3 Statistische Methoden

Relatives Risiko. Das relative Risiko (RR) wird aus repräsentativen Längsschnittstudien ermittelt und beschreibt die Anzahl der Erkrankungen nach Exposition einer Einflußgröße im Verhältnis zu denen, die ohne Exposition aufgetreten sind:

$$RR = [A : (A+B)] : [C : (C+D)]$$

A = exponierte Erkrankte
B = exponierte Nichterkrankte
C = nichtexponierte Erkrankte
D = nichtexponierte Nichterkrankte

Ein expositionsbedingt erhöhtes Risiko besteht bei Werten >1.

Odds ratio. Die odds ratio (OR) beschreibt in der Gruppe der Exponierten das Verhältnis von Erkrankten zu Nichterkrankten im Vergleich zum Verhältnis der Erkrankten zu Nichterkrankten in der Gruppe der Nichtexponierten. Sie schätzt das relative Risiko einer Gefährdung für eine bestimmte Expositionsfolge ab.

Die odds ratio wird folgendermaßen berechnet:

$$OR = (A : B) : (C : D)$$

Exponiert: A = Erkrankte und B = Nichterkrankte
Nichtexponiert: C = Erkrankte und D = Nichterkrankte

Bei einem Wert >1 tritt ein Faktor bei Erkrankten häufiger auf – er kann als ein Risikofaktor für die Entstehung der Krankheit vermutet werden.

Bei einer **Kohortenstudie** werden die Kohorten (A+B) und (C+D) anhand des Expositionsstatus vorgegeben, die Verteilung auf die Erkrankten (A oder C) bzw. Nichterkrankten (B oder D) wird erst durch die Studie retrospektiv oder prospektiv vorgenommen.

Liegt eine **Fall-Kontroll-Studie** vor, ist der Krankheitsstatus bekannt (also A+C und B+D) und die Exposition wird erst durch die Studie, i. a. retrospektiv, geklärt.

Lediglich bei einer alle Bevölkerungsgruppen umfassenden *repräsentativen Querschnittsstudie* werden alle Faktoren ausgewogen beobachtet.

Populationsabhängiges Risiko. Relatives Risiko und odds ratio geben nur Auskunft über den Einfluß der Exposition auf das Entstehen der Krankheit, lassen aber den Einfluß der Risikohäufigkeit unberücksichtigt. Das populationsabhängige Risiko setzt das relative Risiko (Exposition → Krankheit) in Beziehung zur Häufigkeit der Exposition:

(Prävalenz der Exposition/(Relatives Risiko−1))/ (1+(Prävalenz der Exposition/Relatives Risiko−1)).

Der Verzehr mit Shigellen kontaminierter Nahrungsmittel stellt auf Grund der niedrigen minimalen Infektionsdosis (1000 KBE) ein hohes relatives Risiko für das Entstehen einer bakteriellen Ruhr dar. Shigellenkontaminierte Nahrungsmittel sind jedoch in Deutschland selten, so daß hier das Risiko einer Ruhr infolge Lebensmittelinfektion gering ist.

Bias. I. a. bezeichnet der Terminus »bias« als Oberbegriff systematische Fehler bei epidemiologischen Erhebungen. Diese können entstehen durch mangelnde oder falsche Informationen durch unterschiedliche Merkmalserfassungsmethoden in verschiedenen Studiengruppen (sog. Beobachtungsbias, z.B. durch Fehlklassifizierung, Merkmalserfassungs- oder Antwortfehler), durch Nichtübereinstimmung von Studien- und Zielpopulation (sog. Selektionsbias), durch verschiedene Formen eines zeitlichen Bias oder durch Beeinflussung der Zielgröße (z.B. Lungenkrebs) durch eine Störgröße (z.B. Rauchen), die zu einer Verzerrung der Zielgröße führt (sog. confounding bias).

Confounder. Eine Variable wird als Confounder bezeichnet, wenn sie wesentliche Eigenschaften bzw. Einflußgrößen eines Untersuchungsobjekts bzw. einer Zielgröße (z.B. Krankheit) beschreibt, die jedoch nicht der Untersuchungsgegenstand der epidemiologischen Analyse ist und den Zusammenhang einer bestimmten Fragestellung verfälscht. Dazu müssen die Variablen einen von der Einflußgröße unabhängigen eigenen Effekt auf die Wirkung zeigen und mit der Einflußgröße assoziiert sein. Im Analyseprozeß sind die Variablen auszublenden, bei der Gesamteinschätzung ggf. jedoch zu berücksichtigen.

1.3 Besonderheiten der Infektionsepidemiologie

1.3.1 Infektionsquelle

Der Ursprung jeder Infektion ist eine Infektionsquelle. Die **primäre Infektionsquelle** ist der Ort, an dem sich der Erreger aufhält und ggf. vermehrt. Als **Keimreservoir** bezeichnet man den Standort, an dem sich ein Erreger häufig oder dauernd (endemisch) aufhält und von dem aus eine Infektion oder Kolonisation ihren Ursprung nehmen kann.

Selbst ohne Kenntnis eines Erregers kann eine solche Infektionsquelle mittels infektionsepidemiologi-

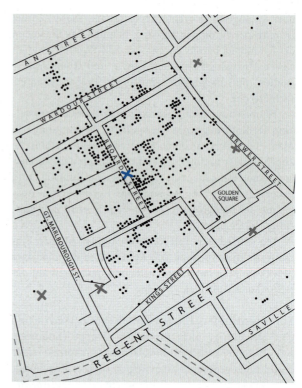

Abb. 1.1. John Snow: Die Pumpe in der Broad Street
Durch die Aufzeichnung aller Cholerafälle in einem Straßenplan gelang es dem Arzt John Snow, die Wasserpumpe in der Broad Street (rotes Kreuz) als Ausgangspunkt für die Cholera zu identifizieren; ein Schließen der Pumpe führte zum Sistieren der Epidemie. Dies geschah 1854, also 29 Jahre bevor der Erreger der Cholera, Vibrio cholerae, 1883 von Robert Koch entdeckt wurde. Später stellte sich heraus, dass diese Pumpe von einer anderen Wassergesellschaft aus anderen Quellen gespeist wurde als die Pumpen in der Umgebung

scher Methoden aufgedeckt werden. Das klassische Beispiel ist die Pumpe in der Broad Street in London (Abb. 1.1).

Änderungen der Umweltbedingungen durch Klimaschwankungen, Änderung der landwirtschaftlichen Produktionsmethoden und Einschleppung von Vektoren (z.B. Aedes albopictus als Vektor für Dengue-Virus in die USA) können neue epidemiologische Situationen für die Übertragung von Viren schaffen.

1.3.2 Übertragung

Mikroorganismen können **vertikal** oder **horizontal** übertragen werden, dabei kann im zweiten Fall der Erreger **direkt** oder **indirekt** weiter gegeben werden. Eine **vertikale** Infektion liegt vor, wenn mit den Keimzellen integrierte Virus-Nukleinsäure (Retro-Viren) auf den Organismus übergeht. Eine vertikale Infektion kann aber auch durch infektionstüchtiges Virus zustande kommen, wenn es z. B. transovariell oder mit dem Sperma übertragen wird. In erweitertem Sinne erfolgt auch die Infektion des Embryos in der **Pränatalperiode** – mit oder ohne besondere Infektionsfolgen – vertikal. Als **horizontal** wird eine Übertragung immer dann bezeichnet, wenn ein Organismus nach der Geburt infiziert wird, gleichgültig auf welche Weise.

Direkte Übertragung. Hierbei ist der direkte Kontakt mit der Infektionsquelle erforderlich. Der Erreger kann durch Tröpfchen (Reichweite max. 1 m, eingetrocknete schwebende Tröpfchenkerne können jedoch >30 min aerogen weiterverbreitet werden), Bisse, Schmierinfektion, Geschlechtsverkehr (sexuell), unter der Geburt (natal) und transplazentar von der Mutter auf das Kind (vertikal) oder über Muttermilch übertragen werden.

Typischerweise durch Tröpfcheninfektion werden Erreger von Infektionen des oberen Respirationstraktes, z. B. Rhinoviren, Meningitis- oder Tuberkuloseerreger, verbreitet. Ein typischer Erreger von Wundinfektionen nach Hunde- und Katzenbissen ist P. multocida. Häufige sexuell übertragbare Erreger sind T. pallidum, N. gonorrhoeae, H. ducreyi, C. trachomatis, sowie HBV, HCV, HIV und HSV.

Zu den **unter der Geburt (perinatal)** übertragenen Erregern gehören B-Streptokokken, N. gonorrhoeae, C. trachomatis und HSV. Typisch **vertikal** oder **pränatal** übertragene Erreger sind Rötelnvirus, T. gondii, ZMV, L. monocytogenes, T. pallidum und Parvovirus B19.

Indirekte Übertragung. Von indirekter Übertragung wird gesprochen, wenn kein direkter Kontakt zwischen Infektionsquelle und potentiellem Wirt besteht. Der Infektionserreger gelangt über einen Zwischenträger zum Wirt. Man unterscheidet die Übertragung durch unbelebte Träger (engl. **vehicle-borne**), durch Vektoren (engl. **vector-borne**) und durch Stäube oder Aerosole (engl. **airborne**).

Unbelebte Träger können sein: Wasser, Nahrungsmittel, Körpersekrete wie Stuhl, Urin, Serum, Plasma, Gewebe oder Organe und unzureichend aufbereitete Medizinprodukte, z. B. Endoskope.

Die vektorielle Übertragung erfolgt durch Arthropoden (Insekten und Spinnentiere). Hierbei vermehrt sich der Mikroorganismus üblicherweise im Vektor. Typische vektoriell übertragene Erreger sind Gelbfieber, FSME, Rickettsien, Borrelien, Plasmodien, Leishmanien, Trypanosomen und Filarien (Tabelle 1.1).

Tabelle 1.1. Beispiele medizinisch relevanter Vektoren

Vektor	Erreger
Zecken	Borrelien (B. burgdorferi, B. recurrentis) Rickettsien (R. rickettsii, R. conori, u. a.) Ehrlichia FSME-Virus Krim-Kongo-Hämorrhagisches-Fieber-Virus
Läuse	Borrelien (B. recurrentis) Rickettsien (R. prowazekii) Bartonella quintana
Milben	Rickettsien (R. akari, O. tsutsugamushi)
Flöhe	Rickettsien (R. typhi)
Wanzen	Trypanosoma cruzi
Fliegen	
Glossinen	Trypanosoma brucei
Chrysops	Filarien (Loa loa)
Simulium	Filarien (Onchocerca volvulus)
Mücken	
Anopheles	Plasmodien
Aedes	Gelbfieber-Virus Dengue-Virus Rift-Valley-Fieber-Virus kalifornisches Enzephalitis-Virus
Culex	Japanisches Enzephalitis-Virus West Nil-Virus St.-Louis-Enzephalitis-Virus
Sandmücken	Leishmanien (Phlebotomus, Lutzomyia)
verschiedene Arten	Filarien (Wucheria, Brugia)

In seltenen Fällen dienen Arthropoden, wie auch unbelebte Träger, nur der Weiterverbreitung, sind aber nicht obligat für die Vermehrung des Erregers. Shigellen und Polio-Virus können z. B. von Fliegen übertragen werden, die sich äußerlich mit Erreger-haltigem Stuhl kontaminieren.

Einige Mikroorganismen sind resistent gegenüber Umwelteinflüssen und können daher außerhalb eines Wirts infektiös bleiben. Durch Staub oder Aerosole gelangen sie an Eintrittspforten eines neuen Wirts. Legionellen überleben in nicht ausreichend heißen Heißwasserleitungen (< 60 °C) und Klimaanlagen. Durch deren Benutzung entstehen legionellenhaltige Aerosole, die bis in die Alveolen gelangen, in denen die Bakterien ideale Vermehrungsbedingungen vorfinden und eine Infektion auslösen können.

1.3.3 Infektionsketten

Infektionsketten bezeichnen den Weg der Übertragung von Krankheitserregern von einem Wirt auf einen anderen Wirt, unabhängig davon, ob es nach der Übertragung zu einer Erkrankung kommt oder nicht.

Homologe Infektionsketten. Hierbei wird der Erreger nur von Mensch zu Mensch bzw. zwischen Individuen derselben Spezies übertragen. Beim Menschen als Wirt spricht man auch von **Anthroponosen**.

Kreuzinfektion (engl. cross infection). Ausbreitung identischer Krankheitserreger von der primären Infektionsquelle direkt oder indirekt auf andere Wirtsorganismen und von dort aus erneute Übertragung, wobei sich die Infektionsketten mehrfach kreuzen; in erster Linie in Einrichtungen des Gesundheitswesens, z. B. als Infektionsübertragung in demselben Raum, derselben Pflegeeinheit oder auch in andere Krankenhäuser.

Heterologe Infektionsketten. Hierbei wird die Infektionskette von mehreren Spezies (in der Regel Wirbeltiere) als Wirt und Infektionsquelle/Erregerreservoir gebildet, sog. Zoonosen (◻ Tabelle 1.2). Bei **Anthropozoonosen** erfolgt die Übertragung vom Menschen auf Wirbeltiere, bei **Zooanthroponosen** umgekehrt. Die Kenntnis von Erregerreservoiren außerhalb des Menschen hat erhebliche Bedeutung für die Bekämpfung von Infektionskrankheiten.

◻ Tabelle 1.2. Beispiele medizinisch relevanter Zoonose-Erreger

Erreger	Reservoirwirt
Arena-Viren	Nager (LCMV: Maus, Lassa: Mastomys)
Bartonella henselae	Katzen
Borrelien	Nager (v. a. Mäuse), Hirsche, Katzen, Pferde, Schafe
Brucellen	Rinder (Büffel, Kamele): B. abortus, Ziegen, Schafe: B. melitensis
Chlamydia psittaci	alle Vogelarten
Filoviren	Affen?
Francisella tularensis	Wildtiere (v. a. Kaninchen, Hasen), Carnivoren, Schaf, Fasan u. a.
Hantaviren	Nagetiere
Leishmanien	Nager, Carnivoren (z. B. Hunde)
Leptospiren	Nager (vor allem Ratten und Mäuse), Haustiere, Igel, selten Fische und Vögel
Rabies-Virus	Haus- und Wildtiere, Nager, Fledermäuse (keine Kaltblüter)
Rickettsien	Nager (Wild-, Klein-Nager), z. T. Hunde
Trypanosoma brucei rhodesiense	Wildtiere (z. B. Antilopen), Rinder
Trypanosoma cruzi	zahlreiche Arten (z. B. Nager, Hunde)
Toxoplasma gondii	Warmblüter, vor allem Schweine (Zwischenwirt) und Katzen (Endwirt: Ausscheidung von Oozyten)
Yersinia pestis	Ratten, andere Nager und Carnivoren
zoophile Dermatophyten	verschiedene Arten (s. S. 707 ff.)

1.3.4 Risikogruppen

Eine Risikogruppe ist ein Teil der Population mit erhöhtem Infektionsrisiko oder von dem eine erhöhte Infektionsgefahr ausgeht. Die Kenntnis von Risikogruppen hilft, eine Infektionsquelle und damit einen Erreger zu finden und Präventionsmaßnahmen gezielt und mit größerem Erfolg einzusetzen.

Im Verlauf der Zeit kann sich das Risikoprofil einer Infektion ändern, z. B. durch den erfolgreichen Einsatz von Präventionsmaßnahmen, wodurch Änderungen der Präventionsstrategie erforderlich werden. In der Folge treten andere Risikogruppen oder Erreger in den Vordergrund. So waren zu Beginn der HIV-Epidemie homosexuelle Männer die Hauptrisikogruppe für die Übertragung; jetzt sind es mehrheitlich i.-v.-Drogenabhängige und heterosexuell lebende Personen.

Mit der zunehmenden Durchimpfungsrate gegen Hepatitis B sank deren Inzidenz, während diese für die Hepatitis C aufgrund eines bisher nicht verfügbaren Impfstoffs ansteigt. Klein- und Schulkinder übertragen infolge häufiger Infektionen Viren in die Familien, Erwachsene wirken oft als inapparente Überträger.

1.3.5 Jahreszeitliche Häufung

Die Kenntnis über jahreszeitliche Häufungen kann Hinweise auf einen Erreger liefern oder die Durchführung von Präventionsmaßnahmen beeinflussen (Abb. 1.2).

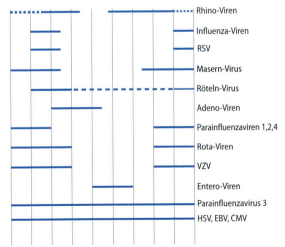

Abb. 1.2. Jahreszeitliche Häufung von Virusinfektionen

Infektionen durch Coxsackieviren treten v.a. in den Sommermonaten auf („Sommergrippe"), während die echte Virusgrippe (Influenza) ihren Häufigkeitsgipfel im Winter hat; letzterer Umstand bedingt die Empfehlung zur Grippeschutzimpfung im Herbst.

Weil virusbedingte Darminfektionen gehäuft im Sommer auftreten, wurde die Poliomyelitis-Schluckimpfung in den Wintermonaten durchgeführt. Hierdurch wurde vermieden, daß der Impferfolg durch Interferenz (▶ s. S. 498 ff.) gefährdet wurde.

1.3.6 Herdimmunität

Der Begriff **Herdimmunität** beschreibt den Grad der Gesamtimmunität einer Bevölkerung. Immunbiologisch liegt ihm der Prozentsatz der Antikörperträger sowie die Höhe der Antikörperspiegel bzw. der zellulären Immunität zugrunde.

Im Verlauf der Schwangerschaft treten mütterliche IgG-Antikörper auf das sich entwickelnde Kind über. Sie verhelfen ihm zu einer **Leihimmunität** bzw. zu einer Art »Nestschutz« nach der Geburt. Sie ergänzt die in den ersten Lebensmonaten noch nicht voll wirksame Basisresistenz und die adaptative Immunität und erlaubt in den ersten Lebensmonaten die »Durchseuchung« mit einer Vielzahl von Viren ohne Gefahren für den Säugling und damit den Aufbau einer aktiven Immunität.

Herdimmunität kommt sowohl durch natürliche Infektionen als auch durch Impfungen zustande. Sie sollte möglichst hoch sein, um das Angehen und die Ausbreitung eines eingeschleppten Virus auf Nichtgeimpfte zu verhindern. Z. B. ist gegen ein neues pandemisches Influenza-Virus die Herdimmunität fast gleich Null; nur die über 60-jährigen Personen sind in geringem Grad geschützt, weil sie von früheren Epidemien her noch Antikörper besitzen. Im Verlauf von Influenza-Pandemien und -Epidemien wird **Übersterblichkeit** beobachtet. Mit diesem Begriff wird die über das langjährige Mittel hinausgehende Sterblichkeit der Gesamtbevölkerung bezeichnet.

Der Grad der Herdimmunität, der einen wirksamen oder gar vollständigen Schutz der Bevölkerung verursacht, umfasst neben dem Individualschutz auch den Schutzgrad der Gesamtbevölkerung. Bei den Röteln müssen die Antikörperträger über 95% der Gesamtbevölkerung ausmachen, um das Auftreten von Embryopathien unwahrscheinlich zu machen.

1.4 Spezielle epidemiologische Aspekte bei Virusinfektionen

Entero-Virusinfektionen treten zumeist in der warmen Jahreszeit auf. Die Infektionsausbreitung wird durch Abwasserverunreinigung von Schwimmbädern erleichtert. Im Winter breiten sich vorzugsweise diejenigen Viren aus, die durch engen Kontakt übertragen werden (◘ Abb. 1.2).

Inapparente Infektionen, längerfristige Ausscheidung und sporadische Fälle sind wahrscheinlich die Herde für neue epidemische Wellen. Das Respiratorysynzytial-Virus erzeugt regelmäßig in jedem Winterhalbjahr neue Erkrankungen, während die Röteln-Viren trotz sporadischer Fälle nur alle 4–6 Jahre, d.h. nach dem Heranwachsen einer genügend großen Zahl empfänglicher Personen, größere Epidemien auslösen.

Die klassischen Viruskrankheiten (Polio, Masern, Röteln) rufen eine **lebenslange Immunität** hervor, jedoch wird sie **durch Reinfektionen häufig geboostert**. Im Gegensatz hierzu bewirken regelrecht durchgeführte Lebendimpfungen (Masern, Mumps, Röteln) nur einen etwa 10–15 Jahre dauernden Individualschutz; es muss also nachgeimpft werden. Die typenspezifische Immunität nach Rhino-Virusinfektionen dauert hingegen nur 2–3 Monate. Totimpfstoffe erzeugen nicht immer einen mehrjährigen Schutz.

Viele Affen- und Nagetierspezies haben sich schließlich als Quelle für menschenpathogene Viren herausgestellt: Marburg-Virus, Ebola-Virus, Affenpocken-Virus, HIV 1 und 2 sowie Gelbfieber-, Bunya- und Arena-Viren.

Schließlich sind **nosokomiale** und **iatrogene** Virusinfektionen von großer Bedeutung (◘ Tabelle 1.3). Sie erfolgten früher durch nicht vorgeprüfte Blutproben für Transfusionen, durch Wiederverwendung ungenügend sterilisierter Kanülen und Spritzen sowie durch nicht sterilisierte Instrumente. Die Übertragung von ZMV-Infektionen durch Organtransplantate lässt sich einschränken (◘ Tabelle 6.15).

Nosokomiale Infektionen kommen in Kliniken und Krankenhäusern durch die Übertragung von Viren von Mensch zu Mensch zustande. Dabei ist eine Übertragung von Patient zu Patient ebenso möglich wie vom Vater oder der Säuglingsschwester auf das Neugeborene (HSV). Adeno-Viren werden in Augenkliniken oftmals durch ungenügend sterilisierte Gerätschaften übertragen; dabei kommt es zu epidemischen Ausbrüchen von Konjunktivitis. Nichtimmune Ärzte oder Pflegepersonal können sich außerhalb der Klinik eine Infektion zuziehen (Röteln, VZV, Coxsackie-Viren) und Patienten in der Klinik anstecken. **Das gesamte Personal sollte daher auf Antikörper gegen Virusinfektionen geprüft werden**, gegen die ein Impfstoff zur Verfügung steht (Röteln, Windpocken, Hepatitis A und B). In Kinderstationen breiten sich leicht Rota-Virusinfektionen aus.

Immungeschwächte Patienten (Personen unter zytostatischer oder immunsuppressiver Therapie mit gene-

◘ Tabelle 1.3. Die Übertragung von Viren

Übertragungsweg	Virus/Krankheit
Kuss	EBV, HSV 1, ZMV
Sexualverkehr	HIV 1/2, HBV, ZMV, HSV 2, HPVs, HCV, HHV 8
Tröpfchen, Speichel	Influenza, Masern, EBV, HSV 1, Corona, ZMV, Polio, Röteln, Rhino
Schmutz- und Schmierinfektion	Picorna, Rota, HAV, HEV, Adeno, Calici
Lebensmittel, Trinkwasser	Polio, Rota, Norwalk-Agens, HAV
Schwimmbäder	Polio, PLT-Gruppe, HPVs
Staub, Handtücher	LCM, PLT-Gruppe, Q-Fieber, VZV, RSV
Instrumente, Tonometer, Endoskope	Adeno, HBV, HIV 1/2, HCV, Prionen
Berührung, Händedruck, Türklinke	Rhino-, Papillom-Viren
Organe, Blutproben	ZMV, HIV 1/2, HBV, HCV, HDV, HTLV 1, EBV
Kanülen	HBV, HIV 1/2, HCV, HDV
Vektoren	Gelbfieber, FSME, Bunya-Viren, Dengue
Perinatal	HBV, HSV, Coxsackie-Viren, VZV
Intrauterin	ZMV, Röteln, Toxoplasmose, Parvo, VZV, HIV 1/2, HSV
Biss	Tollwut

tisch bedingten oder erworbenen Defekten sowie nach Operationen) sind einem besonders großen **Infektionsrisiko** ausgesetzt: Ein varizellenkrankes Kind kann eine kortisonbehandelte Mutter anstecken, Patienten mit Knochenmarktransplantaten müssen vor bakteriellen und viralen Infekten geschützt werden. Immundefiziente Personen (AIDS) haben ein großes **Ansteckungspotential** (Adeno-Viren, ZMV, Tbc), entwickeln aber selbst »Marker«-Infektionen (▶ s. 585).

1.5 Interepidemischer Verbleib der Viren

Trotz jahrzehntelanger Untersuchungen sind der Verbleib von Viren in den interepidemischen Zeiten und die Quelle des Wiederauftauchens bei vielen Viren nur unvollständig geklärt. Klar ist die Situation bei den Herpes-Viren: Die **lebenslange Persistenz** mit dauernder oder intermittierender Ausscheidung ermöglicht jederzeit erneute Infektionen. Diese Viren dürften zu den phylogenetisch alten und gut an den Menschen angepassten Viren zählen, die sich nur gelegentlich bei Reaktivierungen klinisch manifestieren.

Anders hingegen muss man die Infektionen mit Polio-, Masern-, Mumps- oder Röteln-Virus betrachten. Sie werden einige Wochen nach der Infektion aus dem Organismus eliminiert. Das Polio-Virus wird heute nur noch gelegentlich in eine Bevölkerung »eingeschleppt« und kann dann bei nicht geimpften Personen eine Polio-Infektion oder -Erkrankung hervorrufen. Diese Viren würden eine kleine Gruppe Menschen durch Einschleppung infizieren können; ein geringer Prozentsatz würde erkranken. Schließlich würde das Virus aber »aussterben«, da keine empfänglichen Personen in der Gruppe mehr vorhanden sind. Polio, Masern u. a. dürften also relativ junge Viruskrankheiten des Menschen sein, deren Etablierung im Menschen an die Urbanisation geknüpft war.

Früher wurden im Sinne des zyklischen Ablaufes von Infektionskrankheiten mit Infektion, Erkrankung und Elimination nur relativ kurzdauernde Ausscheidungsperioden angenommen. Dies ist bei einer Vielzahl von Virusinfektionen tatsächlich der Fall (Polio, Masern, Mumps). Es hat sich jedoch gezeigt, dass es Virusinfektionen gibt, die monate- und jahrelang mit einer **intermittierenden** oder **persistierenden** Ausscheidung z. T. nach Reaktivierung einhergehen (Herpes-Viren, HPV).

Neuerdings kennt man auch Virusspezies (TTV/SEN-Komplex, ▶ S. 657), die überhaupt keine Erkrankungen hervorrufen, aber lebenslang virämisch bleiben – und epidemiologisch wirksam werden.

Hier ist eine optimale Anpassung an den Wirt erfolgt, die gegenseitiges Überleben – sogar ohne Erkrankung ermöglicht. **Transposons** (▶ S. 577) sind schließlich »Reste« von integrierten Viren, die nicht exprimiert werden.

Personen mit früher durchgemachten Infektionskrankheiten können zu Übertragern werden, wenn die Immunität im Verlauf der Jahre nachgelassen hat. Sie infizieren sich dann inapparent und werden gegebenenfalls zu Übertragern des Virus. Berüchtigte Beispiele waren Ärzte mit lange Zeit zurückliegenden Pockenimpfungen, die sich bei Patienten infiziert hatten und nur eine uncharakteristische Infektion, **Variolois** genannt, durchmachten und auf diese Weise viele ihrer Patienten angesteckt haben. Ein weiteres Beispiel sind unerkannte **HBs-Antigenträger**. Ein großes Infektionsrisiko besteht für Ärzte und Pflegepersonal hinsichtlich HBV, HCV und HIV auf Intensiv- und Dialyse-Stationen.

In Anbetracht der großen Gefährlichkeit der **Übertragung von Retro-Viren und von unkonventionellen Viren** sollte man die Verwendung von Blut und Blutpräparaten streng überwachen, ebenso wie die Verwendung von Organen, die zur Transplantation vorgesehen sind. Dies gilt auch für den Umgang mit Körperflüssigkeiten und Sekreten sowie für die Anwendung von zahlreichen medizinischen Routinemethoden (Endoskopie, Augendruckmessung etc.). Durch Kornea- und Meningen-Transplantationen wurde die Tollwut und die Creutzfeldt-Jakob Erkrankung übertragen, durch künstliche Besamung HBV und HIV. Man muss außerdem damit rechnen, dass Viren existieren, die wir noch nicht kennen (»emerging viruses«).

In ◘ Tabelle 6.15 (▶ S. 507) sind die Prüfungen zur Verhinderung der Übertragung von Viren durch Bluttransfusionen zusammengefasst.

In Kürze

Epidemiologie der Infektionskrankheiten

Morbidität. Zahl der Erkrankten an einer Krankheit, bezogen auf die Population.

Mortalität. Zahl der Verstorbenen an einer Krankheit, bezogen auf die Population.

Letalität. Zahl der Verstorbenen an einer Krankheit, bezogen auf die Erkrankten (Maß für die Gefährlichkeit).

Prävalenz. Zahl der Erkrankten zu einem Zeitpunkt bzw. in einem Zeitintervall.

Inzidenz. Zahl der Neuerkrankungen zu einem Zeitpunkt bzw. in einem Zeitintervall.

Endemie. Örtlich begrenzte, zeitlich unbegrenzte Häufung einer Krankheit.

Epidemie. Örtlich und zeitlich begrenzte Häufung einer Krankheit.

Übersterblichkeit. Geht über das langjährige Mittel der Sterblichkeit hinaus (bei Influenza und RS-Virus).

Herdimmunität. Die Gesamtimmunität (humoral und zellulär) einer Bevölkerung gegen ein Virus.

Übertragung. Vertikal oder horizontal. Übertragungsmodus: direkt oder indirekt. Übertragung: Direkt fäkal-oral, durch Aerosole, Kuss, Sexualverkehr. Indirekte Übertragung durch Staub, Handtücher, Türklinken, Trinkwasser und Lebensmittel. Ärztliche Geräte und Instrumente können kontaminiert sein.

Organe und Blutproben. Diese haben sich als kontagiös erwiesen. Eine Übertragung kann intrauterin oder perinatal sein. Eine Infektion kann durch Biss (Hund, Fuchs) oder Stich (Mücken, Zecke) erfolgen.

In Krankenhäusern können **nosokomiale** oder **iatrogene Infektionen** erfolgen. »Risikogruppen« sind einigen Infektionserregern besonders ausgesetzt.

Immungeschwächte Patienten. Besonders großes Infektionsrisiko: Ein varizellenkrankes Kind kann eine kortisonbehandelte Mutter anstecken, Patienten mit Transplantaten müssen vor bakteriellen, viralen und Pilzinfekten geschützt werden. Immundefiziente Personen besitzen großes Ansteckungspotential.

Bedauerlicherweise ist in Deutschland die »Impfmüdigkeit« besonders groß: Wie in Indien werden »**Nationale Immunisierungstage**« benötigt, die dort zur Ausrottung der Pocken und der Polio beigetragen haben.

Prävention von Bakterien- und Virus-Infektionen

K. Miksits, A. Kramer

2.1 Grundbegriffe

Primäre Prävention. Ihre Zielsetzung ist die Ausschaltung der Ursache von Infektionskrankheiten.

Der **klassische Ansatz** zur Verhütung von Infektionskrankheiten sind Impfungen (▶ s. S. 138 ff.). Durch **aktive Immunisierung** entwickelt der Organismus Immunität. Wird eine Impfung konsequent in der gesamten Bevölkerung durchgeführt, kann die Ausrottung des Erregers gelingen: Dies ist durch die Pockenschutzimpfung gelungen und wird mit der Polioschutzimpfung angestrebt.

Bei der **passiven Immunisierung** werden Antikörper verabreicht, sodass die Eigenproduktion nicht abgewartet werden muss. Durch Gabe von **Diphtherie-Antitoxin** wird Diphtherietoxin vor dem Eindringen in Zielzellen neutralisiert; damit werden die Krankheitszeichen der Diphtherie verhindert.

Ein weiteres Beispiel für Primärprävention ist die **perioperative Chemoprophylaxe** (▶ s. S. 815). Durch die einmalige Antibiotikagabe vor einem chirurgischen Eingriff lässt sich das Auftreten von Wundinfektionen reduzieren. Durch **Postexpositionsprophylaxe** (z. B. Rifampicin bei Kontakten von Meningokokken-Meningitispatienten) soll die Ansteckung verhindert werden.

Sekundäre Prävention. Sie umfasst alle Maßnahmen, die der **Früherkennung** prämorbider Zustände und Erkrankungen dienen. Hierdurch soll eine weitere gesundheitliche Verschlechterung bzw. im günstigsten Fall eine Wiederherstellung erreicht werden.

Typischerweise erfolgt sie bei den Krebsvorsorgeuntersuchungen: der Sekundärprophylaxe von Infektionskrankheiten dient die Untersuchung asymptomatischer Sexualpartner von Indexfällen sexuell übertragbarer Erkrankungen, das mikrobiologische Monitoring bei Patienten auf Intensivstationen oder Umgebungsuntersuchungen z. B. beim Bekanntwerden von Keimträgern bzw. Erkrankten durch multiresistente Erreger.

Eine spezielle Form der sekundären Prävention ist das Screening nach bestimmten Krankheiten (aktive Fallfindung) mit i. Allg. wenig aufwendigen aber ausreichend empfindlichen Methoden.

Tertiäre Prävention. Sie zielt auf die Verhinderung der Verschlechterung einer chronischen Infektionskrankheit bzw. die Veränderung oder die Reduktion von Spätschäden und Folgeerkrankungen bei bereits bestehenden Erkrankungen. Teil der tertiären Prävention ist die medizinische, berufliche, soziale und schulische Rehabilitation.

Die tertiäre Prävention bezieht sich auch auf Prophylaxemaßnahmen zur Vermeidung von **Opportunisteninfektionen** bei bestehender HIV-Infektion.

Präventionsebenen. Präventionsmaßnahmen können auf verschiedenen Ebenen einsetzen. Die erste Ebene betrifft den **einzelnen Patienten**. Dieser wird in der Regel von seinem Arzt über vorbeugende Maßnahmen beraten, die er für sich selbst durchführt.

Die nächste Ebene betrifft in **Institutionen** zusammengefasste Populationen, z. B. Krankenhauspatienten und -personal. Hier muss ein **Hygieneplan** erstellt und das Personal regelmäßig hinsichtlich einer Hepatitis-B-Virus- oder HIV-Infektion, oder einer MRSA-Kolonisation untersucht werden.

Die letzte Ebene betrifft die **gesamte Bevölkerung**. Typischerweise liegt ein Schwerpunkt auf der Verhinderung von Infektionskrankheiten, z. B. von Enteritis infectiosa, übertragbarer Meningitis. Da hierbei Zwangsmaßnahmen erforderlich werden können, sind hierfür amtliche Stellen (Gesundheitsamt: Amtsarzt) zuständig. Weitere Beispiele in Deutschland sind die Ständige Impfkommission (STIKO) und die Kommission Krankenhaushygiene und Infektionsprävention am Robert-Koch-Institut Berlin, die Empfehlungen für Impfungen bzw. zur Prävention nosokomialer Infektionen geben.

Risiko, Praktikabilität, Kosten, Effektivität. Bei der Planung von Prophylaxemaßnahmen muss das Risiko der Infektion ermittelt werden. Bei einem Individuum können Expositionswahrscheinlichkeit und abwehrschwächende Faktoren bestimmt werden: Bei < 200 $CD4^+$-Zellen/μl Blut bei HIV-Infektion ist das Risiko für eine Pneumocystis-jiroveci-Pneumonie stark erhöht; bei einer Granulozytenzahl < 100/μl Blut steigt das Risiko z. B. für eine invasive Aspergillose erheblich an. Auf der Ebene einer Population können **Risikogruppen** erkannt werden: Z. B. haben homosexuelle Männer und Drogenabhängige ein erhöhtes Risiko für eine Infektion mit HIV oder HBV.

Danach müssen Möglichkeiten der Risikominderung gefunden werden. Diese müssen praktikabel und bezahlbar sein; derjenige Arzt oder Patient, der sie ausführen soll, muss dies können und auch tatsächlich tun (**Compliance**). Wird einem granulozytopenischen Patienten von der mehrmals täglich durchzuführenden Mykoseprophylaxe mit Amphotericinlösung ständig übel, wird er die Frequenz der Spülungen reduzieren und erhöht damit das Risiko einer Pilzinfektion.

Nach Risikoabschätzung und Auswahl geeigneter Maßnahmen muss geprüft werden, ob der Aufwand zu einer angemessenen Risikoreduktion führt (**Nutzen-Risiko-** und **Kosten-Nutzen-Analysen**). Durch Pneumocystis-jiroveci-Pneumonie-Prophylaxe (Cotrimoxazol) und HAART können die Inzidenz und die damit verbundenen teuren Therapiemaßnahmen (Krankenhausaufenthalt, Medikation) erheblich reduziert und die Lebensdauer und -qualität des AIDS-Patienten deutlich verbessert werden. Laminar-air-flow-Decken in Operationseinheiten vermindern das Risiko postoperativer Infektionen und sind daher ungeachtet der hohen Primärinvestition zum Standard für bestimmte chirurgische Disziplinen geworden.

Asepsis. Diese umfasst die Gesamtheit aller Maßnahmen zur Verhütung einer mikrobiellen Kontamination bzw. Einhaltung möglichst keimfreier Bedingungen mit der Zielsetzung der Infektionsverhütung: Reinigungs-, Desinfektions- und Sterilisationsmaßnahmen (Sauberkeit der Toiletten), die Konservierung, die Distanzierung (farbliche Trennung), Schutzkleidung, Matratzenüberzüge, Wundauflagen, bauliche Voraussetzungen (z. B. Schleusen) sowie geeignete Organisation von Arbeitsabläufen einschließlich der Schulung der Mitarbeiter sind dringend erforderlich. **Durch ordnungsgemäße Händedesinfektion kann die Rate nosokomialer Infektionen signifikant reduziert werden.**

Antiseptik. Die Antiseptik umfasst die Anwendung von Antiseptika am Ausgangsort, an der Eintrittspforte einer möglichen Infektion oder am Infektionsherd auf der Körperoberfläche (Haut, Schleimhaut, Wunden), in Körperhöhlen (durch Punktion oder Katheter) und auf chirurgisch freigelegten Körperregionen. Durch Abtötung, Inaktivierung und/oder Entfernung von Mikroorganismen bzw. Viren sollen die **Zahl der Krankheitserreger reduziert** und die Vermehrung der nicht abgetöteten Erreger möglichst langanhaltend gehemmt werden.

2.2 Amtliche Maßnahmen: Gesetze und Empfehlungen

Auf die Gefährlichkeit von Seuchen, also das plötzliche Erkranken einer großen Zahl von Lebewesen an einer ansteckenden Infektionskrankheit, wurde schon frühzeitig mit »staatlichen Maßnahmen« reagiert, selbst als über die zugrundeliegenden infektiösen Mikroorganismen weder theoretische Überlegungen noch nachprüfbare Erkenntnisse existierten.

Infektionsschutzgesetz

Zweck des Infektionsschutzgesetzes (IfSG) ist es, übertragbaren Krankheiten beim Menschen vorzubeugen, Infektionen frühzeitig zu erkennen und ihre Weiterverbreitung zu verhindern.

Information über Infektionsgefahren. Die Information über Infektionsgefahren und die individuellen Möglichkeiten zu deren Verhütung spielen eine überragende Rolle beim Schutz vor Infektionen. Dies haben besonders eindrucksvoll die Informationskampagnen zur Nutzung der Schluckimpfung gegen Kinderlähmung und die effektiven Aufklärungsanstrengungen bei der Eindämmung von AIDS gezeigt.

Robert-Koch-Institut. Das Robert-Koch-Institut (RKI, Nordufer 20, 13353 Berlin; www.rki.de) ist als zentrale koordinierende Institution bestimmt.

Es erstellt Richtlinien, Empfehlungen, Merkblätter und sonstige Informationen zur Vorbeugung, Erkennung und Verhinderung der Weiterverbreitung übertragbarer Krankheiten. Es hat entsprechend den jeweiligen epidemiologischen Erfordernissen Kriterien (**Falldefinitionen**) für die Übermittlung eines Erkrankungs- oder Todesfalls und eines Nachweises von Krankheitserregern zu erstellen.

Die nach diesem Gesetz übermittelten **Meldungen** werden im RKI zusammengeführt, um sie infektionsepidemiologisch auszuwerten. Die Zusammenfassungen und die Ergebnisse der infektionsepidemiologischen Auswertungen werden periodisch veröffentlicht.

Zur Erfüllung der gesetzlichen Aufgaben kann das RKI **Sentinel-Erhebungen** durchführen. Dies sind stichprobenartige Erfassungen der Verbreitung bestimmter übertragbarer Krankheiten und der Immunität gegen bestimmte übertragbare Krankheiten in ausgewählten Bevölkerungsgruppen, Restblutproben oder anderem geeigneten Material.

Meldewesen. Die Neuordnung des Meldewesens berücksichtigt die Entwicklung aussagefähiger diagnostischer Tests und die Erfahrungen aus der Erfassung der HIV-Infektion. Während die Liste meldepflichtiger Krankheiten (§ 6 IfSG) deutlich reduziert und an praktische Erfordernisse angepasst wurde, haben meldepflichtige Laborbefunde (§ 7 IfSG) eine erhebliche Ausweitung erfahren (s. Anhang).

Zur Meldung verpflichtet sind
- der feststellende Arzt (auch der leitende Arzt),
- Leiter von Medizinaluntersuchungsämtern/Laboratorien,
- Tierärzte,
- Angehörige eines anderen Heil- oder Pflegeberufs mit staatlich geregelter Ausbildung,
- Luftfahrzeugführer/Seeschiff-Kapitän,
- Leiter von Pflegeeinrichtungen, Justizvollzugsanstalten, Heimen oder ähnlichen Einrichtungen,
- Heilpraktiker.

Die namentliche Meldung muss unverzüglich, spätestens innerhalb von 24 Stunden erfolgen.

Weitere amtliche Texte zum Schutz vor Infektionen sind z. B. die Impfempfehlungen der Ständigen Impfkommission (STIKO) am Robert-Koch-Institut (▶ s. Anhang), Lebensmittelgesetze, das Medizinproduktegesetz oder Abfallgesetze.

2.3 Isolierung und Quarantäne

Unter Isolierung ist die Separierung einer infizierten Person oder eines Keimträgers für die Zeitspanne der Ansteckungsfähigkeit unter Umständen, die die direkte oder indirekte Übertragung des Erregers verhindert, zu verstehen. **Bei allen Isolierungsmaßnahmen ist die Information aller Beteiligten über den Erreger, die Übertragung und deren Vermeidung von entscheidender Bedeutung.**

Standardisolierung. Die Standardisolierung dient dazu, die Übertragung von Krankheitserregern durch kontagiöse Patienten zu verhindern.

In der Regel sind die Patienten in Einzelzimmern unterzubringen. Bei Erkrankungen mit dem gleichen Erreger ist die gemeinsame Unterbringung der Betroffenen in einem Raum (Kohortenisolierung) möglich.

Beim **Umgang mit infektiösem Material** sind Handschuhe zu tragen; nach Kontakt mit potentiell erregerhaltigem Material ist eine hygienische Händedesinfektion nach Ablegen der Handschuhe durchzuführen.

Bei **Kontaktinfektionen** müssen kontaminierte Flächen, Instrumente und Körperflüssigkeiten desinfiziert werden. Bei der Übertragung spielen insbesondere im Krankenhaus die kontaminierten Hände eine entscheidende Rolle: Daher ist **die hygienische Händedesinfektion die wichtigste Präventionsmaßnahme.**

Bei **Tröpfcheninfektionen** ist das Tragen einer Mund und Nase bedeckenden Maske bei direktem Patientenkontakt die wichtigste Schutzmaßnahme; eine gleichartige Maske muss der Patient tragen, wenn er aus wichtigem Grund das Zimmer verlassen muss. Die Notwendigkeit von Schutzkittel, Handschuhen oder Kopfbedeckung ist im Einzelfall zu entscheiden.

Bei Infektionen, die durch **Schmutz- und Schmierinfektion** (z. B. fäkal-orale Übertragung) erworben werden, stehen das Tragen von Einmalhandschuhen und die anschließende Händedesinfektion beim Umgang mit Körperausscheidungen, Sekreten und bei direktem Patientenkontakt im Vordergrund.

Als ein wichtiges Beispiel der Standardisolierung sollen die Isolierung und antiseptische Sanierung bei Erkrankten oder Trägern **Methicillin- (Oxacillin)-resistenter S.-aureus-Stämme (MRSA)** zusammengefasst dargestellt werden, weil bei Auftreten von MRSA sofortige Isolierungsmaßnahmen zur Verhinderung einer Weiterverbreitung zu treffen sind (◘ Tabelle 2.1). Gleichzeitig ist das **Personal auf Trägertum zu untersuchen** (Abstrich von Wunden, Nasenvorhof, Axilla etc.) und bei positivem Befund zu sanieren (◘ Tabelle 2.1).

Strikte Isolierung. Intensive Isolierungsmaßnahmen werden bei leicht übertragbaren Erregern, besonders gefährlichen Infektionen, z. B. bei Rachendiphtherie, Lungenpest oder virusbedingtem hämorrhagischen Fieber erforderlich.

Alle Personen, die die Isoliereinheit betreten, müssen Schutzkittel, partikelfilternde Halbmaske der Schutzstufe FFP3 S, Haarschutz und Handschuhe tragen, die nur für diesen Raum bestimmt sind – die Umkleidung und Entsorgung erfolgt in einer Schleuse. Besuche sind i. Allg. nicht gestattet.

»Umkehrisolierung« oder protektive Isolierung. Hier kehrt sich der Sinn der Isolierung um: Ein **abwehrgeschwächter Patient** (z. B. Verbrennungspatient oder

Tabelle 2.1. Hygienemaßnahmen bei MRSA-Patienten und -Trägern

Isoliermaßnahmen für MRSA-Patienten

Einzelzimmer mit Naßzelle, evtl. auch Kohortenisolierung (bei mehreren Infektionen mit identischen Erregerstämmen)

Information des Stationspersonals, schriftliche Hinweise für Besucher (Schild an der Zimmertür)

Einmalhandschuhe, Mund-Nasen-Schutz, Schutzkittel und Kopfbedeckung bei direktem Patientenkontakt und bei Umgang mit infektiösem Material

nach unmittelbarem Kontakt (auch vermutetem Kontakt) mit infektiösem Material hygienische Händedesinfektion (reichlich Benetzung der trockenen Hände, Einwirkzeit präparatabhängig 30 s bzw. 1 min)

mehrfach benutzte Utensilien (Stethoskop, Blutdruckmanschette) im Zimmer belassen, Entsorgung von Instrumenten und anderen Gegenständen einschließlich Wäsche nur in geschlossenen Behältern

Wechsel von Leib- und Bettwäsche sowie Utensilien zur Körperpflege während der antiseptischen Sanierung

tägliche Flächendesinfektion (Präparate aus der DGHM-Liste)

für Patiententransporte innerhalb der Einrichtung frisches Bett bzw. Trage verwenden, danach Desinfektion aller Kontaktflächen; bei aerogener Infektionsgefahr Maske für den Patienten, Schutzkittel für Begleitpersonal

Aufhebung der Isolierung, sobald an 3 aufeinanderfolgenden Tagen aus relevantem Material keine MRSA angezüchtet werden

Schlussdesinfektion des Zimmers einschließlich aller wiederzuverwendenden Materialien

Patient frühestmöglich entlassen und Keimträgertum im Krankenblatt vermerken, weiterbehandelnden Arzt sofort informieren

Sanierung von MRSA-Trägern

Ganzkörperwaschung (oder Wannenbad) mit antiseptisch wirksamen Präparaten auf der Basis von Polyhexanid (Triclosan), Octenidin (Octenisept®) oder Chlorhexidinseife (Hibiscrub®) einschließlich Haarwäsche (täglich, für die Dauer der Sanierung)

antiseptische Behandlung von Mundhöhle und Rachen durch Spülung oder Gurgeln (Octenidin)

antiseptische Reinigung der äußeren Gehörgänge

lokalantibiotische Behandlung der Nasenvorhöfe mit Mupirocin-Salbe (Turixin®), zweimal täglich für 7 Tage

Desinfektion oder Austausch persönlicher Gebrauchsgegenstände (Brille, Zahnbürste, Zahnprothese, Deoroller, Bekleidung) (Cave: Rekontamination!)

Sanierung von MRSA-Trägern unter dem Personal

lokalantibiotische Behandlung der Nasenvorhöfe mit Mupirocin-Salbe (Turixin®) dreimal täglich für mindestens 3 Tage

tägliche antiseptische Ganzkörperwaschung und Mundhöhlenantiseptik für 3 Tage

Wäschewechsel (einschließlich Bettwäsche), Wechsel von persönlichen Gegenständen, die als Erregerreservoir in Frage kommen

Durchführung von Kontrollabstrichen nach 3 und 10 Tagen sowie nach 1, 3 und 6 Monaten unabhängig von der epidemiologischen Situation

Stammzelltransplantatempfänger) soll vor der Umgebung geschützt werden. Die Maßnahmen gleichen denen der strikten Isolierung. Vor jedem Betreten wird frische, ggf. sterile Schutzkleidung angelegt, die Patienten mit sterilen Materialien einschließlich Nahrung versorgt und die gebrauchte Schutzkleidung außerhalb des Zimmers entsorgt.

Quarantäne. Quarantäne bezeichnete eine auf 40 (quaranta) Tage befristete Isolierung Ansteckungsverdächtiger oder an bestimmten Infektionskrankheiten erkrankter Personen und beinhaltet die Absonderung zur Beobachtung, Kontrolle oder Spezialbehandlung einer Gruppe von Personen oder Tieren, um die Ausbreitung einer übertragbaren Infektion zu verhindern.

Absonderungsmaßnahmen sind besonders wirksam bei Krankheiten, die durch Tröpfcheninfektion verbreitet werden, oder für die es keine wirksamen Behandlungsmöglichkeiten zur schnellen Beseitigung der Ansteckungsfähigkeit gibt (z. B. Adeno- und Varizellen-Virus).

In Kürze

Prävention von Bakterien- und Virus-Infektionen

Prävention: Typen

Primäre Prävention. Vorbeugung einer Erkrankung:
- Impfungen
- perioperative Chemoprophylaxe
- Postexpositionschemoprophylaxe: Erythromycin bei Pertussis-Kontakt, Rifampicin bei Meningokokken-Kontakt.

Sekundäre Prävention. Früherkennung → Verhinderung von Schäden:
- Krebs-Vorsorgeuntersuchung
- Partner-Untersuchung bei STD
- Aktive Fallfindung (Screening).

Tertiäre Prävention. Verhinderung von Folgekrankheiten
- Antiretrovirale Therapie der HIV-Infektion. Amtliche Maßnahme: Im Infektionsschutzgesetz (IfSG) geregelt.

Isolierung

Standardisolierung. → Verhinderung einer Übertragung auf andere Patienten: Einzelzimmer. Kontakt mit infektiösem Material: Kittel, Handschuhe nach Kontakt: Hygienische Händedesinfektion Gefahr von Aerosolen, Spritzern: Mundschutz, Schutzbrille bei Tröpfcheninfektion (Reichweite 1 m): Mundschutz.

Strikte Isolierung. Bei leicht übertragbaren Erregern. Möglichst Schleuse, ggf. Unterdruck. Einzelzimmer. Immer: Schutzkittel, Handschuhe, Spezialschutzmasken.

Umkehrisolierung. Schutz von abwehrgeschwächten Patienten vor Krankheitserregern: Einzelzimmer; Schutzkittel, Mundschutz, Händedesinfektion.

Quarantänepflichtig. Cholera, Pest, virusbedingtes haemorrhagisches Fieber, Pocken.

Sterilisation und Desinfektion

R. Rüden, W.-D. Kampf

3.1 Grundbegriffe

Sterilisation. Sie beinhaltet die Abtötung oder Entfernung aller lebensfähigen Formen von Mikroorganismen.

Desinfektion. Sie impliziert eine Keimreduktion bzw. eine irreversible Inaktivierung eines erheblichen Teils der Mikroorganismenpopulation. Da es sich auch bei der Desinfektion um eine infektionsprophylaktische Maßnahme handelt, soll danach der Gegenstand frei von Krankheitserregern sein. Die Desinfektion richtet sich jedoch nicht nur selektiv gegen Krankheitserreger, sondern auch gegen die übrigen Mikroorganismen. Der Grad der Keimreduktion muss so groß sein, dass ein Infektionsrisiko ausgeschlossen ist.

Resistenzstufen

Wissenschaftlich gesehen kann auch die Sterilisation nur als ein Verfahren zur Keimreduktion angesehen werden, da – wie später gezeigt – die üblichen Sterilisationsverfahren nur die Sporen humanpathogener Bakterienarten, nicht hingegen die der thermophilen Bakterienarten erfassen, die für die Medizin jedoch nicht relevant sind.

Diese unterschiedliche Empfindlichkeit von Mikroorganismen hat daher innerhalb der Bakterien zu einer für die Praxis genügenden Einteilung in vier verschiedene, auf thermische Verfahren bezogene Resistenzstufen geführt. Gegenüber anderen Sterilisationsverfahren kann die Empfindlichkeit der einzelnen Arten anders sein.

Resistenzstufe 1. Bei Exposition mit strömendem Dampf (100 °C) wird in der Resistenzstufe 1 innerhalb von 1–2 min eine Abtötung/Inaktivierung von Viren, Bakterien (vegetative Formen) und Pilzen einschließlich Pilzsporen erreicht.

Die Resistenzstufen 2, 3 und 4 betreffen nur noch die Dauerformen von Bakterien, die **Bakteriensporen**.

Resistenzstufe 2. Hierzu gehören die am wenigsten widerstandsfähigen Sporen z. B. der Spezies B. anthracis, zu deren Abtötung strömender Dampf mit einer Einwirkungszeit von 15 min erforderlich ist.

Resistenzstufe 3. Diese umfasst Sporen der Gattung Clostridium wie C. tetani, C. botulinum oder C. perfringens bzw. sog. native Erdsporen. Um diese irreversibel zu schädigen, muss der strömende Dampf mehrere Stunden einwirken.

Resistenzstufe 4. Diese hat in der Medizin keine Bedeutung; hierzu zählen thermophile, nicht humanpathogene Bakteriensporen, die strömendem Dampf über Stunden widerstehen und zu deren Inaktivierung gespannter gesättigter Wasserdampf von mindestens 134 °C über eine Dauer von mehr als 30 min erforderlich ist.

Der medizinische Einsatz determiniert das Verfahren. Werden Gegenstände invasiv eingesetzt, müssen diese sterilisiert sein. Eine Desinfektion ist ausreichend für nicht direkt mit dem Patienten in Kontakt kommende Gegenstände wie z. B. Narkosegrundgerät (ohne Schlauch- und Kreislaufsystem). Sowohl bei der Sterilisation als auch bei der Desinfektion ist den **physikalischen** vor den **chemischen Verfahren** der Vorzug zu geben, da die physikalischen Verfahren erstens ein größeres Maß an Sicherheit und Zuverlässigkeit bieten und zweitens umwelthygienisch und toxikologisch weniger bedenklich sind. Da jedoch auch die Materialverträglichkeit zu berücksichtigen ist, wird es nicht immer möglich sein, nur physikalische Verfahren einzusetzen (z. B. Händedesinfektion, Sterilisation und Desinfektion von thermolabilen Gütern).

3.2 Sterilisationsverfahren

Nach dem Deutschen Arzneibuch bzw. der »Pharmacopoea Europaea« können die Anforderungen der Sterilisation entweder durch physikalische Verfahren (Wärme: thermische Sterilisation; ionisierende Strahlen: Strahlensterilisation) oder den Einsatz von Gasen (chemische Sterilisation) erfüllt werden (Tabelle 3.1).

Tabelle 3.1. Sterilisationsverfahren

Verfahren	Parameter	Bemerkungen
Heißluftsterilisation	30 min 180 °C 10 min 200 °C	auch Resistenzstufe 3 erreicht
Autoklavierung	20 min 120,6 °C 1,901 bar (1 atü) 10 min 133,9 °C 2,943 bar (2 atü) 5 min 144,0 °C 3,923 bar (3 atü)	nur bei gesättigter Wasserdampfatmosphäre → Vakuum im Pendelverfahren
Strahlensterilisation	25 kGy = 2,5 Mrad (mittels ^{60}Co: γ-Strahler)	Lücken (höhere Radioresistenz): Micrococcus radiodurans Clostridium botulinum Typ A Viren: Polioviren, Enzephalitis-Viren
Ethylenoxidgas-sterilisation	bis 360 min 400–1200 g EO/m^3 25–55 °C	giftig, kanzerogen, hochexplosiv → genügend lange Auslüftung (Desorption)
Formaldehydgas-sterilisation	60 min (120 min für Resistenzstufe 3) 2% Formaldehydlösung bei 200 mbar, 60 °C und 70–100% Luftfeuchtigkeit	gleichmäßige Temperatur soll eine Kondensation des Formaldehydgases verhindern

Die Abtötung der Mikroorganismen ist von den Faktoren Zeit, Temperatur und ggf. Wirkstoff (chemische Stoffe) oder Wirkungsprinzip (Strahlen) abhängig.

Reduktionsrate. Da die Anzahl der solche Prozesse überlebenden Zellen unter der Einwirkung dieser Faktoren nach dem Maßstab dekadischer Logarithmen kontinuierlich abnimmt (Reduktionsrate), ist die Anfangskeimzahl eine wichtige Größe für den Erfolg der Maßnahme. Die Reduktionsrate ist somit der Maßstab für die Wirksamkeit eines Verfahrens. Bei der Sterilisation wird in diesem Sinne die am weitesten gehende Keimzahlreduktion erreicht. In der Praxis wird eine Keimzahlreduktion um mindestens sechs Logarithmenstufen verlangt. Grundsätzlich sollen dabei ohne Einschränkung alle Mikroorganismenarten inaktiviert werden.

Auswahl des Verfahrens. Die Auswahl des Sterilisationsverfahrens wird in erster Linie von den Materialeigenschaften des Sterilisationsgutes bestimmt. Da das Druckkesselverfahren die beste Abtötungsmöglichkeit bietet, gilt der Grundsatz: »Alles in den Autoklaven, was möglich ist!«

Objekte von besonders hoher Thermostabilität werden im Heißluftgerät sterilisiert. Thermolabile Artikel können einer chemischen Sterilisation mit Ethylenoxidgas und mit Formaldehydgas unterzogen werden. Dieses Verfahren wird sowohl für industriell hergestellte Produkte zum einmaligen Gebrauch als auch in Kliniken und Laboratorien für wiederaufbereitbare Gerätschaften angewendet. Wegen des hohen technischen Aufwandes und der Problematik des Strahlenschutzes eignet sich der Einsatz energiereicher Strahlen nur im Bereich der Industrie.

Die **Heißluftsterilisation** eignet sich zur Sterilisation von Instrumenten aus Metall, von Geräten und Behältern aus Glas, für wasserfreie Flüssigkeiten oder anderes thermostabiles Material.

Mit der **Dampfdrucksterilisation** können Textilien, Geräte aus Gummi oder thermostabilen Kunststoffen, thermostabile Medikamente und Flüssigkeiten, selbstverständlich auch Geräte aus Glas und Metall im Autoklaven sterilisiert werden.

Die **Strahlensterilisation** ist ausschließlich für industriell gefertigte Produkte geeignet. So werden meistens Massenartikel zum einmaligen Gebrauch, wie Verbandstoffe, auch Alkohol-Tupfer, chirurgisches Nahtmaterial, Instrumente und Geräte aus Kunststoffen, aber auch aus Metall, wie Scheren, Skalpelle und Pinzetten, in Einzelpackungen mit energiereichen Strahlen sterilisiert.

Kunststoffartikel, thermolabile Werkstoffe, besonders auch industriell hergestellte Einmalprodukte, wie

Spritzen, Infusions- und Transfusionsgeräte oder Katheter, sind mit **Ethylenoxidgas**, bedingt auch mit Formaldehydgas, sterilisierbar.

Verpackung des Sterilgutes. Das zu sterilisierende Gut muss so verpackt sein, dass es nach dem Sterilisationsvorgang nicht rekontaminiert werden kann. Je nach Einsatzbereich und Verwendungszweck kann dazu eine zweifache oder sogar dreifache Verpackung notwendig sein. Die Verpackung muss außerdem in der Weise erfolgen, dass das Wirkungsprinzip (Temperatur) oder der Wirkstoff (Luft, Dampf, Gas) alle Stellen des Objektes erreicht. Verschließbare Behälter müssen bei der Heißluftsterilisation während des Sterilisationsvorganges geöffnet sein. Anschließend ist der Zutritt keimhaltiger Luft zu verhindern.

Das Sterilisationsgut für die Heißluftsterilisation wird zweckmäßigerweise in Metallbehälter gebracht, die durch geeignete Öffnungen den ungehinderten Zutritt der Heißluft während der Sterilisation erlauben und danach verschlossen werden.

Die Verpackungsbehälter für die Sterilisation im Autoklaven müssen den Dampfzutritt gestatten, anschließend aber keimdicht verschließbar sein bzw. eine Rekontamination verhindern. Diese Forderungen erfüllen in der Praxis besonders konstruierte Behälter mit Filterflächen oder verschiedenartige Verpackungen aus sog. Sterilisationspapier. Die Feuchtigkeit lässt sich durch eine Vakuumphase am Ende des Sterilisationsvorganges weitgehend entfernen.

Bei der Strahlensterilisation stellt die Verpackung bezüglich der Durchdringbarkeit kein Problem dar.

Die Verpackungen für die Ethylenoxid- und Formaldehyd-Gassterilisation bestehen aus Kunststofffolien oder Sterilisationspapier, welche einerseits gasdurchlässig, andererseits keimdicht sind.

Prüfverfahren. Alle Sterilisationsvorgänge machen eine ständige Kontrolle erforderlich. Während des laufenden Betriebes werden die technischen Daten wie Temperatur, Druck, Zeit, Dosis (Strahlensterilisation) oder Konzentration (chemische Sterilisation) kontinuierlich überprüft oder aufgezeichnet. Die Validierung der Prozesse gewährleistet bereits eine relativ hohe Sicherheit.

Maximalthermometer zeigen die erreichte Temperatur an, Thermoelemente auch deren Verlauf mit Hilfe eines Linienschreibers.

Chemoindikatoren zeigen an, ob das Sterilisationsgut dem Verfahren ausgesetzt war. Auf der Verpackung angebracht, ändert sich ihre Farbe während des entsprechenden Sterilisationsvorgangs (sog. Behandlungsindikatoren).

Andere Chemoindikatoren können zwischen oder in die Packungen gebracht werden. Sie ändern den Farbton, wenn bei der thermischen Sterilisation die erforderliche Temperatur erreicht war. Graduell temperaturempfindliche Substanzen können auch Hinweise auf die Höhe und Dauer der erreichten Temperatur geben. Thermometer sind allerdings genauer.

Keimträger mit Mikroorganismen bestimmter Resistenz, an kritischen Stellen plazziert, sind die zuverlässigste Form der Kontrolle. Diese Bioindikatoren sind so im Sterilgut zu verteilen, dass Stellen erfasst werden, an denen erfahrungsgemäß Sterilität besonders schwer zu erreichen ist. Die Überprüfung mit Bioindikatoren ist mindestens zweimal jährlich erforderlich. Sie muss außerdem nach größeren Reparaturen, Umbauten des Raumes oder Standortwechsel erfolgen.

Als Bioindikatoren werden Testkeime verwendet, deren Resistenz gegen die verschiedenen Wirkungsprinzipien oder Wirkstoffe der Sterilisationsverfahren eine solche Sicherheit bieten, dass unter praktischen Bedingungen und nach langjährigen Erfahrungen eine Reaktivierung vermehrungsfähiger Keime aus dem Sterilisationsgut ausgeschlossen ist. Als Testkeime dienen insbesondere Sporen von verschiedenen Bacillusarten (Dampfsterilisation: G. stearothermophilus, Heißluftsterilisation: B. atrophaeus, Ethylenoxidgassterilisation: B. atrophaeus, Formaldehydsterilisation: G. stearothermophilus) oder native Erdsporen, die für das jeweilige Verfahren ausgewählt und oft auf spezielle Weise präpariert worden sind (DIN 58946, Teil 4; DIN 58947, Teil 4; DIN 58948, Teil 8). Dabei ist zu beachten, dass die Träger der Testkeime bezüglich Material und Form dem Sterilisationsgut angepasst sein müssen. Dies gilt in besonderem Maße für die Gassterilisation hinsichtlich der unterschiedlichen Durchlässigkeit der Kunststoffe.

3.3 Desinfektionsverfahren

Die Wirksamkeit eines Desinfektionsverfahrens wird neben den erwähnten desinfektionsspezifischen Parametern wie Temperatur, Einwirkungszeit und Konzentration und Art des Wirkstoffs durch weitere Faktoren bestimmt. So sind in Schmutzpartikeln wie Ausscheidungen oder Blut inkorporierte Mikroorganismen bei einer Desinfektion schlechter oder gar nicht erreichbar. Mikroorganismen sind im feuchten Zustand sehr viel besser für Desinfektionsverfahren zugänglich als im trockenen Zustand. Auch gibt es hinsichtlich der einzelnen Mikroorganismen Wirksamkeitsunterschiede (**Bakterizidie, Tuberkulozidie, Sporizidie, Viruzidie**).

Im Vergleich zur Sterilisation wird zur Desinfektion eine Keimzahlreduktion um 3 bis 5 Logarithmenstufen verlangt.

Die gebräuchlichsten Verfahren sind in ◘ Tabelle 3.2 zusammengefasst.

Auswahl des Verfahrens. Für die Anwendung in Krankenhaus und Praxis stehen für Deutschland zwei Listen über Desinfektionsmittel und -verfahren zur Verfügung:
- **DGHM-Liste:** Liste der nach den »Richtlinien für die Prüfung chemischer Desinfektionsmittel« geprüften und von der Deutschen Gesellschaft für Hygiene und Mikrobiologie (DGHM) als wirksam befundenen Desinfektionsverfahren – (in der jeweils aktuellen Fassung).

◘ **Tabelle 3.2.** Desinfektionsverfahren

Verfahren	Parameter	Bemerkungen
Thermisch	75–95 °C heißes Wasser 100 °C gesättigter Wasserdampf 105 °C oder 110 °C bei 1,2 oder 1,5 bar 75 °C bei –0,5 bar Unterdruck	niedrigere Temperaturen möglich bei Kombination mit chemischen Desinfektionsmitteln dann auch Resistenzstufe 2 erreicht
UV-Strahlen	UV C253,7 nm: 25–100 mWs/cm^2	Beeinträchtigung durch Schmutz- und Eiweißpartikel
Alkohol	nur wässrige Lösungen: 60–80 Vol%: Ethanol 80%, n-Propanol 70%, Iso-Propanol 60% Einwirkzeit: 10–60 s	wirksam gegen: vegetative Bakterien und Pilze sowie behüllte Viren Lücken: Sporen, Viren ohne Hülle (z. B. Poliovirus)
Formaldehyd	Gebrauchsverdünnungen nach DGHM- oder RKI-Liste	wirksam gegen: Bakterien, Bakteriensporen, Pilze und Viren stark reizend, kanzerogen starker Eiweißfehler
Amphotenside	Gebrauchsverdünnungen nach DGHM- oder RKI-Liste	wirksam gegen: Bakterien und Pilze Lücken: Bakteriensporen und Viren starker Seifenfehler
Chlorabspaltende Verbindungen	z. B. ClO_2, Cl_2, NaOCl (Natriumhypochlorit), Chlorkalk	wirksam gegen: Bakterien, Bakteriensporen, Pilze und mit Einschränkungen gegen Viren stark korrodierend, stark reizend
Jodabspaltende Verbindungen	Jodophore: z. B. Polyvinylpyrrolidon (PVP)	wirksam gegen: Bakterien, Bakteriensporen, Pilze und mit Einschränkungen gegen Viren starker Eiweißfehler großflächige Anwendung bei Schwerverbrannten. Bei Struma und bei Neugeborenen toxikologisch umstritten
Peroxidverbindungen	z. B. Peressigsäure, Ozon, Kaliumpermanganat, Wasserstoffperoxid	wirksam gegen: Bakterien, Bakteriensporen, Pilze und Viren Peressigsäure: stark korrodierend Peressigsäure, Ozon: Eiweißfehler
Quaternäre Verbindungen		Lücken z. B. gegen gramnegative Bakterien, daher nur als Zusatzmittel
Schwermetallverbindungen	z. B. Silbernitrat	als Schleimhautantiseptikum (Credésche Prophylaxe)

- **RKI-Liste:** Liste der vom Robert-Koch-Institut geprüften und anerkannten Desinfektionsmittel und -verfahren.

Die DGHM-Liste, die die Anwendungsbereiche Händedesinfektion (chirurgisch/hygienisch), Flächendesinfektion, Instrumentendesinfektion und Wäschedesinfektion umfasst, wird in der Regel zur Infektionsprophylaxe angewendet. Wenn jedoch die Voraussetzungen nach § 18 IfSG vorliegen, d.h. wenn durch an Gegenständen haftende Erreger meldepflichtiger übertragbarer Krankheiten eine Verbreitung der Krankheit zu befürchten ist, kann die zuständige Gesundheitsbehörde (z.B. Amtsarzt) zur Abwendung drohender Gefahren eine Desinfektion nach der RKI-Liste anordnen. Ein solches Vorgehen ist in der Regel aus seuchenrechtlichen Erwägungen nur im Entseuchungsfall zu erwarten. Aus diesem Grund werden in der RKI-Liste auch nur die Verfahren und die entsprechenden Anwendungsbereiche aufgeführt, die für die Seuchenbekämpfung von Bedeutung sind wie thermische Desinfektionsverfahren (Auskochen, Verbrennen, Dampfdesinfektion), chemische Mittel und Verfahren (Wäschedesinfektion, Desinfektion von Ausscheidungen, hygienische Händedesinfektion) und besondere Verfahren (Wäschedesinfektion in Waschmaschinen, Instrumentendesinfektion in Reinigungsautomaten, Raumdesinfektion).

Bezüglich der chemischen Mittel und Verfahren besteht der Unterschied zwischen beiden Listen aufgrund mehrerer Prüfverfahren darin, dass in der RKI-Liste sehr viel höhere Konzentrationen und erheblich längere Einwirkungszeiten vorgesehen sind.

Händedesinfektion. Da bei der **hygienischen** Händedesinfektion die Beseitigung der **transienten Hautflora** (»Anflugflora«) wie z.B. S. aureus oder S. enteritidis im Vordergrund steht, erfolgt zuerst die Desinfektion mit einem vorzugsweise alkoholhaltigen Desinfektionsmittel bei einer Einwirkungszeit von 30 oder 60 s. Anschließend erfolgt erst das Waschen, da bei umgekehrter Reihenfolge die noch lebenden Keime beim Waschvorgang in die Umgebung gestreut werden.

Es ist zu beachten, dass die hygienische Händedesinfektion die effizienteste Methode zur Vermeidung nosokomialer Infektionen darstellt: »Der größte Feind der Wunde ist die Hand des Arztes« [Bier].

Die **chirurgische** Händedesinfektion hat zum Ziel, die transiente ebenso wie die **residente Hautflora** (dazu zählen u.a. S. epidermidis, Propionibacterium spp., Peptostreptococcus spp.) zu erfassen. Deshalb wird der Desinfektionsphase ein gründliches Waschen der Hände mit Bürsten der Nagelfalze vorangestellt, um oberflächliche Verunreinigungen zu entfernen. Die Wasch- und die Desinfektionsphase betragen jeweils mindestens 5 min. Auch hier werden zur Desinfektion bevorzugt Alkohole verwendet.

Hautdesinfektion. In Abhängigkeit von der Art des Eingriffs (z.B. Injektion, endoskopischer Eingriff, Operation) sind zur Hautdesinfektion Zeiten von 30 s bis 5 min einzuhalten. Zur Desinfektion werden in der Regel Alkohole bzw. Kombinationspräparate angewandt – bestehend aus der Hauptwirkstoffbasis Alkohol und weiteren Wirkstoffgruppen wie PVP-Jod oder Quecksilbersalze. Das Desinfektionsmittel kann eingerieben oder aufgesprüht (mit anschließendem Nachreiben) werden.

Schleimhautdesinfektion. Aufgrund der zahlreichen, die Desinfektionsmittelwirkung beeinträchtigenden Faktoren wie Vorhandensein von organischen Verbindungen, Absorption des Wirkstoffes in den oberflächlichen Schichten und einer geringen Keimreduktion von weniger als 3 Logarithmen-Stufen wird hier statt Desinfektion der Begriff Schleimhautantiseptik verwendet. Als Antiseptikawirkstoffe stehen **PVP-Jod** und **Chlorhexidindigluconat** zur Verfügung.

Flächendesinfektion. Bei der mikrobiellen Dekontamination von Flächen werden bevorzugt Aldehyde, insbesondere **Formaldehyd**, eingesetzt. Das mechanische Vorgehen mit Wischen oder Scheuern ist dem Versprühen, Vernebeln oder Verdampfen vorzuziehen, da durch den Wischvorgang das Mittel gründlich aufgetragen wird und gleichzeitig die in Schmutzresten enthaltenen Mikroorganismen abgetötet und beseitigt werden.

Instrumentendesinfektion. Die Desinfektion erfolgt entweder maschinell im Reinigung-Desinfektionsgerät (RDG) (thermisch oder chemothermisch) oder manuell im Tauchbadverfahren (chemisch).

Das maschinelle Verfahren ist gegenüber dem manuellen Verfahren als zuverlässiger zu beurteilen, sofern regelmäßige hygienisch-mikrobiologische Kontrollen des RDG durchgeführt werden. Auch aus Gründen der Infektionsprophylaxe für das Personal ist die maschinelle Aufbereitung zu bevorzugen, da hier die Desinfektion und Reinigung in einem Schritt erfolgen. Wenn jedoch nur die manuelle Aufbereitung von mikrobiell kontaminierten Gegenständen ggf. möglich ist (z. B. Thermostabilität nur unter 60 °C), sind wegen des bei der Aufbereitung bestehenden Infektionsrisikos für das Personal (z. B. für Hepatitis B) die Gegenstände erst zu desinfizieren und anschließend zu reinigen. Für die chemische Desinfektion sind bevorzugt aldehydhaltige Desinfektionsmittel wegen ihres breiten Wirkungsspektrums (einschl. Viruzidie) zu verwenden.

Bei maschineller Aufbereitung kann sich gegebenenfalls eine Sterilisation (z. B. für OP-Instrumente) anschließen. Bei manueller Aufbereitung muss im Anschluss an die Reinigung entweder eine Sterilisation (z. B. für OP-Instrumente) oder eine Desinfektion (z. B. für keine Sterilität erfordernde Gegenstände) erfolgen.

Wäschedesinfektion. Die Wäsche wird thermisch oder chemothermisch in Geräten desinfiziert. Die manuelle Tauchbaddesinfektion ist nur bei hitzeempfindlicher Wäsche wie Wolle erforderlich. Als Wirkstoffgruppen werden Aldehyde und chlorabspaltende Verbindungen eingesetzt.

Desinfektion von Ausscheidungen. Eine Desinfektion von Ausscheidungen (Fäkalien, Urin, Sekrete, Exkrete) erfolgt mit chlor- oder phenolhaltigen Desinfektionsmitteln. Ihre Notwendigkeit ergibt sich bei meldepflichtigen übertragbaren Krankheiten, wenn bei einer anderen Art der Beseitigung von Ausscheidungen ein Infektionsrisiko ausgeht.

Raumdesinfektion. Desinfektion eines Raumes z. B. eines Patientenzimmers durch Vernebeln oder Verdampfen mit Formaldehyd (5 g/m^3) ist nur dann angezeigt, wenn eine hochkontagiöse und gefährliche Krankheit wie virusbedingtes hämorrhagisches Fieber (Ebola-, Lassa-Fieber, Marburg-Virus-Infektion), Pest oder offene Tuberkulose (hier nur nach Anordnung durch den Amtsarzt) aufgetreten ist. Bei anderen Erkrankungen, die nicht aerogen übertragen werden, so auch nach septischen Operationen (z. B. Gallenblasenempyem mit E. coli), ist eine Scheuer-Wischdesinfektion der kontaminierten Flächen ausreichend.

Prüfverfahren. Ebenso wie die Sterilisationsverfahren sind die Desinfektionsverfahren zu kontrollieren.

Für das Desinfektionsgerät sind bei jedem Desinfektionsvorgang die Einhaltung der physikalischen Parameter wie Temperatur und Einwirkungszeit zu prüfen. Chemoindikatoren stehen im Gegensatz zur Sterilisation noch nicht zur Verfügung.

Für die mikrobiologische Prüfung, die mindestens einmal jährlich erfolgen soll, werden je nach Desinfektionsverfahren unterschiedliche Prüfkörper aus Textil oder Metall verwendet, die mit Testorganismen unter Zusatz von Blut kontaminiert werden. Als sehr resistente Testorganismen werden bevorzugt E. faecalis oder E. faecium verwendet (s. Empfehlungen in der Richtlinie zu Krankenhausinfektionen und Infektionsprävention des RKI).

Für die chemischen Desinfektionsmittel stehen von der DGHM sowie vom ehemaligen Bundesgesundheitsamt erlassene RKI bzw. dem Prüfverfahren zur Verfügung, für die in umfassenden Versuchen die mikrobizide und – im Falle der RKI-Liste – auch die viruzide Wirksamkeit belegt sind. Eine solche Prüfung ist die Voraussetzung für die Aufnahme von Desinfektionsmittelpräparaten in die jeweilige Liste.

3.4 Weitere Verfahren zur Reduktion von Mikroorganismen

Tyndallisieren. Da verschiedene Materialien, insbesondere Kulturmedien, die Erhitzung auf die zur Abtötung bakterieller Sporen notwendige Temperatur nicht ohne Substanzveränderung vertragen, werden beim Tyndallisieren im ersten Arbeitsgang durch Erwärmung auf mindestens 70 °C zunächst die vegetativen Formen der Keime abgetötet. Darauf wird das Material bei 25 bis 30 °C etwa 24 h inkubiert, um den überlebenden Sporen Gelegenheit zum Auskeimen zu geben. Bei einem zweiten Arbeitsgang mit erneuter Erwärmung, soweit es das Material gestattet, werden dann die ausgekeimten Bakteriensporen abgetötet. Diese Vorgänge können auch mehrmals wiederholt werden.

Die Tyndallisierung ist zwar sehr zeitaufwendig, aber oft auch die einzige Möglichkeit, in temperaturempfindlichen Lösungen die Keimzahl wirksam zu reduzieren. Als Voraussetzung für einen ausreichenden Erfolg muss jedoch das Material für das Auskeimen der Sporen entsprechende Nährsubstanzen und darf darüber hinaus keine bakteriostatisch wirkenden Stoffe enthalten. Außerdem ist eine hohe Eingangskeimzahl zu vermeiden. Viren können mit diesem Verfahren nur bedingt inaktiviert werden.

Sterilfiltration. Aus Flüssigkeiten und Gasen können Mikroorganismen auch durch verschiedene Filtermaterialien mit entsprechend geringer Durchlässigkeit für Partikel entfernt werden. Wegen der geringen Durchflussrate ist die Anwendung von Druck bzw. Vakuum erforderlich.

Die Filter bestehen aus Kieselgur, Keramik, Zellulose- oder Glasfasern. Je nach der Art des Materials können dessen **Siebwirkung** und dessen **Adsorptionseffekt** genutzt werden. In erster Linie ist die **Porengröße** für die Wirksamkeit entscheidend. Auch bei größtmöglicher Gleichmäßigkeit des Materials treten einzelne sog. große Poren auf, durch die Keime hindurchschlüpfen können. Auch an ein Durchwachsen der Keime ist bei der Filtration von Flüssigkeiten zu denken.

I. Allg. werden Filter mit einer Porengröße von 0,45 bis 0,22 μm eingesetzt, die gegen Mikroorganismen bis zur Größenordnung von Bakterien gut wirksam sind. Bei kleineren Mikroorganismen, insbesondere natürlich Viren, treten bei der Sterilfiltration Schwierigkeiten auf. Durch Filter aus mehreren Schichten, bei denen sich die »großen Poren« gegenseitig blockieren, kann die Wirkung erheblich verbessert werden.

Eine Prüfung der Filterwirksamkeit wird mit Mikroorganismen entsprechender Größe vorgenommen. Als Testorganismen werden für 0,45-μm-Filter S. marcescens und für 0,22-μm-Filter P. diminuta eingesetzt.

In Kürze

Sterilisation und Desinfektion

Sterilisation

Vorgang, bei dem ein Gegenstand von allen vermehrungsfähigen Mikroorganismen freigemacht wird (Abtötung, irreversible Inaktivierung).

Autoklavierung. 120°C, 1 atü, 15–20 min; 134°C, 2 atü, 5–10 min.

Hitzesterilisation. 180°C, 30 min
Ausglühen/Verbrennen
Gassterilisation (Ausgasungszeit!)
Strahlensterilisation.

Desinfektion

Gezielte Abtötung bzw. irreversible Inaktivierung bestimmter unerwünschter Mikroorganismen (Erreger) auf unbelebtem Material bzw. Haut oder Händen.

Formaldehyd[1]: **Bakterizid, Virozid, Tuberkulozid, Fungizid, Sporozid**
Alkohole[1]: B, (V), T, F
Chlor, Jod: B, V, T, F, S
Invertseifen: B, (V), F
Phenole: B, (V), T, F, S
Peressigsäure: B, V, T, F, S
Ampholytseifen: B, (V), T, F

[1] nur in wässrigen Lösungen: Formaldehyd, Ethanol 70%, Iso-Propanol 60%

Seifenfehler. Wirkverlust durch Seifen (bei Invertseifen).

Eiweißfehler. Wirkverlust durch Eiweiß (bei Alkohol, Chlor, Invertseifen).

Anwendungen. Formaldehyd → Flächendesinfektion (Scheuer-Wisch)
Alkohole → Händedesinfektion:
hygienisch: 0,5–1 min (z.B. Ethanol 70%)
chirurgisch: 5 min (nach 5 min Waschen).

Allgemeine Bakteriologie

Bakterien: Definition und Aufbau – 169
H. Hahn, P. Klein (†), P. Giesbrecht (†), R. E. Streeck

Bakterien: Vermehrung und Stoffwechsel – 180
P. Klein (†), H. Hahn

V · Allgemeine Bakteriologie

Bakterien: Definition und Aufbau

H. Hahn, P. Klein (†), P. Giesbrecht (†), R. E. Streeck

>> Einleitung

Bakterien sind einzellige Mikroorganismen mit einem für Prokaryonten typischen Zellaufbau (◘ Tabelle 1.1). So fehlt bei Bakterien im Vergleich zu den eukaryonten Zellen die Kernmembran. Weiterhin fehlen Nukleolus, endoplasmatisches Retikulum, Golgi-Apparat, Lysosomen, Chloroplasten, Mitochondrien und Mikrotubuli. Andererseits besitzen Bakterien eine komplexe Zellhülle, die den Eukaryonten fehlt. Die Größe der meisten Bakterien liegt – bezogen auf den kleineren Durchmesser – zwischen 0,2 und 2 µm.

1.1 Morphologische Grundformen

Die gestaltliche Vielfalt der für die Medizin wichtigen Bakterien lässt sich auf die drei folgenden Grundformen zurückführen.

Kokken (gr. Kugeln, Beeren). Dies sind runde oder ovale Bakterien. Ihr Durchmesser liegt bei 1 µm. Aus der Bouillonkultur präpariert, zeigen Kokken häufig eine typische Lagerung zueinander. Sie können in Paaren (Diplokokken), in Vierergruppen (Tetraden), in Achtergruppen (Sarcinen), in größeren Haufen (Staphylokokken) oder in Kettenform (Streptokokken) gelagert sein.

Stäbchen. Bei diesen ist eine Achse länger als die andere. Die Achsenlängen liegen zwischen 0,5 und 5 µm. Man kennt plumpe (kokkoide) und schlanke Stäbchen; Escherichia (E.) coli ist z. B. plump, Mycobacterium tuberculosis schlank. An ihren Polen sind die Stäbchen entweder zugespitzt (z. B. fusiforme [lat. spindelförmige] Bakterien), abgerundet (z. B. E. coli) oder fast rechteckig (z. B. Milzbrandbazillen).

Hinsichtlich ihrer Lage zueinander bieten die Stäbchen entweder das Bild von isoliert liegenden Einzelzellen, z. B. bei Typhusbakterien, oder aber von typischen Ketten, z. B. bei Milzbrandbazillen. In anderen Fällen sieht man palisadenförmig aneinandergelagerte Stäbchen, z. B. Pseudodiphtheriebakterien oder aber Stäbchen, die miteinander spitze oder rechte Winkel bilden (Diphtheriebakterien).

◘ Tabelle 1.1. Funktionelle und strukturelle Differenzen zwischen Eukaryonten und Bakterien

Eigenschaften	Eukaryonten	Prokaryonten
Anwesenheit einer Kernmembran	+	–
Chromosomen enthalten Histone	+	–
Vorhandensein von:		
– Nukleolus	+	–
– endoplasmatisches Retikulum	+	–
– Golgi-Apparat	+	–
– Lysosomen	+	–
– Chloroplasten	+	–
– Ribosomen	80S und 70S	70S
– Mikrotubuli	+	–
– Peptidoglykan in der Zellwand	–	±
Phagozytose	+	–
Pinozytose	+	–
Zytoplasmafluss und amöboide Bewegung	+	–
Lysosomen	+	–
zytoplasmatische Membran	+	+
Sterole in der Membran	+	selten +

Andere Stäbchen zeigen bei gewissen Färbemethoden zusätzlich eine zentrale Aufhellung; man spricht von bipolarer Färbung (Sicherheitsnadelform). Dieses Bild ist charakteristisch für den Pesterreger (Yersinia pestis).

Der Ausdruck **Bazillen** (bacillus, lat. Stäbchen) wird für sporenbildende, aerob wachsende Bakterien in Stäbchenform verwendet.

Clostridien sind obligat anaerob wachsende, sporenbildende Stäbchen. Es muss also heißen: Milzbrandbazillen, Gasbrandclostridien.

Schraubenförmige Bakterien. Schraubenförmige Bakterien, die voll ausgebildete Windungen zeigen, gliedern sich in folgende vier Gruppen:
- **Spirillen** zeigen sich im Lebendpräparat als starre, sehr schlanke Gebilde mit mehreren weiten Windungen (Spirillum, gr. Windung).
- **Borrelien** sind flexible, äußerst schlanke Gebilde mit mehreren weiten Windungen (Borrel, französischer Bakteriologe).
- **Treponemen** zeigen bei extremer Schlankheit zahlreiche enge Windungen (Korkenziehermuster) und sind zum blitzschnellen Abknicken in der Längsachse fähig. Prototyp ist der Syphiliserreger Treponema pallidum (treponema, gr. gedrehter Faden).
- **Leptospiren** sind aktiv-flexible, kleiderbügelförmige, extrem schlanke Fäden, die äußerst feine, kaum wahrnehmbare Primärwindungen und grobe Sekundärwindungen zeigen. Prototyp ist der Erreger der Leptospirosen, Leptospira interrogans (leptos, gr. klein, schmal, zart).

1.2 Aufbau

Die Architektur der Bakterienzelle unterscheidet sich in mehrfacher Hinsicht von den eukaryonten Zellen höherer Organismen. Für den Mediziner ist die Tatsache wichtig, dass der Bakterienzelle die als Organellen bezeichneten Bestandteile einer eukaryonten Zelle sowie eine Kernmembran fehlen. Andererseits weisen Bakterienzellen gewisse Bestandteile auf, die in der animalen Zelle, insbesondere bei Warmblütern, nicht vorkommen. So unterscheiden sich Bakterien von animalen Zellen durch den Besitz einer Zellwand.

1.2.1 Kernäquivalent

Die merkmalkodierende DNS ist nicht, wie bei der eukaryonten Zelle, in einem membranumgebenen Zellkern (Eukaryont = »richtiger« Kern) lokalisiert, sondern liegt als zirkulärer »nackter« DNS-Faden vor. Dieser ist zu einer periodischen Struktur spiralisiert und gefaltet. Ein solches »Bakterienchromosom« ist direkt vom Zytoplasma umgeben und an einer Stelle mit der Zytoplasmamembran verbunden. Es ist das Genom der Bakterienzelle und wird als **Kernäquivalent** oder **Nukleoid** bezeichnet.

Bakterienchromosom. Genetische Information kann in Bakterien in verschiedenen DNS gespeichert sein. Die eigentliche bakterielle DNS, die die für das jeweilige Bakterium charakteristischen und für sein Überleben wichtigen Gene trägt, wird auch als Bakterienchromosom bezeichnet. Heute ist eine größere Anzahl Bakterien vollständig sequenziert (z. B. Haemophilus influenzae, Mycobacterium tuberculosis). Dies ermöglicht die Anordnung der Gene, ihre Aktivierung und Abschaltung zu studieren sowie die dreidimensionale Struktur der Proteine computerunterstützt zu untersuchen. Hierdurch ergeben sich Ansatzpunkte für die gezielte Entwicklung neuer Chemotherapeutika mit definierten Angriffspunkten.

1.2.2 Plasmide

Dies sind zirkulär-doppelsträngige DNS-Moleküle, deren Größe und Anzahl pro Bakterium sehr unterschiedlich sein können. Die kleinsten bekannten Plasmide sind nur 800 Basenpaare lang, die größten bis zu 300 000 Basenpaaren. Während die großen Plasmide häufig nur in einer Kopie pro Bakterienzelle vorliegen, können von den kleinen bis zu 100 und in Ausnahmefällen bis zu 1000 Kopien vorkommen. Die Replikation dieser kleinen Plasmide ist unabhängig von der der chromosomalen DNS. Bei der Zellteilung werden die vorhandenen Plasmide mehr oder weniger zufällig auf die beiden Tochterzellen verteilt.

Die genetische Information der Plasmide ist für das Überleben der Bakterien unter normalen Bedingungen i. Allg. entbehrlich. Man kann plasmidfreie Bakterien isolieren, die in geeignetem Milieu normal wachsen. Häufig tragen Plasmide Gene, die Bakterien in einer feindlichen Umgebung einen Selektionsvorteil gegenüber den plasmidfreien Bakterien verschaffen. Hierzu gehören
- Resistenz gegen Antibiotika und Schwermetalle,
- die Fähigkeit zur Produktion von Toxinen, die andere Bakterien abtöten,
- die Fähigkeit, auf ungewöhnlichen chemischen Verbindungen zu wachsen und diese abzubauen.

Viele der größeren Plasmide tragen zusätzlich Gene, die ihre Übertragung auf andere Bakterien derselben oder einer verwandten Spezies ermöglichen.

Zu den medizinisch bedeutsamsten Plasmiden gehören die sog. **Resistenztransferfaktoren (RTF)**. Sie tragen Gene, die Bakterien resistent gegen Antibiotika machen, wie z. B. Penicillin, Tetracyclin, Streptomycin, Sulfonamide. Häufig tragen die RTF Gene für mehrere dieser Resistenzen auf einmal. Resistenzgene kodieren für Enzyme, die die Antibiotika modifizieren und dadurch inaktivieren. So beruht z. B. die Resistenz gegen Penicilline auf der Synthese eines Plasmid-kodierten Enzyms, das spezifisch den β-Laktam-Ring der Penicilline hydrolysiert. Auch durch Veränderungen in ihrer Membran können Bakterien Resistenz gegen Antibiotika erwerben, wenn hierdurch die Aufnahme der Antibiotika in die Bakterien unterbunden wird.

1.2.3 Bakteriophagen

Bakteriophagen sind die Viren der Bakterien. Sie sind im Grunde nichts anderes als genetische Information (in Form von DNS oder RNS) in einer Proteinverpackung. Sie können nur in Bakterien vermehrt werden und sind hierfür auf den Proteinsyntheseapparat der Bakterien angewiesen. Infiziert ein Phage ein Bakterium, so wird seine DNS oder RNS von der Bakterienzelle aufgenommen, während die oft recht komplexe Proteinhülle auf der Zellmembran zurückbleibt. Wird die genetische Information des Phagen in der Zelle abgelesen, kommt es zur Bildung neuer Phagen, die die Bakterien schließlich zerstören (lysieren). In der phageninfizierten Zelle wird zunächst die Phagen-DNS (oder RNS) repliziert, später werden die Proteine der Phagenhülle gebildet, die sich mit der DNS zu Phagenköpfen und schließlich zu kompletten Phagen assoziieren. Durch Lyse der Bakterien freigesetzte Phagen infizieren weitere Bakterien, und der ganze Vorgang wiederholt sich (▶ s.a. Transduktion, ◻ Abb. s. Antibiotikakapitel).

Bakteriophagen kennt man für sehr viele Bakterien; am besten untersucht sind die von E. coli. Die einfachsten unter ihnen besitzen nur vier Gene. Zu den bekanntesten E.-coli-Phagen gehört der **Bakteriophage Lambda** (λ). Der Phage λ hat in der Geschichte der Genetik und der Molekularbiologie häufig als Paradigma für die Aufklärung der molekularen Mechanismen zahlreicher genetischer Grundphänomene gedient.

Der Phage λ kann E. coli nicht nur lytisch infizieren. Es kann auch vorkommen, dass nach einer Infektion die gesamte λ-DNS in das Bakterienchromosom integriert und dann wie ein normales E.-coli-Gen vererbt wird (**Prophage**). In diesem Zustand (**Lysogenie**) sind die Phagengene abgeschaltet, lediglich der sog. λ-**Repressor** wird synthetisiert. Werden solche Bakterien mit UV-Strahlen behandelt, so wird der Repressor inaktiviert und der Prophage »induziert«. Die Phagen-DNS wird aus dem Bakterienchromosom ausgeschnitten, und es kommt erneut zu einem Zyklus lytischer Vermehrung. Die Umschaltung zwischen lysogener Integration von λ-DNS und lytischer Vermehrung von λ-Phagen wird durch mehrere genetische Kontrollen reguliert.

Man kennt Phagen, die sich ähnlich wie λ verhalten, auch bei anderen Bakterien. Ein Beispiel hierfür ist der Bakteriophage β, der das Gen für das Diphtherietoxin trägt. Er kann Corynebacterium diphtheriae entweder lytisch infizieren oder in den toxinproduzierenden Bakterien in Form eines Prophagen vorkommen.

1.2.4 Transposons

In den DNS vieler Bakterien gibt es Segmente, die ihren Platz gelegentlich ändern und die sich in Nukleotidsequenzen einschieben, zu denen sie keine Homologien besitzen. Diese mobilen genetischen Elemente, die es auch in höheren Organismen gibt, heißen **Insertionssequenzen (IS)** oder **Transposons (Tn)**. Alle IS- und Tn-Elemente besitzen ein Gen für ein Enzym, Transposase, das alle Schritte der Transposition katalysiert. Außerdem tragen sie charakteristische Sequenzen an ihren Enden. Transposons besitzen darüber hinaus weitere Gene, z. B. für Antibiotikaresistenzen, die bei der Transposition mitumgelagert werden.

Im Zuge der Transposition kann entweder eine Kopie des Transposons an einer neuen Stelle in die DNS inseriert werden – dann bleibt das ursprüngliche Transposon an seinem Platz –, oder das Transposon selbst wechselt den Platz und hinterlässt eine Deletion an der alten Stelle. Welcher Mechanismus bevorzugt wird, hängt von dem jeweiligen Transposon ab. Transposons können auch zwischen verschiedenen DNS »springen«, z. B. von einem Plasmid in eine Phagen-DNS oder in das Bakterienchromosom.

Große medizinische Bedeutung haben diejenigen Transposons, die Gene für Antibiotikaresistenzen besitzen. Auf Grund ihrer Mobilität können sich solche Transposons in einer DNS ansammeln, was durch gleichzeitige Anwendung mehrerer Antibiotika in der medizinischen Therapie begünstigt wird. Dies erklärt, warum die Resistenztransferfaktoren meistens mehrere Resistenzgene tragen.

1.2.5 Zytoplasma

Im Zytoplasma der Bakterienzelle fehlen Mitochondrien und Chloroplasten. Die bei höheren Organismen mitochondrial lokalisierten Enzyme der biologischen Oxidation sind bei Bakterien Bestandteil der Zytoplasmamembran; die zur Photophosphorylierung und zur Photosynthese befähigten Enzyme sind in Membranstapeln (Thylakoiden) lokalisiert. Die membranös-kanalikuläre Grundstruktur des Zytoplasmas – bei der animalen Zelle als endoplasmatisches Retikulum bekannt – fehlt bei der Bakterienzelle weitgehend, desgleichen der Golgiapparat. Die Bakterienzelle besitzt spezielle Ribosomen für die Proteinsynthese (70S- statt der 80S-Ribosomen bei Eukaryonten). Die Ribosomen der Bakterienzelle weisen jedoch keinen Strukturzusammenhang mit den Grenzflächen des endoplasmatischen Retikulums auf, wie dies für höhere Organismen typisch ist. Wenn der Bakterienzelle intraplasmatische Membranstrukturen auch nicht gänzlich fehlen, so lässt sie doch den hohen Grad an Unterteilung in Kompartimente vermissen, wie ihn die Eukaryontenzelle aufweist.

1.2.6 Zytoplasmamembran (Zellmembran)

Die Zytoplasmamembran der Bakterienzelle entspricht in ihrem Aufbau dem typischen Bild einer sog. **Unit Membrane**, einer Doppelschichtstruktur aus Lipiden mit hydrophoben Fettsäureketten in der Mitte und den hydrophilen Lipidgrenzschichten nach außen (◘ Abb. 1.1). Zahlreiche Membran-Proteinmoleküle sind in die Doppelschicht eingelagert, die die Membran ganz durchqueren können (Transportproteine) oder ihr aufgelagert sind. Die bakterielle Zytoplasmamembran unterscheidet sich von derjenigen der Animalzelle in ihrer Lipid- und Proteinzusammensetzung. Sie ist Sitz der Enzyme für den Elektronentransport und für die oxidative Phosphorylierung. Die Zellmembran tritt damit gewissermaßen an die Stelle der Mitochondrien. Die Bakterien-Zytoplasmamembran kann sich an bestimmten Stellen, insbesondere im Bereich präsumtiver Querwände, zu komplexen Membrankörpern einfalten, die als **Mesosomen** (mesosoma, gr. Zwischenkörper) bezeichnet werden. Sie können autolytische Zellwandenzyme (Mureinhydrolasen) enthalten, die für die Zellteilung wichtig sind.

Penicillinbindende Proteine. Der Zytoplasmamembran aufliegend und durch einen Teil ihres Moleküls in ihr verankert, finden sich bakterienspezifische Enzyme. Einige weisen eine hohe Affinität für β-Laktamantibiotika auf. Man nennt sie daher penicillinbindende Proteine (**PBP**) (◘ Abb. 1.1).

Enzymatische Funktionen der PBP sind Carboxypeptidase-, Transpeptidase-, Endopeptidase- und Transglykosylaseaktivität, also Enzymeigenschaften, die für die Synthese und die Modifizierung des Mureins bakterieller Zellwände von Bedeutung sind.

Die antibakterielle Wirkung der β-Laktamantibiotika setzt voraus, dass sie stabile, kovalente Komplexe mit den PBP bilden. Auf diese Weise kommt eine dauer-

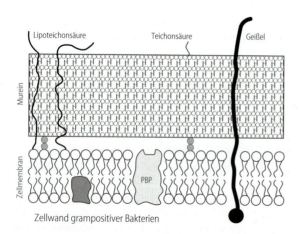

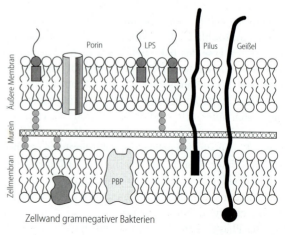

◘ Abb. 1.1. Zellwandaufbau (*PBP* = Penicillin-Bindeproteine, *LPS* = Lipopolysaccharide)

hafte **Blockierung der PBP** zustande, die vor allem zur Hemmung der Transpeptidierung (▶ s. Kap. 1.2.7) sowie zu charakteristischen Fehlern in der Zellwandmorphogenese führen; diese Fehler sind die Ursache für den penicillinbedingten Tod der Bakterien. Resistenz gegen β-Laktamantibiotika kann daher – neben der Bildung von β-Laktamasen – auch darauf beruhen, dass Bakterien veränderte PBP bilden, deren Affinität gegenüber β-Laktamantibiotika gering ist. **Dieser Mechanismus liegt der β-Laktamresistenz** von MRSA-Stämmen (S. aureus, ▶ S. 188 ff.) bzw. der penicillinresistenten Pneumokokken zugrunde (▶ s. S. 210 ff.).

1.2.7 Zellhülle

Peptidoglykan. Die Zellhülle der Bakterien enthält als wesentlichen Baustein ein netzwerkartig angelegtes und als Sack ausgebildetes Riesenmolekül (Sacculus), das entweder als **Peptidoglykan** oder als **Murein** (murus, lat. die Mauer) bezeichnet wird.

Beim Aufbau des Peptidoglykans werden Polymere aus Aminozuckern durch Peptid-Seitenketten quervernetzt (◻ Abb. 1.2). Das Peptidoglykan der Bakterienzellwand ist somit ein Heteropolymer: Die Zuckerketten enthalten zwei Grundeinheiten, die im Aufbau des Stranges alternieren: das N-Acetylglucosamin und dessen Milchsäureäther, die N-Acetylmuraminsäure. Die alternierende Folge dieser glykosidisch verbundenen Bausteine ergibt lineare Zuckerstränge, die in der Regel nur ca. 10–100 Disaccharideinheiten enthalten und damit zu kurz sind, um die gesamte Bakterienzelle zu umspannen. Für die Stabilität des Netzwerks ist es daher entscheidend, dass die einzelnen Zuckerketten untereinander durch Oligopeptide verbunden werden. Durch die Transpeptidierung dieser Oligopeptide entsteht ein Netzwerk aus miteinander verwobenen Mureinfäden. Es umschließt die Bakterienzelle als eine Art **Riesenmolekül**. Seine Form und die mechanische Stabilität gegenüber dem im Zellinnern herrschenden hohen osmotischen Druck (bis zu 25 atü!) sind für zahlreiche Eigenschaften der Bakterienzelle ausschlaggebend.

Chemisch gesehen ist der Ansatzpunkt für die quervernetzenden Oligopeptide an der Zuckerkette die Carboxylgruppe des Milchsäureäthers. Bei der Quervernetzung durch die Oligopeptide spielen die Diaminosäuren Lysin und Ornithin bzw. Diaminobuttersäure sowie die im Tier- und Pflanzenreich fehlende **Diaminopimelinsäure** eine besondere Rolle. Durch Bildung einer Peptidbindung mit dem C-terminalen D-Alanin eines benachbarten Peptidstranges bewirken sie die Querverbindung. D-Alanin fehlt bei allen Eukaryonten. Da die Energie für diesen Vorgang durch Abspaltung eines weiteren D-Alanins aus der gleichen Peptidkette aufgebracht wird, heißt dieser Vorgang auch Transpeptidierung.

Die Bakterienzellwand kann durch die Peptidoglykanhydrolasen abgebaut werden. Einige dieser Enzyme greifen an den Glykosidbindungen des Mureinfadens an (**Glukosaminidasen** und **Muraminidasen**), andere attackieren die Peptidbrücken (**Endopeptidasen**). Zum ersten Typ gehört das **Lysozym**, das in der Tränenflüssigkeit, dem Speichel und in Phagozyten des Menschen vorkommt. Es spielt eine Rolle bei der unspezifischen Abwehr des Organismus gegen Bakterien. Eine Endopeptidase ist das **Lysostaphin** von Staphylococcus simulans.

Funktionen der Zellhülle. Die Zellhülle ist das formgebende Stützelement (**Exoskelett**) der Bakterienzelle. Sie ist für die Tatsache verantwortlich, dass Bakterien durch Filter einer bestimmten Porengröße (0,2 μm) zurückgehalten werden. Zellhüllenlose Bakterien

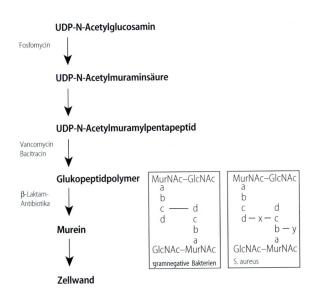

◻ **Abb. 1.2. Zellwand: Peptidoglykansynthese**
Um einen Sacculus zu bilden, müssen Glukopeptidpolymere aus N-Acetyl-Muraminsäure (MurNAc) und N-Acetyl-Glucosamin (GlcNAc) untereinander vernetzt werden. Dies erfolgt an herausragenden Peptidketten (abcd). Bei gramnegativen Bakterien und Bazillusarten erfolgt die Quervernetzung direkt durch Peptidbindungen. Bei Staphylococcus aureus wird die Quervernetzung durch 5 Glycinmoleküle (x) und einen zusätzlichen Amidsubstituenten (y=NH$_2$) gebildet. Die Abb. zeigt gleichzeitig den Angriffspunkt verschiedener Antibiotika

können Filter dieser Art passieren. – Die Zellhülle bietet **mechanischen Schutz** vor Schwankungen des osmotischen Druckes im Milieu und verhindert, dass die Bakterienzelle infolge des in ihrem Innern herrschenden hohen osmotischen Druckes platzt. Der hohe Innendruck ist auch für die Zelltrennung wichtig.

In gewissem Umfang kann die Zellhülle als **Permeabilitätsbarriere** für größere Moleküle wirken. Dies gilt besonders für die Zellhülle von gramnegativen Bakterien. Die geringe Permeabilität der äußeren Membran ist dafür verantwortlich, dass manche Antibiotika, die gegenüber grampositiven Bakterien gut wirksam sind, gegen eine Reihe gramnegativer Bakterien überhaupt nicht oder nur in sehr hohen Konzentrationen eine Wirkung entfalten.

Die Zellhülle ist bei einigen Spezies als Träger von **Virulenzfaktoren** anzusehen. Hierher gehören vornehmlich solche Außenstrukturen, welche die Phagozytose behindern, aber auch die Endotoxine.

Die Zellhülle vermittelt im Falle einer Infektion den ersten und unmittelbaren **Kontakt** mit dem Wirtsorganismus und dessen Abwehrsystem. Es ist daher nicht erstaunlich, dass nahezu alle Zellhüllkomponenten die unspezifische Abwehr und das spezifische Immunsystem beeinflussen können. So leitet in vielen Fällen ihr Kontakt mit den Phagozyten die Phagozytose ein, und es wird das Komplementsystem aktiviert. Lipopolysaccharide sind hochwirksame Adjuvanzien: Sie stimulieren das B-Zellsystem.

Die Zellhülle ist Sitz von Antigenen. Diese sind bei einigen Spezies für die Identifizierung maßgebend. Antikörper, die mit Zellhüllantigenen reagieren, sind spezifische Auslöseelemente für die humorale Keimvernichtung (Bakteriolyse, Serumbakterizidie).

Bei zahlreichen Bakterien ist die Zellhülle Sitz von Rezeptoren für Bakteriophagen. In manchen Fällen erlaubt das Rezeptormosaik eine von den Antigeneigenschaften unabhängige Feinsttypisierung (**Lysotypie**, ▶ s. S. 883 f.).

Grampositiv, gramnegativ. Die Peptidoglykanschicht der Zellhülle bindet je nach Dicke den Farbstoff Gentianaviolett mit unterschiedlicher Affinität und bestimmt auf diese Weise das Färbeverhalten der Bakterienzelle. Diesen Unterschied hat der dänische Arzt **Hans Chr. J. Gram** (1853–1938) ausgenutzt, als er am Krankenhaus Am Friedrichshain in Berlin im Verlaufe eines Studienaufenthaltes die nach ihm benannte Gramfärbung entwickelte. Sie erlaubt, die meisten medizinisch relevanten Bakterien je nach Dicke der Peptidoglykanschicht in zwei Gruppen einzuteilen: grampositiv und gramnegativ (◘ Abb. 1.1). Diese Einteilung hat sich als von großem Nutzen für die medizinische Bakteriologie erwiesen, da grampositive und gramnegative Bakterien sich nicht nur in ihrem Färbeverhalten, sondern darüber hinaus in ihrer Pathogenität und in ihrer Antibiotikaempfindlichkeit in deutlicher Weise voneinander unterscheiden.

Zellhülle gramnegativer Bakterien

Die Zellhülle der gramnegativen Bakterien (◘ Abb. 1.1) zeigt einen mehrschichtigen Aufbau, der im Folgenden beschrieben wird.

Einschichtige Mureinschicht. Die Mureinschicht besteht – im Gegensatz zu den grampositiven Bakterien – aus einer mono- oder oligomolekularen Schicht von Molekülen.

Äußere Membran. Der Mureinschicht ist eine äußere Membran aufgelagert. Sie ist im Vergleich zur Zytoplasmamembran hinsichtlich ihrer Lipidmatrix **asymmetrisch**. Während die innere Hälfte ihrer Doppelschicht analog zur Zytoplasmamembran aus **Phospholipiden** aufgebaut ist, liegen in der äußeren Lamellenhälfte die für den Mediziner hochinteressanten **Lipopolysaccharide** als typischer Bestandteil.

Lipopolysaccharide (LPS). Die Lipopolysaccharide lassen drei makromolekulare Anteile erkennen, von außen nach innen als Region I bis III bzw. als O-Antigen, Kernpolysaccharid und Lipid A bezeichnet.

Die **O-Antigene** bestehen meist aus 3 bis maximal 20 Hexosemolekülen. Sie weisen eine Individualstruktur auf, die nur bei besonderen Bakterienspezies vorkommt.

Die O-Antigene bedingen die Oberflächenhydrophilie der Bakterienzelle. Bakterien, die O-Antigene besitzen, bilden in flüssigen Kulturmedien eine gleichmäßige Suspension und auf festen Kulturmedien glänzende Kolonien. Man nennt O-antigentragende Stämme daher auch S-Formen (smooth, engl. glatt, glänzend). Deren O-Seitenketten sind lang und bieten einen passiven Schutz gegen immunologische Effektoren, insbesondere gegen das Komplementsystem. Glatte Bakterienstämme sind somit in der Regel resistent gegen die Wirkung der terminalen Komplementsequenz (sog. **Serumresistenz**). Wenn die S-Formen durch Mutation ihre O-Antigene verlieren, so entstehen R-Formen. Diese Varianten exponieren neben der Kernpolysaccharidschicht das hydrophobe Lipid A. Sie wachsen daher in flüssigen Kulturmedien unter Zusammenballung und bilden auf festen Kulturmedien matte, »raue« (engl. rough) Kolonien (daher der Name R-Formen).

Die für den Mediziner interessanteste Eigenschaft der O-Antigene besteht darin, dass sie zur Bildung hochspezifischer Antikörper Anlass geben. Diese Antikörper werden als Reagens verwendet, um Unterschiede im Antigenaufbau gramnegativer Bakterienarten nachzuweisen. Sie spielen deshalb in der bakteriologischen Routinediagnostik eine Rolle, insbesondere bei der Salmonellendiagnostik.

Das Kernpolysaccharid (Core) besteht aus zwei Untereinheiten. Der äußere Anteil des Kernpolysaccharids baut sich aus Galaktose und N-Acetyl-Glukosamin auf. Das innere Kernpolysaccharid enthält als Besonderheit einen LPS-spezifischen Zucker, das Keto-desoxy-oktonat (KDO). Es ist für die Funktion der äußeren Zellmembran unentbehrlich; sein Verlust ist mit dem Leben der gramnegativen Bakterienzelle nicht vereinbar. Das Kernpolysaccharid ist, im Gegensatz zu den O-Antigen-Seitenketten, bei vielen gramnegativen Bakterien weitgehend gleichartig aufgebaut. Es verfügt über keine bekannten biologischen Wirkungen, kann aber die Bildung von Antikörpern induzieren, die unter Umständen eine LPS-Neutralisation bewirken. Es ist über das KDO mit dem Lipidanteil des LPS, dem Lipid A, verbunden.

Die Struktur von Lipid A ist bei Enterobakteriazeen und anderen gramnegativen Bakterien weitgehend identisch. Lipid A ist für die meisten pathophysiologischen Wirkungen der LPS verantwortlich; darüber hinaus bildet es den »Membrananker« des LPS und trägt zu der Funktion der äußeren Membran als Permeationsbarriere entscheidend bei.

Die LPS werden auch als Endotoxine bezeichnet. Hierbei bedeutet die Vorsilbe Endo-, dass es sich um integrale Baubestandteile der Bakterienzellen handelt (endo, gr. innen), die erst dann frei werden, wenn die Bakterienzelle zerfällt. Der Begriff Endotoxin hat sich für das gesamte LPS-Molekül eingebürgert, obwohl nur das Lipid A für die toxischen Wirkungen verantwortlich ist. Bei Infektionen durch opportunistische gramnegative Bakterien ist Endotoxin, im engeren Sinn also das Lipid A, der hauptsächliche Virulenzfaktor (▶ s. S. 29).

Lipoprotein. Neben dem LPS enthält die äußere Zellmembran Lipoprotein und Proteine (◯ Abb. 1.1, ▶ s. S. 172). Das Lipoprotein kann eine Brückenstruktur zwischen äußerer Membran und dem Mureinnetzwerk ausbilden, wenn es mit seiner Proteinkomponente an den Peptidteil (Diaminopimelinsäure) des Mureins gebunden vorliegt, während seine Lipidkomponente in die äußere Membran eingelagert ist.

Porine. In der äußeren Membran finden sich ferner Proteine mit Porenfunktion. Sie werden als Porine bezeichnet (◯ Abb. 1.1, ▶ s. S. 172) und spielen für die selektive Permeabilität der äußeren Membran eine entscheidende Rolle (s. u.).

Zellhülle grampositiver Bakterien

Mehrschichtige Peptidoglykanschicht. Bei grampositiven Bakterien ist die Peptidoglykanschicht dreidimensional, d. h. mehrschichtig angelegt (◯ Abb. 1.1, ▶ s. S. 172). Ihre Dicke kann diejenige der Peptidoglykanschicht von gramnegativen Bakterien bis zum 40fachen übertreffen. Die Zellwand stellt in diesem Falle bis zu 70% des Trockengewichts dar. Den grampositiven Erregern fehlt andererseits die dem Peptidoglykansacculus aufgelagerte äußere Membran.

Dennoch können ihrer Peptidoglykanschicht weitere Schichten aufgelagert sein: So ist der Peptidoglykansacculus bei den A-Streptokokken nach außen hin von zwei aufeinanderfolgenden Schichten bedeckt: Unmittelbar auf dem Sacculus liegt das gruppenbestimmende Polysaccharid. Auf diesem liegt wiederum das typenbestimmende Protein M. Bei Staphylokokken trägt der Sacculus zusätzlich das Protein A.

Viele Zellwände grampositiver (und einiger gramnegativer) Bakterien sind von kristallinen Proteingittern bedeckt, die z. T. als Molekularsiebe fungieren.

Lipoteichonsäure. Ein funktionell bedeutsamer Bestandteil der Zellwand grampositiver Bakterien ist die Lipoteichonsäure (= Polyglycerolphosphatkette), die über ein Glykolipid in der Außenseite der Zytoplasmamembran verankert ist. Sie spielt bei der Adhärenz eine Rolle und kann durch Komplementaktivierung eine Entzündungsreaktion induzieren.

Zellhülle der Mykobakterien

Wachshülle. Die Zellwand der Mykobakterien und der Nocardien weist ein typisches Peptidoglykangerüst auf. Die Besonderheit des Zellhüllenaufbaues liegt hier aber in dem sehr hohen Lipidgehalt: Lipide stellen einen Gewichtsanteil von 60%, während ihr Anteil bei gramnegativen Zellhüllen nur 20% und bei grampositiven Zellhüllen nur 4% beträgt. Da ein großer Teil der Lipide von Mykobakterien als echte Wachse, d. h. als Fettsäureester langkettiger Alkohole vorliegt, spricht man von der Wachshülle der Mykobakterien.

Säurefestigkeit. Die Wachshülle ist verantwortlich dafür, dass sich Mykobakterien fast gar nicht nach Gram färben lassen, da der Farbstoff Gentianaviolett nicht bis zur Peptidoglykanschicht vordringen kann. Erst wenn die Wachshülle erhitzt wird, lässt sie Farbstoffe eindringen, z. B. Karbolfuchsin. Da sich der eingedrungene Farbstoff nach Erkalten der Wachshülle nicht mehr durch ein Säure-Alkoholgemisch entfernen lässt, heißen Mykobakterien auch säurefest. In Ausnutzung dieser Tatsache wurde die **Ziehl-Neelsen-Färbung** entwickelt.

Zellhüllenlose Bakterien

Ein Abbau der Zellhülle oder die Blockade ihrer Synthese führt bei Bakterien nicht unbedingt zum Zelltod: Bakterien können ohne Zellhülle leben, sich vermehren und sogar Sporen bilden, wenn sie entsprechende Milieubedingungen vorfinden.

Sphäroplasten und Protoplasten. Bakterien, bei denen die unvollständige (defekte) **Zellhülle ihre formgebende Funktion verloren hat**, heißen Sphäroplasten. Sphäroplasten tragen noch Zellwandreste auf ihrer Oberfläche. Lässt sich bei den Bakterien keinerlei Zellwandrest mehr nachweisen, spricht man von Protoplasten. Die beiden Termini werden ohne Rücksicht darauf benutzt, ob die betreffenden Bakterien vermehrungsfähig sind oder nicht. Im Experiment lassen sich Sphäroplasten dadurch erzeugen, dass man die Züchtung in Gegenwart von Penicillin vornimmt. Eine Möglichkeit zur Herstellung von Protoplasten besteht darin, grampositive Bakterien mit Lysozym zu behandeln.

L-Formen. Bei gewissen zellhüllentragenden Spezies (z. B. Meningokokken, Streptokokken) kommen vermehrungsfähige Spontanmutanten vor, die ihre Zellhülle verloren haben (L-Formen). Mit geeigneten Kulturmedien lassen sich die von diesen Mutanten abstammenden Populationen isolieren und weiterzüchten. Somit sind L-Formen natürlicherweise vorkommende, fortzüchtbare zellhüllenlose Varianten von zellhüllentragenden Bakterienarten.

Mykoplasmen. Es gibt Bakterien, bei denen die Zellhüllenlosigkeit genetisch fixiert und somit ein taxonomisch relevantes Merkmal ist. Die hierher gehörigen Spezies werden als Mykoplasmen bezeichnet (▶ s. S. 422 ff.). L-Formen und Mykoplasmen sind gegen β-Laktamantibiotika primär resistent, da sie den Antibiotika keinen Angriffspunkt bieten.

1.2.8 Kapseln

Definition und Aufbau. Bei einigen Bakterienarten ist die Zellhülle außen von einer relativ scharf abgegrenzten, u. U. sehr dicken Schicht eines homogenen, stark lichtbrechenden, aber kaum färbbaren Materials umgeben. Diese Schicht wird als Bakterienkapsel bezeichnet. Das Material der Kapsel ist in der Regel ein hochviskoses, aus Zuckern oder Aminosäuren aufgebautes Polymer, das nichtkovalent an die Zellhülle gebunden ist. Die Kapsel ist für die Bakterien nicht lebenswichtig, auch kapsellose Mutanten sind vermehrungsfähig.

Kapseln als Virulenzfaktor. Die für den Mediziner instruktivsten Beispiele für die Kapselfunktion werden von den Pneumokokken und den Milzbrandbazillen geliefert. Die Pneumokokkenkapsel des Typs 3 besteht z. B. aus einem Polymer von Cellobiuronsäure, einem Disaccharid aus Glukose und Glukuronsäure. Das Kapselmaterial der Milzbrandbazillen ist ein Polymer aus Glutaminsäure.

Die Kapsel ist bei diesen Krankheitserregern entscheidend für deren **Virulenz**: Sie schützt die von ihr umschlossene Bakterienzelle vor der Phagozytose; kapsellose Pneumokokkenstämme sind stets niedrig virulent.

Kapseln als Antigene. Bei den bekapselten Bakterien ist das Kapselmaterial als starkes Antigen wirksam. Die gegen die Kapsel gerichteten Antikörper leiten nach ihrer Bindung an die Kapsel die Opsonisierung der betroffenen Bakterien ein und erleichtern somit die von der Phagozytose (▶ s. S. 110 ff.) getragene **Infektionsabwehr**. Am eindeutigsten lässt sich dies für die Pneumokokken beweisen. Immunogen wirksame Kapseln sind ferner bei Haemophilus influenzae, bei Bordetella pertussis und bei Klebsiella pneumoniae sowie bei einigen Stämmen von E. coli vorhanden. Immunogene Außenstrukturen mit den Eigenschaften einer Kapsel finden sich außerdem bei Meningokokken, Brucellen und Yersinien.

1.2.9 Geißeln

Definition und Aufbau. Bakteriengeißeln, fadenförmige Organellen der Bakterienzelle, erzeugen durch Rotation Vorwärtsbewegung. Sie bestehen aus Basalkörper, Haken und Filament. Der Basalkörper ist aus zahlreichen Proteinen zusammengesetzt und durchspannt die gesamte Zellhülle. Er verankert die Geißel in der Zellhülle und enthält den Flagellenmotor, der einen Natrium- oder Protonengradienten in Rotation umsetzt. Der Haken, eine stark gebogene Struktur (ca. 55 nm Länge), verbindet Basalkörper und Filament. Letzteres ist ein steifer Faden, der eine **Spirale** bildet. Das Filament besteht aus polymerisierten Flagellinmolekülen.

Formen der Begeißelung. Manche Bakterien besitzen nur eine einzige Geißel; diese sitzt an einem Pol der Bakterienzelle, z. B. bei Vibrio cholerae (**polare** Begeißelung). Bei anderen Bakterien, z. B. bei Pseudomonas, entspringt an einem der beiden Pole ein einziges, aus mehreren Geißeln bestehendes Büschel (**lophotriche** Begeißelung). Sitzen Geißeln an jedem der beiden Pole, spricht man von bipolarer Begeißelung (**amphitrich**). Schließlich gibt es Bakterien, die rundum (**peritrich**) begeißelt sind: Salmonellen, E. coli.

Geißeln als H-Antigene. Die in den Geißeln der gramnegativen Stäbchen lokalisierten Antigene werden zusammenfassend als H-Antigene bezeichnet. Diese Bezeichnung leitet sich von der Tatsache ab, dass sich die besonders stark **beweglichen** Proteusbakterien bei Verimpfung auf feste Agarplatten auf deren Oberfläche ausbreiten und den Eindruck einer angehauchten Glasplatte hervorrufen. Danach heißen sämtliche Geißelantigene H-Antigene (von Hauch), auch wenn die Beweglichkeit der anderen Spezies nicht so stark ausgeprägt ist wie bei Proteus. Analog dazu leitet sich die Bezeichnung O-Antigen von dem Befund »ohne Hauch« ab.

Träger der aktiven Motilität. Die Geißeln dienen der Bakterienzelle als Organellen der aktiven Bewegung. Mit Hilfe des Mikroskops ist die aktive Bewegung in flüssigem Milieu gut zu beobachten. Die Bakterien bewegen sich stetig und mit erkennbarer Richtung über längere Strecken des Gesichtsfeldes hinweg. Demgegenüber zeigen geißellose Bakterien lediglich ein durch die Brownsche Molekularbewegung hervorgerufenes Zittern (passive Bewegung).

Die Bewegung der Bakterien kommt bei der polaren Begeißelung durch eine Schiffsschrauben-ähnliche Aktion der Geißeln zustande. Die Rotationsgeschwindigkeit der polaren Geißeln liegt bei 40 Umdrehungen pro Sekunde. Der Bakterienleib dreht sich dabei langsamer im Gegensinne. Die Bewegungsgeschwindigkeit der Bakterienzelle ist hoch. Sie liegt i. Allg. bei Werten bis zu 25 µm/s, also beim Mehrfachen ihrer Länge. Bei Vibrionen kann sie ausnahmsweise Werte von 200 µm/s erreichen. Dies liegt daran, dass sich gewundene Bakterien wie Korkenzieher durch das Medium schrauben.

Die bakterielle Beweglichkeit wird durch ein Chemotaxissystem gesteuert, das Gradienten von Lock- oder Schreckstoffen erkennt und diese Informationen über ein Signaltransduktionssystem an den Flagellenmotor weiterleitet.

1.2.10 Pili (Fimbrien)

Definition und Aufbau. Pili sind dünne und im Vergleich zu Geißeln kurze und starre Gebilde, die an der zytoplasmatischen Membran der Bakterienzelle inserieren und durch die Zellhülle hindurch drahtartig ins Milieu hineinragen (◘ Abb. 1.1). Die Pili haben mit den Geißeln nichts zu tun. Sie finden sich bei begeißelten Bakterien ebenso wie bei unbegeißelten. Sie sind röhrenförmig ausgebildet und bestehen aus einem als **Pilin** bezeichneten Protein. Ihr Durchmesser liegt bei ca. 5 nm (0,005 µm), ihre Länge zwischen 0,5 und 5 µm. Zwei Funktionen werden den Pili zugeschrieben:

- Bei gewissen Arten sind die Pili als Haftungsorganellen (**Adhäsine**) für die Ansiedlung im Wirtsorganismus maßgebend. Bei Gonokokken reagieren sie z. B. spezifisch mit bestimmten Rezeptoren der Wirtszellmembran der Zielzellen und verankern die Bakterienzelle daran.
- Bei den primitiven Sexualvorgängen zwischen Bakterien (Konjugation) dienen spezialisierte, größere Pili (**Sex-Pili**) als Anhaftungsorganellen der Sexualpartner, möglicherweise aber auch als Verbindungsröhren zwischen dem »männlichen« (F^+) DNS-Spender und dem »weiblichen« (F^-) DNS-Empfänger. Der **F-Faktor** kodiert für die Sex-Pili; er ist plasmid-gebunden. F^+-Zellen besitzen jeweils nur einen bis zwei Sex-Pili.

1.2.11 Sporen

Sporen (Endosporen) sind Zellformen mit extrem herabgesetztem Stoffwechsel (hypometabolische Zellformen), die sich bei manchen Bakteriengattungen, den sog. Sporenbildnern, aus der teilungsfähigen Normalform der Bakterienzelle (der vegetativen Form) entwickeln. Sie sind im Gegensatz zu den vegetativen Formen gegen Austrocknung, Hitze (z. B. mehrstündiges Kochen), Chemikalien und Strahlen widerstandsfähig (jedoch nur mäßig resistent gegen UV-Bestrahlung). Sporen lassen sich als **Dauer- und Überlebensformen** der Bakterienzelle ansehen. Für die Medizinische Mikrobiologie sind nur zwei sporenbildende Gattungen bedeutsam. Beide gehören zu den grampositiven Stäbchen: Es sind einmal die als **Bazillen** bezeichneten aeroben Sporenbildner und zum anderen die als **Clostridien** bezeichneten obligat anaeroben Sporenbildner.

Im Gegensatz zu den Sporen der Bakterien sind Pilzsporen keine Dauerformen. Sie dienen der Vermehrung und Verbreitung, sind also in dieser Hinsicht dem **Samen** der höheren Pflanzen gleichzusetzen. Bei Protozoen bezieht sich der Ausdruck »Sporulation« nicht auf die Bildung von Dauerformen, sondern auf infektiöse Stadien im Entwicklungszyklus.

Eigenschaften der Sporen. Die Produkte der Versporung fallen durch ihre Resistenz gegen feuchte Hitze deutlich aus dem Rahmen des in der Biologie Gewohnten. Während vegetative Formen bei 80 °C nach einer 10 min dauernden Exposition absterben, widerstehen alle Sporen dieser und anderen, weit höheren Temperaturbelastungen. Einige Sporen halten mehrstündiges Kochen aus. Bacillus stearothermophilus wird zum Testen von Autoklaven benutzt. Die Halbwertszeit einer Sporensuspension beträgt unter natürlichen Temperaturverhältnissen zumindest einige Jahrzehnte. Bei extrem niedrigen Temperaturen (flüssiger Stickstoff) verlängert sich die **Lebensdauer** vermutlich bis ins Unbegrenzte. Bakteriensporen können sich nicht unmittelbar vermehren. Sie müssen zuerst durch »Auskeimen« eine Zelle der Vegetativform bilden; erst diese ist dann vermehrungsfähig.

Die Thermoresistenz beruht auf folgenden Faktoren:
- Dipicolinsäure (Stabilisator),
- extremer Wasserarmut der Spore und
- auffallend niedrigem Guanosin-Cytosin-Gehalt (ca. 25%).

Bakterielle Sporen sind nur mäßig resistent gegen UV-Licht.

Modus der Sporenbildung. Die Sporenbildung wird durch Knappheit an Nährstoffen oder durch Anhäufung von wachstumsbehindernden Metaboliten im Milieu ausgelöst. Die Versporung der Bakterienzelle wird durch eine Einschnürung der Zytoplasmamembran eingeleitet, die das Zytoplasma in zwei ungleiche Teile separiert. Der mit dem Zellgenom assoziierte Teil des Zytoplasmas retrahiert sich unter starkem Wasserverlust und bildet einen von der inneren und der äußeren Sporenmembran umgebenen runden Körper, die **Vorspore**. Die innere Sporenmembran bildet dann eine dünne Sporenzellwand, und die äußere Sporenmembran bildet die sog. Sporenrinde (**Cortex**). Sporenzellwand und Sporenrinde bilden die innere Sporenhülle. Der andere Teil des Zytoplasmas, der sich um die Vorspore herumgelegt hat, hüllt die Vorspore ein und synthetisiert die äußeren Sporenhüllen (**Exosporium**). Auf diese Weise entsteht in einer Bakterienzelle jeweils nur eine einzige Spore. Diese liegt als rundes oder ovales Gebilde in der Mitte (mittelständig) oder an einem Ende (endständig) der stäbchenförmigen Vegetativform. Deren Zellwand wird nach der Versporung enzymatisch abgebaut.

Die Spore besteht also aus einem **Zytoplasma-DNS-Konzentrat**, welches von mehreren festen Schichten umgeben ist. Sie enthält das gesamte Bakteriengenom und eine Reihe von Funktionsträgern des Zytoplasmas, z. B. Enzyme, in stabilisiertem Zustand.

Lage der Sporen. Bei Sporenbildnern kann die Sporenbildung, wie z. B. bei Milzbrandbazillen, mittelständig sein, während sie bei Tetanusclostridien endständig ist: Es entsteht das Bild des Trommelschlegels. Bei anderen sporenbildenden Bakterien setzt sich die endständige Spore nicht scharfgeknickt gegen die vegetative Mutterzelle ab, sondern allmählich geschweift: Es entsteht die Tennisschlägerform. Diese ist typisch für Clostridium perfringens, den Erreger des Gasbrandes, und C. botulinum, den Bildner des bakteriellen Konservengiftes.

1.2.12 Intrazelluläre Depotgranula

Im Zytoplasma der Bakterienzellen werden bei vielen Spezies Reservestoffe in Form von Granula eingelagert. Neben Glykogen und Stärke findet man Lipide meist in granulärer Form als Polyhydroxybuttersäure (PHB).

Diese Substanz wird auch als »**Bakterienfett**« bezeichnet, da sie ausschließlich bei Prokaryonten vorkommt.

Die Speicherstoffe werden bei Knappheit des betreffenden Nahrungsstoffes aufgebraucht. Eine gewisse Sonderstellung nehmen Polyphosphatspeicher ein. Ihr morphologischer Ausdruck sind **metachromatische Granula**, die sog. Volutingranula. Diese spielen als charakteristische Strukturelemente der Diphtheriebakterien eine bedeutende Rolle bei deren Diagnose (Polkörperchen oder Babes-Ernstsche-Granula, ▶ s. S. 327 ff.).

In Kürze

Bakterien: Definition und Aufbau

Grundformen der Bakterien. Kokken, Stäbchen, Schraubenbakterien.

Aufbau: Kernäquivalent (keine Kernmembran), in einigen Fällen Plasmide. Zellhülle bestehend aus Zytoplasmamembran und Zellwand. Mitochondrien und endoplasmatisches Retikulum fehlen.

Anordnung des Bakteriengenoms. Bakterienchromosom (doppelsträngige ringförmige DNS), Plasmide (doppelsträngige ringförmige DNS; extrachromosomal).

Bakteriophagen. Viren, die Bakterien »infizieren«: **lytisch** mit Zerstörung der Wirtszelle oder **lysogen** mit der Integration von Phagen-DNS in das Bakteriengenom als **Prophage**.

Transposons. DNS-Segmente, die gelegentlich ihren Platz im Genom ändern und sich in Nukleotidsequenzen einschieben, zu denen sie keine Homologien besitzen (»springende Gene«).

Zellwandtypen. Grampositiv: mehrschichtiger Mureinsacculus, Lipoteichonsäure; gramnegativ: einschichtiger Mureinsacculus, äußere Membran mit Porinen und Lipopolysaccharid; säurefeste Bakterien: Wachse in der Zellhülle.

Weitere Zellhüllenbestandteile. Kapseln, Geißeln, Pili (Fimbrien).

Lipopolysaccharidhauptwirkungen. (1) Stimulation von Monozyten/Makrophagen führt zur Ausschüttung von IL-1, IL-6 und TNF-α, woraus Fieber und die Akut-Phase-Reaktion resultieren, (2) die Aktivierung des Komplementsystems führt zu einer Entzündungsreaktion, (3) die Aktivierung des Bradykininsystems bedingt eine Vasodilatation, (4) die Aktivierung von Gerinnung und Fibrinolyse kann zur Verbrauchskoagulopathie führen. Als Ergebnis aller vier Hauptwirkungen kann ein Schock entstehen.

Zellwandlose Formen. Sphäroplasten, Protoplasten, L-Formen, Mykoplasmen.

Sporen. Hypometabolische Dauerformen (aerob: Bacillus spp., anaerob: Clostridium spp.).

Bakterien: Vermehrung und Stoffwechsel

P. Klein (†), H. Hahn

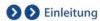 Einleitung

Eine Kenntnis der Vermehrung und der Stoffwechseleigenschaften von Bakterien, d.h. ihre Physiologie, ist für den medizinischen Mikrobiologen zwingend erforderlich, da er den zu diagnostizierenden Erreger außerhalb des Patienten zur Vermehrung bringen muss (i), um seine Eigenschaften zu bestimmen, um daraus eine Erregerdiagnose stellen und (ii), um seine Empfindlichkeit bzw. Resistenz gegen antibakterielle wirksame Substanzen prüfen zu können. Im Folgenden werden die Grundlagen der Bakterienphysiologie beschrieben.

2.1 Bakterienvermehrung

Teilung. Die Vermehrung der Bakterienzelle erfolgt bei der überwiegenden Mehrzahl der Spezies durch **binäre Zellteilung**. Diese teilen sich nach einem gewissen Zeitintervall von neuem in jeweils zwei Zellen usw. Es entsteht auf diese Weise eine Anzahl gleicher Zellen, die sich von einer Stammzelle herleiten: Ein **Stamm** oder **Klon**. Die Bakterien-DNS ist durch den Polymerasekomplex an der Innenseite der Bakterienmembran angeheftet und repliziert sich dort. Bei der Teilung wächst die Zellwand an dieser Stelle und nimmt die beiden Tochtermoleküle jeweils in die beiden Tochterzellen mit. Auf diese Weise ist gesichert, dass auf beide Tochterzellen je 1 Genomäquivalent kommt.

Vermehrungskinetik: Vermehrungskurve

Vermehrungsfunktion. Alle neu entstandenen Bakterienzellen teilen sich wiederum, sobald sie ein bestimmtes Alter erreicht haben; so ergibt sich als Idealfunktion eine **geometrische Progression** des Musters 1, 2, 4, 8, 16, 32 usw. (**exponentielles Wachstum**).

Vermehrungskurve, Vermehrungsstadien. Verimpft man eine kleine Menge von reingezüchteten Bakterien in ein neues Kulturmedium und bebrütet dieses bei konstanter Temperatur, so ändert sich die Bakterienzahl in typischer Weise. Wenn man die Ergebnisse halblogarithmisch darstellt, ergibt sich eine Kurve, die sich als Abfolge von vier Stadien darstellt (Abb. 2.1).

Latenzphase (lag-Phase). Die beim Zeitpunkt Null eingeimpfte Zahl von Bakterien bleibt trotz günstiger Wachstumsbedingungen über einen gewissen Zeitraum hinweg unverändert (Latenzphase, lag-Phase). Um die im Milieu vorhandenen Nährstoffe verwenden zu können, müssen die Bakterien die dazu notwendigen Enzyme erst synthetisieren. Dies geschieht während des Kontaktes mit den zu verarbeitenden Substraten im Sinne der **Enzyminduktion** und benötigt Zeit.

Logarithmische Phase (log-Phase). In der logarithmischen oder **exponentiellen Phase** hat die Vermehrungsgeschwindigkeit ihr Maximum erreicht und verändert sich in dieser Phase nicht.

Stationäre Phase. Nach der Vermehrungsphase sinkt die Vermehrungsgeschwindigkeit auf Null. Die Populationsgröße verändert sich nicht: stationäre Phase. Als Ursache des Wachstumsstillstands kommen verschiedene Faktoren in Betracht. In vielen Fällen wird derjenige Wuchsstoff, welcher in dem Kulturmedium durch Verzehr als erster verschwindet, zum wachstumslimitierenden Faktor. In anderen Fällen wird das Wachstum durch die Akkumulation nicht abbaubarer Metabolite im Mi-

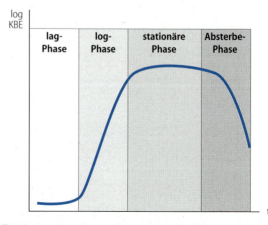

Abb. 2.1. Vermehrungskurve von Bakterien

lieu gehemmt. Hier sind v. a. die bei der Zuckervergärung anfallenden Säuren zu nennen.

Phase des Absterbens. In diesem Stadium verringert sich die Anzahl der Keime ständig. Die Ursache für das Absterben ist weitgehend unbekannt.

Vermehrungsgeschwindigkeit. Dieser Begriff bezeichnet die Zahl der pro Zeiteinheit neu gebildeten Zellen. Als Maß dafür dient die Generationsrate; sie gibt die Zahl der Verdoppelungen pro Zeiteinheit an.

Die Teilungsgeschwindigkeit in der logarithmischen Phase hängt von den folgenden drei Hauptfaktoren ab:

Die **Eigenheiten** der gezüchteten Bakterien, insbesondere die Generationszeit, beeinflussen die Vermehrungsgeschwindigkeit erheblich. In einer dextrosehaltigen Bouillon vermehren sich zahlreiche Bakterien sehr schnell (S. aureus: Verdopplungszeit ca. 15 min). Im Gegensatz hierzu liegt die Generationsrate von Tuberkulosebakterien bei ca. 20 h.

Ebenso sind **Zusammensetzung** und **Beschaffenheit des Kulturmediums** von Bedeutung. In einem Minimalmedium ist das Wachstum stets langsamer als in einem Optimalmedium (▶ s. S. 881). Die meisten Bakterien erreichen ihre maximale Wuchsgeschwindigkeit bei pH 7,4.

Die Wuchsgeschwindigkeit der Kultur hängt von der **Bebrütungstemperatur** ab. Für die meisten medizinisch relevanten Bakterien liegt das Temperaturoptimum zwischen 36–43 °C. Jenseits dieser Marken nimmt die Wachstumsgeschwindigkeit wieder ab. Bei Temperaturen von unter 4 °C und über 50 °C stellen die meisten Bakterien das Wachstum ein.

Einsaatgröße. Einige Bakterienspezies verlangen eine Minimaleinsaat, die nicht unterschritten werden darf, wenn die Verimpfung »angehen« soll. Typisch für diesen Fall ist die Situation der Leptospiren: Hier müssen auch bei Verwendung von Optimalmedien relativ hohe Einsaatmengen verimpft werden, wenn es zur Vermehrung kommen soll.

Ruhende Kultur. Die Bakterien einer wachsenden Kultur können durch Entzug der Aufbaustoffe am weiteren Wachstum gehindert werden, ohne dass sie absterben. Die Bakterien können z. B. durch Verwendung der angebotenen Glukose ihren **Betriebsstoffwechsel** notdürftig bestreiten, während der **Baustoffwechsel** ruht. Eine Population, die sich in diesem Zustand befindet, heißt ruhende Kultur. Gibt man zu der ruhenden Kultur aber eine geeignete Lösung von Aufbaustoffen, so geht die Kultur aus dem Zustand der Ruhe schnell in die logarithmische Wachstumsphase über.

2.2 Stoffwechsel von Bakterien

2.2.1 Energiebeschaffung: Phototrophie und Chemotrophie

Die für die Lebenserhaltung notwendige Energie beziehen die Bakterien entweder durch direkte Verwertung von Licht mit Hilfe von Chlorophyll oder durch exoenergetische chemische Reaktionen in Gestalt von Elektronenübertragungen; im ersten Fall spricht man von **phototrophen** (phototroph, gr. durch Licht ernährbar), im zweiten Fall von **chemotrophen** (chemotroph, gr. durch chemische Stoffe ernährbar) Bakterien.

Energiegewinnung bei Krankheitserregern. Die medizinisch bedeutsamen Bakterien sind chemotroph. Da sie als Elektronenquelle nur organisches Material verwerten können, gehören sie innerhalb der Chemotrophie zu den organotrophen Energieverwertern. Sie lassen sich somit als **chemo-organotroph** bezeichnen. Als letzten Elektronenakzeptor benutzen sie beim energieliefernden Abbau von organischen Stoffen entweder anorganische Verbindungen oder wiederum organische Stoffe.

— Im ersten Fall spricht man von respiratorischer Energiegewinnung (**Atmung**),
— im zweiten Fall von fermentativer Energiegewinnung (**Gärung**).

Beide Fundamentalprozesse liefern schließlich das energiereiche ATP. Wird O_2 als Elektronenakzeptor verwendet, so spricht man von **aerober** Atmung, bei Verwendung von anderen, anorganischen Elektronenakzeptoren (z. B. Nitrat) von **anaerober** Atmung.

So gut wie alle medizinisch wichtigen Bakterien können Glukose als Energiequelle verwerten. Die maximale Ausbeute an Energie ergibt sich durch die **Atmung** (aerober Abbau). Zahlreiche Bakterienspezies sind aber zur Atmung unfähig; sie müssen sich auf den anaeroben Abbau der Glukose (Glykolyse) beschränken. Es entsteht in diesem Falle als zentrales Zwischenprodukt zunächst Brenztraubensäure. Anschließend entstehen je nach Spezies Milchsäure, Ameisensäure, Essigsäure, Acetoin, Butylalkohol u. a. Dieser Prozess wird als **Fermentation** (Gärung) bezeichnet (◨ Abb. 2.2).

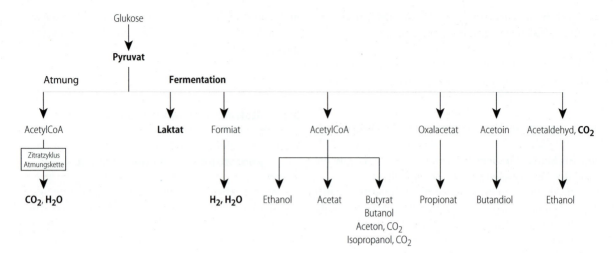

◨ Abb. 2.2. Energiestoffwechsel: Assimilation u. Fermentation
Bei der Assimilation dient Sauerstoff als terminaler Elektronenakzeptor, der Aufbaustoffwechsel kann nur unter aeroben Bedingungen stattfinden. Mit der Erzeugung von 36 Molekülen ATP beim Abbau von 1 Molekül Glukose ist die aerobe »Atmung« die ertragreichste Energiegewinnungsmethode: Sie liefert 1mal mehr ATP als die »anaerob« verlaufende Gärung. Bei der Fermentation werden andere Elektronenakzeptoren benutzt, sie kann daher auch ohne Sauerstoff ablaufen. Es werden unterschiedliche Stoffwechselwege beschritten, die bei der Identifizierung genutzt werden. Das bei der Formiat-Fermentation entstehende H_2 ist im Gegensatz zu CO_2 nur wenig wasserlöslich und erscheint als *Gasblase* in einem Durham-Röhrchen. Acetoin kann in der *Voges-Proskauer-Reaktion* nachgewiesen werden und ist typisch für E. coli. Die Acetaldehyd-Fermentation wird nur selten von Bakterien, jedoch typischerweise von Pilzen benutzt. Die Laktat-Fermentation wird vor allem von industriell genutzten Bakterien, z. B. Lactobacillus casei, eingeschlagen (Käseherstellung)

Verfügt die Bakterienzelle neben dem zuckervergärenden Enzymsystem noch über das Zytochromsystem, so entstehen aus der im Zuge der Glykolyse anfallenden Brenztraubensäure unter Verwendung von O_2 als terminalem Elektronenakzeptor schließlich CO_2 und H_2O. Dieser Vorgang heißt **Zellatmung**. Die Energieausbeute ist bei der Atmung wesentlich höher als bei der Vergärung.

Außer der von allen Arten verwertbaren Glukose kommen als organische Energiequelle zahlreiche Kohlenhydrate in Betracht, u. a. auch höhere Alkohole und aliphatische Carbonsäuren; diese entstehen u. a. durch Desaminierung von Aminosäuren. Die Verwertungsmöglichkeit für solche Energieträger ist von Art zu Art verschieden ausgebildet.

Steht einer wachsenden Bakterienpopulation ein energetisch verwertbarer Zucker zur Verfügung, so wird dieser zunächst im Sinne der Glykolyse zu Säure abgebaut. Bei vielen Krankheitserregern verläuft der darauf folgende Oxidativabbau sehr langsam, er ist unvollkommen, oder er fehlt gänzlich. Es häufen sich dann die bei der Vergärung entstehenden Säuren an. Dies wird bei der Bestimmung von Merkmalen zum Zweck der Speziesdiagnose ausgenutzt. So weiß man, dass Typhusbakterien typischerweise Laktose nicht verwerten, während E. coli dazu meistens in der Lage ist. Dieses Merkmal nutzt man für die Diagnose aus: Setzt man einer Nährlösung als einziges Kohlenhydrat Laktose mit einem säureanzeigenden Farbindikator zu, so bleibt beim Wachstum von Typhusbakterien der pH-Wert der Kultur unverändert. Beim Wachstum von E. coli zeigt der Farbumschlag des Indikators dagegen die Säurebildung an. E. coli kann durch ihre *β*-Galaktosidase den Milchzucker in zwei Hexosen, nämlich in D-Glukose und D-Galaktose spalten. Damit ergibt sich in Gestalt der Glukose zumindest ein weiter verwertbares Kohlenhydrat; dieses wird anoxidativ zu Säuren abgebaut. Den Typhusbakterien fehlt die *β*-Galaktosidase: Die Laktose wird nicht gespalten, und die Säurebildung bleibt aus. In Analogie zur Laktose verwendet man zur Merkmalsdifferenzierung noch zahlreiche andere Kohlenhydrate, z. B. Saccharose, Maltose, Mannitol u. a.

Im Zuge der Zuckerverstoffwechselung kann es zur **Gasbildung** kommen. Das in der oxidativen Zuckerabbauphase entstehende Kohlendioxid ist so stark wasserlöslich, dass es physikalisch nicht in Erscheinung tritt: Die Bildung von Gasblasen bleibt aus. Einige Bakterienspezies (meist aus der Familie der **Enterobacteria-**

ceae) haben jedoch das Vermögen, die beim anoxiontischen Zuckerabbau anfallende Ameisensäure in CO_2 und H_2 zu überführen. Der hierbei anfallende Wasserstoff ist in der Nährbodenflüssigkeit kaum löslich, er lässt sich mit Hilfe eines Gasröhrchens als Gasblase nachweisen. Auf diese Weise kann man u. U. die Typhusbakterien von den übrigen Salmonellen abgrenzen, und diese wieder von der Mehrzahl der Ruhrbakterien. Charakteristischerweise bilden Gasbrandclostridien große Mengen von gasförmigem Wasserstoff. Dieser erscheint nicht nur als diagnostisch wichtiges Merkmal in der Kultur, sondern auch in vivo: In dem vom Gasbrand befallenen Gewebe entstehen zahllose Gasblasen. Diese werden bei der Palpation durch das charakteristische Knistern (**crepitatio**, lat. Knarren) wahrgenommen. Im Darm des Menschen entsteht durch bakterielle Umsetzung ebenfalls Wasserstoffgas. Daneben entsteht durch Reduktion (Hydrierung) von Schwefelverbindungen gasförmiger Schwefelwasserstoff H_2S. Bei der Merkmalsbestimmung von Darmbakterien wird die Fähigkeit, H_2S zu bilden, diagnostisch bewertet: Salmonellen bilden z. B. fast immer H_2S, während Ruhrbakterien dazu nicht imstande sind.

2.2.2 Bedarf an Aufbaustoffen

Für den Aufbaustoffwechsel benötigen alle Bakterien die Zufuhr größerer Mengen an Hauptelementen. Es sind dies Wasserstoff, Sauerstoff, Kohlenstoff und Stickstoff. Daneben muss die Nährlösung Zusatzelemente (K, Fe, Ca, Mg, P, S und Cl) in Form anorganischer Ionen enthalten. Schließlich werden je nach Spezieseigentümlichkeit daneben noch die sog. Spurenelemente benötigt, wie Zink, Kobalt oder Mangan. Die Form, in der die Hauptelemente Stickstoff und Kohlenstoff angeboten werden müssen, ist von Spezies zu Spezies sehr verschiedenartig.

Autotrophie. Als eine Extremform der Bedürfnislosigkeit kann man die Lebensweise derjenigen Bakterien ansehen, welche Mineralien nicht nur als Energiequelle nutzen (Lithotrophie), sondern ihren Aufbaustoffwechsel gänzlich mit anorganischem Material bestreiten. Diese Bakterien begnügen sich mit anorganischem Kohlenstoff (CO_2) und mit anorganischem Stickstoff (z. B. als NH_4^+ oder gar als N_2).

Von den medizinisch wichtigen Bakterien gehört keine einzige Spezies in strengem Sinne zum autotrophen Ernährungstyp, wenn auch einige Spezies dessen Verhalten nahekommen. So ist E. coli dazu fähig, mit anorganischem Stickstoff in Gestalt von Ammoniak allein auszukommen; dieser Keim benötigt aber eine organische Kohlenstoffquelle, z. B. in Gestalt von Glukose.

Heterotrophie. Bakterien, welche die Zufuhr von organischen Verbindungen benötigen – sei es auch nur von einer einzigen – nennt man heterotroph (gr. **heteros** und **trophein** = andersartige Nahrung gebrauchend).

Heterotrophe Bakterien verfügen nicht über das breite Enzymarsenal der autotrophen; sie haben in ihrem Syntheseapparat »Fertigungslücken«. Dies bedeutet, dass einige für den Aufbau des Protoplasmas unentbehrliche (essentielle) Verbindungen nicht synthetisiert werden können. Werden diese der Zelle nicht von außen zugeführt, so ist das Wachstum unmöglich.

Metabolite, Wuchsstoffe. Als Metabolit bezeichnet man jede Substanz, die im Stoffwechselprozess verarbeitet wird oder anfällt; hierunter fallen u. a. alle Abbau- und Syntheseprodukte. **Essentiell** ist ein Metabolit, wenn er für den Ablauf der Stoffwechselprozesse unerlässlich ist. Für autotrophe Bakterien ist z. B. das selbstgefertigte Tryptophan ein essentieller Metabolit. Das Gleiche gilt auch für die durch Abbau von Zucker anfallende Brenztraubensäure. Für zahlreiche Bakterien (Brucellen, Gonokokken, Streptokokken) ist CO_2 ein essentieller Metabolit. **Nicht essentielle** Metaboliten sind z. B. für Proteusbakterien Ammoniak, für Pneumokokken die Milchsäure oder für E. coli das Indol. Diese Substanzen fallen als Endprodukte (Schlacken) an und werden nicht weiterverwertet.

Als Wuchsstoff bezeichnet man unter Bezugnahme auf einen bestimmten Bakterienstamm einen essentiellen Metaboliten, zu dessen Herstellung die Zelle selbst nicht fähig ist. Die für den betreffenden Stamm als Wuchsstoff erkannte Verbindung muss im Milieu zur Verfügung stehen, wenn es zur Vermehrung kommen soll. Für Diphtheriebakterien ist Tryptophan ein Wuchsstoff, dagegen nicht für E. coli. Für beide Spezies ist aber Tryptophan ein essentieller Metabolit. Der Begriff »essentieller Metabolit« ist hiernach dem Begriff »Wuchsstoff« übergeordnet: Nicht alle essentiellen Metaboliten sind Wuchsstoffe, aber alle Wuchsstoffe sind essentielle Metaboliten.

Der Wuchsstoffbedarf der medizinisch wichtigen Bakterien ist von Spezies zu Spezies und zuweilen von Stamm zu Stamm verschieden. Einige Bakterienspezies benötigen nur einen oder zwei Wuchsstoffe (anspruchslose Keime), andere verlangen dagegen ein Wuchsstoffangebot, welches neben dem größten Teil der Amino-

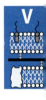

säuren noch zahlreiche Verbindungen anderer Art (prosthetische Gruppen für Enzyme, Purine) umfasst. Erreger dieser Art werden mit dem Ausdruck »anspruchsvoll« gekennzeichnet. Als Beispiel seien die Gonokokken und die Keuchhustenbakterien genannt. Bei einigen Erregern ist das Stoffwechselbedürfnis offenbar so beschaffen, dass es mit Hilfe der in der Praxis zur Verfügung stehenden Nährböden nicht gedeckt werden kann. Bakterien dieser Art sind **nicht züchtbar**. Hierher gehören z. B. die Erreger der Syphilis, der Lepra, der Chlamydieninfektionen und des Fleckfiebers. Zur Vermehrung dieser Keime muss man sie in den lebenden Organismus bzw. auf lebende Zellen verimpfen.

In Kürze

Bakterien: Vermehrung und Stoffwechsel

Die Vermehrung der Bakterienzelle erfolgt durch Zweiteilung. Die aus einer einzigen Zelle hervorgegangene Population wird als Klon bezeichnet. Unter konstanten Bedingungen verläuft die maximale Zunahme der Zellzahl in der Zeit als logarithmische Funktion. Vor der logarithmischen Vermehrungsphase liegt die Latenzphase. Nach der logarithmischen Phase kommt es zum Wachstumsstillstand. Die Wuchsgeschwindigkeit wird durch die mittlere Verdopplungszeit charakterisiert. Diese schwankt je nach den Wachstumsbedingungen und der Bakterienspezies zwischen 15 Minuten und Stunden bis Tagen. Das Temperaturoptimum liegt zwischen 36° und 43°C.

Beim Stoffwechsel unterscheidet man zwischen Bau- und Betriebsstoffwechsel. Für beide ist die Energiegewinnung essentiell. Sie erfolgt bei den medizinisch wichtigen Bakterien durch Abbau von organischem Material, vornehmlich von Kohlenhydraten. Hierbei unterscheidet man die aerobe von der anaeroben Energiegewinnung. Im ersten Fall (Atmung) dient O_2 als finaler Elektronenakzeptor, im zweiten Fall (Gärung) sind es organische Stoffe. In beiden Fällen kommt es zur Bildung von energiereichem ATP. Der aerobe Weg liefert im Vergleich zum anaeroben Weg ein Vielfaches an Energieausbeute. Zahlreiche Bakterienspezies unterscheiden sich hinsichtlich ihrer Energiegewinnung. Dies wird zur Diagnose ausgenutzt.

Die medizinisch wichtigen Bakterien sind durchweg heterotroph, d.h. sie benötigen die Zufuhr von bestimmten organischen Stoffen (Wuchsstoffen) als Ausdruck von funktionellen Lücken in ihrem Syntheseapparat. Je nach der Breite dieser Lücken unterscheidet man »anspruchsvolle« von »anspruchslosen« Bakterien. Dementsprechend weisen die verwendeten Medien verschiedene Grade der Komplexität auf. In besonderen Fällen (z.B. bei den Erregern der Syphilis und der Lepra) ist eine Züchtung im unbelebten Kulturmedium nicht möglich. Hier kann die Züchtung nur in lebenden Zellen erfolgen.

Spezielle Bakteriologie

Staphylokokken – 187
H. Hahn, K. Miksits, S. Gatermann

Streptokokken – 199
H. Hahn, K. Miksits, S. Gatermann

Enterokokken und weitere katalasenegative grampositive Kokken – 220
H. Hahn, K. Miksits, S. Gatermann

Neisserien – 224
H. Hahn, Th. F. Meyer

Enterobakterien – 236
H. Hahn, J. Bockemühl

Vibrionen, Aeromonas – 272
H. Hahn, O. Liesenfeld

Nichtfermentierende Bakterien (Nonfermenter): Pseudomonas, Burkholderia, Stenotrophomonas, Acinetobacter – 279
K. Vogt, H. Hahn, K. Miksits

Campylobacter – 287
K. Vogt, S. Suerbaum, H. Hahn, K. Miksits

Helicobacter – 291
S. Suerbaum, K. Vogt

Haemophilus – 296
H. Hahn

Bordetellen – 303
H. Hahn, M. Arvand

Legionellen – 309
H. Hahn, K. Miksits

Anthropozoonoseerreger ohne Familienzugehörigkeit: Listerien, Brucellen, Francisellen und Erysipelothrix – 313
M. Mielke, H. Hahn

Korynebakterien – 326
H. Hahn, M. Höck

Bacillus – 334
K. Vogt, H. Hahn

Obligat anaerobe sporenbildende Stäbchen (Clostridien) – 339
A. C. Rodloff

Nichtsporenbildende obligat anaerobe Bakterien – 349
A. C. Rodloff

Mykobakterien – 361
H. Hahn, S. H. E. Kaufmann, T. Ulrichs, A. C. Rodloff

Nocardien und aerobe Aktinomyzeten – 381
K. Miksits

Treponemen – 385
H. Hahn, K. Miksits

Borrelien – 396
V. Brade, H. Hahn, M. Mielke

Leptospiren – 404
H. Hahn, E. Kmety

Rickettsien, Orientien, Coxiellen, Ehrlichien, Anaplasmen, Neorickettsien – 408
H. Hahn, K. Miksits

Bartonellen – 416
M. Arvand

Mykoplasmen und Ureaplasmen – 422
H. Hahn

Chlamydien – 427
R. Marre, H. Hahn

Weitere medizinisch bedeutsame Bakterien – 437
M. Arvand, H. Hahn, K. Miksits

Farbtafeln – 440

Staphylokokken

H. Hahn, K. Miksits, S. Gatermann

Staphylokokken sind grampositive Kugelbakterien, die sich in Haufen, Tetraden oder in Paaren lagern und sich sowohl aerob als auch anaerob vermehren (Tabelle 1.1).

Die Gattung untergliedert sich in zahlreiche Spezies, von denen Staphylococcus aureus (S. aureus) diagnostisch aufgrund der Bildung von freier Koagulase (► s. S. 188) von den übrigen, d. h. koagulasenegativen Staphylokokkenspezies (KNS) abgetrennt wird. Diese Unterscheidung ist von medizinischer Relevanz, weil die KNS-Spezies Krankheitsbilder hervorrufen, die sich in Pathogenese, Klinik, Diagnostik und Therapie von den durch S. aureus hervorgerufenen unterscheiden (Tabelle 1.2).

Die Bezeichnung leitet sich von dem griechischen Wort Staphyle (= Traube) ab; sie bezieht sich auf die traubenförmige Lagerung im mikroskopischen Präparat.

»Kugelmikrobien« in Eiter beschrieb 1874 der Chirurg Theodor Billroth, desgleichen Robert Koch 1878; Louis Pasteur brachte sie 1880 in Nährlösung zur Vermehrung, die Namensgebung Staphylococcus prägte 1880 der schottische Chirurg Alexander Ogston; eine erste Klassifizierung aufgrund des Pigmentverhaltens in S. pyogenes aureus und S. pyogenes albus erfolgte durch den Göttinger Chirurgen Friedrich Julius Rosenbach (1884).

Tabelle 1.1. Staphylococcus: Gattungsmerkmale

Merkmal	Merkmalsausprägung
Gramfärbung	grampositive Kokken (Haufen)
aerob/anaerob	fakultativ anaerob
Kohlenhydratverwertung	fermentativ
Sporenbildung	nein
Beweglichkeit	nein
Katalase	positiv
Oxidase	negativ
Besonderheiten	Lysostaphin-Empfindlichkeit

Tabelle 1.2. Staphylokokken: Arten und Krankheiten

Arten	Krankheiten
Koagulasepositiv	
S. aureus	Lokalinfektionen oberflächlich-eitrig tief-invasiv
	Sepsis, Endokarditis
	toxinbedingte Syndrome SSSS (Scalded-Skin-Syndrom) TSS (Toxic-Shock-Syndrom) Nahrungsmittelintoxikation
Koagulasenegativ	
S.-epidermidis-Gruppe	
S. epidermidis	Endoplastitis Sepsis Peritonitis
S. hominis	
S. haemolyticus	
S. warneri	
S. capitis	
S.-saprophyticus-Gruppe	
S. saprophyticus	Harnwegsinfektionen
S. xylosus	
S. cohnii	

1.1 Staphylococcus aureus (S. aureus)

Steckbrief

S. aureus verursacht oberflächliche und tief-invasive eitrige Infektionen, Sepsis und Endokarditis sowie Intoxikationen. Bei der Pathogenese wirken zahlreiche Virulenzfaktoren zusammen. Darüber hinaus bilden einige Stämme spezifische Toxine, die jeweils für Brechdurchfall, das Toxic-Shock-Syndrom (TSS) bzw. Staphylococcal-Scalded-Skin-Syndrom (SSSS) (dt. Schälblasensyndrom) verantwortlich sind.

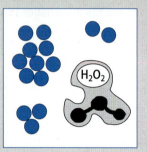

Staphylococcus aureus grampositive Haufenkokken in Eiter entdeckt 1878 von Robert Koch, abgegrenzt 1884 von F.J. Rosenbach

1.1.1 Beschreibung

Aufbau

Zellwand. Die Zellwand besteht aus einer dicken, vielschichtigen Peptidoglykanschicht. Ein zellwandständiges Protein ist der Clumping Factor (C.F.), der als Rezeptor für Fibrinogen wirkt. Als Virulenzfaktor vermittelt der C.F. die Bindung von Staphylokokken an Fibrinogen in verletztem Gewebe, auf medizinischen Implantaten sowie Kathetern, an die sich zuvor Fibrinogen angelagert hat.

Die meisten S.-aureus-Stämme bilden Protein A, das mit der Peptidoglykanschicht verbunden ist. Dieses bindet sich an das Fc-Stück insbesondere von Immunglobulinen der IgG-Unterklassen 1, 2 und 4. Dadurch können die Immunglobuline sich nicht mehr an den Fc-Rezeptor von Phagozyten binden: Protein A behindert als Virulenzfaktor die Opsonisierung und damit die Phagozytose (▶ s. S. 110ff.).

Kapsel. Einige Stämme von S. aureus bilden eine Kapsel aus Polymeren der Glukosaminuronsäure oder der Mannosaminuronsäure. Das Ausmaß der Kapselbildung hängt von den Wachstumsbedingungen ab: Sie erfolgt vorwiegend in vivo unter dem Selektionsdruck der Phagozytose. Die Kapsel behindert als Virulenzfaktor die Phagozytose.

Extrazelluläre Produkte

Freie Koagulase. Dieses Protein besitzt für sich allein keine Enzymaktivität. Es bindet sich an Prothrombin, und der entstandene Komplex wirkt proteolytisch. Er löst direkt, d.h. unter Umgehung der Thrombinbildung, die Umwandlung von Fibrinogen zu Fibrin aus. Auf diese Weise ist die freie Koagulase als Virulenzfaktor an der Bildung der charakteristischen Fibrinkapsel um Läsionen durch S. aureus herum beteiligt, v.a. beim Abszess. Sie ist somit verantwortlich für die charakteristische Eigenschaft von S. aureus, lokalisierte Läsionen zu erzeugen. Diagnostisch ist die Koagulasebildung das Hauptmerkmal für die Speziesbestimmung von S. aureus.

Staphylokinase. Unter Einwirkung dieses Enzyms entsteht aus Plasminogen Plasmin (Synonym: Fibrinolysin). Plasmin lysiert die Fibrinkapsel, die sich in der frühen Phase um den Abszess durch Koagulasewirkung gebildet hat. Sie ermöglicht als Virulenzfaktor die schubweise weitere Ausbreitung der Erreger im infizierten Gewebe.

DNase. Diese thermostabile Nuklease, die DNS und RNS spaltet, erleichtert die Ausbreitung der Erreger im Gewebe. Daneben kommt ihr eine diagnostische Bedeutung zu, da sie nur bei S. aureus und bei wenigen koagulasenegativen Staphylokokkenarten vorkommt.

Lipasen. Sie beteiligen sich wahrscheinlich an der Ausbreitung der Erreger im Gewebe.

Hyaluronidase. In ähnlicher Weise wie der »spreading factor« der A-Streptokokken (▶ s. S. 200ff.) bringt dieses Enzym die interzelluläre Hyaluronsäure zur Auflösung und trägt ebenfalls zur Ausbreitung der Staphylokokkeninfektion bei.

Hämolysine. Es sind vier membranschädigende Hämolysine bekannt: α-, β-, γ-, δ-Hämolysin (oder -Toxin). Ein Stamm kann 1 bis 4 dieser Hämolysine bilden. Als Virulenzfaktoren zerstören sie Erythrozyten, aber auch andere Säugetierzellen, und schädigen so das Gewebe. Das α-Hämolysin zerstört Phagozyten und behindert damit die Phagozytose.

Leukozidin. Dieser Virulenzfaktor zerstört polymorphkernige Granulozyten und Makrophagen und beeinträchtigt auf diese Weise ebenfalls die Phagozytose.

Staphylokokken-Enterotoxine (SE). Die Enterotoxine verursachen Durchfälle und Erbrechen. Enterotoxine sind untereinander homologe 30-kDa-Proteine, die als Superantigene wirken (▶ s. S. 31 ff.). Sie werden durch Trypsin im oberen Magen-Darm-Trakt nur geringfügig abgebaut und durch Erhitzen bei 100 °C für 30 min nicht sicher inaktiviert. Es gibt elf immunologische Varianten (SEA, SEB, SEC1–SEC3, SED–SEJ), wobei SEA für die meisten Fälle von staphylokokkenbedingter Nahrungsmittelvergiftung verantwortlich ist. Der Wirkungsmechanismus der Enterotoxine ist nicht geklärt. Nach einer Hypothese schädigen sie die Endigungen des N. vagus im Magen, was den heftigen Brechreiz erklären würde.

Eine andere Hypothese führt die Wirkungen auf ihre Eigenschaft als Superantigene (▶ s. S. 31) zurück. So könnten die SE in der Blutbahn über eine polyklonale T-Zellaktivierung die Freisetzung von IL-2 aus T-Zellen und von TNF-α aus Makrophagen auslösen. IL-2 verursacht ähnlich wie die SE Erbrechen, Übelkeit und Fieber. SE sind eng verwandt mit den pyrogenen Exotoxinen von Streptokokken (▶ s. S. 200 f.).

Toxic-Shock-Syndrom-Toxin-1 (TSST-1). Dieses Toxin wird von einzelnen, zur TSST-1-Bildung befähigten Stämmen insbesondere in aerobem Milieu und bei Mg^{2+}-Mangel produziert. Auch dieses Toxin ist ein Superantigen (▶ s. S. 31 ff.), d.h. es bewirkt eine polyklonale CD4-T-Zell-Aktivierung mit unkoordinierter Freisetzung von TNF-α und IL-2 (◻ Abb. 1.2, ▶ s. S. 192 ff.): Es resultiert das Toxic-Shock-Syndrom (TSS).

Exfoliatine. Die Exfoliatine A und B verursachen das Staphylococcal-Scalded-Skin-Syndrom (SSSS). Diese Serinproteasen binden sich an Zytoskelettproteine (Filaggrine) und lockern die Desmosomen: Innerhalb der Epidermis löst sich das Stratum corneum vom Stratum granulosum, und es entstehen die für das SSSS charakteristischen Blasen.

Resistenz gegen äußere Einflüsse

S. aureus gehört zu den widerstandsfähigsten humanpathogenen Bakterien überhaupt. Er übersteht Hitzeeinwirkung von 60 °C über 30 min; erst bei höheren Temperaturen bzw. längerer Expositionsdauer wird er abgetötet. S. aureus passiert den Magen und Darm und erscheint lebend im Stuhl. Aus getrockneten klinischen Materialien und aus Staub lassen sich die Erreger noch nach Monaten isolieren (»Trockenkeim«). Die hohe Tenazität ist ein Grund für die rasche Verbreitung von S. aureus im Krankenhaus, den Staphylokokken-Hospitalismus (▶ s. S. 975 ff.).

Vorkommen

S. aureus kolonisiert bei 20–50% der gesunden Normalbevölkerung die Haut, insbesondere im Bereich des vorderen Nasenvorhofes und des Perineums, seltener das Kolon, Rektum und die Vagina. Häufig erfolgt die Besiedlung bereits in der Neugeborenenperiode.

Im Krankenhaus kann die Trägerrate bei Ärzten und beim Pflegepersonal über 90% betragen. Bei diesem Personenkreis findet sich der Erreger v.a. im Nasenvorhof, auf den Händen und im Perinealbereich.

Besondere Gefährlichkeit kommt dem Erreger deshalb zu, weil über 80% aller Stämme im Krankenhaus Penicillinase bilden und daher gegen Penicillin G und die meisten seiner Derivate resistent sind. Seit 1962 sind methicillinresistente S.-aureus-Stämme, sog. MRSA-Stämme, aufgetaucht, die gegen alle β-Laktamantibiotika resistent sind (▶ s. S. 193 f.).

1.1.2 Rolle als Krankheitserreger

Epidemiologie

S. aureus verursacht 70–80% aller Wundinfektionen, 50–60% aller Osteomyelitiden, 15–40% aller Gefäßprotheseninfektionen, bis zu 30% aller Fälle von Sepsis und Endokarditis und 10% aller Pneumonien (ambulant und nosokomial). Er ist damit einer der häufigsten bakteriellen Erreger sowohl von ambulant erworbenen als auch von nosokomialen Infektionen.

Übertragung

Typischerweise wird S. aureus durch Schmierinfektion übertragen. Im Krankenhaus erfolgt die Übertragung von S. aureus zumeist durch den direkten Kontakt zwischen Patienten, Ärzten und Pflegepersonal über die Hand, z.B. bei der Versorgung von Wunden (»Der größte Feind der Wunde ist die Hand des Arztes« [Bier]). Häufig entstehen die Infektionen auch endogen, d.h. von Haut oder Schleimhaut des Patienten selbst ausgehend.

Pathogenese

Disponierende Faktoren. Infektionen durch S. aureus werden durch lokale und systemische disponierende Faktoren begünstigt. Neben Kathetern, Trachealkanülen und Fremdkörperimplantaten spielen verminderte Granulozytenzahl bei Patienten unter Chemotherapie oder funktionelle Phagozytendefekte, wie z. B. bei Diabetes mellitus oder der chronischen Granulomatose eine Rolle. Auch vorgeschädigte Haut, z. B. bei Psoriasis, atopischer Dermatitis oder Unterschenkelulkus, ist eine potentielle Eintrittspforte für S. aureus.

Zielgewebe. S. aureus kolonisiert primär die äußere Haut und die Schleimhäute.

Gewebsreaktion. S. aureus verursacht vorwiegend eitrige Lokalinfektionen der Haut und, von dort ausgehend, Sepsis mit Befall praktisch aller Organe (Abb. 1.1).

Adhärenz. Bei der Verankerung wirken hydrophobe Interaktionen und Adhäsine wie Teichonsäure, der fibrinogenbindende Clumpingfactor (s. o.), thrombin-, fibronektin-, kollagen- und lamininbindende Proteine zusammen. Die Häufigkeit von Wundinfektionen durch S. aureus resultiert daraus, dass in Wunden entsprechende Liganden in hohem Ausmaß vorhanden sind (Abb. 1.1 A).

Invasion. Dieser Vorgang wird durch DNase, Phospholipasen, Kollagenasen, Lipase und Hyaluronidase unterstützt: Der Erreger kann tiefer in das Gewebe eindringen und dort mehr Adhäsinliganden erreichen (Abb. 1.1 B).

Bestandteile der Zellwand, insbesondere Teichonsäure und Peptidoglykan (Murein), aktivieren Komplement (▶ s. S. 78 ff.): Es entstehen die chemotaktischen Faktoren C3a und C5a, sodass in der Folge polymorphkernige Granulozyten in den Herd einwandern und die Eiterbildung in Gang bringen (Abb. 1.1 C).

Etablierung. Bei der Abwehr der Phagozytose im Gewebe kommt der Fibrinkapsel, die durch Koagulasewirkung entsteht, als mechanischer Barriere eine wesentliche Rolle zu. Zum anderen behindern die Zerstörung von Phagozyten durch Leukozidin und durch α-Toxin, die antiphagozytäre Kapsel sowie die Blockade des Fc-Rezeptors durch Protein A die Phagozytose (Abb. 1.1 D).

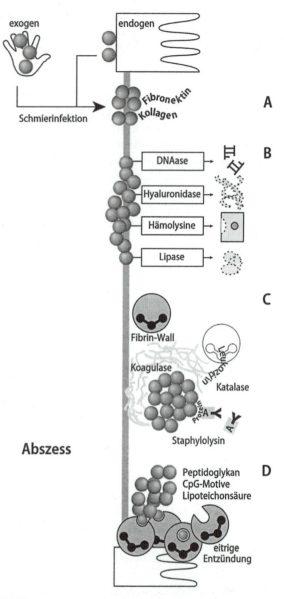

Abb. 1.1 A–D. Pathogenese der Staphylokokken-Eiterung. **A:** Adhärenz, **B:** Invasionsfaktoren, **C:** Etablierung, Abwehr der Phagozytose, **D:** Komplementaktivierung, Eiterbildung

Gewebeschädigung. Beispielhaft für eine lokal begrenzte S.-aureus-Läsion ist der **Abszess**. Zunächst entsteht durch Koagulasewirkung die Fibrinkapsel, welche die Staphylokokken gegen die Umgebung abgrenzt. Granulozyten gruppieren sich um den Herd. Nach Verbrauch der Nährstoffe im Inneren des Herdes wird durch Staphylolysin die Fibrinkapsel wieder aufgelöst, sodass sich die Bakterien weiter ausbreiten können.

Dies wiederum erlaubt den Granulozyten den Zugriff auf die freigesetzten Bakterien, die sich nun wieder vermehren können, da ihnen frische Nährstoffe im Gewebe zur Verfügung stehen. Gleichzeitig baut sich erneut eine Fibrinkapsel auf. Im Inneren des Herdes zerstören die bakteriellen Hämolysine, Leukozidin, DNase und Kollagenase sowie gewebeabbauende Substanzen aus den zerfallenden Granulozyten das Gewebe: Es resultiert die charakteristische **Abszesshöhle**, wobei sich der Herd in Schüben vergrößert (»Stop and go«).

Klinik

Infektionen durch S. aureus lassen sich in drei Gruppen einteilen, nämlich
- Lokalinfektionen, die oberflächlich-eitrig und tief-invasiv verlaufen,
- sowie Sepsis und
- toxinbedingte Syndrome (Tabelle 1.2).

Pyodermien. Häufig spielt sich die Infektion an der Haut oder ihren Anhangsorganen ab und tritt dann als **Abszess** in Erscheinung. Wenn sich die Infektion an der Wurzel eines Haarbalgs entwickelt, entsteht ein **Furunkel**. Verschmelzen mehrere Furunkel miteinander, entsteht ein **Karbunkel**. Furunkel und Karbunkel finden sich v.a. an Nacken, Axilla oder Gesäß. Sitzt der Furunkel im Nasen- oder Oberlippenbereich, besteht wegen der anatomischen Verhältnisse die Gefahr einer lebensbedrohlichen eitrigen Thrombophlebitis der Vena angularis. Rezidivierende Furunkel und Karbunkel treten gehäuft bei Patienten mit konsumierenden Grunderkrankungen, Stoffwechselkrankheiten (z.B. Diabetes mellitus) und Immundefekten (z.B. Leukämie) in Erscheinung und können der erste Hinweis auf das Vorliegen solcher Erkrankungen sein.

Impetigo contagiosa (Borkenflechte). Diese, auch als kleinblasige Form der Impetigo (s.u. Pemphigus) bezeichnete hochkontagiöse oberflächliche Hautinfektion tritt vorwiegend bei Kindern auf. In 80% aller Fälle wird sie durch A-Streptokokken (▶ s. S. 200ff.) hervorgerufen, in etwa 20% durch S. aureus. Es können sich auch beide Erreger in den Herden finden. Typisch sind eitrige Hautbläschen, die sog. Impetigopusteln, die bald nach Entstehen unter Hinterlassung einer charakteristischen »honiggelben« Kruste platzen. Die Bläschen enthalten massenhaft Erreger.

Infektionen der Hautanhangsorgane. Gefürchtet wegen der Gefahr der schnellen Abszedierung, der Sepsis und der Gefahr der Neugeboreneninfektion ist die **Mastitis puerperalis** stillender Mütter, eine eitrige Entzündung der Milchgänge der laktierenden Brust.

Die eitrige **Parotitis** ist fast immer durch S. aureus ausgelöst, ebenso die **Dakryozystitis**, eine eitrige Entzündung der Tränendrüse, und das **Hordeolum** (Gerstenkorn), eine akute Infektion der Lidranddrüsen.

Postoperative und posttraumatische Wundinfektionen. Als postoperative Komplikationen sind sie in der Chirurgie gefürchtet. In erster Linie werden die Erreger durch Ärzte und Pflegepersonal übertragen. Kurze OP-Dauer und sachgerechtes Operieren tragen dazu bei, postoperative Wundinfektionen zu verhüten. Im Anschluss an intrakranielle Operationen können sich eine eitrige **Staphylokokkenmeningitis** oder **Hirnabszesse** entwickeln, ebenso durch Erregereinschleppung nach offenem Schädel-Hirntrauma.

Osteomyelitis. Die Osteomyelitis bei Neugeborenen entsteht meistens hämatogen über infizierte Katheter und befällt vorwiegend das Mark der langen Röhrenknochen der unteren Extremitäten. In 50% der Fälle lässt sich der Erreger aus Blutkulturen isolieren. Bei Erwachsenen ist eine Osteomyelitis häufig in den langen Röhrenknochen und in den Wirbelkörpern lokalisiert.

Pneumonie, Lungenabszess. Dem Lungenabszess und der Pneumonie gehen häufig Schädigungen durch Virusinfektionen, Aspiration, Immunsuppression oder Trauma voraus.

Empyeme. Hierunter versteht man Eiteransammlungen in natürlichen Körperhöhlen. Am häufigsten sind Pleura-, Perikard-, Peritoneal-, Gelenk-, Nebenhöhlen- und Nierenbeckenempyem. Je nach Lage werden die Empyeme auch als eitrige Pleuritis, Perikarditis etc. bezeichnet.

Sepsis, Endokarditis. 30% aller Sepsisfälle werden von S. aureus hervorgerufen. Die Sepsis (▶ s. S. 903ff.) kann von primär extravasalen Herden (Abszesse, Wunden, Osteomyelitis, Pneumonie) ausgehen, sie kann ihren Ursprung aber auch in intravasalen Herden haben, wie sie nach Legen eines intravenösen Katheters oder durch kontaminiertes Injektionsbesteck bei i.v. Drogenabusus entstehen. Die Sepsis entwickelt sich bei Patienten mit intravasalen Kathetern fast immer aus einer sekundär entstandenen eitrigen Thrombophlebitis. Häufig besteht bei S.-aureus-Sepsis eine ulzerierende Endokarditis mit destruktiven Klappenveränderungen. Eine Endokarditis an der Trikuspidalklappe ist für i.v. injizierende Drogenabhängige typisch.

Staphylococcal Scalded-Skin-Syndrom (SSSS). Im Anschluss an eine Otitis, Pharyngitis oder eitrige Konjunktivitis durch exfoliatinbildende S.-aureus-Stämme kann sich am ganzen Körper ein scharlachförmiges Exanthem, nach weiteren 24–48 h eine großflächige Blasenbildung intraepidermal zwischen Stratum corneum und Stratum granulosum ausbilden. Der Inhalt der Blasen ist zunächst klar und trübt sich nach Einwanderung von Zellen schnell ein. Die Blasen platzen, und die Haut löst sich ab (Epidermolysis acuta toxica, dt. Schälblasensyndrom, Dermatitis exfoliativa neonatorum Ritter von Rittershain). Scalded leitet sich ab von »to scald« (engl. verbrühen), da die Läsionen verbrühter Haut ähneln. Die Erkrankung tritt im frühen Säuglingsalter auf. Die Blasen enthalten keine Erreger, weil sie durch Fernwirkung der Toxine entstehen (Ausnahme: Pemphigus neonatorum, s. u.). In seltenen Fällen werden auch immungeschwächte Erwachsene befallen. Als primäre Infektionsquellen kommen staphylokokkentragendes Pflegepersonal oder Patienten mit S.-aureus-Infektionen in Betracht, bei Neugeborenen auch die erregertragende Mutter.

Differenzialdiagnostisch ist das SSSS vom Lyell-Syndrom abzugrenzen, das allergisch bedingt und daher ganz anders, d.h. mit Kortikosteroiden, jedoch nicht mit Antibiotika zu behandeln ist.

Pemphigus neonatorum (großblasige Impetigo). Wenn sich exfoliatinbildende Erreger primär in der Haut absiedeln und dort die Exfoliatine bilden, entstehen Schälblasen lokal an der Infektionsstelle. Der Pemphigus neonatorum ist eine Sonderform des SSSS mit der Besonderheit, dass die am Infektionsort entstandenen Blasen Erreger enthalten.

Toxic-Shock-Syndrom (TSS). Dieses schwere Krankheitsbild ist definiert durch drei Hauptsymptome:
- Fieber über 38,9 °C;
- diffuses makuläres Exanthem, besonders an Handflächen und Fußsohlen, nach 1–2 Wochen übergehend in Hautschuppungen, die sich am ganzen Körper ausbilden können;
- Hypotonie (< 100 mm Hg systolisch);

und des Weiteren durch Beteiligung von mindestens drei der folgenden Organsysteme:
- Gastrointestinaltrakt: Erbrechen, Übelkeit, Diarrhoe;
- Muskulatur: Myalgien mit Erhöhung des Serumkreatinins bzw. der Phosphokinase;
- Schleimhäute: vaginale, oropharyngeale, konjunktivale Hyperämie;
- Nieren: Erhöhung von Harnstoff und/oder Kreatinin im Serum, Pyurie ohne Nachweis einer Harnwegsinfektion;
- Leber: Erhöhung von Transaminasen, Bilirubin und alkalischer Phosphatase;
- ZNS: Desorientiertheit, Bewusstseinsstörung (Abb. 1.2).

Das TSS wurde 1978 in den USA bei jungen Frauen beschrieben, die neuartige, hochgradig saugfähige Vaginaltampons benutzt hatten, die nicht so oft gewechselt werden mussten wie bislang übliche Tampons.

Normalerweise findet sich S. aureus nur in geringen Mengen in der Vaginalflora, da der Erreger sich gegen die Laktobazillenflora nicht behaupten kann. Die Tampons bildeten jedoch eine Nische, in der sich S. aureus vermehren und, falls es sich um einen Produzenten des TSST-1

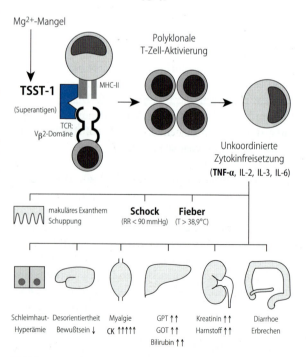

Abb. 1.2. Pathogenese des Staphylokokken-Toxic-Shock-Syndroms

handelte, TSST-1 produzieren konnte. Das TSST-1 gelangte aus den Tampons in die Blutbahn und löste das TSS aus.

Nachdem die Tampons vom Markt genommen waren, verschwand das TSS jedoch nicht, sondern fand sich auch bei Patienten, die an anderen Stellen mit S. aureus infiziert waren. TSST-1-Produktion ist also nicht an den vaginalen Standort gebunden, sondern kann an jeder Körperstelle erfolgen, wenn ein Stamm die Fähigkeit der Toxinproduktion besitzt und die lokalen Gegebenheiten die Produktion des Toxins erlauben. Das TSST-1 löst als Superantigen (▶ s. S. 31 ff.) »Hyperinflammation« durch die Freisetzung einer Kaskade inflammatorischer und proinflammatorischer Zytokine aus.

Staphylogene Nahrungsmittelvergiftung. Wenn enterotoxinbildende Stämme von S. aureus von Trägern in Metzgereien, Küchen oder Backstuben etc. in Nahrungsmittel, insbesondere Milch oder Milchprodukte, Eier, Fleisch und Soßen, gelangen, können sie dort Enterotoxine produzieren.

4–6 h nach Aufnahme der toxinhaltigen Nahrungsmittel – am häufigsten ist Enterotoxin A verantwortlich – klagen die Patienten über Übelkeit, Erbrechen, Bauchschmerzen und Diarrhoe. Gewöhnlich bilden sich die Symptome innerhalb von 24 h zurück (»Die Krankheit geht so schnell wie sie gekommen ist«). Fälle mit tödlichem Ausgang sind aber beschrieben.

Immunität

Als typischer Eitererreger wird S. aureus durch Phagozytose im Zusammenwirken mit spezifischen Antikörpern und Komplement bekämpft. Umgekehrt versteht es der Erreger, durch Leukozidin und α-Hämolysin die Phagozyten zu schädigen und sich der Phagozytose auf diese Weise oder aber durch Blockade des IgG über Protein A und durch den Aufbau einer Fibrinkapsel mittels Koagulasewirkung zu entziehen. Eine Infektionsimmunität kommt daher nach einer S.-aureus-Infektion trotz Vorhandenseins spezifischer Antikörper nicht zustande.

Labordiagnose

Der Schwerpunkt der Labordiagnose liegt in der Anzucht des Erregers, dem Nachweis der Koagulasebildung sowie im Antibiogramm.

Untersuchungsmaterialien. Je nach Lokalisation des Krankheitsprozesses eignen sich Eiter, Sputum, Abstriche, Blut bzw. Liquor cerebrospinalis sowie entnommene Katheterspitzen bzw. Endoprothesen.

Transport. Wegen der hohen Tenazität des Erregers sind keine besonderen Maßnahmen für den Materialtransport erforderlich.

Mikroskopie. Die mikroskopische Untersuchung der Proben erlaubt häufig schon eine Verdachtsdiagnose.

Anzucht. Das Material wird auf Blutagar angelegt und bei 37 °C für 18–24 h aerob bebrütet.

Differenzierung. Die Differenzierung erfolgt über den Nachweis der Bildung von freier Koagulase: In NaCl-Lösung aufgeschwemmte Staphylokokken werden in EDTA-Plasma von Kaninchen eingebracht. Im positiven Falle koaguliert das Plasma innerhalb von 4 h. Auch die DNase-Bildung wird diagnostisch herangezogen. Eine häufig genutzte Alternative ist der Nachweis des Fibrinogenrezeptors (Clumping Factor).

Brechdurchfall. Wenn sich mehr als 10^6 Erreger pro g in Lebensmitteln bei entsprechender Anamnese finden, gilt eine staphylokokkenbedingte Ätiologie der Nahrungsmittelvergiftung als gesichert. Die Nahrungsmitteluntersuchungen werden v. a. unter forensischen und seuchenhygienischen Gesichtspunkten durchgeführt.

Diagnose des TSS. Hier beruht die Diagnose in erster Linie auf der klinischen Symptomatik (s. o.) in Verbindung mit dem Nachweis von toxinbildendem S. aureus im Vaginal- bzw. Zervixabstrich oder in sonstigem Material. Entscheidend ist, dass der Arzt die Verdachtsdiagnose klinisch stellt!

Therapie

Antibiotikaempfindlichkeit. S. aureus ist primär empfindlich gegenüber β-Laktamantibiotika, also Penicillinen, Cephalosporinen (Ausnahme: Ceftazidim) und Carbapenemen, des Weiteren gegenüber Makroliden sowie Clindamycin, Fosfomycin, Glykopeptiden (Vancomycin, Teicoplanin), Rifampicin und Fusidinsäure.

Unter dem Selektionsdruck der Penicilline haben sich penicillinasebildende Stämme durchgesetzt, sodass v. a. in Krankenhäusern bis zu 80% aller Stämme **Penicillinasen** bilden. Sie hydrolysieren sämtliche Penicillinabkömmlinge mit Ausnahme der Isoxazolylpenicilline (Oxacillin, Dicloxacillin, Flucloxacillin). Penicillinasebildung ist bei den meisten Stämmen plasmidkodiert. Die Übertragung kann durch Transduktion oder Konjugation erfolgen. Im Gegensatz zu den β-Laktamasen gramnegativer Bakterien werden die Penicillinasen von S. aureus in das umgebende Medium abgegeben. Dies ist bei der Empfindlichkeitsbestimmung gegen Penicilline von Bedeutung. Die Penicillinasen von S. aureus lassen sich durch die Zugabe eines Penicillinaseblockers (z. B. Clavulansäure, Sulbactam, Tazobactam) blockieren, wodurch sich die Wirksamkeit der Penicilline gegen S. aureus wiederherstellen lässt.

Ein weiterer Resistenzmechanismus beruht darauf, dass der Erreger ein zusätzliches, durch das mec-A-Gen kodiertes **Penicillinbindeprotein 2 (PBP 2a)** (▶ s. S. 172 f.) besitzt, an das sich β-Laktamantibiotika nur schwach binden. Diese Form der Resistenz findet sich bei den sog. **MRSA** (**M**ethicillin-**R**esistente-**S**taphylococcus-**A**ureus)-Stämmen. Letztere sind neben Penicillinen auch gegen Cephalosporine und Carbapeneme resistent. MRSA-Stämme stellen wegen ihrer breiten Resistenz eine Gefahr in Krankenhäusern dar und erfordern strenge Hygienemaßnahmen und Isolierung der Patienten. Ihr Anteil liegt in Deutschland bei bis zu 20% aller Krankenhausisolate, wobei lokale Häufungen beobachtet werden.

Bei Vorliegen von MRSA-Stämmen muss auf ein staphylokokkenwirksames Antibiotikum aus einer anderen Substanzklasse ausgewichen werden, so z. B. Clindamycin, Rifampicin oder – als letzte Reserve – Vancomycin, Teicoplanin oder Linezolid.

Therapie lokal-oberflächlicher Eiterungen. Die Therapie des Abszesses besteht primär in der chirurgischen Sanierung, d.h. Abszessspaltung bzw. bei Wundinfektionen in der Fremdkörperentfernung; die Antibiotikatherapie kann unterstützend wirken.

Therapie tief-invasiver Infektionen. Diese bedürfen neben evtl. chirurgischen Maßnahmen der systemischen Antibiotikatherapie.

Zur kalkulierten **Initialtherapie** (vor Erregernachweis und Antibiogramm) verordnet man, sofern eine Beteiligung von S. aureus vermutet wird, ein Cephalosporin der 2. Generation (z. B. Cefuroxim, Cefotiam) in Kombination mit einem Aminoglykosid oder ein gegen β-Laktamase geschütztes Breitbandpenicillin oder ein Carbapenem. Zur **gezielten Behandlung** (nach Erregernachweis und Erstellung eines Antibiogramms) eignet sich ein Cephalosporin der 2. Generation (z. B. Cefotiam, Cefuroxim) bzw. ein penicillinasefestes Penicillin (Oxa-, Dicloxa-, Flucloxacillin). Für Infektionen durch MRSA-Stämme stehen als Reservemittel Clindamycin, Fusidinsäure und Fosfomycin zur Verfügung. Vancomycin, Teicoplanin und Linezolid sind nur als Mittel der **Reserve** einzusetzen.

Gezielte Therapie der Endokarditis. Hier besteht die Therapie der Wahl, sofern S. aureus nachgewiesen ist, in einer Kombination von Flucloxacillin (4–6 Wochen) und Gentamicin (3–5 Tage). Bei MRSA-Stämmen gelangen die Reserveantibiotika Vancomycin oder Teicoplanin zum Einsatz (4–6 Wochen).

Gezielte Therapie der Meningitis. Die Behandlung von S.-aureus-Meningitiden ist schwierig und bedarf der engen Kooperation zwischen Klinik und Mikrobiologie.

Therapie des SSSS. Eine Therapie mit penicillinasefesten Penicillinen oder Cephalosporinen der 2. Generation (Cefotiam, Cefuroxim) bzw. als Reservemittel Vancomycin oder Teicoplanin (bei MRSA-Stämmen) ist unumgänglich!

Außerdem muss der zugrundeliegende Lokalinfektionsherd saniert werden.

Therapie des TSS. Die Therapie des TSS besteht in
- Schockbekämpfung durch allgemeine Maßnahmen und
- chirurgischer Herdsanierung und Therapie mit einem geeigneten Antibiotikum. Clindamycin soll in vitro die Produktion von TSST-1 unterdrücken und wird daher von einigen Autoren zusätzlich empfohlen.

Brechdurchfall. Eine Kausaltherapie gibt es nicht, die Antibiotikagabe ist sinnlos. Bei sehr alten oder sehr jungen Patienten können kreislaufstabilisierende Maßnahmen erforderlich werden.

Prävention

Allgemeine Maßnahmen. Träger von S. aureus (Ärzte und Pflegepersonal) sollten in Operationssälen, Neugeborenenstationen und beim Umgang mit abwehrgeschwächten Patienten besondere Vorsicht walten lassen. Patienten mit Staphylokokkeneiterungen, mit SSSS oder mit TSS müssen von Risikopatienten ferngehalten werden. Hygienische Händedesinfektion, Tragen eines Mundschutzes, Sprechdisziplin, Sorgfalt beim Verbandwechsel, Staubbekämpfung, Einwegwäsche und sauberes, rasches und gewebeschonendes Operieren tragen dazu bei, Infektionen durch S. aureus einzuschränken.

MRSA-Problematik. MRSA-Stämme stellen den Kliniker wegen ihrer multiplen Antibiotikaresistenz vor besondere Probleme.

MRSA-tragende Patienten sollten isoliert werden, bei nasaler Kolonisation kann mit Mupirocinsalbe eine (zeitweise) Elimination erreicht werden. Die Besiedlung der Haut wird durch tägliches Körperwaschen mit desinfizierender Seife reduziert.

Meldepflicht. Der Verdacht auf und die Erkrankung an einer mikrobiell bedingten Lebensmittelvergiftung oder an einer akuten infektiösen Gastroenteritis ist namentlich zu melden, wenn a) eine Person spezielle Tätigkeiten (Lebensmittel-, Gaststätten-, Küchenbereich, Einrichtungen mit/zur Gemeinschaftsverpflegung) ausübt oder b) zwei oder mehr gleichartige Erkrankungen auftreten, bei denen ein epidemischer Zusammenhang wahrscheinlich ist oder vermutet wird (§ 6 IfSG).

1.2 Koagulasenegative Staphylokokken: Staphylococcus epidermidis

> **Steckbrief**
>
> Die koagulasenegativen Staphylokokken (KNS)-Arten (◻ Tabelle 1.1, ▶ s. S. 187) unterscheiden sich von S. aureus dadurch, dass sie weder Koagulase bilden noch eine Reihe von Virulenzfaktoren exprimieren, die bei S. aureus vorkommen.
> Von den zahlreichen KNS-Arten ist S. epidermidis v.a. als Erreger der Endoplastitis, d.h. von Infektionen im Zusammenhang mit der Verwendung von Kunststoffimplantaten gefürchtet (◻ Tabelle 1.2, ▶ s. S. 187).

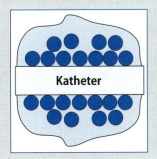

Staphylococcus epidermidis grampositive Haufenkokken in einer Polysaccharidschleimmatrix an einem Kunststoffkatheter

1.2.1 Beschreibung

Aufbau

Murein. S. epidermidis besitzt wie S. aureus eine mehrschichtige Mureinschicht. Funktionell bedeutsam sind das oberflächliche Polysaccharid, Ica, Proteine und Hämagglutinine; sie vermitteln die Adhärenz.

Resistenzplasmide. Von praktischer Bedeutung ist das häufige Vorkommen von Plasmiden, auf denen zahlreiche Antibiotikaresistenzfaktoren kodiert sind. Diese Plasmide können durch Konjugation auf andere Staphylokokken inklusive S. aureus übertragen werden.

Extrazelluläre Produkte

Polysaccharidschleim. S. epidermidis sezerniert nach der Adhärenz an Kunststoffmaterialien Polysaccharide, die eine Schleimschicht im Sinne eines Biofilms bilden. In diesem bildet der Erreger Kolonien und wird vor Phagozyten geschützt.

Resistenz gegen äußere Einflüsse

S. epidermidis ist ebenso wie S. aureus hochresistent gegen äußere Einflüsse wie Austrocknung, Hitze, Trockenheit.

Vorkommen

S. epidermidis ist ein Hauptbestandteil der physiologischen Haut- und Schleimhautflora.

1.2.2 Rolle als Krankheitserreger

Epidemiologie

Die Fortschritte der modernen Medizin, die die Zahl abwehrgeschwächter Patienten stark vermehrt haben, und der Einsatz von Plastikmaterialien haben S. epidermidis zu einem gefürchteten fakultativ pathogenen Krankheitserreger im Krankenhaus werden lassen.

Er verursacht bis zu 40% der Endokarditiden durch künstliche Herzklappen; 10–30% aller gelegten Katheter werden von S. epidermidis besiedelt, was zur Infektion führen kann. Ebenso verursacht S. epidermidis 50% der Shunt-assoziierten Meningitiden, 50% der Peritonitiden bei Peritonealdialyse und 50% der Gelenkimplantatinfektionen. Ebenso ist er ein wichtiger Erreger der Sepsis bei Frühgeborenen.

Patienteneigene sowie die vom Krankenhauspersonal getragenen Stämme von S. epidermidis stellen das Erregerreservoir dar.

Übertragung

Die Übertragung der Erreger erfolgt beim Einbringen von Implantaten aus Kunststoff, z. B. Herzklappen, Gelenkprothesen oder von Kathetern. Transkutane Katheter können auch nach dem Legen von der physiologischen Flora an der Durchtrittsstelle besiedelt werden: Die Bakterien gelangen rasch entlang der Außenseite des Katheters in die Tiefe des Hauttunnels.

Pathogenese

Adhärenz. S. epidermidis adhäriert mittels verschiedener Oberflächenmoleküle, insbesondere mittels des Polysaccharids PS/A und des Proteins AtlE an der Katheteroberfläche. Die Adhäsion wird durch Rauigkeiten des Kathetermaterials begünstigt.

Etablierung. Binnen weniger Stunden bildet sich ein Biofilm aus Polysaccharidschleim, in dem sich die Staphylokokken vermehren. Die Schleimschicht wirkt zum einen als physikalische Barriere gegen die Wirtsabwehr, zum anderen hemmt sie aktiv die Phagozytose, die T- und B-Zellproliferation sowie die Antikörperproduktion; außerdem behindert der Schleim den Zutritt von Antibiotika.

Invasion. Von dem besiedelten Implantat/Katheter können sich die Staphylokokken ablösen und sich ausbreiten. Liegt der Katheter in einer sterilen Körperhöhle (Liquor-Ventrikelsystem: AV-Shunt, Peritoneum: Intraperitonealkatheter bei kontinuierlicher ambulanter Peritonealdialyse = CAPD), entsteht dort eine eitrige Entzündung: **Meningitis** bzw. **Peritonitis** (CAPD-Peritonitis). Von intravasalen Kathetern und Implantaten aus kann der Erreger hämatogen generalisieren und septische Metastasen bilden: **Katheterassoziierte Sepsis.** Neben Infektionen, die mit Plastikmaterialien assoziiert sind, treten Infektionen bei unreifen Neugeborenen auf.

Gewebeschädigung. Die lokale Entzündungsreaktion wird wahrscheinlich durch Zellwandbestandteile der Staphylokokken (Murein, Teichonsäure) induziert. Implantate, z. B. künstliche Herzklappen, können aufgrund der Entzündungsreaktion abgestoßen werden.

Klinik

Die Durchtrittsstelle an der Haut weist Entzündungszeichen wie Rötung, Schwellung und Überwärmung auf. Infektionen um tiefer gelegene Implantate äußern sich durch Fieber und Schmerzen. Je nach Lokalisation des Entzündungsprozesses entstehen eine Shunt-Meningitis mit Kopfschmerzen und Meningismuszeichen, eine CAPD-Peritonitis mit Bauchschmerzen und Abwehrspannung, eine Endophthalmitis nach Linsenimplantation mit Schmerzen im Auge und Sehstörungen oder eine Arthritis/Osteomyelitis nach Gelenkimplantation mit Schmerzen, Schwellung und Fehlstellungen. Bei Sepsis und Endokarditis ist Fieber das Leitsymptom.

Immunität

Die Abwehr von koagulasenegativen Staphylokokken beruht auf der Phagozytose durch polymorphkernige Granulozyten, unterstützt durch die Opsonisierung durch Komplement und Antikörper.

Labordiagnose

Der Schwerpunkt liegt, wie bei S. aureus, in der Erregeranzucht.

Untersuchungsmaterial. Je nach Infektionsort werden Plastikmaterial (Katheterspitze, Implantat), Blutkulturen (durch transkutane Punktion und aus dem Katheter), Material vom Implantationsort (Wundabstriche, Peritonealdialysat, Liquor, Kammerwasser) oder Urin an das Labor gesandt.

Anzucht. Die Erreger wachsen bei Übernachtbebrütung auf Basiskulturmedien zu sichtbaren Kolonien heran.

Differenzierung. Die Abgrenzung zu S. aureus erfolgt durch den fehlenden Nachweis von Clumping Factor, Protein A bzw. von Plasmakoagulase. Die Empfindlichkeit gegen Novobiocin unterscheidet die S.-epidermidis- von der S.-saprophyticus-Gruppe (s. u.).

Interpretation. Als Hauptbestandteil der Hautflora treten diese Bakterien häufig als Kontaminanten von Untersuchungsmaterial in Erscheinung, stellen also nicht den eigentlichen Erreger dar. Dies gilt sowohl für Wundabstriche, die bei der Gewinnung mit der Haut in Kontakt kommen, als auch für alle transkutan gewonnenen Punktate.

In enger Zusammenarbeit von Klinikern und Mikrobiologen ist zu klären, ob disponierende Faktoren vorliegen und ob der Patient entsprechende klinische Zeichen aufweist.

Für die ätiologische Bedeutung eines Isolats von S. epidermidis sprechen:
- Isolierung des gleichen Isolats aus mehreren unabhängig voneinander gewonnenen Proben,
- Isolierung des gleichen Isolats aus Blutkulturen via Katheter und via Punktion,
- Anzucht großer Mengen des Isolats.

Therapie

Antibiotikaempfindlichkeit. S. epidermidis weist kein konstantes Antibiotikaresistenzspektrum auf. Im Krankenhaus sind 80% aller Stämme penicillin- und oxacillinresistent. Fast immer ist S. epidermidis empfindlich gegenüber Glykopeptiden (Vancomycin, Teicoplanin), Oxazolidinonen (Linezolid), ebenfalls gegenüber Rifampicin und Fosfomycin.

Therapeutisches Vorgehen. Mittel der Wahl zur kalkulierten Therapie bei lebensbedrohlichen Infektionen, bei denen Verdacht auf KNS-Beteiligung besteht, sind Vancomycin, Teicoplanin bzw. Linezolid.

Die gezielte Therapie erfolgt nach Antibiogramm, dessen Erstellung sich hier als besonders notwendig erweist, um einem ungerechtfertigten Einsatz der Reserveantibiotika vorzubeugen. Aus dem gleichen Grund sei nochmals die besondere Bedeutung der sachgerechten Interpretation der Anzucht von S. epidermidis erwähnt.

Prävention

Für die Verhütung von Infektionen durch KNS ist die sorgfältige Einhaltung der allgemeinen Regeln der Krankenhaushygiene erforderlich. Ebenso müssen die disponierenden Faktoren (Katheter!) schnellstmöglich beseitigt oder mindestens reduziert werden.

1.3 Staphylococcus-saprophyticus-Gruppe

Harnwegsinfektionen. Über die Pathogenese bestehen nur bruchstückhafte Kenntnisse. Oberflächenproteine, z. B. Hämagglutinin, sind an der Adhärenz beteiligt, eine Urease an der Invasion.

Der Erreger besiedelt gelegentlich die vordere Urethra und das Rektum. Von dort gelangt er aszendierend in die Harnblase. Dies wird möglicherweise durch mechanische Einflüsse (Geschlechtsverkehr) und andere Faktoren beeinflusst.

Charakteristisch sind Beschwerden einer Zystitis mit Dysurie und Pollakisurie, die von Leukozyturie begleitet werden. Typische Patienten sind junge, sexuell aktive Frauen, weshalb man auch von »Honeymoon-Zystitis« spricht. Darüber hinaus können das Urethralsyndrom oder eine unspezifische Urethritis mit ähnlichen Beschwerden, jedoch ohne signifikante Bakteriurie (▶ s. S. 942 ff.) auftreten.

In Kürze

Staphylokokken
(S. aureus und KNS (S. epidermidis, S. saprophyticus))

Bakteriologie. Grampositive Haufenkokken, aerob und anaerob schnellwachsend, anspruchslos. Koagulasebildung grenzt S. aureus von KNS ab.

Resistenz gegen äußere Einflüsse. Ausgeprägt gegen Hitze, Salze, Austrocknung.

Epidemiologie. Ubiquitäres Vorkommen auf Haut und Schleimhäuten, S. aureus besonders bei Krankenhauspersonal (Hospitalismus).
S. aureus: häufigster Erreger von Wundinfektionen.
S. epidermidis: Zweithäufigster Erreger von Sepsis (>30% aller Fälle): häufige Endoplastitiserreger bei immunsupprimierten Patienten.

Zielgruppe. S. aureus: Patienten mit normaler Abwehr (eitrige Hautinfektionen) und immungeschwächte Patienten (tiefinvasive eitrige Infektionen, Sepsis, Endokarditis).
S. epidermidis: Immunkompromittierte Patienten, Transplantatempfänger, Katheter- und Endoprothesenträger.
S. saprophyticus: Junge Frauen (»Honeymoon-Zystitis«).

Pathogenese. S. aureus: Lokal-oberflächliche und tief-invasive eitrige Entzündungen, Sepsis und Endokarditis, v.a. bei Abwehrgeschwächten, Brechdurchfall, Toxic-Shock-Syndrom, Staphylococcal-Scalded-Skin-Syndrom und Brechdurchfall durch spezifische toxinbildende Stämme.
S. epidermidis: Ansiedlung auf Plastikmaterial im Körper mit Schleimbildung → Endoplastitis, Sepsis.

Pathomechanismen. S. aureus: Zusammenwirken von zahlreichen Virulenzfaktoren, insbesondere Hämolysinen, Ausbreitungsfaktoren, antiphagozytären Faktoren und gewebeschädigenden Faktoren. Spezifisch wirksame Toxine: Toxic-Shock-Syndrom-Toxin-1, Exfoliatine A und B, SEA bis SEJ. TSST-1 und SE sind Superantigene.
S. epidermidis: Besiedlung von Plastikoberflächen.

Labordiagnose. Erregernachweis mikroskopisch und Anzucht, Koagulasebildung, ggf. Toxinnachweis.

Therapie. Kalkulierte Initialtherapie schwerer Infektionen bei Verdacht auf S. aureus-Beteiligung: Cephalosporine der 2. Generation (z.B. Cefuroxim) in Kombination mit einem Aminoglykosid oder ein Carbapenem. Nicht Ceftazidim. Gezielte Weiterbehandlung bei nachgewiesener Empfindlichkeit: Penicillin G oder Cephalosporin der 2. Generation (z.B. Cefotiam).
Bei penicillinasebildenden Stämmen (>80%): Penicillinasefeste Penicilline, Cephalosporine der 2. Generation, Erythromycin. Reservemittel bei Infektionen durch MRSA: Vancomycin, Teicoplanin oder Rifampicin, Clindamycin, Linezolid.
S. epidermidis: Rifampicin, Fosfomycin, Glykopeptide, Linezolid.

Immunität. Trotz Antikörpern, Komplement, Phagozytose keine wirksame Infektionsimmunität wegen antiphagozytärer Virulenzfaktoren.

Prävention. Persönliche Hygiene, v.a. beim Krankenhauspersonal. Vermeiden von Kontakt gefährdeter Patienten mit S.-aureus-Trägern oder HIV-infizierten Patienten.
KNS: Gründliche Hautdesinfektion, sauberes Operieren.

Vakzination. Keine.

Meldepflicht. Durch S. aureus verursachte Lebensmittelvergiftung (Verdacht, Erkrankung und Tod). Bei Impetigo contagiosa (Borkenflechte) dürfen Gemeinschaftseinrichtungen nicht besucht werden (§§ 33/34 IfSG).

Streptokokken

H. Hahn, K. Miksits, S. Gatermann

Tabelle 2.1. Streptococcus: Gattungsmerkmale

Merkmale	Merkmalsausprägung
Gramfärbung	grampositive Kokken (Ketten)
aerob/anaerob	fakultativ anaerob
Kohlenhydratverwertung	fermentativ
Sporenbildung	nein
Beweglichkeit	nein
Katalase	negativ
Oxidase	negativ
Besonderheiten	keine Vermehrung bei 6,5% NaCl Unterteilung nach Hämolyseart

Tabelle 2.2. Betahämolysierende Streptokokken: Arten und Krankheiten

Arten	Krankheiten
S. pyogenes (Gruppe A)	oberflächliche Eiterungen, tiefe Eiterungen, Sepsis, Scharlach, Nachkrankheiten
S. agalactiae (Gruppe B)	Meningitis (Neugeborenes), Sepsis (Neugeborenes), Eiterungen
Gruppen C, G, F	Eiterungen, Sepsis

Einleitung

Die Gattung Streptococcus (S.) (Familie: Streptococcaceae) umfasst zahlreiche Spezies grampositiver Kokken, die sich in Ketten oder Paaren lagern und die sich sowohl unter aeroben als auch unter anaeroben Bedingungen vermehren (Tabelle 2.1).

Von den Staphylokokken grenzen sie sich über die negative Katalase-Reaktion ab. Streptokokken sind typische Schleimhautparasiten.

Hämolyse. Auf hammelbluthaltigen festen Kulturmedien zeigen die einzelnen Streptokokkenarten ein unterschiedliches Hämolyseverhalten:

Die *β*-Hämolyse ist eine vollständige Hämolyse; d. h., wenn man den Hämolysehof unter dem Mikroskop betrachtet, finden sich im Hämolysehof keine intakten Erythrozyten mehr: Er ist klar durchsichtig (»Man kann die Zeitung durch ihn hindurch lesen«).

Die *α*-hämolysierenden Streptokokken sezernieren H_2O_2, welches Fe^{2+} im Hämoglobin zu Fe^{3+} oxidiert. Dies ändert das Absorptionsspektrum des Hämoglobins, sodass die Kolonien von einem grünlichen Hof umgeben sind, der noch intakte Erythrozyten enthält.

Als *γ*-Hämolyse bezeichnet man fehlende Hämolyse.

Die Unterteilung der Streptokokken nach dem Hämolyseverhalten ist praktisch relevant, da die vergrünenden Arten mit Ausnahme der Pneumokokken zur physiologischen Schleimhautflora gehören und als Opportunisten Krankheiten auslösen, während die meisten *β*-hämolysierenden Streptokokken obligat pathogene Krankheitserreger sind.

Weitere Einteilung der *β*-hämolysierenden Streptokokken. Die *β*-hämolysierenden Streptokokken werden aufgrund der antigenen Unterschiede des C-Polysaccharids nach Rebecca Lancefield (1895–1981) weiter in Serogruppen unterteilt. Die einzelnen Serogruppen werden durch lateinische Großbuchstaben (A–H, K–V) unterschieden (Tabelle 2.2) (Lancefield-Schema). Von diesen besitzen die Spezies **S. pyogenes** (Serogruppe A) und **S. agalactiae** (Serogruppe B) die größte medizinische Bedeutung.

Einteilung der vergrünenden Streptokokken. Da die vergrünenden Streptokokken nur ausnahmsweise ein C-Polysaccharid tragen, entfällt die Einteilung in Serogruppen. Hier werden die einzelnen Arten aufgrund anderer Merkmale als das C-Polysaccharid bestimmt.

1874 belegten Theodor Billroth (1829–1894) und Paul Ehrlich (1854–1915) kettenbildende Kokken, welche sie in infizierten Wunden sahen, mit dem Namen **Streptococcus** (streptos, gr. gewunden). Die Auftrennung der Streptokokken nach dem Hämolyseverhalten erfolgte 1903 durch Hugo Schottmüller (1867–1937) und die Einteilung der β-hämolysierenden Streptokokken an Hand des C-Polysaccharids in Serogruppen durch Rebecca Lancefield (s. o.).

2.1 Streptococcus pyogenes (A-Streptokokken)

Steckbrief

Die β-hämolysierenden Streptokokken der Serogruppe A (A-Streptokokken, S. pyogenes) erzeugen eitrige Lokalinfektionen (Angina, Pharyngitis, Pyodermien), Sepsis, toxinbedingte Erkrankungen (Scharlach, Streptokokken-Toxic-Shock-Syndrom) sowie immunpathologisch bedingte Folgeerkrankungen (akutes rheumatisches Fieber, akute Glomerulonephritis).

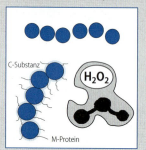

Streptococcus pyogenes grampositive Kettenkokken in Eiter entdeckt 1881 von T. Billroth, benannt 1884 von F. Rosenbach

2.1.1 Beschreibung

Aufbau

Mureinschicht. Als grampositive Bakterien besitzen A-Streptokokken eine mehrschichtige Zellwand aus Peptidoglykan.

C-Gruppen-Polysaccharid. Auf die Peptidoglykanschicht lagert sich bei den β-hämolysierenden Streptokokken das gruppenspezifische C-Polysaccharid. Die C-Polysaccharide bestehen aus verzweigten Zuckerpolymeren und sind mit dem Peptidoglycan kovalent verbunden. S. pyogenes besitzt das Gruppenantigen A.

M-Proteine. Die M-Proteine der A-Streptokokken sind im Peptidoglykan verankert und durchdringen die gesamte Zellwand. Sie ragen aus der Oberfläche der A-Streptokokken wie ein feinfädiger Pelzbesatz heraus.

Das M-Protein wirkt antiphagozytär und ist damit ein wichtiger Virulenzfaktor, der das Überleben der Bakterien sicherstellt. M-Protein kommt fast ausschließlich bei A-Streptokokken vor. Es gibt über 80 serologisch unterscheidbare Varianten (Serovare) des M-Proteins, aufgrund derer eine Einteilung der A-Streptokokken in Serotypen erfolgt. Die Typen werden mit arabischen Zahlen bezeichnet. Man spricht also z. B. von »β-hämolysierenden Streptokokken der Gruppe A, Typ 12« etc.

F-Proteine. Diese neuentdeckten Oberflächenproteine werden heute als die wichtigsten Adhäsine angesehen, die die Anheftung an die Epithelzellen des Rachens vermitteln. Sie binden sich an Fibronektin.

T-Antigen und R-Antigen. Die biologische Bedeutung dieser Proteinantigene ist unbekannt. T-Antigene werden gelegentlich bei der Typisierung von Streptokokken mitbestimmt.

Kapsel. Viele A-Streptokokkenstämme tragen eine Kapsel aus Hyaluronsäure. Die Kapsel schützt die Erreger vor der Phagozytose, ist also ein Virulenzfaktor.

C5a-Peptidase. A-Streptokokken tragen an der Oberfläche eine C5a-Peptidase, die von der chemotaktischen Komplementkomponente C5a proteolytisch deren Bindungsstelle für polymorphkernige Granulozyten abtrennt. Dadurch werden die chemotaktische Wirkung von C5a zerstört und der Einstrom von Phagozyten in die Läsion gemindert. Die C5a-Peptidase ist also ein wichtiger antiphagozytärer Virulenzfaktor.

Extrazelluläre Produkte

Streptolysin O und Streptolysin S. Die β-Hämolyse durch A-Streptokokken geht auf Streptolysin O (SLO) und Streptolysin S (SLS) zurück.

Sauerstoff führt zu einer reversiblen Inaktivierung von SLO (O = **o**hne Sauerstoff), was bedeutet, dass dieses Exotoxin nur unter Sauerstoffabschluss rote Blutzellen zerstört. Im Patienten löst es die Bildung von Anti-Streptolysin-O-Antikörpern (ASO) aus. Die Bestimmung der ASO ist ein Hilfsmittel zur Diagnose einer abgelaufenen Infektion durch A-Streptokokken. Der ASO-Titer (AST) ist auch bei der Diagnostik des akuten rheumatischen Fiebers nach einer A-Streptokokkenerkran-

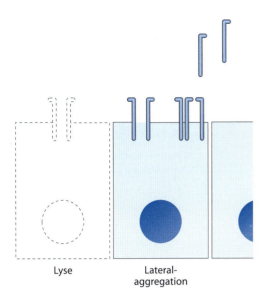

Abb. 2.1. Porenbildung durch SLO: Lateralaggregation von Toxinmonomeren

kung hilfreich. Der molekulare Wirkungsmechanismus des SLO ist auf ▶ S. 27 beschrieben.

SLO ist ein Zytolysin. Es zerstört neben Erythrozyten auch andere Körperzellen, insbesondere Granulozyten, deren Granulamembranen sich auflösen, was zu einer Autophagie der Phagozyten führt. SLO wirkt hämolytisch durch Porenbildung (◘ Abb. 2.1, ▶ s.a. S. 27).

SLS hämolysiert in Gegenwart von Sauerstoff (S = Serum, da das Toxin aus intakten A-Streptokokken durch Serum extrahiert werden kann). Das Peptid SLS wirkt nicht als Antigen, d.h. eine Antikörperbildung gegen SLS findet im Patienten nicht statt.

Ausbreitungsfaktoren. Die **Hyaluronidase** bringt die Hyaluronsäure als interzelluläre Kittsubstanz zur Auflösung. Die Desoxyribonukleasen A, B, C und D, auch **Streptodornasen** genannt, vermindern die Viskosität in Entzündungsexsudaten durch Hydrolyse der Nukleinsäuren.

Der serologische Nachweis von Antikörpern gegen Desoxyribonuklease B dient neben dem AST der Diagnose eines akuten rheumatischen Fiebers.

Streptodornasen werden therapeutisch zur Verflüssigung von Eiter in Empyemen eingesetzt, um die Wundheilung zu beschleunigen.

Streptokinase (SK). Die meisten A-Streptokokkenstämme sowie einige Stämme der Serogruppen C und G bilden dieses Enzym, das den Plasminogenaktivator aktiviert. Dieser katalysiert die Umwandlung von Plasminogen zu Plasmin, und Plasmin baut Fibrin ab.

Streptokinase findet therapeutischen Einsatz zur Behandlung akuter Thrombosen, v. a. beim Koronargefäßverschluss.

Erythrogene Toxine (SPEs). Ist ein A-Streptokokkenstamm durch den Prophagen β lysogenisiert, dann produziert er eines von drei Toxinen, welche das Exanthem und Enanthem bei Scharlach hervorrufen, nämlich die erythrogenen Toxine (ET, auch: SPE = streptococcal pyrogenic exotoxins). Es gibt drei antigene Varianten von ET:

ET-A (SPE-A) ist ein Superantigen (▶ s. S. 31) und gleicht in seiner Wirkungsweise dem TSST-1 von S. aureus, d.h. neben seiner scarlatinogenen Wirkung ruft es das Streptokokken-Toxic-Shock-Syndrom hervor, indem es zu einer polyklonalen T-Zellaktivierung führt.

ET-C (SPE-C) besitzt ebenfalls Eigenschaften eines Superantigens, es ruft leichtere Scharlachformen hervor.

ET-B (SPE-B) ist eine sezernierte Protease, die Immunglobuline spalten kann.

In jüngster Zeit wurden weitere Streptokokken-Exotoxine beschrieben (SPE-F, SSA), deren Funktion bisher jedoch nicht geklärt ist.

Bacteriocine. Einige A-Streptokokkenstämme produzieren Bacteriocine (▶ s. S. 36f.). Wahrscheinlich tragen sie dazu bei, dass sich die A-Streptokokken im oberen Respirationstrakt in Konkurrenz mit anderen Bakterien behaupten können (bakterieller Antagonismus).

Resistenz gegen äußere Einflüsse

A-Streptokokken sind gegen äußere Einflüsse im Vergleich zu Staphylokokken weniger resistent. Sie halten sich einige Tage lang im Staub oder in der Bettwäsche vermehrungsfähig, wobei die Infektiosität von Erregern aus diesen Quellen gering ist.

Vorkommen

Der Mensch ist der einzige natürliche Wirt für A-Streptokokken. Hier siedeln sie sich v. a. auf der Schleimhaut des Oropharynx an.

2.1.2 Rolle als Krankheitserreger

Epidemiologie

A-Streptokokken gehören zu den häufigsten bakteriellen Erregern von Infektionen der Haut und des Respira-

Tabelle 2.3. Streptococcus pyogenes: Epidemiologische Unterschiede

Faktor	Pyodermie	Pharyngitis
Alter	1.–2. Lebensjahr	5.–7. Lebensjahr
Klima	warm, feucht	gemäßigt, kühl
Jahreszeit	Sommer/Herbst	Winter, Frühling
Disposition	Trauma Insektenstiche Hygienemängel	Virusinfektionen Resistenzschwäche
Übertragung	Kontaktinfektion	Tröpfcheninfektion
Inkubationszeit	Stunden–Tage	2–10 Tage
Nachkrankheiten		
Glomerulonephritis	ja	ja
rheumatisches Fieber	nein	ja

tionstraktes. So können sie bei Hautinfektionen in bis zu 50% aller Fälle nachgewiesen werden, und bei der Pharyngitis stehen sie mit 15–30% ebenfalls an der Spitze der Erregerhäufigkeit.

Bei Sinusitis und Otitis dagegen finden sich A-Streptokokken nur in etwa 3% aller Fälle.

Racheninfektionen durch A-Streptokokken überwiegen in den gemäßigten Zonen, während in tropischen Ländern den Hautinfektionen die größte Bedeutung zukommt (◘ Tabelle 2.3).

Sowohl nach apparenten als auch nach inapparenten A-Streptokokkeninfektionen lassen sich die Erreger noch monatelang im Nasen-Rachenraum nachweisen, d. h. es bildet sich häufig ein Trägerstatus. Träger kommen als Infektionsquelle jedoch weniger häufig in Betracht als frisch erkrankte Patienten.

In den letzten Jahren ist eine Zunahme invasiver A-Streptokokkeninfektionen (z. B. nekrotisierende Fasziitis) mit toxischen Verlaufsformen (Streptokokken-Toxic-Shock-Syndrom) beobachtet worden.

Übertragung

Von den Schleimhäuten des Oropharynx aus werden die A-Streptokokken durch Tröpfcheninfektion übertragen. Die Übertragung von Pyodermien erfolgt über direkten Kontakt von Haut zu Haut (Schmierinfektion). Die Übertragung von A-Streptokokken wird durch enges Zusammensein von Menschen begünstigt, z. B. beim Aufenthalt in geschlossenen Räumen bei nasskaltem Wetter, in Kasernen oder Gefängnissen, oder durch starke körperliche Aktivität, z. B. Turnen in geschlossenen Räumen. Auch eine Übertragung durch kontaminierte Milch ist möglich.

Nosokomiale Infektionen durch A-Streptokokken kommen in erster Linie durch Tröpfcheninfektion zustande. Als Infektionsquelle kommen erregertragende Pflegepersonen in Betracht. Obwohl lebensfähige A-Streptokokken in Staub oder in Bettwäsche vorkommen, spielen diese Quellen für die Verbreitung der Erreger nur eine untergeordnete Rolle.

Pathogenese

Die Pathogenese von A-Streptokokkeninfektionen beruht auf dem Zusammenspiel zahlreicher zellgebundener und sezernierter Virulenzfaktoren.

Adhäsion. F-Proteine und andere Oberflächenbestandteile, z. B. Lipoteichonsäure, binden sich an Fibronektin, ein häufiges Wirtszellprotein, das z. B. auf Rachenepithelzellen vorkommt.

Etablierung. Obwohl A-Streptokokken von Makrophagen und neutrophilen Granulozyten leicht phagozytiert werden, überleben virulente Stämme im Körper, insbesondere in der Blutbahn, weil sie eine Reihe von antiphagozytären Mechanismen entwickeln:

Das **M-Protein** bindet Faktor H des Properdinsystems (▶ s. S. 78 ff.) mit höherer Affinität als Faktor B, was zu einem Abbau von C3b führt. So werden die Opsonisierung der Bakterien und die Bildung von C3-Konvertase behindert. Darüber hinaus scheint die negative Ladung bestimmter Domänen des M-Proteins an der phagozytosehemmenden Wirkung beteiligt zu sein.

Die **C5a-Peptidase** (s. o.) hydrolysiert C5a (Anaphylatoxin), das chemotaktisch Granulozyten in die Läsion lockt. Es gelangen weniger Granulozyten an den Infektionsort, und die Phagozytose wird vermindert.

Die **Streptolysine O** und **S** zerstören die Granulamembran in den Granulozyten. Es treten granuläre Enzyme (▶ s. S. 110 ff.) aus und bewirken eine Autophagie der Granulozyten.

Invasion. A-Streptokokken verursachen sich flächenhaft ausbreitende Infektionen in den Weichteilgeweben. Hierin werden sie von den Ausbreitungsfaktoren unterstützt:
- **Hyaluronidase** hydrolysiert den interzellulären Gewebekitt Hyaluronsäure.
- **Desoxyribonukleasen** vermindern die Viskosität in Entzündungsexsudaten, und
- **Streptokinase** löst die Fibrinschicht um die Erreger auf.

In jüngster Zeit sind mehrere Ausbrüche von hochinvasiven A-Streptokokkeninfektionen (Fasciitis necroticans) mit toxischem Schock (Streptokokken-Toxic-Shock-Syndrom) beschrieben worden. Hier spielt das erythrogene Scharlachtoxin A (SPE-A) eine Rolle, das sowohl als Invasionsfaktor als auch als Superantigen wirkt.

Gewebeschädigung. Bei der durch A-Streptokokken bedingten Gewebeschädigung spielen die Streptolysine O und S eine Rolle, da sie neben Erythrozyten auch andere Körperzellen schädigen. Ebenso ist die Hyaluronidase an der Zerstörung von Bindegewebe beteiligt.

Scharlach kommt durch die Wirkung eines der drei SPE (s. o.) zustande, und das Streptokokken-Toxic-Shock-Syndrom basiert auf der Superantigenwirkung des SPE-A bzw. SPE-C. Die Hauptwirkung von SPE-A und SPE-C besteht in einer polyklonalen T-Zellaktivierung mit unkoordinierter Zytokinfreisetzung, v. a. von TNF-α und IL-1 (▶ s. S. 31 ff.), und, darauf basierend, Schock und Multiorganversagen. Darüber hinaus kann SPE-A direkt zytotoxisch auf Endothelzellen wirken.

Nachkrankheiten. Charakteristisch für A-Streptokokkeninfektionen ist ihre Neigung, Nachkrankheiten auszulösen. Diese beruhen auf immunologischen Reaktionen.

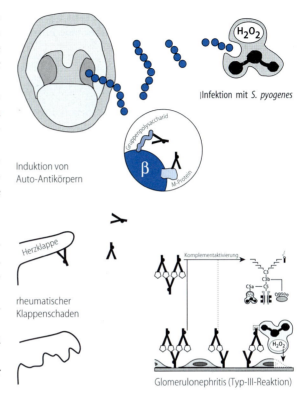

◘ Abb. 2.2. Pathogenese der Streptokokken-Nachkrankheiten

Bei der **akuten Glomerulonephritis** (◘ Abb. 2.2) werden in den Glomerula Immunkomplexe aus A-Streptokokkenantigenen und Antikörpern abgelagert, Komplement wird aktiviert, und aus C3 und C5 entstehen die Fragmente C3a und C5a, die chemotaktisch Granulozyten anlocken. Die Granulozyten setzen beim Zerfall und bei der Phagozytose lysosomale Enzyme und Sauerstoffradikale frei, die eine Gewebeschädigung in den Glomerula verursachen. Die Kapillaren der Glomerula werden im Rahmen der Entzündung durchlässig für Proteine (Proteinurie) und Erythrozyten (Mikrohämaturie). In späteren Stadien wandern Mesangialzellen ein, woraus sich eine zunehmende Verminderung der filtrierenden Oberfläche der Glomerula und eine Minderung der Filtrationsleistung ergeben können.

Der Pathomechanismus des **akuten rheumatischen Fiebers** ist nicht voll aufgeklärt. Die Patienten bilden kreuzreagierende Antikörper, die einerseits mit verschiedenen Komponenten der A-Streptokokken, andererseits mit bestimmten Gewebselementen in Gelenken, Myokard, Endokard, Myokardsarkolemm, Gefäßintima und Haut reagieren, und man nimmt an, dass die gebildeten kreuzreagierenden Antikörper über eine Entzündung die Gewebeschädigung auslösen.

Klinik

Tonsillitis (Angina lacunaris). Die Erkrankung beginnt nach einer Inkubationszeit von 2–4 Tagen mit Fieber, Schluckbeschwerden und Halsschmerzen. Die geschwollenen Gaumenmandeln tragen fleckförmige Eiterherde (»Stippchen«), tief in die Tonsillenkrypten reichende Eiteransammlungen, von denen wie bei einem tiefen See nur die Oberfläche sichtbar ist (»Angina lacunaris«, lacus, lat. See). Bei tonsillektomierten Personen besteht eine Pharyngitis. In der Regel heilt die Krankheit nach 5 Tagen ab; es können aber auch Komplikationen wie akute zervikale Lymphadenitis, Otitis media, Sinusitis, Mastoiditis und Peritonsillarabszess entstehen.

Die Diagnose ist bei tonsillektomierten Personen nicht immer leicht zu stellen.

Differenzialdiagnostisch kommen virale Pharyngitiden, insbesondere das Pfeiffersche Drüsenfieber (EBV; ▶ s. S. 626 ff.) in Betracht. (Beachte: 90% aller Infektionskrankheiten des Respirationstraktes sind virusbedingt!)

Erysipel. Das Erysipel (Wundrose) ist eine ödematöse Entzündung der Lymphspalten der Haut mit charakteristischer Ausbreitungstendenz, die durch die Invasivfaktoren der A-Streptokokken (Hyaluronidase, Desoxyribonukleasen) begünstigt wird. Die Erreger dringen meist über unauffällige Verletzungen (z. B. Rhagaden des Mundwinkels) in die Haut ein. Nach einer Inkubationszeit von 1–3 Tagen entsteht ein schubweise fortschreitendes, z. T. mit großen Schmerzen verbundenes Erythem. Die Haut ist ödematös gespannt und glänzend. Die Rötungen sind scharf begrenzt, und der betroffene Bereich zeigt kerzenflammenartige Ausläufer in die gesunden Hautpartien hinein.

Impetigo contagiosa (Eiter-, Krusten-, Pustelflechte, Blasengrind, feuchter Grind). Dies ist eine Infektion der Epidermis, bei der sich nach umschriebener Rötung rasch Blasen bilden, die nach wenigen Stunden platzen. Der Blaseninhalt trocknet zu Krusten ein. Die Impetigo entwickelt sich im Kindesalter unter schlechten sozialen Verhältnissen (»Krankheit des Elends«). Impetigo kann, wenn auch seltener, durch S. aureus hervorgerufen werden (▶ s. S. 188 ff.). Die Blasen enthalten massenhaft Erreger.

Phlegmone. Die Phlegmone ist eine diffuse Eiterung der Haut und des Subkutangewebes, die mit Schmerzen, Schwellung, Rötung und Fieber einhergeht. Phlegmonen sind, anders als Abszesse, nicht scharf begrenzt; sie breiten sich kontinuierlich aus. Besonders gefürchtet ist die Hohlhandphlegmone, die sich nach kleineren Finger- oder Handverletzungen über die Sehnenscheiden der Hohlhand rasch in alle Finger ausbreitet.

Andere Hautinfektionen. Lymphangitiden, Infektionen nach Verletzungen oder von Verbrennungswunden und postoperative Infektionen können ebenfalls durch A-Streptokokken hervorgerufen werden. Gelegentlich entwickeln sich derartige Infektionen nosokomial.

Nekrotisierende Fasziitis. Diese in den letzten Jahren häufiger beobachtete invasive A-Streptokokkeninfektion befällt die tieferen Schichten der Subkutis und die Faszien. Sie ist durch ein besonders rasches Fortschreiten der Kolliquationsnekrose (hämorrhagisch verflüssigtes Gewebe) von Haut und Weichteilen charakterisiert. Die Patienten haben hohes Fieber und zeigen Schocksymptome; die Haut löst sich in großen Fetzen vom Untergrund. Bei diesem Krankheitsbild finden sich besonders invasive Stämme im Blut oder in Körperflüssigkeiten, die auch das SPE-A bilden, das für die Schocksymptomatik und für die hohe Invasivität verantwortlich ist.

Sepsis. Eine A-Streptokokkensepsis kann sich von jedem Streptokokkenherd aus entwickeln.

Das **Puerperalfieber** (Kindbettfieber) entsteht als Sonderform der Sepsis, wenn A-Streptokokken (oder B-Streptokokken, s. u.) bei der Geburt in das Endometrium und die umgebenden Vaginalgewebe und von dort in die Lymphbahnen und die Blutbahn eindringen. Die Erreger werden hauptsächlich durch den Geburtshelfer übertragen. In den industrialisierten Ländern ist es dank Ignaz Semmelweis (▶ s. S. 10) selten geworden, stellt aber in Ländern der Dritten Welt noch immer ein großes Problem dar.

Meningitis, Endokarditis, Pneumonien und Peritonitis durch A-Streptokokken können im Rahmen einer Sepsis, aber auch als isolierte Organerkrankungen auftreten.

Scharlach. Wird die A-Streptokokkeninfektion durch einen lysogenen Stamm hervorgerufen, der eine von den drei Varianten (A, B, C) des erythrogenen Toxins SPE produziert, so kann sich ein Scharlach entwickeln.

Die Fähigkeit zur Scharlachauslösung und die Fähigkeit, eine Eiterung hervorzurufen, sind also unabhängig voneinander.

Ein Scharlach muss nicht mit einer Angina assoziiert sein, sondern er kann auch andere A-Streptokokkeninfektionen, z.B. Impetigo oder Wundinfektionen, begleiten.

Etwa zwei Tage nach Beginn der Eiterung zeigt sich ein Exanthem zunächst am Hals, den oberen Brustpartien und am Rücken, das sich über den Rumpf, das Gesicht und die Extremitäten ausbreitet. Charakteristisch ist eine periorale Blässe. Das Exanthem wird von einem Enanthem begleitet. Die Zunge weist einen weißen Belag auf, aus dem rote hypertrophierte Papillen herausragen (»Erdbeerzunge«). Am 4. bis 5. Krankheitstag verschwindet der Belag, und die geschwollenen geröteten Papillen imponieren nun als sog. »Himbeerzunge«.

Toxic-Shock-like-Syndrom (STLS). Das STLS wird vornehmlich durch das SPE-A ausgelöst, jedoch weniger häufig auch durch SPE-C (s.o.). Es ist mit einer 10fach höheren Letalität belastet als das Staphylokokken--Toxic-Shock-Syndrom (▶ s. S. 192), nämlich 30%, weil die toxinbildenden Erreger in die Blutbahn gelangen, sodass das Toxin rascher ein Multiorganversagen auslösen kann. Die Symptome sind zu einer Falldefinition zusammengefasst: Neben dem Erregernachweis aus sterilen oder nichtsterilen Regionen, der Hypotonie (≤90 mmHg) und den Hautveränderungen (zunächst Exanthem, dann Schuppung) müssen die Kriterien für mindestens zwei Organschädigungen erfüllt sein: Weichteilnekrose, ARDS (»adult respiratory distress syndrome«), Koagulopathie (< 100 000 Thrombozyten/mm^3 oder disseminierte intravasale Gerinnung), Niereninsuffizienz (Kreatinin > 177 µmol/l) oder Leberbeteiligung (Serumtransaminasen- und Bilirubinkonzentrationserhöhungen).

Akute Glomerulonephritis. Bei 3% aller eitrigen A-Streptokokkenerkrankungen ist die eitrige Infektion von einer akuten, nichteitrigen Glomerulonephritis gefolgt. Im Gegensatz zum rheumatischen Fieber geht der akuten Glomerulonephritis eine Infektion mit einem der sog. nephritogenen Stämme voraus. Diese gehören meistens zur Serogruppe A, Typ 12.

Die Zeichen der akuten Glomerulonephritis – Hämaturie, Proteinurie, Ödem und Bluthochdruck – setzen etwa drei bis fünf Wochen nach Beginn der akuten Streptokokkeninfektion ein. Die Krankheit geht häufig spontan zurück; eine dialysepflichtige Schrumpfniere resultiert selten aus einer akuten Glomerulonephritis.

Merke: Die Läsionen der akuten Glomerulonephritis enthalten **keine** Erreger!

Akutes rheumatisches Fieber. Das Krankheitsbild setzt 2–3 Wochen nach Beginn einer A-Streptokokkenpharyngitis ein. Andere eitrige A-Streptokokkeninfektionen ziehen wohl die akute Glomerulonephritis, aber kein akutes rheumatisches Fieber nach sich. Das akute rheumatische Fieber ist gekennzeichnet durch: Polyarthritis, Karditis (Endokarditis, Myokarditis, Perikarditis), Chorea minor, Erythema marginatum und subkutane Knötchen. Die Endokarditis führt häufig zu einer narbigen Veränderung der Herzklappen. Dies zieht eine veränderte Hämodynamik nach sich, was wiederum den Boden für eine Endocarditis lenta (▶ s. S. 217f. und 911ff.) darstellt.

Im Gegensatz zur akuten Glomerulonephritis ist das Auftreten des akuten rheumatischen Fiebers nicht an die Vorerkrankung durch bestimmte A-Streptokokkentypen gebunden.

Merke: Auch beim akuten rheumatischen Fieber enthalten die Läsionen **keine** Erreger!

Immunität

Eiterungen. Als typische Eitererreger, d.h. extrazelluläre Bakterien, werden A-Streptokokken nach der Phagozytose durch polymorphkernige Granulozyten und mononukleäre Phagozyten prompt abgetötet. Die erworbene Immunität basiert auf protektiven Antikörpern, die sich gegen die M-Substanz richten und im Zusammenwirken mit Komplement ihre antiphagozytäre Wirkung neutralisieren. Die erworbene Immunität ist somit typenspezifisch; sie kann jahrelang bestehen. Dies bedeutet, dass im Bereich einer einmal abgelaufenen Epidemie derselbe Serotyp nicht wieder auftritt.

Da es mehr als 80 Serotypen von A-Streptokokken gibt, kann man häufig an A-Streptokokkeninfektionen erkranken. Antikörper gegen die C-Substanz üben keinen Schutz aus.

Scharlach. Die erworbene Immunität gegen die Scharlachtoxine basiert auf neutralisierenden Antikörpern und ist dauerhaft. Da es drei antigene Varianten von ET gibt, kann eine Person nur dreimal an Scharlach erkranken.

Wenn auch Antikörper gegen ET das Auftreten des Exanthems und des Enanthems verhindern, so verleihen sie doch keinen Schutz gegen die zugrundeliegende eitrige A-Streptokokkeninfektion.

Labordiagnose

Der Schwerpunkt der Labordiagnose der eitrigen A-Streptokokkeninfektionen liegt in der Anzucht der Erreger aus dem Herd und ihrer serologischen Gruppenbestimmung.

Untersuchungsmaterial. Ein sachgemäß entnommener Tonsillenabstrich ist die Voraussetzung für den kulturellen Nachweis von A-Streptokokken bei Angina. Bei andernorts lokalisierten A-Streptokokkeninfektionen werden je nach Standort Blut, Punktate, Biopsiematerial oder Eiterabstriche eingesandt.

Transport. Der Transport von Abstrichen sollte in einem Transportmedium bei Umgebungstemperatur erfolgen. Eiter und andere Proben sollten gekühlt transportiert werden.

Mikroskopie. Der mikroskopische Nachweis der typischen Ketten aus dem Eiter oder aus der Bouillonkultur macht keine Schwierigkeiten. Allerdings ist zu beachten, dass sich manchmal nur kurze Ketten ausbilden, und dass die Kettenbildung ausbleiben kann, wenn die Erreger aus alten Kulturen stammen.

Anzucht. Die Wachstumsansprüche von A-Streptokokken werden am besten durch die Zugabe von Kohlenhydraten sowie von Fleischextrakt, Blut oder Serum zum Kulturmedium erfüllt. Um die β-Hämolyse zu erkennen, muss das Untersuchungsmaterial auf schafbluthaltigen Agarplatten ausgeimpft werden. Die Inkubation erfolgt bei 37 °C in 5 bis 10% CO_2; nach 16–24 h ist mit einer Koloniebildung zu rechnen.

Differenzierung. Die Abgrenzung der angezüchteten A-Streptokokken von anderen **Serogruppen** erfolgt mittels gruppenspezifischer Antikörper gegen das C-Polysaccharid. Hierfür gibt es kommerziell erhältliche Testsätze.

Die weitere Unterteilung der A-Streptokokken in Serotypen aufgrund des M-Proteins kommt nur für wissenschaftliche Zwecke in Frage.

Serodiagnostik des akuten rheumatischen Fiebers. Der Antistreptolysin-O(ASO)-Test dient der Diagnostik des akuten rheumatischen Fiebers. Ein hoch über der Norm liegender Titer weist auf eine kürzlich abgelaufene A-Streptokokkeninfektion hin. Zuverlässigste Ergebnisse liefert die Kombination mit dem Anti-DNase-Test.

Therapie

Antibiotikaempfindlichkeit. A-Streptokokken sind ausnahmslos hochempfindlich gegenüber Penicillin G und Cephalosporinen. Makrolide sind Alternativantibiotika, bei breitem Einsatz werden aber makrolidresistente Stämme selektiniert.

Therapeutisches Vorgehen. Bei erwiesener symptomatischer A-Streptokokkeninfektion bzw. bei begründetem Verdacht aus dem klinischen Bild (Angina lacunaris) ist Penicillin G oder Penicillin V wegen der Gefahr möglicher Nachkrankheiten das Mittel der Wahl.

Patienten mit Penicillinallergie werden mit Makroliden behandelt.

Das Streptokokken-Toxic-Shock-Syndrom und andere invasive A-Streptokokkeninfektionen sind Notfallsituationen, die der intensivmedizinischen Behandlung bedürfen! Der Bakterienherd, sofern auffindbar, ist chirurgisch zu behandeln, um die Toxinproduktion zu verringern. Die Antibiotikatherapie dient der Erregereliminierung, während die Schockbehandlung zur Aufrechterhaltung der Organfunktionen entscheidend ist. Bei den immunologischen Nachkrankheiten ist eine antiphlogistische Therapie indiziert.

Prävention

Prophylaxe ist bei Risikopatienten indiziert, d.h. bei Personen, die eine oder mehrere Attacken von rheumatischem Fieber in ihrer Anamnese aufweisen; sie hat den Zweck, eine Besiedlung der Rachenschleimhaut durch A-Streptokokken zu verhindern und damit die Gefahr einer erneuten Antigenbelastung und eines Aufflackerns des rheumatischen Geschehens abzuwenden. Betroffene Patienten erhalten täglich Penicillin V oral oder Benzathin-Penicillin alle 3–4 Wochen i.m. über mindestens ein Jahr. Eine Schutzimpfung gibt es noch nicht.

In Kürze

A-Streptokokken

Bakteriologie. Grampositive, fakultativ anaerobe Kettenkokken mit β-Hämolyse, dem Gruppenmerkmal A (Lancefield-Schema). Einteilung in Serotypen aufgrund des M-Proteins.

Resistenz gegen äußere Einflüsse. Vergleichsweise wenig resistent gegen Umwelteinflüsse.

Vorkommen. Haut und Schleimhaut des Menschen.

Epidemiologie. A-Streptokokken: Weltweit verbreitet, einziger natürlicher Wirt ist der Mensch.

Zielgruppe. Alle Altersgruppen.

Übertragung. Durch Haut und Schleimhautkontakt (Schmierinfektion) sowie aerogen (Tröpfcheninfektion).

Zielgewebe. Haut und Schleimhaut. Nacherkrankungen: Nieren, Herz, Gelenke.

Pathogenese. Haut- bzw. Schleimhautinfektion → lokale nichtabgegrenzte Eiterung (Phlegmone) → u.U. systemische Ausbreitung (Sepsis, Meningitis). Scharlachtoxinbildende Stämme (lysogen) verursachen Scharlach. Nachkrankheiten.

Virulenzfaktoren. Fimbrien, Leukozidine, Streptolysin, Scharlachtoxin, Streptodornase, Hyaluronidase.

Klinik. Kurze Inkubationszeit. Fieberhafte Manifestationsformen: Pharyngitis, Angina, Otitis, Pyodermie, Puerperalsepsis, Mastitis, Neugeborenensepsis und -meningitis, Erysipel, Impetigo, Phlegmone, Scharlach durch lysogene Stämme. Nacherkrankungen: Akute Glomerulonephritis und akutes rheumatisches Fieber.

Labordiagnose. Anzucht auf bluthaltigen Kulturmedien. Identifikation: Vollständige Hämolyse, serologische Gruppeneinteilung.

Therapie. Penicillin G, alternativ Makrolide.

Immunität. Ausbildung einer serotypenspezifischen anhaltenden Immunität. Kreuzinfektionen mit anderen Serotypen möglich. Scharlach nur 3× möglich.

Prävention. Scharlach: Isolierung erkrankter Personen. Rezidivprophylaxe mit Penicillin V oder Benzathin-Penicillin (1 Jahr). Vakzination: Keine.

2.2 Streptococcus agalactiae (B-Streptokokken)

Steckbrief

Die β-hämolysierenden Streptokokken der Gruppe B (B-Streptokokken) bilden die Spezies S. agalactiae. Bei Kühen lösen B-Streptokokken eine eitrige Entzündung des Euters mit Versiegen der Milchproduktion (gelber Galt) aus. Beim Menschen verursachen sie eitrige Lokalinfektionen und Sepsis. Gefürchtet sind sie als Erreger peripartal übertragener Infektionen der Neugeborenen: Sepsis und Meningitis.

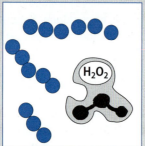

Streptococcus agalactiae grampositive Kettenkokken in Eiter, Gruppeneinteilung 1928 von R. Lancefield

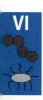

2.2.1 Beschreibung

Aufbau

C-Polysaccharid. B-Streptokokken gleichen in ihrer Grundstruktur den A-Streptokokken. Wie diese besitzen sie ein C-Polysaccharid in ihrer Wand, das über die Gruppenzugehörigkeit entscheidet, jedoch fehlen bei ihnen das M-Protein sowie das T- und R-Antigen.

Kapsel. B-Streptokokken tragen eine antiphagozytäre Polysaccharidkapsel, die in serologisch verschiedener Typenausprägung (I–IV) vorkommt.

C5a-Peptidase. Wie A-Streptokokken trägt S. agalactiae eine C5a-Peptidase in der Zellwand. Sie inaktiviert die chemotaktische Komplementkomponente C5a durch proteolytische Spaltung und wirkt auf diese Weise dem chemotaktisch gesteuerten Einstrom von Phagozyten in die Läsion entgegen.

Extrazelluläre Produkte

CAMP-Faktor. B-Streptokokken sezernieren ein Protein (CAMP-Faktor), das zusammen mit dem β-Hämolysin von S. aureus auf bluthaltigen Kulturmedien eine synergistische Hämolyse verursacht (s. u.).

Resistenz gegen äußere Einflüsse

B-Streptokokken zeigen eine gewisse Resistenz gegenüber Umwelteinflüssen. Versuche mit an Fäden getrockneten Eiterproben deuten auf einen längeren Erhalt der Infektiosität hin.

Vorkommen

B-Streptokokken kommen vorwiegend bei **Tieren** vor (s. o.). Beim Menschen besiedeln sie die Schleimhäute des Urogenital- und Intestinaltrakts.

2.2.2 Rolle als Krankheitserreger

Epidemiologie

Bis zu 40% aller schwangeren Frauen sind asymptomatische **Trägerinnen** von B-Streptokokken. Bei ca. 50% der Neugeborenen von Müttern mit positivem Nachweis lässt sich ebenfalls eine Besiedlung nachweisen. Die Inzidenz der »early-onset«-Erkrankung (s. u.) des Neugeborenen liegt bei 2 pro 1000 Lebendgeburten, diejenige der »late-onset«-Erkrankung (s. u.) bei 1,7 pro 1000 Lebendgeburten. Serotyp III dominiert bei Neugeboreneninfektionen.

Übertragung

Bei der »early onset«-Infektion infiziert sich das Neugeborene beim Durchtritt durch den Geburtskanal der besiedelten Mutter. Die Übertragung erfolgt um so eher, je größer die Besiedlungsdichte bei der Mutter ist. Beim »late-onset«-Syndrom spielt zusätzlich eine postnatale horizontale Übertragung durch Schmierinfektion (z. B. über kontaminierte Hände) eine Rolle.

Klinik

Neugeboreneninfektion. Bei Neugeborenen verursachen B-Streptokokken **Sepsis** und **Meningitis**. Die Infektion des Neugeborenen kann sich in den ersten postnatalen Stunden bis fünf Tagen (»early-onset«) als Sepsis, Pneumonie oder Meningitis manifestieren. Sie kann sich auch erst nach einer Latenzzeit von sieben Tagen bis zu drei Monaten ausbilden (»late-onset«) und äußert sich dann meist als Meningitis. Disponierend sind vorzeitiger Blasensprung, Frühgeburt, aufsteigende Infektion (Chorioamnionitis), Zervixinsuffizienz. Insbesondere sind solche Neugeborene gefährdet, deren Mütter bei gleichzeitiger Besiedlung des Geburtskanals mit B-Streptokokken einen niedrigen Spiegel von Antikörpern gegen B-Streptokokken aufweisen, sodass das Neugeborene nur über eine schwache Leihimmunität (s. u.) verfügt.

Erwachseneninfektionen. Bei Erwachsenen können B-Streptokokken neben den Puerperalinfektionen Endometritis und Sepsis auch eine Pyelonephritis, Arthritis, Osteomyelitis, Otitis media, Konjunktivitis, Impetigo, Pneumonie, Meningitis und Endokarditis auslösen.

Immunität

Als typische Eitererreger werden B-Streptokokken durch Phagozytose beseitigt. Kapselspezifische Antikörper kommen bei vielen Menschen vor; sie haben für die Abwehr offenbar eine besondere Bedeutung, denn Kinder von Müttern mit niedrigem Antikörpertiter (»non-responder«), die vor der Geburt von ihrer Mutter keine typenspezifischen Antikörper übertragen bekommen haben (»Leihimmunität«), sind besonders gefährdet, an einer B-Streptokokkeninfektion zu erkranken (s. o.).

Labordiagnose

Der Schwerpunkt der Labordiagnose liegt in der Anzucht des Erregers aus Untersuchungsmaterialien und der anschließenden Gruppenbestimmung.

Untersuchungsmaterialien. Je nach Lokalisation des Krankheitsprozesses gelangen Blut (Sepsis), Liquor (Meningitis), Eiter bzw. Vaginal- oder Zervikalabstriche zur Untersuchung.

Anzucht. Zur Anzucht dient bluthaltiger Columbia-Agar, auf dem die Erreger einen deutlichen β-Hämolysehof entwickeln.

Identifizierung. Die gewachsenen B-Streptokokken werden meist **serologisch** durch Nachweis des gruppenspezifischen Zellwandantigens mittels spezifischer Antikörper differenziert. Ebenso kann die biochemische Leistungsprüfung zur Identifizierung herangezogen werden. Hierbei spielt das CAMP-Phänomen (nach den Erstbeschreibern Christie, Atkins, Munch, Petersen), die pfeilförmige Hämolyseverstärkung durch S. aureus, eine Rolle.

Therapie

Antibiotikaempfindlichkeit. Die Sensibilität der B-Streptokokken entspricht derjenigen von A-Streptokokken, d. h. es besteht ausnahmslos eine volle Empfindlichkeit gegen Penicillin G und gegen Cephalosporine.

Therapeutisches Vorgehen. Die kalkulierte Therapie der Sepsis/Meningitis des Neugeborenen wird entsprechend den Richtlinien der Meningitistherapie durchgeführt (▶ s. S. 916 ff.), d. h. mit Cefotaxim oder Ceftriaxon. Nach Sicherung der Diagnose B-Streptokokkeninfektion wird gezielt mit Penicillin G (hochdosiert) weiterbehandelt.

Prävention

Antibiotikaprophylaxe. Die Prophylaxe der B-Streptokokkenerkrankung des Neugeborenen besteht bei Besiedlung der Mutter in der präpartalen oder intrapartalen Antibiotikagabe. Die Chemoprophylaxe wird bei kolonisierten Frauen (Prüfung in der 35.–37. SSW) durchgeführt, wenn einer der folgenden Risikofaktoren vorliegt: Frühgeburt (< 37. Woche), vorzeitiger Blasensprung, Fieber unter der Geburt, Mehrlingsgeburt, mehrere vorherige Geburten. Die Sanierung einer B-Streptokokkenbesiedlung während der Schwangerschaft durch orale Antibiotikagabe ist mit einer Versagerquote von 20–70% behaftet. Im Gegensatz dazu kann die intravenöse Verabreichung von Ampicillin oder Penicillin G (bei Allergie Clindamycin oder Erythromycin) unter der Geburt eine Übertragung von B-Streptokokken auf das Kind erfolgreich verhindern. Da es zur Zeit weder eine aktive noch eine passive Immunisierung bei Mutter und Kind gibt, stellt die intravenöse Antibiotikagabe bei der Mutter während der Geburt bei gesichertem Vorkommen von B-Streptokokken die zur Zeit verlässlichste Prophylaxe dar.

> **In Kürze**
>
> **B-Streptokokken**
>
> **Bakteriologie.** Grampositive, kettenförmige Kokken, β-Hämolyse. Gruppenspezifisches Zellwandantigen B.
>
> **Vorkommen/Epidemiologie.** Urogenital- und Intestinalschleimhaut. Bei Schwangeren sind bis zu 40% asymptomatische Trägerinnen. Übertragung durch Schleimhautkontakt (sexuell, während der Geburt).
>
> **Pathogenese.** Infektion des Neugeborenen beim Durchtritt durch den Geburtskanal kann bei prädisponierenden Faktoren wie mütterlichem Antikörpermangel oder Frühgeburt zu Sepsis oder Meningitis führen.
>
> **Klinik.** Infektionssymptomatik kann in den ersten fünf Tagen nach Geburt (»early-onset«), oder erst nach einer Latenzzeit von sieben Tagen oder länger (»late-onset«) auftreten. Manifestation als Sepsis bzw. Meningitis.
>
> **Labordiagnose.** Anzucht auf bluthaltigen Kulturmedien; β-Hämolyse. Serologische Differenzierung von anderen β-hämolysierenden Streptokokken.
>
> **Therapie.** Kalkuliert: Cefotaxim, Ceftriaxon; gezielt: Penicillin G, alternativ Erythromycin.
>
> **Immunität.** Asymptomatische Infektion der Schleimhäute führt in der Regel zur Ausbildung einer auf das Neugeborene übertragbaren Immunität. Kinder von Non-Respondern sind stark infektionsgefährdet.
>
> **Prävention.** Sanierung der Geburtswege präpartal. Bei Besiedlung der Mutter: Intrapartale Gabe von Penicillin G. Keine Immunisierung.
>
> **Meldepflicht.** Keine.

2.3 Andere β-hämolysierende Streptokokken (C und G)

Streptokokken der Serogruppen C und G können Pharyngitis, Puerperalinfektionen, Sepsis und Endokarditis hervorrufen. Am häufigsten sind Haut- und Wundinfektionen (◘ Tabelle 2.2, ▶ s. S. 199).

Da die Stämme dieser Serogruppen ebenfalls Streptolysin O produzieren, kann es auch nach Infektionen durch C- bzw. G-Streptokokken zu einem Anstieg des ASO-Titers und damit zu Verwechslung mit A-Streptokokkeninfektionen kommen.

Die Erreger werden durch eine Agglutinationsreaktion identifiziert.

Streptokokken der Serogruppen C und G sind Penicillin-G-empfindlich.

2.4 Streptococcus pneumoniae (Pneumokokken)

> **Steckbrief**
>
> Pneumokokken bilden eine α-hämolysierende Spezies innerhalb der Gattung Streptococcus (◘ Tabelle 2.1, ▶ S. 199). Sie unterscheiden sich von anderen α-hämolysierenden Streptokokkenspezies durch ihre Lagerung als Diplokokken, durch die Zusammensetzung des C-Polysaccharids in ihrer Wand und durch ihre Empfindlichkeit gegen Optochin und Galle.
>
> Als typische Eitererreger erzeugen sie Lobär- und Bronchopneumonien, Meningitis und Sepsis sowie eitrige Infektionen im Hals-Nasen-Ohrenbereich und am Auge.

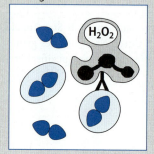

Streptococcus pneumoniae lanzettförmige grampositive Diplokokken mit/ohne Kapsel, entdeckt 1881 von G. Sternberg und L. Pasteur, isoliert 1885 von L. Fränkel

1881 isolierten Georg Miller Sternberg und Louis Pasteur unabhängig voneinander erstmals Pneumokokken. 1928 entdeckte Fred Griffith, dass abgetötete bekapselte Erreger, wenn zusammen mit lebenden unbekapselten Erregern in Mäuse injiziert, letzteren die Fähigkeit zur Kapselbildung übertragen. Er nannte dieses Phänomen Transformation. 1944 identifizierten Oswald Theodore Avery (1877–1955), C. M. MacLeod und Maclyn McCarty das transformierende Prinzip als DNS. Diese Entdeckungen stellten den Beginn der Molekulargenetik dar.

2.4.1 Beschreibung

Aufbau

C-Substanz. Die Zellwand der Pneumokokken enthält Peptidoglykan und Teichonsäure. Letztere heißt auch C-Substanz – wie bei β-hämolysierenden Streptokokken – und ist ein Antigen.

Im Serum von Patienten mit akuten Entzündungen tritt ein β-Globulin auf, das die C-Substanz der Pneumokokken ausfällt. Es wird als **C-reaktives Protein** (CRP) bezeichnet und gehört zu den »Akut-Phase-Proteinen« (▶ s. S. 29 ff.). Bildungsort ist die Leber, wo es nach Stimulation durch Interleukin-1 gebildet wird. CRP ist ein empfindlicher Entzündungsparameter.

Kapsel. Frisch isolierte Pneumokokkenstämme tragen eine Kapsel aus Polysaccharid, von der mehr als 80 verschiedene Serotypen bekannt sind. Die Kolonien von bekapselten Stämmen zeigen einen schleimigen Glanz; sie werden deshalb als S-Formen (engl. smooth: glatt) bezeichnet.

Die Kapseln erschweren die Phagozytose der Pneumokokken: Nur S-Formen sind virulent. Die Virulenz der Pneumokokken ist der Dicke der Kapsel proportional. So sind Pneumokokken vom Kapseltyp III besonders reich an Kapselsubstanz und daher hochvirulent. Schwere Pneumokokkenerkrankungen werden durch Kapseltypen ausgelöst, die Komplement über den alternativen Weg nicht aktivieren: Sie entgehen der komplementvermittelten Phagozytose, was sich besonders nachteilig in der Frühphase der Infektion, d. h. vor der Antikörperbildung, auswirkt.

Kolonien unbekapselter Stämme sind glanzlos, sie wirken wie aufgeraut; man bezeichnet sie daher als R-Formen (engl. rough: rauh). R-Formen sind avirulent.

Autolysin (Muraminidase). Dieses Enzym ist nicht kovalent an Lipoteichonsäure gebunden. Es löst die Quervernetzung des Mureins auf und ist für die Trennung der einzelnen Bakterienzellen bei der Zellteilung sowie für die bei älteren Kulturen zu beobachtende Autolyse der Pneumokokken verantwortlich.

Extrazelluläre Produkte

Pneumolysin. Dieses intrazelluläre Hämolysin wird bei der Autolyse der Zellen frei.

Es wirkt als Thiol-aktiviertes Zytolysin, das sich an Cholesterol von Zellmembranen bindet, sich in diese inseriert und durch Oligomerisierung von 20–80 Molekülen eine transmembranöse Pore bildet, was zum Zelltod führt. In sublytischen Dosen hemmt Pneumolysin die Funktion von Phagozyten und Lymphozyten. Es weist weitgehende Homologie mit Streptolysin O (▶ s. S. 200f.) und Listeriolysin O (▶ s. S. 316) auf.

Darüber hinaus aktiviert Pneumolysin das Komplement über den klassischen Weg, indem es sich an die Fc-Region von IgG bindet; aus Monozyten kann es IL-1β und TNF-α freisetzen.

Weitere Produkte. Pneumokokken können weiter Hyaluronidase und IgA1-Protease sezernieren.

Resistenz gegen äußere Einflüsse

Pneumokokken sind sehr empfindlich gegen Kälte, saure und alkalische pH-Werte sowie Austrocknung, weswegen das Untersuchungsmaterial schnell verarbeitet werden muss. Die ausgeprägte Galleempfindlichkeit der Pneumokokken beruht darauf, dass Galle die Muraminidase (s. o.) aktiviert. Sie wird diffenzialdiagnostisch im Labor ausgenutzt (▶ s. S. 214).

Vorkommen

Pneumokokken kommen beim Menschen sowie bei Affen, Ratten und Meerschweinchen vor. Zwar kolonisieren sie die Rachenschleimhaut bei 40–70% aller gesunden Personen, wobei die Trägerrate in Kasernen und Kindergärten durch engen Kontakt besonders hoch ist. Die bei Trägern gefundenen Stämme sind i. Allg. jedoch unbekapselt, weswegen sie keine unmittelbare Infektionsgefahr darstellen.

2.4.2 Rolle als Krankheitserreger

Epidemiologie

Bei Erwachsenen stehen Pneumokokken als Erreger der eitrigen Meningitis an erster Stelle. In Entwicklungsländern sind Pneumokokkenpneumonien eine häufige Todesursache. Alkoholiker und Milzexstirpierte sind besonders gefährdet, an generalisierenden Pneumokokkeninfektionen (Pneumonie, Sepsis, Meningitis) zu erkranken. Bei Kindern stehen Pneumokokken hinter Neisseria meningitidis als Erreger von eitriger Meningitis an zweiter Stelle. Die Meningitis entsteht meistens als Komplikation einer Otitis media.

Übertragung

Die Pneumokokkeninfektion wird selten von Mensch zu Mensch übertragen; i. Allg. dürfte es sich um endogene Infektionen handeln.

Pathogenese

Adhärenz. Nach Übertragung kolonisieren die Pneumokokken zunächst den oberen Respirationstrakt. Mittels bisher nur unzureichend beschriebener Oberflächenmoleküle (z. B. das Protein PsaA) bindet sich der Erreger an Glykokonjugatrezeptoren auf den Epithelzellen. Kürzlich beschriebene Neuraminidasen des Erregers könnten durch Sialinsäureabspaltung weitere Rezeptoren freilegen.

Die Freisetzung von Zellwandkomponenten induziert über die Ausschüttung von IL-1β und TNF-α die Ausbildung von PAF-Rezeptoren auf den Pneumozyten und Endothelzellen, an die sich die Pneumokokken ebenfalls binden können.

Invasion. Wie der Erreger vom oberen Respirationstrakt in tiefergelegene Regionen wie die Paukenhöhle (Otitis media), die Nasennebenhöhlen (Sinusitis) und die Lungen (Pneumonie) oder schließlich ins Blut (Sepsis, Meningitis) gelangt, ist nicht bekannt.

Etablierung. Im oberen Respirationstrakt muss sich der Erreger der zilienbedingten Elimination erwehren. Pneumolysin ist in der Lage, diesen Resistenzmechanismus zu hemmen und zilientragende Epithelzellen zu zerstören. Ebenso kann Pneumolysin Abwehrzellen wie Granulozyten und Lymphozyten funktionell beeinträchtigen und in höheren Dosen durch Porenbildung lysieren.

Die Polysaccharidkapsel wirkt phagozytosehemmend. Dies wird durch die Maskierung gebundener Komplementkomponenten erreicht, die dadurch nicht zur Opsonisierung führen – sie werden von entsprechenden Rezeptoren auf Phagozyten nicht mehr erkannt.

IgA1-Protease kann die Etablierung auf der Schleimhaut durch den Abbau von IgA-Antikörpern unterstützen.

Gewebeschädigung. Die Schädigung bei Pneumokokkeninfektionen wird entscheidend von der induzierten Entzündungsreaktion bedingt. Murein und Lipoteichonsäure sowie Pneumolysin können Komplement aktivieren und auch die Freisetzung von TNF-α und IL-1β induzieren.

Während die Bindung von Komplementkomponenten an der Zellwand der Pneumokokken aufgrund der Kapsel ohne opsonisierenden Effekt ist, bleibt die inflammatorische Wirkung des abgespaltenen C5a und des C3a voll erhalten.

Die besondere Bedeutung der Entzündungsreaktion zeigt sich an dem typischen Ablauf der **Lobärpneumonie** (◘ Abb. 2.3). Im Stadium der Anschoppung sind die Blutgefäße prall gefüllt, es bildet sich in den Alveolen ein entzündliches Exsudat, in dem sich die Bakterien stark vermehren; die Flüssigkeit reduziert den Gasaustausch, woraus Atemnot und reflektorisch Tachypnoe resultieren. Da sich die Bakterien entlang der Kohnschen Poren ausbreiten, verbleibt die Entzündung in der Struktur des Lobus. Nach 2–3 Tagen strömen polymorphkernige Granulozyten und Erythrozyten ein; in den Alveolen finden sich massenhaft Bakterien, Erythrozyten und Fibrin, die Lunge verliert makroskopisch ihre Konsistenz und wirkt wie Lebergewebe: Rote Hepatisation. Am 4. und 5. Tag strömen weitere Granulozyten ein, die Farbe der Lunge wechselt ins Gräuliche: Graue Hepatisation. Gleichzeitig setzt die Bildung opsonisierender Antikapselantikörper ein, sodass die Pneumokokken jetzt von polymorphkernigen Granulozyten phagozytiert und abgetötet werden können; es entsteht Eiter. Allmählich strömen mononukleäre Phagozyten ein und phagozytieren die vorhandenen Zelltrümmer, die Heilungsphase setzt ein, der Prozess löst sich auf: Lyse.

Das Pneumolysin hat auch direkte zytotoxische Wirkungen, indem es Poren in cholesterinhaltige Membranen implantiert. Die nach Pneumokokkenmeningitis und -otitis beobachtete Schwerhörigkeit wird auf das Eindringen von Pneumolysin in die Scala tympani und den resultierenden Gewebeschaden zurückgeführt.

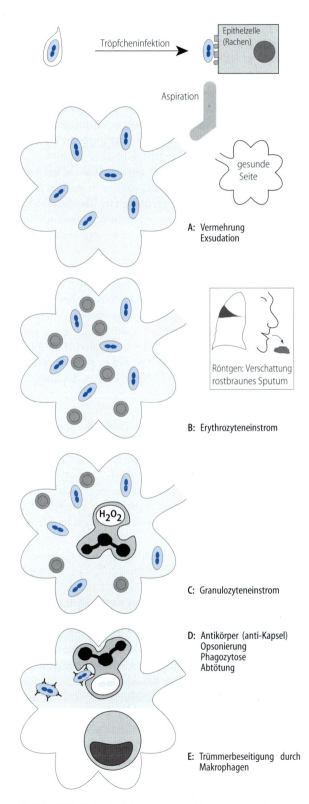

Abb. 2.3 A–E. Verlauf der Pneumokokkenpneumonie

Klinik

Lobärpneumonie. Nach einer Inkubationszeit von 1–3 Tagen beginnt die Krankheit plötzlich mit Schüttelfrost, Fieber, schwerem Krankheitsgefühl, Husten, Atemnot und, bei einer begleitenden Pleuritis, mit Thoraxschmerzen. Das reichlich vorhandene Sputum ist rostbraun. Das Blutbild zeigt eine Linksverschiebung mit toxischer Granulation. Die Erkrankung erreicht nach etwa einer Woche ihren Höhepunkt und geht dann bei günstigem Verlauf in eine »Krise« mit Heilung über.

Bronchopneumonie. Die Bronchopneumonie ist heute in Deutschland häufiger als die Lobärpneumonie. Sie geht mit einem multiplen herdförmigen Befall des Lungengewebes einher; die einzelnen Herde sind bis zu kirschgroß.

Bronchopneumonien finden sich vorwiegend bei Kindern und bei Senioren, während die Lobärpneumonie charakteristischerweise Jugendliche befällt.

Weitere Pneumokokkenerkrankungen. Pneumokokken sind die häufigsten Erreger von eitriger Meningitis bei Erwachsenen. Weitere Erkrankungen sind: Lungenabszess, Pleuraempyem, Perikarditis, Endokarditis, Sepsis und Gonarthritis.

Im Rahmen einer direkten Ausbreitung von Pneumokokken vom Nasopharynx aus können eine Otitis media, Sinusitis oder Mastoiditis entstehen.

Pneumokokken werden häufig als Konjunktivitiserreger bei Neugeborenen und Kleinkindern mit Tränenwegsstenosen gefunden. Die Pneumokokkenkonjunktivitis aller Altersklassen ist wegen ihres häufigen Übergangs in ein Ulcus serpens corneae gefürchtet. Dieses hat eine Tendenz zur Perforation binnen weniger Tage; die entstehende Endophthalmitis kann zur Erblindung führen.

Immunität

Als typische extrazelluläre Bakterien (▶ s. S. 131 f.) werden Pneumokokken durch Phagozyten abgetötet. Antikörper gegen Kapselsubstanz verbessern im Zusammenwirken mit Komplement (**C3b**) die Phagozytose. Antikörper gegen die Kapselsubstanz treten wenige Tage nach Infektionsbeginn auf; nach einer Woche sind hohe Titer erreicht. Zu diesem Zeitpunkt setzt die Phagozytose massiv ein; klinisch imponiert dieses Stadium als Krise. Für die Pneumokokkeninfektion ist demzufolge die spezifische humorale Abwehr entscheidend. Im Gegensatz zu Staphylokokkeninfektionen gibt es bei

Pneumokokkeninfektionen eine Infektionsimmunität. Diese ist typenspezifisch, d.h. sie richtet sich gegen das jeweilige Kapselmaterial. Auch bildet sie die Grundlage für die Schutzimpfung (▶ s. S. 138 ff.).

Labordiagnose

Der Schwerpunkt der Labordiagnose liegt in der Anzucht des Erregers, bei Meningitis in der Mikroskopie in Verbindung mit dem Direktnachweis von Kapselantigen.

Untersuchungsmaterial. Als Untersuchungsmaterialien dienen bei Pneumonie Sputum und Blut, bei Sepsis Blut und Urin, bei Meningitis Liquor und Blut. Bei Lokalisationen in anderen Körperhöhlen gelangen Punktate oder Abstriche zur Untersuchung.

Blut, Liquor oder Gelenkpunktate müssen am Krankenbett in ein vorgewärmtes Medium gegeben werden (z.B. eine vorgewärmte Blutkulturflasche); diese soll bei 35 °C aufbewahrt werden, bis der Abtransport erfolgt. Zwischen Materialentnahme am Krankenbett und Anlage im Labor dürfen nicht mehr als 2 h vergehen. Bei allen Patienten mit schwerer Pneumonie sollten Blutkulturen zusätzlich zur Sputumprobe eingeschickt werden.

Mikroskopie. Nur einwandfrei gewonnenes Sputum (reichlich polymorphkernige Granulozyten, < 25 Epithelzellen pro Gesichtsfeld) sollte zur Sputumuntersuchung angenommen werden. Ein Grampräparat aus dem Sputum kann erste Hinweise geben, wenn es massenhaft grampositive Diplokokken enthält. Die einzelnen Kokken sind nach einer Seite hin zugespitzt, vergleichbar einer Kerzenflamme oder einer Impflanzette. Da es sich jedoch hierbei auch um vergrünende Streptokokken handeln kann, muss die Mikroskopie durch Anzucht und anschließende Identifizierung abgesichert werden. Sind Kapseln vorhanden, so umgeben sie jeweils ein Kokkenpaar.

Im Liquor cerebrospinalis finden sich mikroskopisch grampositive Diplokokken und polymorphkernige Granulozyten. Die Sensitivität der Mikroskopie liegt bei 25–50%.

Anzucht. Pneumokokken vermehren sich sowohl unter aeroben als auch unter anaeroben Bedingungen. Anzucht erfolgt auf Anreicherungsmedien, z.B. Rindfleischbouillon mit Zusatz von Serum, Plasma, Blut oder Aszites. Nach 24 h Bebrütungszeit zeigen sich die charakteristischen vergrünenden Kolonien. Auf Schaf- oder Pferdeblutagar erzeugen Pneumokokken eine α-Hämolyse. Pneumokokken wachsen besser bei einer CO_2-Spannung von 5%. Schon nach 48 h Bebrütung setzt bei den zerfallenden Kolonien eine Autolyse ein, die als zentrale Eindellung ins Auge fällt.

Biochemische Differenzierung. Die Optochinempfindlichkeit dient der Abgrenzung in Kultur gewachsener Pneumokokken von anderen vergrünenden Streptokokken. Optochin (Äthyl-Hydrocuprein) hemmt eine membranständige ATPase der Pneumokokken. Bei Auflegen eines Optochinblättchens auf den beimpften Blutagar entsteht nach 24 h Bebrütung ein Hemmhof. Diesem Test steht die Prüfung auf Gallelöslichkeit gleichwertig gegenüber. Letztere ist nach 15 min ablesbar.

Serologische Identifizierung. Die Typenidentifizierung erfolgt mittels Antikörpern in verschiedenen Verfahren. Sie dient zur Klärung epidemiologischer Fragen. Bei der Neufeldschen Kapselquellungsreaktion wird das Untersuchungsmaterial mit polyvalenten Antiseren vermischt und nach Inkubation mikroskopiert: Die Antikörper führen typenspezifisch zu einem sichtbaren Aufquellen der Kapsel. Diese Reaktion erlaubt die Identifizierung des Serotyps.

Antigendirektnachweis. Der direkte Nachweis von Pneumokokken-Kapselpolysaccharid ist mit Agglutinationstests und mit der Gegenstromelektrophorese möglich. Untersucht werden Sputum, Urin und insbesondere Liquor. Beide Verfahren können zwar schnell die Erregerdiagnose liefern, aufgrund der mangelhaften Sensitivität (23–50%) sind sie aber kein Ersatz für die Anzucht bzw. Mikroskopie.

Therapie

Antibiotikaempfindlichkeit. Pneumokokken sind primär empfindlich gegen Penicilline und andere Betalaktamantibiotika sowie Makrolide, Clindamycin und Glykopeptide. In den letzten Jahren konnte eine zunehmende Zahl von Stämmen isoliert werden, die eingeschränkt empfindlich (MHK 0,1–1,0 mg/l) oder resistent (MHK ≥ 2 mg/l) gegen Penicillin sind. Dies wurde durch leichte Zugänglichkeit und unkritischen Einsatz der Substanz begünstigt. Die Resistenzrate betrug 1999 in Frankreich 46%, in Spanien 42% und in den USA 28%, in Deutschland wurden dagegen bisher nur sehr selten resistente Stämme isoliert. Die Resistenz dieser Pneumokokken basiert auf der Veränderung von Penicillinbindeproteinen.

Die Resistenz gegen Tetrazykline schwankt lokal zwischen 15% und 70%, makrolidresistente Stämme können bis zu 40% der Isolate ausmachen (Frankreich 58%, Italien 24%, Belgien 38%, Spanien 37%, USA bis 30%, Deutschland 25%).

Ciprofloxacin wirkt schlecht gegen Pneumokokken.

Therapeutisches Vorgehen. Die Otitis media und die Sinusitis werden kalkuliert mit Amoxicillin plus Betalaktamaseinhibitor (dieser ist für andere Erreger des Spektrums notwendig) behandelt. Zur gezielten Therapie kann die hochdosierte Gabe von Penicillin G notwendig sein.

Das Mittel der Wahl zur Behandlung der Pneumokokkenpneumonie ist Penicillin G, bei Penicillinallergie können Cephalosporine oder (bei zusätzlicher Cephalosporinallergie) Makrolide gegeben werden. Bei eingeschränkter Penicillinempfindlichkeit kann Ceftriaxon eingesetzt werden – dieses wird auch zur kalkulierten Therapie der Pneumokokkenpneumonie eingesetzt.

Zur kalkulierten Therapie der Pneumokokkenmeningitis eignet sich Ceftriaxon. Wenn penicillinresistente Pneumokokken epidemiologisch zu berücksichtigen sind, wird Ceftriaxon mit Vancomycin kombiniert; einige Autoren befürworten für Erwachsene die zusätzliche Gabe von Rifampicin. Die Meningitis durch penicillinempfindliche Stämme wird mit Penicillin G behandelt.

Prävention

Vakzine. Eine Vakzine für Risikogruppen (Aspleniker, alle Immunsupprimierten, alle Patienten mit chronischen Atemwegserkrankungen, Personen über 60 Jahre) aus Polysacchariden der häufigsten Kapseltypen (80% aller bakteriämischen Pneumokokkeninfektionen) steht zur Verfügung. Diese Impfung ist insbesondere bei Kindern nur unsicher immunogen. Es wurde deshalb eine Vakzine enwickelt, die die sieben häufigsten Polysaccharide gekoppelt an Proteine enthält (sog. Konjugatvakzine).

In Kürze

Pneumokokken

Bakteriologie. α-hämolysierende, grampositive lanzettförmige Diplokokken; im Gegensatz zu anderen vergrünenden Streptokokken gallelöslich und optochinempfindlich. Fakultative Anaerobier.

Resistenz gegen äußere Einflüsse. Temperatur-, optochin-, gallen- und pH-sensibel.

Vorkommen. Rachenschleimhaut und Konjunktiva von Menschen.

Epidemiologie. Verursacher von Otitiden, Pneumonien und Meningitiden im Kindesalter. Auch bei Erwachsenen Erreger von eitrigen Meningitiden und Pneumonien.

Zielgruppe. Kinder und ältere Erwachsene, v.a. Alkoholiker und Aspleniker.

Übertragung. Selten Übertragung von Mensch zu Mensch. Meist endogene Infektion.

Pathogenese. Nach Adhäsion und Vordringen in tiefere Regionen (Nebenhöhlen, Paukenhöhle, Lunge, Blut, Liquor) Induktion einer eitrigen Entzündungsreaktion (Zellwand, Pneumolysin); Etablierung durch Antiphagozytenkapsel, Pneumolysin und IgAase.

Klinik. Lobärpneumonie, Bronchopneumonie, Otitis media, Ulcus serpens corneae. Bei jungen Erwachsenen: Lobärpneumonie; bei alten Patienten und Kindern: Bronchopneumonie, Meningitis.

Labordiagnose. Anzucht der Erreger aus Blut und Sputum, Antigennachweis im Liquor cerebrospinalis. Bei HNO- und Augeninfektionen Anzucht aus Abstrichmaterial.

Therapie. Otitis media, Sinusitis: kalkuliert mit Amoxicillin plus Betalaktamaseinhibitor, gezielt mit Penicillin G; Pneumokokkenpneumonie: kalkuliert mit Ceftriaxon, gezielt mit Penicillin G, bei Penicillinallergie Cephalosporine oder Makrolide; Pneumokokkenmeningitis: kalkuliert mit Ceftriaxon, gezielt mit Penicillin G, bei Penicillinresistenz Ceftriaxon plus Vancomycin, ggf. zusätzlich Rifampicin.

Prävention. Schutzimpfung.

2.5 Sonstige vergrünende Streptokokken (ohne Pneumokokken) und nichthämolysierende Streptokokken

Steckbrief

Diese Spezies von α-hämolysierenden (Viridans-Streptokokken) und nichthämolysierenden Streptokokken gehören zur physiologischen Schleimhautflora des Menschen. Als fakultativ pathogene Erreger sind v.a. S. sanguis und S. mutans für Endocarditis lenta und Karies verantwortlich (◘ Tabelle 2.4).

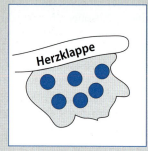

Vergrünende Streptokokken grampositive Kokken in einer Vegetation an einer Herzklappe

◘ Tabelle 2.4. Vergrünende Streptokokken: Arten und Krankheiten

Arten	Krankheiten
S.-bovis-Gruppe	Sepsis, Endokarditis
S.-mutans-Gruppe	Endokarditis, Karies
S.-sanguis-Gruppe	Sepsis, Endokarditis
S.-anginosus-Gruppe	Abszesse Sinusitis Meningitis

2.5.1 Beschreibung

Aufbau

Vergrünende Streptokokken sind einfacher aufgebaut als die β-hämolysierenden Streptokokken. So fehlt ihnen bis auf wenige Ausnahmen ein C-Polysaccharid, sodass eine Gruppenbestimmung nach Lancefield nicht vorgenommen wird.

Extrazelluläre Produkte

Als extrazelluläre Produkte bilden manche Spezies (S. mutans) Glukan, das als Matrix der Plaques bei der Kariogenese eine wichtige Rolle spielt.

Resistenz gegen äußere Einflüsse

Viridansstreptokokken lassen sich mit gängigen Desinfektionsmitteln leicht abtöten.

Vorkommen

S. sanguis und S. mutans sind Bestandteil der physiologischen Bakterienflora auf Haut und Schleimhäuten beim Menschen und bei gewissen Tierspezies. Beim Menschen finden sich S. mutans und S. sanguis v.a. auf der Zahnoberfläche und auf der Pharyngealschleimhaut. Ihre Fähigkeit zu anaerober Vermehrung erklärt, warum sie bis tief in die Zahntaschen hinein zu finden sind.

2.5.2 Rolle als Krankheitserreger

Epidemiologie

Karies. Die Karies ist eine Volkskrankheit. Im Alter von 7 Jahren haben 95% der Kinder in Industriestaaten Karies. Ein auffallend kariesfreies Gebiss findet man bei Menschen mit Fruktoseintoleranz.

Endocarditis lenta. Endocarditis lenta und andere Infektionen durch vergrünende Streptokokken hingegen sind seltene, aber lebensbedrohliche Erkrankungen. Sie setzen prädisponierende Faktoren (Herzklappenschädigung usw.) voraus.

Übertragung

Die Erreger werden von der Mutter auf das Kind bereits im 1. Lebensjahr übertragen.

Pathogenese

Karies. S. mutans und S. sanguis sind zu je 1/3 für das Krankheitsbild der Karies (Zahnfäule) verantwortlich.
Voraussetzung für die Entstehung der Karies ist die Bildung einer Plaque auf der Zahnoberfläche: Die Zahnoberfläche ist von einer dünnen Schicht aus Proteinen und Glykoproteinen, der Cuticula dentis (Schmelzoberhäutchen) überzogen, auf der sich S. sanguis und S. mutans ansiedeln. Sie produzieren Dextrane, die ihnen und anderen Bakterien als Matrix zum Anheften dienen. Nach wenigen Tagen siedeln sich auch Propionibakterien, Laktobazillen, Aktinomyzeten und Leptotrichia

an. So entsteht in 10–20 Tagen durch deren Vermehrung eine dicke Schicht, die Plaque, wenn sie nicht durch mechanische Einwirkungen, wie Zahnseide, Interdentalbürsten oder Munddusche entfernt wird. Die Plaque kalzifiziert schnell und wird zum Zahnstein.

Dieses bakterielle Konglomerat zeigt einen überwiegend anaeroben Metabolismus und produziert Milchsäure, die den Zahnschmelz zur Auflösung bringt und damit die Kariogenese vorantreibt.

Die demineralisierende Milchsäure wird von den Plaquebakterien aus den Oligosacchariden der Nahrung gebildet. Auch Dextran und andere Polysaccharide spielen in der Kariogenese eine Rolle, nicht nur als mechanischer Faktor, der das Zusammenbacken der Bakterien erleichtert, sondern auch, indem die Polysaccharide als Substrat für die Produktion von Oligosacchariden und daraus entstehender Milchsäure dienen (Verlängerung der Azidogenese).

Die Plaquebildung ist dort am stärksten ausgeprägt, wo die Selbstreinigungsmechanismen der Mundhöhle nicht wirksam werden und wo die tägliche mechanische Reinigung nicht ausreicht, also auf Zahnhälsen, in Zahntaschen, Interdentalräumen und Fissuren.

Endocarditis lenta (Subakute Endokarditis). Bei dieser lebensbedrohlichen Erkrankung, auch als **Lenta-Sepsis** bezeichnet, siedeln sich vergrünende Streptokokken, die bei einer transitorischen Bakteriämie nach kleinen Verletzungen im Mundbereich, z. B. bei Zahnextraktionen oder bei Taschensanierung in die Blutbahn gelangt sind, auf vorgeschädigten Herzklappen an. Die Herzklappe ist in der Regel narbig verändert, meist auf Grund eines akuten rheumatischen Fiebers im Gefolge einer Infektion mit β-hämolysierenden Streptokokken der Gruppe A (▶ s. S. 200 ff.). Durch Vernarbung kommt es zu Veränderungen der hämodynamischen Verhältnisse, Thrombozytenzerfall und infolgedessen zu Fibrinablagerungen auf der Klappe. Die vorbeiströmenden Erreger bleiben in dem Fibrinnetz hängen, wo sie sich vermehren können. Die Vermehrung wird begünstigt, weil die lokale Infektabwehr schwach ist, da die Phagozyten mit dem Blutstrom weggeschwemmt werden und weil die Fibrinschicht die Bakterien schützt. Die Erreger vermehren sich, es kommt zu weiteren Fibrinauflagerungen, und wenn sich der Zyklus oft genug wiederholt hat, entsteht ein als Vegetation bezeichneter Thrombus (◘ Abb. 2.4).

Die Vegetationen können sich ablösen und als Thromben Embolien mit entsprechender Symptomatik in den Hirnarterien, den Koronararterien und den Arte-

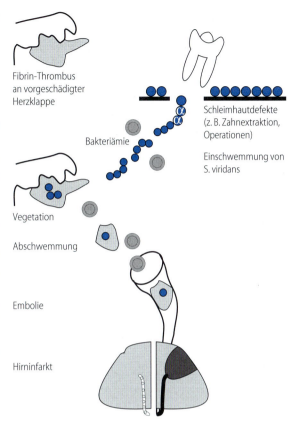

◘ Abb. 2.4. Pathogenese der Endocarditis lenta

rien anderer Organe verursachen. Die Thromben enthalten dann, wenn sie sich von der äußeren Schicht der Vegetationen ablösen, selten Bakterien (◘ Abb. 2.4).

Klinik

Karies. Klinisch ist die Karies durch Defekte im Zahnschmelz gekennzeichnet. Anfangs kommt es zu einer bräunlichen Verfärbung des Zahnschmelzes, der in der Folge aufweicht und das Vordringen der Karies in Richtung Zahnpulpa ermöglicht. Die Irritation der Pulpa (Pulpitis) führt zu Zahnschmerzen. Wird der Prozess nicht sanierend behandelt, stirbt die Pulpa ab (Pulpagangrän).

Endocarditis lenta. Manchmal besteht ein anamnestischer Zusammenhang zu vorausgegangenen Zahnextraktionen, Tonsillektomie, Endoskopien oder Blasenkatheterisierungen.

Der klinische Verlauf der Endocarditis lenta ist gewöhnlich subakut. Charakteristisch sind Herzgeräusche und weicher Milztumor. Der Patient klagt über Abgeschlagenheit, Nachtschweiß und Gelenkschmerzen. Die Körpertemperatur ist oft subfebril und hält wochenlang an. Bei der Untersuchung fallen Herzgeräusche und Pulsbeschleunigung auf, in der Haut petechiale Blutungen. An den Fingerspitzen können sich die sog. »Oslerschen Knoten« bilden, subkutane, erythematöse Papeln. Unter den Fingernägeln finden sich lineare, sog. Splitterblutungen. Das Gesicht kann eine bräunliche Färbung annehmen (**Café-au-lait-Gesicht**). Embolien im Hirn äußern sich in apoplektischen Insulten und können, weil die Thromben Bakterien enthalten, zu Hirnabszessen führen. Die zunehmende Klappendestruktion endet in einer Herzinsuffizienz.

An künstlichen Herzklappen sind vergrünende Streptokokken meist als Erreger der Spätendokarditis zu finden, d.h. mehr als 2 Monate nach Implantation der Kunstklappe.

Immunität

Gegen vergrünende Streptokokken gibt es keine spezifische Immunität.

Labordiagnose

Der Schwerpunkt der Labordiagnose bei Endocarditis lenta liegt in der Anzüchtung der Erreger aus Blutkulturen und der anschließenden biochemischen Differenzierung.

Untersuchungsmaterial. Es werden 4–6 Blutproben, optimal im Temperaturanstieg, innerhalb von 24 h entnommen und in vorgewärmten Blutkulturflaschen ins Labor gebracht.

Mikroskopie. Mikroskopisch erscheinen die vergrünenden Streptokokken als Kettenkokken.

Anzucht. Die Anzucht gelingt auf Basiskulturmedien, z.B. auf Blutagarplatten, die Schafblut enthalten. Dort bilden die vergrünenden Streptokokken kleine, 0,5 bis 1,0 mm im Durchmesser betragende Kolonien, die von einem α-Hämolysehof umgeben sind.

Biochemische Differenzierung. Von den isolierten Kolonien wird zur Speziesidentifizierung eine »Bunte Reihe« angelegt. Hierfür gibt es kommerziell erhältliche Testsysteme (z.B. Api Strep). Differenzialdiagnostisch wichtig ist die Abgrenzung von den Pneumokokken (Optochinempfindlichkeit oder Gallelöslichkeit) und den Enterokokken (Salzresistenz und Äskulinspaltung).

Therapie

Antibiotikaempfindlichkeit. Viridans-Streptokokken sind primär empfindlich gegenüber Penicillin G, Aminopenicillinen und Cephalosporinen. Gegenüber Aminoglykosiden sind sie, wenn nicht in Kombination mit β-Laktamantibiotika gegeben, unempfindlich.

Therapeutisches Vorgehen. Therapie der Wahl bei Endocarditis lenta ist die hochdosierte Gabe von Penicillin G über vier Wochen in Kombination mit einem Aminoglykosid in den ersten zwei Wochen. Damit wird ein synergistischer bakterizider Effekt erreicht: Penicillin G lockert die Peptidoglykanschicht auf, was den Einstrom von Aminoglykosiden in das Innere der Bakterienzelle erleichtert, sodass die Aminoglykoside nun ihren intrazytoplasmatischen Wirkort an den Ribosomen erreichen.

Prävention

Karies. Die wichtigste vorbeugende Maßnahme ist eine adäquate Mundhygiene (Zähneputzen, Entfernen der Plaques). Eine regelmäßige Entfernung der Plaques durch den Zahnarzt ist sinnvoll.

Endocarditis lenta. Patienten mit künstlichen oder vorgeschädigten Herzklappen sollten vor jedem Eingriff, der eine Bakteriämie auslösen könnte – d.h. vor Zahnextraktionen, Taschensanierung, Operationen, aber auch vor endoskopischen Eingriffen und Katheterisierung – prophylaktisch Amoxicillin, bei Penicillinallergie Erythromycin oder Clindamycin erhalten (▶ s. S. 914).

In Kürze

Vergrünende Streptokokken und nichthämolysierende Streptokokken

Bakteriologie. Grampositive, fakultativ anaerob wachsende Kettenkokken mit α-Hämolyse, ohne Gruppenantigen und ohne Kapsel.

Resistenz gegen äußere Einflüsse. Relativ empfindlich gegen Umwelteinflüsse.

Vorkommen. Physiologische Bakterienflora auf Haut und Schleimhäuten des Menschen.

Epidemiologie. Weltweit verbreitet.

Rolle als Krankheitserreger. Erreger der Karies, der subakuten bakteriellen Endokarditis (E. lenta), dentogener Abszesse.

Zielgruppe. Karies: Menschen mit mangelnder Zahnhygiene (Plaquebildung).
Endocarditis lenta: Menschen mit vorgeschädigten Herzklappen (rheumatische Genese).

Pathogenese. Karies: Mangelnde Zahnhygiene → Plaquebildung → Erregerabsiedlung und Vermehrung → Matrixbildung → Ansiedlung sekundärer Erreger mit anaerobem Metabolismus → Milchsäureentstehung → Auflösung des Zahnschmelzes.
Endocarditis lenta: Verletzung im Mundbereich → transiente Bakteriämie → Absiedlung auf vorgeschädigter Herzklappe → Entstehung von Vegetationen → Embolien mit entsprechender Symptomatik.

Zielgewebe. Karies: Fissuren, periodontale Taschen.
Endocarditis lenta: Vorgeschädigte Herzklappen.

Klinik. Karies: Zahnfäule, Schmelzdefekte, Pulpitis, Pulpagangrän.
Endocarditis lenta: Anamnestisch häufig Zahnextraktion, subakuter Verlauf, petechiale Hautblutungen, Herzgeräusch, weicher Milztumor.

Labordiagnose. Wiederholte Blutkulturen. Erregernachweis: Anzucht auf bluthaltigen Nährböden. Identifikation: Hämolyseverhalten und biochemische Leistungsprüfung.

Therapie. Karies: Zahnsanierung.
Endocarditis lenta: Hochdosierte Gabe von Penicillin G in Kombination mit einem Aminoglykosid (Synergismuseffekt).

Prävention. Endokarditisprophylaxe v. a. bei Zahnextraktion und schon bestehender Herzklappenschädigung mit Amoxicillin.

Enterokokken und weitere katalasenegative grampositive Kokken

H. Hahn, K. Miksits, S. Gatermann

Tabelle 3.1. Enterococcus: Gattungsmerkmale

Merkmal	Merkmalsausprägung
Gramfärbung	grampositive Kokken
aerob/anaerob	fakultativ anaerob
Kohlenhydratverwertung	fermentativ
Sporenbildung	nein
Beweglichkeit	nein (Ausnahmen kommen vor)
Katalase	negativ
Oxidase	negativ
Besonderheiten	Vermehrung bei 6,5% NaCl

Tabelle 3.2. Enterokokken: Arten und Krankheiten

Arten	Krankheiten
E. faecalis, E. faecium	Sepsis Endokarditis Harnwegsinfektionen Peritonitis Cholezystitis, Cholangitis Weichteilinfektionen Wundinfektionen (Brandwunden) katheterassoziierte Infektionen

≫≫ Einleitung

Enterokokken bilden eine Gattung grampositiver Kettenkokken in der Familie der Streptococcaceae (■ Tabelle 3.1). Durch den Besitz des D-Polysaccharids in der Wand sind sie mit den D-Streptokokken nahe verwandt, verursachen aber keine β-Hämolyse. Die Gattung enthält die medizinisch relevanten Spezies Enterococcus (E.) faecalis und E. faecium (■ Tabelle 3.2). Enterokokken sind von zunehmender Relevanz wegen der Zunahme antibiotikaresistenter Stämme auf Intensivstationen und wegen der Problematik der Vancomycinresistenz bei E. faecium.

Von den Enterokokken sind andere katalasenegative grampositive Kokken abzugrenzen.

3.1 Enterococcus faecalis und Enterococcus faecium

Steckbrief

E. faecalis und E. faecium sind wichtige Erreger von Harnwegsinfektionen und von nosokomialen Infektionen wie Peritonitis und Sepsis sowie gelegentlich von Endokarditis (■ Tabelle 3.2).

Enterokokken grampositive Kokken in Eiter, entdeckt 1899 von Thiercelin (im Darm) und MacCallum und Hastings (bei Endokarditis), Abgrenzung von Streptokokken 1984 von K. H. Schleifer und R. Kilpper-Balz

3.1.1 Beschreibung

Aufbau

Murein. Enterokokken zeigen den typischen Wandaufbau der Streptokokken mit einer mehrschichtigen Peptidoglykanschicht.

Gruppe-D-Antigen. Die meisten Enterokokken besitzen eine Lipoteichonsäure (LTS), das Gruppe-D-Antigen nach Lancefield, wodurch Enterokokken mit den

D-Streptokokken verwandt sind. Sie erzeugen aber **keine** *β*-Hämolyse.

Aggregationssubstanz (AS). Dieses Zellwandprotein bindet sich an Rezeptoren für Fibronektin und Integrine.

Extrazelluläre Produkte

Enterokokken sezernieren mehrere Enzyme, die bei Invasion, Etablierung und Schädigung eine Rolle spielen, so Gelatinase, Hyaluronidase, Zytolysin A.

Resistenz gegen äußere Einflüsse

Enterokokken widerstehen extremen Bedingungen wie Hitze (45 °C), hohem pH (9,6) und hohen Salzkonzentrationen (6,5% NaCl) sowie Galle. Die Resistenz gegen hohe Salzkonzentrationen wird diagnostisch genutzt.

Vorkommen

Enterokokken bilden einen Teil der physiologischen Dickdarmflora des Menschen und zahlreicher Säugetiere sowie von Vögeln. Sie überleben im Darm aufgrund ihrer Resistenz gegen Galle.

3.1.2 Rolle als Krankheitserreger

Epidemiologie

In 90% tritt E. faecalis und in 10% E. faecium als Krankheitserreger in Erscheinung. Durch die Zunahme abwehrgeschwächter Patienten in Krankenhäusern und aufgrund der Tatsache, dass sie durch die Therapie mit Cephalosporinen selektioniert werden, haben sie an Bedeutung gewonnen. Im ambulanten Bereich treten systemische Erkrankungen bei I.v.-Drogenabhängigen und bei Patienten mit rheumatisch vorgeschädigten Herzklappen auf; 5–15% aller Endokarditiden werden von Enterokokken verursacht.

Übertragung

Enterokokkeninfektionen entstehen endogen. Quelle ist der Darm, von dem aus die Bakterien nach Perforationen (Peritonitis) oder durch Schmierinfektionen (Harnwegsinfektion) zu Infektionen führen können.

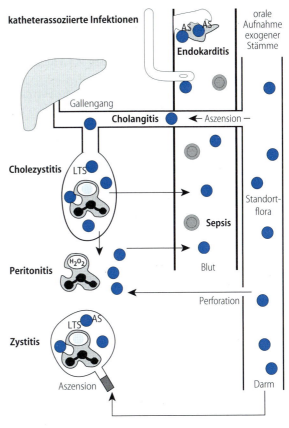

Abb. 3.1. Pathogenese der Enterokokkeninfektionen

Pathogenese

Enterokokken zählen zu den Eitererregern. An der Pathogenese der Enterokokkeninfektion ist eine Vielzahl von Virulenzfaktoren beteiligt, deren Zusammenspiel bisher nur unvollständig verstanden ist (Abb. 3.1). Die LTS der Zellwand ist an der Adhärenz sowie über eine Komplementaktivierung an der eitrigen Entzündung beteiligt.

Klinik

Harnwegsinfektionen. Enterokokken sind nach E. coli das zweithäufigste Isolat bei nosokomial erworbenen Harnwegsinfektionen.

Peritonitis. Durch ihren natürlichen Standort im Darm bedingt können Enterokokken bei Infektionen nach Darmtrauma oder -OP häufig mitbeteiligt sein. Gefürchtet sind Enterokokken als Verursacher einer Peritonitis bei **CAPD** (Chronic Ambulatory Peritoneal Dialysis)-**Patienten.**

Weichteilinfektionen. Enterokokken werden häufig aus Operationswunden, Dekubitalulzera und diabetisch bedingten Fußinfektionen isoliert, meist zusammen mit gramnegativen Stäbchen und obligaten Anaerobiern.

Sepsis. Die Sepsis durch Enterokokken entsteht meist urogen oder enterogen. Bei unreifen Neugeborenen tritt die Sepsis gelegentlich als »early-onset«-Syndrom auch mit Meningitis vergesellschaftet auf (▶ s. S. 949).

Endocarditis lenta. Ähnlich wie vergrünende Streptokokken befallen Enterokokken bevorzugt vorgeschädigte Herzklappen, werden jedoch auch in zunehmendem Maße von Klappenimplantaten isoliert. Als Erregerquelle kommt der Gastrointestinaltrakt in Frage.

Infektionen des Respirationstraktes. Der Nachweis von Enterokokken an dem Respirationstrakt weist praktisch immer auf eine Kolonisation hin, die durch die durchgeführte Antibiotikatherapie gefördert wurde.

Immunität

Die Phagozytose und Abtötung von Enterokokken durch neutrophile Granulozyten werden in vitro durch Antikörper bewirkt.

Labordiagnose

Der Schwerpunkt der Labordiagnose liegt in der Anzucht der Erreger und ihrer anschließenden biochemischen Differenzierung sowie in der Erstellung eines Antibiogramms.

Untersuchungsmaterialien. Es eignen sich je nach Lokalisation des Prozesses Urin, Blut, Peritonealexsudat oder Eiter.

Anzucht. Enterokokken lassen sich leicht anzüchten. Auf Schafblutagar machen sie keine bzw. nur eine leichte α-Hämolyse.

Identifizierung. Mikroskopisch imponieren Enterokokken als grampositive Kettenkokken. Anzuchtmerkmale sind das Wachstum bei 6,5%iger NaCl-Konzentration und die Spaltung von Äsculin.

Interpretation. Ähnlich wie bei koagulasenegativen Staphylokokken ist die richtige Interpretation eines Enterokokkenbefundes von entscheidender Bedeutung, weil es gilt, Kolonisationskeime von eigentlichen Erregern abzugrenzen. Insbesondere von Intensivpatienten lassen sich Enterokokken häufig isolieren (z. B. aus Respirationstraktsekreten), da sie durch den Einsatz von Cephalosporinen und Aminoglykosiden selektioniert werden (»Ersatzflora unter Antibiotikatherapie«). Dabei bleibt die Frage häufig ungeklärt, ob das Isolat pathogenetische Bedeutung hat.

Therapie

Antibiotikaempfindlichkeit. Enterokokken sind gegenüber Aminopenicillinen, Ureidopenicillinen und Glykopeptiden empfindlich. Zu beachten ist, dass alle Cephalosporine und Aminoglykoside gegen Enterokokken unwirksam sind (»Enterokokkenlücke«) und dass Penicillin G und Gyrasehemmer meist schlecht wirken. Unwirksam sind auch Clindamycin und Cotrimoxazol.

Therapeutisches Vorgehen. Mittel der Wahl zur Behandlung von Enterokokkeninfektionen sind Ampicillin oder Mezlocillin. Bei Endokarditis setzt man eine Kombination einer dieser Substanzen mit einem Aminoglykosid (z. B. Gentamicin) ein. Diese Kombination wirkt trotz der Primärresistenz von Enterokokken gegen Aminoglykoside synergistisch bakterizid, da das primär unwirksame Aminoglykosid in die Bakterienzelle eindringen kann, wenn die Wand durch die Wirkung des β-Laktams aufgelockert ist. Als Reservemittel gelangen Vancomycin, Teicoplanin oder Linezolid zum Einsatz.

VRE-Problematik. Durch die unkritische Gabe von Glykopeptidantibiotika, v. a. auch in der Tierzucht, haben sich **vancomycinresistente Enterokokkenstämme (VRE)** entwickelt. Häufig sind diese Stämme auch gegen die anderen enterokokkenwirksamen Antibiotika resistent und stellen daher den Arzt vor schwer lösbare Therapieprobleme. Die Problematik ist vergleichbar mit der MRSA-Problematik (▶ s. S. 194), wobei aber bei MRSA-Stämmen Vancomycin als Reservemittel wirkt. VRE-Stämme müssen nach Antibiogramm behandelt werden, wobei mitunter Ampicillin noch wirksam ist. VRE-Stämme mit hochgradiger Vancomycin- und Ampicillinresistenz (ca. 5% aller Isolate in Deutschland) können häufig nur noch mit Linezolid, gelegentlich mit Synercid therapiert werden. In Deutschland liegt die Rate der VRE-Träger unter 1%, in den USA sind es in manchen Zentren schon 30% der Isolate, wobei zu beachten ist, dass nicht jedes Isolat klinisch relevant ist.

Eine Übertragung der Vancomycinresistenz auf S. aureus, insbesondere MRSA (▶ s. S. 194f.), ist inzwischen auch bei Patienten beschrieben worden.

Prävention

Patienten mit vorgeschädigten Herzklappen müssen bei endoskopischen Maßnahmen einer Endokarditisprophylaxe mit Amoxicillin unterzogen werden (▶ s. S. 914).

VRE-Träger und -Patienten müssen wie MRSA-Träger/-Patienten strikt isoliert (▶ s. S. 157ff.) und konsequent überwacht werden.

3.2 Weitere grampositive Kokken

Neben Staphylokokken, Streptokokken und Enterokokken existiert noch eine Reihe weiterer grampositiver Kugelbakterien, die zur Haut- und Schleimhautflora gehören, aber gelegentlich als Krankheitserreger beim Menschen in Erscheinung treten können.

Hierzu zählen die **katalasenegativen** Gattungen
- Aerococcus (Endokarditis, Harnwegsinfektion),
- Gemella (Endokarditis, Meningitis),
- Lactococcus (Endokarditis) und
- die vancomycinresistenten Leuconostoc (Sepsis, Meningitis) und Pediococcus (Sepsis, Leberabszess).

Katalasepositiv sind Alloiococcus (chronische Otitis media) (Rarität) und (häufig) Micrococcus, der allerdings praktisch nie Infektionen verursacht.

In Kürze

Enterokokken

Bakteriologie. Grampositive Kettenkokken. Häufigste medizinisch bedeutsame Arten: E. faecalis und E. faecium.

Vorkommen. Im Dickdarm von Mensch und Tier.

Resistenz gegen äußere Einflüsse. Primärresistenz gegen Cephalosporine (»Enterokokkenlücke«) und Aminoglykoside.
Wachstum in Gegenwart von 6,5% NaCl und bei pH 9,6.
Recht resistent gegenüber Umwelteinflüssen.

Epidemiologie. Weltweit vorkommend.

Zielgruppe. Abwehrgeschwächte.

Übertragung. Meist endogene Infektion. Nosokomiale Übertragung möglich.

Zielgewebe. Harntrakt, Herzklappen, Blutbahn.

Klinik. Harnwegsinfektionen, Abdominalinfektionen, Sepsis, Endokarditis.

Immunität. Enterokokken hinterlassen keine Infektionsimmunität.

Diagnose. Anzucht, Äskulinspaltung.

Therapie. Aminopenicilline, Ureidopenicilline, bei Sepsis und Endokarditis in Kombination mit Aminoglykosiden, bei Resistenz: Vancomycin, Teicoplanin, Linezolid.

Prävention. Hygienemaßnahmen zur Verhinderung der Schmierinfektion. Patienten mit VRE müssen isoliert werden. Bei Patienten mit vorgeschädigter Herzklappe: Amoxicillinprophylaxe vor endoskopischen Eingriffen.

Vakzination. Nicht möglich.

Neisserien
H. Hahn, Th. F. Meyer

Einleitung

Die Mitglieder der Gattung Neisseria (Neisserien) – Familie Neisseriaceae – sind gramnegative Diplokokken. Ihre gattungsbestimmenden Merkmale enthält ◘ Tabelle 4.1. Die Spezies Neisseria (N.) gonorrhoeae und Neisseria meningitidis sind für den Menschen pathogen (◘ Tabelle 4.2).

◘ **Tabelle 4.1. Neisseria: Gattungsmerkmale**

Merkmal	Merkmalsausprägung
Gramfärbung	gramnegative Kokken (diplo)
aerob/anaerob	aerob
Kohlenhydratverwertung	oxidativ
Sporenbildung	nein
Beweglichkeit	nein
Katalase	positiv
Oxidase	positiv
Besonderheiten	N. gonorrhoeae, N. meningitidis: Bedarf an Serum oder Blut

◘ **Tabelle 4.2. Neisserien: Arten und Krankheiten**

Arten	Krankheiten
N. gonorrhoeae	Gonorrhoe DGI Arthritis
N. meningitidis	Meningitis Sepsis Waterhouse-Friderichsen-Syndrom
kommensalische Neisserien	Schleimhautflora

4.1 Neisseria gonorrhoeae (Gonokokken)

Steckbrief

N. gonorrhoeae ist der Erreger der Gonorrhoe (GO, »Tripper«) und anderer übertragbarer Erkrankungen wie der Gonoblennorrhoe des Neugeborenen, eitriger Gonarthritiden sowie von Sepsis und von aufsteigenden Genitalinfektionen (engl. Pelvic Inflammatory Disease, PID).

Der Breslauer Dermatologe Albert Neisser (1855–1916) führte 1879 den mikroskopischen Nachweis von Gonokokken im Harnröhreneiter eines Gonorrhoe-Patienten und im Konjunktivalabstrich bei der gonorrhoischen Säuglingskonjunktivitis.

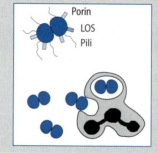

Neisseria gonorrhoeae semmelförmige gramnegative Diplokokken, z. T. intragranulozytär, entdeckt 1879 von A. Neisser

4.1.1 Beschreibung

Aufbau

Der Aufbau der Gonokokken entspricht demjenigen gramnegativer Bakterien (▶ s. S. 174 f.). Eine Besonderheit der Neisserien ist ihre variable Oberflächenbeschaffenheit. Mit Hilfe antigener Variation entziehen sich die Erreger der humoralen Immunantwort und passen sich optimal an die Bedingungen im menschlichen Wirt an.

Lipooligosaccharide. Die äußere Membran enthält variable Lipooligosaccharide (LOS), deren Endotoxinanteil an den entzündlichen Reaktionen der Gonorrhoe beteiligt ist. Bestimmte variante Formen des LOS können Sialinsäure binden und eine kapselartige Struktur ausbilden, die Serumresistenz vermittelt und für das extrazelluläre Überleben der Gonokokken wichtig ist.

Allerdings fehlt den Gonokokken im Gegensatz zu den Meningokokken eine typische Polysaccharidkapsel.

Pili. Die Pili sind fädige polymere Anhängsel, mit deren Hilfe sich die Erreger auf den Epithelzellen der menschlichen Mukosa verankern. Durch antigene Variation der Hauptuntereinheit (Pilin) täuschen die Pili das Immunsystem und verhindern so eine Aggregation durch Antikörper.

Oberflächenadhäsine. Die variablen Opa-(opacity-) Proteine der äußeren Membran vermitteln direkten Kontakt der Erreger mit Wirtszellen und bereiten die Zellinvasion vor. Opa-Proteine binden sich an Heparansulfat-Proteoglykanrezeptoren oder Mitglieder der karzinoembryogenen Rezeptorfamilie (CEACAM) auf Epithelzellen, Fibroblasten, Endothelzellen und Phagozyten.

Weitere Oberflächenproteine. Rezeptoren für Transferrin und Laktoferrin sind für die Zufuhr von Eisen, das für die Gonokokken essentiell ist, aus der Umgebung notwendig. Auf dem Porin, dem Hauptprotein der äußeren Membran, beruht die Serotypisierung der Gonokokken. Porin ist außerdem ein wichtiger Virulenzfaktor.

Extrazelluläre Produkte

IgA1-Protease. Das Enzym vermag menschliche IgA1-Antikörper in der Gelenkregion zu spalten. Durch diesen Mechanismus wird die IgA-abhängige lokale Immunität der Schleimhäute gestört und die Etablierung des Erregers erleichtert.

Penicillinase. Mit zunehmender Häufigkeit, regional jedoch sehr unterschiedlich, finden sich penicillinasebildende Gonokokkenstämme. Die Penicillinase ist plasmidkodiert, es sind aber auch Fälle von chromosomal bedingter Penicillinresistenz bekannt.

Resistenz gegen äußere Einflüsse

Gonokokken sind gegen äußere Einflüsse sehr empfindlich. Bei pH-Werten oberhalb von 8,6 und bei Temperaturen über 41 °C sterben sie ab. Besonders empfindlich sind sie gegen Austrocknung. Zum Transport gonokokkenhaltigen Untersuchungsmaterials müssen nährstoffreiche Transportmedien verwendet werden.

Vorkommen

Der Mensch ist der einzige Wirt. Dort siedelt sich der Erreger auf Schleimhäuten an.

4.1.2 Rolle als Krankheitserreger

Epidemiologie

Gonokokkeninfektionen sind weltweit verbreitet. In Deutschland wurden 1995 4061 Fälle von Gonorrhoe gemeldet. Die Dunkelziffer liegt jedoch um ein Vielfaches höher. Die höchste Erkrankungsrate besteht bei jungen Erwachsenen.

In Ländern mit begrenzten Behandlungsmöglichkeiten und schlecht entwickeltem öffentlichen Gesundheitswesen kann die Krankheit alarmierende Ausmaße annehmen. So waren nach einer Studie in Uganda 17,5% der Frauen in einer Schwangerschaftsvorsorge-Klinik mit Gonokokken infiziert. In Ländern mit hoher Inzidenz ist die Gonorrhoe die häufigste Ursache der Infertilität. Bei 10% aller infizierten Männer und bei 30–40% aller infizierten Frauen verläuft die Infektion asymptomatisch. Dieser Personenkreis sucht den Arzt gar nicht auf, oder es werden uncharakteristische Beschwerden angegeben: Ein Großteil der Infektionen wird nicht diagnostiziert. Die Patienten können Gonokokken monatelang beherbergen und ihre Partner infizieren.

Übertragung

Gonokokken werden überwiegend durch engen Schleimhautkontakt, d.h. durch den Geschlechtsverkehr, übertragen. Die Neugeboreneninfektion der Konjunktiva (Ophthalmia neonatorum) wird beim Durchtritt durch den Geburtskanal einer infizierten Mutter erworben.

Pathogenese

Gewebereaktion. Die Gonokokkenerkrankung ist typischerweise eine eitrige Entzündung.

Adhäsion. Beim **Mann** heften sich die Gonokokken mittels ihrer Pili an die Rezeptoren der Plasmamembran der Säulenepithelzellen der Urethra; bei der **Frau** heften sie sich an Rezeptoren der Säulenepithelzellen der Endozervix, seltener der Urethra, beim **Neugeborenen** und bei der Schmierinfektion an die Rezeptoren der Konjunktivalzellen. Entsprechende Rezeptoren findet der Erreger auch an Schleimhautzellen des Rachens und des Mastdarms, die ebenfalls infiziert werden können (Abb. 4.1).

Invasion. Die Gonokokken werden Opa-abhängig von den Epithelzellen endozytiert, in Vakuolen zur Basal-

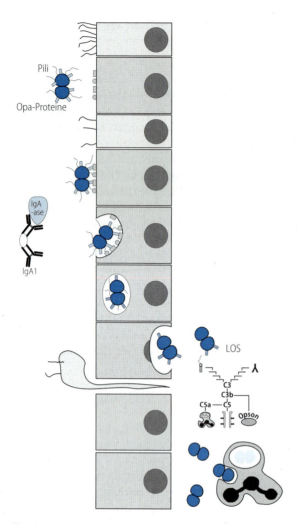

◘ Abb. 4.1. Pathogenese der Gonorrhoe

membran transportiert und dort durch Exozytose in die Lamina propria ausgestoßen (◘ Abb. 4.1).

Gewebeschädigung. Durch die Freisetzung von Lipooligosaccharid beim Zerfall der Gonokokken in der Submukosa werden Komplement aktiviert, C3a und C5a freigesetzt und Granulozyten angelockt (◘ Abb. 4.1). Es entwickelt sich eine eitrige Entzündung, in deren Verlauf die Gonokokken von den Granulozyten phagozytiert und abgetötet werden. Ein Rest kann allerdings intrazellulär überleben. Man sieht die Erreger bei frischen Infektionen daher typischerweise **intrazellulär** in Granulozyten.

Da Gonokokken sehr empfindlich gegen die bakteriolytische Wirkung von Komplement sind, werden die meisten extrazellulär verbliebenen Gonokokken durch Komplementwirkung über den alternativen Weg der Komplementaktivierung (▶ s. S. 78 ff.) abgetötet.

Klinik

Gonorrhoe des Mannes. 2–5 Tage nach Infektion tritt ein juckendes Gefühl in der Urethra auf. Stunden später stellen sich Schmerzen beim Wasserlassen und ein eitriger Ausfluss ein. Im Eiter liegen die gramnegativen Diplokokken im Innern der polymorphkernigen Granulozyten. Zeichen einer Allgemeininfektion, auch Leukozytose, fehlen.

Die Entzündung kann über die Schleimhaut aszendieren und die periurethralen Drüsen und Gänge befallen, mit der Folge einer Epididymitis, Vesikulitis oder Prostatitis. In diesen Fällen entwickeln sich Zeichen einer Allgemeininfektion, insbesondere eine Leukozytose.

Unbehandelt verschwindet die Gonorrhoe beim Mann im Verlauf einiger Wochen. Ein allmorgendlich auftretender eitriger Ausfluss kann über Monate bestehen bleiben (»**Bonjour-Tröpfchen**«).

Die Gonokokkenurethritis kann, insbesondere nach mehrfachen Infektionen, durch Vernarbung der Harnröhre eine Harnröhrenstriktur nach sich ziehen.

Die gonorrhoische Epididymitis führt häufig zur Infertilität.

Gonorrhoe der Frau. Bei der Frau entwickelt sich die Entzündung in der Submukosa der Endozervix. Vaginaler Fluor tritt im Mittel 8 (3–21) Tage nach Infektion auf.

Bei der gonorrhoischen Urethritis der Frau sind schmerzhafte Miktion und häufiger Harndrang die charakteristischen Symptome. Aus der Urethra lässt sich Eiter auspressen. Seltener befallen sind die Bartholinischen Drüsen und die Skenéschen Gänge, aus denen sich ebenfalls Eiter auspressen lässt.

Die typischen Beschwerden einer akuten Gonorrhoe treten nur bei 60% aller infizierten Frauen auf, die übrigen Fälle verlaufen subklinisch. Den Patientinnen mit subklinischer Gonorrhoe kommt als potentiellen Infektionsquellen eine große Bedeutung zu.

Aszendierende Genitalinfektion (PID, engl. Pelvic inflammatory disease). Bei bis zu einem Viertel der Frauen mit endozervikaler Gonorrhoe steigt die Infektion von der Endozervix auf und kann eine Endometritis, Salpingitis, Oophoritis, Parametritis oder Beckenperitonitis hervorrufen. Man spricht in diesem Zusammenhang von der aszendierenden Genitalinfektion.

Die akute PID kann durch Gonokokken allein oder durch eine Mischinfektion verursacht sein, an der sich Chlamydien und/oder Mykoplasmen beteiligen.

Die PID kann in ein chronisches Stadium übergehen, das durch Mischinfektionen mit weiteren, auch obligat anaeroben Erregern, gekennzeichnet ist. Die PID hinterlässt Fibrosierungen und Verwachsungen; es folgt häufig Tubensterilität: So werden nach einmaliger gonokokkenbedingter PID bis zu 20%, nach dreimaliger Erkrankung aber 75% der Patientinnen infertil.

Gonorrhoe und Schwangerschaft. Schwangere sind mit einem erhöhten Risiko einer disseminierten Gonokokkeninfektion (s. u.) belastet. Daneben besteht ein erhöhtes Risiko einer Endometritis und Salpingitis mit nachfolgender sekundärer Sterilität und Neigung zu ektopischer Schwangerschaft. Für das Kind kann eine DGI oder Chorioamnionitis der Mutter lebensbedrohlich sein (vorzeitiger Blasensprung, Frühgeburt, Untergewicht, Absterben der Frucht).

Bei vaginaler Gonorrhoe der Mutter kann das Kind sich unter der Geburt infizieren und sich eine Pharyngitis oder Ophthalmia neonatorum zuziehen, weswegen die Credésche Prophylaxe sinnvoll ist.

Extragenitale Manifestation. Bei beiden Geschlechtern kann sich die Gonokokkeninfektion extragenital manifestieren.

Die **gonorrhoische Pharyngitis** wird durch orogenitalen Verkehr übertragen. Sie verläuft entweder subklinisch oder geht mit Schluckbeschwerden, Halsschmerzen, Rötung des Pharynx und einem mukopurulenten Exsudat einher. Bei 20% der homosexuellen Männer und 10% der Frauen mit Gonokokkeninfektion finden sich Gonokokken in Kulturen von Rachenabstrichen.

Die **gonorrhoische Proktitis** kommt nach Analverkehr, bei Frauen auch durch Schmierinfektion zustande. Sie kann mit Schmerzen im Bereich des Perineums und rektalem Ausfluss einhergehen, aber auch subklinisch verlaufen. Ein Befall des Rektums lässt sich nie ausschließen, weshalb dieses Organ immer in die Diagnostik mit einbezogen werden sollte.

Die **gonorrhoische Konjunktivitis** entsteht bei Erwachsenen durch Schmierinfektion. Wenn das Neugeborene sich beim Durchtritt durch den Geburtskanal der infizierten Mutter infiziert, entsteht eine eitrige Keratokonjunktivitis, die **Ophthalmia neonatorum (Gonoblennorrhoe)**. Wenn nicht umgehend therapeutisch eingegriffen wird, kann die Gonoblennorrhoe eine Perforation der Kornea und Erblindung nach sich ziehen. Im 19. Jahrhundert war die Gonoblennorrhoe in Europa eine der Hauptursachen von Blindheit.

Disseminierte Gonokokkeninfektion (DGI). Es gibt komplementresistente (auch serumresistent genannte) Gonokokkenstämme. Diese sind für die disseminierte Gonokokkeninfektion verantwortlich. Hier breiten sich die Erreger über die Blutbahn aus und siedeln sich v. a. im Kniegelenk mit folgender Monarthritis und/oder Tendosynovitis ab. Infolge der Gonokokkensepsis treten oftmals hämorrhagische Exantheme und Petechien auf. Auch finden sich Endokarditis, Perimyokarditis, Meningitis und Pneumonie. Patienten mit Mangel an den späten Komplementkomponenten (C5–C9) können ebenfalls an der generalisierten Gonokokkeninfektion erkranken, auch wenn es sich bei den Erregern um komplementempfindliche Stämme handelt. Die DGI kommt bei 1–3% der Gonorrhoepatienten vor.

Doppelinfektion. In 20–50% aller Gonorrhoefälle liegt eine Doppelinfektion durch Gonokokken und Chlamydien bzw. mit Ureaplasma urealyticum (s. S. 425 ff.) vor. In einem solchen Fall können diese Erreger eine Urethritis aufrechterhalten, wenn die Therapie z. B. durch Penicillin G oder ein Cephalosporin lediglich die Gonokokkeninfektion beseitigt hat. Diese Form der Urethritis heißt postgonorrhoische Urethritis (PGU). Daher muss eine bakteriologische Diagnostik bei Gonorrhoeverdacht immer auch eine PGU ausschließen!

Auch eine Syphilis kann mit einer Gonorrhoe vergesellschaftet auftreten und sollte daher serologisch ausgeschlossen werden (▶ s. S. 385 ff.).

Immunität

Die Gonokokkeninfektion löst eine humorale und zelluläre Immunantwort aus. Gonokokken können jedoch aufgrund ihrer antigenen Variabilität, ihrer Fähigkeit, in Zellen einzudringen, und weiterer Evasionsmechanismen der Immunantwort des menschlichen Wirts widerstehen. Gonokokkeninfektionen hinterlassen daher keine schützende Immunität, und bei entsprechender Exposition sind wiederholte Infektionen möglich. So ist bisher auch kein wirksamer Impfstoff verfügbar.

Labordiagnose

Der Schwerpunkt der Labordiagnose liegt bei der Gonokokkenerkrankung im mikroskopischen Erregernachweis und der Anzucht des Erregers.

Untersuchungsmaterial. Beim **Mann** wird ein Urethralabstrich, ggf. ein Rektal-, bei Verdacht auf pharyngeale Gonorrhoe ein Rachenabstrich entnommen, bei der **Frau** Abstrichmaterial aus der Zervix, der Urethra, dem Rektum und ggf. von anderen entzündlich veränderten Stellen, z. B. dem Rachen. Die Kombination von zervikaler und rektaler Kultur ergibt die höchste Ausbeute an angezüchteten Gonokokken. Es wird daher empfohlen, auch ohne Vorliegen einer anorektalen Symptomatik Kulturen von Rektalabstrichen anzulegen.

Bei einer DGI werden Gelenkpunktat und Blut, ggf. auch Liquor cerebrospinalis gewonnen. Auch hier sollte man zusätzlich Untersuchungsmaterial aus Urethra, Zervix und Pharynx sowie aus dem Analkanal zur Kultur anlegen. Bei einer DGI lassen sich nur in 40% der Blutkulturen und nur aus 20% der Gelenkpunktate Gonokokken anzüchten.

Optimal ist die unmittelbare Verimpfung frisch gewonnenen Materials auf vorgewärmte Spezialnährböden, z. B. Thayer-Martin-Agar. Die gleichzeitige Entnahme von Blut für die Syphilisdiagnostik (▶ s. S. 385 ff.) und eines Abstriches für die Chlamydiendiagnostik (▶ s. S. 427 ff.) empfiehlt sich wegen der Gefahr von Doppelinfektionen.

Materialtransport. Da Gonokokken sehr empfindlich gegen Umwelteinflüsse sind, müssen Untersuchungsmaterialien in feuchten Kulturmedien bei 37 °C transportiert werden. Kommerzielle Transportmedien bestehen aus angereichertem Kochblutagar und einem CO_2-generierenden Prinzip.

Mikroskopie. Das mikroskopische Präparat sollte unmittelbar nach Materialentnahme vom behandelnden Arzt beurteilt werden. Im Gram- oder Methylenblaupräparat liegen Gonokokken typischerweise intrazellulär vor. Die gramnegativen Diplokokken besitzen einen Durchmesser von 0,6 bis 1,0 µm. Meistens sind die einander gegenüberliegenden Seiten der einzelnen Kokken abgeflacht (»Semmel- oder Kaffeebohnenform«).

Beim **Mann** erlaubt der Nachweis von gramnegativen intraleukozytär gelegenen Diplokokken im mikroskopischen Ausstrich die Diagnose einer Gonorrhoe.

Bei der **Frau** liefert die mikroskopische Untersuchung eines Zervixabstriches nur bedingt verwertbare Ergebnisse. Bei der urogenitalen Gonorrhoe der Frau sind Gonokokken nur in 60% mikroskopisch nachweisbar; der Erreger siedelt sich häufig in den Krypten der weiblichen Genitalschleimhaut an und entzieht sich dadurch dem mikroskopischen Nachweis.

Anzucht. Hierfür eignen sich besonders Thayer-Martin-Agar oder New-York-City-Agar, die Antibiotikazusätze zur Hemmung der Begleitflora enthalten. Für Blut, Liquor und Gelenkpunktat benutzt man Kochblutagar ohne Antibiotikazusatz. Die beimpften Kulturmedien werden bei 36 °C und 5–10% CO_2 für 48 h bebrütet. Verdächtige Kolonien (glasig und klein) werden nach Gram gefärbt und mikroskopiert sowie einem Oxidase- und einem Zuckerspaltungstest unterworfen (◘ Tabelle 4.1).

Therapie

Antibiotikaempfindlichkeit. Die äußere Membran der Gonokokken ist im Gegensatz zu den gramnegativen Stäbchen für Penicillin G durchlässig, sodass die Erreger gegen Penicillin G empfindlich sind. Die Therapie der Gonorrhoe ist seit 1976 durch das Auftreten penicillinasebildender Stämme erschwert. Diese entstanden ursprünglich in Südostasien und Westafrika, inzwischen kommen sie, mit deutlichen Regionalunterschieden, auch in Europa vor. So sind in Amsterdam und London 20% und in Berlin 3–5% aller isolierten Gonokokkenstämme Penicillinasebildner. Mittlerweile sind bei Gonokokken auch Doppelresistenzen gegen Penicillin G und Spectinomycin bekannt. Auch tetrazyklinresistente Stämme treten vereinzelt auf.

Therapeutisches Vorgehen. Wegen der Gefahr der penicillinasebildenden Gonokokkenstämme wird zur kalkulierten Therapie der unkomplizierten Gonorrhoe Ceftriaxon eingesetzt. Auch bei komplizierten Verlaufsformen (Pharyngitis, Proktitis, Gonoblennorrhoe, PID, DGI) wird Ceftriaxon verordnet. Wegen der Möglichkeit einer gleichzeitigen Chlamydieninfektion wird zusätzlich mit Doxycyclin oral behandelt. Eine Partnerbehandlung ist obligatorisch (s. u.). Zur Feststellung des Heilungserfolges werden eine Woche nach Behandlung erneut Abstriche entnommen und bakteriologisch untersucht.

Prävention

Expositionsprophylaxe. Bei Geschlechtsverkehr mit infizierten Personen verleihen Kondome einen hohen Grad an Schutz. Gonokokken werden sexuell übertragen, ohne Geschlechtsverkehr erfolgt keine Übertragung. Infizierte sollten daher bis zur vollständigen Heilung Enthaltsamkeit üben.

Partneruntersuchung. Die Sexualpartner der Patienten müssen unabhängig davon, ob sie klinische Symptome aufweisen oder nicht, untersucht und ggf. behandelt werden. Ansonsten besteht die Gefahr der wechselseitigen Reinfektion der Partner (»Ping-Pong-Gonorrhoe«).

Credésche Prophylaxe. Durch Eintropfen von 1% Silbernitratlösung in den Konjunktivalsack Neugeborener unmittelbar nach der Geburt wird der Gonoblennorrhoe vorgebeugt. Der Leipziger Gynäkologe Karl Siegmund Franz Credé (1819–1892) führte 1881 diese Prophylaxe ein. Sie ist zwar gesetzlich heute nicht mehr vorgeschrieben, wird aber von der WHO wegen ihrer Effektivität und geringen Kosten weltweit immer noch empfohlen.

Meldepflicht. Für die Gonorrhoe besteht nach dem Infektionsschutzgesetz keine Meldepflicht.

> **In Kürze**
>
> **Neisseria gonorrhoeae**
>
> **Bakteriologie.** Gramnegative, aerob wachsende, Oxidase-positive Diplokokken, anspruchsvoll. Fakultativ intrazellulär.
>
> **Aufbau und extrazelluläre Produkte.** Variable Oberflächenstrukturen, darunter Pili (primäre Adhärenz), Opa-Proteine (Adhärenz und Zellinvasion) und Lipooligosaccharide (Modifikation durch Sialinsäure). Extrazelluläre IgA1-Protease.
>
> **Resistenz gegen äußere Einflüsse.** Sehr empfindlich gegen Austrocknung und Temperaturschwankungen.
>
> **Vorkommen.** Mensch als einziger Wirt. Symptomarmer Verlauf bei Frauen begünstigt Verbreitung.
>
> **Epidemiologie.** Weltweit. In Deutschland im Jahre 1995 4061 gemeldete Fälle.
>
> **Übertragung.** Schleimhautkontakt, Geschlechtsverkehr, sub partu.
>
> **Pathogenese.** Adhäsion durch Pili und Oberflächenproteine → zelluläre Invasion durch Opa-Proteine → lokale Gewebsinfiltration und eitrige Entzündung → Störung der lokalen Immunität durch antigene Variation und IgA1-Protease → Narbenbildung und Strikturen → eventuell Dissemination der lokalen Infektion (DIG).
>
> **Klinik.** Urethritis mit eitrigem Ausfluss beim Mann, Zervizitis mit Aszensionstendenz (PID) bei der Frau → sekundäre Sterilität.
>
> **Cave.** Doppelinfektion mit Chlamydien und Ureaplasmen → PGU nach β-Laktamtherapie. Proktitis und Pharyngitis als Begleiterkrankung möglich. Gonoblennorrhoe des Neugeborenen durch Übertragung sub partu → Keratokonjunktivitis mit hoher Perforationsgefahr. DGI durch komplementresistente Stämme mit Exanthemen und Organabsiedlung in 1% der Fälle. DGI auch bei Komplementdefekt.
>
> **Immunität.** Keine.
>
> **Labordiagnose.** Mikroskopie (gramnegative semmelförmige Diplokokken, intrazellulär) und Kultur (nährstoffhaltiger Agar).
>
> **Therapie.** Ceftriaxon, Penicillin G, Spectinomycin. Eventuell zusätzlich Tetrazykline wegen Doppelinfektionen. Partnerbehandlung!
>
> **Prävention.** Kondome. Credésche Prophylaxe bei Neugeborenen.
>
> **Meldepflicht.** Keine.

4.2 Neisseria meningitidis (Meningokokken)

Steckbrief

Meningokokken verursachen eitrige Meningitis, Sepsis und in ihrer schwersten Ausprägung das Waterhouse-Friderichsen-Syndrom.

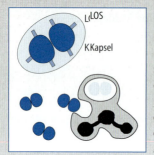

Neisseria meningitidis semmelförmige gramnegative Diplokokken, z.T. intragranulozytär, entdeckt 1887 von A. Weichselbaum

4.2.1 Beschreibung

Aufbau

Der Aufbau der Meningokokken entspricht dem der Gonokokken, d.h. sie besitzen ein variables Lipooligosaccharid (LOS) und prägen für die Adhärenz an menschliche Zellen variable Pili und Oberflächenadhäsine (Opa, Opc) aus. Als Besonderheit, die den Gonokokken fehlt, tragen sie eine Polysaccharidkapsel. Die Kapselstruktur bestimmt die Serogruppe der Erreger.

Extrazelluläre Produkte

Eine IgA1-Protease wird wie auch bei Gonokokken gebildet.

Resistenz gegen äußere Einflüsse

Meningokokken sind sehr empfindlich gegen Kälte, Hitze und Austrocknung. Sie vertragen keine pH-Werte höher als 8,6 und müssen in flüssigen Anreicherungsmedien und körperwarm transportiert werden.

Vorkommen

Meningokokken kommen ausschließlich beim Menschen vor. Bei Gesunden können sie die Schleimhaut des Nasopharynx und der Genitalien besiedeln, ohne Krankheitserscheinungen auszulösen.

4.2.2 Rolle als Krankheitserreger

Epidemiologie

Meningokokkeninfektionen sind weltweit verbreitet, besonders häufig im sog. »**Meningokokken-Gürtel**«, der sich in Zentralafrika von Obervolta über Nigeria, Tschad bis nach Äthiopien erstreckt. Auch in Brasilien sind Meningokokkenerkrankungen häufig.

Weltweit werden mehr als 90% aller Meningokokkeninfektionen durch die Serotypen A, B, C und Y hervorgerufen, während sich die übrigen Serotypen zwar bei Trägern, jedoch selten bei Erkrankten finden. In Deutschland herrscht **Typ B** vor. Hier häufen sich Meningokokkenerkrankungen im späten Winter und im Frühjahr. Sie treten meist sporadisch, selten endemisch auf. Etwa 15% aller Personen – bei Endemien bis zu 30% – sind symptomlose Meningokokkenträger. In Gemeinschaftsquartieren, z.B. Kasernen, kann die Trägerrate auf über 90% ansteigen. Meningokokkenträger finden sich am häufigsten unter jungen Erwachsenen, invasive Erkrankungen bei älteren Kindern und jungen Erwachsenen. Da die Manifestationsrate niedrig ist, bleibt der größte Teil der Infizierten klinisch unauffällig, bildet aber Antikörper – mit Ausnahme von Typ B, der keine Antikörperbildung gegen die Polysaccharidkapsel auslöst.

Übertragung

Meningokokken werden durch Tröpfcheninfektion übertragen.

Pathogenese

Adhäsion. Die Erreger heften sich mit ihren Pili (Pilin, PilC) und anderen Oberflächenproteinen (Opa, Opc) an Epithelzellen der Nasopharyngealschleimhaut. Dort können sie wochen- oder monatelang verbleiben, ohne klinische Symptome zu verursachen (Trägerstatus).

Invasion. Wenn die adhärenten Meningokokken große Mengen Opc mit den passenden Varianten von Opa bilden, werden sie von der Epithelzelle über einen phagozytoseähnlichen Prozess aufgenommen und durch die Zelle in das subepitheliale Bindegewebe transportiert (◘ Abb. 4.2). Dieser Schritt gelingt jedoch nur dann, wenn nur sehr wenig oder keine Kapselsubstanz gebildet wird. Für eine nachfolgende hämatogene Dissemination müssen die Meningokokken die Ausbildung

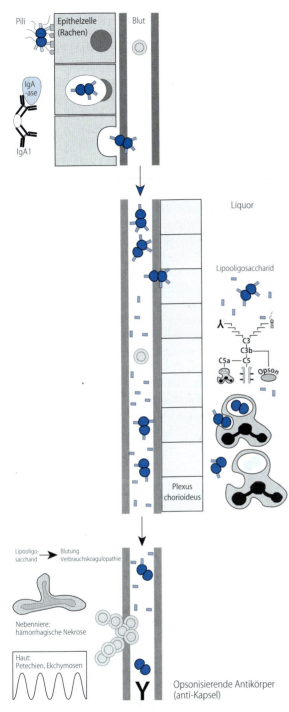

◘ Abb. 4.2. Pathogenese der Meningokokkeninfektion (Meningitis, Sepsis, Waterhouse-Friderichsen-Syndrom)

hochadhäsiver Pili einstellen und dafür Kapselsubstanz und sialinsäurebindendes LOS exprimieren.

Etablierung. Durch die Fähigkeit, die Zilien direkt zu schädigen, entzieht sich Neisseria meningitidis dem mukoziliären Transportmechanismus. Der Erreger schützt sich durch seine antiphagozytäre Kapsel vor der Phagozytose. Auch vermittelt die Kapsel Schutz gegen die Zerstörung des Erregers durch Komplement. Des Weiteren schützen sich Meningokokken durch die von ihnen gebildete IgA1-Protease gegen die Abwehr durch das lokale IgA (◘ Abb. 4.2). Darüber hinaus unterliegen die Pili und Opa-Proteine einer schnellen Phasen- und Antigenvariation.

Gewebeschädigung. Die Endothelzellen werden zerstört, die Gefäßwände entzünden sich, und es entwickeln sich Thrombosen und Zellwandnekrosen. Auf diese Weise entstehen die für Meningokokkeninfektionen typischen Fokalhämorrhagien im kutanen, subkutanen und submukösen Gewebe sowie in der Synovia. In schwersten Fällen (Waterhouse-Friderichsen-Syndrom) entwickeln sich eine Verbrauchskoagulopathie und ein septischer Schock.

Auf dem Blutweg gelangen Meningokokken in verschiedene Organe, wo sie Entzündungen hervorrufen. Die Lokalisation der entzündlichen Reaktion bestimmt den weiteren Krankheitsverlauf und die Symptomatik der Meningokokkenerkrankung:

Der Erreger gelangt nach Überwindung der Blut-Hirn-Schranke oder per continuitatem durch die Lamina cribrosa in den Subarachnoidalraum. Der Übertritt wird von seiner Fähigkeit begünstigt, sich an zerebrale Endothelzellen zu binden (Opc).

Wenn die Erreger einmal den Subarachnoidalraum erreicht haben, haben sie gute Überlebenschancen. In der normalen Zerebrospinalflüssigkeit ist die Konzentration von Immunglobulinen und Komplementfaktoren gering, und es gibt dort nahezu keine Phagozyten. Durch Endotoxinwirkung und Bildung von IgA1-Protease werden von Astrozyten, Makrophagen und Endothelzellen TNF-α und IL-1 freigesetzt, die eine meningeale Entzündungsreaktion induzieren.

Die Zytokine fördern die Expression von Adhäsionsmolekülen (ICAM 1, ICAM 2, GMP-140, ELAM-1) und auf Leukozyten von Selektinen und Integrinen (z. B. CDL-DC 18). Damit kommt es zur Einwanderung von Granulozyten in den Subarachnoidalraum und in das Hirngewebe. Im Subarachnoidalraum setzen die Granulozyten entzündungsaktive Substanzen frei wie Proteasen, freie Sauerstoffradikale und Arachidonsäure. Die Permeabilität der Blut-Liquorschranke wird gesteigert. Dies ist die pathophysiologische Grundlage des **vasogenen Hirnödems** bei der bakteriellen Meningitis. Im weiteren Verlauf entwickelt sich eine kapilläre Minderperfusion entweder auf dem Boden der Leukozytenadhäsion oder durch spasmolytische Gefäßveränderungen und Vasospasmen mit nachfolgender Ischämie mit zytotoxischem Hirnödem und Zellnekrosen.

Häufig steigt bei der bakteriellen Meningitis der intrakranielle Hirndruck an. Daran sind drei Mechanismen in unterschiedlichem Ausmaß beteiligt:
- Hirnödem,
- Liquorabflussbehinderung,
- zunächst Steigerung des Blutflusses, danach Abnahme der zerebralen Durchblutung mit sekundärer ischämischer Zellschädigung.

Die drei genannten Mechanismen rufen, wenn sie nicht rechtzeitig durchbrochen werden, irreversible neuronale Schädigungen hervor und können den Tod durch Atemlähmung zur Folge haben.

Klinik

Die Inkubationszeit der Meningokokkenerkrankung beträgt wenige Tage. Am Beginn stehen bei 50% der Erkrankungen in der Inkubationsphase Infektionen der oberen Luftwege, z. B. eine **Pharyngitis**. Die restlichen 50% der Patienten erkranken aus voller Gesundheit. Meningokokkenerkrankungen können so fulminant verlaufen, dass sie einen zuvor Gesunden binnen weniger Stunden ad exitum bringen.

Meningitis. Die eitrige Meningokokkenmeningitis entwickelt sich als klassische Manifestation bei 40% der apparenten Meningokokkeninfektionen, wobei die Eiterung sich hauptsächlich über die Konvexität der Hirnhaut erstreckt (Haubenmeningitis).

50–70% der Patienten mit Meningitis zeigen petechiale, purpuraähnliche oder sogar konfluierende Blutungen als Symptome einer hämatogenen Erregeraussaat. Häufig treten diese Effloreszenzen bei demselben Patienten nebeneinander auf. In den Läsionen befinden sich vermehrungsfähige Erreger. Die Patienten zeigen in 75% der Fälle Zeichen einer meningealen Reizung bis hin zum ausgeprägten Meningismus.

Unbehandelt beträgt die Letalität der Meningokokkenmeningitis 85%. Auf Grund intrakranieller Verklebung kommt es häufig zu Spätschäden (Demenz, psychische Schäden).

Sepsis. Die Meningokokkensepsis geht mit Schüttelfrost, Hypotonie, Übelkeit, Leukozytose und petechialem Exanthem einher. Die Läsionen in der Haut besitzen petechialen oder pupuraähnlichen Charakter und enthalten lebende Erreger. Sie sind unterschiedlich stark ausgeprägt, aber in etwa 75% aller Meningokokkenerkrankungen vorhanden.

Das **Waterhouse-Friderichsen-Syndrom** ist die fulminant verlaufende Form mit massiven Blutungen in Haut und Schleimhäuten sowie inneren Organen, septischem Schock und Verbrauchskoagulopathie. Typischerweise entwickeln sich Blutungen in beiden Nebennierenrinden mit nachfolgender Nekrose. Die Kombination von Extravasaten, septischem Schock und intravasaler Verbrauchskoagulopathie führt zum Tode. Todesursache neben dem septischen Schock und der Nebennierenrindeninsuffizienz sind eine Herzbeteiligung im Sinne einer akuten interstitiellen Myokarditis oder die Herzbeuteltamponade infolge einer Perikarditis.

Bei 15% aller Patienten verläuft die Meningokokkensepsis als Waterhouse-Friderichsen-Syndrom. Dieses ist mit einer Letalität von über 85% belastet.

Sonstige Formen. Die übrigen Manifestationen der Meningokokkenerkrankung bzw. ihre Lokalisationen machen zusammen ca. 5% aller Meningokokkenerkrankungen aus.

Immunität

Da Meningokokken typische Eitererreger sind, beruht die Immunität auf der Phagozytose im Zusammenwirken von opsonisierenden Antikörpern und Komplement (▶ s. S. 78 ff.). Mit Ausnahme des Typs B ist die Kapselsubstanz immunogen, und Antikörper gegen die Kapselsubstanz üben als Opsonine eine schützende Wirkung aus.

Die Antikörperbildung gegen das Kapselpolysaccharid B unterbleibt, weil dieses Antigen gemeinsame Epitope mit humanen Gewebebestandteilen besitzt, gegen die eine natürliche Eigentoleranz besteht. Deshalb konnte bisher keine Schutzimpfung gegen den Kapseltyp B entwickelt werden, sondern nur gegen die in Deutschland nicht endemischen Serotypen A, C, Y und W135.

Komplement ist für die Abwehr von Neisserien von wesentlicher Bedeutung, und infolgedessen neigen Personen mit angeborenem Mangel an den späten Komplementkomponenten C5–C9 in besonderem Maße zu Meningokokkämien.

Gleiches gilt für Patienten mit **IgM-Mangel**. Deshalb empfiehlt sich eine Untersuchung auf angeborenen IgM-Mangel oder Komplementdefekte, wenn bei einem Individuum oder in einer Familie gehäuft generalisierte Neisserieninfektionen auftreten.

Postinfektiöse allergische Komplikationen. Bei etwa 7% entwickeln sich allergische postinfektiöse Komplikationen durch zirkulierende Antigen-Antikörperkomplexe. Sie äußern sich als Arthritis, Episkleritis, kutane Vaskulitis oder Perikarditis.

Labordiagnose

Der Schwerpunkt der mikrobiologischen Labordiagnose liegt im mikroskopischen Sofortnachweis, in der Anzucht und im Nachweis von Kapselantigen.

Die Diagnostik der eitrigen Meningitis ist eine **Notfalldiagnostik**, d.h. sie muss unmittelbar nach Einlieferung des Patienten in die Klinik erfolgen!

Untersuchungsmaterial und Transport. Zum Erregernachweis eignen sich Blut und Liquor cerebrospinalis. Ein Teil der Liquorprobe wird in vorgewärmtes BK-Medium gegeben und umgehend (Notfall!) warm verpackt in das mikrobiologische Labor transportiert. Der Rest der Probe wird nativ für die mikroskopische Untersuchung und für den Antigennachweis in ein steriles Röhrchen gegeben und ebenfalls ins Labor transportiert.

Mikroskopie. Im Labor wird die Liquorprobe sofort zentrifugiert, nach Gram gefärbt und mikroskopiert. Die gramnegativen Kokken lassen sich nicht immer nachweisen.

Antigennachweis. Die Kapselantigene der Serogruppen A, B, C, Y und W135 lassen sich mittels Agglutinationstest binnen Minuten im Überstand zentrifugierten Liquors nachweisen.

Anzucht. Zur Anzucht wird die Liquorprobe auf Kochblut angelegt und bei 5% CO_2 und 35 °C bebrütet. Auf Kochblutagar bilden Meningokokken glatte durchscheinende Kolonien von 2–3 mm Durchmesser.

Die gewachsenen Erreger werden mikroskopiert und einem Oxidasetest unterzogen. Fällt dieser positiv aus, folgt ein Zuckerspaltungstest (Bunte Reihe).

Die Nachweisrate aus dem Liquor (Mikroskopie und Anzucht) beträgt 80–94%, die Anzucht aus Blutkulturen gelingt in etwa 50% der Fälle.

Serologische Typenbestimmung. Eine weitere Differenzierung der angezüchteten Erreger in Serogruppen ist mit Hilfe spezifischer Antikörper gegen die Kapselpolysaccharide möglich. Die häufigste Serogruppe in Deutschland ist B.

Therapie

Antibiotikaempfindlichkeit. Meningokokken sind primär empfindlich gegenüber Penicillin G und dessen Derivaten sowie gegen Cephalosporine. Eine Penicillinase wird von Meningokokken im Gegensatz zu den Gonokokken selten gebildet.

Therapeutisches Vorgehen. Bei Verdacht auf eitrige **Meningitis** muss umgehend mit der kalkulierten Initialtherapie begonnen werden. Man verordnet Ceftriaxon i.v. über sieben Tage, weil dieses Mittel neben Meningo- und Pneumokokken auch H. influenzae und E. coli erfasst.

Für die Behandlung bei der **Meningokokkensepsis** finden die Richtlinien der Sepsisbehandlung (▶ s. S. 909f.) Anwendung: Als kalkulierte Initialtherapie ein Cephalosporin der 3. Generation (z.B. Ceftriaxon), ggf. in Kombination mit einem Aminoglykosid systemisch, oder ein Carbapenem. Für die gezielte Weiterbehandlung ist Penicillin G Mittel der Wahl.

Prävention

Isolierung. Der Erkrankte muss bis zu 24 h nach Therapiebeginn strikt isoliert werden.

Chemoprophylaxe. Die Chemoprophylaxe ist effektiv in der Umgebung sporadisch auftretender Erkrankungsfälle oder kleinerer, räumlich eng begrenzter Ausbrüche, wie sie in den europäischen Ländern üblich sind. Die Chemoprophylaxe verhütet durch die Sanierung bereits kolonisierter, aber noch gesunder Personen weitere Erkrankungsfälle (individuelle Indikation) und verhindert durch die Sanierung von unbekannten Meningokokkenträgern, die in der Umgebung Erkrankter vermehrt zu erwarten sind, gleichzeitig weitere Infektionen (epidemiologische Indikation).

Eine Therapie sollte ohne Zeitverzug bei dem Indexfall und eine Chemoprophylaxe bei den unmittelbaren Kontaktpersonen des Erkrankten eingeleitet werden.

Zur Prophylaxe wird Rifampicin eingesetzt. Zielgruppe für die chemotherapeutische Prophylaxe gegen Meningokokkenmeningitis sind exponierte Familienmitglieder, die mit dem Erkrankten in einem Haushalt leben, und andere enge Kontaktpersonen (täglicher Kontakt >4 h bis 1 Woche vor Krankheitsausbruch), Personen mit Intimkontakt zu dem Erkrankten, Kindergarten- oder Schulkontakte.

Eine Prophylaxe ist **nicht** erforderlich bei Routinekontakten mit hospitalisierten Patienten (z. B. bei Ärzten, Krankenschwestern), gelegentlichen Schulkontakten bei älteren Kindern, gelegentlichen Kontakten auf der Arbeitsstelle oder zu Hause.

Die Erfassung der Kontaktpersonen in der Familie und die Einleitung der Chemoprophylaxe für diesen Kreis erfolgt in der Regel durch den erstbehandelnden Arzt.

Schutzimpfung. Eine Vakzine, bestehend aus den Kapselpolysacchariden A und C bzw. A, C, W und Y hat sich zur Verhütung von Epidemien in den Ländern des Meningitisgürtels (s. o.) bewährt. Sie vermittelt aber keinen vollständigen Schutz (80–90%). Gegen den in Deutschland vorherrschenden Kapseltyp B gibt es keine Schutzimpfung.

Meldepflicht. Namentlich zu melden sind der Verdacht, die Erkrankung sowie der Tod an Meningokokkenmeningitis und -sepsis (§ 6 IfSG). Ebenso muss der direkte Nachweis von Neisseria meningitidis aus Liquor, Blut, hämorrhagischen Hautinfiltraten oder anderen normalerweise sterilen Substraten gemeldet werden.

In Kürze

Neisseria meningitidis

Bakteriologie. Gramnegative, semmelförmige Diplokokken. Polysaccharidkapsel bestimmt Serogruppe. Wachstum auf reichhaltigen Kulturmedien.

Vorkommen. Ausschließlich humanpathogen. Trägertum möglich.

Resistenz gegen äußere Einflüsse. Empfindlich gegen Hitze, Kälte und Austrocknung.

Epidemiologie. Weltweite Verbreitung. In Deutschland vorwiegend Serotyp B. Epidemische Ausbreitung im »Meningitisgürtel«.

Übertragung. Tröpfcheninfektion.

Pathogenese. Adhäsion an Nasopharynxepithel, Invasion, hämatogene Streuung oder Fortleitung durch Lamina cribrosa, Endothelschädigung (Hämorrhagie in Haut, inneren Organen), Induktion einer eitrigen Entzündungsreaktion (Meningitis), Sepsis.

Klinik. Inkubationszeit wenige Tage. Fieber, Meningismus, Vigilanzstörung, petechiale Hautblutungen.

Labordiagnose. Mikroskopischer Nachweis und Kapselantigennachweis in Liquorprobe. Kultureller Nachweis in Liquorprobe und Blut. Identifizierung durch Oxidasetest und Bunte Reihe.

Therapie. Gezielt mit Penicillin G. Kalkuliert mit Cephalosporin der 3. Generation (z. B. Ceftriaxon).

Immunität. Ausbildung schützender Antikörper gegen den jeweiligen Kapseltyp. Ausnahme: Typ B ist nicht immunogen.

Prävention. Isolierung. Chemoprophylaxe bei Indexpatient und engen Kontaktpersonen. Schutzimpfung zur Verhütung von Epidemien in Afrika (Serotypen A, C, W, Y). Keine Schutzimpfung verfügbar gegen in Deutschland verbreiteten Kapseltyp B.

Meldepflicht. Verdacht, Erkrankung und Tod sowie der direkte Erregernachweis aus sonst sterilen Substraten.

4.3 Übrige Neisseriaarten

Andere Neisseriaarten wie N. lactamica, N. cinerea, N. mucosa, N. flavescens finden sich als **Schleimhautkommensalen** auf den Schleimhäuten im Nasopharynx sowie im Urogenitaltrakt. Ihre Bedeutung liegt darin, dass sie mit obligat pathogenen Neisserien verwechselt werden können und mit diesen genetisches Material über Transformation austauschen (Erzeugung von Erregervarianten).

Enterobakterien
H. Hahn, J. Bockemühl

❯❯ Einleitung

Die Familie der Enterobakterien (Enterobacteriaceae; enteron, gr. Darm) setzt sich aus zahlreichen Gattungen gramnegativer Stäbchen zusammen (◘ Tabelle 5.1). Ihr gemeinsames Kennzeichen ist, dass sie sich sowohl unter aeroben als auch unter anaeroben Bedingungen in vitro vermehren und Glukose sowie andere Zucker unter Bildung von Säure nicht nur oxidativ, sondern auch fermentativ spalten.

Enterobakterien erweisen sich als besonders widerstandsfähig gegen oberflächenaktive Substanzen.

Einige Enterobakteriengattungen, insbesondere Escherichia, gehören zur physiologischen Bakterienflora des Darmes. Sie werden nur dann, wenn sie aus dem Darm in andere Körperregionen verschleppt werden oder von außen dorthin gelangen, zu Krankheitserregern, sind also fakultativ pathogen oder Opportunisten (◘ Tabelle 5.2). Escherichia coli ist das meistbenutzte Bakterium in Forschung und Biotechnologie.

Von den fakultativ pathogenen Enterobakterien sind die obligat pathogenen Gattungen Sal-

◘ Tabelle 5.1. Enterobacteriaceae (Enterobakterien): Familienmerkmale

Merkmal	Merkmalsausprägung
Gramfärbung	gramnegative Stäbchen
aerob/anaerob	fakultativ anaerob
Kohlenhydratverwertung	fermentativ
Sporenbildung	nein
Beweglichkeit	verschieden
Katalase	positiv
Oxidase	negativ
Besonderheiten	Nitratreduktion zu Nitrit

◘ Tabelle 5.2. Enterobakterien: Arten und Krankheiten

Arten	Krankheiten
Escherichia coli (fakultativ pathogen)	Sepsis, Harnwegsinfektionen, Meningitis, Wundinfektionen, Peritonitis, Cholezystitis/Cholangitis
EPEC	Säuglingsenteritis
EAggEC	persistierende Enteritis (Kinder)
ETEC	Reisediarrhoe
EIEC	ruhrartige Enterokolitis
EHEC	Enteritis, hämorrhagische Kolitis, hämolytisch-urämisches Syndrom, thrombotisch-thrombozytopenische Purpura
Klebsiellen (K. pneumoniae)	Pneumonie, Atemwegsinfektionen, Sepsis, Harnwegsinfektionen
K. ozaenae	Stinknase (Ozaena)
K. rhinoscleromatis	Rhinosklerom
Proteus mirabilis P. vulgaris	Harnwegsinfektionen, Sepsis, Wundinfektionen
Enterobacter cloacae E. agglomerans	Atemwegsinfektionen, Sepsis, Harnwegsinfektionen, Wundinfektionen
Serratia marcescens	Atemwegsinfektionen, Sepsis, Harnwegsinfektionen, Wundinfektionen
Salmonella Typhi	Typhus

Tabelle 5.2. Enterobakterien: Arten und Krankheiten

Arten	Krankheiten
S. Paratyphi (A, B, C)	Paratyphus
S. Enteritidis	Gastroenteritis
S. Typhimurium	Sepsis
(und weitere ca. 2500 Enteritis-Salmonellen)	Abszesse
Shigella dysenteriae	Ruhr
S. flexneri S. boydii S. sonnei	
Yersinia enterocolitica Y. pseudotuberculosis	Enterokolitis, Infektarthritis Pseudoappendizitis, Infektarthritis
Y. pestis	Pest

monella, Shigella und Yersinia sowie die darmpathogenen Stämme von Escherichia coli zu unterscheiden. Sie gehören nicht zur physiologischen Bakterienflora des Darms, sondern sie verursachen entweder zyklische Allgemeininfektionen, oder sie verbleiben im Darm und lösen Enteritiden aus.

5.1 Escherichia coli (fakultativ pathogene Stämme)

Steckbrief

Die Spezies Escherichia (E.) coli enthält sowohl fakultativ pathogene Stämme als auch obligat pathogene Stämme, die sich von den ersteren durch den Besitz besonderer Virulenzfaktoren abheben (s.u.). Die fakultativ pathogenen Stämme von E. coli finden sich als regelmäßiger Bestandteil der physiologischen Darmflora. Sie können Lokalinfektionen wie Eiterungen und Harnwegsinfektionen sowie Sepsis und Meningitis und gelegentlich nosokomiale Pneumonie hervorrufen, wenn sie aus dem Darm in die entsprechenden Körperregionen gelangen.

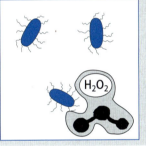

Escherichia coli gramnegative Stäbchen in Eiter, entdeckt 1885 von T. Escherich

Der deutsche Pädiater Theodor Escherich (1857–1911) isolierte den Keim 1885 erstmals aus dem Stuhl von Kleinkindern.

5.1.1 Beschreibung

Aufbau

Lipopolysaccharide (LPS). Wie im Abschnitt V Allgemeine Bakteriologie ausgeführt (▶ s. S. 167 ff.), stellen die Lipopolysaccharide bei allen gramnegativen Bakterien Strukturbestandteile der äußeren Membran dar, die erst beim Zerfall der Bakterienzellen frei werden. Die Lipopolysaccharide heißen auch **Endotoxine**. Das Lipid A ist Träger der toxischen Wirkung. Endotoxine sind der hauptsächliche Virulenzfaktor bei Infektionen durch opportunistische Enterobakterien. Ihre wichtigsten Wirkungen sind:
- Fieber,
- Komplementaktivierung,
- hypotoner Schock,
- Verbrauchskoagulopathie und

– Induktion von Entzündungsfaktoren (TNF-α, Interleukine) (▶ s. S. 29 ff.).

K-Substanz. E. coli bildet K (= Kapsel-) Antigene, bestehend aus sauren Polysacchariden. Die K-Antigenschicht ist bei den meisten Stämmen sehr dünn. Es gibt aber auch Stämme mit viel K-Substanz, die als loser Schleim die Zelle umgeben kann. Die Kolonien dieser Stämme besitzen ein schleimiges Aussehen. Die K-Antigene wirken antiphagozytär.

Bestimmte K-Typen werden gehäuft bei Infektionen isoliert. So findet sich der Typ K1 bei der Neugeborenen-Sepsis und -Meningitis sowie bei Pyelonephritis durch E. coli. Das K1-Antigen ist mit dem B-Gruppenantigen von Meningokokken identisch. Der Mensch ist gegen dieses Antigen tolerant, d. h. es werden keine Antikörper gebildet.

Geißeln. E. coli ist peritrich begeißelt und damit beweglich.

Fimbrien (Pili). Die meisten Stämme von E. coli tragen Fimbrien, die in vitro eine **Hämagglutination** (HA) verursachen. Mit Hilfe der HA lassen sich Fimbrien vom Typ 1 und Typ 2 unterscheiden. Die HA durch Typ-1-Fimbrien wird durch Zugabe von Mannose gehemmt, Typ-1-Fimbrien sind also mannosesensitiv (MS). Die HA durch die Typ-2-Fimbrien wird durch Mannose nicht gehemmt, sie sind also mannoseresistent (MR). Anders ausgedrückt: Typ-1-Fimbrien erkennen Mannose, Typ-2-Fimbrien nicht.

Die Typ-1-Fimbrien (MS) finden sich vorwiegend bei Stämmen aus der physiologischen Bakterienflora des Darms.

Die Typ-2-Fimbrien (MR) heißen auch **F-Antigene** oder **Kolonisationsfaktoren**. Sie finden sich bei den obligat pathogenen E.-coli-Stämmen sowie bei opportunistischen E.-coli-Stämmen aus extraintestinal gelegenen Krankheitsherden.

Die P-Pili, die bei Harnwegsinfektionen eine Rolle spielen, sind auf S. 177 beschrieben.

Spezielle Pili, die sog. **Sex-Pili**, vermitteln die Übertragung von Plasmiden.

Die Gene für die Bildung der Pili sind entweder im Bakterienchromosom (Typ-1-Fimbrien) oder in Plasmiden enthalten (Typ-2-Fimbrien); Sex-Pili werden immer von Plasmiden kodiert.

Extrazelluläre Produkte

Hämolysine. Die Hämolyseeigenschaft findet sich vorwiegend bei Stämmen aus Krankheitsherden außerhalb des Darmes. Sie ist mit dem Vorkommen anderer Virulenzfaktoren assoziiert. Die Hämolyse beruht auf der Produktion verschiedener Hämolysine.

β-Laktamasen. E. coli produziert zahlreiche β-Laktamasen, die bei der Antibiotikaresistenz eine Rolle spielen. Sie befinden sich im periplasmatischen Spalt (▶ s. S. 172 f.).

Resistenz gegen äußere Einflüsse

Ihre Wachstumsansprüche und Resistenz gegenüber Hitze entsprechen denen der übrigen Enterobakterien. Der Wachstumsbereich liegt zwischen 4 und 46 °C. Die Abtötung bei hoher Substratfeuchte erfolgt bei Temperaturen über 60 °C innerhalb von Minuten, bei über 70 °C innerhalb von wenigen Sekunden.

Vorkommen

Als konstanter Bestandteil der Standortflora machen die opportunistischen E.-coli-Stämme im Darm weniger als 1 % der gesamten Bakterienmasse aus. Da E. coli regelmäßig und in relativ großen Mengen (10^6 bis 10^8 pro g Stuhl) im Darm von Mensch und Tier vorkommt und leicht anzuzüchten ist, gilt der Nachweis von E. coli im Trinkwasser oder in Lebensmitteln als Hinweis für fäkale Kontamination (**Indikatorkeim**).

5.1.2 Rolle als Krankheitserreger

Epidemiologie

E. coli ist der häufigste Erreger von Harnwegsinfektionen; bis zu 80 % der Fälle gehen auf diesen Erreger zurück. Daneben steht E. coli mit einem Anteil von 30 % an der Spitze der Ursachen von Sepsis durch gramnegative Bakterien. Bei Neugeborenen ist E. coli der häufigste Erreger von Sepsis und Meningitis.

Übertragung

E. coli gelangt aus dem Darm in den extraintestinalen Bereich. Infektionen mit opportunistischen Stämmen von E. coli sind also meistens endogenen Ursprungs oder entstehen durch Schmierinfektion (Abb. 5.1).

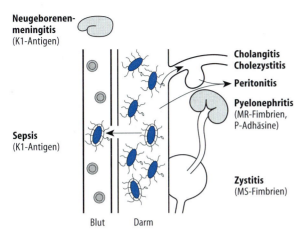

◘ Abb. 5.1. Pathogenese der Infektionen durch fakultativ pathogene Escherichia coli

Pathogenese

Disponierende Faktoren. Harnwegsinfektionen durch E. coli finden sich häufig bei Kleinkindern und bei Patienten, bei denen der normale Harnfluss durch anatomische Abnormalitäten (Reflux, Prostata-Adenom), durch Schwangerschaft oder durch Instrumentalbehandlung (Katheter) gestört ist.

Adhäsion. Stämme, die eine Pyelonephritis auslösen, besitzen mannoseresistente (MR) Fimbrien. Stämme mit Affinität für die Epithelzellen des oberen Harntrakts tragen P-Adhäsine oder **P-Pili**. Diese binden sich an die Blutgruppensubstanz P. Für den unteren Urogenitaltrakt besteht bei diesen Stämmen eine geringere Affinität. Umgekehrt werden Infektionen der unteren Harnwege (Zystitiden) vorwiegend durch Stämme hervorgerufen, die mannosesensitive Pili tragen. Diese binden sich an die Blasen-Epithelzellen (uropathogene Stämme).

Etablierung. Häufig tragen sepsisverursachende Stämme das Kapselantigen K1, das antiphagozytär wirkt.

Invasion. Die Invasion wird durch die disponierenden Faktoren ermöglicht. Unterstützend könnte die Beweglichkeit des Erregers wirken.

Gewebeschädigung. Die Schädigung wird hauptsächlich durch die durch Lipid A induzierte eitrige Entzündungsreaktion bewirkt. Hämolysine als zytotoxische Produkte könnten weiterhin zur Schädigung des Gewebes beitragen (◘ Abb. 5.1).

Klinik

Durch fakultativ pathogene E. coli verursachte Infektionen verlaufen häufig in der Nachbarschaft des Darmes: Peritonitis, Cholangitis, Appendizitis und Cholezystitis sowie Harnwegsinfektionen. Eitrige Wundinfektionen sind ebenfalls häufig; oft werden sie durch fäkale Kontamination verursacht. Von dort kann eine Sepsis ausgehen, am häufigsten von einer Gallenwegs- oder Harnwegsinfektion. Die Erreger können auch nach diagnostischen oder chirurgischen Eingriffen bzw. nach Traumen im Bereich des Bauchraumes oder des Urogenitaltraktes in die Blutbahn gelangen. Neugeborene können sich beim Durchtritt durch den Geburtskanal mit E. coli infizieren und eine Sepsis sowie eine Meningitis entwickeln.

Labordiagnose

Fakultativ pathogene E. coli werden durch Anzucht und biochemische Identifizierung diagnostiziert.

Untersuchungsmaterial. Als Untersuchungsmaterialien eignen sich Proben aus dem jeweiligen lokalen Herd, also z. B. Urin oder Liquor, bei Sepsis sind Blutkulturen zu gewinnen.

Anzüchtung. E. coli kann auf einfachen Kulturmedien angezüchtet werden; die Verwendung von Selektiv- und Differentialkulturmedien, z. B. MacConkey-Agar, kann die Diagnostik beschleunigen.

Biochemisch. Die biochemische Leistungsprüfung ist die Methode der Wahl, um die einzelnen Enterobakterien-Gattungen und -Arten voneinander abzugrenzen.

Serologisch. Eine Typisierung an Hand der verschiedenen O-, H- und Kapsel-Antigene wird im Rahmen epidemiologischer Untersuchungen durchgeführt, ist aber nur Speziallaboratorien vorbehalten.

Therapie

Antibiotikaempfindlichkeit. E. coli ist meist empfindlich gegen Cephalosporine der 2. und 3. Generation, Carbapeneme, Gyrasehemmer und Cotrimoxazol. Gegen Ampicillin, und in etwas geringerem Maße Piperacillin, sind zahlreiche Stämme resistent. Viele β-Laktamasen von E. coli (s. o.) können durch β-Laktamaseinhibitoren (▶ s. S. 829) gehemmt werden.

Therapeutisches Vorgehen. Bei Harnwegsinfektionen eignet sich Cotrimoxazol zur kalkulierten Therapie unkomplizierter Fälle, Gyrasehemmer bei komplizierten Fällen.

Die kalkulierte Sepsistherapie richtet sich nach den Empfehlungen der Paul-Ehrlich-Gesellschaft (▶ s. S. 909 f.).

Prävention

Da die Hauptinfektionsquelle der Darm ist und der Erreger durch Schmierinfektion übertragen wird, stehen allgemeine Hygienemaßnahmen im Vordergrund.

Die schnellstmögliche Beseitigung oder Reduzierung disponierender Faktoren ist von hoher Bedeutung.

5.2 Säuglingspathogene Escherichia-coli-Stämme (EPEC)

Steckbrief

EPEC (enteropathogene E. coli) sind die am längsten bekannten darmpathogenen E.-coli-Typen. Bei Säuglingen unter einem Jahr führen sie zur wässrigen Enteritis.

5.2.1 Beschreibung

Aufbau

Aufgrund epidemiologischer Beobachtungen wurden EPEC über Jahrzehnte bestimmten serologischen O-Gruppen zugeordnet, zu denen die Gruppen O20, O26, O44, O55, O86, O111, O114, O119, O125a,c, O126, O127, O128, O142 und O158 zählen. Spätere Untersuchungen zeigten ein unterschiedliches Adhärenzverhalten bei EPEC und erlaubten eine Unterscheidung in Stämme mit lokalisierter Adhärenz (**Klasse-I-EPEC**) und solche, die diffus an der Oberfläche von Epithelzellen adhärieren (**Klasse-II-EPEC** oder »Diffus adhärierende E. coli, DAEC«). Letzteren fehlt der Bundle-Forming Pilus (s.u.), der für die lokalisierte Adhärenz verantwortlich ist.

Wichtigstes Merkmal der EPEC ist die im Chromosom gelegene **Pathogenitätsinsel LEE** (Locus of Enterocyte Effacement), deren Gene im Wesentlichen ein Adhäsin (Intimin, kodiert durch das Gen **eae**) sowie ein Typ-III-Sekretionssystem kodieren.

Typ-III-Sekretionssysteme sind eine pathogenetische Strategie gramnegativer Bakterien, mit der Virulenzproteine direkt in die Empfängerzelle appliziert werden. Hierbei wird das Produkt aus dem Zytoplasma durch die innere und äußere Membran der Bakterienzelle über einen auf der äußeren Membran gelegenen Sekretionsapparat (»Spritze«) in das Zytosol der Wirtszelle injiziert. Obwohl die Typ-III-Sekretionssysteme bei vielen pathogenen gramnegativen Bakterienarten vorhanden und sehr ähnlich sind, sind die sezernierten Proteine sehr verschieden und erklären die unterschiedlichen Krankheitsbilder. Evolutionär sind die Proteine des Sekretionsapparates mit den Basalkörpern der Bakteriengeißeln verwandt.

Bei EPEC ist weiterhin ein chromosomal sowie auf einem 70 Mda großen EPEC-**A**dhärenz-**F**aktor (EAF) plasmid-determinierter **B**undle-**F**orming **P**ilus (BFP) von Bedeutung, der bei der Adhärenz der Bakterienzelle beteiligt ist (lokalisierte Adhärenz). Er ist nicht bei allen EPEC-Stämmen vorhanden.

Extrazelluläre Produkte

In die Umgebung ausgeschüttete Faktoren, z.B. Enterotoxine, sind bei EPEC bisher nicht beschrieben.

Resistenz gegen äußere Faktoren

Die Tenazität entspricht der anderer Enterobakterien; insbesondere sind EPEC bei Temperaturen über 70 °C innerhalb weniger Sekunden abtötbar, was bei der Zubereitung von Lebensmitteln zu berücksichtigen ist.

Vorkommen

Der Mensch ist das einzig bekannte Erregerreservoir.

5.2.2 Rolle als Krankheitserreger

Epidemiologie

EPEC sind weltweit verbreitet. In Deutschland waren sie bis in die 60er Jahre gefürchtete Erreger von Ausbrüchen auf Säuglingsstationen und in Kinderkrippen. Heute sind Ausbrüche mit diesen Keimen selten geworden, und Erkrankungen treten meist sporadisch auf. In den Ländern der Dritten Welt sind EPEC weiterhin von großer Bedeutung, und sie werden dort in über 10% der Fälle von Säuglingsenteritis nachgewiesen.

Übertragung

Die Infektionen werden durch direkten Kontakt (Schmierinfektionen) oder durch Kontamination der Säuglingsnahrung übertragen.

Pathogenese

EPEC adhärieren an den Epithelzellen des Dünndarms in drei Schritten:
- Falls der BFP vorhanden ist, wird über ihn eine lose Verbindung zur Wirtszelle hergestellt (Klasse-I-EPEC, **lokalisierte Adhärenz**)
- Über das Typ-III-Sekretionssystem werden für die Adhäsion wichtige Proteinfilamente (EspA) auf der Bakterienzelloberfläche gebildet. Weiterhin wird ein 90 Kda Protein **Tir** (Translocated intimin receptor) in die Wirtszelle injiziert, das nach Phosphorylierung mit Hilfe verschiedener zusätzlicher Produkte in der Wirtszellmembran fixiert wird und dann als Rezeptor für das bakterielle Adhäsin Intimin fungiert. EPEC installieren somit ihren eigenen Adhärenzrezeptor in der Membran der Zielzelle.
- Im letzten Schritt wird über das Intimin eine sehr feste Bindung erzielt, die an der Anhaftungsstelle zur Konglomeration der Aktinfasern des Zytoskeletts der Epithelzellen mit Zerstörung der Bürstensaumstruktur führt. Die nachfolgende Diarrhö ist das Ergebnis komplexer Vorgänge mit Änderung des Ionentransportes, Stimulation der Chloridsekretion, Entzündung unter Beteiligung polymorphkerniger Leukozyten und Hemmung der Absorption infolge Zerstörung des Bürstensaums (◘ Abb. 5.2).

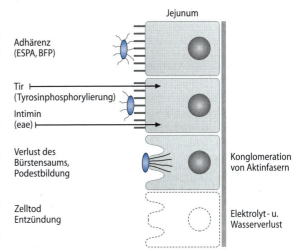

◘ Abb. 5.2. Pathogenese der EPEC-Infektion

Klinik

EPEC verursachen bei Säuglingen unter einem Jahr eine breiige bis profus wässrige Enteritis, die bis zur Exsikkose der Patienten führen kann. In den tropischen Ländern sind, wie bei allen Darminfektionen des Kindesalters, Mangelernährung und Begleitinfektionen (Malaria, Darmparasitosen) disponierende Faktoren. Erwachsene erkranken nicht an EPEC.

Labordiagnose

Die Gene für den BFP sowie das eae-Gen können mit molekularbiologischen Methoden nachgewiesen werden (PCR, Kolonieblothybridisierung). Da diese Methoden nur in Spezialaboratorien verfügbar sind, wird in den meisten Fällen die Diagnose EPEC weiterhin durch Bestimmung der oben aufgeführten E.-coli-O-Gruppen gestellt. Hierbei ist jedoch zu berücksichtigen, dass nicht jeder zu diesen Gruppen gehörige Stamm virulent ist und dass darüber hinaus auch zusätzliche O-Gruppen EPEC enthalten können.

Therapie

Ersatz von Flüssigkeit und Elektrolyten ist wesentlich. Eine antibiotische Behandlung, z. B. mit Cotrimoxazol (nach Testung), richtet sich nach dem Schweregrad der Erkrankung.

Prävention

Die Verbreitung von EPEC-Infektionen kann durch hygienische Nahrungsmittelzubereitung und die Beseitigung disponierender Erkrankungen bei Kindern eingedämmt werden.

5.3 Enteroaggregative Escherichia-coli-Stämme (EAEC)

Steckbrief

EAEC sind eine erst seit wenigen Jahren definierte Gruppe von darmpathogenen E.-coli-Stämmen, die bei Säuglingen und Kleinkindern eine persistierende, mit Gewichtsverlust einhergehende Enteritis verursachen.

5.3.1 Beschreibung

Aufbau

EAEC sind den EPEC verwandt. Für die Adhärenz werden vier Fimbrientypen diskutiert, darunter die sog. »Aggregative Adhärenz vermittelnden Fimbrien I«, die auf einem Plasmid kodiert sind. Diese sind dem BFP der EPEC sehr ähnlich. Im Zellkulturtest adhärieren sie klumpenförmig wie geschichtete Ziegelsteine.

Extrazelluläre Produkte

EAEC induzieren die Sekretion von Schleim und produzieren ein auch bei EHEC (s. u.) vorkommendes hitzestabiles und Flüssigkeit sezernierendes Enterotoxin (EAST), das plasmidkodiert ist. Weiterhin wurde ein zytotoxisches Protein nachgewiesen.

Resistenz gegen äußere Einflüsse

Wie EPEC kann auch EAEC leicht durch Kochen (der kontaminierten Nahrung) abgetötet werden.

Vorkommen

Der Mensch ist das einzig bekannte Erregerreservoir.

5.3.2 Rolle als Krankheitserreger

Epidemiologie

EAEC sind vorwiegend in den warmen Ländern verbreitet. Einzelne Berichte belegen aber, dass auch hierzulande mit ihnen zu rechnen ist.

Übertragung

Die Übertragung erfolgt vermutlich durch Schmierinfektion und über Lebensmittel.

Pathogenese

Die Anhaftung an den Dünndarmepithelien mittels spezifischer Fimbrien ist gefolgt von einer massiven Sekretion von zähem Schleim auf der Darmoberfläche. Ursächlich für die nachfolgende Diarrhö wird die Wirkung von EAST sowie eines Zytotoxins diskutiert (◘ Abb. 5.3).

Klinik

Die Krankheit tritt in erster Linie bei Säuglingen und Kleinkindern auf. Sie verläuft wässrig, gelegentlich blu-

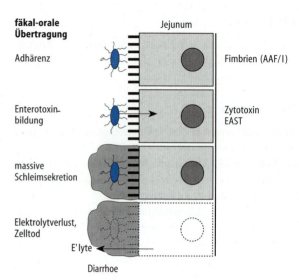

◘ Abb. 5.3. Pathogenese der EAEC-Infektion

tig und ist häufig durch einen sich über Wochen hinziehenden Verlauf mit Gewichtsabnahme und Entwicklungsstörung gekennzeichnet. Ob auch Erwachsene erkranken können, wird kontrovers diskutiert.

Labordiagnose

Der Nachweis erfolgt nach Anzucht aus dem Stuhl im Zellkulturtest z.B. an HEp-2-Zellen (Nachweis der klumpenartigen, »aggregativen« Adhärenz). Darüber hinaus wurden eine DNS-Probe sowie eine PCR-Methode entwickelt, die konservierte Sequenzen des Virulenzplasmids berücksichtigt.

Therapie

Neben Flüssigkeits- und Elektrolytsubstitution sollte im Hinblick auf die Persistenz der Erkrankung eine antibiotische Therapie, z.B. mit Cotrimoxazol (nach Testung), durchgeführt werden.

Prävention

Eine Prävention ist durch hygienisches Verhalten, insbesondere bei der Lebensmittelzubereitung, möglich.

5.4 Enterotoxinogene Escherichia-coli-Stämme (ETEC)

> **Steckbrief**
>
> ETEC rufen bei Reisen in südliche Länder Durchfälle hervor; sie sind die häufigsten Erreger der Reisediarrhoe in vielen Ländern (»Turista«, »Montezumas Rache«, »Inca Quickstep«). In tropischen Ländern zählen sie zu den häufigsten bakteriellen Erregern der Säuglingsdiarrhoe.

5.4.1 Beschreibung

Aufbau

ETEC-Stämme besitzen meist Fimbrien vom MR-Typ, die als Adhärenzfaktoren dienen. Eine Anzahl verschiedener Fimbrienantigene ist bekannt, von denen die »Colonization Factor Antigens« CFA I und CFA II am wichtigsten sind. Diese sind, ebenso wie die Gene für die von ETEC gebildeten Enterotoxine, auf Plasmiden lokalisiert.

Extrazelluläre Produkte

ETEC sind zur Bildung zweier Exotoxine befähigt, des hitzelabilen (LT) und des hitzestabilen (ST) Toxins.

LT. Das LT ist dem Choleratoxin eng verwandt (75% Aminosäurenhomologie), aber biologisch weniger aktiv. Nach Bindung an den Rezeptor, das Gangliosid GM_1, kommt es zur Einschleusung des Toxins, gefolgt von der ADP-Ribosylierung eines G-Proteins und Aktivierung des membrangebundenen Enzyms Adenylatzyklase. Hierdurch wird cAMP angereichert, was eine Netto-Sekretion von Chloridionen und Wasser durch die Kryptenzellen des Jejunum und des Ileum bei gleichzeitiger Hemmung der Rückresorption von Natriumionen aus dem Darmlumen nach sich zieht. Die Folge ist eine Diarrhoe mit Flüssigkeits- und Elektrolytverlusten (◘ Abb. 5.4; ▶ s. a. S. 275 u. 951 ff.).

ST. ST ist ein hitzestabiles (100 °C, 30 min), bei Mensch und Tier leicht unterschiedliches Peptid von 17–19 Aminosäuren, das intrazellulär durch Aktivierung der Guanylatzyklase zu einem Anstieg von cGMP führt. Die Folge ist ebenfalls eine Elektrolyt- und Wassersekretion.

Resistenz gegen äußere Einflüsse

Während der Erreger selbst und das LT bei ausreichender Erhitzung inaktiviert werden, bleibt das ST noch wirksam (s. o.).

Vorkommen

ETEC kommen bei Mensch und warmblütigen Tieren vor, allerdings sind die Stämme verschieden. Für die menschliche Erkrankung ist der Mensch das einzige Erregerreservoir.

5.4.2 Rolle als Krankheitserreger

Epidemiologie

ETEC kommen vorwiegend in warmen Ländern vor. Dort sind sie an rund 25% der Fälle von Enteritis im Säuglings- und Kleinkindalter beteiligt. In Mittel- und Nordeuropa sind sie aufgrund der hygienischen Verhältnisse selten; sie werden dort in etwa 1% der Durchfallerkrankungen nachgewiesen. Bei Touristen in warmen Ländern erzeugen sie am häufigsten die Reisediarrhoe. Deren weite geographische Verbreitung geht aus der Vielfalt der Benennungen hervor (▶ s. a. ◘ Tabelle 5.2, S. 236).

Übertragung

ETEC werden durch fäkal kontaminierte Lebensmittel oder durch Wasser auf fäkal-oralem Weg übertragen.

Pathogenese

ETEC-Stämme zeichnen sich im Gegensatz zu den fakultativ pathogenen E.-coli-Stämmen der physiologischen Darmflora durch einen Tropismus für den proximalen, normalerweise bakterienarmen Abschnitt des Dünndarmes aus. Nach oraler Aufnahme durchdringen sie die schützende Schleimschicht und heften sich mittels spezifischer fimbrialer Adhärenzfaktoren, v. a. CFA I und CFA II (Colonisation Factor Antigen), an die Rezeptoren der Epithelzellen. Hier bilden sie LT und ST (◘ Abb. 5.4). Diese Toxine verursachen über eine Störung des intestinalen Elektrolyt- und Wasser-Transportes (s. o.) Durchfälle, die etwa 24 h nach Aufnahme der Bakterien einsetzen. Die Erreger dringen nicht in die Epithelzellen ein und gelangen nicht bis zur Lamina propria. Der Stuhl enthält demzufolge keine Granulozyten und wenig Protein, jedoch reichlich Schleim: Die Diarrhoe ist vom sekretorischen Typ (▶ s. S. 951 ff.).

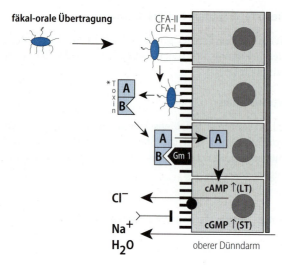

◘ Abb. 5.4. Pathogenese der ETEC-Infektion

Klinik

Die klinischen Symptome reichen in Abhängigkeit von der Virulenz der Stämme (Adhärenzfimbrien, Toxinexpression) und der aufgenommenen Erregermenge von Durchfällen mit geringem Krankheitsgefühl bis zu Cholera-ähnlichen Diarrhoen. Die Symptome dauern in der Regel bis zu fünf Tagen an und sind selbstlimitierend.

Labordiagnose

ETEC werden durch phänotypischen oder genotypischen Nachweis ihrer Enterotoxine diagnostiziert. Da LT bzw. ST oftmals nur allein von einem Stamm produziert werden, müssen bei der Diagnostik stets beide Toxine berücksichtigt werden. Der Nachweis der Gene für LT und ST erfolgt mittels Koloniblothybridisierung oder PCR, die Toxine können mittels Enzym-Immunoassay nachgewiesen werden.

Therapie

Infektionen durch ETEC sind in der Regel selbstlimitierend. Die Therapie besteht insbesondere bei Säuglingen und Kleinkindern in einer Flüssigkeits- und Elektrolytsubstitution. Eine antibiotische Therapie (2–3 Einzeldosen von Cotrimoxazol) oder eine Einzeldosis eines Chinolons kann bei Reisen in warme Länder hilfreich sein, da die Ausscheidung der Erreger und die Krankheitsdauer verkürzt werden.

Prävention

Bei Reisen in warme Länder ist auf die Einhaltung hygienischer Grundregeln nicht nur bei Speisen, sondern auch bei Getränken (Wasser, Eiswürfel) zu achten (»Peel it, boil it, cook it, or forget it«).

5.5 Enteroinvasive Escherichia-coli-Stämme (EIEC)

5.5.1 Beschreibung

Aufbau

Die Zellinvasivität und die intrazelluläre Vermehrung werden von einem großen Plasmid sowie chromosomal kodiert. Es handelt sich häufig um Stämme bestimmter O-Serogruppen: O28, O32, O112, O115, O124, O136, O143, O144, O147, O152 sowie O164.

Extrazelluläre Produkte

Die von EIEC plasmidkodierten Proteine haben funktionelle Ähnlichkeit mit sekretorischen Shigella-Proteinen (Shigella-»Enterotoxin«, Sen). Weiterhin verfügen sie über das bei Shigellen beschriebene Typ-III-Sekretionssystem (s. u.).

Resistenz gegen äußere Einflüsse

Im Gegensatz zu Shigellen zeigen EIEC keine kurzzeitige Säuretoleranz.

Vorkommen

Der Mensch ist das einzige bisher bekannte Erregerreservoir.

5.5.2 Rolle als Krankheitserreger

Epidemiologie

EIEC-Stämme kommen vorwiegend in warmen Ländern vor. Angaben über die Häufigkeit sind lückenhaft.

Übertragung

Die Übertragung erfolgt in der Regel über kontaminierte Lebensmittel und Trinkwasser.

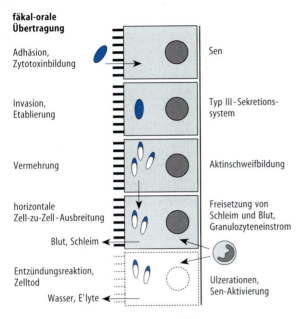

Abb. 5.5. Pathogenese der EIEC-Infektion

Pathogenese

Die Pathogenese entspricht im Wesentlichen der der Shigella-Infektion (s. u.). Nach oraler Aufnahme dringen die Erreger über die M-Zellen in die Darmwand vor und vermehren sich in Makrophagen, die sie schließlich abtöten. Sie dringen dann basolateral in die Darmzellen vor und breiten sich horizontal auf benachbarte Epithelzellen aus, indem sich hinter der Bakterienzelle ein »Schweif« von polymerisiertem Aktin bildet, der die Erreger voranschiebt (Abb. 5.5). Nach Zerstörung der Enterozyten mit entzündlicher Reaktion bilden sich Ulzerationen mit Absonderungen von Blut, Schleim und Granulozyten (Abb. 5.5). Bildung von sekretorischen Proteinen (Sen) führt zur Sekretion von Elektrolyten und Wasser.

Klinik

Das klinische Bild kann demjenigen der Ruhr (▶ s. S. 260 ff.) mit Fieber, wässrigen und blutig-schleimigen Durchfällen ähneln, verläuft aber meist leichter als wässrige Diarrhoe.

Labordiagnose

Der Stuhl enthält reichlich Schleim, oft Blut.

Mikroskopisch. Im mit Methylenblau gefärbten Nativpräparat lassen sich Eiterzellen (Granulozyten) nachweisen.

Anzüchtung. Die bakteriologische Diagnostik beruht auf der Anzüchtung der Erreger aus dem Stuhl und Nachweis der Invasionsfähigkeit im Zellkulturtest bzw. genotypisch durch Nachweis der Invasionsgene mittels Kolonieblothybridisierung und PCR. EIEC sind in der Regel unbeweglich und negativ im Lysindecarboxylasetest; sie können daher leicht mit Shigellen verwechselt werden. Diese Eigenschaften in Kombination mit dem Vorkommen in bestimmten O-Gruppen (s.o.) ermöglichen einen alternativen Nachweis mit hoher Richtigkeitsquote.

Therapie

Die Therapie besteht im prompten Ausgleich der Flüssigkeits- und Elektrolytverluste, erforderlichenfalls parenteral. Für die orale Anwendung steht die von der WHO empfohlene Elektrolyt- und Glukoselösung zur Verfügung (▶ s. S. 277). Kleinkinder und Säuglinge erhalten eine Antibiotikatherapie mit Cotrimoxazol; gleiches gilt für komplizierte Fälle bei Erwachsenen, die mit Ciprofloxacin behandelt werden können.

Prävention

Die Prävention erfolgt über hygienische Zubereitung von Speisen und Einhalten der Kühlkette.

5.6 Enterohämorrhagische Escherichia-coli-Stämme (EHEC) Shigatoxin-bildende E. coli (STEC)

Steckbrief

Enterohämorrhagische E.-coli-Stämme sind Ursache einer oft hämorrhagischen Kolitis (HC); zusätzlich können das hämolytisch-urämische Syndrom (HUS) sowie neurologische Symptome auftreten.

5.6.1 Beschreibung

Aufbau

EHEC bzw. STEC sind eine phänotypisch unterschiedliche Gruppe von E. coli. Über 200 verschiedene Serovare mit EHEC-Eigenschaften sind bisher beim Menschen nachgewiesen worden. Chromosomal kodiert ist das Adhärenzprotein Intimin auf der Pathogenitätsinsel LEE (kodiert durch das auf einer Pathogenitätsinsel lokalisierte eae-Gen, ▶ s. EPEC, S. 240f.). Plasmidkodierte Strukturbestandteile beinhalten ein Peroxidase-Katalase-System, eine Serinprotease und ein EHEC-spezifisches Hämolysin.

Extrazelluläre Produkte

EHEC produzieren Zytotoxine, die aufgrund eines zytopathischen Effektes auf Verozellen früher als Verotoxine (VT) und heute wegen ihrer Verwandtschaft mit dem Exotoxin von Shigella dysenteriae Typ 1 als **Shiga-Toxine** (**Stx**) bezeichnet werden. Zwei Toxingruppen sind bekannt: Stx 1 mit einer identischen Aminosäuresequenz zum Shigella-Zytotoxin und Stx 2 mit etwa 55–57% Aminosäurehomologie. Von Stx 2 sind vier weitere Varianten bekannt (2c–2f), von denen beim Menschen vor allem Stx 2c und beim Schwein das nur dort vorkommende Stx 2e von Bedeutung sind. Die Stx-Typen können in einem Stamm einzeln oder in Kombination vorkommen. Die Shiga-Toxine werden von einem integrierten lambdoiden Phagen kodiert.

Das plasmidkodierte EHEC-Hämolysin ist ein porenbildendes Zytotoxin, das von etwa 75% der EHEC-Stämme gebildet wird. Weiterhin wird von vielen EHEC, insbesondere der O-Gruppe O157, das ebenfalls bei EAEC vorkommende hitzestabile, sekretorisch wirksame Enterotoxin EAST gebildet.

Resistenz gegen äußere Einflüsse

EHEC sind durch eine ausgeprägte, stammabhängige Säuretoleranz charakterisiert; Stämme von EHEC O157 überstehen einen pH von 2,5 über 5 h. Dagegen ist die Hitzeresistenz vergleichbar der der fakultativ pathogenen E.-coli-Stämme.

Vorkommen

Das für den Menschen wichtigste Reservoir sind Wiederkäuer, insbesondere Rinder. Die bei Schweinen vorkommenden EHEC scheinen für den Menschen keine Bedeutung zu haben.

5.6.2 Rolle als Krankheitserreger

Epidemiologie

Die Erreger sind weit verbreitet bei warmblütigen Säugetieren.

Übertragung

Wichtigster Übertragungsweg für EHEC ist die Aufnahme von kontaminierten Lebensmitteln, v. a. von Rohmilch und Rohmilchprodukten sowie unzureichend gegartem Rindfleisch. Eine direkte Übertragung von Mensch zu Mensch oder Tier zu Mensch (Landwirtschaft und Streichelzoo mit Schafen und Ziegen) ist häufig.

Pathogenese

Die EHEC-Erkrankung ist charakterisiert durch eine sehr enge Anhaftung der Erreger an den Darmenterozyten mit lokaler Veränderung der Struktur und nachfolgender toxinbedingter Sekretion von Flüssigkeit und Elektrolyten.

Bei Vorhandensein der chromosomalen Pathogenitätsinsel LEE (»Locus of Enterocyte Effacement«) erfolgt im ersten Schritt die bei EPEC (▶ s. S. 240f.) beschriebene Kaskade intrabakterieller Signale mit Aktivierung des Typ-III-Sekretionssystems und enger Adhärenz der Erreger an der Membran der Enterozyten durch das Protein EspA sowie das gleichzeitig sezernierte Protein Intimin. Die Enterozyten bilden an dieser Stelle einen podestartigen Sockel aus, unter dem das aus Aktin bestehende Zytoskelett konglomeriert; der Bürstensaum der befallenen Darmzellen wird aufgelöst (◘ Abb. 5.6).

Die von EHEC gebildeten Shiga-Toxine Stx 1, Stx 2 und Stx 2c wirken in gleicher Weise zytotoxisch durch Hemmung der Proteinsynthese der Zielzellen (Darmepithel-, Nieren- und Endothelzellen) (◘ Abb. 5.6). Ob sie darüber hinaus eine direkte sekretorische Wirkung haben, ist ungeklärt. Die für EPEC (▶ s. S. 240f.) beschriebenen Folgen der Läsion der Bürstensaumstruktur und anderer durch LEE vermittelter Vorgänge gelten in gleicher Weise für LEE-positive EHEC.

LEE (*eae*)-positive Stämme spielen besonders bei Kindern unter 10 Jahren sowie für die Entwicklung des HUS (s. u.) eine Rolle; für die Enteritis bei Erwachsenen ist das Vorhandensein von Intimin pathogenetisch weniger bedeutungsvoll.

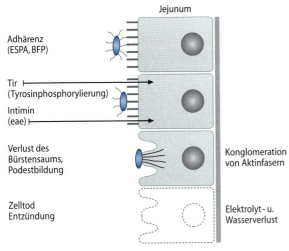

Abb. 5.6. Pathogenese der EHEC-Enteritis und des HUS

Klinik

Etwa 1–5 Tage nach oraler Infektion treten wässrige Durchfälle mit schmerzhaften Darmkoliken mit oder ohne leichtem Fieber und Erbrechen auf. Bei 20% der Erkrankten geht der Durchfall in eine profuse hämorrhagische Diarrhoe über, die ein Risikofaktor für anschließende Komplikationen ist. Der wässrige Durchfall heilt in leichteren Fällen unbehandelt innerhalb einer Woche ab.

Bei Kindern unter 6 Jahren, seltener auch bei Erwachsenen, kann sich etwa eine Woche nach Erkrankungsbeginn, d.h. nach Rückgang der Darmsymptome, in ca. 5–10% der Infektionen ein hämolytisch-urämisches Syndrom (HUS) entwickeln. Es ist gekennzeichnet durch eine hämolytische Anämie, Fragmentation der Erythrozyten und Thrombozytenabfall. Durch glomeruläre Nierenschädigung kommt es oft zum dramatischen Anstieg der harnpflichtigen Substanzen, häufig zur Anurie sowie Elektrolytentgleisungen. Die Schädigung kapillärer Endothelzellen mit Bildung intravaskulärer Mikrothromben kann auch in anderen Organen auftreten und zu zerebralen Krampfanfällen mit bleibenden neurologischen Schäden, zu Pankreatitis mit Ausbildung eines Diabetes mellitus oder zu toxischem Myokardschaden führen. Etwa 3(–10)% der akuten Komplikationen führen zum Tode, weitere 30% zu dauerhaftem Nierenschaden mit Hypertonie, Niereninsuffizienz oder Dialyse- bzw. Transplantationspflicht. Im Anschluss an eine klinische EHEC-Infektion werden die Erreger noch für etwa drei Wochen mit dem Stuhl ausgeschieden; eine verlängerte Ausscheidung über mehrere Monate ist besonders bei Kleinkindern beschrieben.

Labordiagnose

Wie bei allen darmpathogenen E. coli ist der kulturelle Nachweis durch die äußere Ähnlichkeit der Erreger mit den fakultativ pathogenen E.-coli-Stämmen der normalen Darmflora sowie die relativ geringe Zahl der ausgeschiedenen Erreger erschwert. Die diagnostische Strategie ist auf den Nachweis der Shiga-Toxine mittels Zellkultur- oder immunologischer Tests (z. B. ELISA) oder den Nachweis ihrer Gene mittels PCR oder Konieblothybridisierung ausgerichtet.

Bei HUS mit bereits überstandener Ausscheidung von EHEC kann der Nachweis von Antikörpern gegen Lipopolysaccharidantigene der wichtigsten EHEC-Serogruppen (z. B. O157, O26 u.a.) retrospektiv zur Sicherung der Ursache beitragen.

Therapie

Trotz guter Empfindlichkeit der EHEC ist eine antibiotische Therapie der Erkrankung kontraindiziert, da sie die Toxinfreisetzung verstärkt und extraintestinale Komplikationen begünstigt. Die Behandlung beschränkt sich deshalb auf einen Ersatz von Flüssigkeit und Elektrolyten sowie bei renaler Beteiligung auf Dialyse und Korrektur von Blutelektrolyten und harnpflichtigen Substanzen.

Hemmer der Darmmotilität sind kontraindiziert.

Prävention

Wesentlich ist die Hygiene bei der Herstellung von Lebensmitteln und Speisen tierischer Herkunft, insbesondere vom Rind, sowie von anderen landwirtschaftlichen Produkten, die fäkal kontaminiert sein können (z. B. Gemüse von fäkal gedüngten Anbauflächen). Vor dem Verzehr von Rohmilch und unzureichend gegartem oder rohem Rindfleisch (Tatar!) muss gewarnt werden. Die hochgradige Säureresistenz der Erreger mit ungehinderter Magenpassage bedingt eine sehr niedrige minimale Infektionsdosis von unter 100 EHEC-Bakterien. Der Kontakt mit Patienten sowie mit Wiederkäuern (Rindern, Schafe, Ziegen) in der Landwirtschaft oder in Streichelzoos kann zur direkten Übertragung führen. Strikte Händehygiene ist in diesen Fällen notwendig.

Meldepflicht. Der Verdacht auf und die Erkrankung an einer mikrobiell bedingten Lebensmittelvergiftung oder an einer akuten infektiösen Gastroenteritis ist namentlich zu melden, wenn a) eine Person spezielle Tätigkeiten (Lebensmittel-, Gaststätten-, Küchenbereich, Einrichtungen mit/zur Gemeinschaftsverpflegung) ausübt oder b) zwei oder mehr gleichartige Erkrankungen auftreten, bei denen ein epidemischer Zusammenhang wahrscheinlich ist oder vermutet wird (§ 6 IfSG).

Der Krankheitsverdacht, die Erkrankung sowie der Tod an enteropathischem hämolytisch-urämischem Syndrom (HUS) ist ebenfalls namentlich zu melden (§ 6 IfSG).

Darüber hinaus ist der direkte oder indirekte Nachweis von EHEC(STEC)-Stämmen und anderen darmpathogenen E. coli namentlich zu melden.

> **In Kürze**
>
> **Escherichia coli (obligat pathogene Stämme)**
>
> **Bakteriologie.** Morphologisch und in den Wachstumsansprüchen kein Unterschied zu den fakultativ pathogenen Stämmen von E. coli. Aufgrund ihrer Pathomechanismen Einteilung in fünf Gruppen:
> - Enteropathogene (EPEC),
> - Enteroaggregative (EAEC),
> - Enteroinvasive (EIEC),
> - Enterotoxinogene (ETEC),
> - Enterohämorrhagische (EHEC) E.-coli-Stämme (= Shigatoxin-bildende E. coli-Stämme, STEC).
>
> **Vorkommen.** Gehören nicht zur physiologischen Darmflora des Menschen. Weltweit verbreitet, EAEC und ETEC vorwiegend in Entwicklungsländern. Hauptreservoir ist der Mensch, für EHEC Rinder und andere Wiederkäuer.
>
> **Epidemiologie.** EPEC: Säuglingsenteritis (Dritte Welt). EAEC: Wässrige, gelegentlich blutige, persistierende Enteritis im Kleinkindalter. EIEC: Ruhrähnliches Krankheitsbild. ETEC: Diarrhoen im Kleinkindesalter und bei Touristen (Reisediarrhoe) in südlichen Ländern. EHEC: Alle Altersgruppen, vor allem Kinder, in den Industrienationen.
>
> **Übertragung.** Schmierinfektionen und über kontaminierte Nahrungsmittel. EHEC: auch direkte Übertragung.
>
> **Pathogenese.** EPEC: Adhärenz und Zerstörung des Bürstensaums. EAEC: Adhärenz, Schleimbildung, Schädigung der Enterozyten mit Diarrhoe. EIEC: Invasion der Epithelzellen des Kolon → Zerstörung der Epithelzellen → blutig-schleimige und wässrige Diarrhoe. ETEC: Anheftung an proximale Dünndarmepithelien (keine Invasion) → Toxinbildung mit Störung des intestinalen Elektrolyt- und Wassertransportes → sekretorische Diarrhoe. EHEC: Toxinvermittelte wässrige oder hämorrhagische Kolitis, bei Kleinkindern häufiger systemische Komplikationen (HUS).
>
> **Virulenzfaktoren.** EPEC: Adhäsine, sekretorische Proteine. EAEC: Adhäsine, Zytotoxin, Enterotoxin. EIEC: Invasine, sekretorische Proteine. ETEC: Fimbrien und plasmidkodierte Toxinbildung (LT und ST). EHEC: Adhäsine, Shiga-Toxine 1 und 2, Hämolysin, sekretorische Proteine.
>
> **Klinik.** Diarrhoen, die (mit den pathophysiologischen Folgen der Dehydratation und Malabsorption) je nach Virulenzmechanismus des Erregers, vom sekretorischen oder blutig-schleimigen (ruhrähnlichen) Typ sein können.
>
> **Labordiagnose.** Untersuchungsmaterial: Stuhl bzw., bei dünndarmbesiedelnden Stämmen (EPEC, ETEC), mit Dünndarmsonde gewonnenes Material. Erregernachweis durch Anzucht auf laktosehaltigen Indikatornährböden. Identifizierung der E. coli mittels »Bunter Reihe«. Differenzierung der säuglingspathogenen und enteroinvasiven Stämme durch serologische Bestimmung der O-Antigene. Toxinnachweis mittels ELISA-Methoden, Zellkulturen oder molekularbiologischer Methoden.
>
> **Therapie.** Flüssigkeits- und Elektrolytsubstitution. Antibiotika nur in Ausnahmefällen. Motilitätshemmer bei invasiven/blutigen Formen kontraindiziert.
>
> **Prävention.** Vermeidung fäkaler Kontamination von Nahrungsmitteln und Wasser. Abkochen von Speisen und – zwecks Vermeidung nachträglicher Kontamination – rascher Verzehr (cave Kühlketten!). EHEC: Händewaschen (oder Desinfektion) nach Patienten- und Tierkontakt.
>
> **Meldepflicht.** Verdacht, Erkrankung an akuter Gastroenteritis (spezielle Voraussetzungen): namentlich; Verdacht, Erkrankung und Tod an enteropathischem hämolytisch-urämischem Syndrom: namentlich; direkter oder indirekter Nachweis von EHEC oder anderen darmpathogenen E. coli: namentlich.

5.7 Klebsiellen

Klebsiellen sind gefürchtete Erreger von eitrigen Lokalinfektionen und Sepsis. Diese Gattung ist nach dem Bakteriologen Edwin Klebs (1834–1913) benannt. Der Pathologe Carl Friedländer (1847–1887) beschrieb 1883 Klebsiella (K.) pneumoniae als Erreger der Lobärpneumonie, daher die alte Bezeichnung Friedländer-Bakterien. Sie teilen viele Gemeinsamkeiten mit Enterobacter und Serratia und werden mit diesen zur **KES-Gruppe** zusammengefasst.

Klebsiellen besitzen keine Geißeln und sind daher unbeweglich, die meisten Stämme indes tragen Fimbrien und bilden eine dicke Polysaccharidkapsel, das K-Antigen, welches antiphagozytär wirkt.

Klebsiellen kommen in der Erde, auf Pflanzen und im Wasser vor; bei 30% der gesunden Bevölkerung finden sie sich auch im Darm und im oberen Respirationstrakt.

Klebsiella pneumoniae, Klebsiella oxytoca. Diese Erreger werden häufig aerogen vom Körper aufgenommen, z. B. wenn zur Luftbefeuchtung Klimaanlagen eingesetzt werden, bei denen die Keimfreiheit des verwendeten Wassers nicht kontrolliert wird. Es entstehen dann **Atemwegsinfektionen** und u. U. die gefürchtete **Klebsiellenpneumonie**. Ein Teil der Pneumonien entsteht aber auch endogen.

Zwischenfälle treten auf, wenn mit Klebsiellen kontaminierte Infusionen oder Blutkonserven verabreicht werden. Als Quelle für die Kontamination derartiger Materialien kommen erregertragende Personen (Krankenhauspersonal) in Betracht. Klebsiella-Infektionen können auch über pflanzliche Lebensmittel, z. B. Salate, zustandekommen.

K. pneumoniae und K. oxytoca befallen als Hospitalismuserreger v. a. abwehrgeschwächte Personen (z. B. Patienten auf Intensivstationen und in onkologischen Abteilungen). Sie rufen Sepsis, Harnwegsinfektionen und Pneumonien hervor. Neben der Pneumonie können Klebsiellen Exazerbationen von chronischen Bronchitiden hervorrufen.

Klebsiella pneumoniae, Subspezies ozaenae und Subspezies rhinoscleromatis verursachen eine auf die Nasenschleimhaut begrenzte atrophische Rhinitis, die durch Borkenbildung und übelriechendes Sekret gekennzeichnet ist (»Stinknase«). Ein weiteres Krankheitsbild ist die granulomatöse Infektion der Nasenschleimhaut, die sich auf Kehlkopf und Trachea ausbreiten kann. Beide Krankheitsbilder verlaufen chronisch.

Klebsiella (Callymatobacterium) granulomatis ist Erreger chronischer genitaler Geschwüre und kommt besonders in den Tropen vor. Der Erreger ist nicht auf künstlichen Nährböden anzüchtbar.

5.8 Enterobacter

Sie unterscheiden sich von den Klebsiellen im Wesentlichen durch ihre Begeißelung, die ihnen Beweglichkeit verleiht. Darüber hinaus bilden sie weniger Kapselsubstanz aus. Hinsichtlich der Differenzierung, der Identifizierung und des Krankheitsspektrums ähneln sie ebenfalls den Klebsiellen.

Enterobacter sakazakii kann bei Frühgeborenen zu Sepsis, Meningitis und nekrotisierender Enterocolitis führen. Die Übertragung erfolgt über kontaminierte Säuglingsnahrung.

Problematisch ist die hohe Rate der Ausbildung sekundärer Antibiotikaresistenzen bei der gesamten KES-Gruppe, insbesondere die zunehmende Tendenz zur Multiresistenz durch Bildung von ESBL (**E**xtended-**s**pectrum β-**l**actamases), Cephalosporinase und Carbapenemase.

5.9 Serratia

Auch Serratiaarten ähneln hinsichtlich Ansprüchen an das Kulturmedium und des Krankheitsspektrums den Klebsiellen.

Sie unterscheiden sich von allen anderen Enterobakterien in ihrer Fähigkeit zur Produktion dreier hydrolytischer Enzyme, nämlich DNase, Gelatinase und Lipase.

Serratia (S.) rubidaea und einige Stämme von S. marcescens produzieren bei Lichtabschluss ein rotes Pigment, Prodigiosin. Dieses konnte sich auf kontaminierten Hostien im Tabernakel bilden und wurde als »Blutstropfen Jesu« verehrt (»**Hostienphänomen**«).

Serratiaarten kommen in der Erde, auf Pflanzen und in Wasserproben vor. Gelegentlich, jedoch seltener als Klebsiellen oder Enterobacter, werden sie aus dem menschlichen Darm oder aus dem Respirationstrakt isoliert.

Bei abwehrgeschwächten Patienten im Krankenhaus und bei Drogenabhängigen verursachen S. marcescens und S. liquefaciens Sepsis, Endokarditis, Infektionen der Harnwege und des Respirationstrakts, Wundinfektionen, Meningitis sowie Infektionen bei Endoprothesen-Operationen. Die übrigen Serratiaarten sind weit seltener für Krankheitsprozesse verantwortlich.

5.10 Proteus

Proteus ist im Vergleich zu den anderen Enterobakterien besonders stark begeißelt und damit außerordentlich beweglich. Proteusstämme besitzen Fimbrien und sind nicht bekapselt. Charakteristisch ist die Bildung von Urease.

Auf festen Kulturmedien können Proteusstämme schwärmen: Einige Bakterienzellen fusionieren zu einem großen Synzytium mit mehreren Kernäquivalenten, das sich durch eine bis zu 500-mal stärkere Geißelexpression und entsprechend größere Beweglichkeit auszeichnet; ein Auslöser für diese Umwandlung von der Schwimmer- in die Schwärmerform scheint die Beeinträchtigung der freien Geißelbeweglichkeit zu sein.

Proteus findet sich als Fäulniserreger massenhaft in Erdproben, in Abwässern, auf Tierkadavern und in manchen Lebensmitteln, z. B. in überreifem Käse. Sehr häufig kommt Proteus in der Darmflora von gesunden Personen vor.

Proteusarten rufen extraintestinale Opportunisten-Infektionen, v. a. Harnwegsinfektionen, aber auch systemische Infektionen hervor (◘ Tabelle 5.2, ► s. S. 237).

Harnwegsinfektionen. Harnwegsinfektionen durch Proteus finden sich bei Patienten mit obstruktiven Veränderungen oder nach operativen Eingriffen der Harnwege, sowie bei länger liegenden Blasenkathetern. Die für Proteus charakteristische Ureasebildung scheint bei Harnwegsinfektionen als Virulenzfaktor eine Rolle zu spielen: Urease spaltet Harnstoff in CO_2 und Ammoniak. Hierdurch kommt es zu einem Anstieg des pH-Wertes im Gewebe. Dies kann zur Etablierung der Bakterien beitragen und spielt bei der Nierensteinbildung eine Rolle.

Meistens kommt es erst dann zum Auftreten von Proteus-Infektionen, wenn bereits mehrmals ein Erregerwechsel stattgefunden hat.

Andere Proteus-Infektionen. Sepsis und Endokarditis, Meningitis und Infektionen von Verbrennungswunden können ebenfalls durch Proteus verursacht werden.

5.11 Sonstige wichtige fakultativ pathogene Enterobakterien

Auch andere fakultativ pathogene Enterobakterien (◘ Tabelle 5.2, ► s. S. 237) können, insbesondere bei stark abwehrgeschwächten Patienten, Opportunisten-Infektionen hervorrufen. Meistens entstehen diese nosokomial. Relativ häufig sind Morganellen, Providencia- und Citrobacterarten, die normale Bewohner des Darmes sind.

Citrobacter freundii kann auch durch Bildung von plasmidkodiertem hitzestabilen Enterotoxin (ST, weitgehend identisch mit E.-coli-ST) oder phageninduziertem Shiga-Toxin Enteritiden verursachen. Edwardsiella tarda und Plesiomonas shigelloides haben ihren natürlichen Standort im Wasser. Sie kommen insbesondere in den warmen Klimazonen vor und können eine Enteritis verursachen.

5.12 Typhöse Salmonellen: Salmonella Typhi, Salmonella Paratyphi A, B, C

Salmonellen sind eine Gattung obligat pathogener, beweglicher gramnegativer Stäbchen aus der Familie der Enterobakterien.

Die typhösen Salmonellen verursachen Typhus und Paratyphus. Sie werden von den über 2500 anderen Serovaren abgegrenzt, die Lokalinfektionen des Darms (Enteritis) verursachen, den enteritischen Salmonellen.

Salmonellen sind nach dem nordamerikanischen Bakteriologen D. E. Salmon benannt, in dessen Labor Theobald Smith 1886 die Enteritis-Salmonellen entdeckte.

> **Steckbrief**
>
> Die typhösen Salmonellen Salmonella (S.) Typhi sowie S. Paratyphi A, B und C verursachen beim Menschen die zyklischen Allgemeininfektionen Typhus abdominalis bzw. Paratyphus A, B und C. Der Pathologe Eberth (Zürich) beschrieb 1880 in Zürich S. Typhi in Gewebsschnitten. Der Koch-Schüler Gaffky züchtete S. Typhi 1884 in Reinkultur.
>
>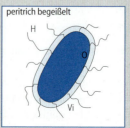
>
> **Salmonella Typhi**
> gerade gramnegative Stäbchen mit Körper(O)-, Geißel(H)- und Kapsel(Vi)-Antigen, entdeckt 1884 von G. Gaffky

5.12.1 Beschreibung

Aufbau

S. Typhi und die Paratyphussalmonellen folgen in ihrem Aufbau dem allgemeinen Bauplan der Enterobakterien.

Vi-Antigen. Zusätzlich zu den allen Salmonellen gemeinsamen O- und H-Antigenen tragen gewisse Stämme von S. Typhi, von S. Paratyphi C und von S. Dublin das Kapselantigen Vi (Vi: ursprünglich von Virulenz). Vi entspricht den K-Antigenen anderer Enterobakterien; es ist ebenfalls ein Polysaccharid.

Extrazelluläre Produkte

Pathogenetisch relevante Exoprodukte sind bisher nicht bekannt.

Resistenz gegen äußere Einflüsse

S. Typhi kann lange Zeit im Wasser überleben. Praktisch bedeutsam ist seine Resistenz gegen Galle. Dagegen kann der Erreger durch Kochen oder Pasteurisieren sowie mit den gebräuchlichen Desinfektionsmitteln sicher abgetötet werden.

Vorkommen

S. Typhi findet sich nur beim Menschen. Dauerausscheider, bei denen sich die Erreger noch in Gallenblase und Gallengängen der Leber aufhalten, und subklinisch Infizierte stellen das Erregerreservoir dar.

5.12.2 Rolle als Krankheitserreger

Epidemiologie

Typhus befällt jährlich weltweit mehr als 10 Millionen Menschen, vorwiegend in Entwicklungsländern; hier erkranken hauptsächlich Kinder und junge Erwachsene. In den industrialisierten Ländern tritt Typhus überwiegend bei Reisenden auf, die aus Entwicklungsländern zurückkehren. Von den Paratyphuserregern ist nur S. Paratyphi B in Deutschland endemisch. S. Paratyphi A und C kommen hier sehr selten als importierte Infektionen vor. Im Jahre 2002 wurden in Deutschland 58 Fälle von Typhus abdominalis und 67 Fälle von Paratyphus gemeldet.

Übertragung

S. Typhi gelangt durch fäkal kontaminierte Nahrungsmittel oder kontaminiertes Wasser in den Gastrointestinaltrakt; die Ausscheidung erfolgt über den Stuhl und auch über den Urin. Die minimale Infektionsdosis ist kleiner als bei Enteritis-Salmonellen. Deshalb kommen direkte Trinkwasserinfektionen vor.

Die Zahl der aufgenommenen Bakterien ist entscheidend für die Erkrankungsrate und beeinflusst die Länge der Inkubationszeit: So riefen in Untersuchungen an Freiwilligen 10^8 bis 10^9 KBE (koloniebildende Einheiten) von S. Typhi bei 85% bis 98% der Versuchspersonen Typhus hervor; bei 10^5 KBE entwickelten sich nur bei 28% bis 55% der Probanden klinische Krankheitserscheinungen, während bei Aufnahme von 10^3 KBE keine Krankheitssymptome auftraten. Bei Trinkwasserinfektionen und bei resistenzgeschwächten Personen können aber auch geringe Keimzahlen eine Erkrankung verursachen.

Pathogenese

Der Typhus abdominalis ist im Gegensatz zu den Infektionen durch Enteritis-Salmonellen eine zyklische Allgemeininfektion, die in Stadien abläuft (◘ Abb. 5.7). Zielzellen von S. Typhi sind die Zellen des mononukleär-phagozytären Systems (MPS) derjenigen Organe, in denen sich die Erreger nach hämatogener Ausbreitung ansiedeln.

Adhäsion und Invasion (Inkubation). Nachdem S. Typhi in den Dünndarm gelangt sind, durchdringen die Erreger die M-Zellen der Mukosa über den Peyerschen Plaques und erreichen die Lamina propria.

In der Lamina propria wird ein Teil der Bakterien von den lokalen Makrophagen aufgenommen. Andere durchdringen die M-Zellen und gelangen in die Retikulumzellen der Peyerschen Plaques, während ein weiterer Anteil über die Lymphbahnen in die Mesenteriallymphknoten und von dort in die Blutbahn vordringt und eine geringgradige primäre Bakteriämie verursacht, sodass Erreger hämatogen in verschiedene Organe gelangen.

Etablierung. Sie werden von Zellen des mononukleärphagozytären Systems aufgenommen und vermehren sich dort während der 10- bis 21-tägigen Inkubationszeit (◘ Abb. 5.7).

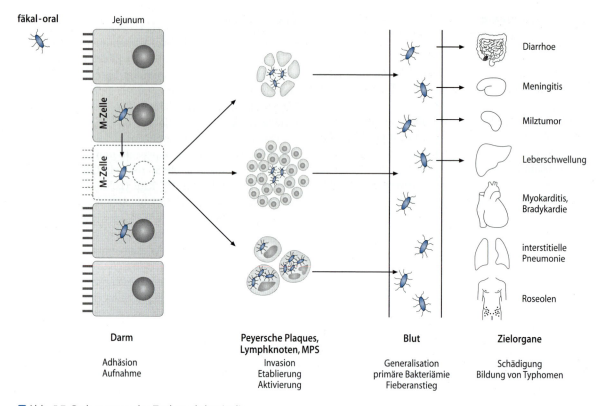

◘ Abb. 5.7. Pathogenese des Typhus abdominalis

Generalisation. Wenn die Erreger in den mononukleären Zellen der Organe eine kritische Zahl überschritten haben, sterben die Phagozyten ab. Freigesetzte Bakterien treten erneut in die Blutbahn über, und es entwickelt sich eine sekundäre Bakteriämie, in deren Verlauf die Bakterien sich in den mononukleären Phagozyten von Leber, Milz, Knochenmark, quergestreifter Muskulatur, Herz, Gehirn, Haut, Nieren, Gallenblase sowie erneut in den Peyerschen Plaques des Dünndarms ansiedeln (◘ Abb. 5.7, ▶ s.o.). Die sekundäre Bakteriämie ist im Vergleich zur ersten Einschwemmung stärker ausgeprägt und die Zahl der in die Organe gelangenden Bakterien höher. Diese Phase, die Generalisationsphase, hat eine Dauer von etwa einer Woche und ist mit klinischen Erscheinungen vergesellschaftet.

Gewebeschädigung. Gegen Ende der ersten Woche nach Krankheitsbeginn erscheinen Antikörper im Blut. Diese verbessern die Phagozytose, sodass die Bakterien im Verlauf der 2. Krankheitswoche aus der Blutbahn verschwinden und sich nur noch in den Makrophagen der Organe finden. In den befallenen Organen entwickeln sich Granulome aus Makrophagen und Lymphozyten (sog. Typhome).

Die Makrophagen in den Typhomen sind vakuolisiert, und in ihrem Inneren finden sich zahlreiche Typhuserreger.

Die Typhome entstehen immunologisch (▶ s. S. 133f.). Sie können einschmelzen, wenn Makrophagen in den Granulomen unter der Wirkung der zellulären Immunreaktion aktiviert werden, und überschießend TNF-α ausschütten. Dies führt zu lebensgefährlichen Komplikationen.

Die Heilungsphase ist also besonders kritisch: Immunvorgänge, die zur Heilung führen, können andererseits auch bedrohliche Komplikationen auslösen (»zweischneidiges Schwert« der Immunität).

Klinik

Inkubationszeit. Krankheitszeichen bestehen während der Inkubationszeit nicht, auch die primäre Bakteriämie verläuft in der Regel unbemerkt. Es finden sich weder Erreger im Stuhl noch in der Blutbahn.

Generalisationsstadium. Im Stadium II treten zum ersten Mal Krankheitserscheinungen auf. Der Patient entwickelt während der 1. Krankheitswoche ein staffelförmig ansteigendes hohes Fieber mit Bewusstseinstrübung (Typhos, gr. Nebel). Die Fieberkurve geht dann in ein gleichbleibendes Fieberniveau über, sog. **Kontinua**, die 7–14 Tage andauert.

Der Puls ist langsamer als es die Höhe des Fiebers erwarten ließe (»relative Bradykardie«). Die Milz schwillt an und wird tastbar, das Blutbild ist leukopenisch. S. Typhi ist aus dem Blut anzüchtbar.

Organmanifestation. In den befallenen Organen entwickeln sich in der 2. Krankheitswoche die **Typhome**.

Typhome oder ähnliche Strukturen finden sich in verschiedenen Organen: In der quergestreiften Muskulatur entwickeln sich lymphozytäre Infiltrate, am Herzen entsteht die lymphozytäre Typhusmyokarditis, im Knochenmark zeigen sich Granulombildung oder Nekrosen, in der Lunge eine interstitielle Pneumonie, im ZNS eine Meningitis.

In der Haut entstehen in den Kapillarschlingen bakterienhaltige Embolien, die lokale Hautrötungen verursachen, die sog. **Roseolen**.

Es entwickeln sich breiige Durchfälle. Gegen Ende des Organmanifestationsstadiums fällt die Fieberkurve ab. Der Patient nimmt wieder Anteil an seiner Umgebung, die verlangsamte Pulsrate normalisiert sich, der Milztumor geht zurück: Der Patient erholt sich.

Die Typhome können in diesem Stadium einschmelzen, was zu lebensgefährlichen Komplikationen führt. Eine Perforation der Peyerschen Plaques zieht u. U. eine tödliche Peritonitis oder eine Darmblutung nach sich.

Die dargestellte Symptomatik gilt für die typische Typhuserkrankung. Besonders bei früh begonnener Antibiotikatherapie werden atypische und abgeschwächte Verläufe beobachtet.

Rezidive. Rezidive können nach fieberfreien Intervallen auftreten und die voll ausgebildete Symptomatik der Primärinfektion zeigen.

Immunität

S. Typhi sowie S. Paratyphi A, B und C gehören zu den fakultativ intrazellulären Bakterien, d. h. ein Teil dieser Bakterien wird nach Phagozytose nicht abgetötet, sondern überlebt im Innern von Makrophagen. Die Immunität gegen Typhuserreger beruht auf antikörperabhängigen (humoralen) und T-Zell-abhängigen (zellulären) Mechanismen, wobei mindestens drei unabhängige Mechanismen beteiligt sein dürften.

IgA. Ein lokaler, durch IgA-Antikörper auf der Darmschleimhaut beruhender Schutz behindert das Eindringen der Typhuserreger vom Darm aus in den Körper.

IgG. IgG-Antikörper in der Blutbahn fördern die Phagozytose und sind dafür verantwortlich, dass die Erreger im Verlauf der zweiten Krankheitswoche von den Makrophagen verschiedener Organe phagozytiert werden und daher aus der Blutbahn verschwinden.

T-Zellen. Gleichzeitig mit der Antikörperbildung setzt die T-Zellimmunität ein. Sie ist dafür verantwortlich, dass in den befallenen Organen die Typhome entstehen. Diese entsprechen den Granulomen bei anderen Infektionen mit fakultativ intrazellulären Bakterien: Sie enthalten mononukleäre Phagozyten und Lymphozyten und entstehen aufgrund der Ausschüttung von MCP-1 (Makrophagenchemotaktischer Faktor 1) und TNF-α (▶ s. S. 138 f.). In den Typhomen werden die Typhuserreger »eingemauert« und an der Ausbreitung gehindert. Die Makrophagen im Inneren der Typhome werden unter dem Einfluss von IFN-γ (▶ s. S. 104 ff.) aktiviert, sodass sie die phagozytierten Erreger abtöten können. Damit beginnt der Heilungsprozess. Aber auch die Komplikationen (s. o.) gehen auf zelluläre Immunreaktionen zurück, wenn aktivierte Makrophagen in den Typhomen TNF-α ausschütten und die Granulome einschmelzen.

Eine Typhuserkrankung hinterlässt eine begrenzte Immunität von ca. einem Jahr Dauer.

Labordiagnose

Dem Verlauf der Krankheit entsprechend erfolgt der kulturelle Erregernachweis in der ersten Krankheitswoche aus dem Blut. Ab der 2. Krankheitswoche werden die Erreger auch im Stuhl und Urin nachweisbar.

Identifizierung. Die Identifizierung auf Gattungsebene (Salmonella) erfolgt durch biochemische Leistungsprüfung und durch Serotypisierung auf Serovar-Ebene nach dem Kauffmann-White-Schema (▶ s. S. 883).

Serodiagnose. Die **Widalsche Reaktion** weist Antikörper gegen die O- und H-Antigene im Patientenserum durch Agglutination nach. Ein vierfacher Titeranstieg während der Erkrankung oder ein Titer von mehr als

160 werden als Hinweis auf eine bestehende Infektion angesehen.

Die Aussagefähigkeit der Widalschen Reaktion ist beschränkt. So lassen sich nach Vakzination jahrelang erhöhte Anti-H-Antikörper nachweisen. Auch in Endemiegebieten finden sich oft hohe Titer von Anti-H- und Anti-O-Antikörpern. Wenn eine Therapie frühzeitig eingeleitet wird, kann ein Antikörpertiteranstieg ausbleiben. Die Widalsche Reaktion ist deshalb nur als Ergänzung zum bakteriologischen Erregernachweis anzusehen; sie ersetzt ihn keinesfalls.

Therapie

Antibiotikaempfindlichkeit. S. Typhi ist, wie die anderen Salmonellen auch, empfindlich gegenüber Ampicillin, Chloramphenicol, Cotrimoxazol sowie Ciprofloxacin und Ceftriaxon.

Therapeutisches Vorgehen. Mittel der Wahl bei Typhus ist Ciprofloxacin oder Ceftriaxon. Rückfälle lassen sich durch angemessene Dosierung und ausreichend lange Behandlungszeiten verhindern. Durch die Antibiotikatherapie ist die Letalität des Typhus von 15% auf 1% abgesunken.

Prävention

Allgemeine Maßnahmen. Die wichtigsten allgemeinhygienischen Maßnahmen zur Verhütung von Typhus und Paratyphus sind: Erfüllung der Hygienevorschriften bei der Lebensmittelzubereitung, Nahrungsmittelverteilung sowie v. a. bei der Wasserversorgung und Abwasserbeseitigung.

Schutzimpfung. Zwei neuere Typhusimpfstoffe stehen zur Verfügung:
- Ein Lebendimpfstoff mit dem abgeschwächten Stamm Ty 21 von S. Typhi, der in drei Dosen, am 1., 3. und 5. Tag oral verabreicht wird und einen etwa 60–90%igen Impfschutz für 1 (–3) Jahre verleiht. Eine Auffrischimpfung nach einem Jahr wird empfohlen.
- Eine parenterale Impfung (i.m., s.c.) existiert mit Vakzine aus gereinigtem Vi-Kapselpolysaccharid vom S. Typhi-Stamm Ty 2 als einmalige Dosis bei Erwachsenen und Kindern über 2 Jahren. Der Impfschutz soll etwa drei Jahre anhalten.

Die Schutzimpfung verhindert nicht die Infektion, sondern mildert die Heftigkeit der Erkrankung.

Typhuserreger können ebenso wie die Erreger von Paratyphus A, B oder C in Gallenblase und Gallengängen der Leber verbleiben. Nach überstandenem Typhus scheiden 2–6% der Patienten z. T. lebenslang ohne Beeinträchtigung der Gesundheit die Erreger mit dem Stuhl aus. Sie bilden damit eine stete Infektionsgefahr für ihre Umgebung und dürfen in bestimmten Berufen, z. B. bei der Herstellung von Speisen und Lebensmitteln, nicht beschäftigt werden. Eine Sanierung z. B. durch Behandlung mit Ciprofloxacin über mindestens drei Wochen sollte versucht werden, führt aber nicht immer zum Erfolg.

Meldepflicht. Namentlich ist der Krankheitsverdacht, die Erkrankung sowie der Tod an Typhus bzw. Paratyphus (§ 6 IfSG) sowie der direkte Nachweis von Salmonella Typhi oder Salmonella Paratyphi zu melden (§ 7 IfSG).

In Kürze

Typhöse Salmonellen

Bakteriologie. Peritrich begeißelte, gramnegative, laktosenegative Stäbchen. Neben der typischen Antigenstruktur von Enterobakterien (O-, K- und H-Antigen) tragen gewisse Stämme ein sog. Vi-Antigen (entspricht dem K-Antigen anderer Enterobakterien). Das H-Antigen kann in zwei Phasen exprimiert werden.

Rolle als Krankheitserreger. Typhöse Salmonellen verursachen als zyklische Allgemeininfektionen den Typhus abdominalis, S. Paratyphi A, B und C den Paratyphus A, B und C.

Vorkommen. Tritt nur beim Menschen auf. Kein tierisches Erregerreservoir.

Epidemiologie. Weltweit erkranken mehr als 10 Millionen Menschen jährlich. Hohe Inzidenz in den Entwicklungsländern.

Übertragung. Fäkal-orale Infektionswege, vor allen Dingen über fäkal verunreinigtes Trinkwasser und Nahrungsmittel.

Zielgewebe. Mononukleär-phagozytäres System (Leber, Milz, Peyersche Plaques).

Pathogenese. Zyklische Allgemeininfektion. Inkubationszeit: Invasion der Erreger und Absiedlung im mononukleär-phagozytären System (MPS). Generalisation: Nach Vermehrung der Erreger im MPS Bakteriämie mit Streuung in Organe. Organmanifestation, Peyersche Plaques: Elimination der Erreger durch humorale Abwehrreaktion und durch T-Zell-Wirkung.

Virulenzmechanismus: Invasivität, fakultativ intrazellulärer Parasitismus mit Granulombildung und Einschmelzung.

Klinik. Ein- bis dreiwöchige Inkubationszeit. Zu Beginn der Generalisation: langsamer Fieberanstieg und Entwicklung der 1 bis 2 Wochen dauernden Fieberkontinua. Nach 7–14-tägiger Fieberkontinua langsame Entfieberung. Bis zu 5% der Kranken werden zu Dauerausscheidern. Besonders bei frühzeitiger Antibiotikabehandlung werden abgemilderte und atypische Verläufe beobachtet.

Labordiagnose. Inkubationszeit: Nachweis in Blutkulturen und Urin. Zweite Krankheitswoche: Nachweis im Blut und Gewebe; ab der zweiten Krankheitswoche: Nachweis im Stuhl. Antikörperanstieg im Verlauf der Erkrankung.

Anzüchtung auf Selektivkulturmedien und anschließende biochemische Identifizierung und Serotypisierung nach dem Kauffmann-White-Schema.

Therapie. Mittel der Wahl ist Ciprofloxacin. Bei Typhus abdominalis und Paratyphus kann auch Ceftriaxon gegeben werden. Cotrimoxazol und Ampicillin ebenfalls wirksam.

Immunität. Drei unabhängige Immunmechanismen:
- Lokale Immunität durch IgA,
- Systemische humorale Immunität durch IgG und
- T-Zell-vermittelte Immunität.

Prävention. Trinkwasser- und Nahrungsmittelhygiene, keine Beschäftigung von Ausscheidern im lebensmittelherstellenden Gewerbe.

Vakzination. 60–90%-iger Impfschutz durch oralen Lebendimpfstoff mit attenuiertem Typhus-Impfstamm. Alternativ parenterale Schutzimpfung mit Vakzine aus gereinigtem Vi-Kapselpolysaccharid. Die Schutzimpfung schützt nicht vor Infektion, sondern mindert die Erkrankungsheftigkeit.

Meldepflicht. Verdacht, Erkrankung und Tod, direkte Erregernachweise; namentlich.

5.13 Enteritis-Salmonellen

Steckbrief

Die Enteritis-Salmonellen führen zu lokalen Infektionen des Darms. Sie rufen Diarrhoe, vor allem bei Abwehrgeschwächten, hervor. Die über 2500 Serotypen werden nach dem Kauffmann-White-Schema eingeteilt.

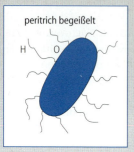

Salmonella Enteritidis gramnegative Stäbchen mit Körper(O)- und Geißel(H)-Antigen entdeckt 1886 von T. Smith (Labor C.D. Salmon); Serotypeneinteilung 1929 von Kauffmann

5.13.1 Beschreibung

Einleitung

Enteritis-Salmonellen zeigen die für Enterobakterien typischen Strukturbestandteile, insbesondere Lipopolysaccharid mit den Bestandteilen O-Antigen, Kernpolysaccharid und Lipid A. Es gibt zwei Spezies, S. enterica und S. bongori, mit 2500 Serotypen. Korrekt heißt es z. B. Sal. enterica ssp. enterica Serovar Enteritidis. Daraus wird der Einfachheit halber S. Enteritidis gemacht.

Geißeln (H-Antigene). Die Erreger sind meist peritrich begeißelt (Ausnahmen: S. Gallinarum, S. Pullorum und einige andere) und daher gut beweglich.

Eine Eigentümlichkeit der H-Antigene von Salmonellen ist ihre Phasenvariation: Eine H-tragende Bakterienzelle kann alternativ zwei unterschiedlich aufgebaute Geißelproteine ausbilden. Die Phasenvariation kommt durch die Inversion eines DNS-Fragments zustande, das die Synthese eines Flagellinproteins ab- und die eines anderen Gensegmentes anschaltet. Die Zelle prägt entweder Phase 1 oder Phase 2 aus.

Fimbrien. Ihre Fimbrien sind vom mannosesensitiven Typ 1 (▶ s. S. 238). Gelegentlich wird aber auch, insbesondere bei Stämmen aus der Umwelt, eine dichte Hülle hydrophober, mannoseresistenter Fimbrien ausgebildet, die die Zelle vor Austrocknung schützt. Eine O-Agglutination (s. u.) kann bei diesen Stämmen unmöglich sein.

Aerobactin. Einige Serovare, wie S. Wien, S. Isangi, S. Typhimurium, S. Enteritidis u. a. tragen häufig ca. 150 kbp große Plasmide, die die Bildung von Aerobactin, einem Siderophor, kodieren und den Erregern ein Überleben unter eisenarmen intrazellulären oder extrazellulären Bedingungen ermöglichen.

Extrazelluläre Produkte

»Klassische« Exotoxine sind bei Salmonellen nicht beschrieben worden.

Resistenz gegen äußere Einflüsse

Salmonellen vermehren sich bei Temperaturen zwischen 4–45 °C, einzelne Stämme bis zu 54 °C. Die Überlebensdauer in Abwasser liegt in Abhängigkeit von der Temperatur bei mehreren Wochen bis Monaten, in Schlamm und Erdboden mehrere Monate bis Jahre. Im trockenen Milieu, z. B. in Staub oder in Lebensmitteln (Trockenmilch, Gewürze u. a.), können Salmonellen über Monate bis mehrere Jahre überleben. Bei pH unter 4 werden Salmonellen temperaturabhängig abgetötet, z. B. bei +20 °C binnen 1–6, bei +4 °C erst nach 10–40 Tagen. Bei Temperaturen über 60 °C sterben Salmonellen bei hoher Substratfeuchte innerhalb von Minuten, bei über 70 °C innerhalb von Sekunden ab.

Vorkommen

Salmonella-Enteritiden sind Zoonosen: Der Mensch ist für sie nur ein Zufallswirt. Als tierische Wirte kommen sowohl wild lebende als auch Nutz- und Haustiere, sowie Amphibien und Reptilien in Frage. Praktisch bestehen unbegrenzte Infektionsmöglichkeiten, da jedes rohe Lebensmittel mit tierischen Ausscheidungen kontaminiert sein kann und somit als Erregerquelle in Frage kommt. Kontaminiertes Fleisch und Geflügel sowie kontaminierte Roheiprodukte sind für die Aufnahme von Enteritis-Salmonellen besonders gefährlich.

5.13.2 Rolle als Krankheitserreger

Epidemiologie

Enteritis-Salmonellen kommen weltweit vor. In Deutschland wurden im Jahre 2002 72 377 Fälle von Salmonellen-Enteritis gemeldet. Bei einer 10fachen Dunkelziffer und damit einer Zahl von über 700 000 menschlichen Infektionen ist jährlich allein in Deutschland zu rechnen.

Die Ausbreitung der Enteritis-Salmonellen wird durch Massentierhaltung, Gemeinschaftsverpflegung im weitesten Sinne, z. B. in Hotels, Kindertagesstätten, Altenheimen, Kantinen, Restaurants oder Konditoreien, aber auch durch große Produktionschargen der Lebensmittelindustrie, »verkümmerte« Esskultur und Fehler in der Weiterverarbeitung im Haushalt (unzureichende Kühlung, mangelhafte Erhitzung) begünstigt. Salmonellosen können endemisch gehäuft auftreten. Am häufigsten erkranken Kinder unter 6 Jahren.

Übertragung

Enteritis-Salmonellen gelangen mit kontaminierter Nahrung in den Magen-Darmtrakt (»Salmonellen isst und trinkt man«). Die zur Infektion notwendige Erregermenge ist für Erwachsene i. d. R. hoch (ca. 10^6 KBE), sodass die direkte Übertragung durch Schmierinfektion bei diesen Personen kaum in Frage kommt. Bei Säuglingen und Kleinkindern oder bei abwehrgeschwächten Patienten sind dagegen Erkrankungen bei Aufnahme von weniger als 100 Salmonellen beobachtet worden, das Gleiche gilt für die Infektion durch Trinkwasser. Infizierte Patienten scheiden u. U. große Mengen von Enteritis-Salmonellen mit dem Stuhl aus. Die Aerobactin-tragenden Stämme mit ihren 150 kbp großen Plasmiden werden nosokomial von Mensch zu Mensch übertragen.

Pathogenese

Adhäsion. Salmonellen adhärieren mittels ihrer Fimbrien an M-Zellen des unteren Dünndarms.

Invasion. Durch das auf der Pathogenitätsinsel SP1 kodierte Typ-III-Sekretionssystem werden Effektor- und Regulationsproteine in die Darmzellen injiziert, die die Penetration der Salmonellen in einer Vakuole ermöglichen. Eintrittsporten sind die M-Zellen des Dünndarms. Sie werden durch die Zellen hindurch zur Lamina propria transportiert und von Makrophagen aufgenommen. Dies wird erleichtert, indem das PagC die Bildung eines Antigenrezeptors stimuliert. Im Innern von Makrophagen vermehren sich die Bakterien und setzen chemotaktische Reaktionen in Gang.

Daneben wird der Invasionsvorgang von wirtszell-kontrollierten Funktionen (Tyrosin-Protein-Kinase) bestimmt. Auch erfolgt dabei eine Auflockerung der Mukosa und eine Erhöhung der Permeabilität, was offenbar aber parallel durch ein Zot-like-Toxin erfolgt. Nach Ingestion liegen die Salmonellen im Makrophagen durch eine Doppelmembran umschlossen in einer Vakuole vor, in der eine intrazelluläre Vermehrung und ein Anfüllen der Vakuole mit Keimen stattfinden, ohne dass die Makrophagen nennenswert zerstört werden. Bei diesem Vorgang ist ein zweites, intrazellulär aktives und auf der Salmonella-Pathogenitätsinsel 2 (SP2) kodiertes Typ-III-Sekretionssystem beteiligt.

Das Auswandern der Salmonellen aus dem Bereich der Peyerschen Plaques muss als zweiter Schritt des Invasionsvorganges gewertet werden. Es gibt gute Gründe anzunehmen, dass Salmonellen den befallenen Makrophagen als Vehikel für eine systemische Verbreitung dienen, dass sie sich aber dann zu einem bestimmten Zeitpunkt aus der mit der Doppelmembran umschlossenen Vakuole befreien können.

Gewebeschädigung. Ausgelöst durch die entzündliche Reaktion in der Lamina propria, kommt es zu Störungen des Flüssigkeits- und Elektrolyttransports im unteren Dünndarm. Die dort ausgeschiedenen hohen Flüssigkeitsmengen übersteigen das Rückresorptionsvermögen des Dickdarms, sodass es zu einem Nettoverlust von Wasser und Elektrolyten kommt (Abb. 5.8). Die Stühle enthalten weder Eiterzellen noch Blut; es finden sich aber Makrophagen.

Bei einer bestehenden Abwehrschwäche, z. B. bei alten Menschen oder AIDS-Patienten, kann der Erreger hämatogen generalisieren und eine Sepsis auslösen.

Klinik

Enteritis. Die Salmonellenenteritis beginnt 5–72 h nach Aufnahme der Erreger mit Durchfall, Brechreiz oder Erbrechen und mäßigem Fieber. Der Durchfall ist meist wässrig, selten auch schleimig-blutig. Das Krankheitsbild hält 4–10 Tage lang an. Bei geschwächten Patienten (v. a. alten Menschen) kann die Krankheit zum Tode führen. Die Bakterien können in der Regel noch 4–6 Wochen nach Beendigung der Krankheit im Stuhl nachgewiesen werden, bei Säuglingen auch über Monate.

Extraintestinale Manifestationen. Bei etwa 5% der Fälle gelangen Enteritis-Salmonellen über die Lamina propria hinaus in den Blutkreislauf. Risikogruppen sind Neugeborene und alte Menschen, abwehrgeschwächte Patienten, Patienten mit kardiovaskulären Erkrankungen oder Sichelzellanämie. Die Symptomatik extraintestinaler Salmonelleninfektionen unterscheidet sich nicht von derjenigen bei Infektionen durch fakultativ pathogene Enterobakterien. Auch bei extraintestinal verlaufenden Formen stellt der Darm die ursprüngliche Eintrittspforte

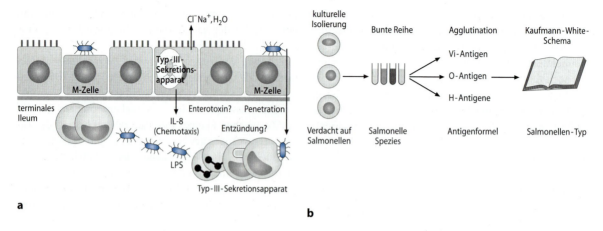

Abb. 5.8a,b. Pathogenese und Diagnostik der Salmonellen-Enteritis

für die Salmonellen dar. Der Erregernachweis aus dem Darm gelingt in diesen Fällen aber nicht immer; eine Blutkultur sollte versuchsweise abgenommen werden.

Immunität

Eine Salmonellenerkrankung bewirkt nur eine begrenzte, auf den Serovar bezogene Immunität, die aber durch Infektionen mit hoher Infektionsdosis jederzeit durchbrochen werden kann.

Labordiagnose

Der Schwerpunkt der Labordiagnose der Enteritis-Salmonellosen liegt in der Anzucht der Erreger aus Stuhlproben und ihrer anschließenden biochemischen sowie serologischen Differenzierung.

Untersuchungsmaterial. Stuhl ist das geeignete Untersuchungsmaterial bei Enteritis. Bei extraintestinal lokalisierten Infektionen lassen sich Enteritis-Salmonellen aus Blut oder aus extraintestinal gelegenen Herden (Gelenkempyem, Osteomyelitis, Meningitis, Pleuritis, Abszesse, Harnwegsinfektion) isolieren.

Biochemische Differenzierung. Auf selektiven Kulturmedien wachsende Kolonien mit verdächtiger Koloniemorphologie werden einer biochemischen Leistungsprüfung (Bunte Reihe) unterzogen.

Serologische Differenzierung (Kauffmann-White-Schema). Der endgültigen Differenzierung der Salmonellen unter diagnostischen und epidemiologischen Gesichtspunkten dient die serologische Typisierung. Es werden O- und H-Antigene sowie das Vi-Antigen mittels Objektträgeragglutination bestimmt. Hierbei lässt sich ein Salmonellen-Serovar aufgrund eines einzelnen Antigens nicht identifizieren, da ein gegebenes Antigen bei mehreren Serovaren vorkommen kann. Serovar-spezifisch ist erst die Kombination mehrerer Antigene. Die Feststellung der sog. Antigenformel ist somit Voraussetzung für eine einwandfreie Bestimmung.

Alle bislang bekanntgewordenen Antigenformeln der Salmonellen werden im Kauffmann-White-Schema zusammengefasst. Dieses enthält mittlerweile mehr als 2500 Serovare, und ihre Zahl vermehrt sich durch die Entdeckung weiterer Serovare ständig.

Die genaue Diagnose der Serovare ist für den Hygieniker und aus forensischen Gründen wichtig, da sie Rückschlüsse auf die Infektionsquelle erlaubt bzw. Ausscheider identifiziert.

Therapie

Antibiotikaempfindlichkeit. Im Antibiogramm erweisen sich Salmonellen als meist empfindlich gegenüber Ampicillin, Mezlocillin, Ceftriaxon, Chloramphenicol, Cotrimoxazol und Ciprofloxacin.

Therapeutisches Vorgehen. Patienten mit Salmonellaenteritiden ohne weitere Risikofaktoren werden, wenn es zu starkem Flüssigkeitsverlust gekommen ist, durch Substitution mit oraler oder parenteraler Gabe von Elektrolytlösungen behandelt.

Eine Antibiotikabehandlung ist nur bei schwererem klinischen Verlauf notwendig.

Lediglich bei Risikogruppen wird zur Verhütung einer septischen Generalisation bzw. des Meningenbefalls eine Antibiotikatherapie durchgeführt.

Bei Kindern kommen Ampicillin oder Cotrimoxazol, bei Erwachsenen Ciprofloxacin zum Einsatz.

Dauerausscheider nach einer Salmonellen-Gastroenteritis sind extrem selten. Sie werden mit Ciprofloxacin behandelt.

Im Gegensatz zur Enteritis müssen extraintestinale Formen der Salmonelleninfektion unbedingt antibiotisch behandelt werden. Bei Erwachsenen kommen Ceftriaxon oder Ciprofloxacin, bei Kindern in Abhängigkeit von der Empfindlichkeit Ampicillin oder Cotrimoxazol zum Einsatz.

Prävention

Allgemeine Maßnahmen. Lebensmittel, insbesondere Fleisch, Eier oder Teigwaren mit Cremefüllung, sollten gut abgekocht und auch in gekochtem Zustand nicht über mehrere Stunden bei Raumtemperatur aufbewahrt werden; aufgetautes Geflügel oder Fleisch sofort kochen oder braten! Nach Hantieren mit rohem Geflügelfleisch Hände waschen, bevor andere Küchenarbeiten begonnen werden! Auftauwasser auf einem Teller oder in einer Schüssel auffangen und in die Toilette entleeren. Für bestimmte Lebensmittelzubereitungen (Mayonnaise), die in Gaststätten oder im Handel angeboten werden, ist der Zusatz von bakteriostatischen Stoffen oder die Verwendung pasteurisierter Eier, Milch, Sahne o. a. vorgeschrieben. Salmonellenerkrankte und -ausscheider dürfen berufsmäßig nicht mit Lebensmitteln umgehen.

Meldepflicht. Der Verdacht auf und die Erkrankung an einer mikrobiell bedingten Lebensmittelvergiftung oder an einer akuten infektiösen Gastroenteritis ist namentlich zu melden, wenn a) eine Person spezielle Tätigkeiten (Lebensmittel-, Gaststätten-, Küchenbereich, Einrichtungen mit/zur Gemeinschaftsverpflegung) ausübt oder b) zwei oder mehr gleichartige Erkrankungen auftreten, bei denen ein epidemischer Zusammenhang wahrscheinlich ist oder vermutet wird (§ 6 IfSG).

Ebenso ist der direkte und indirekte Nachweis von Salmonellen namentlich meldepflichtig, soweit dies auf eine akute Infektion hinweist (§ 7 IfSG).

In Kürze

Enteritis-Salmonellen

Bakteriologie. Peritrich begeißelte, gramnegative, laktosenegative Stäbchen aus der Familie der Enterobakterien mit O- und H-Antigenen.

Rolle als Krankheitserreger. Enteritis-Salmonellen verursachen als obligat pathogene Erreger Lokalinfektionen des Darmes, können bei Abwehrgeschwächten jedoch auch systemische Infektionen auslösen.

Vorkommen. Ubiquitäre Zoonosen, Erregerreservoir im Tierreich, Infektionsmöglichkeiten über mit tierischen Ausscheidungen kontaminierte Nahrungsmittel.

Epidemiologie. Weltweite Verbreitung. Ausbreitung durch Massentierhaltung begünstigt. Gemeinschaftsverpflegung und küchentechnische Fehler.

Übertragung. (»Salmonellen isst und trinkt man«): Durch kontaminierte Nahrungsmittel.

Pathogenese. Ansiedlung im unteren Dünndarm. Entzündliche Reaktion in der Lamina propria mit Störung des Elektrolyt- und Flüssigkeitstransportes.

Klinik. Kurze Inkubationszeit (5–72 h), dann Durchfall, Erbrechen und u. U. Fieber. Im Gegensatz zum Typhus/Paratyphus i. d. R. keine Dauerausscheider.

Labordiagnose. Erregernachweis aus dem Stuhl: Anzucht auf Selektiv- und Differentialkulturmedien. Identifizierung mittels biochemischer Leistungsprüfung und Serotypisierung (Kauffmann-White-Schema).

Therapie. Flüssigkeits-Substitutionstherapie. Bei schwerem klinischen Verlauf, bei Immungeschwächten und anderen Risikopersonen zusätzlich Antibiotika (Kinder: Ampicillin, Cotrimoxazol, Erwachsene: Ciprofloxacin). Bei extraintestinaler Manifestation sofortige antibiotische Therapie, z. B. mit Ceftriaxon oder Ciprofloxacin.

Prävention. Lebensmittel- und Küchenhygiene. Beschäftigungsverbot für Ausscheider bei der Herstellung von Lebensmitteln.

Meldepflicht. Verdacht, Erkrankung, Tod, direkte und indirekte Erregernachweise; namentlich.

5.14 Shigellen

Steckbrief

Shigellen sind eine Gattung (► s. Tabelle 5.2, S. 236) obligat pathogener Bakterien aus der Familie der Enterobakterien.

Die Gattung lässt sich aufgrund serologischer Unterschiede in die Spezies Shigella (S.) dysenteriae, S. flexneri, S. boydii und S. sonnei unterteilen, die alle die Ruhr, eine auf Invasion der Dickdarmschleimhaut beruhende, geschwürige Kolitis, hervorrufen. Der Begriff Ruhr kommt von dem altdeutschen Wort »ruora« = heftige Bewegung.

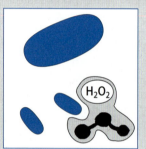

Shigellen unbegeißelte gramnegative Stäbchen in blutig-schleimigem Stuhl mit zahlreichen polymorphkernigen Granulozyten, entdeckt 1898 von K. Shiga sowie 1900 von W. Kruse und S. Flexner

Einleitung

In genetischer Hinsicht sind Shigellen eine Gruppe von Colibakterien; die Übergänge zwischen beiden sind fließend. Shigellen werden aber wegen ihrer Pathogenität und hohen Infektiosität aus medizinischen und seuchenhygienischen Gründen weiter als eigene Gattung behandelt, die in die Arten S. dysenteriae, S. boydii, S. flexneri und S. sonnei unterteilt wird.

5.14.1 Beschreibung

Aufbau

Shigellen besitzen keine Geißeln und sind daher unbeweglich. Sie haben meist keine Fimbrien, können diese aber im flüssigen Milieu ausbilden. Obwohl sich bei einigen Stämmen K-Antigen nachweisen lässt, bilden sie keine sichtbaren Kapseln.

Virulente Shigellen besitzen ein großes Plasmid, auf dem einige für die Virulenz wichtige Gene kodiert sind; weitere Virulenzfaktoren sind chromosomal kodiert. Bei S. sonnei kommt es bei Verlust des Virulenzplasmids zu einer Änderung der serologischen Spezifität; sie bilden ein »Rau-« oder Phase-II-Antigen aus.

Extrazelluläre Produkte

Shiga-Toxin. S. dysenteriae Typ 1 produziert das Shiga-Toxin, ein Neurotoxin. Es handelt sich um ein zytotoxisches AB_5-Toxin, das mit dem Shiga-Toxin 1 der EHEC identisch ist (► s. S. 245f.) und durch Spaltung der 28S-rRNS die Proteinbiosynthese unterbindet. Es hat auch eine enterotoxische Komponente.

Resistenz gegen äußere Einflüsse

Shigellen zeigen eine kurzzeitige, ausgeprägte Säureresistenz. Dies ermöglicht eine weitgehend ungehinderte Magenpassage und bedingt eine geringe minimale Infektionsdosis von 10–200 Bakterien. Bei längerer Einwirkung erweisen sich Shigellen als säureempfindlich und sterben in Stuhlproben, Lebensmitteln und Umweltmaterialien mit pH-Absenkung schnell ab. In der Außenwelt können sie unter optimalen, d.h. kühlen, dunklen und feuchten, Bedingungen für Wochen überleben.

Vorkommen

Shigellen finden sich nur beim Menschen und bei höheren Affenarten, wo sie als Krankheitserreger im Stuhl vorkommen.

5.14.2 Rolle als Krankheitserreger

Epidemiologie

Die Shigellenruhr tritt bei schlechten hygienischen Bedingungen durch direkte Übertragung auf, wenn viele Individuen auf engem Raum zusammenleben oder -treffen, wie z.B. in Kindergärten, Heimen, Heil- und Pflegeanstalten, Gefängnissen, Kasernen und unter Lagerbedingungen. In Deutschland kommt es gelegentlich zu Ausbrüchen mit S. sonnei. Betroffen sind in erster Linie Kinder. In der Dritten Welt sind Shigellen weit verbreitet. Hier sind nur S. sonnei und S. flexneri endemisch, die übrigen Arten sind importiert.

Übertragung

Die Erreger verbreiten sich durch Schmierinfektion, wobei den »4 F«: Finger, Futter, Fliegen, Fäzes die größte Bedeutung zukommt. Die fäkale Kontamination von Lebensmitteln und Trinkwasser ist in den Ländern der Dritten Welt von Bedeutung, die Kontamination durch Fliegen von Faeces auf Wasser und Lebensmittel ist sehr verbreitet. In Speisen vermehren sich Shigellen nicht. Rekonvaleszenten und asymptomatische Träger sind die einzigen Erregerreservoire.

Pathogenese

Nach der Passage durch den Magen gelangen die Shigellen in den Dünn- und Dickdarm. Zunächst vermehren sie sich im Dünndarm, wo sie hohe Keimzahlen erreichen (10^7 Keime/ml). Im Kolon dringen sie über die M-Zellen in die Darmwand ein und werden von den dortigen Makrophagen aufgenommen. Mit Hilfe von Proteinen, die über ein Typ-III-Sekretionssystem sezerniert werden, widerstehen sie der Phagozytose, vermehren sich und führen schließlich zum Zelltod der Phagozyten (Apoptose). Hierbei wird Interleukin-1 freigesetzt, durch das polymorphkernige Leukozyten angelockt werden, die schließlich zu einer massiven Leukozyteninfiltration des Gewebes führen. In dem aufgelockerten Gewebe dringen die Erreger dann basolateral in die Darmepithelzellen ein. Effektorproteine, die über das Typ-III-Sekretionssystem in die Epithelzellen injiziert werden, führen zu einer Konglomeration der Aktinfasern der Wirtszelle, die nach Art eines »Kometenschweifs« die Bakterien weitertransportieren. Die befallenen Zellen werden schließlich zerstört (◘ Abb. 5.9). Die sekretorischen Proteine und ggf. das Shiga-Toxin tragen zur Diarrhoe bei.

Durch die Entzündung mit Makrophagen und polymorphkernige Granulozyten bilden sich im gesamten Kolon geschwürige, eitrige, zu Blutungen neigende Läsionen. Die Geschwüre sind von einer Pseudomembran bedeckt. Die Entzündung erstreckt sich bis in die Submukosa und die Muscularis.

Klinik

Nach einer Inkubationszeit von 1–4 Tagen beginnt die bakterielle Ruhr mit plötzlich einsetzenden Tenesmen, heftigen kolikartigen Bauchschmerzen, Diarrhoe und Fieber. Die Stühle sind zunächst wässrig, werden aber im typischen Fall schleimig-blutig.

Die Dauer der Erkrankung variiert zwischen einem Tag und einem Monat; im Durchschnitt beträgt sie sieben Tage. Die Letalität liegt unter 1%, jedoch gab es auch Epidemien durch S. dysenteriae mit einer Letalität von 25–50%. Als Komplikation können Kolonperforationen auftreten; dadurch entsteht eine lebensbedrohliche Peritonitis. Der Rekonvaleszent kann Ausscheider bleiben, ein Status, der im Regelfall nur wenige Wochen lang anhält. Als Folge der Shigellainfektion kann es zur Infektarthritis und bei S. dysenteriae Typ 1 durch Bildung von Shiga-Toxin zum hämolytisch-urämischen Syndrom (HUS) kommen (▶ s. S. 245 ff.).

Immunität

Die Immunität gegen Shigellen beruht auf Antikörpern der IgA-Klasse auf der Darmschleimhaut. Adhäsin-spezifische IgA-Antikörper verhindern die Anheftung der Keime an die Dickdarmepithelzellen; im Serum werden sie erst nach Überwindung der Krankheit nachweisbar. Der Nachweis von Antikörpern gelingt auch nach typischer Erkrankung nicht immer. Eine Shigellose hinterlässt keine dauerhafte Immunität.

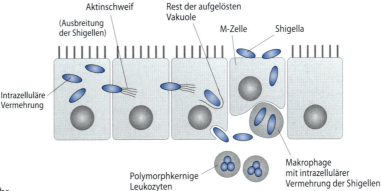

◘ Abb. 5.9. Pathogenese der Shigellen-Ruhr

Labordiagnose

Der Schwerpunkt der mikrobiologischen Labordiagnose liegt in der Anzucht des Erregers aus dem Stuhl und in seiner nachfolgenden biochemischen und serologischen Bestimmung.

Untersuchungsmaterial und Transport. Als Untersuchungsmaterial eignen sich neben frischem Stuhl auch frisch entnommene Rektalabstriche. Shigellen überleben wegen ihrer Säureempfindlichkeit im abgesetzten Stuhl bzw. Rektalabstrich nur für kurze Zeit; daher müssen die Proben in gepuffertem Transportmedium transportiert und im Labor umgehend verarbeitet werden.

Therapie

Antibiotikaempfindlichkeit. Shigellen sind empfindlich gegenüber Ampicillin, Chloramphenicol, Tetrazykline, Cotrimoxazol, Chinolone und Colistin. Schneller als die meisten anderen Bakterien entwickeln Shigellen multiple Antibiotikaresistenzen. Diese beruhen auf Resistenz-Transferfaktoren. So kann es zu Ausbrüchen kommen, die durch multiresistente Shigella-Stämme verursacht sind.

Therapeutisches Vorgehen. Antibiotikabehandlung wird ausdrücklich empfohlen. Sie verkürzt die Krankheit, reduziert die Ausscheidung der Erreger und mindert die Resistenzentwicklung. Für Kinder wird Cotrimoxazol, für Erwachsene werden Chinolone empfohlen. Bei geschwächten Patienten kann es zu Flüssigkeitsverlusten kommen, die eine Substitution erforderlich machen.

Prävention

In Deutschland ist die Direktübertragung von Mensch zu Mensch die häufigste Infektionsursache, während in tropischen Ländern und an Bord von Schiffen auch Übertragungen durch kontaminiertes Wasser und Lebensmittel beschrieben worden sind. Trinkwasser-, Abwasser- und Lebensmittelhygiene sind allgemeine und hierzulande ausreichend etablierte Präventivmaßnahmen. Bei Ausbrüchen in Gemeinschaftseinrichtungen müssen Erkrankte und Ausscheider abgesondert und behandelt werden. Besondere Bedeutung kommt der Händedesinfektion beim Umgang mit den Infizierten zu.

Im Krankenhaus sind folgende Maßnahmen zu beachten:
- Einzelzimmer erforderlich, möglichst mit eigener Toilette.
- Das betreuende Personal muss einen Schutzkittel tragen, der im Zimmer verbleiben muss.
- Haut und Hände müssen nach jedem Kontakt mit dem infizierten Patienten desinfiziert werden.
- Sämtliche Gegenstände (Geräte, Wäsche, Essensreste, Müll, Kosmetika, etc.), mit denen der Patient Kontakt hatte, müssen vor der Entsorgung desinfiziert werden.

Schutzimpfung. Eine Schutzimpfung gibt es bisher nicht.

Meldepflicht. Der Verdacht auf und die Erkrankung an einer mikrobiell bedingten Lebensmittelvergiftung oder an einer akuten infektiösen Gastroenteritis ist namentlich zu melden, wenn a) eine Person spezielle Tätigkeiten (Lebensmittel-, Gaststätten-, Küchenbereich, Einrichtungen mit/zur Gemeinschaftsverpflegung) ausübt oder b) zwei oder mehr gleichartige Erkrankungen auftreten, bei denen ein epidemischer Zusammenhang wahrscheinlich ist oder vermutet wird (§ 6 IfSG).

Ebenso sind der direkte und indirekte Nachweis von Shigella sp. namentlich meldepflichtig, soweit dies auf eine akute Infektion hinweist (§ 7 IfSG).

In Kürze

Shigellen

Bakteriologie. Gramnegative unbewegliche Stäbchen. Erreger der bakteriellen Ruhr (Dysenterie).

Vorkommen. Menschen, Menschenaffen.

Resistenz. Kurzzeitig (Stunden) sehr säureresistent, bei längerer Einwirkung einer pH-Absenkung sehr säureempfindlich.

Epidemiologie. Rasche Ausbreitung unter schlechten hygienischen Bedingungen durch direkte Übertragung. In den warmen Ländern weitverbreitet und häufig, in Deutschland selten.

Zielgruppe. Menschen, insbesondere Kinder unter 6 Jahren (Kindergärten).

Übertragung. Schmierinfektion mittels der »vier F«: Finger, Futter, Fliegen, Fäzes.

Pathogenese. Infektion → Eintritt durch M-Zellen des Dickdarms → Makrophagen: intrazelluläre Vermehrung und Abtötung → Eindringen, Vermehrung und horizontale Ausbreitung in Epithelzellen → Abtötung, Entzündung, Geschwürsbildung.

Pathomechanismen. Virulenzfaktoren sind: Kurzzeitige Säureresistenz, Invasivität, intrazelluläre Vermehrungsfähigkeit, Induktion von Entzündung, horizontale Ausbreitung in Kolonepithelzellen und, bei S. dysenteriae Typ 1, Shiga-Toxinbildung.

Klinik. Lokalinfektion des Darmes. Inkubationszeit: 1–4 Tage. Symptome: Tenesmen, schleimig-blutige Diarrhoe, Fieber. Erkrankungsdauer: durchschnittlich 1 Woche. Evtl. Ausscheider oder postinfektiöse Erkrankung (Arthritis, HUS).

Labordiagnose. Untersuchungsmaterial: Stuhl und Rektalabstriche, Transport in gepuffertem Medium. Erregernachweis: Anzucht auf Selektivnährboden.

Therapie. Spontanheilung bei gutem Allgemeinzustand. Chemotherapie mit Cotrimoxazol (Kinder), Chinolonen (Erwachsene) sollte bei gesicherter Infektion durchgeführt werden.

Immunität. Lokale Abwehr wird humoral über IgA vermittelt, ist aber nicht dauerhaft.

Prävention. Allgemeinhygienische Maßnahmen, Isolierung Erkrankter und Ausscheider. Schutzimpfung existiert nicht.

Meldepflicht. Verdacht, Erkrankung, Tod, direkte und indirekte Erregernachweise; namentlich.

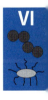

5.15 Yersinia enterocolitica und Yersinia pseudotuberculosis

Steckbrief

Y. enterocolitica und Y. pseudotuberculosis rufen Erkrankungen am Dünndarm (Enteritis, Pseudoappendizitis) hervor und befallen die zugehörigen Lymphknoten. Es besteht eine charakteristische Altersabhängigkeit der Krankheitserscheinungen.

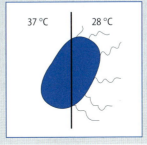

Yersinien gramnegative Stäbchen mit temperaturabhängiger Begeißelung, entdeckt 1889 von Richard Pfeiffer (Y. pseudotuberculosis)

Yersinien bilden eine Gattung kokkoider gramnegativer Stäbchenbakterien aus der Familie der Enterobakterien (◻ Tabelle 5.2, ▶ s. S. 236). Charakteristischerweise wird eine Reihe von Virulenzfaktoren und anderen Merkmalen in Abhängigkeit von der Umgebungstemperatur exprimiert.

Yersinien sind Zoonosenerreger. Die Erreger befallen das mononukleär-phagozytäre System (MPS). Die Gattung Yersinia enthält 11 Arten, von denen nur Yersinia (Y.) enterocolitica, Y. pseudotuberculosis und Y. pestis (◻ Tabelle 5.2, ▶ s. S. 236) humanpathogen sind.

Yersinien sind nach dem Schweizer Bakteriologen Alexandre John Emile Yersin (1863–1943) benannt.

5.15.1 Beschreibung

Aufbau

Yersinien sind grundsätzlich so aufgebaut wie alle Enterobakterien. Dies gilt auch für ihre Lipopolysaccharide. Sie tragen nur selten Kapseln (Y. enterocolitica).

Geißeln. Geißeln bilden sich nur bei einer Wachstumstemperatur zwischen 22 und 28 °C.

Virulenzplasmid-Produkte. Die beiden Yersiniaarten besitzen ein 70–75 kbp Virulenzplasmid mit einer Reihe von Genen, deren Produkte für die Virulenz von Bedeutung sind. Das Protein YadA ist ein Membranprotein, das primär für die Adhärenz Bedeutung hat. Die sezernierten Proteine YopE, YopH und YopM haben antiphagozytäre Eigenschaften. Weitere Proteine sind bei der Bildung und Exkretion der Yops beteiligt (Ysc) bzw. haben regulatorische Funktionen (Lcr). Der Verlust des Virulenzplasmids vermindert die pathogenen Eigenschaften der enteropathogenen Yersinien und verhindert ihre systemische Ausbreitung.

Invasine. Chromosomal determinierte Faktoren wie Inv (Invasin) und Ail sind Adhäsine und bei der Penetration der Darmwand beteiligt.

Yersiniabactin. Ein auch bei vollvirulenten Pestbakterien vorkommendes Siderophor, das Yersiniabactin, fördert die Eisenzufuhr der Erreger; es wird nur von bestimmten Stämmen von Y. enterocolitica gebildet, die in Nordamerika vorkommen.

Extrazelluläre Produkte

Diese umfassen die vorher genannten sezernierten Proteine (Yops). Y.-enterocolitica-Stämme bilden meist ein chromosomal kodiertes, hitzestabiles Enterotoxin.

Resistenz gegen äußere Einflüsse

Ein besonderes Kennzeichen der Yersinien ist ihre Fähigkeit, sich auch bei niedrigen Temperaturen, d.h. bei 4 °C, zu vermehren. Diese Eigenschaft wurde früher zur selektiven Anreicherung der Erreger aus Stuhlproben genutzt. Im Erdreich können sie bis zu sechs Monaten vermehrungsfähig bleiben. Gefürchtet ist ihr Vorkommen in Blutprodukten trotz Kühlschranklagerung.

Vorkommen

Y. enterocolitica und Y. pseudotuberculosis finden sich v.a. im Darm von Säugetieren, seltener bei Insekten, Amphibien und anderen Tierarten. Ihre geographische Verbreitung beschränkt sich weitgehend auf die gemäßigten und subtropischen Klimazonen. In den Tropen sind sie sehr selten.

5.15.2 Rolle als Krankheitserreger

Epidemiologie

In Mitteleuropa gehen knapp 1% aller akuten Durchfallerkrankungen auf Y. enterocolitica zurück. Hier herrschen die Serotypen 0:3, 0:9 und 0:5,27 vor, während in den USA 0:8 und 0:3 überwiegen.

Y. pseudotuberculosis kommt primär bei Tieren vor und führt nur selten zu Erkrankungen des Menschen.

Übertragung

Als Infektionsquellen für den Menschen kommen fäkal kontaminierte Nahrungsmittel tierischer Herkunft (insbesondere vom Schwein), fäkal kontaminiertes Wasser sowie infizierte Personen in Frage.

Pathogenese

Yersinien haben einen ausgesprochenen Tropismus zum lymphatischen System. Nach oraler Aufnahme befallen sie vor allem das untere Ileum und gelangen über die M-Zellen zu den Phagozyten der Peyerschen Plaques. Die über ein Typ-III-Sekretionssystem injizierten Proteine (Yersinia outer proteins, Yops) paralysieren die Phagozytosefähigkeit der Makrophagen und unterdrücken immunologische Prozesse. Es kommt zum Zelltod der Phagozyten und zur extrazellulären Vermehrung der Erreger, die bis in die regionären Lymphknoten vordringen und sich dort vermehren. Bei immungeschwächten Patienten, bei chronischen Lebererkrankungen, neoplastischen Prozessen und bei hämolytischer Anämie können sie in die Blutbahn gelangen und eine Sepsis verursachen.

Klinik

Enteritis, Enterokolitis. Y. enterocolitica ruft eine akute Enteritis oder eine Enterokolitis hervor. Die Erkrankung beginnt nach einer Inkubationszeit von 4–7 Tagen und ist durch dünnbreiige Durchfälle, Fieber und Bauchschmerzen gekennzeichnet. Der Stuhl enthält mononukleäre Leukozyten, selten Blut und Schleim. Die Dauer der Krankheit beträgt zwischen wenigen Tagen und 1–2 Wochen. Typischerweise tritt diese Manifestation bei Säuglingen und Kindern bis zum 10. Lebensjahr sowie bei Erwachsenen über 30 Jahre auf.

Y. pseudotuberculosis verursacht sehr selten eine akute Enteritis bei jungen Erwachsenen über 18 Jahren.

Akute terminale Ileitis, mesenteriale Lymphadenitis, Pseudoappendizitis. Die Infektion durch Y. enterocolitica kann auch eine mesenteriale Lymphadenitis und eine akute terminale Ileitis nach sich ziehen, die eine Appendizitis vortäuscht. Anders als die Enterokolitis tritt diese Manifestation am häufigsten bei Patienten zwischen dem 10. und dem 30. Lebensjahr auf.

Ähnliche Krankheitserscheinungen finden sich bei Y.-pseudotuberculosis-infizierten Patienten, bei denen dies die häufigste Verlaufsform ist, insbesondere bei männlichen Patienten zwischen dem 6. und dem 18. Lebensjahr.

Nach mehrtägiger Inkubationszeit entwickelt sich eine schmerzhafte Lymphadenitis (Pseudoappendizitis), die unter Umständen das Bild des akuten Abdomens vortäuscht.

Sepsis. Bei den obengenannten Risikopersonen können sowohl Y. enterocolitica als auch Y. pseudotuberculosis eine Sepsis erzeugen.

Nachkrankheiten. Infektionen mit Y. enterocolitica und Y. pseudotuberculosis können zu Nachkrankheiten wie Arthralgie, Arthritis, Myokarditis, Erythema nodosum und Morbus Reiter führen. 85 bis 95% aller Patienten mit Folgearthritis weisen den HLA-Typ B27 auf. Die Krankheitserscheinungen setzen wenige Tage bis zu einem Monat nach Auftreten der akuten Krankheit ein.

Immunität

Die spezifische Immunität hängt von T-Zellen ab. Diese aktivieren Makrophagen und induzieren eine Granulombildung. Antikörper werden wenige Tage nach Infektion gebildet und verschwinden zwei bis sechs Monate später. Sie spielen bei der Infektabwehr offenbar eine untergeordnete Rolle, sind aber für die serologische Diagnose stattgehabter Yersinieninfektionen von Nutzen.

Labordiagnose

Der Schwerpunkt der Labordiagnose enteraler Yersiniosen liegt in der kulturellen Anzucht. Bei extraintestinalen Folgekrankheiten (Arthritis u. a.) ist nur noch der Antikörpernachweis möglich.

Untersuchungsmaterial. Zur bakteriologischen Diagnostik eignen sich Stuhl bei enteritischen Symptomen, Resektionsmaterial aus Lymphknoten oder Appendizes von Patienten mit Appendizitis bzw. mit Lymphadenitis. Bei Sepsis sollte neben Blut auch der Stuhl bakteriologisch untersucht werden.

Anzüchtung. Zur Anzüchtung der Yersinien dienen Selektivkulturmedien mit einer Bebrütung bei 28–30 °C. Bei Lymphadenitis und Arthritis kann die Kälteanreicherung (4 °C) mit anschließender Subkultur auf Selektivkulturmedien versucht werden. Bei Infektionen durch Y. enterocolitica gelingt der Erregernachweis im Stuhl nur während der ersten beiden Krankheitswochen. Bei Infektionen durch Y. pseudotuberculosis ist der Erregernachweis im Stuhl nur selten möglich, häufiger dagegen aus Resektionsmaterial (Lymphknotenresektion).

Identifizierung. Die Identifizierung erfolgt anhand biochemischer Leistungsprüfung und Serotypisierung aufgrund der O-Antigene. Bei Y. enterocolitica müssen pathogene von apathogenen Stämmen durch Nachweis des Virulenzplasmids unterschieden werden.

Antikörpernachweis im Serum. Zum Antikörpernachweis wird ein Agglutinationstest nach Widal mit hitzeinaktivierten und formalinbehandelten Bakterien und Patientenserum durchgeführt. Zum Nachweis beider enteropathogener Yersiniaarten in einem Ansatz eignet sich der ELISA bzw. Immunoblot für Antikörper (IgG, IgA) gegen die sezernierten Virulenzproteine (Yops).

Therapie

Eine antibiotische Therapie erübrigt sich bei den enteritischen und lymphadenitischen Verlaufsformen, sofern sich die Patienten in gutem Allgemeinzustand befinden. Bei chronischem oder besonders heftigem Krankheitsverlauf oder bei Patienten mit einer Sepsis muss eine Chemotherapie durchgeführt werden. Es eignen sich Aminoglykoside, Tetrazykline, Cephalosporine der 3. Generation sowie Ciprofloxacin und Cotrimoxazol.

Prävention

Da die enteralen Yersiniosen bezüglich Infektionsquellen und Verlauf den Salmonellosen ähneln, entsprechen auch die hygienischen Maßregeln im Wesentlichen denjenigen, die bei der Verhütung der Salmonellosen zu beachten sind (▶ s. S. 259).

Allgemeine Maßnahmen. Allgemeine hygienische Maßnahmen im Umgang mit Nahrungsmitteln dürften den besten Schutz vor Yersiniainfektionen darstellen. Zusätzlich an das Überleben von Yersinien bei Kühlschranktemperatur denken!

Meldepflicht. Der Verdacht auf und die Erkrankung an einer mikrobiell bedingten Lebensmittelvergiftung oder an einer akuten infektiösen Gastroenteritis ist namentlich zu melden, wenn a) eine Person spezielle Tätigkeiten (Lebensmittel-, Gaststätten-, Küchenbereich, Einrichtungen mit/zur Gemeinschaftsverpflegung) ausübt oder b) zwei oder mehr gleichartige Erkrankungen auftreten, bei denen ein epidemischer Zusammenhang wahrscheinlich ist oder vermutet wird (§ 6 IfSG).

Ebenso sind der direkte und indirekte Nachweis von Yersinia enterocolitica (darmpathogen) namentlich meldepflichtig, soweit dies auf eine akute Infektion hinweist (§ 7 IfSG).

In Kürze

Yersinia enterocolitica/Yersinia pseudotuberculosis

Bakteriologie. Gramnegative, bei Temperaturen unter 30 °C bewegliche Stäbchen. Wachstum auf einfachen Kulturmedien. Optimale Wachstumstemperatur 22–28 °C. Kälteanreicherung bei 4 °C möglich.

Vorkommen/Epidemiologie. Verbreitete Zoonose. Hauptinfektionsquelle für den Menschen sind durch tierische Fäkalien verunreinigte tierische Nahrungsmittel, vor allem vom Schwein.

Resistenz. Vermehrungsfähigkeit bleibt im Erdreich bis zu sechs Monate erhalten. Widerstandsfähig gegen niedrige Temperaturen, d. h. Vermehrung noch bei 4 °C.

Pathogenese. Orale Aufnahme der Erreger. Invasion der Ileum-Mukosa und der mesenterialen Lymphknoten. Ausbildung geschwüriger Läsionen. Selten Vordringen der Erreger bis in die Blutbahn. Virulenz an plasmid- und chromosomal kodierte Virulenzfaktoren gebunden.

Zielgewebe. Tropismus zum lymphatischen Gewebe: Mesenteriale Lymphknoten, terminales Ileum, Appendix vermiformis.

Klinik. Primärerkrankungen: Enteritis, Enterokolitis, akute terminale Ileitis, mesenteriale Lymphadenitis, Pseudoappendizitis. Nachkrankheiten: Arthritiden, Arthralgien, Morbus Reiter.

Immunität. Granulombildung und Makrophagenaktivierung. IgA- und IgG-Antikörper werden gebildet und diagnostisch genutzt.

Labordiagnose. Untersuchungsmaterial: Stuhl. Anzucht: auf Selektivnährböden. Differenzierung: »Bunte Reihe«. Unterscheidung pathogener und apathogener Stämme bei Y. enterocolitica. Bei Folgekrankheiten (Arthritis u. a.) serologischer Antikörpernachweis.

Therapie. Antibiotische Therapie nur bei besonders heftigem Verlauf und bei Sepsis. Aminoglykoside, Tetrazykline, Cephalosporine der 3. Generation, Ciprofloxacin, Cotrimoxazol.

Meldepflicht. Verdacht, Erkrankung, Tod, direkte und indirekte Erregernachweise; namentlich.

5.16 Yersinia pestis

H. Hahn, K. Vogt, J. Bockemühl

> **Steckbrief**
>
> Yersinia (Y.) pestis ruft als einzige Krankheit die Pest hervor; diese gehört zu den drei Quarantänekrankheiten der WHO (Pest, Cholera, virusbedingtes hämorrhagisches Fieber).

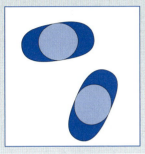

Yersinia pestis unbegeißelte gramnegative Stäbchen, bipolar anfärbbar in der Wayson-Färbung (Sicherheitsnadelform), entdeckt 1894 von A. Yersin

❱❱ Einleitung

Keine Infektionskrankheit hat im Lauf der Geschichte so viel Angst und Schrecken verbreitet wie die Pest. Bekannt und gefürchtet seit der Antike, hat die Seuche im Verlauf etlicher Pandemien mehrfach große Teile der Bevölkerung Europas und des Orients ausgelöscht.

Die erste fassbare Pandemie grassierte im 6. Jahrhundert n. Chr. (542–594) und vernichtete im Byzantinischen Reich die Hälfte der Bevölkerung.

Die zweite Pandemie wütete von 1347–1349 in Europa und im Nahen Osten; sie rottete etwa ein Drittel der Bevölkerung, d.h. rund 25 Millionen Menschen, aus (»Der Schwarze Tod«).

Pestepidemien suchten 1679 Wien und 1710–1711 die Mark Brandenburg heim (215 000 Tote); 1710 wurde die Charité in Berlin als Pestkrankenhaus gegründet. Die 3. Pandemie begann 1855 in China und breitete sich durch ganz Asien, Europa, Afrika, Australien, Nord- und Südamerika aus. 1898 wütete die Pest in Indien und forderte allein in Bombay 6 Millionen Tote; 1911 grassierte sie in der Mandschurei und 1964 in Vietnam. 1994 gab es erneut einen Ausbruch in Indien. Auch heute noch werden jährlich ca. 2000 Pesterkrankungen an die WHO gemeldet, der überwiegende Teil davon aus Afrika.

Der Schweizer Alexandre Yersin (1863–1943) entdeckte 1894 das Pestbakterium.

5.16.1 Beschreibung

Aufbau

Y. pestis entspricht im Aufbau anderen Yersinien, besitzt aber eine Kapsel. Die Erreger sind grundsätzlich unbegeißelt. Drei Plasmide tragen verschiedene Virulenzgene.

Kapsel (Fraktion 1). Diese Kapsel, auch Fraktion 1 (F 1) genannt, wird bei 37 °C, also erst im Säugerwirt, ausgebildet, nicht aber bei 28 °C, der für Yersinien optimalen Vermehrungstemperatur. Die Kapsel besteht aus einem einzigen Protein und ist immunogen.

V-Antigen. Das von Y. pestis produzierte V-Antigen ist ein Protein mit einem Molekulargewicht von 40 kD. Es wirkt antiphagozytär; Antikörper gegen V sind protektiv.

W-Antigen. Dieses entspricht dem Endotoxin anderer gramnegativer Bakterien.

Yersiniabactin. Ein Eisentransportsystem sowie ein häminbindendes System (Hms) sind chromosomal auf einer Pathogenitätsinsel kodiert (sog. Pgm-Locus).

Extrazelluläre Produkte

Plasminogen-Aktivator-Protein (Pla). Diesem plasmidkodierten Protein wird eine Rolle bei der generalisierten Ausbreitung des Erregers im Wirt zugeschrieben. Es wirkt weiterhin fibrinolytisch.

Mausletales Toxin. Dieses plasmidkodierte Toxin, dessen Bedeutung nicht geklärt ist, ist toxisch für Mäuse.

Yops. Weiterhin werden auch von Y. pestis Proteine mit antiphagozytären Eigenschaften sezerniert.

Resistenz gegen äußere Einflüsse

Y. pestis hält sich in eingetrocknetem Sputum oder in den Fäkalien von Flöhen bei Raumtemperatur, aber auch in Nagerbauten über längere Zeit am Leben. Im Körperinnern verhält sich Y. pestis als fakultativ intrazelluläres Bakterium, d.h. die Bakterien überleben und vermehren sich nach Phagozytose durch nichtaktivierte Makrophagen.

Vorkommen

In Pestgebieten befällt Y. pestis vorwiegend Nager. Der natürliche Kreislauf ist: Nager → Ektoparasit (Flöhe) → Nager. Ohne Nagerpest keine Menschenpest!

Pestepidemien traten in früheren Zeiten vorwiegend in Verbindung mit Hausratten auf. Zunächst wurde die Pest durch Flöhe von Ratte zu Ratte übertragen. Wenn viele Hausratten an Pest verendet waren, wichen die Flöhe auf den Menschen aus.

Heute wird der Mensch akzidentiell infiziert, wenn er in Gegenden gelangt, in denen Y. pestis enzoonotisch vorkommt.

5.16.2 Rolle als Krankheitserreger

Epidemiologie

Nachdem in der ersten Hälfte dieses Jahrhunderts die Zahl der Pestfälle abgenommen hatte, macht sich seit etwa 1960 wieder eine langsame Zunahme bemerkbar. Weltweit erkrankten in den letzten Jahren relativ konstant durchschnittlich 2500 Personen, von denen etwa 200 versterben (WHO 2002). Die Zahl der Erkrankten dürfte in Wirklichkeit weit höher liegen. Zoonotische Herde bestehen in den südwestlichen Staaten der USA, in Südost- und Nordasien, Südamerika, Zentral- und Südafrika. Dort muss jederzeit mit Pestfällen gerechnet werden.

Übertragung

Y. pestis wird durch den Biss (sic, nicht Stich!) des infizierten orientalischen Rattenflohs (Xenopsylla cheopis) von der Ratte auf den Menschen übertragen. Die Bakterien vermehren sich nach der Blutmahlzeit bei einer Ratte im Proventriculus (Vormagen) des Flohs und können dort solche Zahlen erreichen, dass dessen oberer Zugang unpassierbar wird. Diese Verstopfung wird durch die Koagulase des Erregers begünstigt, und die Ösophaguspassage wird verhindert. Wenn der infizierte Floh einen Nager oder einen Menschen befällt, regurgitiert er Pestbakterien; diese gelangen über die Bissstelle in den neuen Wirt. Dort bildet der Erreger bei 37 °C die Kapsel (F1) und sezernierte Proteine (Yops) aus, was ihm eine besondere Virulenz verleiht.

Eine aerogene Übertragung von Mensch zu Mensch gibt es nur bei der Lungenpest (s. u.).

Pathogenese

Primäraffekt. An der Bissstelle, die sich meist an den oberen oder unteren Extremitäten befindet, entwickelt sich der Pest-Primäraffekt. Er besteht aus einem Bläschen, in dem sich die Pestbakterien zu hohen Zahlen vermehren. Vom Primäraffekt aus gelangen die Erreger über die afferenten Lymphbahnen zu den lokalen Lymphknoten der Leiste bzw. der Axilla (◘ Abb. 5.10). Auf diese Weise entsteht die **Pestbeule**, der sog. Bubo (gr. Leistendrüse, Unterleib).

Auch die Tonsillen und die oropharyngeale Schleimhaut kommen als Eintrittspforte in Frage; es entsteht dann eine zervikale Bubonenpest.

Die befallenen Lymphknoten schwellen schmerzhaft an und vereitern.

Generalisierung. Wenn die Filterkapazität der Lymphknoten erschöpft ist, bricht diese Abwehrbarriere zusammen: Die Erreger treten in die Blutbahn über und lösen ein schweres Krankheitsbild mit intravasaler Verbrauchskoagulopathie aus. Hierfür ist das W-Antigen (Endotoxin) verantwortlich. Hämatogen werden Leber und Milz, die Lungen und gegebenenfalls auch die Meningen befallen. In den infizierten Organen, insbesondere auch in der Haut, entwickeln sich Hämorrhagien. Es entwickelt sich häufig ein septischer Schock (▶ s. S. 903 ff.).

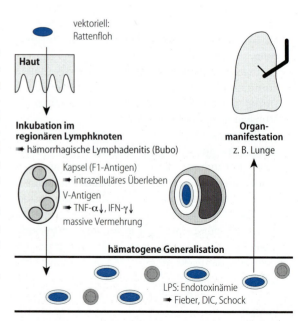

◘ Abb. 5.10. Pathogenese der Pest

Pestpneumonie. Die **sekundäre** Pestpneumonie ist besonders häufig. Sie stellt eine überaus gefährliche Infektionsquelle dar, weil die Erreger ausgehustet und durch Tröpfcheninfektion direkt auf andere Menschen übertragen werden. Die Pestbakterien gelangen auf diese Weise direkt in die Lunge der Kontaktperson. Es entwickelt sich bei diesen eine **primäre** Pestpneumonie.

Klinik

Nach einer Inkubationszeit von 2–6 Tagen beginnt die Krankheit plötzlich mit Unwohlsein, Kopfschmerzen und Schüttelfrost. Einen Tag nach Einsetzen dieser Symptome bilden sich die schmerzhaften Pestbeulen (Bubonen) aus, daher der Name Bubonen- oder Beulenpest.

Bei Generalisation kann es durch die Verbrauchskoagulopathie zu Purpura und massiven Ekchymosen kommen. Wenn im Rahmen der hämatogenen Ausbreitung die Lunge befallen wird, entwickelt sich innerhalb von 1–3 Tagen eine sekundäre Pneumonie. Der Patient leidet an Atemnot und Husten; das Sputum ist hell, blutig gefärbt und purulent. Typischerweise zeigen die Patienten Purpura, die in der Folge nekrotisch werden und zur Gangrän führen kann. Diese Veränderung hat im Verein mit den Ekchymosen zur Bezeichnung »Schwarzer Tod« geführt. Der Tod tritt 3–5 Tage nach Auftreten der ersten Symptome ein.

Die primäre Lungenpest endet nach einer Inkubationszeit von zwei Tagen und einer Krankheitsdauer von weiteren zwei Tagen tödlich, sofern nicht rechtzeitig therapeutisch eingegriffen wird.

Die Letalität beträgt bei unbehandelten Patienten mit Beulenpest 30–60%, bei unbehandelter Lungenpest liegt sie bei 100%.

Immunität

Da Y. pestis ein fakultativ intrazelluläres Bakterium ist, stellen aktivierte Makrophagen einen wichtigen Abwehrfaktor dar. Diese Fähigkeit wird den Makrophagen durch antigenspezifische T-Lymphozyten vermittelt.

Bei der Immunität sind auch Antikörper beteiligt. Antikörper gegen die Kapsel (Fraktion 1) sowie gegen Endotoxin (W-Antigen) vermitteln einen nachweisbaren Schutz.

Die Immunität gegen Y. pestis stellt demnach einen Mischtyp dar: Es sind sowohl Antikörper als auch antigenspezifische T-Zellen beteiligt. Die Immunität verleiht Überlebenden einen langdauernden, aber nicht absoluten Schutz gegen Reinfektionen.

Labordiagnose

Der Schwerpunkt der Labordiagnose liegt in der Erregeranzucht. Wegen der hohen Infektiosität sind für die Verarbeitung im Labor besondere Sicherheitsrichtlinien vorgeschrieben; daher muss der klinische Verdacht auf Pest dem Laborarzt unbedingt mitgeteilt werden. Die Primäranzucht und Weiterverarbeitung von Y. pestis dürfen nur in Speziallaboratorien der Sicherheitsstufe 3 erfolgen.

Untersuchungsmaterial. Für die bakteriologische Untersuchung eignen sich, je nach Lokalisation des Krankheitsprozesses: Lymphknotenaspirat bei Beulenpest, Sputum bei Lungenpest oder Blut bei Pestsepsis. Bei der Sektion Verstorbener entnimmt man Teile der Milz, Blut oder – bei nichtobduzierten Leichen – Milzpunktat.

Vorgehen im Labor. Y. pestis präsentiert sich im Grampräparat als kokkoides, gramnegatives Stäbchen. Bei Anfärbung nach Wayson (Methylenblau und Karbolfuchsin) oder mit Methylenblau alleine zeigt Y. pestis eine bipolare Struktur: Eine zentrale, nicht anfärbbare Vakuole ergibt ein Bild, welches an Sicherheitsnadeln erinnert (s. Steckbrief). Diese polare Anfärbbarkeit fehlt den anderen Yersinien.

Häufig lässt sich die Diagnose bereits durch Anfärbung von Lymphknotenaspirat oder Sputum mit fluoreszierenden Antikörpern gegen das Kapselantigen stellen. In vielen Fällen führt auch die Anfärbung von Lymphknotenaspirat, Sputum bzw. Blutausstrichen nach Wayson oder mit Methylenblau zum Erfolg. Wenn im Präparat bipolar angefärbte Bakterien zu sehen sind, lässt sich im Zusammenhang mit dem klinischen Bild die Verdachtsdiagnose Pest rechtfertigen. Der Erreger vermehrt sich auf Blutagar, auf dem er nach 24–48 h Bebrütung braune, nichthämolysierende Kolonien bildet. Die optimale Vermehrungstemperatur beträgt, wie bei anderen Yersinien auch, 28 °C. Da Y. pestis bei dieser Temperatur keine Kapsel exprimiert, erscheinen die Kolonien rau; bei 37 °C wird reichlich Kapselsubstanz produziert, die Kolonien sind dann glatt.

Biochemisch. Die biochemische Identifizierung von Y. pestis erfolgt durch die »Bunte Reihe«.

Therapie

Streptomycin ist das Mittel der Wahl; daneben sind Tetrazykline, Chloramphenicol und Chinolone gegen Y.

pestis wirksam. Erste Fälle von Multiresistenz wurden 1995 aus Madagaskar bekannt. Bei prompt einsetzender Behandlung lässt sich die Letalität der Bubonenpest auf 1–5% senken. Der Behandlungserfolg bleibt aus, wenn die Behandlung später als 15 Stunden nach Fieberbeginn einsetzt.

Prävention

Allgemeine Maßnahmen. Hier steht die Rattenbekämpfung im Vordergrund. Meist kommen aber auch andere Reservoire in Frage, sodass in Endemiegebieten eine Ausrottung des Erregers nicht möglich ist.

Vakzination. Für die Schutzimpfung stehen zwei Totvakzinen aus formalinisierten Bakterien zur Verfügung: Die Haffkine-Vakzine und die Cutler-Vakzine. Eine Lebendvakzine wird aus attenuierten Pest-Bakterien hergestellt; sie vermittelt einen wirksameren Schutz als die Totvakzinen. Der Lebendimpfstoff enthält das Kapselantigen F1 sowie die Antigene V und W und muss bei −20 °C gelagert werden. Dieser Umstand macht eine Kühlkette erforderlich, was gerade in solchen Ländern, in denen die Pest endemisch ist, schwer zu lösen ist. Der Impfschutz ist nicht sicher, v. a. verhindert er nicht die pneumonische Form.

Quarantäne. Die Pest gehört zu den quarantänepflichtigen Krankheiten, deren Abwehr in den Artikeln 49–94 der Internationalen Gesundheitsvorschriften geregelt wird. Jeder Pestfall muss an die Weltgesundheitsorganisation (WHO) gemeldet werden.

Absonderung im Krankenhaus. § 30 IfSG schreibt die Absonderung der an Lungenpest und von Mensch zu Mensch übertragbarem hämorragischen Fieber Erkrankten in einem Krankenhaus vor.

Meldepflicht. Pest ist bei Verdacht, Erkrankung und Tod namentlich zu melden (§ 6 IfSG), ebenso der direkte oder indirekte Nachweis von Yersinia pestis (§ 7 IfSG).

Y. pestis als Biowaffe. Eine vorsätzliche Verbreitung von Y. pestis würde auf größere Schwierigkeiten stoßen, da genügend viele Erreger eine ganze Reihe von Menschen infizieren müssen, um eine Epidemie auszulösen. Dennoch wird Y. pestis von den Centers of Disease Control (CDC) als Kategorie-A-Biowaffenagens eingestuft. Ein Einsatz hätte aber auch psychologische Folgen, da die Pest als todbringende Seuche fest im Gedächtnis der Menschen verankert ist.

In Kürze

Yersinia pestis

Bakteriologie. Gramnegatives unbewegliches Stäbchen. Bipolare Anfärbung, »Sicherheitsnadelformen« nach Wayson oder Methylenblaufärbung.

Vorkommen. Enzoonotisch in Asien, Afrika, Nord- und Südamerika verbreitet bei Nagern. Mensch über Ektoparasiten infiziert.

Resistenz. Lange Persistenz in eingetrockneten Sputen oder in Fäkalien von Ektoparasiten.

Epidemiologie. Endemisch in USA, Südost- und Nordasien, Südamerika, Zentral- und Südafrika. Befallen werden Bewohner der Endemiegebiete, Soldaten, Jäger, Geologen, Archäologen, Abenteuer-Touristen.

Übertragung. Vom Tier durch: Ektoparasiten (Flohbisse). Vom erkrankten Menschen durch Sputum (Tröpfcheninfektion) oder Hautkontakt.

Pathogenese. Fakultativ intrazellulärer Erreger, der durch Kapselbildung einen hohen Virulenzgrad erreicht und die natürlichen Abwehrbarrieren nahezu ungehindert durchbricht. Infektion → Primärkomplex → (schmerzhafte Lymphadenopathie) → Sepsis.

Klinik. Septische Verlaufsform (Bubonenpest): Infektion durch Vektor (z. B. Floh), Inkubationszeit 2–6 Tage, Fieber, Lymphadenopathie, Sepsis, Pneumonie, Meningitis. Primär pneumonische Verlaufsform: Tröpfcheninfektion durch kontaminiertes Sputum, Inkubationszeit zwei Tage, fulminanter Verlauf.

Immunität. Die erworbene Immunität ist weitgehend, aber nicht absolut. Mischtyp, an dem Antikörper und T-Zellen beteiligt sind.

Labordiagnose. Erregernachweis: Biochemische Differenzierung. Anzucht unter S-3-Bedingungen.

Therapie. Streptomycin, Tetrazykline, Chloramphenicol.

Prävention. Eliminierung des Erregerreservoirs (Rattenbekämpfung), Schutzimpfung, Quarantäne.

Quarantäne. Die Pest ist eine quarantänepflichtige Krankheit.

Vakzination. Aktive Impfung durch Tot- oder Lebendimpfstoffe. Immunität nach Schutzimpfung nur sechs Monate anhaltend, Impfschutz nicht immer gewährleistet.

Meldepflicht. Verdacht, Erkrankung und Tod, direkte und indirekte Erregernachweise; namentlich.

Vibrionen, Aeromonas

H. Hahn, O. Liesenfeld

Tabelle 6.1. Vibrio: Gattungsmerkmale

Merkmale	Merkmalsausprägung
Gramfärbung	gramnegative Stäbchen
aerob/anaerob	fakultativ aerob
Kohlenhydratverwertung	fermentativ
Sporenbildung	nein
Beweglichkeit	ja
Katalase	positiv
Oxidase	positiv
Besonderheiten	Nitratreduktion, halophil (benötigt NaCl)

Tabelle 6.2. Vibrionen: Arten und Krankheiten

Arten	Krankheiten
Vibrio cholerae Vibrio El Tor	Cholera
NAG-Vibrionen	selten Gastroenteritis
Vibrio parahaemolyticus	Gastroenteritis
Vibrio vulnificus	Wundinfektionen Sepsis

Einleitung

Vibrionen sind eine Gattung gramnegativer, hochbeweglicher Stäbchen, die aerob und fakultativ anaerob wachsen. Von den Enterobakterien unterscheiden sie sich durch ihre Krümmung und dadurch, dass sie eine einzige polare Geißel tragen und das Enzym Oxidase bilden. Weitere gattungsbestimmende Merkmale enthält Tabelle 6.1.

Die für die Medizin wichtigste Spezies sind Vibrio (V.) cholerae Biovar cholerae und der weniger virulente Vibrio cholerae Biovar El Tor, Erreger der Cholera. Weitere Spezies können beim Menschen gelegentlich eine Gastroenteritis hervorrufen (Tabelle 6.2).

Die Cholera ist seit dem 6. Jahrhundert v. Chr. in Indien bekannt. Von dort ausgehend, hat sich die Krankheit seit dem Beginn des 19. Jahrhunderts über Europa verbreitet. Die erste Pandemie begann 1817 und erreichte Osteuropa. Durch die Dampfschifffahrt begünstigt, verbreitete sich die Cholera seit 1826 weltweit und erreichte 1831/32 Deutschland. Der letzte große Ausbruch in Deutschland war 1892 in Hamburg (9000 Tote).

Filippo Pacini beschrieb 1854 als erster die gekrümmten, kommaförmigen und hochbeweglichen Bakterien bei der Cholera. Bereits während der zweiten Pandemie (1840 bis 1862) konnte der Londoner Arzt John Snow 1849 einen fäkal verunreinigten Pumpbrunnen als Infektionsquelle identifizieren. 1883 gelang es Robert Koch zusammen mit seinen Assistenten Bernhard Fischer und Georg Gaffky in Ägypten, den Erreger aus dem Darm an Cholera verstorbener Patienten in Reinkultur anzuzüchten.

Von dem deutschen Bakteriologen F. Gotschlich wurde 1905 der Biotyp El Tor in El Tor, einer Quarantäne-Station am Golf von Suez, isoliert.

Die Bezeichnung Vibrio stammt von dem dänischen Naturforscher Otto-Frederik Müller (1730–1784). Sie bezieht sich auf die vibrierenden Bewegungen der Vibrionen in Wassertröpfchen.

6.1 Vibrio cholerae, Biovar cholerae und Vibrio cholerae, Biovar El Tor

Steckbrief

Vibrio cholerae, Biovar cholerae und weniger virulente Vibrio cholerae, Biovar El Tor, sind die Erreger der Cholera.

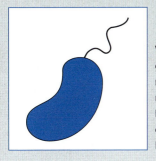

Vibrio cholerae/El Tor gekrümmte gramnegative Stäbchen mit monotrich polarer Begeißelung, entdeckt 1883 von Robert Koch

6.1.1 Beschreibung

Aufbau

Lipopolysaccharid. Wie alle gramnegativen Bakterien enthalten Choleravibrionen in ihrer äußeren Hülle Lipopolysaccharide. Das O-Antigen hat diagnostische Bedeutung, da nur das O-Antigen der Serogruppe 1 (O1) für den Choleraerreger charakteristisch ist. Seit 1992 ist der Serotyp O139 als weiterer Choleraerreger identifiziert worden.

Geißel. Für Vibrionen charakteristisch ist der Besitz einer einzigen polaren Geißel. Diese ist für die rasche Beweglichkeit der Erreger verantwortlich. Sie erleichtert dem Erreger das Durchdringen der Schleimschicht über der Dünndarmepithelzelle.

Fimbrien. Stämme des klassischen Choleraerregers (V. cholerae) bilden drei serologisch trennbare Fimbrientypen (A, B, C) aus, während die El-Tor-Stämme zwei Fimbrientypen (B und C) tragen.

Extrazelluläre Produkte

Muzinase. Dieses Enzym hydrolysiert die Schleimschicht über der Dünndarmepithelzelle und hilft dem Erreger, die Schleimschicht zu durchdringen. Sie erleichtert ihm damit den direkten Kontakt mit der Dünndarmepithelzelle.

Neuraminidase. Die von V. cholerae und V. El Tor produzierte Neuraminidase setzt aus Gangliosiden auf der Dünndarmepithelzelle Neuraminsäure frei. Dadurch werden zusätzliche Toxinrezeptoren freigelegt, sodass sich vermehrt Toxin an die Zielzellen binden kann.

Choleratoxin. Dieses Toxin, auch Choleragen genannt, ist der hauptsächliche Virulenzfaktor von V. cholerae, indem es die Störung des Ionen/Wasser-Transports in der Dünndarmepithelzelle verursacht (▶ s. S. 274). Es ist ein AB-Toxin.

Resistenz gegen äußere Einflüsse

Gegenüber sauren pH-Werten sind Choleravibrionen sehr empfindlich; in Kulturmedien, die fermentierbare Kohlenhydrate enthalten, sterben sie schnell ab. Wegen ihrer pH-Abhängigkeit können sich Choleravibrionen nur in den alkalischen Abschnitten des oberen Dünndarms halten; im sauren Milieu des Magens und des Kolons gehen sie schnell zugrunde. Diese Resistenz gegen alkalische pH-Werte nutzt man bei der Primärisolierung von Choleravibrionen durch Einsatz hochalkalischer Selektivkulturmedien.

Gegen Gallensalze sind Choleravibrionen weniger empfindlich als Enterobakterien.

Vorkommen

Choleravibrionen kommen im Süßwasser und in salzhaltigem Brackwasser vor; die Kontamination erfolgt durch den Stuhl von Erkrankten. Die Überlebenszeit der Choleravibrionen beträgt 4–7 Tage; in salzhaltigem Brackwasser werden längere Überlebenszeiten beobachtet als in Süßwasser.

6.1.2 Rolle als Krankheitserreger

Epidemiologie

Die Cholera befällt nur den Menschen. Sie tritt als Massenerkrankung bei Armut, Mangelernährung und niedrigem Hygiene-Standard auf, wobei der ungenügenden Trennung von fäkal kontaminiertem Abwasser und Trinkwasser eine besondere Bedeutung zukommt. Träger, d. h. subklinisch Infizierte, kommen bei Cholera-Epidemien (durch den El-Tor-Biotyp) häufiger vor als Erkrankte. Sie stellen eine wichtige Infektionsquelle dar, Dauerausscheider sind selten. Die Krankheit ist im indischen Subkontinent, insbesondere im **Gangesdelta** (Bangladesh) endemisch und breitet sich westwärts entweder auf dem kontinentalen Weg über Russland oder auf dem Seeweg aus. Im Gangesdelta hat V. El Tor seit 1969 den klassischen Biotyp verdrängt. Insgesamt wird die Cholera heute häufiger durch V. El Tor als durch V. cholerae verursacht. Auch die derzeit ablaufende 7. Pandemie ist durch V. El Tor verursacht. Sie nahm ihren Ursprung in Celebes. Im Verlauf dieser Pandemie kam es in den 70er Jahren in Südeuropa, in den 80er Jahren in Afrika zu Ausbrüchen. Seit 1991 tritt die Cholera, von Peru ausgehend, in Südamerika auf. Ende 1992 wurde erstmalig in Bangladesch und Indien das epidemische Auftreten von Cholera-Erkrankungen durch Choleravibrionen einer neuen Serogruppe, O139, beschrieben. Diese scheinen jedoch keine pandemische Tendenz zu haben.

1998 wurden der Weltgesundheitsorganisation (WHO) 293 121 Choleraerkrankungen gemeldet, 10 586 der Infizierten verstarben. Die meisten Erkrankungen traten in Afrika auf (211 748), gefolgt von Südamerika (57 106) und Asien (24 212). Das Vorkommen bestimmter Algen, Muscheln und von Plankton sowie Wetterveränderungen, v. a. verursacht durch das El-Nino-Phänomen, haben einen großen Einfluss auf die Epidemiologie der Cholera. In Europa treten nur vereinzelt, überwiegend importierte, Cholerafälle auf.

Übertragung

Choleravibrionen gelangen mit fäkal kontaminiertem Wasser, selten mit kontaminierter Nahrung in den Gastrointestinaltrakt des Menschen.

Pathogenese

Zielgewebe. Zielzellen sind die Epithelzellen des Dünndarms.

Gewebliche Reaktion. Es kommt zu sekretorischer Diarrhoe, Zielzellen werden nicht zerstört.

Etablierung. Die Salzsäure des Magens stellt eine wirksame Abwehrschranke dar, denn ein Großteil der säureempfindlichen Choleravibrionen wird durch sie abgetötet. Erst wenn die aufgenommene Erregerzahl 10^4–10^6 beträgt, kommt es zur Infektion. Bei Hypoazidität sinkt die minimale Infektionsdosis auf 10^3–10^4 Erreger ab. Die Erreger, welche die Säurebarriere des Magens überwinden und den oberen Dünndarm erreichen, finden wegen des dort herrschenden alkalischen pH gute Vermehrungsbedingungen vor. Die in den sauren Dickdarm gelangenden Erreger sterben schnell ab.

Adhäsion. Im Dünndarm durchdringen die Choleravibrionen die Schleimschicht über den Darmepithelzellen. Hierbei werden sie durch ihre geißelbedingte Beweglichkeit und die von ihnen produzierte Muzinase unterstützt. Sie heften sich mittels ihrer **Fimbrien** an Rezeptoren der Epithelzellen und produzieren hier das Choleratoxin (◘ Abb. 6.1).

Sekretionsschädigung. Das Choleratoxin bindet sich mit seiner Untereinheit B an die GM1-Rezeptoren der Epithelzelle. Unterstützend wirkt die Neuraminidase, die aus Gangliosiden Neuraminsäure freisetzt, wodurch es zur Freilegung von zusätzlichen Toxinrezeptoren und dadurch zu vermehrter Toxinbindung kommt.

Nach der Bindung der B-Anteile wird die Untereinheit A in die Zelle aufgenommen und dort in die Untereinheiten A1 und A2 gespalten. **A1** setzt ADP-Ribose aus NAD frei und ribosyliert das Regulatorprotein G der Adenylatzyklase (◘ Abb. 6.1). Dieses wird durch die Ribosylierung blockiert und kann die Adenylatzyklase nicht mehr regulieren. So verbleibt die Adenylatzyklase dauernd in aktiviertem Zustand, und es entsteht vermehrt cAMP. Der erhöhte cAMP-Spiegel bedingt, dass Chlorid, Bikarbonat und Kalium vermehrt aus den Krypten der Villi in das Dünndarmlumen sezerniert werden (◘ Abb. 6.1). Außerdem wird die Na^+-Rückresorption an den Spitzen der Villi gehemmt. Den Ionen folgt deren Lösungswasser. Damit strömt innerhalb weniger Stunden ein erhöhtes Flüssigkeitsvolumen aus dem Dünndarm in den Dickdarm, was dessen Rückresorptionsvermögen übersteigt, sodass sich eine Diarrhoe vom **sekretorischen Typ** entwickelt (▶ s. S. 951 ff.).

Sowohl die Dünndarm-Epithelzellen als auch die Endothelzellen der Kapillaren in der Lamina propria bleiben am Leben und zeigen keinerlei histopathologische Veränderungen. Der Intravasalraum und der Extrazellularraum trocknen infolge des Flüssigkeitsverlustes aus; es kommt zu Exsikkose, zum hypotonen **Schock** und ggf. zum Tod des Patienten.

Klinik

Nach einer Inkubationszeit von 2–5 Tagen beginnt die Erkrankung mit Übelkeit und Erbrechen. Es treten »reiswasserartige« Durchfälle auf, d. h. es entleert sich eine leicht getrübte, farblose Flüssigkeit, in der kleine Schleimflocken schwimmen. Die ausgeschiedenen

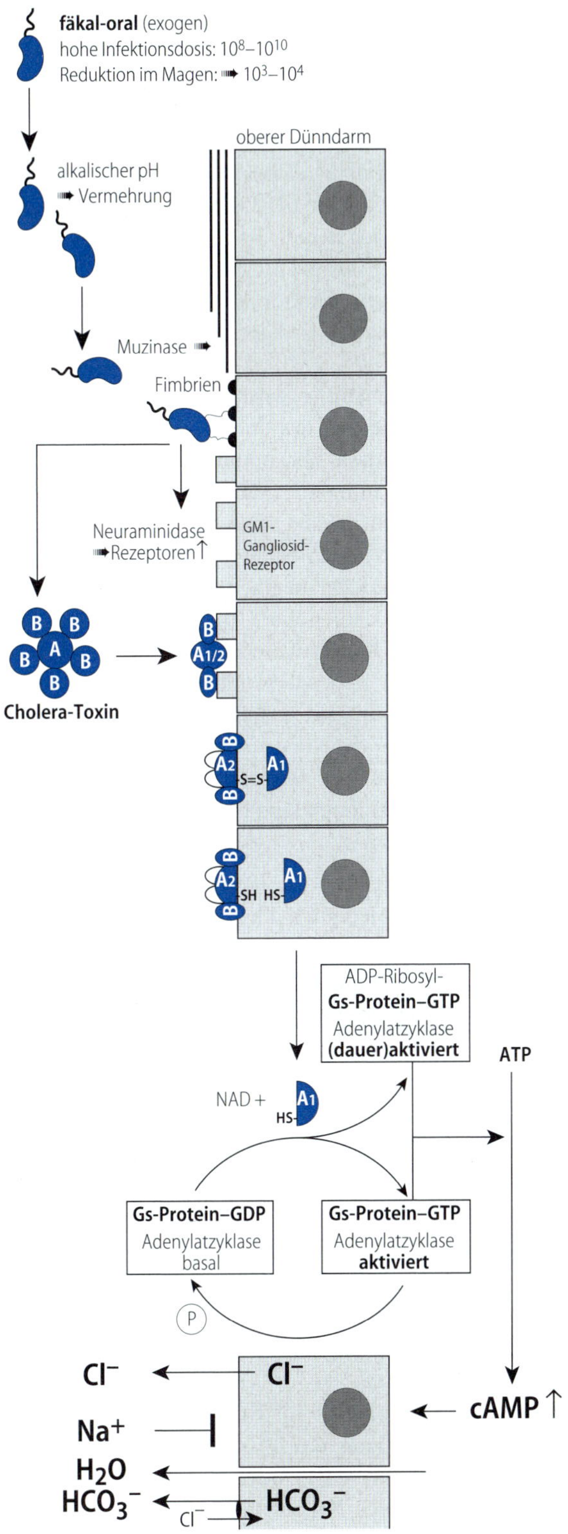

Flüssigkeitsmengen können 25 l/Tag erreichen. Die Folge ist eine Dehydratation mit **Exsikkose** und **Elektrolytverlust**. Heiserkeit ist häufig das erste Symptom der Austrocknung. Es folgen Muskelkrämpfe in den Waden, Oligurie und Kollaps. Der Patient zeigt neben den Zeichen eines extrazellulären Flüssigkeitsdefizits
- Azidose,
- Hyponatriämie,
- Hypokaliämie und
- Hypoglykämie.

Das Blut kann so eingedickt sein, dass kein Serum mehr zu gewinnen ist. In schwersten Fällen kann der Patient schon innerhalb einer Stunde nach Einsetzen der Symptome eine Hypotonie entwickeln und innerhalb von 2–3 Stunden versterben (**Cholera siderans**). Manchmal versterben die Patienten, bevor sich die Diarrhoe entwickelt (**Cholera sicca**).

Bei Infektionen durch Vibrio El Tor verläuft die Cholera abgemildeter als bei der klassischen Cholera. Der Pathomechanismus der durch El Tor erzeugten Cholera ist im Übrigen identisch mit demjenigen der klassischen Cholera.

Die Letalität liegt in unbehandelten Fällen der klassischen Cholera bei 60%, bei der durch V. El Tor verursachten Form bei 15–30%. Adäquate Behandlung senkt die Letalität unter 1%.

Immunität

Es bildet sich eine lokale Immunität aus. Spezifische IgA-Antikörper behindern die Anheftung der Adhäsine in der äußeren Membran der Choleravibrionen an deren Rezeptoren. Andere IgA-Antikörper wiederum hemmen die Bindung des Choleratoxins an seine Rezeptoren.

Im Zuge der Erkrankung treten auch Agglutinine und vibriolytische IgG-Antikörper im Serum auf. Klinisch sind sie ohne Bedeutung, weil die Choleraerreger nicht ins Blut vordringen; wissenschaftsgeschichtlich spielen sie aber eine Rolle, da die Komplementwirkung mit ihrer Hilfe aufgeklärt wurde: Choleravibrionen gehören zu den wenigen Bakterienspezies, die durch Antikörper und Komplement lysiert werden. Richard Friedrich Pfeiffer injizierte 1890 Choleravibrionen in die Peritonealhöhle eines Cholera-immunen Meerschweinchens. Die Vibrionen wurden lysiert. Später erkannte Jules Bordet, dass Antikörper zur Lyse der Choleravibrionen allein nicht ausreichen, sondern dass ein zusätzlicher Faktor erforderlich ist, den er Alexin nannte. Paul Ehrlich prägte hierfür den Begriff Komplement.

Abb. 6.1. Pathogenese der Cholera

Labordiagnose

Der Schwerpunkt der Choleradiagnose liegt in der Mikroskopie des Stuhls und in der Anzucht des Erregers aus dem Stuhl mit nachfolgender Identifizierung mittels spezifischer Anti-O-Antikörper.

Benachrichtigung des Labors. Bei Choleraverdacht ist vom behandelnden Arzt das Labor telefonisch zu benachrichtigen, damit **umgehend** eine Diagnostik in Gang gebracht werden kann.

Cholera-Notfallbesteck. Jedes bakteriologische Labor muss wegen der Möglichkeit der Einschleppung von Cholera jederzeit ein Cholera-Notfallbesteck bereithalten, bestehend aus:
- alkalischem Peptonwasser,
- Thiosulfat-Citrat-Gallensalz-Saccharose-Agar (TCGS) oder Choleramedium,
- polyvalentem Cholera-Anti-O-Antiserum.

Untersuchungsmaterial. Zur bakteriologischen Labordiagnose eignen sich **Stuhl** und **Erbrochenes** sowie **Duodenalsaft**. Diese Materialien sollten nicht später als 24 h nach Krankheitsbeginn entnommen und im bakteriologischen Labor verarbeitet werden.

Transport. Da Choleravibrionen gegen Austrocknung sehr empfindlich sind, muss die entnommene Stuhlprobe in einem Transportmedium ins Labor verbracht werden. Am besten eignet sich dafür das Transportmedium von Cary und Blair.

Mikroskopie. Die mikroskopische Betrachtung des Stuhls ermöglicht eine Verdachtsdiagnose: So enthält im Gegensatz zur Ruhr der Stuhl des Cholerakranken kein Blut und keine polymorphkernigen Granulozyten.

Im **Dunkelfeld** zeigen sich massenhaft kommaförmige exzessiv bewegliche Stäbchen, die einzeln oder in kurzen Ketten angeordnet sind. Auch lassen sich die Erreger im Stuhl mit Fluoreszein-markierten Antikörpern anfärben.

Im **hängenden Tropfen** bietet sich das Bild eines »Schwarms von tanzenden Mücken«. Zugabe von 0:1-spezifischem Antiserum zu einer in Nährbouillon eingerührten Stuhlprobe immobilisiert die Vibrionen; es kann in diesem Fall die Diagnose Cholera als gesichert angesehen werden.

Anzucht. Das Vermehrungsoptimum liegt bei pH 8, üppiges Wachstum erfolgt noch bei pH 9–9,6 und bei Temperaturen zwischen 20 und 40 °C. Bei diesen pH-Werten vermehren sich die meisten anderen Bakterien nicht mehr, auch nicht die Enterobakterien. Dementsprechend benutzt man zur primären Anzüchtung **alkalisches Peptonwasser** von pH 8,6. Dieses trägt nicht nur dem Bedürfnis nach einem hohen pH-Wert, sondern auch der Anspruchslosigkeit der Erreger Rechnung, da ihm hier als Wachstumsfaktor nur Na^+-Ionen angeboten werden. Das Peptonwasser dient als Selektivkulturmedium.

Nach 6 h Bebrütung wird das Peptonwasser auf TCGS-Medium oder auf das Cholera-Medium nach Felsenfeld und Watanabe überimpft und gleichzeitig das vom Patienten stammende Material direkt auf geeigneten Selektivmedien, z. B. TCGS, ausgestrichen.

Zwar vermehren sich Choleravibrionen auch unter anaeroben Bedingungen; in einem sauerstoffreichen Milieu erreichen sie aber höhere Zahlen. Hier entwickelt sich in flüssigen Kulturmedien unmittelbar unter der Oberfläche durch besonders üppiges Wachstum eine sog. **Kahmhaut**. Auf laktosehaltigen Indikatornährböden bilden Choleravibrionen zunächst farblose Kolonien, die sich erst nach längerer Bebrütung leicht rot färben; Choleravibrionen sind also laktosenegativ.

Biochemisch. Mit Hilfe der biochemischen Leistungsprüfung lässt sich lediglich die Gattungsdiagnose »Vibrio« stellen. Die wichtigsten Unterschiede zwischen Vibrionen und Enterobakterien betreffen die bei Vibrionen positive Oxidasereaktion sowie deren Vermögen, Saccharose zu spalten und Ornithin und Lysin zu decarboxylieren.

Serologisch. Der endgültigen Entscheidung, ob es sich um Choleravibrionen handelt, dient die Agglutination gewachsener Erreger durch Antiserum gegen O1 bzw. O139.

Die nicht zur Serogruppe O1 bzw. O139 gehörenden Vibrionen heißen **nichtagglutinierbare Vibrionen (NAG)** oder **Nichtcholeravibrionen**.

Vibrio El Tor. Vibrio El Tor trägt wie Vibrio cholerae das Gruppen-Antigen O1. Er unterscheidet sich von Vibrio cholerae durch die Unempfindlichkeit gegenüber dem Vibrio-cholerae-Phagen IV, durch seine Fähigkeit zur β-Hämolyse und durch die positive Voges-Proskauer-Reaktion.

Therapie

Flüssigkeits- und Elektrolyt-Substitution. An erster Stelle in der Therapie der Cholera steht der rasche Ersatz der verlorenen Flüssigkeit und Elektrolyte sowie von Glukose durch i.v.-Infusion. Für die Therapie in Endemiegebieten hat die WHO eine **oral** zu verabreichende wässrige Salz- und Glukoselösung entwickelt (»Salzstangen und Coca Cola«, engl. „BRAT für Banane, Reis, Apfelmus und Toast"):

- Glukose: 20,0 g/l
- Na^+-Bikarbonat: 2,5 g/l
- Na^+-Chlorid: 3,5 g/l
- K^+-Chlorid: 1,5 g/l.

Mit dieser Lösung ist es möglich, Flüssigkeits- und Glukoseverluste durch den Dünndarm auszugleichen, nachdem zunächst der hypovolämische Schock durch intravenöse Flüssigkeitsgabe ausgeglichen worden ist. Durch adäquate Behandlung sinkt die Letalität von 60% auf unter 1% ab.

Antibiotische Therapie. Zusätzlich zur Substitutionstherapie gibt man Tetrazyklin oder Ciprofloxacin. Die antibiotische Therapie eliminiert zwar die Bakterien aus dem Darm, sie ersetzt jedoch **nicht** die Substitutionstherapie.

Prävention

Seuchenhygienische Maßnahmen. Vorbeugend sind Feststellung der Infektionsquelle, d. h. Quellenerfassung und Quellensanierung. V. a. gilt es zu verhindern, dass vibrionenhaltige Ausscheidungen von Patienten in das Trinkwasser gelangen. Patienten und Ausscheider müssen isoliert und gegebenenfalls hospitalisiert, ihre Ausscheidungen desinfiziert werden. Die Gefahr der Erregeremission gilt bei einem Träger oder einem Kranken erst dann als beseitigt, wenn drei bakteriologische Stuhluntersuchungen, im Abstand von je 24 h durchgeführt, negativ ausfallen.

Die Cholera gehört zu den drei **Quarantänekrankheiten** der WHO (Cholera, Pest, Gelbfieber). Die Quarantäne ist bei Verdacht auf Cholera auf fünf Tage festgesetzt.

Schutzimpfung. Eine Vakzine aus abgetöteten Choleravibrionen verleiht einen auf 3–6 Monate begrenzten Schutz, wobei die Schutzrate nur bei ca. 50% bis 60% liegt. Eine Antitoxin-induzierende Vakzine existiert nicht. Die besser verträgliche Lebendschluckimpfung ist in Deutschland nicht zugelassen.

Meldepflicht. Cholera ist bei Verdacht, Erkrankung und Tod namentlich zu melden (§ 6 IfSG), ebenso der direkte oder indirekte Nachweis von Vibrio cholerae O1 und O139 (§ 7 IfSG).

6.2 Nichtagglutinierbare (Non-Cholera-)Vibrionen

Die durch Antiserum gegen O1 bzw. O139 nichtagglutinierbaren Vibrionen (NAG-Vibrionen) oder Non-Cholera-Vibrionen (NC-Vibrionen) kommen in Oberflächenwässern vor und wurden bis vor etwa 20 Jahren als harmlos angesehen. Gelegentlich können sie ein choleraähnliches Krankheitsbild verursachen.

6.2.1 Vibrio parahaemolyticus

Die Spezies V. parahaemolyticus ist ein häufiger Erreger von akuten Gastroenteritiden in Japan (»Salmonelle Japans«). V. parahaemolyticus gelangt mit rohen Meeresfischen und Muscheln in den Darm. Dort dringt er in das Kolonepithel ein. Die Krankheit dauert in der Regel drei Tage an. V. parahaemolyticus ist ein »Fischkeim«, d. h. bei Japanern mit Gastroenteritis zunächst an V. parahaemolyticus denken!

Auch in anderen Teilen der Welt sind Gastroenteritiden durch V. parahaemolyticus im Zusammenhang mit der Aufnahme von Meerestieren beschrieben worden.

6.2.2 Vibrio vulnificus

V. vulnificus kommt selten auch in Mitteleuropa während der Sommermonate in Süß- und Brackwasser vor, wenn die Wassertemperatur mindestens 20 °C beträgt. Der Keim befällt meist immunsupprimierte Patienten, wo er nach Aufnahme über kleine Hautwunden schwere septische Infektionen verursachen kann.

6.3 Aeromonas

Aeromonas. Aeromonasarten bilden eine Gattung gramnegativer, beweglicher Stäbchen mit einer einzigen polaren Geißel. Sie sind fakultativ anaerob, d. h. sie metabolisieren Glukose respiratorisch und fermentativ und besitzen das Enzym Oxidase.

Von den drei bekannten Aeromonas-Arten kann *Aeromonas hydrophila* beim Menschen Durchfallerkrankungen hervorrufen, die auf die Wirkung eines Enterotoxins zurückgehen. Das Toxin ist mit dem Choleratoxin serologisch verwandt; es wird durch cholera-spezifisches Antitoxin neutralisiert. Gelegentlich verursacht Aeromonas hydrophila Sepsis, Osteomyelitis, Harnwegsinfektionen, Hautgeschwüre und eine rasch progrediente Myonekrose.

In Kürze

Vibrionen, Aeromonas

1. Vibrionen:

Bakteriologie. Gramnegative, kommaförmige Stäbchen; schnell beweglich; unipolar begeißelt. Alkalisches, sauerstoffreiches Milieu. Exotoxinbildner.

Vorkommen. Durch Kontamination mit Stuhl in Süßwasser und salzhaltigem Brackwasser.

Resistenz gegen äußere Einflüsse. Überlebenszeit außerhalb des Dünndarms 4–7 Tage. Gegenüber sauren pH-Werten und Gallensalzen empfindlich.

Epidemiologie. Reservoir: Algen, Muscheln und Plankton. Wirt: Für V. cholerae nur der Mensch. Wandel der Biotypen: V. El Tor verdrängt V. cholerae. Neue Epidemie durch V. cholerae non O1, Serogruppe O139.

Übertragung. Fäkal kontaminiertes Wasser oder verunreinigte Lebensmittel.

Pathogenese. Orale Aufnahme von mindestens 10^4–10^6 Erregern → Anheftung an Epithelzellen → Produktion des Choleratoxins → Anstieg intrazellulärer cAMP-Spiegel durch Blockade des G-Regulatorproteins der Adenylatzyklase → isotonischer Flüssigkeitsverlust → hypovolämischer Schock.

Zielgewebe. Dünndarmepithelien.

Klinik. Kurze Inkubationszeit. Massiver Flüssigkeitsverlust durch Reiswasser-Stühle.

Pathomechanismen. Produktion einer schleimauflösenden Neuraminidase, Adhärenzfaktoren und Produktion von Enterotoxin.

Labordiagnose. Untersuchungsmaterial: Stuhl und Erbrochenes. Nachweis: Mikroskopisch im Dunkelfeldpräparat (»Mückenschwarm«). Anzucht auf Selektivnährböden (Cholera-Notfallbesteck). Identifikation: Serologisch durch Agglutination mit polyvalentem Cholera-Anti-O1-Antiserum, biochemische Leistungsprüfung.

Therapie. Substitution von Flüssigkeit, Glukose und Elektrolyten (»Salzstangen und Coca-Cola«). Zusätzlich Elimination des Erregers durch Antibiotikagabe: Tetrazyklin oder Ciprofloxacin.

Immunität. Lokalinfektion des Dünndarms; Abwehr hauptsächlich getragen von IgA-Antikörpern. Diese verhindern die Adhärenz des Erregers und die Andockung des Toxins an die Zellmembran.

Prävention. Seuchenhygienische Maßnahmen: Trinkwasser abkochen; Abwassersanierung. Erfassen der Infektionsquellen. Quarantäne.

Vakzination. Vakzine mit abgetöteten Choleravibrionen verleiht einen 50–60%-igen Schutz für 3–6 Monate. Lebendvakzine in Deutschland nicht zugelassen.

Meldepflicht. Verdacht, Erkrankung und Tod, direkte und indirekte Erregernachweise; namentlich. WHO-Quarantänekrankheit.

2. Aeromonas: Durchfallerreger über Toxinwirkung.

Nichtfermentierende Bakterien (Nonfermenter): Pseudomonas, Burkholderia, Stenotrophomonas, Acinetobacter

K. Vogt, H. Hahn, K. Miksits

Tabelle 7.1. Pseudomonas: Gattungsmerkmale

Merkmal	Merkmalsausprägung
Gramfärbung	gramnegative Stäbchen
aerob/anaerob	obligat aerob
Kohlenhydratverwertung	oxidativ
Sporenbildung	nein
Beweglichkeit	ja
Katalase	positiv
Oxidase	positiv
Besonderheiten	einige Arten: Pigmentbildung

Tabelle 7.2. Nonfermenter: Arten und Krankheiten

Arten	Krankheiten
P. aeruginosa	Endokarditis, Pneumonien, bes. bei Mukoviszidose, Sepsis, Meningitis, Otitis externa, Keratitis, Endophthalmitis, Wundinfektionen, Harnwegsinfektionen, Hautinfektionen
P. fluorescens	nosokomiale Infektionen
P. putida	nosokomiale Infektionen
P. stutzeri	nosokomiale Infektionen
Burkholderia (B.) cepacia	Pneumonien, Sepsis, Infektionen bei Mukoviszidose
B. pseudomallei	Melioidose
B. mallei	Rotz
Brevundimonas vesicularis	nosokomiale Infektionen
Delftia acidovorans	nosokomiale Infektionen
Shewanella putrefaciens	Sepsis, Wundinfektionen
Sphingomonas paucimobilis	Sepsis
Stenotrophomonas maltophilia	Pneumonien, Sepsis
Acinetobacter (A.) baumannii	nosokomiale Infektionen
A. calcoaceticus	nosokomiale Infektionen
A. lwoffii	nosokomiale Infektionen
A. haemolyticus	nosokomiale Infektionen
A. junii	nosokomiale Infektionen
A. johnsonii	nosokomiale Infektionen

Einleitung

Nonfermenter sind Bakterien, die nicht in der Lage sind, Kohlenhydrate fermentativ abzubauen – die medizinisch bedeutsamste Spezies ist Pseudomonas (P.) aeruginosa (◘ Tabelle 7.1).

Allen Vertretern gemeinsam sind ihre Anspruchslosigkeit und hohe Umweltresistenz, die zu einer weiten Verbreitung besonders in Feuchträumen führt (»Pfützenkeim«).

Dadurch sind diese Nonfermenter – v. a. P. aeruginosa – als Erreger nosokomialer Infektionen gefürchtet (◘ Tabelle 7.2).

7.1 Pseudomonas aeruginosa

Steckbrief

P. aeruginosa ist eine Spezies obligat aerober, oxidasepositiver, gramnegativer Stäbchen aus der Familie der Pseudomonaden (◨ Tabelle 7.1). Charakteristisch sind seine Anspruchslosigkeit und seine ausgeprägte Antibiotikaresistenz. P. aeruginosa verursacht eitrige und invasive Lokalinfektionen, die septisch generalisieren können. Als opportunistischer Krankheitserreger besitzt er große Bedeutung im Krankenhausbereich und ist als Erreger nosokomialer Infektionen gefürchtet.

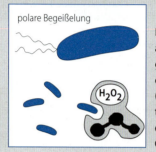

Pseudomonas aeruginosa gramnegative Stäbchen in Eiter (blaugrün durch bakterielle Farbstoffe), entdeckt 1882 von Gessard

7.1.1 Beschreibung

Aufbau

Wie andere gramnegative Stäbchen besitzt P. aeruginosa in der äußeren Membran Lipopolysaccharide. Der Erreger ist polar begeißelt und trägt **Fimbrien, die als Adhäsine wirken**.

Extrazelluläre Produkte

Alginat. P. aeruginosa produziert Alginat, ein Polymer aus Mannuron- und Guluronsäure. Dies bildet eine Schleimschicht um die Bakterien und kann sich zu einem Biofilm auf Oberflächen ausdehnen. Es inhibiert die Phagozytose und bewirkt eine Aktivitätssteigerung der Neutrophilen-Elastase.

Pigmente. Die meisten P.-aeruginosa-Stämme bilden Pigmente: Häufig die gelbgrünen **Pyoverdine** (Fluoreszeine) und die blaugrünen **Pyocyanine**, selten die rötlichen Pyorubine und die bräunlichen Pyomelanine. Diese Pigmente führen zu der typischen grünlichen Eiterfarbe, der der Erreger seinen Namen verdankt (aerugo, lat. Grünspan; früher Bacillus pyocyaneus). Sie werden auch von anderen Pseudomonasarten gebildet.

Duftstoff. Charakteristisch ist auch die Bildung eines Duftstoffes, des **o-Aminoacetophenons**. Die Kulturen weisen einen süßlich-aromatischen Geruch auf, der an Lindenblüten erinnert und P. aeruginosa vom Geruch der Enterobakterien deutlich unterscheidet.

Hämolysine. P. aeruginosa produziert die Phospholipase C und ein hitzestabiles Rhamnolipid. Beide Substanzen wirken auf Schafblutagar als Hämolysine.

Proteasen. P. aeruginosa bildet eine Reihe von Proteasen, darunter eine Elastase und die alkalische Protease. Die elastolytische Aktivität wird durch zwei Enzyme vermittelt: LasB, eine Zink-Metalloprotease, die auch Elastin spalten kann, und die Serinprotease LasA, die Elastin so verändert, dass LasB besser wirkt. Die Proteasen inaktivieren IFN-γ und TNF-α.

Exotoxin A. Das Exotoxin A ist wahrscheinlich der wichtigste **Virulenzfaktor** von P. aeruginosa. Es bewirkt wie Diphtherietoxin (▶ s. S. 329) eine Hemmung der Proteinbiosynthese durch ADP-Ribosylierung des Elongationsfaktors 2 (EF-2), wird aber von anderen Rezeptoren als denen für das Diphtherietoxin erkannt.

Exoenzym S. Dieses Enzym ist eine ADP-Ribosyltransferase, die die Virulenz des Erregers steigert. Exotoxin A und Exotoxin S sind AB-Toxine.

Resistenz gegen äußere Einflüsse

Pseudomonaden gehören zu den widerstandsfähigsten und anspruchslosesten Bakterien überhaupt. Diese Eigenschaften sichern ihnen in nahezu jeder Umgebung eine Überlebenschance. Dementsprechend ist P. aeruginosa weit verbreitet.

Gegen P. aeruginosa sind auch einige Desinfektionsmittel, wie z. B. Glutaraldehyd oder quarternäre Ammoniumverbindungen, nicht ausreichend wirksam. Auch in trockenem Milieu weist P. aeruginosa eine beträchtliche Überlebensfähigkeit auf. Darüber hinaus ist der Erreger gegen viele gebräuchliche Antibiotika resistent.

Vorkommen

Als typischer »**Nass- oder Pfützenkeim**« findet sich P. aeruginosa an feuchten Stellen, an denen organische Substanz vorkommt, auch wenn diese nur in Spuren vorhanden ist.

Typische Standorte von P. aeruginosa sind Waschbecken, Luftbefeuchter, Schläuche von Beatmungs-

und Inhalationsgeräten, Baby-Inkubatoren, Desinfektionsmittel, aber auch Blumenvasen, Seifen, Waschlappen, Salben, Kosmetika und Flüssigkeiten zum Aufbewahren von Kontaktlinsen. Sogar in destilliertem Wasser gedeiht P. aeruginosa, sofern es Spuren von organischen Substanzen enthält.

Im **Krankenhaus** steigt die Zahl der Patienten, die von P. aeruginosa kolonisiert werden, parallel zu der Dauer des Aufenthaltes. P. aeruginosa besiedelt bei Patienten und Personal besonders häufig die Haut der Axilla, der Leistenbeuge, des Perineums und des äußeren Ohrs, bei Intensivpatienten auch oft den oberen Respirationstrakt.

7.1.2 Rolle als Krankheitserreger

Epidemiologie

P. aeruginosa ist als **Hospitalismuserreger** zu einem der meistisolierten Erreger von nosokomialen Infektionen geworden. In den USA gehen 11% aller Krankenhausinfektionen auf P. aeruginosa zurück: P. aeruginosa verursacht 17% der Pneumonien, 11% der Harnwegsinfektionen und 8% der chirurgischen Infektionen. Die **Sepsis** durch P. aeruginosa ist mit der höchsten Letalität unter allen Sepsisformen belastet.

P.-aeruginosa-Infektionen entwickeln sich vorwiegend bei **abwehrgeschwächten Patienten**. Die Fälle häufen sich dementsprechend auf Intensivstationen, in Verbrennungszentren und onkologischen Kliniken. Auch **Drogenabhängige** gehören zur typischen Risikogruppe für Pseudomonas-Infektionen.

Übertragung

Iatrogen. Erregerquellen sind intravenös oder intrathekal applizierte Flüssigkeiten, Wundspülungen oder Aerosole aus medizinischen Geräten wie Beatmungsgeräten, Absauganlagen, Inkubatoren, Luftbefeuchtern und Inhalatoren.

Patient zu Patient. Diese Form der Übertragung findet v. a. auf Verbrennungs-, Intensivstationen oder in hämatologischen Abteilungen statt. Die Übertragung erfolgt häufig durch die Hände des Pflegepersonals oder durch gemeinsam benutzte Geräte, Toiletten oder Waschbecken.

Nahrungsaufnahme. Sporadische Infektionen in Krankenhäusern beginnen häufig damit, dass P. aeruginosa mit der Nahrung aufgenommen wird, den Darm besiedelt und von dort aus in den Organismus gelangt.

Endogen. Die Infektionen nehmen entweder vom Respirationstrakt, insbesondere bei langzeitbeatmeten Patienten auf Intensivstationen, oder von der Haut ihren Ausgang.

Pathogenese

Disponierende Faktoren. Abwehrgeschwächte Patienten, insbesondere hämatologische, onkologische und Verbrennungspatienten, haben ein hohes Risiko für P.-aeruginosa-Infektionen. Die Abwehrschwäche kann darin bestehen, dass die Kontinuität der Haut oder Schleimhäute unterbrochen ist, oder sie ist durch Neutropenie, Hypogammaglobulinämie, Komplementdefizienz oder eine medikamentöse Immunsuppression bedingt. Auch Früh- oder Neugeborene sind immungeschwächt und deshalb für Infektionen durch P. aeruginosa prädisponiert.

Die Pathogenität von P. aeruginosa beruht auf dem Zusammenwirken einer Reihe von Virulenzfaktoren (◘ Abb. 7.1).

Adhäsion. **Fimbrien** vermitteln die Adhäsion von P. aeruginosa an Zielzellen. Eine Vorschädigung der Zielzellen, z. B. durch Virusinfektionen oder durch Instrumentation, erleichtert die Adhäsion.

Invasion und Gewebeschädigung. **Elastase** (LasA/LasB) und **alkalische Protease** erleichtern die Invasion. Diese Enzyme bringen die interzellulären Verbindungen des Zielorgans im Wirtsorganismus zur Auflösung; sie zerstören Haut-, Lungen- und Kornealgewebe. Vermutlich sind sie auch dafür verantwortlich, dass beim Ecthyma gangraenosum die elastische Lamina der Blutgefäße zerstört wird. Die Wirkung der von P. aeruginosa gebildeten Hämolysine, insbesondere der **Phospholipase C**, unterstützt die Wirkung der Proteasen. Pyocyanin kann als Phenazinderivat die Umwandlung von Sauerstoff in Superoxid und Peroxid katalysieren. Das Pseudomonas-Siderophor Pyochelin bindet Eisen, welches an der Umwandlung von Superoxiden und Peroxiden in Hydroxylradikale beteiligt ist. Durch diese können Endothelien geschädigt werden.

Die Hämolysine spalten Lipide und Lecithin und zerstören auf diese Weise die Zellen. Durch Schädigung

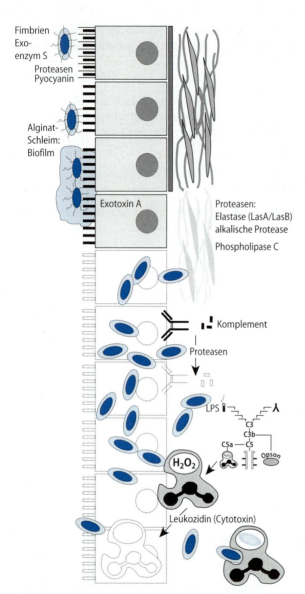

◘ Abb. 7.1. Pathogenese der P.-aeruginosa-Infektion

von polymorphkernigen Granulozyten wird die Phagozytose erschwert.

Das Endotoxin von P. aeruginosa hat die gleiche Wirkung wie dasjenige von anderen gramnegativen Bakterien: Fieber, Akut-Phase-Reaktion, Hypotonie, Oligurie, Leukopenie und disseminierte Koagulopathie, septischer Schock (▶ s. S. 29 ff.).

Exotoxin A wirkt bei der lokalen Gewebeschädigung mit; hierdurch entstehen Hautnekrose, Keratitis, Perforation der Kornea und Schäden im Lungengewebe. Möglicherweise löst das Exotoxin A auch systemische Wirkungen aus: So ist bei Sepsispatienten die Überlebensrate höher, wenn sie hohe Antikörpertiter gegen Exotoxin A besitzen.

Elastase zerstört IgG und Komplement; die Glykokalix erschwert die Phagozytose. Exoenzym S beeinträchtigt die lokale Wirtsabwehr.

Klinik

Respirationstraktsinfektionen. Die P.-aeruginosa-Infektionen des Respirationstrakts sind folgenschwer; sie entstehen nach Aspiration aus dem sekundär besiedelten Pharynx. Häufig entwickeln sich **Pneumonien**, die in eine Sepsis übergehen können. Diese Form findet sich häufig bei hämatologisch-onkologischen Patienten sowie bei Patienten unter zytostatischer Behandlung. Sie endet fast immer tödlich. Bei **Mukoviszidose-Patienten** ist der Sekretabfluss aus der Lunge wegen der abnormalen Zusammensetzung des Schleims gestört. Daher erkranken sie besonders häufig an P.-aeruginosa-Infektionen. Die Prävalenz der Pseudomonasbesiedlung ist bei diesen Patienten 82%.

Harnwegsinfektionen. P. aeruginosa ist der dritthäufigste Erreger nosokomialer Harnwegsinfektionen bei Patienten, die Dauerkatheter tragen oder eine urologische Operation bzw. eine Nierentransplantation hinter sich haben. Von den Harnwegen aus kann sich die gefürchtete **Urosepsis** entwickeln.

Hautinfektionen. Bei Patienten mit großflächigen Hautdefekten (Ulcera cruris, Defekte nach Brandverletzungen) entwickeln sich häufig eitrige Pseudomonas-Infektionen. Charakteristisch ist der **blaugrüne Eiter**. Von den Infektionen der Haut kann eine Sepsis ihren Ursprung nehmen.

Ecthyma gangraenosum. Vornehmlich bei Patienten mit alteriertem Immunsystem findet sich das Ecthyma gangraenosum, ein scharfrandig begrenztes Ulkus.

Früh- und Neugeboreneninfektionen. Hier manifestiert sich eine nosokomiale P.-aeruginosa-Infektion als Sepsis, Meningitis, Nabelinfektion oder als nekrotisierende Bronchitis bzw. Pneumonie.

Auch eine Enterokolitis kann durch P. aeruginosa verursacht werden. Diese entsteht aufgrund einer massiven pathologischen Besiedlung des Darmes.

Augeninfektionen. P. aeruginosa kann oberflächliche Infektionen der Kornea verursachen. Besonders gefährdet sind Kontaktlinsenträger. Die Infektion geht häufig auf die Kontamination der Aufbewahrungsflüssigkeit und auf minimale Hornhauterosionen zurück. Eine Keratitis durch P. aeruginosa kann nach Ulkusbildung und Perforation der Hornhaut in eine Endophthalmitis übergehen, die selbst unter antibiotischer Therapie zum Verlust des Auges führt.

Otitis. Die akute Otitis externa wird fast ausschließlich durch P. aeruginosa verursacht. Der Erreger wird dabei durch längeren Kontakt mit kontaminiertem Wasser, z. B. im Whirlpool, erworben (»Schwimmer-Ohr«).

Bei älteren Diabetikern kann P. aeruginosa eine progressive Otitis externa hervorrufen; sie breitet sich in das Mastoid, die Schädelbasis und an den Hirnnerven entlang aus. Die Erkrankung verläuft meist tödlich.

Des Weiteren ist P. aeruginosa der häufigste bakterielle Erreger der chronischen Otitis media. Hier findet er sich oft mit Proteus sp. oder Anaerobiern im Rahmen bakterieller Mischinfektionen vergesellschaftet.

Sepsis. Die P.-aeruginosa-Sepsis entsteht meist endogen. Sie unterscheidet sich in ihrem pathophysiologischen Ablauf nicht von der Sepsis durch andere gramnegative Bakterien. Sie ist die dritthäufigste Form der Sepsis durch gramnegative Bakterien, steht jedoch bezüglich der Letalität an erster Stelle. Als Ausgangsherde kommen Pseudomonas-Infektionen des Urogenitalsystems, der Haut, insbesondere bei Verbrennungspatienten und bei solchen mit Ulcera cruris oder der Atemwege in Betracht.

Immunität

Pseudomonas aeruginosa gehört zu den **extrazellulären Bakterien**, d.h. die Infektionen sind durch Eiterbildung charakterisiert, die Phagozytose wird durch Antikörper gegen Oberflächenantigene und durch Komplement verbessert. Eine Schutzwirkung von Antikörpern gegen das Exotoxin A wird angenommen.

Labordiagnose

Der Schwerpunkt der Labordiagnose liegt in der Anzucht des Erregers.

Untersuchungsmaterialien. Geeignete Patientenmaterialien sind Eiter, Haut-, Augen-, Ohrabstriche, Trachealabsaugungen und Blut.

Anzucht. Diese Materialien werden auf Blut- und MacConkey-Agar sowie in flüssige Kulturmedien verimpft.

Differenzierung. Die Diagnose »P. aeruginosa« ist durch die typische Pigmentbildung und den charakteristischen Geruch eine Anhiebsdiagnose, die im Routinelabor durch den positiven Oxidasetest und das typische Antibiogramm bestätigt wird.

Therapie

Antibiotikaempfindlichkeit. Die meisten Stämme von P. aeruginosa sind gegenüber Aminoglykosiden (Gentamicin, Tobramycin, Netilmicin, Amikacin) sowie gegenüber Chinolonen empfindlich. Unter den β-Laktamantibiotika sind nur Azlocillin, Piperacillin, Cefsulodin und Ceftazidim sowie die Carbapeneme wirksam. Die Resistenz von P. aeruginosa gegenüber den übrigen β-Laktamantibiotika beruht auf konstitutiver β-Laktamase-Bildung.

Therapeutisches Vorgehen. Zur Therapie lebensbedrohlicher Infektionen, bei denen P. aeruginosa als Erreger vermutet wird, sollte nach den Empfehlungen der PEG entweder mit Piperacillin/Tazobactam, Ceftazidim plus Aminoglykosid, Carbapenem oder Ciprofloxacin behandelt werden. Bei bekannter Pseudomonas-Infektion kommen die Kombinationen Piperacillin plus Aminoglykosid oder Ceftazidim plus Aminoglykosid zum Einsatz. Die Kombinationstherapie minimiert die Resistenzbildung. In Einzelfällen kann hier auch Ciprofloxacin gegeben werden.

Bei langzeitbeatmeten Patienten gelingt die Elimination von P. aeruginosa meist nicht, sodass mit einem β-Laktam-Antibiotikum die Erregermenge lediglich reduziert wird. Besiedelte Mukoviszidosepatienten erhalten Ciprofloxacin oral. Lokale Antibiotika versagen in der Regel bei Haut- und Ohrinfektionen, sodass auch hier eine orale Ciprofloxacintherapie häufig erfolgreich ist.

Prävention

Allgemeine Maßnahmen. An erster Stelle steht die strikte Einhaltung von Hygienevorschriften in Klinikbereichen mit gefährdeten Patienten. Schläuche, Katheter und Instrumente müssen sorgfältig desinfiziert werden. Eine besondere Bedeutung kommt der Achtsamkeit des Personals zu, da dieses als Überträger in erster Linie in Betracht kommt.

Schutzimpfung. Eine Vakzine für die **aktive Schutzimpfung** gegen P.-aeruginosa-Infektionen aus abgetöteten Bakterien verschiedener Serotypen ist in Erprobung. Bei Verbrennungspatienten hat sie sich klinisch bewährt.

Versuche mit einem **Toxoidpräparat** aus dem Exotoxin A haben ebenfalls erfolgversprechende Ergebnisse erbracht.

Eine **passive Immunisierung** lässt sich mit Sammel-Immunglobulinen von solchen Individuen durchführen, die mit P.-aeruginosa-Vakzine hyperimmunisiert worden sind.

7.2 Burkholderia

Wie Pseudomonas aeruginosa sind Burkholderiaarten gramnegative Stäbchen, die nicht zur Fermentation von Kohlenhydraten befähigt sind: Nonfermenter (◘ Tabelle 7.2).

Burkholderia (B.) cepacia. Der ubiquitär vorkommende Erreger der Zwiebelfäule ist in den letzten Jahren als einer der Haupterreger bei Patienten mit **Mukoviszidose** (zystischer Fibrose) erkannt worden. B. cepacia ist auch als nosokomialer Erreger beschrieben. Typische Infektionsquellen hierbei sind kontaminierte Geräte, Medikamente und v.a. Desinfektionsmittel. Letztere können sog. Pseudobakteriämien bedingen, wenn der wenig virulente Desinfektionsmittelkontaminant bei der Entnahme in Blutkulturen gelangt; ein solcher Verdacht ergibt sich, wenn B. cepacia bei verschiedenen nicht disponierten Patienten auf derselben Station isoliert wird.

Die Übertragung erfolgt aerogen, wobei andere kolonisierte Mukoviszidosepatienten und kontaminierte Vernebler wichtige Erregerquellen darstellen.

B. cepacia besiedelt den Respirationstrakt und führt zu einer erheblich gesteigerten Letalität. Mittels Pili und anderer Oberflächenmoleküle adhäriert der Erreger an den Respirationstraktsschleim und an Respirationsepithelzellen. Er dringt in letztere ein und vermehrt sich intrazellulär im Phagosom, eine Phagolysosombildung wird nicht beobachtet.

Klinisch zeichnet sich die Infektion durch hohes Fieber und fortschreitendes Lungenversagen aus, eine hämatogene Ausbreitung wird häufig beobachtet.

Der Erregernachweis erfolgt durch Anzucht aus Respirationstraktssekret, die Identifizierung durch biochemische Leistungsprüfung. Aus infektionsepidemiologischen Gründen sollte ein Nachweis bei hospitalisierten Patienten versucht werden.

B. cepacia zeichnet sich durch eine ausgedehnte Resistenz gegen Antibiotika aus. Selbst in vitro wirksame Ureidopenicilline und Drittgenerationscephalosporine versagen in der therapeutischen Anwendung bei Mukoviszidosepatienten. Eine Erregerelimination aus dem Respirationstrakt gelingt praktisch nicht. Die wichtigste Maßnahme ist eine konsequente Bronchialtoilette. Therapieversuche mit Chloramphenicol, Tetrazyklinen oder Polymyxin B (lokal) können erwogen werden.

Im Krankenhaus müssen mit B. cepacia kolonisierte Mukoviszidosepatienten unbedingt von nicht kolonisierten isoliert werden, um deren Besiedlung zu verhindern.

Burkholderia pseudomallei. Dieser obligat pathogene Erreger ruft die **Melioidose**, eine Krankheit tropischer und subtropischer Regionen, hervor, die auch in gemäßigten Regionen beobachtet werden kann, durch Reaktivierung des Erregers sogar noch Jahre nach der Übertragung.

Der Erreger wird aerogen oder durch Schmierinfektion übertragen. Durch die Produktion von Exotoxin und einer nekrotisierenden Protease verursacht er meist multiple granulomatöse oder abszessartige Läsionen in Organen mit retikuloendothelialem Gewebe (Lunge, Leber, Milz, Lymphknoten) sowie in Haut, Weichteilen und Knochen.

Die Krankheit kann asymptomatisch verlaufen, aber auch als fulminant verlaufende Sepsis mit sehr hoher Letalität (90%). Typischerweise manifestiert sich die Melioidose als fieberhafte Pneumonie mit Kavernenbildung. Diffenzialdiagnostisch ist an Tuberkulose, Mykosen und Pest zu denken.

Der Erreger lässt sich auf üblichen Kulturmedien anzüchten und biochemisch identifizieren; im mikroskopischen Präparat (Methylenblau-, Wright-Färbung) zeigt der Erreger eine charakteristische bipolare Anfärbung (Sicherheitsnadel), ähnlich wie Y. pestis. Unterstützend kann der Antikörpertiteranstieg in Speziallabors bestimmt werden.

Als Therapie der Wahl, insbesondere bei schweren Verlaufsformen, wird eine Kombination aus Ceftazidim und Cotrimoxazol über zwei Wochen, danach eine orale Weiterbehandlung mit Cotrimoxazol für mindestens sechs Monate empfohlen.

Burkholderia mallei. Dies ist der Erreger des Rotz, einer Erkrankung von Pferden und Mulis, die beim Menschen in der westlichen Hemisphäre seit Jahrzehnten nicht mehr vorgekommen ist. B. mallei ist unbeweglich. Pathogenetisch wirksam ist das Endotoxin Mallein.

Burkholderia als Biowaffe. B. mallei und pseudomallei fallen in die Kategorie B der CDC-Einteilung potentieller humanpathogener Biowaffenerreger.

7.3 Stenotrophomonas maltophilia

Ebenfalls ein Nonfermenter, ruft dieser Erreger nosokomiale Infektionen hervor (Tabelle 7.2, ▶ s. S. 279). Insbesondere auf Intensivstationen wird er durch die Antibiotikatherapie mit Carbapenemen (Imipenem) selektioniert, denn gegen diese Antibiotika ist der Erreger primär resistent. Stenotrophomonas maltophilia verursacht dann schwer therapierbare Infektionen des Respirationstrakts, der Harnwege und von Wunden. Die Diagnose erfolgt durch Anzucht und biochemische Identifizierung. Die Therapie muss nach Antibiogramm erfolgen, meist sind Ceftazidin oder Cotrimoxazol wirksam.

7.4 Acinetobacter

Acinetobacter (A.) sind unbewegliche gramnegative nichtfermentierende Stäbchen. Die Spezies A. calcoaceticus und A. baumannii besitzen die größte medizinische Bedeutung (Tabelle 7.2, ▶ s. S. 279).

Acinetobacter verursacht ambulante und nosokomiale Pneumonien, v.a. bei beatmeten Intensivpatienten. Weitere Erkrankungen sind Sepsis, Urogenitaltrakts-, Weichteil-, Augen- und intrakranielle Infektionen. Die Diagnose wird durch Anzucht und biochemische Identifizierung gestellt und ist zur Abgrenzung saprophytärer Arten anzustreben. Die Einordnung eines Isolats als Erreger oder als Kolonisationskeim kann schwierig sein.

Die Therapie wird durch die breite Antibiotikaresistenz erschwert und sollte daher nach Antibiogramm durchgeführt werden. Während Penicilline und Cephalosporine meist unwirksam sind, ist mit Imipenem oder Aminopenicillin-β-Laktamaseinhibitor-Kombinationen ein Therapieerfolg zu erwarten.

In Kürze

Pseudomonas, Burkholderia, Stenotrophomonas, Acinetobacter

Pseudomonas

Bakteriologie. Gramnegatives Stäbchen, obligat aerob, oxidasepositiv, Pigmentbildung, typischer Geruch, sehr anspruchslos.

Vorkommen. Ubiquitär, v.a. in feuchter Umgebung (Waschbecken, Schwimmbad).

Resistenz. Hohe Resistenz gegen äußere Einflüsse.

Epidemiologie. Hospitalismus! Nosokomiale Infektionen.

Pathogenese. Fakultativ pathogener Erreger von nosokomial erworbenen Infektionen.

Zielgruppe. Immunsupprimierte, v.a. Verbrennungspatienten, Dauerbeatmete, Katheterträger; Kontaktlinsenträger.

Krankheiten. Eiterungen der Haut, Atemwegsinfektionen, Harnwegsinfektionen, Otitis externa, Ecthyma gangraenosum, Sepsis, Keratitis, Ulcus corneae.

Pathomechanismus. *Invasivität:* Elastase, Protease, Hämolysin (Phospholipase C). *Toxizität:* Exotoxin A (Zellschädigung), Endotoxin (Schock).

Immunität. Keine.

Labordiagnose. Erregernachweis.

Therapie. Resistent gegen viele gängige Antibiotika, empfindlich gegen Piperacillin, Azlocillin, Ceftazidim, Aminoglykoside, Imipenem, Chinolone.

Prävention. Schutzimpfung im Versuchsstadium (nur für ausgewählte Patientengruppen).

Burkholderia

Bakteriologie. Gramnegatives Stäbchen, obligat aerob, oxidasepositiv, grünliches Pigment bei B. cepacia. B. mallei unbeweglich.

Vorkommen. Ubiquitär in Erdboden und Wasser, B. mallei bei Pferden.

Resistenz. Hohe Resistenz gegen äußere Einflüsse.

Epidemiologie. B. mallei und B. pseudomallei in Asien, Afrika und Australien, B. cepacia weltweit.

Pathogenese. Obligat pathogen: B. mallei, B. pseudomallei. Fakultativ pathogen: B. cepacia.

Zielgruppe. B. mallei, B. pseudomallei: Personen mit Pferdekontakt. B. cepacia: Immunsupprimierte, v. a. Mukoviszidosepatienten.

Krankheiten. B. mallei: Rotz, B. pseudomallei: Melioidosis, B. cepacia: Atemwegsinfektionen.

Pathomechanismus. B. mallei: Mallein (Endotoxin); B. pseudomallei: Exotoxin (Letalfaktor), nekrotisierende Protease; B. cepacia: Toxischer Komplex → pulmonale Nekrose.

Immunität. Keine.

Labordiagnose. Erregernachweis.

Therapie. Sehr resistent, auch gegen Aminoglykoside. Therapie nach Antibiogramm.

Prävention. Vorsicht bei Tierkontakt wegen B. mallei und B. pseudomallei. Hygienische Maßnahmen und konsequente Bronchialtoilette bei Mukoviszidosepatienten.

Stenotrophomonas

Bakteriologie. Gramnegatives Stäbchen, obligat aerob, oxidasenegativ, grünliches Pigment, anspruchslos.

Vorkommen. Ubiquitär, v. a. Krankenhausbereich.

Resistenz. Hohe Resistenz gegen äußere Einflüsse.

Epidemiologie. Hospitalismuskeim.

Pathogenese. Fakultativ pathogen.

Zielgruppe. Immunsupprimierte, v. a. Dauerbeatmete und Dauerkatheterträger.

Krankheiten. Atemwegsinfektionen, Harnwegsinfektionen, Sepsis.

Pathomechanismus. *Invasivität:* Elastase, RNase, Hämolysin. *Toxizität:* Endotoxin (Schock).

Immunität. Keine.

Labordiagnose. Erregernachweis.

Therapie. Multipel resistent, auch gegen Carbapeneme. Therapie nach Antibiogramm.

Prävention. Hygienische Maßnahmen.

Acinetobacter

Bakteriologie. Gramnegatives Stäbchen, unbeweglich, oxidasenegativ.

Vorkommen. Ubiquitär.

Resistenz. Hohe Resistenz gegen äußere Einflüsse.

Epidemiologie. Hospitalismuskeim.

Pathogenese. Fakultativ pathogen.

Krankheiten. Atemwegsinfektionen, Harnwegsinfektionen, Sepsis.

Immunität. Keine.

Labordiagnose. Erregernachweis.

Therapie. Nach Antibiogramm wegen multipler Resistenz.

Prävention. Hygienische Maßnahmen.

Campylobacter

K. Vogt, S. Suerbaum, H. Hahn, K. Miksits

Tabelle 8.1. Campylobacter: Gattungsmerkmale

Merkmal	Merkmalsausprägung
Gramfärbung	gramnegative Stäbchen: helikal
aerob/anaerob	mikroaerophil
Kohlenhydratverwertung	nein
Sporenbildung	nein
Beweglichkeit	ja
Katalase	positiv
Oxidase	positiv
Besonderheiten	Nitratreduktion, Hippurathydrolyse bei C. jejuni

Tabelle 8.2. Campylobacter: Arten und Krankheiten

Arten	Krankheiten
C. jejuni (subsp. jejuni)/ C. coli	Enteritis Pseudoappendizitis hämorrhagische Kolitis bei Neugeborenen, Sepsis, Meningitis, Endokarditis, reaktive Arthritis, Guillain-Barré-Syndrom
C. fetus (subsp. fetus)	Sepsis, Enteritis Endo-/Perikarditis Thrombophlebitis septischer Abort Meningitis
C. upsaliensis	Enteritis
C. lari	Enteritis
C. hyointestinalis	Enteritis
C. sputorum	Abszesse
C. concisus	Periodontitis

Einleitung

Die Gattung Campylobacter (C., Familie: Campylobacteriaceae) umfasst gramnegative, spiralig gebogene Stäbchen. Von den Enterobakterien unterscheiden sie sich u. a. durch die positive Oxidase- und Katalasereaktion (Tabelle 8.1). Sie verursachen in erster Linie Durchfallerkrankungen (Tabelle 8.2).

8.1 Campylobacter jejuni

Steckbrief

Campylobacter ist mit Abstand die häufigste Campylobacterart und verursacht in erster Linie Durchfallerkrankungen, sowohl in Industrienationen wie in Entwicklungsländern. Zusammen mit den Salmonellen ist er in Europa häufigster bakterieller Durchfallerreger. Postinfektiös können sich Nachkrankheiten, z. B. eine reaktive Arthritis oder ein Guillain-Barré-Syndrom entwickeln.

Campylobacter jejuni:

gramnegative spiralig gekrümmte Stäbchen mit polaren Geißeln. Induktion von Antikörpern gegen Epitope des LPS-Kernoligosaccharids, die mit Gangliosiden (z. B. GM1)) im zentralen und peripheren Nervensystem kreuzreagieren

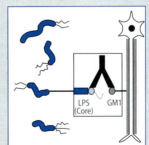

8.1.1 Beschreibung

Aufbau

C. jejuni trägt eine polare Geißel an einem oder beiden Zellpolen und verfügt daher über eine charakteristische Beweglichkeit. Die Lipopolysaccharide der äußeren Zellmembran zeigen die typische Endotoxinaktivität gramnegativer Bakterien; der Kernoligosaccharid-Anteil des LPS einiger Stämme weist Strukturähnlichkeiten mit Gangliosiden im peripheren Nervensystem und ZNS auf (Antigenmimikry).

Extrazelluläre Produkte

C. jejuni produziert ein aus drei Untereinheiten aufgebautes Zytotoxin (cytolethal distending toxin, CDT), das nach tierexperimentellen Untersuchungen an der Pathogenese beteiligt zu sein scheint. Die B-Untereinheit des CDT besitzt eine Desoxyribonuklease-Aktivität, die in eukaryontischen Zellen einen Zellzyklusarrest hervorruft.

Resistenz gegen äußere Einflüsse

Campylobacter kann in der Umwelt gut überleben, weswegen neben Haustieren auch der Erdboden und verunreinigtes Trinkwasser ein permanentes Reservoir darstellen. In kalter Milch kann C. jejuni bei 4 °C wochenlang überleben, durch Pasteurisieren wird er effektiv abgetötet.

Vorkommen

Campylobacterarten sind empfindlicher gegen Umwelteinflüsse als Enterobacteriaceae. Sie können in Wasser bei Kühlschranktemperatur über mehrere Wochen überleben. Einfrieren führt zur Reduktion der Bakterienzahl um 1–2 Zehnerpotenzen, infektiöse Bakterien können bei –20 °C aber über Monate überleben.

8.1.2 Rolle als Krankheitserreger

Epidemiologie

Die Infektion mit Campylobacter jejuni ist eine weltweit verbreitete Zoonose. C. jejuni ist im Tierreich (besonders bei Vögeln, aber auch vielen Säugetieren) weit verbreitet. Campylobacter ist weltweit wahrscheinlich die häufigste bakterielle Ursache von Enteritiden, in Deutschland stehen die Campylobacterinfektionen nach den Salmonellosen an zweiter Stelle der gemeldeten bakteriellen Enteritiden.

Übertragung

Die Übertragung erfolgt in erster Linie über kontaminierte Lebensmittel (rohes Fleisch, vor allem Geflügel, unpasteurisierte Milch). Im Gegensatz zu Salmonellen vermehren sich Campylobacterarten nicht in Lebensmitteln, daher sind große Ausbrüche selten. Übertragungen durch kontaminiertes Trinkwasser und direkte Übertragung von Haustieren auf Menschen kommen ebenfalls vor. Die direkte Übertragung von Mensch zu Mensch ist selten. Die Infektionsdosis ist gering; freiwillige Versuchspersonen erkrankten schon nach Aufnahme von 500 Keimen. Die Infektionsdosis verringert sich, wenn die Infektion über kontaminierte Lebensmittel, v. a. Milch, geschieht.

Pathogenese

Zielgewebe. Nach Überwinden der Magenpassage vermehrt sich C. jejuni in der Gallenflüssigkeit und im oberen Dünndarm. Die Gewebeschädigung geschieht im Jejunum, Ileum und Kolon gleichermaßen (Abb. 8.1).

Gewebliche Reaktion. Makroskopisch präsentiert sich eine blutig-ödematöse exsudative Enteritis, die mikroskopische Untersuchung zeigt eine unspezifische ent-

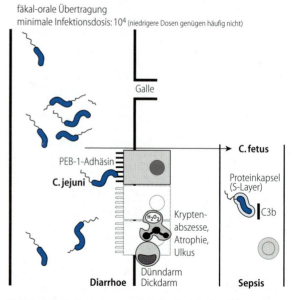

 Abb. 8.1. Pathogenese und Rolle der Virulenzfaktoren bei Campylobacter-Infektionen

zündliche Infiltration mit neutrophilen Granulozyten, mononukleären Zellen und Eosinophilen in der Lamina propria; im späteren Stadium kommt es zur Degeneration, Atrophie der Darmschleimhaut und zur Entwicklung von Kryptenabszessen, die zu Ulzerationen des Epithels führen können.

Adhäsion. C. jejuni adhäriert mit Hilfe mehrerer Adhäsine (PEB1, JlpA, CadF) an Epithelzellen und besiedelt so den Darm.

Etablierung. Für die Ausbreitung und Etablierung des Erregers ist neben der Adhärenz die Motilität von entscheidender Bedeutung.

Invasion. Die Invasivität von C. jejuni konnte im Tierexperiment nachgewiesen werden. Beim Durchtritt durch die Lamina propria (Transzytose) kann eine systemische Infektion entstehen.

Guillain-Barré-Syndrom (GBS). Die Mechanismen für die Auslösung eines GBS durch eine Campylobacterinfektion sind nicht vollständig geklärt. Insbesondere bei schweren Formen des Syndroms findet man Antikörper gegen Membranganglioside des Nervensystems (z. B. GM1, GM2), die mit dem Kernoligosaccharid des LPS von C. jejuni kreuzreagieren.

Klinik

Nach oraler Aufnahme von C. jejuni beginnt die Erkrankung nach einer Inkubationszeit von 1,5–5 Tagen (typisch 3) als akute Enteritis, die 1–7 Tage anhält. Klinisch imponieren anfangs wässrige, später blutige Durchfälle und abdominale Schmerzen. Asymptomatische Infektionen sind häufig. Die Campylobacterinfektion hat eine hohe Spontanheilungsrate; allerdings treten bei 10–20% der Patienten protrahierte Verläufe auf, und in 5–10% kommt es zu Rückfällen. Durch Übertritt in die Blutbahn kann C. jejuni septisch generalisieren.

Gelegentlich entwickelt sich als Spätfolge der Infektion eine postinfektiöse reaktive Arthritis, wie sie auch nach Yersinien-, Salmonellen- und Shigelleninfektionen gesehen wird. Die postinfektiösen Beteiligungen des Nervensystems nach einer Campylobacterinfektion manifestieren sich als **Guillain-Barré-Syndrom**, einer peripheren überwiegend motorischen Polyneuropathie, die mit Lähmungen, aber auch mit Hirnnervenschäden einhergehen kann, oder als **Bickerstaff-Enzephalitis**.

Immunität

Im Rahmen einer Infektion mit C. jejuni werden spezifische IgG-, IgM- und IgA-Antikörper gebildet; allerdings kommt es nicht zu einer dauerhaften Immunität.

Labordiagnose

Der Schwerpunkt der Labordiagnose liegt in der Anzucht des Erregers. C. jejuni hat hohe Nährstoffansprüche und benötigt eine mikroaerobe Atmosphäre. Er wird daher nur bei gezielter Suche gefunden (spezielle Anforderung!). Als Untersuchungsmaterial eignen sich Stuhlproben, die auf Selektivnährböden ausgestrichen werden, die die Begleitflora unterdrücken. Auch die Fähigkeit von C. jejuni, bei 42 °C anzuwachsen, wird diagnostisch genutzt.

Differenzierung. Campylobacter bildet kleine, weißliche Kolonien, die oxidase-, katalase- und nitratpositiv sind. Zur Differenzierung zwischen C. jejuni und C. coli wird die Fähigkeit zur Hydrolyse von Hippurat verwendet.

Therapie

Im Vordergrund steht die Wasser- und Elektrolytsubstitution, da die Enteritis meistens selbstlimitierend ist. Lediglich systemische Campylobacterinfektionen und Infektionen bei Immunsupprimierten machen eine Chemotherapie erforderlich. Makrolide oder Gyrasehemmer sind die Mittel der Wahl; die Häufigkeit von Resistenzen nimmt weltweit zu.

Prävention

Vorrangig sind hygienische Maßnahmen, um den fäkaloralen Übertragungsweg zu unterbinden.

Meldepflicht. Der Verdacht auf und die Erkrankung an einer mikrobiell bedingten Lebensmittelvergiftung oder an einer akuten infektiösen Gastroenteritis ist namentlich zu melden, wenn a) eine Person spezielle Tätigkeiten (Lebensmittel-, Gaststätten-, Küchenbereich, Einrichtungen mit/zur Gemeinschaftsverpflegung) ausübt oder b) zwei oder mehr gleichartige Erkrankungen auftreten, bei denen ein epidemischer Zusammenhang wahrscheinlich ist oder vermutet wird (§ 6 IfSG).

Ebenso sind der direkte und indirekte Nachweis von Campylobacter jejuni namentlich meldepflichtig, soweit dies auf eine akute Infektion hinweist (§ 7 IfSG).

8.2 Übrige Campylobacterarten

Die übrigen Campylobacterspezies verursachen zum einen **Enteritiden** (C. coli, C. lari, C. hyointestinalis), zum anderen **systemische** oder **lokalisierte Infektionen** v. a. bei Immunsupprimierten (C. fetus, C. sputorum, C. concisus) (◘ Tabelle 8.2, ► s. S. 287).

Auch die übrigen Campylobacterarten tragen eine polare Geißel, die ihnen eine ausgeprägte Beweglichkeit vermittelt. Zusätzlich ist C. fetus von einer kapselartigen Proteinhülle (S-Layer) umgeben, die die Bindung von C3b verhindert und C. fetus so Serumresistenz verleiht. Die Kapsel von C. fetus scheint die systemische Ausbreitung zu unterstützen (◘ Abb. 8.1, ► s. S. 287). C. coli und C. fetus können ebenfalls bei Haustieren isoliert werden; C. fetus ist für Spontanaborte bei Rindern und Schafen ursächlich.

Die übrigen Campylobacterarten kommen ebenfalls weltweit vor und werden fäkal-oral auf den Menschen übertragen. C. coli verursacht eine akute Enteritis, kommt aber weit seltener vor als C. jejuni. C. lari und C. hyointestinalis lösen meist nur milde Diarrhöen aus. C. fetus befällt vorwiegend abwehrgeschwächte Patienten und Neugeborene, bei denen er als opportunistischer Infektionserreger septische Infektionen und Enteritiden hervorrufen kann. C. sputorum wurde aus Abszessen, C. concisus aus periodontalen Entzündungsprozessen isoliert (◘ Tabelle 8.2, ► s. S. 287). Zur Diagnostik eignen sich Stuhlproben, Wundabstriche und Blutkulturen, wobei für die Anzucht eine CO_2-angereicherte Atmosphäre vonnöten ist. Therapeutisch wird Erythromycin als Mittel der Wahl eingesetzt. Zur Prävention eignen sich lebensmittelhygienische Maßnahmen.

> **In Kürze**
>
> **Campylobacter jejuni und Campylobacter coli**
>
> **Bakteriologie.** Gramnegatives, begeißeltes Stäbchen, mikroaerophiles Wachstum.
>
> **Resistenz.** Relativ resistent, überlebensfähig in Nahrungsmitteln, Trinkwasser.
>
> **Epidemiologie.** Weltweite Verbreitung, häufigster bakterieller Durchfallerreger (C. jejuni).
>
> **Zielgruppe.** Haus- und Wildtiere; Mensch.
>
> **Pathogenese.** Adhärenz an Darmepithelzellen. Invasion der Darmschleimhaut und Transzytose. Bildung eines apoptose-induzierenden Zytotoxins (CDT). Endotoxinbildung.
>
> **Klinik.** Akute Enteritis; selten systemische Infektionen. Postinfektiöses Guillain-Barré-Syndrom.
>
> **Labordiagnose.** Anzucht aus Stuhl, Blut, Eiter auf Selektivnährböden.
>
> **Therapie.** Nur bei Schwangeren, Immunsupprimierten und systemischen Infektionen: Makrolide, Ciprofloxacin.
>
> **Immunität.** Keine.
>
> **Prävention.** Hygienische Maßnahmen.
>
> **Meldepflicht.** Namentliche Meldung direkter oder indirekter Erregernachweise. Zusätzliche Meldepflicht bei Ausbrüchen oder speziellen Personengruppen (z. B. Küchenpersonal).

Helicobacter

S. Suerbaum, K. Vogt

Tabelle 9.1. Helicobacter: Gattungsmerkmale

Merkmal	Merkmalsausprägung
Gramfärbung	gramnegative Stäbchen: helikal
aerob/anaerob	mikroaerophil
Kohlenhydratverwertung	nein
Sporenbildung	nein
Beweglichkeit	ja
Katalase	positiv
Oxidase	positiv
Besonderheiten	H. pylori: Urease stark positiv

Tabelle 9.2. Helicobacter: Arten und Krankheiten

Arten	Krankheiten
H. pylori	Gastritis (Mensch) Ulkuskrankheit (Mensch) Magenkrebs (Mensch)
H. heilmannii	Gastritis (Hund, Katze, Mensch)
H. felis	Gastritis (Katze, Hund)
H. mustelae	Gastritis (Frettchen)
H. hepaticus	Leberkrebs (Maus)
H. cinaedi	Durchfall, Bakteriämien (Mensch, meist Immunsupprimierte)
H. fennelliae	Durchfall (Mensch, meist Immunsupprimierte)

Einleitung

Die Gattung Helicobacter umfasst gramnegative, mikroaerophile, gebogene oder spiralförmige Stäbchen (Tabelle 9.1). Die meisten der über 20 bekannten Helicobacter-Spezies zeichnen sich durch starke Produktion von Urease aus. Der humanmedizinisch wichtigste Vertreter ist Helicobacter (H.) pylori; weitere humanpathogene Spezies sind H. heilmannii, H. cinaedi und H. fennelliae, die anderen Helicobacterarten sind in erster Linie tierpathogen (Tabelle 9.2).

Die Spezies H. pylori wurde 1982 erstmals angezüchtet. Da zunächst bezweifelt wurde, dass die häufigsten Magenkrankheiten auf eine bakterielle Infektion zurückzuführen sein könnten, bewies einer der Erstbeschreiber (Barry Marshall) 1983 durch einen Selbstversuch, dass der Erreger eine akute Gastritis auslösen kann.

9.1 Helicobacter pylori

Steckbrief

H. pylori löst eine chronische Gastritis aus. Er ist wesentlicher Mitverursacher der Ulkuskrankheit. Außerdem gilt er als Kokarzinogen von malignen Erkrankungen des Magens. Der Name H. pylori leitet sich von helix – Schraube und pylorus – Magenausgang ab.

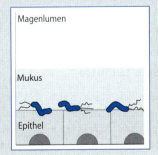

Helicobacter pylori gramnegative gekrümmte Stäbchen mit polaren Geißeln, entdeckt 1982 von Robin Warren und Barry Marshall

9.1.1 Beschreibung

Aufbau

H. pylori ist ein gebogenes oder spiralförmiges, stark bewegliches gramnegatives Stäbchen, das an einem Pol 4–7 Geißeln trägt. Unter ungünstigen Umwelt- oder Kulturbedingungen nehmen die Bakterien eine kokkoide Form an.

Molekularbiologie. H. pylori hat ein relativ kleines Genom (1,65 Mio. Basenpaare), dessen Nukleotidsequenz vollständig bekannt ist. Die meisten Stämme, die von Patienten mit Ulkuskrankheit oder Malignomen isoliert werden, haben in ihrem Genom eine sog. Pathogenitätsinsel, eine DNS-Region von ca. 40 000 Basenpaaren, die für ein System zur Sekretion von Virulenzfaktoren (Typ-IV-Sekretionssystem) kodiert. Die genetische Variabilität innerhalb der Spezies H. pylori ist sehr hoch, sodass sich von unterschiedlichen Patienten isolierte Stämme mit genetischen Methoden wie der Multilocus-Sequenztypisierung (MLST) leicht voneinander unterscheiden lassen. Zu dieser genetischen Variabilität tragen eine hohe Mutationsrate und vor allem die Fähigkeit zum DNA-Austausch (Rekombination) zwischen H.-pylori-Bakterien während einer Koinfektion mit mehreren Stämmen bei. Plasmide kommen vor, über ihre Funktion ist nichts bekannt. Die Gene für alle bekannten Virulenzfaktoren und Antibiotikaresistenzen sind auf dem Chromosom lokalisiert.

Extrazelluläre Produkte

Neben der charakteristischen starken Ureaseproduktion, die auch diagnostisch genutzt wird, produzieren manche H.-pylori-Stämme ein Zytotoxin (VacA-Toxin), das wahrscheinlich an der Ulkusentstehung beteiligt ist. Patienten, die mit toxinbildenden Stämmen infiziert sind, entwickeln häufiger eine Ulkuskrankheit als mit nicht toxinbildenden Stämmen Infizierte. Zu den vom VacA-Toxin ausgelösten Effekten gehören die Auslösung von Apoptose in Magenepithelzellen und die lokale Hemmung der T-Zellaktivierung.

Resistenz gegen äußere Einflüsse

H. pylori ist sehr empfindlich gegen Kälte, Austrocknung und Sauerstoffeinwirkung. In nicht ausreichend desinfizierten Endoskopen kann der Erreger kurzfristig überleben und daher durch Endoskope von Patient zu Patient übertragen werden.

Vorkommen

Der wichtigste Wirt von H. pylori ist der Mensch, bei dem er sich in der Schleimhaut des Magenepithels ansiedelt. Selten wurden die Erreger auch bei einigen Affenarten gefunden. Ein Umweltreservoir ist nicht bekannt.

9.1.2 Rolle als Krankheitserreger

Epidemiologie

Mehr als die Hälfte der Menschheit ist mit H. pylori infiziert. Die Infektion wird meist im Kindesalter erworben und persistiert lebenslang, wenn keine Therapie erfolgt. Alle Infizierten entwickeln eine Entzündungsreaktion der Magenschleimhaut (chronisch-aktive Gastritis, Typ-B-Gastritis). Die meisten Infektionen verlaufen dennoch symptomlos oder mit unspezifischen Oberbauchbeschwerden (»nicht-ulzeröse Dyspepsie«). Bei ca. 10–20% der Infizierten kommt es zu Folgekrankheiten (Ulkuskrankheit, Magenmalignome). Patienten mit Ulcus duodeni sind zu fast 100% mit H. pylori infiziert, Patienten mit chronisch-atrophischer Gastritis zu 80%, mit Ulcus ventriculi zu 70%, und beim Magenkarzinom liegt in 60% der Fälle eine H.-pylori-Infektion vor.

Übertragung

Es wird eine fäkal-orale und/oder oral-orale Übertragung von Mensch zu Mensch angenommen, da innerhalb von Familien häufig derselbe Stamm gefunden wird und die Erreger in Einzelfällen im Stuhl (Kultur und PCR) und in Zahnplaque (nur durch PCR) nachgewiesen werden konnten. Einzelheiten zum Übertragungsmechanismus sind nicht bekannt.

Pathogenese

Kolonisation. Die Urease ermöglicht es H. pylori, durch Freisetzung von Ammoniak aus Harnstoff die Magensäure in seiner Mikroumgebung zu neutralisieren. Der Erreger kann durch seine Beweglichkeit und seine Spiralform in den hochviskösen Magenschleim eindringen und sich mittels mehrerer Adhäsine fest an Magenepithelzellen anheften. Die Fähigkeit zu jahrzehntelanger Persistenz ist wahrscheinlich darauf zurückzuführen, dass ein Teil der Bakterien ein Reservoir im Magenschleim bildet und ein anderer Teil fest an die Epithelzellen gebunden bleibt.

Entzündungsreaktion und Gewebsschädigung. Invasion der Bakterien in Epithelzellen wird nur selten beobachtet. Die Schleimhautschädigung ist das Resultat einer direkten toxischen Wirkung bakterieller Produkte und der chronischen Entzündungsreaktion der Magenschleimhaut. Die Freisetzung von Urease, VacA-Zytotoxin und wahrscheinlich noch anderer extrazellulärer Produkte (z. B. Phospholipasen) bewirkt eine direkte to-

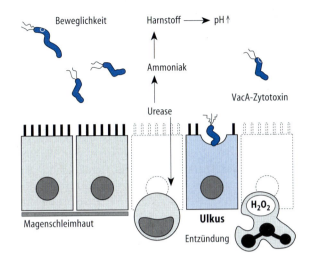

◘ Abb. 9.1. Pathogenese und Rolle der Virulenzfaktoren bei der Helicobacter-pylori-Infektion

xische Schädigung der Epithelzellen (◘ Abb. 9.1). Cag+ Stämme können nach Anheftung an Epithelzellen das Protein CagA in diese Zellen injizieren. Das erfolgt durch eine »molekulare Spritze«, deren Komponenten ebenfalls durch auf der Pathogenitätsinsel lokalisierte Gene kodiert werden. Der Kontakt mit H. pylori bewirkt außerdem eine vermehrte Produktion von Interleukin 8 (IL-8) im Magenepithel, die zum Einstrom von Granulozyten in die Lamina propria führt. Urease scheint daneben selbst chemotaktische Wirkung auf Granulozyten und Monozyten auszuüben. Außer IL-8 werden auch andere Entzündungsmediatoren wie Tumornekrosefaktor α und Interleukin 1 verstärkt gebildet. Bei H.-pylori-Infizierten werden außerdem häufig Autoantikörper gegen Parietalzellen gebildet. Diese Autoimmunität spielt möglicherweise bei der Entwicklung der chronisch-atrophischen Gastritis, einer Vorstufe des Magenkarzinoms, eine Rolle.

H.-pylori-Infektion und Magenphysiologie. Die akute Infektion mit H. pylori führt zunächst zu einer Verminderung der Magensäuresekretion (Hypochlorhydrie), die über einige Wochen bis Monate anhält und sich dann bei den meisten Patienten normalisiert. Bei der chronischen H.-pylori-Infektion können Patientengruppen mit erhöhter Säuresekretion (häufig bei Ulkuspatienten) und solche mit verminderter Säuresekretion (häufig bei Karzinompatienten) identifiziert werden.

Klinik

Die akute Infektion mit H. pylori äußert sich durch Erbrechen, Übelkeit und Oberbauchbeschwerden. Da die Symptome uncharakteristisch sind und die akute Infektion in der Regel in der Kindheit erfolgt, wird sie selten diagnostiziert. Die Beschwerden bilden sich auch ohne Behandlung innerhalb einer Woche zurück. Der Keim persistiert bei den meisten Patienten und löst eine (häufig symptomlose) Entzündungsreaktion der Magenschleimhaut aus, die vorwiegend im Magenantrum lokalisiert und durch ein Infiltrat aus Granulozyten, Lymphozyten und Plasmazellen gekennzeichnet ist (chronisch-aktive Gastritis). Im Duodenum kann H. pylori nur Bereiche besiedeln, in denen eine gastrische Metaplasie (Ersatz des Duodenalepithels durch gastrisches Epithel, meist als Folge peptischer Läsionen) vorliegt. Auf dem Boden der Gastritis können verschiedene Folgekrankheiten entstehen: Die häufigste Komplikation der H.-pylori-Infektion ist die gastroduodenale Ulkuskrankheit. Duodenalulzera sind praktisch immer mit H. pylori assoziiert, während Magenulzera auch ohne H.-pylori-Infektion entstehen können (30–40% der Fälle, z.B. als Folge der Einnahme nichtsteroidaler Antiphlogistika). Zu den möglichen Langzeitfolgen der H.-pylori-Infektion gehört das Einwachsen von mukosaassoziiertem lymphatischen Gewebe (MALT), welches Ausgangspunkt für die Entstehung eines malignen MALT-Lymphoms des Magens sein kann. Für die unterschiedlichen klinischen Manifestationen der H.-pylori-Infektion sind wahrscheinlich einerseits Virulenzfaktoren des Erregers, aber auch genetische Prädisposition und Umwelteinflüsse (Ernährung, Stress) relevant. Die H.-pylori-Infektion induziert eine lokale und systemische spezifische Immunantwort, die aber nicht zur Elimination des Erregers führt. Der Nachweis von IgG-Antikörpern kann zur serologischen Diagnose der Infektion genutzt werden; die diagnostische Bedeutung von IgM- und IgA-Nachweis ist gering.

Labordiagnose

Ureasenachweis. Die Diagnose einer H.-pylori-Infektion wird in der Regel schon während der Endoskopie durch einen Urease-Schnelltest gestellt: Hierzu wird eine Biopsie in ein Urease-Testmedium eingebracht; wegen der hohen Ureaseaktivität der in der Schleimhaut vorhandenen Erreger kommt es bei Vorliegen einer Infektion meist innerhalb einer Stunde zu einem Farbumschlag des Indikators.

Histologischer Nachweis. Ein Nachweis der Infektion kann auch mit Hilfe von Spezialfärbungen (z.B. Warthin-Starry-Silberfärbung) im histologischen Schnitt einer Magenbiopsie erbracht werden.

Anzucht. Die Anzucht erfolgt aus Magenbiopsien, die unmittelbar nach Entnahme auf Spezialkulturmedien überimpft oder in ein spezielles Transportmedium eingebracht werden müssen. Die Bebrütung wird 5–7 Tage in mikroaerober Atmosphäre vorgenommen. H. pylori wächst in kleinen, glasigen Kolonien, die oxidase- und katalasepositiv sind. Ausreichend zur Bestätigung sind das Grampräparat und die Ureasereaktion, die binnen Minuten positiv wird.

Verlaufskontrolle. Zur Verlaufskontrolle nach Eradikationstherapie bietet sich der ^{13}C-Harnstoff-Atemtest an, der die Spaltung von mit dem stabilen Kohlenstoffisotop ^{13}C markierten Harnstoff durch die H. plyori-Urease nachweist. Bei H.-pylori-Infizierten kann das aus ^{13}C-Harnstoff freigesetzte markierte CO_2 ($^{13}CO_2$) in der Ausatmungsluft nachgewiesen werden.

Alternativ kann ein H. pylori-Antigennachweis aus dem Stuhl durchgeführt werden.

Therapie

Zur Therapie der H.-pylori-Infektion werden Antibiotika mit Säuresekretionshemmern kombiniert. Ein effektives Therapieschema ist die Kombination von Clarithromycin mit Metronidazol (alternativ Amoxicillin) und einem Protonenpumpenhemmer (Omeprazol, Pantoprazol oder Lansoprazol). Diese »Tripeltherapie« wird über 7 Tage verabreicht. Therapieziel ist die vollständige Eradikation der Erreger, die frühestens vier Wochen nach Ende der Therapie festgestellt werden kann. Mit den zur Zeit verfügbaren Therapieschemata gelingt die Eradikation in ca. 90% der Fälle. Wenn eine komplette Eradikation von H. pylori gelingt, beträgt die Reinfektionsrate unter 1% pro Jahr. Die Eradikation der H.-pylori-Infektion führt zur Abheilung der Gastritis und zu einer drastischen Verminderung der Ulkusrezidive. Ob das Magenkarzinomrisiko durch frühzeitige H.-pylori-Therapie reduziert werden kann, ist noch nicht abschließend geklärt. Frühe Stadien des H.-pylori-assoziierten MALT-Lymphoms konnten durch Eradikation der H.-pylori-Infektion in eine Remission gebracht werden. Ob dies zu einer dauerhaften Heilung der Tumoren führt, wird noch untersucht.

Prävention

Hygienische Maßnahmen zur Verhinderung der Fäkalübertragung sowie Hygiene im Endoskopiebereich sind zu empfehlen.

In Kürze

Helicobacter pylori

Bakteriologie. Gramnegatives, bewegliches, spiralförmiges oder einfach gebogenes Stäbchen, mikroaerophil, starke Ureaseaktivität.

Resistenz gegen äußere Einflüsse. Gering. *Cave:* Übertragung durch ungenügend desinfizierte Gastroskope möglich.

Epidemiologie. Weltweites Vorkommen. Infektion vorwiegend im Kindesalter. Höhere Prävalenz in Regionen mit niedrigem Hygienestandard (wahrscheinlich fäkal-orale und/oder oral-orale Übertragung).

Zielgruppe. Alle Menschen.

Pathogenese. Urease und Beweglichkeit essentiell für Etablierung der Infektion (Kolonisation). Adhärenz an Epithelzellen. Translokation on CagA-Protein in Epithelzellen via Typ-IV-Sekretionsapparat. Direkte Epithelschädigung durch Urease, VacA-Zytotoxin. Induktion von Autoantikörpern gegen Parietalzellen. Beeinflussung der Magenphysiologie (Gastrinspiegel, Magensäuresekretion).

Klinik. Akute und chronische B-Gastritis, Ulcus ventriculi, Ulcus duodeni, Magenkarzinom und -lymphom.

Diagnose. Biopsie-Ureasetest, ^{13}C-Harnstoff-Atemtest, Erregeranzucht aus Magenbiopsien, Antigen-Nachweis aus dem Stuhl.

Therapie. Kombinationstherapie von zwei Antibiotika (z.B. Clarithromycin + Amoxicillin oder Clarithromycin + Metronidazol) mit Säuresekretionshemmern (Protonenpumpenhemmern).

Immunität. Keine

Prävention. Hygienische Maßnahmen, besonders im Endoskopiebereich.

9.2 Helicobacter heilmannii

H. heilmannii, früher als »Gastrospirillum hominis« bezeichnet, unterscheidet sich von H. pylori morphologisch durch eine regelmäßig gewundene Spiralform (»Korkenzieherform«). Die Bakterien sind in der Magenbiopsie aufgrund ihrer charakteristischen Form und gruppenweisen Lagerung leicht mikroskopisch nachweisbar, konnten bisher aber noch nicht auf künstlichen Nährböden angezüchtet werden. Bei der H.-heilmannii-Gastritis handelt es sich wahrscheinlich um eine primäre Zoonose, die von Hunden und Katzen auf den Menschen übertragen wird (Tabelle 9.2, ▶ s. S. 291). H.-heilmannii-Infektionen sind sehr viel seltener als H.-pylori-Infektionen (Prävalenz unter 1%) und nur von einer sehr leichten Gastritis begleitet. Die Assoziation mit der Ulkuskrankheit ist seltener als bei H. pylori. Eine erosive Gastritis wird bei der H.-heilmannii-Infektion nur beobachtet, wenn gleichzeitig Salicylate oder nichtsteroidale Antirheumatika eingenommen werden.

Haemophilus
H. Hahn

Tabelle 10.1. Haemophilus: Gattungsmerkmale	
Merkmal	**Merkmalsausprägung**
Gramfärbung	gramnegative Stäbchen (zart)
aerob/anaerob	fakultativ anaerob
Kohlenhydratverwertung	fermentativ
Sporenbildung	nein
Beweglichkeit	nein
Katalase	verschieden
Oxidase	verschieden
Besonderheiten	Bedarf an Wachstumsfaktoren (X, V) Nitratreduktion

Tabelle 10.2. Haemophilus: Arten und Krankheiten	
Arten	**Krankheiten**
H. influenzae (bekapselt: Typ B)	Meningitis Sepsis Epiglottitis Arthritis (Pneumonie)
H. influenzae (unbekapselt)	Otitis media Sinusitis Konjunktivitis Tracheobronchitis Pneumonie
Biotyp aegyptius (Koch-Weeks)	Konjunktivitis
H. parainfluenzae	HNO-Infektionen Endokarditis
H. ducreyi	Ulcus molle
H. aphrophilus	Endokarditis
H. paraphrophilus	Endokarditis

≫ ≫ Einleitung

Die Gattung Haemophilus (hämophile Bakterien) umfasst fakultativ anaerobe, kapnophile, zarte gramnegative Stäbchenbakterien. Charakteristisch ist der Bedarf an Wachstumsfaktoren X = Hämin, V = NAD (Nikotin-Adenin-Dinukleotid) bzw. NADP (NAD-Phosphat) (◘ Tabelle 10.1). Beide Faktoren sind in Erythrozyten, aber auch in anderen Zellen vorhanden und können z. B. durch Erhitzen von Blut freigesetzt werden (»Kochblutagar«).

Haemophilus (H.) influenzae und H. ducreyi sind die wichtigsten Krankheitserreger der Gattung, jedoch ist in den letzten Jahren auch die Pathogenität von Haemophilusarten aus der physiologischen Kolonisationsflora des oberen Respirationstraktes (H. parainfluenzae, H. aphrophilus, H. paraphrophilus) deutlich geworden (◘ Tabelle 10.2).

Haema (gr.) bedeutet Blut und Philos (gr.) der Freund und umschreibt die Tatsache, dass die Wachstumsfaktoren der hämophilen Bakterien in Erythrozyten enthalten sind.

H. influenzae wurde durch Richard Friedrich Pfeiffer (1858–1945) 1892 bei Grippekranken isoliert und zunächst irrtümlich als der Erreger der Grippe angesehen, bis 1933 das Grippevirus entdeckt wurde. Agosto Ducrey (1860–1940) entdeckte 1889 H. ducreyi.

10.1 Haemophilus influenzae

> **Steckbrief**
>
> H. influenzae ist als typischer Vertreter der Gattung ein zartes gramnegatives Stäbchen. Zur Vermehrung benötigt er beide Wachstumsfaktoren X und V. Unbekapselte Stämme verursachen Infektionen des Respirationstraktes (Otitis, Sinusitis, Bronchitis, Pneumonie), bekapselte Stämme systemische Infektionen wie Sepsis, eitrige Meningitis und Epiglottitis.

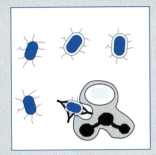

Haemophilus influenzae bekapselte oder unbekapselte zarte gramnegative Stäbchen in Eiter, entdeckt 1892 von R. Pfeiffer

10.1.1 Beschreibung

Aufbau

Endotoxin. Der Aufbau von H. influenzae entspricht dem anderer gramnegativer Stäbchen. Die Zellwand enthält Endotoxin.

Kapsel. Manche Stämme von H. influenzae tragen Kapseln aus Polysaccharid. Es lassen sich die Serotypen A bis F unterscheiden, von denen der Kapseltyp B (HiB) am gefährlichsten ist, da er Sepsis und Meningitis verursacht. Die Kapsel behindert die Phagozytose. Die Kapselsubstanz wird beim Wachstum in die Umgebung abgegeben, was diagnostisch genutzt wird.

Fimbrien. H. influenzae besitzt Fimbrien, die Adhäsionsfunktionen ausüben, ebenso H. aegyptius.

Extrazelluläre Produkte

IgAse. Einige Stämme von HiB produzieren eine IgAse. Diese behindert die lokale, IgA-abhängige Immunität durch Spaltung der IgA-Antikörper.

Penicillinase. In zunehmendem Ausmaß werden penicillinasebildende Stämme isoliert. Die Chemotherapie muss diesem Umstand Rechnung tragen.

Resistenz gegen äußere Einflüsse

Hämophilusarten sind gegen äußere Einflüsse wie Kälte, Austrocknung oder Einwirkung von Desinfektionsmitteln sehr empfindlich. Außerhalb ihrer natürlichen Umgebung überleben sie daher nur kurze Zeit.

Vorkommen

Bekapselte und unbekapselte Stämme von H. influenzae finden sich vorwiegend auf der Pharyngealschleimhaut von klinisch gesunden Trägern (bis zu 80%).

10.1.2 Rolle als Krankheitserreger

Epidemiologie

Erkrankungen durch H. influenzae treten sporadisch auf.

Die durch HiB hervorgerufene Meningitis war bei Kindern bis zum 10. Lebensjahr die häufigste eitrige Meningitis, da sich bei diesem Lebensalter aufgrund fehlender Kontakte noch kein Antikörperspiegel aufgebaut hatte. Seit Einführung der Schutzimpfung ist sie, ebenso wie die Epiglottitis, stark zurückgegangen (s. u., ◘ Abb. 10.4).

Übertragung

Infektionen durch unbekapselte Stämme sind meist endogenen Ursprungs bei Personen, die den Erreger schon auf ihrer Rachenschleimhaut tragen. Andererseits besteht ein 500fach höheres Erkrankungsrisiko, insbesondere für Kinder unter 2 Jahren, wenn diese in engen Kontakt mit HiB-Trägern kommen. Angesichts der Respirationstraktskolonisation ist eine aerogene Übertragung wahrscheinlich.

Pathogenese

Zielgewebe. Die Schleimhaut des oberen Respirationstraktes und seiner Anhangsorgane sowie die Konjunktivalschleimhaut sind die primären Zielgewebe des Erregers, von denen aus er sich ausbreiten kann.

Gewebliche Reaktion. Es sind zwei Arten von Infektionen durch H. influenzae zu unterscheiden: Die bekapselten HiB-Stämme verursachen invasive, systemische Infektionen, d.h. eitrige Meningitis, Sepsis und Epiglottitis, unbekapselte Stämme verursachen eitrige Lokalinfektionen (◘ Abb. 10.1).

Adhärenz. Der Erreger kolonisiert den oberen Respirationstrakt, wobei er mittels seiner Fimbrien an Schleimhautzellen adhäriert.

Etablierung. Durch Bildung von IgA-Proteinase schützt sich H. influenzae gegen die IgA-vermittelte lokale Schleimhautimmunität; unterstützend wirkt eine ziliostatische Wirkung des Endotoxins. Die Polysaccharidkapsel schützt den Erreger vor der Phagozytose, die deshalb nur bei Vorliegen opsonisierender Antikörper effektiv abläuft.

Invasion. Auf bislang unbekannte Weise durchdringen die Bakterien die Schleimhaut und gelangen ins Blut. Dort können sie eine Sepsis auslösen und/oder nach Überwindung der Blut-Liquor-Schranke in den Liquorraum gelangen, wo sie sich nahezu unbehelligt von der Infektionsabwehr vermehren können. Das Endotoxin aus der Zellwand induziert über Freisetzung von IL-1 und TNF-α aus Makrophagen Fieber. Eine eitrige Entzündungsreaktion entwickelt sich bei Meningitis in der Leptomeninx, die sich vorwiegend an der Konvexität abspielt. Im Rahmen der Entzündung entwickelt sich eine Perivaskulitis kleiner Gefäße des äußeren Kortex; sie führt zu deren Verengung, in deren Folge Infarkte auftreten können.

Auch bei der Epiglottitis ist HiB nahezu immer im Blut nachweisbar; deshalb muss auch hier von einer systemischen Infektion ausgegangen werden. Im Gegensatz zu der HiB-Meningitis sind bei der Epiglottitis häufig Antikörper gegen das B-Kapselpolysaccharid nachweisbar, weshalb bei der Pathogenese der Epiglottitis eine Mitbeteiligung allergischer Vorgänge diskutiert wird.

Lokalinfektionen durch unbekapselte Stämme gehen vom oberen Respirationstrakt aus. Bei einer Schwächung der lokalen Abwehr, z.B. durch vorausgehende Virusinfektionen des Respirationstraktes, aber auch durch allergische Reaktionen und inhalative Noxen (z.B. Rauchen), können sich unbekapselte Erreger per continuitatem ausbreiten. Die eitrige Entzündungsreaktion wird durch das LPS der Zellwand induziert.

Klinik

Sepsis. Bei der durch HiB hervorgerufenen Sepsis können durch hämatogene Streuung entstehen: Arthritis, Osteomyelitis, Perikarditis; selten kommt es zur Pneumonie oder zur Peritonitis.

Meningitis. Die Symptome setzen akut ein, am häufigsten sind Fieber und Bewusstseinsstörungen, die für Meningitiden charakteristische Nackensteifigkeit (Meningismus) kann bei kleinen Kindern fehlen. Die Krankheit kann fulminant fortschreiten und schnell zum Tode führen. Wenn nicht prompt und hochdosiert antibiotisch behandelt wird, erreicht die Letalität 80%, ansonsten liegt sie bei 5%. Häufig entsteht ein subdurales Exsudat, das eine Hemiparese verursachen kann.

In etwa 25% der Fälle werden Krampfanfälle beobachtet. In 5% der Fälle entwickelt sich ein Schock, in dessen Verlauf Petechien wie bei einer Meningokokkenmeningitis auftreten können.

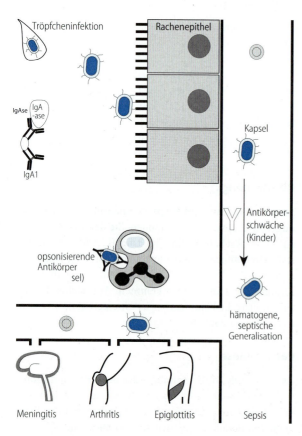

◘ Abb. 10.1. Pathogenese der Haemophilus-influenzae-Typ-B-Infektionen

Epiglottitis. Diese Erkrankung befällt typischerweise Kinder im Alter von 2–10 Jahren, jedoch kommt sie auch bei Erwachsenen vor. Sie ist nahezu immer von einer Bakteriämie begleitet.

Die Erkrankung beginnt plötzlich und verläuft fulminant.

Initial zeigen sich Kratzen im Halse und Atemnot, es folgen rasch Schluckbeschwerden, vermehrte Speichelbildung und Speichelfluss. Die dunkelrot verfärbte Epiglottis ist ödematös geschwollen, sodass sich eine Larynxstenose mit nachfolgender Verlegung der Atemwege entwickelt. Innerhalb weniger Stunden kann es aufgrund von Atemwegsobstruktion zum Tode kommen.

Als Behandlung kommt die Tracheotomie in Betracht, wenn eine Intubation nicht möglich ist.

Lokale Infektionen. Die Symptome der eitrigen Infektionen des Respirationstraktes sind durch die Lokalisation des Entzündungsprozesses bedingt: So können bei Otitis Ohrenschmerzen und Hörminderung, bei Sinusitis Kopfschmerzen und Verschattung der Nebenhöhlen, bei akuter Exazerbation einer chronischen Bronchitis sowie Pneumonie Husten und eitriger Auswurf im Vordergrund stehen. Die Konjunktivitis ist durch ein »rotes Auge« und ggf. eitrige Beläge gekennzeichnet.

Immunität

Die Immunität gegen Infektionen durch HiB beruht auf spezifischen Antikörpern gegen die Kapselsubstanz B, die die Phagozytose unterstützen. Eine Schutzimpfung gegen das Kapselantigen B erbringt deshalb gute Erfolge.

Labordiagnose

Der Schwerpunkt der Labordiagnose liegt in der Erregeranzucht, dem Antigennachweis und ggf. bei der Mikroskopie.

Untersuchungsmaterialien. Je nach Infektionsort kommen Blut, Liquor, Sputum, Sinuspunktat, Eiter oder Konjunktivalabstriche in Betracht. Bei Epiglottitis sollten auch Blutkulturen angelegt werden, da sich die Erreger bei diesem Krankheitsbild häufig im Blut nachweisen lassen.

Transport. Da hämophile Bakterien sehr empfindlich gegen äußere Einflüsse sind, sollte man sich bei Einsendung von Abstrichmaterial eines Transportmediums bedienen. Blut und Liquor müssen wegen der Gefahr des Kälteschocks in vorgewärmte Medien gegeben und körperwarm transportiert werden. Sputum, Abstrichmaterialien und Eiter werden gekühlt transportiert, da hier die Gefahr der Überwucherung durch andere Bakterien größer ist als die Gefahr des Kälteschocks.

Mikroskopie. Bei Meningitis-Verdacht muss ein Grampräparat aus dem Liquorpunktat angefertigt werden. Finden sich feine pleomorphe gramnegative Stäbchen und polymorphkernige Granulozyten, so ist die Verdachtsdiagnose auf HiB-Meningitis gegeben, insbesondere wenn es sich bei den Patienten um Kinder unterhalb des zehnten Lebensjahres handelt. Der behandelnde Arzt ist umgehend telefonisch zu informieren, da jede eitrige Meningitis einen Notfall darstellt.

Anzucht. Das Patientenmaterial wird auf Kochblutagar und auf einer Ammenplatte (s. u.) ausgestrichen und bei 37 °C in 10% CO_2 inkubiert. Zur Anreicherung wird eine Fildes- oder Hirn-Herz-Bouillon inokuliert. Die Fildes-Bouillon enthält X- und V-Faktor in Form von peptisch angedautem Blut. In Kulturmedien dieser Art gedeihen hämophile Bakterien unter aeroben und anaeroben Bedingungen. Optimales Wachstum erfolgt bei 37 °C in einer Atmosphäre mit 10% CO_2.

Satelliten- oder Ammenphänomen. Auf Blutagarplatten setzt β-hämolysierender S. aureus den X- und den V-Faktor aus Erythrozyten frei und produziert darüber hinaus auch selbst den V-Faktor. Wenn man auf Blutagarplatten Kolonien des β-hämolysierenden S. aureus mit hämophilen Bakterien gemeinsam verimpft, so gedeihen die hämophilen Bakterien nur in den Hämolysehöfen der Staphylokokkenkolonien. Man bezeichnet dieses Phänomen als Satelliten- oder Ammenphänomen (◘ Abb. 10.2). H. influenzae benötigt sowohl den X- als auch den V-Faktor zum Wachstum, andere Haemophilusarten nur einen von beiden (s. u.).

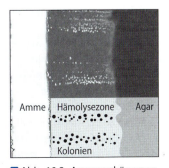

◘ Abb. 10.2. Ammenphänomen

Serologisch. Mit Hilfe von Antikörpern gegen die Kapselsubstanz ist H. influenzae in die Serotypen A–F typisierbar.

Antigennachweis in Körperflüssigkeiten. Kapselantigen lässt sich im Liquor oder Blut mit Hilfe von **Agglutinationstests** nachweisen; dabei werden Latexpartikel eingesetzt, die mit kapselspezifischen Antikörpern beladen sind. Das Antigen, falls vorhanden, bewirkt eine Vernetzung der Partikel, was als sichtbare Agglutination ablesbar wird. Die Antigennachweismethode hat den Vorteil, dass sie – neben der Schnelligkeit – auch dann positive Ergebnisse erbringt, wenn die Erreger vermehrungsunfähig und damit nicht mehr anzüchtbar sind, z. B. nach antibiotischer Behandlung. Außerdem eignet sie sich für die Notfalldiagnostik bei eitriger Meningitis.

Therapie

Antibiotikaempfindlichkeit. H. influenzae ist empfindlich gegenüber Amino- und Ureidopenicillinen, Cephalosporinen und Chloramphenicol.

Betalaktamasebildende Stämme sind in Zunahme begriffen: in einigen Studien bis zu 40% der Stämme.

Therapeutisches Vorgehen. Für die kalkulierte Initialtherapie der **Meningitis** bei unbekanntem Erreger wird Ceftriaxon empfohlen (7 Tage), das auch bei gesicherter H.-influenzae-Genese gegeben wird. Bei Allergie gegen β-Laktamantibiotika kommt Chloramphenicol zum Einsatz. Da die entzündungsbedingte Schädigung (speziell Taubheit) bei der Haemophilus-Meningitis besonders ausgeprägt ist, wird vor Einleitung der Antibiotikatherapie eine Dexamethason-Therapie begonnen.

Für die kalkulierte Initialtherapie der **Sepsis** gilt das für die Sepsistherapie Gesagte (▶ s. S. 909 f.), d. h. es kommt Ceftriaxon plus Aminoglykosid zum Einsatz. Gezielt wird mit einem gegen β-Laktamase geschützten Penicillin, z. B. Augmentan, weiterbehandelt.

Eine unkomplizierte eitrige **Bronchitis** bedarf keiner Antibiotikatherapie. Bei akuten Schüben einer chronischen Bronchitis verordnet man Amoxicillin allein oder in Kombination mit einem β-Laktamasehemmer.

Für die Therapie der **Infektionen der Anhangsorgane** des Respirationstraktes, d. h. der Sinusitis oder Otitis media, wird geschütztes Aminopenicillin (z. B. Augmentan) oder als orales Cephalosporin Cefaclor empfohlen.

Prophylaxe

Umgebungsprophylaxe. Eine Umgebungsprophylaxe wird ebenso wie bei Meningokokkenmeningitis auch bei HiB-Meningitis empfohlen: 20 mg/kg Körpergewicht Rifampicin täglich für vier Tage.

Schutzimpfung. Hierzu gibt es einen Konjugatimpfstoff. Die Ständige Impfkommission des Bundesgesundheitsministeriums (STIKO) empfiehlt die Schutzimpfung aller Kinder: 1. Impfung zu Beginn des 3. Lebensmonats mit weiterer Verabreichung im 5. und 13. Monat. Neue Zahlen belegen die große Wirksamkeit der Impfung: Seit Einführung des Impfstoffes ist die Inzidenz der HiB-Meningitis drastisch abgefallen (◘ Abb. 10.3).

Meldepflicht. Der direkte Nachweis von Haemophilus influenzae aus Liquor oder Blut ist namentlich meldepflichtig (§7 IfSG).

10.2 Haemophilus parainfluenzae

H. parainfluenzae gehört zur Standortflora des oberen Respirationstraktes. Aufgrund dieser Lokalisation muss er von H. influenzae abgegrenzt werden; er unterscheidet sich von diesem dadurch, dass er nur den Wachstumsfaktor V benötigt, von Faktor X jedoch unabhängig ist.

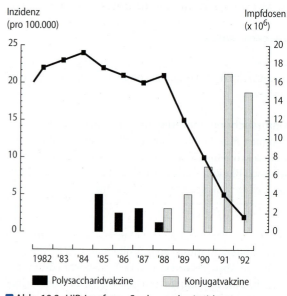

◘ Abb. 10.3. HiB-Impfung: Senkung der Inzidenz

Als Krankheitserreger tritt H. parainfluenzae selten in Erscheinung, kann dann jedoch wie H. influenzae eitrige Lokalinfektionen, insbesondere im Respirationstrakt, und systemische Infektionen wie Sepsis, Meningitis und Endokarditis verursachen. Zusammen mit H. aphrophilus und H. paraphrophilus macht H. parainfluenzae 5% aller Endokarditiserreger aus.

Das Mittel der ersten Wahl zur Behandlung von Infektionen mit H. parainfluenzae ist Ampicillin, das im Fall der Endokarditis mit einem Aminoglykosid kombiniert wird. In den letzten Jahren sind zunehmend β-laktamasebildende ampicillinresistente Stämme isoliert worden. Diese können mit Zweit- und Drittgenerations-Cephalosporinen oder mit Gyrasehemmern behandelt werden.

10.3 Haemophilus aphrophilus und Haemophilus paraphrophilus

Beide Arten verursachen Endokarditiden. Die Letalität der Haemophilus-Endokarditis gilt als hoch, wobei dies z. T. auf die schlechte Diagnostizierbarkeit und die gleichzeitige Resistenz gegen Penicillin G (Hauptmittel bei Endocarditis lenta) zurückzuführen sein dürfte. H. aphrophilus und H. paraphyrophilus werden zur sog. **HACEK-Gruppe** gezählt, zu der auch die gleichfalls schlecht anzüchtbaren Endokarditiserreger Actinobacillus actinomycetemcomitans, Cardiobacterium hominis, Eikenella corrodens und Kingella kingae gehören (▶ s. S. 438).

Die Endokarditis durch beide Arten wird mit einer Kombination aus Ampicillin und Aminoglykosid behandelt.

10.4 Haemophilus ducreyi

H. ducreyi ist der Erreger des **Ulcus molle**, einer sexuell übertragenen Lokalinfektion (▶ s. S. 945 ff.).

Das Ulcus molle ist insbesondere in tropischen Ländern sehr häufig, häufiger auch als Syphilis und Gonorrhoe.

Der Erreger erreicht über Mikroläsionen das subepitheliale Gewebe. Dort adhäriert er mittels seiner Pili an Zellen und an extrazellulären Substanzen. Durch das Endotoxin des gramnegativen Stäbchens wird eine Entzündung induziert, die schließlich in ein Ulkus übergeht; an der Schädigung ist möglicherweise ein Zytotoxin beteiligt.

Hauptsächlich werden Männer befallen (90%). Nach sexueller Übertragung bildet sich an der Eintrittsstelle nach einer Inkubationszeit von 3–5 Tagen eine Papel aus, die nach einigen Tagen geschwürig zerfällt. Das entstehende Ulkus ist weich und sehr schmerzhaft, infizierte Frauen sind jedoch in 40% der Fälle asymptomatisch. Häufig sind mehrere Geschwüre vorhanden, diese sind zum Teil durch Autoinokulation entstanden. In der Hälfte der Fälle kommt es zur Entzündung der regionären Lymphknoten, die eitrig einschmelzen können. Differenzialdiagnostisch muss stets an eine Syphilis gedacht werden, deren Primäraffekt als schmerzloses hartes Ulkus (Ulcus durum) mit gleicher Lokalisation auftritt.

Die **Labordiagnose** wird mikroskopisch und durch Anzucht und Differenzierung gestellt. Im Grampräparat vom Abstrich unter dem Ulkusrand lassen sich fischzugartig angeordnete zarte gramnegative Stäbchen erkennen. Eine Differenzierung durch Anfärbung mit fluoreszeinmarkierten Antikörpern kann versucht werden. Die Anzucht gelingt nur auf angereicherten Spezialkulturmedien, stellt jedoch die definitive Diagnosemethode dar; der Erreger ist nur vom Faktor X abhängig. Differenzialdiagnostisch ist wichtig, dass gleichzeitig ein Syphilisausschluss betrieben wird (▶ s. S. 385 ff.).

Mittel der Wahl zur **Therapie** sind Makrolide (z. B. Erythromycin oral für 7 Tage). Die früher eingesetzten Tetrazykline sind wegen der hohen Resistenzraten, z. B. in Thailand 99%, heute nicht mehr geeignet. Hohe Kosten und schlechte Compliance, bedingt durch tägliche mehrfache Medikamentengabe und mehrtägige Therapiedauer, haben zur Entwicklung kürzerer Therapieschemata geführt, von denen die hochdosierte Behandlung mit Ciprofloxacin über ein oder drei Tage derzeit in 95–100% der Fälle zur Heilung führt.

In Kürze

Haemophilus

Bakteriologie. Fakultativ anaerobe gramnegative Stäbchen. Wachstum abhängig von Hämin (X-Faktor) und NADP (V-Faktor).

Vorkommen. H. influenzae: Pharyngealschleimhaut klinisch Gesunder. Weltweit. H. ducreyi: Tropen und Subtropen.

Resistenz. Sehr empfindlich gegen Umwelteinflüsse.

Epidemiologie. Sporadisches Auftreten von H.-influenzae-Erkrankungen, vornehmlich bei Kindern. H.-ducreyi-Infektionen in tropischen und subtropischen Ländern teilweise häufiger als Syphilis und Gonorrhoe.

Übertragung. H. influenzae: meist endogene Infektion. H. ducreyi: Geschlechtsverkehr.

Pathogenese. H. influenzae: antiphagozytäre Polysaccharidkapsel, IgAse-Bildung → Sepsis, Meningitis und Epiglottitis. H. ducreyi: Invasion des Erregers durch Mikroläsionen im Genitalbereich → Ulcus molle → eitrige Lymphadenitis.

Klinik. H. influenzae: Invasive Infektionen durch bekapselte Stämme (meist Typ B) hervorgerufen: Sepsis, Meningitis, Epiglottitis. Nicht bekapselte Stämme: Bei lokaler Abwehrschwäche eitrige Infektionen im HNO-Bereich. H. ducreyi: Inkubationszeit 3–5 Tage. Entstehung eines schmerzhaften weichen Ulkus mit regionärer Lymphadenitis.

Labordiagnose. Erregernachweis H. influenzae: anspruchsvolle Nährböden, »Ammenphänomen«, Wachstumsfaktorabhängigkeit. H. ducreyi: Klinische Diagnosestellung! Mikroskopisch »fischzugartige« gramnegative kokkoide Stäbchen aus dem Ulkusrand.

Therapie. H. influenzae: Ampicillin, Ceftriaxon. H. ducreyi: Amoxicillin mit β-Laktamasehemmer, Ciprofloxacin, Makrolide.

Immunität. H. influenzae: Wird humoral durch IgG verschiedener Klassen und Komplement vermittelt. H. ducreyi: Hinterlässt keine bleibende Immunität.

Prävention. H. influenzae: Aktive Immunisierung gegen HiB liefert einen verlässlichen Schutz. H. ducreyi: Expositionsprophylaxe.

Meldepflicht. Direkter Erregernachweis aus Liquor oder Blut, namentlich.

H. parainfluenzae: Gelegentlich (5%) Erreger von Lokal- und systemischen Infektionen.

H. aphrophilus und H. paraphrophilus: Als Mitglied der HACEK-Gruppe Erreger von Endokarditiden.

Bordetellen

H. Hahn, M. Arvand

❱❱ Einleitung

Bordetellen sind eine Gattung kokkoider gramnegativer, einzeln oder paarweise liegender Stäbchen, die sich unter strikt aeroben Bedingungen vermehren. Sie oxidieren Aminosäuren; Zucker werden nicht gespalten (◘ Tabelle 11.1). Alle Spezies tragen Pili (Fimbrien).

Die Gattung Bordetella umfasst derzeit acht Arten, darunter sechs human-pathogene (◘ Tabelle 11.2). Hierzu gehören neben Bordetella (B.) pertussis und B. parapertussis, die als Erreger des Keuchhustens seit fast einem Jahrhundert bekannt sind, auch neuere Spezies wie B. holmesii, B. trematum und B. hinzii, die in der letzten Dekade entdeckt wurden.

◘ Tabelle 11.2. Bordetella: Arten und Krankheiten

Arten	Krankheiten
B. pertussis	Keuchhusten
B. parapertussis	Keuchhusten
B. bronchiseptica	tierpathogen, Pertussis-ähnliche Erkrankungen beim Menschen
B. holmesii	lokale Infektionen (Ohr, Wunde)
B. trematum	lokale Infektionen (Ohr, Wunde)
B. hinzii	lokale Infektionen, Bakteriämie (bei Immunsupprimierten)
B. avium	nur tierpathogen
B. petrii	bisher keine Erkrankungen

◘ Tabelle 11.1. Bordetella: Gattungsmerkmale

Merkmal	Merkmalsausprägung
Gramfärbung	gramnegative Stäbchen
aerob/anaerob	obligat aerob
Kohlenhydratverwertung	nein
Sporenbildung	nein
Beweglichkeit	verschieden
Katalase	positiv
Oxidase	verschieden
Besonderheiten	B. pertussis: benötigt komplexe Kulturmedien

11.1 Bordetella pertussis

Steckbrief

Bordetella pertussis verursacht den Keuchhusten (Pertussis).

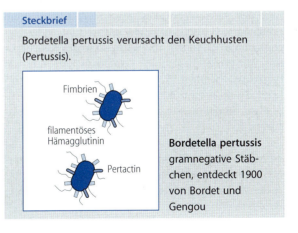

Bordetella pertussis gramnegative Stäbchen, entdeckt 1900 von Bordet und Gengou

11.1.1 Beschreibung

Aufbau

B. pertussis ist von einer **Kapsel** umgeben und besitzt **Fimbrien (Pili)**. Die äußere Membran beinhaltet **Lipooligosaccharide (LOS)**, die im Aufbau LPS anderer gramnegativer Bakterien entsprechen. Weitere Oberflächenstrukturen, die antigenetisch wirksam sind und deshalb bei der Impfstoffherstellung berücksichtigt werden, sind im Folgenden aufgeführt.

Filamentöses Hämagglutinin (FHA). Hierbei handelt es sich um ein Protein von 220 kDa Molekulargewicht, das in vitro Erythrozyten agglutiniert.

Pertactin. Als Proteinbestandteil der äußeren Membran (Molekulargewicht 69 kDa) ist Pertactin ein starkes Immunogen. Spezifische Antikörper gegen Pertactin vermitteln im experimentellen Tierinfektionsmodell Schutz gegen eine letale Infektion durch B. pertussis.

Extrazelluläre Produkte

Pertussistoxin (PT). Das Pt, ein Exotoxin, ist mit dem Diphtherie- und Choleratoxin verwandt. Es besteht aus sechs Untereinheiten, die zwei unterschiedliche Anteile (A und B) bilden. Der B-Anteil besteht aus 5 Untereinheiten und vermittelt die Bindung an die Zielzelle. Der A-Anteil dringt in die Zelle ein und ist enzymatisch aktiv. Es handelt sich dabei um eine **ADP-Ribosyl-Transferase**, die hemmende G-Proteine ADP-ribosyliert und auf diese Weise in ihrer Funktion (Signalübertragung) behindert.

PT besitzt verschiedene biologische Aktivitäten, u. a. eine Lymphozytose induzierende Wirkung, Sensibilisierung des Makroorganismus gegenüber Histamin und Erhöhung der Insulinsekretion mit nachfolgender Hypoglykämie. PT ist für die Pathogenese des Keuchhustens von großer Bedeutung. Das Toxin wird nur von B. pertussis gebildet. B. parapertussis und B. bronchiseptica besitzen zwar das PT-Gen, es wird jedoch in Folge einer Mutation in der Promotorregion nicht exprimiert.

Adenylat-Zyklase-Toxin (ACT). Hierbei handelt es sich um ein Protein (Molekulargewicht 216 kDa), das in die Wirtszelle eindringt und durch das Calmodulin aktiviert wird. ACT induziert den Anstieg des intrazellulären c-AMP in verschiedenen Zielzellen (Granulozyten, Lymphozyten, Monozyten) und hemmt dadurch die Effektorfunktion dieser Zellen.

Tracheales Zytotoxin (TCT). Das Toxin wirkt auf das zilientragende respiratorische Epithel und bewirkt eine Ziliostase. Ferner hemmt es in vitro die DNS-Synthese und induziert damit den Tod der Epithelzelle.

Dermonekrotisches Toxin. Es handelt sich hierbei um ein hitze-labiles Toxin, das nach intradermaler Injektion im Mausinfektionsmodell Vasokonstriktion und damit eine ischämische Nekrose der Haut hervorruft.

Resistenz gegen äußere Einflüsse

Bordetellen sind mäßig empfindlich gegen Austrocknung und Kälte. Sie können über 3–5 Tage im Staub, auf Plastikmaterial und auf Kleidern ihre Infektiosität behalten. B. pertussis ist sehr empfindlich gegen Fettsäuren.

Vorkommen

B. pertussis befällt den Respirationstrakt des Menschen, der den einzigen natürlichen Wirt darstellt.

Obwohl es keinen Beweis für einen chronischen Trägerstatus gibt, kann B. pertussis von symptomfreien Personen isoliert werden, die schutzgeimpft worden sind, selbst erkrankt waren oder Kontakt mit Erkrankten gehabt haben.

11.1.2 Rolle als Krankheitserreger

Epidemiologie

Zu Beginn dieses Jahrhunderts waren Morbidität und Mortalität der Pertussis-Erkrankung in Westeuropa sehr hoch. Seit Anfang der 50er Jahre gibt es nur noch sporadische Epidemien, da seitdem die Pertussis-Vakzine weite Anwendung findet. Keuchhusten tritt das ganze Jahr über auf, besonders häufig aber im späten Winter und Frühjahr.

Die Krankheit zeichnet sich durch die hohe Letalität bei Kindern unter sechs Monaten aus. Jugendliche und Erwachsene mit atypischer oder typischer, nicht erkannter Erkrankung können wichtige Erregerreservoire für Säuglinge und Kleinkinder darstellen.

Übertragung

Die Übertragung erfolgt in der Regel bei Hustenstößen durch Tröpfcheninfektion über eine Distanz von höchstens zwei Metern. Nur Patienten im katarrhalischen Stadium und im frühen Konvulsivstadium, also in Stadien vor Auftreten des typischen Keuchhustens, wirken als Infektionsquelle. Auch Patienten mit einer subklinischen Erkrankung sind kontagiös.

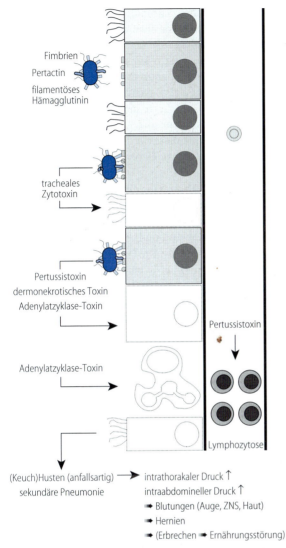

◘ Abb. 11.1. Pathogenese des Keuchhustens (Pertussis)

Pathogenese

Kolonisation. B. pertussis kolonisiert das Flimmerepithel des oberen Respirationstraktes und vermehrt sich dort (◘ Abb. 11.1).

Adhäsion. Der Erreger haftet mit Hilfe von Fimbrien an den Zilien des Flimmerepithels. Diese Bindung wird zusätzlich stabilisiert durch PT und die **Adhäsine** FHA und Pertactin.

Etablierung. Die Kapsel vermittelt Schutz vor Phagozytose und Inaktivierung durch das Komplementsystem. An der Etablierung des Erregers sind ferner PT und ACT durch die Inaktivierung der wirtseigenen Immuneffektorzellen, TCT durch Induktion von Ziliostase beteiligt.

Gewebeschädigung. Hierbei spielen **Toxine** eine zentrale Rolle. Entgegen der früheren Annahme, das PT sei als einziger Virulenzfaktor für die Pathogenese verantwortlich, weisen neuere Ergebnisse darauf hin, dass Pertussis ein multifaktorielles Geschehen ist, das durch das Zusammenwirken mehrerer Faktoren (PT, ACT, TCT, dermonekrotisches Toxin etc.) zustande kommt (◘ Abb. 11.1).

Klinik

Stadienablauf. Die **Inkubationszeit** dauert 7–14 Tage. Darauf folgt ein ebenso langes Prodromalstadium (**Stadium catarrhale**) mit Schnupfen, erhöhter Temperatur und Abgeschlagenheit.

Das daran anschließende **Stadium convulsivum**, das 2–6 (in Extremfällen bis zu 20) Wochen anhalten kann, ist durch die typischen Hustenattacken gekennzeichnet. Diese steigern sich bis zum apnoischen Intervall: Der Husten hört auf, und es erfolgt eine jähe, hörbare Inspiration. Nach einigen Sekunden beginnt dann die Reprise in Gestalt eines zweiten Hustenanfalls; diese endet mit starkem Schleim- und Speichelfluss und evtl. mit Erbrechen.

Die Anfälle sind nachts häufiger und schwerer als am Tage; im Extremfall können 40–50 Anfälle pro Tag auftreten. Zu Beginn dieses Stadiums zeigt sich ein typisches Blutbild mit deutlicher Leukozytose und relativer Lymphozytose. Es folgt das **Stadium decrementi**, in dem die Anfälle allmählich an Intensität abnehmen. Dieses Stadium dauert ca. 3–6 Wochen an.

Komplikationen. Die wichtigsten Komplikationen sind Sekundärinfektionen wie Otitis media und Pneumonie. Die Entstehung der letzteren wird durch Aspiration und Erbrechen begünstigt, **Pneumonien** stellen die häufigste Todesursache nach Pertussis dar. **Zerebrale Anfälle** kommen bei 2% der stationär aufgenommenen Kinder vor, in 0,3% kommt es zur Enzephalopathie; Todesfälle sind bekannt.

Immunität

Im Verlauf der Infektion werden antibakterielle und antitoxische Antikörper gebildet. Immunglobulin A als Schleimhautantikörper dient der direkten Abwehr der Bakterien im Respirationstrakt, indem es der Anheftung der Erreger am Ziliarepithel entgegenwirkt. IgM und IgG als zirkulierende Antikörper entfalten antibakterielle und antitoxische Wirksamkeit, wobei der hauptsächliche Schutz auf antitoxischen Antikörpern beruht. Zirkulierende Antikörper gegen B. pertussis werden während der Erkrankung erst ab dem 15. bis 25. Tag nach Beginn der klinischen Symptomatik gefunden. Sie erreichen ihre höchsten Werte in der 8. bis 10. Woche nach Krankheitsbeginn. Eine IgA-Antwort auf B. pertussis kommt offensichtlich nur bei natürlicher Infektion zustande, nicht aber nach aktiver Impfung. Die durch eine natürliche Infektion erworbene Immunität hält jahrzehntelang an, die durch aktive Schutzimpfung erworbene kürzer. Zweiterkrankungen kommen gelegentlich vor.

Labordiagnose

Der Schwerpunkt der Labordiagnose liegt in der Anzucht des Erregers und seiner anschließenden biochemischen Differenzierung. Zunehmend werden auch Nukleinsäureamplifikationsverfahren eingesetzt.

Untersuchungsmaterial. Material der Wahl ist heute der **Nasopharyngealabstrich**, der mittels eines flexiblen Kalziumalginattupfers entnommen wird und die herkömmliche sog. Hustenplatte abgelöst hat. Hierbei ist zu beachten, dass der Erreger am ehesten im Stadium catarrhale angezüchtet werden kann. Im Stadium convulsivum, in dem die typischen Hustenattacken auftreten, kann der Erreger hingegen nur noch selten kulturell nachgewiesen werden.

Anzucht. Die Anzucht erfolgt auf Selektivkulturmedien. B. pertussis wächst nicht auf Blutagar. Das Kulturmedium der Wahl zur Erstisolierung ist Kartoffel-Glycerin-Blutagar nach Bordet-Gengou mit Zusatz von Aktivkohle und Cefalexin. Die Inkubation erfolgt bei 37 °C unter aeroben Bedingungen bei erhöhter CO_2-Spannung. Die Bebrütungsdauer beträgt bis zu sieben Tagen.

Die Kolonien von B. pertussis werden vom 3. Tag der Bebrütung an für das bloße Auge sichtbar. Sie haben ein zartes, tautropfenartiges Aussehen und einen Durchmesser von weniger als 1 mm.

Mikroskopie. Die kleinen, gramnegativen Bakterien lagern sich einzeln, paarweise oder in kleinen Zusammenballungen; ihre Länge beträgt weniger als 1 mm. Bei der Gramfärbung erfolgt eine langsame Aufnahme des Gegenfarbstoffes Safranin; eine schwache Anfärbung ist daher für Bordetellen charakteristisch. B. pertussis ist unbeweglich.

Es gibt einen mikroskopischen Erregernachweis mittels **direkter Immunofluoreszenz** (**DIF**), der sowohl vermehrungsfähige als auch abgestorbene Erreger nachweist und daher auch dann positive Ergebnisse zu liefern vermag, wenn die Anzucht nicht mehr gelingt. Die Sensitivität dieses Verfahrens liegt bei optimaler Durchführung bei ca. 60%.

Biochemische Differenzierung. Die Mitglieder der Gattung Bordetella metabolisieren die üblichen Zucker nicht; Gelatine wird nicht verflüssigt, Indol und H_2S werden nicht produziert, und die meisten Stämme sind schwach Katalase-positiv. Die Oxidasereaktion ist bei B. pertussis positiv und bei B. parapertussis negativ.

Nukleinsäureamplifikationsverfahren. DNS von B. pertussis kann mit Hilfe von PCR in Nasopharyngealabstrichen nachgewiesen werden. Die Amplifikationsverfahren bieten den Vorteil der Schnelligkeit und teilweise auch der höheren Sensitivität im Vergleich zur Kultur; sie müssen jedoch vor dem routinemäßigen Einsatz sorgfältig evaluiert werden.

Serologie. Der Antikörpernachweis wird mittels ELISA oder KBR geführt. Antikörper der IgG-, IgM- und IgA-Klasse können mit Hilfe der ELISA-Technik bestimmt werden. Da IgA-Antikörper nur bei der natürlichen Infektion gebildet werden, sind sie meist nicht länger als sechs Monate nachweisbar und werden daher zur Diagnostik einer frischen Infektion herangezogen. Zu berücksichtigen ist, dass Säuglinge in den ersten Lebensmonaten nicht zuverlässig oder nur in geringem Umfang IgA bilden. Hier muss der IgM-Antikörpernachweis parallel geführt werden. IgM und IgG können auch im Rahmen einer Schutzimpfung erhöht sein.

Insgesamt ist der diagnostische Wert der Serologie wegen der verzögerten Antikörpersynthese gering. Bei epidemiologischen Untersuchungen kann sie jedoch hilfreich sein.

Therapie

Antibiotikaempfindlichkeit. B. pertussis ist in vitro gegen Cotrimoxazol, Tetrazykline, Fluorochinolone sowie Makrolide empfindlich. Aminopenicilline sind zwar in vitro aktiv, zeigen jedoch keine klinische Wirksamkeit und werden daher nicht eingesetzt.

Therapeutisches Vorgehen. Bei frühzeitiger Gabe, d. h. während der Inkubationszeit, während des Stadium catarrhale sowie früh im Stadium convulsivum, vermögen **Makrolide** als Mittel der Wahl die Erkrankung abzuschwächen. Makrolide eliminieren B. pertussis innerhalb weniger Tage. Die Patienten sind dann nicht mehr kontagiös. Makrolide eignen sich auch als Prophylaxe für exponierte Personen.

Cotrimoxazol wird als Alternative empfohlen. Orale Cephalosporine sind unwirksam.

Prävention

Schutzimpfung. Seit 1995 ist in Deutschland der **azelluläre Impfstoff** gegen Pertussis für die Grundimmunisierung ab dem 3. Lebensmonat zugelassen. Dieser ist ein Mehrkomponenten-Impfstoff und enthält inaktiviertes oder genetisch verändertes Pertussistoxin, filamentöses Hämagglutinin, Pertactin und ggf. einen Fimbrienanteil. Der azelluläre Impfstoff weist gegenüber dem früher üblichen Vollbakterienimpfstoff eine geringere Nebenwirkungsrate (Lokal- und Fieberreaktion) und eine höhere Effektivität auf.

Die Grundimmunisierung umfasst insgesamt vier i.m. Injektionen, meist als Kombinationsimpfstoff Diphtherie-Tetanus-Pertussis (DTaP). Sie soll nach derzeitigen Empfehlungen der Ständigen Impfkommission der Bundesregierung (STIKO) nach Vollendung des zweiten Lebensmonats begonnen und im zweiten Lebensjahr abgeschlossen werden. Der Impfschutz beginnt in der Regel nach der zweiten Injektion und erreicht 4–8 Wochen nach der dritten Injektion seinen Höhepunkt. Der durch Impfung erworbene Schutz lässt im Laufe der Zeit nach, daher können in der Jugend geimpfte Personen im Erwachsenenalter an Pertussis erkranken.

Die Ständige Impfkommission (STIKO) der Bundesregierung empfiehlt seit 1995 eine Grundimmunisierung aller Säuglinge und Kleinkinder gegen Pertussis.

Chemoprophylaxe. Eine Chemoprophylaxe mit Makroliden ist bei Familienmitgliedern und engen Kontaktpersonen möglich.

11.2 Andere Bordetellen

B. parapertussis befällt den Respirationstrakt des Menschen, der den einzigen natürlichen Wirt darstellt. Dort verursacht B. parapertussis mildere Verlaufsformen des Keuchhustens.

B. bronchiseptica ist ein primär tierpathogener Erreger, der nur selten aus menschlichem Untersuchungsmaterial isoliert wird. In seltenen Fällen wird sie als Keuchhustenerreger angesehen.

Aktuelle Untersuchungen weisen auf eine sehr enge genetische Verwandtschaft zwischen B. pertussis, B. parapertussis und B. bronchiseptica hin. Es wurde daher postuliert, sie als Subspezies einer gemeinsamen Art anzuerkennen.

B. avium ist der Erreger von Infektionen des Respirationstraktes bei Vögeln und ist bisher nicht in Zusammenhang mit menschlichen Erkrankungen beschrieben worden.

B. holmesii und **B. trematum** wurden bisher nur bei Menschen isoliert. Sie verursachen überwiegend lokale Infektionen, sind jedoch auch in Zusammenhang mit Bakteriämien beschrieben worden.

B. hinzii kommt im Respirationstrakt von Vögeln vor, verursacht jedoch bei Tieren keine Erkrankung. Beim Menschen wurde B. hinzii als Erreger von Infektionen des Respirations- und Gastrointestinaltraktes und Bakteriämie, überwiegend bei immunsupprimierten Patienten, beschrieben.

> **In Kürze**
>
> **Bordetellen**
>
> **Bakteriologie.** Obligat aerobes, gramnegatives Stäbchen mit besonderen Ansprüchen an Nährböden und Kulturbedingungen. Sechs Arten beim Menschen, u.a. B. pertussis, B. parapertussis und B. bronchiseptica.
>
> **Vorkommen.** Weltweit verbreitet. B. pertussis und parapertussis finden im Menschen ihren einzigen natürlichen Wirt, B. bronchiseptica in erster Linie im Tierreich.
>
> **Resistenz.** Infektiosität der Erreger bleibt in Staub und auf Kleidern 3–5 Tage lang erhalten. Bordetellen sind mäßig empfindlich gegen Umwelteinflüsse (Kälte, Austrocknung).
>
> **Epidemiologie.** Weltweite Verbreitung. Hoher Kontagiositätsindex. Endemien treten zyklisch im Abstand von 3–5 Jahren auf.
>
> **Zielgruppe.** Säuglinge und Kleinkinder.
>
> **Übertragung.** Durch Tröpfcheninfektion im katarrhalischen und frühen Konvulsivstadium.
>
> **Pathogenese.** Adhärenz an Flimmerepithelien des Respirationstraktes → Vermehrung auf den Epithelien → Produktion von Exotoxinen → Beeinflussung intrazellulärer cAMP-Spiegel und der Signaltransduktion.
>
> **Virulenzfaktoren.** Pertussistoxin, weitere Toxine, Fimbrien, Hämagglutinine, Pertactin, Kapsel, LOS.
>
> **Zielgewebe.** Respiratorisches Flimmerepithel.
>
> **Klinik.** Inkubationszeit 1–2 Wochen. Stadium catarrhale ebenfalls ca. 1–2 Wochen; anschließend Stadium convulsivum (ca. 2–6 Wochen); Stadium decrementi. Gesamtkrankheitsdauer 6–12 Wochen. Komplikationen: Pneumonie, Otitis media, zerebrale Anfälle.
>
> **Labordiagnose.** Untersuchungsmaterial: Nasopharyngealabstrich. Erregernachweis: Kulturell durch Anzüchtung auf Spezialnährböden, mikroskopisch durch direkte Immunfluoreszenz. Nukleinsäureamplifikation, z.B. PCR. Serologie: Antikörpernachweis durch ELISA oder KBR.
>
> **Therapie.** Mittel der Wahl: Makrolide. Am Anfang des Stadium convulsivum kann der Krankheitsverlauf durch Antibiotika am ehesten beeinflusst werden.
>
> **Immunität.** Bildung antibakterieller und antitoxischer Antikörper. Immunität ist nach überstandener Erkrankung von jahrzehntelanger Dauer, Zweiterkrankungen können jedoch vorkommen.
>
> **Prävention.** Aktive Impfung. Neuer azellulärer Impfstoff seit kurzem verfügbar. Laut Impfempfehlungen der STIKO ist bei allen Säuglingen und Kleinkindern ab dem 3. Lebensmonat eine Grundimmunisierung gegen Pertussis durchzuführen. Chemoprophylaxe: Makrolide bei engen Kontaktpersonen.

Legionellen

H. Hahn, K. Miksits

Tabelle 12.1. Legionella: Gattungsmerkmale

Merkmal	Merkmalsausprägung
Gramfärbung	gramnegative Stäbchen
aerob/anaerob	aerob, kapnophil
Kohlenhydratverwertung	nein
Sporenbildung	nein
Beweglichkeit	ja
Katalase	positiv
Oxidase	verschieden
Besonderheiten	Bedarf an Cystein

Tabelle 12.2. Legionellen: Arten und Krankheiten

Arten	Krankheiten
L. pneumophila	Legionärskrankheit Pontiac-Fieber (Enzephalopathie) (Endokarditis)
L. micdadei	Pittsburgh-Pneumonie Pontiac-Fieber
L. feeleii	Pontiac-Fieber
L. anisa	

Einleitung

Legionellen (Gattung: Legionella, Familie: Legionellaceae) sind gramnegative unbekapselte Stäbchenbakterien, die weder unter aeroben noch unter anaeroben Bedingungen Zucker verwerten können und Cystein als Wachstumsfaktor benötigen (Tabelle 12.1).

Der Name leitet sich aus der Entdeckungsgeschichte des Erregers ab: Im Juli 1976 brach nach einem Jahrestreffen der Kriegsveteranenorganisation »American Legion« in Philadelphia bei 182 der 4400 Teilnehmer eine schwere Allgemeininfektion mit dominierender Lungensymptomatik auf, an der schließlich 29 Personen starben (Tabelle 12.2).

Anschließende bakteriologische Untersuchungen durch das CDC führten nach wenigen Monaten zur Entdeckung des Erregers.

12.1 Legionella pneumophila

Steckbrief

Legionella (L.) pneumophila ist der typische Vertreter der Gattung Legionella (Tabelle 12.1); er verursacht die Legionellose (Legionärskrankheit), eine schwere Pneumonie (Tabelle 12.2).

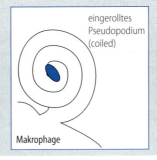

Legionella pneumophila Stäbchenbakterien mit »coiled macrophage«, entdeckt 1977 von J. E. McDade et al.

12.1.1 Beschreibung

Aufbau

Zellwand. L. pneumophila zeigt den typischen Wandaufbau gramnegativer Bakterien. Charakteristisch ist der hohe Gehalt an verzweigten Fettsäuren, Phosphatidylcholin und Phospholipiden in der äußeren Membran.

Geißeln. Legionellen sind monotrich oder lophotrich begeißelt.

Plasmide. Umweltisolate besitzen Plasmide, die zu epidemiologischen Zwecken analysiert werden können.

Extrazelluläre Produkte

L. pneumophila bildet verschiedene Enzyme und Hämolysine; deren Funktion in der Pathogenese ist jedoch bislang nicht geklärt.

Resistenz gegen äußere Einflüsse

Gegen äußere Einflüsse sind Legionellen vergleichsweise unempfindlich.

Vorkommen

Legionellen kommen im Wasser und in Erdproben vor. Sie werden aus Kühltürmen, Klimaanlagen, aus fließenden und stehenden Gewässern, Wasserleitungen, Wasserhähnen und Abwässern isoliert. Hier sind die Infektionsquellen für den Menschen zu suchen. In der freien Natur sind Legionellen mit autotrophen Mikroorganismen, z. B. mit Eisen-Mangan-Bakterien, vergesellschaftet, auf die sie als Kohlenstoff- und Energiequelle angewiesen sind, oder sie vermehren sich in freilebenden Protozoen, wie z. B. Acanthamoeben oder Naegleriaarten.

12.1.2 Rolle als Krankheitserreger

Epidemiologie

Legionellosen treten sowohl sporadisch als auch epidemisch und als nosokomiale Infektionen auf. Ihre Häufigkeit wird in den USA auf 12 bis 58 Erkrankungsfälle pro 100 000 Einwohner geschätzt. Vermutlich gehen etwa 15% aller Pneumonien auf Legionellen zurück.

In den Sommermonaten tritt die Legionellenpneumonie gehäuft auf.

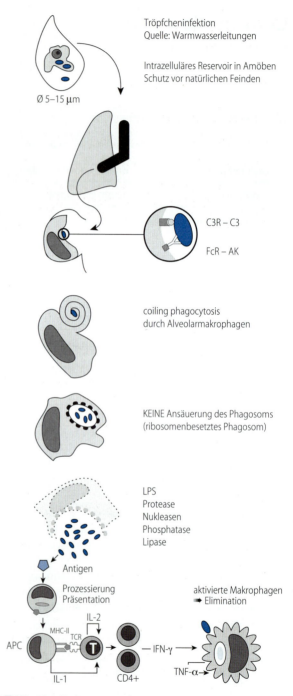

Abb. 12.1. Pathogenese der Legionellenpneumonie

Übertragung

Der Erreger wird aerogen erworben, eine Übertragung von Mensch zu Mensch findet jedoch nicht statt.

Pathogenese

Nach der Übertragung geht die Legionellen-Infektion an, wenn disponierende Faktoren vorliegen; die Manifestationsrate wird auf 1–9% geschätzt.

Nach pilusvermittelter Adhärenz wird der Erreger in besonderer Weise phagozytiert (coiling phagocytosis), entgeht jedoch der intrazellulären Abtötung (◘ Abb. 12.1). Der Erreger induziert eine Entzündungsreaktion, in deren Verlauf sich an den Absiedlungsherden Akkumulationen von neutrophilen Granulozyten und Makrophagen bilden; diese Nekroseherde finden sich in den Alveolen und Alveolarsepten, nicht jedoch in den Bronchien.

Aus dem primären Herd in der Lunge kann der Erreger septisch metastasieren und sich in der Haut und in tiefen Organen, z. B. Herz, Leber, Pankreas, Darm, absiedeln.

Klinik

Legionellen-Pneumonie (Legionärskrankheit). Die Erkrankung beginnt nach einer Inkubationszeit von 2–10 Tagen mit Fieber und Kopfschmerzen. Verwirrtheitszustände, Desorientiertheit sowie Lethargie deuten auf eine Beteiligung des ZNS hin. Gelegentlich können auch Durchfälle auftreten. Meistens sind die Patienten älter als 50 Jahre und abwehrgeschwächt, Raucher oder Alkoholiker. Unbehandelt führt die Erkrankung in 5–15 % der Fälle zum Tode.

Pontiac-Fieber. Nach einer Inkubationszeit von 1–2 Tagen entwickeln sich Husten, Schnupfen und Halskratzen. Viele Patienten klagen über Schwindel, Photophobie, Verwirrtheit oder Muskelschmerzen. Die Körpertemperatur ist erhöht. Die Krankheit dauert 2–5 Tage.

Immunität

Die Abwehr von Legionellen hängt wahrscheinlich wesentlich von einer intakten T-Zellabwehr ab.

Labordiagnose

Die Erregersicherung erfolgt durch Antigennachweis im Urin sowie durch mikroskopische Darstellung und Anzucht aus Respirationstraktsekret.

Untersuchungsmaterial. Geeignet sind für die Mikroskopie und Anzucht bronchoalveoläre Lavageflüssigkeit (BAL) und für den Antigennachweis Urin.

Transport. Die Materialien sollen rasch ins Labor geschickt werden. Dieses muss über die Verdachtsdiagnose Legionellose informiert werden, damit bei der Anzucht geeignete Spezialkulturmedien verwendet und die Bebrütungsdauer angepasst werden können.

Mikroskopie. Nach Anfärbung mit Fluoreszein-markierten Antikörpern lassen sich die Erreger direkt in BAL-Präparaten mikroskopisch darstellen (direkter Immunfluoreszenztest).

Anzucht. Für die Anzucht sind cysteinhaltige Spezialkulturmedien (BCYE-Agar) erforderlich; diese werden 10 Tage lang unter kapnophilen Bedingungen bebrütet. Die Identifizierung eines Isolats erfolgt durch direkte Immunfluoreszenz (s. o.).

Serologische Diagnostik. Die Antigenbestimmung im Urin erfolgt mittels ELISA (derzeit nur L. pneumophila Serotyp 1). Für epidemiologische Zwecke können Antikörper im Serum bestimmt werden.

Therapie

Mittel der Wahl zur Behandlung der Legionellose sind Makrolide, z. B. Erythromycin, in schweren Fällen mit Rifampicin kombiniert.

Auch Chinolone sollen eine gewisse Wirksamkeit gegen Legionellen haben; Cephalosporine sind dagegen unwirksam. Die Beachtung der »Legionellen-Lücke« hat praktische Bedeutung angesichts der breiten Anwendung von oralen Cephalosporinen bei Atemwegsinfektionen, insbesondere bei ambulant erworbenen Pneumonien.

Prävention

Allgemeine Maßnahmen. Angesichts des ubiquitären Vorkommens ist ein umfassender Schutz der Bevölkerung nicht möglich. Im Vordergrund stehen die Beseitigung von Infektionsquellen durch eine geeignete Wasserversorgung, eine sachgerechte Installation und Wartung von Leitungssystemen und Klimaanlagen sowie die Vermeidung legionellenhaltiger Aerosole. Bei gefährdeten Personen ist die Beseitigung der disponierenden Abwehrschwäche anzustreben.

Meldepflicht. Der direkte oder indirekte Nachweis von Legionellen sp. ist namentlich meldepflichtig, soweit der Nachweis auf eine akute Infektion hinweist (§ 7 IfSG).

> **In Kürze**
>
> **Legionellen**
>
> **Bakteriologie.** Gramnegatives Stäbchen-Bakterium mit hohen Ansprüchen an das Kulturmedium (Cystein).
>
> **Vorkommen.** Im Wasser, speziell in freilebenden Amöben, Duschen, Klimageräten etc.
>
> **Übertragung.** Wasser-Aerosole.
>
> **Pathogenese.** Ansiedlung in der Lunge, granulomatöse Entzündung.
>
> **Klinik.** Pneumonie (Legionärskrankheit), Pontiac-Fieber.
>
> **Immunität.** T-Zell-vermittelte Immunität.
>
> **Labordiagnose.** Antigennachweis im Urin, Mikroskopie und Anzucht aus Bronchiallavage; Differenzierung im Referenzlabor.
>
> **Therapie.** Makrolid, ggf. in Kombination mit Rifampicin.
>
> **Prävention.** Wasser- und Klimaanlagenhygiene, Beseitigung der Abwehrschwäche.
>
> **Meldepflicht.** Direkter und indirekter Erregernachweis.

12.2 Andere Legionellen

Zu diesen zählen neben einer Vielzahl anderer Arten L. micdadei, der Erreger der Pittsburgh-Pneumonie und von Pontiac-Fieber-Ausbrüchen sowie L. feeleii und L. anisa, die ebenfalls bei Pontiac-Fieber-Ausbrüchen isoliert werden konnten (◘ Tabelle 12.2, ► s. S. 309).

VI · Spezielle Bakteriologie

Anthropozoonoseerreger ohne Familienzugehörigkeit: Listerien, Brucellen, Francisellen und Erysipelothrix

M. Mielke, H. Hahn

Tabelle 13.1. Anthropozoonoseerreger: Arten und Krankheiten

Arten	Krankheiten
Listeria monocytogenes	Listeriose Sepsis Granulomatosis infantiseptica Meningoenzephalitis
Brucella abortus	Morbus Bang
B. melitensis	Malta-Fieber
B. suis B. canis	Brucellose
Francisella tularensis F. novocida	Tularämie
Erysipelothrix rhusiopathiae	Erysipeloid (Schweinerotlauf) Endokarditis

▸▸ Einleitung

In diesem Kapitel werden vier Gattungen von Bakterien zusammengefasst, die z. Z. taxonomisch nicht einer Familie zugeordnet werden und deren gemeinsames Merkmal die Verursachung von Anthropozoonosen ist (◻ Tabelle 13.1).

13.1 Listerien

Steckbrief

Von den sieben bekannten Arten verursacht die bedeutendste humanpathogene Spezies, Listeria (L.) monocytogenes, Allgemein- und Lokalinfektionen bei Tieren und Menschen, v. a. bei abwehrgeschwächten Erwachsenen, aber auch bei Schwangeren, Ungeborenen (intrauterin) und Neugeborenen.

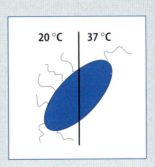

Listeria monocytogenes grampositive Stäbchen, temperaturabhängige Begeißelung, entdeckt 1926 von Murray bei Tieren und 1929 von Nyfeldt beim Menschen

Listerien sind eine Gattung grampositiver, beweglicher, nicht-sporenbildender Stäbchenbakterien, die sich aerob und anaerob vermehren (◻ Tabelle 13.2). Die von Listeria (L.) monocytogenes hervorgerufene Listeriose wurde in Unkenntnis des Erregers erstmalig von Henle 1893 als »Pseudotuberkulose bei neugeborenen Zwillingen« beschrieben. Das Bakterium wurde 1926 von E. G. D. Murray und Mitarbeitern in Cambridge als Erreger einer Sepsis bei Kaninchen und Meerschweinchen isoliert. 1929 beobachtete Nyfeldt die gleichen Bakterien als Krankheitserreger beim Menschen. Die heute gültige Bezeichnung erfolgte zu Ehren des englischen Chirurgen Joseph Lister (1827–1912), des Begründers der Antiseptik. Monocytogenes bedeutet monozytoseerzeugend und drückt aus, dass die septischen Formen der Listeriose bei Nagern und gelegentlich auch bei Menschen von einer Monozytose begleitet werden.

Tabelle 13.2. Listeria: Gattungsmerkmale

Merkmal	Merkmalsausprägung
Gramfärbung	grampositive Stäbchen
aerob/anaerob	fakultativ anaerob
Kohlenhydratverwertung	fermentativ
Sporenbildung	nein
Beweglichkeit	ja
Katalase	positiv
Oxidase	negativ
Besonderheiten	Wachstum bei 4 °C Acetoin-Produktion (VP-Reaktion) Äsculinspaltung)

13.1.1 Beschreibung

Aufbau

Listerien bilden Geißeln aus, jedoch keine Sporen oder Kapseln. Bei einer Wachstumstemperatur von 20 °C sind die Geißeln peritrich angeordnet, was eine charakteristische End-über-End-Beweglichkeit zur Folge hat. Bei 37 °C hingegen entwickeln sich die Geißeln nur polar, und die Beweglichkeit ist lediglich schwach ausgebildet.

Extrazelluläre Produkte

L. monocytogenes sezerniert ein porenbildendes Toxin, das Listeriolysin O (LLO). Es ruft die β-Hämolyse auf bluthaltigen Nährböden hervor, die virulente von avirulenten Spezies oder Stämmen zu unterscheiden erlaubt. In der Pathogenese ist es für das Überleben der Bakterien im Inneren von Phagozyten und anderen Zellen entscheidend. LLO ist homolog zum Streptolysin O von A-Streptokokken (▶ s. S. 200 f.) und zum Pneumolysin von Pneumokokken (▶ s. S. 211).

Resistenz gegen äußere Einflüsse

Listerien sind sehr widerstandsfähig gegen äußere Einflüsse. So überleben sie in Kulturmedien bei 4 °C für 3–4 Jahre; in Heu, Erde, Stroh, Silofutter und Milch halten sie sich über mehrere Wochen oder Monate. Auch gegenüber Hitze sind die Erreger relativ resistent. Diese Eigenschaft ist bei der Pasteurisierung von Milch bedeutsam, da sie die Infektion über Milchprodukte (insbesondere Käse) erklärt. Die Fähigkeit zum Wachstum bei niedrigen Temperaturen (z. B. 4 °C) hat darüber hinaus zur Folge, dass sich L. monocytogenes in kontaminierten Speisen (Käse, Salat, kontaminiertes Fleisch) auch im Kühlschrank vermehren kann.

Vorkommen

Listerien kommen im Darm von Haus- und Wildtieren sowie des Menschen vor. Sie lassen sich darüber hinaus ubiquitär aus Erdproben, aus Wasser, aus Abfällen und aus pflanzlichem Material isolieren. Häufig finden sie sich in Milch und Milchprodukten.

13.1.2 Rolle als Krankheitserreger

Epidemiologie

Listerien verursachen typischerweise Infektionen bei beruflich Exponierten (Metzger, Landwirte, Veterinäre), bei Personen mit einer geschwächten Immunität sowie bei Schwangeren und deren Frucht.

Die Listeriose tritt i. Allg. sporadisch auf; nach Genuss kontaminierter Nahrungsmittel können aber auch lokale Ausbrüche entstehen. In Deutschland liegt die Prävalenz der Listeriose bei etwa 2–4 Fällen pro 1 Million Einwohner und Jahr. Hier und in Frankreich ist die Listeriose neben Röteln und Toxoplasmose die häufigste pränatale Infektion. Neben der Sepsis bzw. Meningitis durch B-Streptokokken und der E.-coli-Meningitis ist sie auch die häufigste schwere bakterielle Infektion des Neugeborenen.

Übertragung

Erwachsene infizieren sich entweder beim Umgang mit infizierten Tieren oder durch Aufnahme kontaminierter Tierprodukte wie Milch oder Käse. Daneben ist auch eine Aufnahme durch kontaminierte pflanzliche Nahrungsmittel möglich. Die Infektion geht daher in der Regel vom Darm aus.

Da Listerien ubiquitär vorkommen, ist es im Einzelfall schwierig, die Quelle einer Infektion ausfindig zu machen. Laborinfektionen sind beschrieben, ebenso Infektionen bei Ärzten und Hebammen anlässlich der Geburt eines listerieninfizierten Kindes.

Erfolgt die Infektion während der Schwangerschaft, so ist eine transplazentare Übertragung auf den Fötus bzw. Embryo möglich.

Pathogenese

Je nach Eintrittsort und Immunstatus des Patienten unterscheidet man:

Lokale Listeriose. Patienten mit lokaler Listeriose infizieren sich, meist berufsbedingt, beim Umgang mit kontaminierten Tiermaterialien. Der Erreger gelangt über kleine Verletzungen der Haut oder über die Konjunktiva in den Körper und ruft an der Eintrittsstelle eine eitrige Entzündung hervor. Der lokale Lymphknoten wird in das Geschehen einbezogen und schwillt an (z. B. okulo-glanduläre Form). Da die Patienten in der Regel über eine normale Abwehr verfügen, kann die Infektion auf dieser Stufe begrenzt werden, und die Erreger gelangen nicht in nennenswerten Mengen in die Blutbahn.

Systemische Listeriose. Patienten mit systemischer Listeriose sind typischerweise immungeschwächt: Alte Patienten, Feten und Neugeborene, Alkoholiker oder Patienten unter medikamentöser Immunsuppression, wie Transplantatempfänger oder Tumorpatienten. Kortison ist bei medikamentös Immungeschwächten der wesentliche prädisponierende Faktor. Der Darm stellt die hauptsächliche Eintrittspforte dar. Die Aufnahme der Erreger erfolgt mit kontaminierter Nahrung (Milch, Käse, Gemüse).

Vom Darm ausgehend dringt L. monocytogenes meist über die M-Zellen der Peyerschen Plaques im Dünndarm oder direkt durch Invasion von Enterozyten in den Wirtsorganismus ein (◘ Abb. 13.1). Entweder frei oder in infizierten Makrophagen erreichen sie über die Lymphbahnen des Mesenteriums die regionären (mesenterialen) Lymphknoten. Da die unspezifische Infektabwehr bei Abwehrgeschwächten zur Eradikation der Bakterien unfähig ist, dringen die Erreger über den Ductus thoracicus in die Blutbahn vor. Bei ihrer Passage durch Milz und Leber werden freie Listerien von residenten Makrophagen aufgenommen. Mittels des porenbildenden Toxins Listeriolysin, das sich an das Cholesterol von Zellmembranen anlagert, verlassen die Bakterien das Phagosom und dringen in das Zytoplasma vor, wo sie sich ungehemmt vermehren. Die Infektion der Wirtszellen führt zur Ausschüttung chemotaktischer Faktoren mit der Akkumulation von neutrophilen Granulozyten in kleinen Abszessen. Die angelockten Pha-

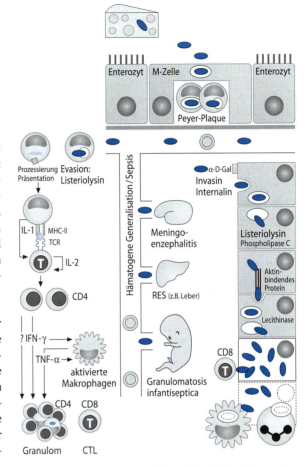

◘ Abb. 13.1. Pathogenese und Rolle der Virulenzfaktoren bei der Listeriose

gozyten können die infizierten Zellen erkennen und lysieren. Die darauf folgende Vermehrung und Aktivierung von spezifischen T-Zellen, die die folgenden vier Tage in Anspruch nimmt, führt über die Effektivierung der Antigenerkennungsmechanismen sowie der phagozytären Effektormechanismen zur endgültigen Überwindung der Infektion. Diese ist typischerweise mit einer Allergie vom verzögerten Typ und Granulombildung verbunden. Patienten, die an einer Listeriose versterben, zeigen als Ausdruck der mangelhaften Immunantwort überwiegend Mikroabszesse und **keine** Granulome in den infizierten Organen. Ist die bakteriämische Phase ausgeprägt, z. B. bei mangelhafter Funktion der residenten Makrophagen in der Leber bei Leberzirrhose, so kommt es zum direkten Befall von Leberzellen sowie zu einem Übergang der Bakterien im Plexus chorioideus in die Liquorräume des Gehirns und schließlich zur Meningitis/Meningoenzephalitis.

Ein Sonderfall von temporärer Immunsuppression ist die Schwangerenlisteriose mit nachfolgender Infektion des Föten bzw. des Neugeborenen. Dabei kommt es bei der Mutter in den meisten Fällen nur zu einer symptomarmen Bakteriämie. Nach diaplazentarer Übertragung auf das Ungeborene entwickelt dieses jedoch eine schwere Sepsis, die **Granulomatosis infantiseptica**.

Rolle der Virulenzfaktoren. Der bedeutsamste Virulenzfaktor von L. monocytogenes ist das **Listeriolysin**. Es erzeugt Poren in der Membran der Phagosomen und bahnt dem Bakterium freien Zugang zum Zytoplasma. Auf diesem Mechanismus basiert der intrazelluläre Parasitismus der Listerien. Nach Eintritt in das Zytoplasma führt die polare Bildung eines aktinbindenden Proteins zur Anhäufung wirtszellulären Aktins. Es bildet sich ein Schweif aus polymerisiertem Aktin, der die Erreger im Zytoplasma voranschiebt. Mittels dieses Mechanismus formt das Bakterium Ausstülpungen der Wirtszelle und induziert die Aufnahme durch die Nachbarzelle. So breiten sich die Bakterien von Zelle zu Zelle aus, ohne jeden Kontakt mit extrazellulären Abwehrmechanismen wie Komplement oder spezifischen Antikörpern.

Klinik

Lokale Listeriosen. Je nach Eintrittspforte des Erregers kommen folgende Formen der lokalen Listeriose vor:
- Die zerviko-glanduläre Form entsteht, wenn die Erreger oral aufgenommen werden. Es entwickeln sich Lymphknotenschwellungen im Hals- und Rachenbereich.
- Die okulo-glanduläre Form äußert sich als eitrige Konjunktivitis und entwickelt sich dann, wenn die Erreger mit der Augenschleimhaut in Kontakt gelangen.
- Bei der lokalen Listeriose der Haut kommt es zu einer eitrig-pustulösen Erkrankung mit Lymphangitis.

Sepsis. Patienten mit Listerien-Sepsis zeigen die allgemeinen Symptome einer Sepsis (Fieber, Milztumor, Hypotonie und Schock mit Multiorganversagen). Listerien lassen sich in diesen Fällen häufig aus dem Blut anzüchten. Die Erkrankung ist mit einer Letalität von über 50% belastet.

Meningitis. Im Rahmen einer bakteriämischen Streuung kann sich eine Meningitis entwickeln, die sich klinisch nicht von anderen Formen bakterieller Meningitis unterscheidet. Der Erreger lässt sich aus dem Liquor anzüchten. Die Letalität schwankt zwischen 12 und 43%. Entscheidend ist ein frühzeitiges Einleiten einer Ampicillintherapie. In seltenen Fällen kommt es im Rahmen einer Listeriose zu einer **Rhombenzephalitis** oder zu einem **Hirnabszess**.

Listeriosen anderer Organe. Neben dem ZNS können im Rahmen einer systemischen Listeriose auch andere Organe befallen werden. Es resultieren Hepatitis, Bronchitis, Pneumonie, Glomerulonephritis, Orchitis, Epididymitis, Peritonitis, Cholezystitis oder Endokarditis.

Schwangerenlisteriose. Die Schwangerenlisteriose ist die häufigste Ausprägung der Listerieninfektion. Sie ist deshalb von besonderer Bedeutung, weil sie für den Fötus tödlich sein kann. Listerieninfektionen können in jeder Phase der Schwangerschaft entstehen; sie häufen sich aber im 3. Trimenon.

Bei der Mutter entwickeln sich häufig lediglich Fieber und Rückenschmerzen, sodass diese Symptome als »grippaler Infekt« oder als andere Bagatellinfektion abgetan werden. Fieber und Schmerzen können ohne Therapie abklingen. Eine positive Blutkultur ist der einzige Beweis für diese Form der Listerieninfektion. Sie wird aber, weil die Verdachtsdiagnose selten gestellt wird, nur selten durchgeführt.

Die Listerieninfektion der Schwangeren kann sich als **Plazentitis** oder **Endometritis** äußern, die ihrerseits einen Abort nach sich ziehen kann.

Transplazentare Listerieninfektion (Granulomatosis infantiseptica). Erfolgt die Infektion der Schwangeren nach dem 3. Schwangerschaftsmonat, d. h. wenn der Plazentarkreislauf ausgebildet ist, kann es transplazentar zur Listeriose des Fötus kommen.

Die betroffenen Föten entwickeln ein typisches Krankheitsbild, die Granulomatosis infantiseptica. Es bilden sich multiple Infektionsherde in Leber, Milz, Lungen, Nieren und Hirn, die zum Teil eitrig, zum Teil granulomatös imponieren.

Ein durch Infektion in utero vorgeschädigtes Neugeborenes kann nach der Geburt Läsionen im Schlund und in der Haut in Form von Papeln oder Ulzerationen aufweisen. Auch Konjunktivitis oder Meningitis bzw. Meningoenzephalitis kommen vor. Die Letalität beträgt fast 100%; Heilungen bei frühzeitig einsetzender Therapie sind jedoch beschrieben worden.

Perinatale Listerieninfektion. Wenn der mütterliche Geburtskanal mit L. monocytogenes besiedelt ist und perinatale Komplikationen aufgetreten sind, die eine Infektion des Neugeborenen begünstigen (z. B. vorzeitiger Blasensprung), kann sich das Neugeborene unter der Geburt infizieren und eine Sepsis und/oder Meningitis entwickeln. Diese Erkrankungen treten unmittelbar nach der Geburt auf (»early onset«).

Postnatale Listerieninfektion. Bei der postnatalen Neugeborenen-Listeriose stammen die Erreger aus der Umgebung. Es kommt bei dieser Form in der Regel zu einer Meningitis. Die Erkrankung setzt in diesen Fällen einige Tage nach der Geburt ein (»late onset«).

Immunität

Die Fähigkeit, in Epithelzellen einzudringen und sich von Zelle zu Zelle auszubreiten, ohne das intrazelluläre Milieu zu verlassen, hat zur Folge, dass Antikörper bei der Überwindung der Infektion ohne Bedeutung sind. Die strenge Abhängigkeit der Erregerabwehr von spezifischen T-Zellen hat die Infektion zu einem Modell für die Analyse T-Zell-vermittelter Mechanismen werden lassen. Unspezifische Abwehrmechanismen in Form einer Mikroabszessbildung setzen zwar schon 24 h nach Infektion ein, sind jedoch lediglich zu einer Hemmung des exponentiellen Wachstums der Bakterien in Milz und Leber in der Lage. Ohne die Entwicklung spezifischer T-Zellen, die mindestens vier Tage benötigen, kommt es regelhaft zu akut letalen oder chronischen Infektionen. Erst die Aktivierung von Makrophagen durch $CD4^+$-T-Zellen sowie die Lyse infizierter parenchymaler Zellen durch $CD8^+$-T-Zellen führt zur Überwindung der Infektion und langandauernder Immunität gegen eine Zweitinfektion. Die Aktivierung von $CD4^+$-T-Zellen geht mit der Ausschüttung von TNF-α und IFN-γ einher, welche über die Aktivierung von Chemokinsekretion und Hochregulierung von Adhäsionsmolekülen auf der Oberfläche benachbarter Endothelzellen zur Akkumulation von Monozyten in den Granulomen führen.

Labordiagnose

Die Diagnose der Listeriose beruht auf dem Erregernachweis mittels Anzucht.

Untersuchungsmaterialien, Transport. Geeignete Untersuchungsmaterialien sind, je nach Lokalisation des Krankheitsprozesses: Liquor, Blut, Fruchtwasser, Mekonium, Plazenta, Lochien, Menstrualblut, Eiter oder Gewebeproben (Knochenmark, Lymphknoten). Beim Transport sind außer der Verwendung eines Transportmediums keine besonderen Maßnahmen zu beachten, um das Überleben von L. monocytogenes zu sichern.

Anzucht. Listerien vermehren sich unter aeroben und anaeroben Bedingungen. Die optimale Wachstumstemperatur liegt zwischen 30–37 °C, Vermehrung kann jedoch auch bei 4 °C erfolgen. Bei der Isolierung von Listerien aus Materialien, die eine Mischflora enthalten, nutzt man diese Eigenschaft aus (Kälte-Isolierung).

Listerien gedeihen am besten auf bzw. in komplex zusammengesetzten Kulturmedien, wie Blutagar oder Tryptikase-Soja-Bouillon. Auf Blutagar bilden Listerien innerhalb von 24 h kleine weißliche Kolonien. Die Kolonien virulenter Stämme sind von einem kleinen β-Hämolysehof umgeben. In flüssigen Kulturmedien zeigen Listerien bei Zimmertemperatur eine charakteristische Beweglichkeit, bei der sich die Bakterien aufgrund der peritrichen Begeißelung »purzelbaumartig« bewegen (Nachweis im hängenden Tropfen).

Mikroskopie. Die grampositiven Stäbchen sind 1–3 µm lang und haben einen Durchmesser von 0,5 µm. In frischen Patientenisolaten erscheinen Listerien oft kokkoid und sind in Paaren gelagert, sodass sie mit Pneumokokken oder Enterokokken verwechselt werden können. Die Gefahr der Verwechslung mit Enterokokken besteht umso mehr, als beide Gattungen resistent gegen Cephalosporine sind. Weitere Verwechslungen sind mit Korynebakterien, Erysipelothrix rhusiopathiae und Streptokokken möglich.

Biochemische Leistungsprüfung. Typisch für die Gattung Listeria ist die Spaltung von Äsculin. Eine Differenzierung zwischen den Arten der Gattung Listeria wird aufgrund des Hämolyseverhaltens sowie der biochemischen Leistungsprüfung vorgenommen (Bunte Reihe), die sich v. a. auf das Zuckerspaltungsmuster stützt.

Serologische Gruppenbestimmung. Mit Hilfe von Antiseren gegen somatische und Geißel-(H)-Antigene lässt sich L. monocytogenes in Serogruppen einteilen. Die Bedeutung der Serotypisierung für epidemiologische Fragestellungen ist jedoch gering, da die überwiegende Zahl klinischer Isolate nur drei weitverbreiteten Serotypen (1/2a, 1/2b und 4b) angehört.

Serologie. Serologische Methoden zum Nachweis einer Listerieninfektion haben keinen allgemeinen Eingang in die Routine-Diagnostik gefunden.

Therapie

Aminopenicilline (Ampicillin) sind die Mittel der Wahl. Auch die Ureidopenicilline sind wirksam. In schweren Fällen sollte bei der Therapie ein Aminopenicillin mit einem Aminoglykosid kombiniert werden. Bei Penicillinallergie kann mit TMP/SMZ behandelt werden. Die Dauer der Behandlung richtet sich nach dem Krankheitsbild. Sie sollte bei Enzephalitis sechs Wochen betragen.

Prävention

Allgemeine Maßnahmen. Angesichts der ubiquitären Verbreitung von Listerien sind Maßnahmen zur Erregereradikation in der Umwelt wenig erfolgreich. Schwangere sollten nicht-pasteurisierte Milch und Weichkäse meiden. Es empfiehlt sich auch, ungekochte Milchprodukte oder Salat nicht über längere Zeit im Kühlschrank zu halten. In Krankenhäusern besteht die Gefahr eines Hospitalismus bei Geburt eines listerieninfizierten Kindes. In einem solchen Fall müssen Wöchnerin und Neugeborenes isoliert und die üblichen Desinfektionsmaßnahmen durchgeführt werden.

Meldepflicht. Der direkte Nachweis von Listeria monocytogenes aus Liquor, Blut oder anderen normalerweise sterilen Substraten sowie aus Abstrichen von Neugeborenen ist namentlich meldepflichtig (§ 7 IfSG).

In Kürze

L. monocytogenes

Bakteriologie. Grampositives, bewegliches, nicht-sporenbildendes zartes Stäbchen. Fakultativ anaerob, Wachstum bei 37 °C, aber auch bei 4 °C.

Vorkommen. Ubiquitär in der Umwelt und im Darm von Mensch und Tier.

Resistenz gegen äußere Einflüsse. Hoch.

Übertragung. Oral mit kontaminierten Lebensmitteln bzw. endogen vom Darm ausgehend. Von der infizierten Mutter diaplazentar auf den Fötus oder perinatal (vaginal) auf das Neugeborene.

Epidemiologie. Inzidenz 2–4 pro 1 Million Einwohner in Deutschland. Einer der häufigsten bakteriellen Erreger perinataler Infektionen. Zielgruppe: Schwangere, Föten, Neugeborene, beruflich Exponierte (Veterinäre), Immunsupprimierte.

Pathogenese. Lokale oder systemische Allgemeininfektion, die durch zunächst eitrige, später granulomatöse Reaktionen in befallenen Organen gekennzeichnet ist.

Virulenzfaktoren. Ausgeprägte Invasivität und Fähigkeit zur Evasion aus der Phagozytosevakuole sowie Ausbreitung von Zelle zu Zelle aufgrund der Bildung von Invasin, Listeriolysin und aktinbindendem Protein.

Zielgewebe. Makrophagenreiche Organe wie Milz, Leber, Knochenmark.

Klinik. Uncharakteristische Symptome einer Allgemeininfektion, Sepsis, Meningitis, Abort, Früh- und Totgeburten.

Immunität. T-Zell- und makrophagenabhängig.

Diagnose. Erregernachweis durch Anzucht.

Therapie. Aminopenicilline oder Ureidopenicilline, ggf. in Kombination mit einem Aminoglykosid.

Prävention. Expositionsprophylaxe durch Vermeidung erregerhaltiger Nahrungsmittel (Milch, Milchprodukte).

Meldepflicht. Direkter Erregernachweis aus sterilen Substraten oder Abstrichen von Neugeborenen.

13.2 Brucellen

Brucellen sind eine Gattung gramnegativer kurzer Stäbchen; sie sind unbeweglich und bilden keine Sporen (◘ Tabelle 13.3).

Die Gattung Brucella (B.) umfasst eine Spezies, B. melitensis, mit verschiedenen Biovaren, denen aus historischen Gründen der Rang einer Spezies mit bestimmten, jeweils bevorzugten Wirten (Rinder, Schafe, Ziegen, Schweine, Hunde) eingeräumt wird.

Die Brucellose wurde 1859 erstmalig als Entität beschrieben. Der Erreger des »Maltafiebers«, B. melitensis, wurde 1887 von dem australischen Bakteriologen Sir David Bruce (1855–1931) aus der Milz eines verstorbenen britischen Soldaten auf Malta isoliert. Der dänische Bakteriologe Bernhard Lauritz Frederik Bang (1848–1932) entdeckte 1896 B. abortus bei Kühen, die an seuchenhaftem Verkalben erkrankt waren. B. suis wurde 1914 aus einem Schweinefötus angezüchtet.

◘ Tabelle 13.3. Brucella: Gattungsmerkmale

Merkmal	Merkmalsausprägung
Gramfärbung	gramnegative Stäbchen (kurz)
aerob/anaerob	aerob, kapnophil
Kohlenhydratverwertung	oxidativ
Sporenbildung	nein
Beweglichkeit	nein
Katalase	positiv
Oxidase	positiv
Besonderheiten	Urease-Produktion

13.2.1 Beschreibung

Aufbau

Brucellen folgen dem allgemeinen Bauplan gramnegativer Bakterien. Geißeln, Fimbrien oder eine Kapsel fehlen. Sie tragen in ihrer äußeren Membran Antigene, die dem Endotoxin der Enterobakterien weitgehend entsprechen, deren toxische Potenz jedoch geringer ist.

Extrazelluläre Produkte

Bisher sind keine von Brucellen aktiv sezernierten Produkte bekannt. Während des Wachstums werden jedoch lösliche Bestandteile mit antigenen Eigenschaften, wie z. B. die im periplasmatischen Spalt lokalisierte Superoxiddismutase, an das Milieu abgegeben.

Resistenz gegen äußere Einflüsse

Brucellen sind gegen die Einwirkung von Hitze und Desinfektionsmitteln empfindlich. Sie werden in wässriger Suspension durch Temperaturen von mehr als 60 °C innerhalb von 10 min abgetötet. Bei Umgebungstemperaturen überleben sie allerdings Tage bis Wochen in Blut, Urin, Staub, Wasser und Erde. Ebenso halten sie sich lange in Milch und Milchprodukten. Diese Tatsache ist epidemiologisch bedeutsam, da die Bakterien von infizierten Tieren über die Brustdrüse in der Milch bzw. mit der Plazenta ausgeschieden werden.

Steckbrief

Die obligat pathogenen Zoonoseerreger B. abortus (M. Bang, Rinder), B. melitensis (Maltafieber, Schafe und Ziegen) und B. suis (Schweine) verursachen akute oder chronische Allgemeininfektionen beim Menschen, die durch undulierendes Fieber oder eine Kontinua und durch granulomatöse Gewebereaktionen gekennzeichnet sind.

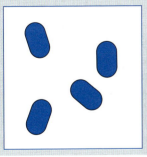

Brucellen gramnegative kokkoide Stäbchen, entdeckt 1887 von D. Bruce (B. melitensis); 1896 von Bang (B. abortus)

Vorkommen

Die Brucellose ist eine Zoonose. Die Bakterien finden sich insbesondere im Urogenitaltrakt von Rindern (B. abortus), Schweinen (B. suis), Ziegen und Schafen (B. melitensis). Dort verursachen sie eine Plazentitis mit Abort bzw. Sterilität. Die Plazenta dieser Tiere begünstigt das Wachstum der Brucellen durch den Gehalt an Erythritol. Die Tiere können eine chronische Infektion mit lebenslanger Persistenz der Erreger, insbesondere in den Brustdrüsen und folglich langdauernder Ausscheidung in der Milch aufrechterhalten. Durch diese Sekrete kann auch der Boden kontaminiert sein.

13.2.2 Rolle als Krankheitserreger

Epidemiologie

Weltweit werden jährlich etwa 500 000 Fälle von Brucellose des Menschen erfasst. Infektionen durch B. melitensis kommen vorwiegend in Bulgarien, den Anrainerländern des Mittelmeeres, in Lateinamerika und in Asien vor. Infektionen durch B. abortus waren früher in Mitteleuropa häufig; heute sind sie dank effektiver Kontrollmaßnahmen und Tötung brucellenverseuchter Rinderbestände nahezu verschwunden. In Deutschland entstehen die Brucellosefälle (2002: 35 gemeldete Fälle) im Wesentlichen durch importierte Milchprodukte aus Ländern, in denen die Brucellose endemisch ist (z.B. Ziegen- oder Schafskäse aus Bulgarien, Griechenland oder der Türkei). Voraussetzung für die Kontamination ist, dass nicht-pasteurisierte Milch zur Verarbeitung kommt.

Die endemische Brucellose findet sich expositionsbedingt vorwiegend bei Landwirten, Metzgern, Veterinären, Molkerei- und Schlachthausarbeitern. Bei diesem Personenkreis erfolgen Schmierinfektionen beim Umgang mit infizierten Tieren.

Übertragung

Brucellen werden von infizierten Tieren mit der Milch (wichtigster Übertragungsweg für den Menschen), dem Urin, dem Fäzes oder mit der Plazenta bei Geburt oder Abort ausgeschieden. Durch letztere erfolgen eine Kontamination der Umwelt und eine Übertragung auf andere Tiere, aber auch auf Landwirte und Veterinäre. Alle Infektionen des Menschen lassen sich direkt oder indirekt (Verzehr kontaminierter Speisen) auf Tierkontakt zurückführen. Eine Übertragung von Mensch zu Mensch findet nicht statt. Laborinfektionen sind beschrieben.

Pathogenese

Brucellosen sind zyklische Allgemeininfektionen.

Invasion. Die Erreger gelangen durch kleine Hautverletzungen, durch die Konjunktiven oder über den Magen-Darm-Trakt, in seltenen Fällen auch nach Inhalation über die Lunge, in den Körper. Dort werden sie zunächst von polymorphkernigen Granulozyten und in der Folge von Makrophagen aufgenommen und zu den nächstgelegenen Lymphknoten transportiert. Von dort können Brucellen über die Lymphe in die Blutbahn gelangen und sich hämatogen in makrophagenreiche Organe wie Milz, Leber, Knochenmark und Lungen ausbreiten. Auch die Testes, die Gallenblase und die Prostata sowie das ZNS können befallen werden. Normales Serum zeigt aufgrund des Gehaltes an Komplement antibakterielle Aktivität gegen Brucellen, wobei B. melitensis weniger empfindlich ist als die anderen Spezies, was zur höheren Virulenz dieses Erregers beitragen könnte.

Gewebeschädigung. In den befallenen Organen bilden sich nach Aktivierung spezifischer T-Zellen entzündliche Granulome aus Makrophagen und Lymphozyten. Insgesamt ähnelt die Pathogenese der Brucellosen derjenigen anderer durch fakultativ intrazelluläre Bakterien hervorgerufener Krankheiten, wie Tuberkulose, Typhus oder Tularämie.

Klinik

Die Brucellosen, und zwar sowohl Morbus Bang als auch das Maltafieber, sind zyklische Allgemeininfektionen, die jedes Organ betreffen und die subklinisch, akut oder chronisch verlaufen. Häufig sind die Symptome uncharakteristisch.

Subklinisch verlaufende Brucellosen. Bis zu 90% aller Infektionen verlaufen subklinisch. Sie lassen sich nur über den Nachweis brucellen-spezifischer Antikörper beim Patienten erkennen und sind Ausdruck erfolgreicher humoraler und zellulärer Abwehrreaktionen des Wirtsorganismus.

Akute bis subakute Brucellosen. Bei klinisch apparenten Verläufen beginnen die Symptome nach einer Inkubationszeit von 2–3 Wochen bis zu einigen Monaten entweder schleichend (meist bei B. abortus) oder abrupt (häufiger bei B. melitensis). Krankheitszeichen sind Fieber, Übelkeit, Müdigkeit, Kopfschmerzen, Nachtschweiß. Der Fieberverlauf erstreckt sich über 7–21 Tage und kann von 2–5-tägigen fieberfreien Intervallen unterbrochen sein. Dieser Fiebertyp hat zur Bezeichnung »febris undulans« (wellenförmiges Fieber) geführt. Häufig besteht eine psychische Veränderung im Sinne einer Depression. Objektivierbare Krankheitszeichen wie Lymphknoten-, Milz-, Leberschwellung sind bei dieser Form gering ausgeprägt.

Chronische Brucellosen. Etwa 5% aller Patienten mit einer symptomatischen Brucellose erleiden nach Abklingen der akuten Krankheitserscheinungen einen Rückfall. Rückfälle können bis zu zwei Jahren nach primärer Erkrankung auftreten. Auch in chronischen Fällen (Krankheitsdauer länger als ein Jahr) zeigen die Patienten häufig nur uncharakteristische Symptome. Beobachtet werden Affektlabilität, Depression und Schlaflosigkeit. Gelegentlich verkennt der Arzt derartige Fälle und tut sie unter der Fehldiagnose einer Hypochondrie ab. Bei chronischen Verläufen besteht häufig eine Hepatosplenomegalie.

Lokalisierte Infektionen. Chronische Verläufe können sich auch als persistierende Infektionsfoci in Knochen, Leber oder Milz manifestieren. Obwohl die Leber nahezu immer betroffen ist, fehlen meist Zeichen einer deutlichen Leberschädigung. Eine Leberzirrhose resultiert aus der Infektion in der Regel nicht. In sehr seltenen Fällen können Brucellen auch eine Cholezystitis, Pankreatitis oder Peritonitis auslösen. Häufiger ist der Befall von Knochen und Gelenken, insbesondere in Form einer Sakroiliitis. Andere Manifestationen sind Arthritis und Bursitis, Orchitis. Neurologische Komplikationen treten in weniger als 5% der symptomatischen Patienten als Meningitis mit lymphozytärer Pleozytose auf. Kardiovaskuläre Komplikationen (<2% der symptomatischen Patienten) manifestieren sich als Endokarditis. Bei Befall des Knochenmarks resultieren Anämie, Leukopenie und Thrombopenie.

Der Befall der Lunge kann mit Husten und Dyspnoe einhergehen. Die hilären und paratrachealen Lymphknoten können anschwellen. Meist handelt es sich um eine interstitielle Pneumonie. Pleuraexsudate gehören gelegentlich zum Bild der pulmonalen Brucellose. Todesfälle an M. Bang kommen fast nie vor, während B.-melitensis-Infektionen aufgrund der Endokarditis zum Tode führen können.

Immunität

Die Wirtsreaktion auf Brucellen ist zunächst unspezifisch und später sowohl humoraler als auch zellulärer Natur, wobei den T-Zellen die entscheidende Rolle bei der Überwindung der Infektion zukommt. T-Zellen sind für die Bildung der Granulome verantwortlich. Im Verlauf der Infektion werden Antikörper der Klassen IgM, IgA und IgG gebildet, wobei IgM-Antikörper mit Spezifität für Brucellen-LPS bereits während der ersten Woche nach Infektion auftreten. Der IgM-Titer fällt anschließend ab und gibt nach weiteren 7–14 Tagen einem ansteigenden spezifischen IgG-Spiegel Raum. Bei chronischen Brucellosen bestehen erhöhte IgG-Titer über lange Zeit. Die Antikörper haben einen opsonisierenden Effekt und bewirken eine verstärkte Phagozytose durch die Kupfferzellen der Leber. Bei Zweitinfektion hat dies einen bevorzugten Befall der Leber zur Folge.

Die Antikörper sind unter anderem gegen freigesetzte Antigene von Brucella sowie überwiegend gegen die O-Antigene des LPS gerichtet. Eine Besonderheit von Brucellen besteht in ihrer ausgeprägten Fähigkeit, T-Zell-unabhängig Antikörper zu induzieren. Hierfür ist die besondere Struktur der O-Antigene des Brucellen-LPS verantwortlich.

Die Ausbildung eines protektiven immunologischen Gedächtnisses lässt sich anhand des Schutzes gegenüber einer Zweitinfektion demonstrieren, in deren Verlauf die Granulombildung und Typ-IV-Allergie rascher als bei der Erstinfektion erfolgen.

Unmittelbar nach Infektion lassen sich Monokine (IL-1, MIP-1α u. β, IL-6, TNF-α, IL-12) sowie IFN-γ in der Milz und Leber infizierter Tiere nachweisen. Die Zytokinproduktion erreicht mit dem Gipfel der Erregerlast in Milz und Leber ihr Maximum, danach fällt sie rasch ab. Die von spezifischen T-Zellen produzierten Zytokine entsprechen einem Th1-Muster (viel IFN-γ, kein IL-4).

Labordiagnose

Die Diagnose einer Brucellose beruht auf der Anzucht der Erreger sowie dem Nachweis spezifischer Antikörper.

Untersuchungsmaterialien. Zur Diagnostik eignen sich, je nach Lokalisation des Infektionsprozesses, Blut, Knochenmark, Liquor, Urin oder Gewebeproben bzw. Serum.

Anzucht. Brucellen benötigen für die Anzucht komplex zusammengesetzte Kulturmedien, z. B. Tryptikase-Soja-Bouillon oder -Agar. Sie vermehren sich langsam unter aeroben Bedingungen bei Temperaturen zwischen 20–40 °C; das Optimum liegt bei 37 °C. Fünf bis 10% CO_2 in der Atmosphäre können das Wachstum begünstigen. Bei Verdacht auf eine Brucellose sollte die Kultur nicht vor Ablauf von vier Wochen beendet werden. Sichtbare Kolonien sind frühestens nach zweitägiger Bebrütung zu erwarten. Im Grampräparat frisch angezüchteter Bakterien finden sich gramnegative kokkoide Stäbchen.

Eine Gattungsdiagnose kann durch Agglutination abgetöteter Erreger mit Antiseren gegen Brucella-Antigene gestellt werden. Die weitere Differenzierung beruht auf biochemischen Tests (Bunte Reihe).

Serologie. Ein Agglutinationstest unter Verwendung von schonend abgetöteten Brucellen dient dem Nachweis von Antikörpern im Patientenserum (Brucellen-Widal). Mit dieser Methode sind Antikörper frühestens zwei Wochen nach Infektion nachzuweisen. Ein sensitiverer Nachweis bedient sich des ELISA.

Brucellergen-Test. In der Veterinärmedizin kommt ein intradermaler Hauttest mit Brucellenantigenen (Brucellergen) zur Auslösung einer spezifischen Typ-IV-Allergie zur Anwendung. Eine positive Reaktion beweist das Vorhandensein spezifischer T-Helfer-Zellen und damit eine vorausgegangene Infektion.

Antibiotikaempfindlichkeit. Brucellen sind empfindlich gegen Streptomycin, Gentamicin, Tetrazykline, Ampicillin, Rifampicin, Cotrimoxazol und Chinolone. Gegen Penicillin G sind sie resistent.

Therapeutisches Vorgehen. Therapie der Wahl ist die orale Applikation von Doxycyclin (200 mg/d) und Rifampicin (600 mg/d) für sechs Wochen, um Rückfälle zu vermeiden. Beide Medikamente haben eine gute Penetrationsfähigkeit in befallene Zellen. Bei Kindern und Schwangeren ist eine Therapie mit Cotrimoxazol sowie mit Rifampicin möglich. Obwohl Chinolone eine gute In-vitro-Wirksamkeit zeigen, ist ihre alleinige Anwendung mit einer hohen Rückfallrate belastet. Befall der Knochen oder der Herzklappen kann eine chirurgische Therapie erforderlich machen.

Prävention

Allgemeine Maßnahmen. Bei der Bekämpfung der Brucellose stehen allgemeine Maßnahmen, wie Tötung infizierter Tierbestände, Kadaververnichtung und Importkontrolle von Tieren und Tierprodukten im Vordergrund. Damit kommt der Diagnose in der Veterinärmedizin eine besondere Bedeutung zu. Eine wichtige lebensmittelhygienische Maßnahme ist das Pasteurisieren von Milch.

Impfung. Es stehen zwei verschiedene Lebendimpfstoffe für die Verwendung in der Veterinärmedizin, B. abortus Stamm 19 und B. melitensis Stamm Rev-1, zur Verfügung. Da die Brucellose in Deutschland nicht vorkommt, findet diese Schutzimpfung hier keine Anwendung.

Meldepflicht. Der direkte oder indirekte Nachweis von Brucella sp. ist namentlich meldepflichtig, soweit der Nachweis auf eine akute Infektion hinweist (§ 7 IfSG).

Brucella als Biowaffe. Brucellen fallen in die Kategorie B der CDC-Einteilung potentieller Biowaffenerreger.

In Kürze

Brucellen

Bakteriologie. Gramnegative, kokkoide, unbewegliche und aerob wachsende Stäbchen. Benötigen für die Anzucht komplexe Kulturmedien und gegebenenfalls CO_2-haltige Atmosphäre. Werden durch biochemische Reaktionen und spezifische Antikörper identifiziert. Drei wichtige humanpathogene Arten: B. abortus, B. melitensis, B. suis.

Resistenz gegen äußere Einflüsse. Hohe Resistenz gegen Austrocknung, lange Überlebenszeit in Erde, Wasser, Faezes, Kadavern, Milchprodukten, aber hitzeempfindlich.

Vorkommen. Urogenitaltrakt von trächtigen Schafen, Rindern, Ziegen. Brustdrüse chronisch infizierter Tiere, kontaminierter Boden.

Epidemiologie. Weltweit verbreitete Zoonose. In einigen Ländern endemisch, in Deutschland selten (2002: 35 Fälle).

Übertragung. In Deutschland hauptsächlich durch importierte Milchprodukte und bei Touristen in Mittelmeer-Anrainerländern durch Milch, Schafs- und Ziegenkäse.
Bei beruflich Exponierten (Bauern, Veterinäre, Schlachthausarbeiter, Metzger, Laborpersonal) Umgang mit Geweben oder Ausscheidungen infizierter Tiere.

Pathogenese. Fakultativ intrazelluläre Erreger. Vom Primäraffekt aus Vordringen in Lymphknoten, danach Generalisation und Befall innerer Organe. Dort granulomatöse, bei B. melitensis auch eitrige Reaktionen.

Virulenzfaktoren. Weitgehend unbekannt; Endotoxin.

Zielgewebe. Makrophagenreiche Organe (Milz, Leber, Knochenmark).

Klinik. Generalisierte Infektion mit verschiedenen Organmanifestationen. Undulierendes Fieber. Akute, chronische und subklinische Verlaufsformen, letztere am häufigsten (90%).

Immunität. Überwiegend T-Zell-abhängig, langanhaltend.

Diagnose. Erregeranzucht aus Blut, Gewebebiopsiematerial. Immunologischer Hauttest (Brucellergen-Reaktion), Serologie (z. B. Agglutinationsreaktion mit Patientenserum, Brucellen-Widal).

Therapie. Aminoglykoside, Tetrazykline, Rifampicin.

Prävention. Allgemeine Hygienemaßnahmen: Überwachung und Ausrottung infizierter Tierbestände, Kadaververnichtung, Importaufsicht, Pasteurisierung von Milch.

Meldepflicht. Direkter oder indirekter Erregernachweis.

13.3 Franciselllen

Tabelle 13.4. Francisella: Gattungsmerkmale	
Merkmal	Merkmalsausprägung
Gramfärbung	gramnegative Stäbchen
aerob/anaerob	aerob
Kohlenhydratverwertung	fermentativ
Sporenbildung	nein
Beweglichkeit	nein
Katalase	schwach positiv
Oxidase	negativ
Besonderheiten	benötigt Cystein H_2S-Bildung

Die Vertreter der Gattung Francisella (F.) sind pleomorphe, gramnegative, geißel- und sporenlose Stäbchenbakterien mit besonderen Ansprüchen an das Kulturmedium (Tabelle 13.4).

Steckbrief

Francisella (F.) tularensis ist der obligat pathogene Erreger der Tularämie (Hasenpest), die in der nördlichen Hemisphäre verbreitet ist.

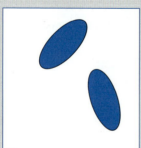

Francisella tularensis gramnegative Stäbchen, entdeckt 1911/12 von G. W. McCoy und C. W. Chapin; bei Tularämiekranken 1914 von Wherry und Lamb (Auge) und 1921 von Francis

Der Name F. tularensis kommt von Tulare County, Kalifornien, dem Ort der Erstentdeckung 1912, und von Edward Francis, der 1921 den ätiologischen Zusammenhang mit der Hasenpest aufdeckte.

F. tularensis wurde von mehr als 100 verschiedenen Wild-Säugetieren und von verschiedenen Haustierarten sowie Arthropoden isoliert. Die für den Menschen wichtigsten Reservoire sind Kaninchen, Hasen und Zecken.

Der Erreger ist, außer in Australien und der Antarktis, weltweit verbreitet. Vorwiegend kommt er jedoch in den USA und im südlichen Russland vor.

In den USA ist die jährliche Inzidenz auf wenige hundert Fälle/Jahr zurückgegangen; in China, wo wildlebende Kaninchen gejagt und verzehrt werden, ist die Krankheit stärker verbreitet. In Deutschland ist die Tularämie eine Rarität: 2002 wurden 5 Fälle gemeldet.

Der Mensch infiziert sich meistens durch Kontakt mit infizierten Säugetieren oder durch den Stich eines infizierten Insekts, seltener durch Tierbisse, ferner durch Inhalation von Aerosolen oder Aufnahme von kontaminiertem Wasser oder unzureichend gekochtem Fleisch.

Die Übertragung von Mensch zu Mensch ist sehr selten.

F. tularensis ist sehr invasiv und in der Lage, die intakte Haut zu durchdringen. Normalerweise benutzt sie als Eintrittspforten kleine Hautläsionen, die Konjunktiven, den Mund und die Atemwege. Die Ausbreitung im Körper kann lymphogen, hämatogen oder bronchogen erfolgen.

Nach einer Inkubationszeit von 3–5 (1–10) Tagen erscheint eine **Hautpapel** an der Eintrittsstelle, gefolgt von **Ulkusbildung**. Das Erscheinen der Papel ist von abruptem Fieberbeginn und Lymphknotenschwellung begleitet.

Nach Inhalation kommt es zu Fieber, Kopfschmerzen, Krankheitsgefühl und trockenem Husten mit oder ohne radiologische Zeichen der Pneumonie.

Orale Aufnahme kann eine Entzündung der Rachenschleimhaut hervorrufen, oder es kommt zu einer uncharakteristischen fieberhaften Erkrankung.

Die lokale Tularämie (75–85%) zeigt den entzündlichen **Primäraffekt** mit regionalen Lymphknotenschwellungen, die eitrig einschmelzen können (**Primärkomplex**).

Die generalisierende Tularämie zeigt vielfältige Symptome, je nach Befall der Organe im Generalisationsstadium.

Das Hauptgewicht der Abwehr liegt auf einer T-Zellabhängigen Immunität, die ähnlich wie bei Listeria- und Brucella-Infektionen über Granulombildung und Makrophagenaktivierung die Abwehrleistung erbringt.

In der Diagnostik liegt das Hauptgewicht auf dem Antikörpernachweis beim Patienten.

Die erhebliche Infektionsgefährdung des Laborpersonals erfordert die Einhaltung besonderer Schutzmaßnahmen. Die Anzucht sollte daher nur in Speziallaboratorien erfolgen.

Mittel der Wahl in der Therapie der Erkrankung ist Streptomycin oder Gentamicin.

Der direkte oder indirekte Nachweis von Francisella tularensis ist namentlich meldepflichtig, soweit der Nachweis auf eine akute Infektion hinweist (§ 7 IfSG). Francisellen sind in jüngster Zeit ins Gerede gekommen, da sie als möglicher Biokampfstoff eingeschätzt werden (Kategorie A).

13.4 Erysipelothrix rhusiopathiae

Steckbrief

Erysipelothrix rhusiopathiae ist ein grampositives, unbewegliches, nichtsporenbildendes, aerob und anaerob wachsendes Stäbchen (◘ Tabelle 13.5). Der Erreger verursacht den Schweinerotlauf, eine Zoonose, die sich beim Menschen als Erysipeloid (eine Hautinfektion) manifestiert, in seltenen Fällen auch als Sepsis und Endokarditis. Infiziert werden vorzugsweise Metzger und Köche, die mit dem Fleisch infizierter Schweine arbeiten.

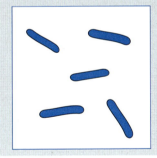

Erysipelothrix rhusiopathiae grampositive Stäbchen, entdeckt 1887 von Rosenbach

Erysipelothrix kommt v. a. im landwirtschaftlichen und veterinärmedizinischen Bereich vor. Erysipelothrix findet sich in Materialien tierischer Herkunft, auch in den Fäkalien gesunder Schweine.

◘ Tabelle 13.5. Erysipelothrix: Gattungsmerkmale

Merkmal	Merkmalsausprägung
Gramfärbung	grampositive Stäbchen
aerob/anaerob	fakultativ anaerob, mikroaerophil
Kohlenhydratverwertung	fermentativ
Sporenbildung	nein
Beweglichkeit	nein
Katalase	negativ
Oxidase	negativ
Besonderheiten	H_2S-Bildung

Der Schweinerotlauf des Menschen ist vorwiegend eine Berufsinfektion bei Landwirten, Veterinären, Fischern bzw. Fischhändlern, Metzgern und Hausfrauen, bei denen er durch direkten Kontakt auf den Menschen übertragen wird.

Nach Infektion bildet sich lokal ein entzündliches epidermales Ödem (Erysipeloid), in seltenen Fällen kommt es zur hämatogenen Streuung mit Endokarditis.

Die Erkrankung hinterlässt eine erregerspezifische Immunität. Die Diagnose erfolgt durch Anzucht und Differenzierung des Erregers.

Bei Endokarditis- oder Sepsisverdacht werden Blutkulturen entnommen.

Für die Therapie stehen β-Laktamantibiotika sowie Erythromycin, Clindamycin und Doxyzyklin zur Verfügung.

Die Prävention besteht im hygienischen Umgang mit Tieren bzw. deren Produkten.

Eine Schutzimpfung mit lebenden attenuierten Keimen des Stammes von Pasteur und Thuillier ist möglich. Sie kommt für gefährdete Personengruppen in Betracht.

Die Erkrankung ist nicht meldepflichtig.

Korynebakterien
H. Hahn, M. Höck

Tabelle 14.1. Corynebacterium: Gattungsmerkmale

Merkmal	Merkmalsausprägung
Gramfärbung	grampositive Stäbchen
aerob/anaerob	fakultativ anaerob
Kohlenhydratverwertung	fermentativ oder nicht
Sporenbildung	nein
Beweglichkeit	nein
Katalase	positiv
Oxidase	negativ
Besonderheiten	Neisserfärbung mit der Anfärbung der metachromatischen Granula (Polkörperchen)

Tabelle 14.2. Korynebakterien: Arten und Krankheiten

Arten	Krankheiten
Nonlipophile, fermentierende Korynebakterien:	
– Corynebacterium diphtheriae	Diphtherie
– C. ulcerans	diphtherieartige Symptome
Lipophile Korynebakterien:	
– C. jeikeium	Sepsis, Endokarditis Weichteilinfektionen
– C. urealyticum	Zystitis (alkalisch-inkrustierte Steine)
Nonlipophile, nonfermentierende Korynebakterien:	
– C. pseudodiphtheriticum	fakultativ pathogen, Endokarditis, Atemwegsinfektion
– C. amycolatum	Haut-/Schleimhautflora, device-assoziierte Infektionen
– C. striatum	Haut-/Schleimhautflora
– C. minutissimum	Hautflora, Erythrasma
– C. matruchotii	orale Schleimhautflora, Augeninfektionen

Einleitung

Zur Gattung Corynebacterium (C., dt. Korynebakterien) gehören grampositive, unbewegliche, nichtsporenbildende Stäbchenbakterien von leicht gekrümmter, aber auch gerader Form. An einem Ende oder auch beidseitig können sie etwas aufgetrieben sein, was ihnen ein keulenförmiges Aussehen verleiht (daher auch der Name »Koryne«, gr. Keule).

Die gattungsbestimmenden Merkmale enthält Tabelle 14.1.

Die medizinisch bedeutsamste Spezies ist Corynebacterium diphtheriae (Tabelle 14.2).

Andere Spezies dieser Gattung (»Diphtheroide«) können als Saprophyten Haut und Schleimhaut besiedeln. Als opportunistische Krankheitserreger gewinnen sie zunehmend an Bedeutung (Tabelle 14.2). Insbesondere bei abwehrgeschwächten Menschen sind sie als Erreger von Wundinfektionen, Endokarditis oder Sepsis gefürchtet.

14.1 Corynebacterium diphtheriae

Steckbrief

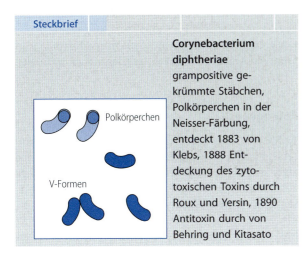

Corynebacterium diphtheriae grampositive gekrümmte Stäbchen, Polkörperchen in der Neisser-Färbung, entdeckt 1883 von Klebs, 1888 Entdeckung des zytotoxischen Toxins durch Roux und Yersin, 1890 Antitoxin durch von Behring und Kitasato

Geschichte. Die Bezeichnung Diphtherie hat 1826 Brétonneau in Tours (basierend auf »diphthera«, gr. Haut, Membran) eingeführt. Er definierte die Pseudomembran als typisches Kriterium der Rachendiphtherie und grenzte die Diphtherie damit als eigenständige Krankheit von anderen Formen eitriger Entzündungen des Rachenraumes ab. Weitere historische Meilensteine:
- 1883: Klebs erkennt den Erreger als Stäbchen in diphtherischen Membranen.
- 1884: Löffler gelingt die Reinkultur mit dem nach ihm benannten »Löffler-Serum«.
- 1888: Roux und Yersin, Pasteur-Institut, Paris, entdecken das Diphtherie-Toxin in keimfreien Kulturfiltraten; sie schaffen damit die Voraussetzung für die aktive Diphtherie-Schutzimpfung.
- 1890: von Behring und Kitasato beobachten, dass Antikörper (Antitoxin) die Wirkung des Diphtherie-Toxins neutralisieren.
- 1894: von Behring führt das »Diphtherie-Heilserum« ein.
- 1900: Ehrlich entgiftet das Toxin durch Wärmebehandlung.
- 1913: von Behring immunisiert Kinder mit einem Toxin-Antitoxin-Gemisch.
- 1924: Ramon stellt Diphtherie-Toxoid (damals Anatoxin genannt) durch Behandlung des Toxins mit Wärme und zusätzlich mit Formalin her; damit beginnt die Ära der Schutzimpfung.
- 1960 bis 1970: Collier, Gill und Pappenheimer klären die molekulare Wirkungsweise des Diphtherie-Toxins auf.

14.1.1 Beschreibung

Aufbau

Korynebakterien zeigen den Aufbau grampositiver Bakterien, allerdings enthält die Zellwand Mykolsäure, die sonst nur bei Mykobakterien (▶ s. S. 361 ff.) und Nocardien vorkommt. Sie besitzen keine Kapsel und keine Geißeln. Die meisten Stämme tragen Pili.

Extrazelluläre Produkte

Diphtherietoxin. Einige Biovare von C. diphtheriae besitzen das tox^+-Gen. Nur diese produzieren das Diphtherietoxin, den einzigen Virulenzfaktor des C. diphtheriae. Das tox^+-Gen ist ein Teil des Prophagen β und wird durch Transduktion in das Bakterienchromosom integriert. Alle toxigenen Stämme von C. diphtheriae sind lysogen. Das Toxin ist ein hitzelabiles Protein mit einem Molekulargewicht von 62 kD und serologisch einheitlich. Alle toxinbildenden Stämme produzieren in mehr oder weniger starkem Ausmaß das gleiche Toxin. Es wird nur bei Eisenmangel gebildet; bei hohen Eisenkonzentrationen wird die Expression des tox^+-Gens unterdrückt. Sein Wirkungsmechanismus ist auf S. 328 ff. beschrieben.

Resistenz gegen äußere Einflüsse

Korynebakterien werden durch Hitze (10 min bei 58 °C) und durch handelsübliche Desinfektionsmittel zuverlässig abgetötet. Sie sind gegen Austrocknung relativ resistent.

Vorkommen

C. diphtheriae kommt ausschließlich beim Menschen vor. Andere Korynebakterien, wie C. ulcerans, sind auch tierpathogen (Schafe, Pferde, Kühe).

14.1.2 Rolle als Krankheitserreger

Epidemiologie

Die Diphtherie ist eine seit dem Altertum bekannte Seuche. Sie gehört zu den sog. klassischen Infektionskrankheiten. Noch zu Beginn des 20. Jahrhunderts war sie als »Würgeengel der Kinder« gefürchtet. In Europa grassierte die letzte große Diphtherieepidemie im Zweiten Weltkrieg mit 3 Millionen Erkrankungen.

Die seit etwa 1960 in allen europäischen Ländern durchgeführten Schutzimpfungen haben zu einem starken Morbiditätsrückgang geführt. Diphtherie war nur noch eine Einzelerkrankung. In Deutschland war 2001 keine, 2002 eine Erkrankung in Baden-Württemberg gemäß IfSG gemeldet worden. Auch in den USA sind seit 1980 nur noch Einzelfälle, 0 bis 5 Fälle je Jahr, aufgetreten.

In den Entwicklungsländern ist die Diphtherie jedoch noch immer ein großes Problem. 1974 startete die Weltgesundheitsorganisation (WHO) das »Erweiterte Immunisierungsprogramm« (EPI), das auch den weltweiten Kampf gegen die Diphtherie umfasst.

Seit etwa 1990 erlebte die Diphtherie eine dramatische Wiederkehr in Russland, der Ukraine und anderen Nachfolgestaaten der ehemaligen UdSSR. Im Verlauf der Umbruchsituation nahmen dort soziale und hygienische Mißstände sowie Unternährung zu. Das einst gut funktionierende Impfprogramm brach zusammen, zusätzliche Bevölkerungsbewegungen und das Vorherrschen eines Diphtherieerregers mit besonders starker Toxinbildung trugen zur Verbreitung und Schwere der Epidemie bei.

1976 wurden 198 Diphtheriefälle, 1990 1700 Fälle aus den Nachfolgestaaten der ehemaligen UdSSR der WHO gemeldet. 1994 war die Zahl auf 47 251 gestiegen und 1995 auf 50 464.

Umfangreiche antiepidemische Maßnahmen und großangelegte Impfkampagnen verhinderten eine noch größere Ausbreitung der Diphtherieepidemie: In den ersten sechs Monaten des Jahres 1996 wurde aus den Ländern der GUS ein Rückgang um 54% im Vergleich zu den ersten sechs Monaten des Vorjahres gemeldet. Das unterstreicht den besonderen Wert der Impfprophylaxe, zumal sich die sozialen und die ökonomischen Verhältnisse in diesen Ländern bis dahin wohl kaum verbessert haben.

Auch außerhalb dieser Epidemieregion zirkulieren Diphtheriebakterien mit Toxinbildung noch in vielen Ländern, so in weiten Gebieten Afrikas und Asiens. 1996 trat eine Epidemie mit 72 Erkrankungen, darunter 4 Todesfällen, in Laos auf.

Übertragung

C. diphtheriae wird am häufigsten aerogen durch Tröpfchen auf enge Kontaktpersonen übertragen. Als enge Kontaktperson ist jede Person aufzufassen, die während der Ansteckungsfähigkeit eines Diphtherie-Kranken (in der Regel 2–5 Tage) »face-to-face«-Kontakt zu diesem hatte. Die erste Ansiedlungsstelle sind meist die Tonsillen.

C. diphtheriae kann auch durch klinisch gesunde Bakterienträger übertragen werden.

Diphtherische Schmierinfektionen von Auge, Nase, Vagina und Nabelschnurstumpf sind möglich.

In tropischen Regionen ist die Wunddiphtherie infolge von Kratzwunden nach Insektenstichen verbreitet.

Pathogenese

Adhäsion. Über Kolonisationsfaktoren an der Rachenschleimhaut ist wenig bekannt. Die Erreger können auch an der Rachenschleimhaut von immunen Trägern adhärieren, aber keine Pseudomembranbildung auslösen (sog. »Carrier-Status«).

Invasion. C. diphtheriae, von geringer Invasivität, verbleibt in der Regel an der Ansiedlungsstelle und bildet dort das Exotoxin.

Zytotoxische Schädigung. Nur toxinbildende Biovare von C. diphtheriae können die Diphtherie verursachen (◘ Abb. 14.1). Infolge lokaler Einwirkung zerstört das Diphtherietoxin die Epithelzellen in der Umgebung der Ansiedlungsstelle. Es bildet sich ein dicker grauer Belag, die sog. **Pseudomembran**. Die Pseudomembran besteht aus einem Fibrinnetz, in das Bakterien, Leukozyten und Zelltrümmer eingelagert sind; darunter ist das Gewebe nekrotisch. Bei der Rachendiphtherie kann sich die Pseudomembran im gesamten Nasen-Rachenraum (Tonsillen, Uvula, Gaumen, hintere Pharynxwand und Larynx) ausbreiten. Bei absteigender Pseudomembranbildung kann der Larynx verlegt werden (Krupp), sodass die Patienten in Erstickungsgefahr geraten.

Die systemische Wirkung des über den Kreislauf verteilten Exotoxins betrifft alle Zellen des Körpers, vor allem Zellen mit hoher Stoffwechselrate. Durch die Zerstörung von Herzmuskelzellen wird eine interstitielle Myokarditis mit Störungen in der Erregungsbildung und -ausbreitung und die Einschränkung der Herzmuskelfunktion verursacht. In der Niere kommt es zu Tubulusnekrosen und damit zu einem Funktionsverlust. Die Wirkung auf die Nervenzellen besteht in einer Demyelinisierung und damit in einer erheblichen Störung der Weiterleitung von Nervenimpulsen bis hin zur Paralyse.

Molekulare Wirkungsweise des Diphtherietoxins. Das Diphtherietoxin ist ein A-B-Toxin, das die ADP-Ribosylierung des für die Proteinsynthese essentiellen Elongationsfaktors 2 (E F2) katalysiert. Es besteht aus

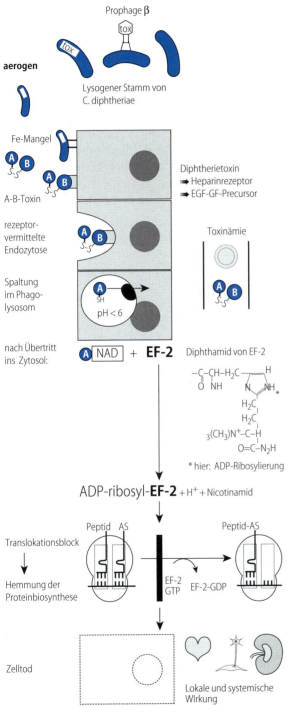

Abb. 14.1. Hemmung von EF-2 durch Exotoxin bei Diphtherie

einer A-Kette und einer B-Kette, die über eine Disulfidbrücke verbunden sind.
Das Toxin hat drei Funktionsbereiche:
- eine Rezeptorbindungsstelle (R-Domäne), die sich an ein Rezeptorprotein auf der Zielzelle bindet,
- eine Region (T-Domäne), die die Translokation des Enzymanteils des Toxinmoleküls in die Zelle hinein vermittelt und
- einen enzymatischen Anteil (C-Domäne), der die ADP-Ribosylierung des Zielmoleküls katalysiert.

Die C-Domäne ist auf der A-Kette, und die R- und T-Domänen sind auf der B-Kette lokalisiert.

■ Abbildung 14.1 zeigt die einzelnen Schritte bei der Bindung, der endozytotischen Aufnahme und der Translokation des Toxins.

Die B-Kette tritt über die R-Domäne in Kontakt mit dem Rezeptor auf der Zelloberfläche.

Zelloberflächenrezeptor für das Diphtherietoxin ist der heparinbindende Epidermal-Wachstumsfaktor-Vorläufer [engl. heparin-binding epidermal growth factor precursor (HB-EGF-precursor)]. Der epidermale Wachstumsfaktor liegt, bevor er von der ihn bildenden Zelle als Hormon ausgestoßen wird, als Präkursormolekül in der Zellmembran. Diese Form wird von der B-Kette als Rezeptor erkannt. HB-EGF findet sich auf vielen Zellen, aber in unterschiedlicher Dichte, was die Neigung von C. diphtheriae erklärt, bestimmte Zellen (Herz, Nieren) bevorzugt zu befallen. Somit bietet HB-EGF ein Beispiel dafür, wie es Mikroorganismen verstehen, sich unter Ausnutzung vorgeprägter essentieller Zelloberflächenmoleküle an die Zelle zu binden und sich in die Zelle einschleusen zu lassen. (Ein anderes Beispiel: Bindung des HI-Virus an den T-Zellrezeptor.)

Wenn das Toxin gebunden ist, wird es von der Wirtszelle in einer endozytotischen Vakuole aufgenommen. In dieser Vakuole entwickelt sich ein niedriger pH-Wert, der den Translokationsvorgang ermöglicht. Bei pH 5 wird das ursprünglich kugelförmige Toxinmolekül aufgefaltet, und es werden hydrophobe Anteile exponiert, die sich in die Membran der endozytotischen Vakuole inserieren, sodass der A-Anteil der Kette zum Zytoplasma hin exponiert wird. Durch Reduktion der Disulfidbrücke wird jetzt der A-Kettenanteil freigesetzt und gelangt in das Zytoplasma, wo er seine enzymatische Wirkung entfaltet.

Die A-Kette katalysiert die Anbindung von Ribose an den Histidinteil des Elongationsfaktors 2 und inaktiviert ihn.

NAD + EF2 →
ADP-Ribosyl-EF2 + Nikotinamid + H⁺

ADP-Ribosyl heftet sich an einen ungewöhnlichen Histidinabkömmling, genannt Diphthamid, der nur am Elongationsfaktor 2 und an keinem anderen zellulären Protein vorkommt. Diese Histidinstruktur dient als Zielstruktur für die katalytische Wirkung der A-Kette. Sie erklärt, warum das Diphtherietoxin spezifisch den EF2 inaktiviert.

Das Diphtherietoxin ist sehr potent: Ein A-Kettenmolekül kann eine Zelle abtöten. Obwohl das Toxin auf jede Säugetierzelle einwirkt, bestehen deutliche Unterschiede in der Empfänglichkeit: Diese beruht auf der unterschiedlichen Zahl von Rezeptoren auf der Zelloberfläche. Herz- und Nervenzellen tragen die größte Rezeptordichte auf der Oberfläche und sind für die Wirkung des Diphtherietoxins am empfänglichsten: Herzversagen und Lähmung peripherer Nerven sind die Hauptsymptome bei schwerer Diphtherie.

Klinik

Nach einer Inkubationszeit von zwei bis vier, selten bis zu sechs Tagen setzt die Rachendiphtherie plötzlich mit Halsschmerzen und Schluckbeschwerden ein. Die Schleimhaut ist gerötet und geschwollen, es bilden sich eitrig aussehende Stippchen, die zu einem membranartigen Belag konfluieren, der, ausgehend von den Tonsillen, auf Gaumen und Rachen übergreift. Es entsteht die **Pseudomembran**. Sie haftet relativ fest auf der darunter liegenden Schleimhautschicht. Beim Versuch, sie zu lösen, kann es zu Blutungen mit nachfolgender bräunlicher Verfärbung, sog. »Rachenbräune« kommen. C. diphtheriae verbleibt am Ort der Ansiedlung unter den Belägen, deshalb hier die Entnahme von Untersuchungsmaterial für die bakteriologische Diagnostik.

Fieber kann zu Beginn der Erkrankung fehlen, jedoch klagen die Patienten über ein allgemeines schweres Krankheitsgefühl. Diese starke Abgeschlagenheit (Prostration) wird durch die Toxinämie verursacht. Die Patienten sind lethargisch und blass. Möglich ist die Ausbildung eines peritonsillären Ödems im Bereich der submandibularen und zervikalen Lymphknoten mit starker teigiger Schwellung des Halses (**Cäsarenhals**). Der früher stets angeführte charakteristische fad-süßliche Mundgeruch wird nicht mehr als ein Leitsymptom der Rachendiphtherie angesehen. Bei weiterer Deszendenz der Membranen entwickelt sich die Kehlkopfdiphtherie mit zunehmender inspiratorischer Atemnot (**Diphtheriekrupp**). Myokarditis und akutes Nierenversagen können als Spätkomplikationen bis zu acht Wochen nach Krankheitsbeginn auftreten. Zu beobachten sind verschiedene Schädigungen des peripheren Nervensystems. Charakteristisch für die Rachendiphtherie ist z. B. eine schlaffe Lähmung des weichen Gaumens (Gaumensegelparese) und der Schlundmuskulatur, die sich innerhalb der ersten Krankheitstage entwickeln kann. Der Tod erfolgt durch Herzversagen als Folge der toxischen Schädigung der Herzmuskelzellen oder durch Ersticken in Folge der mechanischen Verlegung der Atemwege bei Membranbildung im Kehlkopf.

Immunität

Antitoxin (toxinspezifische Antikörper) wird nach Ablauf der ersten Krankheitswoche gebildet. Es vermittelt einen gewissen Schutz vor weiteren Schädigungen. Antitoxin bildet mit dem Toxin der Erreger einen Immunkomplex, der über die Kupfferschen Sternzellen der Leber aus dem Organismus eliminiert wird. Die antitoxische Immunität wird im Verlauf der Erkrankung nur zu einem geringen Grad ausgeprägt und hält nur wenige Monate an. Die Immunität nach der Erkrankung ist daher unsicher, darum müssen Patienten nach der Rekonvaleszenz gegen eine erneute Infektion mit C. diphtheriae geimpft werden.

Zur Schutzimpfung ▶ s. S. 332.

Labordiagnose

Die Diagnose Diphtherie ist primär klinisch zu stellen. Die Therapie ist bereits bei klinischem Verdacht zu beginnen. Deshalb muss bei entzündlichen Erkrankungen im Nasen-Rachen-Raum (z. B. Tonsillitis, Nasopharyngitis, Laryngitis) auch an Diphtherie gedacht werden.

Die bakteriologische Diagnose hat mit Anzucht des Erregers und Nachweis eines toxinbildenden Stammes bestätigenden Charakter.

Untersuchungsmaterial. Die ersten Untersuchungsproben sind vor Behandlungsbeginn zu entnehmen. Bei Diphtherieverdacht und -erkrankung sind grundsätzlich Rachen- und Nasopharyngealabstriche zu entnehmen, weil dadurch die Isolierungsrate von C. diphtheriae eindeutig erhöht wird. Bei der Materialentnahme ist die Berührung von Lippen, Zunge und Wangenschleimhaut möglichst zu vermeiden. Mit einem Abstrichtupfer ist das Material von der Unterseite der vorsichtig abgehobenen Pseudomembran zu entnehmen. Die Abstrichtupfer sind unverzüglich dem Laboratorium zuzuleiten. Sollte sich der Transport verzögern, sind die Abstrichtupfer in ein Transportmedium (z. B. nach Stuart) einzubringen.

Mikroskopie. Vom Originalmaterial und von der Reinkultur werden Präparate nach Neisser gefärbt.

Das von der Reinkultur (Löffler-Nährboden) gefertigte Präparat zeigt die stäbchenförmigen, gelbbraun gefärbten Bakterien in charakteristischer V- oder Y-förmiger Lagerung, die an chinesische Schriftzeichen oder an das Muster erinnert, das von aus der Schachtel geschütteten Streichhölzern gebildet wird. Charakteristisch sind die im Zytoplasma eingeschlossenen metachromatischen Pol-Körperchen (Babes-Ernst-Körperchen), die sich mit saurem Methylenblau anfärben lassen. In der Phase der Zellteilung sind die Pol-Körperchen besonders deutlich ausgebildet. Die Neissersche Färbemethode zielt auf die Darstellung der schwarzblau gefärbten Pol-Körperchen ab, die ein diagnostisches Merkmal darstellen.

Das mikroskopische Präparat allein reicht zur Diagnostik der Diphtherie nicht aus!

Anzucht. C. diphtheriae lässt sich bei 37 °C in atmosphärischer Luft mit einem Zusatz von 10% CO_2 auf Blutagar und auf serumhaltigen Kulturmedien leicht anzüchten. Das Kulturmedium der Wahl ist der Löffler-Serum-Nährboden; er ermöglicht üppiges Wachstum von C. diphtheriae und bringt die charakteristische Morphologie besonders gut zur Ausprägung.

Die Vermehrung erfolgt bei Temperaturen zwischen 15 und 40 °C; sichtbare Kolonien entstehen nach 18–24 h Bebrütungsdauer. Auf tellurithaltigen Kulturmedien wird Tellurit zu metallischem Tellur reduziert. Dieses wird von den Korynebakterien intrazellulär angereichert, sodass sich die Kolonien schwarz anfärben. Das Merkmal der Tellurspeicherung ist ein wichtiges Hilfsmittel, um die Gattung Corynebacterium zu erkennen. (Die Toxinbildung von C. diphtheriae ist damit jedoch nicht bewiesen!) Außerdem unterdrückt Tellurit in Konzentrationen von 100 mg/ml das Wachstum anderer Bakterien aus der Rachenflora; das Tellurit-Medium besitzt also auch Eigenschaften eines Selektiv-Kulturmediums.

Biotypisierung. Mit Hilfe der Biotypisierung lassen sich die epidemiologisch bedeutsamen Biovare gravis, mitis, intermedius und belfantii von C. diphtheriae sowie die anderen Spezies der Gattung Corynebacterium unterscheiden.

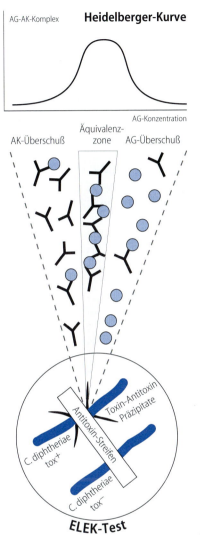

Abb. 14.2. ELEK-Test zum Nachweis von Diphtherietoxin

Toxinnachweis. Der Nachweis der Toxinbildung erfolgt im Elek-Test (Abb. 14.2). Es handelt sich dabei um einen Immunodiffusions-Test. Präzipitationslinien im Agar-Gel zeigen die Antigen-Antikörper-Reaktion zwischen dem Diphtherietoxin des zu testenden Bakterienstammes und dem zugegebenen Diphtherieantitoxin an. Der Nachweis des lysogenen Toxingens erfolgt durch PCR in Speziallaboratorien.

Therapie

Antitoxin. Diphtherie-Antitoxin ist bereits bei klinisch begründetem Verdacht oder bei Erkrankung unverzüglich mit einer Gabe von 10 000–20 000 IE i.m. anzuwenden. Das Ergebnis der bakteriologischen Untersuchung darf nicht abgewartet werden. (Diphtherie-Antitoxin wird nicht bei Kontaktpersonen eines Diphtheriekranken, bei Keimträgern und auch nicht bei Patienten mit Wunddiphtherie angewendet.)

Da nur Diphtherie-Antitoxin vom Pferd zur Verfügung steht, ist vor der Anwendung die mögliche Allergie des Patienten durch einen Intrakutan- oder Konjunktivaltest mit einer 1:10 verdünnten Lösung des Diphtherie-Antitoxins durchzuführen.

Antibiotika. Zeitgleich mit der Gabe von Diphtherie-Antitoxin ist ebenso unverzüglich die antimikrobielle Therapie einzuleiten. Sie ist wirksam gegen den Erreger, aber nicht gegen dessen Toxin. Die Antibiotikatherapie ersetzt deshalb niemals die Antitoxintherapie. Zur Behandlung werden Penicillin G oder Erythromycin (insbesondere für Patienten mit Penicillin-Allergie) empfohlen.

Sonstige Maßnahmen. Bei Krupp ist die Durchgängigkeit der Atemwege durch Intubation oder durch Tracheotomie sicherzustellen. Die Kreislaufstabilisierung ist erforderlich.

Prävention

Schutzimpfung. Wegen der besonderen Gefährlichkeit der Diphtherie und auch des Tetanus wird generell empfohlen, die Grundimmunisierung gegen beide Krankheiten durch 3 Gaben im Abstand von mind. einem Monat bereits im Säuglingsalter ab Beginn des 3. Lebensmonats mit Kombinationsimpfstoffen zu beginnen. Je eine Auffrischimpfung erfolgt ab dem 6. und im 11.–18. Lebensjahr. Die Immunität ist in 10-jährigen Intervallen mit je einer Dosis eines kombinierten Diphtherie-Tetanustoxoidimpfstoffs aufzufrischen.

Mit der Impfung wird die antitoxische Immunität stimuliert.

Das protektive Antigen des Impfstoffs ist das Toxoid. Es wird aus dem Toxin durch Formalininaktivierung gewonnen. Bei diesem Prozess wird der Teil B des Toxins denaturiert, seine Fähigkeit, sich an Zellrezeptoren anzuheften – als Voraussetzung für die zytotoxische Wirkung – geht dadurch verloren. Die immunogene Eigenschaft, d. h. die Stimulierung der spezifischen Antitoxinbildung, bleibt jedoch erhalten. Diphtherietoxin kann den Organismus nicht mehr schädigen, es wird durch das Antitoxin neutralisiert.

Der Serumgehalt an Diphtherieantitoxin wird z. B. mit dem Zellkultur-Neutralisationstest oder mit der ELISA-Methode bestimmt.

Mindestens 0,1 Internationale Einheiten (IE) Diphtherieantitoxin/ml Serum sind für den Individualschutz erforderlich.

Der 1913 von Schick zur Beurteilung des Antitoxinschutzes eingeführte Intrakutantest ist durch die o. g. In-vitro-Verfahren abgelöst worden.

Die Impfung schützt nicht gegen die Besiedlung des Nasen-Rachenraums mit Diphtheriebakterien, diese können auch bei gesunden Menschen vorkommen.

Sonstige Maßnahmen. Personen, die mit Diphtheriekranken oder mit Trägern toxinbildender Stämme von C. diphtheriae engen, d. h. »face-to-face«-Kontakt hatten, müssen mindestens sieben Tage isoliert und auf klinische Zeichen einer Diphtherie beobachtet werden.

Bei allen engen Kontaktpersonen werden Rachen- und Nasopharyngealabstriche für die mikrobiologischen Untersuchungen abgenommen. Unabhängig von ihrem Impfstatus wird bei allen engen Kontaktpersonen eine präventive antimikrobielle Therapie durchgeführt. In der Regel sind Patienten bzw. Keimträger 24 h nach Beginn der antimikrobiellen Behandlung nicht mehr kontagiös.

Meldepflicht. Namentlich zu melden sind der Krankheitsverdacht, die Erkrankung sowie der Tod an Diphtherie (§ 6 IfSG). Ebenfalls namentlich meldepflichtig sind der direkte oder indirekte Nachweis von toxinbildendem Corynebacterium diphtheriae, soweit der Nachweis auf eine akute Infektion hinweist (§ 7 IfSG).

14.2 Andere Korynebakterien

Andere Korynebakterien als C. diphtheriae werden auch als »coryneform« oder »diphtheroid« bezeichnet. Einige dieser Spezies (◻ Tabelle 14.1, ▶ s. S. 326) gehören zur physiologischen Standortflora der Haut und der Schleimhäute. Sie können als fakultativ pathogene Erreger verschiedene Infektionen verursachen. So wird z. B. C. ulcerans gelegentlich aus dem Nasen-Rachenraum Gesunder isoliert, aber auch bei diphtherieähnlichen Entzündungen des Pharynx. C. jeikeium kann als Haut- und Schleimhautbesiedler insbesondere bei abwehrgeschwächten und bei langzeitig antibiotisch vorbehandelten Patienten vorkommen und bei diesen septische Infektionen auslösen. Einige dieser Korynebakterien, die in der Regel nur gegen Vancomycin und Rifampicin empfindlich sind, bereiten bei der antibiotischen Therapie erhebliche Schwierigkeiten.

In Kürze

Korynebakterien

Bakteriologie. Grampositive, keulenförmige Stäbchen. Wachstum unter aeroben und anaeroben Bedingungen. Reduktion von Tellurit zu metallischem Tellur.

Vorkommen. Obligat pathogen: toxinbildendes C. diphtheriae.
Fakultativ pathogen: Einige Spezies, z.B. C. jeikeium.
Verschiedene Spezies sind Bestandteil der physiologischen Haut- und Schleimhautflora des Menschen.

Resistenz gegen äußere Einflüsse. Hitzeempfindliche Bakterien, kein Überleben bei 10 min bei 58 °C, gegen Austrocknung relativ resistent.

Epidemiologie. Weltweite Verbreitung. Lokale Diphtherieausbrüche und Epidemien in Regionen mit schlechten sozioökonomischen Bedingungen und mangelndem Impfschutz.

Übertragung. Tröpfcheninfektion.

Pathogenese. Infektion → lokale Erregeransiedlung → Exotoxinbildung → Hemmung der Proteinbiosynthese → Pseudomembranbildung, Myokarditis, Nierenschädigung, periphere Nervenlähmungen.

Zielgewebe. Schleimhaut des oberen Respirationstraktes, Toxinwirkung auf Herzmuskel, Nieren, periphere Nerven.

Klinik. Inkubationszeit 2–6 (–10) Tage. Plötzlicher Krankheitsbeginn mit Halsschmerzen, Angina, Fieber (kann bei Beginn der Erkrankung fehlen) und ödematös verdicktem Halsbereich (Cäsarenhals). Pseudomembranbildung an der Ansiedlungsstelle der Erreger, zumeist Tonsillen, übergreifend auf Pharynx.

Pathomechanismus. Geringe Invasivität. Entscheidender Virulenzfaktor ist das Exotoxin. Es hemmt die Proteinbiosynthese durch Blockierung des Elongationsfaktors 2.

Labordiagnose. Nasen- und Rachenabstrich, Isolierung auf tellurithaltigen Kulturmedien, Identifizierung durch Biotypisierung, Toxinnachweis mittels Elek-Test und PCR.

Therapie. Neutralisation des Toxins durch unverzügliche Gabe von 20000–40000 IE Diphtherie-Antitoxin i.m.
Erregerelimination durch Penicillin G oder Erythromycin.

Immunität. Erkrankung hinterlässt geringe, oft nur Monate anhaltende Immunität. Nur die Impfung verleiht sichere Immunität.

Prävention. Isolierung der Erkrankten. Sanierung von Keimträgern, Überwachung von engen Kontaktpersonen, Schutzimpfung.

Schutzimpfung. Bei allen Kindern ab 3. Lebensmonat eine dreimalige Grundimmunisierung mit Diphtherietoxoid-Impfstoff in Kombination mit anderen Impfstoffen für das Kindesalter, je eine Auffrischimpfung ab 6. und ab 11. Lebensjahr. Weitere Auffrischimpfungen lebenslang alle 10 Jahre.

Meldepflicht. Verdacht, Erkrankung und Tod, direkter und indirekter Nachweis (toxinbildende C.-diphtheriae-Stämme).

Bacillus

K. Vogt, H. Hahn

Tabelle 15.1. Bacillus: Gattungsmerkmale

Merkmal	Merkmalsausprägung
Gramfärbung	grampositive Stäbchen
aerob/anaerob	fakultativ anaerob
Kohlenhydratverwertung	verschieden
Sporenbildung	ja
Beweglichkeit	verschieden
Katalase	positiv
Oxidase	verschieden
Kapselbildung	verschieden

Tabelle 15.2. Bacillus: Arten und Krankheiten

Arten	Krankheiten
B. anthracis	Milzbrand (Anthrax)
B. cereus	Lebensmittelvergiftung Wundinfektionen Endophthalmitis Pneumonie Endokarditis
B. subtilis	Lebensmittelvergiftung Kathetersepsis

›› Einleitung

Bakterien der Gattung Bacillus und verwandte Gattungen sind aerob wachsende, sporenbildende Stäbchen, die überwiegend grampositiv, selten gramvariabel sind (Tabelle 15.1). Bacillus-Arten sind sehr umweltresistent und kommen häufig als Kontaminanten vor. Einige Arten können durch Toxinbildung zu ernsthaften Erkrankungen führen (Tabelle 15.2). Obligat pathogen ist Bacillus (B.) anthracis, der Erreger des Milzbrandes.

15.1 Bacillus anthracis

Steckbrief

B. anthracis verfügt durch die Bildung von Endosporen über eine hohe Umweltresistenz. Er löst die Milzbranderkrankung bei Menschen und Tieren aus.

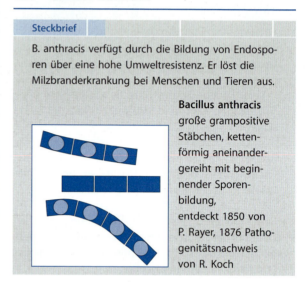

Bacillus anthracis große grampositive Stäbchen, kettenförmig aneinandergereiht mit beginnender Sporenbildung, entdeckt 1850 von P. Rayer, 1876 Pathogenitätsnachweis von R. Koch

B. anthracis wurde 1850 von P. Fr. Rayer aus dem Blut infizierter Schafe isoliert. 1876 gelang es Robert Koch, die Krankheit experimentell auf Versuchstiere zu übertragen und den Erreger aus diesen wieder rückzuisolieren. Erstmals konnten damit für einen Erreger die Kochschen Postulate (▶ s. S. 22 f.) erfüllt werden. Pasteur immunisierte 1881 Versuchstiere mit attenuierten Stämmen und verhinderte dadurch eine Milzbrandinfektion. Der Name B. anthracis kommt von anthrax = gr. Kohle, da die Milz befallener Tiere nekrotisch zerfällt und schwarz, wie verbrannt, aussieht.

15.1.1 Beschreibung

Aufbau

Kapsel. B. anthracis weist eine Kapsel aus D-Glutaminsäure auf, die kulturell nur auf Nähragar bei erhöhter CO_2-Spannung ausgebildet wird.

Sporen. Die meist zentralen, selten subterminalen Endosporen werden unter ungünstigen Kulturbedingungen gebildet.

Extrazelluläre Produkte

Exotoxin. B. anthracis produziert ein Exotoxin (Anthraxtoxin), das plasmidkodiert ist. Es besteht aus drei Anteilen: Ödemfaktor, protektives Antigen und Letalfaktor.

Resistenz gegen äußere Einflüsse

Die Milzbrandsporen sind äußerst umweltresistent und können Jahrzehnte keimfähig bleiben. Milzbrandverseuchte Weideflächen werden in den USA als »bad fields« seit Generationen gemieden. Einige unbewohnte Atlantikinseln (z. B. Guinard), die im 2. Weltkrieg bei B-Waffenversuchen mit Milzbrandsporen verseucht wurden, sind bis heute unbewohnbar; die Schafe, die dort regelmäßig ausgesetzt werden, verenden innerhalb kurzer Zeit an Milzbrand.

Vorkommen

Die umweltresistenten Sporen sind ubiquitär verbreitet. Das Reservoir von B. anthracis ist der Erdboden, wobei eine lokale Milzbrandepidemie durch die verwesenden Tierkadaver ganze Flächen auf Jahre hinaus kontaminiert.

15.1.2 Rolle als Krankheitserreger

Epidemiologie

Die Milzbrandinfektion ist weltweit zurückgegangen: Zwischen 1972 und 1981 wurden in den USA nur noch 17 Fälle gemeldet. Allerdings nimmt die Bedeutung von Milzbrand als biologischer Kampfstoff zu: 1979 starben 68 Menschen im russischen Jekaterinburg nach einem Zwischenfall in einer B-Waffen-Fabrik. 2001 tauchten in den USA milzbrandverseuchte Briefe auf: 10 Menschen wurden mit Lungen-, 7 mit Hautmilzbrand infiziert. Davon verstarben 5 Menschen.

Übertragung

Die Milzbrandinfektion ist eine Zoonose. Die Sporen werden von Weidetieren aufgenommen. Menschen infizieren sich über den direkten Kontakt mit erkrankten oder verstorbenen Tieren sowie indirekt durch tierische Rohstoffe (Wolle, Ziegenhaar, Knochenmehl), aber auch durch Fertigprodukte (Rasierpinsel, Satteldecken etc.: Woolsorter's disease), die mit Sporen kontaminiert sind.

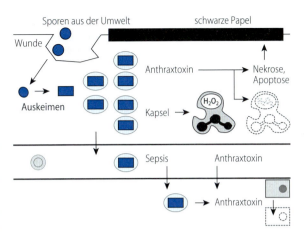

◘ Abb. 15.1. Pathogenese und Rolle der Virulenzfaktoren bei Milzbrand

Pathogenese

Invasion. Die Aufnahme der Sporen erfolgt am häufigsten über Hautläsionen, seltener durch Ingestion oder Inhalation. An der Infektionsstelle gehen die Sporen in das vegetative Stadium über und sezernieren das Anthraxtoxin (◘ Abb. 15.1).

Gewebeschädigung. Unter dem Schutz des protektiven Antigens dringen Ödemfaktor und Letalfaktor in die an der Infektionsstelle angesammelten polymorphkernigen Leukozyten ein und induzieren eine Erhöhung der cAMP-Konzentration, wodurch die Phagozytose behindert wird. So können die Bakterien sich massiv vermehren, dringen in die lokalen Lymphgefäße und später in die Blutbahn ein. Die Schädigung der polymorphkernigen Leukozyten äußert sich darin, dass das befallene Gewebe »reaktionslos« erscheint. Das toxische Geschehen entsteht nur durch die Kombination aller drei Toxinanteile; erst die Bildung des Letalfaktors führt zur Nekrose von Granulozyten und Gewebezellen. Das protektive Antigen bindet sich an den Anthrax-Toxin-Rezeptor auf der Zelloberfläche und ermöglicht so das Eindringen von Ödem- und Letalfaktor, die die Schädigung der Zielzelle bewirken.

Klinik

Hautmilzbrand. Zu 95% manifestiert sich die Erkrankung als Hautmilzbrand. Die Inkubationszeit beträgt 2–5 Tage. Danach entwickelt sich innerhalb von 24–48 h an der Infektionsstelle eine auffallend schmerzlose, aber juckende Papel mit stark ödematösem Randsaum (Pustula maligna). Das Zentrum zerfällt schwarz-nekrotisch, am Rand entstehen seröse Bläschen. Häufige Lokalisationen sind Hände, Unterarme und Gesicht. Die Infektion verläuft unbehandelt in 20% der Fälle tödlich (Toxinämie und Bakteriämie).

Lungenmilzbrand. Nach zwei- bis dreitägigen grippeähnlichen Symptomen kommt es schlagartig zu einer Pneumonie mit hohem Fieber und Dyspnoe. Es entsteht ein massives Ödem im Nacken-, Thorax- und Mediastinalbereich. Die Erkrankung verläuft rasch tödlich.

Darmmilzbrand. Die perorale Infektion führt zu einer schweren Enteritis, seltener zur oropharyngealen Infektion. Beide enden durch Toxinämie meist tödlich.

Milzbrandsepsis. Alle drei Milzbrandformen können zur Milzbrandsepsis führen, die binnen weniger Stunden zum Tode führt.

B. anthracis als Biowaffe. Die Anschläge mit B. anthracis verseuchten Briefen im Oktober 2001 in den USA haben gezeigt, dass sich B. anthracis leicht als Biowaffe einsetzen lässt. Verschiedene Eigenschaften machen seinen Einsatz für Biokriegsführung, Bioterrorismus und Bioverbrechen möglich:

Der Erreger kommt im Boden vor und ist leicht zu besorgen. In seiner Sporenform lässt er sich problemlos lagern und ausbringen. Berichten der Zeit des Kalten Krieges ist zu entnehmen, dass sich Resistenzgene aus Bacillus cereus (▶ s. Kap. 15.2) in das B.-anthracis-Genom übertragen lassen.

Die Milzbrandbriefe haben im Oktober 2001 zwar nur zu 17 bestätigten Anthraxfällen geführt (10 mit Lungenmilzbrand und 7 mit Hautmilzbrand), von denen 5 starben. Jedoch haben die Ereignisse zu einer gefährlichen Massenpanik geführt, deren Folgen nur schwer kontrollierbar waren.

Immunität

Nach einer Hautmilzbrandinfektion entwickelt sich eine humorale Immunität, deren Dauer allerdings unbekannt ist. Darm- und Lungenmilzbrand hat noch kaum ein Mensch lebend überstanden.

Labordiagnose

Schwerpunkt. Der Schwerpunkt der mikrobiologischen Labordiagnose liegt in der Anzucht des Erregers und anschließender Mikroskopie.

Untersuchungsmaterial. B. anthracis kann aus serösem Bläscheninhalt (Hautmilzbrand), Sputum (Lungenmilzbrand), Stuhl (Darmmilzbrand) oder Blut (Milzbrandsepsis) isoliert werden; häufig kommen die Untersuchungsmaterialien allerdings bereits aus der Pathologie. Milzbrandverdächtiges Material darf nur unter besonderen Sicherheitsvorkehrungen untersucht werden.

Vorgehen im Labor. Der Keim wächst auf einfachen Kulturmedien aerob in Form rauher Kolonien mit lockigen Randausläufern (»**Medusenhaupt**«). Die Bakterien sind charakteristischerweise unbeweglich. Mikroskopisch erscheinen sie als grampositive kastenförmige Stäbchen mit überwiegend zentralen Endosporen. Die angezüchteten Bakterien ordnen sich in langen Ketten an (»**Bambusstab**«).

Therapie

Antibiotikaempfindlichkeit. B. anthracis ist empfindlich gegen Penicillin G, Ciprofloxacin und Tetrazykline.

Therapeutisches Vorgehen. Antibiotikatherapie ist die Therapie der Wahl, jegliche chirurgische Therapie der Milzbrandläsion ist streng kontraindiziert (Noli me tangere = Rühr' mich nicht an!). Bei Lungen- und Darmmilzbrand kommen Diagnose und Therapie meist zu spät. Wegen der ungünstigen Prognose ist die sofortige und hochdosierte Therapie bereits bei Verdacht auf Milzbrand von grundlegender Bedeutung. Bei terroristischen Anschlägen soll Ciprofloxacin eingesetzt werden, weil mit resistenten Erregern gerechnet werden muss.

Prävention

Schutzimpfung. Die Kontrolle der Milzbrandinfektion im Tierbereich durch die Anwendung der verfügbaren Milzbrandimpfung steht im Vordergrund. Für exponierte Personen (Tierärzte, Abdecker) existiert ein Lebendimpfstoff aus attenuierten B.-anthracis-Stämmen. Da dessen Zuverlässigkeit und Schutzdauer unbekannt sind, beruhen neuere Impfstoffentwicklungen auf der Blockade des protektiven Antigens. Dieses Prinzip ist u. U. auch therapeutisch einsetzbar.

Sonstige Maßnahmen. Der Kontakt mit infizierten und verstorbenen Tieren muss vermieden werden; Tierkadaver sind zu verbrennen.

Meldepflicht. Namentlich zu melden sind der Krankheitsverdacht, die Erkrankung sowie der Tod an Milzbrand (§ 6 IfSG). Direkte oder indirekte Nachweise von Bacillus anthracis sind ebenfalls namentlich meldepflichtig, soweit der Nachweis auf eine akute Infektion hinweist (§ 7 IfSG).

> **In Kürze**
>
> **B. anthracis**
>
> **Bakteriologie.** Grampositives, kastenförmiges Stäbchen mit Endosporen; unbeweglich.
>
> **Resistenz.** Hohe Umweltresistenz durch Sporenbildung.
>
> **Epidemiologie.** Ubiquitär vorhanden, fokale Epidemien möglich, ansonsten seltene Infektion.
>
> **Zielgruppe.** Personen mit Tierkontakt.
>
> **Pathogenese.** Anthraxtoxin → Letalfaktor → Zellnekrose.
>
> **Klinik.** Hautmilzbrand – Pustula maligna; Lungenmilzbrand – perakute Pneumonie; Darmmilzbrand – massive Enteritis oder oropharyngeale Infektion; Milzbrandsepsis – Toxinämie mit hoher Letalität.
>
> **Labordiagnose.** Mikroskopie, Erregeranzucht.
>
> **Therapie.** Penicillin G – sofort und hochdosiert oder Ciprofloxacin
>
> **Immunität.** Dauer unbekannt.
>
> **Prävention.** Verbrennen von Tierkadavern, Schutzimpfung für Exponierte.
>
> **Meldepflicht.** Verdacht, Erkrankung, Tod, direkter und indirekter Nachweis.

15.2 Bacillus cereus

> **Steckbrief**
>
> B. cereus ist ein grampositives Stäbchenbakterium, das wie andere Bacillusarten die Fähigkeit zur Bildung thermoresistenter Sporen besitzt. Diese Fähigkeit bedingt eine große Resistenz gegen Umwelteinflüsse wie Hitze und Strahlung und ermöglicht die ubiquitäre Verbreitung des Bakteriums.

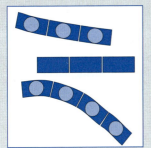

Bacillus cereus grampositive Stäbchen mit mittelständigen Sporen

Beschreibung. B. cereus produziert drei Toxine, die mit Lebensmittelvergiftungen assoziiert sind: Ein emetisches Toxin und zwei Enterotoxine.

Das emetische Toxin ist hitzestabil, säurefest und kann nicht durch Proteolyse inaktiviert werden. Bei Versuchstieren induziert es in 50% der Fälle Erbrechen.

Die Diarrhoetoxine sind hitzelabil und proteolytisch inaktivierbar. Sie verursachen eine verstärkte Flüssigkeitsanreicherung, die ggf. eine intravenöse Substitution erfordert, sowie Nekrosen in ligierten Kaninchendarmschlingen. Durch die erhöhte Gefäßpermeabilität wirken sie zytotoxisch und sind für Mäuse letal.

Darüber hinaus produziert B. cereus eine Vielzahl von Exotoxinen, z. B. Lecithinase (Phospholipase C), die Zellen und Bindegewebsfasern zerstören können.

Rolle als Krankheitserreger. B. cereus verursacht invasive Lokalinfektionen und selbstlimitierende Lebensmittelintoxikationen (◉ Abb. 15.2).

Die Lebensmittelvergiftung durch B. cereus untergliedert sich in ein emetisches und ein Diarrhoe-Syndrom.

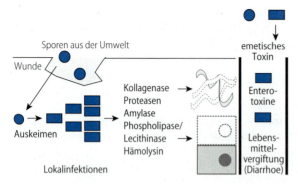

◻ Abb. 15.2. Pathogenese und Rolle der Virulenzfaktoren bei Infektionen und Intoxikationen durch Bacillus cereus

Das Leitsymptom der Lebensmittelintoxikation ist Erbrechen, das 1–6 h nach Aufnahme der kontaminierten Nahrung, insbesondere von gekochtem Reis, beginnt.

Die Diarrhoe beginnt 10–12 h nach Nahrungsaufnahme (v.a. Fleisch und Gemüse). Sie ist durch Bauchschmerzen, profuse wässrige Durchfälle, Tenesmen und Übelkeit gekennzeichnet, die etwa 24 h anhalten.

Invasive Lokalinfektionen entstehen, wenn die ubiquitären Sporen in Wunden oder in Augenverletzungen gelangen und dort auskeimen (◻ Abb. 15.2). Die zahlreichen gewebezerstörenden Virulenzfaktoren ermöglichen ein rasches Vordringen des Erregers. Es können gasbrandähnliche Myonekrosen und fulminante Endophthalmitiden entstehen. Während beim Gasbrand jedoch meist tiefere Gewebe betroffen sind, bleibt die Infektion durch B. cereus i. d. R. lokal-oberflächlich.

Die Labordiagnostik basiert auf der Anzucht des Erregers aus Stuhl und Nahrungsmitteln bzw. aus den Läsionen und der biochemischen Differenzierung (Beweglichkeit: Abgrenzung gegen B. anthracis).

Die Lebensmittelintoxikationen sind i. Allg. selbstlimitierend und werden nur symptomatisch durch Substitutionstherapie behandelt (▶ s. S. 951 ff., Gastroenteritis). Sie müssen gemäß Infektionsschutzgesetz unter bestimmten Bedingungen gemeldet werden (▶ s. S. 157). Die Lokalinfektionen werden primär chirurgisch versorgt, eine unterstützende Antibiotikagabe muss nach Antibiogramm erfolgen.

15.3 Übrige Bacillusarten

Die übrigen Arten der Gattung Bacillus zeichnen sich durch ihre Pleomorphie aus: Sie wachsen überwiegend aerob, variieren aber stark in Größe, Gramverhalten und Sporenbildung. Sie können v.a. bei Immunsupprimierten ernsthafte lokale und systemische Infektionen auslösen. Einige Bacillusarten produzieren extrazelluläre Produkte, z. B. Hämolysine, Kollagenasen, Proteasen und Lecithinasen. Die Sporen von B. stearothermophilus werden zur Überprüfung von Autoklaven benutzt.

Bacillusarten sind in Luft, Boden und Wasser ubiquitär anzutreffen; das Hauptreservoir ist der Erdboden.

Infektionen mit Bacillusarten sind in erster Linie opportunistisch. Die Übertragung erfolgt hierbei durch die Aufnahme der ubiquitär vorhandenen Sporen. Am Infektionsort gehen die Bakterien in das vegetative Stadium über. B. subtilis, B. licheniformis und B. sphaericus können wie B. cereus Lebensmitteltoxine produzieren. Die Bacillus-Infektion kann lokalisiert (Wundinfektion, Endophthalmitis) oder systemisch (Sepsis, Meningitis, Endokarditis) verlaufen. Es entsteht keine Immunität.

Die Diagnose erfolgt durch Erregeranzucht und Differenzierung aus Abstrichen, Blut- und Stuhlkulturen. Obwohl Bacillusarten über eine mehrschichtige Mureinhülle verfügen, erscheinen sie mitunter nur in jungen Kulturen grampositiv, später gramlabil. Die Befundbewertung ist durch die ubiquitäre Verbreitung von Bacillus äußerst schwierig und muss vom behandelnden Arzt in enger Zusammenarbeit mit dem Mikrobiologen durchgeführt werden.

Im Gegensatz zu B. anthracis produzieren die übrigen Bacillusarten häufig β-Laktamasen. Man behandelt daher kalkuliert mit Vancomycin oder Clindamycin. Wegen der multiplen Resistenzen sollte unbedingt ein Antibiogramm erstellt werden. Durch Sporenbildung sind Bacillusarten hochgradig widerstandsfähig gegen Hitze, Bestrahlung, Austrocknung und Desinfektionsmittel (B. subtilis und B. stearothermophilus sind Markerkeime bei der Sterilisation). Eine Schutzimpfung existiert nicht. Es besteht keine Meldepflicht.

Obligat anaerobe sporenbildende Stäbchen (Clostridien)

A. C. Rodloff

Obligat anaerobe grampositive Stäbchen, die Endosporen bilden, sind in der Gattung Clostridium zusammengefasst (Tabelle 16.1). Sie sind in der Natur ubiquitär verbreitet und auch häufig im Intestinaltrakt des Menschen zu finden.

Durch Clostridien (closter, gr. Spindel) hervorgerufene Erkrankungen waren bereits im Altertum bekannt. Sie verursachen eine Reihe von schweren Krankheitsbildern, wie z. B. Botulismus, Tetanus und Gasbrand (Clostridien-Myositis), sie können aber auch an eiterbildenden Infektionen beteiligt sein oder intestinale Infektionen verursachen, z. B. die Antibiotika-assoziierte Kolitis (Tabelle 16.2).

Tabelle 16.1. Clostridium: Gattungsmerkmale

Merkmal	Merkmalsausprägung
Gramfärbung	grampositive Stäbchen
aerob/anaerob	obligat anaerob
Kohlenhydratverwertung	fermentativ
Sporenbildung	ja
Beweglichkeit	ja, außer C. perfringens
Katalase	negativ
Oxidase	?

Tabelle 16.2. Clostridien: Arten und Krankheiten

Arten	Krankheiten
Clostridium perfringens	Gasbrand Lebensmittelvergiftung (Typ A) Nekrotisierende Enterokolitis (Typ C) Peritonitis
Clostridium novyii Clostridium septicum Clostridium histolyticum	Gasbrand Gasbrand, Enterokolitis Gasbrand
Clostridium botulinum	Botulismus
Clostridium tetani	Tetanus
Clostridium difficile	Antibiotika-assoziierte Kolitis
Clostridium bifermentans Clostridium sporogenes Clostridium fallax Clostridium ramosum	Wundinfektionen

16.1 Clostridium perfringens

Steckbrief

Clostridium (C.) perfringens ist der hauptsächliche, aber nicht der einzige Erreger der clostridialen Myonekrose (Gasbrand). Da die Sporen im Erdboden ubiquitär verbreitet sind, ist die Gasbrandinfektion besonders in Kriegszeiten sehr gefürchtet. Daneben kann dieser obligat anaerobe Sporenbildner an eitrigen Infektionen beteiligt sein sowie verschiedene Infektionen des Darms hervorrufen.

Clostridium perfringens kastenförmige grampositive Stäbchenbakterien (Sporen nicht sichtbar!) OHNE Granulozyten bei Gasbrand, entdeckt 1892 von W. H. Welch und G. H. F. Nutall, umbenannt 1898 von Veillon und Zuber

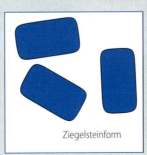

Ziegelsteinform

C. perfringens (lat. durchbrechen; alter Name: Welch-Fraenkelscher Gasbazillus) wurde 1892 von W. H. Welch und G. H. F. Nuttall, Baltimore, beschrieben.

16.1.1 Beschreibung

Aufbau

Clostridien folgen dem allgemeinen Wandaufbau grampositiver Bakterien. Für einzelne Arten sind spezielle Peptidoglykanbausteine beschrieben. Etwa 75% aller C.-perfringens-Isolate weisen eine Polysaccharidkapsel auf. Während die übrigen Clostridien peritrich begeißelt und somit beweglich sind, fehlt C. perfringens diese Eigenschaft.

Extrazelluläre Produkte

Die für das Krankheitsgeschehen verantwortlichen Virulenzfaktoren sind die zahlreichen von C. perfringens gebildeten Toxine, die allerdings nicht von allen Stämmen gleichermaßen produziert werden. So werden je nach Vorhandensein der wesentlichsten Toxine (α, β, ϵ, ι) die C.-perfringens-Typen A–E unterschieden. Andere Clostridien bilden z. T. ähnliche, z. T. in der Wirkung unterschiedliche Toxine.

Resistenz gegen äußere Einflüsse

Clostridien haben die Eigenschaft, während ihres Wachstums **Endosporen** zu bilden. Geht die Zelle unter, so bleibt die Spore als Dauer(Überlebens-)form bestehen. Sie ist sehr resistent gegen Hitze und Austrocknung. Die Sporenbildung erlaubt den Clostridien, auch außerhalb eines anaeroben Milieus zu überleben.

Vorkommen

Clostridien sind in der Natur ubiquitär verbreitet. Ihre Sporen bzw. vegetativen Formen finden sich im Erdboden, im Staub, im Wasser und als Standortflora im Intestinaltrakt von Säugetieren einschließlich des Menschen.

16.1.2 Rolle als Krankheitserreger

Epidemiologie

Clostridiale Wundinfektionen (einschließlich Tetanus) sind meist exogener Natur. In der vorantiseptischen Zeit wurden die Erreger häufig iatrogen von Wunde zu Wunde verschleppt. Heute erfolgt eine Übertragung von Patient zu Patient in der Regel nicht, sodass entsprechende Infektionen in Industrieländern auf Einzelfälle beschränkt bleiben. Im Jahr 1997 wurden in Deutschland 122 Fälle von Gasbrand gemeldet.

Übertragung

Clostridien sind ubiquitär in der Umwelt vorhanden, besonders aber im Erdboden. Dementsprechend treten Infektionen vor allem bei verschmutzten Wunden auf.

Pathogenese

Clostridiale Myonekrose (Gasbrand). Ursächlich für den Gasbrand sind meist C.-perfringens-Stämme vom Typ A. Ihr Alphatoxin, eine Lecithinase, spaltet membranständiges Lecithin in Phosphorylcholin und Diacylglycerol und wirkt dadurch membranzerstörend (Abb. 16.1).

Die Kontamination einer Wunde mit Clostridien oder Clostridiensporen kann exogen aus der Umwelt, z. B. aus dem Staub oder endogen durch Clostridien der physiologischen Bakterienflora, entstehen. Voraussetzung für das Auskeimen der Sporen bzw. die Vermehrung der Clostridien in der Wunde ist eine Absenkung des Redoxpotentials des Gewebes, z. B. durch Durchblutungsstörungen, Sekretansammlungen oder Nekrosen. Mischinfektionen mit anderen Erregern sind nicht selten. Toxine bestimmen dann das weitere Krankheitsgeschehen.

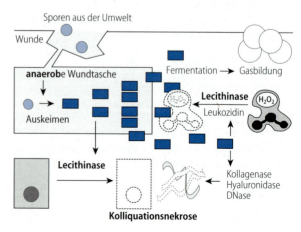

Abb. 16.1. Pathogenese und Rolle der Virulenzfaktoren bei Gasbrand

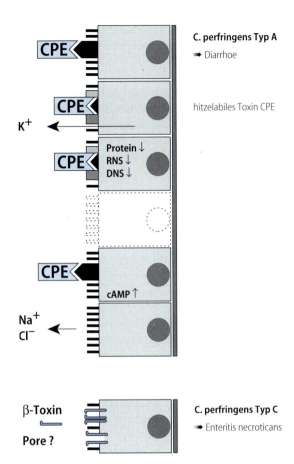

◘ Abb. 16.2. Pathogenese und Rolle der Virulenzfaktoren bei enteralen Clostridium-perfringens-Infektionen

Ähnlich wie bei anderen Anaerobiern können Infektionen durch Clostridien nur dann auftreten, wenn die Erreger anaerobe Bedingungen vorfinden. Entsprechend sind schlecht durchblutete Wunden (Quetschung), verschmutzte Wunden (Schürfung im Straßenstaub), große Wundhöhlen (Amputation) oder Fremdkörper im Gewebe (Pfählung) prädisponierende Faktoren für eine Infektion.

Intestinale Infektionen. Im Intestinaltrakt finden Clostridien ausreichend anaerobe Bedingungen, sodass sie hier als Saprophyten vorkommen. Besitzen sie jedoch bestimmte Virulenzfaktoren, Enterotoxin von C. perfringens Typ A bzw. das porenbildende β-Toxin von C. perfringens Typ C, kann eine Schädigung der Darmwand entstehen (◘ Abb. 16.2).

Klinik

Clostridiale Myonekrose (Gasbrand). Die schwerste Form der Wundinfektion ist die Clostridien-Myositis/Myonekrose (Gasbrand). Sie entwickelt sich nach Verletzungen, z. B. im Garten und im landwirtschaftlichen Bereich. Sie tritt meist nach einer Inkubationszeit von ca. 2 Tagen perakut, aber auch nach Bissverletzungen oder Amputationen mit heftigen Schmerzen, Unruhe des Patienten und Blutdruckabfall auf. Das Infektionsgebiet ist geschwollen und bräunlich-livide verfärbt. Bei der Palpation kann ein Knistern (Crepitatio, Gasbildung im Gewebe) festgestellt werden. Aus der Wunde entleert sich meist eine stinkende (flüchtige Fettsäuren!), u. U. Bläschen enthaltende, seröse Flüssigkeit. Die chirurgische Exploration der Wunde ergibt einen nekrotischen Zerfall der befallenen Muskulatur. Unbehandelt kann die Infektion aufgrund eines toxininduzierten Schocks innerhalb von Stunden zum Tod des Patienten führen.

Eiterbildende Infektionen. C. perfringens kann auch an nicht gasbildenden eitrigen Infektionen beteiligt sein. Meist handelt es sich um Mischinfektionen mit Enterobakterien und anderen obligat anaeroben Bakterien.

Intestinale Infektionen. Intestinale Toxininfektionen können durch C.-perfringens-Stämme vom Typ A hervorgerufen werden. Die Übertragung erfolgt meist durch Fleisch (Geflügel) und Fleischprodukte. Das Enterotoxin verursacht Übelkeit, krampfartige Beschwerden und wässrige Diarrhoen; Fieber und Erbrechen sind selten.

Der Darmbrand (Enteritis necroticans) ist eine schwere nekrotisierende Infektion des Jejunums, die durch β-toxinbildende C.-perfringens-Stämme vom Typ C hervorgerufen werden kann. Die Erkrankung verläuft häufig tödlich. Die tatsächlichen Pathomechanismen, insbesondere der Zusammenhang mit ungenügend gegartem Schweinefleisch, sind noch weitgehend unklar.

Immunität

Es wird keine Immunität ausgebildet.

Labordiagnose

Clostridiale Myonekrose (Gasbrand). Die Diagnose »Gasbrand« ist zunächst **klinisch** zu stellen. Allerdings können auch andere Erreger (z. B. Streptokokken, Enterobakterien, Bacteroides-Spezies) ähnliche Erscheinungen hervorrufen. Aufgrund der eingreifenden chirurgischen Therapie (s. u.), die meist nur beim »echten« Gasbrand erforderlich ist, sollte eine möglichst schnelle (notfallmäßige!) mikrobiologische Sicherung der klinischen Diagnose angestrebt werden. Dazu ist die sofortige mikroskopische Untersuchung von klinischen Materialien (Wundsekret, Muskelexzisat) mittels Gramfärbung geeignet, mit der sich die morphologisch typisch aussehenden Erreger (dicke, grampositive Stäbchen) innerhalb von Minuten nachweisen lassen. Ein histologisches Präparat zeigt charakteristischerweise die nekrotische, durch Gasbildung aufgelockerte (»gefiederte«) Muskulatur. Ca. 80% der Gasbrandfälle werden durch C. perfringens, die übrigen 20% durch C. novyi und C. septicum, selten durch andere Clostridien hervorgerufen (vgl. ◘ Tabelle 16.2, ▶ s. S. 339). Die α-Toxinbildung lässt sich in vitro mit Hilfe des sog. Nagler-Tests nachweisen. Für diesen Test werden die Clostridien auf einem eigelbhaltigen Nährboden angezüchtet, der die Lecithinasebildung als Trübung rund um die Bakterienkolonie anzeigt. Bestreicht man einen Teil des Kulturmediums mit einem gegen das α-Toxin gerichteten Antikörper (Antitoxin), so bleibt die Trübung aus.

Kultur. Clostridien stellen erhebliche Ansprüche an das Kulturmedium, sodass für ihre Anzucht meist bluthaltige Medien oder nährstoffreiche Bouillons (z. B. Leberbouillon) eingesetzt werden. C. perfringens vermehrt sich bei pH-Werten zwischen 5,5 und 8, bei Temperaturen zwischen 20 und 50 °C (Temperaturoptimum bei 45 °C) und ist relativ aerotolerant. Unter geeigneten Bedingungen beträgt die Generationszeit nur 30 min; es bilden sich bereits nach 8- bis 10-stündiger Kultur sichtbare Kolonien.

Andere Clostridien sind hinsichtlich der Kulturbedingungen empfindlicher (strikte Anaerobier, Temperaturoptimum bei 37 °C); sie benötigen mindestens 48 h zur Koloniebildung (C. tetani, C. botulinum u. a.).

Morphologisch. Die Form der Bakterienzellen ist sehr unterschiedlich. Während C. perfringens dicke, plumpe Zellen (**Ziegelsteinform**) aufweist, imponiert C. tetani durch lange, schlanke Zellen, die durch Sporen terminal ausgeweitet sein können (**Tennisschlägerform**). Die Stellung der Sporen (mittel- oder endständig) kann einen Hinweis auf die Clostridienart geben.

Biochemisch. Wie bei anderen Anaerobiern werden auch für die Identifizierung der Clostridien sowohl biochemische Leistungsprüfungen als auch die gaschromatographische Analyse der gebildeten Fettsäuren herangezogen. Von großer diagnostischer Bedeutung ist der Nachweis der von den Organismen gebildeten Toxine.

Intestinale Infektionen. Der Nachweis, dass es sich bei einer entsprechenden Krankheit um eine clostridienbedingte Toxininfektion handelt, ist schwierig zu führen, da (semi-)quantitative Stuhlkulturen erforderlich sind und die Enterotoxinproduktion demonstriert werden sollte.

Therapie

Aufgrund des perakuten Verlaufs muss die Therapie des Gasbrands ohne Verzögerung eingeleitet werden. Sie besteht v. a. in einer chirurgischen **Wundrevision** mit Entfernung aller Nekrosen. Nicht selten kann bei peripheren Infektionen eine Amputation erforderlich werden. Daneben werden hohe Dosen von Penicillin G verabreicht, um verbliebene Clostridien abzutöten. Diese adjuvante Chemotherapie kann aber nur in vitalem Gewebe zur Wirkung kommen, weil nekrotische Bezirke von der Zirkulation ausgeschlossen sind und damit keine ausreichenden Antibiotikaspiegel erreicht werden. Bei Mischinfektionen müssen auch die weiteren Erreger erfasst werden. Weiterhin kann der Patient ggf. einer hyperbaren Sauerstofftherapie (in einer Druckkammer) zugeführt werden.

Bei Darminfektionen steht der Flüssigkeits- und Elektrolytersatz im Vordergrund, bei einer nekrotisierenden Enterokolitis ist u. U. ein chirurgisches Eingreifen erforderlich.

Prävention

Patienten mit stark verschmutzten Wunden (z. B. Zustand nach Verkehrsunfall) sind besonders häufig von Clostridieninfektionen betroffen. Bei ihnen ist daher eine entsprechende Wundrevision sowie eine prophylaktische Gabe von Antibiotika unerlässlich (Gasbrand-Prophylaxe). Eine solche kurzzeitige (!) Antibiotikaprophylaxe ist auch bei Amputationen von Extremitäten unerlässlich.

Meldepflicht. Der Verdacht auf und die Erkrankung an einer mikrobiell bedingten Lebensmittelvergiftung oder an einer akuten infektiösen Gastroenteritis ist namentlich zu melden, wenn a) eine Person spezielle Tätigkeiten (Lebensmittel-, Gaststätten-, Küchenbereich, Einrichtungen mit/zur Gemeinschaftsverpflegung) ausübt oder b) zwei oder mehr gleichartige Erkrankungen auftreten, bei denen ein epidemischer Zusammenhang wahrscheinlich ist oder vermutet wird (§ 6 IfSG).

16.2 Clostridium tetani

> **Steckbrief**
>
> C. tetani ist der Erreger des Tetanus (Wundstarrkrampf). Der Erreger ist in der Natur (Erdboden) ubiquitär verbreitet; es existiert eine wirksame Schutzimpfung.

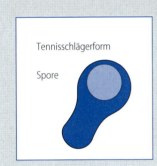

Clostridium tetani tennisschlägerförmige grampositive Stäbchen mit endständigen Sporen, entdeckt 1890 von Kitasato (Reinkultur), 1884 Übertragung mit Wundsekret durch Carle und Rattone bzw. mit Erde (und mikroskopischer Nachweis) durch Nicolaier

In den 80er Jahren des vorigen Jahrhunderts wurde C. tetani (tetanos, gr. Krampf) als Erreger des Wundstarrkrampfs entdeckt (Carle und Rattone, Nicolaier, Rosenbach, Kitasato).

16.2.1 Beschreibung

Aufbau

C. tetani ist wie alle anderen Clostridien aufgebaut und bildet Endosporen.

Extrazelluläre Produkte

Der Erreger produziert das Tetanustoxin, das für die Krankheitserscheinungen ursächlich ist.

Resistenz gegen äußere Einflüsse

Durch die Sporenbildung ist C. tetani sehr umweltresistent.

Vorkommen

Tetanussporen kommen ubiquitär im Erdboden vor.

16.2.2 Rolle als Krankheitserreger

Epidemiologie

Tetanus ist in Ländern mit hoher Durchimpfungsrate selten geworden; 1997 wurden in Deutschland 11 Fälle gemeldet. Bei mangelhaftem Impfstatus, v. a. in Entwicklungsländern, ist er noch immer eine häufige Todesursache nach Verletzungen und bei Neugeborenen. Weltweit wird die Zahl der Tetanus-Toten auf 1 Million pro Jahr geschätzt.

Übertragung

Der Erreger ist in der Natur weit verbreitet und gelangt als exogene Kontaminante in die Wunde.

Pathogenese

Die Erreger vermehren sich lediglich lokal an der Eintrittspforte und produzieren dort das **Tetanospasmin** (Abb. 16.3). Es wird durch Autolyse freigesetzt und erreicht retrograd entlang den Nervenbahnen oder hämatogen die Vorderhornzellen der grauen Substanz des Rückenmarks, um dort seine Wirkung zu entfalten. Das Toxin spaltet proteolytisch Synaptobrevine (VAMP). Diese sind an der Ausschüttung des für die hemmenden Neuronen essentiellen Neurotransmitters Gammaamino-Buttersäure $(GABA)_2$ in den synaptischen Spalt beteiligt. Hierdurch wird an inhibitorischen Synapsen der spinalen Motoneuronen die Signalübertragung der hemmenden Neuronen blockiert: Es entsteht eine spastische Lähmung mit strychninartigen, tonisch-klonischen Krämpfen.

Klinik

Der Tetanus stellt eine durch C. tetani hervorgerufene Wundinfektion dar, bei der die toxische Schädigung des Nervensystems im Vordergrund steht. Infektionen treten bereits im Rahmen von verschmutzten Bagatellverletzungen, insbesondere bei im Gewebe verbliebenen kleinsten Fremdkörpern (z. B. Holzsplitter, Dornen) auf. Eine besonders gefürchtete Form des Tetanus kann nach Kontamination der Nabelschnur (z. B. durch unsterile Instrumente) beim Neugeborenen entstehen (Tetanus neonatorum).

Klinische Krankheitszeichen treten nach einer Inkubationszeit von wenigen Tagen bis zu drei Wochen auf. Sie beginnen mit Kopfschmerzen und gesteigerter Reflexauslösbarkeit. Charakteristischerweise kommt es zur Ausbildung des sog. **Trismus** (Tonuserhöhung der

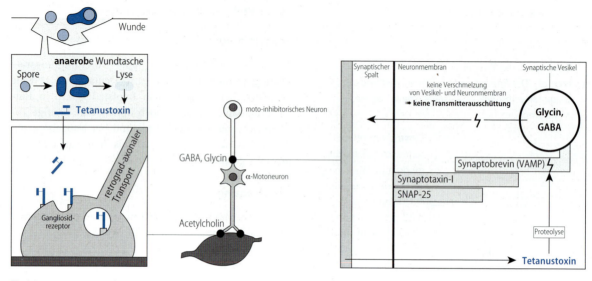

Abb. 16.3. Pathogenese des Tetanus

Kaumuskulatur, die zu einer Kieferklemme führt). Die Kontraktion der mimischen Muskulatur führt zu einem Gesichtsausdruck, der als **Risus sardonicus (Teufelsgrinsen)** bezeichnet wird. Im weiteren Verlauf entwickeln sich tonisch-klonische Krampfzustände, die auch die Atmungsmuskulatur erfassen können und damit lebensbedrohlich werden.

Immunität

Als Folge eines Tetanus bildet sich eine unsichere antitoxische Immunität aus. Eine sichere Immunität kann nur durch eine aktive Schutzimpfung erreicht werden, die alle 10 Jahre aufgefrischt werden muss.

Labordiagnose

Eine Anzucht des Erregers misslingt häufig. Die Diagnose erfolgt aufgrund des klinischen Bildes sowie durch Nachweis des Tetanustoxins im Patientenserum.

Mäuseschutzversuch. Zum Toxinnachweis ist ein Tierversuch erforderlich. Der Nachweis gilt als geführt, wenn Mäuse, die mit unterschiedlichen Mengen an Patientenserum inokuliert wurden (meist 0,5 und 1 ml), in »Robbenstellung« (Starrkrampf der Hinterbeine) versterben, während die Mäuse der Kontrollgruppe, die Patientenserum und Antitoxin erhalten, überleben.

Therapie

Die Therapie des Tetanus besteht aus symptomatischen Maßnahmen wie z. B. der Gabe krampflösender Medikamente, u. U. auch von Muskelrelaxantien, ggf. künstlicher Beatmung bei Lähmung der Atemmuskulatur, der Verabreichung von Antitoxin (humane Anti-Tetanustoxin-Antikörper) sowie aus der Herdsanierung (chirurgisch und antibiotisch).

Prävention

Schutzimpfung. Da die Therapieerfolge beim vollausgebildeten Krankheitsbild des Tetanus auch heute noch schlecht sind, ist die Impfprophylaxe von größter Bedeutung. Die aktive Schutzimpfung gegen Tetanus beruht auf der immunisierenden Wirkung des formalinisierten Toxins (Toxoid). Sie wird meist in Verbindung mit der Schutzimpfung gegen Diphtherie (Zweifachimpfung DT) oder zusätzlich mit der Anti-Pertussisimpfung (Dreifachimpfung DTP) durchgeführt. Ggf. kann der Impfstatus bzw. die Notwendigkeit zur Wiederimpfung durch Bestimmung des Antikörpertiters im Serum ermittelt werden.

16.3 Clostridium botulinum

> **Steckbrief**
>
> C. botulinum verursacht toxinvermittelt den Botulismus. Die Toxine werden meist mit Lebensmitteln aufgenommen, die nicht ausreichend sterilisiert wurden. Hochgiftige Botulinustoxine verursachen motorische Lähmungen und führen rasch zum Tode.

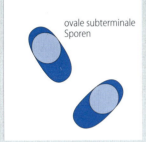

Clostridium botulinum
grampositive Stäbchen,
entdeckt 1896 von van Ermengem

C. botulinum wurde zuerst von van Ermengem 1896 im Zusammenhang mit einer tödlichen Lebensmittelvergiftung isoliert und mit dem Namen Bacillus botulinus (botulus, lat. Wurst) versehen.

16.3.1 Beschreibung

Aufbau

C. botulinum ist wie andere Clostridien aufgebaut und hat die Fähigkeit zur Endosporenbildung.

Extrazelluläre Produkte

C. botulinum kann jeweils eines von sieben immunologisch verschiedenen Neurotoxinen (A, B, C1, D, E, F, G) aufweisen und nach Autolyse freisetzen. Humane Botulismusfälle werden durch die Typen A, B, E und selten F verursacht.

Resistenz gegen äußere Einflüsse

Wegen der Endosporenbildung ist C. botulinum äußerst umweltresistent.

Vorkommen

Der Botulismus kommt heute nur noch selten vor, wird aber bei älteren Patienten leicht mit neurologischen Erkrankungen verwechselt.

16.3.2 Rolle als Krankheitserreger

Epidemiologie

Der Botulismus tritt sporadisch oder in Form von Kleinepidemien auf. 1997 wurden in Deutschland neun Fälle gemeldet.

Übertragung

Der Botulismus entsteht nach enteraler Aufnahme von botulinustoxinhaltigen Lebensmitteln. Fehlerhaft sterilisierte Konserven und unsachgemäß haltbar gemachte Fleischprodukte (Wurst, Schinken) können für das C. botulinum ideale Bedingungen hinsichtlich der Anaerobiose und des Nährstoffangebots bieten.

Pathogenese

Die Bakterien produzieren beim Wachstum Toxine, die dann mit dem Nahrungsmittel aufgenommen werden (Abb. 16.4). Eine Kolonisation oder gar eine Infektion mit dem Erreger ist nicht notwendig. Somit handelt es sich beim Botulismus nicht um eine Infektion im eigentlichen Sinne, sondern um eine Intoxikation. Im Unterschied dazu entsteht der Säuglingsbotulismus durch eine Kolonisation des Intestinaltrakts mit C. botulinum mit anschließender Toxinproduktion und Resorption. Auch Wundinfektionen mit C. botulinum können zum Botulismus führen.

Die Toxine sind AB-Toxine und für den Menschen außerordentlich giftig: Bereits 1 ng/kg wirkt letal. Ähnlich dem Tetanustoxin spalten sie Synaptobrevine und andere Proteine, die an der Verschmelzung transmitterhaltiger (Acetylcholin) synaptischer Vesikel mit der synaptischen Membran beteiligt sind. Hierdurch wird die Acetylcholinfreisetzung z.B. an der motorischen Endplatte gehemmt, sodass schlaffe Lähmungen entstehen (Abb. 16.4).

Klinik

12–36 h nach Aufnahme des Toxins kommt es zunächst zu Funktionsstörungen der Augenmuskulatur (Augenflimmern, Doppeltsehen, Akkommodationsstörungen durch Abduzens- bzw. Okulomotoriuslähmung). Es treten dann durch Lähmung weiterer Hirnnerven Mundtrockenheit, Sprach- und Schluckstörungen hinzu. Später werden auch periphere Nerven erfasst, sodass es u.a. zum Atemstillstand kommen kann.

Immunität

Es entsteht keine Immunität.

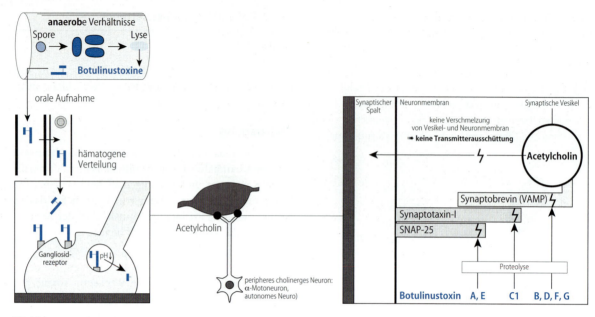

◘ Abb. 16.4. Pathogenese des Botulismus

Labordiagnose

Die Diagnose wird durch Nachweis des Toxins in Patientenmaterialien (Serum, Mageninhalt, Erbrochenes) oder ggf. im kontaminierten Nahrungsmittel gestellt. Dazu ist ein Tierversuch erforderlich, der ähnlich dem zum Nachweis von Tetanospasmin durchgeführt wird.

Therapie

Die Therapie besteht aus symptomatischen Intensivmaßnahmen (bis hin zur künstlichen Beatmung und Anlage eines Herzschrittmachers) und der Verabreichung von Antitoxin.

Prävention

Dringend zu warnen ist vor Konserven, die durch Gasbildung ausgebeult (»bombiert«) sind. Zu warnen ist u. U. auch vor eingewecktem Gemüse (Bohnen, Spargel) aus häuslicher Eigenproduktion. Auch geräucherter Fisch (z. B. Lachs) kann mit Botulismussporen kontaminiert sein. Da das Botulinustoxin hitzelabil ist, wird es durch 10 min Kochen zerstört.

Meldepflicht. Namentlich zu melden sind der Krankheitsverdacht, die Erkrankung sowie der Tod an Botulismus (§ 6 IfSG). Direkte oder indirekte Nachweise von Clostridium botulinum oder von Botulinustoxinen sind ebenfalls namentlich meldepflichtig, soweit der Nachweis auf eine akute Infektion hinweist (§ 7 IfSG).

Botulinustoxin als Biowaffe. Da keine Immunität gegen Botulinustoxin oder C. botulinum besteht, eignet sich das Toxin als möglicher Biokampfstoff zur Verseuchung von Trinkwasser. Deshalb fällt es in die Kategorie A der CDC-Einteilung potentieller humanpathogener Biowaffenerreger. Die hohe Toxinwirkung macht Botulinumtoxin zwar gefährlich, jedoch würde sich eine Ausbringung und Verteilung sehr schwierig gestalten.

16.4 Clostridium difficile

C. difficile ist der Erreger der Antibiotika-assoziierten Kolitis. Seine ätiologische Rolle wurde 1977 von Bartlett und Mitarbeitern aufgedeckt.

Voraussetzung ist eine vorangegangene antibiotische Therapie, die die Vermehrung von C. difficile begünstigt hat. Der Erreger kann fäkal-oral übertragen werden und zu Ausbruchssituationen in Krankenhäusern, aber auch Altenpflegeheimen führen. Die Krankheitserscheinungen werden durch die beiden gebildeten Toxine A (Enterotoxin) und B (Zytotoxin) bedingt. Die Erreger können aus dem Patientenstuhl isoliert und die Toxinbildung an Zellkulturen oder mit immunologischen Methoden nachgewiesen werden. Die Therapie besteht im Absetzen der ursächlichen Antibiotikatherapie und in der oralen Gabe von Metronidazol oder, in schweren Fällen, von Vancomycin. Präventiv wirken die strenge Indikationsstellung für eine Antibiotikatherapie, die Einhaltung allgemeiner Hygienemaßnahmen, allen voran die hygienische Händedesinfektion.

> **In Kürze**
>
> **Obligat anaerobe sporenbildende Stäbchen (Gattung Clostridium)**
>
> **Bakteriologie.** Endosporen bildende grampositive, obligat anaerobe Stäbchen, die zur Toxinbildung befähigt sind. Peritriche Begeißelung (außer C. perfringens). Kulturelles Wachstum nur auf bluthaltigen Nährmedien unter anaeroben Bedingungen. Lange Generationszeit. Erreger von Wundinfektionen, Tetanus, Botulismus und enteralen Toxininfektionen.
>
> **Resistenz.** Durch Endosporenbildung sehr resistent gegen äußere Einflüsse.
>
> **Epidemiologie.** In der Natur ubiquitär verbreitet.
>
> **Zielgruppe.** Patienten mit verschmutzten Wunden (Gasbrand, Tetanus) oder nach Antibiotikatherapie (pseudomembranöse Kolitis).
>
> **Gasbrand**
>
> **Pathogenese.** Wunde → vermindertes Redoxpotential im Wundbereich → exogene Kontamination → Keimvermehrung und Toxinbildung → Nekrose → toxininduzierter Schock → Tod.
>
> **Klinik.** Inkubationszeit ca. 2 Tage. Schwerstes toxisches Krankheitsbild. Perakute Schwellung mit bräunlicher Verfärbung und Entleerung einer stinkenden Flüssigkeit; Gewebeknistern.
>
> **Tetanus**
>
> **Pathogenese.** Wunde → exogene Kontamination → Vermehrung an der Eintrittspforte → Toxinbildung (Tetanospasmin) → Dissemination des Toxins ins ZNS → Blockade der Dämpfung spinaler Motoneurone → Krampferscheinungen → Tod.
>
> **Klinik.** Nach Kontamination einer Bagatellverletzung Inkubationszeit von wenigen Tagen bis zu drei Wochen. Anfänglich gesteigerte Reflexauslösung geht über in Krampferscheinungen mit generalisierten tonisch-klonischen Krampfzuständen.
>
> **Botulismus und andere enterale Toxininfektionen**
>
> **Pathogenese.** Kontamination von Lebensmitteln mit C. botulinum → Toxinproduktion (z. B. in Konserven) → enterale Aufnahme des Toxins → Blockade der Acetylcholinfreisetzung an den motorischen Endplatten → schlaffe Lähmung der quergestreiften Muskulatur → Atemlähmung → Tod.
>
> **Klinik.** 12 bis 36 h nach Aufnahme des Toxins zunächst leichte Lähmungserscheinungen der Augenmuskulatur, Mundtrockenheit, Sprach- und Schluckstörungen. Später Lähmung der Atemmuskulatur und Atemstillstand.
>
> **Labordiagnose.** Mikroskopisch dicke gramlabile Stäbchen im Wundabstrich. Anzucht von C. perfringens innerhalb von 8–10 h möglich. Identifikation durch biochemische Leistungsprüfung und Gaschromatographie.
> Tetanus: Toxinnachweis aus Patientenserum im Tierversuch.
> Botulismus: Toxinnachweis aus Serum und Lebensmitteln im Tierversuch.
> Antibiotika-assoziierte Kolitis: Toxinnachweis aus Stuhlfiltrat im ELISA.
>
> **Therapie.** Chirurgische Wundrevision, Antibiotika (Mittel der Wahl Penicillin G), hyperbare O_2-Therapie bei Gasbrand.
> Krampflösende Medikamente, Muskelrelaxantien, mechanische Beatmung, humane Anti-Tetanustoxin-Antikörper, chirurgische Herdsanierung bei Tetanus.
> Symptomatisch, Antitoxingabe bei Botulismus.
> Metronidazol bei Antibiotika-assoziierter Kolitis, in schweren Fällen (pseudomembranöse Kolitis) Vancomycin.
>
> **Immunität.** Unsichere antitoxische Immunität bei Tetanus.

Prävention. Wundrevision und prophylaktische Antibiotikagabe bei Gasbrand, Impfprophylaxe gegen Tetanus.

Strenge Einhaltung hygienischer Vorschriften bei der Herstellung von Nahrungsmittelkonserven.

Meldepflicht. Clostridienbedingte Lebensmittelvergiftung: Verdacht, Erkrankung, Tod, wenn ein epidemischer Zusammenhang bei mindestens zwei Fällen vermutet wird oder eine Tätigkeit im Lebensmittelbereich ausgeführt wird. Botulismus: Verdacht, Erkrankung und Tod sowie direkte und indirekte Nachweise des Erregers oder der Toxine (namentlich).

Nichtsporenbildende obligat anaerobe Bakterien

A. C. Rodloff

17.1 Obligat anaerobe gramnegative Stäbchen (Bacteroidaceae)

Steckbrief

Bacteroidaceae sind eine Familie gramnegativer Stäbchenbakterien, die zum Wachstum eine sauerstoffarme Atmosphäre benötigen (obligat anaerobe Bakterien). Sie stellen einerseits einen erheblichen Teil der physiologischen Standortflora des Menschen, andererseits sind sie häufige Infektionserreger.

Bereits 1898 beschrieben Veillon und Zuber Bacteroides (B.) fragilis (»Bacillus fragilis«) als Erreger von Appendizitis. Eine genauere Beschreibung erfolgte jedoch erst 1922 durch Knorr. Seither hat die Taxonomie der Bacteroidaceae häufige Veränderungen erfahren; eine Auflistung der medizinisch bedeutsamen Spezies ist in Tabelle 17.1 gegeben.

17.1.1 Beschreibung

Aufbau

Obwohl der Zellwandaufbau aller gramnegativen Bakterien sich grundsätzlich ähnelt, unterscheiden sich die Lipopolysaccharide (LPS) der Bacteroidesarten in ihrem Aufbau erheblich von denen der Enterobakterien. Dies dürfte ein Grund dafür sein, dass das LPS von Bacteroides im Wirtsorganismus geringere Wirkungen (Toxizität) entfaltet als das LPS aerob wachsender gramnegativer Stäbchen.

Kapsel. Bacteroidaceae, die als Erreger aus Infektionsprozessen isoliert werden, tragen häufig eine Polysaccharidkapsel. Die Ausprägung dieser Kapsel korreliert mit der Virulenz der Bakterien.

Extrazelluläre Produkte

Enzyme. In Bacteroidaceae sind eine Reihe von Enzymen nachgewiesen worden (Hämolysin, Fibrinolysin, Heparinase, Leukozidin, Mucopolysaccharidasen, Kollagenasen u. a.).

Tabelle 17.1. Übersicht über die obligat anaeroben gramnegativen Stäbchen

Gattungen und Arten
Bacteroides
fragilis, caccae, capillosus, coagulans, eggerthii, forsythus, gracilis, levii, merdae, ovatus, pneumosintes, putredines, stercoris, tectum, thetaiotaomicron, uniformis, ureolyticus, vulgatus
Prevotella
melaninogenica, bivia, buccae, buccalis, denticola, disiens, intermedia, heparinolytica, loeschii, nigrescens, oralis, oris, oulorum, veroralis, zoogleoformans
Porphyromonas
asaccharolytica, canoris, circumdentaria, endodontalis, gingivalis, salivosa
Fusobacterium
nucleatum, gonidiaformans, mortiferum, naviforme, necrogenes, necrophorum, pseudonecrophorum, varium, ulcerans
Weitere Gattungen
Anaerobiospirillum, Anaerorhabdus, Anaerovibrio, Butyrivibrio, Centipeda, Desulfomonas, Dichelobacter, Fibrobacter, Leptotrichia, Megamonas, Mitsuokella, Rikenella, Sebaldella, Selenomonas, Succinovibrio, Succinimonas, Tissierella

Weiterhin sind einzelne enterotoxinbildende Stämme beschrieben worden.

Resistenz gegen äußere Einflüsse

Aufgrund ihrer Sauerstoffempfindlichkeit sind gramnegative, nichtsporenbildende Anaerobier gegenüber Umwelteinflüssen empfindlicher als viele andere Bakterien. Deshalb müssen bei der Materialgewinnung, beim Transport und bei der Bearbeitung im Labor besondere Vorsichtsmaßnahmen eingehalten werden.

Vorkommen

Bacteroidaceae und andere Anaerobier stellen den vorherrschenden Teil der physiologischen Bakterienflora von Mensch und Tier.

Man schätzt, dass ein Mensch (ca. 10^{13} körpereigene Zellen) gleichzeitig ca. 10^{14} Anaerobier auf Haut- und Schleimhäuten beherbergt. Die Gesamtzahl der Anaerobier beträgt zwischen dem 5fachen (Vagina) und 1000fachen (Dickdarm) der dort vertretenen fakultativ anaeroben Standortflora; so ist z. B. B. vulgatus im Stuhl in viel größeren Mengen vorhanden als E. coli. Im Dickdarm werden bis zu 10^{13} Anaerobier pro Gramm Stuhl gefunden. Außerhalb ihrer natürlichen Standorte sind die Bacteroidaceae aufgrund ihrer Sauerstoffempfindlichkeit selten zu finden.

17.1.2 Rolle als Krankheitserreger

Epidemiologie

Die Häufigkeit der Beteiligung von Anaerobiern bei verschiedenen Infektionen ist in ◘ Tabelle 17.2 zusammengefasst. Den Erregern der Bacteroides-fragilis-Gruppe kommt dabei die größte Bedeutung zu.

Übertragung

Die Übertragung erfolgt meist endogen.

Pathogenese

Als typische Opportunisten sind Bacteroidaceae an ihren physiologischen Standorten für den Menschen nicht pathogen. Vielmehr dürfte die Kolonisation von Haut- und Schleimhäuten mit Anaerobiern der Ansiedelung von pathogenen Mikroorganismen vorbeugen (Kolonisationsresistenz). Zu Infektionserregern können sie erst dann werden, wenn sie aus ihrem normalen Habitat in üblicherweise sterile Bereiche verschleppt werden. Dies setzt in der Regel eine Störung der Integrität der Haut-/Schleimhautbarriere z. B. durch eine Nekrose, ein Trauma oder einen chirurgischen Eingriff voraus.

Eine Vermehrung der Anaerobier im Gewebe ist erst möglich, wenn die Sauerstoffversorgung beeinträchtigt und damit das normalerweise hohe Redoxpotential von ca. +120 mV vermindert wird. In diesem Sinne können eine Hypoxie, eine Hämostase oder das Eindringen von Fremdkörpern ins Gewebe für eine Infektion prädisponieren.

◘ Tabelle 17.2. Häufigkeit einer Beteiligung von nichtsporenbildenden Anaerobiern bei verschiedenen Infektionskrankheiten. (Mod. nach Sutter et al. 1980)

Krankheit	Häufigkeit [%]
Sepsis	5–10
Hirnabszess	90
otolaryngologische Infektionen	30–50
dentogene Infektionen	>90
Aspirationspneumonie	>90
Lungenabszess, Pleuraempyem	50–90
Leberabszess	50–90
Appendizitis	50–80
Peritonitis	>80
Wundinfektion nach Bauchoperationen	30–60
Adnexitis	25–50
Endometritis, septischer Abort	60
Vaginose	>50

Im Falle von polybakteriellen Infektionen wird angenommen, dass es zunächst zur Vermehrung der aerob wachsenden Erreger kommt. Diese können durch Sauerstoffverbrauch das Redoxpotential im betroffenen Gewebe so weit senken, dass auch Vermehrung von Anaerobiern möglich wird.

Andere für Anaerobierinfektionen prädisponierende Faktoren sind Diabetes mellitus, Angiopathien mit Durchblutungsstörungen, Malignome, Alkoholismus sowie immunsuppressive Therapieformen (z. B. Zytostatika, Kortikosteroide).

Der am häufigsten vorkommende anaerobe Infektionserreger ist B. fragilis. Im Unterschied zu anderen (aeroben) gramnegativen Bakterien scheint das Lipopolysaccharid (LPS) von B. fragilis keine entscheidende Bedeutung für die Pathogenese zu haben, da die biologische (toxische) Aktivität dieses Endotoxins im Vergleich zu LPS anderer Herkunft (z. B. Salmonella Enteritidis) erheblich geringer ist.

Von pathogenetischer Relevanz ist die von verschiedenen Bacteroidesarten gebildete **Polysaccharidkapsel**. Sie wird in ausgeprägter Weise meist bei aus Infektionsprozessen isolierten Erregern gefunden, während ihre Ausbildung nach mehreren Subkulturen im Labor zurückgeht.

Über die Rolle der extrazellulären Enzyme von Bacteroidaceae als Virulenzfaktoren ist bisher wenig bekannt.

Klinik

Obligat anaerobe gramnegative Stäbchen sind als **Opportunisten** an der Ätiologie verschiedener Krankheitsbilder beteiligt. Sie treten meist gemeinsam mit anderen Anaerobiern (z. B. beim Hirnabszess) und mit fakultativ anaeroben Bakterien auf.

Etwa 5–10% der von gramnegativen Stäbchen verursachten Sepsisfälle werden durch Bacteroidesarten hervorgerufen.

Anaerobierinfektionen sind in der Regel **nicht** übertragbar (Ausnahme: Infektionen durch Clostridien, ▶ s. dort), sie entstehen vielmehr »endogen«, d. h. durch Verschleppung von physiologischer Standortflora in normalerweise sterile Körpergebiete.

Bacteroidaceae sind häufig im Zusammenhang mit nekrotisierenden Infektionen (z. B. diabetische Gangrän) bzw. nekrotisierenden/gasbildenden Weichteilinfektionen (Gasphlegmone, nicht identisch mit Gasbrand!) zu finden.

Ein Verdacht auf Beteiligung von Anaerobiern sollte immer dann aufkommen, wenn die in ◘ Tabelle 17.3 genannten Faktoren eine Rolle spielen. Bacteroidaceae treten als Erreger nur selten allein auf (z. B. bei Sepsis, Leberabszess), meist sind sie Teil einer polybakteriellen Mischinfektion.

Immunität

Eine erworbene Immunität nach Infektionen mit Bacteroidaceae entwickelt sich nicht, obwohl häufig spezifische Antikörper gebildet werden. Diese finden sich jedoch auch bei Gesunden – möglicherweise als Ausdruck der ständigen Auseinandersetzung mit der Fäkalflora. In der Diagnostik haben Antikörpernachweise keine Bedeutung.

Neuere Befunde lassen vermuten, dass die **zelluläre Immunität** bei der Abwehr von Anaerobierinfektionen eine Rolle spielt. Es konnte gezeigt werden, dass experimentell übertragene, spezifisch reagible T-Lymphozyten in der Lage sind, vor Abszessbildung durch B. fragilis zu schützen. Andererseits scheinen Bacteroides-Spezies die zelluläre Immunität des Wirtes zu beeinträchtigen und so die Abwehr auch gegen andere Erreger zu stören.

Labordiagnose

Der Nachweis einer Infektion mit Bacteroidaceae wird durch die Anzucht der Erreger geführt.

Untersuchungsmaterial. Viele Materialproben wie z. B. Sputum, Vaginalsekret u. ä. enthalten Anaerobier der physiologischen Standortflora, sodass eine eindeutige Bewertung der ätiologischen Bedeutung der angezüchteten Bacteroidaceae oft nicht möglich ist. Geeignete Materialien müssen daher durch Punktion (Eiter, Blut, Liquor) oder intraoperativ (z. B. bei Peritonitis, Adnexitis) gewonnen werden.

Transport. Wegen der begrenzten Sauerstofftoleranz der Anaerobier müssen Kulturen unmittelbar nach der Entnahme des Untersuchungsmaterials angelegt werden. Ist ein Transport der Probe unvermeidlich, so kann die Überlebenszeit der Erreger durch die Verwendung eines Transportmediums verlängert werden. Beträgt die Transportzeit mehr als 6 h, muss mit dem Absterben von besonders empfindlichen Spezies (z. B. Prevotella bivia) gerechnet werden. Transportmedien erhalten die Vitalität von Anaerobiern nicht nur durch ihre redu-

◘ Tabelle 17.3. Klinische Verdachtsmomente für eine ätiologische Beteiligung von nichtsporenbildenden Anaerobiern an Infektionen
Typische (schleimhautnahe) Infektionslokalisation
Zustand nach Verletzung oder Operation
Zustand nach Aspiration (Verschleppung von Standortflora)
Gestörte Blutzirkulation
Ausgedehnte Nekrosen, Gangränbildung (Sauerstoffversorgung ↓)
Übelriechende Sekretionen (fötider Eiter; Fettsäuren der Anaerobier)
Knistern im Gewebe (Gasbildung)
Schwarze Verfärbung (pigmentbildende Bacteroidaceae)
Septische Thrombophlebitis (gerinnungsfördernde Enzyme)
Sepsis mit Gelbsucht (Leberabszess durch Anaerobier)

zierenden Eigenschaften, sie verhindern auch, dass die Anaerobier durch schnell wachsende fakultativ anaerobe Keime verdrängt werden.

Anzucht. Zur Kultur von obligat anaeroben Bakterien eignen sich flüssige und feste Kulturmedien, vorausgesetzt, sie werden den besonderen Nährstoffansprüchen der Anaerobier gerecht.

Als flüssige Medien finden z. B. Rosenow-, Schaedler- oder supplementierte Thioglykolatbouillon Verwendung. Als feste Kulturmedien kommen z. B. Schaedler-, Columbia- oder Glukose-Hefeextrakt-Cystein-Agar jeweils mit Zusatz von 10% Blut in Betracht. Die Medien sollten Hämin und Vitamin K enthalten; diese Substanzen beschleunigen das Wachstum gewisser Anaerobier.

Medien zur selektiven Anzucht von obligat anaeroben gramnegativen Stäbchen enthalten häufig Antibiotika wie Kanamycin (hemmt gramnegative Aerobier), Vancomycin (hemmt grampositive Bakterien) und evtl. Nystatin (hemmt Pilze).

Die Inkubation muss unter anaeroben (sauerstoffreduzierten) Bedingungen erfolgen. Hierzu eignen sich spezielle Brutschränke, in denen die Luft durch ein Gasgemisch aus N_2, H_2 und CO_2 ersetzt ist; brauchbar sind auch luftdicht schließende Gefäße (Anaerostaten), in denen das anaerobe Milieu durch einen Sauerstoff verbrauchenden chemischen Prozess herbeigeführt wird.

Anaerobe Kulturen müssen für mindestens 48 h bebrütet werden. Einige Bakterien benötigen sogar bis zu sieben Tagen Inkubationszeit, bis sichtbare Kolonien entstehen.

Mikroskopisch. Im Grampräparat fällt bei Bacteroidaceae ihre Pleomorphie auf; Fusobakterien erscheinen im Grampräparat häufig als lange, fusiforme (spindelförmige) Bakterien, die u. U. Auftreibungen des Zellleibs aufweisen.

Für alle obligat anaeroben gramnegativen Erreger gilt, dass sie sich nur schwach anfärben.

Ein Schnellnachweis der häufig vorkommenden Keime der Bacteroides-fragilis-Gruppe und von P. melaninogenica kann im mikroskopischen Präparat durch Immunfluoreszenz (Verwendung von fluoreszenzmarkierten gruppenspezifischen Antikörpern) versucht werden.

Biochemisch. Die biochemische Leistungsprüfung umfasst Reaktionen wie Äskulinspaltung, Indolbildung, Nitratreduktion und Kohlenhydratspaltung (Fermentation verschiedener Zucker). Die Testmethodik erfordert Inkubationszeiten von 48 h bis zu 12 Tagen. Einige kommerzielle Tests beschränken sich auf die Untersuchung von präformierten (bereits vorhandenen) Enzymen. Damit kann eine Identifizierung bereits innerhalb von vier Stunden erfolgen.

Anaerobier bilden als Stoffwechselendprodukte verschiedene Fettsäuren und Alkohole, die gaschromatographisch nachgewiesen und ebenfalls zur Identifizierung herangezogen werden können. Solche Untersu-

Tabelle 17.4. Wirksamkeit verschiedener Antibiotika gegen Bacteroidaceae

	Bacteroidesarten	Porphyromonas/Prevotella-Gruppe	Fusobacteriumarten
Metronidazol	+++	+++	+++
Clindamycin	++	+++	++
Imipenem	+++	+++	+++
Piperacillin/Tazobactam	+++	+++	+++
Cefoxitin	++	+++	+++
Tetrazyklin	+	++	++
Penicillin G	–	+	+

Wirkung: +++ sehr gut, ++ gut, + mäßig, – unzuverlässig

chungen sind v. a. dann von Nutzen, wenn der zu identifizierende Erreger keine oder nur wenige Kohlenhydrate spaltet (z. B. Porphyromonas asaccharolytica).

Einige Bacteroidaceae bilden typischerweise ein schwarzes Pigment (Prevotella melaninogenica).

Therapie

Antibiotikaempfindlichkeit. Gegen eine Reihe von Antibiotika sind Anaerobier primär **resistent**. Dies gilt v. a. für die Aminoglykosid-Antibiotika.

Darüber hinaus bilden verschiedene Bacteroidaceae potente β-Laktamasen, die v. a. Cephalosporine, aber auch Penicilline abbauen.

Antibiotika mit guter Wirkung gegen Bacteroidaceae sind Nitroimidazole (z. B. Metronidazol), Clindamycin, Carbapeneme (z. B. Imipenem) sowie durch β-Laktamaseinhibitoren geschützte Penicilline (z. B. Piperacillin/Tazobactam). Die Beurteilung der einzelnen Antibiotika hinsichtlich ihrer Aktivität gegen Bacteroidaceae ist zusammenfassend in ◘ Tabelle 17.4 dargestellt.

Therapeutisches Vorgehen. Aufgrund des meist erheblichen Zeitbedarfs für die bakteriologische Diagnostik von Anaerobiern muss eine gegen Anaerobier wirksame Therapie bereits bei entsprechendem klinischen Verdacht eingeleitet werden.

Chirurgische Maßnahmen. Voraussetzung für eine erfolgreiche Chemotherapie kann insbesondere bei Anaerobierinfektionen eine chirurgische Revision des Infektionsgebietes sein. Dies gilt v. a. dann, wenn ausgedehnte Nekrosen oder abgekapselte Abszesse die Diffusion der Antibiotika behindern und somit ausreichende Wirkspiegel im Infektionsgebiet nicht erreicht werden würden.

Prävention

Ein erheblicher Teil der Anaerobierinfektionen ist in der Vergangenheit nach bestimmten operativen Eingriffen entstanden. Eine dramatische Senkung dieser postoperativen Infektionen konnte durch den prophylaktischen Einsatz von Antibiotika erzielt werden. Häufig reicht eine einmalige perioperative Gabe aus, um im Operationsgebiet Wirkspiegel zu erreichen, die die kontaminierenden Mikroorganismen erfassen und damit das Entstehen der Infektion verhindern.

Meldepflicht. Es besteht keine Meldepflicht.

Anhang: Gattung Capnocytophaga

Capnocytophaga-Spezies sind gramnegative Stäbchen, die in anaerober aber auch mikroaerophiler (kapnophiler), d. h. CO_2-angereicherter, Atmosphäre wachsen. Sie sind damit keine obligat anaeroben Bakterien und wurden daher von den Bacteroidaceae abgegrenzt. Sie treten im Rahmen von anaeroben Mischinfektionen, insbesondere im HNO-Bereich sowie bei Lungeninfektionen, auf. Monobakterielle septische Infektionen durch Capnocytophaga ochracea sind v. a. bei granulozytopenischen Patienten beschrieben worden. Capnocytophaga-Spezies sind gegen Penicilline, Clindamycin und Metronidazol empfindlich.

> **In Kürze**
>
> **Obligat anaerobe gramnegative Stäbchen**
>
> **Bakteriologie.** Pleomorphe schwach anfärbbare gramnegative Stäbchen. Wachstum nur unter anaeroben Bedingungen. Lange Generationszeit.
>
> **Resistenz.** Gegenüber Umwelteinflüssen (insbesondere O_2) sehr empfindlich.
>
> **Epidemiologie.** Opportunistische Krankheitserreger, die sich aus der physiologischen Schleimhautflora rekrutieren und bei eitrigen und/oder abszedierenden Infektionsgeschehen beteiligt sein können. Zielgruppe sind immunsupprimierte Patienten.
>
> **Pathogenese.** Veränderung des physiologischen Standortmilieus oder Verschleppung in normalerweise sterile Bereiche → opportunistische Proliferation, wenn O_2-Spannung und Redoxpotential vermindert sind → Eiterbildung → Abszedierung.
>
> **Klinik.** Beeinträchtigte O_2-Zufuhr z. B. nach Trauma oder Thrombophlebitis begünstigt Anaerobierinfektionen. Symptomatik: Nekrotisierende übelriechende Weichteilinfektionen mit schwärzlicher Verfärbung und/oder Gasbildung. Meist polybakterielle Mischinfektion.
>
> **Pathogenese.** Polysaccharidkapsel: Bedeutendster Virulenzfaktor. Lipopolysaccharide: Im Gegensatz zu anderen gramnegativen Bakterien spielt das LPS der Bacteroidesarten in der Pathogenese eine untergeordnete Rolle.
>
> **Labordiagnose.** Untersuchungsmaterial: Eiter, Blut, Liquor, Peritonealflüssigkeit. Transport muss in geeigneten Medien stattfinden. Kulturelle Anzucht ist die Methode der Wahl, direkte Immunfluoreszenz möglich. Identifikation: Biochemische Leistungsprüfung, Gaschromatographie.
>
> **Therapie.** Wirksame Antibiotika: Nitroimidazole, z. B. Metronidazol; Clindamycin, Imiperum. Chirurgische Wundrevision Voraussetzung für erfolgreiche Antibiotikatherapie.
>
> **Immunität.** Keine.
>
> **Prävention.** Allgemein-hygienische Maßnahmen. Perioperative Antibiotikaprophylaxe.
>
> **Meldepflicht.** Keine.

17.2 Obligat anaerobe und mikroaerophile nichtsporenbildende grampositive Stäbchen

> **Steckbrief**
>
> Obligat anaerob und mikroaerophile nichtsporenbildende grampositive Stäbchen sind für den Menschen v. a. als physiologische Standortflora im Oropharynxbereich, im Intestinaltrakt und auf der Genitalschleimhaut von Bedeutung. Propionibacteriumarten stellen den Hauptanteil der Hautflora.

17.2.1 Beschreibung

Aufbau

Anaerobe und mikroaerophile nichtsporenbildende Stäbchen weisen einen für grampositive Bakterien typischen Zellwandaufbau auf.

Extrazelluläre Produkte

Auch diese Bakterien bilden Fettsäuren in unterschiedlichem Ausmaß.

Resistenz gegen äußere Einflüsse

Wegen der Sauerstoffempfindlichkeit sterben anaerobe und mikroaerophile grampositive Stäbchen unter aeroben Verhältnissen rasch ab, können sich aber in anaeroben Mischinfektionen (Aktinomykose, Cholesteatom) gut vermehren. Im Vergleich zu anderen Anaerobiern (z. B. Tetanusclostridien) sind die grampositiven Stäbchen relativ aerotolerant.

Vorkommen

Die obligat anaeroben und mikroaerophilen nichtsporenbildenden grampositiven Stäbchen stellen einen erheblichen Teil der physiologischen Bakterienflora des Menschen. Actinomycesarten finden sich regelmäßig in der Mundhöhle, gelegentlich auch im Verdauungs- oder Genitaltrakt.

Eubacterium- und Bifidobacteriumarten gehören zur Stuhlflora, während Propionibacterium den überwiegenden Teil der Hautflora ausmacht.

Lactobacillusarten kommen im Oropharynx und im Intestinaltrakt vor; als sog. »Döderleinsche Stäbchen« beherrschen sie die normale Vaginalflora. Sie sind verantwortlich für die Umsetzung des unter Hormoneinfluss angereicherten Glykogens zu Laktat und damit für das saure Scheidenmilieu, welches wiederum der Ansiedelung anderer pathogener Bakterien vorbeugt. Mobiluncus spp. finden sich im Genitaltrakt von Menschen und Primaten.

17.2.2 Rolle als Krankheitserreger

Epidemiologie

Obligat anaerobe und mikroaerophile nicht-sporenbildende grampositive Stäbchen sind physiologischer Bestandteil der menschlichen Haut und Schleimhaut.

Übertragung

Die Übertragung erfolgt in der Regel endogen. Lediglich die Erreger der Aktinomykose werden offenbar auch aerogen akquiriert.

Pathogenese

Über die Virulenzfaktoren dieser Gruppe von Bakterien ist wenig bekannt.

Klinik

Mit Ausnahme der Actinomycesarten sind die in diesem Kapitel besprochenen Bakterien nur selten an Infektionsprozessen beteiligt.

Bifidobacterium- und Lactobacillusarten werden von vielen Autoren als apathogen angesehen.

Tabelle 17.5. Übersicht über medizinisch wichtige obligat anaerobe und mikroaerophile grampositive Stäbchen

Obligat anaerob	
Gattung	Bifidobacterium (>20 Arten)
Gattung	Eubacterium (>30 Arten)
Gattung	Mobiluncus
Gattung	Butyrivibrio
Gattung	Lachnospira
Obligat anaerob bis aerotolerant	
Gattung	Propionibacterium (8 Arten)
Anaerob bis mikroaerophil	
Gattung	Lactobacillus
Gattung	Actinomyces

Eubakterien und v. a. Propionibakterien sind als Erreger von Endokarditiden in Erscheinung getreten und gewinnen in diesem Zusammenhang zunehmend an Bedeutung. Propionibacterium acnes wird bei der Entstehung der Akne vulgaris eine Rolle zugeschrieben. Außerdem ist es mit dem echten SAPHO-Syndrom (Synovitis, Akne, Pustulose, Hyperostose und Osteomyelitis) assoziiert. Einige humanmedizinisch wichtige Gattungen sind in Tabelle 17.5 zusammengestellt.

Aktinomykose. Actinomyces israelii ist zusammen mit anderen Anaerobiern ätiologisch an der Aktinomykose beteiligt. Diese Infektionen treten häufiger bei Männern als bei Frauen auf, Kinder unter 10 Jahren sind nicht betroffen. Der Infektion geht häufig eine Verletzung oder eine lokale Infektion mit anderen Erregern voraus. Alle diese Krankheitsbilder entstehen in der Regel endogen, sofern prädisponierende Faktoren vorliegen; sie sind nicht übertragbar. Bei der Prädisposition spielen vorausgehende Infektionen besonders dann eine Rolle, wenn ihre Erreger ein negatives Redoxpotential erzeugen; dies begünstigt das Angehen der Actinomycesinfektion (»Die Keime der Vor-Infektion sind Quartiermacher der eigentlichen Infektion«).

Die Aktinomykose verläuft meist als subchronischer bis chronischer Infektionsprozess, der durch infiltratives Fortschreiten, multiple Abszessbildung, Fistelungen und Bildung eines vielkammerigen Höhlensystems gekennzeichnet ist. Aus den Fisteln entleert sich typischerweise dünnflüssiger Eiter, der stecknadelkopfgroße derbe Körnchen (**Drusen**, »Schwefelkörnchen«) enthält. Über 95% der Erkrankungen betreffen die Zervikofazialregion, während ein Befall der Lunge oder der Abdominalorgane selten vorkommt. Daneben wird auch über Aktinomykosen des Uterus berichtet, die mit der Anwendung von intrauterinen Pessaren einhergehen.

Der klinische Verdacht einer Aktinomykose kann bereits durch die mikroskopische Untersuchung der Drusen bestätigt werden. Charakteristischerweise findet sich im nach Gram gefärbten Quetschpräparat ein dickes Konvolut aus grampositiven Stäbchen, z. T. in Fadenform (»Druse«).

Der kulturelle Nachweis kann einige Wochen benötigen, da die Primärkultur u. U. erst nach 14 Tagen Wachstum zeigt. Darüber hinaus handelt es sich bei der Aktinomykose immer um eine Mischinfektion, sodass Subkulturen zur Isolierung der einzelnen Bakterienarten notwendig werden.

Anzumerken ist, dass neben Actinomyces israelii in seltenen Fällen auch andere Actinomycesarten sowie Propionibacterium propionicum (eng verwandtes, aber fakultativ anaerob wachsendes grampositives Stäbchen) als Erreger in Frage kommen.

Ein fakultativ anaerobes bzw. mikroaerophiles gramnegatives Stäbchen, welches häufig Teil der polymikrobiellen Ätiologie der Aktinomykose ist, heißt aufgrund dieser Tatsache Actinobacillus actinomycetemcomitans.

Immunität

Es entsteht keine Immunität.

Labordiagnose

Der Schwerpunkt der Labordiagnose liegt auf der Anzucht und biochemischen bzw. molekularbiologischen Identifizierung des Erregers.

Anzucht. Die Kultur der obligat anaeroben und mikroaerophilen Stäbchen erfolgt meist auf Optimalnährböden mit Blutzusatz. Es finden aber auch Selektivmedien (für Lactobacillus und Bifidobacterium) Verwendung. Die Primärkultur muss unter anaeroben Bedingungen erfolgen, für die Subkultur reicht häufig ein CO_2-angereichertes Milieu aus.

Der kulturelle Nachweis von Bifidobacterium, Eubacterium, Propionibacterium oder Lactobacillus ist meist auf eine Verunreinigung des Untersuchungsmaterials mit physiologischer Flora, mithin auf einen Fehler bei der Materialgewinnung zurückzuführen. Erst wenn diese Keime wiederholt aus sorgfältig entnommenen klinischen Materialien isoliert werden, ist eine ätiologische Bedeutung zu diskutieren. Dies gilt auch für Propionibakterien, die aus Blutkulturen von endokarditisverdächtigen Patienten isoliert werden.

Morphologie. Obwohl die Bakterien der hier zu besprechenden Gattungen zu den grampositiven Organismen gehören, sind sie im mikroskopischen Präparat häufig gramlabil, d. h., es finden sich sowohl rot als auch blau angefärbte Keime. Eubacterium- und Lactobacillusarten erscheinen meist als gerade, Propionibacteriumarten als gebogene Stäbchen, Bifidobacterium- und v. a. Actinomycesarten weisen häufig Verzweigungen auf.

Biochemie. Die Identifizierung erfolgt aufgrund der biochemischen Leistungsprüfung (Katalase-, Indolbildung, Nitratreduktion, Äskulinspaltung, Kohlenhydratfermentation) sowie mit Hilfe des gaschromatographischen Nachweises von gebildeten Fettsäuren.

Die Gattungen Actinomyces, Arachnia, Bifidobacterium und einige andere (z. T. obligat aerobe) Gattungen wurden früher zu der Ordnung Actinomycetales (Strahlenpilze) zusammengefasst. Der Name entstand im vorigen Jahrhundert, als man die Aktinomyzeten wegen ihrer Verzweigungen für Fadenpilze (Hyphomyzeten) hielt. Dies hat zu dem irreführenden Namen geführt. Aktinomyzeten sind im Gegensatz zu Pilzen jedoch Prokaryonten.

Therapie

Die in ◘ Tabelle 17.5 genannten grampositiven Stäbchen sind in der Regel gegen Penicillin G empfindlich.

Bei der Therapie der Aktinomykose ist zu berücksichtigen, dass die Begleitkeime häufig nicht von Penicillin G erfasst werden. Daher sollten Penicillinderivate mit erweitertem Spektrum wie z. B. Ampicillin in Kombination mit einem β-Laktamaseinhibitor eingesetzt werden. Darüber hinaus können chirurgische Maßnahmen (Abszessdrainage) notwendig werden.

Prävention

Die Prävention besteht in der Anwendung allgemein-hygienischer Maßnahmen.

Meldepflicht. Es besteht keine Meldepflicht.

In Kürze

Obligat anaerobe und mikroaerophile nichtsporenbildende grampositive Stäbchen

Bakteriologie. Zellwandaufbau entspricht dem für grampositive Bakterien typischen Muster. Hohe Anforderungen an Kulturbedingungen und Kulturmedien.

Resistenz. Gering wegen Sauerstoffempfindlichkeit.

Epidemiologie. Teil der physiologischen Haut- und Schleimhautflora.

Zielgruppe. Immunsupprimierte Patienten.

Pathogenese. Nicht bekannt.

Klinik. Bifidobacterium- und Lactobacillusarten: apathogen. Eubakterien und Propionibakterien: Erreger von Endokarditiden. Actinomyces: Aktinomykose. Mit Ausnahme der Actinomycesarten spielen diese Keime als Krankheitserreger eine untergeordnete Rolle.

Aktinomykose: Subakut bis chronischer, eitriger Infektionsprozess der Zervikofazialregion, gekennzeichnet durch Abszessbildung und Fistelung.

Labordiagnose. Aktinomykose: Mikroskopisch im Fisteleiter fädige, verzweigte Bakterienzellen. Kulturelles Wachstum kann bis zu einigen Wochen benötigen. Kultureller Nachweis von Bifidobakterien, Eubakterien, Propionibakterien oder Laktobazillen lässt nur bei wiederholten Isolierungen eine ätiologische Bedeutung dieser Erreger zu.

Therapie. Mittel der Wahl ist Penicillin G bzw. eine Kombination aus Penicillin und β-Laktamaseinhibitor.

Immunität. Keine.

Prävention. Hygienische Maßnahmen.

Meldepflicht. Keine.

17.3 Obligat anaerobe und mikroaerophile Kokken

Steckbrief

Die obligat anaeroben und mikroaerophilen (kapnophilen) Kokken stellen eine recht heterogene Gruppe von Bakterien dar (Tabelle 17.6). Gemeinsam ist ihnen, dass sie in Gegenwart von O_2 auf festen Nährböden keine Kolonien ausbilden.

Die meisten anaeroben und mikroaerophilen Kokken können Teil der physiologischen Flora des Menschen sein; viele sind aber auch im Rahmen von mono- oder polybakteriellen Infektionen in Erscheinung getreten.

17.3.1 Beschreibung

Aufbau

Über den Aufbau der gramnegativen anaeroben Kokken (Veillonellaceae) ist wenig bekannt. Ihre Zellwände enthalten Endotoxin (Lipopolysaccharide) mit entsprechender biologischer Aktivität.

Die Zellwände der grampositiven anaeroben oder mikroaerophilen Kokken entsprechen dem grundsätzlichen Bauplan der grampositiven Bakterien.

Extrazelluläre Produkte

Fast alle anaeroben und mikroaerophilen Kokken produzieren unterschiedliche Fettsäuren, die den typischen Geruch der Anaerobier verursachen.

Resistenz gegen äußere Einflüsse

Sauerstoff ist für anaerobe Kokken toxisch; ihre Überlebensfähigkeit außerhalb ihrer natürlichen Standorte ist dementsprechend limitiert.

Vorkommen

Obligat anaerobe und mikroaerophile Kokken gehören zur physiologischen Standortflora von Haut und Schleimhäuten des Menschen. Im Stuhl kommen sie in Keimzahlen von 10^{10} bis 10^{11}/g vor.

17.3.2 Rolle als Krankheitserreger

Anaerobe und mikroaerophile Kokken kommen physiologisch auf der Haut und Schleimhaut sowie im Gastrointestinal- und Urogenitaltrakt vor. Von hier aus können sie Infektionen auslösen oder mitverursachen.

Besonders häufig werden sie im Rahmen von
- gynäkologischen Infektionen,
- bei Lungenabszessen (nach Aspiration) und
- bei Hirnabszessen gefunden,
- sie kommen aber auch als Erreger von Endokarditiden und Weichteilinfektionen vor.

Peptostreptococcus anaerobius wird insgesamt am häufigsten aus klinischen Materialien isoliert.

Epidemiologie

Anaerobe und mikroaerophile Kokken lösen endogene Infektionen aus, da sie dem Milieu der körpereigenen physiologischen Flora entstammen. Besonders betroffen sind Patienten nach Operationen im Oropharynx sowie im Bauchraum oder nach gynäkologischen Eingriffen und Geburten.

Übertragung

Die Übertragung erfolgt endogen aus der körpereigenen Standortflora.

Pathogenese

Voraussetzung für die Infektion sind meist prädisponierende Faktoren wie Trauma, Abwehrschwäche u. ä. Die Bakterien verhalten sich damit als **Opportunisten**. Polymikrobielle Assoziationen unter Beteiligung von Bacteroidaceae, aber auch aerob/anaerobe Mischinfektionen sind häufig: So laufen etwa 25% der durch Anaerobier (mit)bedingten Infektionen unter Beteiligung der hier beschriebenen Kokken ab.

Klinik

Die klinischen Zeichen der Infektionen durch obligat anaerobe oder mikroaerophile Kokken sind meist uncharakteristisch. In Mischinfektionen können sie zusammen mit Eitererregern zu nekrotisierenden Weichteilinfektionen mit Gasbildung führen. Sie müssen deshalb von dem durch Clostridien verursachten Gasbrand abgegrenzt werden.

Immunität

Es entsteht keine Immunität.

Labordiagnose

Während die mikroaerophilen Kokken zum Wachstum lediglich eine erhöhte CO_2-Konzentration (5–10%) in der Atmosphäre benötigen, können die obligat anaeroben Kokken in Gegenwart von Luftsauerstoff nicht wachsen.

Das Untersuchungsmaterial, Wundsekret oder gynäkologische Abstriche, muss in speziellen Transportmedien eingeschickt werden, die die Keime vor dem Einfluss von Sauerstoff schützen. Die Überimpfung auf Spezialnährböden sollte zügig erfolgen. Die Bebrütung erfolgt in anaerober Atmosphäre.

Aufgrund der langsamen Generationszeit ist die Ausbildung sichtbarer Kolonien erst nach 2- bis 5-tägiger Bebrütungsdauer zu erwarten. Peptococcus niger kann dunkel pigmentierte Kolonien ausbilden. Zur Identifizierung ist das Grampräparat unerlässlich.

Veillonellaceae sind gramnegative Kokken mit unterschiedlichen Durchmessern (Veillonella 0,3–0,5 µm, Acidaminococcus 0,6–1,0 µm, Megasphaera um 2 µm), die meist als Diplokokken gelagert sind. Die grampositiven Kokken können zwischen 0,5 und 2 µm groß und einzeln, in Haufen oder in Ketten gelagert sein.

Die obligat anaeroben und mikroaerophilen Kokken ähneln sich z. T. so sehr in ihrer Enzymausstattung, dass sie durch biochemische Leistungsprüfung allein nicht differenziert werden können. Die gaschromatographische Untersuchung der in Flüssigkulturen gebildeten Fettsäuren ist daher von besonderer Bedeutung.

Die verschiedenen Veillonellaarten sind mit herkömmlichen Methoden überhaupt nicht zu unterscheiden, eine sichere Artenzuordnung kann nur aufgrund von DNS/DNS-Hybridisierung erfolgen. Die anaeroben Kokken sind unbeweglich.

Die Taxonomie der obligat anaeroben Kokken ist häufig geändert worden; auch der gegenwärtige Stand

◘ Tabelle 17.6. Übersicht über medizinisch wichtige obligat anaerobe und mikroaerophile Kokken

Obligat anaerobe gramnegative Kokken

Familie Veillonellaceae

   Gattung Veillonella
      V. parvula
      V. atypica
      V. dispar

   Gattung Acidaminococcus
      A. fermentans

   Gattung Megasphaera
      M. elsdenii

Obligat anaerobe grampositive Kokken

Familie Peptococcaceae

   Gattungen und Spezies
      Peptococcus niger
      Peptostreptococcus anaerobius
      Peptoniphilus asaccharolyticus, harei, indolicus …
      Gallicola barnesae
      Slackia heliotrinireducens
      Anaerococcus hydrogenalis, prevotii …
      Finegoldia magna
      Micromonas micros
      Apotobium parvulum
      Ruminococcus productus
      Coprococcus catus
      Sarcina ventriculi

   Gattung Streptococcus
      S. morbillorum [a]
      S. parvulus [b]
      S. pleomorphus

Mikroaerophile grampositive Kokken

   Gattung Streptococcus
      S. milleri [c]
      S. intermedius [c]
      S. constellatus [c]
      S. mutans [c]

   Gattung Aerococcus

[a] Die Gattung enthält obligat anaerobe, mikroaerophile und aerobe Arten.
[b] Einige Stämme sind aerotolerant.
[c] Ein Teil der Stämme wächst ausschließlich mikroaerophil, andere auch aerob.

---

ist nicht unumstritten und lässt zukünftige Änderungen erwarten. Eine Übersicht der medizinisch wichtigen Arten der obligat anaeroben und mikroaerophilen Kokken ist in ◘ Tabelle 17.6 gegeben.

Therapie

Gegen Penicillin bestehen mittlerweile nicht unerhebliche Resistenzen. Cephalosporine und Clindamycin sind ebenfalls meist wirksam, Vancomycin ist gegen Veillonellaceae unwirksam. Gegen Tetrazykline bestehen mittlerweile erhebliche Resistenzen, sie sind daher zur Therapie nicht geeignet. Mikroaerophile Kokken sind gegen Imidazolderivate (z. B. Metronidazol) resistent; ob anaerobe Kokken Resistenzen aufweisen, ist umstritten.

Prävention

Endogene Infektionen infolge von iatrogenen Eingriffen können durch allgemein-hygienische Maßnahmen weitgehend vermieden werden.

Meldepflicht. Es besteht keine Meldepflicht.

> **In Kürze**
>
> **Obligat anaerobe und mikroaerophile Kokken**
>
> **Bakteriologie.** Heterogene Gruppe von sowohl grampositiven (z. B. Peptostreptokokken) als auch gramnegativen Kokken (z. B. Veillonellaceae), denen die Unfähigkeit, auf festen Nährböden in Gegenwart von O_2 Kolonien auszubilden, gemeinsam ist.
> Bestandteil der physiologischen Schleimhautflora des Menschen.
>
> **Resistenz.** Gering wegen Sauerstoffempfindlichkeit.
>
> **Epidemiologie.** In der Regel endogene, opportunistische Infektionen.
>
> **Zielgruppe.** Patienten nach gastrointestinalen und gynäkologischen Operationen.
>
> **Pathogenese.** Prädisponierende Faktoren (z. B. Trauma) → Standortverschiebung mit Veränderung des mikrobiellen Environments → opportunistische Vermehrung → eitrige, meist abszedierende Entzündung. Mischinfektion häufig.
>
> **Klinik.** Meist unspezifische Infektionszeichen. Nekrotisierende Weichteilinfektionen mit Gasbildung durch Mischinfektionen mit anaeroben und/oder mikroaerophilen Kokken müssen differenzialdiagnostisch vom »echten« Gasbrand (Clostridien) aufgrund der unterschiedlichen Therapieerfordernisse abgegrenzt werden.
>
> **Labordiagnose.** Untersuchungsmaterial: Wundabstriche, Abszessmaterial, Blut. Erregernachweis: Anzucht auf komplexen Nährböden in sauerstoffarmer Atmosphäre. Identifizierung: Biochemisch, gaschromatographisch, DNS/DNS-Hybridisierung.
>
> **Therapie.** Mittel der Wahl: Clindamycin. Veillonellaceae sind gegen Vancomycin resistent. Mikroaerophile Kokken sind gegen Metronidazol resistent.
>
> **Immunität.** Keine.
>
> **Prävention.** Hygienische Maßnahmen.
>
> **Meldepflicht.** Keine.

Mykobakterien

H. Hahn, S.H.E. Kaufmann, T. Ulrichs, A.C. Rodloff

Tabelle 18.1. Mykobakterien: Gattungsmerkmale	
Merkmal	Merkmalsausprägung
Gramfärbung	schwach positiv
aerob/anaerob	obligat aerob
Kohlenhydratverwertung	oxidativ
Sporenbildung	nein
Beweglichkeit	nein
Katalase	verschieden (M. tuberculosis: positiv)
Oxidase	negativ
Besonderheiten	Säurefestigkeit keine Verzweigungen kein Luftmyzel

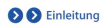 Einleitung

Mykobakterien [Mycobacterium, (M.)] sind eine Gattung unbeweglicher, nichtsporenbildender Stäbchen aus der Familie der Mycobacteriaceae, die sich von den meisten anderen Bakterien wegen ihres Gehaltes an Wachsen in der Zellwand durch eine hohe Festigkeit gegen Säuren und Basen unterscheiden. Sie müssen deshalb mit besonderen Färbemethoden (Ziehl-Neelsen, Auramin) angefärbt werden. Mykobakterien vermehren sich nur in Gegenwart von Sauerstoff, d. h. sie sind obligate Aerobier (Tabelle 18.1).

Den Erregern der klassischen, »typischen« Mykobakterien-Infektionen, M.-tuberculosis-Komplex, Erreger der Tuberkulose (Tbc), und M. leprae, Erreger der Lepra, werden die »atypischen« Mykobakterien oder »Mycobacteria Other Than Tuberculosis« (MOTT) gegenübergestellt (Tabelle 18.2). Diese meist fakultativ pathogenen Bakterien kommen in der Umwelt vor und werden daher heute auch Potentiell Pathogene Umwelt-Mykobakterien (PPUM) oder engl. »Potentially Pathogenic Environmental Mycobacteria« (PPEM) genannt.

Die Vorsilbe Myko bezeichnet eigentlich eine Zugehörigkeit zu Pilzen (mykes, gr. Pilz). Der Begriff Mykobakterien wurde gewählt, weil sich M. tuberculosis wegen seiner hydrophoben Lipidschicht auf der Oberfläche flüssiger Kulturmedien vermehrt, wodurch der Eindruck eines schimmelpilzähnlichen Bewuchses entsteht. In der Folge wurde die Bezeichnung auf alle Bakterien dieser Gattung ausgedehnt, auch wenn sie auf flüssigen Kulturmedien nicht schimmelpilzartig wachsen.

Geschichte. Den Begriff **Phthisis** (Schwindsucht) prägte Hippokrates (ca. 460–375 v. Chr.), um damit eine Krankheit zu kennzeichnen, die mit einem allgemeinen Verfall einhergeht. 1689 verwendete der englische Arzt Thomas G. Morton in seiner »Phthisiologia« für die charakteristischen Läsionen der Lungenschwindsucht den Ausdruck »Tuberkel« (Höcker, Knötchen), wovon wiederum Johann Lucas Schönlein (1793–1864) im Jahre 1832 den Begriff »Tuberkulose« ableitete. Als »Skrofulose« wurde die damals häufige Form der tuberkulösen Lymphadenitiden bezeichnet.

Im 16./17. Jahrhundert ging ein Viertel aller Todesfälle bei Erwachsenen in Europa auf die Tbc zurück. Besonders stark breitete sich die Krankheit im 19. Jahrhundert aus, eine Folge der Urbanisierung im Rahmen der industriellen Revolution. Als »**Weiße Pest**« war sie die häufigste Todesursache in Europa. Bei einer Mortalität von mehr als 1000 pro 100 000 Menschen hat damals die Tbc etwa 30% der erwachsenen Bevölkerung dahingerafft, und es verstarben 65% aller Patienten mit offener Lungen-Tbc innerhalb von vier Jahren nach der Diagnosestellung. Die Entdeckung des Tbc-Erregers (1882) ist mit dem Namen des deutschen Arztes Robert Koch (1843–1910) untrennbar verbunden, der unter Befolgung der Henle-Kochschen Postulate den zwingenden Nachweis der Erregernatur von M. tuberculosis führte.

Seit der Entwicklung des Thiosemikarbazons 1943 durch Gerhard Domagk (1895–1964, Nobelpreis 1939), des Streptomycins 1946 durch Selman Abraham Waksman (1888–1973, Nobelpreis 1952) und des Isoniazids 1952, wiederum durch Domagk, kann der Großteil aller Fälle chemotherapeutisch behandelt werden: Die Thera-

Tabelle 18.2. Mykobakterien: Arten und Krankheiten

Arten	Signifikanz	Krankheiten
M. tuberculosis	immer	Tuberkulose
(M. africanum)	immer	
(M. bovis)	immer	Darmtuberkulose
M. leprae	immer	Lepra
MOTT: nicht chromogen		
M. avium/intracellulare	häufig	Lymphadenitis (s. AIDS)
M. haemophilum	häufig	Hautinfektionen
M. malmoense	immer	Lungeninfektionen
M. ulcerans	immer	Hautinfektionen (z. B. Buruli-Ulkus)
MOTT: photochromogen		
M. kansasii	häufig	Lungeninfektionen
M. marinum	häufig	Schwimmerulkus
M. simiae	häufig	Lungeninfektionen
MOTT: skotochromogen		
M. scrophulaceum	häufig	Lymphadenitis
M. szulgai	immer	Lungeninfektionen
M. xenopii	häufig	Lungeninfektionen
MOTT: schnellwachsend		
M. chelonae	häufig	Abszesse (iatrogen)
M. fortuitum	häufig	Abszesse (iatrogen)
MOTT: Mycobacteria Other Than Tuberculosis		

pie der Tbc hat sich von den Lungensanatorien hin zum Allgemeinkrankenhaus, ja sogar zur Praxis des niedergelassenen Arztes verlagert.

18.1 Mycobacterium tuberculosis

> **Steckbrief**
>
> Mycobacterium tuberculosis ist ein obligat aerobes säurefestes Stäbchenbakterium. Es ist der Erreger der Tbc, einer zyklischen Allgemeininfektion, die durch Knötchenbildung und Gewebezerstörung (Kavernen) in der Lunge und in anderen Organen gekennzeichnet ist.
>
>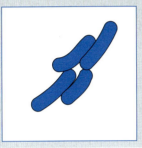
>
> Mycobacterium tuberculosis säurefeste Stäbchen mit Cordfaktor, entdeckt 1882 von Robert Koch

18.1.1 Beschreibung

Aufbau

Peptidoglykanschicht. Die Zellwand der Mykobakterien besitzt wie diejenige anderer Bakterien eine Peptidoglykanschicht.

Lipide. Die Zellwand ist besonders lipidreich; etwa 60% des Zellwandtrockengewichtes sind Lipide. Die Lipidschicht ist der Grund für die besonders stark ausgeprägte Resistenz der Mykobakterien gegenüber äußeren Einflüssen. Die wichtigsten Lipide der Mykobakterien sind:
- Mykolsäuren, langkettige gesättigte Fettsäuren, bestehend aus 60–90 C-Atomen, und
- Mykoside, mykolsäurehaltige Glykolipide oder Glykolipid-Peptide.

Ein für die Virulenz der Tuberkulose-Bakterien wichtiges Mykosid ist das **Trehalose-6,6-Dimykolat**, auch Cordfaktor genannt. Hierauf geht die Neigung dieser Bakterien zurück, sich in Kultur zu zopfartigen Strängen aneinander zu lagern. Nach Extraktion des Trehalose-6,6-Dimykolats verlieren virulente Stämme ihre Virulenz.

Glykolipide, z. B. Lipoarabinomannan, bestehen, ähnlich wie die Lipopolysaccharide gramnegativer Bakterien, aus Lipid- und Zuckerbausteinen. Sie besitzen eine hohe immunmodulatorische Aktivität.

Wachs D enthält Mykolsäure, Peptide und Polysaccharide. Das Wachs D mit seinen Varianten ist medizinisch interessant, weil es als Adjuvans die humorale und zelluläre Immunantwort steigert.

Polypeptid- und Proteinantigene. Neben den Lipiden tragen Mykobakterien zahlreiche Polypeptid- und Proteinantigene. Diese können bei typischen und atypischen Mykobakterien gleicherweise vorkommen. Deshalb können gelegentlich Personen, die mit MOTT infiziert sind, eine Tuberkulinallergie entwickeln, wodurch eine Infektion durch M. tuberculosis vorgetäuscht werden kann.

Resistenz gegen äußere Einflüsse

UV-Licht. Mykobakterien sind gegen UV-Licht unterhalb von 300 nm Wellenlänge ebenso empfindlich wie andere Bakterien. Die UV-Empfindlichkeit wird bei der Abtötung von Mykobakterien auf Oberflächen ausgenutzt, so z. B. bei der UV-Desinfektion von Laborflächen.

Andererseits zeichnen sich Mykobakterien wegen des hohen Lipidgehaltes ihrer Wand durch eine ausgeprägte Widerstandsfähigkeit gegenüber zahlreichen äußeren Einflüssen aus.

Säure. Mykobakterien werden durch die Magensalzsäure nicht abgetötet, sodass sie sich lebend im Magensaft von Tbc-Patienten nachweisen lassen, wenn letztere im Schlaf das aufgehustete Sputum geschluckt haben. Deshalb gewinnt man den Magensaft für die bakteriologische Diagnostik.

Desinfektionsmittel. Grundsätzlich sind alle Klassen von Desinfektionsmitteln, wenn auch in unterschiedlichem Ausmaß, gegen M. tuberculosis wirksam. Die Resistenz gegen kationische Detergentien ist höher als bei anderen Bakterien. Es eignen sich Desinfektionsmittel mit aktivem Chlor und Aldehyde, für die Händedesinfektion Alkohol. Desinfektionsmittel müssen ausdrücklich als wirksam gegen Tbc-Erreger bezeichnet sein.

Austrocknung. M. tuberculosis ist gegen Austrocknung hochresistent. Daher können die Erreger im Staub monatelang überleben.

Temperatur. Mykobakterien sind gegen Kälte unempfindlich; sie überleben beispielsweise im Labor jahrelang bei –70 °C. Dagegen sind sie gegen Hitze relativ empfindlich, d.h., bei längerer Einwirkung (>30 min) von Temperaturen über 65 °C sterben sie ab, was die Grundlage des Pasteurisierens der Milch ist.

Körpereigene Abwehr. Mykobakterien werden durch die antibakteriellen Mechanismen der polymorphkernigen Granulozyten und ruhender, nichtstimulierter Makrophagen nicht abgetötet. Sie können nach Aufnahme im Innern dieser Zellen weiterleben und sich dort vermehren, sind also fakultativ intrazelluläre Bakterien.

Vorkommen

M. tuberculosis kommt natürlicherweise nur beim Menschen vor. Der natürliche Wirt von M. bovis ist das Rind.

18.1.2 Rolle als Krankheitserreger

Epidemiologie

In Mitteleuropa ist die Tbc seit der Jahrhundertwende im Rückgang begriffen. Die Morbidität ist in den Industrieländern durch die verbesserte Hygiene und die Letalität durch die Chemotherapie und die BCG-Schutzimpfung zurückgegangen.

Im Jahre 2002 wurden in Deutschland ca. 8000 Neuerkrankungen an Tbc gemeldet. Das entspricht einer Inzidenz von 9,4 pro 100 000 Einwohner, davon entfallen 71% auf Einheimische und 28% auf Ausländer. Die Letalität liegt in Deutschland gegenwärtig bei 8%, d.h. bei ca. 600 Todesfällen pro Jahr. Damit gehört Deutschland weltweit noch immer zu der Gruppe von Ländern mit mittlerer Tbc-Häufigkeit!

In den Entwicklungsländern stellt die Tbc ein medizinisches Problem ersten Ranges dar. Der WHO-Report von 2002 weist 9 Millionen Neuerkrankungen/Jahr und 1,8 Millionen Todesfälle/Jahr aus, und das dürfte eine Minimalschätzung sein. Etwa 85% aller Fälle kommen in den Entwicklungsländern vor.

In Entwicklungsländern ist die Tbc eine der häufigsten Infektionskrankheiten überhaupt und weltweit eine der häufigsten Todesursachen durch einen Krankheitserreger. In den Ländern der früheren Sowjetunion ist die Krankheit in Zunahme begriffen.

In Deutschland war die Erkrankung durch M. bovis (Milchinfektion) früher häufig; heute ist sie extrem selten geworden (0,1% aller Tbc-Fälle). Dies geht auf die Rinder-Tbc-Eradikationsprogramme und das Pasteurisieren der Milch zurück. In Ländern mit hoher Inzidenz an Rinder-Tbc sind Erkrankungen des Menschen durch M. bovis häufiger. In vielen Ländern kam es infolge von AIDS zu einer deutlichen Zunahme an Tbc-Fällen. Etwa 40 Millionen Menschen sind mit M. tuberculosis und HIV doppelt infiziert, und ca. 500 000 Todesfälle gehen auf Doppelinfektionen zurück.

In vielen Ländern, auch in Deutschland, nimmt das Auftreten multiresistenter M.-tuberculosis-Stämme beängstigend zu. Weltweit sind ca. 50 Millionen Menschen mit multiresistenten Stämmen infiziert. In Estland sind z.B. über 10% aller M.-tuberculosis-Isolate multiresistent.

Übertragung

Zwei Faktoren bestimmen die Ausbreitung der Tbc: Enges Zusammenleben mit daraus resultierender Gelegenheit zur Tröpfcheninfektion einerseits und die natürliche Resistenz der Bevölkerung andererseits. Gelangt M. tuberculosis aus dem Erkrankten nach außen, so spricht man von einer **offenen Tbc**. Grundsätzlich ist jeder Patient mit einer offenen Tbc kontagiös.

Die Ausscheidung erfolgt mit dem Sputum bei Lungen-Tbc, mit dem Urin bei Harnwegs-Tbc und mit dem Stuhl bei Darm-Tbc. Auch die Kehlkopf-Tbc, die Haut-Tbc sowie die Gebärmutter-Tbc stellen offene, kontagiöse Formen dar. Die massivste Ausscheidung erfolgt aus Kavernen, die Anschluss an das Bronchialsystem gefunden haben.

Etwa die Hälfte aller frisch diagnostizierten Fälle mit aktiver Tbc ist offen und damit kontagiös. In Deutschland dürfte jeder kontagiöse Patient mit offener Tbc 2 bis 10 neue Infektionen verursachen; in Ländern mit hoher Prävalenz und Inzidenz liegt diese Zahl wesentlich höher.

Die Übertragung erfolgt vorwiegend durch Tröpfcheninfektion innerhalb der Wohngemeinschaft, aber auch am Arbeitsplatz, in Schulen, in öffentlichen Verkehrsmitteln etc. In 95% aller Fälle gelangt M. tuberculosis durch **Inhalation** erregerhaltiger Sputumtröpfchen oder erregertragender Staubpartikel (Durchmesser von weniger als 10 µm) in die Alveolen aller Lungenabschnitte. Größere Partikel spielen für die Übertragung eine geringe Rolle, da sie durch das mukoziliäre System der oberen Luftwege abgefangen und nach außen transportiert werden. Die Tröpfchen stammen von einem hustenden oder niesenden Patienten mit offener Lungen- oder Kehlkopf-Tbc. Schon wenige Erreger können eine Infektion verursachen.

Pathogenese

Die Tbc ist eine chronische, in Zyklen (Stadien) ablaufende Allgemeininfektion. Man trennt die **Primär-Tbc** einerseits von der **Postprimär-Tbc** (Reaktivierungskrankheit), wobei die letztere in den meisten Fällen bei Erwachsenen die eigentliche Krankheit darstellt, während bei Immundefizienz (Kleinkinder, AIDS-Patienten) die Erkrankung auch im Rahmen der Primär-Tbc auftreten kann. Die Krankheitserscheinungen sind die Folge immunologischer Reaktionen zwischen den spezifischen T-Lymphozyten des infizierten Wirts und den Antigenen des Erregers (◨ Abb. 18.1).

Primär-Tbc. Die Erreger werden nach Inhalation in erregerhaltigen Aerosoltröpfchen in den Lungenalveolen von den Alveolar-Makrophagen und den dendritischen Zellen phagozytiert. Da diese die Erreger wegen deren dicker Lipidschicht zunächst nicht abtöten können und die Erreger überdies die Phagosomen-Ansäuerung sowie die Verschmelzung von Lysosomen und Phagosomen verhindern, vermehren sie sich zunächst im Innern der Makrophagen und dendritischen Zellen. Wenn die bakterienhaltigen Zellen absterben, werden die Bakterien freigesetzt und von anderen Makrophagen phagozytiert. Beim Zerfall geben die Makrophagen und dendritischen Zellen entzündungsfördernde Stoffe in die Umgebung ab: Es entwickelt sich ein lokaler Entzündungsherd, **Primäraffekt** (PA) genannt. Der PA entwickelt sich innerhalb von 10–14 Tagen nach Aufnahme des Erregers. Aus dem PA gelangen Tbc-Bakterien über die ableitenden Lymphbahnen zu den **regionalen Lymphknoten**, d. h. im Falle der Lunge zu den Hiluslymphknoten.

Die in die lokalen Lymphknoten gelangten Erreger vermehren sich und stimulieren eine zelluläre Immunantwort, in deren Gefolge T-Lymphozyten mit Spezifität gegen Antigene der Tbc-Bakterien entstehen. Als direkte Folge der T-Zellvermehrung schwillt der Lymphknoten an. Wahrscheinlich werden die Erreger von den dendritischen Zellen dorthin verschleppt.

Der PA und der lokale, in die Infektion einbezogene Lymphknoten bilden zusammen den **Primärkomplex** (PK), auch Ghonscher PK genannt.

Zeitgleich mit der Bildung des PK kommt es charakteristischerweise zur Bildung von Granulomen, zur Aktivierung von Makrophagen und zur Ausbildung einer Tuberkulinallergie.

Diese Veränderungen sind das Ergebnis spezifischer Reaktionen zwischen den Antigenen der Tbc-Bakterien einerseits und den neugebildeten spezifischen T-Zellen, d. h. es beginnt jetzt die von der Immunreaktion determinierte Phase der Primär-Tbc (zwischen der 6. und der 14. Woche nach Infektion).

Bei über 90% aller Infektionen bleibt die Infektion im Stadium des PK stehen; PA und PK vernarben und verkalken. Es besteht keine Krankheit im klinischen Sinne, denn durch die bestehende Immunität werden die Vermehrung und die Ausbreitung der Erreger verhindert. Nichtsdestoweniger können die verkalkten und vernarbten Herde lebenslang vermehrungsfähige Tbc-Bakterien enthalten und Ausgangsherde für eine Postprimär-Tbc (s. u.) darstellen.

Sonderfälle der Primär-Tbc. In Ausnahmefällen nimmt die Primär-Tbc unmittelbar einen fortschreitenden Verlauf:

Bei schlecht ausgebildeter zellulärer Immunität kann sich bald nach Infektion ein primär verkäsender (nekrotisierender) Prozess entwickeln, ohne dass sich ein PK ausbildet. Ein solches Ereignis sieht man gelegentlich bei Kindern und jungen Erwachsenen. Man nennt diesen Prozess **Progressive Primär-Tbc der Lunge**.

Bei abwehrschwachen Patienten entsteht, vom PA ausgehend, eine massive lymphogen-hämatogene Aussaat, die sog. **primäre Miliar-Tbc**. Die befallenen Organe sind mit zahlreichen kleinen knötchenförmigen Herden durchsetzt, deren Aussehen sich mit Hirsekörnern vergleichen lässt (milium, lat. Hirsekorn). Häufig sind die Meningen, die Leber und das Knochenmark befallen. Es werden zwar Granulome gebildet, ihre große Zahl und weite Ausbreitung sind aber Ausdruck der geringen Eingrenzungskapazität des Immunsystems. Die Tuberkulinreaktion (s. u.) fällt in einem Viertel aller Fälle negativ aus. Die Erkrankung entwickelt sich meistens innerhalb von drei Monaten nach Primärinfektion. Die primäre Miliar-Tbc ist ein schweres, ohne Behandlung tödlich endendes Krankheitsbild.

Bei besonders immungeschwächten Patienten kann sich eine akute sepsisartige Verlaufsform entwickeln, die sog. **Landouzy-Sepsis**. Hier findet überhaupt keine Granulombildung mehr statt, sodass die Ausbreitung der Tbc-Bakterien ungehemmt vonstatten geht.

Im Rahmen der Primär-Tbc können auf hämatogenem Wege die Meningen befallen werden und sich eine Meningitis entwickeln, die **primäre tuberkulöse Meningitis**. Diese Komplikation tritt vorwiegend im Kleinkindesalter auf. Charakteristisch ist der allmähliche Beginn. Im Liquor finden sich vermehrt Lymphozyten. Im Unterschied zu den eitrigen Meningitiden (Hauben-

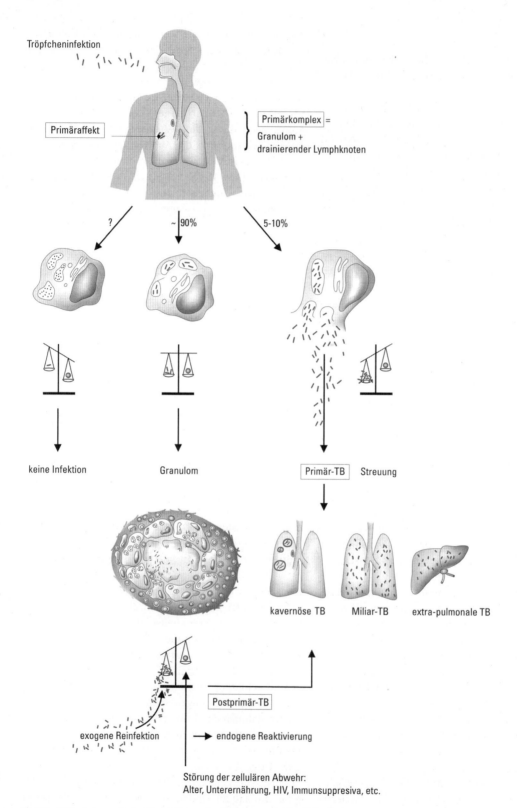

Abb. 18.1. Schematische Darstellung der Pathogenese der Tuberkulose

meningitis) ist nicht die Konvexität, sondern die Schädelbasis befallen.

Primäre Streuherdbildung. Bereits im Stadium des PA kann ein kleiner Teil der Erreger den Lymphknoten passieren, über die Lymphwege die Blutbahn erreichen und sich in verschiedenen inneren Organen ablagern. Dieser Vorgang wird als primäre Streuherdbildung bezeichnet. Nierenparenchym, Knochenepiphysen, Milz und apikale Lungenabschnitte sind dabei bevorzugte Stellen. Sie enthalten, oft über Jahre, persistierende Bakterien. Die im apikalen Lungenabschnitt entstandenen primären Streuherde heißen **Simonsche Spitzenherde**. Sie sind für den weiteren Verlauf der Erkrankung von Bedeutung, denn sie können noch nach Jahrzehnten reaktiviert und dann zum Ausgangspunkt des Postprimärstadiums (s. u.) werden.

Reaktivierungskrankheit (Postprimär-Tbc). Bei knapp 10% der Infizierten bricht das Gleichgewicht zwischen den Tbc-Bakterien und der Abwehr nach Entwicklung des PK zusammen. Es entwickelt sich dann die eigentliche Krankheit, die Postprimär-Tbc, auch **Reaktivierungskrankheit** genannt. In der Regel nimmt die Postprimär-Tbc von einem Simonschen Spitzenherd im apikalen Lungenabschnitt ihren Ausgang, seltener von einem PK.

Bei ca. 5% der Infizierten entwickelt sich die Postprimär-Tbc in den ersten zwei Jahren nach Entwicklung des PK, bei den anderen 5% später. Der Postprimär-Tbc liegt eine Schwächung der Immunität zugrunde, die durch zahlreiche Faktoren verursacht sein kann: Unterernährung, Stress, starke körperliche Belastungen und Masern, weitere Umstände sind Kortison- und Strahlenbehandlung, Diabetes mellitus, Alkoholismus, Drogenabusus, Silikose, hohes Alter, aber auch Pubertät und eine erworbene Immunschwäche im T-Zell-Bereich. Gerade bei der HIV-Infektion wird ein PK reaktiviert, weswegen bei einer frischen Tbc-Erkrankung entsprechender Altersgruppen immer eine HIV-Infektion mit in Betracht gezogen werden muss!

Auch die Superinfektion einer Primär-Tbc mit Tbc-Bakterien kann zu einer Postprimär-Tbc führen.

Die Postprimär-Tbc beginnt mit einer **käsigen Nekrotisierung** der Granulomzentren. Die käsige Nekrose kann sich verflüssigen; dabei entsteht eine mit Flüssigkeit teilweise gefüllte Höhle, die **Kaverne**. Die Nekrose entsteht als Folge einer Reaktion zwischen T-Zellen und Antigenen von M. tuberculosis: Spezifisch stimulierte T-Zellen aktivieren über IFN-γ Makrophagen, die ihrerseits Tumornekrose-Faktor a (TNF-a, ▶ s. Kap. 9.6) und andere Zytokine freisetzen, die schließlich die Nekrosen erzeugen.

Kavernenbildung. M. tuberculosis produziert keine Faktoren, denen sich mit Sicherheit eine Rolle bei der Gewebeschädigung, insbesondere der Kavernenbildung, zuschreiben ließe. Die Gewebeschäden bei der Tuberkulose sind **indirekt** bedingt, d. h. sie sind Folgen überschießender Reaktionen der T-Zellen auf die Antigene von M. tuberculosis.

Wenn es zu einer Überaktivierung der Makrophagen im Granulom durch eine verstärkte Immunreaktion kommt, setzen die aktivierten Makrophagen verstärkt TNF-a und die aktivierten T-Zellen IFN-γ frei. Dies kann z. B. der Fall sein bei einer erneuten Antigenbelastung im Rahmen einer Reinfektion oder bei einer durch Unachtsamkeit durchgeführten BCG-Schutzimpfung bei bereits Infizierten. Die in großer Menge freigesetzten Zytokine zerstören die Zellen im Granulom. Das Granulom nekrotisiert (»verkäst«) und verflüssigt sich. Es bildet sich so eine Kaverne mit einem Flüssigkeitsspiegel. Die Kavernenflüssigkeit wiederum stellt ein hervorragendes Vermehrungsmedium für die Tbc-Bakterien dar, was zu einer weiter verstärkten Antigenbelastung führt, sodass der einmal in Gang gekommene Prozess sich weiter aufschaukelt.

— Findet der nekrotisierende Prozess Anschluss an einen Bronchus, so breiten sich die Erreger bronchogen in der Lunge aus und werden nach außen abgehustet: Offene Lungen-Tbc.
— Wenn der Prozess ein Blutgefäß in Mitleidenschaft zieht, so streuen die Erreger hämatogen und verursachen Metastasierungen in verschiedenen Organen: Organ-Tbc.
— Das aus dem arrodierten Blutgefäß in die Läsion gelangte Blut wird abgehustet: Hämoptysen.

Klinik

Wenn die Granulome in Streuherden verschiedener Organe einschmelzen, spricht man von einer **Organ-Tbc**.

Lungen-Tbc. Die Postprimär-Tbc der Lunge ist mit 85% die häufigste klinische Manifestation. Sie beginnt häufig mit chronischem Fieber, Gewichtsverlust, Nachtschweiß, Husten, ggf. mit Hämoptysen (Bluthusten), wenn ein Blutgefäß durch den tuberkulösen Prozess in Mitleidenschaft gezogen wurde.

Nieren-Tbc. Bei der Nieren-Tbc steht häufig eine Hämaturie im Vordergrund, wenn im Rahmen der Kavernenbildung ein Blutgefäß geschädigt wird.

ZNS-Tbc. Bei der Tbc des ZNS können neurologische Symptome vorliegen, wenn eine subakute basale Meningitis oder ein Granulom im Hirn bestehen.

NNR-Tbc. Die Tbc der Nebennierenrinde zieht ein Versagen der Produktion der Nebennierenrindenhormone (Kortikosteroide) nach sich (Morbus Addison).

Weitere Formen. Weitere Formen von Organ-Tbc sind Haut-, Augen- oder Hirn-Tbc sowie die Tbc der weiblichen Geschlechtsorgane. Die Tbc der weiblichen Genitalorgane hinterlässt häufig eine Sterilität. Die tuberkulöse Meningitis findet sich häufig im Kleinkindesalter.

Auch durch lokale Ausbreitung können Organ-Tbc entstehen: Wenn durch Einschmelzung eine Kaverne Anschluss an ein kanalikuläres System gewinnt, z. B. in der Lunge an das Bronchialsystem oder bei einer Nieren-Tbc an die ableitenden Harnwege, entleert sich die Kaverne, und die Erreger können sich nun intrakanalikulär ausbreiten und weitere Herde in der Lunge setzen. Auf diese Weise entstehen z. B. eine Lungen-Tbc in anderen Lungenabschnitten, eine Kehlkopf-Tbc mit Schleimhautherden und – über ein Verschlucken von Tbc-Bakterien, die nachts aus einem Herd einer Lungen-Tbc hochgehustet worden sind – eine Darm-Tbc.

Immunität

Mykobakterien sind typische fakultativ intrazelluläre Bakterien. Wegen ihres dicken Lipidpanzers werden sie nach Phagozytose von den phagozytierenden Makrophagen zunächst nicht abgetötet, sondern persistieren intrazellulär in diesen und vermehren sich dort.

Nach Infektion bilden sich sowohl **T-Zellen** als auch **spezifische Antikörper** mit Spezifität gegen M. tuberculosis. Die T-Zellen sind entscheidend für die Abwehr und für die Gewebeschädigung, während Antikörper keinen protektiven Effekt ausüben. Dabei handelt es sich in erster Linie um CD4+ T-Zellen vom TH-1-Typ, obwohl auch CD8+ T-Zellen mit zytolytischer Aktivität und γ/δ T-Zellen am Schutz beteiligt sind.

Granulombildung. Das Granulom ist die typische Gewebereaktion bei Infektionen durch M. tuberculosis. Angelockt durch Chemokine und proinflammatorische Zytokine, wandern Blutmonozyten aus der Blutbahn in den Infektionsherd ein. Dort gelangen sie unter den Einfluss makrophagenstimulierender Faktoren, insbesondere des IFN-γ (▶ s. S. 101), das von spezifisch stimulierten T-Zellen im Verlauf der Immunreaktion freigesetzt wird, und differenzieren sich zu Makrophagen. Vereinzelt finden sich in den Herden auch T-Lymphozyten. Die zunächst lockeren Anhäufungen von Makrophagen und T-Lymphozyten verfestigen sich zu Granulomen, ein Vorgang, an dem TNF-α beteiligt ist. Im Laufe der Zeit verschmelzen im Granulom mehrere Makrophagen miteinander zu vielkernigen Riesenzellen, den **Langerhansschen Riesenzellen**. Makrophagen in der Randzone eines Granuloms entwickeln sich zu sog. **Epitheloidzellen** (◻ Abb. 18.2).

Makrophagenaktivierung. Im Granulom werden die Makrophagen wiederum unter dem Einfluss von IFN-γ aus antigenstimulierten T-Lymphozyten aktiviert. Die Aktivierung der Makrophagen (▶ s. S. 104f.) äußert sich in einer Steigerung ihrer physiologischen Aktivitäten. Insbesondere die antibakterielle Aktivität ist gesteigert, sodass die aktivierten Makrophagen nun die phagozytierten Tbc-Bakterien an der Vermehrung hindern und einige von ihnen abtöten (▶ s. ◻ Abb. 18.1, S. 366). Darüber hinaus setzen aktivierte Makrophagen TNF-α frei.

Granulombildung und Makrophagenaktivierung sind also entscheidende Vorgänge bei der Abwehr von M. tuberculosis. Dies wird insbesondere dann klar, wenn diese Vorgänge durch Verlust der CD4-T-Lymphozyten versagen, z. B. bei AIDS. Es kommt zu insuffizienter Granulombildung und unzureichender Makrophagenaktivierung, und die Patienten können an einer unkontrolliert verlaufenden, generalisierten Tbc unter dem Bild einer sog. Landouzy-Sepsis (s. o.) versterben.

Im Granulom ist die Makrophagenaktivierung am stärksten ausgeprägt; gleichzeitig werden die Tbc-Bakterien an der Ausbreitung gehindert. Überdies ist die Sauerstoffspannung im Granulom niedrig; es kommt zur Bildung toxischer Stoffwechselprodukte sowie reaktiver Sauerstoff- und Stickstoffmetabolite durch aktivierte Makrophagen. Alles dies hemmt die Vermehrung von M. tuberculosis. Das Granulom stellt somit den eigentlichen Ort der Auseinandersetzung zwischen den Erregern und den Abwehrfunktionen des infizierten Wirts dar. Die Immunität ist **lokal begrenzt**, d. h. auf das Granulom beschränkt.

Weitere T-Zellaktivitäten. Neben der Makrophagenaktivierung spielen auch zytolytische T-Zellaktivitäten

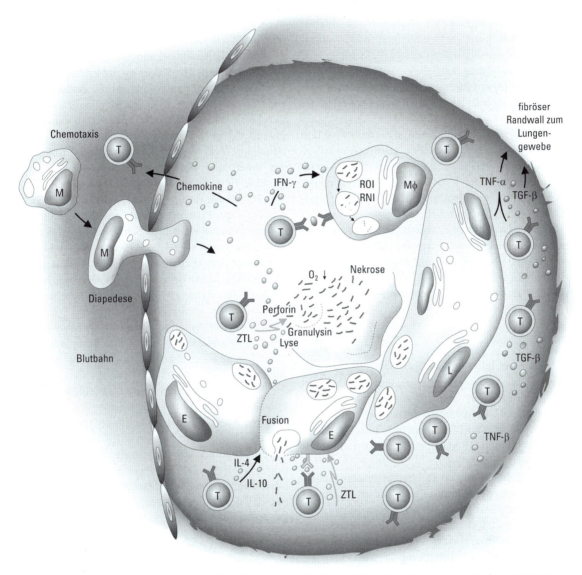

◘ Abb. 18.2. Granulom. Die Abbildung zeigt die wichtigsten Zytokine und zellulären Interaktionen bei der Bildung eines Granuloms. IL, Interleukin; ZTL, zytolytischer T-Lymphozyt; TNF-α, Tumor-Nekrose-Faktor-α; TGF-β, transformierender Wachstumsfaktor (transforming growth factor); M, Monozyt; Mϕ, Makrophage; L. Langerhanssche Riesenzelle; E, Epitheloidzelle

eine wichtige Rolle bei der Tuberkuloseabwehr. Diese werden in erster Linie von CD8+ T-Lymphozyten getragen. Erstens können CD8+ T-Zellen Makrophagen lysieren. Zweitens besitzen sie die Fähigkeit, Mykobakterien direkt abzutöten. Für die Makrophagenlyse ist hauptsächlich Perforin, für die Bakterienabtötung in erster Linie Granulysin verantwortlich. Dadurch gelingt die Vernichtung von Mykobakterien in Makrophagen durch das Zusammenspiel dieser beiden Moleküle.

Tuberkulinallergie. Als Tuberkulin bezeichnete Robert Koch den durch Kochen eingedickten gefilterten proteinhaltigen Überstand aus Flüssigkulturen von Tbc-Bakterien (**Alttuberkulin**). Die durch Behandlung des Alttuberkulins mit Ammoniumsulfat ausgefällten Proteine heißen **gereinigtes Tuberkulin** (**G.T.**). G.T. wird als Testantigen bei der Tuberkulosediagnostik eingesetzt:

Injiziert man einer mit Tbc-Bakterien infizierten Person nach Entwicklung des PK, also 6–14 Wochen nach Infektionsbeginn, geringe Mengen von G.T. intrakutan, so weist die Injektionsstelle 24–72 h später eine Schwellung mit Rötung auf.

Im Reaktionsherd finden sich mononukleäre Phagozyten und T-Lymphozyten in vorwiegend perivaskulärer Anordnung.

Es handelt sich hierbei um eine allergische Reaktion vom Typ IV oder verzögerten Typ (engl. Delayed Type Hypersensitivity = DTH), und die Fähigkeit zur Ausbildung einer verzögerten Reaktion heißt **Tuberkulinallergie**. Träger der Tuberkulinallergie sind tuberkulinspezifische CD4+ T-Zellen vom TH1-Typ.

Die Erlangung dieser Fähigkeit ist die **Konversion**. Eine Konversion kann sowohl aufgrund einer natürlichen Infektion als auch aufgrund einer Schutzimpfung mit BCG (▶ s. S. 372) erfolgen.

Sie entsteht zeitgleich mit der Granulombildung und der Ausbildung eines PK.

G.T. wird mit folgenden Methoden in die Haut eingebracht:

- Mittels einer tuberkulinhaltigen Salbe (**Moro-Test**). Dieser Test wird bei Säuglingen und Kleinkindern bis zum Beginn der Schulzeit durchgeführt.
- Mittels eines Nadelstempels, dessen vier Spitzen mit G.T. beschickt sind (Tubergen-Test, **Tine-Test**). Dieser Test findet bei Reihenuntersuchungen als Suchtest Anwendung.
- Durch i.c.-Injektion von 10 internationalen Einheiten G.T. (**Mendel-Mantoux-Test**). Dieser Test dient der semiquantitativen Bestimmung der Tuberkulinallergie. Dosiert wird nach Tuberkulin-Einheiten. Eine Tuberkulin-Einheit G.T. (1 I.E.) entspricht hierbei einer Menge von 0,00014 mg Protein.

Wenn kein Verdacht auf Tbc besteht, wird zunächst der Stempeltest durchgeführt. Muss eine Infektion mit Sicherheit ausgeschlossen werden, z.B. vor BCG-Impfung, wird bei negativem Ausfall des Tubergen-Tests eine Testung nach Mendel-Mantoux angeschlossen, zunächst mit 10 I.E. i.c., bei negativem Ausfall anschließend mit 100 I.E.

Durch dieses vorsichtige Herantasten wird der Gefahr vorgebeugt, dass eine zu hoch dosierte Tuberkulininjektion eine Reaktivierung bestehender Herde auslöst.

Die Ablesung der Tuberkulinreaktion erfolgt 48–96 h nach Injektion des G.T. Wenn beim Mendel-Mantoux-Test an der Reaktionsstelle eine Induration von mehr als 10 mm Durchmesser auftritt, gilt der Test als positiv.

Die einmal erlangte Fähigkeit zur Ausbildung einer Tuberkulinreaktion, d.h. die Tuberkulinallergie, besteht sehr lange, oft jahrelang.

Eine positive Tuberkulinreaktion besagt, dass ein Individuum mit Tbc-Bakterien infiziert ist oder mit BCG (s.u.) aktiv immunisiert wurde. Andererseits besteht die Möglichkeit, dass das Individuum mit MOTT (s.o.) infiziert ist. Ein frisch Infizierter in der Inkubationszeit, der noch keinen PK und damit noch keine spezifischen T-Zellen ausgebildet hat, ist zur Ausbildung einer Tuberkulinreaktion noch nicht befähigt.

Eine Tuberkulinallergie sagt nichts darüber aus, ob eine Person klinisch an Tbc erkrankt ist, ob sie sich lediglich infiziert hat, oder ob der positive Ausfall der Reaktion aufgrund einer BCG-Schutzimpfung oder Sensibilisierung durch atypische Mykobakterien erfolgte. Der eigentliche Krankheitsbeweis beruht auf klinischen und röntgenologischen Befunden in Verbindung mit dem Nachweis des Erregers. Da sowohl die Tuberkulinallergie als auch der antibakterielle Schutz von T-Zellen vermittelt werden, ist eine tuberkulinallergische Person gleichzeitig **geschützt** – durch den Besitz von spezifischen T-Zellen – und **gefährdet** – durch die bestehende Infektion.

Bleibt die Tuberkulinallergie bei einem Infizierten oder bei einem BCG-Immunisierten aus, so spricht man von **Anergie**. Es stehen in dieser Situation keine tuberkulinspezifischen T-Zellen zur Ausbildung einer Tuberkulinreaktion zur Verfügung. Die Anergie kann durch »Verbrauch« der spezifischen T-Lymphozyten oder durch deren Schädigung (z.B. durch Infektion mit HIV oder Masern-Viren), aber auch durch eine angeborene oder erworbene Immundefizienz verursacht sein. So verschiebt sich bei der HIV-Infektion das Verhältnis von CD4+T- zu CD8+T-Zellen, und es kommt zu einer CD4+T-Zell-Insuffizienz. Eine Anergie gilt als prognostisch ungünstiges Zeichen.

Labordiagnose

Schwerpunkt. Der Schwerpunkt liegt bei der Erregeranzucht. Seit wenigen Jahren hat sich auch der molekularbiologische Nachweis von DNS mittels PCR als zuverlässige Methode durchgesetzt.

Untersuchungsmaterialien. Da Materialien von Tbc-Patienten meistens eine relativ geringe Erregerzahl enthalten, muss eine deutlich größere Materialmenge als bei schnellwachsenden Bakterien zur Untersuchung gelangen. Je nach Lokalisation des Prozesses kommen verschiedene Untersuchungsmaterialien in Betracht.

Materialtransport. Auf M. tuberculosis verdächtiges Material sollte **gekühlt** transportiert werden, da sonst die kontaminierende, zahlenmäßig meist weit überwiegende Begleitflora schnellwachsender Bakterien die wenigen in einer Probe vorhandenen Tbc-Bakterien überwuchert.

Die Verwendung von Transportmedien ist nicht erforderlich.

Mikroskopie. Zunächst wird von dem eingesandten Material (Ausnahmen: Stuhl, Urin) ein Präparat nach Ziehl-Neelsen oder mit Auramin (Fluoreszenzfärbung) gefärbt. Diese Methoden nutzen die Säurefestigkeit der Mykobakterien aus: Bei der Ziehl-Neelsen-Färbung dringt der Farbstoff Karbolfuchsin erst nach Erhitzen in die Zellwand ein, der Farbstoff Auramin, ein fluoreszierender Farbstoff, ohne Erhitzen der Zellwand. Die Farbstoffe werden durch Säurebehandlung nicht aus der Zellwand entfernt. Das Ziehl-Neelsen-Präparat sollte mindestens 5 min, das Auramin-Präparat 2 min lang mikroskopiert werden. Diese Zeit wird benötigt, um 100 Gesichtsfelder durchzumustern. Der mikroskopische Nachweis säurefester Stäbchen ist wegen einer möglichen Verwechslung mit MOTT (s.u.) nicht beweisend für Tbc-Bakterien; er erlaubt aber eine Verdachtsdiagnose.

Typische Mykobakterien sind leicht gekrümmte schlanke Stäbchen von ca. 3 µm Länge und 0,5 µm Dicke. Bei massenhaftem Vorkommen in den Ausscheidungen von Patienten und auch in Kultur lagern sich virulente Stämme von M. tuberculosis zu **zopfartigen Strängen** aneinander. Diese Form der Lagerung geht auf den Besitz des **Cordfaktors** zurück.

Die Färbemethode nach Gram ist wegen des hohen Lipidgehalts der Mykobakterien nicht geeignet; färbt man sie trotzdem nach Gram, so erscheinen sie schwach positiv.

Eine negative mikroskopische Untersuchung besagt nicht, dass keine Tbc-Bakterien in dem Material vorhanden sind, da erst ab einer Konzentration von 10^5 Bakterien pro ml Untersuchungsmaterial ein Erreger pro Gesichtsfeld zu erwarten ist, d.h. die Mikroskopie erst dann Erfolgsaussichten bietet.

Anzucht. Zunächst erfolgt eine Homogenisierung des Untersuchungsmaterials. Dann muss die Begleitflora durch Alkali- oder Säurebehandlung abgetötet werden.

Anschließend werden die Tbc-Bakterien durch Zentrifugieren (20 min bei 3000 U/min) angereichert und mindestens auf drei verschiedene Kulturmedien verimpft. Diese enthalten Eigelb oder eine andere Lipidquelle sowie Substanzen, welche das Wachstum der Begleitflora unterdrücken, z. B. Malachitgrün. Bei Anzüchtung in flüssigen Kulturmedien kann letzteren eine oberflächenaktive Substanz (z. B. Tween 80) beigefügt werden, um die Bakterien leichter in Suspension zu halten.

Die Bebrütung erfolgt bei 37 °C in einer feuchtigkeitsgesättigten Atmosphäre.

Da Tbc-Bakterien sich langsam vermehren, kann frühestens nach einer Bebrütungsdauer von 2–3 Wochen mit sichtbaren Kolonien gerechnet werden. Umgekehrt gilt das Ergebnis der Kultur als negativ, wenn nach 6–8 Wochen Bebrütungsdauer kein Wachstum erfolgt ist. Die Typisierung und die gleichzeitige Erstellung eines Antibiogramms erfordern weitere sechs Wochen. Somit nimmt die bakteriologische Sicherung einer offenen Tbc samt Erstellung eines Antibiogramms etwa 12–14 Wochen in Anspruch (▶ s. aber unten – »Schnellverfahren«).

Differenzierung. Zur Unterscheidung zwischen M. tuberculosis, M. bovis und atypischen Mykobakterien werden verschiedene Stoffwechselleistungen herangezogen. So unterscheidet sich M. tuberculosis von M. bovis und von MOTT durch die Fähigkeit zur Bildung von Nikotinsäure (Niacin). Diese erzeugt mit Bromcyanid und Anilin einen gelben Anilin-Farbkomplex (**Niacintest**).

Der Nitratreduktionstest nutzt die Tatsache aus, dass M. tuberculosis im Gegensatz zu M. bovis Nitratreduktase bildet; dieses Enzym reduziert Nitrat zu Nitrit. Auch einige MOTT bilden Nitratreduktase.

Seit einiger Zeit sind spezifische DNS-Sonden zur Differenzierung von mykobakteriellen Isolaten verfügbar.

Schnellverfahren. In jüngster Zeit haben Schnellverfahren Eingang in die Diagnostik gefunden, die eine wesentlich kürzere Diagnosezeit ermöglichen:

Das **Bactec-Verfahren** beruht auf dem Prinzip, dass stoffwechselaktive Tbc-Bakterien aus radioaktiv markierter Palmitinsäure das Isotop ^{14}C freisetzen, das sich radiometrisch messen lässt. Das Verfahren ermöglicht einen Erregernachweis innerhalb einer Woche. Es ist allerdings durch die Notwendigkeit der Entsorgung radioaktiven Abfalls belastet.

Seit wenigen Jahren hat die PCR (▶ s. S. 890ff.) Eingang in die Diagnostik der Tbc gefunden. Sie erlaubt einen Nachweis mykobakterieller DNS innerhalb von zwei Tagen.

Therapie

Indikation. Bei mikroskopischem Nachweis säurefester Stäbchen im Rahmen eines klinischen Verdachts wird mit der kalkulierten Initialtherapie begonnen, ohne das Ergebnis weiterer diagnostischer Versuche abzuwarten. Ein Patient mit offener Tbc musste früher stationär behandelt werden. Heute lässt sich bei guter Mitarbeit des Patienten und entsprechendem Risikoausschluss eine ambulante Behandlung rechtfertigen. Das Gleiche gilt für eine geschlossene Tbc, solange ein röntgenologisch aktiver Prozess besteht. Die Indikation zu einer Chemotherapie ist also nicht vom Erregernachweis abhängig.

Die Chemotherapie muss folgenden Anforderungen genügen:
— Rasche Sanierung offener Läsionen und damit Ausschaltung der Infektionsquelle.
— Rasche und vollständige Erregervernichtung in den befallenen Organen.
— Vernichtung auch von langsam in Vermehrung begriffenen Erregern (Persister).
— Vernichtung sowohl extrazellulärer als auch intrazellulär liegender Erreger durch Verwendung von Antituberkulotika, die auch in Makrophagen eindringen.
— Wirksamkeit der Antituberkulotika im neutralen **und** sauren pH-Bereich (intrazellulär herrscht ein saurer pH-Wert vor!).
— Verhinderung oder Verzögerung einer Resistenzentwicklung durch Mehrfachkombination.
— Möglichst kurze, aber ausreichend lange Behandlungszeiten, um die individuelle Belastung des Patienten und die Quote der Therapieabbrecher möglichst gering zu halten.

Antituberkulotika. Als erstes Antituberkulotikum fand das von Waksman entdeckte Streptomycin im Jahre 1946 therapeutischen Einsatz. Heute werden v.a. Isoniazid (INH), Rifampicin, Ethambutol, Streptomycin und Pyrazinamid verwendet.

Um der Resistenzentwicklung unter einer Chemotherapie vorzubeugen, gibt man mehrere Antituberkulotika gleichzeitig (Kombinationstherapie), und zwar initial in den ersten 2–3 Monaten nach Erkrankung 3–4 Mittel und in der Stabilisierungsphase, d.h. ab dem 4. Monat nach Krankheitsbeginn, zwei Mittel, z.B. INH und Rifampicin.

Kontrolle des Therapieerfolges. Der Therapieerfolg wird durch monatliche bakteriologische Kontrollen abgesichert. Um eine ursprünglich offene Tbc als geschlossen erklären zu können, wird gefordert, dass in drei sukzessive gewonnenen Sputumproben mikroskopisch und durch Kultur keine Erreger nachgewiesen werden. Bei unkompliziertem Verlauf ist eine zweijährige Überwachung ausreichend.

Eine wichtige Voraussetzung für eine erfolgreiche Therapie stellt die Mitarbeit der Patienten (Compliance) dar.

In den letzten Jahren sind multiresistente Stämme von M. tuberculosis aufgetaucht, die nicht mehr therapierbar sind. Der Umgang mit ihnen darf nur unter Hochsicherheitsbedingungen erfolgen!

Prävention

BCG-Schutzimpfung. Bei der Schutzimpfung gegen Tbc setzt man einen virulenzgeschwächten lebenden Stamm von M. bovis, den Stamm BCG, ein.

BCG ist die Abkürzung von **Bacille Calmette-Guérin**, zwei französische Bakteriologen, die einen Stamm von M. bovis auf Kartoffel-Glycerin-Medium mit Rindergalle durch jahrelange Passagen (1908–1920) für Impfzwecke dauerhaft attenuierten.

Die BCG-Impfung erfolgt intrakutan. Sie wurde in Deutschland im Säuglingsalter durchgeführt, wird aber von der STIKO derzeit nicht empfohlen (▶ s. Impfplan S. 986).

Nebenwirkungen der BCG-Schutzimpfung sind:
— Ungewöhnlich heftige Reaktionen und länger dauernde Gewebsreaktionen an der Impfstelle;
— Zur Abszedierung neigende regionale Lymphadenitis (in 0,5 bis 3% der Säuglingsimpfungen);
— Osteomyelitis (etwa 1:100000);
— Lupus;
— Generalisierte Aussaat mit tödlichem Ausgang bei angeborenen oder erworbenen Immundefekten.

Obwohl BCG im Kleinkind einen Schutz gegen Tbc, vor allem die tuberkulöse Meningitis, bewirkt, ist der Tbc-Schutz im Erwachsenen ungenügend.

Allgemeine Maßnahmen. Personen mit einer nicht diagnostizierten offenen Lungen-Tbc stellen die wichtigste Ansteckungsquelle dar. Besonders gefährlich kann sich eine offene Tbc der Lungen bei Säuglingsschwestern, Kindergärtnerinnen und Lehrern auswirken. Patienten mit offener Tbc müssen unverzüglich einer Therapie zugeführt werden. Eine Kontrolluntersuchung ihrer ständigen Kontaktpersonen ist erforderlich. Im Haushalt sind gesondertes Bettzeug und Essgeschirr für Tbc-Kranke nicht notwendig.

Desinfektion. Da Tbc-Bakterien sehr widerstandsfähig gegen Austrocknung sind, muss der Desinfektion besondere Aufmerksamkeit gewidmet werden. Sie sind gegen viele Desinfektionsmittel widerstandsfähiger als andere Bakterien; daher dürfen nur solche Desinfektionsmittel eingesetzt werden, deren Wirksamkeit gegen Tbc-Bakterien gesondert geprüft worden ist. Diese Mittel sind in der Desinfektionsmittelliste des Robert-Koch-Instituts bzw. der Deutschen Gesellschaft für Hygiene und Mikrobiologie gesondert ausgewiesen [Bundesgesundheitsblatt 1997 (Sonderdruck), Carl Heymanns, Köln].

Meldepflicht. Erkrankung und Tod an Tuberkulose sind namentlich zu melden, auch ohne Erregernachweis (§ 6 IfSG). Ebenso sind Personen zu melden, die an einer behandlungsbedürftigen Tuberkulose erkrankt sind und die Behandlung abbrechen oder verweigern. Namentliche Meldepflicht besteht ferner für den direkten Nachweis von Mycobacterium tuberculosis/africanum sowie Mycobacterium bovis inkl. der nachfolgenden Resistenzbestimmung und vorab der Nachweis säurefester Stäbchen im Sputum (§7 IfSG).

In Kürze

Mycobacterium tuberculosis

Bakteriologie. Obligat aerobes, langsam wachsendes, säurefestes Stäbchen mit Vorliebe für lipidhaltige Nährböden. In flüssigen Nährmedien »schimmelpilzähnliches« Oberflächenwachstum mit Klumpenbildung.

Vorkommen. Einziges Reservoir ist der Mensch.

Resistenz. Vermehrungsfähigkeit in feuchtem oder ausgetrocknetem Sputum kann bis zu sechs Wochen erhalten bleiben.

Epidemiologie. Begünstigend für eine rasche Krankheitsausbreitung sind: Beengte Wohnraumverhältnisse, Übertragung durch Aerosole und eine niedrige Resistenzlage in der Bevölkerung. Weltweit ca. 1,8 Millionen Todesfälle/Jahr. In Deutschland im letzten Jahr 8000 Neuerkrankungen und ca. 600 Tote.

Übertragung. Von Mensch zu Mensch über Tröpfcheninfektion.

Pathogenese. Inhalation des Erregers → Phagozytose in den terminalen Bronchioli und Alveolen durch Alveolarmakrophagen → intraphagozytäre Vermehrung und Persistenz → Infiltration lokaler hilärer und mediastinaler Lymphknoten → Ausbildung einer zellulären Immunität. Konsolidierung des Primärkomplexes. Bei mangelnder Immunabwehr Dissemination und Manifestation in verschiedenen Organsystemen → Reaktivierung des Primärkomplexes möglich (z. B. durch Immunsuppression etc.).

Pathomechanismen. Intrazellulär persistierender Erreger. Pathologie primär immunologisch bedingt. Tumornekrosefaktor (TNF) wahrscheinlich an Gewebeschädigung beteiligt.

Klinik. Chronisch verlaufende, zyklische Infektionskrankheit. Inkubationszeit 4–6 Wochen. Verlauf: Primärstadium, Postprimärstadium. Manifestationsformen: Lungen-Tbc, Darm-Tbc, Nieren-Tbc, Miliar-Tbc etc.

Immunität. Zelluläre Immunität: Begleitet von einer Allergie vom verzögerten Typ. Ausbildung einer antigenspezifischen T-Lymphozytenpopulation, die über die Aktivierung mononukleärer Phagozyten via Zytokine, insbesondere IFN-γ, zur Riesenzell- und Granulombildung führt.

Labordiagnose. Untersuchungsmaterial: Sputum, Magensaft, Bronchialsekret, Urin. Erregernachweis: Lichtmikroskopisch in der Ziehl-Neelsen-Färbung.

Fluoreszenzmikroskopisch in der Auramin-Färbung. Kultur: Nach Anreicherung und Abtötung der Begleitkeime Wachstum auf eihaltigen soliden Nährmedien innerhalb von 2–8 Wochen. Identifizierung: Biochemische Reihe, Resistenzbestimmung. Raschere (molekularbiologische) Diagnoseverfahren stehen zur Verfügung.

Therapie. Erstbehandlung (d. h. bis zur definitiven Erregerisolierung, Identifizierung und Resistenzbestimmung): Vierfachkombination aus Isoniazid (INH), Rifampicin (RMP), Ethambutol (EMB) und Pyrazinamid (PZA). Anschließend Zweifachkombination nach Antibiogramm.

Prävention. Epidemiologische Prophylaxe: Adäquate Wohnraumverhältnisse, natürliche Resistenzlage innerhalb der Bevölkerung. Immunprophylaxe: BCG-Schutzimpfung (aber häufig ungenügend).

Vakzination. BCG-Impfung möglich, aber nicht empfohlen.

Meldepflicht. Erkrankung und Tod, Behandlungsabbruch bzw. -verweigerung, direkter Erregernachweis inkl. mikroskopischer Nachweis säurefester Stäbchen und Resistenzbestimmung.

18.2 Atypische Mykobakterien (MOTT)

Die verschiedenen Spezies der MOTT-Gruppe werden nach Runyon in vier Gruppen eingeteilt (Tabelle 18.2, ▶ s. S. 362). Zur Gruppe I gehören langsam wachsende Mykobakterien, die bei Lichtexposition, nicht aber in der Dunkelheit, Farbstoffe bilden (photochromogene Mykobakterien). Die skotochromogenen Mykobakterien der Gruppe II bilden Farbstoffe, auch dann, wenn die Anzucht im Dunklen erfolgt. Die Gruppe III umfasst die langsam wachsenden MOTT, die keine Farbstoffe bilden. In der Gruppe IV werden die schnell wachsenden (Koloniebildung innerhalb einer Woche) Mykobakterien eingeordnet.

18.2.1 Beschreibung

Aufbau

Der Aufbau der MOTT unterscheidet sich nicht grundsätzlich von dem der bereits besprochenen Mykobakterien.

Extrazelluläre Produkte

Pathogenetisch relevante Sekretionsprodukte wurden bisher nicht identifiziert.

Resistenz gegen äußere Einflüsse

Mykobakterien sind gegen Umwelteinflüsse außergewöhnlich resistent. So kann z. B. M. phlei bei 60 °C vier Stunden überleben. Häufig besteht eine erhebliche Resistenz gegenüber Desinfektionsmitteln.

Vorkommen

Viele MOTT kommen in der Natur ubiquitär vor. Oft können sie in Boden- oder Wasserproben gefunden werden. Häufungen kommen in Endemiegebieten vor. Andere Mykobakterien sind auf bestimmte Standorte begrenzt; z. B. ist M. ulcerans nur in Afrika und im südöstlichen Pazifik verbreitet.

Steckbrief

Atypische Mykobakterien MOTT sind fakultativ pathogen. Sie verursachen zum Teil tuberkuloseartige Krankheitsbilder, die sich klinisch von der Tbc nicht unterscheiden lassen, zum Teil auch geschwürige Veränderungen. M. avium und das sehr ähnliche M. intracellulare (auch zusammengefaßt als M.-avium-intracellulare-Komplex) treten bei AIDS-Patienten als Sepsiserreger in Erscheinung.

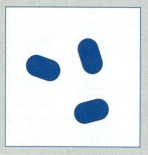

M. avium/intracellulare
kurze säurefeste Stäbchen

18.2.2 Rolle als Krankheitserreger

Epidemiologie

Die epidemiologischen Daten unterscheiden sich von Spezies zu Spezies; M. avium/intracellulare ist einer der bedeutsamsten bakteriellen Erreger bei AIDS.

Übertragung

Im Gegensatz zu M. tuberculosis werden MOTT nicht von Mensch zu Mensch übertragen. In der Regel sind prädisponierende Faktoren, wie eine Vorschädigung der Lunge, kleinere Verletzungen o. ä., Voraussetzung für das Auftreten einer Infektion. Auch Immunsupprimierte (z. B. Transplantationspatienten) sind anfällig für MOTT-Infektionen.

Pathogenese

Die Pathogenese der Infektionen durch MOTT unterscheidet sich je nach Erreger. Für die Symptomatik scheint die induzierte granulomatöse Entzündung bedeutsam.

Klinik

Die klinischen Zeichen einer MOTT-Infektion können sehr unterschiedlich sein. Eine Reihe dieser Erreger kann insbesondere bei vorgeschädigten Patienten pulmonale Infektionen verursachen, die klinisch nicht von einer klassischen Tbc unterschieden werden können (z. B. M. avium, M. intracellulare, M. kansasii, M. fortuitum, M. szulgai, M. xenopi).

Andere Mykobakterien verursachen granulomatöse Infektionen der Haut bzw. Lymphangitiden (z. B. M. scrofulaceum, M. haemophilum). Häufig sind Halslymphknoten betroffen. M. marinum ist als Erreger des »Schwimmbadgranuloms« bekannt geworden, einer Infektion, die nach Baden in kontaminiertem Wasser auftritt. Nach einer Inkubationszeit von 2–3 Wochen entstehen an der Eintrittspforte (oft Ellenbogen, Knie, Finger) Granulome, die nach einiger Zeit ulzerieren können. M. ulcerans verursacht chronische, mit Ulzerationen und erheblichen Nekrosen einhergehende Hautinfektionen (z. B. Buruli-Ulkus).

Disseminierte Infektion mit Beteiligung insbesondere des Gastrointestinaltrakts werden bei immunsupprimierten Patienten, v. a. bei Patienten mit AIDS, gefunden. In den USA ist diese Komplikation des AIDS besonders häufig. Meist ist M. avium-intracellulare die Ursache, es kommen aber auch andere Erreger (z. B. M. kansasii) vor.

Labordiagnose

Die Labordiagnose erfolgt durch Anzüchtung auf geeigneten Kulturmedien; zur Identifizierung dienen die biochemische Leistungsprüfung sowie neuere molekularbiologische Methoden.

Anzucht. Die Kulturmedienansprüche der meisten Mykobakterien sind komplex. Mit wenigen Ausnahmen gelingt die Anzucht der MOTT auf den gleichen Nährböden, die auch für M. tuberculosis geeignet sind (z. B. Löwenstein-Jensen-Medium).

Schnell wachsende Mykobakterien können nach 3–4 Tagen Kolonien ausbilden, langsam wachsende benötigen eine Woche oder länger. MOTT sind in der Regel nicht pathogen für Meerschweinchen, sodass ein Tierversuch negativ bleibt.

Mikroskopie. MOTT sind Stäbchenbakterien, deren mikroskopisches Erscheinungsbild sehr verschiedenartig sein kann (Pleomorphie). Es kommen Ketten, palisadenartige Lagerung und Verzweigungen vor. Die Säurefestigkeit kann unterschiedlich stark ausgeprägt sein. Spezies-spezifische Unterschiede können mikroskopisch nicht erkannt werden.

Identifizierung. Die Identifizierung der MOTT erfolgt v. a. aufgrund der Wachstumsgeschwindigkeit, des Temperaturoptimums, der Pigmentbildung und der Kulturmorphologie. Daneben können biochemische Leistungen, wie z. B. Niacinproduktion, Nitratreduktion, Tweenhydrolyse, Harnstoffabbau oder Amidaseaktivität, zur Differenzierung genutzt werden.

Einige Spezies sind so schlecht voneinander zu unterscheiden, dass üblicherweise auf eine Differenzierung verzichtet wird und die Spezies zu »Komplexen« zusammengefasst werden (M.-avium-intracellulare-Komplex, M.-fortuitum-chelonae-Komplex).

Neuere Verfahren, wie der Gensondennachweis mittels RFLP (= Restriktions-Fragment-Längen-Polymorphismus), ergänzen die Differenzierung.

Therapie

Die Therapie von Infektionen durch MOTT ist äußerst schwierig, da sich viele dieser Mikroorganismen als hoch resistent gegenüber den Tuberkulostatika erweisen. Darüber hinaus kann aufgrund des langsamen

Wachstums mit dem Ergebnis der Resistenzbestimmung meist erst nach Wochen gerechnet werden. Je nach Erreger und Art der Infektion werden daher zwischen drei und sechs (M. avium, M. intracellulare) Tuberkulostatika für die initiale Therapie kombiniert. Für die Behandlung der M. avium-/M. intracellulare-Infektion wird eine Kombination von Clarithromycin + Ethambutol + Rifabutin empfohlen. In einzelnen Fällen kann sich die chirurgische Sanierung des Infektionsherds als hilfreich erweisen. Bei der Festlegung der Therapiedauer ist zu beachten, dass viele der betroffenen Patienten als prädisponierenden Faktor einen Immundefekt aufweisen.

Prävention

Aufgrund des ubiquitären Vorkommens und der Unempfindlichkeit der Erreger sind Präventionsmaßnahmen schwierig. Bei den opportunistischen Arten sollte eine schnellstmögliche Beseitigung der disponierenden Abwehrschwäche angestrebt werden.

In Kürze

MOTT

Bakteriologie. Säurefeste Stäbchen, Unterteilung in 4 Gruppen nach Pigmentbildung und Wachstumsgeschwindigkeit.

Vorkommen. Ubiquitär in Boden und Wasser, einige Spezies nur in den Tropen.

Epidemiologie. Überwiegend weltweit. M. avium/intracellulare Leitkeim bei HIV-Infektion.

Übertragung. Selten von Mensch zu Mensch. Prädisposition (Immunsuppression) notwendig für Infektion.

Pathogenese. Induktion einer granulomatösen Entzündung.

Klinik. Lunge, Haut, Verletzungen. Disseminierte Form häufig bei HIV-Infizierten.

Klinik. Tbc-ähnlicher Befall der Lunge, granulomatöse Hautinfektionen (Schwimmbadgranulom) mit Lymphangitis, M. avium/intracellulare: Generalisierte Infektion mit besonderem Befall des Gastrointestinaltrakts bei AIDS.

Diagnose. Anzucht auf Spezialnährböden, biochemische Differenzierung, molekularbiologischer Nachweis.

Therapie. Wegen häufiger Multiresistenz Kombination von 3–6 Antituberkulotika notwendig, z. B. Clarithromycin, Ethambutol und Rifabutin.

Prävention. Nicht möglich wegen ubiquitären Vorkommens.

Meldepflicht. Keine.

18.3 Mycobacterium leprae

Steckbrief

M. leprae ist ein leicht gebogenes, 0,3 μ breites, 1–5 μm langes, säurefestes Stäbchen. Es ruft die Lepra (gr. Aussatz) hervor.

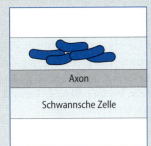

Mycobacterium leprae
säurefeste Stäbchen in Bündeln innerhalb Schwannscher Scheiden,
entdeckt 1869 von G. A. Hansen

Die Lepra war bereits im Altertum bekannt. Als früheste Hauptherde gelten Ägypten, Ostasien und Indien. Durch römische Soldaten, Völkerwanderung und Kreuzzüge wurde die Lepra nach Europa eingeschleppt.

Der Norweger G. Armauer Hansen (1841–1912) entdeckte 1869 den Erreger.

18.3.1 Beschreibung

Aufbau

Ähnlich M. tuberculosis enthält M. leprae in der Zellwand reichlich Lipide und Wachse, außerdem die für Mykobakterien typischen Mykolsäuren. Wie andere Mykobakterien besitzt M. leprae auf seiner Oberfläche eine Art Netz aus Peptido-Glykolipidfilamenten. Diese können freie Radikale einfangen und ermöglichen neben anderen Faktoren das intrazelluläre Überleben des Erregers.

Extrazelluläre Produkte

Sezernierte Produkte sind bisher nicht isoliert worden.

Resistenz gegen äußere Einflüsse

M. leprae kann mehrere Tage außerhalb des Wirts infektiös bleiben, unter tropischen Bedingungen bis zu neun Tagen.

Vorkommen

Einziges Erregerreservoir ist nach bisherigen Erkenntnissen der unbehandelte leprakranke Mensch. Eine echte Lepra im Tierreich ist nicht bekannt; das neunbändige Gürteltier (Armadillo) ist der einzige bekannte nichtmenschliche natürliche Wirt.

18.3.2 Rolle als Krankheitserreger

Epidemiologie

Anfang 2003 wurden weltweit ca. 534 000 Leprakranke geschätzt. Weltweit nehmen die Lepra-Inzidenzen aber deutlich ab. In Indien, Indonesien und Burma finden sich 70% aller Leprafälle, hohe Prävalenzen gibt es auch in Brasilien, Nepal und Mosambique. In Europa wurden 2002 insgesamt nur 45 Fälle gemeldet.

Übertragung

Übertragen wird der Erreger vorwiegend durch engen Kontakt von Haut zu Haut, wobei auch erregerhaltiges Nasenschleimhautsekret eine Rolle spielen dürfte. Eine andere Infektionsquelle stellt die stark erregerhaltige Brustmilch leprakranker Frauen dar. Allgemein gilt, dass für die Infektion und Weiterverbreitung der Seuche enges und länger dauerndes Zusammenleben eine wichtige Voraussetzung darstellt. Am häufigsten sind Länder mit niedrigem Lebensstandard betroffen.

Pathogenese

M. leprae ist ein obligat intrazellulärer Erreger, der sich in Makrophagen und Schwann-Zellen vermehrt. Der antibakteriellen Aktivität der Makrophagen entzieht er sich u. a. dadurch, dass er in Makrophagen die Verschmelzung der Lysosomen mit Phagosomen hemmt. Das Erscheinungsbild der Erkrankung steht und fällt mit der Ausprägung einer protektiven zellvermittelten Immunität. Dementsprechend existiert bei fehlgeleiteter Immunität eine »anergische« Form, die lepromatöse, sog. maligne Lepra als Gegenstück zu der tuberkuloiden, benignen Lepra der Patienten mit einer zum Schutz gerüsteten Immunität.

Lepromatöse Lepra. Bei der anergischen Form finden sich im befallenen Gewebe keinerlei Entzündungszeichen; die Makrophagen sind prall mit Erregern gefüllt. In den Läsionen fehlen CD4-T-Zellen weitgehend, und es finden sich fast ausschließlich CD8-T-Zellen. Diese

T-Zellverteilung lässt sich auch im peripheren Blut nachweisen. Die CD8-T-Zellen sezernieren Zytokine, die die schützenden Immunmechanismen unterdrücken: Es kommt zur Suppression der Abwehrlage. Die lepromatöse Lepra lässt sich bezüglich des Immunstatus mit der Miliartuberkulose vergleichen. Im Gegensatz zur tuberkuloiden Lepra besteht bei der lepromatösen Lepra keine Tendenz zur Selbstheilung.

Tuberkuloide Lepra. Bei der tuberkuloiden Form finden sich in den Läsionen organisierte Epitheloid- und Riesenzellgranulome mit einzelnen Erregern oder deren Fragmenten bei Überwiegen der CD4-T-Zellpopulation. Hierbei handelt es sich fast ausschließlich um IFN-γ-produzierende CD4-T-Zellen vom TH1-Typ als Ausdruck weitgehend effizienter Zellular-Abwehr. Diese Form lässt sich mit der Primärtuberkulose vergleichen.

Die tuberkuloide Form hat eine starke (bis 90% der Fälle) Selbstheilungstendenz.

Klinik

Lepromatöse Lepra. Im Vordergrund der Symptomatik stehen knotige Infiltrate, die sog. Leprome, an Ellenbogen, Knien, Gesicht und Ohren. Die Lepraherde befinden sich vorzugsweise an kühlen Körperpartien. Die Infiltrationen im Gesichtsbereich zusammen mit beidseitiger Keratokonjunktivitis bedingen das charakteristische Bild der **facies leonina** (Löwengesicht). Fast stets ist die Nasenschleimhaut befallen mit chronischem Schnupfen und Nasenbluten. Durch Destruktionen kommt es zur charakteristischen Kleeblattnase. Die Augen sind häufig betroffen unter dem Bild der Konjunktivitis, Iridozyklitis und Keratitis. Im Vergleich zur tuberkuloiden Lepra stehen Nervenbeteiligung mit Paralysen und Muskelatrophien eher im Hintergrund. Der Lepromintest fällt schwach oder negativ aus.

Tuberkuloide Lepra. Diese Form verläuft im Vergleich zur lepromatösen Lepra langsamer und ohne systemische Beteiligung bei Tendenz zur spontanen Regression. Verstümmelnde Hautveränderungen können jedoch vorkommen. Die tuberkuloide Lepra betrifft fast ausschließlich Haut und periphere Nerven. Die Hauterscheinungen zeigen sich als Papeln oder Maculae, die unter Hinterlassung depigmentierter Herde zentral abheilen. Sensibilitätsstörungen sind häufig. Eine **Nervenbeteiligung** bei der tuberkuloiden Lepra ist meist schwerwiegend. Die befallenen peripheren Nerven sind als verdickte Stränge tastbar, sie werden paretisch, wobei es zu Muskelatrophien kommt; diese führen im Gesicht durch Fazialisparese und Ptosis zur charakteristischen sog. **facies antonina** (Mönchsgesicht). An den Füßen imponieren ulzeröse Läsionen als sog. »mal perforant«. Beteiligung der inneren Organe kommt nicht vor. Der Lepromintest fällt positiv aus.

Untersuchungen in Indien und den Philippinen haben eine Selbstheilungsrate von 77–90% bei tuberkuloider Lepra gezeigt.

Borderline-Lepra. Die dritte Haupterscheinungsform der Lepra, die Borderline-Lepra, stellt einen Zustand zwischen den beschriebenen Formen dar. Sie kann sich in eine der beiden Formen weiterentwickeln.

Lepra-Umkehr-Reaktionen (»Reversal Reactions«). Diese Reaktionen bezeichnen akute Änderungen der klinischen Symptomatik der Lepra, die auf Änderungen im Gleichgewicht zwischen Erreger und Immunabwehr basieren:

Beim seltenen »**Downgrading**« von unbehandelten Patienten bewegt sich der Patient in Richtung lepromatöser Form; die Granulome verlieren ihre Kompaktheit.

Bei den **reaktiven Schüben** entstehen entzündliche Herde und Fieber. Aufgrund der heftigen Entzündung fühlt sich der Patient schlecht. Die Bakterienlast sinkt, es entstehen Epitheloidzellen. Es besteht aber die Gefahr irreversibler Nervenschädigungen. Die reaktiven Schübe werden primär von T-Zellen und proinflammatorischen Zytokinen (bes. TNF) vermittelt.

Das **Erythema nodosum leprae** (ENL) kann unter Therapie entstehen. Als Ausdruck einer Arthus-Reaktion auf Antigene, die beim Absterben der Bakterien freigesetzt werden, entstehen Fieber und rötliche Papeln in der Haut, die nach einigen Tagen ulzerieren können. Man findet Hepato- und Splenomegalie, Lymphknotenschwellungen, Arthritiden, Iridozyklitis und Nephritiszeichen (Immunkomplexnephritis).

Das ENL ist ein primär von Antikörpern vermitteltes Ereignis.

Immunität

Entscheidend für die Abtötung der Bakterien und für eine schutzvermittelnde Immunantwort ist eine intakte zelluläre Immunität, die von IFN-γ-produzierenden TH1-Zellen getragen wird. Sie ist bei der tuberkulösen Lepra stark, bei der lepromatösen Lepra schwach ausgebildet. Dies geht auf eine Hemmung der protektiven

T-Zell-Antwort durch CD8+ T-Zellen, die Zytokine vom TH2-Typ bilden, zurück. Zwar werden Antikörper gegen M. leprae massiv gebildet, jedoch sind diese nicht in der Lage, eine wirksame Immunität aufzubauen.

Labordiagnose

Da die Lepraerreger bisher nicht in vitro angezüchtet werden können, liegt der Schwerpunkt nach wie vor beim mikroskopischen Erregernachweis aus Läsionen.

Untersuchungsmaterial. Die Abstriche werden aus ulzerierenden Lepromen besonders an der Nasenschleimhaut des Septums gewonnen.

Mikroskopie. Lichtmikroskopisch stellen sich die Erreger im Ausstrich nach Ziehl-Neelsen oder Fite-Faraco gefärbt als 0,3–1,5 μm lange, typischerweise in Bündeln gelagerte Stäbchen dar. Die histologische Untersuchung von Hautbiopsien (inkl. subkutanem Fettgewebe) ist für die richtige Klassifizierung und damit für die Therapieplanung und Prognosestellung unerlässlich.

Tierversuch. Bisher ist es nicht gelungen, M. leprae in vitro zu züchten. Die Bakterien vermehren sich in immunsupprimierten Mäusen (Ohr und Fußsohle) sowie in Gürteltieren (Armadillo).

Lepromintest. Der Lepromintest dient der Unterscheidung von tuberkuloider und lepromatöser Form. 0,1 ml eines Lepromextraktes werden intrakutan in nicht betroffene Haut injiziert. Es werden zwei Reaktionen unterschieden:
— Die Frühreaktion (Fernandez) zeigt sich nach 48 h durch Rötung und Infiltrat an der Inokulationsstelle; sie entspricht einer Tuberkulinreaktion und ist daher bei der tuberkuloiden Lepra besonders stark ausgeprägt.
— Die Spätreaktion (Mitsuda) entsteht nach 4–5 Wochen und ist durch eine ulzerierende Papel gekennzeichnet. Sie ist ebenfalls bei der tuberkuloiden Lepra stark, bei der lepromatösen Lepra schwach oder gar nicht ausgeprägt.

Eine positive Reaktion spricht für eine bessere Prognose.

IgM-Bestimmung. Seit neuestem besteht die Möglichkeit, spezifische Antikörper vom IgM-Typ bei Patienten mit unbehandelter lepromatöser Lepra nachzuweisen. Diese Antikörper lassen sich bei tuberkuloider Lepra sowie bei atypischen Mykobakteriosen nicht nachweisen.

Therapie

Mittel der Wahl ist Dapson (Diaminodiphenylsulfon). Ein weiteres Mittel mit direkter Aktivität gegen die Erreger bei gleichzeitiger Aktivierung der antimikrobiellen Makrophagenaktivität ist Clofazimin. Ein anderes wichtiges Therapeutikum ist Rifampicin. Da eine zunehmende Resistenz gegen Dapson beobachtet worden ist, wird heute für Erwachsene eine Dreifachtherapie (MDT, von der WHO 1982 eingeführt), bestehend aus Rifampicin, Dapson und Clofazimin (Lampren) empfohlen; letzteres wird bei Kindern und niedriger Bakterienlast weggelassen. Die Einnahme der Medikamente soll zum Teil unter Aufsicht erfolgen. Die konsequente Durchführung der MDT in der Endemie seit 1982 hat zu einer entscheidenden Senkung der Prävalenz um ca. 85% geführt (1982 Hochstand 10–20 Mio., 1991 5,5 Mio., 1997 1 Mio., 2002 534 000).

Weitere wirksame Mittel sind Clarithromycin und verschiedene Gyrasehemmer (z. B. Ofloxacin). Zur Behandlung des Erythema nodosum können Prednison oder Thalidomid (nicht bei Schwangeren!) eingesetzt werden. Nicht-teratogene Thalidomid-Derivate befinden sich in der Erprobung.

Prävention

Allgemeine Maßnahmen. Allgemeinprophylaktisch sind Verbesserungen der hygienischen Lebensverhältnisse bei ausreichender Ernährung wichtig. Eine genaue Beobachtung durch Verletzungen gefährdeter Körperteile bei Infizierten und Kontaktpersonen soll eine frühzeitige Therapie ermöglichen. Exponierte Kinder unter 16 Jahren erhalten Dapson, falls sie nicht in ein Beobachtungsprogramm übernommen werden können. Isolierungsmaßnahmen sind für tuberkuloid Erkrankte nicht erforderlich, ebenso wenig für lepromatös Erkrankte, sobald die Therapie (mit Rifampicin) begonnen hat.

Eine Schutzimpfung mit BCG zeigte bisher keine sicheren Erfolge.

Meldepflicht. Namentlich zu melden sind direkte und indirekte Nachweise von Mycobacterium leprae (§ 7 IfSG).

> **In Kürze**
>
> ### Mycobacterium leprae
>
> **Bakteriologie.** Säurefestes Stäbchen mit dem für Mykobakterien typischen Zellwandaufbau. In-vitro-Anzüchtung des Erregers bisher noch nicht gelungen. Anzucht nur in immunsupprimierten Mäusen und Gürteltieren.
>
> **Vorkommen.** Einziges Erregerreservoir ist der Mensch.
>
> **Epidemiologie.** Weltweit ca. 1 Million Leprakranke.
>
> **Übertragung.** Erfolgt überwiegend durch engen, langdauernden Haut- und Schleimhautkontakt.
>
> **Pathogenese.** Obligat intrazellulärer Erreger → Persistenz in Makrophagen und Schwann-Zellen → Aktivierung der zellvermittelten Immunität → lympho-histiozytäre Infiltration infizierter Gewebe → je nach Resistenzlage des Patienten tuberkuloide Form (günstige Prognose) oder lepromatöse Lepra (schlechte Prognose).
>
> **Pathomechanismen.** Obligat intrazellulärer Erreger, der den intraphagozytären Destruktionsmechanismen widersteht und sich intrazellulär vermehrt. Immunologisch induzierte Gewebezerstörung. Erregerinduzierte Immunsuppression führt zu unkontrolliertem Erregerwachstum (lepromatöse Lepra).
>
> **Zielgewebe.** Haut- und Schleimhaut, Nervengewebe, Makrophagen, Schwann-Zellen der Nervenscheiden.
>
> **Klinik.** Sehr variable Inkubationszeit, oft jahrelang. Je nach Resistenzlage Manifestation als tuberkuloide, Borderline- oder lepromatöse Lepra.
>
> **Diagnose.** Mikroskopischer Nachweis aus ulzerierenden Lepromen. Kultureller Nachweis in vitro nicht möglich. Lepromintest (Serologie).
>
> **Therapie.** Dreifachkombination mit Dapson, Clofazimin und Rifampicin.
>
> **Immunität.** T-Zell-abhängig. Bei der lepromatösen Form Induktion supprimierender Immunmechanismen durch M. leprae.
>
> **Prävention.** Allgemeine Verbesserung der hygienischen und sozialen Verhältnisse insbesondere in Entwicklungsländern. Individuelle Expositionsprophylaxe v. a. im Kindesalter. Immunisierung nicht möglich.
>
> **Meldepflicht.** Direkte und indirekte Erregernachweise, namentlich.

Nocardien und aerobe Aktinomyzeten

K. Miksits

Tabelle 19.1. Aerobe Aktinomyzeten: Arten und Krankheiten

Arten	Krankheiten
Nocardia[1] asteroides N. brasiliensis N. farcinica N. nova N. otitidiscaviarum N. pseudobrasiliensis	Bronchopneumonien Hirnabszesse Abszesse Fisteln Myzetom Augeninfektionen Peritonitis Mediastinitis Karditiden Arthritis
Rhodococcus equi	Hautinfektionen invasive Pneumonie (AIDS) Sepsis (auch katheterassoziiert) Malakoplakie
Gordona	Hautinfektionen Pneumonie Katheterassoziierte Sepsis
Tsukamurella[1] paurometabola	Sepsis (katheterassoziiert) Meningitis Pneumonie Peritonitis (bei Peritonealdialyse) nekrotisierende Fasziitis
Dermatophilus congolensis	exsudative Dermatitis
Oerskovia	Sepsis, Meningitis, Endophthalmitis
Actinomadura madurae	Myzetom, Pneumonie
Nocardiopsis	Myzetom
Streptomyces	Myzetom, Sepsis, Hirnabszeß
Saccharopolyspora rectivirgula	allergische Alveolitis (Farmerlunge)
Saccharomonospora viridis	allergische Alveolitis (Farmerlunge)

[1] nocardioforme aerobe Aktinomyzeten-Gattungen

Tabelle 19.2. Nocardien: Gattungsmerkmale

Merkmal	Merkmalsausprägung
Gramfärbung	grampositive Stäbchen: verzweigt
aerob/anaerob	obligat (?) aerob
Kohlenhydratverwertung	oxidativ
Sporenbildung	nein
Beweglichkeit	nein
Katalase	positiv
Oxidase	negativ
Besonderheiten	partiell säurefest Luftmyzel

Einleitung

Aktinomyzeten sind Bakterien, die in der Lage sind, filamentöse Zellen mit echten Verzweigungen auszubilden, und sich durch Fragmentierung der Zellen vermehren können. Die medizinisch relevanten aeroben Aktinomyzeten sind in Tabelle 19.1 zusammengefasst, anaerobe Aktinomyzeten werden in Kap. 17 besprochen (▶ s. S. 349). Die Nomenklatur auf diesem Gebiet ist zur Zeit sehr schnellen Veränderungen unterworfen, zahlreiche neue Arten werden beschrieben.

19.1 Nocardien

Steckbrief

Nocardien sind eine Gattung aerob wachsender Aktinomyzeten, die zur Familie Mycobacteriaceae gehören (● Tabelle 19.2); es sind grampositive filamentöse Bakterien mit echten Verweigungen. Einige Arten neigen dazu, in stäbchenförmige oder kokkoide Elemente zu zerfallen, einige Spezies bilden ein Luftmyzel, aber keine Konidien. Nocardien können Hirnabszesse bei Immunsupprimierten verursachen.

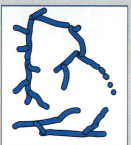

Nocardien verzweigte grampositive Stäbchen, entdeckt 1888 von E. Nocard bei Rindern und 1890 von N. Eppinger beim Menschen

Nocard beschrieb 1888 eine aerobe Aktinomyzete als Erreger des »farcin du boeuf«, einer konsumierenden Erkrankung von Rindern mit pulmonalen Läsionen und multiplen Abszessen, insbesondere in der Haut. 1891 wurde der Erreger erstmals beim Menschen isoliert.

19.1.1 Beschreibung

Aufbau

Nocardien enthalten Tuberkulostearinsäuren und im Vergleich zu Mykobakterien kürzerkettige Mykolsäuren. Nocardien haben den Zellwandtyp IV, dessen Peptidoglykan aus Mesodiaminopimelinsäure, Arabinose und Galaktose aufgebaut ist.

Extrazelluläre Produkte

Extrazelluläre Produkte sind bisher nicht charakterisiert worden.

Resistenz gegen äußere Einflüsse

Gegen äußere Einflüsse sind Nocardien vergleichsweise unempfindlich. Sie weisen sogar eine partielle Säurefestigkeit auf.

Vorkommen

Nocardien finden sich ubiquitär in der Umwelt, besonders in der Erde.

Ob sie beim Menschen saprophytär sein können, ist nicht abschließend geklärt; es gibt Hinweise für ein saprophytäres Vorkommen auf der Haut und im oberen Respirationstrakt.

19.1.2 Rolle als Krankheitserreger

Epidemiologie

Insgesamt sind Nocardiosen in Deutschland selten. Eine Zunahme ihrer Zahl kann mit der Zunahme immunsupprimierter Patienten in Verbindung gebracht werden.

Nocardien können Hirnabszesse bei Immunsupprimierten verursachen.

Übertragung

In der Regel werden Nocardien aerogen übertragen. In einigen Fällen kann die Übertragung auch durch Inokulation (Trauma, Fremdkörper) erfolgen. Weder eine Übertragung durch Tiere noch von Mensch zu Mensch ist nachgewiesen, obwohl es Hinweise für letztere Möglichkeit gibt.

Pathogenese

Bis in die sechziger Jahre war die Nocardiose eine primäre Infektion. Heute entwickelt sie sich fast ausschließlich auf dem Boden einer Abwehrschwäche. Dies sind chronische Lungenerkrankungen (meist in Verbindung mit einer Glukokortikoidtherapie), Diabetes mellitus, Malignome, Transplantationen und AIDS. Diese Patienten werden durch die Nocardien aus der Umwelt kolonisiert.

Invasion. Die Eintrittspforte für die Erreger ist in den meisten Fällen der Respirationstrakt, des Weiteren Läsionen der Haut oder Schleimhäute, z.B. bei Zahnbehandlungen oder Keratitis (● Abb. 19.1). Gelegentlich wurde eine Penetration des Gastrointestinaltrakts, speziell der Appendix, beobachtet. Die Erreger werden von mononukleären Phagozyten aufgenommen; der intrazellulären Abtötung entgehen sie mittels Superoxiddismutase, Katalase und verschiedener Zellwandbestandteile.

Die Ausbreitung des Erregers im Körper erfolgt hämatogen. Ein bevorzugter Absiedlungsort ist das zentrale Nervensystem (● Abb. 19.1).

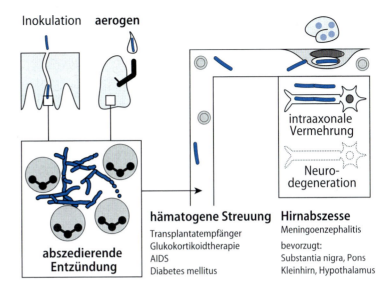

Abb. 19.1. Pathogenese der Nocardiose

Gewebeschädigung.
Histologisch bildet sich bei der Nocardiose eine eitrige Läsion mit akuter Nekrose und Abszessbildung. Die Bildung von Granulationsgewebe ist im Gegensatz zur Aktinomykose nur schwach ausgeprägt. Die Abszesse neigen, insbesondere vor Therapiebeginn, zum Konfluieren.

Klinik

Bronchopneumonie. Bei pulmonaler Manifestation können die Patienten über Husten und grünlich-schleimigen Auswurf, atmungsabhängige Schmerzen (Pleuraschmerz) und über Atemnot klagen. Gelegentlich wird über Hämoptysen berichtet.

Unbehandelt verläuft die Erkrankung chronisch. Häufig bestehen nur leichte oder passagere Beschwerden.

Hirnabszesse. Gelangt der Erreger hämatogen in das Gehirn, entstehen an verschiedenen Stellen Hirnabszesse.

Weitere Erkrankungen. Des Weiteren sind beschrieben: Tracheitis, Bronchitis, pleuropulmonale Fisteln, Perikarditis, Peritonitis, Iliopsoasabszesse, Ischiorektalabszesse, Keratokonjunktivitis, Endophthalmitis, Sinusitis, Endokarditis, Mediastinitis, septische Arthritis und subkutane Abszesse mit Fistelbildung.

Immunität

Nocardien können durch polymorphkernige Granulozyten im Wachstum gehemmt, aber nicht abgetötet werden. Verschiedene Tierexperimente zeigen eine Rolle der T-Zellen bei der Elimination der Erreger und bei der Verhinderung der Dissemination.

Labordiagnose

Schwerpunkt ist der Erregernachweis durch Anzucht aus Sputum, Trachealsekreten, bronchoalveolärer Lavageflüssigkeit, Liquor, Blut, Eiter und Gewebeproben (Ulkusabschabungen, Biopsien, Autopsiematerial).

Transport. Die Materialien sollen kühl und geschützt vor Austrocknung ins Labor geschickt werden. Dieses muss über die Verdachtsdiagnose Nocardiose informiert werden, damit die Bebrütungsdauer geeignet verlängert wird.

Vorgehen im Labor. Die Proben werden zunächst mit einem Grampräparat untersucht (Nachweisrate ca. 60–70%). Die Anzucht gelingt in der Regel auf Schafblut- oder Kochblutagar innerhalb von 2–7 Tagen, wegen einiger langsam wachsender Arten sollte aber mindestens 2–3 Wochen lang bebrütet werden. Eine vorläufige Identifizierung erfolgt durch den Nachweis sich verzweigender Filamente im Grampräparat und der partiellen Säurefestigkeit. Die endgültige Identifizierung erfolgt in einem Referenzlabor mittels molekularbiologischer Methoden.

Trotz des ubiquitären Vorkommens ist der Nachweis von Nocardien im Untersuchungsmaterial nur ausnahmsweise als Kontamination zu werten.

Therapie

Zur antimikrobiellen Chemotherapie wird Cotrimoxazol eingesetzt. Die Therapie muss mindestens sechs Wochen lang durchgeführt werden, meist sind aber mehrere Monate notwendig, um Rückfälle oder metastatische Abszeßbildung sicher zu verhindern.

Multiresistente Nocardien (z. B. N.-farcinica-Stämme) sind meist nur gegen Imipenem und Amikacin empfindlich; diese Mittel werden zur Therapie kombiniert.

Prävention

Angesichts des ubiquitären Vorkommens steht die Beseitigung der disponierenden Abwehrschwäche im Vordergrund.

Eine Meldepflicht besteht nicht.

In Kürze

Nocardien

Bakteriologie. Grampositive filamentöse Bakterien mit echten Verzweigungen; Zellwandtyp IV; intermediär komplexe Mykolsäuren, partiell säurefest.

Vorkommen. Ubiquitär im Erdboden.

Übertragung. Meist aerogen, selten durch Inokulation.

Pathogenese. Ansiedlung in der Lunge, Bronchopneumonien, hämatogene Generalisierung insbesondere bei Immunsupprimierten, Absiedlung im Gehirn mit Ausbildung multipler Abszesse möglich.

Klinik. Bronchopneumonie, Hirnabszesse.

Immunität. Wachstumshemmung durch polymorphkernige Granulozyten, T-zell-vermittelte Immunität?

Labordiagnose. Anzucht aus Respirationstraktsekreten, Liquor oder Biopsiematerial; Grampräparat und Anzucht im Routine-, Differenzierung im Referenzlabor.

Therapie. Cotrimoxazol, Amikacin, Carbapenem.

Prävention. Beseitigung der Abwehrschwäche, keine Meldung.

19.2 Andere aerobe Aktinomyzeten

Zu diesen zählen opportunistische Erreger v. a. bei Immunsupprimierten und solchen, die bevorzugt in tropischen Ländern Infektionen verursachen (Myzetom) sowie Aktinomyzeten, die nicht als Infektionserreger, sondern als Allergen wirken und die Farmerlunge, eine extrinsische allergische Alveolitis, auslösen (◘ Tabelle 19.1, ▶ s. S. 381).

Treponemen

H. Hahn, K. Miksits

■ Tabelle 20.1. Treponema: Gattungsmerkmale

Merkmal	Merkmalsausprägung
Färbung	Spezialfärbung erforderlich
aerob/anaerob	Kultivierung in vitro nicht möglich
Beweglichkeit	ja
Besonderheiten	Maße: ⌀: 0,18 µm, L: 6–20 µm, Windungen: 6–14, Amplitude: 0,3 µm, Wellenlänge: 1,1 µm

■ Tabelle 20.2. Treponemen: Arten und Krankheiten

Arten	Krankheiten
T. pallidum, subsp. pallidum	Syphilis
T. pallidum, subsp. endemicum	Bejel
T. pallidum, subsp. pertenue	Frambösie
T. carateum	Pinta
T. vincentii	Angina

▶▶ Einleitung

Treponemen sind eine Gattung (■ Tabelle 20.1) besonders dünner Schraubenbakterien in der Familie Spirochaetaceae. Die wichtigste humanpathogene Art ist Treponema (T.) pallidum mit ihren Subspezies (■ Tabelle 20.2).

Der Name Treponema (trepomai, gr. sich drehen; nema, gr. der Faden) nimmt auf die besondere Beweglichkeit dieser Mikroorganismen Bezug: Die Bewegung aller Spirochäten als Rotation um die Längsachse basiert auf dem Besitz von Endoflagellen (▶ s. S. 170). Das Attribut pallidum (lat. blass) wurde dem Erreger von seinen Entdeckern Fritz Richard Schaudinn (1871–1906) und Erich Hoffmann (1868–1959) verliehen, weil er sich im Lichtmikroskop wegen seines geringen Durchmessers und der geringen Färbbarkeit schlecht darstellen lässt.

20.1 Treponema pallidum, subsp. pallidum

Steckbrief

T. pallidum, subsp. pallidum ist der Erreger der Syphilis (Lues), einer zyklischen Allgemeininfektion.

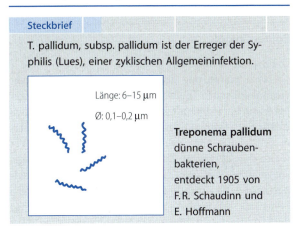

Treponema pallidum dünne Schraubenbakterien, entdeckt 1905 von F.R. Schaudinn und E. Hoffmann

20.1.1 Beschreibung

Aufbau

T. pallidum, subsp. pallidum (kurz: T. pallidum) zeigt gleichmäßige Windungen und eine Amplitude von 0,3 µm.

An der äußeren Oberfläche liegt eine Schicht aus sauren, wasserlöslichen Mukopolysacchariden (Hyaluronsäure), die von Wirtsmukopolysacchariden (Hyaluronsäure, Chondroitinsulfat) ergänzt wird. Am distalen Ende ist eine Mukopolysaccharidase-Aktivität feststellbar.

Extrazelluläre Produkte

Extrazelluläre Produkte sind bisher nicht entdeckt worden.

Resistenz gegen äußere Einflüsse

T. pallidum ist empfindlich gegenüber Trockenheit, Kälte, Hitze, pH-Schwankungen, oxidierenden Substanzen und hoher Sauerstoffspannung. Wenn treponemenhaltige Blutkonserven länger als 24 h bei 4 °C gelagert werden, sterben die Treponemen ab. Die hohe Empfindlichkeit von T. pallidum ist der Grund dafür, dass der Erreger nur durch Direktkontakt oder Frischblut übertragen werden kann.

Vorkommen

Der Mensch ist der einzige natürliche Wirt von T. pallidum und seinen Subspezies. Hier besiedelt der Erreger die Schleimhäute.

20.1.2 Rolle als Krankheitserreger

Epidemiologie

Die Syphilis ist weltweit verbreitet.

Nach Einführung des Penicillins sanken die Neuerkrankungsraten zunächst ab; zu Beginn der sechziger Jahre galt ein Primäraffekt als Rarität. Für den erneuten Anstieg der Erkrankungshäufigkeit wird eine veränderte Einstellung zur Sexualität verantwortlich gemacht (»Life-style«-Erreger). So findet sich die Syphilis vorwiegend bei Personen mit häufig wechselnden Sexualpartnern. Die Infektionshäufigkeit ist bei Männern höher als bei Frauen. Dieser Unterschied beruht in der Hauptsache auf Infektionen bei homosexuellen Männern. In Deutschland wurden im Jahre 2002 2275 Fälle von Syphilis gemeldet, wobei die Dunkelziffer ein Mehrfaches betragen dürfte. Die Tendenz ist steigend.

Übertragung

Da T. pallidum außerhalb des Körpers rasch zugrundegeht, setzt eine Infektion den direkten Übergang von einem Organismus auf den anderen voraus, also durch Schleimhautkontakte jeder Art, am häufigsten durch Geschlechtsverkehr. Hierbei kann der Erreger auch durch die unverletzte Schleimhaut in den neuen Wirt gelangen. Ein Schleimhautkontakt von weniger als einer Minute dürfte für eine Infektion ausreichen. Auch über die verletzte Haut kann der Erreger eindringen, während ein Eindringen durch die unverletzte Haut als unwahrscheinlich gilt.

Hauptinfektionsquellen sind der Primäraffekt und die nässenden Papeln des frühen Sekundärstadiums bei erkrankten Sexualpartnern. Eine extragenitale Übertragung ist möglich, so z.B. durch Kuss, auch berufsbedingt bei Geburtshelfern und Dermatologen. Diaplazentar und durch Bluttransfusion kann der Erreger ebenfalls übertragen werden. Hier ist entscheidend, dass lebende Treponemen im Blut der Mutter bzw. des Spenders kreisen. Das kann auch dann der Fall sein, wenn noch keine klinischen Erscheinungen vorliegen, bzw. bevor die Seroreaktionen positiv sind. Für eine Infektion genügt wahrscheinlich eine einzige Syphilisspirochäte.

Pathogenese

Die **Syphilis** ist eine zyklische Allgemeininfektion, die in den Stadien Inkubation, Generalisation und Organmanifestation abläuft (◘ Abb. 20.1).

Adhäsion. Es gibt Hinweise darauf, dass der Erreger mittels einer Mukopolysaccharidase an seinem distalen Ende an Mukopolysaccharide des Wirts adhäriert. Solche finden sich insbesondere in der Haut und in den kleinen Gefäßen, was den Tropismus von T. pallidum für Endothelzellen kleiner Gefäße erklären könnte. Möglicherweise muss der Erreger die Wirtsmukopolysaccharide für die Synthese eigener Mukopolysaccharide abbauen.

Invasion. Nach Übertragung dringt der Erreger aufgrund seiner Beweglichkeit aktiv ins Gewebe ein und breitet sich sehr schnell hämatogen im ganzen Körper aus.

Es wird vermutet, dass der Erreger mittels einer Mukopolysaccharidase die Endothelverbindungen in den kleinen Arterien auflockert, sodass das bewegliche Treponema in das Gefäßbindegewebe gelangen kann.

Etablierung. Obwohl T. pallidum in den Läsionen typischerweise extrazellulär anzutreffen ist und von professionellen Phagozyten aufgenommen und abgetötet werden kann, persistieren dennoch einige Treponemen intrazellulär in Endothelzellen, Fibroblasten, Epithelzellen, aber auch in Granulozyten und Makrophagen. Hierbei bleibt die Virulenz des Erregers vollständig erhalten. Faktoren, die das intrazelluläre Überleben vermitteln, sind bisher nicht bekannt.

Gewebeschädigung. Die pathologischen Veränderungen bei Syphilis basieren hauptsächlich auf einer **Endarteriitis obliterans** und einer Periarteriitis der kleinen Arterien (◘ Abb. 20.1). Der in das perivaskuläre Gewebe eingedrungene Erreger induziert eine Entzündungsreaktion. Es kommt zur Verengung des Gefäßlumens und damit Minderversorgung befallener Gewebe mit Sauerstoff, was schließlich in der Nekrose des versorgten Gewebes endet. Der Abbau von Gefäßmukopolysacchariden könnte zu der Gefäßschädigung beitragen.

Ein weiterer Schädigungstyp ist das **Gumma** des Tertiärstadiums. Es ist dies ein Granulom, das sich aufgrund einer T-Zell-abhängigen Immunreaktion entwickelt. Durch die Raumforderung der Gummen entstehen Gewebeschädigungen wie z.B. Abklemmung der Blutversorgung, Druckschäden, v.a. im Gehirn.

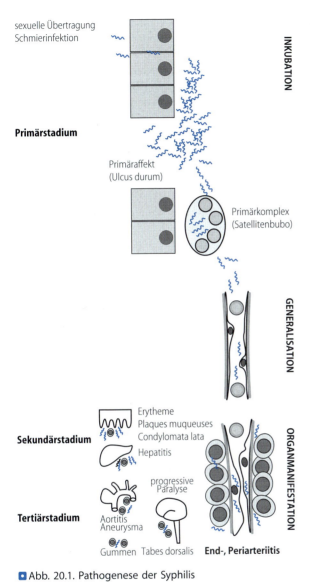

◘ Abb. 20.1. Pathogenese der Syphilis

derber Randzone umwandelt, den harten Schanker oder Ulcus durum, auch **Primäraffekt** (PA) genannt. Er ist bis zu kleinfingernagelgroß und findet sich meist im Genitalbereich, kann aber, je nach Infektionsort, auch extragenital an jeder anderen Körperstelle auftreten. In solchen Fällen wird der PA leicht übersehen oder falsch gedeutet. Findet er sich an den Tonsillen, so liegt eine Angina specifica vor.

Der PA ist hochkontagiös, d. h. er enthält zahlreiche lebende Erreger. Etwa eine Woche nach Auftreten des PA vergrößert sich der regionale Lymphknoten. Er fühlt sich hart an, ist leicht verschiebbar und schmerzlos: Der **Satellitenbubo**. Der Komplex aus PA und Satellitenbubo heißt Primärkomplex (PK).

Der PA heilt 3–6 Wochen nach Auftreten unter Narbenbildung ab, während die Schwellung des lokalen Lymphknotens monatelang anhalten kann.

Vom Ulcus durum muss differenzialdiagnostisch das schmerzhafte Ulcus molle, verursacht durch H. ducreyi, abgegrenzt werden (▶ s. S. 301).

Sekundärstadium. Die sekundäre Syphilis entwickelt sich aufgrund einer hämatogenen Ausbreitung (Generalisation) der Erreger. Sie besteht aus Organmanifestationen, die durch eine große Erregerzahl und eine hohe Kontagiosität gekennzeichnet sind. Die Abwehrlage ist im Sekundärstadium eher schwach ausgeprägt.

Jetzt bietet die Syphilis ein vielgestaltiges Erscheinungsbild, v. a. an der Haut: »**Die Syphilis ist der Affe unter den Hautkrankheiten**«, d. h. sie kann nahezu jede Hautkrankheit vortäuschen. Es finden sich nichtjuckende Erytheme am Stamm und proximal an den Extremitäten; manchmal werden sie mit Arzneimittel-Exanthemen verwechselt. Die Lymphknoten sind generalisiert geschwollen; es kann ein leichtes Fieber bestehen, ebenso Halsentzündung oder Arthralgien.

Besonderer Erwähnung bedürfen die **Condylomata lata** und die **Plaques muqueuses**. Erstere bilden sich als papulös veränderte, nässende Hautbereiche in intertriginösen Zonen (Genitalgegend, unter der Brust und zwischen den Fingern und Zehen). Die Plaques muqueuses finden sich als weiße Papeln auf der Schleimhaut. Die feuchten Haut- und Schleimhauteffloreszenzen, aber auch die austretende Lymphe, enthalten reichlich Syphilisspirochäten; im Gegensatz zu den trockenen Hautläsionen sind sie hochkontagiös.

Die Erscheinungen der Sekundärsyphilis klingen 2–6 Wochen nach Auftreten ab. Sie können rezidivieren, wenn die Krankheit unbehandelt bleibt. Die serologi-

Klinik

Der Kliniker teilt die Syphilis in das Primär-, Sekundär- und Tertiärstadium sowie die Latenz ein.

Primärstadium. Die Inkubationszeit zwischen Infektion und dem Auftreten der ersten Krankheitserscheinungen beträgt im Mittel drei Wochen (10–90 Tage). In dieser Zeit vermehrt sich der Erreger am Eintrittsort bis zu einer Konzentration von ca. 10^7/g Gewebe.

Die klinischen Erscheinungen beginnen an der Eintrittsstelle der Treponemen mit einer harten, schmerzlosen Papel, die sich in ein schmerzloses Geschwür mit

schen Reaktionen, d.h. der Nachweis von IgM- und IgG-Antikörpern, fallen immer positiv aus.

Latenz. Latenz heißen diejenigen Perioden nach Abheilen des PA, in denen keine klinischen Symptome vorliegen. Der Erreger ist auch während der Latenz im Körper vorhanden, auch in deren späteren Abschnitten: »**Die Syphilis schläft, aber sie stirbt nicht.**« Die Seroreaktionen im Serum fallen während der Latenz positiv aus, im Liquor dagegen negativ.

Diese Definition der Latenz setzt voraus, dass nach der Infektion ein PA entstanden war und Antikörper gebildet wurden. Die Inkubationszeit fällt also nicht unter den Latenzbegriff!

Die Latenz kann weniger als ein Jahr andauern oder auch lebenslang bestehen. Sie unterteilt sich in die **Frühlatenz**, d.h. die klinisch erscheinungsfreie Zeit in den ersten vier Jahren nach Krankheitsbeginn, und die **Spätlatenz**, d.h. die erscheinungsfreie Zeit danach.

Dieser Unterteilung entspricht die Kontagiosität des Patienten, die im 1. Jahr nach Krankheitsbeginn hoch ist und dann stark absinkt. In der Spätlatenz ist der Patient nicht mehr kontagiös – mit folgenden Ausnahmen: Da in der Blutbahn des Patienten während der Latenz lebende Syphilisspirochäten kreisen können, kann eine Schwangere auch in der Spätlatenz den Föten infizieren. Aus dem gleichen Grund – Gefahr zirkulierender Spirochäten – darf das Blut eines Syphilitikers sowohl in der Früh- als auch in der Spätlatenz nicht zur Blutspende verwendet werden.

Die Latenz kann jederzeit unterbrochen werden, und zwar durch das Auftreten von Krankheitssymptomen des Sekundärstadiums oder des Tertiärstadiums.

Tertiärstadium. Wird die Spätlatenz durch das Auftreten von syphilitischen Krankheitserscheinungen unterbrochen, so liegt eine Spät- oder Tertiärsyphilis vor. In diesem Stadium hat die Abwehr die Oberhand, und in den Läsionen sind nur noch wenige Erreger vorhanden.

Bis zu 35% aller unbehandelten Syphilisfälle treten in das Tertiärstadium, das durch die folgenden Erscheinungen gekennzeichnet ist:

Die **tuberonodösen Syphilide** der Haut bestehen aus braunroten, derben, deutlich über das Hautniveau erhabenen Knötchen von Linsen- bis Bohnengröße. Sie können an jeder Stelle des Körpers auftreten, bevorzugen aber die Streckseiten der oberen Extremitäten, können den Rücken und das Gesicht befallen und verursachen keine Beschwerden.

Die **kardiovaskulären Veränderungen** beim Tertiärstadium beruhen auf einer **Endarteriitis obliterans**. Diese befällt v.a. die Vasa vasorum der Aorta. Das von den Vasa vasorum versorgte Wandgewebe geht unter, und es verschwinden die elastischen Fasern in der Aortenwand. Es bildet sich eine Dilatation der Aorta, die sich bis zum **Aneurysma** entwickeln kann. Die Ruptur eines Aneurysmas ist meist tödlich. Oft handelt es sich um Patienten, die Jahrzehnte zuvor eine Syphilis durchgemacht haben.

Die **Neurosyphilis** tritt in zwei Hauptformen auf:

Bei der meningovaskulären Form werden vorwiegend die Blutgefäße der Meningen, des Hirngewebes und des Rückenmarks befallen. Die resultierende Minderdurchblutung erzeugt eine Schädigung des Nervensystems, wobei ein großes Spektrum von Ausfallerscheinungen wie Halbseitenlähmungen, generalisierte und fokale Anfälle möglich ist.

Typische Erscheinungsbilder der parenchymatösen Form sind die **progressive Paralyse** und die **Tabes dorsalis**. Die progressive Paralyse beruht auf Nervenzellzerstörung (bevorzugt im Gehirn) und Hirnatrophie. Besonders betroffen ist der Stirnlappen, es entwickeln sich Demenz, Größenwahn, Halluzinationen und Sprachstörungen.

Die Tabes dorsalis befällt überwiegend das Rückenmark. Die Patienten leiden an »lanzinierenden« (blitzartigen) Schmerzen sowie Blasenentleerungsstörungen, Impotenz, Verlust des Temperatur- und Vibrationsempfindens und ataktischen Gangstörungen.

Bei Liquorveränderungen (Pleozytose und Eiweißvermehrung) ohne klinische Erscheinungen liegt eine **asymptomatische Neurosyphilis** vor, sofern eine intrathekale Synthese von T.-pallidum-spezifischen Antikörpern nachgewiesen ist.

Die **Gummen** sind eine charakteristische Manifestation des Tertiärstadiums. Es handelt sich um Granulome aus Makrophagen, Epitheloidzellen, Lymphozyten und Fibroblasten um eine zentrale Nekrose herum. Sie bilden sich aufgrund T-Zell-abhängiger Immunreaktionen. Ihre Entstehung ist an die Anwesenheit lebender Syphilisspirochäten im Innern gebunden, wenn auch deren Zahl gering ist. Die Gummen finden sich am häufigsten in Knochen, Haut und Schleimhäuten.

Ihre klinische Bedeutung liegt in der lokalen Gewebezerstörung; diese äußert sich je nach Lokalisation als Hepatitis, Knochenbruch, Perforation des Nasenseptums oder des Gaumens. Differenzialdiagnostisch müssen syphilitische Gummen von anderen Granulomen, z.B. bei Tbc, oder von Tumoren abgegrenzt werden.

Angeborene Syphilis (Lues connata). Bei einer syphilitischen unbehandelten Schwangeren können Erreger aus der Blutbahn diaplazentar in den Fötus gelangen, sobald der Plazentarkreislauf ausgebildet ist, d. h. ab dem 4. Schwangerschaftsmonat. Eine adäquate Behandlung der Mutter vor dem 4. Schwangerschaftsmonat verhindert eine Infektion des Föten, während eine Behandlung der Mutter nach dem 4. Schwangerschaftsmonat eine Behandlung des Ersteren wegen des Übertritts vom Antibiotikum auf den Föten mit einschließt.

Die angeborene Syphilis lässt ein Frühstadium und ein Spätstadium unterscheiden.

Beim **Frühstadium** treten die Krankheitserscheinungen vor dem Ende des 1. Lebensjahres auf. Es finden sich Hautbläschen an den Handtellern und Fußsohlen (Pemphigus syphiliticus) und/oder Hepato-Splenomegalie. Diese Kleinkinder sind hochkontagiös. Das Krankheitsbild entspricht der Sekundärsyphilis beim Erwachsenen.

Das **Spätstadium** (Lues connata tarda) entspricht dem Tertiärstadium Erwachsener: Das Kind wird erscheinungsfrei geboren, Krankheitszeichen entwickeln sich erst nach vier und mehr Jahren. Es bestehen Epiphysenwachstumsstörungen mit Erscheinungen an der Tibia, Labyrinthschwerhörigkeit, Armplexuslähmung (Erbsche Lähmung) und die sog. Hutchinsonsche Trias: Sattelnase, Keratitis parenchymatosa, die zur Erblindung führen kann, und tonnenförmig gerundete, eingekerbte Schneidezähne.

Der Patient ist nicht kontagiös; die Reaktionen auf Antikörper fallen aber positiv aus.

Immunität

Erregerspezifische Antikörper. Eine Woche nach Infektion lassen sich IgM-Antikörper nachweisen, sie verschwinden rasch. IgG-Antikörper treten zwei Wochen nach Infektion auf; im Gegensatz zu den IgM-Antikörpern bleiben sie jahrelang, ja lebenslang nachweisbar, auch nach klinischer Heilung der Krankheit.

Lipidspezifische Antikörper. Neben den T.-pallidum-spezifischen Antikörpern werden bei der Syphilis auch kreuzreagierende Antikörper gebildet, die nicht nur mit T. pallidum reagieren, sondern auch mit lipidhaltigen Antigenen von Mitochondrien. Sie werden dann gebildet, wenn Gewebe zerfällt, so auch bei Kollagenosen (z. B. Lupus erythematodes), Tumoren, Malaria oder Tbc, ebenso bei der Schwangerschaft. Derartige Antigene heißen heterogenetisch, weil sie seit Urzeiten im Laufe der Entwicklungsgeschichte konserviert worden sind und bei verschiedensten Spezies, auch bei Bakterien, vorkommen. Das Auftreten von Antikörpern gegen heterogenetische Antigene ist also nicht an eine Syphilis gebunden, d. h., sie sind nicht spezifisch, sondern charakteristisch. Sie verschwinden innerhalb weniger Monate nach Abheilung des gewebezerstörenden Prozesses. Obwohl nicht spezifisch, haben sie einen festen Stellenwert in der Diagnostik der Syphilis, da sich mit ihrer Hilfe der Erfolg einer Antibiotikatherapie bestimmen lässt (s. u.).

Verlauf der Immunität. An der Immunität gegen Syphilis beteiligen sich sowohl Antikörper als auch T-Zellen. Ihr jeweiliger Anteil an der Abwehrleistung unterliegt im Verlauf der Erkrankung Schwankungen.

Im Primärstadium bildet sich schnell eine Immunität aus. Sie bietet dem Kranken offensichtlich schon in dieser Phase einen gewissen Schutz vor Reinfektionen, denn während des Primärstadiums treten Reinfektionen nur selten auf.

Im Sekundärstadium verstärkt sich der Schutz; Reinfektionen sind in diesem Abschnitt praktisch ausgeschlossen. Dennoch ist die Immunität auch im Sekundärstadium nicht vollständig ausgebildet: Die Erreger breiten sich trotz hoher Antikörpertiter aus und vermehren sich in den Läsionen.

Ihre stärkste Ausprägung erreicht die Immunität im Latenzstadium. In dieser Phase werden die Erreger so wirksam eingegrenzt, dass die Patienten nicht mehr kontagiös sind. Ausschlaggebend für diese Leistung ist die T-Zell-Reaktion.

Bei den pathologischen Veränderungen der Tertiärsyphilis dürften T-zell-abhängige Mechanismen die Hauptrolle spielen. Gummen sind typische Granulome, wie sie auch bei anderen T-Zell-Reaktionen vorkommen. Außerdem zeigen die entzündlichen Prozesse in den Gefäßwänden lymphozytäre Infiltrate, die für die T-zell-abhängige Reaktion typisch sind. In den Gummen finden sich nur wenige Treponemen, obwohl die Gummen sehr ausgeprägte Gewebsreaktionen darstellen. Wahrscheinlich wirken die Treponemen der Gummen als Antigenstimulus. Dadurch würde sich auch die Tatsache erklären lassen, dass einige Testreaktionen, wie der TPPA- und der FTA-ABS-Test, lebenslang positiv bleiben. Die Gummen schließen die Erreger wirksam ein: Die Patienten sind also auch im Tertiärstadium nicht kontagiös.

Labordiagnose

Der Schwerpunkt der Labordiagnose liegt neben der Dunkelfeldmikroskopie im Antikörpernachweis beim Patienten. Eine Anzucht von T. pallidum auf künstlichen Kulturmedien ist bisher nicht gelungen; zum Zweck der Antigenherstellung kann T. pallidum in Kaninchenhoden vermehrt werden.

Untersuchungsmaterialien. Für die Dunkelfeldmikroskopie wird Sekret aus den Läsionen (»Reizsekret«) auf einen Objektträger gebracht.

Für die Serodiagnose genügen 5–10 ml Blut, ggf. zusätzlich Liquor.

Dunkelfeldmikroskopie. Der dunkelfeldmikroskopische Nachweis von T. pallidum im Nativpräparat ist nur beim PA und bei Vorliegen nässender Läsionen im Sekundärstadium erfolgversprechend. Sind Treponemen in Genitalläsionen mikroskopisch nachweisbar, so wird dies als positiver Ausfall gewertet; ein negativer Befund ist ohne Aussagekraft. Schwieriger wird die Interpretation eines mikroskopisch positiven Dunkelfeldbefundes bei Verdacht auf orale Syphilis, da hier Treponemen der lokalen Standortflora von T. pallidum abgetrennt werden müssen. Neben dem typischen Aufbau ist die schnelle Abknick- und Streckbewegung in der Mitte des Treponemenkörpers charakteristisch.

Antikörpernachweise. Humanpathogene Treponemen tragen Antigene auf ihrer Oberfläche, die den nichtpathogenen Arten fehlen. Auf dem Nachweis von Antikörpern gegen diese »Exklusivantigene« humanpathogener Treponemen beruht die serologische Diagnose der Syphilis. Von den Erregern der Frambösie und der Pinta (▶ s. S. 394) lässt sich der Syphiliserreger serologisch nicht unterscheiden. Auch lassen bei diesen Erkrankungen die nachgewiesenen Antikörper keine Rückschlüsse auf die infizierende Treponemensubspezies zu.

Die serologischen Nachweisreaktionen auf Syphilis beantworten folgende Fragen:
- Ist eine Person überhaupt infiziert?
- Wenn ja, liegt eine behandlungsbedürftige Syphilis vor?
- Hatte eine ggf. durchgeführte Therapie Erfolg?

Die heute gebräuchlichen Methoden leisten diesen Erfordernissen Genüge. Die »Hierarchie« der serologischen Nachweisreaktionen ist standardisiert (◘ Tabelle 20.3):

Als **Suchtest** dient der **TPPA-Test** (T.-pallidum-Partikelagglutinationstest, früher: TPHA-Test). Das Prinzip besteht darin, dass Patientenserum im positiven Falle Latexpartikel agglutiniert, die mit exklusiven T.-pallidum-Antigenen beladen sind. Der TPPA-Test erfasst sowohl IgG- als auch IgM-Antikörper. Er wird in der 2. Woche nach Infektion positiv und bleibt es auch für viele Jahre nach Ausheilung der Erkrankung (»Seronarbe«). Er ist von hoher Sensitivität sowie Spezifität und einfach durchzuführen. Daher wird er nicht nur zur Diagnose der Infektion des Patienten eingesetzt, sondern auch bei der Untersuchung von Blutkonserven.

Bei positivem TPPA-Test schließt sich als Bestätigungsreaktion der **FTA-Abs-Test** (Fluoreszenz-Treponema-Antikörper-Absorptions-Test) an. Bei diesem Test müssen zunächst solche Antikörper aus dem Patientenserum entfernt werden, die sich gegen körpereigene Treponemen z. B. der Mundflora richten. Das wird durch Absorption des Patientenserums mit Treponemen erreicht, die sämtliche auch auf T. pallidum vorkommenden speziesübergreifenden Antigene tragen, nicht aber die Exklusioantigene von T. pallidum. Man benutzt für die Absorption abgetötete Treponemen des avirulenten Reiter-Stammes.

Das absorbierte Patientenserum wird mit abgetöteten, auf einem Objektträger fixierten Treponemen des virulenten Nichols-Stammes zusammengebracht. (Der Nichols-Stamm wurde von einem Syphilitiker aus auf die Hoden von Kaninchen übertragen und wird seither in Passagen fortgezüchtet). Nur dann, wenn das Patientenserum Antikörper gegen die Exklusivantigene von T. pallidum enthält, binden sich die Antikörper an die fixierten Nichols-Treponemen. Die gebundenen Antikörper werden nach Abwaschen der nichtgebundenen Serumproteine mit einem fluoreszeinmarkierten Antihumanglobulin nachgewiesen (Sandwich-Technik). Unter dem Fluoreszenzmikroskop erscheinen die Treponemen dann als grün fluoreszierende Strukturen.

Der FTA-ABS-Test ist, ebenso wie der TPPA-Test, von hoher Sensitivität und Spezifität. Er wird gleichfalls in der 2. Woche nach Infektion positiv. Auch der FTA-ABS-Nachweis von IgG-Antikörpern bleibt Jahre nach klinischer Ausheilung im Sinne einer Seronarbe positiv, während der Titer nachweisbarer IgM-Antikörper innerhalb weniger Monate zurückgeht.

Der Nachweis T.-pallidum-spezifischer Antikörper beweist eine stattgehabte Infektion. IgM-Antikörper zeigen grundsätzlich an, dass eine Infektion frisch bzw. aktiv ist, während spezifische IgG-Antikörper bei Fehlen von spezifischen IgM-Antikörpern anzeigen, dass keine

◼ Tabelle 20.3 Serologische Diagnostik der Syphilis

Tag	Untersuchung[1]	Ergebnis (Titer)	Befund	Bewertung
1	TPPA-Test	<80	nicht reaktiv	Kein Nachweis von Antikörpern gegen T. pallidum Möglichkeiten: (1) Patient hatte niemals eine Infektion mit T. pallidum (2) Der Patient ist mit T. pallidum infiziert, die Antikörper sind aber noch nicht in nachweisbaren Konzentrationen vorhanden (diagnostisches Fenster). Bei klinischem Verdacht: Verlaufskontrolle. (3) Der Patient kann keine Antikörper bilden.
		≥80	reaktiv mit Titerangabe	Der Patient hat(te) wahrscheinlich eine Infektion mit T. pallidum. Es sind weitere Untersuchungen notwendig.
2	FTA-ABS-Test	nicht reaktiv	nicht reaktiv	Keine Bestätigung des TPPA. Da dies nicht kongruente Daten sind, muss eine Kontrolle (mit neuer Serumprobe) durchgeführt werden. In seltenen Ausnahmefällen kann der Befund mit einer »Seronarbe« bei niedrigem Antikörpertiter im TPPA vereinbar sein.
		reaktiv	reaktiv	Bestätigung des TPPA. Der Patient hat(te) eine Infektion mit T. pallidum. Über den Zeitpunkt der Infektion lassen sich mit Hilfe dieser beiden Tests keine Aussagen machen. Zur Feststellung einer Behandlungsbedürftigkeit oder Therapiekontrolle sind zusätzliche Tests erforderlich.
	VDRL-Test[2,3]	nicht reaktiv	nicht reaktiv	Der Patient hatte eine Infektion mit T. pallidum, es besteht aber keine Behandlungsbedürftigkeit: »Seronarbe« (bei positivem TPPA- und FTA-ABS-Test). Die Untersuchung ist mit diesem Ergebnis abgeschlossen.
		≥16	reaktiv mit Titerangabe	Der Patient ist behandlungsbedürftig. Ausnahme: Der Patient ist erst vor kurzem ausreichend behandelt worden.
		2, 4, 8	reaktiv mit Titerangabe	Eine eindeutige Aussage ist nicht möglich. Es sind zusätzliche Untersuchungen notwendig. Geeignet sind eine Verlaufskontrolle (nach ca. 10–14 Tagen) oder eine Bestimmung spezifischer IgM-Antikörper.
	IgM-Nachweis	nicht reaktiv	kein Nachweis von spezif. IgM	Der Patient hatte eine Infektion mit T. pallidum, es besteht aber keine Behandlungsbedürftigkeit: »Seronarbe«. Ausnahme: Bei länger bestehender Syphilis (z. B. Neurolues).[4]

◨ Tabelle 20.3 (Fortsetzung)

Tag	Untersuchung[1]	Ergebnis (Titer)	Befund	Bewertung
	IgM-Nachweis	reaktiv	Nachweis von spezif. IgM	Der Patient hat eine frische Infektion und ist behandlungsbedürftig. Ausnahme: Der Patient ist erst vor kurzem ausreichend behandelt worden. Die Untersuchung ist mit diesem Ergebnis abgeschlossen.
Verlaufskontrolle zur Diagnostik mit neuer Probe: 10–14 Tage nach Erstuntersuchung				
	TPPA-, FTA-ABS, VDRL-Test	s.o.	Titeranstieg (mindestens 3 Titerstufen) kein Titeranstieg	Der Patient hat eine frische Infektion und ist behandlungsbedürftig. Ausnahme: Der Patient ist vor kurzem mit einer ausreichenden Dosis Penicillin behandelt worden. Der Patient hatte eine Infektion mit T. pallidum, es besteht aber keine Behandlungsbedürftigkeit: »Seronarbe«. Ausnahme: Bei länger bestehender Syphilis (z. B. Neurolues).[4]
Überprüfung des Therapieerfolges: 3, 6 und 12 Monate nach Therapieende, danach jährlich.				
	VDRL-Test	s.o.	Titerabfall (mindestens 3 Titerstufen)	Der Patient ist erfolgreich therapiert. Ausnahme: Der Patient kann keine Antikörper bilden.

[1] Bei allen serologischen Untersuchungen ist zu beachten, dass eine Titerschwankung von einer Titerstufe nicht als relevant zu bewerten ist. Ein mindestens dreifacher Titeranstieg spricht für eine frische Infektion, ein zweifacher Anstieg ist verdächtig (Kontrolle). Des Weiteren muss bedacht werden, dass insbesondere »Nichtnachweise« bei Immunkompromittierten keine Entscheidung darüber zulassen, ob der Betreffende keinen Kontakt mit dem Erreger hatte oder trotz Kontakt keine Antikörper bilden kann.

[2] Der VDRL-Test wird meist innerhalb eines Jahres nach erfolgreicher Therapie nicht reaktiv. Ein Titerabfall um mindestens 3 Titerstufen innerhalb von 6–18 Monaten nach Therapie zeigt eine erfolgreiche Behandlung an.

[3] Der VDRL-Test kann auch bei anderen Erkrankungen, bei denen es zu einem Zellzerfall kommen kann (z. B. Malignome, Lupus erythematodes) und in der Schwangerschaft erhöhte Titer anzeigen. Dies muss differenzialdiagnostisch berücksichtigt werden.

[4] In diesen Fällen ist dann aber in der Regel ein deutlich erhöhter Titer im VDRL-Test nachweisbar.

frischen Läsionen mehr vorliegen. Eine IgM-positive Infektion bedeutet daher Therapiebedürftigkeit, eine IgG-»Seronarbe« ohne nachweisbares IgM nicht. Lediglich bei der Tertiärsyphilis kommt es zu therapiebedürftigen Krankheitserscheinungen, ohne dass IgM-Antikörper auftreten.

Zur Therapie- und Verlaufskontrolle wird der Kardiolipin-Mikroflockungstest (**VDRL-Test**: Venereal-Disease-Research-Laboratory-Test) eingesetzt. Er dient dem Nachweis lipidspezifischer Antikörper. Diese bilden sich zurück, wenn die syphilitischen Läsionen abheilen.

Kardiolipin ist ein aus Rinderherz extrahiertes Lipidantigen, ein sog. heterogenetisches Antigen (s.o.). Das Antigen ist an Cholesterin-Partikel gebunden. Die beladenen Partikel werden mit dem nicht absorbierten Patientenserum zusammengebracht. Im positiven Fall ergibt sich eine Agglutination (Flockung). Dieser Test wird 4–6 Wochen nach Infektion bzw. 1–3 Wochen nach Auftreten des Primäraffektes positiv. Da der Titer der lipidspezifischen Antikörper rasch abfällt, wenn die Läsionen abheilen, eignet sich der VDRL-Test zur Therapiekontrolle. Fällt der Titer innerhalb von 6–18 Monaten nach Therapie bei einer frischen Erkrankung um drei oder vier Stufen ab, so zeigt dies an, dass die Therapie erfolgreich war. Ein geringerer Titerabfall deutet auf eine nicht oder unzureichend behandelte Syphilis.

Da der VDRL-Test auch bei anderen mit Gewebezerfall einhergehenden Erkrankungen positiv ausfallen kann, ist die VDRL-Reaktion charakteristisch, aber nicht spezifisch. Sie eignet sich deshalb nicht zum Nachweis der Infektion an sich.

Serologische Liquorreaktionen. Ein besonderes Problem ist die serologische Diagnose einer Neurosyphilis. Im Rahmen der Syphilis können Antikörper aus dem Serum in den Liquor übertreten; andererseits können sich bei einer Neurosyphilis im Liquor auch solche Antikörper finden, die in den entzündlichen Herden des ZNS selbst gebildet worden sind. Die Definition der Neurosyphilis beinhaltet, dass spezifische Antikörper im ZNS selbst gebildet worden sind.

Bei Verdacht auf Neurosyphilis muss deshalb festgestellt werden, ob die im Liquor gefundenen Antikörper gegen T. pallidum im ZNS gebildet wurden oder nicht. Man bestimmt hierzu den Intrathekalen T.-pallidum-Antikörper-Index (ITPA-Index). Zur Berechnung des Index misst man mit dem FTA-Abs-Test den Titer der Treponemen-spezifischen IgG-Antikörper im Serum und im Liquor und setzt den erhaltenen Wert in Beziehung zu dem Gesamt-IgG im Serum und im Liquor. Die entsprechende Formel lautet:

$$\frac{\text{T.-pall.-spez. IgG-Titer pro mg Gesamt-IgG (Liquor)}}{\text{T.-pall.-spez. IgG-Titer pro mg Gesamt-IgG (Serum)}}$$

Übersteigt der Index einen Wert von 2, so weist dies auf eine intrathekale Synthese von T.-pallidum-spezifischen Antikörpern hin, was für die Diagnose »Neurosyphilis« spricht. Bei einem ITPA-Index von über 2,0 sollte die Neurosyphilis behandelt werden, da jederzeit die Möglichkeit des Fortschreitens einer noch asymptomatischen hin zu einer symptomatischen Neurosyphilis gegeben ist. Eine »asymptomatische Neurosyphilis« liegt vor, wenn bei bestehender Seropositivität des Liquors keine neurologischen Ausfallserscheinungen bestehen.

Lues connata. Die Diagnostik umfasst die Untersuchung der Mutter und des Neugeborenen; der Nachweis T.-pallidum-spezifischer IgM-Antikörper beim Kind (z. B. aus Nabelschnurblut) beweist, dass eine intrauterine Infektion erfolgte.

Therapie

Antibiotikaempfindlichkeit. Sämtliche Stämme von T. pallidum sind gegenüber Penicillin G empfindlich. Auch Tetrazykline, Makrolide und Cephalosporine wirken gegen T. pallidum.

Therapeutisches Vorgehen. Bei der Therapie der Frühsyphilis (die Infektion liegt weniger als zwei Jahre zurück) muss ein Spiegel von mindestens 0,03 I.E./ml Penicillin G im Serum über 14 Tage oder mehr aufrechterhalten werden. Als Minimaltherapie, die nur bei Frühsyphilis indiziert ist, injiziert man täglich 2,4 Mio E. Depot-Penicillin. Wird die Therapie der Frühsyphilis über zwei Wochen hinaus ausgedehnt, so verbessert dies die Heilungsaussichten nicht.

Bei konnataler Syphilis und Neurosyphilis sind tägliche Einzelgaben notwendig, weil hier Depotpräparate keine ausreichend hohen Spiegel gewährleisten. Empfohlen werden 50 000 I.E. Penicillin G pro kg Körpergewicht i.m. oder i.v. tgl. auf zwei Dosen verteilt über 10 Tage.

Auch bei Schwangeren ist Penicillin G das Mittel der Wahl. Eine Behandlung der Mutter und ggf. des Neugeborenen ist in allen Zweifelsfällen indiziert; dazu gehören nicht deutbare serologische Befunde, Verdacht auf ungenügende Therapie und Ansteckung kurz vor dem Geburtstermin. Erythromycin als Base oder Stearat passiert die Plazenta nur ungenügend. Eventuell eignen sich Cephalosporine; die Verträglichkeit muss vorher am Patienten ausgetestet werden (Hauttest). Tetrazykline sind bei Schwangeren und bei konnataler Syphilis kontraindiziert, da sie Nebenwirkungen in der Schwangerschaft und bei Kindern auslösen (▶ s. S. 815f.).

Nach der Therapie einer Frühsyphilis werden 3, 6 und 12 Monate nach Beendigung der Therapie Kontrollen durchgeführt (VDRL-Test, s. o.: Abfall um 3–4 Stufen innerhalb von 6–18 Monaten bei erfolgreicher Therapie). Es schließen sich jährliche Kontrollen über einige Jahre an. Eine vierteljährliche Kontrolle ist bei Patienten geboten, die zu einer Risikogruppe für sexuell übertragbare Krankheiten gehören.

Bei Spätsyphilis müssen drei Jahre lang Serum und Liquor in halbjährlichen Abständen auf IgG- und IgM-Antikörper kontrolliert werden. Dies gilt besonders dann, wenn zur Therapie der Primär- oder Sekundärsyphilis kein Penicillin G eingesetzt wurde.

Jarisch-Herxheimer-Reaktion. Als seltene Komplikation der Syphilisbehandlung mit Penicillin G tritt die Jarisch-Herxheimer-Reaktion (▶ s. S. 821) auf. Mit ihr ist besonders bei Erstbehandlung während einer treponemenreichen Phase (Lues I und II, Lues connata) zu rechnen. Durch den raschen massiven Erregerzerfall unter Penicillineinwirkung werden große Mengen toxischer Bakterienbestandteile frei. Es entwickeln sich Fieberzustände (bis zu 40 °C) und eine Verstärkung der syphilitischen Exantheme, eventuell dekompensiert der Kreislauf. Die Symptome können durch Glukokortikoidgaben gemildert werden.

Prävention

Expositionsprophylaxe. Kondome bieten einen Schutz vor der Übertragung. Symptomatische Patienten sollten keinen Geschlechtsverkehr ausüben. Da der Erreger sehr leicht auch durch Schmierinfektionen von Läsionen des 1. und 2. Stadiums übertragen wird, ist das Tragen von Handschuhen bei der Untersuchung durch Ärzte erforderlich. Einer Lues connata wird durch die rechtzeitige Behandlung der Mutter vorgebeugt. Eine Schutzimpfung gegen T. pallidum gibt es nicht. Alle Schwangeren und alle Blutspender werden auf Antikörper gegen T. pallidum untersucht.

Meldepflicht. Nicht-namentlich zu melden ist der direkte oder indirekte Nachweis von Treponema pallidum (§ 7 IfSG).

20.2 Andere Treponemen

T. pallidum, subsp. endemicum. T. pallidum, subsp. endemicum, ist der Erreger der **endemischen Syphilis** (Bejel). Diese Form kommt im ehemaligen Jugoslawien vor. Sie wird nicht nur durch Sexualverkehr, sondern auch durch gemeinsam benutzte Gegenstände übertragen und findet sich dementsprechend auch häufig bei Kindern.

T. pallidum, subsp. pertenue. T. pallidum, subsp. pertenue, ist der Erreger der **Frambösie**, einer Erkrankung in den Tropen. Sie verläuft ähnlich wie die Syphilis in drei Stadien. Die Übertragung erfolgt durch Schmierinfektion. Nach einer Inkubationszeit von 3–4 Wochen entsteht an der Eintrittsstelle des Erregers eine schmerzlose, gerötete Papel (framboise, frz. Himbeere), die im weiteren Verlauf ulzerieren kann und schließlich abheilt. Das 2. Stadium beginnt 6–12 Wochen später und ist durch das schubweise generalisierte Auftreten gleichartiger Läsionen wie bei der Syphilis gekennzeichnet. Im Tertiärstadium bilden sich gummenartige Läsionen und tiefe, chronische Ulzerationen, die zu Entstellungen besonders im Gesicht führen können. Das Mittel der Wahl ist Penicillin G.

T. carateum. T. carateum ist der Erreger der **Pinta**, einer Erkrankung, die ebenfalls primär in den Tropen auftritt. Besonders an den Händen, Füßen und auf der Kopfhaut entstehen nichtulzerierende, erythematöse Läsionen, die schubweise wiederkehren. Diese sind anfangs hyperpigmentiert, verlieren aber im Verlauf der Erkrankung die Pigmentierung und werden hyperkeratotisch. Das Mittel der Wahl ist Penicillin G.

T. vincentii. T. vincentii ist zusammen mit Fusobakterien der Erreger der Angina Plaut-Vincenti, einer meist einseitigen nekrotisierenden Angina oder einer ulzerösen Gingivastomatitis. Im mikroskopischen Präparat werden beide Bakterien massenhaft nachgewiesen. Das Mittel der Wahl ist Penicillin G.

Apathogene Treponemen. Auf der Genital- und Mundschleimhaut können apathogene Treponemen nachgewiesen werden, die zur physiologischen Flora des Menschen gehören, wie T. denticola, T. minutum und andere.

In Kürze

Treponemen

Bakteriologie. Gattung besonders dünner, in der Gramfärbung nicht darstellbarer Schraubenbakterien. Anzucht humanpathogener Treponemen auf künstlichen Kulturmedien nicht möglich. Mikroskopisch nach Färbung mit Spezialmethoden darstellbar.

Resistenz gegen äußere Einflüsse. Hochempfindlich gegenüber Umwelteinflüssen (Austrocknung, Temperatur, pH etc.).

Vorkommen. Mensch ist der einzige natürliche Wirt für T. pallidum und seine Subspezies.

Epidemiologie. Weltweit verbreitet. Prävalenz: ca. 1000 Fälle von Syphilis in Deutschland im Jahr. Bei Männern häufiger als bei Frauen.

Zielgruppe. Personen mit häufig wechselnden Geschlechtspartner/innen.

Übertragung. Horizontale (Schleimhautkontakt) und vertikale (transplazentar) Infektionswege möglich.

Pathogenese. Chronisch-zyklische Infektionskrankheit mit Verlauf in Stadien. Durch Befall der Endothelzellen von kleinen Blutgefäßen Entstehung einer Endarteriitis obliterans und Periarteriitis mit konsekutiver Verengung des Gefäßlumens und Minderperfusion befallener Gewebe. Neben der humoralen Immunantwort ist die T-Zell-vermittelte zelluläre Immunreaktion wesentlich an der Entstehung der Gummen beteiligt.

Zielgewebe. Schleimhaut, lymphatisches Gewebe, ZNS, Haut, Gefäßsystem.

Klinik. Drei Formen: Erworbene Syphilis; angeborene Syphilis; nicht-venerisch übertragene Syphilis. Verlauf in drei Stadien: Primärstadium, Latenzphase, Sekundärstadium, Latenzphase und Tertiärstadium mit unterschiedlicher Organmanifestation, z.B. tuberonodöse Hautsyphilide, kardiovaskuläre Syphilis, Neurosyphilis, Gummen.

Labordiagnose. Untersuchungsmaterial: Material aus Läsionen im Primär- und Sekundärstadium (Reizsekret), Serum. Erregernachweis: Mikroskopischer Direktnachweis im Dunkelfeldpräparat aus Läsionen des Primär- und Sekundärstadiums. Serologisch: TPPA, FTA-Abs, VDRL und spezifischer IgM-Nachweis.

Therapie. Mittel der Wahl ist Penicillin G (CAVE: Jarisch-Herxheimer-Reaktion).

Prävention. Kondome, Enthaltsamkeit, Screening von Schwangeren und Blutspendern.

Meldepflicht. Direkter und indirekter Erregernachweis (nicht-namentlich).

Borrelien

V. Brade, H. Hahn, M. Mielke

Tabelle 21.1. Borrelia: Gattungsmerkmale

Merkmal	Merkmalsausprägung
Gramfärbung	gramnegative Schraubenbakterien
Kulturbedingungen	mikroaerophil
Kohlenhydratverwertung	oxidativ
Sporenbildung	nein
Beweglichkeit	ja
Besonderheiten	Maße: ∅: 0,25–0,5 µm, L: 10–30 µm, Windungen locker und irregulär Generationszeit etwa 15 Stunden

Tabelle 21.2. Borrelien: Arten und Krankheiten

Arten	Krankheiten
Borrelia-burgdorferi-Komplex	
– Borrelia burgdorferi (sensu stricto)	Lyme-Borreliose (Tabelle 21.3)
– Borrelia garinii	Lyme-Borreliose
– Borrelia afzelii	Lyme-Borreliose
Borrelia recurrentis	Rückfallfieber (Vektor: Läuse)
Borrelia spp. (mindestens 15 Borrelienarten)	Rückfallfieber (Vektor: Zecken)

Einleitung

Borrelien sind eine Gattung gramnegativer, flexibler und beweglicher Schraubenbakterien aus der Familie der Spirochäten (Tabelle 21.1). Von den Treponemen unterscheiden sie sich durch die größere Länge, die lockeren irregulären Windungen und die lichtmikroskopische Darstellbarkeit nach Anfärbung mit Anilinfarben. Borrelien lassen sich unter mikroaerophilen Bedingungen in künstlichen Kulturmedien anzüchten. Wegen der langen Generationszeit von etwa 15 Stunden werden Kulturen erst nach über einwöchiger Kulturdauer positiv. Humanmedizinisch bedeutsam sind Borrelia (B.) burgdorferi (sensu stricto), B. garinii und B. afzelii als Erreger der Lyme-Borreliose sowie B. recurrentis und andere Borrelienarten, die das Rückfallfieber auslösen (Tabelle 21.2). Der Gattungsname leitet sich von dem französischen Bakteriologen Amédée Borrel (1867–1936) ab.

21.1 Borrelia (B.) burgdorferi

Steckbrief

B. burgdorferi, B. garinii und **B. afzelii** sind Erreger der Lyme-Borreliose (Tabelle 21.2), einer in Stadien ablaufenden Allgemeininfektion (Tabelle 21.3).

- 1981 von W. Burgdorfer in Zecken nachgewiesen
- 1982 erstmalige Erregeranzucht
- Bis zu 18 Endoflagellen
- Lange Kulturdauer von 1–3 Wochen
- Übertragung auf den Menschen durch borrelieninfizierte Zecken
- Giemsafärbung optimal für die Lichtmikroskopie

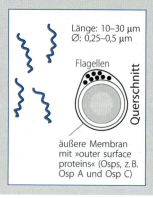

In den Ortschaften Lyme und Old Lyme, Connecticut (USA), häuften sich 1974 und 1975 Fälle von Arthritis bei Kindern, die zunächst als juvenile rheumatoide

Arthritis missdeutet wurden. Epidemiologische Untersuchungen erbrachten einen Zusammenhang mit vorausgegangenen Zeckenstichen. Es fiel auf, dass viele Patienten mit »Lyme-Arthritis« über charakteristische Hauterscheinungen sowie über neurologische und kardiale Beschwerden berichteten, die der Gelenkerkrankung vorausgegangen seien. Darüber hinaus waren die jahreszeitliche Häufung der Hauterscheinungen zwischen Juni und September und eine deutlich erhöhte Erkrankungsrate in waldreichen Gebieten auffällig. Willy Burgdorfer gelang 1982 zunächst aus Schildzecken und Krankheitsherden befallener Patienten die Anzucht einer bis dahin unbekannten Spirochäte, die nach ihm B. burgdorferi genannt wird. Die Beobachtung, dass Patienten mit Lyme-Arthritis Antikörper gegen das isolierte Bakterium besaßen, erhärtete den vermuteten kausalen Zusammenhang. Bald wurde erkannt, dass B. burgdorferi auch der Erreger einer vielgestaltigen Systemerkrankung ist, deren Manifestationen wie das Erythema migrans und die Meningoradikulitis zwar zuvor beobachtet worden waren (Afzelius: 1909; Garin und Bujadoux: 1922; Bannwarth: 1941), deren nosologischer Zusammenhang bisher aber unklar war.

21.1.2 Beschreibung

Aufbau

Borrelien sind gramnegative flexible Schraubenbakterien von 10–30 μm Länge und 0,25–0,5 μm Dicke mit unregelmäßig ausgebildeten Windungen (▶ s. Steckbrief). Diese entstehen durch Flagellenbündel aus bis zu 18 Flagellen, die den Protoplasmazylinder umgeben und an beiden Enden verankert sind. Durch die Kontraktion dieser Flagellen werden die Bakterien wie durch ein Gummiband zusammengezogen und in eine rotierende Bewegung versetzt. Protoplasmazylinder und Flagellen sind von einer äußeren Membran umhüllt (▶ s. Steckbrief). Die äußere Membran besitzt verschiedene Lipoproteine (»outer surface proteins« = Osp A bis Osp F), denen z. T. als Immunogenen diagnostische Bedeutung zukommt (z. B. Osp C), die z. T. aber auch als Virulenzfaktoren fungieren (z. B. Osp A, Osp E).

Extrazelluläre Produkte

Sezernierte Produkte mit Bedeutung für das Krankheitsgeschehen sind nicht bekannt.

Vorkommen und Resistenz gegen äußere Einflüsse

Reservoirwirte. Die humanpathogenen Borrelien haben ihr Hauptreservoir bei Rotwild und kleinen wildlebenden Nagern (Mäuse und Igel). Nur dort sind sie überlebensfähig. Bei diesen infizieren sich Zecken, die dann ihrerseits den Erreger von Tier zu Tier bzw. auf den Menschen übertragen. Neue Infektionsgebiete können durch Vögel über den Transport von infizierten Zecken über große Distanzen erschlossen werden. Einige Vogelarten kommen selbst als Reservoirwirte in Betracht.

Zecken. Die Schildzecken Ixodes ricinus sind in Europa, Ixodes scapularis sowie Ixodes pacificus in Nordamerika und Ixodes persulcatus in Asien die Hauptvektoren für Infektionen des Menschen. Die Schildzecken entwickeln sich über das Stadium der Larven und Nymphen zu ausgewachsenen Zecken. Nymphen und ausgewachsene Zecken, die wichtigsten Vektoren für die Übertragung auf den Menschen, sind je nach Landstrich zu etwa 10% (Nymphen) bzw. zu 20–30% (erwachsene Zecken) mit Borrelien infiziert. Borrelieninfizierte Zecken sind in ganz Deutschland verbreitet und können die bei uns bekannten drei humanpathogenen Spezies B. burgdorferi (sensu stricto), B. garinii und B. afzelii überall übertragen. In Nordamerika ist nur B. burgdorferi (sensu stricto) in Zecken nachweisbar.

21.1.2 Rolle als Krankheitserreger

Epidemiologie

Die Lyme-Borreliose kommt weltweit in den gemäßigten Breiten der nördlichen Hemisphäre vor und ist dort die häufigste durch Arthropoden übertragene Infektionskrankheit. In Deutschland kommt es jährlich zu ca. 60 000 Neuerkrankungen; Waldarbeiter, Förster, zeltende Touristen und Wanderer sind besonders gefährdet.

Übertragung

Die Mehrzahl der Patienten wird von Ende Mai bis Ende September von den nur 1,5 mm großen Ixodes-Nymphen infiziert. Bei Temperaturen von unter 10 °C sind die Zecken inaktiv. Infizierte Zecken kommen in Deutschland bis zu einer Höhe von 1000 m vor. Beliebte Aufenthaltsorte der Zecken sind buschige Wald- und

Wegränder, lichte Wälder mit Unterwuchs, Parkanlagen und Gärten mit Büschen und Sträuchern. Zecken befinden sich bis zu einer Höhe von 1–1,5 m an Gräsern, Farnen und niedrig hängenden Zweigen. Erwachsene Menschen werden daher vor allem in Beinhöhe befallen. Von dort kriechen die Zecken zu anderen Körperregionen, wo sie mit dem Saugakt beginnen.

Der Stich der Zecke wird zunächst meist nicht bemerkt, da die Zecken sehr klein sind und im Speichel über eine lokalanästhetisch wirksame Substanz verfügen, was ihrer frühzeitigen Entfernung entgegenwirkt. Die Borrelien wandern während der Blutmahlzeit der Nymphen oder der reifen Zecken aus deren Mitteldarm in die Speicheldrüsen ein und gelangen dann mit dem Speichel in die Haut der Wirte. Die Übertragungswahrscheinlichkeit steigt nach 24 Stunden Saugdauer deutlich an, so dass eine schnelle Entfernung der Zecken anzustreben ist. Das Erkrankungsrisiko nach Zeckenstich ist insgesamt relativ gering, da nur etwa 1% der Gestochenen eine Lyme-Borreliose entwickeln (Tabelle 21.3).

Pathogenese

Nach dem Stich infizierter Zecken vermehren sich die Borrelien zunächst lokal und breiten sich um den Infektionsort herum aus (lokalisierte Infektion des Stadiums I). Früh kann es zu einer Streuung der Erreger in andere Körperregionen mit den Manifestationen des Stadiums II kommen (disseminierte Infektion). Bei Persistenz der Erreger ist noch Jahre nach der Erstinfektion eine Erkrankung des Stadiums III möglich (chronische Infektion). Die äußeren Membranproteine der Borrelien (Osps ▶ s. Steckbrief) haben einen großen Einfluss auf die Entwicklung der Lyme-Borreliose, da sie die Invasion fördern, Entzündungsreaktionen induzieren und vor der natürlichen Wirtsabwehr (z. B. Komplement) schützen. Für die lange Persistenz von Borrelien im Infizierten scheint bedeutungsvoll zu sein, dass diese Bakterien auch intrazellulär überleben und durch Variabilität von Proteinen der äußeren Membran die humorale Immunabwehr unterlaufen können (»Immune-escape«-Mechanismus). Bevorzugter Erreger für die Hautmani-

Tabelle 21.3. Klinische Manifestationen

Organ/Organsystem	Stadium I (Tage bis Wochen nach Zeckenstich)	Stadium II (Wochen bis Monate nach Zeckenstich)	Stadium III (Monate bis Jahre nach Zeckenstich)
Haut	Erythema migrans multiple Erytheme		**Acrodermatitis chronica atrophicans**
Lymphatisches System	Lymphadenosis benigna cutis		
Nervensystem		**Lymphozytäre Meningoradikulitis** (Bannwarth-Syndrom) – spinalis – cranialis – cranialis et spinalis Meningitis	progressive Enzephalomyelitis
Gelenke		Arthritis	**Arthritis**
Augen		Chorioretinitis Neuritis nervi optici	
Herz		Karditis, atrioventrikulärer Block	

Die fett gedruckten klinischen Bilder kennzeichnen die Leitkrankheiten (häufigste Manifestationen) der 3 Stadien.

festation der Lyme-Borreliose ist B. afzelii, die Neuroborreliose wird vor allem durch B. garinii verursacht, und bei der Arthritis ist B. burgdorferi (sensu stricto) vorherrschend. Die Ursachen für diesen Organotropismus sind unbekannt.

Klinik

Der klinische Verlauf der Lyme-Borreliose lässt sich, ähnlich der Syphilis, in Stadien einteilen (◘ Tabelle 21.3). Frühstadien der Erkrankung (Stadium I und II) können spontan ausheilen oder in eine chronische Infektion mit Erregerpersistenz (Stadium III) einmünden. Die Spontanheilungsrate ist viel höher als bei der Syphilis. Zwischen der Infektion und der klinischen Manifestation können Tage bis Jahre vergehen.

Stadium I. Wenige Tage bis Wochen (Median: 12 Tage) nach Infektion bildet sich eine von der Eintrittsstelle ausgehende und in die Umgebung vordringende konzentrische Hautrötung mit zentraler Abblassung, das **Erythema migrans.** Das betroffene Hautareal kann schmerzhaft oder überempfindlich sein. Allgemeinsymptome wie Fieber, Myalgien, Müdigkeit, Kopfschmerzen können auftreten. Die Hauterscheinung bildet sich spontan meist innerhalb von 4 Wochen zurück. Weitere, allerdings sehr seltene Manifestationen des ersten Stadiums sind multiple Eritheme und die Lymphadenosis benigna cutis, eine Hautmanifestation, bei der bevorzugt an Ohrläppchen, Mamille oder Skrotum kleine derbe Knötchen mit bläulich-rötlicher Verfärbung beobachtet werden.

Das Erythema migrans ist die häufigste Manifestation der Lyme-Borreliose. Die folgenlose Ausheilung ist in den meisten Fällen üblich. In etwa 10% der Fälle schreitet die Krankheit mit dem Stadium II fort. Die Symptome des Stadium II können allerdings auch auftreten, ohne dass zuvor ein Erythema migrans beobachtet wurde.

Stadium II. In Europa ist die lymphozytäre **Meningoradikulitis (Bannwarth-Syndrom)** die häufigste klinische Manifestation der disseminierten Infektion. Zwei bis 12 Wochen nach dem Zeckenstich beginnt das Krankheitsbild mit anhaltenden, quälenden polyradikulären Schmerzen, die v. a. nachts unerträglich werden können. Differenzialdiagnostisch ist an einen Bandscheibenvorfall zu denken. Später treten Gefühlsstörungen und Lähmungen auf. Viele Patienten mit einer spinalen Meningoradikulitis entwickeln Hirnnervenausfälle, vornehmlich des Nervus facialis (Meningoradiculitis spinalis et cranialis). Kinder zeigen in der Regel keine radikuläre Symptomatik, sondern ein- oder beidseitige Facialisparesen sowie Meningitiszeichen (Meningoradiculitis cranialis). In diesem Stadium können sich auch ophthalmologische Symptome, Hörstörungen oder eine Herzbeteiligung manifestieren (◘ Tabelle 21.3).

Symptome seitens des Bewegungsapparates sind in dieser Phase typischerweise flüchtig. Gelenkschwellungen werden nur selten beobachtet, häufig kommt es dagegen zu wandernden, zum Teil heftigen und anhaltenden Gelenk- und Muskelschmerzen. Müdigkeit und ein deutliches Krankheitsgefühl sind meist vorhanden.

Im Rahmen der Dissemination (Stadium I und II) kann es bei Schwangeren auch zu einer transplazentaren Übertragung von Borrelien kommen. Intrauterine Erkrankungen als direkte Folge einer Borrelieninfektion sind allerdings nicht mit Sicherheit nachgewiesen. Trotz eines sehr geringen Risikos für die Frucht soll jede Manifestation der Lyme-Borreliose bei einer Schwangeren unbedingt behandelt werden.

Stadium III. Die tertiäre Lyme-Borreliose ist durch einen chronisch-progredienten Krankheitsverlauf von mehr als 6 Monaten charakterisiert, der Monate bis Jahre nach Infektion auftritt. Betroffen ist vor allem der Bewegungsapparat (**Lyme-Arthritis**), aber auch die Haut (**Acrodermatitis chronica atrophicans**) und sehr selten das Nervensystem (**progressive Enzephalomyelitis**) können chronisch erkranken (◘ Tabelle 21.3). Die Lyme-Arthritis ist die häufigste Manifestation in diesem Stadium. Die Krankheit äußert sich typischerweise in rezidivierenden Mono- und Oligoarthritiden der großen Gelenke der unteren Extremitäten. Chronische Verläufe betreffen überwiegend das Kniegelenk, in dem sich ausgeprägte Gelenkergüsse entwickeln. Darüber hinaus sind auch Entzündungen des Schulter- oder Ellenbogengelenkes sowie polyartikuläre Verläufe mit Befall der kleinen Fingergelenke beschrieben. Eine rheumatologische Differenzialdiagnostik muss bei Verdacht auf Lyme-Arthritis immer durchgeführt werden. Die Acrodermatitis chronica atrophicans und die progressive Enzephalomyelitis zeigen jeweils eine sehr auffällige Symptomatik an der Haut bzw. am Nervensystem, die sich labordiagnostisch als Manifestation einer Lyme-Borreliose erkennen lässt.

Immunität

Die Infektion hinterlässt keine sichere Immunität, sodass in seltenen Fällen Reinfektionen vorkommen.

Tabelle 21.4. Laboratoriumsdiagnostik

1. Serodiagnostik (Standarddiagnostik)

   Durchführung des Antikörpernachweises als Stufendiagnostik
   1. Stufe: Elisa (IgM, IgG) als Suchtest
   2. Stufe: Immunoblot (IgM, IgG) als Bestätigungstest
   Seropositivität im Stadium I: 20–80%, im Stadium II: 50–90%, im Stadium III: 95–100%

2. Erregernachweis mittels PCR (Spezialdiagnostik)

   Mit Haut-Biopsien, Gelenkpunktaten und Synovia-Biopsien Erfolgsraten von bis zu 70%. Mit anderen Materialien sehr selten positive Ergebnisse (ca. 10%).
   Als diagnostisches Verfahren bei schwierigen klinischen Fällen einsetzbar, sofern das Labor seine laborinterne PCR evaluiert hat.

3. Erregernachweis mittels Kultur (Spezialdiagnostik)

   Wegen der langen Generationszeit der Borrelien (etwa 15 Stunden) werden Kulturen frühestens nach 1–2 Wochen positiv. Als diagnostisches Zusatzverfahren in schwierigen klinischen Fällen geeignet. Die Rate positiver Ergebnisse ist mit Haut-Biopsien hoch (ca. 70%), mit anderen Materialien dagegen deutlich niedriger.

Labordiagnose

Die Labordiagnose der Lyme-Borreliose beruht im Wesentlichen auf dem Nachweis von spezifischen Antikörpern im Rahmen einer Stufendiagnostik. Der Erregernachweis mittels PCR oder Kultur ist zwar grundsätzlich möglich, sollte sich aber derzeit auf bestimmte Fragestellungen beschränken (Tabelle 21.4).

Untersuchungsmaterial. Für die Standarddiagnostik ist Serum, bei Verdacht auf Neuroborreliose zusätzlich Liquor zu gewinnen. Biopsien, Punktate oder andere Materialien können für die Spezialdiagnostik zum Erregernachweis eingesetzt werden.

Antikörpernachweis. Der Nachweis spezifischer Antikörper erfolgt durch den ELISA (1. Stufe) sowie den bestätigenden Immunoblot (2. Stufe) (Tabelle 21.4). Antikörper bei Lyme-Borreliose-Patienten zeigen zahlreiche Kreuzreaktionen mit anderen Borrelien (z.B. recurrentis) und auch mit Treponema pallidum. Allerdings ist bei Patienten mit Lyme-Borreliose der TPPA-Test (Suchtest auf Syphilis) immer negativ. Kreuzreagierende Antikörper werden durch Vorabsorption eliminiert. Bei einer anderen Vorgehensweise wird die Spezifität der Testverfahren dadurch erhöht, dass borrelienspezifische rekombinante Antigene eingesetzt werden. IgM-Titer sind 3–6 Wochen nach Krankheitsbeginn am höchsten, während der IgG-Titer langsamer seinen Gipfel erreicht. Nach frühzeitig erfolgter Therapie kann ein IgM-IgG-Switch ausbleiben und das spezifische IgM nach einiger Zeit (1–2 Jahre) völlig verschwinden.

Etwa 50% der Patienten mit Erythema migrans sind zunächst seronegativ. Auch Neuroborreliose-Patienten können während der ersten Wochen seronegativ sein. Serologische Verlaufskontrollen sind bei Verdacht auf diese Frühmanifestationen angeraten. Patienten mit Verdacht auf eine Neuroborreliose sollten zwecks Paralleluntersuchung von Serum und Liquor einer Lumbalpunktion unterzogen werden. Die Borrelien-Ätiologie wird dann in der Regel durch den Nachweis einer intrathekalen Antikörperproduktion belegt (erhöhter Liquor-Serum-Index). Bei isolierten Hirnnervenausfällen kann eine intrathekale Antikörpersynthese fehlen. Im fortgeschrittenen Stadium II und im Stadium III gelingt der Antikörpernachweis praktisch immer.

Bei der Befundinterpretation ist zu berücksichtigen, dass positive Ergebnisse keine Aussage über die Aktivität der Infektion erlauben. Nachgewiesene Antikörper können Ausdruck einer aktiven, behandlungsbedürftigen Erkrankung sein oder den Restzustand nach einer früher durchgemachten, spontan ausgeheilten Borrelieninfektion widerspiegeln. Die Diagnose einer Lyme-Borreliose basiert deshalb sowohl auf dem klinischen Bild als auch auf den Ergebnissen der Labordiagnostik. Wegen der langen Persistenz einmal gebildeter Antikörper gegen Borrelien ergibt sich als weiteres Problem, dass der Erfolg einer Therapie nicht durch Tests zum Antikörpernachweis überprüfbar ist.

Anzucht. Möglichkeiten und Indikationen für den Erregernachweis sind in Tabelle 21.4 zusammengefasst.

Therapie

Obwohl B. burgdorferi in vitro gegenüber vielen Antibiotika empfindlich ist, berücksichtigen die Empfehlungen nur einige Antibiotika. Im Stadium I sind Doxycyclin, Amoxicillin und – als Reserve – Makrolide (z.B. Azithromycin) bevorzugte Antibiotika für eine Therapiedauer von 14 Tagen. Bei leichten Verläufen der Stadien II und III sind Doxycyclin und Amoxicillin ebenfalls für die Therapie geeignet (Therapiedauer: 3 Wochen). Bei schweren Verläufen der Stadien II und III werden Ceftriaxon, Cefotaxim oder Penicillin G über 3 Wochen bevorzugt. In der Schwangerschaft können Penicillin G oder Amoxicillin eingesetzt werden.

Prävention

Da die borrelieninfizierten Zecken in der bodennahen Vegetation leben, sollte beim Durchstreifen von Wäldern auf eine Bedeckung, vor allem der Beine, geachtet werden. Meist wandern die Zecken von dort zu warmfeuchten Stellen des Körpers (Achsel, Leistengegend, Mammae), sodass sich eine sorgfältige Untersuchung des eigenen Körpers auf Zecken, insbesondere nach Wanderungen, Aufenthalt im Garten etc., empfiehlt. Festgesaugte Zecken soll man schnellstmöglich mit einer Pinzette oder vorsichtig mit den Fingern entfernen. Nach einer kurzen Verweildauer der Zecken am Körper (<24 Stunden) ist die Wahrscheinlichkeit einer Übertragung von Borrelien sehr gering. Eine routinemäßige prophylaktische Antibiotikagabe nach Zeckenstich wird u. a. wegen des relativ geringen Erkrankungsrisikos abgelehnt. Eine Schutzimpfung ist nicht verfügbar.

Meldepflicht. Nach dem Infektionsschutzgesetz besteht für die Lyme-Borreliose keine Meldepflicht.

21.2 Borrelia recurrentis und andere Rückfallfieber-Borrelien (Borrelia spp.)

> **Steckbrief**
>
> **Borrelia recurrentis** und verschiedene andere Borrelienarten (**Borrelia spp.**) sind Erreger des Rückfallfiebers, einer Infektionskrankheit, die durch mehrfach wiederkehrende Fieberanfälle nach einer Reihe fieberfreier Tage gekennzeichnet ist.
>
> B. recurrentis: Läuse-Rückfallfieber
> B. spp.: Zecken-Rückfallfieber
> Morphologisch: Wie B. burgdorferi
> Besonderheit: Große Variabilität der Oberflächenproteine.

B. recurrentis und eine Vielzahl (mindestens 15) anderer Borrelienarten (Borrelia spp.) rufen das Rückfallfieber hervor. Für diese Krankheit sind wiederholt auftretende Fieberschübe im Wechsel mit fieberfreien Intervallen charakteristisch. B. recurrentis verursacht das epidemisch auftretende Läuse-Rückfallfieber, wohingegen die anderen Borrelienarten durch Zecken auf den Menschen übertragbar sind und das endemische Zecken-Rückfallfieber auslösen können. Die Vektoren des Rückfallfiebers und die Krankheitserreger sind seit mehr als hundert Jahren bekannt.

21.2.1 Beschreibung

Aufbau

B. recurrentis und die anderen Borrelienarten zeigen morphologisch den gleichen Aufbau wie B. burgdorferi (siehe oben). Im Vergleich zu B. burgdorferi weisen die Rückfallfieber-Borrelien eine wesentlich größere Variabilität der Oberflächenproteine auf, die durch das Anschalten und Abschalten von Genen zustande kommt.

Extrazelluläre Produkte

Extrazelluläre Produkte mit Einfluss auf das Krankheitsgeschehen sind nicht bekannt.

Vorkommen und Resistenz gegen äußere Einflüsse

Die Rückfallfieber-Borrelien sind nur in ihren Vektoren (Läuse, Zecken), in Reservoirwirten und in Erkrankten überlebensfähig. Das natürliche Reservoir für B. recurrentis sind ausschließlich Läuse, von denen die Erreger direkt auf den Menschen übertragen werden können. Die anderen Borrelienarten befallen ein breites Spektrum wildlebender Säugetiere, insbesondere Nagetiere, bei denen die Infektion in der Regel asymptomatisch verläuft. Aus diesem Reservoir infizieren sich Zecken, die beim Saugakt die Erreger auf andere Tiere, aber auch auf den Menschen, verbreiten.

21.2.2 Rolle als Krankheitserreger

Epidemiologie

Das epidemische, durch Läuse übertragene Rückfallfieber tritt im Zusammenhang mit Armut und schlechten Hygieneverhältnissen z. B. im Zusammenhang mit Kriegen und Sammelunterkünften, auf. In Europa gab es zuletzt in Osteuropa während des 1. und 2. Weltkrieges größere Epidemien. Heute kommt Rückfallfieber in Europa nicht mehr vor, wird aber noch in Afrika (Äthiopien, Sudan, Somalia) und in Südamerika (Bolivien, Peru) angetroffen. Das endemische Zecken-Rückfallfieber kommt wegen der weiten Verbreitung der Reservoirtiere weltweit unabhängig von Krisenzeiten vor.

Übertragung

Bei dem durch Kleiderläuse übertragenen epidemischen Rückfallfieber wird B. recurrentis mit dem Läusekot auf der Haut abgelagert. Wenn der Patient sich kratzt, werden die Erreger über kleine Schrunden und Risse in die Haut eingerieben. Bei dem durch Zecken übertragenen endemischen Rückfallfieber werden Borrelien direkt in die Haut injiziert.

Pathogenese

Der akute Krankheitsausbruch geht mit hohem Fieber einher. In dieser Phase sind die Borrelien im Blut nachweisbar. In der anschließenden afebrilen Phase sind die Borrelien komplett in innere Organe abgewandert, um dann bei einem Rückfall nach mehreren Tagen wieder im Blut zu erscheinen. Febrile und afebrile Phasen wiederholen sich mehrfach. Der Grund für die rezidivierenden Fieberattacken liegt darin, dass sich Antikörper gegen variable Oberflächenantigene von Borrelien bilden. Durch deren Wirkung werden die Borrelien mittels Phagozytose zunächst aus der Blutbahn eliminiert. Die Oberflächenantigene unterliegen jedoch in den inneren Organen einer raschen Antigenvariation. Der Rückfall kommt zustande, wenn Borrelien mit neuen Oberflächenantigenen in die Blutbahn gelangen und von den bereits gebildeten Antikörpern nicht erkannt werden. Diese Phase wird erst durch die Produktion von Antikörpern gegen die neu aufgetretenen Antigene beendet. Das Geschehen setzt sich über mehrere Wochen fort. Erreicht das Antikörperrepertoir des Wirtes einen ausreichenden Umfang, klingen die Rückfälle ab. Der Befall der inneren Organe ist von schweren entzündlichen Reaktionen, Blutungen und Nekrosen begleitet.

Klinik

Im Vordergrund stehen schwere Fieberanfälle (39–41 °C) mit Schüttelfrost, starken Kopf-, Gelenk- und Muskelschmerzen und allgemeinem Kräfteverfall. Die Fieberanfälle halten durchschnittlich 3–6 Tage an und sind von fieberfreien Intervallen von 6–10 Tagen unterbrochen. In der Regel kommt es unbehandelt zu 2 oder 3 Rückfällen. Der Krankheitsverlauf kann durch Schädigung der Lungen, des Herzens, der Leber und des ZNS kompliziert werden. Die Patienten versterben vor allem an den Folgen einer Herzinsuffizienz aufgrund einer Myokarditis, an zerebralen Blutungen oder an Leberversagen. Unbehandelt liegt die Letalität beim Läuserückfallfieber bei 40% und beim Zeckenrückfallfieber als der milder verlaufenden Form der Erkrankung bei 5%.

Immunität

Immunität gegen die Erkrankung beruht auf protektiven Antikörpern. Ein tragfähiger Schutz setzt allerdings ein umfangreiches Repertoire von spezifischen Antikörpern voraus, da Rückfallfieber-Borrelien durch Antigenvariation außerordentlich wandlungsfähig sind.

Labordiagnose

Die Diagnostik des Rückfallfiebers beruht auf der mikroskopischen Betrachtung eines nach Giemsa oder Wright gefärbten, während einer Fieberphase gewonnenen Blutausstriches. Zwischen den Erythrozyten liegen die gewundenen Borrelien. In 70% der Fälle ist diese Untersuchung positiv. Der diagnostische Erfolg ist steigerbar, wenn die Blutausstriche mit Acridin-Orange gefärbt und im Fluoreszenzmikroskop betrachtet werden. Eine serologische Diagnose hat sich nicht durchgesetzt. Es ist aber anzumerken, dass Antikörper gegen Rückfallfieber-Borrelien über Kreuzreaktionen mit Antigenen von B. burgdorferi zu falsch-positiven Resultaten in der Lyme-Borreliose-Serologie führen können.

Therapie

Tetrazykline sind Mittel der Wahl. Läuse-Rückfallfieber ist mit einer Einmalgabe von Tetrazyklin oder Erythromycin behandelbar. Die Behandlung des Zecken-Rückfallfiebers erfordert Tetrazyklin oder Erythromycin über 5–10 Tage.

Prävention

Die Verhütung der Krankheit beruht auf der Bekämpfung von Läusen und der Gewährleistung eines guten Hygienestandards. Erkrankte müssen isoliert und entlaust werden. Schutz vor endemischem Rückfallfieber setzt die konsequente Vermeidung von Zeckenbefall voraus. Hierfür gelten die gleichen Maßnahmen wie bei der Lyme-Borreliose.

Meldepflicht. Der direkte oder indirekte Nachweis von B. recurrentis sind namentlich meldepflichtig.

In Kürze

Borrelien

Bakteriologie. Schraubenbakterien mit den zwei medizinisch bedeutsamen Spezies B. burgdorferi (Erreger der Lyme-Borreliose), B. recurrentis (Erreger des Läuse-Rückfallfiebers) und weiteren Borrelienarten (Erreger des Zecken-Rückfallfiebers). Anzucht in Spezialkulturmedien unter mikroaerophilen Bedingungen möglich. Lange (> 10 Stunden) Generationszeit der Erreger.

Vorkommen/Epidemiologie. Anthropozoonosen. Reservoire sind Nagetiere und Läuse (B. recurrentis). Lyme-Borreliose: Weltweite Verbreitung in den gemäßigten Klimazonen. Läuse-Rückfallfieber: Epidemien in Krisenzeiten (Krieg, Hungersnot etc.), in einigen Ländern noch endemisch. Zecken-Rückfallfieber: Weltweit sporadisch vorkommend.

Übertragung. Zecken (Ixodesarten) bei B. burgdorferi, Läuse bei B. recurrentis und Lederzecken bei anderen Borrelienarten (mindestens 15 verschiedene Spezies bekannt).

Pathogenese. Lyme-Borreliose: Infektion über die Haut → Ausbreitung der Erreger in der Haut, lymphohämatogene Dissemination → Organbefall (ZNS, Gelenke, Milz, Augen, Herz), Ausheilung oder chronischer Infektionsprozess. Rückfallfieber: Infektion → Borreliämie mit Fieber → Sequestrierung der Erreger in verschiedenen Organen → afebrile Periode mit Antigenvariation → erneute Bakteriämie mit antigenetisch modifizierten Borrelien → zyklische Wiederholung dieses Prozesses bis zur definitiven Erregerhemmung durch ein breites Antikörperrepertoire. Der Organbefall führt zu schweren lebensbedrohlichen Funktionsstörungen.

Klinik. Lyme-Borreliose: Wie bei anderen durch Spirochäten verursachten Erkrankungen Verlauf in Stadien. Stadium I: Leitsymptom Erythema migrans. Stadium II: Leitsymptom Meningoradikulitis (Bannwarth-Syndrom). Stadium III: Leitsymptome Arthritis und Acrodermatitis chronica atrophicans. Keine letalen Verläufe. Rückfallfieber: Remittierendes Fieber mit fieberfreien Intervallen von mehreren Tagen. Myocarditis, zerebrale Blutungen und Leberversagen als Ursache für letale Verläufe (5–40%).

Virulenzmechanismen. B. burgdorferi: Initiierung und Aufrechterhaltung eines chronisch entzündlichen Prozesses durch zur Zeit noch nicht geklärte Mechanismen. »Immune-escape«-Mechanismen (Komplementresistenz, Antigenvariation). B. recurrentis: Schwere Funktionsstörungen der infizierten Organe. Antigenvariation als wirksamer »Immune-escape«-Mechanismus.

Labordiagnose. B. burgdorferi: Nachweis spezifischer Antikörper durch ELISA und Immunoblot (Standard-Stufendiagnostik). B. recurrentis und andere Rückfallfieber-Borrelien: Mikroskopie des nach Giemsa oder Wright gefärbten Blutausstriches.

Therapie. Lyme-Borreliose: Doxycyclin oder Amoxicillin in leichten Fällen aller drei Stadien; in schweren Fällen der Stadien II und III Cephalosporine der 3. Generation oder Penicillin G. Rückfallfieber: Tetrazykline.

Prävention. Vermeidung von Zeckenkontakt bzw. rasche Entfernung von Zecken. Vermeidung von Lausbefall.

Vakzination. Derzeit kein Impfstoff gegen Lyme-Borreliose oder Rückfallfieber verfügbar.

Meldepflicht. Nur für Rückfallfieber (direkter oder indirekter Nachweis von Borrelien).

Leptospiren

H. Hahn, E. Kmety

Tabelle 22.1. Leptospira: Gattungsmerkmale

Merkmal	Merkmalsausprägung
Gramfärbung	Schraubenbakterien, schwach grampositiv
aerob/anaerob	aerob
Kohlenhydratverwertung	nein
Sporenbildung	nein
Beweglichkeit	ja
Katalase, Oxidase	Reaktionen nicht durchgeführt
Besonderheiten	Maße: Ø: 0,1 µm, L: 6–20 µm, Windungen: >18

Einleitung

Stimson sah 1907 erstmalig Leptospiren in den Nierentubuli eines Mannes, der an einer fieberhaften Erkrankung mit Ikterus gestorben war. Hübner und Reiter (1915, 1916) sowie Uhlenhuth und Fromme (1915, 1916) übertrugen den Erreger vom Menschen auf Meerschweinchen und erzeugten dadurch ein Krankheitsbild mit den typischen Symptomen der Leptospirose.

Leptospira heißt »zarte Windung« (leptos, gr. zart). Das Beiwort »interrogans« soll zum Ausdruck bringen, dass die Form der Leptospiren einem Fragezeichen ähnelt.

22.1 Leptospira interrogans

Steckbrief

Leptospira (L.) interrogans ist die wichtigste pathogene Spezies in der Gattung Leptospira, obligat aerobe flexible Schraubenbakterien (Tabelle 22.1). Sie wird in über 200 Serovare in 23 Serogruppen untergliedert. Beim Menschen erzeugt sie die hochfieberhafte Leptospirose, die meist als »seröse« Meningitis, in schweren Fällen (M. Weil) mit Ikterus, Hämorrhagien und Nierenschädigung verläuft.

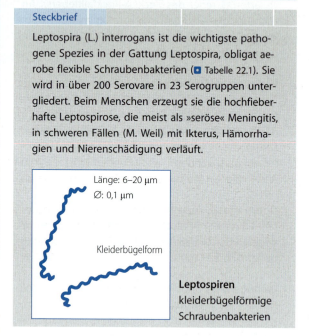

Leptospiren kleiderbügelförmige Schraubenbakterien

22.1.1 Beschreibung

Aufbau

Leptospiren sind enggewundene Schraubenbakterien mit einem Durchmesser von 0,1 µm und einer Länge von 6–20 µm. Sie haben mehr als 18 Windungen und weisen oft abgebogene Enden auf, was ihnen die Form eines Kleiderbügels verleiht. Der Erreger trägt auf der Oberfläche zahlreiche Antigene, die sich serologisch voneinander abtrennen lassen und die Grundlage der Einteilung der Leptospiren in Serotypen bilden.

Unter der Oberflächenmembran sind elektronenmikroskopisch zwei axiale Fäden zu sehen, die die typische Beweglichkeit der Leptospiren vermitteln (Endoflagellen, ▶ s. S. 170).

Extrazelluläre Produkte

Einige Serovare (L. grippotyphosa, L. pomona) bilden ein Hämolysin, das Erythrozyten von Wiederkäuern zerstört und damit eine Hämoglobinurie bei Kälbern hervorruft. Die pathogenetische Bedeutung beim Menschen ist bisher nicht geklärt.

Resistenz gegen äußere Einflüsse

L. interrogans bleibt in Gewässern mit einem pH-Wert über 7,0 wochenlang vermehrungsfähig. Unter Säureeinwirkung, z.B. in leicht saurem Urin, wird der Erreger schnell abgetötet. Auch gegen Austrocknung und gegen Desinfektionsmittel sind Leptospiren sehr empfindlich.

Vorkommen

Das natürliche Reservoir für L. interrogans sind v.a. Ratten, Rinder, Schweine und Hunde. In den Nierentubuli dieser Tiere persistiert der Erreger oft lebenslang, ohne Krankheitserscheinungen hervorzurufen. Er wird mit dem Urin ausgeschieden. Mit Leptospiren kontaminiertes Wasser ist für den Menschen die wichtigste Infektionsquelle.

22.1.2 Rolle als Krankheitserreger

Epidemiologie

Leptospirosen sind Anthropozoonosen mit weltweiter Verbreitung. Sie treten dort gehäuft auf, wo landwirtschaftliche Flächen künstlich bewässert werden (z.B. Reisanbau in Asien). Die Infektionen treten v.a. in der Badesaison auf. In Deutschland wurden im Jahre 2002 58 Fälle gemeldet.

Übertragung

Menschen infizieren sich bei Hautkontakt mit Urin infizierter Tiere oder mit Wasser, das mit Urin infizierter Tiere kontaminiert ist.

Bei der Serogruppe L. canicola kann eine Kontaktübertragung vom Hund auf den Menschen erfolgen.

Pathogenese

Invasion. Der Erreger dringt über kleinste Hautverletzungen in den Organismus ein; die Infektion kann auch über die Konjunktiva erfolgen oder nach oraler Aufnahme durch die Schleimhaut des oberen Gastrointestinaltraktes. Von dort gelangt er in den regionalen Lymphknoten, wo er sich vermehrt. Dann bricht er in die Blutbahn ein. Im Verlauf der Generalisierungsphase gelangen Erreger in den Liquorraum sowie in Leber, Nieren und in andere Organe, wo sie z.T. wochenlang persistieren können. In diesen Organen liegen sie im interstitiellen Raum. Bei der Ausbreitung scheinen Hyaluronidase und die Beweglichkeit der Leptospiren eine Rolle zu spielen.

Gewebeschädigung. Die Infektion verläuft in zwei Phasen:
- In der 1. Woche findet sich der Erreger z.B. im Liquor, ohne dass eine Entzündungsreaktion nachweisbar ist.
- In der 2. Phase spielt die Immunreaktion wahrscheinlich die pathogenetische Rolle, denn erst in dieser Phase, d.h. mit dem Auftreten erregerspezifischer Antikörper, entsteht eine Entzündung.

Die antimikrobielle Therapie bringt in der 2. Phase keinen Nutzen; auch lassen sich in Fällen klinischer Meningitis in dieser Phase aus dem Liquor keine Erreger anzüchten. Die Schädigung der Leber wird auf eine nicht-nekrosebedingte Beeinträchtigung der Hepatozyten zurückgeführt; Nierenschädigungen betreffen v.a. die Tubuli, in späteren Stadien kann eine Immunkomplex-Glomerulonephritis entstehen.

Klinik

Obwohl die Krankheitsverläufe der durch die verschiedenen Serogruppen hervorgerufenen Erkrankungen Besonderheiten zeigen, benutzt man für alle den Oberbegriff der **Leptospirose**. Die Leptospirosen sind zyklische Allgemeininfektionen. Sie beginnen nach einer Inkubationszeit von 7–13 Tagen mit perakutem Fieber und Muskelschmerzen (Fehldiagnose: »Grippe«). In diesem Stadium lassen sich Leptospiren aus Blut und Liquor anzüchten. Häufig finden sich Erreger im Liquor, ohne dass Symptome einer Meningitis bestehen. Oft fehlt auch die zelluläre Reaktion im Liquor.

Ohne sofortige Antibiotikatherapie verläuft die Fieberkurve zweigipflig. Das Fieber lässt nach 3–8 Tagen nach, tritt danach aber wieder auf. In dieser zweiten Phase können Kopfschmerzen, Uveitis, Meningitis, Muskelschmerzen, Vaskulitis, Hepatosplenomegalie, Hautexanthem und erythematöse Läsionen an der Tibia auftreten. Oft weisen die klinisch-chemischen Laborwerte auf eine Mitbeteiligung von Leber und Nieren hin (hepato-renales Syndrom). Nierenversagen kommt vor, ist aber meist reversibel. Den anikterischen, meist milderen Verlaufsformen steht der ikterische, schwere Verlauf durch den Serotyp L. icterohaemorrhagica (früher Morbus Weil) gegenüber.

Es bildet sich eine kombinierte Schädigung der Leber und der Niere mit Ikterus, Albuminurie sowie Petechien und subkonjunktivalen Blutungen. Die Erkrankung hält drei Wochen oder länger an. Ihre Letalität kann 10% erreichen.

Immunität

Antikörper werden in der ersten Woche nach dem Auftreten von Krankheitserscheinungen gebildet; die höchsten Titer sind in der zweiten und dritten Woche nachweisbar. Eine frühe Antibiotikatherapie kann die Antikörperbildung hemmen. Über die Rolle von Antikörpern und T-Zellen bei der Abwehr ist wenig bekannt. Immunpathologische Mechanismen scheinen in der 2. Phase der Krankheit eine Rolle zu spielen.

Labordiagnose

Der Schwerpunkt der Labordiagnose einer Leptospirose beruht auf dem Nachweis von Antikörpern im Serum. Der Erregeranzucht kommt sekundäre Bedeutung zu.

Untersuchungsmaterial. In der ersten Krankheitswoche findet sich der Erreger im Blut und im Liquor cerebrospinalis; von der zweiten Krankheitswoche an lässt er sich aus frischem Urin isolieren. Für die Antikörperbestimmung wird Serum eingeschickt. Agglutinierende Antikörper treten im Verlauf der ersten Woche nach Einsetzen der klinischen Symptome auf.

Serologie. Die bekannten Serotypen von L. interrogans werden mit positivem Patientenserum agglutiniert, und die Agglutination wird unter dem Mikroskop im Dunkelfeld betrachtet (mikroskopischer Agglutinationstest: MAT). Ein Agglutinin-Titer von 100 oder höher weist auf eine Infektion hin; ein vierfacher Titeranstieg beweist eine frische Infektion.

Anzucht. Die Anzucht aus Blut, Liquor oder Urin erfordert flüssige Spezialkulturmedien und aerobe Bedingungen. Die notwendige Mindesteinsaat ist sehr hoch. Die optimale Vermehrungstemperatur liegt bei 28–30 °C, der optimale pH-Wert zwischen 7,2 und 7,6. L. interrogans ist ein langsam wachsendes Bakterium; seine Generationszeit beträgt 7–16 h, d. h. eine Kultur muss mehrere Wochen lang bebrütet werden. Eine Typisierung des angezüchteten Stammes ist für epidemiologische Zwecke unerlässlich.

Therapie

Penicillin G und Tetrazykline beeinflussen den Krankheitsverlauf günstig und helfen, Spätfolgen zu vermeiden. Leichter verlaufende Infektionen können oral mit Doxycyclin behandelt werden. Bei schweren Infektionen wird Penicillin G verabreicht.

Prävention

Allgemeine Maßnahmen. Individuelle Maßnahmen bestehen im Schutz vor Kontakt mit Urin von Tieren oder kontaminiertem Wasser (Gummistiefel, Spritzdecken, kein Baden in stehenden Gewässern mit Zutritt von Tieren, Vorsicht beim Umgang mit rohem Schweinefleisch).

Allgemeine Maßnahmen betreffen v. a. den Kampf gegen Nager (Ratten, Mäuse) an Orten mit erhöhter Exposition.

Meldepflicht. Namentlich zu melden sind direkte und indirekte Nachweise von Leptospira interrogans (§ 7 IfSG).

22.2 Weitere Leptospiren

Die saprophytären Leptospiren werden dem Spezieskomplex L. biflexa zugeordnet und in derzeit 63 Serovare unterteilt.

Hierzu gehören auch die Gattungen Leptonema und Turneria.

In Kürze

Leptospira

Bakteriologie. Gewundene, schlecht anfärbbare Bakterien. Wachstum in flüssigen Kulturmedien unter aeroben Bedingungen. Temperaturoptimum: 28–30 °C. Eine humanpathogene Art: L. interrogans.

Vorkommen/Epidemiologie. Seltene Anthropozoonose, Erregerreservoir: Nagetiere und Tiere. Ausscheidung mit dem Urin. Infektionsquelle: Kontaminiertes Wasser, Urin infizierter Tiere.

Resistenz gegen äußere Einflüsse. Empfindlich für pH-Schwankungen und Austrocknung.

Pathogenese. Zyklische Allgemeininfektion. Aufnahme des Erregers über kleinste Hautverletzungen → Vermehrung in den regionalen Lymphknoten → Bakteriämie → Organabsiedlung im interstitiellen Raum.

Zielgewebe. Niere, Leber, ZNS.

Klinik. Inkubationszeit 7–13 Tage. Zweiphasiger Fieberverlauf. 1. Phase: »Grippale« Symptome. 2. Phase: Iktero-hämorrhagische Symptomatik (M. Weil).

Labordiagnose. Direkter Erregernachweis aus Blut und Liquor in der ersten Krankheitswoche, aus frischem Urin in der zweiten Woche. Serologisch: Nachweis von agglutinierenden Antikörpern im Serum. Identifizierung: Mikroskopisch im Dunkelfeld oder mit der Immunfluoreszenz.

Therapie. Penicillin G oder Tetrazykline.

Prävention. Kontrolle des Erregerreservoirs, Vakzination von Haustieren.

Meldepflicht. Direkte und indirekte Erregernachweise, namentlich.

Rickettsien, Orientien, Coxiellen, Ehrlichien, Anaplasmen, Neorickettsien

H. Hahn, K. Miksits

Tabelle 23.1. Rickettsiazeen: Gattungsmerkmale

Merkmal	Merkmalsausprägung
Gramfärbung	gramnegative kokkoide Stäbchen
aerob/anaerob	–
Kohlenhydratverwertung	–
Sporenbildung	–
Beweglichkeit	–
Katalase	–
Oxidase	–
Besonderheiten	Vermehrung nur in Zellkulturen

Einleitung

Angehörige der Gattungen Rickettsia, Orientia, Coxiella und Ehrlichia sind kleine pleomorphe gramnegative Bakterien, die sich außerhalb lebender Zellen nicht vermehren können (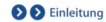 Tabellen 23.1, 23.2 und 23.3).

Sie rufen Krankheiten hervor, die sich hinsichtlich der Pathogenese ähneln, und werden deshalb hier zusammenfassend besprochen.

Die Rickettsien wurden nach dem US-amerikanischen Bakteriologen H.T. Ricketts (1871–1910) benannt, der 1906 die Übertragungsweise und den Erreger des Felsengebirgsfleckfiebers (Rocky-Mountains-Spotted-Fever) entdeckte.

Tabelle 23.2. Rickettsiazeen: Arten und Krankheiten

Arten	Krankheiten
Rickettsia prowazekii	Epidemisches Fleckfieber, Morbus Brill-Zinsser
R. typhi	Endemisches Fleckfieber (murines Fleckfieber)
R. rickettsii	Felsengebirgsfleckfieber (Rocky-Mountains-Spotted-Fever: RMSF)
R. akari	Rickettsienpocken
R. conorii	Boutonneuse-Fieber
Orientia tsutsugamushi	Tsutsugamushi-Fieber (Scrub-Typhus)
Coxiella burnetii	Q-Fieber
Ehrlichia chaffeensis	Humane monozytäre Ehrlichiose (HME)
E. ewingii	Humane granulozytäre Ehrlichiose (HGE)
Anaplasma phagocytophilum	Humane granulozytäre Ehrlichiose (HGE)
Neorickettsia sennetsu	Sennetsu-Ehrlichiose

23.1 Rickettsia prowazekii

Steckbrief

Rickettsia (R.) prowazekii ist der Erreger des epidemischen Fleckfiebers (Flecktyphus). Diese, auch als Hunger- oder Kriegstyphus bezeichnete, Krankheit tritt unter schlechten hygienischen Bedingungen auf. Sie ist eine Begleiterscheinung von Kriegszeiten und Hungersnöten und war oft kriegsentscheidend.

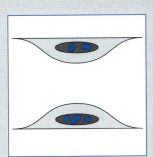

Rickettsien pleomorphe gramnegative Stäbchen in Endothelzellen, entdeckt 1906 von H.T. Ricketts (Erreger und Übertragung des RMSF); Abgrenzung des Fleckfiebers von Pest und Typhus abdominalis 1546 von Fracastoro

23.1.1 Beschreibung

Aufbau

Rickettsien sind echte Bakterien. Als solche besitzen sie RNS und DNS sowie Ribosomen und Enzyme für die Synthese von Proteinen. Sie sind abhängig von der ATP-Produktion der Wirtszelle und können Glukose nicht verwerten. In ihrem Aufbau folgen sie dem Bauplan gramnegativer Bakterien.

Extrazelluläre Produkte

Extrazelluläre Produkte werden nicht gebildet, da die Erreger obligat intrazellulär leben.

Resistenz gegen äußere Einflüsse

Rickettsien sind sehr empfindlich gegen Hitze, Feuchtigkeit und Desinfektionsmittel, jedoch relativ resistent gegen Kälte und Trockenheit.

Vorkommen

Rickettsien leben als obligate Zellparasiten in Zellen des Verdauungstrakts von **Arthropoden**, v. a. von Läusen, Flöhen, Zecken und Milben; gelegentlich findet man sie frei im Darmlumen. Von Arthropoden werden sie durch Stich bzw. Biss auf den Menschen übertragen.

Tabelle 23.3. Übertragung von Rickettsiazeen

Spezies	Vektor	Reservoir	Vorkommen
R. prowazekii	Körperlaus	Mensch	weltweit
R. typhi	Läuse, Flöhe	Nager	weltweit (Tropen, Subtropen)
R. rickettsii	Zecken	Hund, Vögel, Hasen, Nager	USA
R. akari	Milben	Maus	weltweit
R. conorii	Zecken	Hunde	Mittelmeerraum, Afrika
Orientia tsutsugamushi	Milben	Nager	Asien, Südpazifik
C. burnetii	Zecken (auch aerogen)	Rinder, Schafe	weltweit
E. chaffeensis	Zecken	Nager	Osteuropa
E. ewingii	Zecken	Hunde	USA
A. phagocytophilium	Zecken	Pferde, Hunde	Europa u. USA
N. sennetsu	roher Fisch?	?	Japan, Malaysia

23.1.2 Rolle als Krankheitserreger

Epidemiologie

Der epidemische Flecktyphus ist in Osteuropa heimisch. Während des 1. Weltkrieges wütete das **epidemische Fleckfieber** im osteuropäischen Raum. In den Jahren zwischen 1918 und 1920 dürften in Russland 25 Mio Menschen, das sind knapp ein Fünftel der damaligen Bevölkerung, an Fleckfieber erkrankt sein, von denen ca. 3 Mio starben. Während des 2. Weltkrieges grassierte die Erkrankung v. a. in den Kriegsgefangenenlagern der östlichen Kriegsschauplätze.

Übertragung

Die **Kleiderlaus** (Pediculus humanus corporis vestimenti) nimmt mit ihrer Blutmahlzeit bei einem bakteriämischen Rickettsienträger den Erreger auf. Man findet im Läusekot nach 5–10 Tagen eine große Anzahl Rickettsien. Wird eine gesunde Person von einer infizierten Laus gebissen, so gelangen rickettsienhaltige Faezes auf die Haut; beim Kratzen werden die Erreger in die Bisswunde eingerieben (Tabelle 23.3).

Pathogenese

Die Erreger dringen durch einen phagozytoseähnlichen Prozess in die Endothelzellen der kleinen Blutgefäße ein. Von dort gelangen sie durch die Wirkung einer Phospholipase A aus der phagozytotoxischen Vakuole ins Zytoplasma und in den Kern, wo sie sich vermehren. Die Wirtszelle wird direkt durch Radikale sowie Phospholipase-A2 und Proteasen geschädigt. Durch die Zerstörung der Endothelzellen entstehen Gefäßwandschädigungen (Abb. 23.1). Der Befall des Gefäßendothels im Gehirn löst zerebrale Blutungen mit Bewusstseinsstörungen aus. In der Haut entwickeln sich Ekchymosen oder fleckförmige Exantheme. In der Folge hyperplasieren die Endothelzellen; es entstehen Entzündungsherde und Thrombosen und daraufhin Durchblutungsstörungen.

Klinik

Flecktyphus. Nach einer Inkubationszeit von 10–14 Tagen beginnt die Krankheit mit raschem Fieberanstieg, Kopf-, Muskel- und Gliederschmerzen sowie Atemwegs- und Herzsymptomen; Gedunsenheit des Gesichts und Bindehautentzündung sind weitere Symptome. 2–4 Tage später entwickelt sich eine Fieberkontinua, die 8–10 Tage anhält. Vom 4.–7. Krankheitstag an findet sich ein makulopapulöses petechiales Exanthem, die sog. **Fleckfieberroseolen**. Die zerebralen Gefäßschädigungen äußern sich in Bewusstseinstrübung bis hin zu Fleck»typhus« (typhos, gr. Nebel), bulbärer Lähmung, Koma und Kreislaufversagen.

Brill-Zinssersche Krankheit. Noch Jahre nach der Primärinfektion kann es zu einem Rückfall eines Fleckfiebers kommen. Man nennt diese späten Rückfälle Brillsche Krankheit. Sie ist in den USA und in Australien bei Einwanderern aus Osteuropa beobachtet worden. Die Patienten hatten sich während des 2. Weltkrieges infiziert. Die Erreger persistierten in Endothelzellen und vermehrten sich wieder, wenn die Immunität des Wirtes z. B. altersbedingt nachließ. Wegen der bestehenden Restimmunität verläuft die Brill-Zinssersche Erkrankung milder als das Fleckfieber.

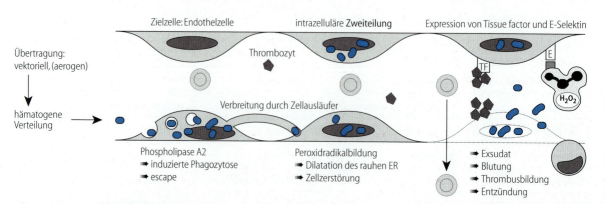

Abb. 23.1. Pathogenese von Rickettsiosen

Immunität

Das epidemische Fleckfieber hinterlässt keine lebenslange Immunität. Bei nachlassender Immunitätslage kann es zu Rückfallerkrankungen (s. o., Brillsche Krankheit) kommen. Bei den Zeckenstichfiebern hinterlässt die Erkrankung eine Kreuzimmunität zu anderen Spezies dieser Gruppe.

Labordiagnose

Der Schwerpunkt der Labordiagnose liegt in der Bestimmung von Antikörpern. Eine Anzucht des Erregers ist in Zellkulturen, Dottersackkulturen oder im Versuchstier möglich.

Untersuchungsmaterial. Es sind zwei Serumproben im Abstand von 2–3 Wochen zu gewinnen und gekühlt ins Labor zu transportieren.

Anzüchtung. Eine Anzüchtung von Rickettsien sollte wegen der hohen Gefahr einer Laborinfektion nur in Hochsicherheitslaboratorien stattfinden. Eine Isolierung lässt sich aus Gewebe mit Hilfe von Zellkulturen oder Dottersackkulturen (bebrütetes Hühnerei) durchführen. Es werden auch Mäuselungen und Mäusedarmpräparate verwendet. Eine Speziesidentifizierung in Gewebekultur gelingt dann mit markierten Antikörpern.

Obwohl es möglich ist, R. prowazekii in Versuchstieren (z. B. im Meerschweinchen) anzuzüchten, wird der Tierversuch wegen der damit verbundenen Gefahr von Laborinfektionen nur in wenigen Spezialinstituten durchgeführt.

Weil-Felix-Reaktion. Im Verlauf eines Fleckfiebers werden kreuzreagierende Antikörper gebildet, die die Proteus-Serotypen OX19 und OX2 agglutinieren. Diese Erscheinung lässt sich bei der Diagnose des Fleckfiebers ausnutzen. Die Reaktion ist nach ihren Erstbeschreibern Weil und Felix (1920) benannt.

Verbesserte Testmethoden sind der indirekte Immunfluoreszenztest, die Komplementbindungsreaktion (hohe Spezifität, geringe Sensitivität) und der ELISA, als IgM-Capture-ELISA zur Frühdiagnostik.

Therapie

Eine während der ersten Krankheitswoche durchgeführte Therapie mit Tetrazyklinen und Chloramphenicol führt zum Erfolg. Wenn erst einmal massive Gefäßschäden mit intravasaler Koagulation aufgetreten sind, verliert die Therapie an Effektivität.

Prävention

Hygiene. Wirksame Maßnahmen sind Entlausung und häufiger Kleiderwechsel (»Wäschewechsel ist den Läusen ein Greuel«).

Schutzimpfung. Es existieren eine Totvakzine und neuerdings eine Lebendvakzine. Die Schutzimpfung beschränkt sich auf Risikopersonen (Ärzte, Krankenschwestern).

Meldepflicht. Namentlich zu melden sind direkte und indirekte Nachweise von Rickettsia prowazekii (§ 7 IfSG).

23.2 Coxiella burnetii

> **Steckbrief**
>
> Coxiella (C.) burnetii verursacht Q-Fieber (Q von Queensland oder query = unklar), eine fieberhafte Pneumonie (Balkangrippe).
>
>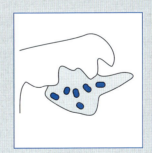
>
> **Coxiella burnetii** pleomorphe gramnegative Stäbchen in einer Herzklappenvegetation, entdeckt 1937 von Burnet und Freeman und benannt nach dem Rickettsienforscher Cox

Der Erreger wurde erstmals 1937 von dem australischen Immunologen MacFarlane Burnet im Blut von Patienten und kurz darauf von dem Amerikaner Herold R. Cox in Zecken nachgewiesen. Er wird aus historischen Gründen bei den Rickettsien abgehandelt.

23.2.1 Beschreibung

Aufbau

C. burnetii ist ein pleomorphes kokkoides gramnegatives Stäbchen (0,3–0,7 μm lang).

Extrazelluläre Produkte

Extrazelluläre Produkte sind nicht bekannt.

Resistenz gegen äußere Einflüsse

Im Gegensatz zu den Gattungen aus der Familie der Rickettsiaceae erweist sich C. burnetii als äußerst resistent gegen Austrocknung, Hitze, Kälte und Sonnenlicht. Diese Resistenz beruht möglicherweise auf der Ausbildung eines sporenähnlichen Stadiums, welches in vitro nachgewiesen werden kann.

Vorkommen

Wichtigste Erregerreservoire sind Paarhufer (Rinder, Schafe, Ziegen), Zecken, Fische und Vögel. C. burnetii findet sich in Urin, Kot, Milch und in hoher Konzentration in Plazentagewebe und Amnionflüssigkeit infizierter Tiere.

23.2.2 Rolle als Krankheitserreger

Epidemiologie

In Mitteleuropa muss mit dem weltweit (Ausnahme: Neuseeland) verbreiteten Q-Fieber gerechnet werden. In manchen Regionen, unter anderem in Süddeutschland, tritt C. burnetii endemisch in sog. Naturherden auf, wobei der Erreger zwischen Zecken und Säugetieren (vorwiegend Rindern und Schafen) zirkuliert. Betroffen sind vorwiegend Personen, die beruflich mit Tieren umgehen. So kam es 1992 in Berlin nach Sektion infizierter Schafe zu einem Q-Fieber-Ausbruch, bei dem ca. 80 Mitarbeiter und Studenten eines veterinärmedizinischen Instituts erkrankten.

Übertragung

Der Mensch wird durch Inhalation kontaminierter Staubpartikel oder Aerosole infiziert. Eine Übertragung von Mensch zu Mensch findet nicht statt.

Pathogenese

Nach lokaler Vermehrung in der Lunge kommt es zur Coxiellämie. Über die Pathogenese der verschiedenen beim Menschen hervorgerufenen Krankheitsbilder ist wenig bekannt.

Das histologische Bild der Q-Fieber-Pneumonie entspricht weitgehend demjenigen anderer bakterieller Pneumonien, abgesehen davon, dass vorwiegend Lymphozyten und Makrophagen anstelle von Granulozyten im Exsudat zu finden sind.

Bei Befall von Leber oder Knochenmark finden sich Granulome, die bei einem Teil der Patienten eine charakteristische Form aufweisen (sog. doughnut-Granulom).

Bei der Q-Fieber-Endokarditis entstehen multiple Vegetationen v. a. auf Aorten- und Mitralklappe.

Aus In-vitro-Untersuchungen ist bekannt, dass C. burnetii passiv in die Wirtszelle gelangt, sich im Phagolysosom, wo sie verbleibt, vermehrt und zum Zelltod führt.

Klinik

Q-Fieber ist zu 50% asymptomatisch. Apparent äußert es sich als systemische Infektion mit oder ohne Pneumonie. Die Q-Fieber-Pneumonie tritt in der akuten Phase der Infektion auf und wird zu den »atypischen Pneumonien« gezählt. Bei chronischen Verläufen (ca. 1%) kommt es in erster Linie zur Endokarditis.

Die Endokarditis findet sich vorwiegend bei Männern mit vorgeschädigten oder künstlichen Herzklappen. In 50% der Fälle ist die Aortenklappe, seltener sind die Mitralklappe oder beide Klappen betroffen. Sowohl in der akuten als auch in der chronischen Infektion kann es zur Hepatitis kommen. Selten tritt eine Meningoenzephalitis auf.

Immunität

Die Infektion hinterlässt eine solide Immunität. Eine stille Feiung ist häufig.

Labordiagnose

Die Diagnose erfolgt über den Nachweis von Antikörpern gegen C. burnetii oder über PCR. Bei einer frischen Infektion werden zunächst Antikörper gegen Phase-II-Antigen gebildet. Nach einigen Wochen folgen Antikörper gegen Phase-I-Antigen. Ein serologischer Test auf coxiellaspezifische Antikörper sollte bei Endokarditis durchgeführt werden, wenn kein Erreger angezüchtet werden kann. Anzucht hat unter Hochsicherheitsbedingungen zu erfolgen.

Therapie

Mittel der Wahl sind Tetrazykline. Alternativ wurde Chloramphenicol in Einzelfällen erfolgreich eingesetzt. In vitro sind auch Ciprofloxacin und Cotrimoxazol wirksam. Die medikamentöse Therapie der Endokarditis ist in der Regel nicht ausreichend, sodass häufig ein Klappenersatz erforderlich wird.

Prävention

Präventive Maßnahmen werden dadurch erschwert, dass die Erreger häufig von asymptomatischen Tieren ausgeschieden werden, die zum Teil zudem seronegativ sind. Durch Impfung von Tierbeständen kann das Übertragungsrisiko vermindert werden. Eine gutverträgliche wirksame Vakzine für den Menschen steht zur Zeit nicht zur Verfügung.

Meldepflicht. Namentlich zu melden sind direkte und indirekte Nachweise von Coxiella burnetii (§ 7 IfSG).

23.3 Ehrlichia, Anaplasma, Neorickettsia

Steckbrief

Ehrlichia-Arten sind obligat intrazelluläre gramnegative Bakterien aus der Familie der Rickettsiaceae (◘ Tabelle 23.1, ▶ s. S. 408). Die humanpathogenen Arten verursachen vektoriell übertragene fieberhafte Allgemeininfektionen (◘ Tabelle 23.2, ▶ s. S. 408).

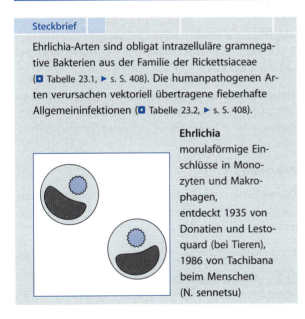

Ehrlichia morulaförmige Einschlüsse in Monozyten und Makrophagen, entdeckt 1935 von Donatien und Lestoquard (bei Tieren), 1986 von Tachibana beim Menschen (N. sennetsu)

23.3.1 Beschreibung

Aufbau

Ehrlichiaarten besitzen eine dreischichtige Zellhülle wie andere gramnegative Bakterien. Die äußere Membran ist jedoch erheblich dünner und enthält kein LPS oder LOS.

Extrazelluläre Produkte

Extrazelluläre Produkte sind bisher nicht bekannt.

Resistenz gegen äußere Einflüsse

Extrazellulär werden Ehrlichien sehr schnell inaktiviert.

Vorkommen

Ehrlichiaarten sind bei Tieren weit verbreitet. Ein Reservoir für Ehrlichia (E.) chaffeensis könnte der Hund sein, für die anderen humanpathogenen Arten gibt es Hinweise auf ein Nagerreservoir. Darüber hinaus scheinen Hirsche Reservoirwirte zu sein.

23.3.2 Rolle als Krankheitserreger

Epidemiologie

In den amerikanischen Endemiegebieten (Südstaaten) liegt die Durchseuchung bei etwa 11%. Ähnliche Raten können auch in Europa gefunden werden und hängen mit dem Verbreitungsgebiet des jeweiligen Zeckenvektors zusammen.

Übertragung

Die Ehrlichiosen werden durch Zecken und vermutlich Trematoden (Fischverzehr!) übertragen. Amblyoma americanum ist der Vektor für E. chaffeensis, den Erreger der humanen monozytären Ehrlichiose (HME), Ixodes scapularis und evtl. Ixodes pacificus übertragen den Erreger der humanen granulozytären Ehrlichiose (HGE). Auch Dermacentor variabilis ist als Vektor beschrieben worden.

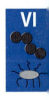

Pathogenese

Nach der Übertragung gelangt der Erreger lymphogen und hämatogen in Leber, Milz, Lymphknoten und Knochenmark. Die Bakterien werden von Monozyten/Makrophagen bzw. Granulozyten durch rezeptorvermittelte Endozytose aufgenommen, verhindern jedoch die Endolysosomenverschmelzung. In der Endosomen-Vakuole, die große Mengen bakteriell induzierter Transferrinrezeptoren (TfR) enthält, vermehren sich die Erreger durch Zweiteilung: Es entsteht eine Morula (Mikrokolonie) mit bis zu 40 Bakterien. Diese schädigt die Wirtszellen. Die Morula wird entweder exozytiert oder beim Tod der Wirtszelle freigesetzt, sodass weitere Zellen befallen werden können (◘ Abb. 23.2).

Es wird eine granulomatöse Entzündungsreaktion induziert, der ein wesentlicher Beitrag zur Gewebeschädigung zugeschrieben wird.

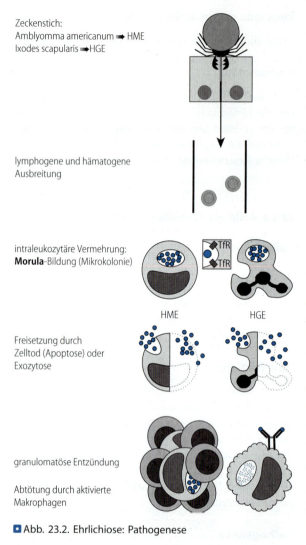

◘ Abb. 23.2. Ehrlichiose: Pathogenese

Klinik

Über 80% der Patienten sind Männer. Die Leitsymptome umfassen Fieber, Krankheitsgefühl, Muskelschmerzen, Kopfschmerzen, Übelkeit, Erbrechen und Husten. Bei der HME weist mehr als ein Drittel der Patienten ein makulopapulöses Exanthem auf, bei der HGE zeigt sich häufig ein Rigor.

Es entstehen eine progressive Leukozytopenie, Thrombozytopenie und Anämie; gleichzeitig sind die Transaminasen (GOT, GPT) und die LDH im Serum erhöht.

In etwa 15% der Fälle können schwere Komplikationen auftreten: Akutes Nierenversagen, Lungenversagen, disseminierte intravasale Gerinnung (DIC), Kardiomegalie, Opportunisten-Infektionen, Krampfanfälle und Koma; die Letalität liegt zwischen 2 und 5%.

Immunität

Der Erreger induziert eine granulomatöse Entzündungsreaktion; (IFN-γ-)aktivierte Makrophagen können den Erreger eliminieren. Ebenso werden Antikörper gebildet.

Labordiagnose

Die mikrobiologische Sicherung der Diagnose erfolgt durch den Nachweis von Antikörpern (94%) mittels IFT (HME: E.-chaffeensis-IFT, HGE: E.-equi-IFT). Der PCR-gestützte Erregernachweis kann schnell zur Diagnose führen (75%), ist aber nur in Speziallabors verfügbar.

Therapie

Antibiotikaempfindlichkeit. In vitro ist der HGE-Erreger empfindlich gegen Tetrazykline, Ciprofloxacin und Ofloxacin sowie Rifampicin; resistent jedoch gegen β-Laktam-Antibiotika, Makrolide, Cotrimoxazol und Chloramphenicol.

Therapeutisches Vorgehen. Das Mittel der Wahl ist Doxycyclin. Rifampicin und Chloramphenicol scheinen ebenfalls in einigen Fällen erfolgreich einsetzbar zu sein.

Prävention

Die wirksamste Maßnahme besteht in der Vermeidung von Zeckenstichen, z. B. durch Tragen heller langer Kleidung.

23.4 Andere Rickettsien

Weitere Rickettsiosen sind das murine oder endemische Fleckfieber (R. typhi), das Rocky-Mountains-Spotted-Fever in den USA (R. rickettsii), das Tsutsugamushi-Fieber (Orientia tsutsugamushi) und das Boutoneuse-Fieber (Mediterranes Fleckfieber, R. conorii).

Von diesen Formen besitzt das Rocky-Mountains-Spotted-Fever in den Hochgebirgsstaaten der USA mit ca. 1000 gemeldeten Erkrankungsfällen pro Jahr eine gewisse Bedeutung. Es wird durch Zecken übertragen. Wolbachien sind Verwandte von Ehrlichien und Anaplasmen, die Insekten und Helminthen infizieren. Filariosen durch wolbachieninfizierte Filarien scheinen schwerer zu verlaufen.

VI · Spezielle Bakteriologie

In Kürze

Rickettsia, Orientia, Coxiella, Ehrlichia

Bakteriologie. Obligat intrazelluläre Bakterien. Kein Wachstum auf künstlichen Nährmedien.

Vorkommen. Verdauungstrakt von Arthropoden.

Resistenz. Geringe Widerstandsfähigkeit gegen Umwelteinflüsse und Desinfektionsmittel.

Epidemiologie. Verbreitung je nach Spezies unterschiedlich. Vektor: Arthropoden (Läuse, Zecken etc.). Reservoir: Säugetiere, Mensch. In Kriegszeiten und Hungersnöten.

Zielgruppe. Ländliche Bevölkerung in Endemiegebieten. In Kriegszeiten und bei Hungersnöten rasche Ausbreitung.

Übertragung. Durch Arthropodenbiss/-stich oder Aufnahme rickettsienhaltigen Staubes über die Schleimhäute.

Pathogenese. Rickettsien: Eindringen der Erreger durch Biss bzw. Stich → Aufnahme in Gefäßendothelien → intrazelluläre Keimvermehrung → Vaskulitis mit Infiltration mononukleärer Zellen → Nekrose, Ödem, Thrombose → klinische Manifestation (ZNS, Lunge etc.).
  Coxiella burnetii: Inhalation des Erregers → lokale Vermehrung → Rickettsiämie → granulomatöse Hepatitis mit lympho-monozytären Infiltraten und Riesenzellbildung → interstitielle (atypische) Pneumonie.
  Ehrlichia: Zeckenstich → hämatogene Ausbreitung → Befall von Monozyten oder Granulozyten → Morulabildung → Zellzerstörung, granulomatöse Entzündung.

Klinik. Fleckfieber: Inkubation: 10–14 Tage. Fieberanstieg, Kontinua, Exanthem, Symptome bedingt durch Gefäßschäden.
  Brill-Zinssersche Krankheit: Rückfall einer ehemals durchgemachten Fleckfiebererkrankung.
  Q-Fieber: Inkubation ca. 20 Tage. Atypische Pneumonie, Hepatitis, Endokarditis.
  Ehrlichiose: Fieberhafte Allgemeininfektion, Exanthem, Rigor, progressive Leukozytopenie, Thrombozytopenie, Anämie.

Immunität. Fleckfieber: Bei nachlassender Immunität Rückfallerkrankung.
  Q-Fieber: Solide Immunität. Stille Feiungen häufig.
  Ehrlichiose: Humorale und zelluläre Immunreaktion.

Labordiagnose. Fleckfieber: Serologie (Weil-Felix-Reaktion).
Q-Fieber: Serologie.
Ehrlichiose: Serologie.

Therapie. Tetrazykline.

Prävention. Epidemiologisch: Vektorsanierung. Impfprophylaxe möglich bei exponierten Personen.

Meldepflicht. Direkte und indirekte Erregernachweise von Rickettsia prowazekii und Coxiella burnetii, namentlich.

Bartonellen

M. Arvand

Tabelle 24.1. Bartonellen: Gattungsmerkmale

Merkmal	Merkmalsausprägung
Gramfärbung	gramnegative Stäbchen
aerob/anaerob	aerob-mikroaerophil
Kohlenhydratverwertung	nein
Sporenbildung	nein
Beweglichkeit	unterschiedlich
Katalase	negativ
Oxidase	negativ
Besonderheiten	hauptsächlich molekularbiologische Differenzierung

Tabelle 24.2. Bartonellen: Humanpathogene Arten und Krankheiten

Arten	Krankheiten
B. bacilliformis	Oroya-Fieber, Verruga peruana
B. elizabethae	Endokarditis
B. henselae	Katzenkratzkrankheit bazilläre Angiomatose u. Peliose rezidivierende Bakteriämie FUO, Endokarditis
B. quintana	Schützengrabenfieber bazilläre Angiomatose u. Peliose rezidivierende Bakteriämie Endokarditis
B. vinsonii subsp. berkhoffii	Endokarditis

Einleitung

Die Gattung Bartonella (B.) ist nach dem peruanischen Bakteriologen A.L. Barton benannt, der 1909 das intraerythrozytäre Bakterium Bartonella bacilliformis beschrieb. Sie umfasst derzeit 18 Arten, von denen 5 bisher als Erreger von menschlichen Infektionen identifiziert wurden (Tabelle 24.2). Einige Erreger der Gattung Bartonella wurden früher als Rickettsia bzw. Rochalimaea bezeichnet und später aufgrund der höheren genetischen Verwandtschaft mit B. bacilliformis in Bartonella umbenannt. Vor kurzem wurden die Mitglieder der Gattung Grahamella ebenfalls in Bartonella umbenannt.

Bartonellen sind kleine, gramnegative Stäbchen, die hohe Ansprüche an Kulturmedien stellen und sich langsam vermehren. Die meisten Arten sind im Tierreich verbreitet (Nagetiere, Katzen, Vögel, etc.) und werden über Vektoren (Insekten) auf den Menschen übertragen.

24.1 Bartonella henselae

Steckbrief

Bartonella (früher Rochalimaea) henselae wurde erstmalig 1990 beschrieben. Die Isolierung erfolgte aus Blutkulturen bzw. mittels PCR, aus dem Hautgewebe von HIV-infizierten Patienten mit bazillärer Angiomatose oder Fieber. Die Identifizierung als neue Spezies erfolgte durch Einsatz molekularbiologischer Methoden wie 16S-rRNS-Gensequenzanalyse und DNS DNS Hybridisierung. In der Folge wurde der ätiologische Zusammenhang mit Katzenkratzkrankheit und weiteren klinischen Syndromen festgestellt.

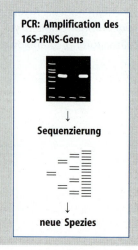

B. henselae
Erster bakterieller Erreger, der mit Hilfe molekularbiologischer Methoden entdeckt wurde

24.1.1 Beschreibung

Aufbau

B. henselae ist ein kleines (0,3–0,5×1,0–1,7 μm), leicht gebogenes Stäbchen mit gramnegativer Zellwand. Es zeigt eine kreiselnde Beweglichkeit, die durch Pili vermittelt wird.

Extrazelluläre Produkte

Sekretionsprodukte sind bisher nicht charakterisiert.

Resistenz gegen äußere Einflüsse

Hierüber gibt es bisher keine Daten.

Vorkommen

B. henselae wurde bisher beim Menschen, der Katze und beim Katzenfloh isoliert. Katzen stellen das natürliche Erregerreservoir dar. Die infizierten Katzen, vorwiegend streunende und junge Tiere, durchlaufen eine über Monate anhaltende Bakteriämie mit B. henselae, sind jedoch asymptomatisch.

24.1.2 Rolle als Krankheitserreger

Epidemiologie

B. henselae kommt weltweit vor. Die Prävalenz der felinen Infektion mit B. henselae ist abhängig von klimatischen Bedingungen. Sie ist höher in wärmeren Regionen mit hoher Luftfeuchtigkeit.

Übertragung

B. henselae wird durch von Katzen verursachte Kratz- oder Bisswunden auf den Menschen übertragen. Die Übertragung zwischen Katzen erfolgt vermutlich über den Katzenfloh bzw. dessen Kot.

Pathogenese

Über die Pathogenese ist wenig bekannt. Im histologischen Präparat findet sich B. henselae häufig mit Endothelzellen assoziiert, sodass diese die Zielzellen darstellen dürften. Endothelzellen können in vitro mit B. henselae infiziert werden. Es resultiert die Aktivierung der Endothelzelle mit Hochregulierung der intrazellulären Adhäsionsmoleküle wie ICAM-1 und Sekretion von Zytokinen wie IL-8. Im experimentellen Mausinfektionsmodell ruft der Erreger eine granulomatöse Entzündung der Leber hervor.

Klinik

Die klinischen Manifestationen der B.-henselae-Infektion sind abhängig vom Immunstatus des Infizierten. Beim immunkompetenten Wirt werden i.d.R. lokal begrenzte, selbstlimitierende Erkrankungen wie Katzenkratzkrankheit beobachtet, während bei immunsupprimierten Patienten (HIV-Infizierte, Transplantierte, Malignompatienten) schwere und disseminierte Erkrankungen wie bazilläre Angiomatose vorherrschen.

Bazilläre Angiomatose. Es handelt sich dabei um eine endothelproliferative Erkrankung, die überwiegend bei HIV-infizierten Patienten im Spätstadium auftritt und sich häufig an der Haut manifestiert. Die Läsionen beginnen häufig als kleine Papeln und können sich im weiteren Verlauf zu großen, exophytisch wachsenden Knötchen entwickeln. Sie können auch subkutan vorkommen bzw. innere Organe betreffen. Meist sind weitere Symptome wie Fieber, Gewichtsabnahme und Allgemeinsymptome vorhanden. Häufig kommt es dabei zu Bakteriämie.

Bazilläre Peliose. Als bazilläre Peliose (Synonym: bazilläre Peliosis hepatis) wird der Befall innerer Organe, vorwiegend der Leber und Milz, mit B. henselae bezeichnet. Sie betrifft vorwiegend HIV-infizierte Patienten und geht meist mit unspezifischen Symptomen wie Fieber, Übelkeit, Bauchschmerzen und Diarrhoe einher. Histologisch lassen sich im betroffenen Gewebe blutgefüllte Hohlräume (Zysten), ein entzündliches Infiltrat und zahlreiche Bakterien nachweisen.

Fieber und Bakteriämie. Bei HIV-infizierten und anderen immunsupprimierten Patienten kann B. henselae Fieber und Bakteriämie hervorrufen. Das Fieber ist rekurrierend oder chronisch. Allgemeinsymptome wie Abgeschlagenheit, Kopf- und Gliederschmerzen sowie Gewichtsverlust kommen häufig vor.

Katzenkratzkrankheit. Hierbei handelt es sich um eine chronische Lymphadenitis, die häufig im Kindes- und jungen Erwachsenenalter auftritt. Als Eintrittspforte dient eine von Katzen verursachte Kratz- oder Bisswunde, wo häufig eine kleine rötliche Papel entsteht. Nach ca. zwei Wochen kommt es zur allmählichen Schwellung eines Lymphknotens proximal zur Eintrittspforte. Am häufigsten sind der Kopf-Hals-Bereich und die Achselregion betroffen. Unspezifische Symptome wie leichtes Fieber, Abgeschlagenheit, Kopfschmerzen, Konjunktivitis und Exanthem können auftreten. Nach 3–6 Monaten bildet sich die Lymphadenitis meist spontan zurück. In 10% der Fälle kommt es zur Einschmelzung, die ein Drainieren bzw. Entfernen des Lymphknotens erfordern kann. Seltenere Symptome bzw. Komplikationen sind Neuroretinitis, Enzephalitis, Osteomyelitis und ein disseminierter Verlauf mit hohem Fieber und Befall innerer Organe (systemische Katzenkratzkrankheit).

Die Diagnose wurde in der Vergangenheit klinisch-histologisch gestellt, wenn mindestens drei der folgenden vier Kriterien erfüllt waren:
— Katzenkontakt und Nachweis einer Primärläsion distal vom geschwollenen Lymphknoten in der Anamnese,
— positiver Hauttest mit einem Antigen, das aus dem Lymphknotenpunktat von Patienten mit Katzenkratzkrankheit gewonnen wurde,
— histologischer Nachweis einer granulomatösen Lymphadenitis,
— Ausschluss anderer Ursachen einer Lymphadenitis (Tuberkulose, Toxoplasmose, EBV-, CMV-, und HIV-Infektion, etc.).

Heute kann der Erreger direkt im betroffenen Lymphknotengewebe mittels PCR nachgewiesen werden. Ferner stehen serologische Tests zum Nachweis von spezifischen Antikörpern im Patientenserum zur Verfügung.

Weitere Krankheitsmanifestationen. In der letzten Zeit wurde B. henselae als ein häufiger Erreger von persistierendem Fieber bzw. »**Fieber unklarer Genese**« (Fever of Unknown Origin, FUO) bei Kindern nachgewiesen. Ferner gehört B. henselae zu den Erregern der sog. »kultur-negativen Endokarditis«. Als prädisponierender Faktor liegt häufig eine vorgeschädigte Herzklappe vor.

Immunität

Antikörper der IgG- und IgM-Klasse werden einige Wochen nach Infektion mit B. henselae gebildet. Auf die besondere Rolle der zellulären Immunantwort weist der besonders schwere Verlauf der Infektion bei immunsupprimierten Patienten (z. B. HIV-Infizierte im AIDS-Stadium) hin. B. henselae induziert im experimentellen Mausinfektionsmodell eine zell-vermittelte Immunantwort vom Th1-Typ.

Labordiagnose

Da der kulturelle Nachweis von Bartonellen i.d.R. wenig sensitiv und relativ zeitaufwendig ist, spielen molekularbiologische Methoden (PCR zum Nachweis der bakteriellen DNS, Gensequenzanalyse, RFLP) bei der Labordiagnose eine zentrale Rolle.

Untersuchungsmaterial. Für den molekularbiologischen Nachweis eignen sich in erster Linie Gewebeproben (Bioptate), z. B. des Lymphknotens. Bioptate und Blut können für die Anzucht, Serum für den serologischen Antikörpernachweis eingesetzt werden.

Mikroskopie. B. henselae kann im Gewebe mit Hilfe der Warthin-Starry-Färbung (Silberfärbung) lichtmikroskopisch dargestellt werden.

Anzucht. B. henselae wächst auf Spezialkulturmedien, die u. a. Blut und Hämin enthalten, nach längerer Bebrütung (bis zu 12 Wochen) unter erhöhter CO_2-Spannung. Die Anzucht gelingt am ehesten aus Blut und anderen primär sterilen Untersuchungsmaterialien.

Antikörpernachweis. Für den Antikörpernachweis steht derzeit ein indirekter Immunfluoreszenztest zur Verfügung.

Therapie

Für die Behandlung von Infektionen mit B. henselae oder B. quintana bei HIV-infizierten Patienten (z. B. bazilläre Angiomatose) werden in erste Linie Makrolide (z. B. Erythromycin) oder Tetrazykline (z. B. Doxycyclin) empfohlen, wobei eine längere Behandlungsdauer (mindestens 4 Wochen) zur Vermeidung von Rezidiven notwendig ist.

Die unkomplizierte Katzenkratzkrankheit gilt bisher als nicht therapiebedürftig. In einer plazebo-kontrollierten Doppelblindstudie wurde erstmalig eine gewisse Wirksamkeit von Azithromycin festgestellt, allerdings nur, wenn das Antibiotikum zu Beginn der Symptomatik (Lymphadenitis) gegeben wurde. Bei systemischem Verlauf bzw. anderen Komplikationen wurden bisher in Einzelfällen Makrolide oder Tetrazykline, häufig in Kombination mit Rifampicin, oder auch weitere Präparate wie Cotrimoxazol, Aminoglykoside oder Gyrasehemmer eingesetzt.

Prävention

Sie besteht in Expositionsprophylaxe.

24.2 Bartonella quintana

B. quintana (früher Rickettsia bzw. Rochalimaea quintana) ist der Erreger des Schützengrabenfiebers, einer seit dem Ersten Weltkrieg bekannten fieberhaften Erkrankung, die unter schlechten hygienischen Bedingungen epidemisch auftritt. In der letzten Dekade wurde B. quintana mit Hilfe molekularbiologischer Methoden als Erreger von bazillärer Angiomatose und Peliose, Fieber und Bakteriämie bei HIV-Infizierten und von Endokarditis bei alkoholkranken bzw. obdachlosen Patienten identifiziert.

B. quintana kommt weltweit vor. Sie wird von der Kleiderlaus (Pediculus humanus) übertragen. Der Mensch ist das einzige natürliche Reservoir. Während Schützengrabenfieber früher die wichtigste durch B. quintana verursachte Infektion darstellte, sind heute die Erkrankungen des immunsupprimierten Wirts in den Vordergrund gerückt.

Schützengrabenfieber. Das Schützengrabenfieber (Fünftagefieber, Wolhynisches Fieber) ist charakterisiert durch eine oder mehrere Fieberepisoden, die etwa 5 Tage anhalten und i.d.R. von Schüttelfrost, Kopf- und Knochenschmerzen begleitet werden. Die Erkrankung kann einige Wochen bis Monate anhalten und heilt meist spontan ab. Im 1. Weltkrieg waren bis zu 1 Million Soldaten infiziert.

Bazilläre Angiomatose und Peliose. B. quintana kann, ähnlich wie B. henselae, bei HIV-infizierten Patienten bazilläre Angiomatose und Peliose hervorrufen.

Endokarditis. B. quintana ist ein weiterer Erreger der sog. **Kultur-negativen Endokarditis.** Häufig sind obdachlose bzw. alkoholkranke Personen betroffen. Der direkte Erregernachweis ist mit Hilfe von PCR aus dem Klappengewebe bzw. kulturell aus Blut möglich. Im Serum werden i.d.R. hohe Antikörpertiter nachgewiesen, wobei aufgrund der starken Kreuzreaktion zwischen B. henselae und B. quintana eine serologische Speziesdifferenzierung nicht möglich ist.

24.3 Bartonella bacilliformis

Steckbrief

B. bacilliformis ist die »älteste« Bartonellaart, die vor fast einem Jahrhundert entdeckt wurde. Der Erreger wurde mikroskopisch in den Erythrozyten eines peruanischen Patienten mit Oroya-Fieber nachgewiesen. Kurz danach gelang auch der kulturelle Nachweis.

24.3.1 Beschreibung

Aufbau

B. bacilliformis besitzt eine gramnegative Zellwand, ist polar begeißelt und beweglich.

Resistenz gegen äußere Faktoren

Hierüber gibt es keine Untersuchungen.

Extrazelluläre Produkte

Der erythrozytendeformierende Faktor (Deformin) mit einem Molekulargewicht von 67 kD führt zur Deformation der Erythrozyten.

Vorkommen

B. bacilliformis wurde bisher beim Menschen und bei der südamerikanischen Sandmücke nachgewiesen. Erkrankte Menschen und asymptomatische Träger stellen das wichtigste Erregerreservoir dar.

24.3.2 Rolle als Krankheitserreger

Epidemiologie

B. bacilliformis ist in Peru und angrenzenden Andenregionen endemisch. Ausbrüche treten gelegentlich auf, meist während der warmen Jahreszeit.

Übertragung

Der Erreger wird durch die südamerikanische Sandmücke (Lutzomyia verrucarum und einige andere Lutzomyiaarten) übertragen.

Pathogenese

B. bacilliformis dringt in menschliche Erythrozyten ein, wo sie sich vermehrt. Die befallenen Erythrozyten haben eine stark verkürzte Lebensdauer (Halbwertszeit im Schnitt 6 Tage) und hämolysieren. Zusätzlich sind das mononukleär-phagozytäre System und die Endothelzellen betroffen.

Klinik

Infektionen mit B. bacilliformis werden als Bartonellose bzw. M. Carrion bezeichnet. Die Namensgebung geht auf den peruanischen Medizinstudenten D. A. Carrion zurück. In einem Selbstversuch infizierte er sich 1885 mit dem Extrakt aus Hautläsionen eines Patienten mit Verruga peruana, er erkrankte an Oroya-Fieber und verstarb. Dadurch bewies er den ätiologischen Zusammenhang der bis dahin als unabhängig angesehenen Entitäten.

Oroya-Fieber. Es ist die akute Verlaufsform der Bartonellose. Nach einer Inkubationszeit von ca. 3 Wochen kommt es zum akuten Einsetzen von allgemeinem Krankheitsgefühl, Gelenk- und Knochenschmerzen und Fieber. Das Fieber ist unregelmäßig und remittierend. Im Blutbild ist eine ausgeprägte hypochrome Anämie, meist begleitet von einer mäßigen Leukozytose, nachweisbar. In der präantibiotischen Ära verlief das Oroya-Fieber in 10–40% der Fälle tödlich, wobei Sekundärinfektionen wie Salmonellose oder Tuberkulose häufig die Todesursache darstellten. Bei den Epidemien in der letzten Zeit wurde, auch ohne antibiotische Therapie, eine weitaus niedrigere Letalität festgestellt. Im weiteren Verlauf nehmen die Intensität und Häufigkeit der Fieberattacken allmählich ab. Häufig erfolgt nach einer Latenzphase der Übergang in das chronische Stadium der Verruga peruana.

Verruga peruana. Das chronische Stadium der Bartonellose tritt meist mit einer Latenz von 30–40 Tagen nach Oroya-Fieber auf und manifestiert sich in Form von pleomorphen Hautläsionen. Bei der miliaren Form entstehen Papeln und Eruptionen im Bereich des Gesichts und der Extremitäten, die Schleimhäute können ebenfalls betroffen sein. Bei der nodulären Form treten hämangiomartige Knoten im Ellenbogen- und Kniebereich auf. Nach 2–3 Monaten bilden sich die Symptome meist spontan zurück. Die Letalität ist praktisch null.

Immunität

Die Infektion mit B. bacilliformis hinterlässt eine bleibende Immunität, die mit der Ausbildung von spezifischen Antikörpern einhergeht.

Labordiagnose

Die Labordiagnose beruht auf dem mikroskopischen Nachweis des Erregers innerhalb von Erythrozyten oder im befallenen Hautgewebe bzw. zunehmend auch auf Kultur und Serologie.

Untersuchungsmaterial. Antikoaguliertes Blut und Gewebeproben von Hautläsionen bzw. Serum eignen sich als Untersuchungsmaterial.

Mikroskopie. Der Erreger lässt sich im nach Giemsa gefärbten Präparat lichtmikroskopisch nachweisen.

Anzucht. B. bacilliformis wächst auf Blutagar nach 5–6-tägiger Bebrütung unter aeroben Bedingungen. Das Temperaturoptimum liegt bei 25–30 °C.

Antikörpernachweis. Agglutinierende Antikörper können im Serum von Patienten mit Oroya-Fieber und Verruga peruana nachgewiesen werden. Ferner steht ein indirekter Immunfluoreszenztest zur Verfügung.

Therapie

Chloramphenicol war bisher das Antibiotikum der Wahl. Penicillin, Tetrazyklin, Streptomycin und Cotrimoxazol sind ebenfalls erfolgreich eingesetzt worden.

Prävention

Ihr dienen die Expositionsprophylaxe und die Vektorenbekämpfung.

24.4 Andere Bartonellen

Bisher wurden B. elizabethae und B. vinsonii subsp. berkhoffii jeweils einmal als Erreger von **Endokarditis** beim Menschen angezüchtet. Letzterer Erreger verursacht ferner Endokarditis beim Hund. B. clarridgeiae ist in Zusammenhang mit einem Fall von Katzenkratzkrankheit beschrieben worden. B. grahamii wurde einmal mittels PCR in der Augenvorderkammer einer Patientin mit Neuroretinitis nachgewiesen.

In Kürze

Bartonellen

Bakteriologie. Bartonellen sind zarte gramnegative, z. T. gebogene Stäbchen. Sie sind meist schwer anzüchtbar.

Vorkommen. Außer beim Menschen kommen B. henselae bei der Katze und dem Katzenfloh, B. quintana bei der Kleiderlaus und B. bacilliformis bei der Sandmücke vor.

Übertragung. B. henselae wird von der Katze bzw. durch den Katzenfloh, B. quintana durch die Kleiderlaus, und B. bacilliformis durch die südamerikanische Sandmücke übertragen.

Klinik. Bazilläre Angiomatose, bazilläre Peliose, Fieber und Bakteriämie: Vorwiegend bei HIV-Infizierten, durch B. henselae und B. quintana.

Endokarditis: Bei Obdachlosen und Alkoholikern, vorwiegend durch B. quintana und bei Patienten mit vorgeschädigter Herzklappe durch B. henselae.

Katzenkratzkrankheit: Bei Immunkompetenten, vorwiegend Kindern und Jugendlichen, durch B. henselae.

Schützengrabenfieber: Früher epidemisch im Krieg aufgetreten, durch B. quintana.

Oroya-Fieber und Verruga peruana: In Peru und angrenzenden Regionen endemisch, Oroya-Fieber ist die akute und Verruga peruana die chronische Phase einer Erkrankung durch B. bacilliformis.

Labordiagnose. Schwerpunkt liegt für die meisten Bartonellaarten bei molekularbiologischen Nachweismethoden (PCR) und Serologie, Anzucht schwierig. Mikroskopischer Nachweis im Blutausstrich, Serologie und Kultur bei B. bacilliformis.

Therapie. Mittel der Wahl für Infektionen des Immunsupprimierten sind Makrolide bzw. Tetrazykline, für B.-bacilliformis-Infektionen Chloramphenicol.

Mykoplasmen und Ureaplasmen
H. Hahn

Tabelle 25.1. Myoplasma und Ureaplasma: Gattungsmerkmale

Merkmal	Merkmalsausprägung
Gramfärbung	– (fehlende Zellwand)
aerob/anaerob	(fakultativ) anaerob
Kohlenhydratverwertung	fermentativ
Sporenbildung	nein
Beweglichkeit	nicht testbar
Katalase	?
Oxidase	?
Besonderheiten	Mykoplasma: Spiegelei-Kolonie Ureaplasma: Urease

Tabelle 25.2. Mykoplasmen, Ureaplasmen: Arten und Krankheiten

Arten	Krankheiten
Mycoplasma pneumoniae	atypische Pneumonie Tracheobronchitis Pleuritis Otitis media Myringitis Stevens-Johnson-Syndrom, (Arthritis), (Karditis), (Meningoenzephalitis), (Hämolyse)
M. hominis	Vulvovaginitis Zervizitis aszendierende Genitalinfektionen Prostatitis Pyelonephritis, (Meningitis), (Sepsis)
M. fermentans	fulminante systemische Infektion?
Ureaplasma urealyticum	Zervizitis Urethritis Fertilitätsstörungen Chorioamnionitis Abort, Frühgeburt Neugeborenenpneumonie Neugeborenenmeningitis, -sepsis

Einleitung

Mykoplasmen und Ureaplasmen sind die zwei Gattungen zellwandloser Bakterien aus der Familie der Mycoplasmataceae (Tabelle 25.1). Mykoplasmen und Ureaplasmen verfügen über ein im Vergleich zu anderen Bakterien besonders kleines Genom (<600 kbp) und sind die kleinsten außerhalb lebender Zellen vermehrungsfähigen Bakterien (0,2–0,3 µm, bis zu 2,0 µm bei M. pneumoniae). Sie vermehren sich als extrazelluläre Parasiten auf der Oberfläche von Epithelzellen, da sie eine Reihe von Stoffwechselreaktionen nicht durchführen können. Von dort beziehen sie die nötigen Wuchsstoffe wie Cholesterin, Fettsäuren, einige Aminosäuren und Nukleotide. Sie besitzen weder eine Zellwand noch Mesosomen, Geißeln, Pili oder Kapseln. Auch die Enzymausstattung ist reduziert: Es fehlen Cytochrome. Im Gegensatz zu den L-Formen (▶ s. S. 176) ist die fehlende Zellwand ein genetisch stabiles Merkmal. Die Zellmembran der Mykoplasmen und der Ureaplasmen enthält Cholesterin, das in der Zellmembran anderer Bakterien nicht vorkommt.

Aus dem Fehlen einer Zellwand leiten sich wichtige Eigenschaften der Mykoplasmen und der Ureaplasmen ab. So sind Mykoplasmen filtrierbar, gegen zellwandwirksame Antibiotika (z. B. Penicilline und Cephalosporine) unempfindlich, besonders empfindlich gegen Schwankungen des osmotischen Druckes, gegen Austrocknung und gegen homologes Antiserum, sowie imstande, eine Vielfalt morphologischer Formen auszubilden (Pleomorphie).

Die wichtigsten humanpathogenen Arten sind in Tabelle 25.2 zusammengefasst.

In Zellkulturen und -medien können Mykoplasmen als störende Kontaminanten vorkommen, weshalb in der experimentellen Medizin Gewebekulturen stets auf Mykoplasmenfreiheit geprüft werden müssen. Wegen ihrer Kleinheit und der dadurch bedingten Filtrierbarkeit entziehen sie sich leicht dem Nachweis, wenn nicht gezielt nach ihnen gesucht wird.

1937 isolierten Dienes und Edsall die ersten Mykoplasmen von Menschen und gaben ihnen den Namen »Pleuro-Pneumonia-Like-Organisms«, abgekürzt PPLO.

1942 wurde die »Primär atypische Pneumonie« von der »typischen« durch Pneumokokken hervorgerufenen Lobärpneumonie radiologisch abgetrennt.

1944 isolierte Eaton das »Eaton-Agent«, einen der Erreger von atypischer Pneumonie des Menschen.

1945 wies Shepard bei der nichtgonorrhoischen Urethritis Ureaplasma urealyticum nach, und 1962 gelang es Chanock und Mitarbeitern, das »Eaton-Agent« auf einem zellfreien Kulturmedium anzuzüchten und als Mykoplasma zu identifizieren.

> **Steckbrief**
>
> Mycoplasma (M.) pneumoniae ist der Erreger der primär atypischen Pneumonie (PAP), einer bei Jugendlichen vorkommenden Pneumonie mit Kälteagglutininbildung.
>
>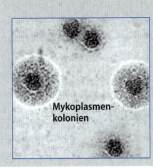
>
> **Mykoplasmen** spiegeleiförmige Kolonien auf pferdeserumhaltigen Kulturmedien, entdeckt 1898 von Nocard und Roux bei Rindern, 1937 von Dienes und Edsall beim Menschen

25.1 Mycoplasma pneumoniae

25.1.1 Beschreibung

Aufbau

Der Aufbau folgt dem Bauplan der Mykoplasmen.

Extrazelluläre Produkte

Mykoplasmen können Proteasen, Ureasen und Nukleasen freisetzen; deren Rolle in der Pathogenese ist allerdings unklar. Von größerer Bedeutung scheint die Produktion von H_2O_2 zu sein.

Resistenz gegen äußere Einflüsse

Mykoplasmen sind sehr austrocknungsempfindlich, sodass sie nur auf direktem Weg übertragen werden.

Vorkommen

Der Mensch ist das einzige Reservoir von M. pneumoniae. Dort besiedelt der Erreger die Epithelzellen des Respirationstraktes.

25.1.2 Rolle als Krankheitserreger

Epidemiologie

Infektionen durch M. pneumoniae sind weltweit verbreitet. Sie werden dort begünstigt, wo Menschen auf engem Raume zusammenleben, so in Schülerheimen, Flüchtlingslagern oder Notwohnungen.

Am häufigsten sind 5–15-jährige betroffen, d. h. Schulkinder und Jugendliche; bei Kindern unter 5 Jahren verlaufen die Infektionen mit M. pneumoniae meist subklinisch. Der Anteil von mykoplasmenbedingten Pneumonien an der Gesamtzahl der Lungenentzündungen in der genannten Altersgruppe beträgt etwa 15 %.

Übertragung

M. pneumoniae wird durch Tröpfcheninfektion übertragen.

Pathogenese

Zielgewebe. Zielzellen sind die Flimmerepithelzellen des Respirationstraktes, die zerstört werden.

Adhäsion. Mittels eines 168 kD-Proteins am terminalen Ende des filamentösen Erregers bindet sich M. pneumoniae an einen neuraminsäurehaltigen Glykoproteinrezeptor an der Zilienbasis von Respirationsepithelzellen (◘ Abb. 25.1).

Etablierung, Invasion. Der Erreger dringt in der Regel nicht in die Zelle ein, sondern verbleibt entweder auf der Zelloberfläche oder befällt den Interzellularraum.

Gewebeschädigung. Die von M. pneumoniae produzierten Superoxidmoleküle gelangen in die Wirts-

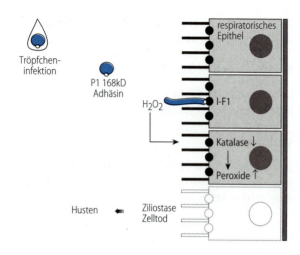

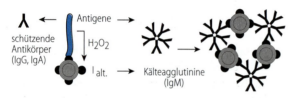

◘ Abb. 25.1. Pathogenese der Mycoplasma-pneumoniae-Infektion

zellen und hemmen dort die Katalase. Demzufolge reichern sich Peroxide intrazellulär an und hemmen zusammen mit den Superoxiden die Superoxiddismutase. Diese Prozesse verursachen eine Ziliostase und eine Zerstörung der Zelle. Darüber hinaus interferiert M. pneumoniae auf verschiedene Weise mit dem Immunsystem, so durch Induktion von Kälteagglutininen, polyklonale B-Zell-Aktivierung, zirkulierende Immunkomplexe, Unterdrückung einer Tuberkulinreaktion und T-Zell-Stimulation, sodass eine Autoimmunkomponente bei der Pathogenese diskutiert wird (◘ Abb. 25.1).

Klinik

Pneumonie. M. pneumoniae ruft die primär atypische Pneumonie (PAP), eine interstitielle Pneumonie, hervor. Nach einer Inkubationszeit von 12–20 Tagen beginnt die Erkrankung mit Fieber, Kopfschmerzen und Hustenreiz. Es werden geringe Mengen Sputum produziert. Das entzündliche Exsudat enthält Epithelzellen, polymorphkernige Granulozyten und Makrophagen. Peribronchial finden sich Lymphozyten und Plasmazellen.

Die Krankheit heilt innerhalb von 2–6 Wochen ab, tödliche Verläufe sind selten. Differenzialdiagnostisch sind Ornithose, Q-Fieber, Legionellen-Infektionen und Viruspneumonien zu berücksichtigen.

Andere Erkrankungen des Respirationstraktes. Bei ca. 7% der M.-pneumoniae-Infektionen tritt ein Stevens-Johnson-Syndrom, Erythema multiforme maius, auf. Es ist charakterisiert durch erythematöse Bläschen, Blasen und Plaques, v. a. an den Übergängen von Haut zu Schleimhaut. Weitere Läsionen können an der Bindehaut, dem Gastrointestinal- und dem Urogenitaltrakt beobachtet werden. Die Läsionen klingen nach 1–2 Wochen wieder ab. Differenzialdiagnostisch muss an Infektionen mit Legionellen, Adenoviren und Influenza-B-Virus gedacht werden.

Weitere Manifestationen. Im Rahmen von M.-pneumoniae-Infektionen wird eine Reihe weiterer Krankheiten beschrieben, die gelegentlich sehr schwerwiegende Verläufe zeigen und zum Teil mit der Induktion von Kälteagglutininen und anderen immunpathologischen Prozessen in Verbindung gebracht werden: Raynaud-Phänomen, Karditis, Meningitis (Enzephalitis), Myelitis, Arthritis.

Immunität

Hauptträger der Immunität bei Mykoplasma-Infektionen sind lokale IgA-Antikörper auf den Schleimhäuten des Respirations- bzw. des Urogenitaltraktes. Daneben finden sich zunächst IgM-, dann IgG-Antikörper im Serum. Für den Infektionsschutz sind diese unwesentlich; sie sind für die KBR (s. u.) von diagnostischem Nutzen. Eine Schutzimpfung gegen M.-pneumoniae-Infektionen gibt es nicht.

Bei 50% der Patienten mit Infektionen durch M. pneumoniae finden sich Kälteagglutinine. Es handelt sich um Autoantikörper, die mit dem I-Antigen der autologen Erythrozyten reagieren. Die Entstehungsweise dieser Kälteagglutinine ist noch unbekannt; sie sind nicht auf Mykoplasmeninfektionen beschränkt.

Labordiagnose

Der Schwerpunkt der Labordiagnose liegt beim Antikörpernachweis.

Untersuchungsmaterial. Bei Infektionen des Respirationstraktes entnimmt man Rachenabstriche oder Sputum.

Vorgehen im Labor. Die Anzucht gelingt auf Spezialkulturmedien, deren entscheidender Bestandteil Pferdeserum als Cholesterinquelle ist. Die Bebrütung erfolgt unter mikroaerophilen Bedingungen über 2–3 Wochen. Es bilden sich charakteristische »Spiegeleikolonien« (▶ s. Steckbrief). Aufgrund ihrer Membranantigene und biochemischen Leistungen lassen sich die einzelnen Mykoplasmenarten voneinander unterscheiden. Derartige Untersuchungen werden nur in Speziallaboratorien durchgeführt.

Als serologisches Verfahren zum Antikörpernachweis beim Patienten steht eine KBR mit Mykoplasmen-Antigen für die Diagnostik der Mykoplasmenpneumonie zur Verfügung.

In letzter Zeit sind die Diagnostikmöglichkeiten durch Gensondenverfahren und Antigennachweise erweitert worden.

Therapie

Mykoplasmen sind gegen Tetrazykline und Makrolide empfindlich. Als Mittel der ersten Wahl gelten Makrolide (z. B. Erythromycin), bei Erwachsenen können auch Tetrazykline eingesetzt werden. β-Laktamantibiotika sind wegen des Fehlens einer Zellwand als Angriffspunkt unwirksam.

Die Therapie verkürzt die symptomatische Phase, jedoch lassen sich die Erreger noch wochenlang nach Therapieende aus dem Respirationstrakt anzüchten; der Erfolg der Therapie auf extrapulmonale Manifestationen ist unbekannt.

Prävention

Da die M.-pneumoniae-Infektion durch Tröpfcheninfektion übertragen wird, sind präventive Maßnahmen wirkungslos. Eine Schutzimpfung existiert nicht; im Gegenteil, bisherige Schutzimpfungen haben bei Reexposition eher zu stärkeren Krankheitsbildern geführt.

25.2 Mycoplasma hominis, Ureaplasma urealyticum

Im Gegensatz zu M. pneumoniae sind M. hominis und Ureaplasma (U.) urealyticum fakultativ pathogene Krankheitserreger (◘ Tabelle 25.2). Besondere Virulenzfaktoren sind nicht bekannt. Man muss sie als ursächliche Krankheitserreger in Betracht ziehen, wenn sie wiederholt in größeren Mengen nachweisbar sind, die physiologische Standortflora reduziert ist und entsprechende klinische Symptome vorliegen.

U. urealyticum unterscheidet sich von Mykoplasmen durch seine Fähigkeit zur Harnstoffspaltung. M. hominis und U. urealyticum besiedeln den Urogenitaltrakt, wo sie den Epithelzellen aufsitzen. M. hominis und U. urealyticum werden sexuell oder bei der Geburt übertragen. Bei häufigem Partnerwechsel kann die Häufigkeit, mit der M. hominis von der Urogenitalschleimhaut isoliert wird, bis zu 60% ansteigen.

M. hominis und U. urealyticum sind an Erkrankungen des Urogenitaltraktes ursächlich beteiligt, die sich als Urethritis beim Mann bzw. als Zervizitis bei der Frau manifestieren. Ca. 20–30% aller Fälle von nichtgonorrhoischer Urethritis beim Mann und etwa 15% der Fälle von chronischer Prostatitis sind durch U. urealyticum hervorgerufen. Bei 10–15% aller Pyelonephritis-Fälle finden sich Mykoplasmen im Harntrakt; die gefundenen Zahlen liegen allerdings meist unter den signifikanten Grenzwerten (s. u.).

Ureaplasmen-Infektionen des Neugeborenen. In den letzten Jahren konnte U. urealyticum als bedeutsamer Erreger von Neugeboreneninfektionen erkannt werden. Bei 40–80% der jüngeren Frauen kann der Erreger aus Vagina oder Zervix, in 3% der Fälle sogar aus dem Endometrium isoliert werden. Von diesen Quellen ausgehend, kann sich eine oft asymptomatische Chorioamnionitis entwickeln, die schließlich zur Infektion des Kindes führt, und zwar sowohl perinatal als auch intrauterin (IgM-Nachweis beim Kind).

Die Infektion des Kindes kann zum Abort oder zur Frühgeburt führen. Es kann eine Pneumonie entstehen und der hierdurch bedingte erhöhte Bedarf an Sauerstoff die Entwicklung einer bronchopulmonalen Dysplasie (chronische Lungenkrankheit des unreif Geborenen) begünstigen.

Des Weiteren konnte U. urealyticum als Erreger von neonataler Meningitis und Sepsis isoliert werden.

Die Diagnostik beruht auf dem Nachweis der Erreger aus Abstrichen oder Sekreten aus dem Urogenitaltrakt. Sie lassen sich auf pferdeserumhaltigen Spezialkulturen innerhalb von vier Tagen unter anaeroben Bedingungen anzüchten; die Identifizierung erfolgt im Routinelabor aufgrund der Mikrokoloniemorphologie (Spiegelei) und des Ureasenachweises bei M. hominis (Farbumschlag im Medium) bei U. urealyticum.

Zum Schutz des Neugeborenen sollten die Geburtswege präpartal saniert werden. Es besteht keine Meldepflicht.

In Kürze

Mykoplasmen, Ureaplasmen

Bakteriologie. Zellwandlose Bakterien, benötigen cholesterinhaltige Kulturmedien zum Wachstum.

Vorkommen. Extrazellulär auf Schleimhautzellen verschiedener Wirtsspezies sowie in Gewebekulturmedien.

Resistenz gegen äußere Einflüsse. Empfindlich gegenüber osmotischen Druckschwankungen und Austrocknung.

Epidemiologie. Weltweit.

Zielgruppe. Keine besondere Zielgruppe.

Übertragung. Tröpfcheninfektion (M. pneumoniae), Geschlechtsverkehr und intrapartal (M. hominis, U. urealyticum).

Pathogenese. Infektionen des Respirationstrakts (M. pneumoniae) bzw. des Urogenitaltrakts und von Neugeborenen. H_2O_2-Bildung ↑ durch M. pneumoniae auf Flimmerepithelzellen. Bei M. hominis und U. urealyticum keine besonderen Virulenzfaktoren bekannt.

Klinik. Primär atypische Pneumonie (PAP), nichtgonorrhoische Urethritis, Zervizitis, Neugeboreneninfektionen.

Diagnose. Erregeranzüchtung, KBR bei PAP.

Therapie. Tetrazykline, Makrolide.

Chlamydien

R. Marre, H. Hahn

Tabelle 26.1. Chlamydia: Gattungsmerkmale

Merkmal	Merkmalsausprägung
Gramfärbung	–
aerob/anaerob	–
Kohlenhydratverwertung	–
Sporenbildung	–
Beweglichkeit	–
Katalase	–
Oxidase	–
Besonderheiten	obligat intrazellulär Elementar-, Initialkörperchen

Tabelle 26.2. Chlamydien: Arten und Krankheiten

Arten	Krankheiten
C. trachomatis	
Serotypen A–C	Trachom
Serotypen D–K	Urethritis Zervizitis aszendierende Genitaltraktinfektionen Konjunktivitis, Ophthalmia neonatorum Pneumonie (Neugeborene)
Serotypen L1–L3	Lymphogranuloma venereum
C. psittaci	Psittakose (Ornithose)
C. pneumoniae	Pneumonie Assoziation mit koronarer Herzkrankheit und Herzinfarkt?

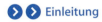 Einleitung

Chlamydien sind eine Gattung sehr kleiner, obligat intrazellulärer Bakterien. Ihre obligat intrazelluläre Vermehrung beruht auf der fehlenden Eigensynthese von Nukleotiden (Tabelle 26.1).

Chlamydia (C.) ist die einzige Gattung der Familie der Chlamydiaceae. Es werden die 3 humanpathogenen Spezies Chlamydia trachomatis, C. pneumoniae und C. psittaci voneinander abgegrenzt (Tabelle 26.2). Die Schaffung der neuen Bezeichnungen Chlamydiophila pneumoniae und Chlamydiophila psittaci sowie Definition der neuen Spezies Simkania negevensis ist in Diskussion.

Chlamydien enthalten, wie andere Bakterien auch, DNS und RNS, Ribosomen, eine zytoplasmatische Membran und eine Zellwand, die im Aufbau der Wand gramnegativer Bakterien entspricht; es fehlt jedoch die bei gramnegativen und grampositiven Bakterien vorhandene Peptidoglykanschicht. Da den Chlamydien Enzyme für die Synthese von ATP, GTP, UTP ermangeln, sind sie auf eukaryonte Wirtszellen als Nukleotid-Quelle angewiesen: Sie verhalten sich als *Energieparasiten*. Chlamydien liegen in einer extrazellulären und in einer intrazellulären, stoffwechselaktiven Form vor:

Elementarkörperchen. Die extrazelluläre Form (Elementarkörperchen) ist ein kugelförmiges Bakterium von 0,25–0,3 µm Durchmesser, das von einer dreischichtigen Zellwand umgeben wird, die grundsätzlich ähnlich aufgebaut ist wie die Zellwand anderer gramnegativer Bakterien. Allerdings ist die Endotoxin-Aktivität deutlich geringer, und es fehlt die Peptidoglykanschicht. Dies ist möglicherweise darauf zurückzuführen, dass die Fettsäuren des Lipid-A-Moleküls länger und stärker verzweigt sind als sonst üblich. Das Elementarkörperchen ist die **infektiöse Form** der Chlamydien.

Initialkörperchen. Hierbei handelt es sich um die intrazelluläre Form. Der Durchmesser beträgt 1 µm. Es wird von einer flexiblen dreischichtigen Zellwand umgeben. Das Initialkörperchen ist **nicht infektiös**.

Einschlusskörperchen. Vermehren sich die Chlamydien intrazellulär zu hohen Zahlen, so bilden sie das Einschlusskörperchen. Es ist von einer Vakuolen-Membran umgeben und häufig kernnah lokalisiert.

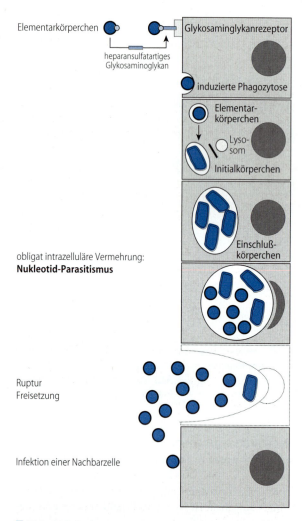

Abb. 26.1. Pathogenese der Chlamydieninfektion

Teilung zu vermehren. Es entsteht eine in rascher Ausdehnung begriffene Vakuole voller Chlamydien unterschiedlicher Entwicklungsstadien, die bei perinukleärer Lage den Kern eindellen kann (Abb. 26.1). 2–3 Tage später rupturiert die befallene Zelle, die durch Kondensation entstandenen Elementarkörperchen werden freigesetzt und können wiederum andere Zellen befallen.

Der Begriff Chlamydien leitet sich von chlamys (gr. der Mantel) ab. 1907 wies v. Prowazek Einschlusskörperchen in Konjunktival-Epithelzellen von Trachom-Patienten nach, und drei Jahre später wurden derartige Einschlusskörperchen auch bei der Säuglings-Blennorrhoe und bei der nichtgonorrhoischen Urethritis gesehen. Während der Epidemie von 1929–1930 entdeckte Levinthal in Geweben von infizierten Papageien charakteristische Einschlusskörperchen. Den ursächlichen Zusammenhang mit der Ornithose bewies Bedson (1930).

26.1 Chlamydia trachomatis, Serotyp A–C

Steckbrief

Die Serotypen A–C von C. trachomatis sind verantwortlich für das Trachom, eine chronisch-granulomatöse Entzündung der Augenbindehaut, die weltweit die häufigste Ursache der Erblindung ist.

Chlamydien intrazelluläre Elementar- und Initialkörperchen, entdeckt 1907 von Ludwig Halberstädter und Stanislaus von Prowazek (C. trachomatis), 1930 von Levinthal und Bedson (C. psittaci)

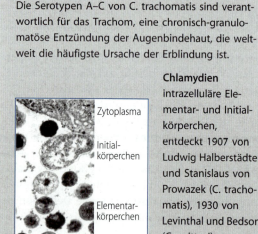

26.1.1 Beschreibung

Aufbau

C. trachomatis zeigt den oben beschriebenen Aufbau der Chlamydien und vermehrt sich gemäß dem Vermehrungszyklus.

Vermehrung. Für die intrazelluläre Vermehrung der Chlamydien in vitro eignen sich Kulturen von McCoy-Zellen oder Hep2-Zellen.

Der Vermehrungszyklus der Chlamydien nimmt ca. 48 h in Anspruch. Er beginnt mit der Anheftung des Elementarkörperchens an die Membran der Zelle (Abb. 26.1). Ein cysteinreiches Membranprotein von Chlamydien wirkt als Adhäsin. Dann senkt sich das Elementarkörperchen durch Invagination in die eukaryonte Zelle ein. Im Inneren der Zelle sind die Chlamydien in einer Vakuole eingeschlossen; die Fusion mit Lysosomen unterbleibt (Abb. 26.1).

Etwa 1–2 h nach der Infektion bilden sich die eingedrungenen Elementarkörperchen zu Initialkörperchen um, und 12 h nach Infektion beginnen diese, sich durch

VI · Spezielle Bakteriologie

Extrazelluläre Produkte

Sezernierte Produkte sind bisher nicht charakterisiert, jedoch sind Gene für ein Sekretionssystem nachgewiesen worden.

Resistenz gegen äußere Einflüsse

Die Erreger des Trachoms sind gegen Einflüsse aus der Umgebung sehr empfindlich; sie überleben außerhalb von lebenden Zellen nur für sehr kurze Zeit. Ihre Ausbreitung erfolgt durch direkten Kontakt (Schmierinfektion).

Vorkommen

Das Vorkommen der Serotypen A–C ist auf den Menschen beschränkt. Der Erreger findet sich im Konjunktivalepithel des Auges.

26.1.2 Rolle als Krankheitserreger

Epidemiologie

Weltweit sind ca. 500 Mio Menschen am Trachom erkrankt. Die Krankheit ist in Ägypten, China und Indien endemisch; dort stellt sie die häufigste Ursache der Erblindung dar. Sie tritt bereits im Kindesalter auf. Die Verbreitung des Trachoms wird durch mangelnde Hygiene bei gleichzeitig niedrigem Lebensstandard gefördert.

Übertragung

Die Übertragung erfolgt durch Schmierinfektion innerhalb enger Lebensgemeinschaften, insbesondere der Familie.

Pathogenese

Zielgewebe der Serotypen A–C von C. trachomatis sind die Konjunktivalzellen. Der Erreger vermehrt sich intrazellulär und tötet die Zelle ab (◘ Abb. 26.1). Da die Abwehr auf T-zell-abhängigen Immunreaktionen beruht, sind aktivierte Makrophagen involviert, die beim Absterben lysosomale Enzyme freisetzen. Diese wiederum verstärken die entzündliche Reaktion. Es kommt zur **Follikelbildung** (◘ Abb. 26.2).

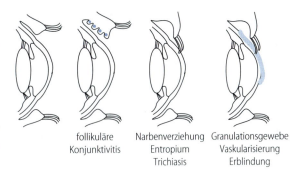

◘ Abb. 26.2. Pathogenese des Trachoms

follikuläre Konjunktivitis | Narbenverziehung Entropium Trichiasis | Granulationsgewebe Vaskularisierung Erblindung

Klinik

Das Trachom (gr. Rauheit; Synonyme: Granulose, Körnerkrankheit der Bindehaut, Ägyptische Augenentzündung) ist eine schwere, chronisch verlaufende Keratokonjunktivitis, die häufig zur Erblindung führt.

Nach Erstinfektion bildet sich innerhalb von 5–7 Tagen eine akute eitrige Konjunktivitis aus. Dabei entwickeln sich in der Konjunktiva des Oberlids die typischen Follikel, grauglasige, bis zu 1 mm große Körner, die sich aus Makrophagen und Lymphozyten zusammensetzen (◘ Abb. 26.2). Die Entzündung chronifiziert und führt zur Vernarbung der Lider, die sich augenwärts verziehen (Entropium); die Wimpern reiben auf der Hornhaut (Trichiasis) (◘ Abb. 26.2). Dies führt zu schmerzhaften kornealen Erosionen mit Sekundärinfektionen durch eitererregende Bakterien. Die Kornea wird durch eine dünne Schicht von Granulationsgewebe (Pannus) überzogen, das allmählich vaskularisiert (◘ Abb. 26.2). Sie trübt sich ein, was schließlich zur Erblindung führt. Hierbei ist die Kornea porzellanweißopak verändert.

Immunität

C. trachomatis induziert die Bildung von Antikörpern und von spezifischen T-Zellen. Bei der Pathogenese des Trachoms spielen T-zell-abhängige Immunreaktionen sicherlich eine Rolle. Aus tierexperimentellen Studien geht hervor, dass nur die Kombination von CD4- und CD8-Zellen einen Schutz gegen C. trachomatis aufbaut. Invasive Infektionen führen zur Produktion von spezifischen IgG- bzw. IgM-Antikörpern, deren protektive Bedeutung vermutlich gering ist.

Labordiagnose

Der Schwerpunkt der mikrobiologischen Diagnose liegt in der Anfärbung des Erregers mittels markierter Antikörper und in der Anwendung molekularbiologischer Verfahren.

Untersuchungsmaterial. Bei der Materialgewinnung muss darauf geachtet werden, dass Epithelzellen gewonnen werden, was für den Patienten schmerzhaft ist.

Mikroskopie. Da den Chlamydien die Peptidoglykanschicht fehlt, sind sie nach Gram nicht anfärbbar; außerdem sind sie als obligat intrazelluläre Bakterien auf künstlichen Nährböden nicht anzüchtbar.

Ein direkter mikroskopischer Nachweis ist dagegen möglich mittels Immunfluoreszenz, wobei die Chlamydien mit fluoreszenzmarkierten monoklonalen Antikörpern angefärbt und sichtbar gemacht werden.

Molekulare Nachweisverfahren. Aufwendiger und teurer, aber sensitiver ist der Nachweis mittels Gensonde oder DNA-Amplifikationsverfahren (z. B. Ligasekettenreaktion oder PCR). Bei beiden Methoden läßt sich zwischen vermehrungsfähigen und abgestorbenen Chlamydien nicht unterscheiden.

Zellkultur. Zur Überprüfung der Vermehrungsfähigkeit kann man Chlamydien in Zellkulturen anzüchten und dann mittels Immunfluoreszenz mikroskopisch sichtbar machen.

Therapie

Die WHO empfiehlt eine lokale Therapie mit Tetrazyklinen. Die Therapiemöglichkeiten des Trachoms sind wegen des sozio-ökonomischen Standards in den betroffenen Ländern sehr eingeschränkt.

Prävention

Allgemeine Maßnahmen. Eine effektive Prophylaxe in betroffenen Regionen kann nur in der persönlichen Hygiene bestehen. V. a. gilt es, Kinder vor der Infektion zu schützen. Bei bereits Erkrankten liegt das Schwergewicht auf der Verhinderung von Progression mit Pannusbildung und Erblindung. Eine Schutzimpfung gegen das Trachom gibt es nicht.

Meldepflicht. Keine.

26.2 Chlamydia trachomatis, Serotypen D–K

Steckbrief

Die Serotypen D–K von C. trachomatis besitzen eine große Bedeutung als Erreger unspezifischer Genitalinfektionen. Die Organlokalisation ähnelt den Verhältnissen bei Gonorrhoe; systemische Infektionen, wie sie gelegentlich bei N.-gonorrhoeae-Infektionen auftreten, fehlen aber. Unter der Geburt kann das Neugeborene infiziert werden.

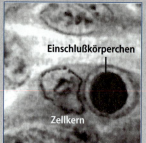

Chlamydia trachomatis Einschlusskörperchen und eingedellter Zellkern, entdeckt 1907 von Ludwig Halberstädter und Stanislaus von Prowazek

26.2.1 Beschreibung

Aufbau

C. trachomatis zeigt den oben beschriebenen Aufbau der Chlamydien und vermehrt sich gemäß dem Vermehrungszyklus (Abb. 26.1, ▶ s. S. 427).

Extrazelluläre Produkte

Sezernierte Produkte sind bisher nicht charakterisiert.

Resistenz gegen äußere Einflüsse

Auch diese Chlamydien sind nicht umweltresistent und sterben in der Außenwelt schnell ab.

Vorkommen

Auch die Serotypen D–K kommen nur beim Menschen vor.

26.2.2 Rolle als Krankheitserreger

Epidemiologie

Die genitale Chlamydieninfektion gehört zu den häufigsten sexuell übertragenen Infektionen. Beim Mann werden ca. 50% aller nicht-gonorrhoischen Urethritiden durch die Serotypen D–K von C. trachomatis verursacht. Bei Frauen verläuft die Infektion symptomärmer als beim Mann, sodass Frauen als mögliche Infektionsquellen oft unerkannt bleiben.

Übertragung

Serotyp D–K von C. trachomatis wird auf das Neugeborene beim Durchtritt durch den Geburtskanal, bei Erwachsenen durch Schmierinfektion bzw. durch Geschlechtsverkehr übertragen.

Pathogenese

Ähnlich wie beim Trachom hat die genitale Chlamydieninfektion eine starke Tendenz zur Narbenbildung und ist daher eine häufige Ursache der sekundären Sterilität.

Klinik

Genitale Infektion. Nach einer Inkubationszeit von 2–6 Wochen entwickelt sich beim Mann eine akut bis chronisch verlaufende eitrige Urethritis; Nebenhoden sind nur selten, Prostata vermutlich nicht beteiligt.

Bei der Frau ruft C. trachomatis eine akute oder subakute eitrige Urethritis, eine Entzündung der Bartholinischen Drüsen und in der Folge aufsteigend Zervizitis und Salpingitis hervor. Häufig verlaufen die Infektionen bei Frauen subklinisch. Salpingitiden durch C. trachomatis gehen oft einer aufsteigenden Genitalinfektion (PID, engl. pelvic inflammatory disease) voraus und sind damit eine häufige Ursache der erworbenen Sterilität.

Reiter-Syndrom. Als Folge einer C.-trachomatis-Infektion entstehen in 4–5% reaktive Arthritiden oder ein Symptomenkomplex aus Urethritis, Arthritis und Konjunktivitis (Reiter-Trias). Insbesondere werden die kleineren, distalen Gelenke und die kleinen Wirbelgelenke befallen. Der Verlauf der chlamydienbedingten reaktiven Arthritis ist i. Allg. gutartig.

Neugeboreneninfektionen. Eine Übertragung unter der Geburt führt bei Neugeborenen zu Konjunktividen oder Pneumonien. Während die interstitielle Pneumonie bei reifen Neugeborenen verhältnismäßig gutartig verläuft, sind Frühgeborene durch die Pneumonie aufs höchste gefährdet. Die Credésche Prophylaxe verhindert okuläre Chlamydieninfektionen nicht. Die Einschlusskörperchen-Konjunktivitis nimmt in der Regel einen gutartigen Verlauf; sie heilt nach 3–16 Monaten spontan, bei Therapie jedoch innerhalb von 2–3 Tagen aus.

Diagnostik

Schwerpunkte der mikrobiologischen Labordiagnose sind der Genom- bzw. der Antigennachweis.

Untersuchungsmaterialien. Bei einer genitalen Chlamydieninfektion gewinnt man bei der Frau einen Zervixabstrich, beim Mann einen Urethralabstrich. Bei Anwendung molekularbiologischer Nachweisverfahren mit hoher Sensitivität und Spezifität eignet sich auch eine Urinprobe (wegen der Lokalisation der Chlamydien in der Urethra sollte es nicht der Mittelstrahlurin sondern die **erste** Urinportion sein). Zum Nachweis des Erregers bei okulären Chlamydieninfektionen dienen Konjunktivalabstriche.

Anzucht. Der kulturelle Erregernachweis in der Zellkultur, früher als Goldstandard bezeichnet, ist wegen des hohen Zeitaufwandes und der besonders hohen Anforderungen an den Materialtransport in der Routinediagnostik praktisch bedeutungslos geworden.

Antigen-Nachweis. Zum Nachweis von Chlamydien im Abstrichmaterial eignen sich monoklonale Antikörper gegen den hitzestabilen Lipid-Kohlenhydratkomplex (LPS) in der Zellwand, der überwiegend genusspezifische Epitope enthält; eine Speziesdifferenzierung erlaubt der Nachweis dieser Antigene daher nicht. Daneben enthält die Zellwand Typenantigene, im Wesentlichen äußere Membranproteine, die sowohl zur Spezies- als auch zur Typenidentifikation eingesetzt werden. Die immunologische Methode hat den Vorteil, dass neben lebenden auch abgestorbene Chlamydien erfasst werden. Die monoklonalen Antikörper sind entweder fluoreszenz- oder enzymmarkiert.

Gen-Nachweis. Zum Gen-Nachweis ist für C. trachomatis eine Gensonde etabliert. Diese reagiert weder mit C. pneumoniae noch mit C. psittaci. Bei Einsatz der PCR oder der Ligasekettenreaktion werden Abschnitte aus dem Bereich der Gene für das Hauptmembranprotein oder aus dem kryptischen Plasmid verwendet. Ihr Vorteil liegt in der hohen Sensitivität und Spezifität. Auf Grund der hohen Sensitivität eignet sich als Untersuchungsmaterial auch Urin.

Antikörper-Nachweis. Der Stellenwert der serologischen Diagnostik von genitalen Chlamydieninfektionen ist strittig. Sicher ist, dass es bei invasiven Chlamydieninfektionen wie z. B. der Pneumonie oder einer reaktiven Arthritis bzw. beim Reitersyndrom nach einer Chlamydieninfektion zu einem Antikörperanstieg kommt. Bei Erstinfektionen sind IgM-Antikörper nachweisbar, bei Reinfektionen ein IgG-Titeranstieg. Bei der Interpretation des Antikörpernachweises muss eine mögliche Kreuzreaktivität gegenüber C. pneumoniae und C. psittaci berücksichtigt werden. Mikroimmunfluoreszenztests haben den Vorteil einer verbesserten Spezies-Spezifität, sind jedoch in der Beurteilung aufwendig.

Therapie

Zur Therapie okulogenitaler Infektionen eignen sich Tetrazykline (z. B. Doxycyclin) oder Makrolide (z. B. Erythromycin). Letztere kommen dann zum Einsatz, wenn die Anwendung von Tetrazyklinen wie z. B. bei Schwangeren oder Kindern kontraindiziert ist. Bei genitalen Infektionen ist die Therapie des Partners zur Verhütung von Reinfektionen erforderlich. Als Therapiedauer genügt eine Woche. Besonders vorteilhaft ist Azithromycin.

Prävention

Eine sexuelle Übertragung lässt sich durch Expositionsprophylaxe, z. B. durch Kondome, verhindern; zur Vermeidung von Ping-Pong-Infektionen ist die Behandlung aller infizierten Sexualpartner erforderlich. Schmierinfektionen können durch allgemeine Hygienemaßnahmen reduziert werden.

26.3 Chlamydia trachomatis, Serotypen L1–L3

> **Steckbrief**
>
> Die Serotypen L1–L3 von C. trachomatis verursachen das Lymphogranuloma inguinale (venereum). Die Krankheit ist hierzulande selten.

26.3.1 Beschreibung

Aufbau

Der Aufbau und der Vermehrungszyklus entsprechen dem von C. trachomatis (▶ s. S. 427f.).

Extrazelluläre Produkte

Sezernierte Produkte sind bisher nicht charakterisiert.

Resistenz gegen äußere Einflüsse

Auch diese Chlamydien sind nicht umweltresistent und sterben in der Außenwelt schnell ab.

Vorkommen

Der Mensch ist das einzige natürliche Reservoir für die Serotypen L1–L3 von C. trachomatis.

26.3.2 Rolle als Krankheitserreger

Epidemiologie

Das Lymphogranuloma inguinale kommt in Mitteleuropa selten, jedoch häufig in Asien und Afrika vor.

Übertragung

Die Krankheit wird durch Sexualkontakt übertragen.

Pathogenese

Die klinischen Zeichen beruhen auf der chlamydienbedingten Zellschädigung und der induzierten granulomatösen Entzündungsreaktion.

Klinik

Nach 3–21 Tagen Inkubationszeit beginnt die Erkrankung mit einem Genitalulkus, das oft unbemerkt bleibt. 2–6 Wochen später schwellen die Lymphknoten an, verschmelzen miteinander durch entzündlich verändertes Bindegewebe und vereitern schließlich. Das äußere Genitale und das Perineum zeigen häufig schwere granulomatöse Veränderungen. Bei Analverkehr kann es bei Infektion des Rektums zur Kolitis kommen.

Immunität

Die Immunität nach überstandener Erkrankung ist nicht von Dauer, sodass es zu wiederholten Infektionen kommen kann. Allerdings bilden sich serologisch nachweisbare Antikörper aus.

Labordiagnose

Neben dem serologischen Nachweis von Antikörpern gegen C. trachomatis, der keine Differenzierung zwischen den unterschiedlichen Serotypen erlaubt, lässt sich der Erregernachweis direkt mittels Immunfluoreszenz (Anfärbung mit monoklonalen Antikörpern), Genomnachweis oder Anzucht in Zellkulturen führen.

Therapie

Zur Antibiotikatherapie des Lymphogranuloma venereum wird Doxycyclin verwendet, alternativ Makrolide bei Schwangeren und Kindern.

Prävention

Da die Krankheit sexuell übertragen wird, bieten Kondome einen Schutz beim Verkehr mit infizierten Personen.

26.4 Chlamydia psittaci

> **Steckbrief**
>
> C. psittaci ist der Erreger der Psittakose (Ornithose), einer Pneumonie, die typischerweise bei Ziervögelhaltern auftritt.

26.4.1 Beschreibung

Aufbau

Aufbau und der Vermehrungszyklus entsprechen dem von C. trachomatis (▶ s. S. 427 ff.).

Extrazelluläre Produkte

Sezernierte Produkte sind bisher nicht charakterisiert.

Resistenz gegen äußere Einflüsse

Im Gegensatz zu C. trachomatis und C. pneumoniae können die Elementarkörperchen von C. psittaci über mehrere Wochen außerhalb des Körpers infektiös bleiben.

Vorkommen

Vögel, besonders Papageien, Tauben und Wellensittiche, stellen das natürliche Reservoir für C. psittaci dar. Daneben erkranken auch Mäuse, Katzen, Hunde, Rinder, Schafe und andere Säugetierarten an Ornithose.

26.4.2 Rolle als Krankheitserreger

Epidemiologie

Die Häufigkeit der Psittakose wird in Deutschland mit 200 Fällen pro Jahr angegeben. Im Regelfall handelt es sich um Einzelerkrankungen. Ausbrüche von Psittakose betreffen hauptsächlich Personen, die berufsbedingt oder hobbymäßig mit Vögeln umgehen.

Übertragung

Infizierte Tiere scheiden die Chlamydien mit respiratorischen Sekreten oder Fäkalien aus. Die Übertragung erfolgt aerogen und wird durch engen Kontakt erleichtert. Da gerade die erkrankten Ziervögel vom Tierhalter besonders intensiv gepflegt werden und sich häufiger direkte Mund-zu-Schnabel-Kontakte ergeben, besteht hier ein besonders hohes Infektionsrisiko.

Die Übertragung von Mensch zu Mensch ist eine Rarität.

Pathogenese

Zur Pathogenese der Psittakose ist wenig bekannt. Aufgrund histologischer Befunde ist zu vermuten, dass durch Befall der Epithelien der Bronchiolen und durch Infektion der Alveolen eine eitrige interstitielle Reaktion ausgelöst wird.

Klinik

Die Psittakose beginnt mit plötzlich auftretendem Fieber, Kopfschmerzen, Husten und den röntgenologischen Zeichen einer beidseitigen interstitiellen Pneumonie, die aufgrund eines chronifizierenden Verlaufes mit Gewichtsabnahme gelegentlich ein Karzinom imitiert. Vorübergehend kann ein feinfleckiges Exanthem nachgewiesen werden. Hepatosplenomegalie, systemische Komplikationen mit Befall des Herzens (Myokarditis), des ZNS (Enzephalitis) und der Leber (Hepatitis) sind beschrieben.

Immunität

Da bei der Psittakose im Gegensatz zu den Infektionen durch C. trachomatis die Erreger in die Blutbahn gelangen, finden sich im Serum Antikörper der Klassen IgM, IgG und IgA, die auch diagnostisch verwertbar sind. Parallel dazu entsteht vermutlich eine zelluläre Immunität. Es ist jedoch davon auszugehen, dass sich eine dauerhafte Immunität gegenüber der Psittakose nicht aufbaut.

Labordiagnose

Untersuchungsmaterialien. Als Untersuchungsmaterialien kommen Sputum, Trachealsekret und bronchoalveoläre Lavage für die Anzucht und den Gen-Nachweis sowie Blut für den Antikörper-Nachweis in Frage.

Vorgehen im Labor. Die Anzucht von C. psittaci aus respiratorischen Sekreten durch Zellkulturen ist möglich, darf jedoch wegen der Gefahr einer Laborinfektion nur in Speziallaboratorien der Sicherheitsstufe L3 erfolgen.

Antikörper gegen Chlamydien lassen sich durch eine KBR nachweisen, jedoch soll bei einem signifikanten Antikörpertiter eine Kreuzreaktivität mit C. pneumoniae bedacht werden. Durch Nichtbeachtung dieser Möglichkeit wurden fälschlicherweise einige C.-pneumoniae-Infektionen zunächst als Psittakose-Fälle identifiziert. Der Nachweis spezies-spezifischer Antikörper mittels Mikroimmunofluoreszenz ist möglich, jedoch nur in wenigen spezialisierten Laboratorien durchführbar.

Der Nachweis von C. psittaci durch PCR ist grundsätzlich möglich, jedoch derzeit noch nicht ausreichend evaluiert und etabliert.

Therapie

Doxycyclin ist bei der Psittakose wirksam. Erythromycin als Alternative bei Schwangeren und Kindern ist in seiner Effektivität umstritten.

Prävention

Der Bekämpfung der Psittakose dienen die Ausrottung infizierter Tierbestände und strikte Einfuhrkontrollen bei Vögeln, insbesondere bei Papageien und Wellensittichen. Näheres ist in einer Psittakose-Verordnung festgelegt. Problematisch ist jedoch die Bekämpfung der Psittakose deshalb, weil Wildtiere die Infektionen wieder einschleppen können.

Meldepflicht. Namentlich zu melden sind direkte und indirekte Nachweise von Chlamydia psittaci (§ 7 IfSG).

26.5 Chlamydia pneumoniae

> **Steckbrief**
>
> C. pneumoniae (früher: TWAR) ist der Erreger respiratorischer Infektionen, wie z. B. Bronchitis, Tracheitis und Pneumonie. Typischerweise findet sich die Infektion bei Jugendlichen.

26.5.1 Beschreibung

Aufbau

Aufbau und Vermehrungszyklus entsprechen denen von C. trachomatis (s. o.).

Extrazelluläre Produkte

Sezernierte Produkte sind bisher nicht charakterisiert.

Resistenz gegen äußere Einflüsse

Die Elementarkörperchen von C. pneumoniae sind wie bei C. trachomatis sehr empfindlich und sterben außerhalb der Wirtszelle schnell ab.

Vorkommen

Der Mensch stellt vermutlich das natürliche Reservoir dar.

26.5.2 Rolle als Krankheitserreger

Epidemiologie

Infektionen durch C. pneumoniae kommen sowohl endemisch als auch epidemisch vor. Die Durchseuchung beginnt im Kindesalter und erreicht, wie seroepidemiologische Daten belegen, bereits im Alter von 20 Jahren mit ca. 60% ihr Maximum.

Übertragung

Die Übertragung erfolgt aerogen, eine Kontagiosität besteht vermutlich auch noch in der symptomfreien Ausheilungsphase.

Pathogenese

Zur spezifischen Pathogenese von C. pneumoniae liegen keine gesicherten Erkenntnisse vor. Seit 1992 ist eine Diskussion darüber entbrannt, ob C. pneumoniae ursächlich an der koronaren Herzkrankheit beteiligt ist. Auslöser waren serologische Befunde, die eine statistische Assoziation zwischen erhöhten Antikörper-Titern gegen C. pneumoniae und der Atherosklerose belegten. In den folgenden Jahren gelang es, C. pneumoniae mittels PCR, Immunzytochemie und in wenigen Fällen auch kulturell aus atheromatösen Plaques nachzuweisen, sodass Therapiestudien zur Behandlung einer möglichen vaskulären Chlamydien-Infektion initiiert wurden. Wegen der Widersprüchlichkeit der publizierten Befunde ist zum Zeitpunkt der Drucklegung dieses Buches eine abschließende Bewertung noch nicht möglich.

Klinik

Die Symptomatik wird vom Ort der Infektion bestimmt. Es handelt sich entweder um eine Konjunktivitis, Tracheitis mit Heiserkeit als Hauptsymptom, Bronchitis oder um eine Pneumonie. Viele Infektionen zeigen einen milden Verlauf, die aufgrund der Laborwerte und des häufigen Fehlens typischer Entzündungszeichen (Leukozytose, Blutsenkungserhöhung) einer viralen Erkrankung ähneln und somit antibiotisch nicht therapiert werden. Anders als C. trachomatis löst C. pneumoniae vermutlich keine reaktive Arthritis aus. Infektionsbegleitend können passagere Arthralgien beobachtet werden.

Immunität

Bei der C.-pneumoniae-Infektion entstehen diagnostisch verwertbare Antikörper. In Analogie zu anderen Chlamydienerkrankungen kann vermutet werden, dass auch hier die zelluläre Immunität eine Rolle spielt. Diese Immunität ist jedoch nicht dauerhaft.

Labordiagnose

Der Schwerpunkt der Labordiagnose liegt im serologischen Antikörpernachweis.

Untersuchungsmaterialien. Als Untersuchungsmaterial kommt im Wesentlichen Blut in Frage. Verfahren zum kulturellen oder Gen-Nachweis aus respiratorischen Sekreten sind wenig etabliert und nur in Speziallaboratorien verfügbar.

Anzucht. Sofern eine Anzucht von C. pneumoniae aus respiratorischem Sekret versucht werden soll, muss durch Verwendung von Transportmaterialien und Aufrechterhaltung der Kühlkette dafür gesorgt werden, dass die Chlamydien vermehrungsfähig das Labor erreichen. Der kulturelle Nachweis von C. pneumoniae ist sehr aufwendig und aufgrund methodischer Probleme wenig ergiebig.

Serologie. Antikörper der Klassen IgA, IgG und IgM lassen sich durch einen gattungsspezifischen Enzym-Immunoassay nachweisen, mit Hilfe der Mikroimmunfluoreszenz ist eine Speziesidentifikation möglich. Bei Erstinfektion findet man IgM-Titer von mehr als 16, bei Zweitinfektionen kommt es lediglich zu einem IgG-Antikörpertiteranstieg auf Werte von über 256.

Therapie

Tetrazykline oder Makrolide werden bei der C.-pneumoniae-Infektion eingesetzt. Moderne Chinolone wie z. B. Ciprofloxacin sind vermutlich ebenfalls wirksam. Es gibt jedoch keine zuverlässigen Therapiestudien.

Prävention

Spezifische Maßnahmen einer Prävention sind nicht etabliert.

Meldepflicht. Keine.

> **In Kürze**
>
> **Chlamydien**
>
> **Bakteriologie.** Echte Bakterien, denen die Enzyme für Nukleotid-Synthese fehlen (Energieparasiten). Besitzen Zellwand, der die Peptidoglykanschicht fehlt, DNS und RNS; sind gegen Antibiotika empfindlich.
>
> **Vorkommen.** Spezies-spezifisches Wirtspektrum, optimale Anpassung an den Wirt, nur intrazellulär.
>
> **Resistenz.** Außerhalb lebender Zellen gering; Ausnahme: C. psittaci.
>
> **Epidemiologie.** Unspezifische Genitalinfektionen: Weltweit. Trachom: Insbesondere Indien, Ägypten, Afrika. Lymphogranuloma venereum: Asien und Afrika. C.-pneumoniae-Infektionen und Psittakose: Weltweit.
>
> **Zielgruppe.** Berufsbedingt: C. psittaci. Personen mit häufig wechselndem Geschlechtspartner: C. trachomatis. Kinder und Jugendliche: C. pneumoniae.
>
> **Zielgewebe.** Auge, Genitalien, Lunge.
>
> **Übertragung.** Enger Kontakt (C. trachomatis und vermutlich auch C. pneumoniae), Staub oder Tröpfchen (C. psittaci).
>
> **Klinik.** Auge: Trachom, Konjunktivitis durch C. trachomatis. Konjunktivitis durch C. pneumoniae.
>
> Urogenitalsystem: Nur C. trachomatis. Lymphogranuloma inguinale, nichtgonorrhoische Urethritis, Epididymitis, Zervizitis, Endometritis, Salpingitis, PID.
> Lunge: Pneumonitis des Neugeborenen durch C. trachomatis. Pneumonien durch C. pneumoniae und C. psittaci (Psittakose).
>
> **Diagnose.** Kultureller Nachweis nur in Speziallaboratorien, Antigen- und Gen-Nachweis bei C. trachomatis aus Patientenmaterial, Antikörpernachweis durch KBR (genusspezifisch) oder Mikroimmunfluoreszenztest (spezies-spezifisch).
>
> **Therapie.** Doxycyclin, Erythromycin.
>
> **Immunität.** Antikörper werden gebildet, und eine zelluläre Immunität entsteht, die Belastbarkeit der Immunität ist jedoch unbekannt.
>
> **Prävention.** Allgemeine Maßnahmen: Persönliche Hygiene (Trachom), »safe sex« (Genitalinfektionen), Kontrolle von Vogelbeständen (Psittakose).
>
> **Vakzination.** Nicht möglich.
>
> **Meldepflicht.** Direkte und indirekte Erregernachweise von Chlamydia psittaci, namentlich.

Weitere medizinisch bedeutsame Bakterien

M. Arvand, H. Hahn, K. Miksits

27.1 Tropheryma whipplei

Tropheryma (T.) whipplei (von trophe, gr. Ernährung und eryma, gr. Barriere) ist ein kleines (0,2×1–2 μm) grampositives Stäbchen. Mit Hilfe molekularbiologischer Methoden wird der Erreger als Aktinomyzete ohne nähere Verwandtschaft zu bisher bekannten Gattungen eingestuft. Die Struktur der bakteriellen Zellwand ist auffällig, sie besteht aus einer dreischichtigen Plasmamembran, einer ca. 20 nm dicken Zellwand und einer dreischichtigen äußeren Membran, deren Aufbau demjenigen gramnegativer Bakterien gleicht. Die Anzucht des Erregers in Zellkultur gelang 2000 und auf künstlichen Nährböden im Jahre 2003. Die Übertragung der Erkrankung auf Tiere ist bisher nicht gelungen.

Morbus Whipple wurde erstmalig 1907 von dem amerikanischen Pathologen George H. W. Whipple beschrieben. Er beobachtete Ablagerungen von Fett und Fettsäuren in mesenterialen und intestinalen lymphatischen Geweben. Histologisch imponieren große, schaumige Makrophagen mit charakteristischen Periodic-Acid-Schiff(PAS-)positiven Einschlüssen, die sich im Elektronenmikroskop als intakte und degenerierte Bakterien darstellen. Typischerweise sind diese Makrophagen in der Lamina propria des oberen Dünndarms, in mesenterialen und retroperitonealen Lymphknoten, im Herz und im ZNS zu finden.

Klinik. Klinisch manifestiert sich die Erkrankung als intermittierende Arthralgien über mehrere Jahre, gefolgt von Diarrhoe (Malabsorption), Gewichtsverlust und abdominellen Beschwerden. Weitere häufige Symptome sind abdominelle und periphere Lymphadenitis, Hyperpigmentierung der Haut und leichtes Fieber. Seltener finden sich zentralnervöse Störungen (Ophthalmoplegie, Demenz, Ataxie, Paresen, Hör- und Sehstörungen) oder eine Endokarditis. Überwiegend betroffen sind Männer im mittleren Alter.

Diagnose. Klinisch wird die Verdachtsdiagnose aufgrund der Leitsymptome Gewichtsverlust, Diarrhoe, Polyarthritis und Bauchschmerzen gestellt. Röntgenologisch kann bei der Magen-Darm-Passage ein unregelmäßiges Schleimhautrelief im Dünndarmbereich nachgewiesen werden, ähnlich wie bei der Zöliakie. Die Diagnose wird durch Endoskopie und Duodenalbiopsie gesichert. Hierbei kommen Histologie (PAS-Färbung), Elektronenmikroskopie und in der letzten Zeit vermehrt die PCR-Amplifikation von T.-whipplei-DNS zum Einsatz. Extraintestinale Manifestationen werden ebenfalls durch Biopsie diagnostiziert, wobei in den meisten Fällen der Gastrointestinaltrakt zusätzlich betroffen ist.

Therapie. Mittel der Wahl ist Cotrimoxazol in einer Dosierung von 2×0,96 g/d p.o. über ein Jahr, auch bei ZNS-Beteiligung; alternativ werden Penicillin V in einer Dosierung von 4×250 mg/d p.o. über ein Jahr, bei ZNS-Befall initial 20 Mio IE Penicillin G/d über 15–30 d i.v. empfohlen. Chloramphenicol und Ceftriaxon sind bei Patienten mit ZNS-Beteiligung erfolgreich eingesetzt worden; ebenso Tetrazyklin, jedoch nur bei fehlender ZNS-Beteiligung.

27.2 Pasteurella multocida

Pasteurellen sind kurze gramnegative Stäbchen, die typischerweise unbeweglich, oxidasepositiv und penicillinsensibel sind. Der häufigste Vertreter dieser Gattung ist Pasteurella (P.) multocida, der weltweit bei Menschen und Tieren vorkommt. Infektionen des Menschen erfolgen meist durch Bisse von Haus- und Wildtieren. Es kommt zu einer lokalisierten, abszedierenden oder phlegmonösen Entzündung mit möglicher Generalisation (bis hin zu Osteomyelitis und Meningitis). Durch aerogene Übertragung (selten) kann es – besonders bei vorbestehender Lungenerkrankung – zu einer chronischen Lungeninfektion kommen. Die Diagnose geschieht durch den kulturellen Nachweis. P. multocida ist in einfachen Kulturmedien anzüchtbar. Kapselbildende Stämme mit schleimiger Koloniemorphologie kommen vor. Häufig ist eine zarte Hämolyse zu beobachten.

Falls eine antimikrobielle Chemotherapie erforderlich, ist Penicillin G das Mittel der Wahl.

Zur Prävention ist eine sofortige Wundtoilette nach Tierbiss und Kratzverletzungen ratsam. Eine Meldepflicht besteht nicht.

27.3 Moraxella catarrhalis

Moraxella (M.) catarrhalis (auch: Branhamella catarrhalis) ist ein mehr kugelförmiges, den Neisserien verwandtes gramnegatives Bakterium, dessen taxonomische Einordnung noch unsicher ist; dies zeigt sich in der alternativen Einordnung als Moraxella catarrhalis. Ungeachtet dessen ist dieses Bakterium ein bedeutsamer Krankheitserreger von eitrigen Lokalinfektionen und Sepsis.

Als gramnegatives Bakterium besitzt M. catarrhalis eine äußere Membran mit Lipooligosaccharid, dessen Lipid A Endotoxinaktivität aufweist. Des Weiteren trägt der Erreger Fimbrien, die die Adhärenz vermitteln, sowie verschiedene Oberflächenproteine, die als Porine oder durch Eisenakquisition an der Pathogenese beteiligt sind.

M. catarrhalis konnte bisher nur beim Menschen gefunden werden. Bei 1–5% der Erwachsenen ist der Respirationstrakt kolonisiert. Die Kolonisationsrate steigt an, wenn jener z. B. durch eine chronische Bronchitis vorgeschädigt ist. Bei Kindern ist die Kolonisationsrate viel höher und beträgt 60–100%.

Typischerweise verursacht der Erreger eitrige Lokalinfektionen, v. a. Otitis media; hierbei gilt M. catarrhalis nach Pneumokokken und H. influenzae als der dritthäufigste bakterielle Erreger (ca. 15% der Fälle). Des Weiteren gilt er als Erreger von Infektionen des unteren Respirationstrakts, insbesondere wenn Vorschädigungen wie eine chronisch obstruktive Lungenerkrankung vorliegen. Die Respirationstraktinfektionen sind zwar meist ambulant erworben, jedoch wurden auch vereinzelt nosokomiale Ausbrüche beschrieben.

Ebenso findet sich der Erreger bei Sinusitiden und Konjunktivitiden, und er kann auch Sepsis und Endokarditis verursachen.

Die Diagnosesicherung erfolgt durch Anzucht und biochemische Identifizierung (keine Zuckerfermentation, aber Nitratreduktion).

Da zahlreiche Stämme β-Laktamasen bilden, sind Penicilline für die Therapie allein nicht geeignet. Es muss auf eine Aminopenicillin-β-Laktamaseinhibitor-Kombination oder auf Basiscephalosporine zurückgegriffen werden.

27.4 HACEK-Gruppe

Unter der HACEK-Gruppe werden die gramnegativen Stäbchen Haemophilus aphrophilus, Actinobacillus actinomycetemcomitans, Cardiobacterium hominis, Eikenella corrodens und Kingella kingae zusammengefasst. Die Gruppierung gründet auf der Tatsache, dass diese Erreger alle eine Endokarditis hervorrufen können und aufgrund ihrer hohen Ansprüche an die Kulturbedingungen leicht der Diagnostik entgehen können. Zur Therapie einer Endokarditis durch die HACEK-Gruppe wird Ceftriaxon empfohlen.

Haemophilus aphrophilus. Noch zur Gattung Haemophilus zugeordnet (▶ s. S. 313 ff.), zeigt der kapnophile Erreger auch Gemeinsamkeiten mit Actinobacillus actinomycetemcomitans. Er verusacht Endokarditis und Hirnabszesse.

Actinobacillus actinomycetemcomitans. Diese gramnegativen Stäbchen sind katalasepositiv und meist oxidasenegativ. Sie wurden zuerst aus Aktinomykoseläsionen bei Rind und Mensch isoliert. Heute gilt die Art als Erreger von Endokarditis, Periodontitis und Wundinfektionen nach Tierbissen. Gegen Penicillin G und Ampicillin ist das Bakterium häufig resistent, gegen Cephalosporine, Azithromycin, und Chloramphenicol sowie gegen Ciprofloxacin empfindlich.

Cardiobacterium hominis. Dieser oxidasepositive, katalasenegative Erreger hat seinen natürlichen Standort im oberen Respirationstrakt. Außer bei Endokarditis ist er als Erreger intraabdomineller Abszesse beschrieben worden. Penicillin G oder Cephalosporine sind zur Therapie geeignet.

Eikenella corrodens. Dieser oxidasepositive, katalasenegative unbewegliche Erreger gehört zur Mundschleimhautflora des Menschen. Er verursacht Endokarditis, Wundinfektionen nach Menschenbissen und eine Reihe weiterer Lokalinfektionen einschließlich Meningitis, Pneumonie und Chorioamnionitis. Er ist gegenüber zahlreichen Antibiotika empfindlich, z. B. gegenüber Penicillinen, Chinolonen und Tetrazyklinen, nicht jedoch gegen Clindamycin.

Kingella kingae. Auch diese Art ist oxidasepositiv, katalasenegativ und in der Regel unbeweglich. Die kokkoiden Stäbchen gehören zur Standortflora des oberen Respirationstraktes. Als fakultativ pathogener Erreger verursacht Kingella kingae neben der Endokarditis auch eitrige Arthritiden, Osteomyelitiden und kann aus Hornhautulzera isoliert werden. Die meisten Stämme sind gegen viele Antibiotika inkl. Penicillin G empfindlich.

27.5 Streptobacillus moniliformis, Spirillum minus

Diese beiden Bakterien verursachen das **Rattenbissfieber** (Sodoku).

Streptobacillus moniliformis. Dies ist ein pleomorphes, unbewegliches, nicht-sporenbildendes, nicht-bekapseltes gramnegatives Stäbchenbakterium, das bei 37 °C unter mikroaerophilen und kapnophilen Bedingungen innerhalb von 3 Tagen auf angereicherten Spezialkulturmedien angezüchtet werden kann.

Das Erregerreservoir stellen Nager, insbesondere Ratten, dar.

Die Übertragung erfolgt durch Biss oder Kratzer, jedoch ist auch eine Penetration durch die intakte Haut möglich.

Nach einer Inkubationszeit von durchschnittlich 10 Tagen beginnt die Symptomatik mit plötzlichem Fieberanstieg und Schüttelfrost, Kopfschmerzen, Übelkeit, Erbrechen und wandernden Arthralgien und Myalgien. Die Bissverletzung ist in der Regel bereits abgeheilt, nur selten wird eine Lymphadenitis beobachtet. Nach 2–4 Tagen entwickeln sich ein morbilliformes (masernähnliches) Exanthem oder petechiale Effloreszenzen besonders an den Extremitäten, den Handflächen und an den Fußsohlen. In etwa der Hälfte der Fälle entstehen eine asymmetrische Polyarthritis oder aber eine septische Arthritis überwiegend der großen Gelenke (Knie!). Nach 3–5 Tagen fällt das Fieber spontan wieder ab, und innerhalb der nächsten 2 Wochen bilden sich auch die übrigen Krankheitszeichen zurück. Als Komplikationen können Endo-, Myo-, und Perikarditiden, Pneumonien sowie Abszesse in verschiedenen Organen (Gehirn) auftreten. Gelegentlich kann das Fieber relabieren.

Die Sicherung der klinischen Verdachtsdiagnose erfolgt durch Anzucht des Erregers aus Blut, Gelenkflüssigkeit oder Eiter. Unterstützend können agglutinierende Antikörper bestimmt werden. In 25% der Fälle kann ein falsch-positiver Nachweis von Antikörpern gegen Treponema pallidum festgestellt werden (Differentialdiagnose Syphilis!).

Mittel der Wahl ist Penicillin G (Therapiedauer 2 Wochen, bei Endokarditis 4 Wochen). Mögliche L-Formen können mit Streptomycin behandelt werden.

Spirillum minus. Dies ist ein kurzes, dickes Schraubenbakterium (2–6 Windungen), das sich nicht in künstlichen Kulturmedien anzüchten lässt. Die terminal-polytriche Begeißelung ermöglicht eine charakteristische schleudernde Beweglichkeit.

Das Hauptreservoir sind Ratten.

Die Übertragung erfolgt durch Biss.

Nach spontaner Abheilung der Bisswunde entwickelt sich 1–4 Wochen später eine schmerzhaft-geschwollene Rötung des Gebiets mit regionärer Lymphangitis und Lymphadenitis. Im Verlauf kommt es zu Fieber, Übelkeit und Kopfschmerzen sowie zur Ulzeration der lokalen Läsion. Nur selten werden Arthralgien oder Myalgien beschrieben. Die Fieberperiode dauert etwa 3–4 Tage, wiederholt sich aber in regelmäßigen Abständen von 3–9 Tagen. Während der ersten Krankheitswoche bildet sich ein makuläres Exanthem aus, das im weiteren Verlauf wieder verschwindet. Nach üblicherweise 1–2 Monaten enden die Fieberschübe. Die gefährlichste Komplikation der Erkrankung ist eine Endokarditis.

Die Sicherung der klinischen Verdachtsdiagnose erfolgt durch mikroskopische Darstellung der Erreger in Blut, Exsudat und Lymphknotengewebe mittels Dunkelfeld-, Giemsa- oder Wright-Präparaten. In 50% der Fälle ergeben sich falsch-positive Nachweise von Antikörpern gegen T. pallidum.

Therapeutikum der Wahl ist Penicillin G.

27.6 Gardnerella vaginalis

Hierbei handelt es sich um ein kokkoides gramlabiles Stäbchenbakterium, das unbeweglich und unbekapselt ist. Es vermehrt sich auf komplex zusammengesetzten bluthaltigen Kulturmedien unter kapnophilen Bedingungen.

Gardnerella (G.) vaginalis lässt sich aus dem Scheidensekret isolieren. Bei unspezifischer Vaginose (Leitsymptom: Fluor vaginalis) ist die Konzentration des Erregers erhöht, und es lassen sich mikroskopisch sog. **Clue cells** (Schlüsselzellen) nachweisen. Dies sind Plattenepithelzellen, die massenhaft mit G. vaginalis bedeckt sind.

Der therapeutische Erfolg von Metronidazol bei unspezifischer Vaginitis lässt auf einen Synergismus von G. vaginalis mit obligat anaeroben gramnegativen Stäbchen, insbesondere Bacteroidesarten, schließen.

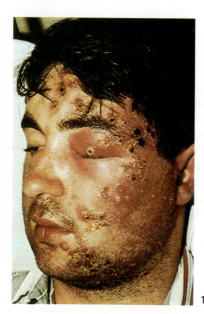
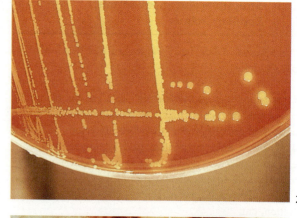
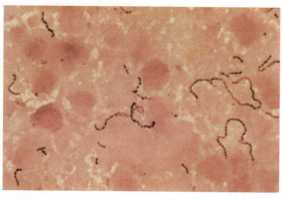
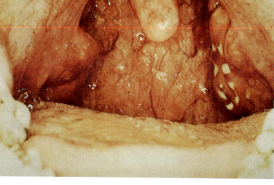

1. Staphylococcus aureus – Folliculitis; **2.** Staphylococcus aureus – auf Blutagar; **3.** Streptococcus pyogenes – Angina lacunaris; **4.** Streptococcus pyogenes – Streptokokken im Eiter

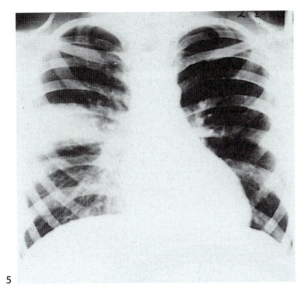
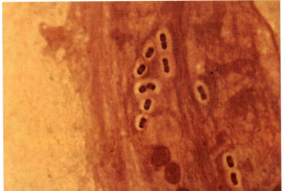
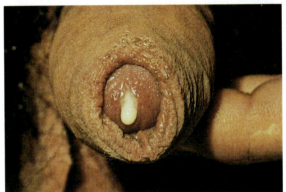
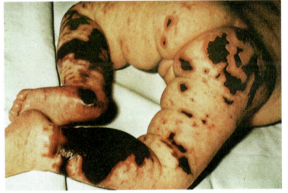

5. Streptococcus pneumoniae – Lobärpneumonie; **6.** Streptococcus pneumoniae – bekapselte Diplokokken im Eiter; **7.** Neisseria gonorrhoeae – eitrige Urethritis; **8.** Neisseria meningitidis – Waterhouse-Friderichsen-Syndrom

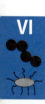

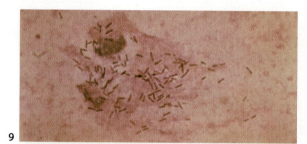

9

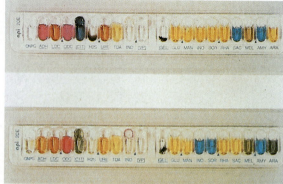

11

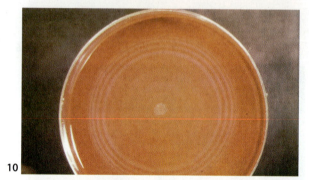

10

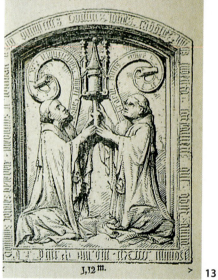

13

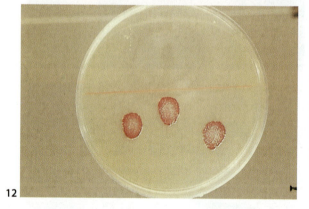

12

9. Enterobakterien – gramnegative Stäbchen; **10.** Enterobakterien – schwärmender Proteus mirabilis auf Blutagar; **11.** Enterobakterien – Identifizierung mittels „Bunter Reihe"; **12.** Enterobakterien – Serratia marcescens mit Prodigiosin-Bildung; **13.** Serratia marcescens – Wilsnacker-Blutwunder

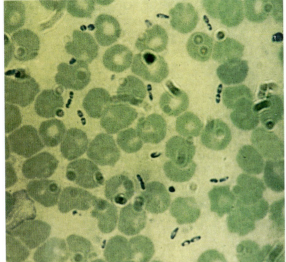
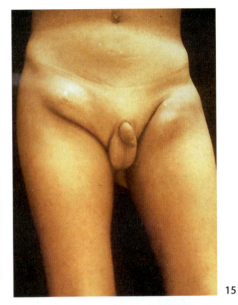
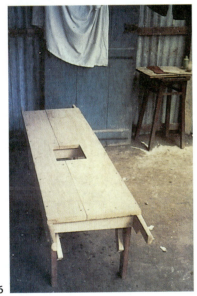

14. Yersinia pestis – sicherheitsnadelförmige Erreger im Blutausstrich bei generalisierender Pest; **15.** Yersinia pestis – Bubonen in der Leistenbeuge; **16.** Vibrio cholerae – Behelfsbett mit Durchlass für Diarrhoe; **17.** Pseudomonas aeruginosa – schleimige Kolonien auf Blutagar

18. Haemophilus influenzae – gramnegative Stäbchen, Filamentbildung; **19.** Haemophilus influenzae – Ammenphänomen; **20.** Mycobacterium tuberculosis – Kavernenbildung in der Lunge; **21.** Mycobacterium tuberculosis – verkalkter Lymphknoten an der Bifurcatio; **22.** Mycobacterium tuberculosis – Granulombildung mit Riesenzellen in der Leber; **23.** Mycobacterium tuberculosis – säurefeste Stäbchen (Ziehl-Neelsen-Färbung)

VI · Farbtafel

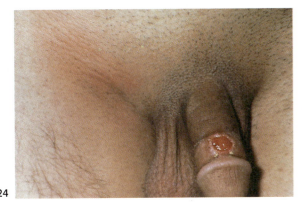

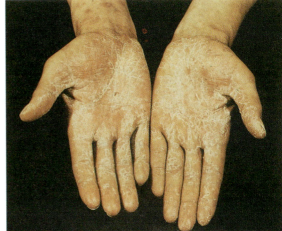

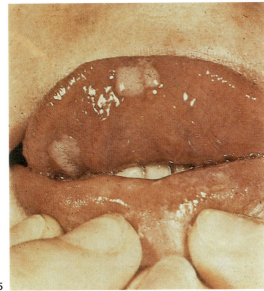

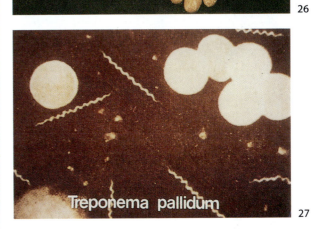

24. Treponema pallidum – Primäraffekt; **25.** Treponema pallidum – Plaques muqueuses; **26.** Treponema pallidum – Palmareffloreszenzen; **27.** Treponema pallidum – Schraubenbakterien im Nativpräparat

446 Farbtafel

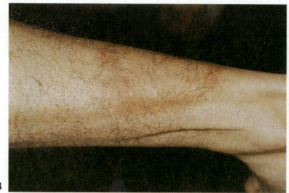

28

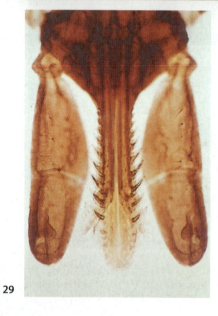

29

30

28. Borrelia burgdorferi – Erythema migrans; **29.** Borrelia burgdorferi – Stichwerkzeuge der Zecke (Ixodes); **30.** Borrelia burgdorferi – Antikörperbestimmung mittels Western-Blot

Allgemeine Virologie

Virusbegriff – Struktur – Einteilung – 451
D. Falke

Virusreplikation – 456
D. Falke

Pathogenität – Infektionsverlauf – 464
D. Falke

Virus und Tumor: Grundbegriffe der Onkologie – 479
D. Falke, K. Mölling, G. Dietrich

Virus-Chemotherapie – 491
D. Falke

Differenzialdiagnose der Viruskrankheiten – 501
J. Podlech, D. Falke

Abkürzungsverzeichnis zu Kapitel VII und VIII (Virologie)

Ak	Antikörper	MG	Molekulargewicht in Kilodalton (kDa)
Ag	Antigen	MHC	Haupt-Histokompatibilitätskomplex
ARDS	Akutes Respiratorisches Dystress Syndrom	MS	Multiple Sklerose
		NKZ	Natürliche Killerzellen
ATL	Adult T-Cell-Leukemia	NNRTI	Non-Nukleosid-Reverse Transkriptase-Inhibitor
BSE	Bovine spongiforme Enzephalopathie		
CD	Differenzierungs-Antigen	NRTI	Nukleosid-Reverse-Transkriptase-Inhibitor
D	Dalton		
DC	Dendritische Zelle	RT-PCR	Polymerase-Kettenreaktion
DD	Differenzialdiagnose	PFU	Plaque forming unit
EBV	Epstein-Barr-Virus	PML	progressive, multifokale Leuko-enzephalopathie
EM	Elektronenmikroskop		
FSME	Frühsommer-Meningoenzephalitis	PPUM	Potentiell pathogene Umwelt-mykobakterien
GBS	Guillain-Barré-Syndrom		
HAART	Hochaktive anti-Retrovirus-Therapie	PrP	Prionprotein
		RE	Restriktionsenzym
HAV	Hepatitis A-Virus	RES	Retikulo-endotheliales System
HBs-Gen	Gen für HBsAg	rHBsAg	rekombinantes HBsAg
HBV	Hepatitis B-Virus	RSV	Rous-Sarkom-Virus
HCV, HEV	Hepatitis C-(E)-Virus	RS-Virus	Respiratory-syncytial-Virus
HDV	Hepatitis D-Virus	SSPE	Subakute sklerosierende Panenzephalitis
HHT	Hämagglutinations-Hemmungstest		
HHV-6	Humanes Herpes-Virus 6	SSW	Schwangerschaftswoche
HIV	Human-Immundefizienz-Virus	TK	Thymidin-Kinase
HPV	Humane Papillom-Viren	TSE	Übertragbare spongiforme Enzephalopathie
HSV	Herpes-simplex-Virus		
HTLV	Humanes T-Zell-Leukämie-Virus	TNF	Tumornekrose-Faktor
IFN	Interferon	US	Ultraschall
IFT	Immunfluoreszenz-Test	vCJK	variante Creutzfeldt-Jakob-Krankheit
IL	Interleukin	VZV	Varizella-zoster-Virus
IDDM	Insulin-dependent Diabetes mellitus	Wt	Wildtyp
kb	Kilobasen	ZMV	Zytomegalie-Virus
kbp	Kilobasenpaare	ZPE	Zytopathischer Effekt
KS	Kaposi-Sarkom	ZTL	Zytotoxische Lymphozyten
LCM	Lymphozytäre Choriomeningitis		
LTR	Long Terminal Repeat (Regulations-elemente der Retro-Viren)		

Danksagung

Wir danken Frau Monika Wiedmann, Institut für Medizinische Mikrobiologie, für langjährige und zuverlässige Sekretariatsarbeiten. Herr Klaus Adler hat geduldig alle Wünsche der Autoren bei der Erstellung der Zeichnungen erfüllt. Der Leitung der Haut- und der Augenklinik des Klinikums der Johannes-Gutenberg-Universität, Mainz, verdanken wir einige Abbildungen von Infektionskrankheiten. Herr Dr. Jürgen Podlech, Institut für Virologie der Johannes-Gutenberg-Universität, Mainz, hat außer seiner Tätigkeit als Autor geduldig viele Diskussionen durchgestanden, Formulierungshilfe geleistet und die Verständnismöglichkeit und Memorierkapazität der Studenten bei der Textgestaltung einbezogen und berücksichtigt. Herrn Axel Treiber, Springer Medizin Verlag, Heidelberg, danken wir für hilfreiche und zuvorkommende Zusammenarbeit.

Dietrich Falke

Virusbegriff – Struktur – Einteilung

D. Falke

Einleitung

Viren sind vermehrungsfähige Komplexe aus Nukleinsäuren mit Proteinen und z. T. Lipiden in definierter Partikelform. Sie vermehren sich nur innerhalb von lebenden Zellen. Sie können in die Zelle eindringen und deren Stoffwechselapparat zur eigenen Replikation verwenden. Sie sind in langen Zeitspannen in Wechselwirkung mit ihren Wirten entstanden.

Viroide erzeugen Krankheiten bei Pflanzen, während Bakteriophagen Bakterien befallen.

Prionen sind nur aus Protein bestehende Moleküle, die die übertragbaren spongiformen Enzephalopathien (Creutzfeldt-Jakob-Krankheit u. a.) hervorrufen.

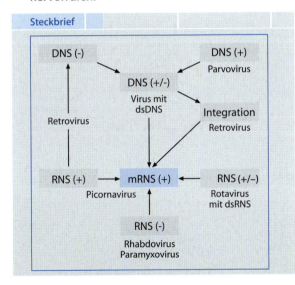

Steckbrief

1.1 Merkmale von Viren

- Alle Viren müssen mRNS produzieren, die an den Ribosomen translatiert wird. Es sind (s. o.) die Wege der verschiedenen Genomtypen zur mRNS dargestellt, die auf der Polarität des jeweiligen Genoms beruhen ((+)- oder (–)-Einzelstrang; (±)-Doppelstrang).
- Viren sind **filtrierbare Partikel**. Ihre Größe liegt zwischen 22 (Parvo-Virus B 19) und 300 nm (Pocken-Viren). Der Ausdruck »filtrierbar« bedeutet, dass Viren bakteriendichte Filter passieren können (»Ultrafiltrat«).
- Viren sind **einfach aufgebaut**. Sie enthalten zwar Nukleinsäure, Proteine und Lipide, aber kein einziges der komplexen Strukturelemente, welche für den Aufbau der Zelle typisch sind, wie Kern, Mitochondrien, Ribosomen u. ä.
- Viren enthalten **DNS oder RNS**, nicht aber beide Nukleinsäuretypen. Einige Viren sind mit Enzymen ausgestattet.
- Viren sind **obligate Zellparasiten**: Sie können sich außerhalb lebender Zellen nicht vermehren.
- Die **Vermehrung** der Viren erfolgt ausschließlich durch anabolische Leistungen der Wirtszelle; dabei liefert das eingedrungene Viruspartikel der Zelle nur Syntheseprogramme. Die Virusvermehrung erfolgt dadurch, dass in einer frühen Phase alle benötigten Virusbausteine vorgefertigt werden. Der Zusammenbau erfolgt dann in einer später ablaufenden »Montagephase«.

Viren liegen in vier Zustandsformen vor:
- Dynamisch bei der Replikation,
- statisch als Partikel,
- als Provirus integriert oder
- episomal in der Latenz.

1.2 Das Virion

Das vollständig (komplett) aufgebaute, reife Viruspartikel wird als Virion bezeichnet. Inkomplette, d. h. »unreife« Partikel sind als Vorstufe des ausgereiften Virions oder als Überschussmaterial (z. B. HBsAg) in bestimmten Phasen der Virussynthese intrazellulär oder extrazellulär nachweisbar. Im Gegensatz zu den infektionstüchtigen, kompletten Partikeln sind die inkompletten Partikel nicht infektiös. Sie können nur elektronenoptisch, biochemisch (durch Enzyme) oder serologisch (z. B. das HBsAg), nicht aber durch den klassischen Infektionsversuch mit Plaquebildung nachgewiesen werden.

1.2.1 Bestandteile des Virions

Von den drei Bauelementen der Viruspartikel sind zwei stets vorhanden; ein drittes ist nur gelegentlich zu finden. Die Bestandteile sind:

- Die **Nukleinsäure** (DNS oder RNS) als Träger der genetischen Information. RNS oder DNS ist stets vorhanden. Die DNS ist linear oder ringförmig und meist doppelsträngig. Die RNS ist meist einzelsträngig und linear, bei einigen Viren ist die RNS segmentiert.
- Das **Kapsid** dient als Schutzmantel der Nukleinsäure. Es besteht aus Protein, wirkt antigen und ist aus **Kapsomeren** zusammengesetzt. Der Komplex aus Nukleinsäure und Kapsid wird als **Nukleokapsid** bezeichnet. Es ist fadenförmig oder kugelartig strukturiert.
- **Kapsomere** sind die Bausteine des Kapsids. Sie wirken als Antigene. So setzt sich z. B. das einem hohlen Faden gleichende helikale Kapsid der Paramyxoviren aus Proteinmolekülen zusammen, in dem der Nukleinsäurefaden verläuft.
- Eine **Hülle** (»envelope«) kommt nur bei einigen Virusarten vor und umgibt das Kapsid von außen. Das Hüllmaterial besteht in der Regel aus Proteinen, Glykoproteinen und Lipiden; es wirkt ebenfalls antigen. Die Glykoproteine der Hülle werden als »spikes« bezeichnet.

1.2.2 Strukturprinzipien des Virions

Die Struktur der Viren wird mit dem Elektronenmikroskop (EM) und der Röntgenstrukturanalyse untersucht. Man unterscheidet einfach-symmetrisch und komplex-symmetrisch aufgebaute Viruspartikel.

Von den einfach-symmetrischen Viruspartikeln werden drei Grundformen als Modell betrachtet.

Ortho- und Paramyxo-Viren (Abb. 1.1). Sie sind kugelig (80–150 nm Durchmesser) und bestehen im inneren Teil aus einem aufgeknäuelten, helikalen Nukleokapsid, das die (–)-Strang-RNS enthält. Das Nukleokapsid-Knäuel ist seinerseits von einer Hülle umgeben. Unter der Hülle befindet sich eine Matrix (M-Protein). In der Hülle befinden sich Spikes. Bei den Orthomyxo-Viren liegt das RNS-Genom **segmentiert** ebenso in (–)-Strangpolarität vor.

Adeno-Virus (Abb. 1.2). Dieses ist kugelig (80 nm Durchmesser) und besteht aus einem DNS-»Kern« (In-

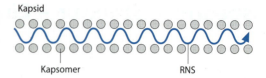

Abb. 1.1 a

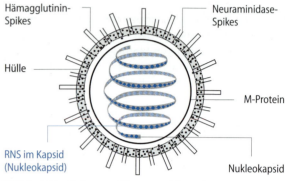

Abb. 1.1 b. Ortho- und Paramyxo-Viren

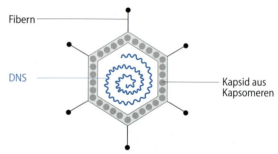

Abb. 1.2. Adeno-Virus

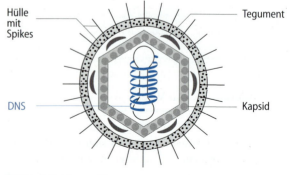

Abb. 1.3. Herpes-Virus

nenkörper, »core«), der von einem kugeligen Kapsid umgeben wird. Im Unterschied zum Paramyxo-Virus ist beim Adeno-Virus lediglich die DNS verknäuelt. Das Kapsid ist in die Verknäuelung nicht einbezogen; es umschließt die DNS wie eine Schale. Aus dem Kapsid ragen 12 feine Stäbchen antennenartig heraus. Die Kapsomeren sind so angeordnet, dass die Kapsidoberfläche aus 20 Dreiecken zusammengesetzt erscheint (Ikosaeder, 20-Flächner). Vergleichbar strukturiert – nur ohne die Stäbchen des Kapsids – sind z. B. Picorna- und Papillom-Viren.

Herpes-Viren (◘ Abb. 1.3). Diese sind kugelig (Durchmesser 180 nm) und bestehen aus einem Kern von DNS, die auf ein Trägerprotein aufgewickelt ist. Dieser Kern wird von einem schalenförmigen Kapsid (Ikosaeder, s. o.) in der gleichen Art umschlossen wie bei den Adeno-Viren. Zum Unterschied ist jedoch das Kapsid außen noch von einer Hülle (envelope) umgeben. Die DNS der Herpes-Viren ist somit von zwei übereinander liegenden Schutzschichten eingehüllt. Zwischen Kapsid und Hülle liegt das Tegument (▶ s. S. 609 u. 610ff.); die Hülle trägt Spikes (= Glykoproteine).

1.2.3 Symmetrieformen des Virions

Die Symmetrieverhältnisse der Virusteilchen entsprechen – vereinfacht gesehen – zwei Grundformen. Die Angaben über die Symmetrie beziehen sich stets auf das Nukleokapsid.
- **Einfache Symmetrie:** Die Spiegelbildlichkeit ist hierbei in allen Achsen vorhanden.
  - **Translationssymmetrie:** Eine Achse des Kapsids ist länger als die andere. Diese Form der Symmetrie wird mit der Bezeichnung helixförmig (helikal) versehen. Die Kapside sind polar aufgebaut, ihre Montage erfolgt von einem bestimmten Ende aus. Beispiel: Paramyxo-Viren.
  - **Rotationssymmetrie:** Alle drei Achsen der Ikosaeder sind etwa gleich lang. Das Nukleokapsid nähert sich der kugeligen Form. Beispiel: Picorna- und Herpes-Virus.
- **Komplexe Symmetrie:** Die Achsen sind entweder alle ungleich lang oder es existiert innerhalb einer oder mehrerer Achsen keine Spiegelbildlichkeit. Beispiel: Pocken-Virus.

1.3 Einteilung der Viren

Der Informationsfluss der lebenden Materie geht nach F. Crick von **DNS** → **RNS** → **Protein** (»Molekularbiologisches Dogma«). Auf ihm baut das »Baltimore-Schema« auf; die Erbsubstanz besteht demnach aus DNS oder RNS (▶ s. »Steckbrief«). Eine (+)-Strang-RNS ist per definitionem eine direkt translatierbare mRNS.

1.3.1 Einteilungskriterien

Folgende Einteilungskriterien (◘ Tabelle 1.1) liegen der heute üblichen Virussystematik zugrunde:
- **Typ der Nukleinsäure.** Es werden DNS- oder RNS-Viren unterschieden, dabei können die Moleküle als Doppelstrang oder Einzelstrang vorliegen. (+)-RNA kann direkt als mRNS dienen, die (+)-RNS der Retroviren muss jedoch zunächst in Doppelstrang-DNS umgewandelt werden, ehe sie integriert und dann zur mRNS transkribiert werden kann. (−)-Strang-RNS (Paramyxoviren) muss zunächst in (+)-RNS umgeschrieben werden. Doppelstrang-Moleküle (Rota-, Herpes-Viren) werden direkt transkribiert.
- Die **Symmetrie** des Nukleinsäure-Kapsid-Komplexes (z. B. stäbchenförmig oder kugelig bzw. helikal oder ikosaedrisch).
- Vorhandensein oder Fehlen einer **Hülle** (envelope).
- **Serologische Eigenschaften** des Kapsids und der Glykoproteine der Hülle (Spikes); mit diesem Kriterium werden Differenzierungen vorgenommen. Eine verfeinerte Einteilung lässt sich erreichen, wenn man mit monoklonalen Antikörpern einzelne Antigen-Determinanten nachweist.
- Vorhandensein gewisser **Enzyme** im Virus, wie Neuraminidase, Polymerase, reverse Transkriptase.
- **Ätherempfindlichkeit.** Viren mit einer Hülle werden durch Äther in Untereinheiten zerlegt.

Aufgrund der geschilderten Kriterien kann man für die beiden großen Gruppen der RNS- und der DNS-Viren charakteristische Strukturprototypen aufstellen. Diese werden jeweils durch ein besonders charakteristisches Virus (»Prototyp«) repräsentiert. Obwohl veraltet, dienen **Wirtsspezifität** und der **Organotropismus** in klinischen Lehrbüchern auch heute noch als Einteilungskriterien. Diese Eigenschaften besitzen für die Laborpraxis noch immer Bedeutung, z. B. dann, wenn man für die Serodiagnose (z. B. KBR) diejenigen Virus-Antigene auswählt, die nach dem klinischen Bild am ehesten ei-

Tabelle 1.1. Nukleinsäure, Struktur und Eigenschaften von Viren

Nukleinsäure	Kapsid	Hülle	Enzyme	Virusgruppe oder Virus	Durchmesser (nm)
+ ssRNS	Ikosaeder	–	–	Picorna (Polio, Coxsackie, ECHO, HAV, Rhino), Calici, HEV	30
– ssRNS	helikal	+	+	Masern, Parainfluenza, Influenza (8)	80–200
+ ssRNS	Ikosaeder	+	–	Gelbfieber, Röteln, HCV, FSME	70
– ssRNS^y	helikal	+	+	Arena (LCM, Lassa) (2), Bunya (3)	100–150
– ssRNS	helikal	+	+	Tollwut, Marburg, Ebola	50×200
dsRNS	Ikosaeder	–	+	Reo (10), Rota (11)	80
+ ssRNS	helikal + Ikosaeder	+	+	HIV 1,2; HTLV 1,2	100
– ssRNS	Ikosaeder	Helferhülle	–	HDV	35
dsDNS	Ikosaeder	–	–	Parvo (B 19) [+ oder – DNA]	22
dsDNS	Ikosaeder	–	–	Adeno, Papova, SV40 (ohne »Fibern«)	80; 50
dsDNS	Ikosaeder	+	–	Herpesgruppe (HSV, VZV, ZMV, EBV, HHV 6, 7, 8)	180
dsDNS	Ikosaeder	+	+	Hepadna (HBV)	42
dsDNS	helikal	++	+	Variola (V. vera, V. minor), Vaccinia	100×200×300

+ ssRNS = Positiv-Strang-RNS; – ssRNS = Negativ-Strang-RNS; ds = Doppelstrang; ss = Einzelstrang; ^{y} = ambisense RNS (▶ s. S. 566); (11) = Anzahl der RNS-Segmente; ◯ = Kapsid (Ikosaeder); ▭ = Kapsid (helikal)

nen Treffer versprechen. Die einzelnen Virusspezies werden im speziellen Teil der Virologie beschrieben.

1.4 Viroide, Virusoide und Prionen

In den letzten zwei Jahrzehnten hat sich die Existenz von virusähnlichen Partikeln beweisen lassen, die mit einem Minimum oder ohne Nukleinsäure Krankheiten erzeugen. Die Mitglieder dieser Erregerklassen werden als Viroide, Virusoide und Prionen bezeichnet.

Viroide. In der Natur kommen typische Virusnukleinsäuren in freier Form nicht vor. Die weitverbreiteten Enzyme RNase bzw. DNase würden sie sofort zerstören. Andererseits werden gewisse Erkrankungen im Pflanzenbereich durch infektiöse Partikel hervorgerufen, die aus reiner RNS bestehen; diese liegt jedoch in einer nicht abbaufähigen Ringform vor. Derartige Partikel heißen Viroide, ihr Informationsgehalt ist sehr gering. **Virusoide** enthalten neben RNS 1–2 Proteine (HDV, Hepatitis Delta-Virus).

Viroide sind die Erreger der Exocortis-Krankheit von Zitrusbäumen, von Erkrankungen der Kartoffeln, der Tabakpflanzen u.a. Ihre RNS ist ein ringförmiges

Molekül aus 200–400 Basen, das sich zu einer Kleeblatt-ähnlichen Struktur zusammenfaltet. Es ist weder durch ein Kapsid noch durch ein Protein geschützt. Eine Wirtszellpolymerase repliziert die RNS. Viroide sind sehr stabil gegenüber Erhitzung und organischen Lösungsmittelnund lassen sich kaum durch Ribonukleasen zerstören.

Prionen. Prion ist eine Bezeichnung für »**p**roteinaceous infectious **p**articles«. Prionen (»subviral particles«) enthalten **keine** Nukleinsäuren, sondern bestehen nur aus Protein. Dies hat weitreichende Folgen für die Vorstellungen über die Replikation dieses Agens und die Pathogenese der Krankheit. Sie sind die Erreger der **übertragbaren, spongiformen Enzephalopathien** wie Scrapie von Schafen und Ziegen sowie des Kuru und der Creutzfeldt-Jakob-Krankheit des Menschen sowie des Rinderwahnsinns (BSE). Das Protein hat ein MG von 33–35 kDa, es wird als normal vorkommendes Prionprotein der Zelle angesehen (PrP^c), die infektiöse Form (PrP^{sc}, sc von Scrapie der Schafe) entsteht vermutlich aus dem PrP^c. Die Infektiosität des Scrapie-Agens (▶ s. S. 664 ff.) sedimentiert mit dem Prion-Protein (PrP), aggregiert und verhält sich im Gewebe wie »Amyloid«.

1.5 Bakteriophagen

Bakteriophagen. Es sind Viren von Bakterien. Es gibt RNS- und DNS-Phagen; stäbchenförmige, kugelartige und sog. T-Phagen, Injektion der Nukleinsäure in das Bakterium. **Integration als Prophage** in das Genom des Wirtes, diese bilden z. T. Toxine nach der Induktion (z. B. Diphtherie; ▶ s. S. 130).

In Kürze

Virusbegriff – Struktur – Einteilung

Definition. Viren sind filtrierbare Partikel ohne eigenen Stoffwechsel. Es sind obligate Zellparasiten. Sie enthalten RNS oder DNS, die durch ein Kapsid und zusätzlich z. T. durch die Hülle geschützt sind.
Vorkommen in vier Zustandsformen: Aktiv in Zelle bzw. Organismus, als inaktives Partikel (bzw. als Kristall), integriert als Provirus oder episomal in der Latenz.

Bestandteile. Nukleokapsid ist rotationssymmetrisch (Ikosaeder) oder helikal. Sie bestehen aus Kapsomeren und Nukleinsäuren; einige Viren haben eine Hülle mit Spikes.

Myxo-Viren. Segmentiertes (Influenza) oder kontinuierliches (Masern), helikales Nukleokapsid (mit RNS im Inneren). Von einer Membran und einer Spikes-tragenden Hülle zusammengehalten.

Adeno-Viren. Ikosaeder mit Fibern an den 12 Ecken. Die »nackte« DNS im Inneren.

Herpes-Viren. Ikosaeder – Nukleokapsid mit nackt verknäuelter DNS, von einem Tegument mit Regulatorproteinen und einer Hülle mit Spikes umgeben.

Einteilungskriterien. DNS oder RNS, Einzel- oder Doppelstrang. (+)- oder (–)-Strang-Nukleokapside in der Form eines Ikosaeders (20-Flächner) oder helikal (fadenförmig). Vorhandensein oder Fehlen einer Hülle mit Spikes. Serologische Eigenschaften.

Viroide. RNS-haltige Partikel, die vorzugsweise bei Pflanzen vorkommen und dort Krankheiten hervorrufen. Ihre RNS liegt in Kleeblatt-Ringform vor, kein Protein.

Virusoide. RNS und 1–2 Proteine (HDV).

Prionen. Die »Partikel« bestehen nur aus Protein und sind infektiös. Prionen erzeugen Krankheiten bei Tieren (Scrapie, BSE) und beim Menschen (Kuru, Creutzfeldt-Jakob-Krankheit etc.).

Bakteriophagen sind Bakterienviren aus RNS oder DNS mit Proteinen.

Virusreplikation
D. Falke

Einleitung

Die Replikation der Viren in der Zelle erfolgt auf unterschiedliche Weise. Jedes Virus hat sich optimal in den Zellstoffwechsel eingepasst, um sich möglichst effektiv zu vermehren. Im Einstufen-Vermehrungsversuch lassen sich 5 Replikationsphasen abgrenzen.

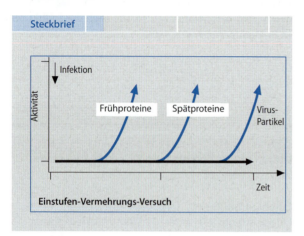

Steckbrief – Einstufen-Vermehrungs-Versuch

mehrungsversuchs. Hierbei werden alle Zellen einer Kultur gleichzeitig mit mindestens einem aktiven Viruspartikel infiziert. Die Virussynthese in der Kultur läuft dann synchron ab, sie erfolgt bei allen Zellen sozusagen im Gleichschritt. Nur unter dieser Voraussetzung lassen sich alle durch das Virus ausgelösten Veränderungen biochemischer oder morphologischer Art optimal erfassen und in bestimmte Stadien einteilen.

2.1 DNS und RNS als Informationsträger

Die Nukleinsäuren der Viren sind Informationsträger, die im Verlauf von langen Zeitspannen in Wechselwirkung mit dem Wirt gewonnene »Erfahrung« gespeichert haben. Die Nukleinsäure besitzt (+)- oder (–)-Strang-Polarität. Der Informationsgehalt wird in kb (= Kilobasen) bei Einzelstrang- und in kbp (= Kilobasenpaaren) bei Doppelstrangmolekülen bestimmt; er variiert von 2–250 bp (kbp). Der Genbestand der Viren unterliegt genotypischen Veränderungen: Die Evolution der Viren schreitet fort.

2.2 Einstufen-Vermehrungsversuch

Mit der Infektion durch ein Virus wird in der Zelle eine Vielzahl von Prozessen in Gang gesetzt. Sie enden mit der Entstehung von neuen Viruspartikeln. Das Studium der Virusreplikation erfolgt mittels des **Einstufen-Ver-**

2.3 Replikationszyklus von Viren

Die Phasen des Replikationszyklus werden wie folgt benannt (◘ Abb. 2.1 und 5.1):
— Adsorption,
— Penetration,
— Eklipse: Uncoating und Synthesephase:
  – Synthese von Sofort- und Frühproteinen,
  – Replikation der Virusnukleinsäuren,
  – Synthese der Spätproteine (Kapsid- und Hüllproteine),
— Montage der Virusbausteine,
— Ausschleusung (Freigabe).

2.3.1 Adsorption

Bei der Adsorption reagiert ein außen liegendes Strukturelement der Viruspartikel (Kapsid oder Hüllglykoprotein) als **Ligand** mit einem oder mehreren **Rezeptoren** der Zellmembran animaler Zellen. Dadurch werden die Partikel an die Zelle gebunden. Beispiele sind der C3d-Rezeptor (▶ s. S. 626 ff.) als Anheftungsstelle für das Epstein-Barr-Virus und das CD4-Antigen sowie die Rezeptoren für Chemokine als Adsorptionsstelle für HIV1 und HIV2. Während der Adsorptionsphase liegt das Virus frei und kann durch Antikörper neutralisiert werden.

2.3.2 Penetration

Die Penetration des adsorbierten Virus in die Zelle erfolgt jeweils nach Virusart und Wirtsspezies durch verschiedene Mechanismen:

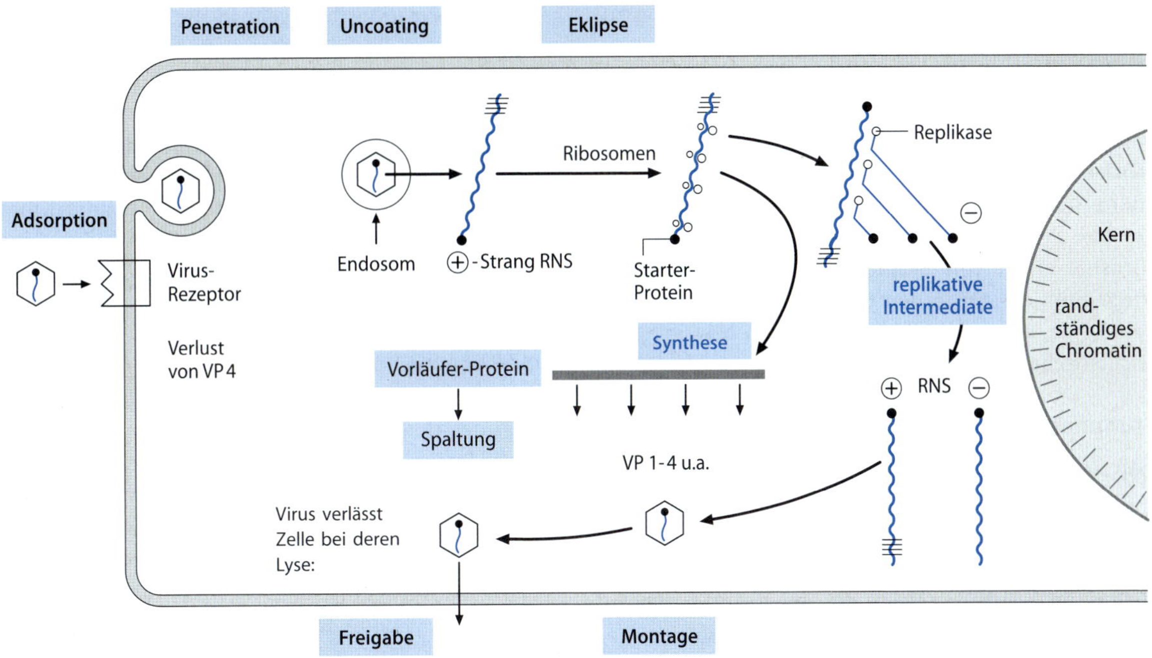

VII · Allgemeine Virologie

Abb. 2.1. Die Replikation des Polio-Virus. Nach der Adsorption des Polio-Virus an die entsprechenden Rezeptoren erfolgt die Aufnahme (Penetration) in die Zellen durch Endozytose und das Uncoating bei saurem pH in den Endosomen. In der Eklipse verbindet sich (+)-Strang-RNS mit Ribosomen, um zunächst die Replikase zu bilden. Es erfolgt dann von einem kovalent gebundenen Starterprotein (VPg; [●], am 5′-Ende) aus die Synthese von mRNS über »replikative Intermediate«; das VPg wird zur Translation abgespalten. Die mRNS wird zunächst zu einem Vorläuferprotein translatiert, dieses wird dann durch eine eigene Protease gespalten (VP 1–4 u.a.). Die Montage der Strukturproteine zum Kapsid erfolgt in mehreren Zwischenstufen. Die Virionen werden beim Zerfall der Zellen freigesetzt (Freigabe). Die mRNS ist polyadenyliert (≡, am 3′-Ende)

Endozytose. Durch Rezeptor-vermittelte Endozytose wird das Viruspartikel nach der Adsorption durch Einstülpung der Membran in das Innere der Zelle befördert. Es befindet sich dann in einem Endosom im Zytoplasma. Die Einstülpung der Zellmembran erfolgt auf ein Signal vom Rezeptor, dessen Abgabe durch die Adsorption ausgelöst wird. Während der Penetrationsphase kann das Virus durch Antikörper so lange neutralisiert werden, wie es vom äußeren Milieu her erreichbar ist. (▶ S.a. ◘ Abb. 3.3; S. 476).

Fusion der Virushülle mit der Zellmembran. Bei Viren mit Hülle kann der Prozess der Hüllbildung quasi umgekehrt werden. Während bei der normal ablaufenden Virussynthese die Hülle aus der Matrix der Zell- oder Kernmembran entsteht, kommt es bei der Aufnahme der Viruspartikel durch die befallene Zelle zu einer Fusion der Virushülle mit der Zellmembran, wobei das Kapsid ins Zytoplasma eingeschleust wird.

2.3.3 Eklipse

Die Eklipse (ek-leipein, gr. verschwinden) umfasst diejenigen Stadien der Virusvermehrung, während derer innerhalb der befallenen Zelle keine infektionstüchtigen Partikel nachweisbar sind. Die in die Zelle eingedrungenen, ursprünglich infektionstüchtigen Partikel verlieren diese Fähigkeit bei Beginn der Eklipse.

Erst dann, wenn die voll ausgereiften Nachkommen der infizierenden Partikel auftauchen, ist es wieder möglich, infektionstüchtiges Virus in der Zelle nachzuweisen. Während der Eklipse enthält die Zelle lediglich die »nackte« Nukleinsäure des infizierenden Virus bzw. unreife, nicht-infektiöse Viruspartikel, ferner neugebildete Enzyme und die noch nicht zusammengefügten Proteinbausteine der Tochterviren. Eine nackte Nukleinsäure ist im Prinzip zwar infektiös, jedoch sind die für die einzelnen Moleküle existierenden Chancen, eine Infektion auszulösen, sehr gering; die Infektion erfolgt deshalb nicht nach den Gesetzen der Treffer-Kinetik. Die Nukleinsäure der DNS-Viren ist im Virion zumeist mit Histonen komplexiert.

Um die Information der Virusnukleinsäure freizusetzen und zu nutzen, muss zunächst die »Verpackung« (Kapsid und gegebenenfalls Hülle) aufgelöst werden. Dies geschieht bei den Viren, die von der Zelle endozytiert werden, durch enzymatischen Abbau. Der gesamte Prozess wird als **Uncoating** (Entkleidung) der Virusnukleinsäure bezeichnet. Bei Picorna- und Adeno-Viren sinkt das pH in den Endosomen auf einen Wert von 5,0 ab, sodass die Kapside zerfallen bzw. enzymatisch abgebaut werden können.

Frühphase der Virussynthese

DNS-Viren. Nach Beendigung des Uncoating beginnt die freigelegte Virusnukleinsäure mit der für die Synthese notwendigen Informationsabgabe (◘ Abb. 2.2). Bei Herpes-Viren wird ein transaktivierendes Protein aus dem Virion frei, welches sogleich die Transkription der **Sofortproteine** und damit die Virussynthese einleitet.

Der Informationsfluss geht in dieser frühen Phase von der viralen Eltern-DNS aus: Es beginnt die Transkription und Translation der sog. **Frühproteine**. Zu dieser Kategorie rechnet man diejenigen Enzyme, welche zur Replikation der Virus-DNS unentbehrlich sind. Zu den Frühproteinen werden v. a. die **Polymerasen** gezählt, aber auch andere Enzyme, wie z. B. die Thymidin-Kinase und die Ribonukleotid-Reduktase. Die Frühproteine der Adeno- und Papillom-Viren wirken als Transformationsproteine (▶ s. S. 483).

RNS-Viren. Auch bei RNS-Viren wird die Synthese der Frühproteine (**Replikasen**, s. u.) sogleich nach dem Abschluss des Uncoating in Gang gesetzt. In vielen Fällen wird die Information vom Virusgenom direkt den Ribosomen übermittelt (direkte Translation). Man bezeichnet eine zur Translation befähigte RNS als **Positiv (+)-Strang-RNS**. Bei (+)-Strang-RNS-Viren dient die Virus-RNS direkt als mRNS. Das Polio-Virus und das Röteln-Virus gehören zu dieser Gruppe.

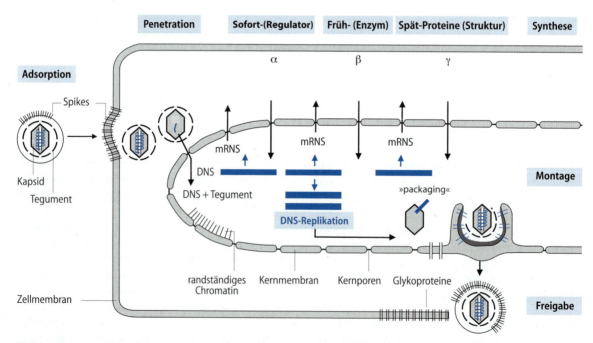

◘ Abb. 2.2. Die Replikation des Herpes-simplex-Virus (mit Hülle). Nach der Adsorption und Penetration erfolgt im Zytoplasma der Abbau des Kapsids. Die DNS tritt durch die Kernporen (zugleich mit dem Transaktivatorprotein) in den Kern ein. Dort beginnt die in drei Kaskaden erfolgende Transkription (α-, β- und γ-Proteine); die Proteine werden im Zytoplasma synthetisiert und in den Kern zurück transportiert. Die Montage der Virionen erfolgt in zwei Stufen: Zuerst bilden sich Kapside, von denen die DNS aufgenommen wird. In die innere Lamelle der Kernmembran werden – ebenso wie in die Zellmembran (»Verfremdung«) – herpeskodierte Glykoproteine eingebaut. Durch Bildung von Einstülpungen und Abschnürung der Partikel erfolgt die Endmontage unter Einschluss des transaktivierenden Proteins. Die Freigabe des Virus erfolgt durch das endoplasmatische Retikulum und beim Zerfall der Zelle

In anderen Fällen ist die Virus-RNS zur Translation unfähig. Eine RNS dieses Typs wird als **Negativ- (–)-Strang-RNS** bezeichnet. Es muss in diesen Fällen zuerst eine Transkription erfolgen. Erst hierdurch entsteht eine translationstüchtige (+)-Strang-RNS. Dieser Vorgang wird durch eine in das Viruspartikel eingebaute Polymerase katalysiert. Die Viren dieser Gruppe werden als (–)-Strang-RNS-Viren bezeichnet. Beispiele sind Myxo-Viren und das Tollwut-Virus.

Bausteine der Nukleinsäuresynthese. Mit der Bereitstellung der Sofort- und der Frühproteine sind wichtige Voraussetzungen für die Replikation der Virusnukleinsäure gegeben.

Für die Synthese neuer Virusnukleinsäure müssen folgende Elemente zur Verfügung stehen:

Energiereiche Nukleotide. Diese werden von der Zelle, z. T. unter Mithilfe viruskodierter Enzyme (Thymidin-Kinase) geliefert.

Nukleinsäure-Muster. Des Weiteren wird ein Muster (Matrix) benötigt, nach dessen Bauplan die Herstellung der Kopien erfolgt. Diese Aufgabe wird von der nackten Virusnukleinsäure durch Enzyme wahrgenommen.

Enzyme. Hierzu gehören
- die Polymerase für die DNS-Synthese,
- die Replikase für die RNS-Synthese und
- die reverse Transkriptase bei den Retro-Viren.

Bei kleinen RNS-Viren ist die Replikase ein viruskodiertes Enzym. Bei DNS-Viren ist die Information zur Synthese der Polymerase häufig im Virusgenom enthalten. Fehlt sie, so wird eine zelleigene DNS-Polymerase (Adeno- und Papillom-Viren) verwendet. Lediglich das Vaccinia-Virus besitzt eine viruskodierte, partikelgebundene Transkriptase.

Der **Stoffwechsel der Zelle** wird in der Frühphase der Virussynthese tiefgreifend beeinflusst.

Die zelleigene RNS wird quasi durch die virale RNS von den Ribosomen verdrängt (**virus-host-shut-off, vhs** = »Abschaltung« der Wirtszelle). Insgesamt werden die zellulären Vorgänge der DNS-, der RNS- und der Proteinsynthese aber **selektiv** blockiert. Die Konkurrenz zwischen dem viralen und dem zelleigenen Informationsfluss ist bei den einzelnen Viren verschieden stark ausgeprägt und wird durch unterschiedliche Mechanismen bewirkt. Bei der **Transformation** wird dagegen die zelluläre DNS-Synthese nicht abgeschaltet, sondern angeregt, die Abschaltungsmechanismen bleiben unwirksam (▶ s. S. 485).

Viruskodierte Glykoproteine werden in die Zellmembran in toto eingebaut oder in Proteasomen abgebaut und durch MHC I- oder MHC II-Moleküle als Oligopeptide präsentiert (▶ s. S. 476). Dies gilt auch für neu synthetisiertes Kapsidmaterial und Enzyme und wirkt immunologisch als »Verfremdung« der Zellmembran gegenüber dem Immunapparat, so dass letzterer die virusinfizierten Zellen erkennt und gegen sie Immunmechanismen in Gang bringen kann. Allerdings wird durch die Virussynthese auch die Transkription und/oder Translation der MHC-Gene abgeschaltet (HIV, HSV), z. T. wird sogar der Transport der Oligopeptide zur Zellmembran blockiert (HSV, HPV), auch werden »**kostimulatorisch**« wirkende Signalgeber der Körperzellen abgeschaltet (▶ s. S. 101). Die Zellen können also durch ZTL nicht mehr erkannt werden. Andere Viren steigern die MHC-Expression. Viren kodieren auch für Zytokine (= Virokine), z. B. das ZMV und das HHV-8, oder blockieren die Synthese von Interferon und viele andere Prozesse (▶ s. S. 498).

Spätphase der Virussynthese

Mit dem Beginn der **Nukleinsäuresynthese** ist die Frühphase des Vermehrungszyklus abgeschlossen. Es folgt die Synthese- bzw. Spätphase der Virussynthese. Diese Abschnitte sind dadurch gekennzeichnet, dass Nukleinsäuren und Strukturproteine gebildet werden und dass der Informationsfluss nicht mehr ausschließlich vom Virus-Elterngenom, sondern auch von den Tochternukleinsäuren ausgeht.

Die Replikation der Nukleinsäure erfolgt durch unterschiedliche Mechanismen, immer in 5′ → 3′-Richtung des Moleküls.

(+)-Strang-RNS-Viren. RNS-Viren mit einem (+)-Strang dringen in die Zelle ein; ihre RNS wird freigesetzt und verbindet sich als messenger-RNS (mRNS) mit den Ribosomen. Diese Komplexe synthetisieren zuerst eine Replikase, die dann ihrerseits mit der Synthese von (–)-Strang-RNS vom Starterprotein aus am 5′-Ende beginnt. An den neugebildeten (–)-Strängen werden (+)-Stränge synthetisiert. Die Komplexe, die sich aus (+)- bzw. (–)-Strängen, ferner aus Replikasemolekülen und schließlich aus unterschiedlich langen Strängen der neugebildeten RNS zusammensetzen, werden als »**replikative Intermediate**« bezeichnet. Als Nebenprodukt fallen **Doppelstrang-RNS-Moleküle** an, die ihrer-

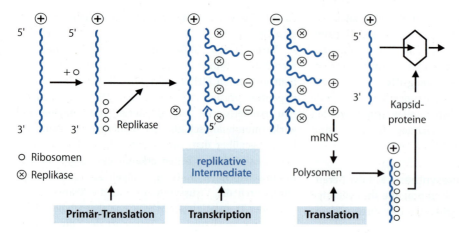

Abb. 2.3. (+)-Strang-RNS-Viren. Nach dem Eindringen in die Zelle kann sich die freigesetzte (+)-Strang-RNS direkt mit den Ribosomen verbinden, sodass neue Replikase-Moleküle entstehen können. Am (+)-Strang bilden sich (–)-Strang-Moleküle und umgekehrt. Die Proteinsynthese erfolgt an den (+)-Strängen, die auch in neue Virionen eingebaut werden. Die Komplexe aus (+)- und (–)-RNS-Strängen werden als replikative Intermediärformen bezeichnet (Polio-Virus). Am 5'-Ende der RNS ist das Starterprotein nicht gezeigt

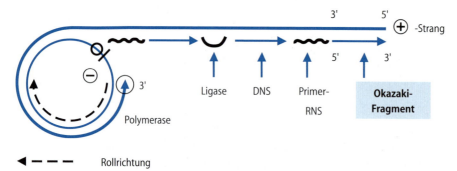

Abb. 2.4. Der »rolling circle«. Zunächst wird der inkomplette (+)-DNS-Strang vervollständigt. Der (–)-Strang »dreht« sich dann sozusagen weiter: Am 3'-Ende synthetisiert die DNS-Polymerase (+)-Strang-DNS, während am 5'-Ende der gleiche Strang gleichsam abgerollt wird. Die Synthese des (–)-Strangs erfolgt dann durch Bildung von Okazaki-Fragmenten und Ligierung der Lücken. Als Starter (Primer) dienen kurze RNS-Sequenzen

seits als Interferon-Induktoren wirken (▶ s. S. 498). Das Zahlenverhältnis zwischen (+)- und (–)-Strang-RNS-Molekülen ist auf den Verbrauch abgestimmt; es gibt mehr (+)- als (–)-Stränge, weil die (+)-Stränge in neue Virionen eingebaut werden müssen und zugleich als mRNS-Moleküle benötigt werden (◘ Abb. 2.3).

Die Virus-RNS unterscheidet sich in ihrer Grundstruktur nicht von der zellulären mRNS. Sie besitzt jedoch im Gegensatz zur Zell-RNS die Fähigkeit zur Autoreduplikation, während die zelluläre RNS von der Zell-DNS abgelesen wird. Die Abschaltung der Transkription der Zell-mRNS nach der Infektion erfolgt auf sehr unterschiedliche, aber selektive Weise (s. o.).

(–)-Strang-RNS-Viren. RNS-Viren mit (–)-Strang-RNS enthalten eine Replikase. Die Synthese der (+)-Strang-RNS wird durch dieses Enzym am Molekül der Virus-RNS vorgenommen. Anschließend verläuft die RNS-Synthese wie bei den (+)-Strang-Viren. Es gibt aber einen quantitativen Unterschied: Bei den (–)-Strang-Viren wird relativ mehr (–)-Strang-RNS gebildet als bei den (+)-Strang-Viren, weil die (–)-Stränge in das Virion eingebaut werden.

DNS-Viren: Rolling-circle-Weg. Der Rolling-circle-Weg der DNS-Replikation wird bei den Herpes-Viren beschritten. An einem »rotierenden« DNS-Ring von (–)-Polarität wird laufend neue (+)-DNS als Einzelstrang nachgebildet. Die neugebildete DNS drängt ihrerseits das 5'-Ende des neuen Stranges vom Mutterstrang ab. Der freie Einzelstrang wird durch den sog. »Okazaki«-Mechanismus zum Doppelstrang: Zuerst wird ein RNS-Starter (Primer) synthetisiert. An diesem Ausgangspunkt beginnt die Synthese des Komplementärstranges in 5'→3'-Richtung. Nach dem Abbau des Primers durch eine Ribonuklease wird die Lücke zum nächsten Okazaki-Fragment durch eine Ligase ausgefüllt. Die DNS wird nach weiteren Vorgängen in Stücke mit Einheitslänge für den Einbau in die Virionen zerschnitten (◘ Abb. 2.4).

Reverse Transkription. Die Umschreibung der **Retro-Virus-RNS** in DNS erfolgt durch die reverse Transkriptase in mehreren Schritten (◘ Abb. 2.5). Zuerst wird ein (−)-DNS-Strang gebildet, der mit dem (+)-Strang der Virus-RNS ein Hybrid-Molekül (RNS/DNS) bildet. Die RNS wird dann abgebaut und der zweite DNS-Strang angefertigt. Die jetzt vorliegende DNS-Doppelhelix wird zu einem Ringmolekül umgeformt; dieses eignet sich besonders gut für die Integration in das Zellgenom.

Die Replikation des Virus beginnt erst dann, wenn das reverse DNS-Transkript in das Zellgenom integriert worden ist. Dies gilt für alle Retro-Viren. Das integrierte

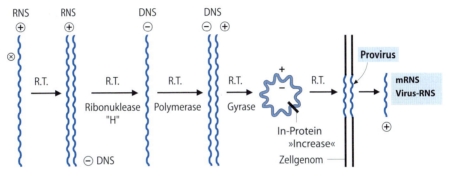

◘ Abb. 2.5. Die Replikation der RNS der Retro-Viren. Nach dem Uncoating der RNS wird mittels der reversen Transkriptase (R.T., ⊗) ein (−)-DNS-Strang gebildet. Der RNS-Strang wird abgebaut (Ribonuklease Hybrid), der (+)-DNS-Strang synthetisiert und mittels der R.T. in eine Pseudoringform (durch das »In«-Protein zusammengehalten) umgewandelt, die schließlich durch das gleiche Enzym integriert wird, sodass das Provirus entsteht. Als Starter dient eine Transfer-RNS-haltige RNS. Neue Viruspartikel entstehen durch Transkription des Provirus

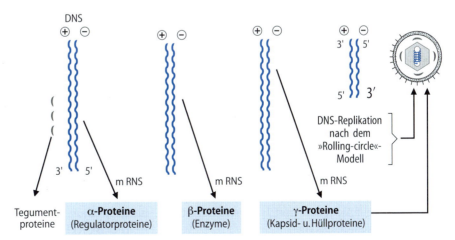

◘ Abb. 2.6. Die Replikation der großen DNS-Viren (Herpes-Gruppe). Nach der Freisetzung der Doppelstrang-DNS erfolgt die Replikation der DNS nach dem Rolling-circle-Modell. Die Proteine werden in drei Kaskaden abgerufen (α-, β- und γ-Proteine), wobei jeweils die entsprechenden mRNS-Moleküle entstehen. Die α-Proteine sind zumeist Regulatorproteine, die β-Proteine Enzyme und die γ-Proteine Strukturproteine. Das Transaktivator-Protein entsteht als Spätprotein, wird in die Tegumentschicht eingebaut und sorgt für den Beginn der Bildung von α-Phasen-mRNS

DNS-Transkript wird als »**Provirus**« bezeichnet, von dem mRNS und Virus-RNS abgelesen wird.

Das **HBV** enthält ebenso eine Polymerase mit den Eigenschaften einer reversen Transkriptase. Sie synthetisiert aus dem Prägenom (+)-Strang-RNS eine (–)-Strang-DNS (▶ s. S. 642). Die Integration in das Zellgenom als Provirus erfolgt offenbar schon während der Replikation durch die Polymerase. Im Gegensatz zu den Retro-Viren ist diese Integration jedoch nicht Voraussetzung für die Replikation. Man kann sie als »zytogenetischen Unglücksfall« bezeichnen.

Replikation der Herpes-Virus-DNS. Die Replikation der DNS erfolgt nach dem Rolling-circle-Modell in einem komplizierten Prozess. Die Transkription geht in drei Schritten vonstatten (◘ Abb. 2.6). Zuerst werden die Sofort-Proteine gebildet, welche die weitere Transkription steuern. In einem zweiten Transkriptionsschritt wird die mRNS für Früh-Proteine synthetisiert. Zuletzt entstehen die Spät-Proteine in einem dritten Transkriptionsschritt als Bausteine des Virions; hierzu gehört auch das in die Virionen eingebaute transaktivierende Protein.

Synthese von Kapsid- und Hüllmaterial. Sie beginnt, wenn die Synthese von Frühproteinen abgeschlossen und die Synthese der Virusnukleinsäure in Gang gekommen ist. Auch hier gilt, dass DNS-Viren ihr Kapsid bzw. Hüllmaterial über eine mRNS synthetisieren lassen, während die RNS-Viren ihre eigenen Nukleinsäure-Kopien (Tochter-RNS) oder entsprechende Teile davon als mRNS benutzen. Die Synthese der Proteine erfolgt an Polysomen. Die Polyproteine werden in Untereinheiten gespalten (»**Cleavage**«), z. B. bei Influenza und bei HIV.

2.3.4 Zusammenbau der Viren (Montage)

Der Zusammenbau der Viren erfolgt in der Zelle entweder im Kern oder im Zytoplasma, oder aber im Kern **und** im Zytoplasma. Die Montage beginnt an bestimmten Erkennungsstellen von Nukleinsäure und Kapsidprotein, z. B. beim HSV, oder mittels der strukturgebenden Wirkung von **Chaperonen**.

Beim **HSV** kodiert ein besonderes Gen für ein Matrizenprotein, an das sich außen die Kapsomeren zur Kapsidbildung anlagern. Anschließend zerstört eine proteolytisch wirkende Domäne des Proteins die Matrize. Beim **HBV** erfolgt die Montage des Kapsids in enger Wechselwirkung mit dem Prägenom. Das fertige Kapsid wird in zytoplasmatischen Vakuolen mit Hilfe von Chaperonen mit einer Hülle versehen und das fertige Virion ausgeschleust.

Die **Hüllbildung** erfolgt bei den Viren der Herpesgruppe mit Material der inneren Kernlamelle. Beim Tollwut-Virus wird die Hülle aus dem endoplasmatischen Retikulum abgeleitet, während beim Influenza-Virus und bei HIV die Bildung der Virushülle mit Material der Zellmembran erfolgt (budding, (engl.) Knospung).

Die Anzahl der von einer einzigen Zelle synthetisierten neuen infektiösen Viruspartikel variiert beträchtlich. Pro Zelle werden z. B. 1000 neue Polio-Viren, aber nur 50–100 Herpes-simplex-Viren gebildet.

2.3.5 Ausschleusung

Die Ausschleusung des Virus ist vielfach eine aktive Leistung der Wirtszelle. Hier spielen sich Vorgänge ab, die man als Umkehrung der Endozytose (**Exozytose**) bezeichnen kann.

Bei Viren, die eine Hülle besitzen, erfolgt die Ausschleusung zugleich und in enger Verbindung mit der Hüllenmontage. Elektronenmikroskopisch sieht man dann oft eine Art Knospungsvorgang (budding) an der Kern- oder Zellmembran. Knospung aus dem Zellkern sieht man bei Herpes-Viren. Knospung aus der Zellmembran ist typisch für die Myxo- und Retro-Viren, während die Montage des Pocken- und des Tollwut-Virus im Zytoplasma erfolgt.

In anderen Fällen geht die Zelle nach Beendigung der Montage zugrunde, und die Viren werden passiv durch Zell-Lyse entlassen (Picorna-Viren).

2.4 Abortiver Zyklus und Quasispezies

Ein abortiver Zyklus liegt dann vor, wenn in der Zelle inkomplette Virionen entstehen. Dies kann zustandekommen, wenn bei der Montage der eine oder andere Baustein fehlt, durch Mutationen fehlerhaft wird oder die Replikation nicht vollständig abläuft.

Dies ist bei HIV-infizierten, ruhenden Lymphozyten der Fall, in denen z. T. das Genom integriert ist. Erst nach der Aktivierung der Lymphozyten beginnt die Virussynthese (▶ s. S. 579).

Die Regulation der Virussynthese kann auch unter die Kontrolle des Zellgenoms oder des Immunsystems geraten, z. B. beim HSV, welches dann in den Neuronen latent wird. Erst hormonelle Einflüsse oder andere Faktoren reaktivieren das Genom des HSV.

Defekte, interferierende Partikel entstehen dann, wenn viele Viren der gleichen Spezies in eine Zelle gelangen, die Replikation zwar beginnt, aber wegen »Überlastung« der Zelle nicht zu Ende geführt werden kann, oder wenn Regulator- oder Strukturgene durch Mutationen oder Deletionen verändert sind. In diesem Falle wird trotzdem ein Interferenzmechanismus in Gang gesetzt.

Quasispezies entstehen z. B. beim HIV durch häufige Mutationen der Strukturproteine. Hierher lassen sich **Immunescape-Varianten** zählen, die infolge der Einwirkung des humoralen oder zellulären Immunsystems aus dem Mutantenspektrum selektiert werden. Dies gilt auch für die Chemotherapie. Der Grund für diese hohen Mutationsraten ist im Fehlen einer »proof-reading«-Funktion der Polymerase der RNS-Viren zu suchen, diese ist jedoch bei den Herpes-DNS-Viren vorhanden.

> **In Kürze**
>
> **Replikation der Viren**
>
> **Der Informationsträger.** DNS oder RNS. Die Information dient für die
> - Synthese der Polymerasen und Replikasen,
> - Beeinflussung der Zellmaschinerie und Regulation der Replikation,
> - Synthese von Kapsid- und Hüllmaterial.
> - Der Informationsgehalt variiert von 2 kbp bis zu 250 kbp. Viren kodieren für etwa 5–100 Proteine.
>
> **Einstufen-Vermehrungszyklus** dient dem Studium der Replikationsphasen.
>
> Die **Replikation** lässt sich einteilen in:
> - Adsorption von Ligand (d. h. Virus) an ein oder zwei Rezeptoren,
> - Penetration durch Fusion oder durch Endozytose mit anschließendem Uncoating bei saurem pH,
> - In der Eklipse lassen sich keine infektiösen Partikel mehr nachweisen – es existiert nur noch potenziell infektiöse DNS oder RNS.
>
> Die **Synthesephase** wird bei (+)-Strang-RNS-Viren und kleinen DNS-Viren eingeteilt in
>
> - eine Frühphase (Enzyme) und
> - eine Spätphase (Strukturproteine).
>
> Bei den (–)-Strang-RNS-Viren muss zunächst (+)-Strang gebildet werden. Bei den großen DNS-Viren (Herpesgruppe) ist eine **Regulatorphase** vorgeschaltet.
>
> **Nukleinsäurereplikation** erfolgt nach verschiedenen Modellen.
> - In der Montagephase werden die Partikel zusammengesetzt (Kern, Plasma oder in Kern **und** Plasma).
> - Die Freigabe ist eine aktive oder passive Leistung der Zelle.
>
> Bei den Retro-Viren wird die RNS in DNS umgeschrieben und als **Provirus** integriert. Bei der Replikation gibt es inkomplette Partikel (abortive Vermehrung), v. a. gibt es bei den RNS-Viren viele Mutationen (Quasispezies) und defekte, interferierende Partikel. Die Virusreplikation bewirkt einen Zellschaden (ZPE, »host-shut-off«) in verschiedener Form; außerdem wird der Zellstoffwechsel umgesteuert (Zytokin-Sekretion u. a.).

Pathogenität – Infektionsverlauf

D. Falke

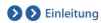 Einleitung

Die Pathogenität von Viren ist die Voraussetzung für die Entstehung von Krankheiten. Sie kommt durch vielfältige Eigenschaften des Wirtes und des Virus zustande. Im Brennpunkt stehen der virusbedingte primäre Zellschaden und die Entzündung mit sekundären immunpathologischen Zellschädigungen. Die experimentelle Abschwächung der Pathogenitätsmerkmale eines Virus erlaubt die Herstellung von Lebendimpfstoffen.

Die Ausbreitung eines Virus im Organismus folgt bestimmten Regeln; dabei werden jeweils verschiedene Funktionen des Wirtes und des Virus aktiv. Es gibt akute, persistierende und latente Virusinfektionen. Störungen der Ontogenese bewirken Embryopathien. Die *Basisabwehr* löst infolge der Virusinfektion eine *Entzündung* aus, die die *adaptive Immunität* anregt; gemeinsam blockieren sie die weitere Replikation und Ausbreitung. Bei einer Zweitinfektion reagiert die adaptive Immunität blitzschnell (»Gedächtnis«) fast ohne Entzündungen. Polymorphismen des Wirtes oder des Virus beeinflussen den Ablauf der Infektion.

3.1 Pathogenität und Virulenz

Der Begriff **Pathogenität** gibt an, ob ein Virus in einer Spezies krankmachend wirkt oder nicht. Der **Manifestationsindex** kann niedrig oder hoch sein. Pathogenität ist an Voraussetzungen gebunden:
- Das Virus muss von der Zelle adsorbiert und einverleibt werden und sich dann replizieren.
- Das Virus oder seine Bestandteile müssen während der Replikation Rückwirkungen auf Zellen des Organismus ausüben.

Der Begriff **Virulenz** hingegen kennzeichnet den unterschiedlichen Grad der krankmachenden Wirkung von Virus-Mutanten oder -Varianten.

Die verantwortlichen Einzelfunktionen werden als **Virulenzfaktoren** bezeichnet.

Die **Pathogenität** wurde früher im Tierversuch durch Verimpfung abgestufter Virusdosen bestimmt, wobei die Anzahl der pro Verdünnungsstufe gestorbenen oder erkrankten Tiere registriert wurde.

Der Begriff Pathogenität kann nur im Hinblick auf das lebende Tier benutzt werden. Bei Arbeiten mit virusempfänglichen Zellkulturen nimmt man in der Regel eine maximale Pathogenität an. Man weiß, dass u. U. ein

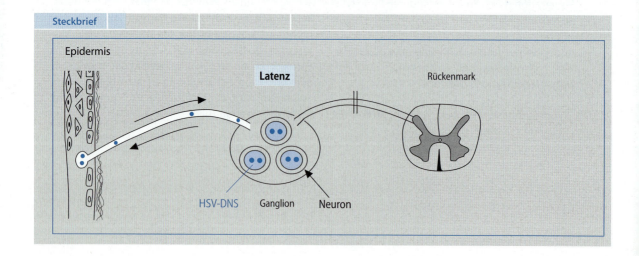

einziges Viruspartikel genügt, um pro Zelle eine Infektion zu setzen (▶ s. Plaque-Test, S. 889).

In der Natur kommen bei ein und derselben Virusart zahlreiche Varianten mit sehr verschiedenartiger **Virulenz** vor. So unterscheiden sich die Subtypen der Influenza A hinsichtlich ihrer Virulenz in erheblichem Maße. Dem hochvirulenten A1-Subtyp der Pandemie 1918 steht der relativ schwach virulente Subtyp A2 (Asia) aus der Pandemie 1957 gegenüber. Beim HIV entstehen im Organismus zahlreiche »Quasispezies« (▶ s. S. 463) mit unterschiedlichen Eigenschaften.

3.2 Wirtsspektrum

Die Rezeptoren für ein Virus sind z. T. weit verbreitet, kommen also bei zahlreichen Spezies vor. Ein Beispiel ist das Tollwut-Virus, das praktisch alle Warmblüter infiziert.

Extrem eng ist das Wirtsspektrum des HBV und des menschlichen Zytomegalie-Virus; beide sind nur für den Menschen infektiös.

3.3 Organotropismus

Wird ein Wirtsorganismus infiziert, so bevorzugen die Viren im Hinblick auf ihre pathogene Wirkung vielfach bestimmte Organe bzw. Organsysteme. Es gibt z. B. **neurotrope** und **viszerotrope Varianten** von ein- und derselben Virusart. Diese **Organspezifität** wird durch eine besonders gute Replikationsmöglichkeit in verschiedenen Zellarten bestimmt, sie hängt ab vom Vorkommen von Rezeptoren bzw. bestimmten Ligand-Eigenschaften der Wirtszelle und des Virus (Kapsid- oder Hüllglykoproteine). Man weiß heute aber auch, dass bestimmte nicht für Proteine kodierende Regionen des Virusgenoms (Non-coding regions) der Anlagerung zellulärer und viraler Transkriptionsfaktoren bedürfen, um die Transkription eines Virusproteins zu gewährleisten. Die von der Zelle zu liefernden Voraussetzungen für die Virusreplikation kennt man kaum; in den Lymphozyten z. B. ist die **Replikation nur dann produktiv**, wenn die **Lymphozyten aktiviert** sind (▶ s. S. 579).

Das Wirtsspektrum des Tollwut-Virus ist sehr breit, während der **Organotropismus** eng ist: Immer werden bevorzugt die Zellen des ZNS geschädigt.

Umgekehrt gibt es Viren, die bei engem Wirtsspektrum in nahezu allen Organen des infizierten Wirtsorganismus Schäden setzen können, so z. B. bei der Zytomegalie und dem Herpes neonatorum. Dies gilt v. a. beim Vorliegen von Immundefekten. Schließlich kennt man eine Kombination von engem Wirtsspektrum und engem Organotropismus, z. B. bei der Virushepatitis.

Die Eigenschaft der **Neuroinvasivität** erlaubt es den Viren, sich an Endothelzellen der ZNS-Kapillaren anzuheften, in das Gewebe vorzudringen, sich zu vermehren oder die Bluthirnschranke als »blinder Passagier«, z. B. in Makrophagen zu passieren. Der Begriff **Neurovirulenz** bezeichnet den Schweregrad der zellschädigenden Wirkung des Virus im ZNS, beim HSV kennt man jetzt das verantwortliche Gen (UL 34.5).

Außer dem lokalen Prozess können auch sekundär systemische Entzündungen ausgelöst werden: **Virus-Antikörper-Komplexe** können sich in der Niere ansiedeln und eine Glomerulonephritis (▶ s. LCMV, S. 562; HBV, S. 644) auslösen. Auch gibt es **virusbedingte Autoimmunprozesse** (▶ s. S. 516).

3.4 Faktoren der Pathogenität

Nicht alle Viren richten die Zelle dadurch zugrunde, dass sie deren Syntheseapparat für die eigene Vermehrung in Anspruch nehmen. Wir unterscheiden **zytozide** (zellabtötende) und **nicht-zytozide** Replikationsvorgänge. Bei den letzteren zeigt sich die Zelle der doppelten Belastung, die sich aus dem Anabolismus zur Selbsterhaltung einerseits und der Virussynthese andererseits ergibt, gewachsen. Sie produziert das Virus gewissermaßen »nebenbei«. Es hat sich allerdings herausgestellt, dass in solchen persistent infizierten Zellen einzelne Funktionen, z. B. die Interferonproduktion, beeinträchtigt sein kann.

Zweckmäßigerweise unterscheidet man die direkten, durch den Virusbefall bedingten Schädigungen der infizierten Zelle als **Primärschäden** (Nekrose mit oder Apoptose ohne Entzündung) von den **Sekundärschäden**, d. h. von den indirekten Auswirkungen der Virusinfektion auf den Gesamtorganismus. Die Sekundärschäden sind immunologisch bedingt, diese manifestieren sich als **Entzündung**.

3.4.1 Primärschäden

Ein Primärschaden kann durch folgende Ursachen ausgelöst werden:

Rückwirkungen der Virussynthese auf den Zellstoffwechsel. Sobald die Virusnukleinsäure nackt vorliegt, gehen zwei Informationsströme zum Ribosom: Der eine kommt vom Zellgenom, der zweite vom Genom des infizierenden Virus. Dabei dominiert das Virus und es kommt zum »host shut off« (▶ s. S. 458), dem oft der Zelltod aufgrund vielfältiger Beeinflussungen folgt. Wichtig ist dabei, dass bereits die Interaktion des Virus mit der Zellmembran Signalketten in der Zelle anregt, um sich einen Selektionsvorteil zu verschaffen. Viren haben als besondere Eigenschaft das Vermögen zur **Immunevasion** entwickelt (▶ s. S. 478), sie sind daher in der Lage, z. B. die Synthese von MHC-Molekülen zu verhindern: Die Zellen sind dann immunologisch unkenntlich.

Weitere Wirkungen der Replikation. Einige Glykoproteine der Herpes-Viren wirken nach dem Einbau in die Zellmembran als Fc-Rezeptoren für Antikörper (▶ s. S. 612) oder binden das C3b-Fragment des Komplementes und machen es unwirksam. Das EBV regt z. B. die Ausbildung von Differenzierungsantigenen auf der Membran von B-Lymphozyten an.

Fusionierende Viren (z. B. HSV) besitzen das Vermögen, die Bildung von Interzellularbrücken (Mikrofusion) anzuregen. Sie breiten sich über diese Brücken aus und entziehen sich so dem Zugriff der Antikörper.

In der **Frühphase** der Replikation (▶ s. S. 458) werden v. a. die Signale für die Form des zytopathischen Effektes (Fusion oder Zell-Lyse, Transformation) abgegeben.

Frühe Gene der Adeno-Viren oder HPVs sind z. B. auch für zytogenetische Veränderungen als Mutationen, Chromosomenbrüche oder Deletionen verantwortlich (**Genotoxizität**) (▶ s. S. 484).

Zytopathischer Effekt (ZPE). Im histologischen Schnittpräparat kann man den Primärschaden als Zelluntergang erkennen, z. B. bei der Poliomyelitis. Wesentlich ergiebiger ist die Direktbeobachtung der lebenden Zellkultur mit dem Mikroskop. Hier können als Folge der Virusinfektion typische Veränderungen der Zellmorphologie auftreten. Sie werden als zytopathischer Effekt bezeichnet (◘ Abb. 3.1). Man darf annehmen, dass die Erscheinungen des ZPE, wie sie in der Zellkultur auftreten, ein Spiegelbild der Verhältnisse im infizierten Organismus liefern. Tatsächlich treten Riesenzellen auch in vivo bei Masern- und RS-Virus-, bei VZV-, HIV- und HSV-Infektionen auf.

Nachfolgend sind typische Erscheinungen beschrieben.

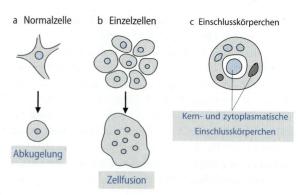

◘ Abb. 3.1. Der zytopathische Effekt. Die Infektion von Zellen kann zu Abkugelung und Lyse (a), zur Fusion von Zellen (b) und ggf. zur Bildung von eosino- oder basophilen Einschlusskörperchen (c) führen

Zellabkugelung. Die in der nicht-infizierten Kultur polygonal oder sternförmig aussehenden, mit Fortsätzen versehenen Zellen runden sich ab.

Beispiel: Mit Polio-Virus infizierte Affennierenzellen. Die Plaquebildung wird auf ▶ S. 889 beschrieben.

Riesenzellbildung. Die einkernigen Zellen fusionieren und bilden zusammen sehr große, mehrkernige Gebilde; diese werden als Riesenzellen oder Polykaryozyten bezeichnet.

Beispiel: Kaninchennierenzellen nach Infektion mit HSV oder von CD4-(+)-Zellen mit HIV.

Einschlusskörperchen. Es treten im Kern und/oder im Zytoplasma der befallenen Zelle rundliche Strukturen auf, die in typischer Weise färbbar sind (Einschlusskörperchen). Sie können lichtmikroskopisch leicht wahrgenommen werden. Ihre Größe liegt zwischen 2 und 10 μm. Die Einschlusskörperchen sind als Aggregate von inkompletten Viria zu verstehen. Ihre Lokalisation entspricht den Montageorten in der Spätphase des Vermehrungszyklus.

Beispiele: Die Guarnieri-Körperchen (basophil) bei Pocken; die Negri-Körperchen bei Tollwut; Einschlusskörperchen im Kern bei Masern und bei den Viren der Herpesgruppe (eosinophil) (▶ s. Farbtafel S. 670).

Chromosomenbrüche. Diese sind mit spezifischen Methoden der Lichtmikroskopie darstellbar. Sie werden bei vielen Virusinfektionen sowohl in vitro als auch in vivo beobachtet.

Beispiel: Menschliche Leukozyten nach Masern-Infektion. **Translokationen** von Teilen der Chromosomen erfolgen z. B. bei der Entstehung des Burkitt-Lymphoms (▶ s. S. 628). **Genotoxische Effekte** treten nach Integration des Virusgenoms auf, und zwar bei HSV, HBV und HPVs. Die Folge sind **Mutationen, Deletionen** u. a., die eine große **Bedeutung für die Tumorentstehung** besitzen (▶ s. S. 484).

Apoptose. Sie spielt als Folge einer Virusinfektion neben der **Nekrose** eine wichtige Rolle bei der Entstehung des virusinduzierten Zellschadens. Sie wird durch komplexe Mechanismen z. B. nach der Anlagerung des Fas-Liganden (Fas-L) an den Fas-Rezeptor ausgelöst (u. a.) (▶ s. S. 102) und dient der Limitierung der Virusausbreitung im Organismus.

Zelltransformation. Sie ist eine Sonderform des ZPE (▶ s. S. 482).

3.4.2 Sekundäre Pathogenitätsmechanismen

Bei einer Virusinfektion können **pyrogene Stoffe** (wie IL1, TNFα u. a.) freigesetzt und wirksam werden. Bei Röteln wird neu gebildetes Interferon als besonderer Pathogenitätsfaktor wirksam. Es hemmt die Zellteilung und führt bei intrauteriner Infektion zu einer Störung des Extremitätenwachstums. Hierher gehören auch Lymphokine, Chemokine und Zytokine, deren Blutpegel oder Freisetzbarkeit aus Blutzellen verändert ist. Sie können die Funktionen des Immun-Netzwerkes stören.

Zu den sekundären Pathogenitätsfaktoren gehören v. a. **immunpathologische Prozesse**, welche bei vielen Virusinfektionen ablaufen (Herpes-Gruppe, Myxo-Viren, LCM und Hepatitis A und B). Die Ursache liegt in einer »Verfremdung« der Zellmembran (▶ s. S. 612), die sie für NK-Zellen und ZTL angreifbar macht.

3.5 Lebendimpfstoffe

Pathogenität und **Virulenz** für einen bestimmten Wirt sind bei Viren eine genetisch bestimmte Größe. Lebendimpfstoffe sind infolge von zahllosen Passagen in Versuchstieren oder in Zellkulturen (z. B. auch bei 29 °C (»Kälte«)-»adaptierte« oder »abgeschwächte« und damit genetisch veränderte Virusstämme, die ihre Virulenzeigenschaften weitgehend verloren haben (»**Virulenzdrosselung**«). Bei den 3 abgeschwächten Typen des Polio-Virus z. B. kennt man die charakteristischen Mutationen in den Struktur- und Nichtstrukturregionen des Genoms. Als Beispiele für Virusimpfstoffe dieser Art seien genannt die **Lebendimpfstoffe gegen Gelbfieber, Masern, Mumps, Röteln** und **Varizellen** (und **Poliomyelitis**).

Die attenuierten Viren behalten ihre Antigenstruktur. Ihre Fähigkeit, in bestimmte Zellen einzudringen und sich dort zu vermehren, hat sich jedoch geändert. Die Abschwächung hat also lediglich die Fähigkeit zur primären und sekundären Schädigung besonders sensibler Zellen herabgesetzt: Der Impfling macht eine künstlich hervorgerufene, klinisch inapparente Infektion durch, eine sog. **stille Feiung**.

Scheidet der Impfling das verimpfte Virus in großen Mengen aus, so kann seine Umgebung damit infiziert werden. Dies wirkt sich z. B. bei der Polio günstig auf die Gesamtzahl der geschützten Personen aus. Theoretisch besteht aber die Gefahr, dass bei Passagen des Impfvirus von Mensch zu Mensch die Virulenz im Sinne einer Selektion von Rückmutanten wieder ansteigt. Die ersten Impfungen mit dem Lebendimpfstoff gegen die Polio sind unter diesem Risiko unternommen worden. Glücklicherweise erwies sich in praxi eine Virulenzsteigerung des Impfvirus als seltenes Ereignis (**Totimpfstoffe** ▶ s. S. 514). Die exogene oder endogene Verarbeitung von Antigenen ist auf ▶ S. 476 beschrieben.

Aktive Impfstoffe werden in unterschiedlichen Situationen bzw. zu bestimmten Zwecken eingesetzt:
- **Expositionsprophylaxe** (HBV, Tollwut),
- **Infektionsprophylaxe** (Masern, Röteln),
- **Therapeutische Impfung** (HBV).

Die **passive Immunisierung** erfolgt zum Kupieren oder Abschwächen nach einer Exposition (z. B. Röteln) einer seronegativen Graviden oder als Infektionsprophylaxe.

3.6 Infektionsverlauf

Die als **Primär-** und **Sekundärschädigung** bezeichneten Auswirkungen der Virusinfektion müssen keineswegs als obligate Begleiterscheinungen jeder angegangenen Virusinfektion betrachtet werden. Welches Ausmaß die Schädigung erreicht, hängt von den Eigenschaften des Virus ebenso ab wie von den Eigenschaften des befallenen Wirtsorganismus. So gibt es eine große Reihe von Virusinfektionen, bei denen die Sekundärschäden fehlen oder gering sind. In anderen Fällen fehlt die primäre Zellschädigung völlig: Die Zelle produziert Virus und bleibt dabei intakt, der Schaden wird immunpathologisch ausgelöst.

Das Häufigkeitsverhältnis zwischen **apparenter** und **inapparenter Infektion** variiert beträchtlich:
- Die Masern sind fast immer apparent,
- die Poliomyelitis ist zu mehr als 99% inapparent.
- Die primäre Herpes-Infektion ist nur bei etwa 5–10% der Fälle apparent,
- während Mumps- und Influenza-Infektionen zu etwa 50% apparent verlaufen.

Die **Spielarten des Infektionsverlaufes** von Viren lassen sich durch die in den folgenden Abschnitten beschriebenen **Prototypen** repräsentieren.

3.6.1 Akute Infektion mit Viruselimination

Es entsteht hierbei eine erkennbare, zeitlich begrenzte, **klinisch apparente** Krankheit. Es kommt zur Virusvermehrung und zur Ausscheidung von infektiösen Viruspartikeln. Die Infektion kann im Sinne einer **Lokalinfektion** auf die Eintrittspforte und deren Umgebung beschränkt bleiben, wie beim banalen Schnupfen, oder sich über den gesamten Organismus ausbreiten und eine **zyklische Infektionskrankheit** wie die Masern hervorrufen. In beiden Fällen reagiert das Immunsystem: Der Patient erwirbt eine Immunität. Am Ende der Krankheit enthält der Wirtsorganismus kein infektiöses Virus mehr, d. h. das Virus ist eliminiert.

Die Infektion kann auch **klinisch inapparent** (stumm) verlaufen. Es kommt zu einem objektiv und subjektiv symptomfreien (subklinischen) Virusbefall von begrenzter Dauer. Während des Ablaufs vermehrt sich das Virus und erscheint in den Ausscheidungen. Es werden Antikörper, ZTL und Gedächtniszellen gebildet. Der Patient erwirbt unbemerkt eine Immunität (**stille Feiung**). Die Infektion endet mit der Viruselimination. Die inapparente Infektion gleicht also, wenn wir von der klinischen Wahrnehmbarkeit absehen, in jeder Hinsicht der apparenten Infektion.

Der Grund jedoch, warum im Einzelfall eine **Infektion apparent oder symptomlos** verläuft, ist völlig unklar (▶ s. S. 474).

3.6.2 Latente und persistierende Infektionen

Nach der apparent oder inapparent verlaufenden Primärinfektion wird das Virus nicht immer vollständig aus dem Organismus eliminiert: z. B. Herpes-Viren, Papova-Viren, Hepadna- und Retro-Viren (◨ Tabelle 3.2).

Die Viren bleiben **latent** (nicht produktiv) oder **persistieren** (produktiver Replikationszyklus mit geringer Replikation in bestimmten Organen).

Latenz. Der Organismus ist und bleibt lebenslang infiziert, jedoch ohne klinische Symptome zu zeigen und ohne dass Virus im direkten Infektionsversuch nachweisbar ist: Das Virus »ist in den Untergrund gegangen« (z. B. HSV in die Neuronen der Spinalganglien). Die Anwesenheit des gesamten Virusgenoms ist zwingend. Das **latente HSV lässt sich in vitro durch Ko-Kultivierung aktivieren,** so dass infektiöses Virus entsteht. Neutralisierende und komplementbindende Antikörper sowie virusspezifische T-Zellen sind nachweisbar. Das latente Stadium der Infektion wird jedoch gelegentlich unterbrochen von einem **Rezidiv**. Dabei erfolgt eine **Reaktivierung des Virus**. Es kann jetzt durch den Infektionsversuch direkt nachgewiesen werden. Klassisches Beispiel: **Herpes-simplex-recidivans**. Man unterscheidet deshalb **Erkrankungen während der akuten und der reaktivierten Infektion**. Die latenten Virusinfektionen beruhen auf bestimmten Viruseigenschaften, die es dem Virus erlauben, dem Zugriff des Immunapparates zu entgehen. Hierzu haben die Viren besondere Strategien entwickelt. Die latenten Zustände beziehen sich dabei jeweils nur auf bestimmte Zelltypen. Z. B. bleibt das HSV in den Neuronen latent, während es in den Epithelzellen der Lippe nur (und jederzeit) eine zytozide Infektion gibt.

In der **Latenz** werden bei einigen DNS-Viren der Herpesgruppe (HSV, EBV und HHV8) große Mengen an RNS-Molekülen gebildet (LATs u. a.), aber nur wenige Proteine (▶ s. S. 611).

Persistenz. Hier erfolgt ständig eine geringgradige Replikation von infektiösen Viren in entsprechenden Zellarten.

Insgesamt sind die Kenntnisse über die Molekularbiologie des Komplexes Latenz-Persistenz noch gering. Im Brennpunkt des Interesses steht die Frage, wie eine latente (HSV) oder persistierende (langsame) (HPV, Adeno-Viren) Replikation geregelt wird, inwieweit die Expression des Virus reduziert ist, bzw. wie die Aktivierung des latenten Genoms erfolgt oder eine Apoptose der Wirtszelle verhindert wird. Es wird diskutiert, ob die Zelle das Virusgenom kontrolliert (**Repressor-Modell**) oder ob ein **Fehlen von positiven Regulationssignalen** in ruhenden, nicht aktivierten Zellen den latenten Zustand des Virusgenoms bedingt. Bezüglich des Immunapparates interessiert, auf welche Weise das Virus den Immunapparat hintergeht (»**Immunevasion**«) und auf welche Weise die Zelle die Virusreplikation unterdrückt (z. B. durch IFNα/β und TNFα). Der Grad der Expression des Genoms mag bestimmen, ob eine »reine Latenz« vorliegt (HSV, Minimalexpression, nur LATs) oder eine Persistenz mit unterschiedlichem Grad der Expression von lytischen Virusproteinen (EBV, ZMV).

3.6.3 Viruspersistenz im Organismus

Gewisse Virusinfektionen erfolgen vor der immunologischen Reifung (vertikale Infektion in utero), sie befallen also einen immunologisch inkompetenten Organismus. Es entsteht hierdurch eine **Toleranz vom high-dose-Typ**,

Tabelle 3.1. Embryopathien, Fetopathien und perinatale Infektionen

Virus	Art der Schädigung	Besonderes
Röteln	Embryopathie	Selten »SSPE«[a] und Diabetes mellitus (IDDM)[d] bei überlebenden Kindern
ZMV	Embryopathie	Selten bei Reaktivierung, meist bei Primärinfekt; Fetopathie
HSV[b]	Embryopathie (?)	Wegen hoher Durchseuchungsrate seltene Konstellation; **Herpes neonatorum**[c]
VZV[b]	Embryopathie	Geringe Embryopathogenität (selten); Varizellen der Neugeborenen und der Mutter
EBV	–	Keine Embryopathie bekannt
Hepatitis B	Perinatal	Am Ende der Gravidität erfolgt **perinatale Infektion!** Aktive (3) und passive (1) Impfungen!
Hepatitis A	–	–
Parvo B19	Abort	Embryopathie nicht bekannt. Hydrops fetalis
Masern	–	Keine Embryopathie, jedoch Aborte und Totgeburten. Perinatal: Masern, 30% letal
Mumps	–	Keine Embryopathie bekannt, Aborte im ersten Trimester. Mutter: Pneumonie, Meningitis
Toxoplasmose[b]	Embryopathie	s.a. Brucellose, Listenose etc.
Vaccinia	Abort/Totgeburt	–
HIV1	–	5–20% der Kinder während der späten Gravidität und perinatal infiziert, sowie durch Stillen
Coxsackie	–	Neugeborenen-Myokarditis, selten
ECHO	Perinatal	Allgemeininfektion
HPV	Perinatal	Später juvenile Kehlkopfpapillome
HEV	Mutter	Letalität der Graviden 20%
HCV	Perinatal	Übertragung möglich, Viruslast-abhängig

[a] Subakute sklerosierende Panenzephalitis (▶ s. S. 552).
[b] Embryopathien nur bei Primär-Infektionen
[c] Herpes neonatorum: Bei Primär-Infektionen, Rezidiven und Rekurrenzen
[d] IDDM = Insulin-abhängiger Diabetes mellitus

die auch als **periphere Toleranz** bezeichnet wird. Das Virus vermehrt sich lebenslang im Organismus. Trotzdem tritt keine Erkrankung auf. Das beste Beispiel hierfür ist die **intrauterin mit dem LCM-Virus infizierte »Carrier«-Maus**, die lebenslang Virus ausscheidet (▶ s. S. 562 ff.). Vermutlich trifft diese Vorstellung auch für die perinatal erworbene Hepatitis B zu (◘ Tabelle 3.1).

Die intrauterine Infektion mit dem **Röteln-Virus** (Embryopathie) erzeugt nur eine partielle Toleranz. Je früher die Infektion erfolgt, desto mehr rötelnspezifisches IgM lässt sich nach der Geburt als Anzeichen einer Infektion und eines Immunschadens nachweisen. Außerdem ist die Lymphozytenproliferation nach Mitogengabe gestört. Auch in diesem Fall persistiert das Virus und wird jahrelang mit Speichel und Urin ausgeschieden. Im Gegensatz zum LCM-Virus wirkt das Röteln-Virus jedoch zytopathogen, sodass auch virusbedingte Zellschäden auftreten.

Zytomegalie- und **Epstein-Barr-Virus** werden normalerweise im menschlichen Organismus immunologisch ausreichend kontrolliert, sodass trotz Latenz und/oder Persistenz keine Krankheitssymptome vorhanden sind. Auch wird Virus ausgeschieden, das aus immunologischen Nischen (Epithelien der Speicheldrüsen, Nieren und Zunge) stammt. **Beim Auftreten eines Immunschadens steigt die Ausscheidung, und es kann zur Erkrankung kommen.**

Die **HIV-Infektion** kann im menschlichen Organismus jahrelang trotz starker Replikation persistieren, ehe das Gleichgewicht zwischen Wirt und Virus nachhaltig gestört wird und der entsprechende Schaden am Immunsystem zu »**opportunistischen Infektionen**« führt (▶ s. S. 588).

Latenz und Persistenz von Viren in vivo kommen also durch Verbleiben des Virus in **immunologisch unangreifbaren Nischen** und bei **Minimalexpression** des Genoms und infolge eines **Immun-Mangelzustandes** (Toleranz) zustande. Bei der HIV-Infektion bestehen die Latenz und Persistenz so lange, bis der Immunschaden manifest wird, dann erfolgt eine massive Replikation. Viren können sich einerseits in immunkompetenten Zellen vermehren und dadurch **immunsuppressiv** wirken (Masern-Virus, HIV, ▶ s. S. 551, 584). Von seiten des Virus steuern andererseits **verringerte Vermehrungseigenschaften** zur Persistenz bei (verminderte Genexpression, abortive Replikationszyklen und Mutantenbildung mit geändertem Zelltropismus).

3.6.4 Immunkrankheiten

Viruskrankheiten kommen durch zwei unterschiedliche Mechanismen zustande:
- Primärschäden sind virusbedingt, während
- Sekundärschäden durch den Immunapparat verursacht werden.

Fehlt einem Virus die Zytopathogenität, oder ist sie gering und gelangt das Virus in einen immunologisch reifen und nicht immungeschädigten Organismus, so kann die Krankheit allein durch den Immunapparat ausgelöst sein, sobald die zellvermittelten Mechanismen wirksam werden (Immunkrankheit). Das Hauptbeispiel sind die lymphozytäre Choriomeningitis (LCM) der Maus sowie die Hepatitis A, B und C des Menschen. Bei vielen Viruskrankheiten liegt eine **Kombination von Primär- und Sekundärschäden** vor.

3.6.5 Slow Virus Diseases

Bei extremer Verlängerung des Zeitabstandes zwischen Infektion und Krankheitsausbruch wurde früher von »slow virus diseases« gesprochen. Man versteht darunter einen chronischen Krankheitsprozess, der erst mehrere Monate oder Jahre nach der Infektion einsetzt. Typisch sind gewisse Erkrankungen des ZNS, z. B. die subakute sklerosierende Panenzephalitis (SSPE). Immunologische Reaktionen spielen bei der Pathogenese offenbar eine Rolle. **Konventionelle Viren** (Masern-Virus, HIV) und »**subviral particles**« (Prionen bei Scrapie der Schafe und Kuru des Menschen) können slow virus diseases auslösen (▶ s. S. 664).

3.6.6 Pränatale und perinatale Infektionen

Eine besondere Situation liegt vor, wenn eine Virusinfektion auf den Embryo oder den Fötus übertritt. Dies ist z. B. bei ZMV, beim Röteln- und beim Parvo-Virus der Fall. **Embryopathien** werden durch Viren ausgelöst, wenn die Infektion auf bestimmte sensible Differenzierungsstadien der Organe in der 3.–12. SSW einwirken kann: Die Folgen sind Missbildungen (ZMV, Röteln-Virus). **Fetopathien** entstehen nach der 12. SSW und schließen entzündungsbedingte Entwicklungsstörungen ein (ZMV). **Perinatale Infektionen** liegen vor, wenn die Infektion kurz vor, unter oder kurz nach der Geburt erfolgt (HIV, HSV, HBV, VZV, Coxsackie-Viren) (Tabelle 3.1, ▶ s. S. 469).

3.6.7 Onkogene Situation

Die infizierte Zelle wird transformiert (▶ s. S. 482) und vermehrt sich **autonom** weiter: Es kommt zur Tumorkrankheit. Zusammenhänge zwischen Viren und Tumorentstehung werden auf ▶ S. 479 ff. eingehender besprochen.

3.7 Ausbreitungswege von Viren im Organismus

Virusinfektionen des Menschen oder der Tiere können auf die Region der Eintrittspforte begrenzt bleiben (**Lokalinfektion**, z. B. bei Rhino- und Adeno-Viren).

Viren können aber auch in den Organismus vordringen (Abb. 3.2) und eine **zyklische Infektionskrankheit** auslösen (Röteln, Masern). Ihr weiteres Verbleiben wird durch die Basisabwehr und spezifische Immuneffektoren begrenzt. Schließlich werden sie eliminiert.

Diese Vorstellungen vom Ablauf von Viruskrankheiten wurden in ihrer Allgemeingültigkeit erstmals in Frage gestellt, als man feststellte, dass der »Herpes recidivans« trotz Vorhandenseins von neutralisierenden Antikörpern auftrat (»Immunologisches Herpes-Paradoxon«). Als Ursache erkannte man die Tatsache, dass das HSV als latentes Virus lebenslang in den Spinalganglien verbleibt. Inzwischen haben sich weitere Virusspezies als **lebenslang persistierend** herausgestellt (EBV, ZMV u. a.) (Tabelle 3.2).

Eine Infektion kann sich auch erst nach monate- oder jahrelanger Inkubationsperiode als Erkrankung bemerkbar machen (slow virus diseases).

Viren treten in den Organismus über die Konjunktiven, die Mundhöhle, den Nasen-Rachenraum, den Gastrointestinaltrakt oder das Genitale ein. Primärer Ansiedlungsort für Papillom-Viren und HSV ist das Epithel der Haut; Flavi-Viren gelangen z. T. durch den Stich eines Insekts direkt in das Blut.

An den **Eintrittspforten** kann sich das Virus vermehren, in die regionalen Lymphknoten wandern und sich replizieren oder Zugang zu den Nervenendigungen finden (HSV, Tollwut). Warzen entstehen direkt im Epithel der Haut, das HSV erzeugt bei der Primärinfektion Bläschen in der Mundschleimhaut. Viele Viren erzeugen lo-

Tabelle 3.2. Virusinfektionen des Menschen mit intermittierender oder persistierender Ausscheidung

Virus	Ort der Ausscheidung
Herpes-simplex-Virus 1 und 2	Wiederholte Ausscheidung im Speichel, Genitalsekret und aus Herpesbläschen[1]
Humanes Zytomegalie-Virus	Intermittierende Ausscheidung in Urin, Speichel, Sperma[1], Muttermilch[1]
Epstein-Barr-Virus	Lebenslange Ausscheidung im Speichel[1]
Adeno-Viren	Intermittierend (Rachen, Stuhl, Urin)[1]
Papillom-Viren	Freigabe aus Warzen etc., Kondylomata acuminata und Genitalsekreten[1]
Polyoma-Viren (BK, JC)	Urin[1], Stuhl
Hepatitis B-Virus[2]	Persistierendes HBV, HBs- und HBe-Ag im Blut, sowie HBV in Sperma, Speichel, Körpersekreten[1]
Hepatitis C-Virus	Blut, Sekret
Retro-Viren (HIV 1/2)	Persistierende Virämie; Sperma, Speichel, Körpersekrete[1]

[1] Bei Reaktivierung infolge Immunschäden verstärkte Ausscheidung
[2] Lebenslange Persistenz des HBV nach Heilung einer akuten oder chronischen Hepatitis

☐ Abb. 3.2. Die Ausbreitung von Virusinfektionen im Organismus. **Schwarze Pfeile** zeigen die Ausbreitungswege und **rote Pfeile** die Ausscheidung an. Es werden Beispiele von Krankheiten gegeben

kale Erkältungskrankheiten (Schnupfen, Pharyngitis u. a. m.). Hierbei bereits wird lokal das Zytokinsystem stimuliert (z. B. Interferon, IL1), DCs präsentieren Antigene und aus den Gefäßen wandern Zellen ein, wenn das Endothel Adhäsionsfaktoren für diese Zellen gebildet hat.

Von den lokalen Lymphknoten gelangt das Virus in die Blutbahn und verursacht eine **primäre Virämie**, wodurch es in die Zellen des RES und auch in das Knochenmark gelangt und sich vermehren kann. Von dort aus erzeugt es eine **sekundäre Virämie**, die schließlich zur **Organmanifestation** (▶ s. Organtropismus, S. 465) (Gehirn, Meningen, Haut, Schleimhäute, Speicheldrüsen, B-Zellen u. a.) führt. Diese Zweigipfligkeit der Virusausbreitung bedingt den biphasischen Verlauf der Erkrankung. Die Ausbreitung des Virus im Blut kann frei oder zellgebunden erfolgen. Der **Organbefall** erfolgt hämatogen (Leber etc.), das ZNS (Gehirn, Meningen) kann hämatogen (FSME) oder neurogen (HSV, Tollwut) besiedelt werden. Die Haut wird hämatogen besiedelt (Masern, Röteln, Varizellen), wobei die Exantheme die Folge von Entzündungen als Reaktion auf die Präsenz von Viren sind.

Die **Ausscheidung** schließlich kann vom Ort der Primäransiedlung (Masern u. a.) oder vom Manifestationsort in der Haut (Pocken, Varizellen) aus erfolgen. Das HAV gelangt über die Gallenwege in den Darm, Entero- und Rota-Viren werden nach der Infektion im Darm mit dem Stuhl ausgeschieden. HBV und HCV werden aus der Leber in großen Mengen in das Blut abgegeben (»Viruslast«) und lassen sich dort nachweisen (◘ Tabelle 3.2).

Modifikationen dieses Grundschemas existieren in vielfacher Weise: Das HSV wandert von der Eintrittspforte axonal in die sensorischen Ganglien, das VZV gelangt virämisch in die Haut und von dort axonal in die Spinalganglien. Das Tollwut-Virus wandert von den Wunden aus via Nervenfasern in das Rückenmark und weiter in das Gehirn.

Virusinfektionen der oberen Luftwege können sich von der Eintrittspforte per continuitatem in den Bronchialbaum und die Lunge ausbreiten, z. B. das Influenza-Virus.

Immundefekte. Es werden **humorale** oder **zelluläre Immundefekte** unterschieden, die **angeboren** oder **erworben** sein können. Angeboren ist z. B. die Agammaglobulinämie, erworben (Masern, HIV), iatrogen bei Transplantationen.

3.8 Abwehrmechanismen bei Virusinfektionen

3.8.1 Allgemeines

Im Verlauf der Evolution haben sich Erreger und Wirt wechselseitig anpassen müssen, um zu überleben. Der Erreger hat sich die optimalen Ausbreitungswege und die vorteilhaftesten Standorte (Replikationsnischen) ausgewählt, während im Wirtsorganismus besonders geeignete Schutzmechanismen der Basisabwehr und der spezifischen Immunreaktion weiterentwickelt und zu virustypischen Ablaufmustern zusammengefasst worden sind: Der Wirt kann auf die vielfältigen Eigenschaften der Erreger mit einem jeweils adäquaten und redundanten Repertoire von Abwehrmaßnahmen antworten. So stehen bei der Poliomyelitis humorale Abwehrvorgänge im Vordergrund, während bei Infektionen mit Herpes- oder Masern-Virus die T-Zell-abhängigen Mechanismen mit der Sezernierung bestimmter Zytokinmuster überwiegen.

Bei **Neugeborenen und Säuglingen** sind diese Mechanismen aber noch nicht ausgereift, sie sind deswegen für einige Viren (HSV, Masern, Coxsackie) besonders empfindlich. Aber auch besondere Eigenschaften des Wirtes (z. B. **Polymorphismen** von Chemokinrezeptoren oder besondere **HLA-Konstellationen**) beeinflussen im Einzelfall den Verlauf von Viruskrankheiten positiv oder negativ.

Das **angeregte Immunsystem** vermittelt aber nicht nur Schutz und Heilung; es kann selbst zur Ursache von Störungen werden: Neben den Schäden, die im Wirtsorganismus **direkt** durch den Virusbefall von Zellen hervorgerufen werden – etwa bei der Polio oder der Tollwut – treten pathologische Prozesse auf, die nur **indirekt** mit der Virusinfektion zusammenhängen. Sie entstehen durch Reaktionen des Immunsystems. Man spricht demgemäß von **immunpathologischen Reaktionen**. Typische Beispiele finden sich bei den Hepatitiden A und B, bei **virusinduzierten Autoimmun-Prozessen**, z. B. bei der para- und postinfektiösen Enzephalitis; ferner bei der chronischen Myokarditis, beim virusbedingten Diabetes mellitus (IDDM) und beim Guillain-Barré-Syndrom. Diesen Krankheitsbildern liegt eine übersteigerte Reaktion des Immunsystems auf einen viralen Infekt zugrunde. Virusinfektionen können jedoch auch **immunsuppressiv** wirken, z. B. bei den Masern, bei Infektionen mit dem ZMV und HIV. Auch schwere Operationen wirken immunsuppressiv.

Die Gesamtheit der antiviralen Abwehr- und Schutzmaßnahmen lässt sich in zwei Komplexe gliedern:
- Zum einen existiert ein Apparat, dessen Leistungsfähigkeit von Geburt an bei jedem Individuum sofort verfügbar ist, die sog. **Basisabwehr**. Seine Leistungen erfassen zahlreiche Erregerspezies, sie sind **Antigen-unspezifisch**, d.h. nicht auf bestimmte Erregerarten oder -typen beschränkt.
- Zum anderen kann der Organismus auf erblich **adaptive Leistungen des Immunsystems** gegen einzelne Viren zurückgreifen. Diese sind erst nach einer gewissen Zeit verfügbar und beziehen sich ausschließlich auf die Antigene des auslösenden Virus, d.h. sie sind **Antigen-spezifisch**.

Im Hinblick auf den Verlauf einer erstmaligen Infektion weist man der symptomfreien **Frühphase** – also der **Inkubationsperiode** – eine besondere Stellung zu: Für 3–5 Tage ist die Basisabwehr die einzige Defensivmaßnahme, über die der Organismus verfügt. Danach treten die Effektoren der spezifischen Immunreaktion hinzu (▶ s. a. Abschnitt Immunologie). Die **Inkubationsperiode** beträgt bei **Lokalinfektionen** (Schnupfen, Gastroenteritis) 1–2 Tage, bei den **systemischen Virusinfektionen** (Masern, Polio) etwa 1–2 (–3) Wochen. Bereits während dieser Zeitspanne wird das **angeborene** und **erworbene Immunsystem** angeregt, ohne dass »Symptome« bemerkt werden. **In dieser Phase wird über Apparenz oder Inapparenz der Infektion entschieden** (»Kampf der Genome«; 5–200 Gene des Virus vs 30 000 des Wirtes). Allenfalls (z.B. bei Masern, Polio, FSME) gibt es 2–3 Tage vor dem Ausbruch der Erkrankung fieberhafte Vorkrankheiten oder abortive Verläufe als Folge der Virämie bzw. infolge der Abgabe von Zytokinen (IL1, IFN etc., TNFα).

3.8.2 Unspezifische Mechanismen der Basisabwehr

Nach einer Primärinfektion werden die unspezifischen Abwehrmechanismen sofort wirksam, es entsteht eine **Entzündung**. Die Intensität und Art ihrer Ausprägung sind genetisch (Wirt und Virus) bestimmt. Dies bedeutet, dass Entzündungen bei Virusinfektionen ein sehr unterschiedliches Bild bieten, die an- bzw. abgeschaltet werden können. Effektoren sind:

Makrophagen. Diese sind bewegliche Fresszellen, können Viren abbauen. In ihnen können sich andererseits Viren mehr oder weniger stark replizieren. Teilweise wird der Makrophage abgetötet. Es gibt aber auch Beispiele, bei denen Viren in Makrophagen über längere Zeit persistieren (HIV und LCM-Virus). In diesen Fällen kann der infizierte Makrophage als Vehikel die Ausbreitung des Virus im Organismus fördern. Im Gefolge seiner Infektion gibt der Makrophage Interferon α/β ab, er sezerniert IL1 (endogenes Pyrogen) und IL12 und präsentiert Antigene (MHCII).

Ein infizierter Makrophage kann Stoffe (z.B. TNFα) abgeben, die das Vermögen haben, virusinfizierte Zellen zu lysieren. Makrophagen werden z.B. auch durch Interferon γ aktiviert, die virusinaktivierende Fähigkeit wird dadurch verstärkt. Insbesondere wird **durch Interferone die Expression von MHC-Antigenen gesteigert**, auch in Zellen, die diese normalerweise nicht exprimieren (Leberzellen, Gliazellen). Auf diese Weise werden Makrophagen zu einem wichtigen Instrument der Infektionsabwehr. Bei Neugeborenen ist die Makrophagen- und T-Helferzellfunktion mangelhaft (Herpes neonatorum, ▶ s. S. 613).

Natürliche Killerzellen (natural killer cells). Die großen, granulären Lymphozyten mit der Fähigkeit zur Zytolyse werden durch Interferon α/β und IL12 aktiviert. Bereits kurze Zeit nach der Aktivierung beginnen sie, nach der Anlagerung an hemmend oder aktivierend wirkende Rezeptoren IFNγ, TNFα, GM-CSF und β-Chemokine zu produzieren und virusinfizierte Zellen sowie Tumorzellen zu lysieren.

Polymorphkernige Leukozyten. Ebenso wie Makrophagen sind polymorphkernige Leukozyten befähigt, Viren aufzunehmen und abzutöten. Infizierte Granulozyten können aber auch als Vehikel für die Ausbreitung von Viren im Organismus dienen. In dieser Hinsicht gleichen sie ebenfalls den Makrophagen: Sie sind kurzfristig häufig die ersten ins Gewebe eingewanderten Zellen. **Eosinophile** sind z.B. wichtig bei Pseudokrupp durch RS-Virus (▶ s. S. 449) und sezernieren Chemokine.

Dendritische Zellen. Diese **professionellen Antigenpräsentierenden Zellen** stammen aus dem Knochenmark und wandern nach der Aktivierung im Epithel oder im Blut in Lymphorgane und bilden »Immunsynapsen« mit T-Zellen. Dort werden die Basisabwehr und die adaptive Immunität aktiviert (durch Abgabe von IL1, 7, und 12 sowie TNFα). Dabei werden Oligopeptide, Viruspartikel und bestimmte lösliche Substanzen (s.w.u.) präsentiert. Im Verlauf von Infektionen können dendritische Zellen (DCs) jedoch virusbedingt zerstört oder funktionell beeinflusst werden (Mangel oder Überexpression von Zytokinen); die Folge ist ein Immunschaden (z. B. HIV, Masern- und LCM-Virus). Hierdurch fällt als zentrales Immunstimulans z. B. das IL12 aus. Dendritische Zellen werden in präDC1- und präDC2-Zellen eingeteilt (◘ Abb. 3.4); der Typ 1 aktiviert ZTL (CD8-(+)), der Typ 2 die T-Helferzellen (CD4-(+)). Im Blut bilden Vorläufer dieses Zelltyps (pDC2 oder plasmazytoide Zellen) nach Virusinfektion enorme Mengen von IFN α/β.

Komplement. Es kann über den klassischen und den alternativen Weg aktiviert werden. Komplement bewältigt im Zusammenwirken mit Antikörpern, Neutrophilen, Makrophagen und mit Lymphozyten eine Vielzahl von Einzelaufgaben (▶ s. Immunologie, Kap. III), wobei die angeborene mit der adaptiven Immunantwort verknüpft wird.

Zusätzliche Bindung von C-Komponenten (C1q) an Vi-Ak-Komplexe verstärkt sterisch den neutralisierenden Effekt der Antikörper und die Aktivierung von CD4- und CD8-Zellen.

Die Komponente C1q und Mannose bindende Proteine binden sich unspezifisch an HIV und wirken dadurch opsonisierend (▶ s. S. 78).

Nicht methylierte desoxy-CpG-Moleküle lagern sich an »Toll-Rezeptoren« (▶ s. S. 115) mit transkriptionssteigernder Wirkung an. Diese Moleküle wirken auch als »Adjuvantien« stimulierend für die TH1-Antwort bei der Immunisierung, indem sie im Gewebe eine »Danger-Reaktion« auslösen, in deren Verlauf DCs aktiviert werden.

Zytokine. Interferone α/β sind die Hauptakteure der angeborenen Resistenz, sie werden durch RNS-Doppelstrangmoleküle der Virusreplikation sowie Virusproteine induziert. Sie und weitere Zytokine werden zu Beginn und im Verlauf von Virusinfektionen im Organismus freigesetzt (▶ s. S. 498). Die Interferone α/β sind die ersten antiviralen Substanzen, die im Organismus wirksam werden. Sie werden von Makrophagen und dendritischen Zellen u. a. sezerniert. **Interferon γ** (Immun-Interferon) wird von T-Zellen nach deren Antigenstimulation gebildet. Die **Stimulation der MHC I- und II-Antigene** durch Interferone ist für die Entstehung von Autoimmunkrankheiten wichtig (▶ s. Coxsackie-Viren). Der **Tumornekrosefaktor** (TNF α) stammt aus Makrophagen. Neue entdeckte Substanzen sind **Chemokine**, wie RANTES, Mip 1α u. a. Sie werden von Granulozyten und T-Lymphozyten gebildet und sind für Zell- oder Organ-

resistenz gegenüber Viren verantwortlich und lösen Entzündungen aus (Pneumonie!). Viren enthalten Gene für »Virokine« und deren Rezeptoren (»**Virorezeptoren**«).

3.8.3 Spezifische Abwehrmechanismen

Die spezifischen Abwehrmechanismen werden bei der Primärinfektion erst 3–5 Tage nach der Erkennung der Antigene durch den Immunapparat wirksam.

Die Erinnerungsreaktion (»booster«) setzt dagegen sofort bei der Zweitbegegnung mit dem Erreger ein. Sie ist nach wenigen Stunden voll wirksam. Virusantigene nehmen sowohl bei der Induktion der Immunreaktion als auch beim Effektoren-Einsatz eine besondere Stellung ein. Die wichtigsten Besonderheiten betreffen die nachfolgenden Punkte:

Induktionsreaktionen. Für Virusantigene gelten bestimmte Regeln hinsichtlich der Präsentation (▶ s. S. 476, ◘ Abb. 3.3). Dabei muss man zwei Situationen unterscheiden. Zum einen kennt man die Antigene von nicht-replikationsfähigen (inaktivierten) Viren, z. B. bei **Totimpfstoffen (exogener Weg)**. Auch gibt es Virusantigene, die **im Verlauf einer Infektion** von Zellen des Organismus neu gebildet werden **(endogener Weg)**.

Die **Antigene der inaktivierten Viren** werden von den antigenpräsentierenden Zellen oder von B-Zellen nach Abbau in Phagolysosomen mit den MHC-Produkten der Klasse II präsentiert. Dieser Präsentationsmodus aktiviert ausschließlich **T-Helfer-Zellen** mit dem Marker CD4.

Die **neugebildeten Virusantigene** werden dagegen in doppelter Form präsentiert, nämlich sowohl durch MHC-Moleküle der Klasse II als auch MHC-Moleküle der Klasse I. Dabei werden sie in Proteasomen zu Oligopeptiden abgebaut. Virale Antigene, die im Zusammenhang mit den MHC-Produkten der Klasse I präsentiert werden, sprechen T-Zellen an, die den Marker CD8 tragen, d. h. vorwiegend potentiell **zytolytische Zellen** (Killerzellen). Dies bedeutet, dass sich bei Verabreichung von Totimpfstoffen eine T-Zell-vermittelte Immunität vom zytolytischen Typ nicht ausbilden kann: Das präsentierte Antigen wird nur von CD4-positiven T-Helfer-Zellen erkannt und nur diese Zellen expandieren. Sie ermöglichen den B-Zellen die **Antikörperbildung**. Mit anderen Worten: Das **Effektorensortiment** ist bei der **Lebendimpfung** oder bei der Infektion reichhaltiger. Es enthält neben den Antikörpern auch **virusspezifische T-Zellen vom zytolytischen Typ**. Es gibt jedoch auch

Ausnahmen: rHB$_s$Ag und rHPV-Partikelantigen werden auf beiden Wegen präsentiert. HIV wird direkt ohne Replikation im Lymphgewebe auf besonderem Rezeptor der DCs den T-Zellen präsentiert.

Viren können prinzipiell alle bei der Induktionsreaktion beteiligten Zellpopulationen befallen und gegebenenfalls zerstören, funktionell ausschalten oder anderweitig beeinflussen. Dies gilt für die akzessorischen Langerhans-Zellen ebenso wie für T-Zellen und für B-Zellen. Einen Sonderfall stellt z. B. die Immortalisierung der B-Zellen durch EBV-Infektion dar (▶ s. S. 628). Ein weiterer Sonderfall beim HIV ist durch die Tatsache gegeben, dass bei latent-persistent HIV-infizierten CD4-Zellen die Erkennung des zuständigen Antigens durch die T-Zelle (Aktivierung) zur Aufhebung der Virus-Latenz führt und diese mit der Virussynthese beginnt.

Effektorwirkung durch Antikörper. Im Verlauf der Virusinfektion entstehen überwiegend Antikörper der Klassen IgM, IgG und IgA. Die Antikörper reagieren spezifisch mit den zugänglichen Epitopen des Virions. Sie neutralisieren das Virus und besorgen durch **Opsonisierung** (▶ s. S. 69) die Beseitigung der Viren aus den Lymph- und Blutwegen. Antikörper der Klasse IgE werden u. a. bei Infektionen mit Parainfluenza-Viren im Bronchialsekret vermehrt gebildet. Sie können in Kombination mit weiteren Faktoren Bronchospasmen auslösen und zum Pseudo-Krupp führen (▶ s. S. 549). **Antikörperbildung** erfolgt von der 23. SSW an, Interferonbildung womöglich früher. Bei Säuglingen ist anfangs die Antikörperbildung (2–6 Monate) noch reduziert, während ZTL bereits normal gebildet werden.

Antikörper treten im Serum, in der Lymphe, auf Schleimhäuten und in der Milch auf. In Serum und

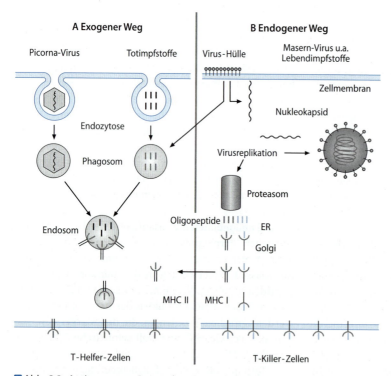

◘ **Abb. 3.3.** Antigenprocessing und -präsentation. Man unterscheidet zwischen einem »exogenen Weg« (A) für z. B. Picorna-Viren, Totimpfstoffe und nicht vermehrungsfähige Antigene, und einem »endogenen« Weg für replizierende Viren (B). Bei (A) werden die Antigene durch Endozytose aufgenommen, in Endosomen bei niedrigem pH zu Oligopeptiden (optimal 14–16 Aminosäuren) abgebaut, auf MHC II-Moleküle aufgelagert und auf der Zelloberfläche für Helfer-Zellen präsentiert. Die Hüllen von Viren, die durch Fusion in die Zelle gelangen, werden nach (A) prozessiert, während die Nukleokapside mit der RNS oder DNS die Replikation der Viren einleiten. Die Kapsid- und Hüllproteine werden zur Virusreplikation verwendet, ein Teil jedoch in Proteasomen abgebaut, im endoplasmatischen Retikulum und im Golgiapparat prozessiert, wobei Oligopeptide (7–9 Aminosäuren) resultieren. Diese werden meist durch MHC I-Moleküle für ZTL präsentiert (B)

Lymphe findet man IgM, IgG und IgA. Auf den Schleimhäuten tritt nur sekretorisches IgA auf. Die auf den Schleimhäuten (Nasenrachen und Magen-Darm) befindlichen IgA-Antikörper vermitteln die lokale **Schleimhautimmunität**, d. h. **Individualschutz** vor Ansiedlung bzw. vor Infektion der Oberflächenzellen. Dies ist im Hinblick auf Erkrankungen des Respirations- und Intestinaltraktes von großer Bedeutung. Demgegenüber bieten die Serumantikörper der Klassen IgM und IgG in erster Linie einen **Generalisationsschutz**. IgG sind auch wichtig für die Immunität in Bronchial- und Lungengewebe. Nicht alle Antikörper wirken neutralisierend.

In einigen Fällen bindet sich der Antikörper an das Virus und erleichtert diesem durch sein Fc-Stück den Einlass in bestimmte Zellen, z. B. in Makrophagen oder NK-Zellen. Dadurch breitet sich die Infektion schneller und stärker aus (»**antibody enhancing effect**«, z. B. bei Dengue-, Coxsackie-, Ebola- und HIV-Infektion). Außerdem werden Interferone, TNFα und IL 10 freigesetzt. IFNα/β und TNFα der CD8- und NK-Zellen können andererseits (HBV, LCMV, ZMV) im Gewebe **nicht-zytolytisch die Virusreplikation hemmen**. Viren, die zusammen mit Antikörpern Immunkomplexe bilden, können bei der Entstehung von **Immunkomplex-Krankheiten** eine Rolle spielen, z. B. bei der LCM (Immunkomplex-Nephritis) und Hepatitis B (Arteriitis nodosa).

ADCC (»antibody-dependent cellular cytotoxicity«). Eine besondere Situation liegt der Antikörper-abhängigen Zell-Zytotoxizität zugrunde. Dabei binden sich virusspezifische Antikörper an virusbefallene Zellen, die Virusglykoproteine exprimieren. Die Fc-Stücke der Antikörper werden dadurch exponiert und dienen als Liganden für die Fc-Rezeptor-tragenden NK-Zellen. Dabei kommt es zur Lyse der virusbefallenen Zelle.

T4-Helferzellen (CD4). Dieser Zelltyp wird in TH1- und TH2-Zellen aufgeteilt, sie sind füreinander »Gegenspieler« und stehen normalerweise in einem Gleichgewicht. **TH1-Zellen** werden vorwiegend durch **IL 12**, **IFNγ** und **IL 2**, **TH2-Zellen** durch **IL 1** und **IL 4** stimuliert. Infolge von Virusinfektionen wird dieses Gleichgewicht oft virustypisch verschoben, auch die Virusmenge bestimmt die TH1-/TH2-Relation. **Autoimmunprozesse** (IDDM), eine postinfektiöse Enzephalitis sowie die Multiple Sklerose gehen mit einem Überwiegen der TH1-Reaktion, die Progression der HIV-Infektion zu AIDS, Atopien und allergische Reaktionen (▶ s. RS-Virus, S. 549) mit TH2-Präponderanz einher.

T8-Zellen (CD8). Diese Zellen erscheinen im Verlauf von Virusinfektionen als **T-Killer-Zellen** (ZTL) oder als **Suppressor-Zellen** mit Regulatorfunktion für die Immunantwort. ZTL können virusinfizierte Zielzellen durch die **Bildung porenbildender Proteine (Perforine)** direkt zerstören, durch Freisetzung von TNFα schädigen oder durch Freigabe des Fas-Liganden und Bindung an den FAS-Rezeptor eine Apoptose auslösen und so die Virusreplikation hemmen (»nontoxic response«).

CD4/CD8-Regulation. Insgesamt machen CD4- und CD8-Zellen des Blutes etwa 5–10% der Gesamtmenge an T-Zellen aus, sie stehen in einem Gleichgewicht (T8 > T4), das z. B. im Verlauf der HIV-Infektion gestört wird. Zwischen den T-Zellen des Blutes und der Gewebe besteht ein Gleichgewicht. **CD4-** und **CD8-Zellen** treten bei vielen Virusinfektionen in wechselnder Zahl mit **NK-Zellen** und **Makrophagen im Gewebe** auf. In Tumoren

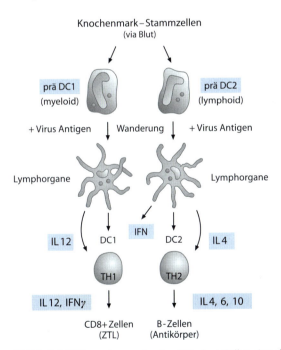

□ Abb. 3.4. Differenzierung der dendritischen Zellen. Aus dem Knochenmark stammen u. a. die Präkursoren der dendritischen Zellen (prä DC1/prä DC2) des Blutes. Auf welche Weise die Differenzierung in prä DC1 oder prä DC2 erfolgt, ist unklar. Wird dieser Zelltyp mit Viren infiziert oder nimmt er anderweitig Antigene auf, so beginnt die Differenzierung, dabei wandern die DCs in die Lymphorgane und reifen bei diesem Prozess. Dort aktivieren sie TH1- oder TH2-Zellen durch Zytokinproduktion (▶ s. S. 107), die ihrerseits Zytokine für die Aktivierung von CD8+-Zellen bzw. B-Zellen sezernieren. Eine DC2-Subfraktion bildet sehr viel IFN.

und bei der Hepatitis B in der Leber z. B. bestimmt man die Zahl der einzelnen Zelltypen und außerdem ihre Epitop-Spezifität.

Immunevasion der Viren. Viren haben sich im Verlauf ihrer Evolution Wege »ausgedacht«, um den Einwirkungen des Immunsystems (angeboren, erworben) zu entgehen. Beispiele:
- Die Entstehung von **Interferon** oder seine Wirkung wird auf vielfältige Weise blockiert (Abb. S. 498).
- **Komplementfaktoren** werden gezielt durch viruskodierte Inhibitoren ausgeschaltet.
- Viren bilden im Verlauf der Replikation **Zytokine** oder **Chemokine** (»Virokine«), die die Immunreaktivität beeinträchtigen (EBV: vIL 10) oder beeinflussen die Synthese dieser Substanzen positiv oder negativ in DCs, Endothelzellen u. a.
- Viren verhindern die Präsentation von Oligopeptiden auf **MHC-Molekülen** und sind in der Lage, **Kosignale** von Zellen bei der Antigenerkennung abzuschalten.
- Immunreaktive Zellen werden durch Virusreplikation zerstört (**ZPE**).
- Dem Angriff von Antikörpern und ZTL entziehen sich Viren durch **Antigenwandel** (Antigendrift, -shift, Quasispeziesbildung).

In Kürze

Pathogenität – Infektionsverlauf

Pathogenität. Eigenschaft einer Virusspezies, in einer Wirtsspezies eine Krankheit zu erzeugen.

Virulenz. Verstärkung oder Abschwächung der pathogenen Eigenschaften eines Virus infolge von Mutationen eines oder mehrerer Virus-Gene. Die Organ- und Zellspezifität (Tropismus) wird durch Eigenschaften des Virus und der Wirtszelle hervorgerufen.

Primärschäden. Host-shut-off in selektiver Weise. ZPE, Chromosomenschäden, genotoxische Schäden, Apoptose oder Nekrose.

Sekundärschäden. Infolge immunologischer Verfremdung der Zellmembran. Zellschädigung durch das Immunsystem. Beeinflussung der Zytokinsynthese. ADCC und Antikörper-Komplementlyse.
Immunkomplexe bewirken Arteriitis und Glomerulonephritis.

Virusinduzierte Autoimmunprozesse. Werden im Verlauf von akuten und chronischen Krankheiten ausgelöst (IDDM, Guillain-Barré-Syndrom, Multiple Sklerose).

Lebendimpfstoffe. Durch Selektion von Mutanten mit geringer Virulenz. **Totimpfstoffe** durch Inaktivierung von Virusmaterial.

Infektionsverläufe
- Lokalinfektion oder zyklische Infektionskrankheit mit Elimination.
- Persistenter oder latenter Verlauf ohne Elimination.
- Immunologisch bedingte Krankheiten.
- Autoimmunologisch bedingte Krankheiten (sekundär immunpathologisch).
- Slow Virus Diseases (lange Inkubationsperiode).
- Pränatale Infektionen als Embryopathien und peri-postnatale Infektion.

Ausbreitungswege
- Eintrittspforten: Nase, Mundhöhle, Konjunktiven, Gastrointestinaltrakt, Genitale, Hautläsionen, Blutbahn.
- Ausbreitung: Replikation an Eintrittspforte, Eindringen in Lymphknoten und Lymphbahnen: **Primäre Virämie.** Dadurch erfolgt Ansiedelung in Endothelien, RES und erneute Replikation: **Sekundäre Virämie.** Es folgt die
- Organmanifestation. Von der Haut aus kann axonale Wanderung zu den Spinalganglien erfolgen (VZV).
- Ausscheidung: Nase/Rachen, Stuhl, Urin, Tränenflüssigkeit, Speicheldrüsen, Sperma, Zervixsekret.
- Vorkommen im Blut.

Abwehrmechanismen bei Virusinfektionen
- Basisabwehr (unspezifisch): Interferone, Zytokine, Makrophagen, dendritische Zellen, NK-Zellen.
- Adaptiv-spezifische Abwehr: Antikörper, B-Zellen, CD4- und CD8-Zellen.

Virus und Tumor: Grundbegriffe der Onkologie

D. Falke, K. Mölling, C. Dietrich

Einleitung

Bösartige Tumoren sind neben Kreislauferkrankungen und Infektionskrankheiten die häufigste Todesursache des Menschen. In Deutschland sind etwa 25% aller Todesfälle auf Tumorbildungen zurückzuführen. Die gedanklichen und experimentellen Modelle für die Tumorentstehung hat die virologische Forschung geliefert. Man schätzt, dass etwa 25% aller Tumorformen durch Viren hervorgerufen werden oder bei ihrer Entstehung mitwirken.

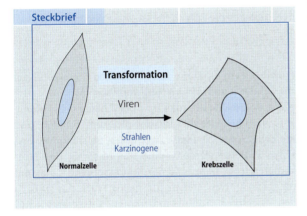

4.1 Geschichtliche Einleitung

In Tierexperimenten konnte die Grundlage für die **kausale Verursachung** von Tumoren durch Viren aufgeklärt werden. Bereits 1911 demonstrierte der Pathologe und Virologe F. P. Rous die Übertragbarkeit des Hühnersarkoms durch zell- und bakterienfreie Filtrate aus Tumorgewebe. In Analogie zu den Versuchen von Rous konnte R. E. Shope 1933 aus Kaninchenpapillomen einen Extrakt gewinnen, der beim Normaltier zur Bildung der gleichen Tumoren führte. Aus den experimentell erzeugten Papillomen entwickelten sich nach einiger Zeit Karzinome. Daraus wurde gefolgert, dass Papillome und Karzinome zwei konsekutive Stufen des gesamten Malignisierungsprozesses darstellen. Studien mit Tumorviren ließen später erkennen, dass es bei Mensch und Tier eine große Zahl von Genen gibt, deren Aktivierung oder Ausschaltung zur Tumorentstehung führt.

4.2 Grundbegriffe

4.2.1 Kontrollmechanismen

Im Organismus unterliegt das Wachstum von Zellen einem komplizierten Regulationsmechanismus. Zellen sollen sich nur dann teilen, wenn es notwendig ist, z. B. bei der Organogenese oder bei der Wundheilung. Dabei unterliegt die Zellteilung zum einen einer **zellinternen**, zum anderen einer **externen Kontrolle**. Einen **übergeordneten Kontrollmechanismus** stellt schließlich das **Immunsystem** dar. In der bösartigen, entarteten Zelle ist dieses Regulationssystem gestört. Die Krebszelle zeichnet sich durch **autonomes Wachstum** und **genetische Instabilität** aus.

Die Autonomie wird durch Störung der externen (Hormone, Wachstumsfaktoren) und internen (Zellteilungsregulation) Kontrollsysteme hervorgerufen. Das Immunsystem kann fehlgesteuerte Zellen nicht mehr eliminieren. Die genetische Instabilität wird durch Mutationen im Zellgenom ausgelöst, ein Prozess, der fortlaufend weitere Veränderungen herbeiführt. Tumorbildung resultiert also aus der Störung von homöostatischen Mechanismen, die den Zellzyklus (Zellteilung und Zelltod) regulieren.

4.2.2 Der Zellzyklus: Onkogene und Tumorsuppressorgene

Man kann sich den Ablauf des Zellzyklus wie eine Uhr vorstellen (Abb. 4.1). Angetrieben wird die Uhr des Zellzyklus von regulatorischen Proteinen, den Cyclinen. Die Cycline (D, E, A und B) werden zu bestimmten Zeitpunkten synthetisiert und aktivieren durch spezifische Assoziation die Cyclin-abhängigen Kinasen (cyclin-dependent kinases = cdks). Diese phosphorylieren dann die zu diesem Zeitpunkt notwendigen Proteine. Die Zu- oder Abnahme der verschiedenen Cycline zu definierten Zeitpunkten gewährleistet damit den geordneten Ablauf des Zellzyklus.

Ein zentraler Aspekt der Regulation des Zellzyklus ist die **Phosphorylierung des Retinoblastomproteins** (pRB). Dieses bindet im hypophosphorylierten Zustand

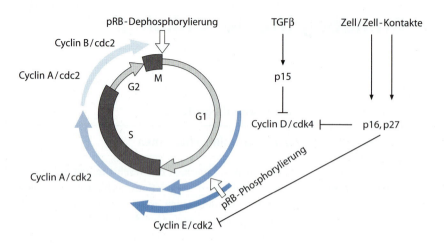

Abb. 4.1. Regulation des Zellzyklus durch Cyclin-abhängige Kinasen (cdks), Cycline und inhibitorische Proteine. Cyclin-abhängige Kinasen werden zu definierten Zeitpunkten im Zellzyklus durch Assoziation spezifischer Cycline aktiviert und regulieren den geordneten Ablauf des Zellzyklus. So führt der Cyclin D/cdk4-Komplex zur Phosphorylierung von pRB. Dies ermöglicht der Zelle den Eintritt in die S-Phase. Extrazelluläre Einflüsse, wie z. B. sezernierte Faktoren (TGFβ) oder Zell/Zell-Kontakte führen zur Hemmung der Cyclin-abhängigen Kinasen durch Assoziation mit inhibitorischen Proteinen (p15, p16, p27), wodurch die Zelle in der G1-Phase angehalten wird

an die DNS und verhindert durch Assoziierung mit der HDAC (Histondeacylase) die Transkription vieler Gene. Erst durch den Cyclin D-cdk4-Komplex und zeitlich verzögert den Cyclin E-cdk2-Komplex erfolgt die Phosphorylierung von pRB, wodurch dieses und damit auch die HDAC von der DNS abdissoziieren. Mit der vollständigen Phosphorylierung wird die S-Phase freigegeben.

Proliferationsfördernde Proteine können sich verselbständigen und die »Zellzyklus-Uhr überdrehen«. Man bezeichnet normale, proliferationsfördernde Gene als Proto-Onkogene, weil sie durch **Mutation** zu **Onkogenen** werden können. So kann z. B. eine überschießende Produktion eines Wachstumsfaktors (z. B. PDGF, platelet-derived growth factor) die Zelle zu einer Dauerstimulation führen, oder aber ein mutierter Wachstumsfaktor-Rezeptor auch ohne Ligand dauerhaft aktiv sein. Ebenso können mutierte Mitglieder der intrazellulären Signalkaskade Dauerstimulation hervorrufen, wie z. B. Ras oder Src. Häufige Onkogene stellen auch überexprimierte D-Cycline dar.

Das Gleichgewicht der Zellteilungsregulation kann jedoch nicht nur durch ein Überschießen proliferativ wirkender Signale, sondern auch durch eine **Hemmung inhibitorischer Signale** gestört werden. Die normale Zelle unterliegt in ihrem »sozialen Verband« vielen Kontrollen und wird u. a. von den Nachbarzellen in Schach gehalten (**Kontaktinhibition**) oder durch sezernierte, inhibitorisch wirkende Faktoren (TGFβ, transforming growth factor β). Diese inhibitorischen Signale führen zur Synthese und Aktivierung von Proteinen (p15, p16, p27 u. a.), welche die cdk4 bzw. cdk2 hemmen. Dadurch wird die Phosphorylierung des pRB unterbunden, und die Zelle in der G1-Phase angehalten. Solche inhibitorischen Proteine werden Tumorsuppressoren, die dafür kodierenden Gene **Tumorsuppressorgene** genannt (◘ Abb. 4.2). Neben dem p16 gehört auch das pRB zu den wichtigen Tumorsuppressoren. Insgesamt kann man festhalten, dass in fast allen Lungen- und Ösophaguskarzinomen mutative Veränderungen entweder des p16, Cyclin D1 oder pRB selbst auftreten.

Einen weiteren wichtigen Vertreter der Tumorsuppressoren stellt das p53 dar, auch als »Wächter der Zelle« bezeichnet. p53 zieht erstens die Notbremse im Falle eines DNS-Schadens. Dann nämlich wird das Protein p53 stabilisiert, so dass es als Transkriptionsfaktor u. a. die Synthese von p21 induzieren kann. p21 blockiert wie p27 die Aktivität von cdk4 und cdk2, wodurch die Zelle in der G1-Phase angehalten wird. Die Zelle hat nun Zeit, den DNS-Schaden zu reparieren, komplexe Systeme sorgen durch fehlerfreie Rekombination für die Reparatur. Zweitens steuert p53 den Mitose-Checkpunkt bei der DNS-Synthese; nach seinem Ausfall beobachtet man **Aneuploidie**. Eine dritte mögliche Folge der p53-Aktivität ist die Einleitung der Apoptose (programmierter Zelltod), um den Organismus vor einer geschädigten Zelle zu schützen. Es kann in den **Frühstadien der Krebs-**

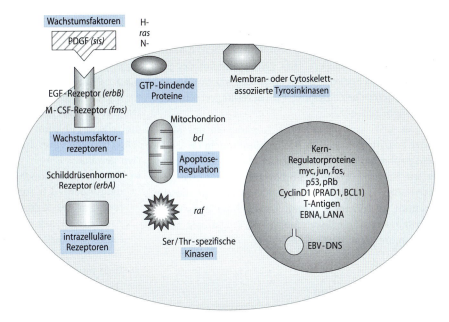

Abb. 4.2. Onkogene und Suppressorgene. Sie wirken als Wachstumsfaktoren oder deren Rezeptoren (sis-erbB), konstitutiv aktive Glieder von Signalketten (raf), GTP-bindende Proteine (k-ras), Tyrosinkinasen (src), Hormonrezeptoren (erbA), Kinasen (raf), Transkriptionsfaktoren (fos, myc), Cycline (PRAD1), antiapoptotisch oder als Suppressorgene (p53, pRB). Die Darstellung zeigt exemplarisch Gene bzw. Proteine, die in menschlichen Tumoren häufig mutiert sind.
Schreibweise: bcl = Gen, Bcl = Protein

kausalkette Apoptose auslösen und damit die Zerstörung der Tumoren einleiten. Dies erklärt auch das häufige Verschwinden von Mikrotumoren. Die Apoptose der Zelle selbst wird durch ein als bcl-2 bezeichnetes Gen bzw. dessen Produkt in einem komplex regulierten System verhindert, das an der Mitochondrienmembran angreift. Zusammengefasst ist es nicht verwunderlich, dass p53 in der Hälfte aller entstehenden Tumoren mutiert ist. Dies hat gleichzeitig zur Folge, dass solche Tumoren häufig resistent gegenüber Chemotherapeutika sind: Vor allem **alkylierende Tumorchemotherapeutika** wirken DNS-schädigend – es wird deshalb bei aktivem p53 Apoptose ausgelöst und die Tumorzellen werden zerstört. Ist p53 hingegen mutiert, so erscheinen die Tumorzellen »resistent« gegenüber dem Chemotherapeutikum, weil keine Apoptose mehr ausgelöst werden kann, der Tumor wächst ungehindert weiter.

4.2.3 Reparaturmechanismen

Die normale Zelle versucht, auftretende DNS-Schäden zu reparieren. Die DNS-Schäden können dabei spontan durch fehlerhaftes Ablesen während der Replikation oder durch chemische Karzinogene sowie Strahlungen induziert werden. Ist ein Teil dieses hoch komplexen Reparatursystems gestört, werden solche Mutationen unverändert an die Tochterzellen weitergegeben, wodurch die Wahrscheinlichkeit einer malignen Entartung steigt (s. w. u.).

4.2.4 Zellalterung und Immortalisierung

Die menschliche Zelle besitzt einen weiteren Mechanismus, um die ungezügelte Vermehrung von Zellen zu hemmen: die Zellalterung. Alterung bedeutet, dass die Zellen irreversibel in der G1-Phase angehalten werden und dann schließlich absterben. Offensichtlich ist die Alterung an ein **intaktes p53 und pRB gebunden.**

Man weiß, dass repetitive DNS-Abschnitte an den Chromosomenenden ebenfalls für die Zellalterung verantwortlich sind, die man als **Telomere** bezeichnet. Diese sitzen wie Schutzkappen auf den Chromosomen, um diese vor Schäden zu bewahren. Bei jeder Zellteilung verkürzen sich die Telomere, bis sie nach einer bestimmten Anzahl von Zellteilungen so kurz sind, dass es für die Teilungsfähigkeit der Zelle kritisch wird. Als

Folge brechen die Chromosomen auseinander, die Zelle stirbt. Damit eine Krebszelle sich ungezügelt vermehren kann, muss sie auch diesen Prozess aufhalten, d.h. die Zelle wird **immortalisiert**. Dies gelingt ihr mit der Expression eines Enzyms, **der Telomerase**, welches die Telomere nach jeder Zellteilung wieder verlängert (»maligner Jungbrunnen«).

Das EBV kann normale B-Lymphozyten des Menschen schrittweise zu Tumorzellen umwandeln (▶ s. Burkitt-Lymphom, S. 628). Dabei werden die Zellen in einem ersten Schritt polyklonal immortalisiert, sie erzeugen jedoch im Transplantationsversuch (Maus) in diesem Stadium noch keinen Tumor. Dies gelingt erst, wenn Chromosomen-Translokationen (s.o.) aufgetreten sind; die Tumoren sind dann monoklonal.

4.3 Transformation

Mit Hilfe der Zellkultur wurde um 1960 erstmals bewiesen, dass normale, in der Kultur gehaltene Zellen durch die Infektion mit geeigneten Viren unter kontrollierten Bedingungen zu Tumorzellen werden, die **in vivo zur Tumorentstehung** befähigt sind. Für diese Umwandlung ist die Bezeichnung »Transformation« geprägt worden. Auf diese Weise wurde eine genaue Analyse der ursprünglichen Prozesse möglich.

4.3.1 Transformation zur Tumorzelle

Immortalisierung bedeutet noch keine Tumorigenität, d.h. Tumorbildung in vivo. Dabei sind bei Mauszellen mindestens ein zweites, bei humanen Zellen mindestens noch zwei weitere Ereignisse notwendig. Werden z.B. Mausfibroblasten mit einem viralen ras-Gen (v-ras) transformiert, so sterben die Zellen nach anfänglich stärkerer Proliferation ab, da die Apoptose eingeleitet wird. Tumorigen werden sie erst, wenn ein zweites Onkogen in vitro transfiziert oder ein Tumorsuppressorgen ausgeschaltet wird. Erst kürzlich ist die erfolgreiche Transformation von humanen Zellen mit definierten genetischen Elementen beschrieben worden. Der Arbeitsgruppe von R. Weinberg ist es gelungen, humane Epithelzellen und Fibroblasten durch kombinierte Transfektion mit der katalytischen Untereinheit der Telomerase, einem onkogenen H-ras-Allel und dem SV40-Large T-Antigen zu Tumorzellen zu transformieren. Die Tatsache jedoch, dass viele Zellteilungen bis zur Manifestation der Transformation nötig sind, lässt die Frage aufkommen, ob nicht weitere Veränderungen notwendig sind.

4.3.2 Phänotypisches Verhalten der Tumorzelle

Die transformierte Zelle unterscheidet sich von der Normalzelle in Funktion und Gestalt. Für die In-vitro-Charakterisierung einer Tumorzelle werden mehrere Kriterien gewählt.

— **Tumorzellen vermehren** sich auch unter **Mangelbedingungen**, d.h. unabhängig von Wachstumsfaktoren, in der Kulturflüssigkeit. Dies beruht darauf, dass sie oft selbst die Wachstumsfaktoren bilden (autokrine Schleife), oder dass die entsprechenden Wachstumsfaktoren bzw. Mitglieder der Signalkaskade mutiert und damit konstitutiv aktiv sind.

— **Tumorzellen** haben die Befähigung zur **Kontaktinhibition** verloren. Während normale Zellen in vitro nur in einem einschichtigen Zellrasen wachsen, zeigen Tumorzellen ein mehrschichtiges Wachstum. Die Sättigungsdichte ist erhöht, die Zellen proliferieren ungeordnet (criss-cross-Wachstum) und bilden aus mehreren Schichten Zellhaufen (Foci) (◨ Abb. 4.3).

— **Tumorzellen** haben die »**Verankerungsabhängigkeit**« verloren. Normale Zellen (außer denen des hämatopoetischen Systems) können sich nur vermehren, wenn sie sich an eine extrazelluläre Matrix anheften. Im Gegensatz dazu können Tumorzellen auch ohne feste Matrix, z.B. in einem halbfesten Agar, zu Klonen auswachsen.

— **Morphologische Transformation**. Die einzelne Tumorzelle zeigt eine charakteristische Veränderung ihrer Gestalt. Dies erfolgt durch einen Umbau des Zellskeletts. Transformierte Lymphozyten bilden in

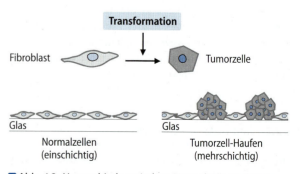

◨ Abb. 4.3. Unterschiede zwischen Normalzelle und Tumorzelle

vitro Aggregate, weil auf der Oberfläche Antigene (CD-Antigene) exprimiert werden, die Aggregatbildung auslösen.

- **Transplantierbarkeit.** Als schärfstes Kriterium der Transformation gilt nach wie vor die Fähigkeit der behandelten Kulturzellen, nach Übertragung auf ein syngenes Tier dort zum Tumor auszuwachsen. Bei Versuchen dieser Art spielen nackte Mäuse (nu/nu) eine wichtige Rolle, die keine T-Zell-abhängige Immunität aufbauen können, aber eine intakte angeborene Immunität besitzen. Mit ihrer Hilfe lassen sich u. a. auch menschliche Lymphozyten auf Transplantierbarkeit testen. Die Infektion des Menschen mit dem Epstein-Barr-Virus (EBV) liefert dafür ein Beispiel (▶ s. S. 628).

- **Auftreten neuer Proteine.** Eng verknüpft mit der Transformation ist die Expression neuer Antigene, d. h. von Proteinen auf der Zelloberfläche, im Zytoplasma oder im Kern, deren Oligopeptide auf MHC-Molekülen präsentiert werden. Diese transplantationsaktiven **Tumorantigene** spielen bei der Charakterisierung von Geschwulstzellen und bei der Auslösung von Immunreaktionen eine wichtige Rolle. Man unterscheidet **zellulär und viral kodierte Antigene.** Die Virustumor- oder Transformationsproteine werden zu den **Frühproteinen** (▶ s. S. 458) der Virussynthese gerechnet. Tumorantigene werden in das Blut abgegeben (z. B. Differenzierungsantigene wie CEA, PSA), lassen sich dort ggf. nachweisen und eignen sich möglicherweise auch für die Immunisierung gegen bösartige Tumoren.

4.4 Malignität des Tumors

Ein maligner Tumor zeichnet sich durch
- infiltrierendes,
- destruktives,
- invasives, damit metastasierendes Wachstum aus.

Das bedeutet, dass er in umliegendes Gewebe einbricht, dieses zerstört und sich bis zu Lymph- und/oder Blutgefäßen oder Nervenfasern vorarbeitet (lymphogene bzw. hämatogene oder neurogene Metastasierung). Die **Fähigkeit zur Metastasierung** ist ein Hauptcharakteristikum eines bösartigen Tumors. Der **krebskranke Mensch stirbt meist an der Metastasierung.** Die Fähigkeit zur Metastasenbildung entsteht im Primärtumor durch eine komplexe Serie von aufeinander folgenden Schritten. Absiedlungstüchtige Zellen müssen mit Eigenschaften ausgerüstet sein, die es ihnen erlauben, in eine neue Umgebung vorzudringen, z. B. durch die Basalmembran eines Epithels in das darunter liegende Gewebe. Dieses Vermögen nennt man **Invasivität**. Eine Voraussetzung für die Metastasierung ist ein **Verlust der Zwischenzelladhäsion** infolge mangelhafter Expression von Adhäsionsfaktoren. Die andere Voraussetzung ist die **Vaskularisierung**. Diese wird durch Faktoren ausgelöst, die der Tumor in das umliegende Gewebe abgibt (Angiogenese-Faktoren). Auch kennt man Inhibitoren der Vaskularisierung, dabei besteht ein Gleichgewicht zwischen angiostatischen und angiogenen Faktoren, die die Vaskularisierung steuern. Bei der Wundheilung oder bei der Differenzierung ist dieses Gleichgewicht zeitlich begrenzt, bei der Tumorbildung aber konstitutiv-dauerhaft verschoben. Ist z. B. der Epidermal-Wachstumsfaktor (EGF) mutiert oder ein Protein seiner Signalkette wie »Ras«, dann wird der Vaskularisierungsfaktor (VEGF) verstärkt gebildet und die Vaskularisierung steigt. Metastasierungsfähige Tumorzellen müssen zusätzlich die Fähigkeit besitzen, sich in einer anderen Umgebung anzusiedeln. Sie sezernieren oder aktivieren verstärkt Matrix-Metallo-Proteasen, Kollagenasen, Heparanasen, Elastase, Proteinglykanasen sowie Motilitätsfaktoren. Die Zellmatrix mit den Adhäsionsfaktoren ändert sich. Wichtig ist auch die veränderte Expression von Integrinen. Man hofft, z. B. durch Konstruktion von Inhibitoren für die Heparanase, dieses besonders wichtige Enzym ausschalten zu können. Eine besondere Bedeutung kommt schließlich der Fähigkeit zu, den **Einwirkungen des Immunsystems** zu entgehen (s. w. u.).

4.5 Molekulare Grundlagen der Tumorentstehung

Man kann die vielfältigen, vom Normalzustand abweichenden Eigenschaften der Tumorzelle erklären, wenn sie auf Änderungen der DNS-Sequenz infolge von Mutationen zurückgeführt werden. Dadurch können Tumorsuppressorgene und Reparatursysteme inaktiviert bzw. Onkogene aktiviert werden. Für einen Verlust der Tumorsuppressoraktivität müssen beide Allele eines Gens betroffen sein, während für die Verstärkung eines Onkogens die Mutation eines Allels ausreichend ist.

Punktmutation. Ein häufig auftretendes Beispiel für Punktmutationen ist das ras-Gen (GTP-bindendes Protein). In etwa 50% der Kolonkarzinome ist K-ras, meist im Codon 12, mutiert, so dass eine nicht-inaktivierbare

Form entstanden ist. Das heißt, es liegt ein überaktives Protein in unveränderter Menge vor.

Amplifikation. Durch wiederholtes Hintereinanderschalten eines Gens wird von dem Protein eine überhöhte Menge produziert. Ein Beispiel dafür liefert c-myc in Kolonkarzinomen.

Translokation. Durch Translokation eines Gens kann ebenfalls die Expression verändert werden, z. B. dann, wenn es hinter einem Enhancer eines stark transkribierten Gens sitzt, wo es eigentlich nicht hingehört, oder mit einem stark transkribierten Gen fusioniert. Ein Beispiel für den ersten Fall liegt im Burkitt-Lymphom vor: Hier sitzt das c-myc-Gen hinter dem Enhancer der schweren Kette der Immunglobuline und wird entsprechend stark transkribiert. Bei der chronisch-myeloischen Leukämie ist das abl-Gen, welches für eine Kinase kodiert, hinter das bcr-Gen (breakpoint cluster region) transloziert. Von dem chimären Gen (Philadelphia-Chromosom) wird das BCR-ABL-Protein (= Protein-kinase) abgelesen, das stark proliferativ wirkt. Im Nebenschilddrüsenadenom entsteht durch Translokation des Gens für das Parathormon direkt vor das Cyclin D1-Gen ein stark transaktiviertes Fusionsprotein.

Deletionen. Durch Deletionen gehen Teile eines Chromosoms verloren, was häufig den kompletten Verlust eines Tumorsuppressorgens und damit Funktionsverlust eines Proteins zur Folge hat. In Gliomen und Melanomen z. B. ist meist der Tumorsuppressor p16 mutiert, so dass er nicht mehr an cdk4 binden kann. Die Ursache kann neben einer Punktmutation oder eines kompletten Genverlustes eine Deletion im p16-Gen sein. Bei Tumoren der Zellen des **lymphatischen Systems** finden sich mehrheitlich **leukämietypische Translokationen**, bei denen des **Epithels Deletionen des Genoms**, sowie jeweils weitere **Genveränderungen**. Bei Sarkomen finden sich **Deletionen, Translokationen** sowie weitere Genomänderungen.

Verlust der Heterozygosität, Chromosomeninstabilität. Die Chromosomen der Tochtergeschwülste unterscheiden sich von denen der Normalzellen und des Initialtumors durch das Vorkommen von aneuploiden Chromosomensätzen, d. h. den **Verlust der Heterozygosität (loss of heterozygosity, LOH)**. Diese entsteht z. B. durch Schäden am Spindelapparat in der Teilungsphase. Auch das p53 ist an der Erhaltung der Diploidie beteiligt; ist seine Funktion gestört, wirkt es bei der Entstehung von Chromosomenanomalien mit. Hierdurch kommt es zu weiteren, konsekutiven, das Tumorwachstum fördernden Genveränderungen. Diese **Instabilität der Chromosomen** ist ein Hauptcharakteristikum der Tumorbildung. Durch die Instabilität der Chromosomen wird auch deren Struktur verändert; z. T. entstehen quasi »Chromosomen-Monster« (Chromosomenanomalien). Dies ist pathologisch-histologisch ein wichtiges Kriterium von Tumorzellen.

4.6 Transformierende Noxen

4.6.1 Chemische Karzinogene

Chemische Karzinogene lagern sich in der Regel kovalent an die DNS an. Oft werden Karzinogene erst durch Biotransformation (Cytochrom P450) zu reaktiven Metaboliten, weswegen man solche Substanzen als **Prokarzinogene** bezeichnet. Ein Beispiel hierfür ist das Benzpyren. Zu den chemischen Karzinogenen zählen im weiteren Sinne auch andere physikalische Noxen: Asbest bewirkt z. B. Chromosomenaberrationen und die Aktivierung eines Transkriptionsfaktors, des NFκB, was eine vermehrte Zellproliferation und Entzündungen zur Folge hat.

4.6.2 Strahlen

Transformierend wirkende Strahlen sind UV- und Röntgenstrahlen. UV-Strahlen z. B. induzieren die Entstehung von Thymin-Dimeren. UV-B-Strahlung führt in den Keratinozyten der Haut zur Mutation im p53-Gen. Außerdem wird die Immunreaktion durch sezerniertes IL 10 und TNFα unterdrückt. Immunsuppression erfolgt weiterhin durch die Zerstörung der Langerhansschen Zellen, die für die Antigenpräsentation wichtig sind. Die Zellen reagieren auf diese Noxen jedoch gewebespezifisch.

4.6.3 Transformierende Viren

DNS-Viren sind an der Entstehung vieler Tumorarten beim Menschen direkt beteiligt (Tabelle 4.1). Dagegen lösen RNS-Viren überwiegend beim Tier Tumoren aus. Beim Menschen ist bei der Erwachsenen-Leukämie und beim Leberkarzinom ein RNS-Virus beteiligt (HTLV 1 und HCV).

◻ Tabelle 4.1. Tumorerzeugende Viren des Menschen

Nuklein-säure	Virus	Zielzelle	Tumortyp	Spezies
DNS	Hepatitis B-	Hepatozyten	Leberzellkarzinom, Immunprophylaxe möglich	Mensch
DNS	Papillom-	Hautepithel	**Gutartig:** Papillome, Kondylome **Bösartig:** Karzinome in Zervix, Tonsillen, Haut (bei E. verruciformis) Immunisierung mit HPV-Material in klin. Prüfung	Mensch
DNS	Epstein-Barr-	B-Zellen	Burkitt-Lymphom, Hodgkin-Lymphom	Mensch
		Epithel	Nasopharynx- u. Magenkarzinom	Mensch
DNS	HHV 8	Spindel-B-Zellen	Kaposi-Sarkom Bauchhöhlen-Lymphom Castleman-Disease	Mensch
DNS	Molluscum contagiosum-	Epithelzellen	Dellwarzen	Mensch
DNS	JCV	Epithel?	Kolon-Karzinome?	Mensch?, Tier
DNS	BKV	?	Meningiome?	Mensch?, Tier
DNS	HSV	Fibroblasten	Transformation in vitro, Tumorbildung	Versuchstiere
DNS	ZMV	?	Transformation in vitro	Tier
DNS	Adeno-	?	Transformation in vitro	Tier
RNS	HTLV 1 u. 2	T-Zellen	Erwachsenen-Leukämie Haarzellleukämie	Mensch
RNS	Hepatitis C-	Hepatozyten	Leberzell-Karzinom	Mensch

*) Auch H. pylori, O. viverrini, S. hämatobium sind beim Menschen Epithelkrebs-auslösend. Es gibt Hinweise für die Beteiligung eines Retro-Virus an der Entstehung des Mamma-Karzinoms und des SV40 an Mesotheliomen

Tumorviren »wollen« nicht primär Tumorbildung auslösen, sie bewirken vielmehr »lediglich« vermehrte Zellteilungen durch eine Hemmung der Zelldifferenzierung, weil sie sich in solchen Zellen besser replizieren können, bringen sie aber nicht um wie die vielen zytopathogenen Virusspezies. Die Tumorzelle entsteht sozusagen »nebenbei«. Hierbei sind zwei prinzipiell verschiedene Situationen möglich:

— Einmal kommt es durch die Virusinfektion zu einer dauernden Vergrößerung des Informationsgehaltes im Zellgenom: Das Virusgenom der Retroviren und der HPVs wird ganz oder teilweise integriert und exprimiert, es kann jedoch auch episomal-aktiv vorliegen (EBV, HHV8).

— Andererseits gibt es Fälle, in denen ein Tumorvirus seine transformierende Wirkung nur kurzzeitig ausübt und dann aus der Zelle verschwindet (»**hit and run**«-Mechanismus; HSV, ZMV, JCV).

Beide Mechanismen sind experimentell bewiesen: Beim Rous-Sarkom-Virus (RSV) ist die **dauernde Wirksamkeit des Virusgenoms für den malignen Status unerläss-**

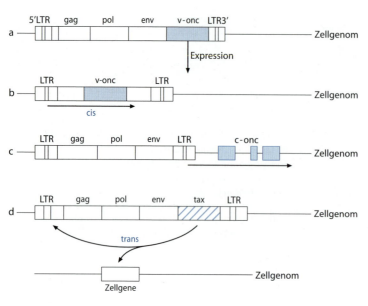

○ Abb. 4.4. Die Genanordnung transformierender Retro-Viren und ihre Wirkung
a) Das integrierte Virusgenom exprimiert das Onkogen (v-onc).
b) Ein defektes Retrovirus aktiviert in »cis« (vom 5′LTR) »downstream« das Onkogen (v-onc).
c) Das integrierte Retrovirus ohne Onkogen löst Integrationsmutagenese aus (aus dem Protoonkogen wird ein Onkogen und das 3′LTR aktiviert dieses).
d) Das tax-Onkogen des HTLV1 wirkt in »trans« am 5′-Ende auf das LTR und Zellgene (IL2 u.a.) ein. Das tax-Gen löst auch Genominstabilität aus

lich. Das Genom des HSV oder ZMV wird hingegen nur kurzzeitig integriert. **Bereits die Integration des Virusgenoms besitzt also integrationsbedingte, mutative Wirkungen.** Dies gilt auch für die Integration von »Genfähren« mit Genen zum Ausgleich von Defekten. Es sieht so aus, dass Integration in transkriptionell aktiven Regionen leicht zu solchen Ereignissen führt: »Gentoxizitätspharmakologie« ist nötig.

Onkogene Viren sind nicht mit Mördern zu vergleichen, sondern vielmehr mit Dieben und Diktatoren. Sie stehlen der Zelle Proto-Onkogene u. a. und bauen diese in ihr eigenes Genom ein. Durch Spleissen, Mutationen, Amplifikationen oder Deletionen wird die genetische Information jedoch derart verändert, dass aus den ursprünglich **zellulären Protoonkogenen** (z. B. c-src) das **virale Onkogen** (z. B. v-src) entsteht. Infiziert das onkogenhaltige Virus dann den Organismus, bewirkt das virale Onkogen eine vermehrte Zellproliferation. Die Zelle wird diktatorisch auf Dauerzellteilung geschaltet. Eine solche **Aktivierung von Onkogenen** erfolgt bei den **onkogenhaltigen RNS-Viren**. Die ○ Abb. 4.4 zeigt Möglichkeiten für die Anordnung transformierender Gene von Retroviren sowie cis- und trans-Aktivierung.

Ein Beispiel für die Transformation eines DNS-Virus stellt das Hepatitis-B-Virus dar. Bestandteile des Genoms können sich vor das Cyclin A-Gen setzen, wodurch ein chimäres Protein entsteht, dem die Information zur Degradation fehlt (selten, aber wichtiges Beispiel). Der erhöhte Gehalt an Cyclin A bewirkt dann eine verstärkte Proliferation der Zellen. Die meisten **DNS-Viren inaktivieren** hingegen **Tumorsuppressorgene**. In diesem Fall enthält das Virusgenom die Information für Proteine, die Tumorsuppressoren ausschalten. Ein Beispiel stellen die hochtumorigenen HPVs dar. Zwei Proteine, E6 und E7, inaktivieren p53 bzw. pRB. E6 ist z. B. ein Protein, das den Abbau von p53 beschleunigt. Auch das Simian-Virus 40 (SV40) kann durch ein Protein, das große T-Antigen, die Wirkung von p53 und pRB durch Komplexierung aufheben. Die zur Herpesgruppe gehörigen Viren, nämlich das EBV und das HHV8 des Kaposi-Sarkoms, haben weitere Wege »erfunden«, um Tumorbildung anzuregen; sie besitzen außer den Transformationsgenen noch immunmodulatorische und Apoptose-hemmende Gene, die ebenfalls aus Zellen gestohlen wurden. Zusammenfassend lässt sich feststellen:

- Das Virus mit seinem Onkogen beginnt den Prozess (=Initation).
- Verschiedene Virusonkogene können die **Zellproliferation** kontrollieren.
- Die Integration mit oder ohne Expression von Onkogenen kann **Genominstabilität** auslösen und weitere Genomänderungen bewirken.
- Onkogene DNS-Viren wirken selten als »komplette Karzinogene«, meist sind **weitere Ereignisse** für die Transformation erforderlich (z. B. Einwirkung von UV-Licht, Tabakqualm-Produkte etc. (HPV), ▶ s. S. 597 ff.).

4.6.4 Epigenetische Einflüsse

Auch epigenetische Einflüsse können zur Transformation bzw. Tumorbildung beitragen. Darunter versteht man alle Faktoren, die keine Änderung der DNS-**Sequenz** hervorrufen. Dazu gehören beispielsweise Methylierungen der DNS, z. B. von Promotoren, von p16 (Melanom) und von Reparaturgenen. Aber auch Umsteuerungen der Differenzierungs- und Wachstumsregulation (Embryonalentwicklung) durch endogene oder exogene Einflüsse im weiteren Sinne, wie z. B. durch Wachstumshormone. Ein Beispiel für einen (seltenen) epigenetisch verursachten Tumor stellt das Teratokarzinom dar. Auch experimentell kann man einen Tumor durch epigenetische Faktoren induzieren: Implantiert man einem erwachsenen Tier autologe Zellen eines embryonalen Gewebes, wachsen die Zellen in der unphysiologischen Umgebung zu Tumoren aus, bei xenogenen Zellen gelingt das nicht.

4.7 Genetische Prädisposition

Wie aus experimentellen Arbeiten am Tier bekannt ist, kann die genetische Disposition des Menschen entscheidend für die Entwicklung eines Tumors sein. Fehlt z. B. erblich bedingt ein Allel eines Tumorsuppressors, ist die Wahrscheinlichkeit des zweiten Verlustes sehr hoch. Beispiele hierfür stellen das Li-Fraumeni-Syndrom und das Retinoblastom dar. Li-Fraumeni-Patienten besitzen erblich bedingt nur eine funktionsfähige Kopie des p53-Gens, so dass sich häufig schon in jungen Jahren Tumoren entwickeln. Patienten mit der erblichen Form des Retinoblastoms, einem Tumor, der sich aus den Nervenvorläuferzellen der unausgereiften Netzhaut entwickelt, fehlt ein Allel des Retinoblastomproteins.

Der Tumor entsteht dann, wenn auch das zweite Allel verloren geht oder funktionsuntüchtig wird.

Ein Beispiel für eine erbliche Mutation in einem Tumorsuppressorgen liegt beim APC-Gen vor. APC steht für adenomatöse Polyposis coli. APC bindet β-Catenin und reguliert dessen Abbau. Wird die Bindungsfähigkeit von APC für β-Catenin gestört, wandert dieses in den Zellkern und induziert die Expression u. a. von c-myc und damit Zellteilungen. Außerdem wird die zytoskelettäre Verankerung von Zell-Zell-Verbindungen gestört. Auch Defekte in den Reparatursystemen begünstigen die Krebsentstehung. Beim Xeroderma pigmentosum (Lichtschrumpfhaut) besteht ein genereller Defekt der Basen-Exzisions-Reparatur, bösartige Karzinome entwickeln sich deshalb schon in den ersten Lebensjahren. Auch bei einer vererbbaren Form des Kolon-Karzinoms (HNPCC = hereditary nonpolyposis colorectal cancer) ist die Reparatur von Basenfehlpaarungen gestört.

Das **HLA-System** (▶ s. S. 91 ff.) kann die Tumorentstehung ebenfalls positiv oder negativ beeinflussen. Das Vorliegen des HLA-Typs A11 bewirkt z. B. eine Minderung des Risikos für die Entstehung von Hauttumoren, bestimmte HLA-Typen bewirken eine Steigerung der Empfänglichkeit für das Zervix-Karzinom infolge Infektion mit einem HPV. Vermutlich besteht die Funktion des HLA-Systems darin, dass Tumorantigene gut oder schlecht durch DCs präsentiert werden; d. h. die Angreifbarkeit der Tumorzelle durch die Zellularimmunität wird gesteigert oder verringert.

4.8 Stufen der Karzinogenese

Karzinogene Noxen (▶ s. 4.5) führen also zu DNS-Veränderungen in der Zelle. Sie werden deshalb auch als **Initiatoren** bezeichnet. Ein Tumor entsteht aber nur dann, wenn sich die initiierte Zelle vermehrt. An den Vorgang der **Initiation** schließt sich also – oft nach einer Latenzphase von mehreren Jahren oder Jahrzehnten – die **Tumorpromotion** (klonale Expansion) und die weitere **Tumorprogression mit Geninstabilität** an (◘ Abb. 4.5). Alle proliferationsfördernden Stimuli wirken deshalb als **Tumorpromotoren**. Zu den Tumorpromotoren gehören z. B. Phorbolester, Dioxine und u. U. Hormone. Auch chronische Entzündungen (HBV u. a.) können wegen des permanenten Proliferationsstimulus tumorpromovierend wirken.

Stadien der Tumorentstehung

Normale Epithelzelle → **Initiiertes Zelle** → **Gutartige Papillomzelle** → **Karzinom in situ** → **Lokal-infiltrierendes Karzinom** → **Metastasenbildung**

Initiation
Induktion der Abnormalität durch Mutation (HPV, Karzinogene): Wachstum im konditionierten Medium

Promotion
Klonale Expansion

Progression
durch weitere Genschäden (HPV-Infektion) Wachstum im nichtkonditionierten Medium = Immortalisierung; Durchmesser 1–2 mm

Invasion
Vaskularisation infolge Inaktivierung von Suppressorgen-Produkten und Sekretion von Angiogenesefaktoren

Metastasenbildung
weitere Genschädigung (genotoxische Effekte, Aneuploidie), Enzymbildung, Ansiedlung in Organen und Geweben

Abb. 4.5. Die Stadien der Tumorentstehung. Die Entstehung bösartiger Epithelzellen wird durch exogene oder endogene Faktoren in Gang gebracht. Sie beruht auf verschiedenen genetischen Elementen und komplexen biochemischen Prozessen. Die **Initiation** ist dosisabhängig und wird durch mutative Agentien ausgelöst, z. B. durch HPV. Bis zur **Promotion** können mutierte Epithelzellen »latent« bleiben (Einflüsse normaler Zellen?). Infolge **Progression** durch weitere Genschädigungen (p53) nimmt die autonome Vermehrung der Zellen zu, es entwickelt sich ein Karzinom in situ. Die **Invasion** erfolgt nach der Vaskularisierung. Die sich anschließende **Metastasenbildung** ist Folge vieler weiterer Mutationsschritte (▶ s. Abb. S. 599)

Der proinflammatorisch wirkende »macrophage inhibiting factor« (MIF), der im Verlauf von chronischen Entzündungen (Colitis ulcerosa, Refluxösophagitis u. a.) entsteht, besitzt die Eigenschaft, sich an p53 zu binden und seine Wirkungen zu blockieren. **Malignität ist also die Folge mehrerer genetischer Veränderungen der Zelle.** Dabei ist jede Tumorart durch ein besonderes Muster von Onkogen- und Tumorsuppressorgen-Mutationen charakterisiert. Beim Zervix-Karzinom infolge Infektion mit dem HPV 16 oder 18 bildet das HPV mit seinen Proteinen den Initiator, dann folgen Mutationen im ras-, myc-, N-myc-, p53- und Rb1-Gen. Man spricht deshalb von einer **Mehrstufentransformation.** So rechnet man z. B. bei der Entstehung des kleinzelligen Lungenkarzinoms mit 20-30 Mutationsschritten, bis zur Vaskularisierung werden 5-6 Mutationen geschätzt. Die Tumorentstehung lässt sich also in eine **Früh-** (= Initiation) und eine **Spätphase** (= Metastasierung) einteilen, dabei werden nach jedem Mutationsschritt die am meisten malignen Zellen (d. h. diejenigen mit der höchsten Vermehrungsrate) selektioniert. Das Endergebnis ist dann **Monoklonalität** der Tumorzellen. Die meisten Tumoren entstehen **monozentrisch**, eine Ausnahme bildet das **polyzentrische Kaposi-Sarkom**. Ob die Einzelfaktoren dabei in einer festgelegten Sequenz einwirken müssen, ist nicht bekannt. Möglicherweise gibt es additive Wirkungen, ohne dass eine bestimmte Reihenfolge eingehalten wird; auch ist es denkbar, dass bei der Tumorentstehung tumorspezifisch nur bestimmte Mutanten selektioniert werden.

Nur in seltenen Fällen werden **Einstufentransformationen** beobachtet, z. B. wenn das transformierende Agens sehr stark wirkt, wie z. B. beim Rous-Sarkom-Virus oder beim Polyoma-Virus der Maus. Da in diesem Fall das zur Transformation führende Ereignis häufig sein muss, sind die daraus entstehenden Tumoren **polyklonal**. Ein weiteres Beispiel hierfür stellen lymphoproliferative Tumoren bei AIDS des Menschen dar, da hier der Selektionsdruck des Immunsystems fehlt.

Als Ausdruck der stufenweise sich entwickelnden Tumorzellen hat die Pathologie den Begriff »**Präkanzerosen**« geprägt. Hierunter werden Vorstufen von Tumoren verstanden, die erfahrungsgemäß statistisch gehäuft in Karzinome (etc.) übergehen können. Sie kommen als CINs (zervikale, intraepitheliale Neoplasien), als Kolonpolypen verschiedener Stadien (I-II-III) u. a. vor. Als Präkanzerose gilt auch der Morbus Bowen (▶ s. S. 600).

Das am besten untersuchte Beispiel der schrittweisen Entstehung eines Tumors liegt in einer vererbbaren Form des Kolonkarzinoms vor (Vogelstein-Modell). Hier sind die einzelnen Mutationen eng mit den morphologischen Veränderungen der Darmschleimhaut verknüpft. Zuerst mutiert das APC-Gen, was Veränderungen des Zytoskeletts und einen Verlust der Zell-Zell-Adhäsion bewirkt. Aus dem normalen Epithel wird hyperproliferierendes Gewebe, eine Dysplasie. Dann erfolgt die mutative Aktivierung des ras-Onkogens; aus der Dysplasie entsteht ein Adenom, welches sich durch Verlust des Tumorsuppressorgens dcc (deleted in colon carcinoma) weiter entwickelt. Die Funktion des dcc-Gens ist noch nicht genau geklärt, doch ist es wahrscheinlich an der Zell-Zell-Adhäsion beteiligt. Der zusätzliche Verlust des Tumorsuppressors p53 führt schließlich zur Karzinombildung und damit zur Malignität. Weitere Mutationen bewirken dann die Metastasierung.

Zusammenfassend lässt sich sagen: In Frühstadien mutieren vorwiegend Gene, die die Zellteilung regulieren; in Spätstadien treten genetische Veränderungen auch in vielen anderen Genen auf, z. B. in solchen, die die Vaskularisierung bei der Metastasenbildung beeinflussen oder z. B. Mutationen in der Translationsmaschinerie.

4.9 Der Tumor im Organismus

Ist im Organismus eine einzelne Zelle transformiert worden, so entsteht deshalb nicht notwendigerweise ein Tumor. Aller Wahrscheinlichkeit nach ist die Transformation einzelner Zellen im lebenden Organismus sogar ein relativ häufiges, aber meistens folgenloses Ereignis. Vielmehr kontrollieren **apoptotische Vorgänge sowie das angeborene und adaptive Immunsystem (IS)** die Tumorbildung. Die Apoptose kann durch intrazelluläre Proteine (p53), sezernierte Zytokine (TNFα, TGFβ) und das Immunsystem (Fas-Ligand etc.) ausgelöst werden. Weiterhin erkennt das zelluläre IS auf den Tumorzellen präsentierte Antigene. Hierbei wirken Makrophagen, NKZ, NKT und ZTL zellzerstörend.

Die Kontroll- und Eliminierungsfunktion des Immunsystems (tumor surveillance system) versagt andererseits dann, wenn sich abseits des immunologischen Zugriffbereiches (immunologische Nische) eine kritische Masse von Tumorzellen bildet, wenn das Humoralsystem durch die Bildung von Antikörpern gegen Tumorantigene die Tumorzellen vor den zellulären Abwehrelementen schützt (enhancing effect), oder wenn das Immunsystem durch einen virusbedingten Zellschaden (HIV 1 und 2) in seiner Aktivität blockiert wird. Bei der Infektion von immunologisch unreifen Tieren besteht sogar die Möglichkeit, dass sich gegen die Tumorantigene eine **Toleranz** ausbildet. Dies ist vermutlich der Grund, warum die Tumorinduktion mit Viren bei neugeborenen Tieren leichter vonstatten geht als bei erwachsenen Individuen: Durch Toleranzinduktion unterläuft der Tumor die immunologische Überwachung.

Tumorzellen haben also eine Vielzahl von **Strategien** entwickelt, um das **Immunsystem zu unterlaufen**: ZTL können keine Tumorzellen erkennen, weil die Expression von MHC-Antigenen fehlt, oder sie werden nicht aktiviert, weil Kosignale abgeschaltet sind; im letzten Fall folgt eine »Anergie«. Auch die Präsentation von Oligopeptiden (▶ s. S. 476 ist gestört (»TAP off-Tumor on«). Tumorzellen bilden Escape-Mutanten mit der Folge einer Unangreifbarkeit durch ZTL. Tumorzellen können aber auch Proteine bilden (Fas-Ligand), die sich an die Fas-Rezeptoren (APO 1, CD95) der ZTL anlagern und bei ihnen Apoptose auslösen, d. h. die Zellularimmunität ausschalten.

Die **Behandlung der Tumoren** erfolgt auch heute noch durch »Stahl und Strahl«, d. h. chirurgisch und durch Röntgen- und Laserbestrahlung. Die **Chemotherapie** hat zusätzlich bei einzelnen Leukämieformen und Karzinomen sehr gute Erfolge erbracht. Man versucht jetzt auch, immuntherapeutisch gegen Tumoren vorzugehen. Dies ist nach der **Immunisierung mit dem HBsAg beim Leberkarzinom** erstmals gelungen; die Immunisierung mit HPV-Antigenen (»virus-like particles«) ist ebenso möglich. Nach einer möglichst frühzeitigen Erkennung des Tumors wird eine vollständige Entfernung des Primärtumors angestrebt. Hier sieht man eine weitere Angriffsmöglichkeit für die Immuntherapie: Im Beginn der Metastasierung beim Vorliegen von Mikrometastasen im Knochenmark bzw. sich im Blut befindlicher Zellaggregate versucht man, durch passive Gabe von **humanisierten Antikörpern** und die aktive Immunisierung gegen »Tumorantigene« (▶ s. S. 483) oder deren Epitope die Tumorzellen zu zerstören. Da sich größere Metastasen auf diese Weise oft nicht zerstören lassen, wirkt bei ihnen manchmal nur eine Bestrahlung oder Chemotherapie. Es ist eine bekannte, jedoch bedauerliche Tatsache, dass z. B. nach vollständiger Entfernung eines Primärmelanoms oder eines Mammakarzinoms sich noch 10–20 Jahre lang einzelne metastatische Zellen z. B. im Knochenmark und anderenorts (»Mikrometastasen«) halten können – in einer Art von »Dormancy« (d. h. Gleichgewicht zwischen Proliferation und Apoptose), aus denen dann später doch noch ein Tumor hervorgehen kann.

Außerdem ist zu bedenken, dass mit dem Alter die Effektivität des Immunsystems geringer wird; dies ist unter dem Gesichtspunkt der zunehmenden Alterung der Bevölkerung besonders wichtig: Die Zahl der Menschen mit Tumoren steigt.

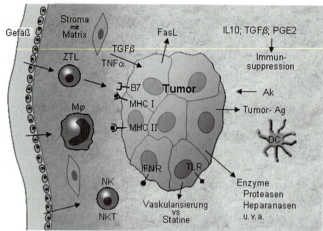

Abb. 4.6. Der Tumor im Organismus. ZTL, NK-, NKT-, γ/δ-Zellen und Makrophagen (Mψ) wandern zum Tumor und zerstören seine Zellen durch Perforine, FasL, Trail u. a., wenn sie durch Kosignale (B 7), MHC I und II sowie Neben H-Antigene aktiviert werden. Stromazellen bilden die Matrix des Tumors und sezernieren apoptotisch wirkenden TNFα und TGFβ. Tumorzellen tragen IFN- und Tol-Rezeptoren; Ko-Signale und präsentierte Oligopeptide können fehlen (»TAP off-Tumor on«). Der Tumor sezerniert Vaskularisierungsfaktoren, Proteasen, FasL, Heparanasen u. v. a. Enzyme, die die Matrix zerstören. Sezernierte Antigene regen das Immunsystem an und lassen sich für die Diagnose als Tumorantigene nachweisen. DCs bilden durch Zytokine die Verbindung von angeborenem und erworbenen Immunsystem, das durch IL 10, TGFβ und PGE 2 supprimiert wird. Insgesamt werden viele homöostatische Systeme (Statine vs Vaskularisierungsfaktoren, Matrixbildung, Apoptose und Jun-Fos-Regulation u. a.) zu Gunsten des Tumors verschoben

> **In Kürze**
>
> **Grundbegriffe der Onkologie**
>
> **Transformation.** Umwandlung einer Normalzelle in eine maligne Zelle. Erfolgt in mehreren Stufen.
>
> **Eigenschaften der transformierten Zelle.** Immortalisierung, morphologische Transformation, Wachstumsfaktorunabhängigkeit, Substratunabhängigkeit, Verlust der Kontaktinhibition, häufig Auftreten von Tumorantigenen, Transplantierbarkeit, genetische Instabilität.
>
> **Transformierende Noxen.** Spontanmutationen (selten), chemische Kanzerogene bzw. Prokarzinogene, γ-Strahlen, UVB-Strahlen, Virusinfektionen, epigenetische Faktoren.
>
> **Transformierende Viren.** Retro-Viren, HCV-Viren, DNS-Viren, Integration von Viren in das Zellgenom oder episomale Persistenz. Wirkung durch Onkogene, Ausschaltung von Suppressorgenen, Genominstabilität. Hit-and-run-Effekt.
>
> **Stufen der Karzinogenese.** Meist Mehrschritt-Transformation. Initiation, Promotion, Progression, Invasion, Metastasierung. Polyklonale und monoklonale Tumoren. Mono-polyzentrische Tumoren.
>
> **Onkogene, Suppressorgene, Gentoxizität.** Onkogene der Viren (v-onc); Aktivierung der Protoonkogene (c-onc) zu viralen Onkogenen (v-onc). Suppressorgene werden funktionell oder mutativ ausgeschaltet. »Wächter der Zellteilungen«; durch p53 auch Apoptoseinduktion. Viren, Karzinogene, Strahlen wirken gentoxisch.
>
> **Tumor im Organismus.** Entstehung in immunologischen Nischen; Kontrolle durch zytotoxische Lymphozyten, natürliche Killerzellen sowie Makrophagen und deren Zytokine. Es entstehen »escape«-Mutanten.

Virus-Chemotherapie
D. Falke

> **Einleitung**
>
> Viren sind *intrazelluläre Parasiten* und können lebensbedrohende Krankheiten erzeugen. Ein Virus-Chemotherapeutikum muss *selektiv* die Replikation blockieren, ohne den Zellstoffwechsel zu beeinträchtigen. Es werden zunehmend neue Substanzen mit großer Wirkung entwickelt, die bei AIDS und Transplantationen mit Immun-Mangelzuständen die Virusreplikation blockieren. Das *Resistenzproblem* ist die Achillesferse der Virus-Chemotherapie, das durch Kombinationsbehandlung z. T. umgangen werden kann.

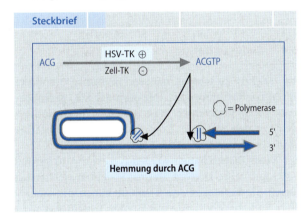

5.1 Allgemeines

Als obligate Zell-Parasiten sind Viren hinsichtlich ihrer Replikation überwiegend auf Stoffwechselleistungen der befallenen Zelle angewiesen. Die **Selektivität** eines antiviralen Chemotherapeutikums ist aber nur dann gegeben, wenn die Substanz ausschließlich viruskodierte Proteine, Enzyme oder Prozesse bindet oder ihre Aktivität hemmt, ohne dass z. B. die zellulären Polymerasen behindert werden. Als Angriffspunkte für eine selektiv wirkende Chemotherapie sind vorstellbar:

- eine spezifische **Blockade der Virusadsorption** an die Rezeptoren der Zelle (◘ Abb. 5.1)
- Prozesse des **Uncoating**,
- **Enzyme** (Replikasen, Reverse Transkriptase, Polymerasen, Ribonukleotid-Reduktase, Integrase),
- **Prozesse der Virusmontage** (Proteasen und Packaging),
- **Transkriptionsinhibitoren**, die die Bindung von Tat-Protein an den Promotor verhindern oder **Hemmstoffe** (HIV) der **Zellfusion**.

Als **therapiebedürftig** sind alle diejenigen Viruskrankheiten einzustufen, die sich durch eine Impfprophylaxe nicht verhüten lassen, aber lebensbedrohlich sind oder mit Folgekrankheiten einhergehen (z. B. Hepatitis B, Herpes-Enzephalitis, HIV-Infektionen, Lassa-Fieber).

Voraussetzung für eine effektive Virus-Chemotherapie ist die **Kenntnis des Erregers** durch Schnelldiagnose. Diese ist unentbehrlich, weil eine Virus-Chemotherapie nur gegen jeweils bestimmte Viren möglich erscheint. Eine Schnelldiagnose mit der PCR kann jetzt bei vielen Viruskrankheiten durchgeführt werden. Wenn die virologische und klinische Differenzierung versagt oder unsicher ist, z. B. bei der **lebensbedrohlichen Herpes-Enzephalitis**, muss bereits bei Verdacht, also »blind«, mit der Chemotherapie begonnen werden; die virologische Diagnose wird dann gegebenenfalls nachgeliefert. Solch ein Vorgehen ist von entscheidender Bedeutung für den Erfolg:

»Ein verzögerter Beginn erhöht das Risiko von Spätschäden oder Tod.«

Chemotherapeutika haben sich bei Viruserkrankungen bewährt, sie erlangen auch bei Virusinfektionen mit Immun-Mangelzuständen infolge einer HIV-Infektion, bei Tumoren oder nach Transplantationen zunehmende Bedeutung.

5.2 Kombinationstherapie

Wegen der **Resistenzentwicklung bei HIV-Infizierten** sind **Kombinationen von drei oder mehr Substanzen** mit verschiedenen Angriffspunkten in Gebrauch (HAART). Man setzt auch die Kombination von Ganciclovir mit ZMV-Immunglobulin bei ZMV-Reaktivierungen ein. Bei der chronischen HCV-Infektion wird **IFNα mit Ribavirin** eingesetzt. Man hofft schließlich, durch die Kombination von Chemotherapie mit Aktiv-Impfung (rHBsAg) oder IL-Gaben bessere Resultate zu erzielen.

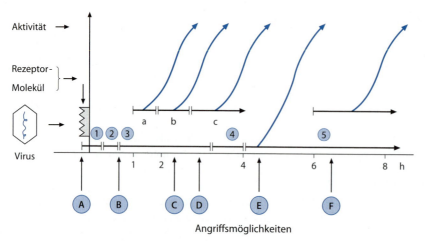

◘ Abb. 5.1. Phasen der Virusreplikation: (1) Adsorption; (2) Penetration; (3) Eklipse, (a) Sofortphase (Regulatoren), (b) Enzymphase (»Frühphase«), (c) Synthesephase von RNS, DNS und Strukturproteinen (»Spätphase«); (4) Montage (»packaging«); (5) Freigabe. Angriffsmöglichkeiten der Chemotherapeutika: (A) CD4-Rezeptor; (B) Adamantanamin; (C) Basenanaloge (ACG etc., Ribavirin); (D) Protease-Inhibitoren; (E) Montage-Inhibitoren; (F) Hemmung der Freigabe

5.3 Resistenzentwicklung

Die Möglichkeit, dass resistente Mutanten auftreten, besteht z. B. bei der ACG-Behandlung eines HSV-Rezidivs, der HSV-Enzephalitis und der HSV-Keratitis. Praktisch gesehen hat sich diese Erscheinung bisher nicht negativ ausgewirkt, weil die Mutanten relativ avirulent sind (»loss of fitness«). Insgesamt sind alle Chemotherapeutika restriktiv anzuwenden, wenn es sich um einfache HSV-Rezidive oder leichte Varizellen-Zoster-Erkrankungen handelt.

Die Gefahr, dass in der Peripherie resistent gewordene **Mutanten des HSV** die gleichen Spinalganglien des normalimmunen Patienten quasi rückbesiedeln besteht nicht. Das beim nächsten Rezidiv auftretende HSV erweist sich wieder als sensibel für das Medikament. Für die Möglichkeit, dass solche Mutanten seronegative Personen infizieren, gibt es bisher keine Anhaltspunkte.

Bei der langdauernden Behandlung von Patienten mit **Immunschäden** ist die Situation anders: Die Anwendung von Ganciclovir z. B. bewirkt auch hier Resistenzen des ZMV, das resistente Virus breitet sich dann aber im Organismus aus und verstärkt das Krankheitsgeschehen. Die Indikation für die Behandlung muss hier also streng gestellt werden. Besonders rasch entstehen bei HIV-Infizierten nach Chemotherapie Resistenzen (Quasispezies). Resistenzteste erweisen sich für einige Virusspezies als notwendig, z. Z. werden geno- bzw. phänotypische Tests eingesetzt (HIV).

5.4 Selektivität

Um selektiv zu wirken, müssen Virostatika besondere Eigenschaften aufweisen. Ihre Affinität z. B. gegenüber den Virus-Polymerasen muss möglichst hoch und gegenüber den zellulären Polymerasen möglichst gering sein.

Diese Eigenschaften werden z. B. von ACG erfüllt. ACG und seine Derivate werden zudem ausschließlich durch die herpeskodierte Thymidinkinase phosphoryliert und somit virusspezifisch zum Triphosphat aktiviert, also nur in herpesinfizierten Zellen. Die dazu notwendige **Thymidinkinase ist viruskodiert**; sie kommt nur bei HSV, EBV, HHV 6 und VZV vor. Beim ZMV existiert ein analoges Enzym.

Die meisten Chemotherapeutika für Viruserkrankungen sind **Inhibitoren der Nukleinsäuresynthese**, sie wirken **kompetitiv** oder **nicht kompetitiv**. Beim HIV sind **Protease-Inhibitoren** vielversprechend, bei der Influenza setzt man jetzt **Neuraminidase-Inhibitoren** ein. Bei HIV-Infizierten werden jetzt Fusionsinhibitoren angewendet. Nukleosidanaloge können in Zell-DNS eingebaut werden (»**Nukleophilie**«); durch nachfolgende mutative Veränderungen am Zellgenom kann bei Langzeitanwendung im Tierversuch Krebsentstehung ausgelöst werden (z. B. durch DHPG).

Die Aktivität der Arzneimittel abbauenden Enzyme bestimmt die Geschwindigkeit, mit der Medikamente aus dem Körper eliminiert werden. Hierfür sind meist die Enzyme des Cytochrom P450-Systems verantwortlich. Die Variabilität der Funktion dieser Enzyme ist genetisch bestimmt (Polymorphismen) und ist – bei gleicher Dosierung – die Ursache der unterschiedlich langen Dauer von Wirkung und Nebenwirkung/Toxizität eines Medikaments. Oral aufgenommene **Prodrugs** haben eine größere Bioverfügbarkeit und bessere Pharmakokinetik.

5.5 Antiviral wirksame Substanzen und ihre Wirkungsmechanismen

Joddesoxyuridin und Trifluormethylthymidin. Es sind Basenanaloge des Thymidins und die ersten (1962), jedoch **nicht selektiven** Viruschemotherapeutika (◘ Abb. 5.2). Die Triphosphate hemmen alle Thymidinkinasen wie auch die zellulären und viralen DNS-Polymerasen. Sie wurden zur Behandlung der **Keratitis dendritica** durch HSV eingesetzt (◘ Tabelle 5.1).

Vidarabin (Adenosinarabinosid) war die erste systemisch anwendbare Substanz zur Therapie einer HSV-Enzephalitis.

Bromvinyldesoxyuridin (BVDU, Brivudin). Dies ist ein Antimetabolit des Thymidins. Die Selektivität dieser Substanz ist groß: Die Wirkung richtet sich nur gegen HSV 1 und VZV. Es wirkt durch Hemmung der Polymerase. Es wird oral eingesetzt zur Behandlung des Zoster und der -schmerzen, sowie bei HSV 1- und VZV-Infektionen bei Immunsupprimierten. Es ist das Mittel der Wahl bei Zoster, eine Dosis (400 mg/die) ist ausreichend.

Acycloguanosin (ACG; Aciclovir). Dieses wird selektiv durch die HSV-kodierte Thymidinkinase phosphoryliert; es kann deshalb nur in HSV-infizierten Zellen wirksam werden. Das Triphosphat hemmt dann die HSV-DNS-Polymerisation. Es erfolgt nach dem Einbau ein »**Kettenabbruch**« der DNS-Synthese, weil die 3'OH-Gruppe der D-Ribose fehlt. Valyl-ACG (»**Valaciclovir**«) wirkt oral besser als ACG. Es ist ein »Prodrug« (Valylester des ACG), dessen Valylrest in der Leber abgespalten wird. ACG wird sehr gut vertragen.

Ganciclovir (DHPG). Es ist eine Fortentwicklung des ACG und wird bei Retinitis, Kolitis und Pneumonie infolge von Zytomegalie-Infektionen bei Personen mit Immundefekten angewendet. DHPG wird durch ein ZMV-kodiertes Enzym (»UL97«) selektiv phosphoryliert. Sein Prodrug **Valganciclovir** wird oral verabreicht.

Phosphonoformat (PFA, Foscarnet, Foscavir). Es ist ein selektiver Hemmstoff der HSV-kodierten DNS-Polymerase. Die Substanz wirkt **nicht kompetitiv**. Alle anderen genannten Basenanaloge wirken kompetitiv. PFA wird lokal und systemisch wie DHPG eingesetzt. Es wirkt bei DHPG-resistenter Zytomegalie und bei HIV.

Famciclovir. Es ist ein **oral** anwendbares Prodrug des Penciclovirs und wird zu diesem metabolisiert. Die Phosphorylierung erfolgt analog zu ACG. Es wirkt stärker als ACG bei Zoster und Neuralgien. Seine **Halbwertszeit** und die Bioverfügbarkeit ist erheblich länger und die Dosierung niedriger als bei ACG. Es eignet sich gut für die Behandlung des Zoster und der -schmerzen sowie bei Herpes genitalis. **Penciclovir** wird auch lokal als Creme eingesetzt.

Ribavirin. Dieses ist ein Antimetabolit des Guanosins. Die Substanz hemmt nach ihrer Phosphorylierung vorwiegend die mRNS-Synthese; sie hat eine relativ hohe Halbwertszeit. Die Substanz liegt in der Zelle als Triphosphat vor und behindert die Cap-Bildung an der mRNS. [Bei der Synthese von mRNS wird deren 5'-Ende physiologischerweise methyliert. Dies führt zu einer kurzen Schleife (Cap) am endständigen Guanosin (z. B. bei Myxo-, aber nicht bei den Picorna-Viren)]. Ribavirin wirkt deshalb **toxisch**. In vitro wird eine Vielzahl von Viren gehemmt. Die **Immunmodulation** durch Ribavirin wirkt durch **Verstärkung der TH1-Antwort**. Die Indikation zur Anwendung ist auf schwere Erkrankungen beschränkt (Lassa-Fieber, RS-Virus-Bronchiolitis, HCV, Influenza), seine Wirkungen sind nicht unumstritten, ausgenommen bei HCV (▶ s. S. 653). Ribavirin kann **teratogen** wirken (Cave: Gravidität).

Lamivudin (3TC). Es bewirkt nach dem Einbau in Nukleinsäure infolge Fehlens der 3'-Hydroxylgruppe der D-Ribose einen Kettenabbruch (▶ s. ACG, S. 493). Es wird durch die HBV-Polymerase sowie die reverse Transkriptase des HIV in die DNS eingebaut. Es wird jetzt klinisch oral bei HIV und HBV (Standard-Therapie) eingesetzt. Ein weiterer Wirkstoff ist **Abacavir** (Trizivir = Zidovudin, Lamivudin und Abacavir; Kombinationspräparat bei HIV).

Azidothymidin (AZT, Zidovudin). Diese Substanz bzw. sein Triphosphat ist ein Inhibitor für die reverse

◼ Tabelle 5.1. Zusammenfassung der Chemotherapeutika zur Behandlung von Viruskrankheiten

Substanz		Handelsname®	wirksam gegen	Verabreichung	Nebenwirkungen/Organ
Joddesoxyuridin (IdU)		Herpid	HSV	lokal	
Trifluormethyl-T (TFT)		Viroptic	HSV	lokal	
Brivudin (BVDU)		Zostex	VZV, HSV1	oral	∅ bis 400 mg/d
Aciclovir (ACG) [c]		Zovirax, u.a.	HSV, VZV	i.v., oral	Niere
Valaciclovir	P	Valtrex	HSV, VZV	proph.	Niere
Ganciclovir (DHPG)		Cymeven	ZMV	oral, proph.	Leber, Pankreas, Neutropenie
Valganciclovir	P	Valcyte	ZMV	i.v.	Leber, Pankreas, Neutropenie
Cidofovir (HPMPC) [e]		Vistide, Forvade	ZMV	i.v., cutan	Niere
Penciclovir		Vectavir		intravitreal	ZNS, Erbrechen
Famciclovir	P	Famvir	VZV	lokal, oral	ZNS, Erbrechen
Foscarnet (PFA)		Foscavir	ZMV	lokal, i.v.	Fieber, Niere, Diarrhoe
Fomivirsen		Vitravene	ZMV	Intravitreal	
Lamivudin (3TC) [x)]	NRTI	Epivir/Zeffix	HBV, HIV	oral	Leber, Pankreas, Neuropathie
Entecavir	NRTI		HBV	oral	
Abacavir (ABC)	NRTI	Ziagen	HIV	oral	Erbrechen, Diarrhoe, Überempfindlichkeit
Adefovir (PMEA)	NRTI	Preveon, Hepsera	HIV, HBV	i.v., oral	Niere, Lactazidose
Tenofovir	NRTI	Viread	HIV	oral	Erbrechen, Diarrhoe, Lactazidose
Ribavirin [d)]		Rebetol, Copegus	HCV u.a.	oral, aerosol	Genotoxizität, Niere, Anämie [z)]
Zidovudin (AZT) [a)]	NRTI	Retrovir	HIV	i.v., oral	Fieber, Knochenmark, ZNS
Didanosin (DDI)	NRTI	Videx	HIV	oral	Pankreas, Niere, ZNS, Leber
Stavudin (D4T)	NRTI	Zerit	HIV	oral	Neuropathie, Diarrhoe, Erbrechen
Zalzitabin (DDC)	NRTI	Hivid	HIV	oral	Pankreas, Neuropathie
Enfuvirtide (T20) [y)]		Fuzean	HIV	s.c.	Depression, Neuropathie [b)]
Nevirapin	NNRTI	Viramune	HIV	oral	Exanthem, Leber
Delavirdin	NNRTI	Rescriptor	HIV	oral	Erbrechen, Exanthem
Efavirenz	NNRTI	Sustiva	HIV	oral	Leber, Diarrhoe, Benommenheit

■ Tabelle 5.1 (Fortsetzung)

Substanz		Handelsname®	wirksam gegen	Verabreichung	Nebenwirkungen/Organ
Saquinavir	PI	Invirase/Fortovase	HIV	oral	Lipodystrophie, Leber
Atazanavir	PI	Zrivada/Reyataz	HIV	oral	Lipodystrophie
Indinavir	PI	Crixivan	HIV	oral	Lipodystrophie, Niere, Leber
Nelfinavir	PI	Viracept	HIV	oral	Lipodystrophie, Diarrhoe
Amprenavir	PI	Agenerase/Telzir	HIV	oral	Lipodystrophie, Erbrechen
Lopinavir	PI	Kaletra	HIV	oral	Lipodystrophie
Ritonavir	PI	Norvir	HIV	oral	Lipodystrophie, Leber
Zanamivir		Relenza	Infl. A, B	Aerosol	Übelkeit, Erbrechen [b]
Oseltamivir		Tamiflu	Infl. A, B	oral, proph.	Übelkeit, Erbrechen [b]
Amantadin		InfectoFlu/Infex	Infl. A	oral, proph.	
Imiquimod		Aldara	HPV	lokal	lokale Entzündung
Interferon α2a		Roferon A	HCV	s.c.	»Grippe«, Fieber, Diarrhoe
Interferon α2b		Intron A	HCV, HBV	s.c.	Exanthem, Lethargie, Depression
peg Interferon α2b/α2a		PEG-Intron, Pegasys	HCV	s.c.	Autoimmunkrankheiten
Interferon β		Betaferon	MS	s.c.	Aborte, Depression, Blutbildschäden

[x] Trizivir (Lamivudin, Abacavir, Zidovudin), oral; [y] Fusionsinhibitor (Penetration, Zellfusion); [z] mit pegIFN bei chronischer HCV-Infektion; s.c.=subcutan; i.v.=intravenös; proph.=prophylaktisch; (N)NRTI=(Non)Nukleotid-Reverse Transkriptase-Inhibitor;
[a] Combivir (AZT, Lamivudin), oral; [b] kleine Mahlzeit; [c] Aciclovir wirkt bei genitalen Primärinfektionen der Haut besser als bei Rezidiven (HSV 2); P=Prodrug; PI=Protease-Inhibitor; [d] mit Mahlzeit steigt C_{max} und AUC; [e] HDP-Cidofovir=Prodrug (oral) bei Pocken

Transkriptase des HIV 1 und 2 (**Nukleosidischer reverse Transkriptase-Inhibitor (NRTI)**). Es wirkt kompetitiv; seine Wirkung beruht auf einem **Kettenabbruch** nach dem Einbau infolge Fehlens der 3'OH-Gruppe. Das Provirus wird nicht beeinflusst. Die Substanz reduziert während der Dauer ihrer Applikation die Virussynthese bei HIV-Patienten; eine nachhaltige Wirkung fehlt, jedoch wird die Lebensqualität je nach Stadium der HIV-Infektion verbessert. Es treten bald AZT-resistente Mutanten auf. Weitere Substanzen mit Wirkung gegen HIV sind **2,3-Dideoxycytidin, Stavudin (d4T)** und **2,3-Dideoxyinosin**.

Nevirapin. Es ist ein **nicht-nukleosidischer Inhibitor (NNRTI) der HIV-reversen Transkriptase**, weitere Substanzen dieser Gruppe sind **Delavirdin, Efavirenz** und **Lovirid**. Sie wirken **nicht kompetitiv**, binden sich also **nicht** an das aktive Zentrum, sondern an andere Regionen des Enzyms.

Cidofovir (HPMPC) wirkt gegen viele DNS-Viren inhibitorisch, es hemmt auch ACG-resistentes HSV und HBV. Die Substanz ist ein Monophosphat und enthält keinen Pentoserest, das Diphosphat hemmt die Poly-

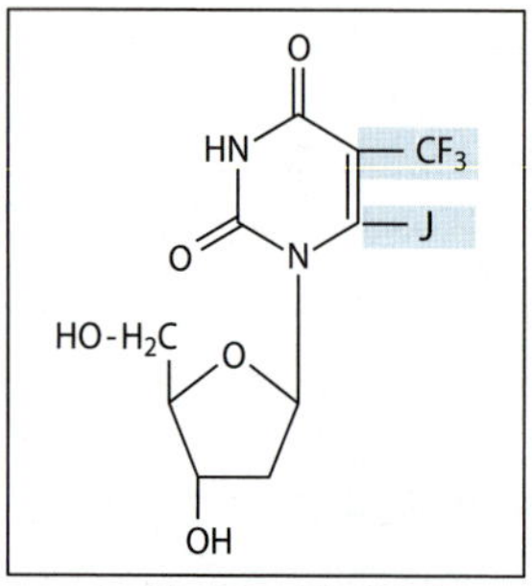
Joddesoxyuridin (IdU)
Trifluormethylthymidin (TFT)

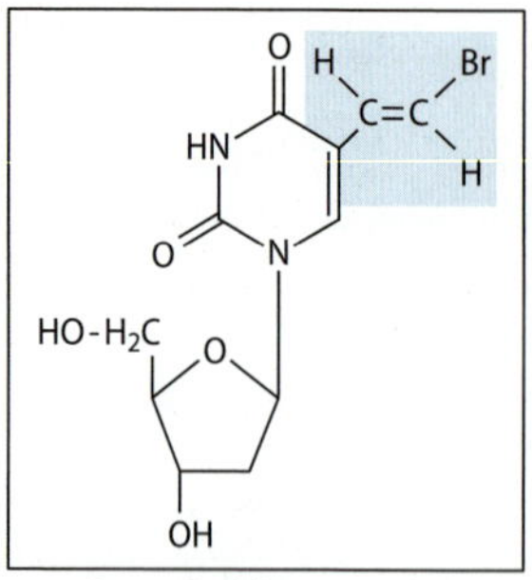
Bromvinyldesoxyuridin (BVDU)

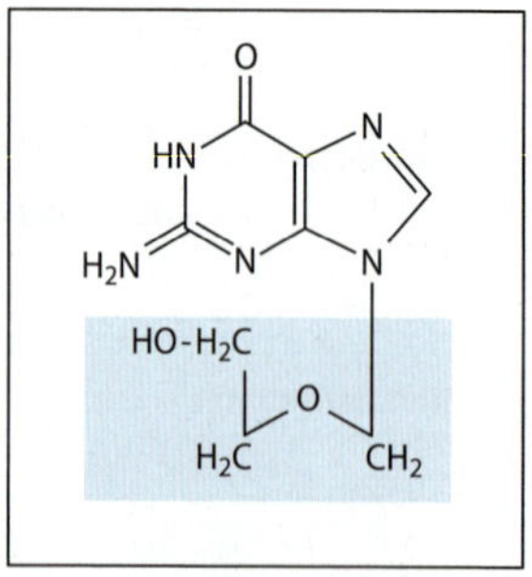
Acycloguanosin (ACG) (Aciclovir)

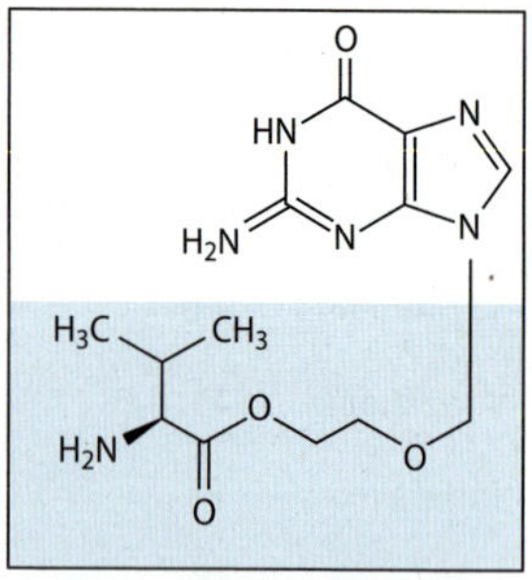
Valaciclovir

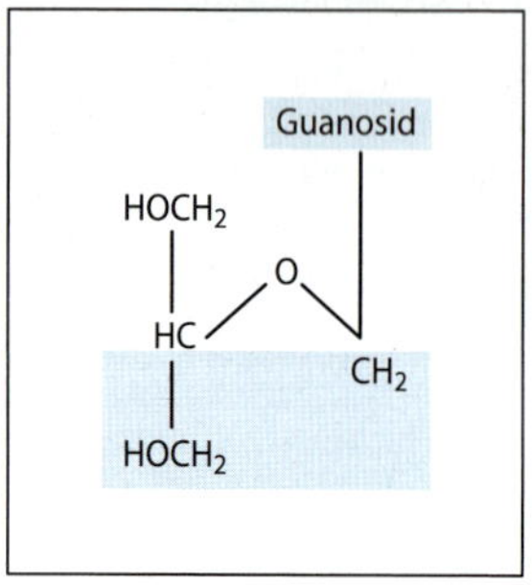
Ganciclovir (DHPG)

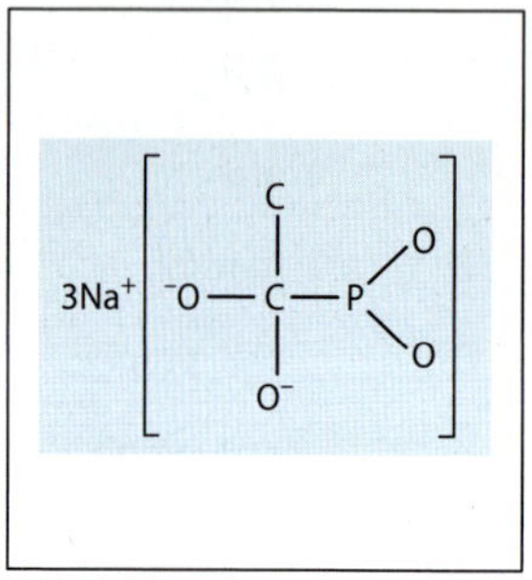
Tri-Na-Phosphonoformat (PFA)

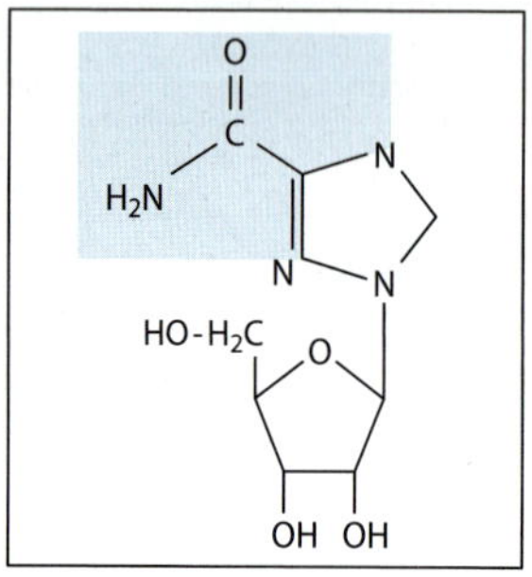
Ribavirin

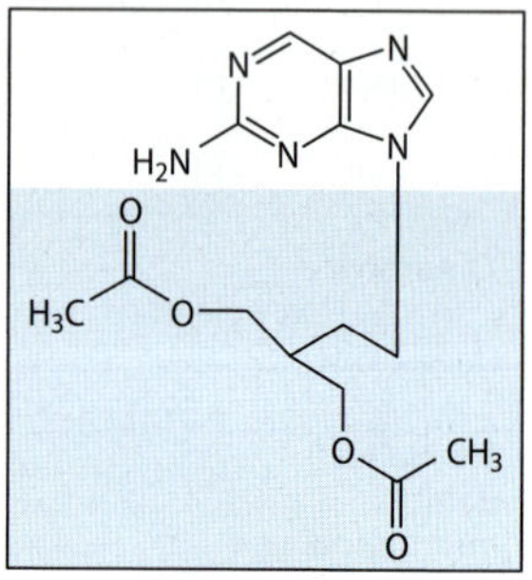
Famciclovir

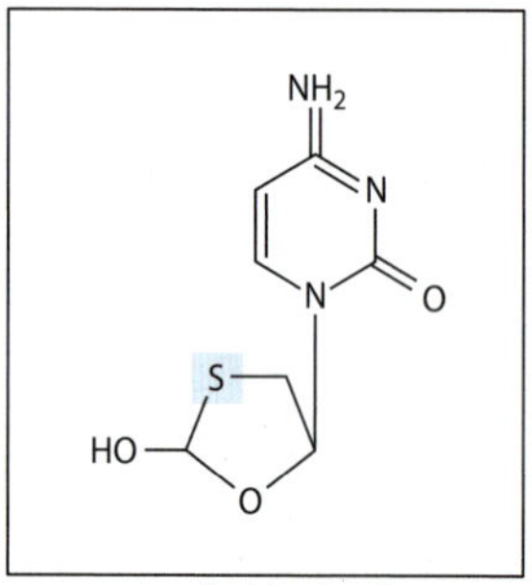
Lamivudin (3TC)

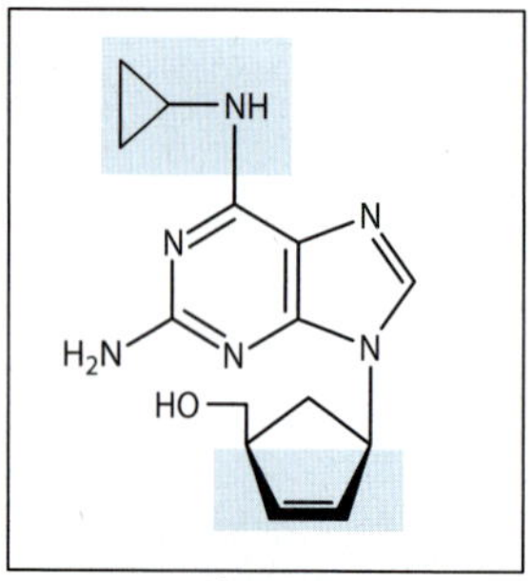
Abacavir

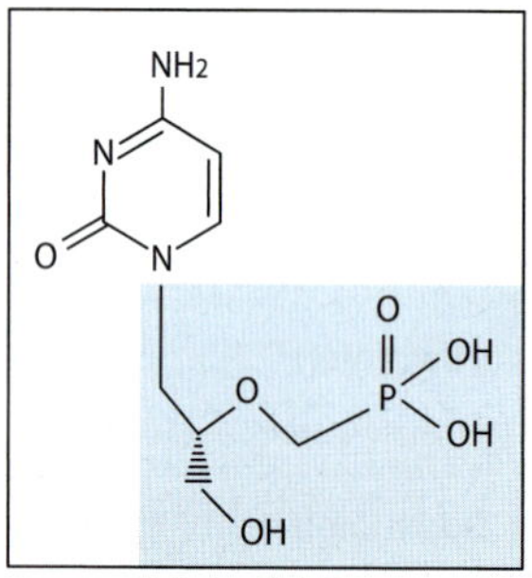
Cidofovir (HPMDC)

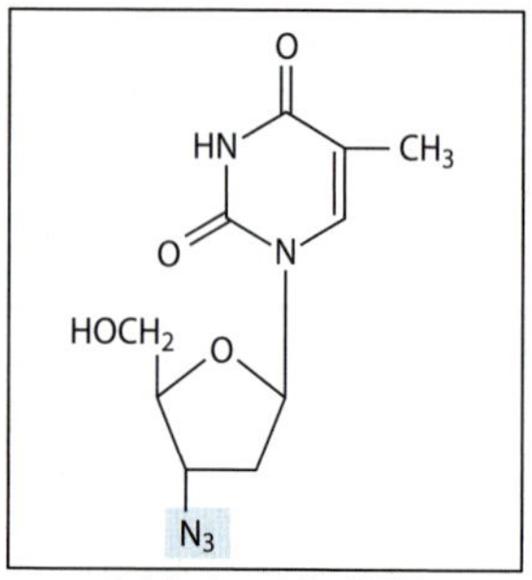
Azidothymidin (AZT)

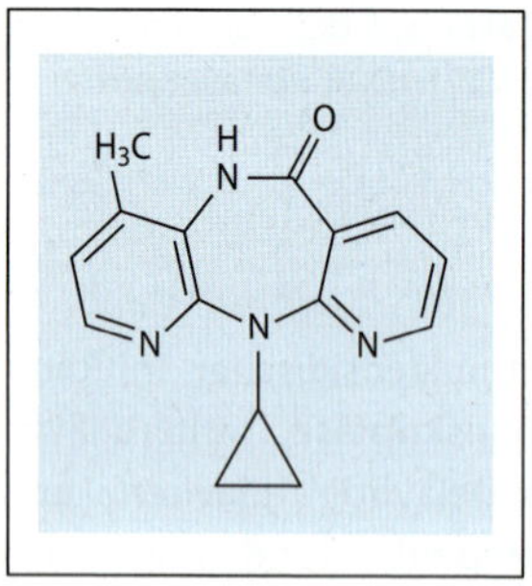
Nevirapin

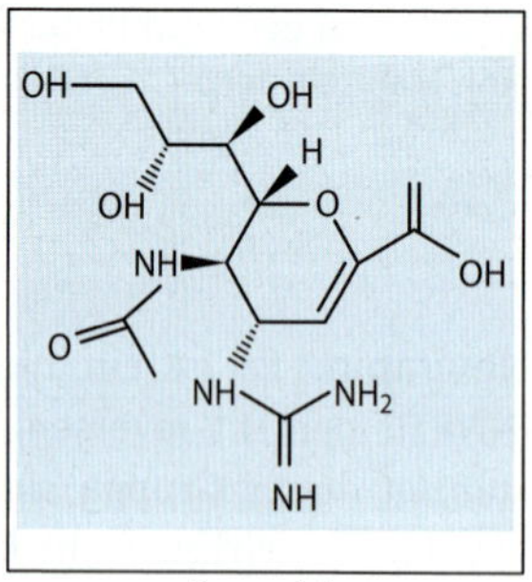
Zanamivir

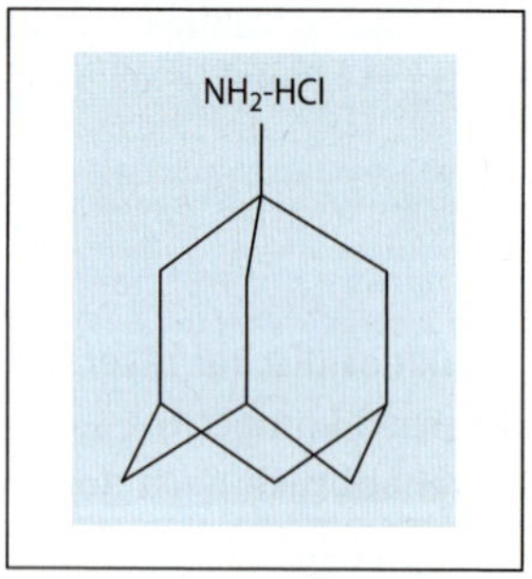
Amantadin

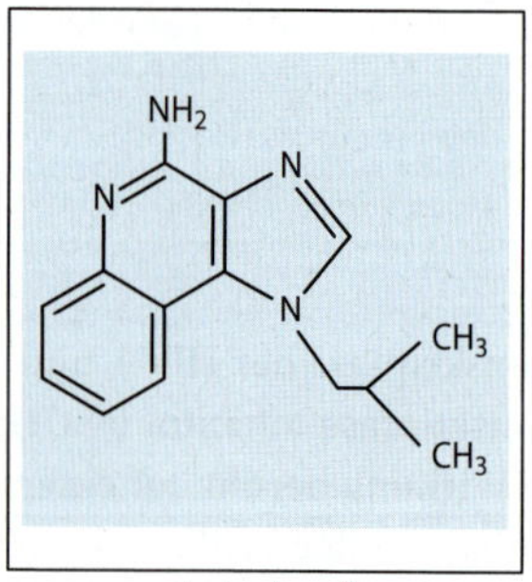
Imiquimod

Abb. 5.2. Strukturformeln wichtiger Virus-Chemotherapeutika. Die unterlegten Stellen geben Modifikationen der Moleküle an merase durch Verdrängung von dCTP. HPMPC hat sich bei Patienten mit Kehlkopf- und Anogenital-Papillomen als wirksam erwiesen, wenn es direkt in den Tumor injiziert wird; es lässt sich auch lokal als Gel anwenden; für die i.v. Behandlung der ZMV-Chorioretinitis ist es zugelassen. **Adefovir dipivoxil** (= Prodrug) wird oral bei der chronischen Hepatitis B eingesetzt.

Antisense-RNS. Ein neues Produkt stellt antisense-RNS dar. Die kurzen Oligonukleotidketten sind **antisense**, d.h. gegenläufig zu Sequenzen der Virus-mRNS, sie binden sich sehr fest an diese Moleküle (= Hybridisierung) und verhindern deren Ablesung. Ein Präparat ist **Fomivirsen** gegen die ZMV-Chorioretinitis (intravitreal).

Neuraminidase-Inhibitoren. Sie blockieren **sehr selektiv** die Neuraminidase in der Hülle des Influenza-Virus **A und B**. Es handelt sich chemisch um kompetitiv wirkende Neuraminsäureanaloge. Die Inhibitoren verhindern dadurch die Bindung und Abspaltung der mit endständigen Neuraminsäuremolekülen ausgerüsteten und nach außen gerichteten Influenza-Rezeptoren (= Glykoproteine) der Zellmembran. Der Adsorptions-Penetrationsprozess kann deshalb nicht erfolgen. **Zanamivir** (»Relenza«) wird als Nasenspray 5 Tage lang 2× pro Tag angewandt (je 10 mg pro Dosis), es wirkt nur innerhalb der ersten 24–48 Stunden nach Beginn der Erkrankung. **Oseltamivir** (»Tamiflu«) wird ebenso möglichst frühzeitig **oral** für die Dauer der Erkrankung oder auch prophylaktisch (4–6 Wochen lang) eingesetzt. Nebenwirkungen wie Brechreiz etc. lassen sich durch eine kleine Mahlzeit verhindern. Beide Substanzen sind hochgradig selektiv (1 : 100 000).

Imiquimod. Dies ist ein (1-(2-Methylpropyl)-1H-imidazol[4,5-c]quinolin-2-amin (R-837). Es induziert als Creme lokal Interferon u.a. Zytokine und wird erfolgreich zur Behandlung von Kondylomen, Moll. contagiosum und Warzen eingesetzt. Seine Wirksamkeit beruht auf einer Entzündung, die nicht zu stark werden sollte. Gaben: 3 × pro Woche, 3 Wochen lang.

Enfurtide (T-20, Fuzeon) ist ein **Fusions-Inhibitor** für HIV-Zellfusion beim Entry und Zell-Zellfusion. Chemisch ist es ein 36-Aminosäuren-Peptid und bindet sich an 2 Regionen des gp41. Es ist auch wirksam, wenn Resistenzen gegen andere Inhibitoren bestehen. Die Nebenwirkungen sind gering (Kopfschmerzen, periphere Neuropathie, Depression). Es wird täglich injiziert (2×/die, s.c.).

Protease-Inhibitoren. Die Kapsid-Proteine (p24, p18 u.a.) des HIV entstehen aus einem Vorläuferprotein (abgelesen vom gag-Gen) durch proteolytische Spaltung. Dieses Enzym lässt sich durch »Protease-Inhibitoren« blockieren, sodass Viruspartikel nicht gebildet werden können. Solche Protease-Inhibitoren werden jetzt zur Behandlung von HIV-Infektionen eingesetzt: **Saquinavir** (besser: Fortovasegel, oral), **Indinavir, Nelfinavir, Amprenavir, Lopinavir** und **Ritonavir**. Die Wirkungen dieser Substanzen sind sehr gut. Da jedoch auch bei ihnen Resistenzen des HIV entstehen, hat man z.B. Saquinavir mit AZT und Didanosin kombiniert. Auf diese Weise sind Resistenzen erst viel später als bei alleiniger Verabreichung aufgetreten, v.a. aber hat sich erstmals eine **deutliche** Lebensverlängerung der AIDS-Patienten zeigen lassen. Beim HIV ist eine 3–4-fach-Therapie erforderlich, um die Entstehung von Resistenzen hinauszuzögern: Man spricht von **HAART** (»highly active antiretroviral therapy«).

Eine wichtige Nebenwirkung dieser Wirkstoffgruppe ist eine **Lipodystrophie** infolge Umverteilung des Körperfettes. Eine Hepatitis steigert das Risiko für Hepatotoxizität für HIV-Patienten mit HAART.

Generell sind **Nebenwirkungen** auf Mitochondrien, Leber, Niere, Schilddrüse sowie Lipidstoffwechsel bedeutsam. **Nukleophilie! Cave:** Gravidität, Zeugung.

Amantadin (1-Aminoadamantan-HCl). Es blockiert selektiv das **Uncoating** der Influenza A-Viren (◘ Abb. 5.2). Es hemmt das Uncoating durch Blockade der Ionenkanalfunktion des M2-Proteins. Es kann z.B. bei einer drohenden Influenza A2-Pandemie über längere Zeit prophylaktisch und therapeutisch eingenommen werden (◘ Tabelle 5.1). Resistenzen entstehen leicht. Ein Derivat ist das **Rimantidin** (α-Methyl-1-Adamantan-methylamin-HCl), es wirkt ähnlich.

> **In Kürze**
>
> **Chemotherapie**
>
> **Allgemeines.** Viren replizieren sich nur in lebenden Zellen, sie sind auf die Zellmaschinerie in Bezug auf ihre Replikation angewiesen. Darauf beruht die Schwierigkeit, selektiv auf die Virussynthese einwirkende Substanzen zu finden, ohne die Zellprozesse zu stören.
>
> **Selektivität**
> **Angriffspunkte.** Virusspezifische Prozesse in der Zelle:
> — Adsorption,
> — Uncoating,
> — Nukleinsäure-Synthese (Enzyme),
> — Virusmontage,
> — Proteolytische Spaltung der Proteine
> — Fusion und Neuraminidase.
>
> Es sind **Inhibitoren** der Adsorption, des Uncoating, der Nukleinsäuresynthese sowie der Proteinspaltung und Neuraminidase in Gebrauch. Bei HIV: Kombinationstherapie: HAART.

❯❯ Einleitung

Interferone sind regulatorische Proteine der Zellphysiologie mit antiviralen, immunstimulierenden und tumorhemmenden Eigenschaften. Sie sind der Hauptfaktor der Basisabwehr zur Blockade der Virusausbreitung im Organismus. Die Wirkung ist virusunspezifisch, jedoch artspezifisch.

5.6 Anhang: Interferon

Interferenz und Interferon

Man versteht unter **Interferenz** die Beeinflussung der Wirtsempfänglichkeit für das virulente Virus »A« durch eine vorhergehende Infektion mit einem avirulenten Virus »B«: Die Infektion mit B schützt den Organismus (oder dessen Zellen) vor dem Angehen von A. Dieser Effekt hat nichts mit Antikörpern oder anderen Faktoren der erworbenen Immunität zu tun, vielmehr geht die Interferenz auf die Produktion eines Stoffes zurück, den Isaacs und Lindenmann 1957 erstmals nachgewiesen und **Interferon** genannt haben. Interferone (IFN) sind die ersten Vertreter einer großen Gruppe von Wirkstoffen (Zytokine, ▶ s. S. 475 und 499).

Es gelang frühzeitig, durch die Anwendung von **Anti-IFN-Seren** die angeborene Resistenz von Mäusen auszuschalten, d. h. die Tiere erkrankten und starben.

Die Interferone werden in α-, β- und γ-Interferone eingeteilt, sie wirken **antiviral, antitumoral** und **immunmodulierend**. Interferone sind für den **Sofortschutz** der Basisabwehr und Stimulierung der **adaptiven Immunität** verantwortlich, allerdings wird der Interferonmechanismus durch Virusinfektionen in vielfältiger Weise negativ beeinflusst. **α-Interferon** wird von Monozyten, D.C.s, Makrophagen und B-Zellen, **β-Interferon** von Fibroblasten nach Virusinfektion gebildet, insbesondere bilden plasmazytoide Vorstufen der D.C.s im Blut nach Viruskontakt exzessiv große Mengen an Interferon. **γ-Interferon** wird in T-Zellen nach deren Antigenerkennung synthetisiert.

Interferon wird in die Umgebung **sezerniert**; es gelangt dabei in das **Blut** und **diffundiert in die Gewebe**, wo es sich an IFN-Rezeptoren anheftet. Es schützt quasi »Nachbarzellen«. In der Zelle bewirkt es nach Ingangsetzung von Signalketten (◘ Abb. 5.3) im Kern die **Synthese von translationshemmenden Proteinen** (»TIP«, translation inhibiting proteins):

— Sie wirken als RNS-asen, indem sie mRNS abbauen. Diese werden durch Oligo 2′,5′-Adenosin-Nukleotide aktiviert.
— Initiationsfaktoren der Translation (eIF-2) werden durch Proteinkinasen (PKR) phosphoryliert und damit unwirksam.
— Interferon stimuliert das Mx-System, bei dem es sich um GTP-spaltende Enzyme handelt, die den Transport von Nukleoproteinen der Orthomyxoviren in den Kern blockieren.
— Insgesamt sind mehr als 100 Proteine an der Interferon-Wirkung beteiligt.

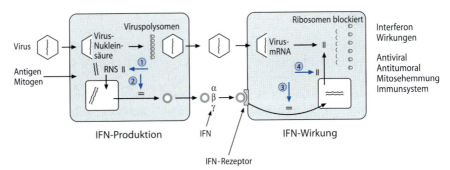

◘ Abb. 5.3. Das Interferonsystem (IFN). Die Synthese von IFN wird in der Zelle von Viren (IFN α/β) oder durch Antigenkontakt (IFNγ) ausgelöst. Die IFN-Induktoren bei Virusinfektionen sind die während der Virusreplikation auftretende Doppelstrang-RNS oder auch bestimmte Virusproteine. Die Synthese von IFN und seine Wirkung lässt sich in verschiedene Phasen gliedern: (1) Induktion der IFN-mRNS im Kern, (2) Transkription und Translation der IFN-Moleküle, (3) nach Bindung an IFN-Rezeptoren werden Signalwege stimuliert, die (4) die Synthese von »translation-inhibiting proteins« (TIPs) anregt. Viren können auf komplizierte Weise an (1), (2), (3) und (4) die IFN-Produktion und seine Wirkung blockieren.

— IFNα/β aktiviert auch die p53-Signalkette, die via Apoptose die virusinfizierte Zelle zerstört, d. h. die Virusreplikation begrenzt.

Therapeutische Anwendung von Interferon

Interferon wird heute für die Therapie einiger Viruserkrankungen eingesetzt. Interferone können auch die Entstehung von Tumoren verhindern, gleichgültig, ob es sich um virusinduzierte Tumoren handelt oder nicht. Diese Effekte der Interferone lassen sich z. T. auf die Hemmung der Virussynthese und z. T. auf die Hemmung der Zellvermehrung zurückführen (Apoptose-Induktion?). Allerdings müssen sehr hohe Dosen gegeben werden, weil die Halbwertszeit kurz ist. Auch werden z. B. MHC-Gene aktiviert, die eine bessere Erkennung virusinfizierter Zellen durch ZTL ermöglichen. Der Abbau erfolgt in der Leber und der Niere. IFN passiert kaum die Blut-Liquor-Schranke. IFN lässt sich auch mit Erfolg direkt in den Tumor injizieren. IFNα2 hat sich bei der Behandlung der chronischen Hepatitis B und C (mit Ribavirin) bewährt.

Der Hauptvorteil der Anwendung von Interferonen gegenüber den Nukleosidanaloga beruht darauf, dass (fast) keine Resistenzen entstehen. Durch Kupplung von IFN an Polyäthylenglykole entstandenes **PEG-IFN** ist sozusagen ein »Depot-IFN« (Anwendung 1mal pro Woche). – Insgesamt existieren mehr als 20 verschiedene Varianten von IFNα. Deren Konsensus-Sequenzen hat man in eine c-DNA zusammengefasst, deren rekombinantes Produkt (»**Kons. IFN**«) die Eigenschaften aller IFNe vereinigt. Es wird zur Behandlung der **multiplen Sklerose** eingesetzt und für die Therapie der Hepatitis B geprüft (tägliche Injektion). Konsensus IFN wirkt offenbar besser als peg IFN. Die Interferonwirkung ist nicht selektiv.

> **In Kürze**
>
> **Interferon**
>
> **Interferenz.** Wird in vitro und in vivo durch Viren ausgelöst und durch Interferon bewirkt. Das Interferonsystem gehört zu einem Netzwerk von Regulatorproteinen der Zellphysiologie. Man unterscheidet α-(Leukozyten), β-(Fibroblasten) und IFNγ (aus T-Lymphozyten).
>
> **Wirkung.** Interferone wirken antiviral, antizellproliferativ und immunstimulierend. Die Wirkung gegen Viren ist nicht selektiv (Nebenwirkungen!). Sie wirken bezüglich der Zellen Spezies-spezifisch, aber Virus-unspezifisch.
>
> **Wirkung im Organismus.** IFNα/β ist der erste Arm der Basisabwehr und blockiert die Virusreplikation, die Gabe von Anti-IFN steigert die pathogene Wirkung der Viren.
>
> **Therapeutische Anwendung**
>
> **Antiviral.** Bei chronischer Hepatitis B und C.
>
> **Antiproliferativ.** Haarzellleukämie, Papillome, Basaliome, Kondylome, Haut- und Zervix-Karzinome, lebensbedrohende Hämangiome bei Kindern u. a.
>
> **Immunmodulierend.** Bei der Multiplen Sklerose.

Differenzialdiagnose der Viruskrankheiten

J. Podlech, D. Falke

⟫ ⟩ Einleitung

Die Labordiagnostik der Viruskrankheiten beruht auf:
- Züchtung und Identifizierung des Virus, seiner Nukleinsäure oder viruskodierter Antigene.
- Nachweis von virus- bzw. krankheitsspezifischen Antikörpern im Serum, Liquor oder in Ausscheidungen des Kranken.
- Angabe der Verdachtsdiagnose.
- Zu jeder Isolierungsprobe gehören 2 Serumproben des Patienten.

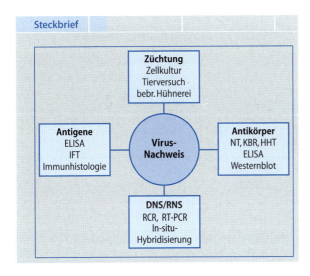

Steckbrief

6.1 Allgemeines

Beim Vorliegen eines definierten Krankheitsbildes (z. B. Masern) ist die Auswahl der geeigneten Nachweisverfahren leicht.

Viele Virusspezies können jedoch nahezu identische Symptome hervorrufen, z. B. Enzephalitis, Meningitis, Hepatitis u. a. Beim Einsatz der jeweiligen diagnostischen Hilfsmittel müssen diese **differenzialdiagnostischen Möglichkeiten** in Betracht gezogen werden. Tabellen hierfür finden sich auf ▶ S. 503 ff., der methodische Teil auf ▶ S. 888 ff.

Die erfolgversprechende Arbeit des Viruslaboratoriums ist nur möglich, wenn die

- richtigen Proben
- zur richtigen Zeit abgenommen
- und in der richtigen Weise transportiert werden.

Die **Virusisolierung** ist nicht immer erforderlich und zudem aufwendig, es wird deshalb zunehmend die **PCR** oder der **Antigen-ELISA** eingesetzt.

Die Möglichkeit einer alsbaldigen Diagnosestellung durch **Schnelldiagnostik** z. B. bei der Influenza und dem RS-Virus eröffnet chemo- oder immuntherapeutische Chancen. Von größter Bedeutung ist aber der Nachweis des Erregers bei **Enzephalitisverdacht** durch die **PCR** im Liquor, weil sofort mit der Behandlung begonnen werden muss.

Die **PCR** kann sowohl für den Nachweis von **Virus-DNS** als auch in Form der RT-PCR für den Nachweis von **RNS** eingesetzt werden. Die PCR ersetzt zunehmend andere Verfahren und wird als »realtime PCR« zur quantitativen Bestimmung der **Viruslast** bei HBV, HCV, HIV und ZMV zum **Therapie-Monitoring** eingesetzt. Beim HCV erfolgt eine **Genotypisierung**. Die RE-Analyse dient zur **Feinanalyse** bei epidemiologischen Fragen (HSV, VZV, ZMV u. a.) (▶ s. S. 895).

Vergleichbaren Zwecken dient die **Sequenzierung** von Virusnukleinsäure.

Die **Resistenzbestimmung** wird z. B. bei Langzeittherapie der Hepatitis B mit Lamivudin vorgenommen, wo Mutationen aufgetreten sind.

In-situ-Hybridisierung kann zur Lokalisierung der Virusreplikation in der Leber oder zum HPV-Nachweis in Zervixsekreten durchgeführt werden.

IgG-Antikörper lassen sich meist **erst einige Tage** nach Krankheitsbeginn nachweisen, IgM-Antikörper einige Tage früher. Wichtig ist der Nachweis des **Anstiegs der Titer** dieser Antikörper in 2 Serumproben (◘ Abb. 6.1). Die serologischen Antikörpernachweise ermöglichen oft erst **nachträglich die Erkennung des Erregers**, so dass andere Verfahren zu einer alsbaldigen Diagnose verhelfen müssen. **Die Differenzialdiagnose ist das A und O der Virusdiagnostik.**

Für **bestimmte Fragestellungen** werden auch die Zahl der Blutzellen (CD4, CD8) und die Oberflächenantigene der T-Zellen bestimmt.

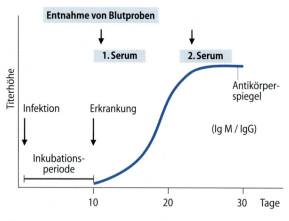

Abb. 6.1. Darstellung für den Zeitpunkt der Entnahme von Blutproben zur Antikörperbestimmung. Erst nach Ablauf der Inkubationsperiode werden Antikörper in das Blut abgegeben. Zur Bestimmung des Antikörperpegels nach Infektionskrankheiten benötigt man zwei Blutproben. Die erste Blutprobe soll möglichst frühzeitig nach Beginn der Erkrankung, die zweite 10–14 Tage später entnommen werden

Tabelle 6.1. Proben zur Isolierung und zum Antigennachweis von Virus

Infektion der/des	Proben
Atemwege	Nasen-/Rachenabstrich, (Spülwasser), Auswurf, BAL
GI-Traktes	Stuhl, Biopsien
Haut	Bläschenmaterial, Gewebe
Leber	Serum, Biopsie, Stuhl
ZNS	Liquor, Stuhl, Rachen-/Nasenabstrich
Blut	Serum, Blutzellen, Biopsie
Auge/Ohr	Konjunktivalflüssigkeit, Sekrete

Die **Testungen von Blutproben für Transfusionen** finden sich auf ▶ S. 507 (Tabelle 6.15).

Tabelle 6.2. Virusbedingte Läsionen der Mund- und Rachenhöhle

HSV	primär, rezidivierend
EBV	Angina, Burkitt-Lymphom, Nasopharynx-Karzinom
HIV	Haarleukoplakie der Zunge (EBV), Kaposi-Sarkom bei AIDS
Masern	Kopliksche Flecken, Enanthem
Coxsackie	Herpangina
VZV	Zoster, Varizellen
Mumps	Parotitis
Papova	Papillome, Karzinome, orale Kondylome bei AIDS

Tabelle 6.3. Ätiologie der Virus-Meningitis

Häufig	Mumps-Virus (20%, Zahl sinkend) Coxsackie- und ECHO-Viren
Selten	Adeno-Viren LCM-Virus Herpes (HSV 2)-Virus FSME
Ätiologisch ungeklärt	50%

Tabelle 6.4. Ätiologie der Virus-Enzephalitis/Enzephalopathie

- 50% der menschlichen Enzephalitiden werden durch **HSV 1** hervorgerufen (sehr selten HSV 2)
- Arbo-Viren (FSME); Dengue
- Masern-Virus
- Influenza-Virus
- Varizellen-Zoster-Virus (Zahl steigend)
- Malaria (Anamnese!)
- Prion-Krankheiten
- Entero-Viren
- HIV; JC-Virus
- Tollwut

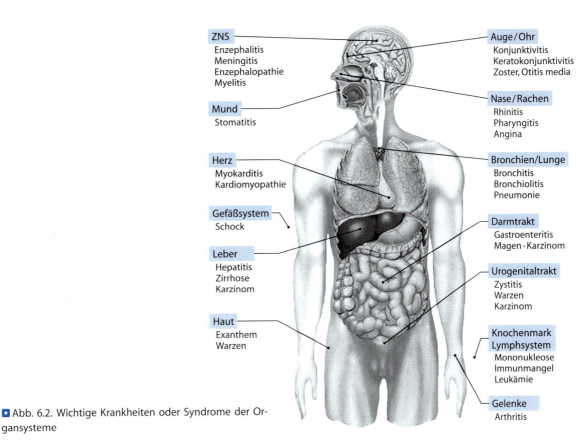

◘ Abb. 6.2. Wichtige Krankheiten oder Syndrome der Organsysteme

◘ Tabelle 6.5. Virusbedingte Erkrankungen des Auges	
Erkrankung	Verantwortliches Virus
Keratitis herpetica	HSV, VZV
Keratokonjunktivitis epidemica	Adeno-Virus Typ 8, 19 u. a.
Akute, hämorrhagische Konjunktivitis	Entero-Virus 70 Coxsackie A 24
Pharyngokonjunktivales Fieber	Adeno-Virus 3, 4, 7 u. a.
Chorioretinitis	ZMV
Konjunktivitis	VZV, Masern-Virus

6.2 Differenzialdiagnose

Nur **differenzialdiagnostische Überlegungen** erlauben die Identifizierung des jeweiligen Erregers. Hierbei ist die **Anamnese**, das **Hauptsymptom** (z. B. Meningoenzephalitis) oder das **Syndrom** wichtig (◘ Abb. 6.2).

Die Tabellen 6.2–6.14 dienen auch zur Orientierung für die Auswahl der Laborreaktionen bei den verschiedenen Krankheiten oder Krankheitsgruppen. Die Differenzialdiagnose der »Erkältungskrankheiten« ist auf ▶ S. 541 dargestellt.

◘ Tabelle 6.6. Mögliche Ursachen des Guillain-Barré-Syndroms

- EBV, HBV
- ZMV
- Influenza-Virus, Parainfluenza
- VZV (HSV)
- u. v. a. Viren, Bakterien

Tabelle 6.7. Virale u.a. Ursachen von Lähmungen (schlaffe Paralysen)

- (Polio-Virus), HSV, EBV, VZV, HHV6
- Lyme disease (B. burgdorferi)
- Entero-Virus 70, 71

Tabelle 6.8. Virale Ursachen von Myokarditis-Perikarditis

- Coxsackie-Virus (25% aller Fälle von dil. Myokarditis (Biopsie)), ECHO-Viren
- EBV
- ZMV (12% aller Fälle von dil. Myokarditis (Biopsie))
- Influenza-Virus
- Adeno-Virus (15%)

Tabelle 6.9. Virusinfektionen mit Arthralgien

- Röteln
- Parvo B19-Virus
- HBV, HAV, HCV
- EBV, Coxsackie-Viren, HTLV

Tabelle 6.10. Virusinfektionen u.a. mit Chorioretinitis

- ZMV (v.a. bei AIDS)
- Toxoplasmose
- HIV (?)
- konnatales Röteln-Syndrom

Tabelle 6.11. Differenzialdiagnose der Hepatitis

Stets vorhanden bei (Klinisches Hauptsymptom)	Gelbfieber Hepatitis A Hepatitis B Hepatitis D, C, E Autoimmun-Hepatitis
Häufig bei	Infektiöser Mononukleose (EBV)
Selten bei	Zytomegalie-Infektion Herpes-simplex-Virus, VZV
Sehr selten bei	Kongenitalen Röteln Coxsackie-Virus, ECHO-Virus Mumps
Fulminante Hepatitis (sehr selten)	HAV, HBV, HCV, HEV

Tabelle 6.12. Virusbedingte Veränderungen der Haut

Bläschenartig	Varizellen-Zoster Herpes-simplex-Virus, Vaccinia-Virus, Herpangina (Coxsackie-Viren), hand-, foot- and mouth disease (Coxsackie-Viren)
Knötchenartig	Warzen, Molluscum contagiosum, Melkerknoten, Kuhpocken
Infiltrate	Kaposi-Sarkom
Exantheme (ohne Bläschenbildung)	Masern, Röteln, Erythema infectiosum (Parvo B-19), Exanthema subitum (HHV 6, Roseola infantum), ECHO-Viren, Coxsackie-Viren, EBV, HBV
Tumoren	Erwachsenenleukämie, Kondylomata acuminata und plana u.a., K.S., Warzen

Tabelle 6.13. Import- und Reisekrankheiten (Anamnese!)

Erkrankung (Virus)	Hauptsymptome
Lassa-Fieber	Fieber, Hämorrhagien, Exanthem, Schock
Dengue-Fieber	Fieber, Knochenbruch-Schmerzen, Enzephalitis, Hämorrhagien, Schock, Hepatitis
Gastroenteritis	Übelkeit, Erbrechen, Diarrhoe
Ebola-Fieber	s. Lassa-Fieber, Schock
Marburg-Krankheit	s. Lassa-Fieber, Schock
Gelbfieber	Fieber, Hepatitis, Hämorrhagien
Japan B-Enzephalitis	Fieber, Erbrechen, Enzephalitis
Toskana-Fieber	Meningitis, »Grippe«
Tollwut	Enzephalitis, Hydrophobie, Erbrechen
Hanta-Viren	Fieber, Oligurie, Hämorrhagien, Pneumonie, Schock
Hepatitis A–E	Hepatitis

Tabelle 6.14. Diagnostik der Viruserkrankungen (Übersicht)

Virus	Isolierung bzw. Nachweis des Virus aus	Isolierung des Virus auf	Methoden zum AK-Nachweis	ELISA IgM	ELISA IgG	Ag-Nachweis bzw. Sonderdiagnostik
Entero-[a]	Stuhl, Urin, Liquor	Zellkultur (Coxsackie A: Babymaus)	NT, (KBR)	+	+	RT-PCR
Rhino-	RSW*	Zellkultur (32 °C)	(NT)	–	–	
Influenza-	RSW	Brutei, Zellkultur	KBR, HHT	–	–	IFT-Schnelltest, Antigen-ELISA
Parainfluenza-	RSW	Zellkultur	KBR, HHT			
RS-	RSW	Zellkultur	KBR, HHT			IFT-Schnelltest, Antigen-ELISA
Adeno-[a]	RSW, ASW	Zellkultur	KBR, HHT	+	+	
Masern-	RSW	Zellkultur	KBR, HHT	+	+	
Mumps-	RSW	Zellkultur	KBR, HHT	+	+	
Röteln-	RSW Nabelschnurblut	Zellkultur	HHT	+	+	RT-PCR, IgM-Nachweis![b]
Ringelröteln-	Blut	–	–	+	+	PCR
HSV	Bläschen, Liquor, ASW	Zellkultur	KBR	+	+	PCR im Liquor
VZV	Bläschen, Liquor	Zellkultur	KBR	+	+	
ZMV[a]	Speichel, Urin, Blut, Bronchiallavage	Zellkultur	KBR	+	+	PCR, pp65 in Granulozyten Avidität der Ak
EBV	Blutzellen	Ko-Kultivierung	IFT (IgM, IgG)	+	+	Avidität der Ak Ak gegen EBNA, EA, VCA
HHV 6	Blutzellen	Ko-Kultivierung	IFT	+	+	PCR
HHV 8	Blutzellen	Züchtung	IFT	+	+	LANA-Ak, PCR
FSME-*	Liquor	Zellkultur	NT	+	+	ELISA, W-blot, RT-PCR
LCM-	Liquor	Maus	NT	–	–	

◘ Tabelle 6.14 (Fortsetzung)

Virus	Isolierung bzw. Nachweis des Virus aus	Isolierung des Virus auf	Methoden zum AK-Nachweis	ELISA IgM	ELISA IgG	Ag-Nachweis bzw. Sonderdiagnostik
Tollwut-[a]	Gewebe	Maus, Zellkultur	–	–	–	Negri-Körperchen im ZNS, RT-PCR, Hautstanzen und Konj.-Tupfpräparate, IFT in ZK
Hepatitis A	Stuhl	–	ELISA	+	+	Virus im Stuhl (ELISA)
Hepatitis B	Blut	–	ELISA, RIA (HBs, HBe, HBc)	+	+	HBs-Ag, Transaminasen, Biopsie, HBe-Ag, DNS (PCR)
Hepatitis C	Blut	–	ELISA	–	+	RT-PCR, Transaminasen, Biopsie
Hepatitis D	Blut	–	ELISA	–	+	RT-PCR (+ HBV-Diagnostik)
Hepatitis E	Stuhl	–	ELISA	+	+	
Hepatitis G	Blut	–	–	–	–	RT-PCR
HIV 1/2	Blut, Sekreten, Gewebe	Ko-Kultivierung	IFT, ELISA	–	+	RT-PCR, Transaminasen, p24, Westernblot, CD4/CD8-Quotient
Rota-[a]	Stuhl	–	HHT	–	–	Virus im Stuhl (ELISA)
Adeno 40+41[a]	Stuhl	–	–	–	–	Virus im Stuhl (ELISA)
Norwalk-Agens[a]	Stuhl	–	–	–	–	EM, PCR, ELISA
Papillom-	Warzen, Kondylomen, Karzinomen	–	–	–	–	PCR, DNS-Hybridisierung

[a] Nur bei diesen Viren ist Isolierung nach Versand möglich. Sonst: Direkt-Verimpfung oder –70°C.
[b] Untersuchung eines Serumpaars in einem Ansatz. Seren ggf. aufbewahren (Schwangerschaft).
KBR: Komplementbindungsreaktion, **HHT:** Hämagglutinations-Hemmungstest, **NT:** Neutralisationstest, **RSW:** Rachenspülwasser, **ASW:** Augenspülwasser, **EM:** Elektronenmikroskop, **IFT:** Immunfluoreszenz-Test, **RIA:** Radio-immun-assay, **PCR:** Polymerase-Kettenreaktion, **ZK:** Zellkultur, **Ak:** Antikörper, **Ag:** Antigen.
* Die frühen primär-IgG-Antikörper besitzen eine geringe Avidität (s. FSME, EBV und ZMV).
In allen Zweifelsfällen ist die PCR die Methode der Wahl! Die Diagnostik wird durch In-situ-Hybridisierung und Immunhistochemie ergänzt.
SARS-Corona-Virus: Zellkultur, RT-PCR.

Tabelle 6.15. Freigabeuntersuchungen bei Blutspenden

Parameter	Richtlinien Deutschland	Richtlinien EU	Empfehlung Mainz	Bemerkungen
Treponema pall. (Lues)	+	(+)	+	z. Z. Zunahme an Lues-Infektionen
Anti-HAV[1]	–	–	–	
Anti-HAV-IgM[1]	–	–	–	
HAV-RNA[1] (NAT[2])	–	–	–	
HBsAg	+	+	+	Restrisiko HBV 1:100000
HBeAg[3]	–	–	–	
Anti-HBs-IgG[1]	–	–	–	
Anti-HBc	–	(+)	+	
Anti-HBe[3]	–	–	–	
HBV-DNA (NAT)[3]			–	
Anti-HCV-IgG	+	+	+	Restrisiko HCV 1:16 Mio. mit NAT
HCV-RNA (NAT)	+	+	+	
Anti-HEV	–	–	–	
Anti-HGV, HGV-RNA	–	–	–	Apathogen
HIV-p24-Ag	–	–	+	
Anti-HIV1/2-IgG/IgM	+	+	+	Restrisiko HIV 1:16 Mio. mit NAT
HIV-RNA (NAT)	+	(+)	+	
Anti-ZMV[4]	–	–	–	relevant für bestimmte Patientengruppen[5]
Anti-HTLV1/2[4]	–	(+)	–	abhängig von der Epidemiologie im Land
Parvovirus B19	–	–	–	relevant für bestimmte Patientengruppen
West-Nil-Virus-RNA[6] (NAT)	–	–	–	seit 2000 Epidemie in Nordamerika

Tabelle 6.15 (Fortsetzung)

Parameter	Richtlinien Deutschland	Richtlinien EU	Empfehlung Mainz	Bemerkungen
TTV	–	–	–	Apathogen
CJK[7]	–	–	–	keine Tests verfügbar

[1] Bei Risiko zur Abklärung
[2] NAT = Nukleinsäureamplifikationstechnik, z. B. PCR, RT-PCR
[3] Zur Abklärung des Infektionsstatus
[4] Das Risiko zellständiger Viren wird durch die generelle Leukozytendepletion verringert
[5] Alle Patienten mit Immunrisiko (Neugeborene, Transplantierte) erhalten entsprechend ZMV-Status das entsprechende Blut, bei Organtransplantationen ist die Testung obligat
[6] Spenderrückstellung in den Sommermonaten bei Aufenthalt in Nordamerika
[7] Übertragung durch Blutprodukte nachgewiesen
EBV, HHV6–8 keine Testung

Tabelle 6.16. DD von Pockenerkrankungen

- Variola vera
- Vaccinia-Impfung
- Windpocken
- Kuhpocken
- Affenpocken
- Yatapocken
- Variolois
- Alastrim

Tabelle 6.17. Virusinfektion und Schwangerschaft

Röteln	Embryopathie
Zytomegalie	Embryopathie
HSV	(Embryopathie(?)), neonatal
VZV	Embryopathie, konnatal, neonatal
HBV	3. Trimenon, neonatal
HIV	3. Trimenon, neonatal
HCV	3. Trimenon
Coxsackie	neonatal
Parvovirus	Aborte (1.), Hydrops (2. und 3. Trimenon)

Spezielle Virologie

Picorna-Viren – 511
D. Falke

Flavi-Viren – 523
D. Falke

Röteln-Virus – 530
D. Falke

Corona-Viren – 534
D. Falke

Orthomyxo-Viren – 537
D. Falke

Paramyxo-Viren – 544
D. Falke

Tollwut-Virus – 556
D. Falke

Arena-Viren – 562
D. Falke

Bunya-Viren – 566
D. Falke

Virus-Gastroenteritis – 569
D. Falke

Retro-Viren – 577
D. Falke, G. Gerken

Parvo-Viren: Parvo-Virus B19 – 594
D. Falke

Papova-Viren — 597
D. Falke

Adeno-Viren — 604
D. Falke

Herpes-Gruppe — 609
D. Falke

Virushepatitis — 636
D. Falke, G. Gerken

Pocken-Viren — 659
D. Falke

Prion-Krankheiten — 664
D. Falke, J. Bohl

Farbtafeln — 667

Picorna-Viren

D. Falke

❯❯ Einleitung

Picorna-Viren sind kleine RNS-haltige Viren (pico=klein, rna=Ribonukleinsäure) mit einem Durchmesser von etwa 30 nm. Sie sind weltweit verbreitet und rufen die gefürchtete Kinderlähmung, Meningitis, Enzephalitis, Herz- und Skelettmuskelerkrankungen, Exantheme und Hepatitis hervor. Sie haben sich aus einem Vorfahren entwickelt und weisen viele Gemeinsamkeiten, aber auch viele Unterschiede auf.

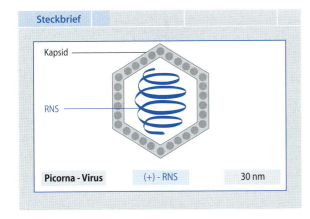

Steckbrief — Picorna-Virus (+)-RNS, 30 nm

Genom

Die RNS liegt im Virion als **Einzelstrang (ss) (+)-Strang-RNS** vor, sie besteht aus einer nicht-kodierenden Region am 5′-Ende, einer kodierenden Region für Struktur- und Nichtstruktur-Proteine sowie am 3′-Ende des Moleküls einer poly-Adenosin-Sequenz. Sie enthält etwa 7,5 kb. Am 5′-Ende der (+)- und (−)-RNS-Stränge sitzt jeweils ein kovalent gebundenes Protein als Primer für die Replikation. **Virulenzeigenschaften** des Genoms sind in der nicht-kodierenden Region und der Kapsidregion lokalisiert (Replikationsschema ▶ s. S. 457).

Morphologie

Alle Picorna-Viren bestehen aus einem Kapsid in Ikosaederform und einem zentral gelegenen RNS-Knäuel. Bei der Translation entsteht zunächst ein Vorläufer-Protein; es wird für den Aufbau des Kapsids in vier Virusproteine (VP 1–4) sowie Nichtstruktur-Proteine durch Virusproteasen gespalten. Die VP 1, 2 und 3 sind die wichtigsten immunisierenden Proteine, das VP 1 dient als Ligand für den Rezeptor auf der Wirtszelle. Die Kapsomeren bilden das Kapsid mit einem Durchmesser von etwa 30 nm.

Züchtung

Polio-Virus lässt sich gut auf Affennieren-Zellen züchten, ebenso ECHO- und Entero-Viren. Coxsackie-Viren werden auf Baby-Mäusen isoliert und auf Zellkulturen passagiert. ECHO-Viren sind zytopathogen, aber nicht pathogen für Mäuse.

Resistenz

Die **Entero-Viren** sind empfindlich gegen Austrocknen, gegen UV-Strahlen und gegen mäßiges Erhitzen (50 °C), sie sind jedoch sehr säurestabil (Magenpassage) und ätherresistent. In den Abwässern lassen sie sich lange Zeit nachweisen, v. a. bei Anwesenheit von organischen Stoffen. Na-Hypochloritlösung ist ein gutes Inaktivierungsmittel. Durch Formalin kann Polio-Virus unter Erhaltung der Kapsid-Antigenität inaktiviert werden.

Rhino-Viren sind im Gegensatz zu den Entero-Viren nur bei pH 6,0–7,5 stabil und sehr temperaturempfindlich.

Einteilung

Man unterscheidet bei den menschenpathogenen Picorna-Viren vier Genera:
- Entero-Viren (▶ S. 512),
- Rhino-Viren) ▶ S. 521),
- Hepato-Viren (▶ S. 637),
- Parecho-Viren (▶ S. 520).

Zu den **Entero**-Viren gehören die Spezies:
- Virus der Poliomyelitis (Polio-Virus) mit drei Typen,
- Coxsackie-Viren mit den Untergruppen A und B,
- ECHO-Viren,
- Entero-Virus 68–71 und 73–78.

Labordiagnose

Züchtung. Während der akuten Phase untersucht man **mehrere Proben** von Rachenspülwasser (RSW), Liquor und Stuhl (Analabstriche) auf die Anwesenheit des Virus. Es tritt in der Zellkultur ein zytopathischer Effekt auf. In der Rekonvaleszenz ist nur die Stuhluntersuchung aussichtsreich. Die Züchtung gelingt auf Zellkulturen von Mensch und Affe. Die Isolierung der Coxsackieviren gelingt auch auf Babymäusen (Coxs.A). Das isolierte Virus muss dann durch typenspezifische Antiseren neutralisiert und damit identifiziert werden. Mit der RT-PCR lassen sich jetzt bei unklaren Fällen mit Meningitis und Fieber viel häufiger Enteroviren nachweisen als früher. Biopsien erfolgen bei unklarer Herzbeteiligung der Coxsackieviren.

Nachweis von Antikörpern. Typenspezifische Anstiege der Antikörper gegen das Poliovirus lassen sich durch den **Neutralisationstest** bestimmen. Wegen der hohen Durchseuchung mit Coxsackie- und ECHO-Viren gibt es starke Kreuzreaktionen zwischen den Virustypen.

1.1 Polio-Viren

> **Steckbrief**
>
> Das Polio-Virus ist der Erreger der spinalen Kinderlähmung oder Poliomyelitis (Polio); in den Entwicklungsländern tritt sie nach wie vor auf. Viele Infektionen verlaufen inapparent. Die Ursache hierfür ist unbekannt. Es gibt zwei Impfstoffe: IPV und OPV (inaktivierte bzw. orale Polio-Vakzine), die die Ausrottung des Virus ermöglichen sollen.

Geschichte

Die Kinderlähmung wurde 1840 als Heine-Medinsche Krankheit beschrieben. 1909 wurde von Landsteiner und Popper das Virus auf Affen übertragen. 1920 erkrankte der spätere Präsident der USA, Franklin D. Roosevelt, an einer Polio. Ihm ist die Gründung einer Stiftung zu verdanken, die für die Bekämpfung der Polio und darüber hinaus für die Entwicklung der Virologie entscheidende Bedeutung erlangt hat.

1949 gelang es den späteren Nobelpreisträgern Enders, Weller und Robbins, Polio-Virus in nicht-neuralen Zellen zu züchten und erstmals den »zytopathischen Effekt« (ZPE) nachzuweisen. Erst diese Entdeckung machte die Züchtung der Viren in vitro und die Entwicklung von Impfstoffen möglich.

Vor der Einführung der Schluckimpfung war das Polio-Virus in der Bevölkerung weit verbreitet.

Maßgebend für die Motivation zur Bekämpfung waren und sind die schwerwiegenden Folgen der zerebrospinalen Komplikationen für den betroffenen Einzelnen: Die Lähmungen können zum Tode oder zum Krüppeltum führen. Patienten mit Atemlähmung durch Polio überleben u. U. die Krankheit als Dauergäste der Eisernen Lunge.

1.1.1 Beschreibung

Das Polio-Virus kommt in drei serologisch distinkten Typen vor. Die Prototypen sind:
- »Brunhilde« für Typ 1,
- »Lansing« für Typ 2 und
- »Leon« für Typ 3.

1.1.2 Rolle als Krankheitserreger

Vorkommen

Virusreservoir und alleinige Infektionsquelle sind der Nasenrachenraum und der Darmkanal von Menschen. Entsprechend der Ausscheidung des Virus in Fäkalien findet sich das Virus in Abwässern und gelegentlich in Freibädern.

Epidemiologie

Sommer und Frühherbst waren bei der Ausbreitung des Polio-Virus die bevorzugten Jahreszeiten. Die Polio ist das Musterbeispiel einer Krankheit mit einer hohen Quote an stiller Durchseuchung. Wegen des großen Anteils an klinisch inapparenten Infektionen sind Infektketten nur schwer nachzuweisen. In Ländern mit niedrigem Hygienestandard und ohne Schutzimpfung werden bereits die Kleinkinder voll durchseucht. Bei besseren Lebensverhältnissen verschiebt sich das Lebensalter der Erstbekanntschaft mit dem Virus zur Adoleszenz hin; die Durchseuchung der Kinder ist nicht mehr vollständig, und die von der Infektion verschonten Kinder können als Erwachsene erkranken (»Erwachsenenlähmung«). – Diese Tatsache gilt für viele virusbedingte Infektionskrankheiten. Bei den Röteln steigt damit das Risiko der Embryopathie.

Durch die Anwendung des Salk-Impfstoffes sank die Inzidenz in den Jahren 1955–1960 von 13,9 auf 0,5 Fälle pro 100 000 Einwohner. Die weltweite Anwendung der Sabin-Schluckimpfung hat die Zahl weiter reduziert. 1992 hat es auf der Welt 150 000, 2001 noch 537 Erkrankungen gegeben.

Übertragung

Die Übertragung erfolgt direkt von Mensch zu Mensch durch Schmierinfektion **fäkal-oral**. Als Vehikel dienen verunreinigte Hände, Gebrauchsgegenstände, Wasser und Fliegen. Die Verbreitungspotenz des Virus ist sehr groß: Auch bei strengster Sauberkeit und guten hygienischen Verhältnissen ist eine Übertragung im Familienmilieu praktisch unvermeidbar. Neben der Übertragung durch Fäkalmaterial spielt die Infektion durch **Speichel** im Sinne der Schmierinfektion und der **Tröpfcheninfektion** eine wichtige Rolle. Die Ausscheidung des Virus im Stuhl dauert nach apparenter und inapparenter Infektion etwa 6–8 Wochen, gelegentlich auch mehrere Monate, Dauerausscheider gibt es jedoch nicht, Ausnahme: A-/Hypogammaglobulinämie.

Pathogenese

Die Polio ist das Musterbeispiel für die Entstehung einer Viruskrankheit durch einen direkten virusbedingten Zellschaden: Die Immunreaktion des befallenen Organismus spielt für die Zellschädigung keine Rolle.

Das Polio-Virus ist primär enterotrop, es infiziert nur selten das ZNS. Seine Rezeptoren auf der Zellmembran hat man als Moleküle der Immunglobulinsuperfamilie der Zellen identifiziert. Der Host-shut-off (▶ s. S. 459) wird durch eine viruskodierte Protease ausgelöst, die einen Initiationsfaktor für die Translation zerstört, die Zelle stirbt durch Apoptose.

Hinsichtlich der Virusausbreitung im Organismus kann man fünf Stadien des Infektionsverlaufes unterscheiden:
- **Lokale Ansiedelung** und Vermehrung des Virus in den Zellen der Rachen- und Darmschleimhaut sowie in den Tonsillen und den Peyerschen Plaques. Es wird von den Schleimhäuten des Nasenrachens und des Darmes ausgeschieden (◘ Abb. S. 472).
- **Invasion** durch Einbruch des Virus in die Lymphknoten und dann in die Blutbahn (primäre Virämie): »Vorkrankheit«. Hierbei werden viele Viren vom RES abgefangen und abgebaut. Das Virus gelangt auf diesem Weg in die Lymphknoten und das braune Fett und vermehrt sich dort. In einem zweiten Schub gelangt es erneut in die Blutbahn (sekundäre Virämie) und besiedelt das Rückenmark.
- **Befall des »Erfolgsorgans«** mit erneuter Vermehrung. Das Virus gelangt durch die Blut-Liquorschranke (Plexus chorioideus?) in den Meningealraum. Über die Endothelien kleiner Gefäße infiziert es die motorischen Vorderhornzellen des Rückenmarkes und vermehrt sich darin. Dies kann zur Schädigung oder zum Untergang der Zellen (»Neuronophagie«) und damit zu schlaffen Lähmungen führen. Eine Besonderheit ist das **Wandern des Virus entlang der Axone** von Nerven. Wunden im Rachenraum (Tonsillektomie) ermöglichen den Eintritt in die Nervenfasern und können die gefürchteten Bulbärparalysen hervorrufen. In seltenen Fällen kann das Hinterhorn der grauen Rückenmarkssubstanz und aszendierend das Gehirn befallen werden. Auch hat man eine Beteiligung des Myokards bei der Polio beobachtet.
- **Elimination** des Virus in der Rekonvaleszenz. Dies geschieht bei der Polio und den übrigen Picorna-Infektionen vollständig. Hierfür sind neben dem Interferon v. a. humorale Antikörper verantwortlich. Ihre Bedeutung geht aus dem mangelhaften Impfschutz bei Agammaglobulinämie hervor.
- **Persistierende Infektionen** (Polio-, Coxsackie-, ECHO-Viren) hat man bei Patienten mit und ohne Defekt des humoralen Immunsystems festgestellt. – Pathohistologisch findet man in den befallenen Bezirken des ZNS perivaskuläre Infiltrate. Die nekrotischen Ganglien-Zellen sind von Infiltraten monozytärer Zellen umgeben. Selten ist das **Post-Polio-Syndrom**, d. h. fortschreitende Lähmungen viele Jahre nach der Erstlähmung (▶ s. Anhang).

Klinik

Die Inkubationszeit beträgt für die klinisch manifesten Fälle 5–10 Tage.

Nach dem Schweregrad des Krankheitsbildes unterscheidet man vier Verlaufsformen:
- Inapparenter Verlauf: Weitaus am häufigsten (99%).
- Abortiver Verlauf: Katarrhalische Symptome (»**minor illness**«). Hier finden sich leichte, uncharakteristische Symptome einer »Indisposition«.
- Meningitis ohne Lähmungen: Im klaren Liquor findet sich eine lymphozytäre Zellvermehrung (»aseptische Meningitis«); meningitische Erscheinungen treten relativ selten auf.
- Paralytische Form: Charakteristisch sind schlaffe Lähmungen, vornehmlich an der Extremitäten-

muskulatur, aber auch den Atemmuskeln (»**major illness**«). In schweren Fällen verläuft die Polio als Meningo-Enzephalo-Myelitis. Der Kortex wird dabei nicht befallen. Der Tod kann durch Atemlähmung oder Herzversagen eintreten. Die Lähmungen bilden sich, sofern der Patient überlebt, häufig zurück. Primäre Infektionen verlaufen bei Erwachsenen schwerer als bei Kindern (Abb. 1.1).
— Post-Polio-Syndrom: Nach Jahrzehnten tritt eine Verstärkung der Lähmungen auf (selten).

Immunität

Die im Gefolge einer natürlichen Infektion auftretende Immunität gegen Poliomyelitis ist **humoral** und **typenspezifisch**. Humorale Antikörper werden vorwiegend gegen das Kapsid, aber auch gegen Nichtstrukturproteine gebildet. Vor Einführung der Schutzimpfung hat in Mitteleuropa ein großer Teil der Bevölkerung eine inapparente Infektion mit Wildstämmen durchgemacht und dadurch eine »**stille Feiung**« erworben.

Im ersten Lebenshalbjahr schützt mütterliches IgG gegen eine Erkrankung. Die durch Infektion mit Wildstämmen erworbene Immunität kann auf zweierlei Weise wirksam werden:
— IgA: Lokal. Im Idealfall wird bereits die Besiedelung der Schleimhaut verhindert. Hierfür sind Antikörper der Klasse IgA verantwortlich.
— IgG: Systemisch. Bei schwächer ausgeprägter Immunität wird die Schleimhaut zwar besiedelt, die Invasion des ZNS wird aber durch Neutralisation des Virus verhindert. Dies geschieht in der Blutbahn durch IgG-Antikörper. Die lange Dauer der Polio-Immunität beruht vermutlich darauf, dass beim Nachlassen der Immunität unbemerkt verlaufende Neuinfektionen als »Booster« wirken. Über die Beteiligung zellulärer Effektoren bei der Immunität (T-Zellen) ist kaum etwas bekannt.

Prävention

Impfstoffe. Für die Schutzimpfung stehen zwei Impfstoffe zur Verfügung, die Salk-Vakzine und die Sabin-Vakzine. In Deutschland wird jetzt der Salk-Impfstoff angewendet.

Salk-Impfstoff. Die Salk-Vakzine ist ein **Totimpfstoff**. Der Impfstoff besteht aus Formalin-inaktiviertem Polio-Virus der drei Typen (IPV). Die Viren werden jeweils in der Zellkultur gezüchtet und vor der Inaktivierung gereinigt.

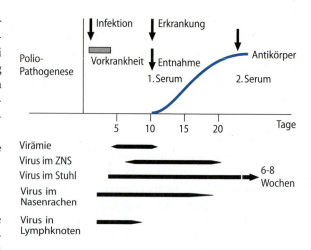

Abb. 1.1. Ablauf einer Polio-Infektion

Die Anwendung der Salk-Vakzine erfolgt durch Injektion des trivalenten Totimpfstoffes.

Sabin-Impfstoff. Der Sabinsche Lebendimpfstoff war seit 1961 als »Schluckimpfung« in Gebrauch. Er besteht aus lebenden, durch Mutation und Selektion abgeschwächten (»**attenuierten**«) Polio-Viren (OPV). Die Abschwächung erfolgt für jeden der drei Typen durch Passagen in geeigneten Wirtszellen. Bei den so selektionierten Varianten ist die Neurovirulenz stark reduziert, während die Infektiosität und die Antigenität erhalten bleiben. Die Viren des Impfstammes werden vom Impfling über den Magen-Darm-Kanal aufgenommen. Sie führen zu einer inapparenten Infektion.

Die Sabinsche Impfung wird mit trivalenten Impfstoffen vorgenommen. Die Applikation erfolgt oral. In der Zukunft soll sie reserviert bleiben für Polio-Ausbrüche als Abriegelungsimpfung.

Die WHO hofft, die Polio ausrotten zu können. Eine Gefahr erwächst aus der **Impfmüdigkeit** der Eltern und der Einschleppung von neuem Wildvirus, etwa durch Auslandsreisende.

Therapie

Die Therapie ist symptomatisch. Es wird künstlich beatmet, früher: Eiserne Lunge. Notwendig sind langdauernde Rehabilitationsmaßnahmen.

Meldepflicht. Bei Verdacht, Erkrankung oder Tod an Poliomyelitis. Erregernachweis, alle Erkrankungen mit schlaffen Lähmungen.

Anhang

Post-Polio-Syndrom (PPS). In den USA traten bis 1960 große Polioepidemien auf, dank der »Eisernen Lunge« überlebten viele Patienten. Ab 1980 klagten viele von ihnen über Müdigkeit, Muskelschwäche, Erschöpfung u. a. Symptome. Die Diagnose des PPS erfolgt durch Ausschluss, es gibt viel unerkannte Fälle.

Die Entstehung des PPS stellt man sich folgendermaßen vor: Die Funktion der abgestorbenen Motoneuronen wurde durch die verbliebenen Zellen übernommen, auch muss jedes erhaltene Motoneuron 5–10 mal so viel Muskelzellen versorgen; dies führt auf die Dauer zu einer Überlastung und Schädigung der Motoneuronen und dadurch zu den beschriebenen Symptomen.

D.D: Amyotrophe Lateralsklerose.

In Kürze

Polio-Viren

Virus. Genus Entero-Virus, Spezies Polio-Virus. (+)-Strang-RNS-Virus Typ 1, 2 und 3. Ikosaeder mit 30 nm Durchmesser. Ätherresistent. Virus in Umwelt sehr stabil, transportstabil.

Vorkommen. Virusreservoir ist der Nasenrachenraum und der Darmkanal. Ausscheidung als Aerosol sowie im Stuhl und Urin. Virus in Abwässern und Badegewässern. Meist nur im Sommerhalbjahr.

Epidemiologie. Jetzt Einschleppung aus Entwicklungsländern, Ausbreitung wegen Impfmüdigkeit.

Übertragung. Schmutz- und Schmierinfektion, Aerosolübertragung, Virus in Abwässern.

Pathogenese. Virusbedingte Schäden an den motorischen Vorderhornzellen. Ausbreitung von Magen- und Darmschleimhaut über Lymph- und Blutgefäße mit dem Blut, Eindringen ins und Replikation im Rückenmark und Gehirn (zwei Virämiephasen). Inkubationsperiode 5–10 Tage. Weniger als 1% erkranken mit Lähmungen, Infektionen meist inapparent.

Klinik. Abortive Verläufe, Meningitis und schlaffe Lähmungen mit Meningitis, Atemlähmungen. Post-Polio-Syndrom.

Immunität. IgM-, IgG-, Humoral- und IgA-Schleimhaut-Antikörper. Keine Kreuzimmunität zwischen den Typen. Zelluläre Immunität?

Diagnose. Virusisolierung aus Liquor, RSW, Stuhl, Urin (und Blut) in Zellkulturen. Antikörperbestimmung im Neutralisationstest.

Therapie. Keine spezifische Therapie, symptomatisch, künstliche Beatmung, Rehabilitationsmaßnahmen.

Prävention. Basisimmunisierung mit Salk-Impfstoff, alle späteren Auffrischungen jetzt auch nur noch mit Salk- (IPV-) Impfstoff.

Meldepflicht. Verdacht, Erkrankung, Tod. Erregernachweis, schlaffe Lähmungen!

1.2 Coxsackie-Viren

Steckbrief

Coxsackie ist der Ort im US-Staat New York, in dem die Erstisolierung erfolgte. Das Spektrum der Virus-Wirt-Beziehungen reicht von asymptomatischen Verläufen bis zu tödlichen Erkrankungen: Erkältungskrankheiten, Meningitis, Myo-Perikarditis, Myositis und Exantheme. Insulin-abhängiger Diabetes mellitus (wahrscheinlich).

1.2.1 Beschreibung

Die Coxsackie-Viren (CV) sind serologisch nicht mit den Polio-Viren verwandt; ihre Struktur, der Modus ihrer Replikation und ihr Verhalten in der Umwelt sind jedoch weitgehend identisch.

Man unterscheidet nach den typischen histopathologischen Läsionen im Babymaus-Versuch:
- **Die Untergruppe A** mit 23 Serotypen.
- **Die Untergruppe B** mit sechs Serotypen.

1.2.2 Rolle als Krankheitserreger

Epidemiologie

Coxsackie-Viren sind in der ganzen Welt verbreitet und kommen nur beim Menschen vor.

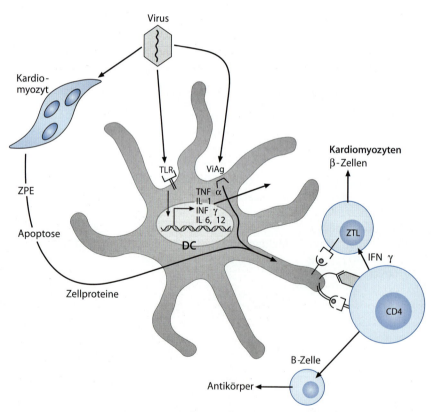

Abb. 1.2. Virusinduzierte Autoimmunität. Coxsackie-Viren infizieren und zerstören Kardiomyozyten (und β-Zellen), die apoptotisch werden; die Zerfallsprodukte werden durch DCs präsentiert. Viren stimulieren Toll-like-Rezeptoren (TLRs) des angeborenen Immunsysems in DCs, die dann Zytokine bilden. Virusproteine (ViAg) werden ebenfalls von DCs präsentiert (Abb. S. 476). Auf diese Weise werden ZTL aktiviert, die β-Zellen und Kardiomyozyten zerstören; B-Zellen bilden Antikörper gegen Virus- und Zellproteine (Autoantikörper). CD 4-Zellen präsentieren virale und zelluläre Peptide auf MHC II-Molekülen nach Kostimulation (CD 40-CD 40L (Ligand)) den B-Zellen und geben IFNγ ab

Innerhalb eines Haushaltes ist eine Ausbreitung unvermeidlich, sobald sich ein Familienmitglied infiziert. Es können mehrere Typen gleichzeitig zirkulieren. Kinder sind das Hauptreservoir für Coxsackie- u.a. Viren.

Übertragung

Die Viren werden mit dem Stuhl ausgeschieden, ihre Übertragung erfolgt von Mensch zu Mensch auf **fäkal-oralem** Wege oder durch **Tröpfcheninfektion**.

Pathogenese

Eintrittspforte der Coxsackie-Viren sind der Nasenrachenraum und der Dünndarm. Es kommt hier wie bei der Polio zur lokalen Vermehrung, anschließend zur Generalisation und zur sekundären Ansiedelung und Vermehrung in den Zielorganen (Muskeln, Meningen, Pankreas, Herz und Haut). Die Zellzerstörungen erfolgen durch Aktivierung des Apoptoseweges. Coxsackie-Virusinfektionen sind für die Entstehung einer **Myokarditis** und der **dilatativen Kardiomyopathie** bedeutsam. Mehrere Regionen der CV-RNS sind für die Kardiovirulenz verantwortlich. Normalerweise bewirken die IFN $\alpha/\beta/\gamma$ sowie CD 4- und CD 8-Zellen sowie Antikörper die Elimination des CV. Liegen jedoch bestimmte HLA-Faktoren u.a. vor **und erfolgt die Aktivierung von TLR** (▶ S. 115) auf DCs, wird die **Induktionsphase** des Auto-immunprozesses (also **virusabhängig**) eingeleitet. Aus den zerstörten Myozyten stammende Proteine (Vinculin, Troponin u.a.) werden ebenso von den DCs dem Immunsystem präsentiert wie die Antigene der CVs und dadurch die zellzerstörende, **autoimmune Phase** angestoßen. Persistierende RNS des CV hat man in Herzmuskel- und CD 4-Zellen nachgewiesen, dabei findet eine Verschiebung der Zahl der (+)- zu den (−)-Strängen statt. Bei den familiären Formen entsteht die Erkrankung ohne Virusinfektion auf genetischer Basis.

Klinik

Die Mehrzahl der Erkrankungsfälle verläuft symptomlos oder wird nicht diagnostiziert. Die Inkubationsperiode variiert von einem Tag bis zu 2–3 Wochen. Die klinisch wahrnehmbare Infektion mit Coxsackie-Viren verläuft stets fieberhaft und manchmal mit Exanthem (◘ Abb. 1.2). Folgende Symptomenkomplexe sollten den Verdacht auf eine Coxsackie-Infektion entstehen lassen (◘ Tabelle 1.1):

◘ Tabelle 1.1. Krankheiten durch Coxsackie-, ECHO- und Entero-Viren

Symptom	Virustyp
Zentralnervensystem	
Meningitis	Coxsackie-, ECHO-, Entero-Viren
Lähmung	Entero-Virus 70, 71; ECHO 6, 11 u.a. Coxsackie A7, A9, B2–5
Enzephalitis	Entero 71 und andere
Chron. Meningo-Enzephalitis	ECHO-Viren u.a.
Skelett- und Herzmuskel	
Myokarditis und Perikarditis	Coxsackie B, einige Coxs. A, ECHO
Pleurodynie (Bornholm-Krankheit)	Coxsackie B
Haut und Schleimhaut	
Herpangina	Coxsackie A1–10, 16, 22, B1–5
Hand-Fuß- u. Mundkrankheit	Coxsackie A4, 5, 9 u. 16, B2, 5, Entero 71 und andere
Makulo-papulöses Exanthem	ECHO 9 u. 16, u.v.a., Coxs. A
Luftwege	
Schnupfen	Coxsackie A21 u. 24
Sommergrippe	ECHO 11, 20, Coxs. B 1–5
Pneumopathie	Entero 74, 78
Auge	
Akute hämorrh. Konjunktivitis	Entero 70, Coxs. A 24
Perinatal	
Myokarditis, Hepatitis, Enzephalitis	Coxsackie A und B, ECHO 11, u.a.

Herpangina. Eine mit Bläschen einhergehende fieberhafte Rachenentzündung. Der Patient hat Schluckbeschwerden. Die Herpangina wird vornehmlich durch die Viren der Untergruppe A verursacht (◘ Abb. 667).

Schnupfen und Pharyngitis. Einige Coxsackie-Viren, z. B. A21, erzeugen ein Krankheitsbild, welches als banaler Schnupfen oder als fieberhafte Pharyngitis auftritt.

»Sommergrippe«. Eine unter dem Bild einer Erkältungskrankheit verlaufende fieberhafte Infektion im Frühjahr, Sommer und Frühherbst. Hier kommen alle Typen in Betracht.

Pleurodynie. (Synonyme: Bornholm-Erkrankung, epidemische Myalgie). Die Patienten klagen über plötzlich auftretendes Unwohlsein mit Fieber und heftigen Thoraxschmerzen, z. T. auch über Leibschmerzen. Dieses Krankheitsbild wird v. a. durch Viren der Untergruppe B hervorgerufen.

Abakterielle Meningitis. Es kommt zu Meningismus mit Fieber, Nackensteifheit, Kopfschmerzen, Erbrechen, geringgradiger Zellvermehrung (Lymphozyten) im Liquor; gelegentlich beobachtet man lokale Pseudoparesen aufgrund von myalgischer Muskelschwäche. Die »Paresen« bilden sich vollkommen zurück. Bei der Meningitis sind vornehmlich die Viren der Untergruppe B beteiligt; Viren der Untergruppe A findet man seltener.

Myokarditis. Bei Neugeborenen und bei Säuglingen verursachen die Viren der Gruppe B eine Myokarditis mit hoher Letalität (sog. **Säuglingsmyokarditis**) z. B. in Kinderkliniken. Tritt der Tod nicht ein, so erholen sich die Kinder vollständig. Die Symptome sind Zyanose, Dyspnoe und Tachykardie.

Beim Erwachsenen kommt es durch Viren der Untergruppe A und B zu einer **akuten Myokarditis** bzw. Myo-Perikarditis, deren Bild manchmal an einen Herzinfarkt erinnert. Man schätzt, dass 5% aller apparent verlaufenden Infektionen durch Coxsackie-Viren mit Beteiligung des Herzens einhergehen. Die Prognose der Erkrankung beim Erwachsenen ist besser als beim Neugeborenen. Pro Jahr beobachtet man in der Bundesrepublik etwa 10 000 neue Fälle mit einer **dilatativen Kardiomyopathie**, davon 1/4 durch Coxsackie-Viren; auch Adeno-Viren und das ZMV sind beteiligt. Man vermutet auch die Auslösung von Aborten (bei Primärinfekten).

Exantheme. Generalisiert, Röteln-ähnlich und die sog. »hand-foot-and-mouth-disease« (Bläschen auf Handinnenfläche, Fußsohle und Mundschleimhaut) (Abb. S. 667).

Akuter IDDM. Coxsackie B4- und B5-Infektionen stehen in enger Beziehung zum »insulinabhängigen Diabetes mellitus« (IDDM). In einigen Fällen ist tatsächlich dieses Virus in den Inselzellen nachgewiesen worden. Autoantikörper gegen Inselzellantigene treten nach Coxsackie-Virusinfektionen auf; die PCR erlaubt jetzt häufig bei diesen Fällen den Nachweis von Coxsackie-Viren im Blut.

Für die Entstehung des Diabetes vom Typ 1 macht man Autoimmunprozesse in Verbindung mit bestimmten fördernden HLA-Konstellationen (DQA-DQB-DRB) verantwortlich. Die epidemiologischen Daten sprechen für einen Infektionsprozess nach dem **Hit-und-Run-Prinzip**, dem sich immunpathologische Vorgänge gegen Inselzellantigene und Glutaminsäuredecarboxylase u. a. anschließen. Aus Monozyten und DCs werden TNFα, IFNβ, IL 1, IL 12 u. a. Zytokine frei, die ZTL aktivieren und den Autoimmunprozess unterhalten. In den Inselzellen steigt dadurch auch die MHC-Expression. Im Tiermodell (EMC-Virus in der Maus) ist ein primärer Virusschaden mit einem sekundären Autoimmunprozess verknüpft.

Hämorrhagische Konjunktivitis. Das Coxsackie A24-Virus erzeugt ausgedehnte Epidemien von akuter, hämorrhagischer Konjunktivitis ohne neurologische Symptome.

Immunität

Die durch Überstehen der Krankheit erworbene Immunität ist relativ dauerhaft, sodass ältere Personen seltener infiziert werden.

Es gibt innerhalb der Coxsackie-Gruppe eine Vielzahl von serologischen **Kreuzreaktionen**, die sich im Neutralisationstest und in der KBR nachweisen lassen. Die Aussagefähigkeit der Seroreaktionen ist deshalb beschränkt; die Typendiagnose gelingt nur im Neutralisationstest oder mit der RT-PCR.

Therapie, Schutzimpfung, allgemeine Maßnahmen

Es gibt weder eine spezifische Therapie noch eine Schutzimpfung. Allgemeine Maßnahmen sind nicht erforderlich. **Meldepflichtig** sind Erkrankung und Tod an Meningitis/Enzephalitis.

> **In Kürze**
>
> **Coxsackie-Virus**
>
> **Virus.** Entero-Virus, Genus der Picorna-Viren. (+)-RNS-Virus wie Polio; Gruppe A mit 23 und Gruppe B mit sechs Serotypen. Transportstabiles Virus.
>
> **Vorkommen.** Virusreservoir ist der Nasenrachenraum und der Darmkanal des Menschen. Ausscheidung als Aerosol sowie im Stuhl und Urin. Virus in Abwässern und Freibädern. Meist im Sommerhalbjahr.
>
> **Epidemiologie.** Weltweite Verbreitung und frühzeitige Durchseuchung. Virusreservoir ist nur der Mensch.
>
> **Übertragung.** Ausscheidung mit dem Stuhl, fäkal-orale Übertragung sowie Tröpfcheninfektion.
>
> **Pathogenese.** Ausbreitung im Organismus wie Polio. Gruppe A erzeugt in der Babymaus eine diffuse, Gruppe B eine herdförmige Myositis. Myokardbefall kann zu Kardiomyopathie führen.
>
> **Klinik.** Inkubationsperiode 6–12 Tage. Herpangina, Schnupfen, Pharyngitis, »Sommergrippe«, Bornholm-Erkrankung, Myo-Perikarditis, dilatative Kardiomyopathie, Meningitis, Exantheme, Konjunktivitis, Säuglingsmyokarditis, IDDM. DD: Herzinfarkt.
>
> **Immunität.** Relativ dauerhafte Immunität, serologische Kreuzreaktionen.
>
> **Diagnose.** Isolierung in der Babymaus und Zellkulturen aus Rachenspülwasser, Stuhl, Liquor. Typisierung im Neutralisationstest. Herzmuskelbiopsie. RT-PCR.
>
> **Therapie.** Symptomatisch.
>
> **Prävention.** Keine. **Cave:** Nosokomiale Infektion (Säuglinge).
>
> **Meldepflicht.** Meningitis, Lähmungen.

1.3 ECHO-Viren

> **Steckbrief**
>
> ECHO-Viren kommen nur beim Menschen vor, sie erzeugen eine Vielzahl von Krankheitsformen. Diese wurden erst nach und nach bekannt, als die Viren bereits lange Zeit als ECHO-(Enteric, Cytopathogenic, Human, Orphan [engl. Waisen])-Viren isoliert und typisiert worden waren. Es gibt viele inapparente Infektionen.

1.3.1 Beschreibung

ECHO-Viren werden zur Familie der Picorna-Viren gezählt. Innerhalb der ECHO-Gruppe gibt es 32 verschiedene Serotypen. Im Unterschied zu den Coxsackie-Viren sind die ECHO-Viren nicht infektiös für Säuglingsmäuse. ECHO-Viren kommen nur beim Menschen vor und werden wie die anderen Entero-Viren übertragen, ihre Epidemiologie gleicht derjenigen der Coxsackie-Viren.

1.3.2 Rolle als Krankheitserreger

Pathogenese

Die Ausbreitung im Organismus erfolgt wie die der Coxsackie-Viren lymphogen-hämatogen. ECHO-Viren befallen viele verschiedene Zellspezies.

Klinik

Die Inkubationszeit beträgt 12 Stunden bis zu einem Monat, meistens 6–12 Tage. Die Infektion mit ECHO-Viren verläuft in der überwiegenden Mehrzahl der Fälle inapparent. In relativ wenigen Fällen kommt es zu fieberhaften Erkrankungen mit einem gelegentlichen Ausbruch von papulo-makulösen Exanthemen. Es können sich dabei die folgenden Symptome herausbilden: Meningitis, Myalgie, Pharyngitis, Schnupfen, fieberhaftes Exanthem (»Boston«-Exanthem), übertragbare hämorrhagische Konjunktivitis, »hand-foot-and-mouth disease«. Perinatale Infektionen bewirken lebensbedrohende Allgemeinerkrankungen (Blutungen, Apnoe, Hepatosplenomegalie, Hypothermie; ▶ s. a. ◘ Tabelle 1.1, S. 517).

Immunität

Die Humoralimmunität wird durch IgM- und IgG-Antikörper hervorgerufen, IgA-Antikörper schützen die Schleimhäute. Während bei Erstinfektionen typenspezifische Antikörper entstehen, bilden sich bei Reinfektionen zunehmend kreuzreagierende Antikörper. ZTL bewirken die Elimination des Virus, bei neonatalen Infektionen sind sie häufiger als Antikörper zu finden.

1.4 Parecho-Viren (ECHO 22 und 23)

Diese Viren sind für Gastroenteritis, Erkältungen, Myokarditis und Enzephalitis verantwortlich. Die Durchseuchung ist hoch.

Sie lassen sich durch ihre RNS-Sequenz abgrenzen, das »cleavage« des Vorläuferproteins ist unvollständig. Prototyp ist das ECHO 22-Virus. Ein naher Verwandter (Ljunga-Virus) wurde von Wühlmäusen in Nordschweden isoliert. Dort korreliert die Zahl der Nagetiere (Maximum alle 3–4 Jahre) mit der Häufigkeit des Auftretens von GBS, IDDM und Myokarditis beim Menschen.

1.5 Entero-Viren 68, 69, 70, 71, 72 und 73–78

Diese Viren sind erst im letzten Jahrzehnt isoliert worden. Das **Entero-Virus 70** ruft eine akute, hämorrhagische Konjunktivitis sowie Paralysen und Meningoenzephalitis hervor. Die Erkrankungen treten pandemisch-epidemisch vorzugsweise in übervölkerten tropischen Städten (Nord- und Südamerika, Japan, Indien und südpazifische Inselwelt) auf. Die Konjunktiven sezernieren ein sero-muköses Sekret. Kurzfristige Titer von IgM-Antikörpern sind im Serum festgestellt worden. Während die Infektionen bei Kindern häufig asymptomatisch sind, führt die Infektion der Erwachsenen zur akuten hämorrhagischen Konjunktivitis (Tabelle 1.1, S. 517).

Der **Typ 71** ruft Fieber, Meningoenzephalitis, schlaffe Paralysen und das Hand-Fuß-Mund-Syndrom hervor. Schwere Fälle verlaufen lokal-epidemisch zusätzlich mit einem **neurogenen Lungenödem bzw. -hämorrhagien** sowie Myokarditis. Pathogenetisch wichtig sind dabei Mangel an CD 8-Lymphozyten und Erhöhung von IL 10, IL 13 sowie IFNγ. Pathohistologisch bieten die ZNS-Erkrankungen das Bild einer **Hirnstammenzephalitis** (Ggs. Polio: Bulbärparalyse!).

Die **Typen 68, 69, 74 und 78** erzeugen Infektionen der oberen und unteren Luftwege, einschließlich Bronchiolitis und Pneumonie. Das **Hepatitis-A-Virus** wurde früher als Entero-Virus 72 bezeichnet und bildet jetzt das Genus-Hepato-Virus (► s. S. 637).

> **In Kürze**
>
> **ECHO-, Parecho- und Entero-Viren**
>
> **Virus.** Entero-Virus, Genus der Picorna-Viren. (+)-RNS-Virus, wie Polio. Mehr als 30 Typen, sowie Entero-Viren 68–71, Parecho-Viren. Transportstabil.
>
> **Vorkommen.** Virusreservoir ist der Nasenrachenraum und der Darmkanal. Ausscheidung als Aerosol sowie im Stuhl und Urin. Virus in Abwässern und Freibädern. Meist im Sommerhalbjahr.
>
> **Epidemiologie.** Weltweite Verbreitung und frühzeitige oder auch spätere Durchseuchung.
>
> **Übertragung.** Ausscheidung und Übertragung wie Polio- und Coxsackie-Viren.
>
> **Pathogenese.** Keine Babymaus-Pathogenität. Ausbreitung im Organismus lympho-hämatogen.
>
> **Klinik.** Inkubationsperiode 6–12 Tage. ECHO-Viren: Fieberhafte Infekte der oberen und unteren Luftwege, makulo-papulöse Exantheme, Meningitis, Myalgie, Myokarditis, Pharyngitis, hämorrhagische Konjunktivitis (Entero-Virus Typ 70), hand-foot-and-mouth-disease (Typ 71), Pneumonie, z.T. schlaffe Paralysen und Enzephalitis (Typ 70 und 71), GBS und IDDM.
>
> **Immunität.** Die Immunität ist humoral bedingt. Hinzu kommt Schleimhautimmunität durch sekretorisches IgA.
>
> **Diagnose.** Rachenspülwasser, Liquor, Stuhl zur Isolierung auf Zellkulturen; Identifizierung im Neutralisationstest. RT-PCR. Antikörpernachweis ist ungebräuchlich.
>
> **Therapie.** Symptomatisch.
>
> **Prävention.** Keine.
>
> **Meldepflicht.** Enzephalitis, Meningitis, Lähmungen, Erregernachweis.

1.6 Rhino-Viren

> **Steckbrief**
>
> Die Rhino-Viren sind neben anderen Viren die Haupterreger des Schnupfens (»common cold«) mit etwa 50%. Sie sind trotz ihrer Harmlosigkeit für einen hohen Anteil an Arbeitsausfällen verantwortlich. Die Replikation erfolgt bei 33°C im Epithel. Das Sekret ist sero-mukös mit vielen Granulozyten.

1.6.1 Beschreibung

Sie gleichen im Aufbau den anderen Picorna-Viren, besiedeln jedoch vorwiegend den Nasenrachenraum; ihre Virulenzeigenschaften differieren beträchtlich. Es gibt über 100 Serotypen; sie lassen sich im Hinblick auf ihre Bindung an bestimmte Zellrezeptoren (interzelluläres Adhäsionsmolekül »ICAM«) in zwei Gruppen einteilen; nur eine Gruppe (90 Rhino-Viren) bindet sich an ICAMs. Rhino-Viren sind säurelabil (pH < 6,0).

1.6.2 Rolle als Krankheitserreger

Vorkommen, Übertragung und Epidemiologie

Sie kommen nur beim Menschen vor, und zwar während des ganzen Jahres und sogar epidemisch im Herbst und Frühjahr. Die Übertragung erfolgt überwiegend indirekt durch virusverunreinigte Hände oder Gegenstände, aber nur zu einem kleinen Teil durch Aerosol-Infektion. Die Durchseuchung ist hoch.

Pathogenese

Rhino-Viren befallen nur die **Epithelzellen** des Nasenrachenraumes. Sie rufen i. Allg. nur begrenzte Schädigungen hervor. Im Elektronenmikroskop erkennt man einzelne abgestoßene Zellen. Es kommt fast nie zu einer Generalisation; andere Schleimhäute werden nicht befallen. Dies ist u. U. für die klinische Differenzialdiagnose gegenüber Adeno-, Coxsackie- und ECHO-Viren wichtig. Schnupfen durch Rhino-Viren und durch Corona-Viren läuft in der gleichen Weise ab. Man nimmt daher an, dass ihnen ein gleichartiger Entzündungsmechanismus zugrunde liegt (vasoaktive Amine, Vasokine). Die Symptome beruhen auf einer Hyperämie mit Hypersekretion von sero-mukösem Schleim sowie einer akuten Entzündung der Schleimhaut. Die größte Menge an Virus lässt sich immer dann feststellen, wenn die wässrige Sekretion am größten ist. Bei Rhino-Virusinfektionen werden IL 1, 6, 8, RANTES und TNFα freigesetzt. Hierdurch wird die Adhärenz der Granulozyten erhöht und diese wie auch T-Lymphozyten angelockt. Infolge der gesteigerten Gefäßdurchlässigkeit treten Albumin und andere Serumbestandteile in das Sekret über. Auch die Nebenhöhlen werden in die »Erkältung« einbezogen; dies bedeutet keineswegs eine mit Antibiotika behandlungsbedürftige Sinusitis!

Klinik

Nach einer Inkubationsperiode von 1–3 Tagen entwickeln sich typische Symptome: Ausfluss aus der Nase, Niesen, Husten, Kopfdruck, verstopfte Nase und rauer Hals. Die Beteiligung von pharyngealen und bronchitischen Symptomen wechselt mit dem Serotyp und von Person zu Person. Innerhalb von 2–3 Tagen werden die Symptome ausgeprägter, sie bleiben dann 2–3 Tage im Maximum und gehen im Anschluss daran zurück. Fieber fehlt. Komplikationen sind Otitis media, Sinusitis und Auslösung von Asthmaanfällen. Bei Rauchern treten Rhino-Virusinfektionen nicht gehäuft auf; die Krankheit dauert aber durchschnittlich länger und verläuft schwerer. Bei Rauchern ist die Phagozytosefähigkeit der Makrophagen herabgesetzt. Eine gestörte Funktion der Tuba eustachii bewirkt Otitis media acuta.

Immunität

Die Antigenität der Rhino-Viren ist gering, sodass keine dauerhafte Immunität entsteht. IgG- und IgA-Antikörper bewirken den Immunschutz; es gibt zwischen den Typen keine Kreuzimmunität. Auch spezifisch sensibilisierte TH1-Lymphozyten treten auf und produzieren IL 2 und IFNγ.

Labordiagnose

Rhino-Viren können in menschlichen embryonalen Zellen bei 32 °C gezüchtet werden. Die Züchtung gelingt nur, wenn man die Temperatur und den pH-Wert der Kultur den Verhältnissen der Nasenschleimhaut beim Lebenden angleicht. Die zahlreichen Typen lassen sich durch den Neutralisationstest unterscheiden. Eine Routinediagnostik gibt es nicht.

Therapie

Rhino-Virusinfektionen sind eher unangenehm als bedrohlich, sie bewirken indes Schul- und Arbeitsausfall. Die Kombination eines Antihistaminikums (Chlorpheniramin) mit einem Entzündungshemmer (Ibuprofen) besitzt eine deutliche Wirkung. Wegen seiner Nebenwirkungen wird sich Pleconaril nicht durchsetzen.

Prävention

Die beste Präventivmaßnahme ist die Befolgung allgemeiner Hygieneregeln, oftmaliges Händewaschen und die Benutzung von Einmaltaschentüchern.

In Kürze

Rhino-Viren

Virus. Picorna-Virus. Mehr als 100 Typen von (+)-RNS-haltigen Viren, relativ temperaturempfindlich.

Vorkommen. Ganzjährig, nur beim Menschen.

Übertragung. Durch virushaltige Hände (Nasensekret), seltener Tröpfcheninfektion.

Epidemiologie. Mehrere Infektionen pro Jahr (4–6), gehäuft im Herbst und Frühjahr.

Pathogenese. ICAMs dienen z.T. als Rezeptoren auf der Zelle. Lokale Schleimhautinfektionen, kaum Generalisierung. Zerstörung einzelner Schleimhautzellen.

Klinik. Banaler Schnupfen, 1–3 Tage nach Ansteckung. Otitis media und Sinusitis.

Immunität. Kurzdauernde Immunität durch IgA-Antikörper. Keine Kreuzimmunität.

Diagnose. Züchtung in Zellkulturen bei 32 °C (nicht gebräuchlich).

Therapie. Symptomatisch.

Prävention. Händewaschen. Hygienisches Verhalten bei Schnupfen.

Flavi-Viren

D. Falke

❯❯ Einleitung

Die meisten Flavi-Viren werden durch Arthropoden oder Zecken auf den Menschen übertragen, sie werden deshalb auch als *Arbo-Viren* (arthropod born) bezeichnet. Sie kommen weltweit vor, wobei die als Reservoir dienenden Tierspezies stark variieren. Die Erkrankungen kommen endemisch und epidemisch vor. Seit Jahrzehnten breiten sich die Vektoren mit den Viren in neue Regionen aus. Wichtige humanpathogene Viren dieser Familie sind das *Gelbfieber-Virus*, das *Dengue-Virus* und die Viren der *Zeckenenzephalitis* (»FSME«). In Ostasien ist die *Japan B-Enzephalitis* bedeutsam. Das *Hepatitis C-Virus* sowie das *Hepatitis GB-Virus* stellen eigene Spezies dar und werden vorwiegend durch Blut und Blutprodukte übertragen (▶ S. 653, 657).

Steckbrief

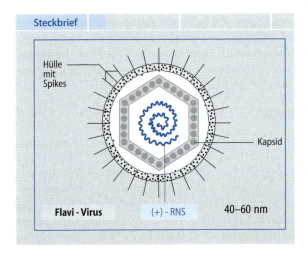

Flavi - Virus | (+) - RNS | 40–60 nm

Weitere Flavi-Viren

Hepatitis C-Virus (▶ s. S. 653).
Hepatitis GB-Virus (▶ s. S. 657).

Allgemeines

Die Bezeichnung »Flavi« leitet sich von der Gelbfärbung von Haut und Skleren nach der Gelbfiebererkrankung ab. Die Symptome der Erkrankungen beruhen auf der Infektion von Leber, Gefäßsystem und ZNS. Nach dem Einbringen des jeweiligen Virus durch den Stich eines Insektes in die Blutbahn breitet sich das Virus in 2 virämischen Phasen über den gesamten Organismus aus.

Als Reservoir für die Viren dienen Vogelspezies und Säugetiere (Affen, kleine Nagetiere), die das Virus lange Zeit beherbergen. Die Säugetiere werden von Arthropoden gestochen. Diese nehmen während der virämischen Phase des Wirtes Viren auf; sie können es dann auf andere Wirte (Mensch u. a.) durch Stich übertragen. In **Arthropoden** kann sich das Virus nicht nur vermehren und »überwintern«, sondern kann auch transovariell übertragen werden; auf diese Weise erhält es sich jahrelang unabhängig vom Vertebraten-Reservoir.

2.1 Beschreibung

Genom

Das Genom der Flaviviren umfasst 9,1–12 kb (+)-Strang-RNS. Sie enthält einen großen Leserahmen, der zu einem Vorläuferprotein translatiert wird; im Infektionsverlauf wird es in Einzelproteine (Struktur- und Nichtstrukturproteine) gespalten.

Morphologie

Die Viruspartikel besitzen einen Durchmesser von 40–60 nm. Die ikosaedrischen Kapside sind von einer Hülle umgeben, die zwei Arten von Spikes tragen.

Resistenz

Aufgrund ihrer Lipidhülle sind alle Viren Lipidlösungsmittel-empfindlich. Das Gelbfiebervirus wird nach 10′ bei 60 °C völlig inaktiviert, alle Viren sind relativ temperaturempfindlich.

Tabelle 2.1. Reservoir, Überträger und Vorkommen von Flavi-Viren

Virus	Reservoir	Überträger	Vorkommen
Gelbfieber-	Primaten, Vögel, Menschen	Aedes aegypti Hämagogus sp.	Dschungel und Städte von Zentralafrika, Mittel- und Südamerika
West-Nile-	Krähen, Zugvögel, Wildvögel, Pferde	Culex sp. Aedes sp.	Rumänien, Indien, Nilgebiet, USA
Japan B-Enzephalitis-	Wasservögel, Schweine	Culex sp.	Japan, Ostasien, Indien
Dengue-Fieber-	Menschen, Affen	Aedes aegypti Aedes sp.	Weltweit in den Tropen und Subtropen
FSME-	Kleinnagetiere, Schafe, Rehe, Haustiere	Zecken	Zentral-Ost-Europa
St. Louis-Enzephalitis-	Spatzen u.a. Vögel	Culex sp.	Nordamerika, Jamaika, Haiti

2.2 Gelbfieber-Virus

Steckbrief

Das Gelbfieber war ursprünglich nur in Afrika heimisch. Von dort ist es mit Handels- und Sklavenschiffen (mitsamt den Vektoren) nach Amerika transportiert worden und hat dort zu großen Epidemien geführt. Das bekannteste Beispiel sind die Gelbfieber-Ausbrüche beim Bau des Panama-Kanals. Bei diesen Ausbrüchen sind die nicht immunisierten Fremdarbeiter mit Gelbfieber infiziert worden und zu Tausenden gestorben. Walter Reed wies 1900 das Gelbfieber-Virus im Blut Infizierter nach und zeigte die Übertragung durch Aedes aegypti. 1935 wurde von Max Theiler der sehr gut wirksame 17 D-Impfstoff entwickelt.

2.2.1 Rolle als Krankheitserreger

Epidemiologie und Vorkommen

Gelbfieber tritt in Afrika sowie Süd- und Mittelamerika, aber nicht in Asien endemisch und epidemisch auf. In Afrika und Südamerika breitet es sich verstärkt aus, weil die Vektoren sich an neue Biotope anpassen.

In **Altweltaffen** ruft das Gelbfieber-Virus persistierende, in **Neuweltaffen** akute, häufig tödlich endende Infektionen hervor. Das Virus und der Wirt haben sich also im Laufe langer Zeitspannen gegenseitig aneinander angepasst.

Übertragung

Als Überträger auf den Menschen fungiert Aedes aegypti (Gelbfieber-Mücke). Die Krankheit kann von Mensch zu Mensch (»urbanes« Gelbfieber) oder als **intermediäre** Krankheit vom Tier (Affen, Vögel u.a.) auf den Menschen übertragen werden. Im ersten Fall spricht man von einer **homologen Infektkette**, im zweiten Fall von einer **heterologen Infektkette**. In den tropischen Wäldern kennt man eine Seitenlinie der im Urwald ablaufenden Infektkette »Affe-Mücke-Affe« (»**Dschungel-Gelbfieber**«).

Klinik

Das Gelbfieber läuft in **zwei Phasen** ab. 3–6 Tage nach der Infektion treten Fieber, Schüttelfrost, Ikterus und Kopfschmerzen auf. Hinzu gesellen sich Muskelschmerzen, Brechreiz und Erbrechen. Nach 3–4 Tagen verschwinden bei einigen Patienten diese Symptome. Bei anderen folgt nach dieser Besserung ein **heftiger Relaps** mit Fieber bis 40 °C, Bradykardie und Hämorrhagien infolge des Leberschadens. Bis zu 50% der so Erkrankten sterben.

Labordiagnose

Die Labordiagnose erfolgt durch Isolierung aus dem Blut, den HHT und AK-ELISA. Mittels der RT-PCR lässt sich die RNS nachweisen.

Prävention

Mückenbekämpfung. Durch gezielte Mückenbekämpfung sind im Hinblick auf die Gelbfieber-Prophylaxe schon sehr früh große Erfolge erzielt worden, z. B. beim Bau des Panama-Kanals.

Impfstoffe. Der 17 D-Stamm von Theiler wird in Deutschland verwendet. Die durch Impfung erworbene Immunität hält etwa 10 Jahre an.

Impfschäden sind extrem selten und treten infolge Vorliegens von Polymorphismen des Patienten auf.

Meldepflicht. Verdacht, Erkrankung und Tod. Erregernachweis.

Japan B-Enzephalitis. Sie kommt in Japan, Indien und Ostasien vor. Es ist die wichtigste Enzephalitis mit etwa 45 000 Erkrankungen pro Jahr. Die meisten Infektionen erfolgen im Spätsommer, die Erreger machen sich jedoch in den Tropen das ganze Jahr über bemerkbar.

Die Inkubationsperiode beträgt 5–14 Tage. Der Beginn ist plötzlich mit Fieber, Kopfschmerzen und Erbrechen. Die Krankheit heilt nach 5–7 Tagen aus, wenn keine Enzephalitis mit Lethargie, Konfusion, sensorischen, motorischen und Augen- bzw. Sprachstörungen hinzutritt. Die Erkrankung kann über ein Koma letal ausgehen.

Es gibt eine Formalin-inaktivierte, gut wirkende Vakzine. Es wird auch eine Lebendvakzine entwickelt. Für die Limitierung der Infektion sorgen vor allem Antikörper.

West-Nile-Virus (WNV). Dieses Virus ist ein alter Bekannter der Virologen in Südeuropa, Afrika und im mittleren Osten; neuerdings geriet es in den Blickpunkt des öffentlichen Interesses, als in New York einige Menschen an einer Enzephalitis starben. Wahrscheinlich ist das WNV durch Zugvögel in die USA geraten und hat sich durch verschiedene Vogelspezies (Krähen, Adler u.a.) innerhalb von 3 Jahren über den ganzen Kontinent verbreitet. Die Vektoren sind Culex und Aedes sp. Die Übertragung von Mensch zu Mensch kann durch Transplantationen, Bluttransfusionen, Muttermilch, perkutan und transplazentar (Embryopathien) erfolgen. Inapparenz der Infektion ist häufig. 3–6 Tage nach der **Übertragung** entsteht eine »Grippe« mit hohem Fieber, Gelenk-, Kopf- und Rückenschmerzen, Lymphknotenschwellungen und in 50% mit makulo-papulösem Exanthem. Eine lebensbedrohliche Meningo-Enzephalitis ist selten. In vitro wirkt Interferon $\alpha 2$ und Ribavirin virushemmend. Humanes IgG wirkt schützend. Diagnose: IgM-ELISA. Wichtig ist die Kontrolle der Stechmücken und die Anwendung von Repellents. Ein weiteres wichtiges menschenpathogenes Virus in den USA ist das der **St. Louis-Enzephalitis**.

In Kürze

Gelbfieber-Virus

Virus. Flavi-Virus mit (+)-Strang-RNS, Ikosaeder-Kapsid mit spiketragender Hülle.

Vorkommen. Dschungelregionen und Städte in Afrika, Südamerika.

Epidemiologie. Reservoir: Primaten, Vögel, Menschen. Urbanes und Dschungel-Gelbfieber.

Übertragung. Aedes sp. u. a. dienen als Überträger vom Reservoir zum Menschen. Homologe und heterologe Infektketten.

Klinik. Inkubationsperiode 3–6 Tage, schwere »Grippe« mit Ikterus. In zweiter Phase hohes Fieber, Bradykardie, Hämorrhagien. Letalität 50%.

Diagnose. Anamnese! Impfung? Isolierung, Antikörpernachweis, RT-PCR.

Therapie. Symptomatisch.

Prävention. Gelbfieberschutzimpfung, Mückenbekämpfung.

Meldepflicht. Verdacht, Erkrankung, Tod. Erregernachweis.

2.3 Dengue-Fieber-Virus

> **Steckbrief**
>
> Das Dengue-Fieber wurde erstmals 1780 beschrieben. Das Dengue-Fieber-Virus in den Tropen von Südostasien bis zur Karibik ist das am weitesten verbreitete Virus der Flavi-Virusfamilie; es kommt in vier Serotypen vor. Es erzeugt Fieber, Kopfschmerzen, »Knochenbruch-Fieber« und z.T. Hämorrhagien und/oder Schock-Symptome; es breitet sich jetzt weiter aus. 40–80 Mio. Menschen erkranken pro Jahr. Der Krankheitskomplex stellt sich mit 3 überlappenden Syndromen dar: »Grippe«, hämorrhagisches Fieber und Schock. Das Dengue-hämorrhagische Fieber (DHF) wird seit 1950 beobachtet.

2.3.1 Rolle als Krankheitserreger

Epidemiologie und Übertragung

In den letzten Jahren wurden große Dengue-Epidemien beobachtet, das gefürchtete »Schock-Syndrom« tritt jetzt häufiger als in früheren Jahrzehnten auf.

Dengue-Fieber wird durch Aedes aegyptii u. a. Stechmücken übertragen.

Durch den Import von alten Autoreifen ist jüngst ein Vektor (Aedes albopictus) und das Dengue-Virus selbst in die USA importiert worden. Verbreitet in Südostasien, Afrika und Mittel-/Südamerika. Nach Deutschland werden 60–100 Fälle mit Dengue-Fieber pro Jahr eingeschleppt.

Pathogenese

Pathologisch-anatomisch treten im Bereich des Exanthems Schwellungen der Endothelien, perivaskuläre Ödeme und Monozyteninfiltrate auf. Die zentralen Elemente des Dengue-hämorrhagischen Fiebers (DHF) sind Blutungsneigung, Komplementverbrauch und Zytokinfreigabe aus Makrophagen und Endothelien infolge gesteigerter Aufnahme von Virus-Ak-Komplexen via Fc-Stück: »**Antibody-dependent enhancement**« (▶ S. 477). Der Dengue-Schock tritt meist bei Personen auf, die nicht neutralisierende Antikörper von vorhergehenden Infektionen mit anderen Dengue-Typen haben; er wird jetzt auch bei Primärinfektionen mit Viren gesteigerter Virulenz beobachtet. Man weist vermehrt IFNγ, IL 10 und 12 u. a. Zytokine im Blut nach. Im Schock finden sich große Mengen an RANTES und IL 8 im Plasma und Exsudat.

Klinik

Die Inkubationsperiode beträgt 7–10 Tage. Es werden drei Verlaufsformen (mit Übergängen) unterschieden:
- Das milde 3-tägige, klassische Dengue-Fieber (Grippe-ähnlich, meist Kinder),
- das Dengue-hämorrhagische Fieber (Dauer 4–10 Tage) und
- kombiniert mit Schock-Syndrom (auch ohne DHF).

Das DHF ist Grippe-ähnlich mit zweigipfeligem Fieber bis zu 40 °C sowie heftigen Kopf-, Retroorbital-, Gelenk- und Knochenschmerzen, zweiphasigem Erythem-Exanthem und generalisierten Lymphknotenschwellungen sowie Hepatomegalie; Tod ist selten. Nach 2–4-tägiger Besserung oder vom 6. Tag ab kann eine Verschlechterung des Zustandes erfolgen: Schwitzen, Hypotension mit spontanen Hämorrhagien, Abfall der Granulo- und Thrombozyten sowie Temperaturabfall; dabei steigt der Hämatokrit an. Bildet sich zusätzlich der **Schock** aus, gesellen sich Exsudate in Perikard, Thorax und Abdomen hinzu; unbehandelt sterben 50% der Patienten. Der Schock kann ohne hämorrhagische Diathese auftreten. Er manifestiert sich durch **plötzlichen Austritt von Plasma in die Körperhöhlen**. Dies deutet auf einen besonderen »Tropismus« des ursächlichen Effektorenmechanismus für die Gefäße der serösen Häute hin (IL 8). Wird der Schock überstanden, erfolgt alsbaldige Erholung. Die Therapie ist symptomatisch mit Infusionen und Kreislaufstützung.

Labordiagnose

Die Labordiagnose erfolgt durch Isolierung des Virus in Moskito-Zelllinien oder durch die RT-PCR. Die Serodiagnose der vier Typen erfolgt durch den HHT oder einen IgM- und IgG-ELISA vom 8.–10. Tag an. DD: Hanta-Viren, Leptospiren, Malaria, Ebola-, Lassa-Fieber.

Prävention

Bekämpfung des Vektoren-Reservoirs. Ein Impfstoff wird erprobt.

Meldepflicht

Verdacht, Erkrankung, Tod, Erregernachweis.

> **In Kürze**
>
> **Dengue-Fieber-Virus**
>
> **Virus.** S. Gelbfieber-Virus, 4 Serotypen.
>
> **Epidemiologie.** Gürtel von Südostasien bis zur Karibik. Reservoir: Menschen und Primaten.
>
> **Übertragung.** Aedes sp.
>
> **Pathogenese.** Heterotypische Antikörper: Bedingte Verstärkung der Aufnahme in Makrophagen. Monozyten. Zytokinfreigabe (IL 10 u. 12, IFNγ) Gefäßschaden.
>
> **Klinik.** Dengue-Fieber, Dengue-hämorrhagisches Fieber (DHF), DHF mit Schock.
>
> **Therapie.** Symptomatisch.
>
> **Prävention.** Mückenbekämpfung, Repellents.
>
> **Diagnose.** Züchtung, HHT, Ak-ELISA, RT-PCR.
>
> **Meldepflicht.** Verdacht, Erkrankung, Tod. Erregernachweis.

2.4 Virus der Frühsommer-Meningoenzephalitis (FSME)

> **Steckbrief**
>
> Das FSME-Virus ruft die Frühsommer-Meningoenzephalitis hervor. Das Virus kommt in Deutschland endemisch vor, wird durch Zecken übertragen und ist somit ein wichtiger Krankheitserreger. Das FSME-Virus ist ein (+)-Strang-RNS-Virus der Flavi-Viren.

2.4.1 Rolle als Krankheitserreger

Vorkommen

Erreger-Reservoir sind wildlebende, kleine Nagetiere, Rehe, Igel, Schafe u. ä., wobei die **Zecke** (Ixodes ricinus, Holzbock) den Hauptüberträger darstellt. Das Virus kann auf die Zecke nur beim Saugen auf einem virämischen Wirt übergehen. Es kann in den Zecken längere Zeit persistieren und sogar überwintern, da die Möglichkeit eines transovariellen Überganges auf die Zeckeneier besteht.

Epidemiologie

In Zentraleuropa kommt das FSME-Virus v. a. in der Slowakei und im südlichen Teil von Österreich vor. In Deutschland gibt es v. a. im südlichen Schwarzwald und im Bayerischen Wald und im Altmühltal endemische Virusherde, insgesamt werden etwa 150–300 Fälle pro Jahr beobachtet. Die meisten Erkrankungen treten nach Freizeitaktivitäten auf.

Die virusverseuchten Naturherde sind z. T. sehr klein. In Baden-Württemberg beträgt die Durchseuchung der Zecken 4,2%, in Bayern 0,9%. In Naturherden ist die Durchseuchung bei Waldarbeitern höher als bei Stadtbewohnern; sie liegt bei 1–5%. Wegen der Witterungsabhängigkeit der Entwicklung der Zecken schwankt der Zeckenbefall von Jahr zu Jahr.

Übertragung

Die infizierten Zecken sitzen auf Gräsern und Büschen; sie lassen sich auf den Wirt fallen, setzen sich durch Stich auf der Haut fest und saugen Blut. Dabei wird das Virus übertragen. In Hochendemieregionen kann sogar durch die Milch von Rindern u. a. das Virus auf den Menschen übertreten. Nur 20–30% der von virushaltigen Zecken gestochenen Personen erkranken (dosisabhängig).

Pathogenese

Nach dem Zeckenstich vermehrt sich das FSME-Virus zunächst lokal und gelangt dann ins Blut. Es wird lokal zuerst durch Makrophagen, Langerhans-Zellen und Granulozyten sowie Endothelzellen aufgenommen und vermehrt sich dort. Durch virämische Ausbreitung entsteht nach 7–10 Tagen ein erster Krankheitsgipfel. Im Anschluss daran erfolgt eine zweite Virämie, die zu den Organmanifestationen in den Meningen und im Gehirn führt. Diese Zweigipfligkeit des Verlaufs kann mit dem Verlauf der Polio verglichen werden. Im Rückenmark werden vorwiegend die motorischen Vorderhornzellen befallen.

Auf welche Weise das ZNS infiziert wird, ist nicht klar. Man diskutiert Transzytose, Replikation in Endothelzellen, Transport in Makrophagen oder den Weg via den Bulbus olfactorius. Die Neurovirulenz wird durch bestimmte Aminosäuren in dem Hüllglykoprotein (Spike) bestimmt. Mutieren diese Aminosäuren, so kommt es zur Attenuierung des Virus.

Klinik

Die Inkubationszeit beträgt 7–14 Tage. Nur 30% der Infektionen verlaufen apparent (◘ Abb. 2.1).

Bei den apparent verlaufenden Formen unterscheidet man zwei Phasen.

Primärstadium. Im Primärstadium entwickelt sich bei 90% der Erkrankten ein uncharakteristisches Krankheitsbild in Form eines grippalen Infektes mit Kopf-, Kreuz- und Gliederschmerzen. Gelegentlich werden gastrointestinale Symptome beobachtet. Die Körpertemperatur übersteigt selten 38 °C. Dieses erste Stadium dauert 2–4 Tage, gefolgt von einem fast beschwerdefreien Intervall.

Sekundärstadium. Die zweite Phase beobachtet man bei 10% aller Erkrankten. Sie ist durch den Befall des ZNS gekennzeichnet und kann sich als Meningitis, Meningoenzephalitis, Meningoenzephalomyelitis oder als Meningitis mit Radikuloneuritis manifestieren. Meningitis wird bei ihnen in 60%, die Formen der Enzephalitis in etwa 40% der Fälle beobachtet. Beim Vorliegen einer Meningitis treten heftige Kopfschmerzen auf, die häufig mit Fieber bis 40 °C einhergehen. Bei Mitbeteiligung des Gehirns treten Hyperkinesien, Bewusstseinstrübungen, Bewusstlosigkeit und Sprachstörungen auf. In einem geringen Prozentsatz der Fälle werden Paresen im Bereich des Okulomotorius und des Fazialis sowie Blasenlähmungen festgestellt; außerdem treten Sensibilitätsstörungen auf. Die schlaffen Spätlähmungen können im Bereich von Hals, Schultergürtel und oberen Extremitäten auftreten; sehr selten gehen sie in eine Landrysche Paralyse über. Bei Kindern überwiegt die meningitische, bei Erwachsenen die enzephalitische Form. Die Letalität beträgt etwa 1%. Die Meningitis heilt ohne Folgen aus. Nach dem enzephalitischen Verlauf bleiben bei etwa 5–7% der Fälle Restzustände mit geringen Lähmungen zurück, gut 90% heilen komplett aus.

Immunität

Das Glykoprotein der Hülle regt die Bildung von neutralisierenden und hämagglutinationshemmenden Antikörpern an. Es entstehen im Verlauf der Infektion zuerst IgM- und dann IgG-Antikörper. Die Entstehung einer zellulären Immunität ist wahrscheinlich.

Labordiagnose

Die Diagnose erfolgt durch Nachweis des Antikörper-Anstiegs mit Hilfe eines μ-Ketten-spezifischen IgM-ELISAs, die RT-PCR erlaubt den Nachweis des Virus in der Zecke. Differenzialdiagnostisch ist die ebenfalls durch Zecken übertragene Lyme-Krankheit zu nennen, die 20× häufiger vorkommt als die FSME. Die Frühdiagnose gelingt auch durch den Nachweis gering avider IgG-Antikörper.

Therapie

Keine spezifische Therapie.

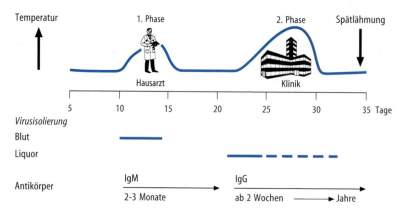

◘ Abb. 2.1. Ablauf einer FSME-Infektion: Zweiphasige Fieberkurve und Spätlähmung, Virusnachweis und Antikörperbildung

Prävention

Allgemeine Maßnahmen. Für Wanderer in Endemiegebieten sind Mittel zur Abwehr blutsaugender Ektoparasiten zu empfehlen (»Repellents«).

Schutzimpfung. Als Impfstoff gegen die FSME dient ein **Totimpfstoff**, der gut wirksam und verträglich ist; die Wirksamkeit der Impfung hält 2–3 Jahre an. Eine Empfehlung zur Schutzimpfung besteht insbesondere für Waldarbeiter in bekannten Endemiegebieten. Die ständige Impfkommission (STIKO) klassifiziert die aktive Schutzimpfung gegen FSME als eine »Risikoimpfung« bzw. eine »Reiseimpfung«. Die Grundimmunisierung erfolgt durch drei Impfungen, zwei Impfungen werden in 1–3-monatigem Abstand appliziert; nach Ablauf eines Jahres verabfolgt man eine Booster-Impfung. Zur Auffrischung wird alle drei Jahre eine weitere Impfung empfohlen. Bei **Zeckenstichen** in Endemiegebieten wird eine passive Immunprophylaxe nicht mehr empfohlen. Die **Aktivimmunisierung** (präexpositionell) erfolgt entweder 0–1/3–12 Monate oder als **Schnellimpfung** 0–7–21 Tage + 1 Jahr. Infolge der aktiven Schutzimpfung ist die Zahl der Fälle in Österreich z. B. von etwa 600 auf 100 pro Jahr zurückgegangen.

Meldepflicht. Verdacht, Erkrankung und Tod; Erregernachweis.

In Kürze

Zeckenenzephalitis-(FSME-)Virus

Virus. S. Gelbfieber-Virus, 1 Serotyp.

Vorkommen. Einzelne Regionen in Deutschland, Südösterreich, Slowakei.

Epidemiologie. Bis zu 4,2% der Zecken in Endemiegegenden sind infiziert. Weniger als 30% der gestochenen Personen erkranken. Höhere Durchseuchung bei Waldarbeitern u. a.

Übertragung. Durch Zecken von kleinen Nagetieren auf den Menschen.

Pathogenese. Zuerst Virämie nach dem Stich der virushaltigen Zecke mit grippalem Infekt, dann Virämie mit Organmanifestation im ZNS.

Klinik. Inkubationsperiode 7–14 Tage. Primärstadium mit grippalem Infekt (90%) von 2–4 Tagen, nach Intervall (10%) Meningitis oder Meningoenzephalitisformen.

Immunität. Lebenslange humorale und zelluläre (?) Immunität.

Diagnose. Anamnese: Zeckenstich in bestimmten Regionen (Oberrhein, Donau), IgG- und IgM-Bestimmung, ggf. Virusisolierung. DD: Lyme-Krankheit, die etwa 20× häufiger auftritt.

Therapie. Symptomatisch.

Prävention. Aktive Schutzimpfung, Verwendung von Repellents.

Meldepflicht. Verdacht, Erkrankung und Tod. Erregernachweis.

Röteln-Virus
D. Falke

›› Einleitung

Das Röteln-Virus erzeugt die Röteln und kann Embryopathien hervorrufen. Es wurde 1938 durch Ultrafiltrate aus Rachenspülwasser von Erkrankten auf Affen und Menschen übertragen. 1941 wurde von dem australischen Augenarzt Sir Norman Gregg beobachtet, dass nach einer Röteln-Epidemie gehäuft Embryopathien aufgetreten waren, die er auf während der Frühschwangerschaft durchgemachte Rötelnerkrankungen zurückführen konnte. 1962 gelang Weller die Züchtung des Virus in vitro. Es gibt nur einen Serotyp.

Seit der Einführung der Schutzimpfung im Jahre 1969 ist die Zahl der Röteln-Erkrankungen ständig zurückgegangen. Obwohl man seit über 20 Jahren einen Impfstoff zur Verfügung hat, treten pro Jahr immer noch 5–10 Embryopathien in Deutschland auf.

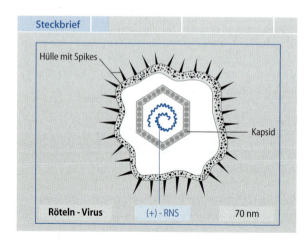

3.1 Beschreibung des Virus

Genom

Das Röteln-Virus ist ein (+)-Strang-RNS-Virus mit einem 9,75 kb Genom. Auf Grund seiner Genomstruktur wird es als Genus Rubi-Virus zur Familie der **Toga-Viren** gezählt.

Morphologie

Das Röteln-Virus misst etwa 70 nm. Das Virion besteht aus einem kugeligen RNS-Knäuel, welches von einem Ikosaeder-Kapsid und einer weiten, faltigen Hülle (»schlotternde Toga«) umschlossen ist. Die Hülle trägt hämagglutinierende Spikes aus 2 Glykoproteinen, das Kapsid wird durch 1 Protein gebildet. Das Virus ist außerhalb des Körpers wenig beständig und ätherempfindlich.

Züchtung

Die Züchtung ist in Zellkulturen möglich. Das Virus erzeugt einen ZPE und repliziert sich im Plasma der Zelle, die Montage erfolgt an der Zellmembran.

3.2 Rolle als Krankheitserreger

Epidemiologie

Die Röteln treten vornehmlich im Frühjahr auf. Epidemische Häufungen von Röteln beobachtet man alle 3–5 Jahre. In Mitteleuropa sind z. Z. nur 0,8–3,0% der Frauen im gebärfähigen Alter seronegativ.

Etwa 40% der Röteln-Infektionen verlaufen inapparent. Inapparente Verläufe können bei Schwangeren genauso zur Embryopathie führen wie klinisch manifeste Verläufe.

Übertragung und Vorkommen

Die Infektion erfolgt nur bei engem Kontakt von Mensch zu Mensch, in der Hauptsache durch **Tröpfchen-** und **Schmierinfektion**. Infektiös sind Sputum, Blut, Urin, Stuhl und Zervix- sowie Konjunktivalsekret der Kranken und Infizierten. Das Röteln-Virus kommt nur beim Menschen vor.

Als **Infektionsquelle** kommen in Betracht:
- Akut Erkrankte (Kleinkinder, Erwachsene). Die Kontagiosität beginnt sieben Tage vor Ausbruch des Exanthems. Klinisch bedeutsam ist die Tatsache, dass seronegative Krankenschwestern die Röteln bekommen und dann auch übertragen können. Das gesamte Krankenhauspersonal muss vor Dienstan-

tritt auf Röteln-Antikörper getestet und ggf. geimpft werden.
- Kinder gelten als dauernde Quelle, wenn sie pränatal infiziert waren und deshalb eine chronische Rötelnerkrankung entwickeln.
- Erwachsene im Verlauf von flüchtigen (inapparenten) Reinfektionen.

Pathogenese

Als Eintrittspforte des Virus dient der Nasenrachenraum. Das Virus vermehrt sich zunächst im Epithel der oberen Luftwege. Es kommt zu einer Generalisation auf dem Lymph- und Blutweg mit Virämie und zu multipler Organlokalisation. Das Virus ist u.a. in den Lymphknoten und in der Haut nachweisbar. Die Röteln-Infektion verläuft, wenn sie post partum erworben wird, stets **zyklisch**; der Infizierte wird nach Ablauf der Krankheit virusfrei. Der Ausschlag tritt auf, wenn die Virämie durch Antikörper beendet wird. Ob das Exanthem durch eine Immunkomplex-Vaskulitis zustandekommt, ist nicht klar. Virusantigen lässt sich bei Arthralgien auch in der Synovialflüssigkeit nachweisen. Die Infektion des Embryos bei der **pränatalen Infektion** verläuft hingegen **chronisch**; es kommt zur Embryopathie (s.w.u.) und nach der Geburt zu ausgeprägt protrahiertem Verlauf mit massiver Virus-Produktion und -Ausscheidung. In diesen Fällen liegt ein Immunschaden vor, der sich in einer persistierenden IgM-Produktion äußert (gestörter IgM→IgG-switch). Das gestörte Längenwachstum der großen Extremitäten-Knochen führt man auf das in den Epiphysen vorhandene Röteln-Virus zurück; die ablaufenden Zellteilungsvorgänge werden durch die Produktion von Interferon und die Induktion von Apoptose unter Mitwirkung von p53 behindert (◘ Abb. 3.1).

Klinik

Röteln. Die manifeste Krankheit der Röteln beginnt nach einer Inkubationsperiode von 13–20 Tagen mit einer **katarrhalischen Initialphase** von etwa zwei Tagen bei nur geringfügiger Temperaturerhöhung. Charakteristisch sind dabei die **Schwellung der zervikalen und okzipitalen Lymphknoten**. In 50% der Fälle ist die Milz geschwollen. Nicht selten werden rheumatoide Gelenkschmerzen beobachtet, besonders wenn Erwachsene an Röteln erkranken. Der **Ausschlag** beginnt hinter den Ohren und dehnt sich auf Brust und Bauch aus. Die Flecken sind kleiner als bei Masern, aber größer als bei Scharlach und konfluieren nicht; das Exanthem ist etwa 2–3 Tage sichtbar, oft aber auch nur Stunden (▶ s. S. 669).

Differenzialdiagnostisch sind Picorna-Viren, EBV, Ringelröteln, Exanthema subitum, Scharlach, Masern sowie flüchtige Arzneimittelexantheme zu berücksichtigen. Wichtig ist die **Leukopenie mit Lymphozytose** bei auffallend vielen monozytoiden jugendlichen Zellen.

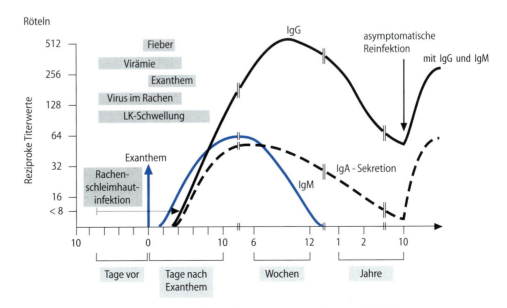

◘ Abb. 3.1. Ablauf einer Röteln-Infektion mit Antikörperverlauf, Reinfektion, sowie Exanthem und klinischen Daten

Komplikationen sind postinfektiöse Enzephalitis, hämolytische Anämien, Myo- und Perikarditis, Thrombopenie sowie Arthralgien bei Frauen.

Embryopathie: Auge, Ohr, Gehirn, Herz. Wenn eine Schwangere an Röteln erkrankt oder eine inapparente Infektion durchmacht, so kann das Virus im Zuge der Generalisation auf den Embryo übertragen werden; es verursacht dort eine chronische Infektion. Die Schädigung des Embryo führt entweder zum Abort oder zum konnatalen Röteln-Syndrom des Neugeborenen. Die postnatalen Erscheinungen der Embryopathie sind vielfältig: Katarakt, Glaukom, Retinopathie, Taubheit, Mikrozephalie, geringe Körperlänge bei der Geburt, angeborene Herzfehler (persistierender Ductus Botalli), Verlangsamung des Wachstums, Zahndefekte, Hepatosplenomegalie mit Stauungsikterus, thrombozytopenische Purpura, hämolytische Anämie. Man hat auch einen insulinabhängigen Diabetes mellitus (IDDM) und eine subakute sklerosierende Panenzephalitis (SSPE) beobachtet.

Das **Risiko der Embryopathie** ist während des ersten Schwangerschaftsmonats am höchsten (60%); es fällt bis zum 3./4. Monat progressiv auf 10% ab, nach der 18. SSW beträgt es 3,5%. Der Mittelwert des Risikos im ersten Trimenon beträgt 30–40%. In den späteren Schwangerschaftsmonaten kann es zu Sprach- und Hörschäden kommen, die erst nach einigen Jahren auffallen. Als Folge der Röteln-Embryopathie sterben einige der betroffenen Kinder vor Abschluss des ersten Lebensjahres. Eine Röteln-Infektion kurz vor der Konzeption birgt kein Risiko. Die Reinfektion einer Graviden, die über natürlich erworbene Antikörper verfügt, ist ohne Gefahr für den Embryo, wenn der hämagglutinationshemmende Titer bei 1:32 (= 35 IU) oder höher liegt.

Immunität

Das Röteln-Virus ist immunologisch einheitlich. Das Überstehen der Krankheit hinterlässt eine lange, wahrscheinlich sogar lebenslange humorale und zelluläre Immunität. Diese verhindert zwar erneute Erkrankungen, schützt aber nicht vor lokalen Reinfektionen des Nasenrachenraumes. Die Immunität des Erwachsenen beruht auf Antikörpern der Klasse IgG und IgA. IgG-Antikörper werden von der Mutter auf das Kind übertragen und verleihen diesem über einen Zeitraum von 3–6 Monaten Schutz.

Labordiagnose

Isolierung des Virus. Am besten eignet sich Rachenspülwasser. Die Isolierung erfolgt in Zellkulturen.

Antikörpernachweis beim akuten Fall (auch bei rötelnexponierten Graviden) erfolgt in zwei separat im Abstand von 10 Tagen entnommenen Serumproben. Man untersucht die beiden Proben im Hämagglutinations-Hemmungstest (Hirst-Test) und im IgM- und im IgG-ELISA gleichzeitig. IgM-Antikörper hat man bis zu neun Monaten nach der Infektion nachgewiesen.

Anamnestischer Antikörpernachweis. Er erfolgt im Hirst-Test mit einer einzigen Serumprobe. Man findet Titer zwischen 1:16 und 256. Bei akuten Infektionen beträgt der Titer bis zu 1:1024 und mehr. Nach Schutzimpfungen liegen die Titerwerte generell niedriger als bei der natürlichen Durchseuchung. Sie sinken auch schneller ab. Niedrige Titerwerte im HHT von 1:8 und 1:16 bedeuten keinen sicheren Schutz vor der Embryopathie. Dementsprechend gilt, dass alle Frauen mit Kinderwunsch beim Vorhandensein von niedrigen Werten (1:8, 1:16) erneut getestet und ggf. geimpft werden und weiter überprüft werden. Die IgM- und IgG-Antikörper steigen nach Schutzimpfungen langsamer an als bei der natürlichen Röteln-Infektion. IgM-Antikörper hat man bis zu 6 Monaten nach der Impfung nachgewiesen.

Antikörpernachweis im **Blut des Neugeborenen** bei Verdacht auf Embryopathie erfolgt in der IgM-Fraktion. Man setzt einen IgM- und einen IgG-ELISA an, nur der IgM-Wert beweist eine frische Infektion.

Antikörpernachweis im **Nabelschnurblut in utero** bei Verdacht auf Röteln-Infektion: Besteht bei einer seronegativen Graviden solch ein Verdacht, wird ihr Serum untersucht (s. o.). Im Nabelschnurblut erfolgt der Test auf das nicht plazentagängige IgM wie üblich. Ist er positiv, ist ein Abbruch zu erwägen, die Entscheidung liegt bei den Eltern. Mütterliche Blutbeimengungen lassen sich durch Erythrozytenkontrolle ausschließen. Kindliches IgM wird von der 22. Woche ab gebildet; ist es von diesem Zeitpunkt ab nicht vorhanden, liegt keine Infektion des Föten bzw. keine Embryopathie vor. Zur Sicherung des Befundes soll die RT-PCR angesetzt werden. Sie erlaubt eine Diagnose in den Chorionzotten oder im Fruchtwasser ab der 12. Schwangerschaftswoche.

Prävention

Schutzimpfung. Der Lebendimpfstoff ist sehr wirksam, er wird weltweit mit gutem Erfolg angewendet. Wegen des relativ baldigen Absinkens der Antikörper ist **vor jeder** Schwangerschaft eine Titerbestimmung erforderlich. Die Impfung sollte auch Jungen erfassen; die Herdimmunität wird dadurch verstärkt und eine geringere Gefahr für seronegative Gravide resultiert. Heute erfolgt die erste Impfung mit 11–14 Monaten, die zweite im 2.–3. Lebensjahr als 3-fach-Impfstoff: MMR (Masern-Mumps-Röteln und ggf. Varizellen) und vor der Menarche (nur Röteln) sowie später bei Bedarf (▶ s. Anhang).

Als Nebenwirkung der Impfung ergeben sich nur gelegentlich Arthralgien. Die Impfprophylaxe zielt auf die Verhinderung der Embryopathie.

Während der Gravidität ist die Impfung kontraindiziert. Nach einer Schutzimpfung ist eine Karenzzeit von drei Monaten bis zur nächsten Konzeption einzuhalten. Allerdings sind bisher keine durch das Impf-Virus hervorgerufenen Embryopathien bekannt geworden.

Gammaglobulin-Prophylaxe. Hat eine seronegative und schwangere Frau mit Rötelnkranken Kontakt gehabt, wird **Human-Röteln-Gammaglobulin** verabreicht. Die Wirkung ist nur dann sicher, wenn das Gammaglobulin innerhalb von 1–2 Tagen nach der Exposition gegeben wird. Die passiv zugeführten Antikörper machen sich serologisch bemerkbar. Zur Überprüfung der Wirksamkeit der passiven Schutzimpfung muss bis zum Ende der gefährdeten Phase kontrolliert werden, ob eine Serokonversion erfolgt oder nicht. Erfolgt ein Titeranstieg, muss mit einer Embryopathie gerechnet werden.

Schwangerschaftsabbruch

Ist bei Schwangeren vor dem 4. Monat ein Ausbruch von Röteln klinisch, serologisch und durch die RT-PCR auch beim Kind festgestellt worden, so ist ein Abbruch der Schwangerschaft indiziert. Dieser erfolgt nur in Absprache mit den Eltern. Stellt man während einer Schwangerschaft fest, dass eine Frau für Röteln seronegativ ist, so muss sie fortlaufend auf Antikörper kontrolliert werden; die aktive Schutzimpfung sollte später nachgeholt werden (Impfung im Wochenbett).

Meldepflicht. Röteln-Embryopathien sind meldepflichtig.

In Kürze

Röteln-Virus

Virus. (+)-Strang-RNS-Virus, bestehend aus Ikosaeder-Kapsid und Hülle, gehört als Rubi-Virus zur Toga-Familie; nur 1 Serotyp.

Vorkommen und Übertragung. Weltweit, alleiniger Wirt ist der Mensch. Tröpfcheninfektion durch Erkrankte, Kinder mit Embryopathie, inapparent Infizierte und reinfizierte Personen.

Epidemiologie. Kinderkrankheit, bei Primärinfektion einer seronegativen Schwangeren besteht das Risiko der Entstehung einer Embryopathie, daher sollten **alle** Frauen Antikörperträger sein!

Pathogenese. Zyklische Viruskrankheit mit Elimination des Virus. 40% der Infektionen verlaufen inapparent.

Klinik. Inkubationsperiode 14–21 Tage. Kinderkrankheit mit Exanthem und kaum Nebensymptomen. Gefahr der Embryopathie (Auge, Ohr, Gehirn, Herz!) im 1.–4. Schwangerschaftsmonat, abnehmend von 60% auf 10%.

Immunität. Lebenslange Immunität gegen die Röteln, bei Antikörpertitern im HHT unter 1:32 bei der Schwangeren Gefahr der Rötelnembryopathie.

Diagnose. Klinisch nicht möglich, deswegen HHT sowie IgM- und IgG-ELISA, ggf. RT-PCR. Leukopenie mit Lymphknotenschwellung. DD: Masern, Scharlach, Arzneimittelexantheme, Picorna-Infektionen, Exanthema subitum, infektiöse Mononukleose, Erythema infectiosum.

Therapie. Symptomatisch.

Prävention. Schutzimpfung, Impfung im Wochenbett. Bei Mädchen: dreimalige Schutzimpfung, auch Jungen impfen: Aufbau einer Herdimmunität! Impfung von medizinischem Personal mit ungenügendem Antikörpertiter (unter 1:32). Ggf. Gammaglobulinprophylaxe.

Meldepflicht. Bei Embryopathie.

Corona-Viren
D. Falke

❯❯ Einleitung

Corona-Viren erzeugen Schnupfen und Gastroenteritis. Corona-Viren sind streng artspezifisch. Ihren Namen tragen diese Viren wegen ihrer Spikes, die aus dem envelope herausragen und an den Enden kleine Knöpfchen tragen; diese umgeben das Virion wie eine »Corona«. Sie bilden die Familie der Corona-Viren. Eine neue Spezies ist das SARS-Corona-Virus.

Steckbrief

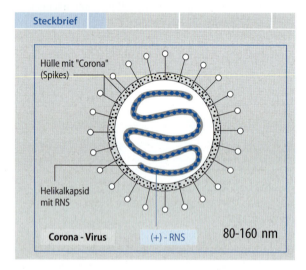

4.1 Beschreibung

Das Virus hat einen Durchmesser von 80–160 nm. Im Inneren der Hülle befindet sich ein helikales Kapsid mit der RNS, auf der Hülle sitzen Spikes. Die Corona-Viren sind (+)-Strang-RNS-Viren mit 30 kb. Das Virus repliziert sich bei 32 °C. Es gibt drei Serotypen.

4.2 Rolle als Krankheitserreger

Die Durchseuchung ist hoch (90–100%), sie beginnt im Säuglingsalter. Die Erkrankungen treten im Winter und Frühjahr, v. a. bis zum 12. Lebensmonat infolge von Aerosol- oder Schmutz- und Schmierinfektionen auf. Replikation in den oberen Luftwegen.

Die Inkubationsperiode beträgt 2–5 Tage bei einer Krankheitsdauer bis sieben Tage. Corona-Viren werden für 10–25% aller Schnupfenfälle verantwortlich gemacht; gelegentlich rufen sie Bronchitis, Bronchiolitis und Pneumonie hervor. Sie erzeugen auch eine Gastroenteritis und als Rarität eine nekrotisierende Enterokolitis bei Frühgeborenen.

Die Immunität ist nicht sehr dauerhaft; es treten deshalb Reinfektionen auf, die bei Erwachsenen oft inapparent verlaufen. Antikörper gegen Corona-Viren lassen sich im Hämagglutinationshemmungstest und in der KBR nachweisen.

In Kürze

Corona-Viren

Virus. (+)-Strang-RNS-Virus aus helikalem Kapsid und Hülle mit Spikes: »Corona«. Replikation bei 32 °C.

Epidemiologie. Hohe Durchseuchung durch Aerosol- sowie Schmutz- und Schmierinfektion. Zwei Serotypen.

Klinik. Erkältungskrankheiten, gelegentlich Bronchitis und Pneumonie sowie Gastroenteritis. Immunität nicht dauerhaft, Reinfektionen.

Diagnose. Noch kein Routine-Test, HHT und KBR. Virus im Stuhl mit EM.

Anhang: SARS-Corona-Virus

Allgemeines. Ende 2002/Anfang 2003 wurden in China, Hongkong und Singapur schwere, neuartige Erkrankungen mit Pneumonie festgestellt (»severe acute respiratory syndrom, SARS«). Von den bis Ende Juni 2003 etwa 9000 Erkrankten starben 10%. Sehr bald gelang die Isolierung des ursächlichen Virus und seine Charakterisierung als **SARS Corona-Virus**. Das Virus besitzt 29 727 RNS-Basen und lässt sich durch Verwandtschaftsanalyse als eigene Spezies abgrenzen.

Vorkommen. Das Virusreservoir ist nicht bekannt, sehr eng verwandte Viren und Antikörper wurden jedoch bei Zibetkatzen, Waschbären und Dachsen, u. a. auf Lebendtiermärkten in China, nachgewiesen.

Übertragung. Vermutlich ist der Übergang des Virus auf den Menschen durch Tierkontakte erfolgt. Von Mensch zu Mensch erfolgt die Übertragung durch Tröpfchen und Aerosole, wobei **enger Kontakt** (Krankenhauspersonal) nötig zu sein scheint. Auch Stuhl und Sekrete können das Virus verbreiten. Die Kontagiosität der Patienten ist offenbar nur bei engem Kontakt hoch. Modellrechnungen ergaben auf 1 Infizierten 3 Kontaktübertragungen. Die Ausscheidung dauert etwa 6–10 Tage nach Beginn der Symptome.

Epidemiologie. Durch Quarantänemaßnahmen konnte die Ausbreitung des SARS-Corona-Virus eingedämmt werden. Man kennt auch leichte oder abortive Verläufe (z. T. nur mit Fieber).

Pathogenese. Das Virus dringt offenbar über den Nasenrachenraum ein und vermehrt sich dort. Dabei entwickelt sich Fieber bis 40 °C. Im Nasenrachenraum erscheint vom 5.–15. Tag nach Erkrankungsbeginn (max. am 10. Tag) Virus. Es breitet sich von dort in die Bronchien und die Lunge aus, wobei eine Pneumonie mit erneuten Fieberschüben zustande kommt. Es erfolgt auch eine systemische Ausbreitung in Blutzellen. In der Lunge wird das Alveolarepithel unter Riesenzellbildung zerstört. In den Alveolen sammelt sich eine eiweißhaltige Flüssigkeit an. Infiltrate bestehen vorwiegend aus Makrophagen. Hämophagozytose deutet auf eine Zytokin-Dysregulation der Makrophagen hin. Generell ist der Verlauf bei Kindern leichter (Letalität 0,5%), aber bei Senioren schwer und mit tödlichem Verlauf verknüpft (bis 50%). Bei Überlebenden kann in 3–5% eine Lungenfibrose (»Pneumopathie«) hinzutreten. Da nur in den ersten 10 Tagen viel Virus gefunden wird, vermutet man danach immunpathologische Prozesse als Ursache für den weiteren Krankheitsverlauf. In einem Modellsystem (Macaca fascicularis) konnten die Henle-Koch-Postulate (▶ S. 22) erfüllt werden.

Klinik. Nach einer etwa 2–7-tägigen Inkubationsperiode bietet SARS ein Krankheitsbild, das sich in 3 Phasen von etwa je 7 Tagen gliedern lässt.

1. **Grippale Prodromal-Phase.** Fieber bis 40 °C mit systemischen Symptomen wie Myalgie, Schüttelfrost, Krankheitsgefühl, Husten sowie leichten Lungeninfiltraten.

2. **Massive Symptomatik.** Nach zwischenzeitlichem Abfall des Fiebers treten erneut Fieberschübe bis 38,5 °C (85%), trockener Husten, Kopfschmerzen, Diarrhoe sowie Dyspnoe mit Hypoxie auf. Dabei wird der Höhepunkt der Virusausscheidung überschritten (bis 10^8 RNS-Kopien/ml). Röntgenologisch bestehen eine deutliche interstitielle Pneumonie mit Brustschmerzen sowie in 12% ein Pneumomediastinum.

3. **Akutes Respiratorisches Syndrom.** Bei fehlender Ausheilung kennzeichnet sich ein entwickelndes ARDS durch starken O_2-Mangel, bakteriell-septische Zustände (bakterielle Superinfektion?) mit starker Lymphopenie sowie Tachykardie in der 3. Krankheitswoche (20%). Todesfälle treten dann auf, wenn primäre Leiden wie Immundefekte und Diabetes Typ II bei Senioren vorliegen.

Immunität. Antikörper lassen sich 10 Tage nach Krankheitsbeginn nachweisen.

Diagnose. Das Virus lässt sich im Nasensekret, in der BAL, in Stuhl und Urin mittels RT-PCR sowie nach Verimpfung auf Vero- und Hep2-Zellen durch den ZPE nachweisen. Die RT-PCR kann anfangs negativ sein. Für den Antikörpernachweis existieren ELISA und IF-Test. Kreatinkinase, Transaminasen und LDH sind mäßig erhöht, oft besteht eine Thrombozytopenie und Lymphopenie. Das CRP ist stark erhöht.

Prävention und Therapie. Die Ausbreitung des SARS-Corona-Virus lässt sich durch 1. Isolierung der Erkrankten, 2. Quarantäne von potentiellen Kontaktpersonen (Krankenhauspersonal!) und 3. durch Infektionsschutz (Atemmasken, Handschuhe, Schutzanzüge und häufiges Händewaschen) fast völlig verhindern. Strenge Quarantäne von Erkrankten und möglichen Kontaktpersonen ist erforderlich. **Therapeutisch** wird das klinische Repertoire eingesetzt. Kortisonpräparate (10 mg/kg/Tag) bessern die immunpathologische Phase; die Gabe von Ribavirin (24 mg/kg/Tag) in der Virusreplikationsphase wird empfohlen, die Wirkung ist aber nicht bewiesen. Tamiflu kann ebenfalls eingesetzt werden. Auch seine Wirkung ist nicht bewiesen. Antibiotika zur Bekämpfung bakterieller Superinfektionen, Gaben von Interferon?

DD. Influenza, RSV-Bronchiolitis, Pneumonien anderer Ätiologie, Metapneumo-Virus, Paramyxo-Viren, Chlamydia pneumoniae, hämorrhagisches Fieber.

Resistenz. Das Virus ist in der Umwelt 1–2 Tage beständig, es ist empfindlich gegen Lipidlösungsmittel und lässt sich durch Erhitzen auf 56–60 °C über 30′ fast völlig inaktivieren.

In Kürze

Corona-Viren

Virus. Neue Spezies der Corona-Viren.

Vorkommen. Reservoir unbekannt; Zibetkatzen u. a., Wildtiere?

Übertragung. Durch z.T. engen Kontakt mit Aerosol, Sekreten und Stuhl von Mensch zu Mensch, beim Schlachten auf Lebendmärkten.

Epidemiologie. Strenge Quarantäne zur Verhinderung der Ausbreitung.

Pathogenese. Eindringen über Nasenrachen in Bronchialraum, Pneumonie, hämatogene Streuung, Virus- und Immunsystem-bedingter Zellschaden.

Klinik. Inapparente, abortive Verläufe; Krankheit in drei Phasen: 1. Grippephase, 2. Hohes Fieber, Diarrhoe, Pneumonie, 3. Akutes respiratorisches Syndrom.

Immunität. Antikörper, z.T. Immunkrankheit.

Therapie. Ribavirin, Kortison, Antibiotika, IFN?

Diagnose. Züchtung, RT-PCR, ELISA, IFT, Lymphopenie.

Prävention. Isolierung der Kranken und Kontaktpersonen, Infektionsschutz, Vermeidung von Tierkontakten.

Orthomyxo-Viren

D. Falke

Einleitung

Orthomyxo-Viren rufen beim Menschen die Influenza (»Grippe«) hervor. 1918 hat die Pandemie der »Spanischen Grippe« 40 Mio Todesopfer gefordert. Die Morbidität betrug 25–40%, dabei ist in Wien z.B. der Maler Egon Schiele gestorben. Das Influenza-Virus bewirkt bei Pan- und Epidemien Übersterblichkeit. Bei diesem Virus hat man als Grund seines besonderen epidemiologischen Verhaltens den Antigendrift und -shift festgestellt. Jetzt wird in fixiertem Material nach der RNS des Influenza-Virus von 1918 gefahndet (»Sequenzarchäologie«). In den USA sterben alljährlich im Durchschnitt 36 000 Personen an der Influenza.

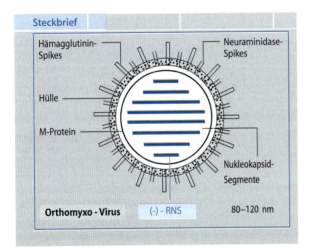

Steckbrief — Orthomyxo-Virus, (−)-RNS, 80–120 nm

Die RNS der Influenza-Viren ist **segmentiert**. Beim Influenza-Virus A und B gibt es jeweils acht Segmente, bei Influenza C sieben Segmente. Im Kern erfolgt die RNS-Replikation, die Montage erfolgt an der Zellmembran, die 3 Typen (A, B und C) entsprechen 3 Genera.

Morphologie

Das 80–120 nm große Influenza-Virus besteht aus einem helikalen, segmentierten Ribonukleokapsid, das von einer Hülle mit nach außen ragenden Spikes umgeben ist. Sie bestehen aus dem als HA bezeichneten Hämagglutinin. Durch enzymatische Spaltung des Gesamtmoleküls HA0 (»Cleavage«) entstehen zwei getrennte Abschnitte der Proteinkette, nämlich HA1 und HA2; ihr Zusammenhalt wird durch eine S-S-Brücke gesichert. Durch die Spaltung wird das Molekül infektiös.

Außerdem gibt es kleinere, Spike-ähnliche Strukturen, die aus Neuraminidase bestehen. Unter der Lipid-Hülle befindet sich das sog. Matrixprotein (M-Protein), im Inneren die RNS-Segmente.

Die Bauelemente des Influenza-Virus sind biologisch in verschiedener Hinsicht wirksam:

– Die **hämagglutinierenden Strukturen (H)** mit den Antigendeterminanten, die für die Neutralisation und für die Hämagglutinationshemmung maßgebend sind. Sie bestimmen die serologische Spezifität der **Subtypen** und deren **Varianten**.
– Die **Neuraminidase-Aktivität (N)** ist in der Hülle des Virions neben den Hämagglutinin-Spikes in Form kleinerer Spikes lokalisiert. Sie ist für die Immunität von untergeordneter Bedeutung.
– Das **Nukleokapsid (NP)** ist der Sitz der **typen**spezifischen Kapsid-Antigene. Diese haben keine Beziehung zur Neutralisation und auch nicht zur Hämagglutinationshemmung.
– Das **M-Protein** wird weder in der diagnostischen KBR noch im Hämagglutinations-Hemmungstest erfasst. Es ist ein typenspezifisches Antigen.
– Das Virus enthält ferner 3 Polymerasen (pB1, pB2 und pA) und ein Nichtstrukturprotein (NS).

Eine Zusammenstellung »**Eigenschaften** des Virus« findet sich in ◻ Tabelle 3.1 (▶ s. S. 545).

5.1 Beschreibung

Genom

Die Einzelstrang-RNS-Moleküle der Orthomyxo-Viren besitzen (−)-Strang-Polarität. Ein (+)-Strang dieser Moleküle wird gleich zu Beginn der Replikation durch eine im Virion enthaltene Replikase abgelesen. Erst dann kann die Synthese von RNS und 10 Proteinen beginnen. Das Genom enthält 13,0 kb.

Typen und Subtypen

Man bezeichnet die Virusstämme, welche das gleiche Kapsid-Antigen haben, als **Typ** (A, B oder C). Nur der Typ A weist bei konstantem Kapsid-Antigen hinsichtlich seiner Hülle wesentliche Strukturverschiedenheiten auf: Die Spikes der Hülle kommen in Form mehrerer, serologisch distinkter **Subtypen** vor (z. B. H1, H2 oder H3).

Das Hüllmaterial wird mit Hilfe bekannter, subtypenspezifischer Antikörper charakterisiert. Man verwendet dazu den **Hämagglutinations-Hemmungstest**. Das Kapsidmaterial wird mit Hilfe von bekannten typenspezifischen Antikörpern in der Komplementbindungsreaktion bestimmt.

Die Bezeichnung eines Influenza-Virus ergibt sich aus einer Formel, z. B. A/Hongkong/1/68 (H3N2). Dabei ist A die Typenbezeichnung; der Ortsname bezieht sich auf den Fundort. Die Ziffer 1 gibt die Nummer des jeweils isolierten Stammes an; die Zahl 68 bezieht sich auf das Isolierungsjahr. H3N2 gibt die Nummern von H oder N an.

Insgesamt kennt man 15 verschiedene Hämagglutinine (H1–15) und 9 Neuraminidasen (N1–9).

Antigenwandel und Varianten

Der **Typ A** des Influenza-Virus zeigt das Phänomen des Antigenwandels. Dieser Antigenwandel führt zu einem periodischen, alle 10–20 Jahre zu beobachtenden Auftauchen von neuen **Subtypen**, was sich im Auftreten einer neuen Pandemie zeigt. Die dabei auftretenden Veränderungen des Genoms werden als »**antigenic shift**« bezeichnet. Unabhängig von dem in langen Zeitabständen erfolgenden »großen« Antigenwandel kommen zwischenzeitlich **kleinere Antigenveränderungen** vor; sie führen nicht zu neuen Subtypen, sondern nur zu Abwandlungen des alten Subtyps (**Subtypenvarianten**). Die Tendenz zur Entstehung der Subtypenvarianten wird »**antigenic drift**« genannt. Ihr Auftauchen ist für die Herstellung der Influenza-Totimpfstoffe von großer Bedeutung.

Der **Antigenshift** ist die Folge eines »**reassortment**«: Es erfolgt zwischen den Genomen verschiedener Subtypen ein Austausch von funktionell homologen RNS-Segmenten. So ist 1968 das Reassortment zwischen einem Asia-Virus der Antigenformel H2N2 und einem Enten-Virus der Formel H3Nx erfolgt. Das Ergebnis dieser Rekombination war das Hongkong-Virus, das eine Pandemie auslöste; es entsprach der Formel H3N2; übergetreten sind vom Entenvirus pB1 und H. Wegen des neuen H3 besaß das Hongkong-Virus einen starken Selektionsvorteil gegenüber dem Asia-Virus. Viren mit der Antigenformel H3Nx hatte man bereits Jahre vorher z. B. bei Puten und Enten isoliert. Wahrscheinlich erfolgte diese **Rekombination im Schwein**, da sich in dieser Spezies sowohl tierische als auch menschliche Influenza-Viren replizieren können.

Der **Antigendrift** ist die Folge von **Punktmutationen** in den Epitopen; das Hämagglutinin und die Neuraminidase werden dadurch so verändert, dass sich der »neuen« Variante im Sinne der Selektion neue Überlebenschancen bieten. Die »Entwicklungsgeschichte« eines **Subtyps mit seinen Varianten** lässt sich anhand der Punktmutationen rekonstruieren. Der Typ B zeigt nur Antigendrift.

Züchtung

Das Influenza-Virus lässt sich im bebrüteten Hühnerei isolieren und züchten, ebenso wie auch in Affennierenzellen. Experimentell lässt es sich auf Frettchen übertragen. Es besitzt kein Hämolysin, Zellfusion wird nicht hervorgerufen, die Replikation lässt sich durch Hämadsorption im Zellrasen nach Zugabe von Erythrozyten nachweisen.

5.2 Rolle als Krankheitserreger

Epidemiologie

Die Influenza ist eine hochkontagiöse Krankheit. Jedes Jahr sterben etwa 0,5–1,0 Mio Menschen an der Influenza und zahllose werden mit Pneumonie und Otitis media hospitalisiert. Die Virusquellen sind in Epidemiezeiten der Kranke und der subklinisch infizierte Mensch, vorzugsweise Kinder und Jugendliche. Die Übertragung erfolgt durch **Tröpfcheninfektion**. Haupterkrankungszeit ist der Winter. Die Hälfte der Infizierten macht die Krankheit symptomlos durch. Kontagiosität: 6–10 Tage.

Der Aufenthaltsort des Influenza-Virus zwischen den großen Pandemien ist im Einzelnen nicht bekannt; jedoch weiß man, dass das in Ostasien gehaltene Hausschwein sowie Pferde, Enten, Hühner, Puter und Seevögel Influenza-Virus aufnehmen, über lange Zeitspannen beherbergen und ausscheiden können (s. w. u.), ohne selbst zu erkranken. Als erwiesen gilt, dass Influenza-Virus vom Schwein auf den Menschen und Vogelspezies (auch innerhalb dieser) und umgekehrt übertragen werden kann. Dies wird erleichtert durch das enge Zusammenleben von Mensch, Schwein und Geflügel in Südchina.

Für den Subtypenwandel spielt das Schwein eine wichtige Rolle: Als Träger von Doppelinfektionen dient es quasi als »Mischgefäß« für die rekombinierenden RNS-Segmente von aviären und/oder humanen Influenza-Viren.

Die Antigenformeln der Pandemie-Stämme sind in ◘ Tabelle 5.1 aufgeführt. Ein H5N1- und ein H9N2-Virus vom Geflügel infizierte zwar den Menschen, breitete sich aber nicht weiter aus, weil bestimmte Virulenzmarker fehlen (s. u.); seit 1998 findet man **lokalepidemisch** H1N2- Stämme in Europa.

Epidemiologisch unterscheiden sich die Influenza-Typen A, B und C in dreierlei Hinsicht:
— Der Typ A breitet sich typischerweise pandemisch und epidemisch aus, während
— die Typen B und C vornehmlich epidemisch oder sporadisch auftreten.

In den letzten 100 Jahren haben drei Subtypen der A-Influenza fünf Pandemien verursacht; der Ausgangspunkt lag häufig in China. Die Antigenformel der Subtypen wird durch die serologische Spezifität des Hämagglutinins (H) und der Neuraminidase (N) bestimmt.

Aus ◘ Tabelle 5.1 und ◘ Abb. 5.1 lässt sich entnehmen, dass in längeren Zeiträumen Influenza-Viren oder einige ihrer Komponenten wiederkehren.

Die Subtypen der Influenza kommen zeitlich gesehen in einem typischen Nacheinander vor: Sie lösen sich gewissermaßen ab. Hat ein gegebener Subtyp in einem bestimmten Jahr eine Pandemie verursacht, so folgen periodisch, und zwar im Abstand von 1–3 Jahren,

◘ Tabelle 5.1. Pandemien durch Influenza-Viren

Virussubtyp	Pandemiebeginn	Antigenformel	Bemerkungen
A3 Hongkong-ähnlich	1889	H3N8	1889 H2N2 (?); 1900 H3N8 (?)
A1 Swine-ähnlich	1918	H1N1	»Spanische Grippe«
A2 Asia	1957	H2N2	»Asiatische Grippe«
A3 Hongkong	1968	H3N2	kommen seit 1977
A1 UdSSR	1977	H1N1	gleichzeitig vor

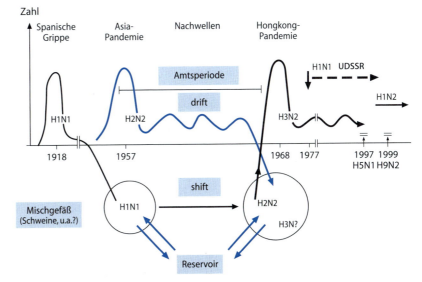

◘ Abb. 5.1. Die Epidemiologie der Influenza. Die »Amtsperiode« beginnt mit einer Pandemie infolge Rekombination (»shift«) im »Mischgefäß«; es folgen Punktmutationen (»drift«) des Hämagglutinins. Als Mischgefäß dient das Schwein, das Influenza-Viren vom Menschen und aus dem Reservoir (Vogelspezies) aufnimmt

Epidemien mit wesentlich geringerer Erkrankungszahl (»Nachwellen«). Hierbei erkranken solche Personen, die während der Pandemie nicht oder nur schwach immunisiert worden sind. Die Nachwellen erfassen sukzessive immer weniger Personen; sie treten zunächst als Seuchenherd und schließlich nur noch in Gestalt von sporadischen Fällen auf. Ein Subtyp erfasst im Lauf seiner 15–20 Jahre währenden »**Amtszeit**« bis zu 70% der Weltbevölkerung; bei dieser Durchseuchungsquote ist die Immunität so weit verbreitet, dass der Subtyp mit seinen Varianten praktisch verschwindet: Die Seuche ist damit als Pandemie erloschen.

Die von kleineren Epidemien ausgefüllte Zeitspanne währt so lange, bis ein neuer Subtyp entsteht (Antigenshift, s. o.). Dieser »debütiert« dann mit einer **Pandemie**, da er in der Lage ist, die Massenimmunität, wie sie durch den vorigen Subtyp hervorgerufen worden ist, zu unterlaufen.

Virulenz

Die Virulenz des Influenza-Virus ist für den Ablauf des epidemiologischen Geschehens von überragender Bedeutung. Sie ist polygenisch bestimmt, d. h. durch die Eigenschaften aller Segmente. Das Nukleoprotein und das M-Protein bestimmen das pathogene Wirtsspektrum. Sie entscheiden darüber, ob sich das Virus beim Menschen oder in den Zellen bestimmter Tierspezies vermehren und ausbreiten kann oder nicht. Antigendrift und -shift werden bzgl. Antikörper- bzw. ZTL-Spezifität durch Mutation bzw. Rekombination von H oder N bewirkt. Ein Miniprotein des pB1 erzeugt Apoptose der Lymphozyten, verstärkt also den Zellschaden. NS1 blockiert die Interferonbildung. Die Anzahl der mutativ entstandenen basischen Aminosäuren an der H-Spaltstelle bestimmt, ob nur 1 Protease (z. B. im Darm des Geflügels) oder viele Proteasen in vielen Geweben spalten können. Die Infektion bleibt dann auf den Darm begrenzt (s. Geflügel) oder kann im Organismus generalisieren (Mensch). Mutationen der Neuraminidase erlauben die Anlagerung von Plasminogen an die HAO-Spaltstelle und damit eine verstärkte Spaltung. Auch die Bindungsfähigkeit für die Rezeptoren (= Neuraminsäure) humaner bzw. aviärer Zellen muss adaptiv im Schwein erworben werden.

Pathogenese

Eintrittspforte ist der **Respirationstrakt**, insbesondere die Bronchialschleimhaut. Die im Virion (und im Str. pneumoniae) enthaltene Neuraminidase kann den Bronchialschleim verflüssigen. Auf diese Weise dringt das Viruspartikel leichter zu den Bronchialepithelzellen vor; es kann dort nach seiner Adsorption an die Membranrezeptoren den Vermehrungszyklus einleiten.

Bei der Adsorption bindet sich das enzymatisch gespaltene Hämagglutinin mit dem Anteil HA1 an den Neuraminsäure-haltigen Rezeptor der Zellmembran. Dabei stülpt sich das virusbesetzte Membranstück ein; es bildet zunächst ein endozytotisches Bläschen, in dem sich das Virion befindet. Erst anschließend verschmilzt die Hülle des Virions mit der Bläschenmembran. Das auf diese Weise freigelegte Nukleokapsid wird dann vom Zytoplasma aufgenommen und wandert in den Kern.

Die Influenza-Viren bleiben während der Krankheit vorwiegend im **Bronchialbaum** lokalisiert. Sie führen zu einer Epithelschädigung mit Transsudation, Nekrose und Desquamation; hierdurch wird die örtliche Resistenz gegenüber bakteriellen Infektionen vermindert. Dementsprechend wird die Influenza oft durch sekundäre Infektionen in Form von **bakteriellen Bronchopneumonien** kompliziert. Diese sind häufig die Todesursache.

Erreger der Bronchopneumonie sind Häm. influenzae, Staph. aureus und Str. pyogenes. Der Häm. influenzae wurde so bezeichnet, weil man diese Bakterienspezies in zahlreichen Fällen von Influenza nachweisen konnte und damals (1890) für den Erreger der Grundkrankheit hielt.

Beim Studium der Vorgänge im Bronchialepithel haben sich wichtige Befunde ergeben. Als erste Zytokine wird aus Schleimhautzellen und Makrophagen α/β-Interferon, IL 1, 6, 10 sowie MIP 1 α/β und TNFα gebildet, die natürliche Killerzellen stimulieren. Diese bilden Interferonγ und bewirken hierdurch ein Überwiegen des TH1-Lymphozyten-Kompartiments. Influenza-Viren vermindern die Phagozytose-Kapazität der Makrophagen gegenüber Staph. aureus; die gleiche Wirkung wird in späteren Phasen der Infektion durch Virus-Antikörperkomplexe hervorgerufen. Systemisch wird eine Minderung der zellulären Immunität beobachtet.

Von besonderem Interesse ist die Tatsache, dass sich zwischen Influenza-Viren und gewissen Proteasen des Staph. aureus eine Kooperation herausbilden kann. Influenza-Virus ist nur dann »pathogen«, wenn das Vorläufer-Hämagglutinin (HAO) in die Fragmente HA1 und HA2 gespalten wird. Dann kann der oben geschilderte Mechanismus der Adsorption/Penetration ablaufen. Die Besiedlung des Bronchialbaumes mit Staph. aureus kann eine Protease liefern, die zu dieser Spaltung befähigt ist. Hierdurch lässt sich der besonders schwere Verlauf der Influenza-Erkrankung beim Vorhandensein von Staph. aureus erklären.

Bei vielen Infektionskrankheiten des Respirationstraktes setzt das Virus einen Primärschaden am Flimmerepithel, der dann seinerseits die Vorbedingung für die sekundär-bakterielle Besiedlung schafft. Bei der Influenza fördert die bakterielle Besiedlung wiederum die krankmachende Wirkung des Virus. Möglicherweise ist die häufig beobachtete Wirksamkeit von Antibiotika bei Influenza durch die Behinderung der »Helferbakterien« bedingt (▶ s.a. Otitis media). Fieber und die allgemeine Schwäche werden durch IL 1 und IFN hervorgerufen.

Klinik

Während man als »Grippe« oder »grippalen Infekt« relativ mild verlaufende Erkrankungen durch die »respiratorischen Viren« (◘ Tabelle 5.2) bezeichnet, ist die **Influenza** (»echte Grippe«) eine schwere Erkrankung. Influenza-Infektionen verursachen eine statistisch erfassbare **Übersterblichkeit**. I. Allg. nimmt die Influenza nur bei älteren oder geschwächten Personen einen tödlichen Verlauf; vorzugsweise bei zusätzlich bestehenden Lungen- oder Herzkrankheiten.

Die Influenza ist eine lokale Erkrankung des Bronchialbaums mit systemischem Charakter. Sie tritt nach einer Inkubationsperiode von 1–3 Tagen auf. Die akute Krankheit dauert etwa 8–10 Tage. Es werden hohes Fieber, Kopfschmerzen, Schüttelfrost, Glieder- und Muskelschmerzen sowie allgemeine Hinfälligkeit beobachtet. Oftmals tritt eine **Myokarditis** mit z. T. lang anhaltender Kreislaufschwäche hinzu. Rauer Hals und Reizhusten treten ebenfalls auf. Eine verstopfte und laufende Nase ist untypisch. Typisch ist hingegen eine hochfieberhafte **Bronchitis**. In allen Altersgruppen kann es zur Laryngo-Tracheitis und zu einer durch das Influenza-Virus verursachten **Pneumonie** kommen. Als Komplikation wird bei Kindern **Pseudokrupp** beobachtet. Weitere Komplikationen sind Otitis media, Meningitis, Enzephalitis und das Reye- sowie das Guillain-Barré-Syndrom. Häufig entstehen durch bakterielle Superinfektionen mit Staphylokokken, Streptokokken oder Hämophilus influenzae hämorrhagische **Sekundärpneumonien** (Broncho-

◘ Tabelle 5.2. Erkrankungen der Atemwege und ihre Erreger

Virus	Banaler Schnupfen[1]	Pharyngitis[2]	Tracheobronchitis[3]	Pneumonie[4]	Bronchiolitis	Pseudokrupp[a]
Rhino	++	++	–			
Influenza A	–	+	++	+		(+)
Influenza B	–	+	++	+		
Corona	++	++	(+)	(+)		
Adeno	+	++	(+)	++		
Parainfluenza 1–4	++	+	+	+	+	++
Respiratorysyncytial	++	+	++	++	++	(+)
Herpes simplex		(+)				
Human Metapneumo	+	+	+	+	+	(+)

[1, 2, 3, 4] Seltene Fälle bei den genannten Krankheitsformen durch Infektionen mit folgenden Viren: Influenza C-, Epstein-Barr-, Coxsackie A- und B-, ECHO-Virus. [a] In den USA: Croup.
++ Großer Anteil, + mittlerer Anteil an allen Infektionen bei Erwachsenen oder Kindern, (+) geringer Anteil

pneumonien). Diese Komplikationen sind die Todesursache vornehmlich bei alten Menschen.

Influenza-Pandemien oder -Epidemien variieren hinsichtlich ihres Schweregrades beträchtlich. Die »Spanische Grippe« forderte 1918/19 etwa 40 Mio Todesopfer. Als Folgekrankheit trat die nach v. Economo benannte »postinfektiöse« Enzephalitis auf. Die »Asien«-Influenza von 1957 hingegen verlief viel leichter; allerdings hat man hier neben vereinzelten Pneumonien auch foudroyante Verläufe mit tödlichem Ausgang beobachtet.

Immunität

Maßgebend für die Entstehung der Humoral-Immunität gegen das Influenza-Virus ist das außen sitzende Hämagglutinin: Es induziert die Bildung von Antikörpern, die zugleich neutralisierend und hämagglutinationshemmend wirken. Die Schleimhaut-Immunität ist der bestimmende Faktor gegen Reinfektion. Der lokale und humorale Immunschutz ist subtypenspezifisch und an die Anwesenheit von IgA- und IgG-Antikörpern gebunden. Das Kapsid regt zwar ebenfalls die Bildung von Antikörpern an; da es jedoch im Innern des Partikels liegt, liefert es für die Neutralisation keinen Ansatzpunkt. Das Hämagglutinin induziert somit die Bildung von protektiven Antikörpern, während das Kapsid zur Bildung von nicht-protektiven Antikörpern stimuliert. Die zelluläre Immunität wird durch mehrere Virusproteine stimuliert, sie sorgt für die Eliminierung des Virus.

Labordiagnose

Die Isolierung der Influenza-Viren erfolgt nach wie vor über das bebrütete **Hühnerei** (Amnionhöhle). Die Isolierung gelingt nur in den ersten Tagen auf empfänglichen Affennierenzellen; der Nachweis des Befalls erfolgt hier mittels Hämadsorption, da das Virus keinen ZPE erzeugt.

Routinemäßig wird das Virus nur in Speziallaboratorien isoliert, es ist transportlabil. Die **Serodiagnose** wird zumeist mit dem S-Antigen (typenspezifisch) oder mit dem V-Antigen (subtypenspezifisch) durch die KBR vorgenommen. Als positiv gelten nur Serumpaare mit mehr als dem vierfachen Titeranstieg. Der Hämagglutinations-Hemmungstest (HHT) ist Speziallaboratorien vorbehalten, wie auch die Variantendiagnose. Als **Schnelltest** dient ein Antigen-Test in Bronchialepithelzellen und ggf. die RT-PCR. Blutbild: Lymphopenie.

Therapie

Für Prophylaxe und eine frühzeitige Therapie der pandemischen und der epidemischen Influenza A eignen sich Amantadinpräparate; 2×100 mg/Tag sind wirksam und verträglich. Neuerdings werden **Neuraminidase-Inhibitoren** verwendet (▶ s. S. 495). Relenza® wird als Spray und Tamiflu® oral eingesetzt, u. z. therapeutisch und prophylaktisch. Wichtig ist auch hier ein frühzeitiger Beginn der Therapie (< 36 Std. nach Beginn der Symptome). Die Medikamente verkürzen und erleichtern den Verlauf.

Prävention

Die spezifische Prophylaxe ist mit einem **Totimpfstoff** (»Spaltimpfstoff«) möglich. Seine Anwendung verleiht in 50% der Fälle einen vollen Schutz gegen die akute Erkrankung; bei den übrigen Impflingen ist die Schwere der Krankheit abgemildert. Der Impfstoff enthält Hüllmaterial des Influenza-Virus A und B. Die Dauer der Wirkung beträgt etwa ½ Jahr. Dann muss mit einem neuen, »aktualisierten« Impfstoff weitergeimpft werden. Der neue Impfstoff muss das Hüllmaterial der zuletzt aufgetauchten Subtypvariante (Antigendrift) enthalten. Im Falle von Pandemien bildet das neue, pandemische Virus die Hauptkomponente des Impfstoffs. Indiziert ist die Impfung für alle Personen mit einem Grundleiden (Diabetes, HKL) und bei Senioren. Im Sinne eines »Immunitätsherdes« innerhalb der Population lässt sich durch Impfung die Ausbreitung des Virus hemmen, sofern möglichst viele Personen, vor allem Kinder, geimpft werden und als Überträger ausfallen. Zur Zeit wird ein kälteadaptierter Lebendimpfstoff (Nasalspray) geprüft, die Schutzrate beträgt etwa 90%. Besonders gefährdet sind medizinisches Personal und dasjenige der öffentlichen Verkehrssysteme.

Meldepflicht. Der Tod an Influenza ist meldepflichtig. Antigen- und Erregernachweis.

Anhang: Das Reye-Syndrom

Die ersten Fälle wurden um 1930 beschrieben. Um 1970 traten in den USA hunderte von Fällen auf. Die Krankheit befällt vorwiegend Kleinkinder und Schulkinder; sie geht mit **hoher Letalität** einher. Das Reye-Syndrom ist die direkte oder indirekte Folge von verschiedenartigen Virusinfektionen (Herpes-Viren, Picorna-Viren, Röteln, Masern u. a.), wird aber vorwiegend **im Verlauf von Influenza-B-Infektionen beobachtet**. Die Symptomatik dieser Krankheit erscheint als Kombination einer **Enzephalopathie** mit einer **Hepatitis**. Die zerebralen Symptome treten längere Zeit nach dem Abklingen der grippalen Krankheitssymptome auf, das Syndrom wird relativ häufig bei jungen Kindern nach Einnahme von Azetylsalizylsäure beobachtet. Es wird jetzt seltener beobachtet, weil das Medikament seltener eingenommen wird.

In Kürze

Influenza-Viren

Virus. Orthomyxo-Virus. (–)-Strang-RNS-Virus, acht Segmente mit Replikase im helikalen Nukleokapsid mit umgebendem M-Protein. Zusammengehalten von Hülle mit Spikes (Hämagglutinin, Neuraminidase). Etwa 80–120 nm Durchmesser. Typen A, B, C sowie Subtypen und Varianten. Ätherempfindlich.

Vorkommen. Mensch, Schwein, Pferd und Vogelspezies.

Epidemiologie. Nach Reassortment im Schwein kann eine Pandemie in Abständen von 10–30 Jahren erfolgen (Antigenshift). Epidemien eines Subtyps in kurzen Abständen infolge Punktmutationen (Antigendrift). Etwa 50% der Infektionen verlaufen inapparent.

Übertragung. Durch Aerosol-Infektion von Mensch zu Mensch. Wechselseitige Übertragungen zwischen Schwein (»Mischgefäße«), Vogelspezies und Mensch, dabei erfolgt Reassortment.

Pathogenese. Ausbreitung von Rachen und Kehlkopf in den Bronchialbaum und die Lunge. Zerstörung der Schleimhaut bis zu Hämorrhagien. Staph. aureus-Protease spaltet zusätzlich HA in HA1 und HA2, dadurch Steigerung der Infektiosität, oft bakterielle Bronchopneumonien.

Klinik. Die Influenza ist eine schwere Erkrankung (mit Inkubationsperiode von 1–3 Tagen) der mittleren und unteren Luftwege, mit Viruspneumonie, oft sek. bakteriell bedingte Bronchopneumonien (H. influenzae, Staph. aureus, S. pyogenes). Kreislaufkollaps, Myokarditis, lang anhaltendes Postinfektions-Syndrom und Übersterblichkeit. Komplikationen sind Pseudokrupp, Otitis media, Meningitis, Meningoenzephalitis, **Reye-Syndrom**.

Immunität. IgA-Antikörper der Schleimhaut, humorale Antikörper und zelluläre Immunmechanismen sind für die erworbene Immunität verantwortlich.

Diagnose. Isolierung des Virus im bebrüteten Hühnerei sowie der PCR und Antikörper-Bestimmung in der KBR und im HHT.

Therapie. Symptomatisch, bei Influenza A gibt man Amantadin-Präparate für die Prophylaxe bei Pandemien und zur Therapie Relenza® (nasal) und Tamiflu (oral) als Neuraminidase-Inhibitoren.

Prävention. Influenza-Schutzimpfung mit Spaltimpfstoff bei Personen mit Grundleiden, Senioren und Kindern mit Herzfehlern u.a. Nach Möglichkeit Aufbau einer Herdimmunität.

Meldepflicht. Tod, Antigen- und Erregernachweis.

Paramyxo-Viren
D. Falke

Einleitung

Paramyxo-Viren sind mittelgroße Viren mit einem Durchmesser von 120–200 nm. Die negativ-einsträngige RNS ist mit Replikasemolekülen assoziiert. Sie erzeugen Erkrankungen der oberen Luftwege, Pseudokrupp, Bronchiolitis, Pneumonie, Exanthem, Parotitis, Otitis media, Meningitis sowie Enzephalitis. Patienten mit Immundefekten oder nach Transplantationen sind besonders gefährdet.

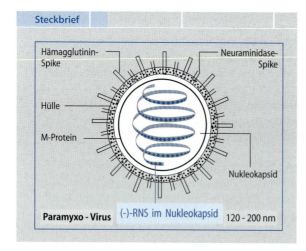

Genom

Paramyxo-Viren enthalten eine Einzelstrang-(−)-Strang-RNS mit Replikase. Ihre RNS besteht aus einem Molekül im helikalen Nukleokapsid und enthält 15–16 kb.

Morphologie

Die pleomorphen Myxo-Viren haben einen Durchmesser von 120–200 nm. Das RNS-Molekül ist in einem durchgehenden helikalen Kapsid eingeschlossen; das Kapsid wird wie das des Influenza-Virus von einer Matrix umgeben (M-Protein) und zusätzlich von einer Hülle. Nur die Parainfluenza- und Mumps-Viren hämagglutinieren mit anschließender Dissoziation.

Replikation

Die Replikation erfolgt im Zytoplasma, die Montage der Partikel an der Zellmembran. Die Oberflächenglykoproteine sind wichtig für die Bildung neutralisierender Antikörper und der ZTL. Die Vorläufer der Virus-Oberflächenproteine müssen gespalten werden, damit die Viruspartikel infektiös werden. Die Viren lassen sich gut züchten und bilden Riesenzellen.

Einteilung

Einige Paramyxo-Viren enthalten im Partikel Neuraminidase. Man unterscheidet in der Systematik daher Neuraminidase-haltige von Neuraminidase-freien Viren. Sie binden – ausgenommen das RS-Virus – an Erythrozyten und vernetzen sie; auf diese Weise kommt es zur Hämagglutination.

Zur Familie der **Paramyxo-Viren** zählt man die Genera der
- Parainfluenza-Viren (Respiro-),
- das Mumps-Virus (Rubula-),
- das Masern-Virus (Morbilli-),
- Hendra-, Nipah- und Menangle-Virus (Henipa-).

Die Familie der **Pneumo-Viren** umfasst die Genera des
- Respiratory-Syncytial-Virus (RSV) und das
- Metapneumo-Virus.

Einige **Unterscheidungsmerkmale** und Eigenschaften dieser Viren sind in Tabelle 6.1 zusammengefasst.

6.1 Parainfluenza-Viren

Steckbrief

Parainfluenza-Viren sind Neuraminidase-haltige Paramyxo-Viren, die häufig Erkältungskrankheiten mit Bronchitis, Pseudokrupp und Pneumonie verursachen. Serologisch kennt man 4 Typen. Das Parainfluenza-Virus vom Typ 2 wurde ursprünglich als »croup-associated«-(CA)-Virus bezeichnet.

Tabelle 6.1. Eigenschaften der Ortho- und Paramyxo-Viren

Eigenschaft	Influenza-	Parainfluenza-	Mumps-	Masern-	RS-
Genom	8 Segmente	1 Strang	1 Strang	1 Strang	1 Strang
Reassortment	+	–	–	–	–
Replikation	K+Z	Z	Z	Z	Z
Serotypen	3	4	1	1	1*
Hämagglutination	+	+	+	+	–
Neuraminidase	+	+	+	–	–
Hämadsorption	+	+	+	+	–
Zellfusion	–	+	+	+	+
Wirtsspezies	Mensch, Schwein, Vogelspezies	Mensch, Maus, Rind	Mensch	Mensch	Mensch, Affe
Ätherempfindlichkeit	+	+	+	+	+
Umweltstabilität	gering	gering	gering	mittel	hoch

K Kern; Z Zytoplasma; * zwei Subtypen.

6.1.1 Beschreibung

Es gibt 4 Serotypen der Parainfluenza-Viren. Die Hülle der Viren enthält 2 Arten von Spikes:
- **HN-Spikes** enthalten das Hämagglutinin und die Neuraminidase-Aktivität. Antikörper gegen das Hämagglutinin neutralisieren das Virus und blockieren dessen Adsorption bzw. die Penetration.
- **F-Spikes** wirken hämolysierend und zellfusionierend; ihr Protein spielt die Rolle eines Ausbreitungsfaktors im Gewebe. Nur Antikörper gegen das Fusionsprotein (F-Protein) hemmen die Ausbreitung der Virus-Infektion im Gewebe: Antikörper gegen die HN-Proteine sind dazu nicht in der Lage.

6.1.2 Rolle als Krankheitserreger

Vorkommen

Die Parainfluenza-Viren sind bei Mensch, Nagetieren und Kälbern weit verbreitet.

Epidemiologie

Parainfluenza-Viren verursachen keine Epidemien, sie führen ganzjährig und besonders im Herbst zu gehäuft auftretenden Erkrankungen. Ein großer Teil der Erkältungskrankheiten bei Kindern geht auf das Konto der Parainfluenza-Viren.

Die Typen der Parainfluenza unterscheiden sich epidemiologisch. Die meisten Kinder machen in den ersten Lebensjahren eine Infektion mit dem Typ 3 durch. Die Durchseuchung mit den anderen Typen erfolgt später; sie erfasst den Großteil der Kinder bis zum 10. Lebensjahr. Während die Primärinfektionen mit Parainfluenza-Viren meist schwer verlaufen, bleiben die späteren Reinfektionen durch die Restimmunität abgeschwächt.

Übertragung

Die Übertragung erfolgt vorwiegend durch Tröpfchen und durch Kontakt mit Nasensekret.

Pathogenese

Eintrittspforte ist der Nasenrachenraum. Dort kommt es zunächst zur lokalen Virusvermehrung auf dem

Flimmerepithel der oberen Atemwege. Beim Erwachsenen entsteht das Bild der katarrhalischen Entzündung. Bei Kleinkindern breitet sich die Infektion jedoch in die Tiefe des Bronchialbaumes aus, wobei peribronchioläre Infiltrate und Ödeme entstehen. Bei der Pathogenese spielt das Zusammenwirken von primär virusbedingtem Epithelschaden und darauf folgenden Staphylokokkeninfektionen die wichtigste Rolle. Die Interferonbildung ist stark beeinträchtigt.

Viele, aber nicht alle Fälle von Laryngo-Tracheitis führen zum Pseudokrupp (Differenzialdiagnose: Epiglottitis durch H. influenzae!). Die besonderen Verhältnisse bei dieser Komplikation zeigen sich durch einen erhöhten Gehalt an IgE-Antikörpern und Histamin im Bronchialsekret. Hieraus kann man für den Pseudokrupp eine immunpathogenetische Komponente ableiten. Man hat aber auch Gründe für die Annahme, dass psychosoziale Faktoren eine Rolle spielen. Bei der Pneumonie entsteht eine Hyperplasie des Alveolarepithels; Erythrozyten und Makrophagen treten im Sekret auf.

Klinik

Die Inkubationsperiode beträgt 2–4 Tage. Bei Kleinkindern führt die Infektion zu Rhinitis, Laryngitis, Bronchitis mit Fieber und Husten, Laryngo-Tracheitis, zum Pseudokrupp und zur interstitiellen Pneumonie. Beim Erwachsenen bewirkt die Infektion relativ leichte Katarrhe der oberen Luftwege.

Der Typ 3 ist für die schweren Fälle von Bronchiolitis und Pneumonie im Kleinkindesalter verantwortlich. Da die protektive Immunität trotz vorhandener Serum-Antikörper nur wenig ausgeprägt ist, sind wiederholte, leicht verlaufende Infektionen mit dem gleichen Typ die Regel.

Immunität

Die kurzdauernde Immunität hat **lokalen** Charakter: Träger sind die im Bronchialschleim ausgeschiedenen Antikörper der Klasse IgA. Liegt ein zellulärer Immundefekt vor, ist der Verlauf lang und schwer, ja sogar tödlich.

Labordiagnose

Als Material wird Rachenspülwasser oder Sputum aus der akuten katarrhalischen Phase zur Züchtung benötigt: Eisgekühlt transportieren!

Die Serodiagnose der akuten Erkrankung kann dann durch die Untersuchung von zwei Serumproben mit Hilfe der Komplementbindungsreaktion erfolgen. Wegen Antigenverwandtschaften zwischen den 4 Parainfluenza-Viren treten **Mitreaktionen** auf. Das Virus lässt sich in den Zellen der Rachen- oder Bronchialsekrete durch einen Schnelltest nachweisen. Das Verfahren beruht auf dem IFT bzw. auf dem ELISA-Prinzip. Ggf. RT-PCR.

In Kürze

Parainfluenza-Virus

Virus. Paramyxo-Virus. (–)-Strang-RNS in einem helikalen Kapsidschlauch. Umgeben von M-Protein und Hülle mit Spikes. Vier Serotypen unterscheiden sich im Hämagglutinin; Hämagglutinin zusammen mit Neuraminidase: HN-Spikes; Fusionsprotein: F-Spikes.

Vorkommen und Übertragung. Beim Menschen Tröpfcheninfektion.

Epidemiologie. Erkrankungen während des gesamten Jahres, zuerst erfolgt die Durchseuchung mit dem Typ 3.

Pathogenese. Primärer Epithelschaden am Flimmerepithel mit sekundären Staphylokokken-Infektionen. Lokalerkrankung.

Klinik. Katarrhalische Entzündungen der oberen und unteren Luftwege mit Fieber, Laryngitis, Pseudokrupp, Bronchitis und interstitielle Pneumonie.

Immunität. Schleimhautimmunität mit typenkreuzenden sekretorischen IgA-Antikörpern. Zellvermittelte Immunität.

Diagnose. Antikörperbestimmung mit der KBR. Virusisolierung in der Zellkultur aus Rachenspülwasser oder Schnelltest.

Therapie. Symptomatisch.

Prävention und Meldepflicht. Keine.

6.2 Mumps-Virus

Steckbrief

Mumps wurde bereits im 5. Jhdt. v. Chr. von Hippokrates als einheitliches Krankheitsbild beschrieben. Das Mumps-Virus, ein Neuraminidase-haltiges Paramyxo-Virus, ist der Erreger des Mumps oder des Ziegenpeters (»epidemische Parotitis«). Wichtige Komplikationen sind die Orchitis und die Meningitis. Ein Kombinationsimpfstoff für Mumps, Masern und Röteln (sowie Windpocken) wirkt gut.

6.2.1 Beschreibung

Züchtung

Man kann das Virus auf den Affen übertragen und im bebrüteten Hühnerei sowie in Zellkulturen züchten. Das Mumps-Virus erzeugt Zellfusionen und Zellabkugelung. Der Mensch ist der einzige natürliche Wirt des Virus.

6.2.2 Rolle als Krankheitserreger

Übertragung

Kontagiös ist der Mumpskranke vier Tage vor und sieben Tage nach dem Auftreten der Erstsymptome. Mumps ist jedoch bei weitem nicht so kontagiös wie die Masern oder die Influenza: Der Kontakt zwischen der Infektionsquelle und dem Exponierten muss relativ eng sein. Das Mumps-Virus wird durch Speicheltröpfchen oder Nasensekret von Mensch zu Mensch übertragen, man findet es auch im Urin.

Epidemiologie

Das Virus ist auf der ganzen Welt verbreitet. Man findet bei etwa 80% der Erwachsenen komplementbindende Antikörper gegen das Mumps-Virus. Durch den höheren Lebens- und Hygienestandard hat sich in den Industriestaaten das Lebensalter, bei dem wir frühestens mit der maximalen Durchseuchung rechnen konnten, zugunsten älterer Jahrgänge verschoben. Deshalb steigt die Zahl der nicht-immunen Erwachsenen an. Also: Impfung! Immunsupprimierte Personen sind nosokomialen Mumps-Infektionen ausgesetzt. Eine saisonale Häufung besteht nicht: Sporadische Fälle findet man das ganze Jahr über. Etwa 30–50% der Infektionen verlaufen inapparent. Todesfälle durch Mumps gibt es kaum. Es gibt symptomatische Reinfektionen.

Pathogenese

Das Mumps-Virus dringt in die Mundhöhle und den Nasenrachenraum ein, vermehrt sich dort und gelangt über die Lymphknoten hämatogen in die **Parotis**. Dort vermehrt es sich u. a. in den Parenchymzellen. Im Rahmen einer Generalisation kann das Virus die Hoden bzw. die Ovarien, das Pankreas, die Schilddrüse, die Mammae und das Gehirn besiedeln. Man nimmt heute an, dass mit der pubertären Reifung im Hoden eine Zellart (Leydigsche Zellen?) auftritt, die den Replikationsprozess des Mumps-Virus und damit den Virusbefall ermöglicht.

Klinik

Die Inkubationszeit der Mumps-Infektion beträgt im Durchschnitt 18 Tage.

Parotitis. Die Krankheit beginnt stets mit Fieber und in der überwiegenden Mehrzahl der Fälle mit einer einseitigen Parotisschwellung. Diese ist an der Abhebung des Ohrläppchens leicht zu erkennen; die andere Seite wird in 2/3 der Fälle meist etwas später befallen. Es gibt aber auch Mumpsfälle ohne klinisch erkennbaren Parotisbefall, zuweilen ist nur die Submaxillaris und Sublingualis betroffen.

Pankreatitis und Diabetes mellitus. Die Bauchspeicheldrüse wird nicht selten mit ergriffen. Die Symptome einer Mumps-Pankreatitis sind Erbrechen, Druckschmerz, Enzym-Anomalien, Hyperglykämie.

Nach einer Mumps-Erkrankung entwickelt sich in sehr seltenen Fällen das Bild eines Insulin-abhängigen Diabetes mellitus.

Orchitis. Eine klinisch erkennbare Orchitis tritt als Komplikation bei etwa 20% der Kranken auf, die älter als 15 Jahre sind. Sie ist meist einseitig. Tritt sie doppelseitig auf, kann es wegen der daraus resultierenden Hodenatrophie zur Sterilität kommen. Bei Frauen bleibt der Befall der Ovarien (5%) dagegen ohne Folgen.

Meningoenzephalitis. In 10% der Mumps-Fälle tritt, vorwiegend im ersten Lebensjahrzehnt, eine meistens gutartige Meningitis auf. Die Enzephalitis ist sehr selten; Taubheit als Folge ist selten.

Schwangeren-Mumps. Bei Schwangeren kann eine Mumps-Infektion innerhalb der ersten drei Schwangerschaftsmonate zu Aborten führen. Embryopathien sind aber nicht bekannt geworden. Perinatale Infektion durch die seronegative Mutter bewirkt Pneumonie und Meningitis.

Labordiagnose

Die klinische Diagnose ist nur dort schwierig, wo die Parotisbeteiligung nicht erkennbar ist. Bei nicht-bakteriellen Meningoenzephalitiden sollte man stets auch an Mumps denken. Für die Diagnose ist es wichtig, dass Mumps eine Krankheit der Kinder und der jungen Menschen ist, in höherem Alter kommt sie nur selten vor.

Die Virusisolierung erfolgt aus dem Speichel und/oder dem Urin des Kranken. Die Züchtung erfolgt auf Affennierenzellen und in embryonierten Hühnereiern. Für die Praxis ist die Virusisolierung entbehrlich. Für die Labordiagnose sind geeignet: Die Speicheldrüsen-α-Amylase ist erhöht, nicht aber die Lipase (nur bei Pankreatitis). Die KBR, der IgM- und IgG-ELISA weisen Antikörper, sowie die RT-PCR die RNS nach. Die Bestimmung der Antikörper wird in zwei nacheinander entnommenen Serumproben vorgenommen. Als Erreger einer »Parotitis« gelten auch andere Viren (Coxsackie, ECHO, EBV, Parainfluenza und Influenza A).

Immunität

Die Immunität wird durch eine manifeste Erkrankung ebenso erworben wie durch die inapparente Infektion. Der Immunschutz dauert praktisch das ganze Leben an. Es gibt keine manifesten Zweiterkrankungen, wohl aber inapparente Reinfektionen; diese treiben die Immunität jeweils wieder hoch. Die diaplazentar übertragenen Antikörper der Mutter schützen den Säugling während der ersten 6 Monate nach der Geburt vor der Infektion. Bei einer frischen Infektion kann man IgM-Antikörper nachweisen. Die zellvermittelte, zytotoxische Immunität scheint an der Pathogenese des Mumps wesentlichen Anteil zu haben (α/β- und γ/δ-T-Zellen).

Prävention und Therapie

Schutzimpfung. Die Schutzimpfung wird mit einem Lebendimpfstoff (MMR) ausgeführt. Die Impfung kommt für Kinder und für exponierte Erwachsene in Betracht (Krankenhauspersonal, Laborpersonal u.a.), bei denen der Antikörpertest negativ ist. Eine spezifische Therapie gibt es nicht.

Meldepflicht. Bei gehäuften Erkrankungen in Gemeinschaften.

In Kürze

Mumps-Virus

Virus. (–)-Strang-RNS-Virus. Typisches Paramyxo-Virus mit Neuraminidase; ätherempfindlich.

Vorkommen und Übertragung. Virusreservoir ist der Nasenrachenraum des Menschen. Tröpfcheninfektion.

Epidemiologie. Das Virus ist weltweit verbreitet, etwa 50% der Infizierten erkranken.

Pathogenese. Das Virus dringt aus dem Nasenrachenraum hämatogen in die Speicheldrüsen (u.a.), bei Männern in die Testes ein.

Klinik. Inkubationszeit 2–3 Wochen. Ein- oder beidseitige Parotitis, Meningoenzephalitis, Meningitis auch ohne Parotitis, meist einseitige Orchitis, bei beidseitigem Befall Sterilität. Im ersten Trimenon Aborte. Oophoritis ohne Folgen.

Immunität. Lebenslange Immunität durch zytotoxische Lymphozyten; IgA-, IgM- und IgG-Antikörper.

Diagnose. KBR oder IgM- und IgG-ELISA, HHT, Virusisolierung, ggf. RT-PCR.

Therapie. Symptomatisch.

Prävention. Mumps-Schutzimpfung.

Meldepflicht: Gruppenerkrankungen.

6.3 Respiratory-Syncytial-Virus (RS-Virus)

> **Steckbrief**
>
> Das Respiratory-Syncytial-Virus (RS-Virus) wurde 1956 isoliert und aufgrund der Zellveränderungen benannt, die es in Kulturzellen verursacht: Riesenzellen. Bei Säuglingen und Kleinkindern verlaufen die Infektionen häufig sehr schwer. Beim Infizierten entstehen Pseudokrupp, Bronchitis, Bronchiolitis und Pneumonie. Übersterblichkeit bei Senioren. Infekte in der Kindheit disponieren zu Asthmazuständen.
>
> Das RS-Virus gehört zur Familie der Paramyxo-Viren (Genus Pneumo-Virus) ohne Neuraminidase, es besitzt weder hämagglutinierende noch hämolysierende Eigenschaften (▶ s. Tabelle 6.1, S. 545).

6.3.1 Beschreibung

Züchtung

Der Nachweis des Virus gelingt in Zellkulturen, dabei entstehen Riesenzellen. Die Adsorption wird durch das Glykoprotein (G) vermittelt, es dient zur Bestimmung der Virulenz-determinierenden Genotypen. Die Hülle enthält außerdem das F-Protein, welches die **Fusion** der befallenen Zellen zu Synzytien (Riesenzellen) vermittelt, aber **kein** Hämagglutinin.

6.3.2 Rolle als Krankheitserreger

Epidemiologie

Neben den Masern gehört die Infektion mit dem RS-Virus zu den wichtigsten Viruskrankheiten des Kindesalters und ist ein Hauptanlass für Hospitaleinweisungen mit Erkrankungen der Atemwege. In Kindergärten und in Transplantationseinrichtungen breitet es sich schnell aus.

Das Virus breitet sich in jedem Winter epidemisch aus. Dieses Verhalten steht im Gegensatz zur Influenza, bei der es nur alle 2–3 Jahre zu einer Epidemie kommt, und auch zur Parainfluenza, bei der die Erkrankungen das ganze Jahr über vorkommen. Die Durchseuchung steigt sehr früh an, sodass am Ende des 2. Lebensjahres alle Kinder Antikörper tragen. Die häufigen Zweitinfektionen verlaufen leichter. Asymptomatische Primärinfektionen gibt es kaum.

Übertragung

Als Überträger dienen Erkrankte und Personen mit abgeklungenem Immunschutz. Das Virus ist hochinfektiös und wird bis zu drei Wochen lang ausgeschieden. Die Übertragung erfolgt durch Tröpfcheninfektion und Kontakt mit Nasenrachensekret, auch von kontaminierter Bettwäsche aus.

Pathogenese

Das Virus repliziert sich in den Epithelzellen des Pharynx und der Trachea und wandert in die Bronchien, Bronchiolen und Alveolen, bei Säuglingen oder bei Immundefekten findet es sich im Blut. In den Bronchien und Bronchiolen entsteht eine Entzündung: Die Zellen runden sich ab oder fusionieren; zusätzlich entstehen interstitielle Infiltrate und Ödeme. Das RS-Virus blockiert die Synthese von IFNα/β und des opsonisierenden Surfactant Proteins A, auch entsteht ein IL1-Inhibitor und Chemokine (MIP1-α u.a.). Offenbar wird auch die Funktion der T-Lymphozyten gestört. Die Vielzahl der Eosinophilen produziert das Chemokin RANTES und das kationische Eosinophilenprotein. Kinder mit Bronchiolitis haben virusspezifische IgE-Antikörper im Bronchialsekret und viel Histamin. Die Lymphozyten reagieren in vitro auf RS-Virus-Antigen mit verstärkter Proliferation. Kinder mit einer abgelaufenen Bronchiolitis haben eine erhöhte Wahrscheinlichkeit, später im Leben eine »allergische Bronchitis« oder Asthma zu bekommen.

Klinik

Nach einer Inkubationsperiode von 3–6 Tagen entsteht bei Kindern Pharyngitis mit Bronchitis und anschließend oft eine Bronchiolitis. Die Krankheit ist durch Zyanose, Fieber, keuchenden Husten und zunehmende Dyspnoe gekennzeichnet. Die Bronchiolitis befällt vornehmlich Säuglinge, aber auch Kleinkinder. Besonders gefährlich ist der Verlauf bei Kindern, die sechs Wochen bis neun Monate alt sind; die Bronchiolitis führt dann häufig zu einer Pneumonie. Ein Drittel aller kranken Kinder entwickelt eine Otitis media. Bei älteren Kindern und Erwachsenen verläuft die Infektion als Schnupfen bzw. als leichte Erkältungskrankheit. Bei Senioren und Empfängern von Knochenmarktransplantaten kommt es zu schweren Pneumonien. Achtung: **Übersterblichkeit!**

Immunität

Der Gehalt an IgA-Antikörpern im oberen Respirationstrakt geht mit einem Schutzzustand einher, in der Lunge schützen Serum-IgG. Kinder mit einem angeborenen T-Zell-Defekt scheiden das RSV monatelang aus. Antikörper gegen das F-Protein hemmen die Zellfusion und damit die Ausbreitung der Infektion im Gewebe und wirken schützend. Der Nestschutz ist wenig ausgeprägt. Die Elimination erfolgt durch ZTL.

Labordiagnose

Es gibt 2 Subtypen, die untereinander Antigenverwandtschaft zeigen. Die Labordiagnose fußt auf der Komplementbindungsreaktion. Ein kommerzieller IFT erlaubt den Nachweis von RS-Antigen in Zellen des Respirationstraktes. Die Schnell-Diagnose erfolgt im Speichel oder der Bronchiallavage. DD ▶ S. 541.

Therapie und Prävention

Allgemeine Maßnahmen. Gute Betreuung in der Intensiv-Abteilung kann den letalen Ausgang der Bronchiolitis-Pneumonie bei Säuglingen und Kleinkindern verhindern, wichtig ist O_2-Beatmung.

Die i.v.-Zufuhr (5× in Monatsabständen im Winterhalbjahr) bei Frühgeborenen (< 35. SSW) eines »humanisierten«, monoklonalen Antikörpers der Maus gegen das RS-Virus hat sich zur Prophylaxe von Erkrankungen mit bronchopulmonaler Dysplasie und bei Frühgeborenen (< 35. SSW) als wirksam erwiesen und ist zugelassen.

Ribavirin (▶ s. S. 494) soll bei Erwachsenen als Aerosolspray wirken (kein Hb-Schaden!). Ein Impfstoff fehlt.

Meldepflicht. Bei gehäuftem Auftreten.

In Kürze

RS-Virus

Virus. (−)-Strang-RNS-Virus, typisches Paramyxo-Virus (Genus Pneumovirus) ohne Neuraminidase, ätherempfindlich. Die Hülle enthält F- und G-Protein-Spikes, eine Matrix aus M-Protein, aber kein Hämagglutinin.

Vorkommen und Übertragung. Tröpfcheninfektion vom Nasensekret im oberen und unteren Respirationstrakt des Menschen.

Epidemiologie. Erkrankungen vorwiegend im Winter. Durchseuchung bis zum Ende des 2. Lebensjahres hoch.

Pathogenese. Replikation im mittleren und unteren Respirationstrakt. Riesenzellen durch F-Protein-Spikes. Schwere Flimmerepithelschäden am Kehlkopfepithel. Bronchiolitis.

Klinik. Gehört zu den wichtigen Kinderkrankheiten: Bronchitis, Laryngitis, Pseudokrupp, lebensbedrohliche Bronchiolitis-Pneumonie; Otitis media.

Immunität. Lang andauernd; ZTL; Antikörper gegen F-Protein verhindern Virusausbreitung infolge Zellfusion; IgA im oberen, IgG im unteren Respirationstrakt wirksam.

Diagnose. KBR, Virusisolierung in Zellkulturen: Riesenzellen. IFT-Schnelltest auf RS-Virusantigen.

Therapie. Humanisierte Antikörper zur Prophylaxe Ribavirin-Spray. O_2-Inhalation.

Prävention. Bisher keine Impfung möglich.

Meldepflicht. Bei gehäuftem Auftreten.

Anhang

Das **Metapneumo-Virus** des Menschen zeigt weltweit eine frühe und intensive Durchseuchung, die Symptomatik ist leichter als die des RSV.

Diagnose. RT-PCR und Züchtung.

6.4 Masern-Virus

Steckbrief

Das Neuraminidase-freie Paramyxo-Virus erzeugt die Masern mit einer Immunsuppression (von Pirquet, 1908; Ausbleiben der (DTH-)Tbc-Reaktion bei Masern) und vielen Komplikationen. In den Entwicklungsländern sterben jährlich mehr als 1 Mio Kinder an den Masern. Altbekannte nahe Verwandte sind das Hundestaupe- und das Rinderpest-Virus. 1994 hat ein Masern-ähnliches Virus (Hendra-Virus) bei Pferden und Menschen schwere Pneumonien und 1 Jahr später eine schwere Enzephalitis erzeugt. 1998 wurde in Malaysia von Schweinen das Nipahvirus auf den Menschen übertragen (hohes Fieber, Meningoenzephalitis und Pneumonie). Letalität: 37,5%.

6.4.1 Beschreibung

Züchtung

Die Züchtung in vitro gelingt auf verschiedenen Zellarten, es entstehen Riesenzellen, Einschlusskörperchen und Chromosomen-Schäden, außerdem wird der G1/S-Phasen-Übergang gehemmt. Zur Züchtung in vivo lässt sich das Masern-Virus auf Affen übertragen. Wt-Stämme binden sich an den CD 150-, Impfstämme an den CD 46-Rezeptor.

6.4.2 Rolle als Krankheitserreger

Vorkommen

Einziges Reservoir ist der Masern-kranke Mensch. Die Virusausscheidung ist im katarrhalischen Vorstadium maximal und verschwindet nach dem Ausbruch des Exanthems, Dauerausscheider gibt es nicht. Es gibt nur 1 Serotyp, aber 6 Genotypen.

Übertragung

Die Übertragung geht aerogen von erkrankten Kindern oder inapparent Reinfizierten aus.

Epidemiologie

Das Masern-Virus ist leicht übertragbar und **hochkontagiös**. Die Exposition von nicht immunen Personen führt so gut wie immer zur Ansteckung; die Krankheit verläuft dabei fast stets manifest (Manifestationsindex fast 100%). Die Bevölkerung war bis zum 10. Lebensjahr fast vollständig durchseucht. Häufigkeitsgipfel im Winter.

Pathogenese

Die Maserninfektion ist dadurch ausgezeichnet, dass zuerst die Masern-Immunität entsteht und erst danach die suppressive Phase zustande kommt.

Das Virus dringt aerogen in den Respirationstrakt ein und vermehrt sich zunächst in dessen Epithelzellen. Die weitere Ausbreitung erfolgt per continuitatem in den Bronchialbaum mit Replikation im Epithel und auf dem Lymph- und Blutweg (primäre und sekundäre, zellgebundene Virämie) in die Haut (Exanthem); außerdem befällt das Virus Zellen des Immunsystems (Lymphknoten, Milz) sowie Endothelzellen, Makrophagen und dendritische Zellen, und vermehrt sich dort. Durch Replikation in und Zerstörung der dendritischen Zellen resultiert ein Mangel an IL-12, der ein Überwiegen der TH2-Zellen (▶ s. S. 477) bewirkt: Mangel an IL 2 und IFNγ sowie Überwiegen von IL 4 und 10. Die 2 Glykoproteine des Masern-Virus stören zudem im T-Lymphozyten die Signalkette des IL 2-Rezeptors. Hieraus resultiert eine **Unterfunktion der NK- und T-Zellabwehr**. Bereits allein das Nukleoprotein und das Hämagglutinin können ohne Replikation – also per se – eine Immunsuppression auslösen. Hier ist die Ursache der allgemeinen Abwehrschwäche von Masernkranken zu suchen, obwohl zunächst die eliminatorisch wirkende Masern-Immunität entsteht (mit IL-2 und IFNγ). Die T-Zellen reagieren auf mutagene Stimuli (Lektine, Masernantigen) nur wenig, die DTH fehlt. Auch das IFN-System wird blockiert.

Das Exanthem geht auf eine Entzündung im Bereich der Hautkapillaren unter Mitwirkung von ZTL zurück, wo sich Endothelzellen zu **Warthin-Finkeldeyschen Riesenzellen** umbilden, von denen die Entzündung auf die Epidermis übergreift. Diese Riesenzellen sind pathognomonisch für die Replikation des Virus. Der Bronchialbaum wird hämatogen (wie die Haut) und per continuitatem vom Rachen aus besiedelt.

Pneumonien sind als Komplikation häufig; sie entstehen überwiegend sekundär-bakteriell. Wegbereiter ist – analog der Influenza – der primär virusbedingte Zellschaden am Bronchialepithel (▶ s. S. 540, 606).

Gleichzeitig oder im Anschluss kann es zu der **para- oder postinfektiösen Enzephalitis** (PIE; 1:1000) kommen, bei der Entmarkungen als Folge von Autoimmun-prozessen die Ursache sind; der Immunapparat zerstört vorwiegend die Markscheiden. Die **subakute Einschlusskörperchen-Enzephalitis** ($1:10^6$) tritt vorwiegend wenige Monate nach den Masern beim Vorliegen eines Immundefektes auf (»measles-inclusion body-encephalitis«, MIBE).

Die stets tödlich verlaufende, sehr seltene **subakute sklerosierende Panenzephalitis (SSPE)** tritt 5-10 Jahre nach den Masern infolge Persistenz des defekten Masern-Virus im ZNS auf.

Klinik

Die Inkubationszeit beträgt 10-14 Tage. Die ersten Erscheinungen sind katarrhalisch: Fieber, Husten, Schnupfen, Konjunktivitis mit Lichtscheue (◘ Abb. 6.1). Typisch und als Frühsymptom wertvoll sind die **Kopliksschen Flecken** an der Wangenschleimhaut der Mundhöhle; es sind weißliche, 1-2 mm messende flache Bläschen mit nekrotischer Oberfläche.

Dieses präexanthematisch-katarrhalische Krankheitsstadium dauert etwa vier Tage. Dann tritt der **Ausschlag** auf; er beginnt hinter den Ohren und breitet sich in 1-2 Tagen über den ganzen Körper aus. Im Gegensatz zum Scharlach ist das Masern-Exanthem grobfleckigerhaben (makulo-papulös): Zwischen den z. T. konfluierenden, linsengroßen Herden ist unveränderte Haut wahrnehmbar; dies ist für die Unterscheidung von Scharlach wichtig. 1-2 Tage nach dem Auftreten des Exanthems gehen Fieber und Schnupfen zurück. Das Exanthem selbst persistiert bis zu 10 Tagen. Die Symptome sind fast stets charakteristisch ausgeprägt, sodass die Diagnose leicht zu stellen ist (▶ s. S. 668).

Die durch das Virus selbst bedingten **Komplikationen** treten als kindlicher Pseudokrupp, als schwere Bronchitis, als interstitielle Viruspneumonie oder als Bronchopneumonie auf. Oft tritt eine Otitis media hinzu. Beim Vorliegen zellulärer Immundefekte (z. B. bei Leukämien) beobachtet man das Bild der **Hechtschen Riesenzellpneumonie** und die MIBE.

Die folgenschwerste Komplikation der Masern ist die Enzephalomyelitis. Sie tritt zumeist nach dem Abklingen der akuten Symptome als postinfektiöse Komplikation auf. Es kommt nach der ersten Abfieberung zu einem zweiten Fieberanstieg mit Benommenheit und u. U. mit Krämpfen. Auf 1000 Masernfälle kommt ein Fall von Enzephalomyelitis. Die Letalität beträgt etwa 15%. Die Überlebenden zeigen häufig psychotische Persönlichkeitsveränderungen und Lähmungen. Das EEG zeigt im Übrigen bei 50% der komplikationslos verlaufenden Masern reversible Veränderungen; dies deutet darauf hin, dass das ZNS häufiger als bisher angenommen in Mitleidenschaft gezogen wird (Zytokine?).

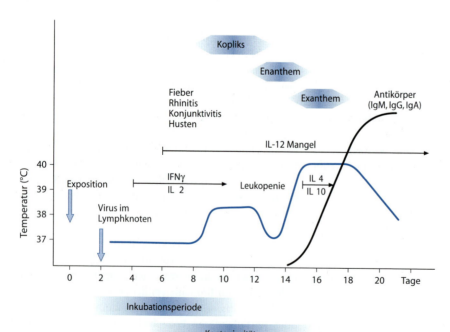

◘ Abb. 6.1

Immunität

Die durch die Krankheit erworbene Immunität ist sehr dauerhaft; sie wird durch inapparente Reinfektionen immer wieder hochgetrieben.

IgG-Antikörper gegen Nukleoprotein, Hämagglutinin und Fusionsprotein verhindern die Generalisation, IgA-Antikörper schützen vor Reinfekten und ZTL bewirken die Elimination des Virus (○ Abb. 6.1).

Beim Vorliegen einer Hypo- und Agammaglobulinämie resultiert ein normaler Verlauf, während bei Defekten der Zellulärimmunität schwere Verläufe auftreten (Riesenzellpneumonie, MIBE).

Labordiagnose

Während der Initialphase kann man das Virus aus dem Nasopharynx und dem Blut sowie den Leukozyten isolieren. Im Blutbild findet sich eine Lymphopenie.

Antikörper tauchen beim Kranken früh auf; sie sind durch Neutralisation, durch Hämagglutinationshemmung oder durch Komplementbindung nachzuweisen. Am besten eignen sich die KBR und der IgM- und IgG-ELISA. Differenzialdiagnostisch sind alle exanthembildenden Krankheiten in Betracht zu ziehen. Schnelldiagnose: RT-PCR.

Therapie

Eine Chemotherapie für die Masern-Infektion gibt es nicht. Die sekundär-bakteriellen Infektionen (eitrige Otitis und Bronchopneumonie) werden mit Antibiotika behandelt.

Prävention

Allgemeine Maßnahmen. Die Masern waren in Europa weit verbreitet. Ihre Bekämpfung durch allgemeinhygienische Maßnahmen ist nicht möglich, weil die Infektion aerogen vor sich geht. Für das einzelne Kind ist eine **Expositionsprophylaxe** wirksam, aber nur zeitweise: Das Kind darf dabei nur von seropositiven Erwachsenen umgeben sein.

Passive Immunisierung. Ist ein Kind zu einem festlegbaren Zeitpunkt exponiert gewesen, so kann man den Ausbruch der Masern durch die Gabe von Human-Gammaglobulin verhindern oder den Krankheitsverlauf mildern. Gibt man das Globulin innerhalb von zwei Tagen nach der Exposition, so wird die Krankheit verhindert; gibt man das Globulin zwischen dem 3. und 6. Tag, so wird der Verlauf der Krankheit abgemildert (»mitigiert«). Die auf diese Weise erworbene Passiv-Immunität dauert aber höchstens drei Wochen. **Indikationen:** Noch nicht geimpfte Kinder in schlechtem Ernährungszustand, mit latenter Tuberkulose oder mit Stoffwechselkrankheiten (Diabetes). Die versäumte Aktiv-Impfung ist in diesem Fall unverzüglich nachzuholen!

Aktive Immunisierung. Es wird ein **Lebendimpfstoff** (MMR; ▶ S. 986) verwendet. Er führt bei einigen Impflingen zwar zu leichtem Fieber und gelegentlich zu einem schwachen Exanthem, ernste Komplikationen sind jedoch nicht bekannt geworden; insbesondere fehlen bei Impflingen EEG-Veränderungen. Die durch Impfung erworbene Immunität dauert offenbar nur etwa 20 Jahre. Die gelegentlich auftretenden Impf-Masern können durch gleichzeitige subkutane Gabe von Gammaglobulin weitgehend vermieden werden. Das Gammaglobulin wird an einer anderen Stelle injiziert als der Impfstoff.

Die Masernimpfung ist aus folgenden Gründen gerechtfertigt und zur breiten Anwendung zu empfehlen:

Fast jede Infektion mit Masern-Virus führt zur Krankheit.

Masern sind wegen der relativ häufigen Komplikationen alles andere als eine »leichte Krankheit«: Pneumonie, Enzephalitis, EEG-Veränderungen, Immunsuppression.

Jeder Mensch wird bis zu seinem 10. Lebensjahr mit dem Wildvirus angesteckt. Dieser Tatbestand ist nicht zu ändern. Die Isolierung kann ein Einzelkind nur für einen begrenzten Zeitraum vor der Infektion schützen.

Die Zahl der Erkrankungen an PIE, MIBE und SSPE nimmt seit Einführung der Schutzimpfung stark ab.

Durch die Anwendung der Lebendimpfung ist in einigen Staaten Europas das Wildvirus nahezu verschwunden. Im Unterschied zum Polio-Lebendimpfvirus ist das Masern-Impfvirus aber nicht übertragbar; es erscheint nach der Impfung weder im Rachenraum noch im Blut. Die Dauer des Impfschutzes beträgt etwa 20 Jahre, danach können Masern erneut auftreten. Impflücken in Deutschland (nur 85% sind geimpft) hatten 2001 6000 Erkrankungen zur Folge.

Meldepflicht. Verdacht, Erkrankung, Tod, Erregernachweis.

6.5 Guillain-Barré-Syndrom (GBS)

Das Guillain-Barré-Syndrom ist eine meist akut auftretende entzündliche demyelinisierende Erkrankung des peripheren Nervensystems. Diese Auto-Immunerkrankung manifestiert sich etwa 1 bis 2 Wochen nach Infektion mit EBV, ZMV, Influenza oder (seltener) durch HSV oder auch HIV. Die schwersten Formen entstehen nach Infektion mit Campylobacter jejuni (▶ s. S. 287 ff.). Möglicherweise kommt es im Verlauf dieser Erkrankungen zu einer Auto-Immunisierung gegen Bestandteile des **peripheren Myelins**, wodurch eine Polyradikulitis, Polyganglionitis oder eine Polyneuritis zustande kommt. Im schlimmsten Fall resultiert eine rasch aufsteigende Paralyse: Landrysche Paralyse (erstmals beschrieben 1859) mit vollständiger Tetraplegie. Die Erkrankung kann sich klinisch auch als Bellsche Paralyse (Fazialis-Lähmung) oder als Paraplegie manifestieren. Das zentrale Nervensystem bleibt hierbei immer unversehrt.

Pathohistologisch sieht man im peripheren Nervensystem perivaskuläre Ödeme, lymphomonozytäre, z. T. perivaskuläre Infiltrate und Entmarkungen. In den Nervenscheiden des Biopsie-Materials lässt sich polyklonales IgM und IgG nachweisen. Die Isolierung des auslösenden Virus (ZMV, HSV u. a.) gelingt meist nicht; durch serologischen Ausschluss der in Betracht kommenden Viren, gelegentlich auch durch IgM-Nachweis, lässt sich gegebenenfalls auf ein Virus als spezifische Ursache schließen. HBsAg-, die jetzigen Influenza-Impfstoffe sowie Masernimpfungen lösen kein GBS aus. Therapie: Austauschtransfusion.

6.6 Multiple Sklerose

Die Ätiologie der Multiplen Sklerose (MS) ist ungeklärt. Man unterscheidet entzündliche und demyelinisierende Phasen und betrachtet sie u. a. als eine durch Viren oder Epitop-Mimikry der Viren mit Zellproteinen induzierte sekundäre Autoimmunkrankheit mit einem genetischen Hintergrund. Die genetische Disposition betrifft vor allem Menschen mit der HLA-Kombination HLA-A3 und -B7, am häufigsten assoziiert mit -Dw2 und -DRw2. Man schätzt weltweit 10 Mio Patienten mit MS, bei denen Remissionen und Relapse (mit IL 12 und IFNγ im Liquor) auftreten. Wahrscheinlich wird die Krankheit in den ersten 15 Lebensjahren erworben und manifestiert sich erst nach einer mehr oder weniger langen Latenzperiode. Offensichtlich fungieren bestimmte Bestandteile des zentralen Myelins (z. B. das basische Myelin-Protein, Glykolipide und Cerebroside) als Antigene, initiiert durch eine Virusinfektion. Es könnte sich um Masern-Viren, Paramyxo-Viren, Retro-Viren oder das HHV 6 oder andere Viren handeln. RNS von Masern-Viren und von Parainfluenza-Viren konnte in einigen MS-Fällen im ZNS nachgewiesen werden; jedoch muss dies nicht ursächlich mit der Entmarkungskrankheit verbunden sein. Jüngere Beobachtungen favorisieren das HHV 6 als auslösenden Faktor. IgM-Antikörper gegen das p38/41 treten bei Patienten mit chronischem schubförmigen Verlauf gehäuft auf. Bei drei von sieben Patienten mit aktiven MS-Läsionen und akuten Entmarkungen konnten Strukturproteine des HHV 6 nachgewiesen werden. **Therapeutisch** wird IFNβ gegen die MS eingesetzt.

Der klinische Verlauf und pathologisch-anatomische Befunde zeigen mehrere Erscheinungsformen der Multiplen Sklerose: akute MS, chronische MS, Neuromyelitis optica, konzentrische Sklerose. Am häufigsten ist die chronische Verlaufsform der MS, die meist in Schüben zu immer massiveren neurologischen Ausfallerscheinungen führt.

Bei der Neuromyelitis optica stehen Entmarkungsprozesse im Vordergrund. Auch die chronische MS beginnt zuweilen mit einer Sehnervenerkrankung. Die konzentrische Sklerose ist ein seltenes Krankheitsbild.

Neuropathologisch-anatomische Veränderungen bei der chronischen MS sind multiple Entmarkungsherde im Großhirn, im Hirnstamm, im Kleinhirn und vor allem auch im Rückenmark. Diese Entmarkungsherde kommen jedoch auch im Bereich der grauen Substanz vor. Der immunologisch initiierte Entzündungsprozess führt zunächst zu einer Zerstörung der Myelinscheiden; jedoch führt er auch zu einer axonalen Schädigung bis zu einer vollständigen Zerstörung des Gewebes.

Im Zentrum der Erkrankung stehen ZTL gegen die o. g. Antigene. Auch die Oligodendroglia wird geschädigt.

In akuten Krankheitsphasen kommen außer ZTL, Makrophagen und lymphoiden Zellen auch Granulozyten vor; in chronischen Episoden überwiegen lymphoplasmazelluläre Infiltrate. Im Bereich alter abgeheilter Entmarkungsherde ist eine deutliche reaktive Vermehrung faserbildender Astrozyten zu finden (daher der Name: Multiple Sklerose).

Die **autoimmunologische Encephalomyelitis disseminata** bewirkt nur eine Zerstörung **des zentralen Myelins**. – Differenzialdiagnostisch ist an ein zerebrales Tumorleiden zu denken.

6.7 Borna-Virus

Die Beziehungen des Borna-Virus der Tiere zu psychiatrischen menschlichen Erkrankungen sind offen.

In Kürze

Masern-Virus

Virus. (–)-Strang-RNS-Molekül, helikales Nukleokapsid. Typisches Paramyxo-Virus, ohne Neuraminidase, ätherempfindlich. M-Protein unter der Spike-tragenden Hülle (Hämagglutinin, F-Protein).

Vorkommen. Nur beim Menschen, Nasenrachenraum, Bronchialbaum, Konjunktiven.

Epidemiologie. Hohe Kontagiosität, kaum inapparente Infektionen, bis zum 10. Lebensjahr vollständige Durchseuchung.

Übertragung. Tröpfcheninfektion, ausgehend vom Nasenrachenraum, von Konjunktiven.

Pathogenese. Systemische Infektion mit hämatogener Ausbreitung: Exanthem ist immunbiologisch bedingt. Durch Flimmerepithelschäden schwere Bronchitis, Masern-Virus-Pneumonien, Warthin-Finkeldeysche Riesenzellen.

Klinik. Inkubationsperiode 10–14 Tage. Schwere Kinderkrankheit. Exanthem, Konjunktivitis, Otitis media, Bronchitis, primäre (Virus-) und sek. bakterielle Pneumonie, EEG-Veränderungen, PIE, SSPE. Bei Immunschaden: Hechtsche Riesenzellenpneumonie und MIBE.

Immunität. Dauerhafte Immunität, ZTL, Antikörperbildung, allgemeine Suppression der zellulären Immunität.

Diagnose. KBR, IgM- und IgG-ELISA. Virusisolierung. PCR im Liquor.

Therapie. Symptomatisch.

Prävention. Aktive und ggf. passive Schutzimpfung.

Meldepflicht. Verdacht, Erkrankung, Tod, Erregernachweis.

Tollwut-Virus
D. Falke

▸▸ Einleitung

Die zur Familie der Rhabdoviren gehörige Spezies Rabies-Virus erzeugt die Tollwut (Genus Lyssa). Die Tollwut ist seit dem Altertum bekannt. In Indien wurden 1992 500 000 Personen geimpft. Pro Jahr erkranken weltweit 35 000–50 000 Personen. In Mitteleuropa wird das Reservoir (Füchse) erfolgreich mit einem Köder-Lebendimpfstoff bekämpft.

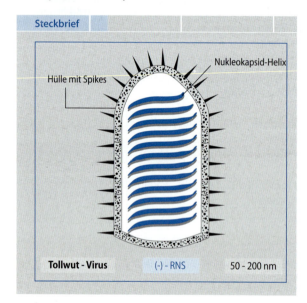

Steckbrief: Tollwut-Virus, (-)-RNS, 50–200 nm

7.1 Beschreibung

Genom

Das Tollwut-Virus zählt zu den (–)-Einzelstrang-RNS-Viren. Das Genom enthält 12,0 kb.

Morphologie

Das Virus besitzt eine patronenförmige Gestalt: Länge 200 nm und Durchmesser 50 nm. Die RNS ist in einem schraubenförmig angeordneten Helikal-Kapsid enthalten; das Nukleokapsid ist von einem M-Protein umgeben und in eine Hülle mit Spikes eingebettet. Die Montage des Virus erfolgt im endoplasmatischen Retikulum.

Züchtung

Das Tollwut-Virus lässt sich züchten und passagieren:
- im Gehirn des Kaninchens und der Maus,
- in der Zellkultur.

Man unterscheidet beim Tollwut-Virus die in Passagen gehaltenen Laborstämme von dem in der Natur vorkommenden Wildvirus; dieses wird auch als »**Straßenvirus**« bezeichnet. Als Prototyp der Laborstämme gilt das sog. »**Virus fixe**«. Damit wird ein Stamm bezeichnet, der durch intrazerebrale Inokulation in Kaninchen-Passagen fortgeführt wird; hierdurch hat er seine ursprüngliche Virulenz verloren (Pasteur).

Resistenz

Das Virus verliert durch Ätherbehandlung, Seifenlösungen und Detergentien sehr bald seine Infektiosität.

7.2 Rolle als Krankheitserreger

Vorkommen

Die Tollwut ist eine weitverbreitete Zoonose, die den Menschen nur ausnahmsweise befällt. Es ergeben sich permanente Infektketten innerhalb des Tierbestandes; diese verleihen der Krankheit endemischen Charakter. Die Infektion des Menschen erfolgt fast immer durch den Biss eines Tieres.

In Deutschland sind **Füchse**, **Marder**, **Dachse** und neuerdings **Waschbären** das Virusreservoir, in den USA sind es die Waschbären und Skunks (**sylvatische Tollwut**). Von hier aus werden **Rinder**, **Katzen**, **Schafe** und **Hunde** infiziert, die dann neue Infektketten unter sich oder in Kombination mit anderen Tierspezies bilden können. Der Mensch wird in Deutschland in der Regel durch Hunde oder Katzen infiziert (**urbane Tollwut**). Anstelle des Hundes können Wölfe (Osteuropa) oder Schakale (Südafrika) die Krankheit auf den Menschen übertragen. In Südamerika wird das Virusreservoir durch blutsaugende Fledermäuse (Vampire) unterhalten; von hier aus wird das Virus auf das Rind übertragen.

Die Infektion verläuft bei Tier und Mensch stets manifest und endet **immer** tödlich. Auch Fledermäuse erkranken und können das Virus durch Biss (kaum merklich) auf den Menschen übertragen (USA: häufig). An der Nord- und Ostseeküste von Holland bis Finnland, in Deutschland und vor allem in Polen gibt es zwei Varianten (European bat lyssa virus, EBLV 1/2) in Fledermäusen (Eptesicus serotinus und Myotis dasycneme). Insgesamt gibt es 8 Varianten in Fledermäusen; der herkömmliche Impfstoff erzeugt guten Schutz.

Epidemiologie

Hunderte von Tieren haben sich früher jedes Jahr als tollwutinfiziert erwiesen. In den schutzgeimpften Gebieten ist die Fallzahl praktisch auf Null abgesunken, Menschen sind nur ausnahmsweise erkrankt. Der letzte Fall in Deutschland ist 1996 aufgetreten; der Patient war in Indien von einem Hund gebissen worden. Von 1981–1996 gab es in Deutschland 4 Fälle. In England und Spanien gibt es nur die Fledermaustollwut. In Spanien hat man Antikörper-positive Fledermäuse festgestellt.

Übertragung

Virusreservoir ist das erkrankte Tier; die Infektion erfolgt durch Biss mit virushaltigem Speichel von Tier zu Tier. Das infizierte Tier wird erst kurz vor Beginn der klinischen Erscheinungen kontagiös: Vom Auftreten des Virus im Speichel bis zum Auftreten der typischen Symptome vergeht höchstens eine Woche und bis zum Tode des Tieres höchstens eine weitere Woche. Dies bedeutet, dass ein Hund, der 10 Tage lang in Isolierung gehalten wird und keine klinischen Erscheinungen zeigt, als Infektionsquelle nicht in Betracht kommen kann.

Hantieren mit virusbehaftetem Material führt nur beim Vorhandensein von – auch Kleinsten – Hautverletzungen zur Infektion (Gummihandschuhe!).

Als Eintrittspforte beim Menschen dienen Hautwunden; in Betracht kommen vornehmlich **Bisswunden**, aber auch oberflächliche **Abschürfungen**. Das Virus kann auch durch die unverletzte Schleimhaut der Lippen, der Nase und (extrem selten) der Augen eindringen. Als extreme Seltenheit werden Infektionen durch Aerosole beschrieben (Fledermaushöhlen).

Pathogenese

Wirtsspektrum und Organotropismus. Das Tollwut-Virus hat ein extrem breites Wirtsspektrum. Dieses erstreckt sich auf alle Warmblüter und reicht vom Rind bis zur Fledermaus. Rezeptor ist der für Acetylcholin. Das Virus ist hinsichtlich seiner pathogenen Wirkung **neurotrop**: Die Tollwut verläuft als bösartige Enzephalitis. Bezüglich seiner Vermehrungsfähigkeit ist das Tollwut-Virus jedoch neuro-viszerotrop: Es befällt neben dem ZNS v. a. die Speicheldrüsen und z. B. auch die Drüsen der Haarfollikel.

Während das Straßenvirus im Hinblick auf seine Vermehrungsfähigkeit neuro-viszerotrop ist, verhält sich das Virus fixe dagegen exklusiv neurotrop: Es hat durch die Passagen die viszerotrope Eigenschaft des Straßenvirus eingebüßt. Das Straßenvirus wird im Speichel massenhaft ausgeschieden, während das Virus fixe im Speichel nicht erscheint. Diese Eigenschaften des Virus fixe in Kaninchenpassagen beruhen auf einer Anreicherung derjenigen Varianten, welche »hohe Neurovirulenz bei geringer Invasivität für das ZNS und fehlender Viszerotropie« besitzen. Die Neurovirulenz wird durch Eigenschaften des Glykoproteins bestimmt.

Ausbreitung. An der Infektionsstelle vermehrt sich das Virus zunächst in den Muskelzellen (sowie Makrophagen und Lymphozyten), ehe es Zugang zu den Nervenendigungen findet; vermutlich wandert das Virus als Nukleokapsid mit Überspringen der Synapsen axonal zum ZNS, vermehrt sich dort und gelangt dann zentrifugal in die Speicheldrüsen, das Pankreas, die Haarbalgdrüsen u. a., in denen eine starke Vermehrung erfolgt. Da sich das Virus fast exklusiv im Nervensystem aufhält, wird das Immunsystem erst dann stimuliert, wenn sich das Virus in großen Mengen vermehrt hat, d. h. am Ende der klinisch manifesten Erkrankung.

Die pathologisch-anatomische Schädigung. Die pathologisch-anatomische Schädigung betrifft nur das **ZNS**, und zwar vornehmlich die Gegenden des Hippokampus (Ammonshorn), der Medulla und des Kleinhirns. Später werden aber auch die übrigen Regionen der Großhirnrinde und des Pons betroffen. Die Virusvermehrung erfolgt nur in den Neuronen. Sie führt zum Auftreten von Einschlusskörperchen (**Negri-Körperchen**), auch in den Epithelzellen der Speicheldrüsen und den Konjunktivalzellen. Später kommt es zum Untergang des Neurons, zur Neuronophagie und zur herdförmigen Zellinfiltration mit Gliawucherung. Die histologischen Veränderungen erscheinen im Vergleich zur Schwere des Krankheitsbildes geringfügig. Man vermutet Zytokine als Ursache der Funktionsstörungen. Im Endzustand findet man ausgedehnte Zerstörungen der grauen und der weißen Substanz. Die späten Lähmungen sind immunologisch bedingt. In der z. T. sehr langen Inkubationszeit verbleibt das Virus zunächst lokal und wandert dann (40 mm/Tag) zum ZNS.

Klinik

Beim Menschen verläuft die Tollwut in drei Stadien. Zwischen den ersten Symptomen und dem tödlichen Ausgang liegen höchstens sieben Tage. Die Einweisungen erfolgen oft in eine HNO-Klinik.

Inkubationszeit. Die Inkubationszeit beträgt durchschnittlich 1–3 Monate, in Extremfällen kann sie aber 10 Tage oder auch 10 Monate dauern. Neben der Virusmenge beeinflusst die räumliche Entfernung der Bissstelle vom ZNS die Dauer der Inkubationszeit: Bei Kopfverletzungen ist mit einer kürzeren Inkubationszeit zu rechnen als bei Extremitätenverletzungen.

Prodromalstadium. Beim Menschen besteht eine Hyperästhesie in der Gegend der Bisswunde: Der Patient klagt über lokales Brennen und Jucken. Es tritt Fieber mit uncharakteristischen Krankheitsbeschwerden (Kopfschmerzen, Appetitlosigkeit) auf.

Exzitationsstadium (»rasende Wut«). Der Patient bekommt Angstgefühle und wird motorisch unruhig. Es beginnen Krämpfe der Schluckmuskulatur, die jeweils durch den Schluckakt ausgelöst werden. Der Patient vermeidet dementsprechend das Schlucken: Er hat Angst zu trinken und lässt aus Furcht vor den schmerzhaften Krämpfen den Speichel lieber aus dem Mund tropfen, als ihn zu verschlucken. Zu der motorischen Unruhe kommen abwechselnd aggressive und depressive Zustände der Psyche. Charakteristisch ist die Wasserscheue: Die optische oder akustische Wahrnehmung von Wasser führt zu Unruhe und zu Krämpfen, die sich auf die gesamte Muskulatur erstrecken können. Zum Unterschied von Tetanus besteht aber kein Trismus.

Paralyse (»stille Wut«). Einige Stunden vor dem Tod lassen die Krämpfe und die Unruhezustände nach. Es kommt zu Paresen, zu fortschreitenden Lähmungen und schließlich zum Exitus.

Erkrankung beim Tier. Beim Hund beobachtet man verändertes Benehmen, blinde Aggressivität, Herumstreunen, Verschlingen ungenießbarer Gegenstände, heiseres Bellen und Heulen. Es besteht beim Hund jedoch keine Wasserscheu. Beim Wild fällt das Fehlen der natürlichen Scheu in Kombination mit Aggressivität auf.

Immunität

Es gibt neun serologische Typen, davon acht in Fledermäusen. In Europa kann man weiterhin mit der serologischen Einheitlichkeit des klassischen Tollwut-Virus rechnen, die Fledermausviren differieren antigenetisch.

Der Mensch entwickelt während der Rabies weder neutralisierende noch komplementbindende Antikörper, da der Tod vorher eintritt. Neutralisierende IgM- und IgG-Antikörper können nur durch die Schutzimpfung entstehen.

Labordiagnose

Die Labordiagnose »Tollwut« wird durch Nachweis der Antigene bzw. der Negri-Körperchen im IFT gestellt. In Zweifelsfällen muss ein Tierversuch angesetzt oder die Zellkultur infiziert werden (s. u.), in Zweifelsfällen wird die RT-PCR im Liquor eingesetzt.

Nachweis der Negri-Körperchen im ZNS. Post mortem werden mehrere Schnitte aus der Gegend des Hippokampus, speziell des Ammonshorns, angefertigt und mit dem IFT gefärbt. Die Negri-Körperchen erscheinen im Zytoplasma als 2–10 μm messende eosinophile Einschlüsse.

Kornealtest. Vom lebenden Tier oder vom Patienten werden Kornealzellen durch Abklatschen auf ein Deckglas gebracht, fixiert und fluoreszenzserologisch gefärbt.

Haut-Biopsien. Die Diagnose der Tollwut beim Lebenden ist auch durch Untersuchung von Haut-Biopsien (Hautstanzen) aus dem Nackengebiet in den **Epithelzellen der Haarfollikel** möglich.

Isolierung des Virus. Früher erfolgte die Isolierung des Virus durch intrazerebrale Verimpfung des verdächtigen Materials auf Mäuse; sie zeigten ggf. typische Symptome, und im ZNS fanden sich Negri-Körperchen. Heute wird das Tollwut-Virus nach 1–2 Tagen in Neuroblastom-Zellen mit dem IFT nachgewiesen. RT-PCR.

Prävention

Prophylaktische Impfungen von Waldarbeitern und Reisenden in den Orient und nach Indien sind ratsam.

Vorgehen nach dem Biss durch ein tollwutverdächtiges Tier. Nach jeder Bissverletzung durch einen Hund ist das Tier nach Möglichkeit einzufangen und zu isolieren. Das Tier muss mindestens sieben Tage lang durch einen Veterinär beobachtet werden. Treten nach sieben Tagen keine Symptome der Tollwut auf, so ist der Hund als gesund anzusehen; eine Exposition des gebissenen Patienten ist in diesem Fall nicht anzunehmen. Unabhängig davon muss mit den aktiv-prophylaktischen Maßnahmen sofort nach der Bissverletzung dann begonnen werden, wenn das Tier als tollwutverdächtig anzusehen ist. Zeigt der Hund deutliche Symptome der Tollwut, so wird er getötet und virologisch untersucht. Ist der Hund nach dem Biss unauffindbar, so besteht für den Patienten in jedem Fall Expositionsverdacht. Schwierig wird die Beurteilung, wenn der Hund sofort nach dem Biss getötet worden ist. Hier wird man das Hirn und die Speicheldrüsen zum Isolierungsversuch verwenden müssen.

Bei Verdacht auf Tollwut-Exposition unter Berücksichtigung der epidemiologischen Situation muss die nächste amtlich zugelassene **Wutschutzstelle** konsultiert werden. Ist eine Exposition anzunehmen, so sind folgende Maßnahmen indiziert:

Es wird eine lokale und allgemeine Wundbehandlung durchgeführt. Man exzidiert die Wunde und spült mit starken Seifenlösungen oder mit Detergentien. Zusätzlich umspritzt man die Wunde mit **Anti-Tollwut-Hyperimmunglobulin**. Nach wie vor bleibt die aktive Tetanusprophylaxe notwendig.

Der Exponierte erhält möglichst noch am Tag der Exposition eine intramuskuläre Gabe von Anti-Tollwut-Hyperimmunglobulin.

Man verabreicht dem Exponierten einen Tag nach der Gabe des Immunserums (und später mehrmals) die vorgeschriebene Dosis des amtlich empfohlenen **Totimpfstoffes**. Dieses Vorgehen erstreckt sich auch auf Verletzungen nach Kontakt mit Fledermäusen (in Europa hat es in drei Jahrzehnten drei solcher menschlichen Fälle gegeben), obwohl nur eine geringe Kreuzreaktion besteht.

Schutzimpfung. Die lange Inkubationszeit der Tollwut eröffnet die Chance, infizierte Personen durch Verabfolgen von Virus-Antigen aktiv zu immunisieren und das in der Wunde befindliche Virus passiv vor dessen Ankunft im peripheren Nervensystem durch spezifische Neutralisation zu inaktivieren. Dies gelingt, sofern die Immunisierung früh genug erfolgt, d. h. spätestens innerhalb von drei Tagen nach der Exposition. Die virusspezifischen Antikörper reagieren dann mit Virionen in der Wunde und deren Umgebung. Damit sind die betroffenen Partikel unfähig, die peripheren Nerven und damit die zentralen Neuronen zu befallen, die Infektion wird kupiert.

Der **Embryofibroblasten-Impfstoff** wird in Deutschland seit zehn Jahren mit gutem Erfolg eingesetzt. Die Indikation zur Impfung kann großzügig gestellt werden.

Verschiedene attenuierte Stämme für die **Lebendimpfung** von Tieren werden als Abkömmlinge des Flury-Stammes verwendet. Sie wird z. B. für den Schutz der Rinder in Südamerika und für die Impfung von freilebenden Füchsen angewendet. In der Schweiz, in Deutschland u. a. o. haben sich die Impfungen der Füchse mit infizierten Ködern sehr bewährt. Die Zahl der Tollwutverdachtsfälle geht stark zurück.

Verkleinerung des Virusreservoirs. Die Bekämpfung der Tollwut erfolgt durch Verringerung des Bestandes an Überträgertieren durch Köderimpfungen. In Deutschland beseitigt man außerdem streunende Hunde und Katzen. In den USA bekämpft man Fledermäuse und impft alle Hunde. Zeitweise ist **Hundesperre** notwendig, u. U. Maulkorbzwang. Eine Impfpflicht für Katzen und Hunde besteht in Deutschland nicht.

Prophylaktische Impfung von Tieren. In Betracht kommen v. a. Hunde, Füchse und Katzen.

Meldepflicht. Der Verdacht besteht im Sinne der Meldepflicht dann, wenn Kontakte mit tollwutkranken oder tollwutverdächtigen Tieren nachgewiesen werden (**genaue Anamnese**). Neben dem Hund kommt als Infektionsquelle für Jäger, Waldarbeiter und Metzger auch Wild in Betracht (Rehe, Hasen, Füchse). Die Infektion kann in diesen Fällen durch Hantieren mit infektiösen Organen (Ausweiden) zustandekommen. Beim erkrankten Tier müssen alle Organe als kontagiös angesehen werden, da sich das Virus auch außerhalb des ZNS in vielen Organen, z. B. den Speicheldrüsen, vermehrt. Eine indirekte Infektion kann durch Hundespeichel zustandekommen, wenn der Maulkorb oder die Hundeleine als Vehikel dienen.

Nach dem Infektionsschutzgesetz (2000) sind der **Krankheitsverdacht**, die **Erkrankung** und der **Tod an Tollwut** zu melden. Darüber hinaus ist jede Verletzung eines Menschen durch ein tollwutkrankes oder ansteckungsverdächtiges Tier sowie die Berührung eines solchen Tieres oder Tierkörpers meldepflichtig; ebenso der Erregernachweis.

Amtstierarzt benachrichtigen! www.rki.de/INFEKT/INF_A-Z/RAT_MBL/TOLLWUT.PDF

> **In Kürze**
>
> **Tollwut-Virus**
>
> **Virus.** (−)-Strang-RNS-Virus mit helikalem Kapsid in einer Hülle mit Spikes. Geschoss-ähnliche Gestalt.
>
> **Vorkommen.** Zoonose, bei vielen Tierspezies, u. a. Füchse, Katzen, Skunks, Wölfe, Fledermäuse: »Straßenvirus«; attenuiertes Virus heißt »Virus fixe«.
>
> **Übertragung.** Durch den Biss eines tollwütigen Tieres, Infektiosität des Tieres bereits einige Tage vor Ausbruch der Symptome. Isolierung des Tieres 8–10 Tage zur Beobachtung zwecks Nachweis von Negri-Körperchen.
>
> **Epidemiologie.** Tollwut ist eine Zoonose mit gelegentlichem Übergang auf den Menschen. Fortschreiten in Ost-West-Richtung, jetzt Eindämmung durch Fuchslebendimpfung mit Ködern. »Sylvatische« und »urbane« Tollwut.
>
> **Pathogenese.** Inkubationsperiode 1–3 (–10) Monate. Primäre Replikation des Virus in Muskelzellen an der Bissstelle, erst dann Eindringen in Nervenfasern, Rückenmark und Gehirn; von dort Wanderung in Speichel- und Hautdrüsen.
>
> **Klinik.** Jucken und Schmerzen an der Bissstelle, Fieber. Ausbruch mit »rasender« und Übergang in »stille« Wut. Hydrophobie, motorische Unruhe; vor dem Tod Nachlassen der Krämpfe und beginnende Lähmungen.
>
> **Immunität.** Antikörper entstehen erst zum Zeitpunkt der Erkrankung, keine Bedeutung für Serodiagnose. Die Lähmungen entstehen immunpathogenetisch.
>
> **Diagnose.** Ohne Biss-Anamnese gibt es keine Tollwut. Ausnahmen (sehr selten): Aerosol-Übertragung, Fledermausbiss, Minimalepitheldefekte, Schleimhäute. Nachweis von Negri-Körperchen im ZNS; beim Menschen Hautbiopsien und Konjunktivaltupfpräparate zum IFT, ggf. RT-PCR im Liquor.
>
> **Therapie.** Symptomatisch, Impfung möglichst frühzeitig in der Inkubationszeit.
>
> **Prävention.** Schutzimpfung mit Totimpfstoff als Prophylaxe (Waldarbeiter und Orient-Reisende) und als aktive *und* passive Exponierten-Impfung. Säuberung der Wunde (!) und Tetanusimpfung. Schutzimpfung der Füchse und der Haustiere mit Lebendimpfstoff.
>
> **Meldepflicht.** Verdacht, Erkrankung und Tod. Erregernachweis. Amtstierarzt!

Anhang

Marburg- und Ebola-Virus

Marburg- und Ebola-Virus werden zu den **Filo-Viren** gezählt. Sie erzeugen schweres, oft tödlich verlaufendes **hämorrhagisches Fieber**. Beide Viren wurden durch spektakuläre Krankheitsausbrüche bekannt.

1967 traten in **Marburg**, Frankfurt und Belgrad schwere Erkrankungen bei Tierpflegern von Grünaffen (Cercopithecus aethiops) aus Uganda auf; von 38 erkrankten Personen starben sieben. 1976 wurden in Zaire ähnliche Symptome beobachtet: **Ebola-Virus**; die Letalität lag bei 89%. 1989 bekamen 14% von gesund gebliebenen Tierpflegern, die respiratorisch kranke Makaken (Macaca mulatta) von den Philippinen betreuten, Antikörper gegen das Reston-Virus (USA). 1994 wurde eine Ethnologin krank, die einen gestorbenen Schimpansen seziert hatte.

Das Marburg-Virus wurde 1967 von Slenczka und Siegert in Marburg isoliert und von Peters in Hamburg elektronenmikroskopisch dargestellt: Es ist ein fadenförmiges Gebilde von 80×1000 nm, bestehend aus helikalem Kapsid, Matrixprotein und Hülle mit Spikes. Das Genom besteht aus (−)-Strang-RNS und enthält 19,1 kb.

Die **Übertragung** erfolgt durch engen Kontakt (Blutspritzer, Verletzungen, Hautkontakt). Das Erregerreservoir in Afrika ist noch nicht bekannt (Fledermäuse?), das beim Menschen asymptomatische Reston-Virus stammt von Makaken aus Ostasien. Alle drei Isolate (Marburg-, Ebola- und Reston-Virus) sind mehr oder weniger serologisch verwandt, die Erreger sind offenbar weit verbreitet. Auch bestehen starke Virulenzunterschiede. Die **Erkrankung** verläuft systemisch. In der

Milz, den Lymphknoten, der Leber und der Lunge befindet sich bereits frühzeitig viel Virus. In den Geweben, vor allem in der Leber, finden sich fokale Nekroseherde, aber nur wenig Entzündungszellen. Erst spät im Verlauf treten Hämorrhagien im Gastrointestinaltrakt, im Mund und in den serösen Häuten auf. Hämorrhagien finden sich darüber hinaus in vielen Organen, einschließlich des ZNS. Klinisch wichtig ist das schwere **Schocksyndrom**. Die Ursache dürfte in einer Schädigung des Gefäßsystems zu suchen sein. Dies beruht auf einer direkten virusbedingten Schädigung der Endothelzellen, die zu einer Permeabilitätssteigerung, Zusammenbruch des Gefäßtonus und Gerinnungsstörungen führt. Aus dem Endothel und den Makrophagen wird viel TNFα und andere Zytokine frei, die Menge von Interferon α/β/γ ist jedoch stark reduziert. Lösliche Virusspikeproteine binden Antikörper.

Die **Inkubationsperiode** beträgt sieben Tage. Die Symptome sind Schüttelfrost, Muskelschmerzen, Exanthem, Erbrechen, Blutungen, Hypotension und Apathie. Antikörper lassen sich im IFT sowie im Westernblot nachweisen, im Gewebe gelingt der Antigennachweis durch Immunhistologie, im Blut der Virusnachweis durch das EM. Die Isolierung und Züchtung in Affennierenzellen ist möglich. In Monozyten wird die RNS des Virus durch die RT-PCR nachgewiesen. **Therapie:** Keine. Im Mäuseversuch schützen Antikörper vor der Infektion. **Meldepflicht** bei Verdacht, Erkrankung und Tod. Erregernachweis, Hochsicherheitslabor!

Differenzialdiagnose: Genaue Anamnese.

Arena-Viren
D. Falke

❯❯ Einleitung

Die Gruppe der Arena-Viren umfasst das LCM-Virus (Meningitis des Menschen) und das Virus des Lassa-Fiebers, einer nur in den Tropen vorkommenden Allgemeinerkrankung mit Hämorrhagien. Hierher gehören auch das Virus des Bolivianischen (Machupo-Virus) und des Argentinischen hämorrhagischen Fiebers (Junin-Virus) (u. a.).

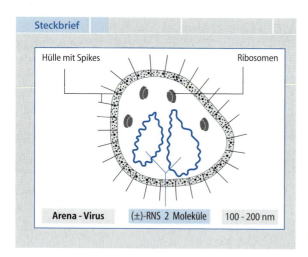

Steckbrief
Arena-Virus — (±)-RNS 2 Moleküle — 100–200 nm

8.1 LCM-Virus

Steckbrief

Der Prototyp der Arena-Viren ist das Virus der **Lymphozytären Chorio-Meningitis (LCM)**. Seine klinische Bedeutung ist relativ gering; am Beispiel der LCM wurde jedoch die Existenz der zytotoxischen Lymphozyten entdeckt und deren MHC-Restriktion bewiesen. Es ist außerdem ein wichtiges Modell zum Studium der 1937 von E. Traub entdeckten **virusbedingten Immuntoleranz** und der Immun-Komplex-Krankheiten sowie der HIV-Infektion. Das **Lassa-Fieber** ist eine seltene, aber wichtige Importkrankheit, es erzeugt ein **hämorrhagisches Fieber**.

8.1.1 Beschreibung

Genom

Das LCM-Virus zählt zu den ambisense Einzelstrang-RNS-Viren, d. h. das Genom enthält (+)- und (–)-Strangabschnitte. Das Genom besteht aus einem ringförmigen großen und einem kleinen Molekül. Das Genom enthält 11,0 kb.

Morphologie

Das annähernd kugelförmige Viruspartikel mit einem Durchmesser von etwa 100–200 nm besitzt eine lipoproteinhaltige Hülle mit Spikes; es zeigt im Inneren in charakteristischer Weise elektronendichte Körner (Ribosomen, »**Pantherfellzeichnung**«). Die Hülle des Virus trägt zwei Glykoproteine. Im Innern des Virus kann man zwei Nukleoprotein-Komplexe nachweisen, die ein Protein, die RNS und eine Replikase enthalten.

Züchtung

Das LCM-Virus lässt sich in BHK- und Affennierenzellen züchten und auf Mäuse übertragen. Die Replikation erfolgt im Zytoplasma. Bei der Ausschleusung aus der Wirtszelle bilden sich charakteristische Knospen in Form einer Zellmembranausstülpung, die das Virusmaterial und die Ribosomen umgibt. Alle Arena-Viren sind in der Zellkultur **nicht zytopathogen**. Bei der Replikation des Virus entstehen in großer Zahl defekte Virionen.

Resistenz

Arena-Viren sind außerhalb des Wirtes relativ stabil, sie sind aber ätherempfindlich.

8.1.2 Rolle als Krankheitserreger

Vorkommen

Reservoir für das LCM-Virus sind Mus musculus, die Labormaus und der Goldhamster (»**Hamsterkrankheit**«). Innerhalb eines betroffenen Mäusebestandes hat der Befall mit LCM-Virus endemischen Charakter.

Die **Mäuse** infizieren sich untereinander entweder horizontal, d. h. von Tier zu Tier, oder vertikal, d. h. von der Mutter auf die immunologisch unreife Nachkommenschaft in frühen Stadien der Embryogenese. Die vertikal infizierten Mäuse entwickeln nach der Infektion eine »**Immuntoleranz**« (s. u.) und werden zu **Trägermäusen**. Die horizontale Übertragung von Tier zu Tier erfolgt wahrscheinlich durch Aerosole, wobei eingetrockneter Kot und Urin die Hauptrolle spielen dürften.

Epidemiologie

Im Verhältnis zur Häufigkeit der LCM-Infektion bei Mäusen ergreift die Krankheit den Menschen selten; USA: 8% aller Meningitiden sind durch das LCM-Virus verursacht.

Übertragung

Das Virus wird auf den Menschen durch kontaminierte Nahrungsmittel oder kothaltigen Staub von virusausscheidenden Trägermäusen übertragen.

Pathogenese und Immunität

Die LCM-Infektion der Maus ist ein Paradigma für alle Infektionskrankheiten, deren Verlauf überwiegend von den Abwehrreaktionen des Wirtes und weniger von der direkten Wirkung des Erregers bestimmt wird. Für die Pathogenese der LCM-Infektion ist so gut wie ausschließlich die **Immunreaktion** gegen ein nicht direkt zytopathogenes Virus maßgebend. Pathohistologisch finden sich perivaskuläre Infiltrate der Hirnhäute mit vielen Lympho- und Monozyten (daher »LCM«) in den Meningen.

Die Virulenz und der Tropismus der verschiedenen LCM-Stämme, die eine unterschiedliche Affinität für den Virusrezeptor haben, variiert beträchtlich, verantwortlich hierfür sind Mutationen im Hüllglykoprotein.

Wird eine **erwachsene Maus** mit dem LCM-Virus erstmals infiziert, so erkrankt sie unter dem Bilde einer schweren **Meningitis**. Die Krankheit geht mit hohen Virustitern in allen Organen einher und führt bei einem Teil der Tiere zum Tode; die überlebenden Tiere erweisen sich nach der Rekonvaleszenz als virusfrei und zeigen keine Krankheitsfolgen. Zuerst wird Interferon α/β gebildet, und NK-Zellen werden aktiv, dann treten neutralisierende Antikörper und spezifisch reagible T-Lymphozyten auf, die für Clearance und Immunität verantwortlich sind. Werden Mäuse dagegen **in utero** oder kurz nach der Geburt infiziert, so entwickelt sich in der Mehrzahl der Fälle trotz massiver Virusvermehrung kein erkennbares Krankheitsbild. Erst nach 10–12 Monaten kommt es zu einer »**Spätkrankheit**«; bei dieser dominiert eine chronisch-entzündliche Nierenschädigung (s. u.). Die im Stadium der immunologischen Unreife infizierte Maus scheidet lebenslang Virus aus; sie wird als **Carrier-Maus** bezeichnet. Die für diesen Zustand verantwortliche virusspezifische Immuntoleranz, eine sog. periphere Toleranz, erstreckt sich v. a. auf die zellvermittelte Immunität; Antikörper werden zwar gebildet, aber verzögert und in verringerter Menge.

Die Erklärung für diese Verhältnisse liegt in der Erkenntnis, dass die LCM-Infektion als solche die befallenen Wirtszellen nicht schädigt: Das Virus kann von der Zelle gewissermaßen »nebenbei«, d. h. ohne Nachteil, vermehrt werden. Ein schädigendes Moment entsteht aber dann, wenn der vom Virus befallene Organismus eine Immunreaktion gegen die im Virion enthaltenen Antigene produziert. Hierbei sind folgende Situationen zu unterscheiden: Bei der akuten Krankheit, wie sie nach Infektionen des erwachsenen, immunologisch reifen Tieres auftritt, wird Virus-Antigen von der Membran befallener Zellen präsentiert. Dementsprechend dient sie als Ziel für virusspezifische ZTL, wie sie als Antwort auf den viralen Antigenreiz vom thymusabhängigen Immunorgan der Maus gebildet werden. Durch diese Situation entstehen schwere Zellschädigungen. Dies gilt aber nicht für die virushaltigen Neuronen, weil diese kein MHC bilden und kein Antigen präsentieren. Daneben bildet die akut erkrankte Maus virusspezifische Antikörper, die zur Neutralisation befähigt sind. – Die zweigleisig erfolgende Immunantwort schädigt somit nicht nur die Viren, sondern auch den Wirtsorganismus. Angelpunkt der Schädigung ist das in die Wirtszellmembran eingebaute oder präsentierte Virus-Antigen.

Wird das Tier hingegen vor Erlangung seiner immunologischen Reife infiziert, so entwickelt sich eine **periphere Toleranz** (infolge »Anergie« und anderer Phänomene) gegen Virus-Antigene. Die Toleranz hält im Hinblick auf die zellvermittelte Immunität das ganze Leben an. Im Hinblick auf das B-Zell-System ist die Toleranz unvollständig. Es entstehen Antikörper gegen Virusmaterial; diese sind unfähig, das Virus zu eliminieren und die Infektion zu überwinden. Sie bilden aber mit Antigenkomponenten des Virions und Komplement **Immunkomplexe**, die im Glomerulum abgelagert werden, Komplement binden und eine Entzündung auslösen und so zu einer Nierenschädigung (= Spätkrankheit) führen (**Immunkomplex-Nephritis**). Überdies wirkt das LCM-

Virus suppressiv auf die humorale und T-Zell-Immunantwort gegenüber dem Virus selbst, sodass z. B. auch dendritische Zellen zerstört werden; dadurch wird zusätzlich die Antigenpräsentation blockiert. Die Toleranz geht nicht mit einer kompletten Eliminierung der T-Zellen im Thymus einher; sie können vielmehr ihre Aktivität unter experimentellen Bedingungen wieder entfalten, indem aus dem Knochenmark neue T-Lymphozyten hervorgehen.

Folgende Befunde sind dabei besonders bedeutsam:
- Immunsuppressive Maßnahmen verhindern nach Infektion der erwachsenen Maus den Ausbruch der akuten Krankheit. Wirksam sind Röntgenstrahlen, Immunsuppressiva und Antilymphozytenseren.
- Bei neonatal thymektomierten Tieren bleibt die akute Krankheit nach der Infektion aus.
- Die T-Zellen von infizierten und akut erkrankten erwachsenen Tieren zeigen Killeraktivität gegenüber syngenetischen Zellen von pränatal infizierten Tieren.

Klinik

Von den Infektionen des Menschen verlaufen viele inapparent. Die manifeste Erkrankung (Inkubationsperiode 5–15 Tage) erweist sich zunächst als grippeähnlicher, mild, aber fieberhaft verlaufender Infekt (erste Krankheitsphase). In einer zweiten Phase tritt als häufigste Komplikation eine aseptische Meningitis mit erhöhten Lymphozytenzahlen im Liquor auf. Sie ist durch einen neuen Fieberschub und durch heftige Kopfschmerzen gekennzeichnet. Die Prognose der Meningitis ist gut. Sehr selten kommt es im Verlauf der menschlichen LCM-Infektion zu anderen Organerkrankungen (Enzephalitis, Orchitis, Myokarditis u. a.) oder gar zu einer tödlichen Allgemeininfektion. Während der Schwangerschaft kann die Infektion sehr selten Aborte oder aber Gehirnschäden (Hydrozephalus, Chorioretinitis) beim Neugeborenen herbeiführen.

Labordiagnose

Virusisolierung. Die virologische Diagnose stützt sich auf die Virusisolierung aus dem Liquor und dem Blut mittels Zellkultur (Nachweis des Antigens durch den IFT) oder besser in der lebenden Maus. RT-PCR.

Antikörpernachweis. Daneben untersucht man auf neutralisierende und komplementbindende Antikörper. Ein ELISA zum Nachweis von IgM- und IgG-Antikörpern ist verfügbar.

Prävention

Die hygienischen Maßnahmen zur Prophylaxe konzentrieren sich auf die Bekämpfung der Hausmaus. Eine Schutzimpfung und eine spezifische Therapie existieren nicht.

Meldepflicht. Bei Meningitis und Tod.

8.2 Lassa-Fieber-Virus

Zu den Arena-Viren gehört auch das **Lassa-Fieber-Virus**. Das Lassa-Fieber rückte durch drei nach Deutschland eingeschleppte Fälle in den Blickwinkel der Öffentlichkeit. In Westafrika treten jedes Jahr etwa 200 000 Fälle auf, von denen mehrere tausend tödlich ausgehen. Natürlicher Wirt für das Virus ist die persistent infizierte Ratte Mastomys natalensis, die das Virus mit dem Urin ausscheidet. Durch engen Kontakt beim Zubereiten der Tiere zwecks Nahrungsaufnahme infiziert sich der Mensch. Sekundärfälle des Menschen bei der Krankenpflege und durch Blutkontakt verlaufen leichter als der Indexfall. Nach 7–12(6–21)-tägiger Inkubation beginnt die Krankheit schleichend mit den Zeichen einer »Grippe« (Pharyngitis, 70 %). Einer frühzeitigen Lymphopenie folgt eine Neutrophilie. Hauptsymptome sind dann Erbrechen, Diarrhoe, Brust- und Leibschmerzen, Blutungen (Konjunktiven) und Transaminasenerhöhung. Schwere Fälle gehen mit Hypotension, ausgedehnten Hämorrhagien und Enzephalitis einher. Lebensbedrohlich wirkt das »capillary leak«-Sydrom. Weiterhin wurde Hörverlust, Orchitis, Perikarditis und Uveitis beobachtet. Die Letalität beträgt 5–20 % der hospitalisierten Fälle. 90–95 % der Infektionen verlaufen sonst mild oder inapparent.

Bei der **Anamneseerhebung** sind Reisen, Tierkontakte, Aufenthaltsweise und Impfungen(!) zu erfragen.

Labordiagnose. Arbeiten im Sicherheitslabor Klasse 4! Züchtung, RT-PCR, IgM- und IgG-Antikörper im IFT oder ELISA.

Differenzialdiagnose (▶ s. S. 501). Influenza, Gelbfieber, Dengue-Fieber, Hanta-Viren, SARS, Marburg-Ebola-Viren, Leptospiren, Japan B-Enzephalitis. **Therapie:** Ribavirin (möglichst frühzeitig) hat sich als wirksames Chemotherapeutikum bewährt (▶ s. S. 493).

Meldepflicht. Bei Verdacht, Erkrankung und Tod; Erregernachweis.

In Kürze

Arena-Viren (Lymphozytäre Choriomeningitis)

Virus. Ambisense RNS-Virus, pleomorphe Hülle mit Spikes, kein Kapsid, zwei Moleküle RNS, Ribosomen im Partikel: »arenosus« (lat. körnig). Extrem wichtiges Modellvirus.

Vorkommen. Das **LCM-Virus** ist endemisch bei wildlebenden Mäusen. Ausscheidung mit Urin und Kot. Goldhamster, Labormäuse.

Übertragung. Von Mäusen und Hamstern erfolgt durch Aerosole und Staub die Infektion des Menschen. Carrier-Mäuse übertragen das Virus vertikal auf Nachkommen.

Epidemiologie. Carrier-Mäuse scheiden das Virus lebenslang aus, hochgradige Anpassung des Virus an den Wirt ohne Beeinträchtigung der Lebensdauer.

Pathogenese und Immunologie. Inkubationsperiode 15 Tage. **Mensch:** Akute Viruskrankheit, sehr selten, häufig inapparent, ist, immunologisch bedingt, kein primärer Viruszellschaden. **Maus:** Trägermaus in utero infiziert, lebenslang Virus in vielen Organen, T-Zell-Immuntoleranz, nur wenig Antikörper, diese bewirken Immunkomplex-Nephritis. Virus wirkt immunsuppressiv. **Erwachsene Maus:** Akute Immunkrankheit durch ZTL.

Klinik. Meist grippaler Infekt, selten Meningitis mit Enzephalitis.

Diagnose. Anamnese! IgM- und IgG-ELISA. Virusisolierung. RT-PCR.

Therapie. Symptomatisch.

Prävention. Sanierung von Tierzuchten.

Meldepflicht. Lassa: Verdacht, Erkrankung und Tod, Erregernachweis.

Bunya-Viren
D. Falke

❯❯ Einleitung

In Mitteleuropa haben zwei Virustypen Bedeutung: Das Puumala-Virus und das *Dobrava-Virus*. Sie werden durch Nagetiere verbreitet und rufen die Nephropathia epidemica (NE) und das hämorrhagische Fieber mit dem Renalen Syndrom (HFRS) hervor. In den USA hat jüngst ein neuer Typ, das Sin-Nombre-Virus und seine Verwandten, das »Hantavirus-Cardio-Pulmonary-Syndrom« (HCPS) bewirkt; dieses schwere Syndrom ist auch in Europa aufgetreten. Weltweit erkranken pro Jahr etwa 200 000 Personen, 4 000–12 000 von ihnen sterben.

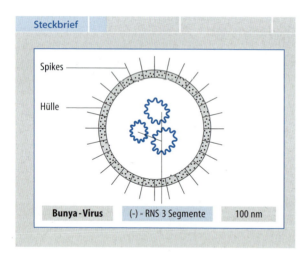

9.1 Geschichte

Im Norden Skandinaviens war während des 2. Weltkrieges eine gutartige »Nephropathia epidemica« beobachtet worden. Während des Korea-Krieges trat bei den US-amerikanischen Truppen ein hochfieberhaftes Krankheitsbild mit starken Schmerzen im Rumpf mit Hämorrhagien auf. Typisch für die epidemisch-endemisch auftretenden Erkrankungen sind Hämorrhagien und eine Nephropathie.

In den USA wurde 1993 das »Hantavirus-Cardio-Pulmonary-Syndrom« festgestellt; es ist durch abrupten Beginn eines interstitiellen Ödems der Lunge mit Versagen der Atmung, des Herzens und Tod charakterisiert.

9.2 Beschreibung des Virus

Genom

Bunya-Viren enthalten (–)-Strang-RNS, die in drei verschieden großen Segmenten vorkommt; sie enthalten etwa 12 kb. Die RNS-Segmente werden quasizirkulär in pfannenstielähnlicher Form durch terminal invertierte Sequenzen zusammengehalten; die RNS liegt in Ambisenseform vor, d. h. der Einzelstrang wird in beiden Richtungen abgelesen.

Morphologie

Die Hülle des Virus trägt Spikes (G1 und G2), die durch Cleavage aus einem Präkursor entstehen. Im Innern befinden sich drei helixartige, ringartig geformte Nukleokapside mit der Polymerase. Der Durchmesser beträgt etwa 100 nm.

Züchtung

Bunya-Viren lassen sich im Mäuseversuch nachweisen oder in der Zellkultur züchten, jedoch ohne ZPE. Der syrische Goldhamster kann als Modell für Erkrankungen dienen.

Einteilung

Die Familie der Bunya-Viren enthält fünf Genera: 1. Bunya-, 2. Hanta-, 3. Nairo-, 4. Phlebo- und 5. Tospo-Virus. Sie umfassen mehr als 300 Virusspezies.

In das erste Genus gehören die in den USA wichtigen California- und La Crosse-Viren. In Russland kommt das **Krim-Kongo-Hämorrhagische Fieber** vor, es wird durch Zecken oder direkt durch das Blut aus dem Reservoir (Wiederkäuer, kleine Nagetiere) auf den Menschen übertragen (Genus 3). Die infektiologisch wichtigen Typen in Deutschland sind das **Puumala**- und das **Dobrava**-Virus (Genus 2), hierher zählt auch das Hantaan- und das Seoul-Virus. Das Tula-Virus ist für Menschen apathogen.

9.3 Rolle als Krankheitserreger

Epidemiologie, Vorkommen, Übertragung

Die Epidemiologie der weltweit verbreiteten Hanta-Viren des Menschen beruht auf der geographischen Verteilung der jeweils **persistent infizierten** Nagetierspezies, an die sich das jeweilige Virus angepasst hat. Infolge dieser Anpassung haben sich verschiedene Virulenzmerkmale herausgebildet. Das Reservoir sind persistent infizierte Mäusespezies (Apodemus agrarius bzw. flavicollis und Clethrionomys glareolus). Das Reservoir für das Hantaan-Virus in Asien ist die Maus Apodemus agrarius und für das weltweit verbreitete Seoul-Virus Rattus norvegicus und rattus. Der Mensch wird mit den **Hanta-Viren** durch **Speichel** und **Ausscheidungen** von Ratten und Mäusespezies direkt durch **Staubpartikel** oder durch kontaminierte Lebensmittel infiziert; betroffen sind v. a. Wald- und Landarbeiter. Bei ihnen liegt die Durchseuchung bei 6%, bei der übrigen Bevölkerung bei 1,7%. In den Anden zwischen Chile und Argentinien hat man das **Anden-Virus** u. a. entdeckt. Nur bei diesem Virus gibt es Anhaltspunkte, dass eine Übertragung auch direkt von Mensch zu Mensch erfolgt.

Pathogenese

Die **3 Krankheitsformen** (s. u.) werden durch Zytokinfreigabe aus den **infizierten Endothelien** der Niere oder der Lunge verursacht, auch B- und T-Zellen sind befallen. Die Spiegel von TNFα, TNFα-Rezeptor, IL 6 und 10 steigen beim HFRS im Blut beträchtlich an. Der Entstehungsmechanismus der Gefäßdurchlässigkeit ist kaum bekannt. IgM- und IgG-Antikörper beenden die Virämie. Die H.F. sind durch schwere Koagulopathien gekennzeichnet. Beim HCPS entstehen in Lunge und Herz stark vermehrt NO-Verbindungen, die IFN-Aktivität ist dadurch gestört. Die Niere zeigt leichte Läsionen der Glomerula. Bestimmte HLA-Allele bestimmen die Schwere des Verlaufs.

Klinik

Die Inkubationsperiode beträgt 12–24 Tage. Das Krankheitsbild lässt sich durch plötzlichen Beginn und einen **biphasischen Verlauf** (1. Phase: Fieber und Stirn-Retrobulbärkopf- sowie Muskelschmerzen; 2. Phase: Nephropathie, auch kombiniert mit Hämorrhagien (HFRS)) sowie Pneumonie mit »Schock« diagnostizieren.

- **Nephropathie:** Die Nephropathie geht mit Oligurie und N_2-Retention, aber ohne Blutdruckerhöhung einher. Für den Beginn der Krankheit ist eine Oligurie typisch (Puumala-Virus), die später in eine Polyurie mit Proteinurie übergeht. Dies ist eine leichte Erkrankungsform (NE, Nephropathia epidemica). Die Letalität beträgt ≪1%.
- **Hämorrhagien:** Sie kommen durch erweiterte Blutgefäße, Thrombozytopenie und Extravasate zustande. Die Nierenschäden und Rumpfschmerzen sind Folge der Gefäßschädigungen mit Endothelbefall (Hantaan-, Seoul- und Dobrava-Virus): Hämorrhagisches Fieber mit renalem Syndrom (HFRS). Mittelschwerer Verlauf, Letalität: 5–25%.
- **Interstitielle Pneumonie** (Sin-Nombre-Virus u. a.) mit Lungenödem, Pleuratranssudat, Herzversagen, Endothelbefall mit Thrombozytopenie: »Hantavirus-Cardio-Pulmonary-Syndrom« (HCPS) mit schwerem Verlauf und Herzversagen; die Letalität beträgt bis 60%, es finden sich kaum Hämorrhagien (Tropismus!).

Die Klinik der 3 Syndrome ist voneinander nicht streng abgegrenzt.

Labordiagnose

Der Nachweis der verschiedenen Geno- bzw. Serotypen erfolgt durch ELISA, IFT, Westernblot und RT-PCR.

DD: Influenza, Dengue-Fieber, West-Nile-Fieber und Rift-Valley-Fieber.

Anamnese: Reiseziele erfragen.

Prävention und Therapie

Die **Bekämpfung** von Infektionsmöglichkeiten (Nagetierplage) ist das beste Mittel zur Verhütung der Erkrankungen. Infektionsträchtig ist der Kontakt zu Mäuseexkrementen z. B. in Kellern, Böden, Schuppen oder Lauben, in denen Mäuse hausen oder gehaust haben: Intensive Lüftung!

Ribavirin wurde offenbar mit Erfolg gegeben, es wirkt jedoch gegen die Infektion, nicht aber gegen den Schock. **Dobutamin** bekämpft den Schock. Im Korea-Krieg hat Kortison bei hämorrhagischem Schock die Symptome gebessert. In Mäuseversuchen hat jetzt ein **Antikörper gegen den TNFβ-Rezeptor** den Schock aufgehoben. Neuerdings soll ein **Totimpfstoff** nach Art der Salk-Vakzine einen Schutz verleihen. Humanisierte Antikörper gegen das Virus sollen gute Wirkung besitzen. Eine befriedigende Therapie fehlt jedoch.

Meldepflicht. Verdacht, Erkrankung und Tod. Erregernachweis.

Weitere humanpathogene Bunya-Viren

In den USA ist die **California-Virus-Enzephalitis** sehr selten, während das **La-Crosse-Virus** im mittleren Westen etwa bis 100 Fälle pro Jahr hervorruft, vorwiegend bei Kindern. Die Inkubationsperiode beträgt 3–7 Tage. Vektoren sind Aedes sp., deren Virusreservoir Erdhörnchen und Chipmunks darstellen. Das **Tahyña-Virus** kommt in Mitteleuropa, Italien und im Donauraum vor. In Mähren sind bis zu 95% der Einwohner seropositiv. Vektoren sind Aedes und Culex sp., das Reservoir Igel, Hasen und Kaninchen. Das Krankheitsbild ist leicht (»Grippe«, Pharyngitis, Brechreiz, Erbrechen und Leibschmerzen). Eine **aseptische Meningitis** ist leicht und selten. Zum Genus Phlebo-Virus zählt man das **Rift-Valley-Fieber** in Afrika (Gelenkschmerzen, Hepatitis, hämorrhagische Pneumonie, Meningoenzephalitis). Es wird durch Aedes sp. auf den Menschen übertragen; das Reservoir bilden Wiederkäuer, bei denen seuchenhafte Aborte auftreten.

Toskana- und Pappataci-Fieber

Das **Toskana-Fieber** wurde von Reisenden verschiedentlich nach Mitteleuropa eingeschleppt. Es kommt in der Toskana, in Sizilien, Neapel und den Mittelmeerländern vor. Von Spring- oder Renn-Mäusen wird es durch Phlebotomen (Sandfliegen) auf den Menschen übertragen. Die Inkubationsperiode beträgt 2–6 Tage, es folgt (selten) eine »Grippe«, dann eine Remission von 7 Tagen mit anschließender Meningitis (gutartig) von 7 Tagen Dauer. Das **Pappataci-Fieber** tritt auf dem Balkan auf. Die Inkubation beträgt 2–6 Tage nach der Übertragung von Schafen, Rindern und Nagetieren durch Phlebotomen auf den Menschen. Das klinische Bild manifestiert sich mit 3–7-tägiger Dauer durch hohes Fieber, Kopf- und Gliederschmerzen, Photophobie, Konjunktivitis bds., Erbrechen, Diarrhoe und Exanthem. Der Verlauf ist gutartig. Der **Nachweis** beider Viren erfolgt durch den IFT, den Westernblot, den Antikörper-ELISA sowie die RT-PCR.

In Kürze

Bunya-Viren

Virus. (–)-Strang-RNS, drei Segmente, Hantaan-Virus, wenig- und hochvirulente Stämme.

Vorkommen, Übertragung, Epidemiologie. Weltweit, Ausscheidung mit Kot und Urin von Ratten und Mäusen, Staubinfektion, Durchseuchung etwa 1%.

Klinik. Inkubationsperiode 12–24 Tage. 1. Phase: Fieber, Kopf- und Muskelschmerzen; 2. Phase: Nephropathie, Hämorrhagien, Pneumonie. »Hanta-Virus-Cardio-Pulmonary-Syndrom« (HCPS), Nephropathia epidemica (NE), hämorrhagisches Fieber mit Renalem Syndrom (HFRS).

Diagnose. Immunfluoreszenz-Test, Westernblot, RT-PCR. Hochsicherheitstrakt.

Prävention. Bekämpfung von Ratten und Mäusen und Beseitigung der Ausscheidungen.

Therapie. Ribavirin.

Meldepflicht. Verdacht, Erkrankung und Tod. Erregernachweis.

Virus-Gastroenteritis
D. Falke

Einleitung

Die Gastroenteritis wird beim Menschen *durch Viren und durch Bakterien* verursacht. Die viral bedingte Gastroenteritis ist die Hauptursache der hohen Säuglings- und Kleinkindersterblichkeit in den Tropen. Man schätzt, dass dort pro Jahr etwa 1–2 Mio Kinder an einer Virus-Gastroenteritis sterben. Zu den Viren, die eine Gastroenteritis verursachen, zählt man die Rota- und Adeno-Viren. Epidemiologische Studien haben aber gezeigt, dass dafür noch weitere Virusspezies in Frage kommen, die man als »kleine, runde Viruspartikel« zusammenfasst; es sind Calici-Viren (Norwalk-Agens u. a.), Astro- und Corona-Viren (▶ s. S. 474).

10.1 Rota-Viren

Steckbrief

Rota-Viren rufen bei Säuglingen und Kleinkindern Gastroenteritis hervor. 1943 wurde gezeigt, dass sich die menschliche Gastroenteritis durch Ultrafiltrate übertragen lässt. 1973/74 wurden dann bei der elektronenmikroskopischen Direktuntersuchung des Stuhlmaterials von erkrankten Säuglingen und Kleinkindern Viruspartikel, bestehend aus zwei konzentrisch angeordneten Kapsiden, beobachtet.

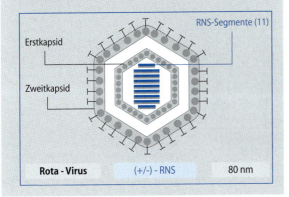

10.1.1 Beschreibung

Genom

Rota-Viren enthalten Doppelstrang-RNS. Sie liegt in 11 Segmenten in einem »core« vor und enthält 24 kbp. Jedes Segment kodiert für ein Struktur- oder Nichtstruktur-Protein, zwei Proteine sind glykosiliert. Das Virion enthält eine RNS-abhängige Replikase.

Morphologie

Das Virus besteht aus zwei ineinander verpackten Kapsiden, die das Core umschließen. In der Negativkontrastierung ergibt sich das Bild eines **Rades mit Speichen**, daher der Name. Es trägt kurze, dicke »Spikes«. Der Durchmesser des Virus beträgt etwa 80 nm. Das äußere Kapsid besitzt hämagglutinierende Eigenschaften. – Die **Züchtung** ist schwierig.

Einteilung

Das Genus der Rota-Viren wird in die **Gruppen A–G** eingeteilt (Spezifität im VP2 und VP6). Menschenpathogen ist vor allem die Gruppe A, die man in die **Subgruppen I und II** auftrennt (VP6). Die **Spezifität** wird durch das VP7 (Glykoprotein, 14 Typen) gemeinsam mit dem VP4 (Proteasesensibel, 20 Typen) determiniert. Dabei können die G- und P-Antigentypen variabel rekombiniert werden (▶ s. Infl. S. 538). Die Bennenung ergibt daher z. B. A/G1P8. Eine zusätzliche Feindifferenzierung erfolgt durch die Bestimmung der Wanderungsgeschwindigkeit im Gel (Elektrophänotypen).

10.1.2 Rolle als Krankheitserreger

Vorkommen

Rota-Viren sind im Tierreich weit verbreitet, u. a. bei Schwein, Geflügel, Kalb und Rhesusaffen.

Epidemiologie

Die **Kontagiosität** des Virus ist sehr hoch, sodass im Alter von drei Jahren fast alle Kinder Antikörper tragen. 82% der Erkrankungen erfolgen bei Kindern unter 5

Jahren, 5% bei Senioren. Die Infektionen erfolgen überwiegend in der kalten Jahreszeit durch engen Kontakt. In den Tropen sind Infektionen mit Rota-Viren das ganze Jahr über weit verbreitet und die Hauptursache für die hohe Kindersterblichkeit. Infektionen bis zum Alter von drei Monaten verlaufen meist asymptomatisch. Jugendliche und Erwachsene werden erneut infiziert. Sie erkranken aber nur leicht; zumeist fungieren sie als gesunde Ausscheider und Überträger. Die Ausscheidung des Virus dauert bei primären Infektionen 8–14 Tage, bei inapparenten Reinfektionen nur einige Tage und bei Immundefizienz Monate.

Infektionen bei alten Menschen verlaufen oftmals schwer. Es werden Kindergarten-, Krankenhaus- und Altenheim-Epidemien beobachtet.

Die Viren der Gruppe B (Schweinerota-Viren) wurden zunächst bei durchfallkranken Erwachsenen (Bergarbeiter in China) isoliert, ehe man sie später auch bei Säuglingen feststellte.

Die serologische bzw. genetische **Variabilität** der Rota-Viren ist groß. Innerhalb einer Epidemie ändern sich die Subgruppen- und Typenspezifitäten sehr schnell. Diese Erscheinung beruht auf Punktmutationen (Antigendrift), einem Austausch von RNS-Segmenten (Reassortment) oder Rearrangements. Man versteht darunter Deletionen und Verdopplungen in einem RNS-Segment.

Übertragung

Hauptansteckungsquelle sind Kleinkinder. Infektionsquelle sind der Stuhl (bis 10^{11} PFU/ml). 10^1 Partikel wirken bei Kleinkindern krankheitserzeugend. Es gibt aber auch Hinweise auf eine Übertragung durch Tröpfcheninfektion. Das Virus ist umweltstabil.

Pathogenese

Nach der Aufnahme der Rota-Viren durch Rezeptor-vermittelte Endozytose und Abbau der Kapside bis zum Core erfolgt die Replikation im Zytoplasma, dabei lässt sich Rotaantigen in den Enterozyten nachweisen (◘ Abb. 10.1). Sie werden zerstört, regenerieren aber bald. Man findet Verkürzungen der Zotten und monozytäre Infiltrate bis zur Lamina propria. Dieser Prozess setzt sich von kranial nach kaudal fort (Duodenum, Jejunum; Ileum). Ein Nichtstrukturprotein (NSP4) wirkt als Enterotoxin. Die Ca^{++}-Anreicherung im Enterozyten (mit der Folge von Cl^--, Na^+- und H_2O-Verlust) bewirkt den Zelltod durch Oncose (nicht Apoptose). Infizierte Enterozyten sezernieren große Mengen von RANTES, IL 8 u. a.

Die Infektion bleibt auf den Dünndarm beschränkt. Diese Tatsache ist wahrscheinlich durch Proteasen bedingt, die nur in diesem Darmabschnitt vorkommen. Die Proteasen spalten ein virales Glykoprotein in zwei Untereinheiten und erhöhen damit die Infektiosität des Virus: Analogie zum Influenza-Virus (▶ s. S. 537).

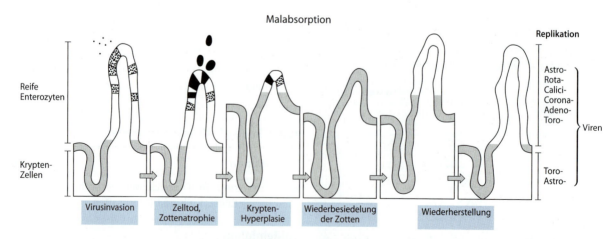

◘ Abb. 10.1. Ablauf einer Rotavirusinfektion im Darm mit Enterozyten (Adsorption) und Kryptenzellen (Sekretion) von der Virusinvasion bis zur Regeneration der Enterozyten. Die Diarrhoe infolge der Toxinwirkung beginnt frühzeitig, während die Vakuolisierung und Zellschädigung der Epithelzellen später erfolgt. In der Schleimhaut über den Peyerschen Plaques mit M-Zellen replizieren sich Astro- und Toro-Viren.

Pathophysiologisch beobachtet man eine Malabsorption: Disaccharide und Fette werden nicht absorbiert. Der starke Wasserverlust bewirkt eine Dehydratation; in Tierversuchen ließ er sich durch Inhibitoren von Neurotransmittern verhindern. – Darminvaginationen entstehen nicht.

Klinik

Die Inkubationsperiode beträgt 1–3, die Erkrankung dauert etwa 4–7 Tage. Ein Häufigkeitsgipfel besteht im Winter. In den Tropen erfolgen die Infektionen ganzjährig. Befallen werden vorwiegend Säuglinge und Kleinkinder im Alter von 3–36 Monaten. Andere Altersgruppen sind seltener betroffen (Tabelle 10.1).

Das Krankheitsbild ist durch eine Trias aus **Diarrhoe**, **Erbrechen** und **Fieber** gekennzeichnet. Bauchschmerzen sind selten, eine Dehydratation wird in der Hälfte der Fälle beobachtet. Gelegentlich lassen sich Infekte des oberen Respirationstraktes feststellen, die zeitlich mit der Gastroenteritis korreliert sind. Ganz selten sind Fieberkrämpfe, Enzephalitis sowie hämorrhagischer Schock.

Auch viele asymptomatische Infektionen werden im ersten Lebenshalbjahr beobachtet. Sie entstehen ver-

Tabelle 10.1. Klinisch wichtige Daten von Rota-, Adeno-, Calici-, Astro- und Corona-Virus-Erkrankungen

	Rota-Virus	Adeno-Virus	Calici-Virus	Astro-Virus	Corona-Virus
Inkubationsperiode	1–3 Tage	8–10 Tage	1–3 Tage	1–4 Tage	?
Virusausscheidung	14 Tage	10–14 Tage	3–5 Tage	3–5 Tage	?
Dauer der Krankheit	4–7 Tage	7–10 Tage z.T. länger oder chronisch	2–3 Tage	2–4 Tage	?
Häufigkeit	Winter Tropen: ganzjährig	Ganzjährig	Ganzjährig	Winter	Ganzjährig
Säuglinge und Kleinkinder	Häufig	Häufig	Selten	Häufig	Häufig
Kinder, Jugendliche, Erwachsene	Selten	Selten	Häufig	Selten	
Symptome	Diarrhoe Erbrechen (88%) Fieber (77%) Dehydratation Bauchschmerzen (selten)	Diarrhoe Erbrechen Fieber Dehydratation respiratorische Symptome	Übelkeit Erbrechen Fieber Dehydratation Krämpfe Diarrhoe	Diarrhoe Erbrechen aber leicht	Diarrhoe
Züchtbarkeit	Begrenzt	Begrenzt	Sehr begrenzt	+	(+)
Virus-Diagnose	Antigen-ELISA	Antigen-ELISA	Antigen-ELISA	Antigen-ELISA	ELISA, EM
Diarrhoe	wässrig	wässrig	wässrig	wässrig	wässrig/blutig
Anteil	70%	12%	8%	8% (bei Kindern)	?

Nicht entzündlich (EpEC, ETEC, Cholera): Kein Blut im Stuhl. **Entzündlich:** Shigellen, Salm. Typhi, Amöben, EHEC, EAggEC, Cl. diff.: Blut im Stuhl)

mutlich unter dem Einfluss von passiv übertragenen Antikörpern der Mutter und erzeugen nur eine geringgradige Aktiv-Immunität. Die Inapparenzrate steigt später mit der Häufigkeit der durchgemachten Infektionen.

Bei immungeschädigten Personen verläuft die Infektion chronisch und gelegentlich mit Hepatitis; die Virusausscheidung hält über Monate an.

Immunität

IgA-Antikörper. Verantwortlich für die Immunität sind sekretorische IgA-Antikörper; sie vermitteln eine Schleimhautimmunität. Bei Säuglingen werden sie durch die Muttermilch aufgenommen. Sie reduzieren den Schweregrad der Erkrankung und die Dauer der Ausscheidung, aber auch noch unbekannte Faktoren werden vermutet. ZTL sind von geringer Bedeutung.

IgG-Antikörper. Im Gegensatz zu IgA-Antikörpern verleihen intrauterin übertragene IgG-Antikörper keinen Schutz. Bei abgestillten Kindern findet man IgA-Antikörper bereits eine Woche nach Beginn der Erkrankung im Darm. IgM-, IgA- und IgG-Antikörper treten später im Serum auf und mit niedrigen Titern. Es ist bisher nur wenig über die Dauer, den Mechanismus und die Typenspezifität der postinfektiösen Immunität bekannt.

Labordiagnose

ELISA. Bei Rota-Viren ist mittels ELISA eine Schnelldiagnose im Stuhl möglich. Bei diesem Test werden die Viren durch gruppenspezifische Antikörper, die an die feste Phase gebunden sind, aus den Stuhlextrakten »herausgefischt«: »Antigen-ELISA«.

Immun-Elektronenmikroskopie. Im Gebrauch ist auch die Immun-Elektronenmikroskopie für die Identifizierung der Rota-Viren (u. a.).

HHT. Für die serologische Typendiagnose eignet sich ein Hämagglutinations-Hemmungstest.

Therapie und Prävention

Die Prognose der Erkrankungen ist in den Industriestaaten meist gut. Entscheidend ist die **Substitution von Wasser mit Elektrolyten**: Keine »Teepause«, sondern normale Ernährung! In den Entwicklungsländern sind die Rota-Infektionen in Verbindung mit der mangelhaften Ernährung und der ungenügenden Pflege die Hauptursache für die hohe Säuglingssterblichkeit. Die fäkal-orale Übertragung deutet auf den besten Weg zur Verhütung: Optimale Allgemeinhygiene. Auf diese Weise lassen sich Schmutz- und Schmierinfektionen sowie nosokomiale Infektionen verhindern. Ein Impfstoff vom Rhesus-Rota-Virus mit einer Human-Komponente wurde aus dem Verkehr gezogen, weil Darminvaginationen aufgetreten (▶ s. Adeno-Viren) waren. Die beste Vorbeugung besteht in sauberem Trinkwasser und Stillen der Säuglinge. Jetzt wird ein Human-Rinder-Rota-Virus als Impfstoff geprüft.

Meldepflicht. Verdacht, Erkrankungen und Erregernachweis.

> **In Kürze**
>
> **Rota-Viren**
>
> **Virus.** Doppelstrang-RNS-Virus (11 Segmente) im core mit Doppelkapsid und Enzymen: »Rad mit Speichen«. Replikation im Plasma der Zelle.
>
> **Vorkommen und Übertragung.** Rota-Viren im Tierreich weit verbreitet, beim Menschen meist Gruppe A mit mehreren Typen. Schmutz- und Schmierinfektion, verunreinigtes Trinkwasser; Ausscheidung 8–14 Tage. Vor allem im Winter.
>
> **Epidemiologie.** Vorwiegend bei Kleinkindern, sonst sporadisch, erwachsene Viruszwischenträger. Reassortment, Rearrangement und Antigendrift als Ursache von Epidemien und Endemien.
>
> **Pathogenese.** Enteritis aboral fortschreitend, gestauchte und verbreiterte Dünndarmzotten mit Epithelverlust, schnelle Regeneration.
>
> **Klinik.** Inkubationsperiode 2–3 Tage. Diarrhoe, Fieber, Erbrechen, Wasserverlust, Malabsorption.
>
> **Immunität.** Sekretorische IgA-Antikörper.
>
> **Diagnose.** Virus im Stuhl durch Antigen-ELISA, sowie ggf. durch EM.
>
> **Therapie.** Symptomatisch, Flüssigkeits-, Glukose- und Salz-Infusionen.
>
> **Prävention.** Allgemeine Hygiene, Stillen der Säuglinge. Human-Rinder-Rota-Impfstoff in Erprobung.
>
> **Meldepflicht.** Verdacht, Erkrankungen. Erregernachweis.

10.2 Enteritische Adeno-Viren (Typ 40 und 41)

> **Steckbrief**
>
> Erstmals wurden 1975 Adeno-Viren als Ursache einer Gastroenteritis beschrieben. Adeno-Viren vom Typ 40 und 41, aber auch die Typen 12, 18 und 31 können eine Gastroenteritis auslösen. Bei ihnen ist allerdings die Gastroenteritis nur Nebensymptom. Dies gilt z. B. auch für Picorna-Viren.

Genom, Morphologie, Resistenz. Die enterischen Adeno-Viren gleichen den übrigen Adeno-Viren in vieler Hinsicht (▶ s. S. 604 ff). Die Viren sind umweltstabil.

Züchtung. Sie lassen sich nur in bestimmten Zellstämmen bei niedrigem Serumgehalt züchten.

10.2.1 Rolle als Krankheitserreger

Epidemiologie

Die enteritischen Adeno-Viren 40 und 41 kommen nur beim Menschen vor. Sie werden mit dem Stuhl ausgeschieden. Die Übertragung erfolgt fäkal-oral durch Schmierinfektion. Die Durchseuchung erfolgt frühzeitig bei Säuglingen und Kleinkindern.

Klinik

Adeno-Viren werden in 4–12% aller Stuhlproben von Säuglingen, Kleinkindern und Kindern mit akuter Gastroenteritis nachgewiesen. Die Infektionen kommen ganzjährig vor. Sie betreffen vorwiegend Säuglinge und Kleinkinder; bei Jugendlichen und Erwachsenen sind Erkrankungen seltener.

Leitsymptome sind **Diarrhoe** und seltener Erbrechen und Fieber. Die Diarrhoe kann bis zu 10 Tage andauern. Zusätzlich werden respiratorische Symptome beobachtet. Eine Dehydratation ist selten.

Labordiagnose

Die Züchtung ist bisher nur in einigen Labors möglich. Ein Antigen-ELISA dient zum Nachweis der Viruspartikel im Stuhl. Sonst: Nachweis durch EM oder RT-PCR.

Therapie, Prävention

Ein Impfstoff ist in der Entwicklung. Flüssigkeits- und Salzinfusionen bei Dehydratation. Zur Prävention dienen allgemein-hygienische Maßnahmen.

Meldepflicht. Verdacht, Erkrankung und Erregernachweis.

In Kürze

Adenotypen 40 u. 41

Virus. Wie Adeno-Viren. Schlecht züchtbare, stabile Viren.

Vorkommen und Übertragung. Beim Menschen im Stuhl, ganzjährig. Die Übertragung erfolgt fäkal-oral als Schmutz- und Schmierinfektion.

Epidemiologie. Frühzeitige Durchseuchung bei Säuglingen und Kleinkindern.

Klinik. Diarrhoe, Erbrechen und Fieber.

Diagnose. Antigen-ELISA. Züchtung nur in Speziallabors. EM, PCR.

Therapie. Symptomatisch, Flüssigkeits- und Salzinfusionen.

Prävention. Allgemeine Hygiene.

Meldepflicht. Verdacht, Erkrankung und Erregernachweis.

10.3 Calici-Viren

Steckbrief

Die Identifizierung des Virus als »kleine, runde Viruspartikel« erfolgte 1972 durch Immun-Elektronenmikroskopie. Die Benennung des Virus erfolgte nach dem Ort Norwalk, Ohio (USA) unter Bezugnahme auf einen dort beobachteten Ausbruch von Gastroenteritis. Es wird mit dem Sapporo-Virus zum Genus **Noro-Virus** zusammengefasst. Weitere Isolate sind das Hawaii-Virus, das Snow-Mountain-Virus u. a.; alle diese Viren werden zu den **Calici-Viren** (s. w. u.) zusammengefasst. Sie gelten als Erreger von Gastroenteritis beim Menschen.

10.3.1 Beschreibung

Genom

Die Nukleinsäure der Calici-Viren (von Calix (lat.) Kelch) und ihrer Verwandten ist eine Einzel-(+)-Strang-RNS mit 7,7 kb.

Morphologie

Die Viren haben einen Durchmesser von 27–30 nm; ihre Kapsomeren sind derart angeordnet, dass in der Negativkontrastierung ein Muster entsteht, welches an eine kreisförmige Anordnung von nach außen gerichteten Tassen erinnert. Die U-förmigen »Tassen« des Norwalk-Agens sind allerdings kleiner als die der typischen Calici-Viren. Im Innern erkennt man die Ikosaedersymmetrie.

10.3.2 Rolle als Krankheitserreger

Epidemiologie

Die Viren kommen im Stuhl des Menschen in sehr großer Menge vor. Sie sind weltweit verbreitet und umweltstabil. Infektionen und Erkrankungen kommen kaum in den ersten Lebensjahren vor, diese treten vielmehr erst bei Jugendlichen und Erwachsenen auf.

Calici-Viren sind sehr häufig die Ursache von Lokal-Epidemien in Familien, Heimen, Lagern, Schulen, Seniorenheimen u. ä.; es gibt dabei typische **Explosiv-Epi-**

demien. Auch dies steht im Gegensatz zur Epidemiologie der Rota-Viren.

Das Virus ist auch als Ursache von Gastroenteritis-Fällen anzusehen, die durch **kontaminierte Lebensmittel** ausgelöst werden. So sind Salat, Muscheln, Krabben und Austern die Ausgangspunkte von Epidemien gewesen. Auch verunreinigte Wasserversorgungssysteme waren die Ursache von Calici-Virusepidemien. Eine jahreszeitliche Häufung von Infektionen gibt es nicht. In den USA sind im Erwachsenenalter 2/3 oder mehr aller Personen Antikörperträger.

Die **Übertragung** des Virus erfolgt fäkal-oral, häufig durch kontaminiertes Trinkwasser oder Lebensmittel, selten aerogen.

Pathogenese

Magen und Kolon der Erkrankten sind normal. Die Zotten des Jejunums erscheinen jedoch »gestaucht«, die Mukosa ist nur teilweise zerstört. Monozytäre Zellen und segmentierte Leukozyten werden in der Lamina propria festgestellt. Die interzellulären Spalten sind erheblich verbreitert; dies wird bereits 24 h nach der experimentellen Infektion beobachtet. Nach zwei Wochen sind alle Veränderungen verschwunden.

Klinik

Calici-Viren erzeugen nach einer Inkubationsperiode von 1–3 Tagen eine typische Diarrhoe, die häufig mit Erbrechen, Magen-Darm-Krämpfen und Fieber verbunden ist, das Auftreten der Nebensymptome variiert jedoch. Die Stühle sind wässrig, aber nicht schleimig oder blutig. Malabsorption von Fett ist häufig.

Immunität

Im Verlauf von Infektionen entstehen Antikörper. Ob im Jejunum schützende Schleimhaut-Antikörper auftreten, ist nach den bisherigen Erkenntnissen ungewiss. Die Immunität gegen eine Reinfektion scheint nur etwa zwei Monate anzudauern. Offenbar gibt es aber auch unspezifische Mechanismen, die eine Reinfektion verhindern.

Labordiagnose

Eine Labordiagnose ist durch einen Antigen-ELISA möglich, sonst: EM und RT-PCR.

Prävention

Prophylaktisch ist die Allgemein-Hygiene wichtig: Gemeinschaftseinrichtungen, Krankenhäuser.

Meldepflicht. Verdacht, Erkrankung, Erregernachweis. Gruppenerkrankungen.

In Kürze

Calici-Viren

Virus. RNS-haltiges, kleines Virus. Bisher nicht züchtbar.

Vorkommen. Nur beim Menschen im Stuhl in großen Mengen, während des ganzen Jahres.

Epidemiologie. Erkrankungen treten erst bei Jugendlichen und Erwachsenen auf. Lokale Kleinepidemien.

Übertragung. Schmutz- u. Schmierinfektionen, Lebensmittel-Epidemien, verunreinigtes Leitungswasser.

Pathogenese. Epithelnekrose, die Zotten des Jejunums erscheinen gestaucht, Malabsorption. Nach zwei Wochen spätestens Regeneration der Schleimhaut.

Klinik. 1–3-tägige Inkubationsperiode: Vorwiegend Diarrhoe, seltener Fieber und Erbrechen.

Immunität. Nachweis der Antikörper durch Immun-Elektronenmikroskopie oder ELISA.

Labordiagnose. Nicht routinemäßig, RT-PCR.

Therapie. Symptomatisch.

Prävention. Allgemeine Hygiene.

Meldepflicht. Verdacht, Erkrankung, Erregernachweis. Gruppenerkrankungen.

10.4 Weitere Gastroenteritis-erzeugende Viren

Astro-Viren sind seit 1975 bekannt. Die Viruspartikel tragen ihren Namen nach ihrem »Stern«-ähnlichen Kapsid mit vier oder sechs Strahlen. Der Durchmesser beträgt 28 nm.

Das (+)-Strang-RNS-Genom enthält 7,2 kb. Das Virus vermehrt sich im Zytoplasma, es gibt sieben Serotypen, von denen Typ 1 am wichtigsten ist.

Die Epidemiologie gleicht z. T. der der Rota-Viren, v. a. sind junge Kinder befallen. Im Alter von einem Jahr sind 50% der Kinder seropositiv; das Virus ist verantwortlich für 5–10% aller Gastroenteritis-Fälle. Die Infektion wird fäkal-oral übertragen, auch innerhalb von Familien. Die Ausscheidung dauert 1–4 Tage.

Klinik

Nach einer Inkubationsperiode von 1–4 Tagen macht sich eine leichte Erkrankung mit wässriger Diarrhoe, Erbrechen und wenig Fieber von 1–4 Tagen Dauer bemerkbar, vorwiegend bei Säuglingen und Kleinkindern.

Labordiagnose

Der Nachweis gelingt mit einem Antigen-ELISA im Stuhl, die reverse PCR ist jedoch empfindlicher.

Corona-Viren. Die zwei Genera der Corona-Viren rufen **Respirations-** oder/und **Gastrointestinalinfektionen** hervor. Dies gilt auch für das 2. Genus der Coronaviridae, die **Toro-Viren.** Es gibt leichte und schwere Verlaufsformen. Der Stuhl kann wässrig oder blutig sein. Betroffen sind vorwiegend Kinder. Bei gestorbenen Kindern wurde pathohistologisch eine nekrotisierende Enterokolitis festgestellt. In den Zellen waren Viruspartikel zu erkennen; man hat Anhaltspunkte dafür, dass – wie bei der Cholera – das cAMP in seiner Aktivität beeinflusst wird und der Elektrolyttransport gestört wird.

Einzelheiten über Corona-Viren finden sich im Kap. 4 (▶ s. S. 534). **Differenzialdiagnostisch** wichtig: »**Akutes Abdomen**«.

»**Kleine, rundliche Viruspartikel**«, die man zu den Calici- und Astro-Viren zählt, sind ebenso für Gastroenteritis verantwortlich, sie sind wenig untersucht.

Retro-Viren

D. Falke, G. Gerken

Einleitung

Retro-Viren sind eine Gruppe von RNS-Viren, bei denen die Integration des Retrotranskripts als DNS in das Wirtszellgenom (Provirus) Voraussetzung für die Replikation ist. Sie transformieren z.T. in vitro Zellen und sind die Ursache für viele Tumorarten beim Tier. Die Transformationsgene sind aus der Zelle »gestohlene« Regulatorgene des Zellzyklus. Sie haben die Spur zu den »Krebsgenen« des Menschen freigelegt. Beim Menschen sind Retro-Viren die Auslöser von AIDS (»*A*cquired *i*mmundeficiency *S*yndrome«) und zweier Leukämien des Erwachsenen (HTLV 1 und 2).

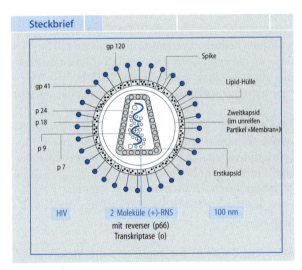

Steckbrief

11.1 Gruppe der Retro-Viren

11.1.1 Genom

Die Retro-Viren zählen zu den (+)-Einzelstrang-RNS-Viren. Die Gene der Retro-Viren kodieren für **Strukturproteine** und **Funktionsproteine** (reverse Transkriptase und **Regulatorproteine**). Einige Viren enthalten außerdem ein Transformationsgen. Das Genom der Retro-Viren neigt zu Mutationen, Rearrangements und Defektbildungen, auch sind Rekombinationen zwischen verschiedenen Vertretern dieser Gruppe beschrieben worden. Es gibt auch endogene, aber defekte Retro-Viren des Menschen ohne (?) pathogenetische Bedeutung. Veränderungen der Genomstruktur und Mutationen beeinflussen die Virulenz.

11.1.2 Einteilung

Retro-Viren werden nach ihrer Genomstruktur eingeteilt.

Sie kommen bei Kaltblütern ebenso vor wie bei Vögeln und Säugetieren einschließlich des Menschen. Retro-Viren können horizontal sowie vertikal als Provirus übertragen werden. In die Familie der **Lenti-Viren** gehören u. a. das Virus der Pferdeanämie, die Viren der Immundefizienz bei Affen (SIV), bei Katzen (FIV) und bei Rindern (BIV). Bisher kennt man im Bereich der Humanmedizin zwei Immundefizienz-erzeugende Viren, HIV1 und HIV2. Das **HIV1** kommt in 3 Subtypen vor: **M**(ajor), **N**(ew) und **O**(utlier). Sie sind jeweils vom Schimpansen auf den Menschen übergetreten. Der Subtyp M umfasst die Varianten A–I. HIV 2 umfasst die Subtypen A–E, die ursprünglich von Mangaben stammen.

Spuma- oder Foamy-Viren

Spuma- (oder Foamy-) Viren tragen ihren Namen wegen der Vielzahl an zytoplasmatischen Vakuolen in Polykaryozyten. Es handelt sich um Auftreibungen des Golgi-Apparates und des endoplasmatischen Retikulums, in denen die Replikation erfolgt. Die Virionen sind morphologisch charakterisiert durch lange Spikes sowie durch ein kugelartig angeordnetes, helikales Erstkapsid. Das Genom ist als Provirus dauernd integriert. Die Spezies der Spuma-Viren hat man in vielen Säugetieren festgestellt, speziell bei Primaten, von denen sie gelegentlich auf den Menschen übertreten (asymptomatisch). Beim Menschen kennt man außerdem **endogene Retro-Viren** in Teratomen und der Plazenta. Defekte Retro-Viren und »**Transposons**« (▶ S. 152) des Menschen sind offenbar ohne pathogenetische Bedeutung.

11.2 Human-Immundefizienz-Virus (HIV)

Steckbrief

HIV1 und 2 sind die Auslöser des erworbenen Immundefektsyndroms (acquired-immune-deficiency-syndrome, AIDS). Es überzieht die Erde in einer Pandemie. Infolge der Immunschwäche treten opportunistische Infektionen auf. Die Erkrankung verläuft immer tödlich.

Insgesamt schätzt man weltweit für 2002 etwa 42 Mio Infizierte und AIDS-Kranke. 3,1 Mio Personen sind gestorben und 5 Mio haben sich neu infiziert.

11.2.1 Beschreibung

Genom

Die Nukleinsäure hat einen Informationsgehalt von etwa 9 kb. Das HIV enthält 2 Moleküle (+)-Strang-RNS, die rekombinieren können. Infolge der hohen Mutationsrate und »Escape«-Mechanismen entstehen »Quasispezies«. Das DNS-Retroskript des Virusgenoms wird in das Genom der Wirtszelle als **Provirus** an beliebiger Stelle integriert. Die RNS für neue Viria entsteht ebenso wie die mRNS durch Transkription des Provirus.

Genfunktionen

Das Genom des HIV besteht aus folgenden Regulationssequenzen und Genen (Abb. 11.1). Die Gag-, Pol- und Env-Vorläuferproteine werden nach ihrer Entstehung in verschiedene Untereinheiten gespalten (»Cleavage« ▶ s. S. 462).

LTR-Abschnitt (5'-Ende) (long terminal repeat). Er enthält Promotoren der Genexpression und Enhancer-Elemente; es sind dies Bindungsstellen für zelluläre und virale Regulatorproteine (z. B. für NFκB und Tat).

Gag-Gen (group specific antigen). Das p 55 wird in Untereinheiten gespalten (cleavage) (p 25, 17, 9 und 6). Die Spaltprodukte werden zum Aufbau der beiden Kapside verwendet. Sie sind für die Gruppenspezifität verantwortlich.

Pol(ymerase)-Gen. Es kodiert für die reverse Transkriptase (p 65, p 51), für eine Protease (p 9) und für die Endonuklease (Integrase, p 35). Die Protease bewirkt die Spaltung der Vorläuferproteine.

Env(elop)-Gen. Die Genprodukte Glykoprotein (gp) 120 und gp 41 werden in die Hülle eingebaut. Das gp 41 ist für die Zellfusion verantwortlich, das gp 120 für Bindung an die Rezeptoren. Es hemmt die Glutamataufnahme, setzt Zytokine und iNOS frei und besitzt Typen- bzw. Subtypenspezifität. Der Präkursor ist das gp 160.

Tat-Gen. Das Gen entsteht durch Zusammenfügen zweier Regionen des Virus-Genoms (**t**ransactivation **t**ranscription) durch Spleißen. Das Genprodukt verstärkt im Sinne einer positiven Rückkopplung die Transkription durch »Transaktivierung« (Abb. 11.2) aller Gene des HIV am 5'-LTR; es wird auch aus der Zelle abgegeben.

Rev-Gen. **R**egulator der **E**xpression der **V**irusproteine, das die Expression der Virus-mRNS und den Transport nicht gespleißter mRNS reguliert.

Vif (Virus-Infektions-Faktor). Er steigert die Infektiosität bei Adsorption und Penetration.

Nef (am 3'-Ende, »negativer« Faktor). Er steigert die virale mRNS-Synthese. Dieses Protein hemmt Ionenkanäle und wirkt toxisch für Glia-Zellen und Astrozyten. Es reduziert die Expression von MHC- und CD4-Faktoren auf der Zellmembran.

Vpu und vpr. Sie verstärken die Replikation sowie die Virusfreigabe und schalten die MHC-Synthese ab. Vpr

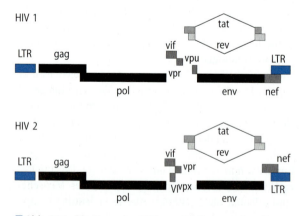

Abb. 11.1. Die Gene des HIV1- und 2-Genoms. Das Genom wird von einem 5'- und 3'-LTR eingefasst. In 5'-3'-Richtung sind das gag-, pol- und env-Gen angeordnet. Die Regulatorgene entstehen durch Spleißen in der env-Region

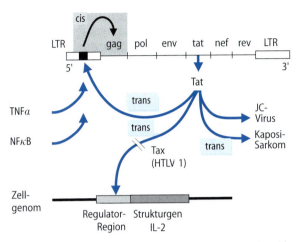

○ Abb. 11.2. Gen-Regulation durch HIV. Das Tat-Protein wirkt in »trans«, d. h. entfernt auf der Regulator-Region (LTR) des HIV auf einer bestimmten Basensequenz transkriptionssteigernd; es steigert auch die Replikation des JC-Virus und die Teilung von Kaposi-Zellen. Das Tax-Protein des HTLV bindet an die Regulatorregion des IL2-Gens. »Cis«-Aktivierung erfolgt von einer Promotor-Region aus (»down-stream« in 3′-Richtung) und wirkt transkriptionssteigernd. Der NFκB-Faktor ist ein zentraler Transkriptionsfaktor der Zelle. Schreibweise: tat = Gen; Tat = Protein

ist ein Zytokinregulator und erzeugt Apoptose. Es existiert noch ein **tev-Gen** (○ Abb. 11.1).

LTR-Abschnitt. (3′-Ende) (s. o.).

Morphologie

Das Virus besteht aus einem helikalen Kapsid, das in Form eines stumpfen Kegels angeordnet und von einem isometrischen Zweitkapsid eingeschlossen ist. Dieses ist zusätzlich von einer Hülle mit »spikes« umgeben. Innen befindet sich die RNS mit einigen Molekülen an p9 und p7 und reverser Transkriptase sowie Integrase und Protease. Die Montage des HIV erfolgt an der Zellmembran (»budding«), seine Reifung erst nach der Freigabe aus der Zelle durch Proteasespaltung der Gag-Proteine.

Die Replikation des HIV

Die **Adsorption** erfolgt durch Anlagerung des gp 120 an den CD4- und an CCR5- bzw. CXC-Chemokin-Rezeptoren der Zelle (▶ s. S. 580), das HIV wird dann durch Fusion von der Zelle aufgenommen (**Penetration**). Nach dem Uncoating erfolgt im Zytoplasma von aktivierten CD4-Zellen die reverse Transkription (Angriffspunkt für Inhibitoren der reversen Transkriptase) und der Transport der DNS in den Kern mit der **Integration** (Provirus). Zelluläre Transkriptasen produzieren dann mRNS und Genom-RNS. Nach der **Translation** an den Polysomen erfolgt die **Spaltung** der Vorläuferproteine in kleinere Moleküle. Schließlich erfolgt die **Montage** neuer Viruspartikel an der Zellmembran, die durch **Knospung** (»budding«) frei werden.

Züchtung

Das Virus lässt sich in CD4-Zellen (T-Helferzellen) und in Makrophagen züchten. Die Züchtung des Virus in peripheren Blutlymphozyten gelingt nur, wenn Wachstumsfaktoren (IL 2) und Mitogene zur Stimulierung der T-Helferzellen zugegeben werden.

Tierpathogenität

Das HIV1 lässt sich auf Schimpansen übertragen; es verursacht hier zunächst eine persistierende, aber inapparente Infektion. Die Zahl der CD4-Zellen ändert sich dabei anfangs nicht. Erst Jahre später treten erste Zeichen einer Erkrankung auf.

Inaktivierung des HIV

Das HIV ist wegen seiner lipidhaltigen Hülle sehr empfindlich für Lipidlösungsmittel. Außerhalb des Organismus verliert es durch Austrocknen nach mehreren Stunden 90–99% seiner Infektiosität; bei hoher Konzentration kann dies einige Tage dauern. In zellfreien Kulturflüssigkeiten hält sich das Virus bei Raumtemperatur bis zu 15 Tagen. In Anwesenheit von 10% fetalem Kälberserum oder 50–90% menschlichen Serums erfolgt Infektiositätsverlust bei 56 °C nach 8–30 min, allgemein wirkt Serum stabilisierend auf die Infektiosität von Viren. Desinfektion: Desinfektionsmittelliste der DGHM. Stand 1. 3. 2000. mhp-Verlag, Wiesbaden.

11.2.3 Rolle als Krankheitserreger

Geschichte und Herkunft

1981 wurde in San Francisco und Los Angeles bei fünf jungen Männern ein bis dahin unbekanntes Krankheitsbild festgestellt: AIDS. Die Patienten litten an Pneumocystis-jiroveci (früher: carinii)-Infektionen, bei jungen Personen damals ein ganz ungewöhnliches Ereignis. In New York hatte man außerdem vier junge Männer mit einem Kaposi-Sarkom beobachtet, das bis dahin

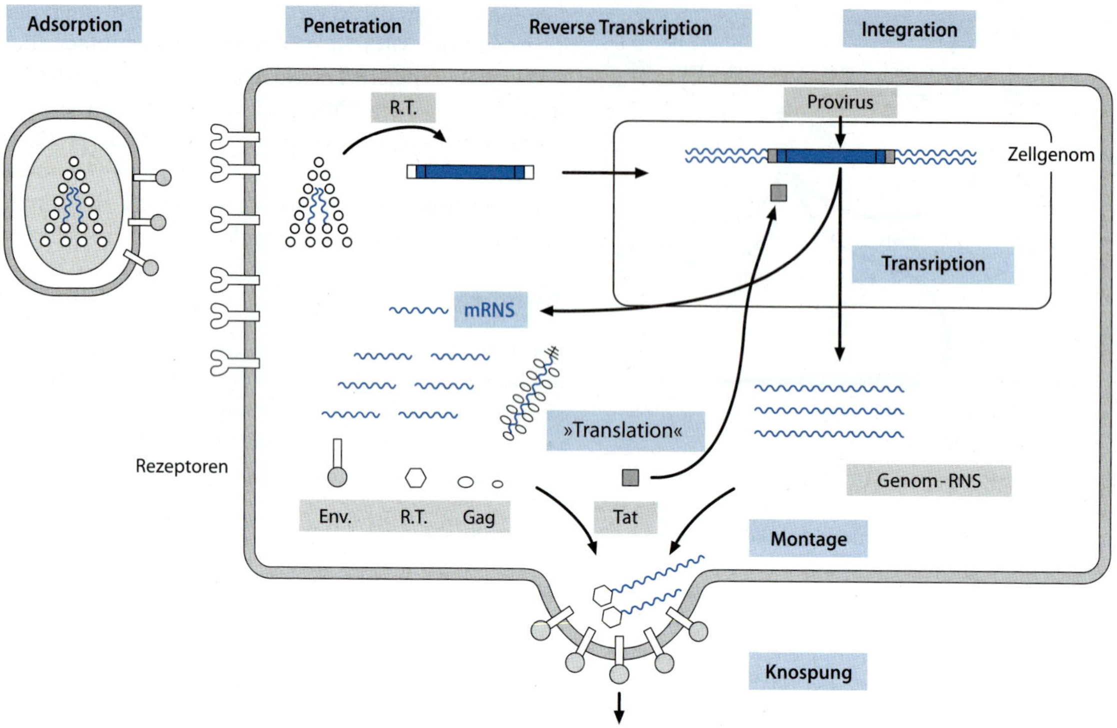

Abb. 11.3. Replikation des HIV. Die Adsorption erfolgt an den CD4- und Chemokin-Rezeptoren, Penetration durch Fusion der Virushülle mit der Zellmembran, reverser Transkription in DNS und Integration in das Zellgenom (Provirus). Transkription und Translation der env-, gag- und pol- sowie Regulatorgene, Cleavage der Vorläufer-Proteine, Montage und Knospung des neuen Virus. RT = Reverse Transkriptase

in den USA nur bei Senioren bekannt war. Bereits vorher war in der Gruppe der Homosexuellen eine Zunahme von Geschlechtskrankheiten in Verbindung mit einer atypischen Lokalisation von Infekten (»Gay bowel syndrome«, Entzündungszustände des Enddarms) festgestellt worden. Serologisch konnten retrospektiv in Afrika Infektionen ab 1960 festgestellt werden. Erst ab 1979 haben sich dann HIV-Infektionen verstärkt ausgebreitet.

Das HIV1 ist in Zentralafrika dreimal auf den Menschen übergetreten. Sein natürlicher Wirt scheint der Schimpanse zu sein, da HIV1 und die Schimpansen-Viren genetisch eng verwandt sind.

HIV2 ist in Westafrika von Mangaben-Affen (Cercocebus atys) wahrscheinlich mehrfach auf den Menschen übergetreten. Die genetische Verwandtschaft zu den Affenviren ist jedenfalls sehr eng. Während in den natürlichen Wirten keine Erkrankungen zustande kommen, diese aber lebenslang persistent infiziert bleiben, erkrankt der Mensch, wenn er infiziert wird. Interessanterweise verläuft die HIV2-Infektion langsamer als die mit HIV1; auch der Verlauf ist leichter.

In Afrika wurden aus gesunden, aber persistent infizierten Grünen Meerkatzen (Cercopithecus aethiops) und Mangaben-Affen Retro-Viren isoliert, die man als SIV (Simian immune-deficiency virus) bezeichnete. In Gefangenschaft gehaltene Rhesus-Affen (Macaca mulatta) hingegen, die kein entsprechendes Virus beherbergen, erkrankten jedoch nach der Infektion an SAIDS (Simian-AIDS). Sie lassen sich also als Versuchstiere verwenden. Auf jeden Fall deuten die Befunde bei Affen darauf hin, dass es angeborene Eigenschaften eines Wirtes gibt, die die Entstehung von SAIDS verhindern.

Allgemeines über AIDS

AIDS ist ein Krankheitskomplex, der mit einer Letalität von fast 100% einhergeht, die Inkubationsperiode beträgt 1–15 Jahre. Man beobachtet Gewichtsabnahme (Wasting disease), Schwächezustände, Fieber sowie zahlreiche opportunistische Infektionen (z. B. Pneumonie, orale Haarleukoplakie, HSV-bedingte Ulzera der Haut sowie Chorioretinitis und Magendarm-Ulzera durch ZMV). Auch tritt das Kaposi-Sarkom auf

(HHV8). In Afrika verläuft die Erkrankung wegen der extremen Magersucht unter der Bezeichnung slim-disease« (Tabellen 11.2, 11.3, »**Marker-Krankheiten**«). Als konstanter Befund ergab sich eine starke Reduktion der T-Helfer-Zellpopulation.

HIV1

1983 gelang Montagnier und seiner Arbeitsgruppe am Institut Pasteur in Paris die Isolierung eines Retro-Virus aus den Lymphozyten eines jungen Homosexuellen mit den Krankheitszeichen des Lymphadenopathie-Syndroms (II. AIDS-Stadium). 1984 haben Gallo und seine Arbeitsgruppe in den USA ähnliche Retro-Viren von Patienten isoliert, die das voll ausgebildete Krankheitsbild AIDS aufwiesen.

HIV2

1986 wurde in Westafrika das HIV2 von AIDS-Patienten isoliert. Hier lässt sich die Spur des Virus bis Anfang der 70er Jahre zurückverfolgen. Im Gegensatz zu HIV2 war HIV1 überwiegend in Zentralafrika festgestellt worden. Bei den Kreuztesten zeigte sich, dass die Glykoproteine der Virushülle bei HIV1 und 2 völlig verschieden waren, die Polymerase und die Kapsid-Antigene ließen jedoch eine Verwandtschaft zwischen HIV1 und HIV2 erkennen. HIV1 und HIV2 gehören also zu derselben Gruppe von Viren (Gag-Antigen), sie unterscheiden sich aber bezüglich ihrer Typenspezifität (Env-Antigen).

Epidemiologie

1981 gab es in den USA 219 Todesfälle an AIDS, 1985 waren es bereits 2469 sowie 7531 Erkrankte. Die Hauptrisikogruppe in den USA, die Homosexuellen, waren in den großen Metropolen zu fast 100% durchseucht. Die Durchseuchung in der Bundesrepublik Deutschland mit HIV1 ist bei Homosexuellen und Prostituierten mit i.v. Drogenabhängigkeit relativ hoch. Deshalb besteht die **Gefahr**, dass auf diese Weise – etwa durch bisexuelle Männer und drogenabhängige Prostituierte – die Infektion in die heterosexuell lebende Bevölkerung hineingetragen wird. Besonders tragisch ist die Durchseuchung der Hämophilen, die durch kontaminierte Faktor-VIII-Präparate infiziert wurden. Das Zahlenverhältnis zwischen Männern und Frauen betrug in den Industrieländern zu Anfang der Pandemie 14:1, jetzt werden relativ mehr Frauen infiziert. Die Gesamtzahl der Infizierten (und Gestorbenen) in Deutschland wird auf 65 000 geschätzt, gestorben sind 22 000. Die Zahl der Neuinfektionen pro Jahr beträgt 2000–2500, davon sind 50% Homosexuelle, 9% i.v. Drogenabhängige, 18% Heterosexuelle, 23% Personen aus Hochrisikoländern (südliches Afrika, Südostasien), <1% Säuglinge. HIV2-Antikörper wurden bis 2003 bei 194 Personen festgestellt.

Das HIV1 Variante M ist in die verschiedenen Regionen des Erdballs zu unterschiedlichen Zeitpunkten verschleppt worden, HIV0 dagegen findet sich bevorzugt in Kamerun, HIV2 ist vorwiegend in Westafrika verbreitet. Je nach Besiedlungsdauer haben sich in den Regionen unterschiedlich viele Subtypen angereichert. Hauptvermehrungsgegenden sind heute Afrika, Indien, Osteuropa und Südostasien, während in den Industrieländern die Gesamtzahl der Seropositiven kaum noch steigt.

Pro Replikationszyklus erfolgt pro Genom 1 Basenaustausch, so ist es verständlich, dass das HIV innerhalb einer Person als »Quasispezies« vorliegt; sie sind dem Selektionsdruck des Immunsystems ausgesetzt und dem einer Chemotherapie, es treten also »Escape«-Mutanten in großer Häufigkeit auf. Pro Tag werden 10^{10} Virionen produziert, ihre $t_{1/2} = 6$ Stunden.

Übertragung

Das HIV wird durch homo- oder heterosexuellen **Geschlechtsverkehr**, sowie durch kontaminiertes **Blut** oder **Blutprodukte** übertragen. **Sperma** und **Vaginalsekret** sind ebenfalls Infektionsquelle. Die Viruslast ist der Hauptfaktor für das Risiko der sexuellen Übertragung, unterhalb von 1500 Kopien RNS/ml ist es gering. Nach Schätzungen ist beim Vaginalverkehr die Übertragungsgefahr geringer als beim Analverkehr. Andererseits wird das Virus offenbar leichter vom Mann auf die Frau übertragen als umgekehrt. Mikrotraumen und Herpes-simplex-Läsionen im Genitalbereich erleichtern die Übertragung. Je geringer die CD4-Zahl ist, desto mehr HIV lässt sich im Vaginalsekret nachweisen. Speichel ist viel weniger virushaltig als Blut. Durch den Biss seropositiver Personen wurde das HIV in einem von 600 Fällen übertragen. Für die Übertragung durch Kuss gibt es keine epidemiologischen Hinweise, es sei denn, dass entzündliche Veränderungen in der Mundhöhle vorliegen. Orale Übertragung durch Speichel (extrem selten) erfolgt, wenn dessen Hypotonie durch Milch oder Sperma aufgehoben wird, auch gibt es unspezifische Inhibitoren des HIV. Auch **Muttermilch**, Tränen, Schweiß und Urin enthalten Virus.

Die Infektion der **Neugeborenen** (etwa 8%) durch seropositive Mütter erfolgt vorwiegend perinatal, aber auch durch Stillen. Die Faktoren, die eine Serokonversion fördern, sind protrahierter Geburtsverlauf, vorzeitiger Blasensprung, Mehrlingsschwangerschaft.

Insgesamt gesehen ist die **Kontagiosität** des HIV geringer als die des Hepatitis B-Virus. Bisher sind nur wenige Infektionen durch kontaminierte Kanülen bei ärztlichem Personal bekannt geworden. Die gemeinsame Benutzung von **Spritzen bei Drogenabhängigen** bildet jedoch einen Hauptausbreitungsweg. Endoskope etc. sind peinlich genau zu reinigen. 3–5%ige Na-Hypochloritlösung, 20% Alkohol oder Formalin wirken viruzid. Infektionsgefahr besteht auch beim Tätowieren, bei der Akupunktur und bei der Beschneidung. Unbedingt sollte verhindert werden, dass Blut von Seropositiven auf die unbedeckte Haut gerät (kleine Wunden lassen sich nie ausschließen). Bei Ekzematikern besteht eine erhöhte Infektionsgefahr, weil die bei ihnen im Epithel vorhandenen Langerhans-Zellen vermehrt CD4-Rezeptoren u. a. ausbilden.

Eine Ansteckung innerhalb von Wohngemeinschaften, durch pflegerischen Umgang mit Seropositiven oder AIDS-Kranken durch Händeschütteln ist nicht beschrieben. Die Desinfektion von Räumlichkeiten, in denen ein AIDS-Kranker gestorben ist, ist nicht erforderlich; allgemeine hygienische Regeln sollten jedoch beachtet werden.

In Afrika, der Karibik und in Südostasien wird die HIV-Infektion vorwiegend durch heterosexuellen Verkehr in Verbindung mit Promiskuität übertragen. Das Verhältnis von infizierten Männern zu Frauen beträgt dort etwa 1 : 1. In den großen Städten Zentralafrikas sind bis zu 20% oder mehr der Einwohner durchseucht.

Während der gesamten Latenz- und Krankheitsphase ist der Mensch potentiell als kontagiös anzusehen. Die Infektionsgefahr ist umso größer, je geringer die Zahl der CD4-Zellen und je größer die Viruslast durch HIV-RNS-Moleküle ist.

Pathogenese

Die Infektion erfolgt durch Makrophagen-tropes HIV. Die ersten infizierten Zellen im Organismus sind **dendritische Zellen** der Darmschleimhaut. Sie transportieren das HIV zu den CD4-Zellen der Lymphknoten, in denen es sich repliziert oder latent wird. Auf diese Weise erfolgt die Lymphknotenschwellung. Der Transport erfolgt auf den Zellausläufern der D.C.s oder nach deren Infektion. Makrophagen/Monozyten des Blutes verschleppen das Virus in das ZNS.

Der Infektions- und Krankheitsverlauf (Abb. 11.4, S. 583) von AIDS wird durch einen progredienten virusbedingten Eingriff in das Wirkungsnetz des Immunapparates bezüglich seiner zellulären und humoralen Komponenten einschließlich der Zytokine bestimmt. Hinzu tritt der Befall von Zellen des ZNS. Die Interaktion des Virus mit den verschiedenen Zelltypen hat sich als variabel erwiesen, z. T. bedingt durch die hohe Mutationsrate (**Quasispezies**) des Virus. **HIV1 und -2 infizieren vorzugsweise T-Helferzellen, die das CD4-Molekül tragen**. HIV 1 ist aber auch in CD8-Zellen, in Makrophagen, dendritischen und Langerhans Zellen, in Enddarmschleimhautzellen sowie in der Mikroglia nachgewiesen worden. Der **Grad der Immundefizienz** wird nach dem Wert des CD4/CD8-Quotienten beurteilt; die Situation wird kritisch, wenn die CD4-Zellzahl unter 200/µl absinkt. Die Zahl der HIV-RNS-Moleküle im Plasma, die »Plasmaviruslast«, ist – als Faustregel – umgekehrt proportional zur Zahl der CD4-Zellen; die Zahl der RNS-Moleküle etwa 1/2 Jahr nach der Infektion lässt Voraussagen über die Progressivität der Infektion zu. Liegt sie unter 10^3/ml, so ist mit einer sehr langen Latenz zu rechnen, liegt sie zwischen 10^3 und 3×11^4, ist mit einer Latenz von 4–6 Jahren, liegt sie über 10^5, ist mit einer kurzen Latenz von 1–2 Jahren zu rechnen. Als Folge der Immundefizienz treten dann opportunistische Infektionen und schließlich AIDS auf (Abb. 10.4).

Ein Teil der Langzeitüberlebenden von HIV-Infizierten besitzt außer einer hohen Zahl von TH1-Zellen einen Defekt in einem Chemokinrezeptor: Das HIV kann nicht penetrieren und die CD4-Zellen überleben. Dies ist ein interessantes Beispiel einer »angeborenen Resistenz« gegenüber einem Virus; aber auch bestimmte HLA-Konstellationen verleihen Schutz gegen die Infektion.

Die **Infektiosität für CD4-Zellen** wird durch Eigenschaften des env-Gens des HIV, der CD4-Antigene sowie der **CXC-Chemokine** bestimmt. Infizierte Lymphozyten können das Virusgenom als Provirus längere Zeit latent beherbergen; z. T. liegt aber auch eine abortive Replikation mit defekter DNS vor (»Präintegrationslatenz«). Erst durch Antigenerkennung erfolgt die Aktivierung der Zellen und der Beginn des produktiv-lytischen Synthesezyklus.

Durch die Virusinfektion wird nur ein Teil der CD4-Lymphozyten **direkt** zerstört. Auch die Berührung von nicht infizierten CD4-Zellen (»bystander cells«) durch bereits infizierte Zellen (mit Tat- und Env-Proteinen) kann **direkt Apoptose** auslösen. Infizierte CD4-Zellen geben auch den FasL ab und zerstören ZTL. Auch CD8-Zellen (nach CD4-Expression) werden infiziert und zerstört.

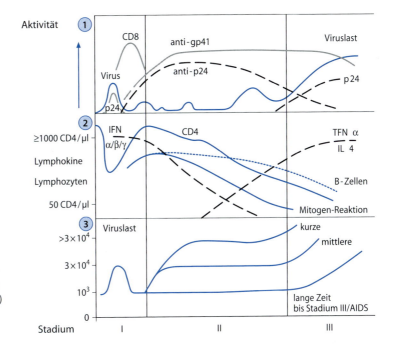

Abb. 11.4. Pathogenese des AIDS. In (1) sind die Virusreplikation, die Antikörperbildung und die ZTL, in (2) das Verhalten von CD4- und B-Zellen sowie der Zytokine, in (3) die Dauer der »Latenzphase« in Abhängigkeit von der Viruslast dargestellt

Die **Zytopathogenität für Makrophagen** ist geringer als für CD4-Lymphozyten. Makrophagen tragen **CCR5-Rezeptoren** und fungieren als produktiv-nichtlytische Zielzellen und dauerhaftes Virusreservoir und zugleich als immunregulatorische Elemente, die die Virusreplikation und das Ausmaß des CD4-Zellschadens bestimmen. So steigt die **Lymphokinproduktion** von Monozyten und Makrophagen (Interferon, IL 1 und 6, Tumornekrosefaktor u. a.) stark an. Der Makrophage kann, ohne Schaden zu nehmen, lange Zeit als Virusreservoir dienen und das Virus bei seiner Wanderung im Organismus verbreiten. Die Montage des Virus erfolgt im Zytoplasma, in dem sich große Mengen an Virus ansammeln und nicht an der Zellmembran. Aus Makrophagen stammendes Virus kann CD4-Lymphozyten infizieren und damit zerstören, aber nicht umgekehrt. Aus den Makrophagen stammt das HIV in den Endstadien, wenn die CD4-Zellen zerstört sind und kein Virus mehr bilden können.

Bei den **B-Zellen** kann man bereits im Stadium I (»Mononukleose«) eine polyklonale Stimulation beobachten: Hypergammaglobulinämie. Man beobachtet auch Autoantikörper und Immunkomplexe. HIV-Antigen-präsentierende B-Zellen und dendritische Zellen werden von CD8-positiven ZTL erkannt und zerstört.

Antikörper gegen neue Antigene werden kaum noch gebildet. Im fortgeschrittenen Stadium der Erkrankung werden die B-Zellen inaktiv, sodass die Antikörper-Pegel gegen das HIV zurückgehen.

Die zytopathogene Eigenschaft des HIV variiert im Verlauf der Infektion:
- Im **Stadium I** (»Mononukleose«) wird kurzfristig synzytiumbildendes Virus (= Primärphase),
- in dem **Stadium II**, der sog. klinischen »**Latenzphase**« lediglich langsam replizierendes Makrophagen-tropes Virus ohne Befähigung zur Riesenzellbildung festgestellt.
- Erst beim Übergang von **Stadium II zu III** steigt die Menge des schnell replizierenden Virus mit Synzytiumbildung erneut an (= **AIDS-Phase**).

Die zentrale Frage der AIDS-Forschung ist es, warum nach einer symptomfreien, aber variablen klinischen »Latenzperiode« von einigen Jahren der Krankheitsprozess zu einem beliebigen Zeitpunkt einsetzt. Jede infektionsbedingte Stimulation des Immunsystems aktiviert infizierte CD4-Zellen und induziert dadurch Virusproduktion.

In der Latenzphase finden sich viele dendritische Zellen mit Virus oder Virus-Ak-Komplexen beladen und viele infizierte, aber ruhende CD4-Zellen in den Lymphknoten und der Milz. Im AIDS-Stadium ist dann die Architektur des Gewebes zerstört, das Netzwerk der dendritischen Zellen und die Keimzentren fehlen. Die dadurch verursachte mangelhafte Antigenpräsentation mit dem IL12-Mangel steuert ihren Teil zur Immundefizienz bei. Eine Vielzahl von Einzelprozessen wird verändert: So verschiebt sich die Relation der TH1- und TH2-Zellen zu Ungunsten des TH1-Anteils. Die verstärkte Sekretion von IL4 und IL10 durch TH2-Zellen beeinträchtigt auch die Zahl und die Funktion der TH1-Zellen, wodurch ein Mangel an IL2 und IFNγ resultiert. Andererseits steigt der Pegel von TNFα im Blut an, der durch Apoptoseinduktion zytolytisch für infizierte Zellen wirken kann.

Bei Personen mit lang anhaltender, klinischer Latenzphase überwiegen hingegen die TH1-Zellen und die von ihnen produzierten Zytokine (IL2, IFNγ).

ZTL (CD8-positiv) tragen nach den heutigen Vorstellungen die Hauptlast der Elimination der infizierten CD4-Zellen. Die Zerstörung von infizierten CD4-Zellen bewirkt einen Mangel an IL2 und IFNγ. Über lange, aber wechselnde Zeitspannen hinweg kann das Knochenmark trotzdem den Verlust von 5×10^9 HIV-produzierenden CD4-Zellen pro Tag aus dem Pool von 10^{11} latent infizierten Zellen aus dem Lymphgewebe ausgleichen, obwohl 10^9 infektiöse RNS-Moleküle pro Tag entstehen. Aus welchem Grund der Nachschub von CD4-Zellen letztendlich erlischt, ist unklar. Man vermutet u.a. einen zytotoxischen Effekt des HIV für gewisse Zellpräkursoren.

CD8-Zellen wirken nicht nur als ZTL, vielmehr können Subpopulationen auch Stoffe abgeben, die die Virusreplikation verhindern. Auch Chemokine (RANTES, MIP1α und β u.a.) blockieren die Adsorption. Versagen aber diese virushemmenden Mechanismen, fallen zu viele CD4-Zellen aus und können kein IL2 und IFNγ mehr abgeben, so versagt die ZTL-Abwehr schließlich ganz. Ein multikausaler Prozess führt so im Lauf der Zeit zum Versagen der Immunabwehr und opportunistische Infektionen machen sich bemerkbar (Abb. 11.5).

Ist die Krankheit genügend weit fortgeschritten, so setzt u.a. nahezu regelmäßig die **immunsuppressorische Wirkung des exazerbierten Zytomegalie-Virus** auf Vorläufer-Zellen des Knochenmarkes ein und verstärkt die allgemeine Immunschwäche.

Klinik

Der Verlauf der HIV-Infektion wird anhand der klinischen Stadieneinteilung der CDC/WHO von 1993 (Tabelle 11.1) bestimmt.

Tabelle 11.1. HIV: Klassifikation der HIV-Infektion und AIDS-Falldefinition für Erwachsene (1993) (MMWR (1997) 46:1–19)

CD4+T-Zellen/µl	Klinik		
	A	B	C
(1) >500	A1	B1	C1
(2) 200–499	A2	B2	C2
(3) <200	A3	B3	C3

A: **asymptomatische HIV-Infektion**; persistierende generalisierende Lymphadenopathie; akute, primäre HIV-Infektion
B: **symptomatische HIV-Infektion** ohne AIDS-definierende Krankheiten, jedoch solchen, die auf einen Defekt der zellulären Abwehr inkl. HIV-Infektion schließen lassen oder durch eine HIV-Infektion erschwert werden
C: **AIDS-definierende Krankheiten**
AIDS-Fall: **A3, B3, C1, C2 und C3**

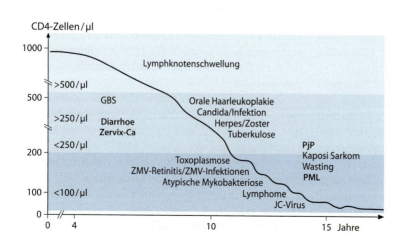

Abb. 11.5. »Marker-Krankheiten« in Abhängigkeit vom Immunstatus (Zahl der CD4-Zellen), vor Einführung von HAART

Diese **Stadieneinteilung** berücksichtigt die **klinischen Symptome** mit den **AIDS-definierenden Krankheiten** sowie die **immunologischen Veränderungen**, die im Verlauf der HIV-Infektion auftreten.

Akute HIV-Infektion (Stadium I, ◘ Abb. 11.4). Nach 3–12 Wochen kommt es zu einer Virämie und bei 20–30% der Betroffenen tritt ein Krankheitsbild auf, das klinisch der »Infektiösen Mononukleose« des EBV ähnelt. Zusätzlich können Diarrhoen, Exantheme, Muskelschmerzen und eine leichte Meningo-Enzephalitis auftreten. So kommt es zu einem raschen Anstieg und einem raschen Abfall der HIV-RNS mit einer Disseminierung des HIV in das lymphatische Gewebe. HIV-spezifische Antikörper sind etwa ab der sechsten Woche nach Infektion nachweisbar. Die Zahl der CD4-Zellen sinkt für einige Wochen ab, während die Zahl der ZTL (CD8) zeitweise ansteigt und eine partielle Selbstlimitierung bewirkt.

Klinisch asymptomatische HIV-Infektion (Stadium II, ◘ Abb. 11.4). Nach Infektion bzw. nach Abklingen der akuten HIV-Infektion folgt eine asymptomatische Phase, »Latenz«. Klinisch kann eine **persistierende Lymphadenopathie** auftreten. Es kommt dann zu einem langsamen Abfall der Zahl der CD4-Lymphozyten. Der zeitliche Verlauf des Fortschreitens bis zum Endstadium AIDS ist eng mit der Menge der HIV-RNS 6–12 Monate nach der Infektion korreliert (▶ s. S. 583).

Der weitere Verlauf ist gekennzeichnet durch das Auftreten unspezifischer Symptome wie Abgeschlagenheit, ungeklärtes anhaltendes Fieber oder eine chronische Diarrhoe ohne Erregernachweis. Daneben kommt es zu Episoden von oralem Soor (C. albicans), der oralen Haarleukoplakie (Epstein-Barr-Virus) oder gehäuftem Auftreten bakterieller Infektionen durch z. B. Streptococcus pneumoniae oder Salmonella sp. Es kann zu Rezidiven der latenten Infektion wie dem Auftreten eines Herpes Zoster oder einer Lungentuberkulose kommen. Die Zahl der RNS-Moleküle steigt dabei langsam an (◘ Abb. 11.4). Insgesamt ist der »AIDS«-Fall (A3, B3, C1–3) unterschiedlich definiert.

AIDS (Stadium III, ◘ Abb. 11.4). AIDS ist das Endstadium der HIV-Infektion. Es tritt nach einer Inkubationszeit von 1–14 Jahren auf und ist charakterisiert durch viele und generalisierte opportunistische Infektionen oder typische Tumoren wie das Kaposi-Sarkom und Non-Hodgkin-Lymphome u. a. (◘ Tabelle 11.2).

◘ **Tabelle 11.2. Erreger AIDS-definierender Krankheiten (MMWR (1997) 46:1–19); »Marker«-Krankheiten**

Viren (vor allem Herpesviren: Reaktivierung)
ZMV: Retinitis, Enzephalitis, Pneumonie, Kolitis
HSV: chronisches Herpes-simplex-Ulkus (>1 Monat), Pneumonie, Bronchitis, Ösophagitis
HHV8: Kaposi-Sarkom, Castleman-Syndrom
JC-Virus: progressive multifokale Leukoenzephalopathie
HIV-bedingtes Wasting-Syndrom
HIV-Enzephalopathie
VZV-Zoster (generalisatus)

Protozoen
Cryptosporidium parvum: chronische Diarrhoe (>1 Monat)
Isospora belli: chronische Diarrhoe (>1 Monat)
Toxoplasma gondii: Enzephalitis
Pneumocystis jiroveci: Pneumonie

Bakterien
PPEM z. B. MAI: Mykobakteriose (disseminiert, extrapulmonal)
Mycobacterium tuberculosis: Tuberkulose
Sepsis durch Salmonellen, auch rekurrierend
Rekurrierende Pneumonie (PjP)

Pilze
Candida: Ösophagitis, Pneumonie, Bronchitis
Histoplasma capsulatum: Histoplasmose (disseminiert, extrapulmonal)
Crytococcus neoformans: Kryptokokkose (disseminiert, extrapulmonal)
Coccidioides immitis: Kokzidiomykose (disseminiert, extrapulmonal)

Tumoren
Non-Hodgkin-Lymphome (EBV-assoziiert)
Kaposi-Sarkom (HHV8 assoziiert s. o.)
Invasives Zervix-Karzinom (HPV-assoziiert),
Kond. acuminata, Anal-Karzinom

Die **absolute Zahl der CD4-Lymphozyten** ist ein wichtiger Parameter zur Bestimmung des Ausmaßes der HIV-induzierten Immundefizienz. Sinkt die Zahl der CD4-Lymphozyten unter 200/μl Blut (Normalwert: >1000/μl Blut) muss mit dem Auftreten AIDS-definierender opportunistischer Infektionen gerechnet werden (◘ Abb. 11.5). Das Kaposi-Sarkom, die HIV-Enzephalopathie und auch das maligne Non-Hodgkin-Lymphom können sich auch bei höheren Zahlen der CD4-Lymphozyten manifestieren. Die **Zahl der HIV-RNS-Moleküle** ist der wichtigste auch prognostische Parameter für den Verlauf.

Prognose

Die Prognose der Kranken mit AIDS ist jetzt besser geworden, neue Substanzen bewirken trotz Resistenz des HIV eine Lebensverlängerung. Die Infektion muss z. T. als Geschlechtskrankheit angesehen werden; Verhütungsmaßnahmen müssen dies berücksichtigen. Zur Verhinderung einer weiteren Ausbreitung ist eine intensive Aufklärungsarbeit vonnöten. Eine soziale Ausgrenzung der Infizierten oder Erkrankten muss vermieden werden.

Labordiagnose

Die **Ansteckungsfähigkeit** beginnt schon kurze Zeit nach der Infektion. Die Virusisolierung aus Blut oder Lymphozyten sowie aus dem Liquor ist routinemäßig nicht möglich. Die ersten Antikörper lassen sich beim Menschen etwa 3–6–12 Wochen nach der Infektion nachweisen. Bereits vorher kann man **Virus-RNS** im Plasma und **Provirus-DNS** in den Lymphozyten feststellen. Im menschlichen Körper werden vorwiegend Antikörper gegen Hüllantigene (Glykoproteine, gp 160, 120 und 41), gegen Kapsid-Antigene (p 55, 24, 17, 9 und 7) und gegen die Polymerase (p 66, 51) gebildet. Es gibt Personen, die erst längere Zeit (mehrere Monate) nach der Infektion Antikörper bilden, ihre ZTL lassen sich aber bereits frühzeitig spezifisch stimulieren.

Die **serologische Diagnose** erfolgt zunächst durch einen **Antikörper-Screening-ELISA** mit dem core- und env-Antigen. Dies gilt auch für die Untersuchung von Blutspendern (◘ Tabelle 6.15; S. 507). Jeder Verdachtsfall muss dann durch einen »**Bestätigungstest**« mit einer zweiten Blutprobe mit mindestens zwei Banden abgeklärt werden (Westernblotting). Die Screening-Tests der 3. Generation sind sehr spezifisch und empfindlich, sie erfassen alle Subtypen, eine Wiederholung ist an einem 2. Serum erforderlich, um Versehen auszuschließen.

Die serologische Diagnostik wird später nicht wiederholt, vielmehr wird alle 3–5 Monate die Zahl der HIV-RNS-Moleküle im Plasma bestimmt und daraus die Wirksamkeit der Therapie geprüft.

Zur Diagnose der **Infektion beim Säugling** wird die RT-PCR eingesetzt, da selten Antikörper auftreten.

Diagnose der HIV-Infektion
— Screening auf HIV (ELISA)
— Bestätigungstest (Westernblot)
— Bestimmung der Viruslast (RT-PCR): Virus-RNS im Plasma und (Pro-)Virus-DNS in T-Zellen
— Therapie (Resistenzbestimmung)
— CD4-Zellzahl.

Therapie (z. B.)

Die alleinige Therapie mit AZT (Nukleosid-Reverse-Transkriptase-Inhibitor, **NRTI**) hat keine Verlängerung der Überlebenszeit erbracht. Erst die Kombination von z. B. AZT mit Nonnukleosid-Hemmstoffen (**NNRTI**) und Protease-Inhibitoren (**PI**) hat deutliche Fortschritte gebracht: **HAART** (»highly active antiretroviral therapy«). Die Zahl der AIDS-definierenden Erkrankungen ist zurückgegangen und die Überlebenszeit ist angestiegen, jedoch sind die Nebenwirkungen zu beachten.

Therapie
— Dreifach:
  $NRTI_1 + NRTI_2 + PI$
  $NRTI_1 + NRTI_2 + NNRTI$
— Vierfach:
  $PI_1 + PI_2 + NRTI_1 + NRTI_2$
  $NRTI_1 + NRTI_2 + NNRTI + PI$

Man unterscheidet eine **Initialtherapie** von **Umstellungsoptionen**, die sich je nach Resistenz, Verträglichkeit, Überschneiden von Nebenwirkungen und Liquorgängigkeit unterscheiden. Zur Auswahl stehen zur Verfügung: 7 PIs, 3 NNRTIs und 7 NRTIs (◘ Tabelle 5.1; S. 494, 495).

Die Therapie wird jetzt möglichst frühzeitig nach Absinken der CD4-Zellzahl unter 500/µl nach der Infektion mit einer 3- oder 4fach-Kombination begonnen und die Zahl der RNS-Moleküle mit der RT-PCR alle 3–5 Monate bestimmt. Da auch bei dieser Vorgehensweise inhibitorresistente Mutanten auftreten, ist es angezeigt, in den gleichen Zeitabständen Resistenzteste durchzuführen. Sollte das HIV gegen eine Substanz resistent sein, kann die Substanz durch eine geeignete andere ersetzt werden, um volle Empfindlichkeit zu gewährleisten. Ist die Viruslast unter die Nachweisgrenze gesunken, steigt die Zahl der CD4-Zellen.

Die Behandlung von schwangeren Frauen mit einer Kombination von AZT und 3TC sowie frühzeitiger Kaiserschnitt haben die Übertragungshäufigkeit auf unter 2% (von etwa 30%) gesenkt. Eine wichtige Nebenwirkung einer HAART ist die vor allem durch die PI-verursachte Umverteilung des Körperfetts (**Lipodystrophie**) aus Fettdepots ohne Lymphgewebe in das Omentum und andere fetthaltige Lymphgewebe.

Prävention

Unbedingt muss darauf geachtet werden, dass im klinischen Alltag bei Blutentnahmen Einmalgeräte etc. benutzt werden. Auf den Gebrauch von **Schutzhandschu-**

hen ist strengstens zu achten. Beim Stechen mit Kanülen durch nicht erlaubtes »recapping« erfolgt in 1 von 300 Fällen Übertragung. Dann **innerhalb von 30 min antiretrovirale Therapie** (auch bei Schnittverletzungen). WEB-Seite: www.RKI.de.

Impfstoffe. Es sind noch keine Impfstoffe in Sicht. Die Schwierigkeiten liegen darin, dass mehrere HIV-Typen, Subtypen und Varianten vorkommen; außerdem gibt es Quasispezies. Bei ein und demselben Patienten lassen sich gleichzeitig Viren isolieren, die serologisch verschiedenartig sind.

Schutzimpfungen bei Seropositiven. Alle Impfstoffe aktivieren Lymphozyten, trotzdem sollte auf notwendige Impfungen nicht verzichtet werden; Lebendimpfstoffe nur bei ≥ 500 CD4-Zellen.

Meldepflicht. Anonyme Meldepflicht für bestätigten Verdacht, Erkrankung und Tod an das Robert-Koch-Institut (RKI). Erregernachweis.

In Kürze

HIV1 und 2

Virus. Lenti-Viren, zwei Typen mit Subtypen, zwei Moleküle (+)-Strang-RNS mit reverser Transkriptase in konischem Kapsid, umgeben von Zweitkapsid und Hülle mit Spikes. Strukturgene, Funktionsgene und Regulatorgene. Integration der Nukleinsäure ist Voraussetzung für Replikation. Auftreten von Quasispezies.

Vorkommen. HIV1 in Zentralafrika, USA, Karibik und weltweit. HIV2 vorwiegend in Westafrika. Nur beim Menschen. Bei Affen nahe verwandte Viren als Reservoir und Ursprung des menschlichen Virus.

Übertragung. Durch homo- und heterosexuellen Verkehr, i.v. Drogenmissbrauch, Prostitution, infolge Infektion mit virushaltigen Faktor VIII-Präparaten, intrauterine und konnatale Infektion, Verletzungen etc. bei ärztlichem Personal. **Cave:** Intensivstationen, Blutproben, ärztliche Geräte, Blut und Blutprodukte, Samen, Speichel und Körpersekrete. Eintrittsporten sind kleine Hautverletzungen, Wunden; die Übertragung erfolgt auch durch Injektionen, Bluttransfusionen.

Epidemiologie. Das Virus ist weltweit verbreitet, man schätzt 2002 42 Mio Infizierte. Risikogruppen: Homosexuelle, i.v. Drogenabhängige, Prostituierte und Hämophile.

Pathogenese. Adsorption des Virus an CD4- und Chemokin-Rezeptor-positive Zellen, Integration, durch Aktivierung der Lymphozyten erfolgt Virusreplikation. Defekte Replikation, Virus-Mutanten, langsame Replikation. Zellfusion bei der produktiven Replikation. Zerstörung von T-Helferzellen. Makrophagen mit langsamer Replikation verbreiten das Virus, Ansiedlung in Glia-Zellen im ZNS. Durch Ausschaltung des Immunsystems opportunistische Infektionen (Viren und Bakterien), Pilze, Protozoen.

Klinik. Drei Stadien: I. »Infektiöse Mononukleose«, II. Latenz mit Lymphadenopathie sowie Absinken von CD4-Zellen und III. AIDS mit opportunistischen Infektionen, Malignomen; »Marker-Infektionen« (▶ s. S. 584, 585).

Immunität. Bildung von Antikörpern erst ab 6–12 Wochen, später starke Immunsuppression durch CD4-Zellbefall.

Diagnose. Screening-ELISA, Westernblot (Nachweis von Kapsid- und Spike-Spaltprodukten, Reverser Transkriptase, Integrase, Protease), quantitativer Nachweis von HIV-RNS durch die RT-PCR. CD4/CD8 ≤ 1; kritischer Wert < 200 CD4$^+$-Zellen/µl.

Therapie. Symptomatisch, Therapie opportunistischer Infektionen. NRTI, NNRTI, PI versprechen Lebensverlängerung: HAART. Kontrolle der Viruslast durch RT-PCR. Resistenzteste.

Prävention. Verhütung der Übertragung des HIV beim Geschlechtsverkehr, Verringerung der Drogenabhängigkeit, Screening von Blutkonserven, Reinigung ärztlicher Geräte, Verwendung von Einmalspritzen etc.

Meldepflicht. Anonym: Bestätigter Verdacht, Erkrankung, Tod an das Robert Koch-Institut.

11.3 AIDS-definierende Infektionen durch opportunistische und obligat pathogene Erreger

Das klinische Vollbild AIDS ist durch die auftretenden Infektionen und ihre Folgen bestimmt. Die frühzeitige Diagnostik, Therapie und Prävention dieser Infektionen hat entscheidend zur Lebensverlängerung bei Patienten mit AIDS beigetragen.

Bei der Mehrzahl der opportunistischen Infektionen im Rahmen von AIDS handelt es sich um die Exazerbation **persistierender** oder **latenter** sowie **nosokomialer Infektionen**, die normalerweise durch das zelluläre Immunsystem kontrolliert werden, bis dieses zusammenbricht. Die wichtigsten AIDS-assoziierten Krankheitsbilder sind in Tabelle 11.3 zusammengefasst.

Außer den opportunistischen Erregern können auch bestimmte obligat pathogene Erreger, v. a. Mycobacterium tuberculosis und Salmonellen, bei HIV-seropositiven Patienten schwere Erkrankungen verursachen. Typisch sind rasch progrediente und häufiger disseminierte Infektionsverläufe. Es kommt zu ungewöhnlichen Verläufen, etwa der Landouzy-Sepsis durch M. tuberculosis oder durch Salmonella Typhimurium.

Beim HIV-seropositiven Patienten kann es in jedem Organsystem zu unspezifischen Symptomen kommen. Ursache dafür sind meist opportunistische Infektionen. Das HIV ist auch Ursache für eigenständige Krankheits-

Tabelle 11.3. HIV-assoziierte Krankheitsbilder und ihre Symptome nach Organsystemen

Organsystem	Symptome	Krankheitsbild/Erreger
ZNS	Krampfanfall	ZNS-Toxoplasmose, primäres ZNS-BZL, progressive multifokale Leukenzephalopathie
	Wesensveränderung	ZNS-Toxoplasmose, Kryptokokkenmeningitis, PML
	Demenz	HIV-Enzephalopathie, periphere Neuropathie, PML
Lunge	Pneumonie	Pneumocystis jiroveci-Pneumonie, Lungentuberkulose, bakterielle Pneumonie, Pilz-Pneumonie, Kaposi-Sarkom
Gastrointestinal-Trakt	Mundschleimhaut-Läsionen	Soor, ZMV, HSV, orale Haarleukoplakie, BZL, Kaposi-Sarkom
	Diarrhoe	Salmonellen, Shigellen, Kryptosporidien, Mykobakterien, Amöben, Clostridien, Campylobacter, ZMV, HIV, BZL, Kaposi-Sarkom
	Oberbauchschmerz	Kryptosporidiose der Gallenwege, Pankreatitis (ZMV, Medikamente)
	Schluckbeschwerden	Soor-Ösophagitis, ZMV-Ösophagitis
Haut	Exantheme, Bläschen, Ulzera	Kaposi-Sarkom, HSV, VZV, Medikamenten-Allergie
Knochenmark	Leuko-/Thrombopenie	Mykobakterien, BZL-Infiltration des Knochenmarkes, Medikamente (Zidovudin, Cotrimoxazol, Pyrimethamin, Interferon, Ganciclovir)
Immunologie		Hypersensitivität auf Medikamente
Gelenke	Arthralgien	HIV-Arthropathie
Augen	Sehverschlechterung	ZMV-Retinitis, ZNS- oder Retina-Toxoplasmose, ZNS-BZL
systemisch	Fieber	Pneumocystis jiroveci-Pneumonie, Tuberkulose, MAC
	Gewichtsabnahme	infektiöse Enteritis, HIV-Wasting

Tabelle 11.4. Häufige Erreger AIDS-assoziierter Infektionen

Bakterien

PPUM (Umwelt-Mykobakterien) (= MOTT)
Mycobacterium tuberculosis
Salmonellen

Viren (vor allem Herpesviren: Reaktivierung)

ZMV
HSV
VZV
EBV
JC-Virus
HHV8

Pilze

Candida
Histoplasma capsulatum
Cryptococcus neoformans
Coccidioides immitis

Protozoen

Cryptosporidium parvum
Isospora belli
Toxoplasma gondii
Pneumocystis jiroveci

---

bilder wie die HIV-Enzephalopathie oder das Wasting-Syndrom.

In der Tabelle 11.4 sind häufige Erreger HIV-assoziierter Infektionen zusammengestellt. Die bakteriologischen und parasitären Erkrankungen finden sich in den entsprechenden Kapiteln. Im Folgenden werden die Besonderheiten von Viruserkrankungen und Tumorbildungen (Tumorvorsorge!) abgehandelt.

Zytomegalie

Klinik. Die häufigste Erkrankung ist die nekrotisierende **ZMV-Chorioretinitis** (Abb. S. 668). Die **ZMV-Pneumonie** stellt sich als interstitielle Pneumonie dar und führt unbehandelt schnell zum Tod. Die **gastrointestinale Manifestation** einer ZMV-Erkrankung äußert sich im Ösophagus und Magen mit starken retrosternalen Schmerzen und im Kolon mit persistierenden Durchfällen.

Im Spätstadium von AIDS (< 50 CD4/µl) kommt es bei vielen Patienten zu einem Befall vieler Organe mit ZMV.

Herpes-simplex-Virus-Infektionen

Klinik. Die häufigste Manifestation einer Erkrankung durch das HSV sind ausgedehnte Schleimhautläsionen, die sehr schmerzhaft sein können. Bei Patienten mit ausgeprägtem Immundefekt können sich aus den kleinen Läsionen ständig vergrößernde, mukokutane Ulzera entwickeln, die bis in die Subkutis reichen, der sog. nekrotisierende Herpes. Befallen sind außerdem die Genital-/Analregionen (Abb. S. 667). Auch kennt man schwere HSV-Pneumonien.

Varizellen-Zoster-Virus-Infektionen

Klinik. Bei Patienten mit schwerem Immundefekt können mehrere Hautsegmente befallen sein (Zoster multiplex). Auch Zoster generalisatus wird gelegentlich beobachtet. Eine schwere Erkrankung durch das VZV sind Pneumonie und Enzephalitis (▶ s. S. 617).

Ein Zoster bei Patienten unter 30 Jahren sollte Anlass zur HIV-Testung sein.

Orale Haarleukoplakie (EBV)

Klinik. Am Rand der Zunge lassen sich dichte, weiße, nicht abwischbare Beläge feststellen. Differenzialdiagnostisch ist der Soor zu beachten (▶ s. S. 686).

HIV-Enzephalopathie

Epidemiologie. Bei 5% unbehandelter Patienten manifestiert sich das Stadium AIDS mit einer HIV-Enzephalopathie. 30% der Patienten, die länger als 18 Monate das Stadium AIDS überleben, haben Zeichen einer HIV-Enzephalopathie.

Pathogenese. Die Infektion des ZNS durch HIV erfolgt bereits während der initialen »Mononukleose« durch an eine bestimmte Makrophagen-Fraktion gebundenes HIV. Infiziert wird zuerst die Mikroglia, in der inkomplette Zyklen ohne integrierte DNS beobachtet wurden. Freigesetzte Lymphokine (TNFα, IFNγ) induzieren auf der Mikroglia (und Neuronen?) MHC I- und II-Antigene und machen diese für das HIV suszeptibel; zytopathische und zelltoxische Effekte (gp 120, TNFα, IL 1β) schädigen die Makroglia bzw. die Neuronen. Die ausgeprägte Demenz ist pathohistologisch durch Riesenzellen der Mikroglia gekennzeichnet. Astrozyten und Mikroglia sind vermehrt, im Hirnstamm finden sich Gliazellknötchen. Die **AIDS-bedingte PML** (▶ s. S. 602) infolge einer Reaktivierung des JC-Virus lässt sich durch die PCR im Liquor nachweisen.

Klinik. Die HIV-Enzephalopathie beginnt häufig bereits bei HIV-seropositiven Patienten ohne nennenswerten Immundefekt. Die ersten Symptome sind Leistungsminderung, Beeinträchtigung des Gedächtnisses sowie Konzentrationsstörungen. Dazu kommen Störungen der Motorik, bevorzugt mit Schwierigkeiten bei schnellen Bewegungen. Es entwickelt sich im Weiteren eine langsam progrediente **Demenz** mit Abfall der intellektuellen und sozialen Fähigkeiten. Neuropathie mit Kribbeln, Zuckungen u. a.

Diagnose. Im EEG sieht man eine Verlangsamung der elektrischen Hirnaktivität. CT und Kernspintomographie zeigen eine äußere und innere Hirnatrophie, die im Verlauf zunimmt. Der typische Liquorbefund ist eine Vermehrung der Gesamtproteine bei normaler oder nur leicht erhöhter Zellzahl. Es lassen sich autochthone Antikörper gegen HIV nachweisen. Differenzialdiagnose: PML (▶ s. S. 602).

Therapie. Nach einer Therapie mit liquorgängigen NRTI und NNRTI sowie Proteaseinhibitoren bessert sich die Symptomatik. Die Therapie ist sonst symptomatisch orientiert. Eine wirksame HIV-Therapie mit Anstieg der CD4-Zellen hat eine Besserung der ZNS-Symptomatik und der Neuropathie zur Folge.

Wasting-Syndrom (AIDS-Kachexie-Syndrom, Slim disease)

Epidemiologie. Das Wasting-Syndrom kommt als AIDS-Manifestation etwa gleich häufig wie die HIV-Enzephalopathie in Afrika vor. In Europa ist es jetzt infolge HAART selten geworden.

Pathogenese. Als Ursache für den progredienten Gewichtsverlust wird eine ungenügende enterale Resorption von Nährstoffen diskutiert.

Klinik. Die meisten Patienten mit Wasting-Syndrom leiden unter immer wiederkehrenden Durchfallepisoden. Es lassen sich keine Erreger nachweisen. Die Patienten haben einen progredienten Gewichtsverlust, der bis zu einer ausgeprägten Kachexie führen kann.

Diagnose. Die Diagnose ergibt sich aufgrund des klinischen Bildes und der Gesamtkonstellation. Patienten mit Wasting-Syndrom haben eine weit fortgeschrittene HIV-Infektion mit sehr niedrigen CD4-Lymphozytenwerten (<100/μl).

Therapie. Die Therapie besteht in hochkalorischer Ernährung sowie Substitution von Vitaminen und Spurenelementen. Da die Resorption gestört ist, empfiehlt sich parenterale Ernährung. Bei einigen Patienten bessert sich das Krankheitsbild unter Steroid-Behandlung oder Behandlung mit Anabolika.

Kaposi-Sarkom (KS)

Klinik. Das KS (HHV 8; ▶ s. S. 633) tritt bei 12,5% aller AIDS-Kranken auf (aber nicht bei Hämophilen!). Es beginnt meist an der Haut, seltener an der Mundschleimhaut oder in Lymphknoten. Die Flecken können zu Beginn mit anderen Effloreszenzen verwechselt werden. Sie sind klein, rötlich-livide, länglich nach den Spaltlinien der Haut angeordnet. Sie können einzeln oder von Anfang an disseminiert auftreten. Nicht selten ulzeriert das KS.

Alle Organe mit Ausnahme des ZNS können befallen sein. Die klinischen Symptome sind Atemnot bei Lungen-KS, gastrointestinale Blutungen und gelegentlich Ileussymptomatik beim intestinalen KS.

B-Zell-Lymphome (BZL)

Epidemiologie. In Europa manifestierten sich bei AIDS etwa 5 (–20)% Non-Hodgkin-Lymphome (NHL). Sie sind mono- oder polyklonal und man unterscheidet 4 Formen, etwa 50% sind EBV-positiv.

Klinik. Die BZL können sich im Abdomen, in den Lymphknoten, im ZNS, in der Leber und als »Burkitt-Lymphom« manifestieren. Schmerzen, Inappetenz und Zeichen eines Ileus können bei gastrointestinalen BZL im Vordergrund stehen. Auf ein primäres BZL des Zentralnervensystems weisen je nach Lokalisation sehr unterschiedliche Symptome wie Antriebsstörungen, Krampfanfälle, Gangstörungen und Lähmungserscheinungen hin. Auch verdächtige Hautläsionen sollten bioptisch abgeklärt werden. Nicht selten zeigen sich zunächst nur Allgemeinsymptome wie Fieber, Nachtschweiß, progredienter Gewichtsverlust und Anämie. Grundsätzlich sollte bei jeder Lymphknotenvergrößerung auch an ein BZL gedacht werden.

Diagnostik. Beweisend ist der histopathologische Nachweis aus verdächtigem Gewebe. Bei Verdacht auf ein gastrointestinales oder zerebrales BZL sollte eine Endoskopie mit Biopsie verdächtiger Herde bzw. ein CT des Schädels die Diagnose sichern. Lymphknotenvergrößerung im CT von Thorax und Abdomen sowie BZL-Infiltration in der Beckenkammbiopsie ergeben das Stadium des BZL.

Die Zahl der CD4-Lymphozyten kann normal oder erniedrigt sein; in der Mehrzahl der Fälle ist sie < 250/µl.

Therapie. Unter der Behandlung mit Chemotherapeutika (z. B. CHOP-Schema), ggf. mit reduzierter Dosis und Einsatz von hämatologischen Wachstumsfaktoren (G-CSF) ist auch bei vielen AIDS-Patienten mit einer Remission zu rechnen.

Bei primärem ZNS-Lymphom kommt eine Bestrahlungsbehandlung in Frage.

Zervix-Karzinom

Epidemiologie. 60% der HIV-infizierten Frauen haben einen dysplastischen Zervix-Abstrich. Die Inzidenz des invasiven Zervix-Karzinoms beträgt 5–10%, ist aber steigend.

Diagnostik. Die Diagnose einer zervikalen Dysplasie oder eines Zervix-Karzinoms wird durch den Abstrich nach Papanicolaou sowie den HPV-DNS-Nachweis gestellt. Dieser sollte bei allen HIV-infizierten Frauen alle 6 Monate durchgeführt werden. Verdächtige Befunde sollten durch eine Kolposkopie kontrolliert werden.

Therapie. Die Therapie besteht wie bei den nicht HIV-infizierten Frauen primär in der chirurgischen Exzision, evtl. gefolgt von Radio- oder Chemotherapie.

11.4 Human-T-Zell-Leukämie-Virus I (HTLV1)

> **Steckbrief**
>
> In Japan wurde 1980 bei Erwachsenen mit aggressiven, fatalen T-Zell-Leukämien ein menschenpathogenes Retro-Virus isoliert. In den USA wurde dann ein nahe verwandtes Virus festgestellt.
> Man bezeichnete das Virus als HTLV1 (Humanes T-Zell-Leukämie-Virus). Kurze Zeit danach isolierte man ein Virus aus Haarzellleukämien, welches HTLV2 benannt wurde.
> HTLV1 und 2 waren damit die ersten beim Menschen nachgewiesenen Retro-Viren. Sie heften sich an das CD4-Molekül der T-Helferzellen. Das Virus erzeugt beim Menschen Lymphome, Paresen, Leukämien und Myelopathien; es wirkt immunsuppressiv.

11.4.1 Beschreibung

Genom

Das (+)-Einzelstrang-RNS-Genom (8,0–8,8 kb) des Virus besitzt außer den typischen Retro-Virus-Genen ein Zell-immortalisierendes Gen, das sog. tax-Gen. Die Besonderheit des Virusgenoms besteht darin, dass es an beliebiger Stelle in das Wirtszellgenom integriert werden kann; von dort aus wirkt das tax-Gen über sein Genprodukt »trans«-aktivierend auf das am 5′-Ende des Genoms gelegene LTR-Element ein und verstärkt damit die Replikation des Virus (Abb 11.2; S. 579). Ein weiteres, als »rex« bezeichnetes Regulatorgen wirkt ähnlich wie das rev-Gen des HIV.

Morphologie

Das Virus besteht aus einem helikalen Erst- und einem Ikosaeder-Zweitkapsid (▶ s. S. 577) innerhalb der Hülle (Durchmesser 100 nm).

Züchtung und Replikation

Die Isolierung erfolgt durch Kokultivierung der Lymphozyten mit virusfreien Nabelschnur-Lymphozyten in Gegenwart von IL2 und Mitogenen. Hauptziel sind CD4-Zellen, die immortalisiert werden. Die Montage des HTLV1 erfolgt ausschließlich an der Zellmembran durch Knospung (»budding«).

11.4.2 Rolle als Krankheitserreger

Epidemiologie

Die T-Zell-Leukämie der Erwachsenen kommt hauptsächlich in Japan, Afrika, in Südamerika, der Karibik und den USA sowie in Melanesien vor; aber auch in Europa wird diese Krankheit jetzt häufiger beobachtet, v. a. bei i.v. Drogenabhängigen. In Deutschland sind etwa 0,02% der Blutspender seropositiv (Tabelle 6.15, S. 507). Alle erwachsenen Leukämiepatienten in Japan sind seropositiv für HTLV1. In Japan gibt es regionale Häufungen; dort sind die Familienangehörigen der Kranken bis zu 40% seropositiv. In Endemie-Gebieten sind etwa 1–5% der Bevölkerung als Antikörperträger anzusehen, während in anderen Gegenden seropositive Individuen selten sind. Von 2000 Seropositiven erkrankt einer an Leukämie. Es wird geschätzt, dass von den 15–25 Mio. weltweit Infizierten 1–5% eine Leukämie entwickeln.

Übertragung

Das Virus wird wahrscheinlich durch Intimkontakt von Männern auf Frauen und seltener umgekehrt **ausschließlich zellgebunden** übertragen. Mütter geben es mit den T-Zellen der Muttermilch an Kinder weiter, vielleicht wird es auch transplazentar übertragen. 1/2 Jahr nach der Geburt steigt die Durchseuchung. Bei der Häufigkeit der heute vorgenommenen Bluttransfusionen sind diese sehr wahrscheinlich eine weitere Infektionsquelle. Insgesamt ist der Infektionsweg stets horizontal.

Man vermutet, dass das HTLV aus Afrika, wo es vermutlich von Affen auf den Menschen übertragen wurde, durch den Sklavenhandel in die Karibik, nach Südamerika und die USA verschleppt wurde. Es gibt ferner Hinweise, dass HTLV1 mehrfach von Affenspezies auf den Menschen übertragen wurde: Die sechs Hauptverbreitungsgebiete decken sich mit den sechs Subtypen des HTLV1. Bei afrikanischen und asiatischen Makaken sowie Schimpansen hat man Verwandte des HTLV1 entdeckt, sog. S(imian)TLV1-Viren.

Pathogenese

Das tax-Gen-Produkt wirkt immortalisierend auf die T-Zellen ein, u. z. wirkt es als Initiator, es kontrolliert den Zellzyklus und soll genotoxisch wirken. In tax-transgenen Mäusen entstehen Leukämien. Angesichts der langen Inkubationsperiode ist es wahrscheinlich, dass zur Leukämieentstehung weitere Faktoren hinzutreten müssen. Die Entstehung der Leukämie verläuft klinisch in mehreren Stadien:
- Präleukämisches Stadium (nur Provirus);
- »Smoldering«, beginnende Leukämie (Lymphome, aber normale Leukozytenzahl);
- Chronische, manifeste Leukämie (Haut-Lymphome und Leukozytenanstieg);
- Akute Leukämie (Lymphome generalisiert, Leukozyten sehr hoch).

Die ersten beiden Stadien, die in 50% zurückgehen, sollen polyklonal, die späten Stadien monoklonal sein; die T-Zellen werden wegen des Aussehens der Kerne als »Flower cells« bezeichnet.

Alle Tumorzelllinien enthalten das gesamte Virusgenom. Die DNS lässt sich auch in Lymphozyten von Seropositiven nachweisen, freies Virus im Blut gibt es jedoch nicht. Keine Quasispeziesbildung! Das HTLV1-Provirus ist auch in seronegativen Blutspendern gefunden worden.

Die Immortalisierung der T-Zellen wird von einer gesteigerten Expression z. B. der Gene des IL 2 und seines Rezeptors sowie von IL-1, TNF u. a. begleitet, die durch das Tax-Protein ausgelöst wird. Die Malignisierung erfolgt dann infolge stufenweise auftretender Genomveränderungen mit Selektion von hochmalignen Zellvarianten. Alle Tumorzellen eines Individuums enthalten das Virusgenom an der gleichen Integrationsstelle. Diese Stelle variiert aber bei jedem der befallenen Individuen. Die Tumorzellen eines Kranken sind somit monoklonal. Die Zelllinien tragen meist CD4-Marker, nur wenige sind CD8-positiv, sehr selten sind es B-Zellen. Im Verlauf der Tumorentstehung erfolgt eine polyklonale B-Zellstimulation; HLA-DR B1 0101 ergibt ein hohes Risiko, im Übrigen überwiegt TH1- die TH2-Reaktivität. Außer den Lymphozyten werden auch Endothelzellen und Fibroblasten befallen. Die immunbiologische Funktion der befallenen Zellen (Helfer-Zellen) ist gestört; insgesamt gesehen ist die schädigende Wirkung dieses Virus im Vergleich mit dem HIV gegenüber dem Immunsystem gering. Antikörper sind gegen das p 24 (Kapsid) und das gp 42 (Hüllprotein) gerichtet, ZTL nur gegen Tax.

Klinik

Man schätzt die Inkubationsperiode nach einer Infektion mit HTLV1 auf 10–20 Jahre. Die T-Zell-Leukämie kommt in vier Krankheitsformen vor:
- T-Zellleukämie i. e. S. des Erwachsenen (ATL);
- Lymphosarkom mit begleitender T-Zellleukämie;
- Kutane Form der T-Zelllymphome;
- Auch die Mycosis fungoides sowie das Sézary-Syndrom werden vermutlich durch das HTLV hervorgerufen, ebenso Arthropathien.
- Es gibt auch Entzündungsprozesse (Alveolitis, Polymyositis, infektiöse Dermatitis u. a.) als Folge der immunsuppressiven Wirkung der HTLV-Infektionen.

Die in Afrika, in der Karibik und in Indien vorkommende tropische **spastische Paraparese** mit Entmarkungen ist ebenfalls auf die Infektion mit dem HTLV1 zurückzuführen. Bei ihr entstehen viele ZTL, die jedoch bei der ATL fehlen. In Japan kennt man eine HTLV-assoziierte **Myelopathie** (HAM) mit Uveitis. Die **Diagnose** und das Blutprobenscreening erfolgt durch ELISA, Westernblot und PCR. Durch **Verhinderung der sexuellen Übertragung** lässt sich die Zahl der Infizierten reduzieren.

Therapie. Chemotherapie. Wirksam sollen auch monoklonale Antikörper gegen den IL 2-Rezeptor sein.

11.5 HTLV2

In den USA beobachtet man eine andere Form der Leukämien: Die sog. Haarzellleukämie; sie trägt ihren Namen nach der Form der Lymphozyten mit langen, haarartigen Ausläufern. 2000 Fälle werden dort pro Jahr festgestellt. IFNα ist als Therapeutikum von der FDA zugelassen. Es tritt vorwiegend bei Indianern auf (Durchseuchung: 3–20%). Die Übertragung erfolgt wie bei HTLV1. Mit 1–18% wird es bei Drogenabhängigen beobachtet.

In Kürze

HTLV1/2

Virus. Retro-Virus (▶ s. HIV), zwei Typen, trans-aktivierendes tax-Gen.

Vorkommen. HTLV1 in Japan, Neuguinea, Afrika und Südamerika sowie Westindien, sporadisch weltweit. Bei i.v. Drogenabhängigen: HTLV2: USA.

Übertragung. Intimkontakte, Muttermilch, Bluttransfusionen. Vektoren?

Epidemiologie. Erwachsene mit T-Zellleukämie haben Antikörper, Familienangehörige dann bis 40%, sonst ≪1%.

Pathogenese. Immortalisierung der Lymphozyten durch tax-Genprodukte, monoklonaler Tumor durch stufenweise auftretende Chromosomenabnormalitäten. Kein freies HTLV1 im Blut, nur zellgebunden.

Klinik. 11–20-jährige Inkubation; HTLV1: T-Zell-Leukämie des Erwachsenen, die in vier Stadien entsteht. HTLV2: »Haarzell-Leukämie«.

Immunität. HTLV wirkt immunsuppressiv.

Diagnose. Klinisch, pathohistologisch, ELISA, Westernblot, ggf. PCR in Blutzellen.

Therapie. Bei HTLV2: Interferon.

Prävention. Ausschaltung von positiven Blutspendeproben und Vermeidung der sexuellen Übertragung.

Parvo-Viren
D. Falke

❯❯ Einleitung

Das Parvo-Virus B19 verursacht beim Menschen die Ringelröteln; Infektionen in utero können Spontanabort und Hydrops fetalis auslösen. Persistierende Infektionen sind die Ursache von Arthritis, Arthropathie und aplastischer Anämie. 1975 wurde es im Blut von Gesunden entdeckt; es gehört zum Genus Erythrovirus der Parvoviriden. Die pathogene Wirkung wurde 1983 durch intranasale Infektion von seronegativen gesunden Normalpersonen bewiesen.

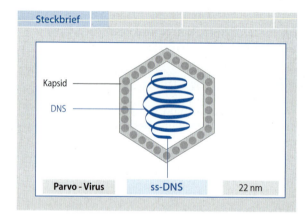

Steckbrief

12.1 Parvo-Virus B19

12.1.1 Beschreibung

Genom. Das Parvo-Virus B19 ist ein kleines DNS-haltiges Virus. Die lineare (+)- oder (–)-Einzelstrang-DNS enthält 5,6 kb. Man kennt sechs Genotypen.

Morphologie. Das Virus besitzt einen Durchmesser von 22 nm, es ist ein Ikosaeder-Kapsid mit 2 Kapsidproteinen (mit Phospholipaseaktivität) und dem Nukleokapsid (NS 1-Protein).

Resistenz gegen äußere Einflüsse. Das Virus ist Lipidlösungsmittel-resistent, wird jedoch durch Formalin inaktiviert.

12.1.2 Rolle als Krankheitserreger

Vorkommen und Epidemiologie

Das Virus kommt nur beim Menschen vor.

Eine saisonale Häufung ist alle 3–5 Jahre im Frühjahr zu verzeichnen, wenn eine genügend große Anzahl empfänglicher Kinder herangewachsen ist. Parvo-Viren erreichen eine Durchseuchung von 60–90%. In Familien, Kindergärten, Kinderheimen und Schulen erfolgt die Ausbreitung schnell; Vorsicht: Gravidität! In 33% der Infektionen von seronegativen Frauen mit einer Schwangerschaft wird das Virus auf den Embryo/Fötus übertragen. Ein Hydrops fetalis tritt in 5–9%, intrauteriner Fruchttod in 9–13% aller Infektionen der Mutter auf. Das Parvo-Virus B19 ist die Ursache von 10–15% aller Fälle von Hydrops fetalis, der Fruchttod ist noch häufiger. Es gibt Mehrfachinfektionen.

Übertragung

Sie erfolgt durch **Tröpfcheninfektion**. Kinder mit Exanthem sind nicht mehr infektiös für ihre Umgebung. Das Virus wird über die Sekrete des Nasenrachenraums ausgeschieden und ist im Urin nachweisbar. Blutkonserven und Plasmaprodukte können das Virus übertragen, man schätzt eine Übertragung auf 20 000 Transfusionen.

Pathogenese

Die Replikation der Parvo-Viren erfolgt nur im Kern von Zellen, die sich in der S-Phase des Zellzyklus befinden. Als Rezeptor wurde die Blutgruppen-P-Substanz (▶ s. S. 85) identifiziert. Man findet das Virus vorwiegend in den **Erythroblasten**. Ob die DNS des Virus in das Zellgenom integriert wird, ist nicht bekannt, es persistiert jedoch bei vielen Personen im Knochenmark.

Die Replikation der Viren verursacht eine **Hemmung der Erythropoese**. Pro ml Blut wurden 10^{11}–10^{13} Viruspartikel gezählt. Die Erythropoese ist für die Dauer von 7–11 Tagen gehemmt. Die Entstehung des Exanthems ist durch Virus-Antikörper-Komplexe bedingt, da es am Ende der Virämie auftritt. Die **Arthralgien** (8% aller Kinder, 80% der Erwachsenen) sollen durch Immunkomplexe zustande kommen, bei ihnen findet man B19-DNS lange Zeit nach der akuten Infektion in den

Synovialmembranen mit Persistenz im Blut. Durch die Infektion entsteht keine Embryopathie, sondern ein **Hydrops fetalis**. Durch die PCR wurde beim Vorliegen des virologisch bedingten Hydrops fetalis in zahlreichen Organen des Fötus Virus-DNS nachgewiesen. Neben der Hemmung der Erythropoese tritt beim Föten auch eine starke Hämolyse auf. Infolge Erythrozytenzerfalls und Anämie ist O_2-Mangel das zentrale pathogenetische Element. Nach pränatalen Infektionen vermutet man eine Persistenz des Virus. **Autoimmunreaktionen** werden durch Antigenmimikry und Aktivierung von Zytokinen durch das NS-1-Protein ausgelöst.

Klinik

Die Inkubationsperiode bis zum Auftreten der ersten Symptome beträgt 5–10 Tage. Etwa 30% der Infektionen verlaufen inapparent, auch kennt man abortive Verläufe. In einer **1. Phase** der Krankheit bilden sich plötzlich hohes Fieber, Kältegefühl, Kopf- und Muskelschmerzen sowie Anämie aus – es entsteht das Bild eines grippalen Infektes. Einige Tage danach, in der **2. Phase**, tritt erneut Fieber auf. Es bildet sich ein (manchmal fehlendes) Exanthem; es ist an den Wangen in Schmetterlingsform und, später auftretend, am übrigen Körper in Girlandenform ausgebildet: Das namengebende **Erythema infectiosum** (Ringelröteln, 5. Krankheit) (◘ Abb. 667 u. 668). Zum Exanthem gesellen sich Erbrechen, Arthralgien, Kopfschmerzen, Enzephalopathie, starker Pruritus sowie eine Lymphadenopathie hinzu. Außerdem werden **Autoimmunreaktionen** induziert: Zytopenien (vor allem Thrombozytopenie), Kollagenosen, Antikörper gegen Phospholipide, Arthritis/Arthralgien sowie das Virus-hämophagozytotische Syndrom.

Die **Arthropathie** kann Monate, z. T. Jahre andauern. Sehr selten manifestiert sich die Infektion mit Vaskulitis, Uveitis, Pneumonie, Hepatitis, Myokarditis oder Meningoenzephalitis. Bei der Infektion von **gesunden Personen** wird nur eine passagere Störung der Erythropoese beobachtet, die endet, sobald die Antikörperantwort einsetzt (◘ Abb. 12.1).

Parvo-Virus B19 kann bei der Primärinfektion von Personen mit einer Sichelzell-Anämie eine transitorische **aplastische Krise** auslösen. Bei Immungeschädigten (AIDS) kann die Infektion chronisch werden: Man beobachtet eine persistierende Anämie und eine chronische Arthritis. Chronische Infektionen lassen sich durch Gaben von Human IgG bessern.

Fetale Komplikationen sind der intrauterine Fruchttod (während der ganzen Schwangerschaft, Max. im 2. Trimenon) und der Hydrops fetalis (2. und 3. Trimenon).

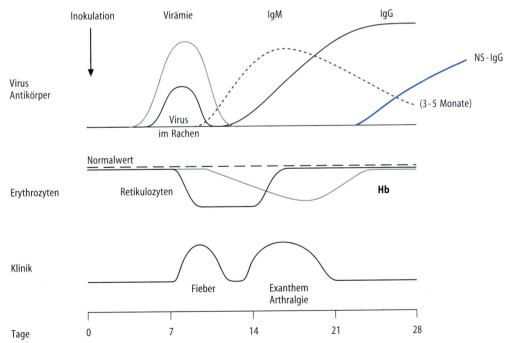

◘ Abb. 12.1. Ablauf einer Parvo-Virus B19-Infektion: Virämie, Antikörperbildung, Erythrozytenzahl, Temperatur und Exanthem sowie Arthralgie

Der Abbruch einer Schwangerschaft wegen Gefährdung durch eine Infektion mit Parvo-Viren gilt als nicht indiziert. Bei allen Fällen von Erythema infectiosum während der Schwangerschaft erlaubt die Ultraschalluntersuchung eine sichere Erkennung des Hydrops fetalis und damit die Durchführung einer intrauterinen Austauschtransfusion.

Immunität

IgM-Antikörper lassen sich für die Dauer von drei Monaten nachweisen. IgG-Antikörper vermitteln eine lebenslange Immunität. Bei chronisch-schweren Infektionsverläufen haben sich Antikörper gegen Nichtstrukturproteine (NS-IgG) in 80% ab der 5. Woche nachweisen lassen (Gesunde: 22%).

Labordiagnose

Die Züchtung von Parvo-Viren in vitro ist in Knochenmarkzellen mit Zugabe von Erythropoetin gelungen. Der ELISA und der Westernblot dienen zum Nachweis von IgM- und IgG-Antikörpern, die PCR zum Virusnachweis im Speichel, Blut oder Gewebe. **Differenzaldiagnostisch** sind alle anderen exanthembildenden Erkrankungen bzw. Viren (Masern, Röteln, Coxsackie-, ECHO-Viren, HHV 6, infektiöse Mononukleose, Arzneimittelexantheme) zu beachten, da das Exanthem oft nicht typisch ist.

Gegebenenfalls kann Nabelschnurblut des Föten zur Antikörper-Diagnose herangezogen werden. Parvo-B19-DNS kann mit der PCR z. B. auch im Fruchtwasser (16. SSW.) nachgewiesen werden. US-Kontrolle bei Graviden!

Prävention und Therapie

Durch intrauterine Bluttransfusionen des infizierten Fötus wurde die Letalität von 50% auf 25% (U.K.) reduziert.

12.2 Adeno-assoziierte Viren (AAV)

Adeno-assoziierte Viren sind defekte Viruspartikel; sie benötigen Adeno-Viren u. a. für ihre Replikation. Man rechnet sie zum Genus der **Dependo-Viren** der Parvoviridae. Serologische Studien haben gezeigt, dass die Viren weit verbreitet sind; man kennt aber noch keine Krankheit, die sie verursachen.

In Kürze

Parvo-Viren

Virus. Parvo-Virus B19: Kleines, DNS-haltiges Virus (Einzelstrang); 5,6 kb. Ikosaeder.

Übertragung. Tröpfcheninfektion, Blutkonserven und Plasmaprodukte. Intrauterine Transmission auf den Embryo oder den Fötus (5–9%).

Epidemiologie. Durchseuchung hoch, epidemisch in Familien, Kindergärten, Heimen etc.

Pathogenese. Replikation nur in schnell proliferierenden Zellen der kernhaltigen Erythrozyten-Vorstufen. Hemmung der Erythropoese in zahlreichen Organen des Embryo bzw. des Föten. Transitorische aplastische Krise. HLA-abhängig.

Klinik. Inkubationsperiode 5–10 Tage.

- Grippaler Infekt, mit Fieber.
- Schmetterlingserythem im Gesicht und Erythema infectiosum (Ringelröteln),
- aplastische Krise,
- Hydrops fetalis, Abort oder Totgeburt, Autoimmunprozesse,
- Arthritis.

Immunität. Durch Antikörper und ZTL bedingt.

Diagnose. PCR zum DNS-Nachweis. IgM- und IgG-ELISA sowie Westernblot. Ultraschalluntersuchung des Embryos. Differenzialdiagnose: Exanthematische Krankheiten sowie Arzneimittelexantheme.

Therapie. Symptomatisch, ggf. intrauterine Austauschtransfusion, wenn das Hb <10 g/dl beträgt.

Prävention. Vermeidung der Exposition von Schwangeren in Kindergärten etc. bei Erythema infectiosum. **Keine Meldepflicht.**

Papova-Viren
D. Falke

Einleitung

Papova-Viren (*Pa*pillom, *Po*lyoma, *Va*cuolating Agent) sind im Tierreich weit verbreitete epitheliotrope DNS-Viren. Sie besitzen wegen ihrer tumorerzeugenden Wirkung eine große Bedeutung: Beim Menschen rufen sie gutartige Warzen und bösartige Karzinome hervor. Bei Immundefizienz lösen sie eine Enzephalopathie (PML) aus. In neugeborenen Mäusen und Hamstern bilden sich nach der Inokulation Tumoren.

Die Papova-Viren werden eingeteilt in:
- Gruppe A: Menschliche Papillom-Viren (HPV) sowie Rinder- und Kaninchenpapillom-Virus.
- Gruppe B: Polyoma-Virus der Maus, das vakuolisierende Virus (Simian Virus (SV) 40) des Affen sowie das BK- und JC-Virus des Menschen.

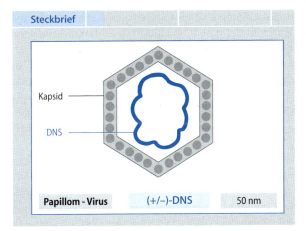

13.1 Papillom-Viren des Menschen

Steckbrief

Die Papillom-Viren erzeugen beim Menschen zahlreiche, z. T. gutartige, oder malignisierende Tumoren. Die Pathobiologie und Virologie der menschlichen Papillom-Viren (Human Papilloma Virus, HPV) ist heute ein intensiv bearbeitetes Gebiet, von dem man sich wichtige Einsichten in die Entstehung von gutartigen Zellproliferationen (Papillome, »Warzen«) und den Übergang zur bösartigen Zelle (Transformation, Transplantierbarkeit und autonomes Wachstum) verspricht. Die Transformationsproteine der HPVs haben die Entdeckung der »Antionkogene« oder »Suppressorgene« ermöglicht. Insbesondere ist die Beteiligung der HPVs bei der Entstehung des menschlichen Zervixkarzinoms u. a. Tumoren wichtig.

Geschichte

Die Warzen des Menschen sind seit altersher bekannt. Ihre Übertragbarkeit von Mensch zu Mensch wurde durch Variot bereits 1893 gezeigt. Die Ultrafiltrierbarkeit wurde 1907 bewiesen. Heute werden die Epidemiologie dieser Tumorviren, die Tumorentstehung und die prospektive Erkennung von Frauen mit einem Krebsrisiko studiert.

13.1.1 Beschreibung

Genom

Die DNS liegt als zirkuläres Doppelstrangmolekül (+/–) vor. Es enthält 8 kbp (Papillom-Viren) bzw. 5 kbp (Polyoma-Viren). Man kennt **Früh-** bzw. **Spät-Gene**, die für **Regulator-** bzw. **Strukturproteine** kodieren; die Frühproteine werden als E1, 2, 4, 5, 6 und 7, die Spätproteine als L1 und 2 bezeichnet; ferner gibt es Gene für die episomale Persistenz und für vier Transformationsproteine (v. a. E6 und 7). Es werden **gutartige Viren** (HPV1, 3, 10 u. a.), **Niedrigrisiko-** (HPV6, 11 u. a.) sowie **Hochrisikoviren** (HPV16, 18, 31 u. a.) bzgl. der **Tumorbildung** (Karzinome) unterschieden.

Morphologie

Die Viruspartikel haben einen Durchmesser von 50 nm und bestehen aus einem Ikosaeder-Kapsid, das eine histonverpackte DNS als Core enthält.

Resistenz

Die HPVs sind umweltstabil und Äther-resistent.

Einteilung

Man kennt mehr als 100 verschiedene Typen des menschlichen Papillom-Virus. Bislang lässt sich das Virus nur begrenzt in Gewebe- (»raft«-) Kulturen züchten. Die Gruppen- bzw. Typeneinteilung der HPVs beruht daher auf dem Grad der Kreuz-Hybridisierbarkeit ihrer DNS.

13.1.2 Rolle als Krankheitserreger

Epidemiologie

Die Durchseuchung mit den HPVs beginnt frühzeitig im Leben und erreicht Werte von 40–70% (PCR). Viele Infektionen verlaufen inapparent und sind für die Verbreitung der HPVs mitverantwortlich. Dies gilt auch für die bei Kindern und Jugendlichen häufig auftretenden Warzen.

Die **Durchseuchung mit den Hochrisiko-HPVs** beträgt bei 18–24-jährigen Frauen 8–12%, bei über 35-jährigen 2–5%. Dies bedeutet viele transiente Infektionen bei jungen Frauen, bei älteren ist die Durchseuchung stabiler und offenbar **eng** mit der **Entstehung des Zervixkarzinoms** verknüpft. Pro Jahr gibt es in Deutschland ca. 6000 neue Fälle von Zervixkarzinom, weltweit 500 000; 2500 bzw. 300 000 Frauen sterben. Bei **Immunsupprimierten** (bei AIDS oder nach Transplantationen) werden gehäuft HPV-Ausscheidung (Haut, Sekrete), Warzen und Zervixkarzinome festgestellt.

Bei jungen Frauen lässt sich im Zervixmaterial in Abhängigkeit von der Sexualaktivität HPV-DNS nachweisen. Die Antikörperbildung erfolgt verzögert und geht zurück, wenn das Virus eliminiert wird. Man vermutet bei einer Persistenz der Antikörper auch eine Persistenz des Virus. Prostituierte lassen eine Häufung von Genitalwarzen und Zervixkarzinom erkennen. Auch bei Promiskuität ist dieses Risiko erhöht. Die Bowensche Papillomatose und das Peniskarzinom des Mannes (HPV 16) bilden z. B. das Reservoir für die Übertragung des HPV 16 auf die Frau. Frauen mit dem HLA-Typ DQw3 sowie B7 u. a. haben ein höheres Risiko für die Entstehung des Zervixkarzinoms.

Übertragung

Die Übertragung erfolgt durch direkten Hautkontakt, indirekt durch Kleider oder z. B. durch Fußböden in Waschräumen. Die juvenile Papillomatose des Kehlkopfes (HPV 6 und 11) wird sehr wahrscheinlich beim Durchtritt durch den Geburtskanal (perinatal) übertragen; dies gilt auch für die Typen 16 und 18. HPVs können sich auch in Wunden ansiedeln. Die Übertragung der Typen 6, 11, 16, 18, 31 u. a. erfolgt besonders durch Intimverkehr (genital, oral). Kinder übertragen HPVs mit den Handwarzen zum Genitale.

Pathogenese

Papillom-Viren scheinen in den Basalzellen der Haut als episomale DNS zu persistieren. Warzen haben Inkubationsperioden von bis zu zwei Jahren. HPVs gelangen durch **Mikrotraumen** oder an Grenzen zwischen unterschiedlichen Epithelspezies (Zervix, Kehlkopf) in das Basalepithel: oral, genital oder durch die Haut. In den **Basalzellen** erfolgt eine Expression der Frühproteine und die Replikation des episomalen Genoms; auf diese Weise erfolgt eine Proliferation des Stratum spinosum: **Akanthose** (Verdickung) und **Parakeratose** (Str. granulosum) sowie **Hyperkeratose** (Str. corneum). Nur in den differenzierten Epithelzellen erfolgt die komplette Replikation und verstärkte Keratinbildung (Hyperkeratose). Im Stratum granulosum bilden sich **Koilozyten**, d. h. große vakuolisierte Zellen (= »ZPE«). Diese Vorgänge führen nach Monaten zur Warzenbildung.

In diesen **Papillomen** findet sich infektiöses Virus nur in den differenzierten Keratinozyten, in den Basalzellen dagegen findet sich nur episomale Virus-DNS. Die **Karzinome** sind hingegen frei von Virus, enthalten aber integrierte HPV-DNS. Ihre Entstehung stellt man sich folgendermaßen vor: Papova-Viren vermehren sich vorzugsweise in differenzierten Epithelzellen der Haut oder Schleimhäute. Infolge der geringen Stoffwechselaktivität dieser Zellen, die den Viren nur eine geringe Replikationsrate ermöglichen würde, haben die genannten Viren einen Mechanismus entwickelt, die Zellen zu vermehrten Teilungen anzuregen. Normalerweise sorgt E1/E2 für die HPV-DNS-Replikation und zügelt die zellproliferationssteigernde Wirkung von E6/E7. Die Folge ist eine **verstärkte Proliferation der Keratinozyten** zugleich mit einer Behinderung der Differenzierung des Epithels. Das Resultat ist die Entstehung von Papillomen, aus denen HPV frei wird. Warzen gehen spontan zurück durch infiltrierende Makrophagen und Lymphozyten, die IFN α/β u. a. Zytokine freisetzen.

Zervixkarzinom. Das Hauptproblem der HPV-Forschung betrifft die Beteiligung der HPVs bei der Entstehung des Zervixkarzinoms: In Zellatypien und in der zervikalen intraepithelialen Neoplasie (CIN) I und II stellt man vorwiegend HPV 6 und 11 fest. Hingegen lassen sich im Stadium CIN III und im metastasierenden Karzinom bis über 90% die Typen 16 und 18 u. a. nachweisen. Man schätzt die »Inkubationsperiode« auf 10 bis 20 Jahre. In den USA unterscheidet man nur gering- und hochgradige squamöse, intraepitheliale Läsionen (SIL). I. Allg. liegt die DNS der HPVs in den Frühstadien (Zellatypien, CIN I, II und M. Bowen) in episomaler Form vor, während sie in den Spätstadien der Neoplasie und in den Karzinomen in das Zellgenom integriert ist und die Frühproteine E6/7 dauerhaft exprimiert.

Die Analyse der Tumorentstehung hat ergeben, dass die Hochrisikotypen HPV 16 und -18 u. a. zunächst immortalisierend wirken. Für den kompletten Transformationseffekt ist in vitro zusätzlich ein aktiviertes c-ras- oder c-fos-Gen erforderlich; das c-myc-Gen ist diesbezüglich unwirksam. Durch die Integration der Hochrisiko-Virus-DNS fällt die expressionshemmende Wirkung von E1/E2 auf E6/E7 fort und so steigt die Synthese der Frühproteine E6 und E7 beträchtlich, die die Suppressorgenprodukte (p 53, pRb 105 u. a., ◘ Abb. 13.1) binden und ausschalten. E6 verstärkt z. B. die Aktivität der Telomerase (▶ s. S. 482) und inaktiviert das p53. Außerdem **wirkt die Integration der HPV-DNS genotoxisch, d. h. mutagenisierend** (▶ s. S. 494) auf nur z. T. identifizierte zellteilungsregulierende Gene ein. Auch wird z. B. die Zahl der Rezeptoren für Wachstumsfaktoren gesteigert (E5), aber die Expression der MHC-Proteine verringert, sodass die **Immunerkennung erschwert wird**. E7 verstärkt die Zellproliferation und aktiviert auch die für Metastasenbildung wichtigen Proteasen. Die **Niedrigrisikotypen** 6, 11 u. a. hingegen integrieren nicht, die E6/7-Proteine binden nur schwach an das p 53, das also aktiv bleibt.

HPVs kommen in einem hohen Prozentsatz von Zervixkarzinomen vor, sie entstehen wahrscheinlich durch Mitwirkung von zwei oder mehr Faktoren: Als Kofaktoren wirken Herpes-Viren, Alkohol, Röntgenstrahlen und Tabakrauch.

Karzinogene aus Verbrennungsprodukten des Tabaks und Hormone verstärken in vorläufig noch nicht bekannter Weise die Genotoxizität der HPVs bei der Entstehung des Zervixkarzinoms. Andererseits vermutet man »**interferierende**« Faktoren der Normalzellumgebung eines Proliferationsherdes (Zytokine, ▶ s. S. 489), die dem Dysplasie-Prozess entgegenwirken und

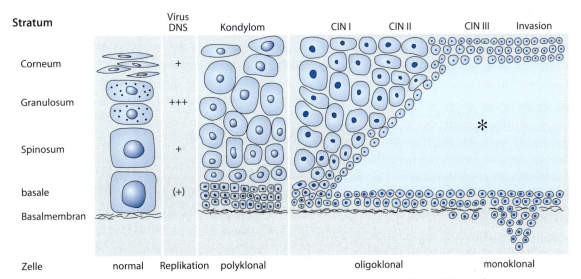

◘ Abb. 13.1. Entstehung des Zervixkarzinoms durch HPV von der Normalzelle zum soliden, monoklonalen Karzinom (*) über die Stadien Kondylom, CIN I zu II und III. In den Basalzellen werden 4 HPV-DNS durch E1 und E2 gebildet, im S. granulosum viel DNS und Viruspartikel. Die Zellen des S. spinosum werden durch E6 und E7 zu Teilungen angeregt. Das Kondylom besteht aus Koilozyten. Nach Ausschaltung von Suppressorproteinen (p53, pR6 Rb 105) und genotoxischen Wirkungen ist die Invasion mit Vaskularisation verknüpft

Apoptose hervorrufen; auf diese Weise erklärt man sich heute das häufige Verschwinden von kleinen intraepithelialen Tumoren.

Zusammenfassend unterscheidet man also **intrazelluläre, extrazelluläre sowie immunologische Kontrollmechanismen** bei der Entstehung der Zervixkarzinome. – HPVs sind auch bei der Entstehung von Haut-, Mund-, Tonsillen-, Kopf- und Nackenkarzinomen beteiligt.

Klinik

Es werden drei Lokalisationen der Ausprägungsformen unterschieden (Tabelle 13.1):
- Haut: Vulgäre Warzen (Abb. S. 669), EV, Plantarwarzen und filiforme Warzen,
- Schleimhaut: Mundhöhle, Kehlkopf mit Leukoplakien, Papillomen und Karzinomen;
- Anogenitalbereich: Kondylome (▶ s. S. 668), M. Bowen, Karzinome der Vulva, des Penis, der Zervix und im Bereich des Anus.

Gemeine Warzen und Konjunktival-Papillom. Unterschiedliche HPV-Typen bewirken die Entstehung verschiedener Tumortypen, die sich morphologisch, histologisch und bezüglich ihrer Lokalisation am Körper unterscheiden. Virusarten, deren DNS Homologien aufweisen, besitzen ähnliche pathobiologische Eigenschaften. Die gemeinen Warzen sind **gutartig**, ebenso das Konjunktival-Papillom. Die gemeinen Warzen treten häufig mit der Pubertät auf. Die Inkubationsperiode beträgt 2–4 Monate. Diese gutartigen Tumoren sind epithelial oder fibroepithelial und können ebenso wie Zervix-Neoplasien nach unterschiedlich langer Zeit spontan zurückgehen.

Epidermodysplasia verruciformis (E.V.). Infolge eines angeborenen Defektes der zellulären Immunität entstehen familiär gehäuft bei den betroffenen Kindern flache Warzen, die aber persistieren und allmählich die ganze Hautoberfläche überziehen (ausgenommen sind Kopfhaut, Fußsohlen und Handinnenflächen). Es entstehen flache Warzen, rötliche Plaques und Pityriasis-versicolor-ähnliche Veränderungen. Nach einer Inkubationsperiode von 10–20 Jahren entwickeln sich in 25–50% der Fälle Karzinome. Für die **Malignisierung** macht man die zusätzliche Einwirkung von **UV-Licht** verantwortlich. Bei der E.V. kommt die DNS episomal vor; in den Karzinomen lässt sich keine integrierte Virus-DNS nachweisen.

Tabelle 13.1. Gruppen, Typen und Läsionen durch HPV

Gruppe	Typ	Läsionen
A	HPV 1	Verruca plantaris und vulgaris
B	HPV 2, 4, 27	Verruca vulgaris, Warzen in Mundhöhle
	HPV 3, 10, 28, 41, 49	Verruca plana
C	HPV 4	Verruca vulgaris, plantaris
D	HPV 5 bei 85%	EV mit Hautkarzinom
	HPV 9, 12, 14, 15, 47, 50	EV
	HPV 8, 17, 19–25, 36–38, 46–50	EV mit Hautkarzinom
E	HPV 6 u. 11	In 80% aller Kehlkopfpapillome, Kond. acuminata und plana
	HPV 2, 6, 11, 16	Orale Papillome und Leukoplakien
	HPV 6, 11	Konjunktival-Papillom, CIN I und II
F	HPV 7	Verruca vulgaris, butchers warts
G	HPV 16, 18, 31, 33, 35, u. a.	M. Bowen, Kond. acuminata, CIN III, Zervix-, Penis-, Anus-Karzinom, Kehlkopf-Karzinom, Karzinom in der Mundhöhle; Plattenepithel der Haut u.a.

CIN (cervikale intraepitheliale Neoplasie, Stadium I, II, III)
EV (Epidermodysplasia verruciformis)

Bösartige Tumoren. Nur aus bestimmten Papillomformen – infiziert mit bestimmten HPV-Typen – können nach langen Inkubationsperioden Karzinome hervorgehen, nämlich aus den Condylomata acuminata und den flachen Kondylomen, der Epidermodysplasia verruciformis sowie aus den Kehlkopfpapillomen. Die juvenilen Kehlkopfpapillome sind nicht im eigentlichen Sinne bösartig, jedoch bilden sie sich nach der Exstirpation bald wieder neu. Ein Drittel der Erkrankungen beginnt jenseits des 20. Lebensjahres; von ihnen malignisieren 20%.

Immunität

Der Mensch reagiert auch auf HPV-Infektionen immunologisch. Typspezifische Antikörper gegen die Kapside (L1) treten während der akuten Durchseuchung auf, bei Karzinomträgerinnen stellt man vermehrt Antikörper gegen L1, sowie gegen die Frühantigene E4 und E7 fest, die möglicherweise einen prognostischen Wert für die Entstehung des Zervixkarzinoms haben. E7-Antikörper korrelieren mit der Tumorlast.

Da Warzen und Zervixkarzinome bei immunsupprimierten Personen gehäuft vorkommen, denkt man an die Mitwirkung der zellulären Immunität bei der Elimination des Virus. Bei humoralen Immundefekten wurde keine Häufung von Warzen festgestellt. Bei zellulären Immundefekten (HIV, Transplantationen) beobachtet man hingegen vermehrt HPV-bedingte Tumoren.

Labordiagnose

Die meisten Warzenarten lassen sich klinisch diagnostizieren. Schwierigkeiten bereitet die Diagnose der EV und der flachen Kondylome. Der Nachweis der Antikörper zur Diagnose hat sich bislang nicht durchgesetzt.

Der Nachweis viraler DNS durch die PCR ist nur in Speziallabors durchführbar. Die Hybridisierung mit Biotin-markierter DNS findet jetzt aber allgemeine Anwendung. Dies gilt ganz besonders für die Vorsorgeuntersuchungen von Frauen beim Vorliegen von Epitheltypien im Rahmen der üblichen Untersuchung der Zellabstriche oder besser von Biopsien.

Der Nachweis der HPVs (16, 18 u.a.) im Zervixmaterial ist wegen der hohen Rate an falsch-negativen Resultaten (bis zu 50%) bei der Untersuchung mit der herkömmlichen Papanicolaou-Methode als Ergänzung wichtig. Optimal scheint die Kombination beider Verfahren zu sein.

Bei der Beurteilung des Nachweises von HPV-DNS im Zervixmaterial muss jedoch auch die Menge der DNS berücksichtigt werden: Während der Durchseuchungsphase ist nur wenig DNS vorhanden, nach Beginn der Malignisierung enthalten jedoch viele Tumorzellen viele integrierte Kopien des Genoms.

Therapie

Warzen verschwinden oft spontan oder nach Suggestivmaßnahmen. Bei Kindern empfiehlt sich lokal 5′-Fluorouracil oder $AgNO_3$, bei Erwachsenen lokal Salizylsäure oder Salpetersäure. Die juvenilen Kehlkopfpapillome lassen sich durch Behandlung mit Interferon α oftmals zum Verschwinden bringen. Rezidive sind jedoch häufig. Auch bei Patienten mit malignisierter EV hat sich Interferon α als wirksam erwiesen. Kleine Tumoren der Art des M. Bowen sprechen gut an, während große invasive Karzinome refraktär gegen Interferon α sind.

Auch **HPMPC** (Cidofovir, ▶ s. S. 494) hat sich bei lokaler Anwendung von anogenitalen Kondylomen und direkt in juvenile Kehlkopfpapillome injiziert als dauerhaft wirksam erwiesen. **Imiquimod**- (Aldara-)Creme (▶ s. S. 495) hat infolge lokaler Zytokininduktion bei 56% der Kondylome völlige Abheilung erbracht, es wirkt auch im CIN III-Stadium.

Prävention

Die Wirksamkeit eines geeigneten Impfstoffes würde das wichtigste Beweisstück für die Initiation der HPVs bei der Entstehung der Zervix-Karzinome sein. Beim Menschen haben sich **rekombinante Impfstoffe** aus Kapsiden (»virus-like particles«) und E6/E7-Protein als wirksam erwiesen, sie stimulierten Antikörperbildung und ZTL-Aktivität.

13.2 JC-Virus: Virus der progressiven multifokalen Leukoenzephalopathie (PML)

Steckbrief

Das JC-Virus ist der Erreger der progressiven multifokalen Leukoenzephalopathie des Menschen (PML), es wurde 1971 aus dem Gehirn eines PML-Kranken isoliert (J.C.). Die PML tritt bei immungeschädigten Patienten auf (Transplantationsempfänger, Tumorpatienten, Personen mit angeborenem Immunmangelsyndrom und v. a. bei AIDS-Patienten). In geeigneten Tierspezies induziert das Virus die Bildung von Tumoren. Beim Menschen wurde es in Medulloblastomen festgestellt. Man unterscheidet einen »Archetyp« in der Niere sowie einen »rearrangierten Typ« im ZNS, auch beim BK-Virus.

13.2.1 Beschreibung

Der Erreger ist ein DNS-haltiges Virus von 45 nm Durchmesser. Das Virion besteht aus einem Ikosaeder-Kapsid, das eine Doppelstrang-DNS umschließt. Das Virus gehört zur Gruppe B der Papova-Viren und wird als **JC-Virus** bezeichnet. Die Namensgebung erfolgte nach den Initialen des Patienten. Bisher kennt man fünf Genotypen.

In den mit dem JC-Virus infizierten Zellkulturen werden **nukleäre Einschlußkörperchen** beobachtet. Die Kulturflüssigkeit enthält hämagglutinierende Viruspartikel. Ein zytopathischer Effekt wird erst nach mehr als 10 Tagen beobachtet; er tritt in Primärkulturen menschlicher Fötal-Gliazellen sowie in Astrozyten auf. Die Virus-DNS liegt episomal vor oder ist in die DNS der befallenen Zelle integriert.

13.2.2 Rolle als Krankheitserreger

Epidemiologie

Die Durchseuchung mit diesem Virus ist sehr hoch; bereits im 4. Lebensjahr beträgt sie 50%, im 10. 70–100%. Trotzdem ist die PML sehr selten; sie kann im Rahmen einer Primärinfektion oder als Reaktivierung einer zurückliegenden Infektion bei Immundefekten auftreten.

Vorkommen und Übertragung

Die Viren sind artspezifisch. Der Übertragungsmodus ist aerogen oder eine Schmierinfektion. Das JC-Virus wird mit dem Urin ausgeschieden, übertragen wird der Archetyp.

Pathogenese

Die Primärherdreplikation erfolgt in den Lymphozyten und Stromazellen der Tonsillen. Nach der Primärinfektion mit Virämie (Archetyp-Virus) wird das JC-Virus mit dem Urin ausgeschieden und persistiert dann symptomlos lebenslang in der Niere, den Lymphknoten, den Endothel- und B-Zellen sowie wahrscheinlich im ZNS. Reaktivierungen gibt es bei Graviden, bei AIDS-Patienten und in 10–40% der Empfänger von Organtransplantaten; das Virus wird dann erneut im Urin ausgeschieden. Der Genotyp 2 wird häufig bei PML-Patienten gefunden. Bei diesen Patienten wird der Rearrangement-Typ festgestellt; bei ihm sind in der nichtkodierenden Region Deletionen oder Duplikationen erfolgt, wodurch die Regulation der Replikation in Wechselwirkung mit zellulären Transkriptionsfaktoren verändert wird.

Vorwiegend sind Oligodendrogliazellen, seltener Astrozyten befallen, Neuronen bleiben ausgespart. Die Zeichen der Infektion sind Vergrößerung der Kerne, nukleäre Einschlußkörperchen und Pyknose. Das **Hauptelement der Pathogenese** ist die zytozide Infektion der myelinproduzierenden Oligodendroglia, der sich multifokale Entmarkungen anschließen. Diese Verteilung wird durch eine hämatogene Besiedlung erklärt. – Das exprimierte T-Antigen des JC-Virus wurde in Kolon-Karzinom- (und Normal-)Zellen nachgewiesen. Man vermutet eine Genom-destabilisierende Wirkung bei der Entstehung dieses Tumors.

Klinik

Die PML ist eine seltene Entmarkungskrankheit des Menschen, sie tritt gehäuft bei Personen mit Immun-Mangelzuständen auf, wie bei AIDS in 5–10% der Patienten und bei lympho- und myeloproliferativen Zuständen. Sie ist die Folge einer Reaktivierung.

Die ersten klinischen Anzeichen sind Sprachstörungen und Demenz. Lähmungen, Sensibilitätsstörungen und Rindenblindheit bestimmen das sonst variable, zum Tode führende klinische Bild. Im Gefolge der HIV-Therapie bessert sich auch die PML. Eine spezifische Therapie gibt es nicht.

Labordiagnose

Das Virus lässt sich züchten und IgM- und IgG-Antikörper nachweisen. Die PCR im Liquor und im Biopsiematerial ist die Diagnostik der Wahl. Ohne Biopsie kann eine Diagnostik nur neurologisch und radiologisch betrieben werden.

13.3 BK-Virus

Das zur Gruppe der Polyoma-Viren gehörende BK-Virus wurde 1971 erstmals nach einer Nierentransplantation im Urin nachgewiesen. Die Bezeichnung BK leitet sich von den Anfangsbuchstaben des Patientennamens ab, bei dem das Virus isoliert wurde.

Das BK-Virus lässt sich in embryonalen Nierenzellen des Menschen züchten. In vitro transformiert es menschliche Zellen, die im Versuchstier Tumoren bilden.

75–100% der Weltbevölkerung besitzen Antikörper. Die Infektion des Menschen erfolgt früher als die mit dem JC-Virus. Sie verläuft subklinisch, das BK-Virus persistiert dann lebenslang.

Das BK-Virus ruft leichte Infekte der Atemwege, Zystitis bei Kindern, Nephritis sowie bei Knochenmarktransplantat-Empfängern eine hämorrhagische Zystitis hervor. Selten: Subakute Meningoenzephalitis und interstitielle Pneumonie. Bei Allograft-Patienten kennt man eine **Nephropathie**.

Das Virus wird v.a. von Immunsupprimierten mit dem Urin ausgeschieden. Eine vermehrte Ausscheidung lässt sich auch während der Gravidität beobachten; dabei werden häufig IgM-Antikörper gebildet.

Die unterschiedlichen Tropismen werden wahrscheinlich durch zellspezifische unterschiedliche Transkriptionsfaktoren für Promoter und Enhancer bewirkt. Die Frühantigene binden an das pRb und das p53. Die T-Antigene beider Viren (JCV und BKV) erzeugen in vitro chromosomale Aberrationen. Das T-Antigen des **SV40** war in Mesotheliomen, Osteosarkomen und Gehirntumoren des Menschen exprimiert. Vielleicht ist das SV40 sogar ein Parasit des Menschen.

Der Nachweis der DNS bzw. der Viruslast im Plasma erfolgt durch die PCR, Antikörper lassen sich durch einen ELISA und den HHT feststellen.

> **In Kürze**
>
> ### Papova-Viren des Menschen
>
> **Virus.** DNS-Viren mit zirkulärem Doppelstrang. Ikosaeder, mehr als 100 Typen, Typisierung durch Hybridisierung. Virus ist stabil.
>
> **Vorkommen und Übertragung.** Artspezifische Viren bei Mensch und Tier. Weltweit. Durch Hautkontakt (direkt, indirekt), im Geburtskanal, Intimverkehr.
>
> **Epidemiologie.** Durchseuchung mit Warzen-Viren hoch. Typ 16 und 18 bis 50%.
>
> **Pathogenese.** Gutartige Tumoren (gemeine und flache Warzen); andere zunächst gutartige können entarten (E. verruciformis, Kondylomata plana und acuminata). Zervixdysplasien (Typ 6 u. 11) können entarten. Die hochtumorigenen Typen 16 und 18 u.a. findet man in >90% der Zervixtumoren, die DNS der niedrigtumorigenen Typen 6 und 11 in den Kondylomen.
>
> **Klinik.** Gemeine und flache Warzen, Papillome im Mund, im Kehlkopf und den Konjunktiven; Kondylome, E. verruciformis, M. Bowen, Zervixdysplasien, Penis- und Zervixkarzinom. Stadien CIN I–III, metastasierendes Karzinom.
>
> **Immunität.** Antikörperbildung gegen Kapside und Frühproteine; zytotoxische Immunität durch T-Lymphozyten. Im Verlauf der Infektion entstehen typspezifische Antikörper gegen Kapside. ZTL sind für die Immunität verantwortlich.
>
> **Labordiagnose.** Bisher keine Züchtung möglich. Hybridisierung; PCR zum Nachweis.
>
> **Therapie.** Silbernitrat, Salizylsäure zur Keratolyse, IFNα bei juvenilen Kehlkopfpapillomen, Imiquimod bei Kondylomen.
>
> **JC- und BK-Virus.** Weite Verbreitung, das JC-Virus ist der Erreger der PML bei immungeschädigten Personen. Wahrscheinlich bei der Entstehung von Tumoren beteiligt. Nachweis durch ELISA, HHT oder PCR. Ausscheidung mit dem Urin. Unterscheidung von Archetyp des JCV und BKV sowie Rearrangement-Typ.

Adeno-Viren

D. Falke

Einleitung

Adeno-Viren erzeugen akute Erkältungskrankheiten, Konjunktivitis, Keratitis, Meningitis, Zystitis und Gastroenteritis. Sie wirken immunmodulatorisch und persistieren lange Jahre in den Tonsillen und können bei Immundefekten reaktiviert werden. Das Virus wurde erstmals 1953 in Explantaten von Tonsillengewebe anhand seines zytopathischen Effekts in vitro nachgewiesen. 1956 erhielten die Isolate die Bezeichnung »Adeno-Viren« (Tonsillen = adenoides Gewebe). Der Typ 12 war das erste Human-Virus, bei dem man Tumorigenität im Tier beobachtete, beim Menschen gibt es keine entsprechenden Hinweise.

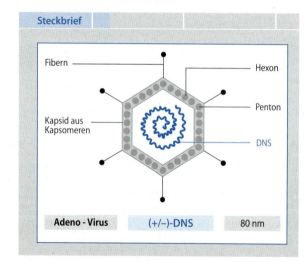

Steckbrief

Morphologie

Der Durchmesser des Virions beträgt 80 nm. Das Ikosaeder-Kapsid besteht aus 252 Untereinheiten (Kapsomeren). Hiervon zeigen 240 eine sechseckige Form; diese »Hexone« tragen das bei allen Adeno-Viren vorkommende gruppenspezifische Antigen. 12 Kapsomere sind fünfeckig; sie enthalten in Gestalt der »Pentone« und der daran inserierenden »Fibern« das typenspezifische Antigen. Die DNS befindet sich im Innern des Kapsids.

Züchtung

Adeno-Viren lassen sich in Human-Zellkulturen gut züchten. Die Vermehrung erfolgt im Zellkern. In Mäuse- oder Hamsterzellen wirken einige Typen der Adeno-Viren transformierend, man unterscheidet im Tierversuch nicht-, niedrig- und hochtumorigene Viren.

Einteilung

Adeno-Viren des Menschen bilden das Genus Mastadenovirus, sie werden in die Subgenera A–F eingeteilt.

Die Mehrzahl agglutiniert Erythrozyten bestimmter Tierspezies, obwohl Adeno-Viren keine Hülle besitzen. Man kennt jetzt 51 Typen. Die Hämagglutination kann zur serologischen Typisierung verwendet werden. Die Neutralisation wird durch Antikörper gegen die Fibern und die Pentone bewirkt. Eine Feindifferenzierung der Adeno-Viren gelingt durch vergleichende Analyse der DNS mit Hilfe von Restriktionsenzymen (RE-Analyse).

Resistenz

Das Virus ist außerhalb des Menschen relativ stabil; seine Infektiosität wird durch Äther nicht zerstört.

14.1 Beschreibung

Genom

Die DNS des Adeno-Virus ist ein lineares Doppelstrangmolekül ds (+/−) mit 36–38 kbp. Am 5'-Ende der beiden Stränge sitzt jeweils ein kovalent gebundenes Proteinmolekül, das Virus besitzt Transformationsgene.

14.2 Rolle als Krankheitserreger

Vorkommen

Adeno-Viren kommen bei Mensch und Tier vor, sie sind jedoch streng artspezifisch: Nur menschliche Adeno-Viren sind humanpathogen.

Epidemiologie

Im Alter von fünf Jahren haben viele Kinder eine Adeno-Infektion durchgemacht. Etwa 50% der Infektionen im Kindesalter verlaufen inapparent.

Übertragung

Adeno-Viren werden ausschließlich von Mensch zu Mensch schnell und leicht übertragen, und zwar vorwiegend durch **Tröpfcheninfektion** in der kalten Jahreszeit, aber auch durch **Stuhl** und Urin (Schmutz- und Schmierinfektion).

Infektionsquelle ist der akut Erkrankte und der latent Infizierte. Beim akut Erkrankten wird das Virus im Speichel bzw. im Stuhl ausgeschieden. Beim latent Infizierten gelangt das Virus fluktuierend in den Speichel und Stuhl.

Einige Typen der Adeno-Viren treten besonders im Stuhl auf, z. B. Adeno-Virus 31. Als typische Gastroenteritis-Erreger erscheinen die Typen 40 und 41 im Stuhl (▶ s. S. 573).

Gefürchtet sind bei Augenärzten, in **Augenkliniken** und bei Betriebsärzten **nosokomiale Infektionen** mit den Typen 3, 7, 8, 11, 19 und 37. Die Infektionen breiten sich schnell aus, wenn z. B. Tropfpipetten mehrfach benützt werden. In den Augenkliniken sind ungenügend sterilisierte Geräte, z. B. Tensiometer, eine weitere Ansteckungsquelle, v. a. aber der untersuchende Finger.

Pathogenese

Eintrittspforten sind der Nasenrachenraum und die Konjunktiven. Adeno-Viren replizieren sich vorwiegend auf den Schleimhäuten der Luftwege (Nase, Rachen, Larynx, Konjunktiven, Bronchien) bzw. im Gastrointestinaltrakt und in den dazugehörigen Lymphknoten sowie selten in den Meningen. Das Virus schaltet den Zellstoffwechsel ab, das Penton-Protein selbst wirkt zelltoxisch.

Im Sinne einer **latenten Infektion** beherbergt ein Teil der Menschen in den Tonsillen (»adenoides Gewebe«) und im Urogenitaltrakt Adeno-Viren über lange Zeit (10–15(?) Jahre), ohne klinische Erscheinungen zu zeigen und meist ohne infektiöses Virus auszuscheiden. In den letzten Jahren hat sich ergeben, dass latente Adeno-Virusinfektionen reaktiviert werden können, z. B. im Verlauf von Masern-Infektionen oder bei Knochenmarktransplantationen. Dementsprechend fluktuiert die Virusausscheidung. Krankheitssymptome werden aber nicht immer beobachtet. – Die latente Infektion bleibt trotz der Anwesenheit von humoralen Antikörpern und ZTL bestehen, vermutlich werden keine MHC-Antigene auf der infizierten Zellmembran exprimiert. Adeno-DNS hat man in Blutlymphozyten festgestellt. Für das Ausmaß der Lungenveränderungen bei der Pneumonie scheinen frühe Proteine (E1B, Bcl-2-ähnlich) verantwortlich zu sein, die die Wirkung des TNFα aufheben und damit den Zelltod (Apoptose) verhindern, das Virus vermehrt sich dann stärker.

Klinik

Die Inkubationsperiode beträgt 10 (2–15) Tage. Adeno-Viren verursachen vor allem bei Kindern eine Vielfalt von Krankheitsbildern. Die Symptomatik ist nicht streng typgebunden. Folgende Krankheitsbilder werden beobachtet (◘ Tabelle 14.1):

Akute fieberhafte Pharyngitis. Sie wird vorzugsweise bei Kindern beobachtet. Die Symptome sind Husten, verstopfte Nase, entzündeter Rachen und geschwollene Zervikal-Lymphknoten. Die Adeno-Viren der Typen 1, 2, 3, 5, 6 und 7 sind für diese meist sporadischen Infektionen verantwortlich.

Pharyngokonjunktival-Fieber. Dieses Krankheitsbild tritt epidemisch in Schulen und Kindergärten auf. Die Symptome sind Pharyngitis, Fieber und allgemeines Krankheitsgefühl. Bei den Typen 3 und 7 (und weiteren) steht als charakteristisches Symptom eine **folliculäre Konjunktivitis** im Vordergrund. Die Infektion erfolgt in diesen Fällen häufig in Schwimmbädern durch nichtgechlortes Wasser (»Schwimmbadkonjunktivitis« – diese Konjunktivitis ist jedoch nicht zu verwechseln mit der durch Chlamydien erzeugten Krankheit, die ebenfalls als »Schwimmbadkonjunktivitis« bezeichnet wird).

Keratokonjunktivitis. Die Typen 8, 11, 19 und 37 nehmen eine Sonderstellung ein. Nach einer Inkubationsperiode von 8–10 Tagen verursachen sie eine schmerzhafte Keratokonjunktivitis. Die Schmerzhaftigkeit der Adeno-Erkrankung ist ein differenzialdiagnostisches Merkmal: Die Herpes-Keratitis verläuft demgegenüber schmerzlos. Es treten im Verlauf der Entzündung Hornhauttrübungen auf, die trotz ihrer längeren Dauer gutartig sind. Typisch für dieses Krankheitsbild ist die Schwellung der präaurikulären Lymphknoten. Diese Keratokonjunktivitis tritt bei Metallarbeitern (»shipyard eye«) und als nosokomiale Infektion in Augenkliniken auf (◘ Abb. S. 667).

Tabelle 14.1. Krankheiten durch Adeno-Viren

Krankheit	Alter	Häufige Typen	Seltene Typen	Isolierung
Respirationstraktinfekte				
Pharyngitis	Junge Kinder	1, 2, 5	3, 6, 7	Rachen
Akutes resp. Syndrom	Jugendliche	4, 7	3, 14, 21	Rachen
Pneumonie	Jugendliche,	4, 7		Rachen
	Junge Kinder	3, 7	1, 2, 4, 5	
Augeninfekte				
Pharyngo-konjunktival-Fieber	Kinder	3, 4, 14	1, 2, 6, 7	Rachen, Auge
Epidemische Kerato-Konjunktivitis	Alle Altersstufen	8, 37	11, 19	Auge
Genital-/Urogenital-Infekte				
Zervizitis	Erwachsene	37	19	Genitalsekrete
Urethritis	Erwachsene	37		
Hämorrh. Zystitis	Junge Kinder	7, 11	21, 35	Urin
Enteritische Infekte				
Gastroenteritis	Junge Kinder	40, 41	31	Stuhl
Infekte bei Immundefekten				
Enzephalitis-Meningitis	alle Altersgruppen	11, 34, 35	7, 12	Liquor
Pneumonie	vor allem bei AIDS	alle Typen		Lunge
Gastroenteritis			43–47	Stuhl
Generalisation			2, 5	Blut

Die Typen 19 und 37 werden auch genital übertragen. Die Typen 42–47 wurden bei Patienten mit AIDS isoliert. 90% aller Isolate werden von den Serotypen 1–8 gestellt (abgesehen von den Typen 40 und 41). Die Typen 3, 7, 11, 14 u.a. werden mit dem Urin ausgeschieden. Eine Meningoenzephalitis ist selten

Akutes respiratorisches Syndrom. Dieses Syndrom ist durch Fieber, Pharyngitis, Bronchitis, Husten, Krankheitsgefühl und Lymphadenitis colli charakterisiert. Es tritt in epidemischer Form bei Adoleszenten und bei Soldaten (USA, Typ 4 und 7) auf. Man findet vorwiegend die Typen 3, 4, 7, 14, 21 und 24. Die Erkrankungen sind i. Allg. gutartig und bleiben auf die oberen Luftwege beschränkt. Die Infektion kann sich aber bis zur interstitiellen Virus-Pneumonie steigern. Bei Kindern verläuft die Pneumonie in seltenen Fällen tödlich.

Otitis media. Als Folge einer Adeno-Virusinfektion kann es schließlich auch zu einer Otitis media kommen. Auch hier gilt, dass Viren die Wegbereiter einer bakteriellen Superinfektion sind.

Meningitis. Eine Meningitis durch Adeno-Viren (Typen 3, 4, 7, 12) ist selten.

Hämorrhagische Zystitis. Eine hämorrhagische Zystitis ist bekannt (Typen 11, 21). Adeno-Viren kommen auch als Erreger einer Urethritis und einer Zervizitis (19, 37) vor, meist bei Immundefekten.

Mesenterial-Adenitis. Eine durch Adeno-Virus bedingte Mesenterial-Adenitis täuscht eine Appendizitis vor. Die Adeno-Viren der Typen 1, 2, 3 und 5 können Invaginationen des Darmes hervorrufen.

Gastroenteritis. ▶ Siehe S. 573.

Pneumonie. Besonders gefährlich ist eine Pneumonie bei immundefizienten oder immunsupprimierten Personen. Auch im Gefolge einer durch eine Masern-Erkrankung hervorgerufenen Immunsuppression kann eine Adeno-Virus-Pneumonie auftreten.

Generalisierte Infektionen. Generalisierte Infektionen mit hoher Letalität v. a. bei Immundefekten (Knochenmarktransplantation u. a.) werden als obliterierende Bronchiolitis, als Pneumonie, als Meningoenzephalitis, als Hepatitis, als Myokarditis, z. T. mit Exanthemen, beobachtet (Typen 4, 7, 34, 35); sie sind aber selten. 15% der Myokardbiopsien bei dilatativer Myokarditis sind positiv für Adeno-Viren.

Immunität

Adeno-Virusinfektionen verursachen eine relativ dauerhafte Immunität. Kinder zeigen wegen der geringen Anzahl der vorausgehenden Infekte eher typenspezifische Seroreaktionen als Erwachsene. Es bilden sich neutralisierende und nicht-neutralisierende Antikörper, Monozyten und NK-Zellen werden aktiviert und CD4-positive ZTL entstehen.

Labordiagnose

Die Labordiagnose von Adeno-Virusinfektionen läuft über eine Isolierung des Virus selbst, die nur in einigen Speziallabors durchgeführt wird. Die Isolierung bei der akuten Infektion gelingt aus Rachenspülwasser, Konjunktivalsekret, aus dem Liquor und dem Stuhl. Bei Gastroenteritis-Verdacht wird ein Antigen-ELISA in Stuhlextrakten eingesetzt (▶ s. S. 571). In der Latenzphase ist die Isolierung des Virus aus den Tonsillen nur durch Langzeitkultivierung des Gewebes möglich; im Direktextrakt erweist sich das Gewebe meist als virusnegativ. Durch die PCR kann man den direkten Virusnachweis aber auch in diesen Fällen führen. – Antikörper lassen sich mit der gruppenspezifischen KBR und dem eher typenspezifischen HHT oder IgM/IgG-ELISA nachweisen, die Typisierung erfolgt durch den Neutralisationstest.

Bei der Pneumonie durch Adeno-Viren fehlen die Kälteagglutinine; dies steht im Gegensatz zu den Infektionen mit Mycoplasma pneumoniae.

Prävention

Allgemeine Maßnahmen. Schmutz- und Schmierinfektionen lassen sich durch Allgemeinhygiene reduzieren. In Schwimmbädern verhindert Chlorierung des Wassers lokale Epidemien. In Augenkliniken ist strengste Hygiene einzuhalten. Das gehäufte Auftreten von Infektionen in Kindergärten etc. lässt sich durch gezielte Hygienekontrollen verhindern oder zumindest reduzieren. Ein Chemotherapeutikum gibt es nicht.

Vakzination. Zur Verhütung der akuten Atemwegserkrankungen wurde in den USA ein Lebendimpfstoff entwickelt. Man verwendet Adeno-Virus vom Typ 3, 4, 7 und 21. Das Impf-Virus wird in menschlichen Zellen gezüchtet; man appliziert es in Gelatine-Kapseln. Auf diese Weise kann ein Angehen der Infektion im Nasenrachenraum verhindert werden; erst im Magen wird das Virus frei und stimuliert den Immunapparat.

Meldepflicht. Erregernachweis bei epidemischer Kerato-Konjunktivitis.

In Kürze

Adeno-Viren

Virus. Doppelstrang-DNS-Viren in Ikosaeder-Kapsid mit Fibern an 12 typspezifischen Pentonen; 240 gruppenspezifische Hexone; 47 Typen. ZPE in menschlichen Zellen, Transformation tierischer Zellen und Tumorbildung.

Vorkommen. Bei vielen Tierspezies und beim Menschen vorkommend, streng artspezifisch.

Epidemiologie. Weit verbreitet, frühzeitige Durchseuchung.

Übertragung. Tröpfcheninfektion, Konjunktival-, Nosokomialinfektion, Virus ist relativ stabil.

Pathogenese. Akute Erkrankung durch primären Zellschaden. Adeno-Viren persistieren latent für Jahre in den Tonsillen ohne Erkrankung.

Klinik. 2–6-tägige Inkubationsperiode: Fieberhafte Pharyngitis, Pharyngokonjunktivalfieber, akutes respiratorisches Syndrom, schmerzhafte Keratokonjunktivitis, Meningitis, Pneumonie u. a.

Immunität. Relativ dauerhaft. IgG, IgA, ZTL.

Labordiagnose. Virusisolierung in einigen Labors, HHT zur Typendifferenzierung, KBR wegen Kreuzreaktionen unbefriedigend. RE-Analysen, PCR.

Therapie. Keine spezifische Therapie.

Prävention. Verhütung von nosokomialen Infektionen, Impfstoff nicht gebräuchlich.

Meldepflicht. Erregernachweis bei epidemischer Kerato-Konjunktivitis.

Herpes-Gruppe
D. Falke

Einleitung

Die Herpes-Viren sind klinisch außerordentlich bedeutsam. Sie erzeugen eine Vielzahl ganz unterschiedlicher Symptome bzw. Krankheiten: Enzephalitis, Pneumonie, Exantheme, Hepatitis u. v. a. Gemeinsam ist ihnen die Eigenschaft der Reaktivierbarkeit aus der Latenz. Alle Viren der Herpes-Gruppe persistieren trotz der Anwesenheit von neutralisierenden Antikörpern und von zytolytischen Gedächtniszellen lebenslang im Organismus. Die Infektionsfolgen bei Immundefizienz sind gefürchtet und oft lebensbedrohlich. Das EBV und das HHV 8 sind an der Entstehung von vielen Tumorarten beteiligt. Einen Lebendimpfstoff gibt es gegen die Windpocken. Akute Infektionen lassen sich jetzt durch Chemotherapeutika behandeln.

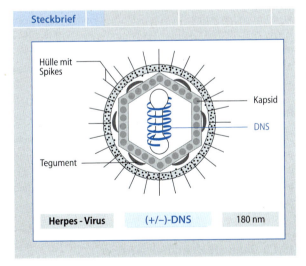

Steckbrief: Herpes-Virus, (+/−)-DNS, 180 nm

Genom

Die Doppelstrang-DNS (+/−) besitzt ein Molekulargewicht von 125–220 kbp. Ein Vergleich der DNS-Sequenzen von verschiedenen Herpes-Viren erlaubt Aussagen über die phylogenetische Verwandtschaft innerhalb der Herpes-Virus-Gruppe.

Morphologie

Die Erreger der Herpes-Virus-Gruppe besitzen einen zentralen DNS-Innenkörper. Dieser ist in ein ikosaederförmiges Kapsid mit 162 Kapsomeren eingebaut. Das Virion misst etwa 180 nm im Durchmesser. Außen ist das Kapsid von einer lipidhaltigen Hülle umgeben. In diese Hülle sind verschiedene Glykoproteine eingebaut, die unterschiedlich lange Spikes bilden. Zwischen Hülle und Kapsid befindet sich das Tegument mit Regulatorproteinen.

Einteilung

Die humanpathogenen Herpes-Viren sind:
α-Herpes-Viren
- Herpes-simplex-Virus Typ 1 und 2 (HSV1/2)
- Varizellen-Zoster-Virus (VZV)
- Herpes B simiae-Virus
  (Wirte: Cynomolgen und Rhesusaffen)

β-Herpes-Viren
- Zytomegalie-Virus (ZMV)
- Humanes Herpes-Virus 6 (HHV 6)
- Humanes Herpes-Virus 7 (HHV 7)

γ-Herpes-Viren
- Epstein-Barr-Virus (EBV)
- Humanes Herpes-Virus 8 (HHV 8)

Resistenz

Die Viren der Herpes-Gruppe sind in der Außenwelt relativ stabil, wegen ihrer Lipidhülle jedoch empfindlich für Lipidlösungsmittel, Na-Hypochlorit (3–5%) wirkt inaktivierend.

15.1 Herpes-simplex-Virus

> **Steckbrief**
>
> Der Typ 1 des Herpes-Virus wird als »Oraltyp« bezeichnet, weil die Primärinfektion vorwiegend über die Mundhöhle erfolgt. Bis zum 6.–10. Lebensjahr werden viele Kinder mit dem Typ 1 infiziert. Der Typ 2 wird als »Genitaltyp« bezeichnet. Er ist seltener und verursacht vornehmlich bei Jugendlichen und Erwachsenen herpetische Erkrankungen am Genitale.
>
> Die Infektion mit dem HSV 1 verläuft in etwa 90% bis 95% der Fälle inapparent und bleibt das ganze Leben über als latente Infektion bestehen. Aus dieser Situation entwickeln sich wiederholt kurzdauernde Exazerbationen, meistens als bläschenförmige, harmlose Hauteruptionen: Herpes recidivans. In Einzelfällen aber verursacht das Herpes-simplex-Virus lebensbedrohliche Krankheiten (Enzephalitis, Herpes neonatorum), sei es als direkte Folge der Primärinfektion (Primärerkrankung) oder als Rezidiv, besonders bei Immundefekten (AIDS).

15.1.1 Beschreibung

Genom

Das Virusgenom (152 kbp) kodiert für etwa 90 Proteine; diese werden in »Sofort«-Proteine, »Früh«-Proteine und »Spät«-Proteine bzw. α-, β- und γ-Proteine eingeteilt. Ihre Synthese wird vom Genom in einer 3-Stufen-Kaskade abgerufen. Die **Sofortproteine** üben Regulationsfunktionen aus, während die **Frühproteine** zumeist Enzyme der DNS-Synthese sind (DNS-Polymerase, Thymidin-Kinase, Ribonukleotid-Reduktase u.a.). Als **Spätproteine** werden diejenigen Genprodukte bezeichnet, die relativ spät nach der Infektion auftreten und vorzugsweise als Strukturproteine des Virus dienen; zu ihnen gehört ein transaktivierendes Protein (▶ s.u.).

Replikation

Das Virus wird im Kern der Zelle montiert, wobei ein Teil der Kernmembran die Matrix für die Virushülle abgibt (▶ s. Schema S. 458). Diese Hülle enthält 12 Glykoproteine, die, wie auch das Kapsid und Enzyme, humorale und zelluläre Immunreaktionen auslösen. Unter der Hülle lässt sich ein »Tegument« nachweisen; es enthält ein Protein (pp 65), das zwar als Spätprotein gebildet wird, aber nach dem Eindringen des Virus in die Zelle die Wirkung der Sofortproteine verstärkt (»Transaktivator«-Wirkung). »Latency associated transcripts« (LATs) treten im Kern von latent infizierten Zellen (Neuronen) auf. Einige Gene induzieren die Fusion der befallenen Zellen, ein anderes blockiert die Präsentation der Oligopeptide. HSV 1 besitzt ein Gen mit zelltransformierenden Eigenschaften, bei HSV 2 sind es zwei. Das HSV kommt in zwei Typen, Typ 1 und Typ 2, vor, die sich durch ihre biologischen und pathogenetischen Eigenschaften beträchtlich unterscheiden. Die Typen 1 und 2 enthalten die typspezifischen Glykoproteine G1 bzw. G2 sowie typspezifische Epitope der Glykoproteine C1 und C2.

Züchtung

- Auf der Chorioallantois-Membran des bebrüteten Hühnereies.
- Auf der Kornea des lebenden Kaninchens.
- In der Zellkultur. Hierzu sind zahlreiche Zellspezies geeignet.

Der zytopathische Effekt besteht in Abkugelung mit nachfolgender Lyse und in Chromosomenschäden sowie in einer synzytialen Verschmelzung (Fusion) der vom Virus befallenen Zellen (Polykaryozyten). Man beobachtet Riesenzellen sowohl in vitro als auch im Organismus. In den Kernen der infizierten Zellen befinden sich typische **Einschlusskörperchen**.

Resistenz

Das HSV ist bei höherer Temperatur sehr empfindlich; dagegen hält es sich längere Zeit im Kühlschrank und ist bei $-70\,°C$ stabil. Seine Infektiosität wird durch Lipidlösungsmittel und durch Na-Hypochlorit schnell zerstört.

15.1.2 Rolle als Krankheitserreger

Vorkommen

Das HSV kommt nur beim Menschen vor, viele Tierspezies lassen sich jedoch infizieren.

Epidemiologie

Die Durchseuchung mit HSV 1 steigt in den Entwicklungsländern durchweg viel früher an als in den Ländern mit hohem Lebensstandard, diejenige mit HSV 2 ist v. a. in einigen **Risikogruppen** (Prostituierte, Homosexuelle) hoch. Die RE-Analyse von HSV-Stämmen aus Japan und aus den USA hat ergeben, dass es Kontinent-spezifische DNS-Sequenzen gibt. Die **Herpes-Enzephalitis** ist mit 50% Hauptrepräsentant aller Enzephalitiserkrankungen in unseren Breiten. In Deutschland kommen bei einer Durchseuchung von mehr als 95% etwa 200 Fälle von Herpes-Enzephalitis pro Jahr vor.

An dem ebenfalls gefürchteten Herpes der Neugeborenen erkranken 100–500 Säuglinge. In den USA sind z. Zt. etwa 25% aller Frauen HSV-2 positiv.

Übertragung

Die Infektion durch das HSV erfolgt von Mensch zu Mensch; sie zeigt endemischen Charakter: 10–15% aller Menschen, die älter sind als 6 Jahre, scheiden während ihres Lebens das HSV in der Tränenflüssigkeit, im Speichel oder im Genitalsekret für kürzere oder längere Zeit aus. Prostituierte beherbergen im Genitale oft den Typ 2. Die Durchseuchung mit dem HSV 2 steigt seit zwei Jahrzehnten deutlich an; sehr wichtig sind asymptomatische Ausscheider für die Übertragung. Bei der Primärinfektion wird das Virus etwa drei Wochen lang durch den Speichel, durch den Stuhl oder durch Genitalsekrete ausgeschieden, bei Rezidiven nur einige Tage.

Die Kontagiosität ist nicht sehr hoch: Ein intimer Kontakt im Sinne der **Schmierinfektion** ist notwendig. In Betracht kommt die Infektion von Mund zu Mund, durch Direktkontakt oder als Schmierinfektion über ein Vehikel (Finger), ferner die Infektion durch Geschlechtsverkehr (für Typ 2 und 1) sowie die Infektion während der Geburt. Der **Herpes neonatorum** tritt auch bei Neugeborenen von symptomfreien Graviden auf. Es gibt selten auch nosokomiale Infektionen, z.B. durch Säuglingsschwestern, Ärzte, durch kontaminierte Hände. Der Ursprung der nosokomialen Infektionen lässt sich durch RE-Analysen der HSV-DNS aufklären.

Pathogenese

Allgemeines. Die Besonderheit der Wirts-Virus-Beziehungen beim HSV besteht darin, dass nach der Primärinfektion das Virus – dies gilt für alle Herpes-Viren – **dauernd** im Organismus verbleibt. Seit 1930 ist bekannt, dass Herpes-Rezidive nur bei denjenigen Personen auftreten, welche bereits neutralisierende Antikörper aufweisen. Man sprach vom »immunologischen Herpes-Paradoxon«. Diese Erscheinung lässt sich durch die Tatsache erklären, dass das latente Virus in den Neuronen der Spinalganglien dem Zugriff der humoralen und der zellulären Immunabwehrfaktoren entzogen ist. Bei schon vorhandener Typ 1-Infektion kann zusätzlich eine genitale Superinfektion mit dem Typ 2 erfolgen (Abb. 15.1).

Die latente Infektion. Nach der Übertragung auf die Haut oder die Schleimhäute sowie der Replikation gewinnt das Virus alsbald Zugang zu den sensorischen Nervenendigungen des zuständigen Dermatoms; es erreicht nach einer axonalen Wanderung von 1–2 Tagen das **sensorische Ganglion**; im Falle einer oralen oder genitalen Infektion werden meist das Trigeminus-Ganglion bzw. die Lumbosakralganglien besiedelt. Dort vermehrt sich das Virus etwa 6–8 Tage lang, wird aber

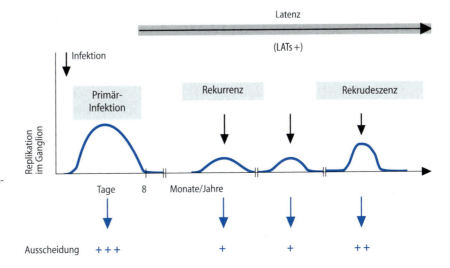

Abb. 15.1. Latenz des Herpes-simplex-Virus: Primärinfektion, Rekurrenz und Rekrudeszenz, Virusreplikation im Ganglion, Ausscheidung sowie Anwesenheit der LATs in den Neuronen

nicht eliminiert. Vielmehr persistiert die Virus-DNS lebenslang. Sie bildet einen Ring (Episom) und verbleibt in nicht-integriertem Zustand im Neuron, wobei nur das Gen für die LATs (**l**atency-**a**ssociated **t**ranscripts) massenhaft transkribiert wird. Außerdem wird ein Glykoprotein gebildet, das ZTL anlockt. Damit hat sich das Stadium der **Latenz** herausgebildet. Infektiöses Virus lässt sich jetzt nicht mehr nachweisen. Die Anwesenheit des Virusgenoms lässt sich aber durch Kokultivierung und Hybridisierung beweisen. HSV-DNS verbleibt latent auch im ZNS und in den Neuronen des Frankenhäuserschen Plexus der Vagina.

Reaktivierung. In welcher Weise exogene Noxen (Fieber, UV-Einwirkung, Menstruation u. a.) die Reaktivierung des HSV-Genoms bewirken, ist noch nicht klar. Man vermutet ein Nachlassen der zellgebundenen Immunität und zieht hormonale Einflüsse in Betracht. Nach einer Reaktivierung wird HSV in einigen Neuronen des Spinalganglions in relativ großen Mengen gebildet. Das Virus wandert dann über das Axon zurück zur Peripherie. Es verlässt die Nervenendigungen und gewinnt Zugang zu den Epithelzellen der Haut und vermehrt sich dort (s. u.). Damit ist das Stadium der Rekurrenz erreicht. Man bezeichnet als **Rekurrenz** das symptomlose Wiederauftreten von infektiösen Herpes-Partikeln in der Peripherie.

Treten bei der Reaktivierung der persistenten Herpes-Infektion klinische Symptome auf, so spricht man von **Rekrudeszenz** oder gleichsinnig vom **Rezidiv**. Die Rekurrenz tritt häufiger auf als die Rekrudeszenz. Bei immundefizienten und immunsupprimierten Personen kann die Reaktivierung des Virus und seine Ausscheidung mit oder ohne klinische Symptome erfolgen. Rezidive sind bei manchen Menschen häufig, bei anderen selten; bei der Hälfte der Virusträger treten keinerlei Rezidive auf. Bei häufigen Rezidiven an der gleichen Stelle kann sich nach längerer Zeit eine Störung der Sensibilität infolge Ausfalls von Neuronen ergeben.

Die Rolle von Immuneffektoren in der Pathogenese. Vor dem Eintritt in die Epithelzellen der Haut (s. o.) ist das Virus kurze Zeit (im Experiment) durch Antikörper neutralisierbar. Sobald es sich aber erst in den Epithelzellen repliziert, induziert es Mikrofusionen zwischen benachbarten Zellen und breitet sich über Zellverbindungen aus. Zuerst treten im Epithel Chemokine auf, die CD4-Zellen anlocken und IFNγ produzieren. Die weitere Ausbreitung der lokalen Infektion in den Bläschen kann jetzt durch das Austreten von Antikörpern und zellulären Elementen (ADCC und ZTL) blockiert werden. Bei T-Zell-Defekten gibt es andererseits große Ulzera der Haut, z. B. bei AIDS (▶ s. S. 589).

Das HSV ist ein Schulbeispiel für die immunologische **Verfremdung der Zellmembranen** durch Virus-kodierte Glykoproteine. Diese werden membranständig und haben das Vermögen, IgG über dessen Fc-Stück zu binden. Auf diese Weise kann sich die befallene Zelle gegen die zytolytische Wirkung von T-Lymphozyten schützen. Das Glykoprotein C bindet die C3b-Komponente des Komplements und schützt die infizierte Zelle somit vor der C-Lyse.

Infektionen durch HSV 2. Die Primärinfektion erfolgt bei HSV 2 meist über die **Genitalorgane**. Oft werden Kopfschmerzen und Nackensteifigkeit beobachtet. Die HSV2-bedingte **Meningitis** kann primär und als Rezidiv entstehen. Ein beträchtlicher Anteil der Meningitiden verläuft ohne Auftreten eines Haut-Rezidivs. Die Fazialis-Lähmung (Bell's palsy) wird z. T. durch HSV 2 hervorgerufen.

Enzephalitis. Die Enzephalitis wird durch HSV 1 verursacht. Sie befällt die temporalen, orbitoparietalen Gebiete des ZNS und wird als nekrotisierende Enzephalitis manifest. Unbehandelt sterben etwa 70% der Erkrankten; der Rest überlebt mit neurologischen Defekten. Der Grund für die Lokalisation sind möglicherweise HSV-empfängliche Astrozyten des primären Neurons des Bulbus olfactorius (»empfängliches Fenster«). Die Fasern des Bulbus olfactorius sind mit den Regionen des limbischen Systems im Parietallappen verbunden. Man schätzt in etwa 1/3 der Fälle, dass diese zusätzliche Infektion mit Propagation über den N. olfactorius die Ursache ist. In anderen Fällen sind Exazerbationen selbst die Ursache der Enzephalitis; man vermutet ein vom Trigeminus-Ganglion ausgehendes Wandern des Virus oder die Aktivierung von bereits im ZNS vorhandener HSV-DNS.

HSV-Keratitis. Die rezidivierende HSV-Keratitis ist die Folge einer primären Kornealinfektion. Ob das Virus bei Rezidiven aus den sensorischen Ganglien stammt oder latent im Auge verbleibt, ist unklar. – Während die Keratitis dendritica durch das HSV selbst verursacht wird, stehen ursächlich immunpathologische Prozesse bei der Keratitis disciformis des Stromas im Vordergrund. CD4-Zellen mit TH1-Reaktivität und IL 2 sowie IFNγ-Sekretion bewirken diese Entzündung mit Granulozyten und Makrophagen.

Die Fähigkeit des HSV, sich vom Epithel der Kornea in das Stroma auszubreiten, ist durch »Virulenzgene« bedingt. Dies gilt auch für das Vordringen des HSV vom Spinalganglion ins Rückenmark oder in das ZNS (Neuroinvasivität, Neurovirulenz).

Herpes neonatorum. Die »Herpes-Sepsis« der Neugeborenen ist wahrscheinlich die Folge einer ungenügenden Funktion der dendritischen Zellen und Makrophagen (IL-12-Mangel?, TH 2-Reaktivität!). Mütterliche Antikörper verleihen einen gewissen Schutz vor der Infektion und Erkrankung. Meist sind es Infektionen mit HSV2, die schwerer verlaufen als mit HSV1 und sich weniger gut behandeln lassen.

Klinik

Bei einem Großteil der HSV-bedingten Erkrankungen dominiert **Bläschenbildung** auf der Haut und den Schleimhäuten (Mund, Genitale). Hinzu gesellen sich Erscheinungen am Auge, am peripheren und zentralen Nervensystem, an den inneren Organen und im Gastrointestinaltrakt.

Grundsätzlich muss zwischen **Primärerkrankungen** und **Rezidiven** unterschieden werden. Die Inkubationsperiode beträgt bei der Primärinfektion 2–12 Tage (im Mittel sechs Tage).

Primärerkrankungen

Ein Großteil der Primärerkrankungen durch Herpes-Viren sind **Kinderkrankheiten**. Obwohl etwa 90% der Herpes-Infektionen symptomlos bleiben, sieht man die manifeste Primärerkrankung durch Typ 1 relativ häufig, da praktisch alle Kinder infiziert werden. Demgegenüber tritt die Primärerkrankung bei Erwachsenen wegen der relativen Seltenheit der hier in Betracht kommenden Infektionen mit Typ 2 in den Hintergrund.

Gingivostomatitis herpetica. Die Gingivostomatitis herpetica ist eine mit Bläschenbildung einhergehende Entzündung der Mundschleimhaut und des Zahnfleisches im Bereich der vorderen Mundhöhle. Die Bläschen mazerieren und ulzerieren leicht und zeigen dann einen blutigen Grund. Die Primärinfektion kann sich als Rhinitis, als Tonsillitis oder als Pharyngitis mit Lymphknotenschwellungen und Fieber manifestieren. Zur **Differenzialdiagnose** müssen die Herpangina und Stomatitiden anderer Genese (Stomatitis aphthosa, Agranulozytose) in Betracht gezogen werden (◘ Abb. 667).

Vulvovaginitis herpetica. Es kommt zu einer Entzündung des weiblichen Genitale einschließlich der Zervix mit weißen, scharf abgegrenzten plaqueartigen Herden. Die Herde erinnern an Aphthen. Auch am Penis gibt es Bläschenbildungen. Die Affektionen kommen bei Jugendlichen und Erwachsenen meist nach Infektion mit dem HSV 2 vor (90%). Liegt bereits eine orale HSV 1-Infektion vor, so verläuft eine genitale Primärinfektion i. Allg. etwas leichter. Nur etwa 20–40% aller genitalen HSV2-Primärinfektionen sind apparent.

Keratokonjunktivitis herpetica. Es entsteht eine Hornhauttrübung mit Bläschenbildung im Epithel der Kornea und auf der Bindehaut, ohne Schmerzen auszulösen. Auf der Kornea kann es zu verschiedenartig geformten dendritischen Ulzera (◘ Abb. S. 670) kommen. Die Infektion kann aber auch nach einiger Zeit in die Tiefe vordringen (»metaherpetische Ulzeration«) und durchbricht dabei die Bowmannsche Kapsel in das Stroma, wobei eine interstitielle Herpes-Stroma-Keratitis zustande kommt. Nach mehreren Rezidiven kann der Prozess mit Iridozyklitis oder Panuveitis über Narbenbildungen und Neovaskularisierung zu Blindheit führen. Dauernde Gaben von ACG oral verhindern die Rezidive.

Ekzema herpeticum. In Hautgebieten mit atopischen Ekzem-Effloreszenzen breitet sich die sonst lokal verbleibende bläschenförmige Herpes-Effloreszenz diffus aus und ergreift ausgedehnte Hautbezirke. Bei der Abheilung bilden sich dicke Krusten. Es ist eine **bedrohliche Erkrankung:** Gabe von Aciclovir (◘ Abb. S. 668).

Meningitis und Meningoenzephalitis. Die primäre **Herpes-Meningitis** wird durch den Typ 2 verursacht. Sie ist gutartig, zeigt eine anfängliche Vermehrung der Neutrophilen; später finden sich nur noch Lymphozyten im Liquor. Dagegen ist die primäre, durch HSV 1 verursachte **Meningoenzephalitis herpetica** eine ernste Krankheit, die tödlich ausgehen kann; Häufigkeit 2,3 pro 10^6/Jahr. Sie bildet klinisch die allgemeinen Symptome einer Enzephalitis aus (Erbrechen, Krämpfe, Bewusstseinstrübung, Fieber, Kopfschmerzen, Koma, Lähmungen).

Herpes neonatorum. Die Infektion durch HSV 2 (selten Typ 1) erfolgt meist im Geburtskanal; selten ist die Infektion nosokomial bedingt (Vater, Säuglingsschwester). Besonders gefährdet sind frühgeborene Kinder. Es gibt drei Formen:

- Bläschen auf der Haut, im Mund und am Auge;
- Enzephalomyelitis;
- Generalisierte »Herpessepsis« mit Splenomegalie, Ikterus, Bläschen, Enzephalomyelitis; oft auch ohne Bläschen. Sie entwickelt sich z. T. aus der erstgenannten Form.

Oft sind Herpesläsionen im Bereich des Genitale der Mutter zu finden, die Infektionen erfolgen aber in etwa 70% ohne erkennbare Bläschen. Übertragungen treten auch dann auf, wenn in der Vorgeschichte (Partner!) kein Anhalt für eine symptomatische Genitalinfektion vorhanden ist. Das Risiko für die Übertragung des HSV von der Mutter auf das Neugeborene beträgt bei einem Primärherpes etwa 50%, weil der Immunapparat noch nicht stimuliert ist, bei einem Rezidiv aber (apparent oder inapparent) nur etwa 5%.

Der Herpes neonatorum führt unbehandelt in 80% zum Tode, Infektionen mit dem Typ 2 haben eine schlechtere Prognose als die mit dem Typ 1. Glücklicherweise ist die Krankheit selten (ein Fall auf 3000–12 000 Geburten).

Seltene Erkrankungen. Seltenere Formen der primären Herpesinfektion sind **Bläschenbildungen** am Stamm oder an den Fingern, z. B. bei Schwestern und Krankenpflegern sowie Ringkämpfern (herpetic whitlow, herpetisches Panaritium). Selten ist auch die **Hepatitis** mit oder ohne Immundefekt, die Ösophagitis und der Befall des Duodenums. Bei Homosexuellen beobachtet man eine Herpes-Proktitis und eine Herpes-Urethritis: Gabe von ACG.

Primärinfektionen in der Frühschwangerschaft sind wegen der hohen Durchseuchung selten, HSV-bedingte Embryopathien sind fraglich.

Rezidive

Auslösende Momente für Rezidive sind: Fieberhafte Infekte, Sonnenbrand, Röntgenbestrahlung, Menstruation, akute Gastritis. Die Bezeichnung »Schreckblase« deutet auch auf die Möglichkeit hin, eine Herpes-Exazerbation durch psychische Einwirkungen auszulösen.

Herpes simplex. Meist tritt die Exazerbation als Herpes simplex »recidivans« auf. Es treten – meistens an Übergangsstellen zwischen Haut und Schleimhaut – juckende Papeln auf, die sich schnell zu prallen Bläschen entwickeln. Die Bläschen sind 1–3 mm groß und haben einen klaren Inhalt. Sie heilen unter Krustenbildung ab. Betroffen ist die Nasolabialgegend (Herpes labialis, Herpes facialis) und zunehmend häufiger der Genitalbereich (Herpes genitalis). Oftmals werden beim Rezidiv Kopfschmerzen, Fieber und lokale Lymphknotenschwellungen sowie Meningismus beobachtet. Sehr schwer verlaufen Rezidive mit Generalisation bei AIDS-Patienten. Genitale Infektionen rezidivieren bei ihnen häufiger als orale.

Herpes-Keratitis. Eine weitere Manifestation ist die rezidivierende Herpes-Keratitis. Die Bläschen können ulzerieren. Die Krankheit ist langwierig und dauert oftmals Monate. Die Prognose ist nicht immer gut, weil die Entzündung in das Stroma vordringen kann und durch die Rezidive Hornhauttrübungen und Blindheit auftreten (Abb. s. S. 668).

Herpes-Meningitis. Als ernste Form der Exazerbation kann auch eine Herpes-Meningitis auftreten. Sie bietet das gleiche Krankheitsbild wie die primäre Herpes-Meningitis, meist durch HSV 2 verursacht.

Polyneuritis. Eine Polyneuritis (Guillain-Barré-Syndrom) kommt wahrscheinlich ebenso im Gefolge von Rezidiven vor.

Immunität

Im Verlauf einer primären HSV-Infektion entstehen zunächst IgM-Antikörper. Sie treten wenige Tage nach der Erkrankung auf. Die Glykoproteine des HSV spielen dabei eine wichtige Rolle. Sie reagieren weitgehend typenüberkreuzend.

Nach einer Primärinfektion entstehen neutralisierende und komplementbindende Antikörper der Klasse IgG sowie IgA-Antikörper. Die IgG-Antikörper lassen sich lebenslang nachweisen. Ihr Titer im Serum (KBR) ist weitgehend stabil; man nimmt an, dass wiederholte Boosterungen durch Rekurrenzen oder Rekrudeszenzen auftreten. Größere Titerschwankungen lassen sich jedoch kaum beobachten. IgM-Antikörper treten während eines Rezidivs nur sehr selten auf.

Zelluläre Immunreaktionen (ADCC, CD4- und CD-8-Lymphozyten sowie die Helferzell-abhängige Antikörperbildung) spielen die wichtigste Rolle bei der Limitierung der HSV-Infektion in den Organen und den Schleimhäuten. IgA-Antikörper-Anstiege bzw. hohe Titer werden sowohl nach genitalen Primärinfektionen mit HSV 2 als auch nach Rekurrenzen oder Rekrudeszenzen regelmäßig beobachtet, während die IgA-Antikörper nach Rekurrenzen mit HSV 1 kaum ansteigen.

Klinische Differenzialdiagnose

In die klinische Differenzialdiagnose zwischen primärem und rezidivierendem Herpes sind folgende Überlegungen mit einzubeziehen:
- Die extragenitale Primärinfektion kommt praktisch nur bei kleinen Kindern vor. Bei Erwachsenen tritt der orale Herpes nur als Exazerbation auf.
- Die genitale Primärinfektion tritt vornehmlich nach dem 15. Lebensjahr auf. Auch hier gibt es Rezidive.

Die **Herpes-Enzephalitis** wird durch Elektro-Enzephalogramm, Computertomogramm, NMR-Spektrum diagnostiziert. **Diagnostik der Wahl ist die PCR im Liquor** mit Wiederholung.

Die wichtigsten Symptome sind Kopfschmerzen, Fieber, Somnolenz, Sprachschwierigkeiten und Lähmungen. Tritt Bewusstlosigkeit (Koma) hinzu, so sind die Wirkungsmöglichkeiten der Chemotherapie gering. Der **Herpes neonatorum** ist klinisch meist unauffällig (= »unklare Sepsis«). Also: Aufpassen und Herpesanamnese der Mutter!

Mukositis der Mundhöhle durch HSV und Bakterien (Immundefekte).

Labordiagnose

Die Labordiagnose der HSV-Infektionen umfasst Virusisolierung oder PCR aus den Bläschen und Antikörpernachweis. Bei Primärinfektionen lässt sich HSV in Blutmonozyten nachweisen (PCR).

Die **Isolierung des HSV** wird in Zellkulturen vorgenommen. Als Untersuchungsmaterial dienen Rachenspülwasser, Rachenabstriche, Bronchiallavage, Liquor, Tränenflüssigkeit und Bläschenflüssigkeit; bei Autopsien entnimmt man Gewebeproben aus Gehirn und Leber. Typisch sind die nukleären Einschlusskörperchen in der Zellkultur oder im Gewebe. Der endgültige Nachweis erfolgt durch Neutralisation mit bekannten Seren. Bei Knochenmarktransplantierten ist die Isolierung des HSV aus Rachenabstrichen bei Mukositis und zur Beurteilung der Immunitätslage wichtig.

Serologische Diagnose

Die **serologische Diagnose** erfasst im Neutralisationstest, in der KBR und im ELISA Antikörper der Klasse IgM, IgG und IgA. Nur deutliche Titeranstiege dürfen verwertet werden; sie kommen fast nur bei Erstinfektionen vor. Eine Differenzierung der HSV1- und 2-Antikörper ist bisher nicht routinemäßig möglich, sie gelingt jedoch bei der Verwendung der Glykoproteine G oder C als Antigen.

Therapie

Mit der **Behandlung ist bereits bei Verdacht** auf eine **HSV-Enzephalitis** zu beginnen.

Die Folgen einer HSV-Enzephalitis lassen sich durch rechtzeitigen Beginn der Behandlung deutlich abschwächen, dabei ist vorzugsweise Acycloguanosin (ACG, Aciclovir) angezeigt. Auch der meist tödliche Herpes der Neugeborenen und das Ekzema herpeticum lässt sich durch Acycloguanosin behandeln; die HSV 1-infizierten Kinder haben nach der Behandlung eine bessere Prognose als HSV 2-infizierte.

Die **oberflächliche epitheliale Keratitis herpetica** wird lokal mit ACG behandelt; breitet sich der Prozess in die Tiefe aus, ist ACG systemisch angebracht. Keinesfalls darf Kortison im frühen Stadium angewandt werden; es ist nur bei den tiefliegenden Formen (zugleich mit ACG!) indiziert (K. disciformis).

Rezidive können oberflächlich leicht oder tiefgreifend schwer (z. B. bei AIDS) verlaufen.

Es wird entsprechend behandelt. Lokal auf der Konjunktiva kann auch Penciclovir-Creme (Cidofovir, »Vectavir«) oder $ZnSO_4$-Gel benutzt werden.

Prävention

Allgemeine hygienische Maßnahmen. Nosokomiale Infektionen in Krankenhausabteilungen für Neugeborene und für Immunsupprimierte sollten sich durch allgemeine Hygiene vermeiden lassen. Auf entsprechende Fürsorge haben auch Leukämiekranke und Zytostatikabehandelte Patienten Anspruch. Schließlich sollten auch Ekzemträger vor Herpes-Infektionen geschützt werden (Ekzema herpeticum).

Maßnahmen unter der Geburt. In der Geburtshilfe ist u. U. eine gezielte Prophylaxe notwendig: Zeigt eine Schwangere die Zeichen einer primären oder rezidivierenden genitalen Herpeserkrankung (in Form der Vulvovaginitis herpetica), so ist die **Schnittentbindung** angezeigt. Das Neugeborene kann durch die Gabe von **Gamma-Globulin** zusätzlich Schutz erfahren; besonders indiziert ist diese Maßnahme dann, wenn ein frühgeborenes Kind auf natürlichem Weg zur Welt gekommen ist und die Mutter Herpesbläschen zeigt: Zusätzliche Gabe von Acycloguanosin an das Neugeborene.

Schutzimpfung. Die bisher angebotenen Impfstoffe zur Verhütung von Primärinfektionen oder von HSV-Rezidiven sind im Sinne eines spezifischen Immunschutzes wirkungslos; sie lösen allenfalls Plazebo-Effekte aus.

Chemoprophylaxe. Eine Chemoprophylaxe von rezidivierenden Genitalinfektionen lässt sich längerfristig durch orale Gaben von Acicloguanosin oder besser von Valaciclovir betreiben. Das in den Ganglien befindliche Virus wird aber nicht eliminiert. Alle Herpesefforeszenzen (HSV1 und 2) können **frühzeitig** mit einer der genannten Substanzen behandelt werden.

Meldepflicht. Enzephalomyelitis.

Anhang

Erythema exsudativum multiforme. Dieses Exanthem in typischer klinischer Ausprägung tritt oft nach HSV-, seltener nach VZV-Rezidiven auf. Häufig wird es sonst nach Infektionen mit Mycoplasma pneumoniae, Adeno-Viren, EBV und Mycobacterium tuberculosis beobachtet. Es soll etwa 10 Tage nach den Virusrezidiven auftreten, man vermutet eine Überempfindlichkeitsreaktion; das Virus lässt sich jedoch nicht nachweisen. Die rechtzeitige Behandlung des Rezidivs mit Acicloguanosin verhindert das Auftreten.

In Kürze

Herpes-simplex-Virus

Virus. Doppelstrang-DNS-Virus aus Ikosaeder-Kapsid mit Spike-besetzter Hülle. Leicht züchtbar, Replikation in drei Phasen. Zwei Typen: Oral (HSV 1) und genital (HSV 2). Artspezifische Viren, weltweit.

Epidemiologie. HSV 1: Durchseuchung fast 100%; etwa 10% apparente Primärinfektionen; HSV 2: Genitale Durchseuchung geringer, beginnt mit Intimverkehr (Risikogruppen!), nur etwa 20–40% apparent.

Übertragung. Übertragung durch Kuss, Geschlechtsverkehr, durch Verletzungen am Finger, bei Geburt. Virus in Speichel, Genitalsekreten, Bläschen.

Pathogenese. Orale und genitale Primärinfektion – Wanderung zu sensorischen Spinalganglien, Latenz, Reaktivierung durch Stress, UV-Strahlen; Rekurrenz in der Peripherie bzw. apparente Rekrudeszenz mit Bläschenrezidiv. Persistenz von DNS im ZNS.

Klinik. Primäre Gingivostomatitis herpetica, Vulvovaginitis herpetica, Keratokonjunktivitis, Ekzema herpeticum, Meningitis, Meningoenzephalitis, Herpes neonatorum. Rezidivierend als Herpes labialis bzw. genitalis. Rezidive auch bei Keratokonjunktivitis. Bei Immundefekten (AIDS) Gefahr der Generalisation. Erythema exsudativum multiforme als Folgekrankheit.

Immunität. Rezidive trotz humoraler Antikörper und zellvermittelter Immunaktivität.

Labordiagnose. Bei Primärinfektion KBR und IgM-, IgG-ELISA, Virusisolierung. Bei Rezidiven nur selten IgM-Reaktion und kaum Titerbewegungen. Enzephalitis: PCR mit Liquor.

Therapie. Acycloguanosin, u.a.; bei Bläschen-Eruptionen auch prophylaktisch, bei Enzephalitis bereits bei Verdacht. Oral: Valaciclovir oder Famciclovir.

Prävention. Screening von Frauen vor Geburt auf HSV im Genitale zur Verhinderung des Herpes neonatorum. Orale Gabe von ACG.

Meldepflicht. Enzephalitis.

15.2 Varizellen-Zoster-Virus

> **Steckbrief**
>
> Das Varizellen-Zoster-Virus (VZV) ruft die Windpocken (Varizellen) hervor. Nach der Primärinfektion verbleibt das VZV in den Spinalganglien. Bei Reaktivierung: Zoster (Gürtelrose). Das Virus ist serologisch und biologisch einheitlich. Die ätiologische Einheitlichkeit beider Krankheitsformen wurde 1931 durch Übertragung des »Zoster-Virus« auf empfängliche Kinder bewiesen; die Empfänger erkrankten an Windpocken. Das VZV kommt nur beim Menschen vor. Bei Immundefekten treten schwere Generalisations-Erkrankungen auf. Nur 1 Serotyp.

15.2.1 Beschreibung

Morphologie und Genom

Das VZV ist ein typisches Herpes-Virus. Das Genom enthält 125 kbp.

Züchtung

Die Züchtung gelingt in menschlichen Embryonalzellen, in den Kernen sind **Einschlusskörperchen** nach Fixierung zu erkennen.

15.2.2 Rolle als Krankheitserreger

Epidemiologie

Der weitaus größte Teil der Kinder macht die Windpocken bis zum 15. Lebensjahr durch, die Infektion verläuft stets apparent. Eine primäre Empfänglichkeit ist stets vorhanden: Die Infektion besitzt eine hohe Kontagiosität. Das Ansteckungsmaximum liegt bei 2- bis 6-jährigen Kindern, bereits junge Erwachsene sind zu >95% seropositiv. Varizellen treten endemisch-epidemisch auf; hierbei sind der Winter und das Frühjahr die Haupterkrankungszeiten.

Übertragung

Die Infektion erfolgt von Mensch zu Mensch als Tröpfcheninfektion aerogen oder durch direkten Kontakt mit Bläschenmaterial. Virus-Emittent ist der akut an Varizellen Erkrankte. Oftmals ist der Zoster der Eltern oder Großeltern eine Ansteckungsquelle für die Kinder und Enkel. Varizellen sind wahrscheinlich die kontagiöseste Krankheit, die wir kennen: Die Übertragung von infektiösem Virus durch Luftzug über verschiedene Räume hinweg (»fliegender Infekt«) ist verschiedentlich beobachtet worden; die Bezeichnung »Windpocken« spiegelt diese Beobachtung wider. Die **Kontagiosität der Varizellen** ist größer als diejenige der Pocken. Der Infizierte wird 2 Tage vor Ausbruch der Erkrankung kontagiös und scheidet dann für etwa eine Woche das Virus massiv aus. Die Kontagiosität erlischt erst mit dem völligen Abheilen des Exanthems, d. h. mit dem Abfall der Borken. Man kennt auch exogene Reinfektionen, die einen Zoster auslösen.

Pathogenese

Das Virus verbleibt nach der Primärinfektion lebenslang latent und kann später Rezidive hervorrufen. Unter diesen ist die sporadisch als Zoster auftretende Neuritis der Erwachsenen (Zoster, **Gürtelrose**) die wichtigste Erscheinungsform.

Eintrittspforten sind der Nasenrachenraum und die Konjunktiven. Das Virus gelangt von der Eintrittspforte über eine Replikationsphase in den Lymphknoten über eine 1. Virämie in das RES und besiedelt von dort mittels einer 2. Virämie die Haut und die Schleimhäute; dort verursacht es das typische Exanthem und Enanthem.

Vermutlich gelangt das Virus während der akuten Erkrankung von der Haut neurogen in die Spinalganglien. Besiedelt werden die sensorischen Ganglien entlang der Wirbelsäule bzw. die Ganglien der Gehirnnerven. Das Genom verbleibt nur in den Kernen der Neuronen, wobei mehrere Genregionen transkribiert werden. Nach der Reaktivierung erfolgt die Replikation in Neuronen und Gliazellen. Der Zoster wird durch eine Ganglionitis nach der Reaktivierung verursacht, die monatelang starke postzosterische Schmerzen verursachen kann (5–10% aller Zosterfälle).

Klinik

Die Inkubationszeit beträgt 16–21, die Dauer der Erkrankung 10 Tage. Zunächst bilden sich kleine Papeln und dann Streichholzkopf-große, einzeln stehende, nicht-gekammerte Bläschen mit anfänglich wässerigklarem, später trübem Inhalt, die große Mengen an Virus enthalten. Die Bläschen der Haut und auf der Zunge (Abb. S. 668) sind von einem roten Saum umgeben; sie jucken und werden von Patienten oft zerkratzt. In späteren Stadien zeigen die unverletzten und größeren

Bläschen eine zentrale Delle. Die **Bläschen entstehen in Schüben.** Man findet auf der Haut nebeneinander die verschiedenen Entwicklungsstadien der Effloreszenz von der Papel bis zur Borke (»Sternenhimmel«) (◘ Abb. S. 669). Die Bläschen können nach Verletzung durch Kratzen bakteriell superinfiziert werden und vereitern. Dann entstehen kreisrunde Narben von etwa 2–3 mm Durchmesser.

Die Infektion der **Kinder** verläuft stets manifest, aber häufig afebril. Der Verlauf ist häufig so leicht, dass die übrigen Symptome nicht beachtet werden (»Spielplatz-Varizellen«). Bei seronegativen Erwachsenen und Schwangeren verlaufen die Varizellen dagegen oft schwer und hämorrhagisch, z.T. mit Pneumonie und Enzephalitis.

Komplikationen. In seltenen Fällen entstehen als Komplikationen der Varizellen Otitis, Pneumonie, Hepatitis oder Nephritis. Als schwerwiegende Weiterung imponiert die Meningoenzephalitis, meist als Zerebellitis mit Ataxie. Sie heilt aber meist ohne Folgen aus. Selten ist eine Fazialisparese und die Polyradikuloneuritis vom Typ Guillain-Barré. Eine schwere Neurodermitis kann durch VZV infiziert werden: ACG!

Bei Kortison-behandelten Kindern und Erwachsenen, bei Leukämiepatienten, bei immunsupprimierten Transplantat-Empfängern und bei AIDS-Kranken verläuft die Krankheit oft bösartig-generalisiert im Sinne einer **hämorrhagischen Allgemeininfektion.** Die hierbei auftretenden **VZV-Pneumonien (Schwangerschaft!)** sind gefürchtet. Bei immunsupprimierten oder -defekten Patienten (M. Hodgkin, AIDS, Leukämien, Knochenmarktransplantierten) tritt in 30–50% schwerer Zoster mit einer Letalität von 3–5% auf.

Eine **Varizellenerkrankung von Graviden** tritt wegen der frühzeitigen, hohen Durchseuchung nur in 0,1–0,7‰ auf, die Übertragung auf den Embryo erfolgt in 25%, das Risiko für die Embryopathie (hypoplastische Gliedmaßen, Hautläsionen, ZNS- und Augenschäden) beträgt bis zur 13. SSW <1%, in der 13.–20. SSW 2% und ist danach negativ. Gegen Ende der Schwangerschaft auftretende Primärinfektionen der Mutter können das Kind in utero infizieren (Risiko 20% für perinatale Varizellen, die Letalität beträgt dabei 20%). Es kann dann mit Narben oder Bläschen geboren werden.

Herpes Zoster (Gürtelrose). Nach Abheilung der Varizellen bleibt eine mit Viruslatenz verbundene lebenslange Immunität bestehen. Das latente Virus kann bei Nachlassen der Immunität Rezidive verursachen. Diese entwickeln sich meist ohne erkennbare Ursache; in einzelnen Fällen kann man dafür Kachexien, Tumoren, Abwehrinsuffizienz – etwa durch Leukämie (5–10% aller Fälle) oder durch zytostatische Therapie – verantwortlich machen. Die Rezidive verlaufen, durch die noch bestehende Teilimmunität bedingt, nicht als generalisiertes Exanthem, sondern als lokal begrenzte Neuroradikulitis mit Bläschen (Zoster, Gürtelrose) (◘ Abb. S. 667). In aller Regel treten die Rezidive entlang den Austrittsstellen eines Nerven in der Haut auf, die beim Trigeminus-Befall im Gesicht als **Zoster ophthalmicus** oder **oticus** am Auge bzw. am Ohr, bei Befall von Interkostalnerven als Gürtelrose entsprechend dem Innervationssegment eines Nerven auftreten (◘ Abb. S. 669). Für den Zoster kommen überwiegend ältere Kinder, Erwachsene und Senioren in Betracht. Bei stärker reduzierter Immunitätslage (Kortison!) kann ein generalisierter Herpes Zoster mit Pneumonie auftreten (Lebensgefahr!). Heftige »postherpetische« Schmerzen mit Ganglionitis sind bei Senioren häufig. Man kennt auch periphere Fazialislähmungen »sine herpete«.

Der Beginn der Schmerzen kann auch vor dem Auftreten der Bläschen erfolgen!

Immunität

Im Verlauf der Varizellen-Infektion entstehen IgM- und IgG-Antikörper, die sich im ELISA nachweisen lassen. IgG-ELISA-Antikörper persistieren lebenslang, komplementbindende Antikörper verschwinden einige Jahre nach der Infektion. Durch eine Exazerbation in Form des Zosters erfolgt ein sehr deutlicher »Booster« der Antikörperbildung mit IgM-Reaktion (Gegensatz: HSV-Rezidive). Anfangs wirken NK-Zellen und Interferone virushemmend. Bestimmend für den Schutz ist die T-Zell-vermittelte Immunität. Je höher der Lymphozyten-Stimulationsindex ist, desto geringer ist die Zoster-Gefahr. Eine Leihimmunität besteht bis 6 Monate.

Labordiagnose

Die klinische Diagnose bereitet i. Allg. keine Schwierigkeiten. Die Virusisolierung ist nicht üblich. Für die affirmative Varizellendiagnose dient der Antikörpernachweis. Er wird mit einem IgM- und IgG-ELISA vorgenommen. Bei pränatal infizierten Kindern lassen sich nie IgM-Antikörper nachweisen. Die Plazenta zeigt keine Hinweise auf eine VZV-Infektion (Ggs. Röteln, ZMV). Die Meningoenzephalitis wird im Liquor mittels der PCR diagnostiziert.

Therapie

Zwei Krankheitsbilder bedürfen der antiviralen Therapie: Der Zoster und die schweren Varizellen-Komplikationen der Immunsupprimierten. I. Allg. verabreicht man systemisch hohe Dosen von Acycloguanosin (ACG) oder oral Brivudin (BvdU) in Kombination mit »ZIG« (Zoster-Immun-Globulin). Famciclovir und BvdU wirken deutlich besser beim Zoster als ACG. Zoster und Postzosterneuralgien werden **frühzeitig** mit Valaciclovir, Famciclovir oder Brivudin behandelt. Beim Vorliegen einer Immundefizienz ist die Behandlung dringlich. Bei einem leichten Zoster ohne Schmerzen erübrigt sich eine Therapie. Beim Auftreten von **Varizellen bis 5 Tage vor der Geburt** wird ZIG für Mutter und Kind verabfolgt; treten diese bis 2–4 Tage nach der Geburt auf, sollten Mutter und Kind Brivudin sowie das Kind ZIG erhalten. Eine Pneumonie in der >20. SSW erfordert vom Tage des Exanthems an ACG hochdosiert oral oder i.v.

Prävention

Allgemeine Maßnahmen. Alle Säuglingsschwestern sollten auf das Vorhandensein von Antikörpern gegen das VZV zur Verhinderung von Infektion und Übertragung getestet werden. Varizellenkranke Kinder müssen isoliert oder ggf. aus der Klinik entlassen werden.

Immunglobulin-Prophylaxe bei Schwangeren. Der Nachweis einer frischen (IgM-positiven) VZV-Infektion in der Frühschwangerschaft ist keine strenge Indikation zu einer Interruption, da nur 1–2% der Schwangeren mit einer primären VZV-Infektion Schäden beim Kind zeigen. Die gesund geborenen Kinder sollten jedoch serologisch kontrolliert und hinsichtlich ihrer geistigen Entwicklung beobachtet werden. Um das Risiko möglichst ganz auszuschalten, betreibt man die spezifische Prophylaxe mit Immunglobulin: Ist eine seronegative Schwangere mit einem Varizellen-Kranken in Kontakt gekommen, ist so schnell wie möglich nach der Exposition die Verabfolgung von VZV-Immunglobulin (»ZIG«) angezeigt. Dies gilt für die gesamte Dauer der Gravidität. Das Immunglobulin soll Mutter und Kind eine Varizellen-Erkrankung ersparen. Der Antikörperpegel muss kontrolliert werden, ob die Infektion auch tatsächlich verhindert wurde.

Erfolgt eine Exposition gegen Ende der Schwangerschaft oder perinatal (–5 Tage bis +2–4 Tage), so ist die Gabe von ZIG so schnell wie möglich erforderlich; dies gilt auch für Neugeborene von Müttern mit perinatalen Varizellen.

Schutzimpfung. Es wird eine generelle VZV-Impfung angestrebt (mit MMR kombiniert). Die Lebend-Vakzine ist bei gesunden und bei immundefizienten Kindern sicher und gut wirksam. Das Impfvirus wird latent und kann nach Jahren als leichter Zoster in Erscheinung treten. Bei 5% der Impflinge treten wenige Bläschen auf (sehr geringe Kontagiosität). Wichtig ist sie bei Neurodermitikern. Sie wird empfohlen bei Kindern mit Immundefekten und deren Familien sowie vor Graviditäten von Seronegativen. Die Stiko empfiehlt die **Impfung von Jugendlichen** (Alter 12–15 Jahre), wenn sie keine Varizellenanamnese haben; weiterhin ist die VZV-Impfung eine **Indikationsimpfung** (Immundefekte aller Art, u.a.).

Meldepflicht. Meldepflicht besteht bei Erkrankungen in größeren Gemeinschaften und bei Enzephalitis.

> **In Kürze**
>
> **Varizellen-Zoster-Virus**
>
> **Virus.** Typisches Virus der Herpes-Gruppe.
>
> **Epidemiologie.** Sehr hohe und frühzeitige Durchseuchung. Nur beim Menschen.
>
> **Übertragung.** Von Bläschen (Windpocken, Zoster) auf Empfängliche, Aerosol (»Windpocken«).
>
> **Pathogenese.** Analog HSV, lebenslange Latenz in Spinalganglien; Zoster ist ein Rezidiv einer früheren Windpocken-Infektion im Bereich eines Dermatoms.
>
> **Klinik.** Inkubationszeit 16–21 Tage. »Windpocken« mit sternkartenartig verteilten Bläschen, Zoster (Stamm, Extremitäten, Auge, Ohr).
>
> **Immunität.** Humorale Antikörper, wichtig sind zellvermittelte Immunreaktionen (Interferon, NK-Zellen, ADCC, ZTL). Bei Nachlassen: Zoster.
>
> **Labordiagnose.** IgM- und IgG-Antikörperanstieg im ELISA, KBR. Unklare Fälle: PCR.
>
> **Therapie.** Bei schwerem Zoster und Zosterschmerzen: Acycloguanosin, Valaciclovir, Famciclovir oder Brivudin ebenso bei der VZV-Pneumonie der Immunsupprimierten.
>
> **Prävention.** Ein Impfstoff wirkt gut, prophylaktisch wirken Immunglobuline bei Immungeschädigten und bei Schwangerschaftsinfektionen.
>
> **Meldepflicht.** Erkrankungen in größeren Gruppen; Enzephalitis.

15.3 Zytomegalie-Virus

> **Steckbrief**
>
> Der Pathologe Ribbert hat 1881 auf große Zellen mit Einschlusskörperchen in den Speicheldrüsen hingewiesen. Goodpasture prägte 1921 die Bezeichnung Zytomegalie. Für den Menschen ist nur das humane Zytomegalie-Virus (ZMV) (Speicheldrüsenvirus-Krankheit) pathogen; es erzeugt **Embryopathien**, **Mononukleose-ähnliche Krankheitsbilder** und bei AIDS **Chorioretinitis**, **ulzeröse Kolitis**, **Gastritis** sowie **Pneumonie und Enzephalitis**. Das ZMV ist bei Immundefekten (AIDS und Transplantationen) von großer Bedeutung. Das ZMV geht in Latenz und wird intermittierend ausgeschieden. Es ist ein Meister der Ausschaltung des Immunsystems.

15.3.1 Beschreibung

Morphologie und Genom

Das serologisch einheitliche Zytomegalie-Virus ist ein typisches Virus der Herpesgruppe. Seine DNS umfasst 235 kbp. Genotypen und Polymorphismen des ZMV bestimmen den Tropismus (Lymphozyten, Knochenmark, Embryopathogenität) und Virulenzeigenschaften.

Züchtung

Es vermehrt sich nur in menschlichen Fibroblasten (Lunge, Vorhaut), die Replikation erfolgt langsam. **Einschlusskörperchen** im Kern geben ihm ein »**eulenaugenartiges**« Aussehen.

15.3.2 Rolle als Krankheitserreger

Epidemiologie

Die Infektion kann **horizontal** nach der Geburt, aber **vertikal** vor der Geburt erfolgen.

Die Ansteckung hat bis zum 35. Lebensjahr etwa 50–80% der Menschen erfasst. Die Durchseuchungsrate variiert jedoch je nach dem Lebensstandard bzw. dem sozialen Status; in Deutschland sind 40–70% der Bevölkerung infiziert.

Im Gegensatz zu den Verhältnissen bei Masern und bei Röteln findet man sogar auf entlegenen Inseln mit geringer Bevölkerungszahl ständig ZMV-Infektionen.

Übertragung

Die Übertragung erfolgt als **Tröpfcheninfektion** über den Respirationstrakt und bei engem Kontakt als Schmierinfektion und beim Stillen. Die Übertragung kann außerdem als iatrogene oder nosokomiale Infektion, z. B. auf Kinderstationen und schließlich auch durch Geschlechtsverkehr (Mehrfachinfektionen!), erfolgen.

Eine **Primärinfektion** kann auch durch Bluttransfusionen oder durch transplantierte Organe erfolgen. Die Ausscheidung dauert oftmals monate- und jahrelang mit variabler Stärke, die Ausscheidungsfrequenz und -stärke nimmt bei einer Gravidität zu.

Als **postnatale Infektionsquellen** kommen v. a. gesunde Kleinkinder, Kinder und Jugendliche in Betracht. Innerhalb eines halben Jahres infizieren sich 50% aller Familienangehörigen, wenn ein Mitglied das Virus in die Familie hineingetragen hat.

Bei **Neugeborenen** wird das **intrauterin** übertragene Virus in 0,3–2,5% mit dem Urin ausgeschieden; bei Kindern bis zu 5 Jahren ist die Ausscheidungsquote mit 10–30% besonders hoch, bei **Erwachsenen** bei 0–2,5%. Außer im Urin und im Speichel findet sich das Virus auch im Sperma, in den Zervixsekreten, in der Muttermilch (Reaktivierung!) und in der Tränenflüssigkeit. 90% aller immunsupprimierten Personen scheiden das ZMV mit dem Urin aus.

Pathogenese

Primäre Replikation. Die primäre Virusreplikation erfolgt vermutlich in den Epithelzellen des Oropharynx. Man hat Virus-DNS auch in den Leukozyten der Tonsillen festgestellt.

Ausbreitung. Im Organismus breitet sich der Erreger der Zytomegalie hämatogen als intrazelluläres Virus in viele Organe aus (**Leukovirämie**). Hierbei befindet sich das Virus in Granulozyten, Monozyten, T-Lymphozyten und zirkulierenden Endothel-Zellen sowie in B-Zellen.

Latente Infektion. Das ZMV führt bei Kindern und jungen Menschen zu Infektionen, die in der Regel inapparent verlaufen. Alle Infektionen gehen in Latenz über: Sie bewirken lebenslanges Virusträgertum, Reaktivierungen sind häufig.

Hauptlatenzorte sind Speicheldrüsen, Lunge, Brustdrüsen und Nieren. Das Virus kommt vorzugsweise in den Epithelien vor, welche die Ausführungsgänge der Speicheldrüsen (»Speicheldrüsen-Virus«) auskleiden, niemals aber in Bindegewebszellen. In der Niere findet sich das Virus in den Zellen der Tubuli sowie ebenso latent in Monozyten, Gefäßendothelien sowie in Knochenmarkzellen. Bei Autopsien werden oft **Zytomegalie-Einschlusskörperchen** (Speicheldrüsen, Nieren) als Folge der Reaktivierung einer latenten Infektion festgestellt.

Je schwerer die Infektion verläuft, desto mehr Organe sind betroffen. Beim Neugeborenen sind zahlreiche Organsysteme befallen. Bei Jugendlichen oder Erwachsenen treten eher organtypische Infektionen auf. Personen mit präexistierender Immunität haben bei Immundefekten ein geringeres Risiko für generalisierende Infektionsverläufe.

Status der DNS in der Latenz. Ein typisches Latenzstadium in Zellen der myeloischen Reihe und der Lunge erscheint gesichert, das latente Genom wird stufenweise reaktiviert (Maus). Bezüglich Virusausscheidung im Drüsenepithel erfolgt vermutlich eine langsame Replikation mit einem primären Zellschaden, die Zelle stirbt dann vermutlich nach einiger Zeit ab (Einschlusskörperchen). Die Infektion geht vorher auf andere Zellen über. Es ist gelungen, eine zelltransformierende Region auf dem Virusgenom zu identifizieren. Das Protein bindet an p53 (▶ s. S. 480) und steigert die Zellteilungsrate.

Pathologische Auswirkungen der Infektion. Schwerwiegende Auswirkungen der Infektion treten bei Neugeborenen nach intrauteriner Infektion auf: Die Zytomegalie ist z. Z. die häufigste Ursache von embryo-fetalen Schädigungen; sie rangiert vor den Röteln und vor der Toxoplasmose. Offenbar determiniert ein Polymorphismus in dem Virusgen für einen TNFα-Rezeptor das Auftreten der Embryopathien. Bei Immundefekten ist die Zytomegalie gefürchtet (s. u.).

Klinik

Die vielfältigen Infektionsmöglichkeiten des Menschen mit dem ZMV machen eine Einteilung der klinischen Bilder nach dem Lebensalter erforderlich. Grundsätzlich unterscheidet man Primärinfektionen einerseits und Reaktivierungen einer latenten Infektion andererseits. Nach der Primärinfektion dauert die Virusausscheidung deutlich länger als nach Rezidiven.

Die **Inkubationszeit** bei der Primärinfektion schwankt zwischen 4 und 12 Wochen.

Kinder, Jugendliche, Erwachsene. Bei Kindern, Jugendlichen und Erwachsenen verlaufen nur etwa 1% der primären ZMV-Infektionen apparent.

Die Symptomatik lässt sich als **Mononukleose-ähnliches Syndrom** (EBV-negativ) mit Fieber, leichter Hepatitis, allgemeinem Krankheitsgefühl und atypischer Lymphozytose charakterisieren. Im Unterschied zur EBV-Infektion ist die Tonsillitis und die Lymphadenopathie im Halsbereich selten.

Die Infektion kann zusätzlich mit einer interstitiellen **Virus-Pneumonie** einhergehen, v. a. bei Kleinkindern. Die Pneumonie ist durch Husten, Atemnot und inspiratorische Einziehungen des Thorax gekennzeichnet. Seltenere Krankheitsbilder sind eine Polyradikulitis (Guillain-Barré), eine hämolytische Anämie, Chorioretinitis und selten Vaskulitis und Purpura. Es wurden auch Fälle mit Gastritis, Ösophagitis, Pankreatitis, ulzerativer Kolitis, Meningoenzephalitis und Perimyokarditis (12% aller Myokardbiopsien bei dilatativer Myokarditis) festgestellt. Die genannten Erscheinungen können sich über Wochen und Monate erstrecken.

Beim **Erwachsenen** kommt es zur manifesten Erkrankung meist nur dann, wenn bei allgemeiner Abwehrschwäche die latente Infektion reaktiviert wird. In der Praxis muss man besonders nach Transplantationen, Tumoren und AIDS mit einer Reaktivierung rechnen. Die Symptomatik richtet sich nach dem jeweils befallenen Organ.

Intrauterine Infektionen. Diese erfolgen zumeist nach primären Infektionen der Mütter; nur selten entstehen sie durch Reaktivierung einer latenten Infektion durch die Schwangerschaft. Aber auch bei intrauteriner Übertragung verläuft ein Teil der Infektionen inapparent; das Virus wird trotzdem von Mutter und Kind ausgeschieden.

Je nach dem Durchseuchungsgrad der Bevölkerung muss man für 0.5–3% aller Neugeborenen annehmen, dass sie intrauterin mit dem ZMV infiziert worden sind. Von diesen konnatal infizierten Kindern weisen etwa 10% eine erkennbare Schädigung auf. Zusätzlich treten Spätschäden (s. o.) bei 15% derjenigen Kinder auf, die anfangs symptomfrei waren.

Etwa 2–4% aller seronegativen Schwangeren machen eine primäre Infektion durch, bei etwa 10–20% der seropositiven Schwangeren wird die latente Infektion reaktiviert, v. a. im 2. und 3. Trimenon. Bei Primärinfektionen beträgt die Übertragungsrate auf das Kind 35–50%, bei Reaktivierungen 0,2–2%. Schäden am Embryo treten v. a. bei Infektionen im 1. und 2. Trimenon auf.

Die Schädigungsrate der Infektionen liegt in der ersten Hälfte der Gravidität bei 40%, später weit niedriger.

Die **intrauterin erworbene Infektion** zeigt Entwicklungsstörungen und Entzündungsprozesse. Bei der transplazentaren Infektion kann es zur Totgeburt kommen. Beim lebend geborenen kranken Kind findet man Mikrozephalie, Optikusatrophie, Katarakte, intrazerebrale Verkalkungen und geistige Retardierung. Entzündungsprozesse sind Hepatosplenomegalie, thrombozytopenische Purpura, Chorioretinitis, hämolytische Anämie und Ikterus. Leichte Schädigungen machen sich oft erst später bemerkbar; sie treten als Entwicklungsstörungen (Gehör, Sprache) oder als Beeinträchtigung der Motorik auf. Beim Vorliegen einer gesicherten Primärinfektion im ersten Drittel der Gravidität ist ein Abbruch der Schwangerschaft in Erwägung zu ziehen (▶ s. Röteln, S. 530). Wird eine Reaktivierung in späteren Stadien der Schwangerschaft festgestellt, so ist zu empfehlen, das Kind auszutragen. Nach der Geburt sollte das Kind regelmäßig auf etwaige Defekte untersucht werden.

Perinatale Infektionen. Als Infektionsquellen für die perinatalen Übertragungen kommen v. a. die infizierten Geburtswege der Mutter und die Muttermilch in Betracht. Etwa 1/3 aller seropositiven Frauen scheiden das Virus mit der Milch aus. Die Virus-Ausscheidung der Mutter durch den Pharynx und durch den Urin hat dagegen nur eine geringe Bedeutung für die Übertragung.

Die perinatale Infektion bleibt für das Kind selbst meist folgenlos: Nur ganz selten wird bei sonst gesunden Neugeborenen eine Pneumonie oder eine Hepatosplenomegalie mit Hepatitis und Thrombozytopenie beobachtet, vorwiegend bei Frühgeborenen.

Transfusions-Infektionen. Eine Transfusion mit ZMV-positivem Blut (»Perfusionssyndrom«) führt bei einem seronegativen Kind zu schweren, häufig tödlichen Erkrankungen, v. a. bei Frühgeborenen. Bei seronegativen Erwachsenen, die durch eine Bluttransfusion infiziert wurden, etwa bei Herzoperationen oder bei Transplantationen, entsteht in etwa einem Viertel aller Fälle ein Mononukleose-artiges Krankheitsbild (»Transfusions-Mononukleose«). Heute wird nur noch Blut transfundiert, das dem Serostatus des Patienten entspricht.

Zytomegalie bei Immungeschädigten. Bei Immungeschädigten verläuft die ZMV-Infektion schwerer als bei Normalpersonen. Primärinfektionen verlaufen dabei schwerer als Reaktivierungen. Als allgemeine Regel gilt: Je stärker die Immunsuppression, desto schwerer der

Verlauf der Infektion. Deshalb ist die laufende Beurteilung der Abwehrlage beim Kranken von großer Bedeutung.

Man kontrolliert die Virusausscheidung und die **Viruslast** im Blut. Als Ursache des Immunschadens kommen in Betracht: Immunsuppression bei Transplantationen (Niere, Pankreas, Herz, Leber, Knochenmark), Chemotherapie von Tumoren (Leukämie, Karzinome) und AIDS. Die ZMV-Infektion dieser Patienten bleibt bis zu 2/3 asymptomatisch; nur in 1/3 der Fälle werden schwere Verläufe (Fieber, Hepatitis, **Pneumonie** u. a.) beobachtet. **Die ZMV-Infektion ist die häufigste opportunistische Infektion bei AIDS.** Ein prognostisch schlechtes Zeichen bei AIDS-Patienten ist die Vergesellschaftung der ZMV-Infektion mit Pneumocystis jiroveci.

Bei immunschwachen Patienten (AIDS) verläuft die ZMV-Infektion mit Fieber, Nachtschweiß, allgemeinem Krankheitsgefühl, Appetitlosigkeit, Muskelschmerzen, Gelenkbeschwerden, **Colitis**, Hepatosplenomegalie, Hepatitis, Enzephalopathie, Polyradikulopathie und **Chorioretinitis**. In 75% ist die Nebenniere befallen. Als Hauptsymptom tritt die gefürchtete **interstitielle ZMV-Pneumonie** hinzu. Diese Pneumonie ist bei Empfängern von Knochenmarktransplantaten und bei 20% der AIDS-Patienten die unmittelbare Todesursache. Die Chorioretinitis fehlt bei Knochenmarktransplantationen oder ist sehr selten.

Immunität

Die Infektion mit dem ZMV wird normalerweise durch zellvermittelte und durch humorale Immunreaktionen unter Kontrolle gehalten. Nach einer Primärinfektion entstehen IgM-, IgA- und IgG-Antikörper. Erkrankungen und Virämie bei Reaktivierung erfolgen trotz hoher Titer an neutralisierenden Antikörpern. Bei einer Primärinfektion entstehen zunächst Antikörper gegen Sofortproteine und Frühproteine. Die neutralisierenden Antikörper treten erst 2–5 Monate später auf. Bei Reaktivierungen werden neutralisierende Antikörper sofort gebildet. Gesunde Personen haben ein individualspezifisches Muster von Antikörpern gegen die Epitope der ZMV-Antigene (Ursache: HLA-Typ?).

Infektionen des Neugeborenen sind ungeachtet der mütterlichen IgG-Antikörper abgeschwächt möglich. Neutralisierende Antikörper gegen Glykoproteine reduzieren den Schweregrad einer ZMV-Pneumonie, während der Verlauf bei fehlenden Antikörpern deutlich schwerer ist.

Für die Induktion der zellvermittelten Immunität sind zunächst Sofortproteine verantwortlich. Infektionen mit dem ZMV und Reaktivierungen wirken selbst **immunsuppressiv,** wenn auch in geringerem Grade als bei HIV-Infektionen; dabei ist die Stimulierbarkeit der Lymphozyten durch Mitogene gestört.

Das ZMV kodiert für Proteine, die die Präsentation viraler Oligopeptide für ZTL fast ganz unterbinden: Die infizierte Zelle wird durch ZTL nicht mehr erkannt. Ein Fc-Rezeptor-ähnliches Glykoprotein des ZMV schützt die Zelle vor der Antikörperwirkung, indem es diese am Fc-Stück bindet.

Die Bedeutung der **zellvermittelten Immunität** für die Kontrolle der Infektionen wird durch die Tatsache bewiesen, dass bei immunsupprimierenden Maßnahmen oft schwere Verläufe festgestellt werden. Die Verminderung der zellvermittelten Immunität – etwa durch Zytostatika – führt zu einer erhöhten Virusausscheidung. Wichtig für die Prognose ist der Lymphozyten-Quotient CD4/CD8; eine Verringerung der CD4-Zellen deutet auf eine Minderung der Immunitätsleistung hin. Bei ZMV-Streuungen infolge Immundefekt und während der Gravidität sind die TH2-Zellen verringert. Die Bedeutung der **Basisresistenz** (Makrophagen, dendritische und NK-Zellen, Interferone u. a.) ist nur wenig untersucht.

Während einer ZMV-Infektion können **immunologische Abnormitäten** auftreten: Es werden zirkulierende Immunkomplexe, Kälte-Hämagglutinine, Rheumafaktoren, antinukleäre Antikörper, ein positiver Coombstest u. a. beobachtet. Diese Erscheinungen gehen zurück, wenn die Primärinfektion oder die Reaktivierung immunologisch beherrscht wird.

Therapie

Bei Chorioretinitis, ulzeröser Kolitis, Pneumonie und Hepatitis hat sich eine Dauertherapie mit Ganciclovir (DHPG) oder Foscarnet bewährt. Bei längerer Verabreichung besteht die Gefahr der Resistenzentstehung; bei Absetzen der Medikation erfolgen Rezidive; jetzt wird auch Cidofovir (HPMPC) eingesetzt.

Bei Knochenmarktransplantationen gibt man bei Einsetzen der Virämie (PCR) und wenn der pp 65-Antigen-Nachweis (▶ s. S. 670) positiv wird, **Ganciclovir** und **zusätzlich IgG,** um das Auftreten einer Pneumonie zu verhindern. Dies gilt auch, wenn mit der quantitativen PCR in den Blutzellen eine bestimmte DNS-Menge überschritten wird. Bei Chorioretinitis empfehlen sich Foscarnet, Fomivirsen und Ganciclovir intravitreal.

Labordiagnose

Klinisch lässt sich eine ZMV-Infektion meist nicht diagnostizieren: Man ist auf den Virusnachweis (Isolierung oder PCR) sowie auf den IgM- und IgG-Antikörpernachweis angewiesen.

Die Virusisolierung wird durch die Tatsache erleichtert, dass Materialgewinnung, -versand und -aufbewahrung keine Schwierigkeiten bieten: Das ZMV ist relativ transportstabil; es hält sich mehrere Tage lang bei +4°C. Bei –70°C ist es sehr lange haltbar, nicht aber bei –20°C. Das Virus lässt sich auf diploiden, permanenten menschlichen Zellen (Vorhaut-Zellen) gut züchten. Die Zeitspanne bis zum Auftreten des zytopathischen Effekts kann 3–4 Wochen betragen. Die Anwesenheit des Virus in der Zellkultur kann aber schon nach 1–2 Tagen durch den immunspezifischen Nachweis der Frühantigene erkannt werden (Färbung mit markierten Antikörpern). Wichtig ist die baldige Verimpfung des Probenmaterials, das möglichst steril oder wenigstens keimarm abgenommen werden sollte (Blasenpunktion, Katheter-Urin, Lungenspülwasser, Speichel, Genitalsekrete, Amnionflüssigkeit). Im Urin gelingt bei schweren Fällen der Nachweis von Einschlusskörperchen in Nierenepithelzellen. Bei der Beurteilung von Totgeburten spielt die Darstellung der Einschlusskörperchen eine entscheidende Rolle. Bei Autopsien sollte man stets versuchen, das Virus aus geeigneten Organen zu isolieren und den Antigennachweis im Gewebe zu führen.

Wichtig ist die Verlaufskontrolle der Virusmenge in Urin, Rachenspülwasser und Granulozyten v.a. bei Transplantationspatienten und bei Immunsupprimierten. Bei Knochenmarktransplantierten zeigt die positive PCR in etwa 50% eine folgende Erkrankung an. Ein positiver Virusnachweis im Urin ist aber nicht gleichbedeutend mit einer Erkrankung; man kann ihn auch nicht zur Unterscheidung zwischen einer Primärinfektion, einer Reinfektion oder einer Reaktivierung (z.B. nach Knochenmarktransplantation) heranziehen.

Zwecks **Diagnose einer aktiven ZMV-Infektion** mit Pneumoniegefahr wird getestet:
- ZMV-Ausscheidung im Bronchialsekret und im Speichel.
- Nachweis des pp 65-Antigens in Granulozyten des Blutes durch IFT oder die APAAP-Methode.
- ZMV-DNS oder RNS der α-Proteine in Blutmonozyten. PCR im Serum oder Plasma quantitativ.

pp 65 ist ein γ-Protein und befindet sich im Tegument des ZMV. ZNS-Erkrankungen werden durch die PCR auf ZMV-DNS im Liquor diagnostiziert.

Für die Diagnose einer Primärinfektion der Schwangeren sind der Nachweis eines Titeranstiegs (ELISA) und der IgM-Nachweis bei fehlendem oder gering aviden IgG im Serum wichtig. Bei einem Verdacht auf die primäre Infektion einer Graviden ist nach Möglichkeit eine Probe von fetalem Blut und Amnionflüssigkeit zu gewinnen und ein kompletter Anti-ZMV-Status zu erstellen sowie die PCR durchzuführen. Die Untersuchung der Kombination von IgM-Nachweis im fetalen Blut, ZMV-PCR und **Ultraschalldiagnostik** liefert z.Z. die besten Ergebnisse. Bei Reaktivierungen kann man häufig den IgM-Nachweis bei der Mutter führen, während die KBR und der ELISA für IgG nur geringe Titerbewegungen zeigen, das IgG ist jedoch hochavide.

Prävention

Allgemeine hygienische Maßnahmen. Durch die Regeln der Hygiene lässt sich die menschliche Zytomegalie nicht unter Kontrolle bringen.

Vom gegenwärtigen Standpunkt aus erscheint die Auswahl von Blut- bzw. Organspendern für Säuglinge bzw. Knochenmarktransplantationen bezüglich ihrer Seronegativität wichtig. Nach Möglichkeit sollten nur Knochenmarkzellen von Seronegativen übertragen werden.

Schwangerenvorsorge. Im Rahmen der Schwangerschaftsvorsorge sollten alle Frauen auf das Vorhandensein von ZMV-Antikörpern getestet werden (ELISA). Da die Zahl der seronegativen Frauen mit Gravidität infolge sinkender Durchseuchung zunimmt, steigt die Gefahr einer Primärinfektion mit Embryopathiefolge.

Schutzimpfung. Ein Lebendimpfstoff befindet sich in Erprobung.

Meldepflicht. Keine.

In Kürze

Zytomegalie-Virus

Virus. Typisches Herpes-Virus (▶ s. HSV.), langsame Replikation in einigen Zellspezies.

Vorkommen. Zytomegalie-Viren sind artspezifisch.

Epidemiologie. Hohe Durchseuchung bis zum Erwachsenenalter. Ausscheidung durch Kinder für Wochen, Monate und Jahre. Bei Immungeschädigten in 90% Ausscheidung. Bei Graviden vermehrte Ausscheidung im Genitale. Virus in der Muttermilch.

Übertragung. Bei engem Kontakt über Tröpfchen-Kuss-Infektion. Iatrogen durch Blut und Organe. Nosokomiale Infektionen. Virus im Speichel, Urin, Sperma, Zervix-Sekreten. Übertragung durch Geschlechtsverkehr; intrauterin, perinatal und durch Stillen.

Pathogenese. Typische Einschlusskörperchen in den Kernen und Persistenz/Latenz des Virus in Epithelzellen von Speicheldrüsen, Niere, Lunge u.a. Bei Immunschäden gibt es Reaktivierungen.

Klinik. Einteilung nach dem Lebensalter: Intrauterine Infektion bewirkt Embryopathie, perinatale Infektion meist ohne Folgen.

Transfusion. Transfusionsmononukleose. Immunschäden bewirken Organ-Zytomegalie (Retinitis, Kolitis, Pneumonie u.a.), bei immungesunden Erwachsenen meist inapparent, selten Zytomegalie einzelner Organe. Dilatative Myokarditis (12% ZMV positiv). Die Inkubationsperiode dauert einige Wochen.

Immunität. Lebenslange Immunität durch Antikörper und Lymphozyten, bei Immundefekten Reaktivierung und schwere, generalisierte Erkrankung sowie bakterielle Superinfektionen, Reaktivierungen auch bei Gesunden.

Labordiagnose. IgM- und IgG-ELISA, KBR. Virusnachweis aus Urin, Sekreten u.a. in Zellkulturen (»Frühantigene«) und pp 65-Antigen in Granulozyten (IFT, ELISA) und PCR.

Therapie. Bei Chorioretinitis, Kolitis, Pneumonie: Ganciclovir (DHPG), Cidofovir (HPMPC), Foscarnet und ggf. IgG.

Prävention. Impfstoff in Entwicklung. Testung von Blut- und Organspendern auf Durchseuchung.

Meldepflicht. Keine.

15.4 Epstein-Barr-Virus

> **Steckbrief**
>
> Das Epstein-Barr-Virus ist der Erreger der infektiösen Mononukleose (Pfeiffersches Drüsenfieber). Das EBV wird latent und lebenslang infolge von Reaktivierungen ausgeschieden. Bei der Entstehung des Burkitt-Lymphoms, des lympho-epithelialen Nasopharynx-Karzinoms, bei Magenkarzinomen, bestimmten Formen des Hodgkin-Lymphoms sowie von Muskelsarkomen und B-Zelltumoren im ZNS bei AIDS-Patienten ist das EBV der bestimmende ätiologische Faktor. Die Tumor-induzierende Wirkung des EBV wurde durch die Übertragung auf Affenarten erwiesen; dabei entstehen gutartige proliferative Zustände bis zu oligoklonalen bösartigen Tumoren. Bei Patienten mit Agammaglobulinämie entsteht keine latente Infektion des Menschen, weil die Hauptwirtszelle – die B-Zelle – fehlt.

Geschichte

1889 hat Pfeiffer das nach ihm benannte **Pfeiffersche Drüsenfieber** mit Angina, Lymphknotenschwellungen und gelegentlicher Hepatosplenomegalie beschrieben. Erst 30 Jahre später wurden die atypischen Lymphozyten entdeckt, die dem Krankheitsbild zur Bezeichnung »infektiöse Mononukleose« verholfen haben. 1932 entdeckten Paul und Bunnell die heterophilen Antikörper. 1964 beobachteten Epstein und Barr in kultivierten Burkitt-Lymphomzellen ein »herpes-ähnliches« Virus. Schließlich wurde 1968 durch Werner und Gertrude Henle der Beweis erbracht, dass die infektiöse Mononukleose durch das EBV hervorgerufen wird.

15.4.1 Beschreibung

Morphologie und Genom

Das EBV ist ein typisches Virus der Herpes-Gruppe mit 176 kbp und kodiert für etwa 100 Proteine. Ein Gen kodiert für ein Virus (v) IL 10. Infizierte Zellen enthalten massenhaft EBERs (d.h. kurze, EBV-kodierte RNS-Moleküle im Kern von B-Zellen).

Es ist serologisch einheitlich, umfasst jedoch zwei Subtypen, die sich durch ihre tumorbildende Potenz unterscheiden.

Proteine

Wie bei allen Herpes-Viren wird die Synthese der Proteine in drei Stufen kaskadenartig abgerufen. Für die serologische Diagnose der infektiösen Mononukleose, des Burkitt-Lymphoms sowie des Nasopharynx-Karzinoms ist die Verwendung bestimmter Antigene bzw. Antigen-Komplexe von Bedeutung. Man unterscheidet

- die frühen Antigene EA (early antigen),
- die Kernantigene EBNA 1–3 (**EBV-n**uclear-**a**ntigen),
- das Viruskapsidantigen VCA (virus-capsid-antigen) und
- das Membran-Antigen (MA).

EBNA-Antigene und die zwei LMP (Latenz-Membran-Protein-Antigene) sind für die Initiation der **Transformation** der B-Zellen verantwortlich.

Züchtung

Der Rezeptor für das EBV auf den B-Lymphozyten ist identisch mit dem für das Cd3-Fragment des Komplementsystems (=CD21). Das Virus lässt sich durch Kokultivierung auf Nabelschnurlymphozyten übertragen. Die B-Zellen werden dabei immortalisiert. In vitro produziert nur ein kleiner Teil der infizierten B-Zellen infektionstüchtige Viruspartikel und erliegt dem ZPE. Die Züchtung des Virus ist deshalb schwierig.

Beim Übergang aus der Latenz in die lytische Form wird aus der zirkulär-episomalen DNS eine lineare DNS. Man nimmt jetzt an, dass beim Switch von Latenz zu Replikation ein »Zebra« genanntes Gen ein Protein liefert, das die Synthese der frühen Gene anschaltet. Es wirkt dabei als »Transaktivator«.

15.4.2 Rolle als Krankheitserreger

Epidemiologie

Die Mononukleose tritt am häufigsten bei jungen Leuten zwischen 15 und 30 Jahren auf. Bei etwa 50% der Angesteckten verläuft die Infektion inapparent. Bei Kindern unter fünf Jahren ist Inapparenz die Regel. Der Durchseuchungsgrad ist sehr hoch: Bis zum 30. Lebensjahr ist praktisch die ganze Bevölkerung infiziert worden.

In den unterentwickelten Ländern erfolgt die Durchseuchung mit dem EBV bereits in den ersten 2–5 Lebensjahren. Mit steigendem Lebensstandard verschiebt sich das Durchseuchungsalter zu späteren Lebensjahren hin. In Deutschland ist das Maximum der Durchseuchung etwa im 15.–25. Lebensjahr erreicht. Bei Jugendlichen beginnt die Durchseuchung mit dem Beginn der sexuellen Aktivität.

Die Häufigkeit des **Burkitt-Lymphoms** wird in Malariagebieten mit 8–10 pro 100 000 Personen pro Jahr angegeben; der Tumor tritt vorwiegend bei Kindern auf. Andererseits werden in China pro Jahr mehr als 100 000 Fälle von **Nasopharynx-Karzinom** festgestellt, hier aber vorwiegend bei Personen im Alter von 35–50 Jahren. In diesem Lebensalter ist das endemische Burkitt-Lymphom sehr selten. Auch das **Hodgkin-Lymphom** entsteht z. T. durch die Einwirkung des EBV.

Übertragung

Die Übertragung des nur beim Menschen vorkommenden EBV erfolgt oral, meist durch kontaminierten Speichel, z. B. beim Küssen (College-Krankheit, »kissing disease«).

Während und nach der infektiösen Mononukleose scheiden fast alle Patienten das EBV wochen- und monatelang aus. Eine **Dauerausscheidung** stellt man bei 20–30% von sonst gesunden Erwachsenen fest. Bei AIDS-Patienten ist die Ausscheidung erhöht.

Pathogenese

Die primäre Vermehrung des Virus erfolgt im Epithel der Mundhöhle (Pharyngitis). Nach der Primärinfektion wird das Virus in den Epithelzellen der Ohrspeicheldrüse, der Mundhöhle und der Zunge bei vielen Patienten durch das EBV gebildet und ausgeschieden. In den Tonsillen werden im Verlauf der **akuten Mononukleose B-Lymphozyten** infiziert und verbreiten im lytischen Zyklus das EBV in den Organismus (Leber, Milz u. a.). Die B-Zellen werden polyklonal stimuliert und exprimieren die mRNS für heterophile Antikörper, es gibt ein »**immunologisches Chaos**« (heterophile Antikörper, ▶ s. S. 125). Da sie außerdem **alle** virusspezifischen Antigene exprimieren, werden die stark proliferierenden B-Zellen von ZTL (den großen, atypischen, »mononukleären« Zellen (CD8+)) erkannt und lysiert. In der **Latenz** verhindert das LMP durch Anschaltung des bcl-Gens (u. a., ▶ s. S. 481) die Apoptose und damit die Ausrottung der Zellen, sodass immer latent infizierte B-Zellen vorhanden sind (etwa 1 unter 10^5 B-Zellen). Beim Übergang in die Latenz wird die Virussynthese fast völlig abgeschaltet, sodass die ZTL keine Zielantigene finden. In diesem Stadium ist fast nur das EBNA-1 exprimiert, das Virus-DNS- sowie EBER-RNS-Synthese bewirkt.

B-Lymphozyten von seropositiven Personen sind in vitro unbegrenzt fortzüchtbar (d. h. **immortalisiert**). Einige B-Zellen werden nach und nach lytisch, dabei werden sämtliche lytischen Proteine exprimiert und Virionen gebildet. Durch zusätzliche Bildung von viruskodiertem IL 10 wird die Aktivität der NK-Zellen und der ZTL gehemmt. Das neu gebildete Virus infiziert weitere B-Zellen, die **beim Durchwandern das Epithel der Mundhöhle** und der **Ohrspeicheldrüse** reinfizieren. Infizierte B-Lymphozyten verteilen sich in die Organe, werden von ZTL zerstört, beide Zelltypen sind die Auslöser der Symptomatik.

Klinik

Infektiöse Mononukleose (Pfeiffersches Drüsenfieber). Die Inkubationszeit beträgt bei Jugendlichen 10–14 Tage und bei Erwachsenen 4–8 Wochen. Als Symptome treten auf:
- Fieber,
- Angina mit »rauem Hals« (Pharyngitis),
- Lymphdrüsenschwellung mit Milztumor,
- atypische Lymphozyten im Blut,
- bei Kindern unter 5 Jahren findet man allenfalls hohes Fieber und einen hochroten Rachen.

Die **Angina** führt auf den Tonsillen zu graugelben Belägen und gelegentlich zu Ulzera (◘ Abb. S. 670). Es kann sich aber auch eine vorwiegend katarrhalische Pharyngitis bilden. Häufig ist ein starker Foetor ex ore vorhanden. Die **Lymphknotenschwellungen** finden sich zunächst am Hals, dann in der Achsel, in der Leistengegend, aber auch im Hilus. Der Milztumor ist weich; es besteht die Gefahr einer Milzruptur. Im Blutbild findet man typischerweise eine große Zahl von großen, atypischen (CD8+) Lymphoidzellen.

Weitere Symptome der infektiösen Mononukleose sind **Hepatitis** mit Ikterus, **Meningitis**, Meningoenzephalitis, Myalgie, Polyneuritis, Guillain-Barré-Syndrom, Exantheme, Thrombozytopenie, Myokarditis, Perikarditis, interstitielle Pneumonie und Glomerulonephritis. Die Hepatitis ist relativ häufig das einzige Symptom der Erkrankung. Embryopathien sind nicht bekannt. **Differenzialdiagnostisch** ist auch die »Mononukleose« durch ZMV, HIV, HHV6, die Toxoplasmose sowie die Streptokokkenangina in Betracht zu ziehen.

Eine besondere Form der EBV-Infektion ist die **Transfusionsmononukleose**. Sie wird bei EBV-Seronegativen nach Bluttransfusionen oder Organtransplantationen mit EBV-positivem Material beobachtet (selten), Fulminanz dieser Krankheitsform ist extrem selten.

Als »**Markerkrankheit**« für AIDS entsteht die **Haarleukoplakie** der Zunge infolge Replikation des EBV im Zungenepithel.

Chronisch aktive EBV-Infektion. Auffallenderweise gibt es bei sonst Gesunden Infektionsverläufe, die sich monatelang hinziehen: Die »chronisch-aktive EBV-Infektion«. Sie ist durch rezidivierendes Fieber, Splenomegalie, Hepatitis, Viruspneumonie, Lymphknotenschwellungen, Arthralgien infolge Infiltration von EBV-haltigen B-Lymphozyten charakterisiert. Serologisch fallen hohe Titer gegen das Kapsid- und Early-Antigen (R(estricted)-Form) auf.

Chronisches Müdigkeitssyndrom (»chronic fatigue syndrom«, CFS). Die Existenz des CFS ist kaum noch umstritten, man schreibt ihm etwa 50 verschiedene Symptome zu, vor allem eine (Muskel-)Schwäche, die auch als myalgische Enzephalomyelitis imponieren kann.

X-linked lymphoproliferatives Syndrom. Beim angeborenen Syndrom der Männer beobachtet man häufig schwere Verläufe der Mononukleose, andere Virusinfektionen sind unauffällig. Es kommt zu Dysgammaglobulinämie, zur aplastischen Anämie und zu malignen oligoklonalen B-Zell-Lymphomen. Die Sterblichkeit im akuten Stadium beträgt bei diesen Verlaufsformen etwa 70%. Die Immunität gegen das EBV ist zwar normalerweise streng reguliert, hier liegt jedoch eine mutationsbedingte Überproliferation der T-Zellen mit deren Unterfunktion vor, die Leberzellnekrosen (u.a.) bewirkt, aber die B-Zellproliferation nicht mehr kontrolliert.

EBV-induzierte Tumoren. Nach einer vorhergehenden Infektion mit dem EBV kann es – v.a. in Afrika – zum endemischen Auftreten des **Burkitt-Lymphoms** kommen. Als Kofaktor (s.u.) wirkt die Malaria.

Das **Nasopharynx-Karzinom** wird durch das EBV ausgelöst, wobei als Kofaktor der häufig in China genossene Salzfisch (Salzverunreinigungen?) in Betracht kommt. Diese beiden Tumorformen sind monoklonal und ein gutes Beispiel für das Zusammenwirken von Viren mit bestimmten Kofaktoren bei der Karzinogenese.

Der **Burkitt-Tumor** wird als bösartiges Lymphom des Kindesalters vorzugsweise in stark malariaverseuchten Gegenden Afrikas beobachtet; es ist dort der häufigste maligne Tumor. Kinder haben bis zu 1% Burkitt-Lymphome. Im Tumor lässt sich nur Virus-DNS nachweisen, nach Züchtung in vitro werden auch Kapside gebildet. In den Tumorzellen liegt die DNS episomal in Ringform vor. In den USA und in Europa kommt es sporadisch vor; hier werden vorzugsweise Erwachsene befallen. Bei diesen sporadischen Fällen ist EBV-DNS nur in 20% vorhanden, alle Zellen zeigen aber Translokationen (s.u.).

Heute stellt man sich die **Entstehung** des afrikanischen Burkitt-Lymphoms folgendermaßen vor: Infolge der Malaria-Infektion proliferieren die B-Zellen in den Keimzentren des Lymphgewebes sehr stark. Eine EBV-Infektion verstärkt die Proliferation noch zusätzlich – möglicherweise durch Infektion von unreifen B-Zellen. Diese Proliferationsreize bewirken während der Mitose fehlerhafte Umlagerungen im Bereich der Immunglobulingene, sodass **monoklonale** Burkitt-Lymphome zustande kommen.

Es kommt hierbei zur reziproken Translokation zwischen dem Chromosom 8 (Träger des c-myc-Onkogens) und dem Chromosom 14, 2 oder 22 (Träger der Gen-Garnitur für H-, K- und L-Ketten) der B-Zellen. Man kann diese Ereignisse als »zytogenetische Unglücksfälle« bezeichnen. Hierdurch gerät das c-myc-Onkogen unter den Einfluss der transkriptions- und translationsaktiven Gengruppierung im Chromosom 14 (2, 22). Als Folge steigt die Expression des c-myc-Onkogens und damit die Zahl der Zellteilungen. Dies führt außerdem zu einer permanenten Aufrechterhaltung von antiapoptotischen viralen Funktionen; gleichzeitig wird das Expressionsmuster der MHC-Antigene und der interzellulären Adhäsionsmoleküle reduziert. BL haben aber auch p53-Mutationen oder gar einen p53-Allel-Verlust.

Das **Nasopharynx-Karzinom** als lympho-epithelialer Tumor wird vorwiegend bei der chinesischen Bevölkerung Südostasiens beobachtet. Seine Inzidenz beträgt weltweit 0,3/100 000/Jahr. In China wird eine jährliche Fallzahl von etwa 100 000 angegeben. In der Bundesrepublik Deutschland sind 4% aller bösartigen Tumoren im HNO-Bereich Nasopharynx-Karzinome (Schmincke-Tumor).

Im Nasopharynx-Karzinom enthalten nur die epithelialen Tumorzellen EBV-DNS. Das EBV wirkt bei der Tumorentstehung als »Initiator« (▶ s. S. 488).

Das **Hodgkin-Lymphom** tritt oft einige Jahre nach der infektiösen Mononukleose auf, es ist monoklonal: Kausale Beziehung? Die EBV-positiven Reed-Sternberg-Zellen entstammen den B-Zellen der Keimzentren. B-Lymphozyten des Burkitt-Tumors, die Epithelzellen des Nasopharynx-Karzinoms sowie die Reed-Sternberg-

VIII · Spezielle Virologie

Zellen des Hodgkin-Lymphoms enthalten die EBV-DNS in episomal-zirkulärer Form, jedoch keine Kapside. Auch Karzinome der Speicheldrüsen, der Mundhöhle sowie einen Teil der monoklonalen Hodgkin-Lymphome führt man auf das EBV zurück.

Posttransplantations-Lymphome (PTL). Infolge der mangelhaften Zellularimmunität bei Organtransplantierten können in 1–20% (abhängig von der Stärke der Immunsuppression) Poly-, Oligo- oder monoklonale B-Zell-Lymphoproliferationen auftreten. Auch in

Tabelle 15.1. Antikörper-Entwicklung bei der infektiösen Mononukleose

Infektionsstatus	Anti-EBV-VCA (IgG)	Anti-EBV-VCA (IgM)	Anti-EBV-VCA (IgA)	Anti-EBV-EA (IgG)	Anti-EBNA-(IgM)	Anti-EBNA-(IgG) 1	2	Anti-MA-(IgG)
Durchseuchungstiter (90% der erwachs. Bevölkerung)	+	–	–	–	–	+	–	+
Frische Infektion	++	+	(+)	+	+ spät	–	+	+
Protrahiert verlaufende Infektion	+	+/–	–	+[a]	–	+	–	+
Reaktivierung bei geschwächter Immunitätslage	+	(+)	–	+	–	+	–	+
Burkitt-Lymphom	++	–		+		+	–	+
Karzinom des Nasopharynx	++		++	++				

[a] R-Form des EA (nicht D-Form)
VCA Virus-Kapsid-Antigen, **EA** Early-Antigen, **MA** Membran-Antigen, **EBNA** Epstein-Barr-nuclear-antigen.

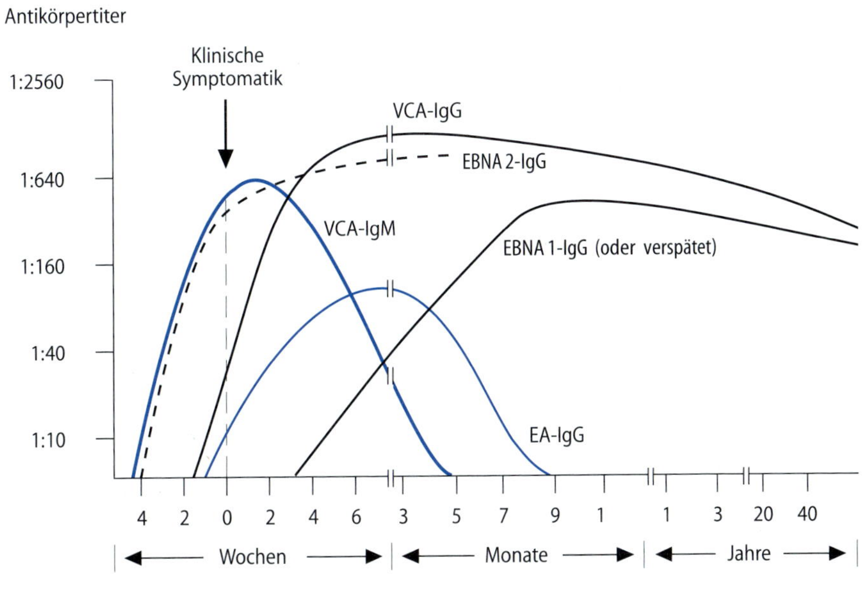

Abb. 15.2. Ablauf einer EBV-Infektion: Es ist das Auftreten der VCA-(Viruskapsid)-, EBNA 1- u. -2 sowie EA-Antikörper dargestellt

Spätstadien von AIDS findet man diese »PTL«; auch einige Formen des M. Hodgkin entstehen auf diese Weise (dabei **keine** Translokationen und **keine** Beteiligung der Keimzentren!).

Immunität

Die verschiedenen Antigene des EBV stimulieren den humoralen und den zellulären Immunapparat. Die Besonderheiten der Antikörper-Produktion (heterophile Antikörper u.a.) kommen durch polyklonale Stimulation der B-Zellen durch das EBV zustande. Viele EBNA-positive Zellen sezernieren Immunglobuline, deren Spezifität weitgehend unbekannt ist.

Antikörper gegen die Antigene des EBV treten in einer typischen Reihenfolge auf. Zu Beginn der klinischen Erkrankung sind meistens schon IgM-Antikörper nachweisbar (◘ Tabelle 15.1, ◘ Abb. 15.2).

Labordiagnose

Allgemeines. Die Züchtung des EBV ist für die Diagnose nicht gebräuchlich, der Paul-Bunnell-Test ist durch empfindlichere Verfahren ersetzt worden. Wichtig sind für eine Diagnose das Differenzialblutbild und die Tests für Transaminasen. **Im Gewebe** lassen sich infizierte Zellen gut durch die Anwesenheit der EBER-RNS (analog LATs beim HSV) nachweisen (In-situ-Hybridisierung).

Henle-Test. Nachweisverfahren für Antikörper gegen das EBV ist der Henle-Test (IFT). Durch die Wahl entsprechender Antiseren kann er zum Nachweis von IgM-, IgA- oder IgG-Antikörpern herangezogen werden. Als Antigene dienen diejenigen des EBV in verschiedenen lymphoblastoiden Linien. Kapsidantigene z.B. finden sich in 1–10% der kultivierten Zellen aus Burkitt-Lymphomen und aus dem Blut von Mononukleose-Kranken.

Antikörper gegen das EBNA 2 lassen sich ebenso wie gering avide IgG-Antikörper gegen das VCA frühzeitig nachweisen. EBNA 1-Antikörper entstehen zuletzt. Zur Diagnose einer chronischen Form der Mononukleose hat sich das EA im Kern in seiner R-Form (restricted) bewährt, während es sonst diffus (D-Form) im Kern und Zytoplasma verteilt ist.

Ein wichtiger Prospektiv-Marker für das Entstehen des Burkitt-Lymphoms und des Nasopharynx-Karzinoms ist die Bestimmung der **Antikörper gegen das Kapsid- und das Early-Antigen.** Beim Burkitt-Tumor sind IgG und beim zweiten IgA prospektiv erhöht. Zwar sind bei verschiedenen Malignomen der weißen Blutzellen, bei Immunsupprimierten, bei alten Personen und in der Gravidität die Ak gegen die EA und das Kapsid-Antigen auch erhöht; die Titer erreichen aber selten die ho-

◘ Tabelle 15.2. Tumorbildung durch EBV

Tumor	Assoziation mit EBV (%)
Burkitt-Lymphom (BL)	
— Endemisch in Afrika	100
— Nichtendemisch	15–85
Hodgkin-Lymphom (HD)	
— Gemischter Zelltyp	32–96
— Nodulär, sklerotisierend	10–50
— Lymphozytenarm	–
— Lymphozytenreich	–
T-Zell-Lymphome (Non HD)	40–100
— T-Zell-Lymphozytose	(alle ohne Unterschied)
— T-Zell-Lymphom, Nasalbereich	
— T-Zell-Lymphom (angioimmunoblastisch, Lymphadenopathie-ähnlich)	
B-Zell-Lymphome (Non HD)	
— Plasmozytische Hyperplasie	–
— Polymorphe Hyperplasie	–
— Polyklonales B-Zell-Lymphom	
— Immunoblastisches Lymphom	70–100
NK-Zell-Lymphom (Nasal)	
Gliomyosarkom	–
Nasopharynxkarzinom (NPC)	
— Hochrisikogebiet	100
— »Rest der Welt«	100
Magen-Karzinom (Japan 6,7%+)	EBER-1 + monoklonal
Ösophagus-Karzinom	EBNA-1 + monoklonal

hen Werte, wie sie bei den EBV-assoziierten Tumorformen festgestellt werden.

Therapie, Prävention

Die Therapie einer EBV-Infektion kann bisher nur symptomatisch erfolgen. Für die chronisch aktive EBV-Infektion sind Interleukin 2 und hohe Dosen von Aciclovir in der Erprobung. Die Haarleukoplakie der Zunge spricht gut auf ACG an (▶ s. S. 589).

Eine Impfung gegen EBV steht noch nicht zur Verfügung; sie ist jedoch in hohem Maße wünschenswert. Dabei geht es weniger um die Verhütung der infektiösen Mononukleose als um die Verhütung EBV-assoziierter Tumorarten.

In Kürze

Epstein-Barr-Virus

Virus. Typisches Herpes-Virus, infiziert Epithelien und B-Lymphozyten; schlecht züchtbar; immortalisiert B-Lymphozyten, das Virus wird dabei latent, ist aktivierbar mit lytischem Zyklus. Replikation in drei Phasen.

Vorkommen. Beim Menschen weltweit.

Epidemiologie. Durchseuchung hoch, abhängig vom hygienischen Standard.

Übertragung. Durch Kuss (»kissing disease«), Speichel infektiös, lebenslange Ausscheidung.

Pathogenese. Primäre Infektion von Epithelzellen im Nasenrachenraum, in Tonsillen von Hauptzielzellen, den B-Lymphozyten. Epithelzellen scheiden das Virus lebenslang aus. Das EBV ist der Auslöser von Burkitt-Lymphom, Nasopharynx-Karzinom u.a. und einigen Formen des Hodgkin-Lymphoms sowie von Lymphoproliferationen (PTL) (◘ Tab. 15.2).

Klinik. Infektiöse Mononukleose mit Fieber, Lymphknotenschwellungen mit Milztumor, »buntem« Blutbild, Angina, häufig Hepatitis, Meningitis, Exanthem u.a. Inkubationsperiode 20–50 Tage. Haarleukoplakie der Zunge bei AIDS.

Immunität. Dauerhafte Immunität durch ZTL, Antikörper gegen Kapsid, EBNA, Early- u. Membranantigene.

Labordiagnose. Henle-Test: IFT (IgM und IgG) gegen VCA-, EA-, EBNA-Antigene zur Verlaufsbestimmung der Erkrankung.

Therapie. Symptomatisch. ACG bei Haarleukoplakie.

Prophylaxe. Impfstoff wird entwickelt.

15.5 Humane Herpes-Viren 6, 7 und 8 (HHV 6, 7 und 8)

Einleitung

Nach dem Auftreten der AIDS-Pandemie und der Isolierung des HIV 1 und -2 durch L. Montagnier und R.C. Gallo wurde wegen vieler Unklarheiten der Pathogenese von AIDS nach krankheitsfördernden Kofaktoren gefahndet. 1986 gelang es der Arbeitsgruppe von Gallo, ein bisher unbekanntes Virus zu isolieren; es fand sich bei AIDS-Patienten und bei Personen mit Sarkom, Leukämie und Lymphom. Der gemeinsame Nenner des Auftretens dieses Virus schien ein Schaden des Immunsystems zu sein. 1988 wurde dann in Japan ein ähnliches Virus aus den Blutlymphozyten von Kindern mit **Exanthema subitum** isoliert und auf Grund seiner Eigenschaften als **HHV 6** bezeichnet. 1990 wurde bei der Züchtung von nicht beimpften CD4-Zellen eines Gesunden ein weiteres zytopathogenes Agens – quasi ein blinder Passagier – isoliert. Es wurde als zur Gruppe der Herpes-Viren gehörig erkannt und **HHV 7** benannt.

Kaposi-Sarkome (K.S.) traten bis 1980 sporadisch im Bereich des Mittelmeeres bei Senioren und Juden in Osteuropa auf (=klassisches K.S.) oder wurden endemisch in Zentralafrika bei Kindern und Jugendlichen

◘ Tabelle 15.3. Eigenschaften von HHV 6 (A und B), 7 und 8

	HHV 6 A	B	HHV 7	HHV 8
Krankheit	Roseola (selten)	Ex. subitum (oft atypisch)	Roseola (selten)	Kaposi-Sarkom, Peritoneallymphom
Durchseuchung	verzögert	< 2 Jahre	> 2 Jahre	gering, bei AIDS 30%
Ausscheidung	Speichel	Speichel	Speichel	Speichel, Urin, sexuell
Rezeptor	CD46	CD46	CD4	Heparan
Replikation in				
CD4-Zellen	+	+	+	Endothelzellen
CD8-Zellen	+	+	−	
NK-Zellen, MΦ, Epithel	NK-Zellen, Mφ	Epithel	Epithel	
Knochenmark-Toxizität		+		

beobachtet. Nach dem Auftreten von AIDS wurde das K.S. epidemisch bei 20–30% von AIDS-Kranken, also jüngeren Personen, festgestellt; es wird jetzt als AIDS-definierende Krankheit angesprochen. Schließlich kennt man das K.S. der Transplantierten.

Chang und Moore gelang es 1994 mit der PCR, im K.S. und in B-Zell-Lymphomen des Abdomens eine Virus-DNS nachzuweisen, die ebenfalls als zur Gruppe der Herpes-Viren gehörig erkannt wurde. Man schreibt sie jetzt dem K.S.-assoziierten **HHV 8** zu.

Einteilung

Die Isolate des HHV 6 lassen sich in die **Subtypen A** und **B** einteilen (◘ Tabelle 15.3). Sie gehören ebenso wie das HHV 7 zu den β-Herpes-Viren. Durch PCR mit Sequenzierung sowie serologisch lassen sie sich voneinander abgrenzen. Das HHV 8 gehört auf Grund der Eigenschaften seiner DNS zu den γ-Herpes-Viren. Rhesusaffen und Makaken beherbergen ein analoges Virus.

15.5.1 Humanes Herpes-Virus 6

Steckbrief

Das HHV 6B ist der Erreger des Exanthema subitum oder der Roseola infantum. Es wird auch für krankheitsbegleitende Fieberkrämpfe verantwortlich gemacht. Bei Reaktivierungen infolge von Schäden des Immunsystems steigt die Ausscheidung. Das HHV 6A ließ sich bisher nicht einem bestimmten Krankheitsbild zuordnen. Beide Viren bleiben nach der Primärinfektion latent im Organismus und können reaktiviert werden. Allerdings lassen sich der Reaktivierung noch keine pathogenetischen Folgen zuschreiben.

Beschreibung

Morphologie und Genom. Als typische Herpes-Viren enthalten HHV 6A und B eine Doppelstrang-DNS mit etwa 160–170 kbp.

Züchtung. Kernpunkt für die Züchtung ist die Stimulierung von Nabelschnurlymphozyten mit IL 2 und Mitogenen. Auf diese Weise gelingt die Übertragung auf CD4-Zellen durch Kokultivierung; dabei wird in den latent infizierten Spenderzellen des Menschen das Virus reaktiviert und kann auf die frischen Zellen übergehen. Die Integration erfolgt in das Chromosom 17, nahe den

Telomeren, der Karyotyp soll instabilisiert werden; der Mechanismus der Reaktivierung ist unbekannt.

Die Kapside entstehen im Kern und erhalten dort das Tegument; in den Membransystemen der Zelle erfolgt die Montage zum reifen Virus. Die Viren lassen sich auf CD4-Zellen übertragen und erzeugen einen zytopathischen Effekt vom Typ der Zellfusion. Einschlusskörperchen lassen sich im Kern und Zytoplasma nachweisen. Es werden Integration, Immortalisierung und Latenz beobachtet. In vivo lässt sich das Virus reaktivieren (Tabelle 15.3). Im Epithel der Speicheldrüsen persistiert das HHV 6 und -7 mit Replikation.

Rolle als Krankheitserreger

Übertragung und Epidemiologie. Die Durchseuchung mit dem HHV 6 A und -B beginnt mit dem Verschwinden der mütterlichen Antikörper 5–6 Monate nach der Geburt, also viel früher als mit dem EBV. Bald danach steigt die Durchseuchung drastisch an. Die Übertragung erfolgt durch Speichel und Aerosole durch engen Kontakt mit der Mutter oder unter Kleinkindern. In der akuten Phase lässt sich das Virus in Blutmonozyten, im Speichel und Stuhl nachweisen. Die Erkrankung ist also vorzugsweise die Folge von Infektionen im Säuglings- und Kleinkindesalter. Im Alter von 2 Jahren und bei Erwachsenen wurden 85–100% Antikörperträger festgestellt. Bei Seropositiven kann HHV 6-DNS aus Blutzellen isoliert werden. Bei seronegativen Graviden hat man im Falle von Infektionen konnatale Infektionen festgestellt. Bei Erwachsenen wird das Virus mit der PCR im Speichel und Zervixsekret nachgewiesen.

Klinik. Das HHV 6B ist der Erreger des **Drei-Tage-Fiebers** (Exanthema subitum oder Roseola infantum). Die Inkubationsperiode beträgt 7–14 Tage. Das Exanthem tritt gegen Ende der Fieberphase auf. Man kennt auch Fälle ohne Exanthem nur mit Fieber und inapparente Verläufe sowie eine »infektiöse Mononukleose« bei Jugendlichen und Erwachsenen. Die Erkrankung heilt ohne Folgezustände aus. HHV 6 wurde in Entmarkungsherden der Multiplen Sklerose nachgewiesen. HHV 6 ist auch für Enzephalitis, Fieberkrämpfe, Pneumonie, Leberdysfunktion, Lymphadenopathie und Knochenmarkschäden verantwortlich. Schließlich bringt man das Virus in Beziehung zur Entstehung von Tumoren des lymphatischen Systems. Es persistiert im Lymphsystem, in den Speicheldrüsen und im ZNS. Bei Immunmangelzuständen wird das HHV 6B reaktiviert: 1–3 Monate danach machen sich Fieber, Exantheme, Pneumonie und Enzephalitis bemerkbar.

Labordiagnose. Antikörper der Klassen IgM und IgG im Gefolge einer Infektion lassen sich in einem Immunfluoreszenztest auf infizierten T-Lymphozyten nachweisen (▶ s. Henle-Test). Der Test wird empfindlicher, wenn auf den Antikörper Komplement gegeben wird und ein Fluoreszein-markiertes Antikomplement verwendet wird (Anti-Komplement-Immunfluoreszenz, ACIF). Es existiert auch ein ELISA. Im Blutbild sind Granulozyten und Lymphozyten vermindert. Bei Fieberkrämpfen wurde HHV 6B-DNS mittels PCR im Liquor nachgewiesen. Reaktivierungen gehen mit einer IgM-Reaktion einher. Therapie: Ganciclovir.

15.5.2 Humanes Herpes-Virus 7

Das HHV 7 ist »in search of disease«; es wurde gelegentlich bei Exanthema subitum, z. T. mit Hepatitis und Enzephalitis nachgewiesen. Auch Mononukleose-ähnliche Krankheitsbilder und unklare Fieberzustände sind sehr selten. Bei Immundefekten gibt es oft Reaktivierungen. Seine DNS enthält 145 kbp. Der zytopathische Effekt, die Züchtung des Virus in CD4-Zellen und die Isolierung aus Monozyten des peripheren Blutes gleichen dem des HHV 6. Die Durchseuchung steigt später als beim HHV 6 an. Einige Eigenschaften von HHV 6A und -B sowie HHV 7 sind vergleichsweise in Tabelle 15.3 zusammengefasst.

Die Übertragung des HHV 7 beginnt nach derjenigen mit HHV 6, also nach dem 2. Lebensjahr, und erreicht bei 11–13-jährigen 60%, bei Erwachsenen 80–90%. Die Übertragung erfolgt durch den Speichel (PCR: 95% positiv).

15.5.3 HHV 8, Kaposi-Sarkom-Virus

> **Steckbrief**
>
> Auf dem langen Weg zur Aufklärung der Ätiologie des Kaposi-Sarkoms (K.S.) gelang 1994 die Entdeckung von »herpesähnlicher DNS« im K.S. von AIDS-Patienten; die DNS dieses γ-Herpes-Virus enthält etwa 165 kbp. Sie lässt sich in K.S.-Zellen von AIDS-Patienten sowie im endemischen afrikanischen und dem der osteuropäischen Juden (Senioren) nachweisen. HHV 8 ist der Hauptfaktor bei der Entstehung des K.S., Nebenfaktoren sind Immunmangel und das Tat-Protein. Beim endemischen K.S. wirkt die Malaria als Kofaktor.
>
> Das Genom enthält 4 Onkogene und hat weitere Gene aus Zellen »gestohlen«.

Rolle als Krankheitserreger

Übertragung und Epidemiologie. Die Übertragung des HHV 8 erfolgt offenbar sexuell und durch Speichel, bei den meisten Hämophilen und bei Kleinkindern mit AIDS ist es dagegen nicht nachweisbar; AIDS-Kranke haben bis zu 30% K.S.-Antikörper. Antikörper lassen sich bei K.S.-Trägern in 90–100% nachweisen. Bei Gesunden wurden in England 0–3%, in den USA 0–5% Seropositive entdeckt. Insgesamt ist die Durchseuchung mit dem HHV 8 viel geringer als mit dem EBV; **in Afrika** hingegen wird HHV 8-DNS z. T. bereits in der Kindheit im Blut festgestellt, dementsprechend ist die Durchseuchung hoch (30–100%). Auch im Sputum und in Rachenabstrichen wird es nachgewiesen, wahrscheinlich erfolgt präpubertär die Übertragung durch Speichel. Das K.S. findet sich häufiger bei Männern als bei Frauen. Etwa 4% der Blutspender sollen seropositiv sein (USA). Insgesamt ähnelt die Epidemiologie der des HSV 2.

Pathogenese. B-Zellen und Monozyten des peripheren Blutes enthalten HHV 8 oder seine DNS bei Patienten mit K.S. Je höher die Viruslast, desto wahrscheinlicher ist die Entstehung eines K.S. bei AIDS. Auch bei Immunsupprimierten mit Transplantationen wird es gefunden. Das **Genom** enthält die Information für ein zellzyklusregulierendes Protein (Cyclin D-ähnlich), für Zytokine (IL 6 und 8) und ein Apoptose-blockierendes Gen (»bcl-like«). Insgesamt enthält es 18 (von 83!) aus der Zelle »gestohlene« Gene (Chemokine, Komplement-Rezeptor, sowie fünf Gene, die die Synthese von Interferon abschalten). Beim Gesunden wird der Latenzstatus immunologisch streng kontrolliert. In den K.S.-Zellen ist das **Virus latent und episomal**, in den monozytoiden Zellen des Blutes ist die Replikation permissiv mit Lyse der Zellen.

Kaposi-Sarkom. Das K.S. ist ein angioproliferativer Tumor und besteht aus spindelzellartigen Elementen, die sich von Endothel-Zellen, Fibroblasten oder monozytoiden Zellen ableiten. Es tritt auf der Haut, den Schleimhäuten, in Organen und im Lymphgewebe multizentrisch auf und ist poly-, oligo- und monoklonal. Das Tat-Protein des HIV stimuliert die Bildung des K.S., außerdem findet sich Mikrosatelliteninstabilität und die Expression von Protoonkogenen (▶ s. S. 480). Weitere HHV 8-bedingte lymphoproliferative Tumorformen sind die Castleman-Krankheit und Körperhöhlen-Lymphome der B-Zellen.

Labordiagnose. Das HHV 8 ließ sich anfangs nur durch die PCR nachweisen. 1996 ist die Züchtung des Virus in verschiedenen Zellarten (ZPE+) gelungen. Zum Antikörpernachweis verwendet man einen IFT oder ELISA für lytische Antigene und einen »**latency associated nuclear antigen**«-Test (LANA, analog EBNA); die Tests sind noch nicht ausgereift. Man kennt jetzt drei Varianten des Virus.

Therapie. Es gibt Anhaltspunkte, dass die Anwendung von IFNα/β oder von Foscarnet Verkleinerung der K.S. bewirken, Nukleosidanaloge (Ganciclovir und Cidofovir) sowie Protease-Inhibitoren eliminieren HHV 8 aus dem Blut.

Hämophagozytotisches Syndrom

Es handelt sich um eine gutartige Lymphohistiozytose, die durch Histiozytenproliferationen und Hämophagozytose charakterisiert ist. Weiterhin findet man Fieber, allgemeine Lymphadenopathie, Hepatitis, Hepatosplenomegalie, Panzytopenie und Koagulopathie. Die Erkrankung entsteht durch eine T-Zellproliferation, wobei das EBV die Synthese von TNFα und IFNα/β stark anregt, die die Makrophagenaktivität steigern und zur massenhaften Phagozytose von Erythrozyten führt (auch bei ZMV, Parvo u. a.).

> **In Kürze**
>
> **HHV 6 und 7**
>
> **Virus.** Typische Herpes-Viren. Züchtung der Viren durch Kokultivierung auf Nabelschnur-CD4-Lymphozyten.
>
> **Vorkommen und Übertragung.** Nur beim Menschen, Übertragung durch engen Kontakt (Speichel) und Aerosole.
>
> **Epidemiologie.** Beginn der Durchseuchung im 6. Lebensmonat nach Verschwinden der mütterlichen Antikörper. Hohe Durchseuchung nach zwei Jahren.
>
> **Pathogenese.** Wahrscheinlich Latenz in Lymphozyten.
>
> **Klinik.** Drei-Tage-Fieber (Exanthema subitum), Mononukleose-ähnliches Krankheitsbild, Fieberkrämpfe, Pneumonie (?) und Enzephalitis. Inkubationsperiode 3–15 Tage. Möglicherweise Tumoren des lymphatischen Systems. Bei HHV 6A und HHV 7 noch keine Krankheit sicher nachgewiesen.
>
> **Immunität.** Wahrscheinlich lebenslang mit inapparenten Reaktivierungen.
>
> **Labordiagnose.** Routinediagnostik (IFT, ELISA). Virusisolierung durch Kokultivierung. PCR im Liquor. DD: Exanthematische Viruserkrankungen, Arzneimittel-Exantheme, ZMV.
>
> **Therapie.** Eine spezifische Therapie gibt es nicht.
>
> **Prävention.** Keine.

> **In Kürze**
>
> **HHV 8**
>
> Herpes-Virus DNS mit 250 kbp im Kaposi-Sarkom, polyklonal-monoklonaler, multizentrischer Tumor aus endothelartigen Zellen meist bei Immungeschädigten. Übertragung durch Sexualverkehr und Speichel. PCR für DNS-Nachweis, IFT, ELISA und LANA-Test für Antikörper.
>
> 18 von 83 HHV 8-Genen stammen ursprünglich aus der Zelle: Komplexer Transformationsprozess von poly-, oligo- zu monoklonal.

Virushepatitis
D. Falke, G. Gerken

Einleitung

Die Erreger der virusbedingten Hepatitiden gehören in verschiedene Gruppen von Viren. Nach der Entdeckung der Erreger der Hepatitis A und B blieben »NonA/NonB-Hepatitiden« zurück. Inzwischen wurden weitere Hepatitis-Viren nachgewiesen [C, D, E, G und TTV, SEN]. Die Durchseuchung mit den Viren ist hoch. Die Krankheiten bestehen in akuten und z. T. chronischen Verlaufsformen. Folgekrankheiten sind Leberzirrhose und Leberzellkarzinom. Bei der Hepatitis B, C und D beeinflussen Mutantenbildungen bei chronischen Verläufen die Art des Krankheitsbildes.

16.1 Übersicht

Definition

Als Virushepatitis wird ein Krankheitsbild bezeichnet, bei dem sich aufgrund einer Infektion mit »hepatotropen« Viren ein Krankheitsprozess entwickelt, der sich primär auf die Leber beschränkt und nur sekundär andere Organsysteme in Mitleidenschaft zieht.

Epidemiologie

Die verschiedenen Formen der Virushepatitis sind weltweit verbreitet; in Deutschland gehört die Virushepatitis zu den wichtigsten Infektionskrankheiten. Auch in der Häufigkeitsstatistik der Virusinfektionen ist ihre Stellung prominent: Sieht man von den exanthematischen Viruskrankheiten (Masern, Röteln u. a.) und den Viruskrankheiten des Respirationstraktes ab, so erweisen sich die Virus-Hepatitiden als die häufigsten Viruskrankheiten. Sie stehen in der Statistik der infektiös bedingten Berufskrankheiten nach der Tuberkulose an zweiter Stelle. Ihre Auswirkungen auf die Volksgesundheit sind ebenso gravierend wie die durch sie bedingten wirtschaftlichen Folgen. Deshalb stellen die Virushepatitiden z. Z. neben AIDS das wichtigste Seuchenproblem dar. In den Entwicklungsländern mit endemisch auftretender Hepatitis B und C ist diese Infektion der wichtigste Faktor für die Entstehung des **Leberkarzinoms**; man zählt das HBV und HCV deshalb zu den krebserzeugenden Viren. Nach Entwicklung der Diagnosemöglichkeit für HAV und HBV blieben Hepatitiserkrankungen zurück. Die meisten dieser Hepatitiden (85–90%) lassen sich auf das HCV zurückführen, der Rest beinhaltet HEV; das HGV und TTV/SEN sind asymptomatisch.

Formen der Hepatitis

Aufgrund des jeweils typischen Übertragungsmodus und der Inkubationszeit kann man bei der Virushepatitis trotz Befall eines einzigen Organs, nämlich der Leber, drei Krankheitsformen unterscheiden. Jede Hepatitisform zeigt neben der unterschiedlichen Ätiologie und Klinik ein typisches pathologisches Gewebebild (apoptotische Leberparenchym-Erkrankung).

Der größte Teil der **akuten** und **inapparenten** Hepatitisinfektionen heilt folgenlos aus. Bei einem kleineren Teil entsteht ein **lebenslanges Trägertum**. Das Trägertum kann ohne Dauerschäden der Leber vorkommen; in anderen Fällen tritt bei chronischen Verläufen als Spätfolge eine **Zirrhose** auf, aus der sich ein **primäres Leberkarzinom** (PLK) entwickeln kann (HBV, HCV). Man kennt auch fulminant tödlich verlaufende Erkrankungen.

Man unterscheidet folgende Prozesse:
- Übergang in ein symptomloses Trägertum.
- Übergang in eine chronische Hepatitis. Diese kann als milder, nicht aggressiver Prozess verlaufen (chronisch-persistierende, wenig replizierende Hepatitis); sie tritt aber auch als chronisch-aktive Hepatitis (sog. stark replikativ-aggressiver Histotyp) in Erscheinung. Die chronisch-persistierende Hepatitis hat eine gute Prognose, während die chronisch stark replikative Hepatitis zur Selbstperpetuierung neigt und in der Mehrzahl der Fälle zu Leberzirrhose und zu Karzinom führt.
- Direkter Übergang in eine Zirrhose innerhalb von Monaten.

Leitsymptome und -befunde der akuten Hepatitis

Ikterus, Juckreiz, Übelkeit, Appetitlosigkeit, Oberbauchschmerzen bzw. Hepatomegalie, Splenomegalie, Lymphknotenschwellungen, Arthralgie u. a. Die **hepati-**

sche Enzephalopathie tritt bei schweren Verläufen einer Hepatitis (u. a. Noxen) auf und ist durch reversible neuropsychiatrische Symptome gekennzeichnet.

Differenzialdiagnose

Die Differenzialdiagnose einer akuten Hepatitis umfasst den Nachweis von entspr. Antigenen und Antikörpern des HAV, des HBV, des HDV, des HCV und HEV, des HGV und TTV. Eine **ikterische oder anikterische Begleit-Hepatitis** kann aber auch bei zahlreichen Infektionskrankheiten auftreten. Typisch ist die Leberbeteiligung für den Morbus Weil, für die konnatale Syphilis, für hämorrhagisches Fieber und das Gelbfieber; eine Hepatitis kann auch bei Infektionen mit Picorna-Viren, ZMV, HSV und EBV, bei Brucellosen, Rickettsiosen und bei Malaria vorkommen, bei ihnen treten jedoch andere Begleitsymptome auf. Schließlich werden die **Transaminasen** bestimmt und **Biopsiematerial** untersucht.

Meldepflicht. Verdacht, Erkrankung, Tod, Erregernachweis der akuten Hepatitis.

16.2 Hepatitis A-Virus (HAV)

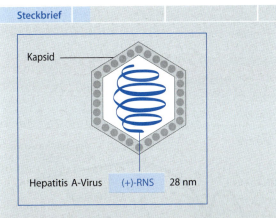

Steckbrief

Das HAV ist der Erreger der »infektiösen« epidemischen Gelbsucht, wobei viele asymptomatische Verläufe vorkommen. In den Entwicklungsländern ist sie häufig.

Das Virus wurde 1973 durch Immun-Elektronenmikroskopie im Stuhl von Patienten entdeckt. Das Virus ist ein Vertreter der Picorna-Viren (Genus Hepatovirus). Das Hepatitis A-Virus wurde deshalb früher als Entero-Virus 72 bezeichnet, es ist serologisch einheitlich.

16.2.1 Beschreibung

Genom und Morphologie

(▶ s. S. 511).

Züchtung

In bestimmten Zelllinien vermehrt es sich langsam, ohne einen ZPE hervorzurufen. Das Hepatitis A-Virus lässt sich auf Affen (Marmosets und Schimpansen) übertragen.

Resistenz gegen äußere Einflüsse

Das HAV bleibt unter durchschnittlichen Umweltbedingungen außerhalb des Menschen mehr als vier Wochen infektiös.

Das Virus ist säure- und ätherstabil und etwas hitzestabiler als die übrigen Picorna-Viren: Es wird erst durch fünfminütiges Erhitzen auf 100 °C zerstört, es übersteht 30 min bei 60 °C (◘ Tabelle 16.1).

16.2.2 Rolle als Krankheitserreger

Epidemiologie

In den Entwicklungsländern ist die Durchseuchung sehr stark ausgeprägt; die Infektionen erfolgen im frühen Kindesalter; in dieser Entwicklungsperiode verlaufen die Infektionen meist asymptomatisch. Man rechnet in Deutschland mit etwa 25000 apparenten Infektionen pro Jahr, auch lassen sich sporadische Krankheitsfälle nach Auslandsreisen feststellen.

Übertragung

Verunreinigte **Lebensmittel** (Muscheln, Salat etc.) und v. a. **Trinkwasser** sind die wichtigsten Ansteckungsquellen. Eine Übertragung durch Aerosole ist nicht festgestellt worden.

Größere Epidemien entstanden durch verunreinigtes Trinkwasser, v. a. in Kriegs- und Notzeiten oder bei Naturkatastrophen. In Kinderheimen, Lagern und dergleichen erfolgt die Ausbreitung fäkal-oral schnell. Durch mit Abwässern verunreinigte Schwimmbäder oder Teiche können Explosiv-Epidemien zustandekommen. Durch Bluttransfusionen wird das HAV nur in Ausnahmefällen übertragen. Man hat Hepatitis A-Fälle jetzt auch vermehrt bei i.v. Drogensüchtigen festgestellt.

◘ Tabelle 16.1. Die Hepatitis-Viren des Menschen und ihre Eigenschaften

Eigen-schaft	Hepatitis							
	A	B	D	C	E	G	TTV	SEN
Erreger	HAV	HBV	HDV	HCV	HEV	HGV	TTV	SEN
Nuklein-säure	RNS(+)	DNS(+/−)	RNS(−)	RNS(+)	RNS(+)	RNS(+)	DNS(−)	DNS(−)
Genom (kb)	7,5	3,2 kbp	1,7	9,4	7,5	9,4	3,8 kb	3,2–3,6 kb
Durchmes-ser (nm)	28	42	36	60–70	34	?	?	?
Hülle	−	+	+ (HBV)	+	−	+	−	−
Virusfamilie	Picorna	Hepadna	Virusoid	Flavi	»Hepatitis E«	Flavi	Circo	Circo
Züchtung in vitro	+	(+)	−	(+)	−	−	−	−
Stabilität −20 °C	+	+	?	?	sehr gering	?	?	?
Stabilität 60 °C/1 h	stabil	stabil	fast inaktiv	fast inaktiv	?	?	?	?
Stabilität 100 °C/20'	inakti-viert	inaktiviert	inakti-viert	inakti-viert	?	?	?	?

Pathogenese

Das HAV gelangt nach einer fäkal-oralen Übertragung in den Magen-Darmtrakt. Möglicherweise erfolgt im Kryptenepithel des Intestinum bereits eine Replikation, von der über das Lymphsystem eine **Virämie** die Leber infiziert und dort verstärkt wird; ihre Dauer beträgt −17 bis +80 Tage bezogen auf den Beginn des Transaminasenanstiegs. Leberzellen und Kupfferzellen enthalten viel Antigen. Die Virusvermehrung kann für sich allein keine Zellschädigung bewirken. Der Zellschaden durch Apoptose bei der Hepatitis A ist **indirekt**: Er wird durch **zytotoxische Lymphozyten** verursacht. Das im Stuhl erscheinende Virus stammt aus den Gallenwegen; es wird bereits 14 Tage **vor** dem Auftreten des Ikterus nachweisbar. Auf dem Höhepunkt der Ausscheidung enthält der Stuhl etwa 10^9 Viruspartikel pro Gramm. Bereits vor Beginn der Erkrankung geht die Virus-Ausscheidung drastisch zurück. Man vermutet, dass bereits in dieser Phase IgA-Antikörper auf der Schleimhaut erscheinen und die Ausscheidung von infektiösem Virus reduzieren. Bereits zu Beginn der klinischen Erkrankung lassen sich im Serum IgM-Antikörper nachweisen (◘ Abb. 16.1).

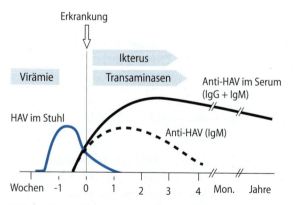

◘ Abb. 16.1. Ablauf einer Hepatitis A-Infektion. Vor Beginn der Erkrankung tritt das HAV im Stuhl auf, zu Beginn der Erkrankung sind bereits IgM-Antikörper nachweisbar

Zellinfiltrate sind vorwiegend portal und periportal zu finden, es sind meist CD8-Zellen. Die Schädigung der Hepatozyten erfolgt unter dem Bild einer herdförmigen Apoptose in der Umgebung der Zellinfiltrate, auch im Zentrum der Läppchen. Bei Kindern sind die Läsionen viel weniger ausgeprägt als bei Erwachsenen. ZTL und neutralisierende Antikörper bewirken die Elimination des Virus. Die Aktivität des Interferonsystems ist herunter reguliert und ist so für die mäßige Replikation des HAV verantwortlich.

Klinik

Die **Inkubationsperiode** beträgt 2–6 Wochen, die Dauer ist dosisabhängig. Die klinischen Symptome gleichen denen der Hepatitis B. Der Ausbruch ist abrupt, aber leicht; Fieber wird häufiger als bei Hepatitis B beobachtet. Die Infektionen verlaufen **bei Kindern meist anikterisch**; bei Erwachsenen wird der **Ikterus** häufiger beobachtet. Es gibt nur wenige schwer verlaufende Fälle. 15% aller klinisch-ikterischen Fälle verlaufen protrahiert, z. T. mit Cholestase. Die Letalität beträgt 0,1–0,2% der hospitalisierten (!) Fälle. Es entstehen keine Virusträger. Die Superinfektion einer Hepatitis B oder C mit dem HAV bewirkt schwere oder fulminante Verläufe.

Immunität

Das Überstehen der Hepatitis A hinterlässt eine **lebenslange Immunität**. Spätfolgen (wie bei Hepatitis B) gibt es nicht. Selten werden Autoantikörper gebildet (ANA, ASGPR; ▶ s. S. 658).

Labordiagnose

Im Stuhl lässt sich das Virus bereits 14 Tage vor der klinischen Erkrankung mit dem Antigen-ELISA feststellen. Die Nachweisrate für das Virus sinkt bei Beginn der klinischen Erkrankung jedoch stark ab. Die Diagnose erfolgt durch einen Antikörper-ELISA und die Bestimmung der Transaminasen. Bereits zu Beginn der Erkrankung lassen sich IgM-Antikörper nachweisen; der Befund bleibt für etwa 3–4 Monate positiv. Frühzeitig sind auch bereits IgG-Antikörper vorhanden. Der Virusnachweis gelingt auch durch die RT-PCR (nicht Routine).

Prävention

Der beste Weg zur Verhütung der Hepatitis A ist gute Allgemeinhygiene. In Hospitälern haben sich unter guten hygienischen Bedingungen keine Sekundärfälle feststellen lassen. Eine **Präexpositionsprophylaxe** erübrigt sich, da ein gut wirksamer Aktiv-Impfstoff existiert. Bei Nichtimmunen verhindert die **Postexpositionsprophylaxe** (Immunglobulin ≥100 IE/ml) innerhalb von 10 Tagen nach Exposition die Erkrankung.

Ein Totimpfstoff aus menschlichen diploiden Zellen ist sehr gut wirksam. Bei Risikogruppen und vor Tropenreisen ist eine Impfung mit einem Totimpfstoff sehr zu empfehlen, die Konversionsrate ist sehr hoch.

Ein Impfschutz kann durch Schnellimmunisierung in zwei Wochen erzielt werden, eine Auffrischung ist nach ca. 10 Jahren erforderlich.

> **In Kürze**
>
> **Hepatitis A**
>
> **Virus.** Das (+)-Strang-RNS-Virus gehört zu den Picorna-Viren. Nur ein Serotyp. Ätherstabil, in der Außenwelt sehr haltbar.
>
> **Vorkommen.** Sehr weit verbreitet. Bei gutem Hygienestandard verschwindet das Virus aus der Bevölkerung (Industrieländer).
>
> **Epidemiologie.** Hohe Durchseuchung in den Entwicklungsländern, häufig asymptomatisch, vorzugsweise bei Kindern.
>
> **Übertragung.** Schmutz-Schmier-Infektion, durch Lebensmittel und Trinkwasser sowie im Freibad.
>
> **Pathogenese.** Nach oraler Infektion durch eine Virämie in die Leber. Das Stuhlvirus stammt aus den Gallenwegen. Das Virus selbst wirkt nicht zytolytisch, ZTL zerstören die Leberzellen.
>
> **Immunität.** Die Infektion erzeugt eine lebenslange Immunität.
>
> **Klinik.** Inkubationsperiode 2–6 Wochen. Fieber, Ikterus, Hepatitis, viele subikterische Fälle, sehr selten Todesfälle, keine Zirrhosen, kein Leberkarzinom, kein Trägerstatus.
>
> **Labordiagnose.** Virusausscheidung bereits 10–14 Tage vor Erkrankung, nimmt vor Krankheitsbeginn schnell ab: IgM- und IgG-Antikörper, Transaminasen, PCR.
>
> **Therapie.** Keine spezifische Therapie.
>
> **Prävention.** Allgemein-hygienische Maßnahmen. Aktive Impfung vor Tropenreisen: Totimpfstoff, sehr gute Konversionsrate.
>
> **Meldepflicht.** Verdacht, Erkrankung, Tod, Erregernachweis.

16.3 Hepatitis B-Virus (HBV)

> **Steckbrief**
>
> Das Virus ruft die Hepatitis B hervor. Diese Hepatitis wird auch als »Serumhepatitis«, »Transfusionshepatitis« oder »Fixer-Hepatitis« bezeichnet. Sie kann in chronische Verlaufsformen einmünden und zur Leberzirrhose und zu Leberkarzinom führen. – Das HBV wird zu den Hepadna-Viren gerechnet. Viren dieser Gruppe finden sich auch bei Schimpansen, Waldmurmeltieren und Enten. Auf der Erde gibt es 350 Mio. HBV-Träger.
> Der Impfstoff mit dem HBsAg verhindert Erkrankung, Zirrhose und Leberzellkarzinom. Die Polymerase des HBV ähnelt der reversen Transkriptase der Retro-Viren.

Geschichte

Bereits 1885 wurde von Lürmann eine »Ikterus-Epidemie« beschrieben, die im Gefolge einer Pocken-Impfaktion aufgetreten war. Rückschauend lassen sich diese Fälle und auch der »Salvarsan«-Ikterus der Syphilitiker auf eine Übertragung des Hepatitis B-Virus zurückführen. Vorkommnisse dieser Art legten bereits frühzeitig den Gedanken nahe, in menschlichen Seren befinde sich ein infektiöses Agens, das Hepatitis verursache. 1938 wurde klar, dass durch die Anwendung von Masern-Rekonvaleszenten-Serum eine infektiöse Hepatitis entsteht: Der »homologe Serum-Ikterus«. Diese Erkenntnis wurde auf die Hepatitis-Fälle übertragen, die nach Bluttransfusionen ebenso auftraten wie nach ärztlichen Eingriffen mit ungenügend sterilisierten Geräten. 1963 entdeckte dann Blumberg in den Seren der Ureinwohner Australiens ein Antigen, das mit den Seren von multitransfundierten Hämophilen präzipitierte, das sog. »Australia«-Antigen; es wurde später in **HBs-Antigen** umbenannt. 1970 wurde die Bezeichnung Hepatitis B eingeführt.

16.3.1 Beschreibung

Genom

Das HBV enthält eine Doppelstrang-DNS, bestehend aus einem kompletten (−)- und einem inkompletten (+)-Strang. Am 5′-Ende des (−)-Strangs sitzt ein kovalent gebundenes Protein, das als Primer für die Synthese dieses Strangs benötigt wird. Der Gegenstrang (+) ist am 3′-Ende inkomplett (Abb. 16.2). Man unterscheidet vier Gene: HBs-, Polymerase-, Core- (C-) und HBx-Gen und kennt 4 Genotypen.

Morphologie

DANE-Partikel. Das HBV wird in seiner infektiösen Form nach seinem Entdecker als DANE-Partikel bezeichnet (Durchmesser 42 nm). Es besteht aus einem Nukleokapsid aus Hepatitis B-Core-Antigen (**HBcAg**) sowie der lipidhaltigen Hülle mit dem Surface-Antigen (**HBsAg**). Im Kapsid befindet sich eine doppelsträngige DNS und die Polymerase. Außerdem beobachtet man im Blut Infizierter rundliche, 20 nm messende, nicht infektiöse Partikel sowie filamentöse Formen (20×200 nm); beide bestehen aus HBsAg. Das **HBeAg** ist ein lösliches Protein, das aus der Zelle sezerniert wird und im Serum auftritt (Abb. 16.3) (e = early, frühzeitig auftretend).

HBs-Antigen. Das HBsAg ist das immunisierende Antigen. Es wird im Zytoplasma synthetisiert. In der Leber wird es im Überschuss gebildet und in das Blut sezerniert. Ein typischer Virusträger (s. S. 645) hat etwa 10^8 DANE-Partikel, 10^9 Filamente und 10^{13} HBsAg-Partikel pro ml im Blut. Das Determinantenmuster des HBsAg ist komplex. Jeder Komplex trägt die immunisierende Komponente »a«. Andere Komponenten werden mit den Buchstaben d, w, y, r, q bezeichnet; sie kommen in Kombination vor, wie z. B. ayw, adr, ayr und adw. Diese Formeln bezeichnen Markerantigene für die Feinepidemiologie. Das Gen des Gesamt-HBs-Antigens besitzt drei aneinandergereihte Abschnitte: Präs1, Präs2 und HBs. Sie werden zu einem großen, einem mittleren und kleinen HBsAg translatiert. DANE-Partikel und Filamente enthalten neben HBsAg auch das große und mittlere, die 20 nm HBs-Partikel aber nur das kleine HBsAg.

HBe-Antigen. Das HBeAg lässt sich durch den IFT im Zytoplasma und in der Zellmembran demonstrieren. Das HBeAg lässt sich ebenso wie das HBsAg, die DNS-Polymerase und Virus-DNS **im Serum** nachweisen. **HBe-Ag** und **DNS** sind wichtige **Marker für die Infektiosität des Serums** bzw. des Patienten. Fehlt das HBeAg im Serum beim Vorhandensein von HBV-DNS und Anti-HBe, können Mutationen in der Regulator-Region des HBc-Gens die Ursache dieser besonderen Marker-Konstellation sein (s. u.) oder das HBeAg ist eliminiert.

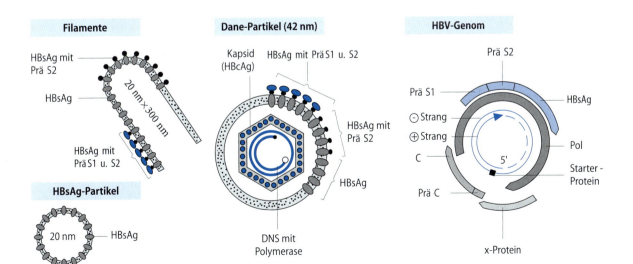

 Abb. 16.2. DANE-Partikel, HBsAg und filamentöse Formen des Hepatitis B-Virus, sowie das Genom mit den Pol-, Core-, X- und HBs-Genen. Aus dem Core-Gen entsteht das HBcAg für das Kapsid und das lösliche HBeAg. Das HBs-Gen umfasst Präs1, Präs2 und das HBsAg

HBc-Antigen. HBcAg lässt sich in den Zellkernen von Leberbiopsiematerial durch den IFT nachweisen. Im Serum wird HBcAg nicht gefunden. HBcAg und HBeAg weisen keine serologischen Kreuzreaktivitäten auf, besitzen aber gemeinsame Epitope für ZTL.

Das gesamte HBc-Gen besteht aus der PräC-Region am NH_2-Terminus und dem Struktur-HBc-Gen. Wird nur ein Teil des Prä-Core am NH_2-Terminus abgespalten, so entsteht das membranständige HBeAg (p 23); erfolgt auch am COOH-Terminus eine Abspaltung, liegt das sezernierte HBeAg (p 18/20) vor. Tritt im Präcore-Bereich eine Mutation auf, so kann eine **HBeAg-negative**, aber **HBV-DNS-positive fulminante Hepatitis** entstehen.

HBx-Protein. Das HBx-Gen ist eine Proteinkinase und wirkt als »Transaktivator« (▶ s. S. 579) für virale und zelluläre Promotoren, es beeinflusst dabei verschiedene Signalwege; die Wirkung ist zelltypisch, aber nicht artspezifisch. So verstärkt es die Replikation des HBV nur in der Leberzelle. Seine Mitwirkung bei der Entstehung des primären Leberzellkarzinoms wird durch einen Einfluss auf die Proteinkinase C und auf die Bindung an das p 53 zurückgeführt.

Replikation

Nach der Bindung des Prä-S1 an einen noch nicht definierten Rezeptor wird das Virus durch Endozytose aufgenommen (◘ Abb. 16.3). Nach dem Uncoating erfolgt im Kern die Komplettierung des unvollständigen (+)-DNS-Stranges durch die Viruspolymerase. Dann bilden sich ringförmige Nukleosomen sowie verknäuelte Superhelices. Die Transkription durch eine Zellpolymerase wird an dem (–)-Strang vorgenommen. Dabei entsteht informative (+)-RNS, die in zwei Formen auftritt. In linearen Abschnitten (2,1 und 2,4 kb) dient sie als mRNS für die Translation, in Ringform (3,5 kb) als (+)-Prägenom. Die Ringform kommt durch etwa 200 RNS-Basen zustande, die sich am 3′- und 5′-Ende überlappen.

Im Zytoplasma lagert sich das **Prägenom** mit der neugebildeten reversen Transkriptase und neusynthetisiertem Kapsid-Protein (HBcAg) zu Kapsiden zusammen. Das Prägenom wird in DNS umgesetzt und nach der reversen Transkription sofort abgebaut. Erst dann erfolgt die Synthese des meist inkompletten DNS(+)-Stranges. Als Enzym dient die DNS-Polymerase des HBV. Im endoplasmatischen Retikulum und im Golgiapparat erhält das Kapsid seine Hülle und wird durch Exozytose ebenso wie das HBeAg freigesetzt. Eine Integration an beliebiger Stelle im Zellgenom ist als zytogenetischer Unglücksfall anzusehen: Sie ist nicht Voraussetzung für die Replikation. In den Hepatozyten von chronisch Infizierten findet man integrierte, aber defekte Virus-DNS. Im floriden Stadium liegt die DNS episomal frei in der Zelle vor.

Züchtung

Das HBV lässt sich routinemäßig nicht züchten. In Schimpansen erzeugt es eine Hepatitis B.

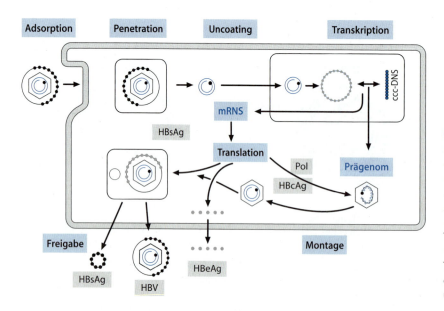

◘ Abb. 16.3. Die Replikation des HBV. Adsorption, Aufnahme durch Endozytose, Komplettierung des inkompletten (+)-DNS-Strangs, Entstehen des »closed supercoiled circle« (ccc) und von ringförmigen Nukleosomen. Transkription des Genoms in Prägenom und mRNS sowie Translation, Montage und Freigabe von DANE-Partikeln, HBsAg und HbeAg

Resistenz

Das Virus ist relativ stabil, auch gegen Ätherbehandlung. Es übersteht z. B. eine 30-minütige Behandlung bei 50 °C, eine einstündige Behandlung bei 60 °C und wird erst nach 10-stündiger Behandlung bei dieser Temperatur inaktiviert. Bei 100 °C ist es nach 20 min inaktiv (◘ Tabelle 16.1).

16.3.2 Rolle als Krankheitserreger

Epidemiologie

Die Verbreitung ist weltweit. In Deutschland gibt es etwa 50 000 Neuinfektionen pro Jahr. In den USA sind 0,1–0,5% der Bevölkerung **chronische Träger**; die Durchseuchung in den Entwicklungsländern beträgt 10–40%. In Griechenland z. B. liegt die Zahl der HBsAg-Träger bei 5%, die Zahl der Träger von anti-HBc bei 20–50%. In Deutschland sind weniger als 0,5% HBsAg-positiv. In einer gesunden Population junger Erwachsener in Deutschland sind Antikörper gegen das HBcAg in 2–4% zu finden. Diese Antikörper stellen einen verlässlicheren Indikator für eine früher erfolgte Durchseuchung dar als Antikörper gegen das HBsAg.

Bei bestimmten Risikogruppen (Homosexuelle, Prostituierte, i.v. Drogensüchtige und Personen mit häufig wechselnden Geschlechtspartnern) ist die Durchseuchung ebenfalls hoch. **Heterosexueller Intimverkehr** ist ein wichtiger Übertragungsmodus. AIDS-Patienten sind zu fast 100% durchseucht. Die **perinatale Infektion** erfolgt wahrscheinlich kurz vor, unter oder nach der Geburt. Das Risiko der Übertragung auf das Kind ist bei HBs- und HBeAg-positiven Müttern sehr hoch (85%). Auch HBsAg-positive, aber HBeAg-negative Mütter infizieren ihre Kinder (6%). In Deutschland schätzt man 550 Risikogeburten pro Jahr. Immer noch stellt die Hepatitis B eine häufige **Nosokomial-Infektion** dar. Besonders gefährdet sind Mitarbeiter auf Dialyse- und Intensiv-Stationen, ärztliches und zahnärztliches Personal, Laborpersonal sowie Familienangehörige von HBsAg-positiven Personen. Übertragungen sind u.a. durch die Benutzung gemeinsamer Zahnbürsten möglich.

Infolge der Überprüfung der Blutkonserven (▶ s. S. 507) ist die HBV-Transfusionshepatitis stark zurückgegangen. Im Diagnostiklabor muss jede Blutprobe als kontagiös angesehen werden. Eingetrocknete Blutproben haben sich mehr als eine Woche lang als infektiös erwiesen. Eine Übertragung durch Aerosole ist extrem selten; Spritzer HBsAg-haltigen Blutes in die Augen haben Infektionen bewirkt.

Übertragung

Die Übertragung der Hepatitis B erfolgt v. a. durch kontaminiertes **Blut** bzw. **Blutprodukte**. Unter experimentellen Bedingungen kann die Übertragung von 1×10^{-8} ml virushaltigen Blutes zu einer Infektion führen. Außerdem sind Sperma und Zervix-Sekret sowie Speichel und Tränenflüssigkeit virushaltig, sodass HBV **oral** bei Kindern und **sexuell** bei Erwachsenen übertragen werden kann. Besonders wichtig ist die Mutter-Kind-Übertragung (»**perinatal**«). Eine Übertragung kommt sonst v. a. durch ungenügend sterilisierte Instrumente (Kanülen, Spritzen, Endoskope) oder durch Tätowierungs- und Ohrstichgeräte sowie bei i.v. Drogenabhängigen zustande.

Pathogenese

Die Hepatitis B ist eine Krankheit, bei der die zelluläre **Immunreaktion** das bestimmende pathogenetische Element darstellt. Der überwiegende Teil der Infektionen verläuft inapparent, wird also immunologisch frühzeitig beherrscht. Bei den **akuten Verläufen** mit Ausheilung **reduzieren IFNγ und TNFα bereits vor Ausbruch** der Erkrankung **die HBV-DNS-Menge im Blut**. Nach Ausbruch der Erkrankung zerstören polyklonal und multispezifisch aktivierte CD8-Zellen die Leberzellen. Vorwiegend virusspezifisches HBc- und HBeAg wird in der Zellmembran präsentiert, das das Zielantigen für die immunreaktiven T-Lymphozyten darstellt. Besonders häufig werden **chronische Verläufe** bei Kindern nach perinataler Infektion beobachtet, deren Immunapparat das Virus nicht eliminieren kann (▶ s. S. 646, ◘ Abb. 16.5). Die Infektion trifft dabei auf einen immunologisch unreifen Organismus, sodass wahrscheinlich durch eine »high-dose«-Toleranz infolge Anergie u. a. Mechanismen eine chronische Infektion entsteht. Das HBeAg findet sich sogar schon bei Neugeborenen im Blut, wenn die Mütter HBeAg-positiv sind. Bei Immunmangelzuständen erfolgen oftmals Reaktivierungen einer chronischen Hepatitis B. **Hauptursache** der chronischen Hepatitis ist die geringe Zahl von ZTL und TH1-Helferzellen sowie deren Unterfunktion, wobei die spezifische Stimulierbarkeit gestört ist. Verantwortlich scheint ein Mangel an IL 12, IFNα/β und TNFα infolge einer virusbedingten Schädigung der dendritischen Zellen zu sein. Das ZTL stimulierende IFNγ kann nur in Anwesenheit von IL 12 gebildet werden. Das HBeAg wirkt direkt immunsuppressiv, HBcAg hemmt die Induktion von IF-Nα/β. HLA-Antigene und die Genotypen des HBV beeinflussen den Verlauf der Erkrankung fördernd oder hemmend. Das HBV wird außer in Leberzellen auch in Pankreas-Zellen sowie in Makrophagen und Lymphozyten exprimiert.

Pathogenetische Bedeutung kommt den im Serum nachgewiesenen **HBsAg/Ak-Komplexen** (und HBeAg/Ak) zu. Sie sind für die Periarteriitis nodosa, die Glomerulonephritis und die Kryoglobulinämie verantwortlich, vielleicht auch für die gelegentlich beobachteten Gelenkbeschwerden sowie für Exantheme. Das HBV verursacht keine Embryopathien.

Pathohistologisch sind die sinusoidalen Zellen aktiviert; man findet reichlich CD4- und CD8(+)-Lymphozyten, Plasmazellen, NK und DCs. Die Zellzerstörungen (Apoptose und Nekrose) sind über das gesamte Leberläppchen verteilt. In schweren Fällen entsteht zusätzlich eine ausgeprägte Zerstörung der zentrolobulären Areale. Die Lymphozyten findet man oftmals im ganzen Läppchen in enger Nachbarschaft mit den Leberzellen.

Klinik

Die **akute Phase** der Hepatitis durch HBV entwickelt sich nach einer Inkubationsperiode von 2–6 Monaten (Abb. 16.4). Die Dauer der Inkubationsperiode hängt von der Infektionsdosis ab: Je höher die Dosis an HBV, desto kürzer ist die Inkubationsperiode und umgekehrt. Gegen Ende der Inkubationsperiode, aber noch im präikterischen Zustand, stellt sich Krankheitsgefühl ein, es entwickeln sich Abneigung gegen Speisen, Schwindel, Erbrechen und Abdominalbeschwerden. Bei etwa 10–20% der Patienten kommt es in diesem Stadium zu Erscheinungen, die auf die Krankheit hinweisen: Fieber, Exantheme und rheumatoide Gelenkbeschwerden, Panzytopenie, Myalgien und Guillain-Barré-Syndrom. Zwei bis 14 Tage später wird der Ikterus bemerkt; die Leber ist dann fest und vergrößert. Die Patienten fühlen sich in diesem Stadium jedoch besser. Bei **langdauernder Gelbsucht** entwickelt sich eine Cholestase, verbunden mit Pruritus. Die Rekonvaleszenzphase kann Wochen dauern. Je jünger die Personen sind, desto leichter ist der Verlauf. Mutationen im Präcore-Bereich des HBc-Gens werden oft bei fulminanten Verläufen beobachtet.

Immunität

Das zelluläre Immunsystem dürfte die Hauptlast bei der Beherrschung der HBV-Infektion tragen; hierfür spricht, dass nach der Infektion von Neugeborenen infolge der Unreife des Immunsystems (s. S. 643) sehr häufig chronische Verläufe auftreten. Man folgert deshalb, dass eine partielle »high-dose«-Toleranz durch

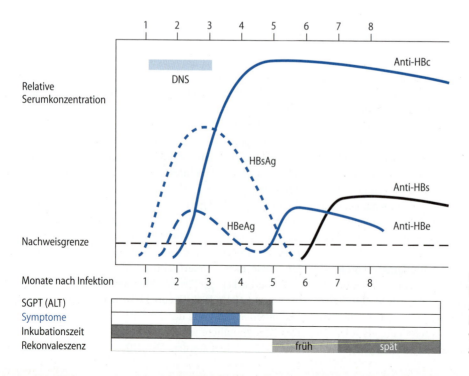

Abb. 16.4. Ablauf einer Infektion mit dem HBV. Auftreten der DNS, der Ag-Marker, der Antikörper sowie Symptome und Transaminasen

Tabelle 16.2. Labordiagnose von HBV-Infektionen

Krankheitsstadium	HBsAg	HBeAg	DNS	Anti-HBs	Anti-HBc-IgM	Anti-HBc-IgG	Anti-HBe	Infektiosität des Blutes	Besonderheiten
Inkubationsperiode	+	+/−	+/−	−	−	−	−	+++	
Akute Hepatitis	+	+	+	−	+	−	−	+++	
Rekonvaleszenz									
früh	+	−	−	−	+	+/−	+/−	(+)	
spät	−	−	−	+	−	+	+	−	
Jahre nach Erkrankung	−	−	−	+/−	−	+	−	−	Anti-HBc sicherster Marker für Durchseuchung
Chronisch aktive Hepatitis	++	+	+	−	+	+	−	++	Hochinfektiös
Chronisch aktive Hepatitis	+	+/−	−	−	+	+	−/+	+	Mäßig infektiös
»Relaps«	+	+/−	+	−	−	+	−/+	+	Infektiös
Persistierende Hepatitis	+	−	−	−	−	+	+/−	+	Gering infektiös
HBsAg-Träger	+	−	−	−	−	+	−	(+)	Wenig infektiös
Nach Impfung	−	−	−	+	−	−	−	−	»gesund«

große Mengen an Virusantigen für chronische Verläufe verantwortlich ist. Bei Agammaglobulinämie ist die Clearance des HBV normal. Bei der Infektion von Personen mit T-Zell-Immundefekten treten hingegen meist chronische, wenig symptomatische Verläufe auf, während die Immunreaktion eine akute Erkrankung oder gar eine fulminante Hepatitis hervorrufen kann (selten).

Labordiagnose

Eine bedeutsame Rolle für die Diagnose (◘ Tabelle 16.2) und Prognose der akuten und chronischen Hepatitis spielen die verschiedenen Antigene, die im Serum auftauchen oder in Biopsie-Material nachgewiesen werden können, desgleichen die entsprechenden Antikörper und die Transaminasen; die Therapie wird durch die PCR kontrolliert.

Bereits in der zweiten Hälfte der Inkubationsperiode lassen sich HBsAg mit Präs1- und S2-Ag, HBeAg, DNS, die virale DNS-Polymerase und die DANE-Partikel nachweisen. Das wichtigste Zeichen für den Beginn der Ausheilung ist das Absinken der HBs- und der HBe-Menge im Serum, spätestens 10–14 Tage nach Beginn der Erkrankung. Innerhalb von 8–12 Wochen sinkt die DNS unter die Nachweisgrenze.

Wenn nur Anti-HBc positiv ist, sollte auch Anti-HBc-IgM und Anti-HBs-IgG bestimmt werden. Wenn HBsAg positiv ist, empfiehlt sich eine Bestimmung von HBeAg und der HBV-DNS. Zur Kontrolle des Verlaufes werden diese Parameter mehrmals bestimmt. Chronische Verlaufsformen werden in Abständen von sechs Monaten kontrolliert. Bei gesunden HBsAg-Trägern genügt im Prinzip eine Untersuchung, im Falle einer Immunsuppression muss jedoch mit Reaktivierungen gerechnet werden. Die Durchseuchung mit dem HBV wird anhand der HBc-Antikörper festgestellt.

Akute Infektion

Bei einer akuten Infektion mit Ausheilung tauchen frühzeitig IgM- und IgG-Antikörper auf. Zunächst erscheinen AntiPräS1 und Anti-PräS2, Anti-HBc und Anti-HBe, während Anti-HBs erst viel später auftritt. Bei Patienten, die eine **chronische Hepatitis B** entwickeln, bleiben HBe-, HBs-Antigen sowie die HBV-DNS im Blut lange Zeit nachweisbar. Das HBV verbleibt nach der Ausheilung lebenslang (!) im Organismus, transplantierte Lebern werden erneut infiziert.

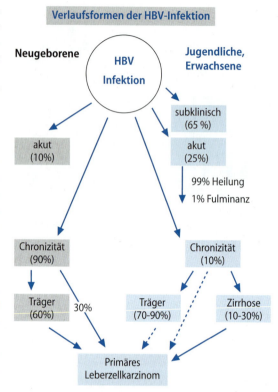

◘ Abb. 16.5. Verlaufsformen der HBV-Infektion. Die Infektion von Neugeborenen wird in 90%, diejenige von Kindern im Vorschulalter zu 50%, bei Jugendlichen und Erwachsenen in 10% chronisch. Aus den chronischen Formen kann ein primäres Leberzellkarzinom hervorgehen

Chronische Hepatitis

Nach einer frühen replikativen Phase erfolgt der Übergang in die chronische Hepatitis mit Viruspersistenz. Diese kann Jahre oder das ganze Leben lang andauern. 10% der sonst gesunden Erwachsenen mit akuter Hepatitis B werden chronisch, bei Kleinkindern sind es 50% und bei perinataler Infektion 90% (meist asymptomatisch, mit erhöhten Transaminasen, ◘ Abb. 16.5). Ein direkter Übergang in die chronische Infektion wird oft bei perinatal infizierten Neugeborenen und bei immungeschädigten Personen beobachtet (Toleranz). Man schätzt 6–7 inapparente Infektionen auf einen klinischen Verlaufsfall. Todesfälle werden vorwiegend durch die chronischen Formen hervorgerufen, in 1% verläuft die akute HB fulminant tödlich.

Träger

Der **gesunde Träger** ist durch das Vorhandensein von HBsAg, Anti-HBc-IgG sowie durch weitgehend normale histologische Befunde gekennzeichnet. Der Gehalt des Serums an HBsAg ist gering (bis 10–20 µg/ml), jedoch können in 2/3 der Fälle Spuren von HBV-DNS im Blut nachgewiesen werden. Das Risiko für ein PLK ist ebenfalls erhöht (s. w. u.).

Chronisch-persistierende und chronisch-aktive Hepatitis

Wichtig ist die Unterscheidung zwischen der chronisch-persistierenden und der chronisch-replikativen Hepatitis: Beide Formen der Hepatitis lassen sich vom »gesunden« oder asymptomatischen Trägerstatus durch den histologischen Befund bei der Biopsie und durch die Transaminasenpegel unterscheiden. Während im Serum des gesunden Trägers wenig HBsAg und keine erhöhten Transaminasen vorhanden sind, werden bei anderen Verlaufsformen bis zu 500 µg/ml HBsAg im Serum und hohe Transaminasenwerte beobachtet. Die Persistenz von HBeAg, von DNS und von DANE-Partikeln spricht für eine chronisch-aktive Form. HBeAg kann bei dieser Form verschwinden. Dies ist prognostisch ein gutes Zeichen: Spontanheilungsrate 1–5% pro Jahr. Histologisch lässt sich vorübergehend oft eine verstärkte entzündliche Aktivität nachweisen; die HBV-DNS geht dabei allmählich im Serum zurück. Ist die Entzündung abgeklungen, so fehlt die DNS fast ganz. Es gibt jedoch Fälle, bei denen trotz Auftretens von Anti-HBe eine Reaktivierung der HBV-DNS-Synthese erfolgt (◘ Tabelle 16.2).

Transaminasen

Die Transaminasenkonzentration im Serum (SGOT, SGPT) ist ein guter Gradmesser für das Ausmaß der jeweiligen **Leberzellzerstörung**. Bei niedrigen Werten findet sich histologisch (Biopsie) das Bild eines gesunden HBsAg-Trägers oder eine inaktive Fibrose oder aber eine Zirrhose.

Therapie

Zur Prophylaxe müssen hochtitrige **HB-Immunglobulin-Präparate** (HBIG), z. B. bei Lebertransplantationen und bei Neugeborenen verwendet werden. Als Chemotherapeutikum wird Lamivudin zur Behandlung der chronischen Hepatitis B (Erw., Kinder) eingesetzt, dies gilt auch für IFNα2a und b. Das pegylierte Interferon und die Kombination von IFN mit Lamivudin werden diesbezgl. erprobt. Ein Problem ist das schlechte Ansprechen auf Interferon und die Entstehung von Virusmutanten auf Lamivudin. Neue Chemotherapeutika, die die Lamivudinresistenz überwinden, sind in Erprobung (Adefovir, Entecavir) (▶ s. S. 494).

Prävention

Überprüfung der Blutspender. Die wichtigste Maßnahme zur Verhinderung der Übertragung ist die Überprüfung aller Blutspender auf HBsAg (◘ Tabelle 6.15, ▶ s. S. 507); auch auf peinlich genaue Sterilisation aller ärztlichen Instrumente ist zu achten. Insbesondere sollte die Übertragung des HBV durch Blutreste an Kanülen etc. durch entsprechende Vorsichtsmaßnahmen (Einmalgeräte) verhindert werden. Bei Verletzungen von Seronegativen mit Kontakt von HBV-haltigem Blut muss **sofort** aktiv und passiv geimpft werden u. z. innerhalb von 6–12 Stunden.

Schutzimpfung. Seit einigen Jahren ist die aktive Immunisierung mit einem **Totimpfstoff** möglich. Das Impfantigen besteht aus gentechnologisch hergestelltem HBs-Antigen. Zwei Dosen im Abstand von sechs Wochen sowie eine nach sechs Monaten erzeugen einen gut 90%-igen Schutz. Der Impferfolg sollte kontrolliert werden. **Säuglinge** erhalten Kombinationsimpfstoffe (DTPaIPV, HBV, Hib) nach den Angaben der STIKO. HBV-Antikörper werden alle 10 Jahre geboostert.

Nach der **Geburt** eines Kindes, dessen Mutter HBsAg-positiv ist, ist innerhalb von 12 Stunden eine passive Immunisierung angezeigt, außerdem ist die dreimalige aktive Immunisierung des Kindes erforderlich (0–1–6 Monate). Auf diese Weise lässt sich das Angehen einer Infektion (s. o.) und damit lebenslanges Trägertum verhindern. Die Untersuchung der schwangeren Frau auf HBsAg gehört daher zur **Mutterschaftsvorsorge**; sie sollte auf jeden Fall bei Müttern aus Endemiegebieten und Risikogruppen vorgenommen werden. Frühere Studien mit dem HB-Impfstoff haben gezeigt, dass die passiv-aktive Impfung auch nach bereits erfolgter Exposition wirksam ist. Es gibt »non-responder« nach 3maliger Impfung bei 5–10% aller Geimpften, bei Dialysepatienten sind es etwa 40%. Die Ansprechrate lässt sich steigern, wenn die Dosis erhöht wird, oder besser, wenn der Impfstoff intradermal injiziert wird, das HBsAg gelangt auf diese Weise besser an die dendritischen Zellen. Ursächlich vermutet man, dass bestimmte HLA-Typen für diese Erscheinung verantwortlich sind. Es sollte jedoch beachtet werden, dass sich die Berichte über Escape-Mutanten nach der HBsAg-Impfung mehren.

Das HBV und das primäre Leberzellkarzinom

Das primäre, monoklonale Leberzellkarzinom (PLK) macht in Westeuropa und den USA etwa 2–3% aller Karzinome aus. Bei Männern ist das Risiko größer als bei Frauen. In Teilen von Afrika, Südostasien, in Alaska und den Mittelmeerländern stellt dieses Karzinom jedoch 20–40% aller Krebsfälle, das etwa 10–20 Jahre nach der HBV-Infektion auftritt. In Japan bekommen 23% aller Patienten mit posthepatitischen Zirrhosen ein PLK. In Taiwan wurde gezeigt, dass das Risiko, ein PLK zu bekommen, bei HBsAg-positiven Personen 300-mal größer ist als bei gesunden Personen. Die geographische Verteilung des PLK deckt sich weitgehend mit der Verteilung der persistierenden HBV-Infektionen. Man schätzt, dass weltweit 250 000 Personen pro Jahr ein PLK bekommen.

Im PLK ist die DNS des HBV in das Zellgenom integriert. Zumeist ist das Virus-Genom deletiert, invertiert, rearrangiert oder verdoppelt. In den monoklonalen Zellen der primären Leberzellkarzinome wird fast immer HBsAg, relativ häufig HBxAg, aber nur selten HBcAg exprimiert. Für die transformierende Wirkung des HBV ist u. a. das x-Gen verantwortlich, das Reparaturmechanismen ausschaltet. Das HBx-Gen löst hierdurch mutative Wirkungen am Zellgenom aus und schaltet auf diese Weise Suppressorgene aus. Aflatoxine wirken auf das Zellgenom ebenso mutationsauslösend. Die Promotoren des HBsAg wirken transformierend. Auch der Integrationsprozess des HBV-Genoms selbst löst mutative Wirkungen am Zellgenom aus und schaltet wahrscheinlich Suppressorgene (▶ s. S. 480) aus. Insgesamt nimmt die Entstehungsweise des PLK verschiedene Wege.

Die HBV-Infektion ist der wichtigste Risikofaktor für die Entstehung des PLK. In Bezug auf alle Krebserkrankungen folgt die HBV-Infektion sofort auf den Risikofaktor Rauchen. Der affirmative Beweis für die Beteiligung des HBV an der Entstehung des PLK ist der Rückgang desselben nach Massenimpfungen. Dies ist in Taiwan tatsächlich der Fall.

In Kürze

Hepatitis B

Virus. DANE-(42 nm), HBsAg-Partikel und fadenförmiges HBsAg. Vertreter der Hepadna-Viren mit ringförmiger Doppelstrang-DNS in Kapsid mit Hülle. Im Partikel DNS-Polymerase, HBs- und HBc-Antigen. HBeAg nur im Serum. Züchtung bisher nicht möglich; HBs besteht aus Determinanten a, d, w, y, r, q.

Vorkommen. Weltweit verbreitet nur beim Menschen; bei Tieren verwandte Hepadna-Viren.

Epidemiologie. Durchseuchung in Griechenland, Asien, Taiwan, Afrika sehr hoch. 300 Mio. chronische HBV-Patienten, 300fach größeres Risiko für primäres Leberkarzinom bei chronischer Hepatitis B; hohe Durchseuchung bei i.v. Drogenabhängigen, Homosexuellen, Prostituierten.

Übertragung. Durch kontagiöses Blut und Blutprodukte, ungenügend sterilisierte ärztliche Geräte (Spritzen, Kanülen etc.), Geschlechtsverkehr. Sperma, Sekrete sind virushaltig, ebenso Speichel und Tränenflüssigkeit; Zeichen für Infektiosität des Blutes sind HBeAg, HBV-DNS und HBsAg. Perinatale Übertragung.

Pathogenese. Infektion der Leber auf dem Blutweg. Die Immunreaktion des Organismus löst das Krankheitsgeschehen aus. Chronische Verläufe v.a. bei perinatal infizierten Kindern oder bei Defekt der Interferonbildung. HBc und HBe sind Zielantigene für ZTL. Immunkomplexbildung (HBsAg/Ak) bewirkt Periarteriitis nodosa u.a.

Klinik. Inkubationsperiode 2–6 Monate, 2/3 inapparenter Verlauf. 10% der Erwachsenen werden chronisch infiziert. Zunächst unklare Abdominalbeschwerden, dann Fieber, Gelenkbeschwerden. Exantheme und Ikterus. Wochenlanger Verlauf. Übergang in chronische Hepatitis mit aktivem oder persistierendem Verlauf. Bei Verschwinden von HBeAg und Polymerase sowie HBV-DNS-Übergang in persistierende Hepatitis. Außerdem sind asymptomatische Träger (mit HBsAg im Serum) und HBV-Mutantenträger möglich.

Immunität. Eine durchgemachte Hepatitis B hinterlässt lebenslange Immunität, IgM- und IgG-Antikörper gegen HBs, HBe und HBc (Polymerase u.a.). Schützende Antikörper sind anti-HBs, zur Bestimmung der Durchseuchung dienen anti-HBc.

Labordiagnose. Nachweis je nach Stadium und Form der Erkrankung: Antigene HBs, HBe, HBV-DNS sowie IgM oder IgG gegen HBs, HBe und HBc. Differenzialdiagnose: Hepatitis A, C, D, TTV und E, Gelbfieber, M. Weil, ZMV, EBV, HSV, Brucellosen, Rickettsiosen und Malaria. Pathohistologie, Transaminasen. Blutproben testen!

Therapie. Lamivudin mit Interferon $\alpha 2$ sowie IL 2, jedoch Resistenzentstehung. Sonst symptomatisch.

Prävention. Impfung, Prüfung der Blutproben etc., Sterilität der ärztlichen Geräte, Hygienemaßnahmen bei Trägern.

Expositionsprophylaxe. Bei Perinatalinfektionen und Verletzungen: HBIG und aktive Impfung (0–1–6 Monate).

Meldepflicht. Verdacht, Erkrankung, Tod. Erregernachweis.

16.4 Hepatitis DELTA-Virus (HDV)

> **Steckbrief**
>
> Das Virus der Hepatitis D ist ein defektes RNS-Virus. Es benötigt für seine Replikation ein Helfer-Virus in Gestalt des HBV, das letztere liefert die Hülle mit dem Prä-S1 und -2 sowie dem HBsAg für das HDV-Kapsid. Das HDV besitzt Ähnlichkeiten mit den Virusoiden oder Satelliten-Viren, es bildet das Genus Deltavirus.
>
> Die Hepatitis D kann nur dann auftreten, wenn bereits eine Hepatitis B vorliegt oder wenn die Infektion mit dem HBV und HDV gleichzeitig erfolgt. Das HDV verstärkt die Hepatitis-Situation.
>
> Die Impfung mit dem HBsAg schützt gegen das HDV.

Geschichte

1977 wurde in den Leberzellen von Patienten mit Hepatitis B ein neues Antigen (δ-Antigen) durch Rizzetto in Süditalien entdeckt.

Dieses D-Antigen wurde stets nur im Serum solcher Patienten festgestellt, die mit dem HBV infiziert waren. Es lag nahe, ein defektes Virus zu postulieren, welches auf die Zulieferung von Hüllmaterial durch ein Helfer-Virus (HBV) angewiesen ist: Versuche mit Schimpansen haben dies bestätigt.

16.4.1 Beschreibung des Virus

Genom

Die Nukleinsäure dieses Virus ist eine (–)-Strang-RNS mit 1678 Nukleotiden. Die RNS gleicht derjenigen von Virusoiden. Sie liegt als stäbchenförmiger Ring vor, es gibt eine genomische und eine antigenomische Form. Im Virion kommt nur die erste Form vor. Ihre Replikation erfolgt nach dem »rolling circle« Modell. Die Replikation erfolgt durch eine Wirtszelltranskriptase. Man kennt bisher drei Genotypen, sie sind serologisch aber identisch.

Morphologie

Die Viren haben einen Durchmesser von 36 nm; sie reagieren mit einem HBsAg-spezifischen Antiserum. Das Viruspartikel ist ein pathogenes »Hybrid«-Virus: Sein Kapsid und die RNS stammen vom HDV; die Hülle wird jedoch vom HBV geliefert.

Die verfügbaren Antiseren reagieren mit 2 Proteinen (24 und 27 kDa). Beide Proteine befinden sich im Kapsid, das 24 kDa-Protein bindet sich an RNS. Beide Proteine werden vom Antigenom kodiert. Das gemeinsame Präkursorprotein besitzt ein MG von 68 kDa.

Züchtung

Die Züchtung des HDV ist bisher nicht gelungen. Es ist übertragbar auf Schimpansen und Waldmurmeltiere mit endogener Hepatitis B. Das HDV repliziert sich in den infizierten Leberzellen.

16.4.2 Rolle als Krankheitserreger

Epidemiologie

In Süditalien, in Zentralafrika und im vorderen Orient sowie bei i.v. Drogenabhängigen ist die Infektion weit häufiger als in Mitteleuropa; die Durchseuchung bei HBsAg-Trägern beträgt in den genannten Gegenden bis zu 90%. Dagegen liegt sie in Norditalien bei 5,5%, in den USA bei 7% und in Deutschland weit unter 1%. Die **i.v. Drogenabhängigen** in Deutschland sind zu 40% durchseucht. Zeichen einer HDV-Infektion findet man bei 0,4% der Dialysepatienten, bei 1,7% der chronisch HBV-Kranken, aber kaum je bei akut HBV-Kranken. Als Hauptinfektionsquelle müssen in Deutschland HIV-Infizierte und i.v. Drogenabhängige angesehen werden. Es gibt auch eine Mutter-Kind-Übertragung.

Übertragung

Sie erfolgt ähnlich wie bei der Hepatitis B. Eine Übertragung durch Intimkontakt ist nicht selten. Das HDV wird wie das HBV auch perinatal übertragen. Die Blutproben für Transfusionszwecke müssen nur auf das Vorkommen von HBV geprüft sein, nicht aber auf HDV-Antikörper.

Pathogenese

Das HDV ist vermutlich direkt zytopathogen. Inapparenz oder leichter Verlauf der Infektion korrelieren mit geringer Durchseuchung der Bevölkerung, Chronizität und schwerer Verlauf mit hoher Durchseuchung. Je schwerer der Verlauf, desto häufiger findet man Mutanten. In Biopsiematerial lässt sich das HDV-Antigen im Kern von Leberzellen feststellen. Eine Superinfektion mit HDV bei bestehender HBV-Infektion bewirkt sehr schwere Läsionen mit Überwiegen der Viruszytotoxizität gegenüber Lymphozytotoxizität. Eine primäre Doppelinfektion mit HBV und HDV bewirkt dagegen relativ geringe Läsionen, verglichen mit dem Gewebebild bei der Superinfektion.

Klinik

Die HDV-Erkrankung beginnt akut mit Krankheitsgefühl, Appetitlosigkeit und Druck im rechten Oberbauch; dann tritt Gelbsucht auf. Patienten mit einer **Primär-Doppelinfektion** »HDV plus HBV« entwickeln oft eine chronisch-aktive Hepatitis und Zirrhose; sie sterben eher als Patienten mit einer alleinigen HBV-Infektion. Bei Doppelinfektionen ist das Krankheitsgeschehen besonders schwer, heilt aber meistens (90%) aus, wenn es nicht zur Lebernekrose kommt (Fulminanz). Bei besonders schweren Verläufen der Hepatitis B muss an eine unerkannte zusätzliche HDV-Infektion gedacht werden, von denen 5–10% chronisch werden. Hinweise darauf kann die Anamnese liefern (i.v. Drogensüchtige, Homosexuelle, Prostituierte). **Superinfektionen** von HBsAg-Trägern mit dem HDV verursachen eine Phase mit akuter Hepatitis und relativ kurzer Inkubationsperiode und bewirken oft chronisch-aktive Verläufe der HDV-Infektion (bis zu 70–90%) mit Zirrhose und häufig fulminantem Verlauf; die HBV-DNS-Menge wird reduziert, es erfolgt eine zeitweise Konversion von HBsAg positiv zu HBsAg negativ (◘ Abb. 16.6). Fulminanz ist beim HDV 10× häufiger zu beobachten als bei HBV und HCV, sie ist durch zusätzliche Zeichen einer **Enzephalopathie** charakterisiert. Die Inkubationsperiode der Hepatitis D beträgt 2–6 Monate.

Immunität

Eine Immunität gegen HBV (durch natürliche Infektion oder durch Totimpfstoff erworben) schützt gegen die Infektion mit HBV, aber auch gegen HDV. Im Verlauf einer akuten, selbstlimitierenden HDV-Infektion treten virusspezifische IgM- und IgG-Antikörper auf; geht hingegen die akute in eine chronische Infektion über, per-

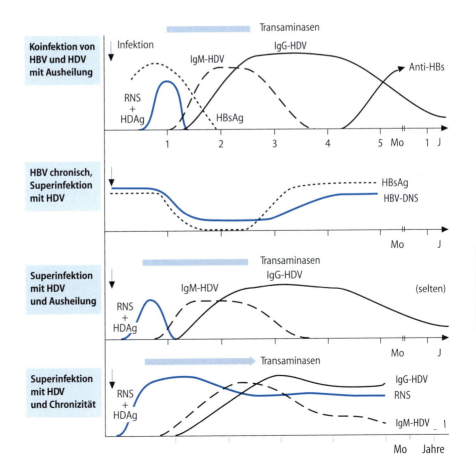

◘ Abb. 16.6. Koinfektionen mit HBV und HDV bzw. Superinfektion mit HDV. Es ist Ausheilung und Chronizität dargestellt

sistieren die IgG-HDV mit hohen Werten. Außerdem können Autoantikörper gegen Mitochondrien (AMA) auftreten.

Labordiagnose

Mit einem ELISA lassen sich IgM-Ak gegen eine frische HDV-Hepatitis noch bis etwa 6–8 Wochen nach Beginn der Erkrankung nachweisen. Zur Abrundung der Diagnose ist aber auch der Nachweis der HBV-Marker zu fordern. Nach einer abgelaufenen D-Hepatitis lässt sich HDV-spezifisches IgG lebenslang in geringer Menge feststellen; hingegen bleibt bei chronischen HDV-Infektionen das IgG-HDV hoch positiv.

Die Persistenz der HDV-Infektion lässt sich noch besser durch den Nachweis der HDV-RNS im Serum zeigen (RT-PCR), die Transaminasen sind oft erhöht. Mit dem IFT ist im biopsierten Lebergewebe der HDV-Antigennachweis möglich. Im Serum kann man das HDV-Antigen durch das Immunoblot-Verfahren nachweisen; dies gilt auch für Leberextrakte aus Biopsiematerial.

Die Untersuchung auf Anti-HBc-IgM erlaubt die Entscheidung, ob bei bestehender HBV-Infektion eine Superinfektion mit HDV vorliegt, oder ob es sich um eine von Anfang an bestehende Doppelinfektion mit beiden Viren handelt. Im erstgenannten Fall fehlt das Anti-HBc-IgM, im zweiten Fall ist es stark positiv.

Therapie

IFNα2 wirkt dauerhaft nur in 10% der Fälle, Lamivudin ist nutzlos.

Prävention

Zur Verhütung spielt die Erkennung und Aussonderung von HBV-positiven Blutspendern die größte Rolle. Die Prophylaxe erfordert die gleichen Maßnahmen wie bei der Hepatitis B. Die Umweltresistenz des HDV gleicht der des HBV. Postexpositionell wird eine aktive und passive Impfung gegen die Hepatitis B empfohlen. Perinatale Übertragung: ▶ s. HBV.

In Kürze

Hepatitis D

Virus. Defektes RNS-Virus (36 nm) mit Genom und Antigenom, als Helfer wirkt HBV, dessen HBsAg dient als Hülle. Ähnlichkeit der RNS zu den Virusoiden. RNS in Ringform.

Vorkommen. In Süditalien und Rumänien weit verbreitet, ebenso in Zentralafrika, im Orient, im nördlichen Südamerika.

Epidemiologie. In den gleichen Regionen und gleichen Risikogruppen wie bei HBV.

Übertragung. Analog HBV: Entweder zugleich mit HBV als Primärinfektion oder als Superinfektion; selten Intimkontakt, perinatal.

Pathogenese. HDV-Ag im Kern von Leberzellen nachweisbar. RNS und Antikörper im Blut.

Klinik. Asymptomatische und leichte Verläufe, Superinfektion von chronischer HB verursacht akuten Schub und Fulminanz; Doppelinfektion mit HBV und HDV: Schweres Krankheitsbild mit Übergang in chronisch aktive Hepatitis und Zirrhose.

Immunität. Die Immunität gegen HBV schützt gegen HDV.

Labordiagnose. Im ELISA Ag- und Antikörper-Nachweis. PCR. Biopsie.

Therapie. IFNα2 nur wenig wirksam.

Prävention. ▶ s. Hepatitis B.

Meldepflicht. Verdacht, Erkrankung, Tod, Erregernachweis.

16.5 Hepatitis C-Virus (HCV)

> **Steckbrief**
>
> Nachdem HAV und HBV entdeckt waren, blieben immer noch viele sog. NonA/NonB-Hepatitisfälle zurück. 1988 wurde dann das HCV entdeckt und die Übertragung auf Schimpansen beschrieben. Es ist der Erreger einer leicht verlaufenden Hepatitis, die aber oft chronisch wird und in Zirrhose und Leberzellkrebs übergehen kann. Auf der Erde gibt es 400–600 Mio. HCV-Träger.
>
> Der chronisch HCV-Kranke stirbt nicht an der Virusinfektion, sondern an der Fibrose mit Übergang in eine Zirrhose (oder PLK).

Geschichte

Da die herkömmlichen Verfahren zum Virusnachweis keine Resultate erbrachten, wurde zwecks Isolierung einer komplementären DNS aus dem Plasma eines frisch infizierten Schimpansen Nukleinsäure isoliert und verarbeitet. Dann wurde nach DNS-Klonen gefahndet, die in Expressionssystemen ein Antigen produzierten, das mit den Seren von menschlichen Rekonvaleszenten und chronisch Infizierten mit Non A/Non B-Hepatitis im ELISA reagierte. Die entsprechende cDNS wurde sequenziert und das Virus schließlich als neues Genus der Flaviviridae identifiziert. Antikörper gegen dieses Virus wurden bei Patienten in aller Welt festgestellt.

16.5.1 Beschreibung des Virus

Genom

Das Virus besitzt eine (+)-Einzelstrang-RNS mit 9,4 kb. Sie enthält am 5′-Ende eine nicht-kodierende Region, gefolgt vom Kapsid- und zwei Hüll-Genen sowie fünf Nichtstrukturgenen (NS, Polymerase, Protease u. a.). Die Replikation erfolgt im Zytoplasma. Man kennt jetzt mehr als 12 Genotypen mit jeweils weiteren Varianten (= Quasispezies), die im Verlauf der chronischen Infektionen entstanden sind.

Morphologie

Das Virus besitzt einen Durchmesser von 60–70 nm. Es besteht aus einem Kapsid und trägt eine Hülle mit Spikes; es ist noch nicht sicher dargestellt worden. Vom Genom wird ein Vorläuferprotein mit etwa 3000 Aminosäuren gebildet, das durch Virus- und Wirtsproteasen in Struktur- und Nichtstrukturproteine gespalten wird.

16.5.2 Rolle als Krankheitserreger

Epidemiologie und Übertragung

Die Epidemiologie ähnelt der des HBV in vieler Hinsicht (◘ Tabelle 16.3). Risikogruppen sind Bluttransfundierte, i.v. Drogenabhängige, Dialysepatienten, Homosexuelle, Insassen von Gefängnissen. HCV-Träger sind weit verbreitet: In Deutschland sind etwa 0,6 %, in den USA 1,5–4,4 % der Gesamtbevölkerung seropositiv, in Europa etwa 10 % aller Dialysepatienten. In Deutschland werden pro Jahr etwa 20 000–50 000 frische HCV-Infektionen beobachtet.

Als Infektionsquelle kommen v. a. Blutspender aus sozial niedrigen Schichten sowie (meist i.v.-) Drogenabhängige in Betracht. Wahrscheinlich wird das Virus auch durch Intimkontakt (v. a. bei AIDS) und kleine Hautverletzungen übertragen; es wurde im Sperma festgestellt. Es gibt eine perinatale Übertragung von der Mutter auf den Säugling (<5 %), durch Stillen ist Übertragung unwahrscheinlich, inapparente Familieninfektionen sind nicht selten.

Pathogenese

Das HCV lässt sich im Serum und in Blutlymphozyten (v. a. B-Zellen) nachweisen, zu Beginn der akuten Infektion erfolgt eine Schädigung des Knochenmarks. In Blut, Speichel und Urin findet sich RNS des HCV. In der Leber wird eine diffuse, periportale Zerstörung der Leberzellen mit geringem Periportal-Infiltrat festgestellt. Der Zellschaden wird immunpathogenetisch ausgelöst (DCs?). Ein TNFα-Polymorphismus soll mit einer chronisch-replikativen Form der Hepatitis C korreliert sein. Die Hauptlast der Elimination des HCV bei der akuten Form tragen CD8-Zellen. Bei den chronischen Formen fehlen diese, dafür finden sich im Infiltrat viele CD4-Zellen und nicht HCV-spezifische T-Zellen. Bei chronischen Verläufen der HCV-Infektion ist die Induktion der IFN-Systeme gestört.

Klinik

Die Inkubationsperiode beträgt 2–20 Wochen. Der **akute** Verlauf der **Hepatitis C** ist meist leichter als bei anderen Hepatitiden und wird nur bei 20 % der Infizierten

Tabelle 16.3. Wichtige Merkmale der Hepatitiden

Eigenschaft	Hepatitis						
	A	B	D	C	E	G	TTV/SEN
Ink.-Periode	2–6 Wochen	2–6 Monate	2–6 Monate	2–10 Wochen	6 Wochen (2–8)	?	?
Übertragung	Fäkal-oral (Nahrungsmittel, Wasser, Stuhl)	Parenteral Intimverkehr Perinatal	Parenteral Intimverkehr (?) Perinatal	Parenteral Sexuell Sporadisch	Fäkal-oral Trinkwasser	Parenteral Sexuell	Parenteral Fäkal-oral Sexuell (+)
Infektiöses Material	Stuhl	Blut und Blutprodukte, Speichel, Sperma, Exsudate	Blut und Blutprodukte, Speichel, Exsudate	Blut und Blutprodukte, Speichel, Sperma, Exsudate	Stuhl, Trinkwasser	Blut und Blutprodukte	Blut Stuhl
Verlauf	Kurz, gutartig	Schwer Chronizität Leberzirrhose	Schwerer als HB »Akute Schübe« Leberkarzinom	Leichter als HB Chronizität einer Hepatitis B Leberkarzinom	Gutartig Kurz Zirrhose	Inapparent	Inapparent
Auftreten	Endemisch Epidemisch	Risikogruppen Endemisch Sporadisch Lokal-epidemisch	Risikogruppen Endemisch Sporadisch	Endemisch Sporadisch Risikogruppen	Epidemisch Sporadisch	Sporadisch Endemisch Risikogruppen	Endemisch
Prophylaxe	Hepatitis A-IgG Aktive Impfung	Hepatitis B-IgG Aktive Impfung	Hepatitis B-IgG Aktive Impfung	?	?	?	?
Inapparenz	≥50%	60–80%	+	80%	+	+	+
Chronizität	–	10%	60–80%	etwa 60–80%	–	Persistent	Persistent
Fulminanz	0,6% von Hospitalisierten	Wildtyp 1% Mutanten 30%	Koinfektion 1–2% Superinfektion bis 50%	≪1%	Männer 2–3% Gravide 22%	+(?)	

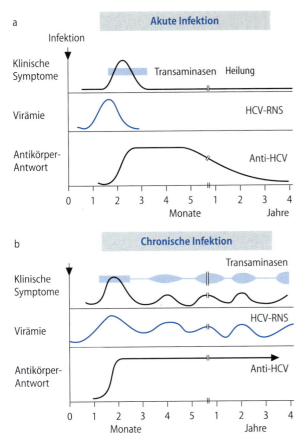

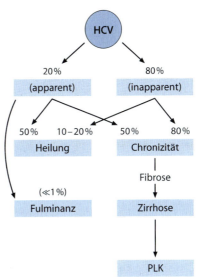

◘ Abb. 16.8. Verlaufsformen der HCV-Infektion

◘ Abb. 16.7. Ablauf der akuten und chronischen HCV-Infektion. Als Marker sind HCV-RNS, Anti-HCV und Transaminasen dargestellt

beobachtet. Die akute Hepatitis C kann voll ausheilen, es gibt aber auch fulminante Verläufe. Eine **chronische Hepatitis C** entwickelt sich mild und schleichend z. T. **ohne** erhöhte Transaminasen in ca. 80% **aller** Infizierten. Rezidive der Erkrankung sind häufig, auch gibt es Superinfektionen mit HCV (◘ Abb. 16.7). 20% der Infektionen verlaufen akut, 80% inapparent; von ihnen werden 60–80% chronisch und 20% gehen in eine chronisch aktive Hepatitis mit Zirrhose über. Das Risiko für die Entstehung eines PLK ist stark erhöht (◘ Abb. 16.8). Leberversagen infolge chronischer HCV-Infektion ist die häufigste Indikation für eine Lebertransplantation.

Immunität

Im Verlauf der Erkrankung entwickeln sich IgM- und IgG-Antikörper; auch ZTL gegen infizierte Leberzellen wurden nachgewiesen. Im Serum treten **Immunkomplexe** auf; trotz Anwesenheit von Antikörpern persistiert bei chronischen Fällen die Virämie (RT-PCR für RNS!), die Transaminasen sind jedoch oft nicht erhöht. Es ist vorläufig unbekannt, ob passiv verabfolgtes IgG einen Schutz verleiht. Häufig sind Kryoglobulinämie, Immunkomplex-Glomerulonephritis (▶ s. S. 562) mit Nephrosklerose und verschiedene Spezifitäten von Autoantikörpern. Diabetes vom Typ I, Polyarteriitis nodosa, Polyarthritis und Thrombozytopenie sieht man als Folgen einer HCV-Infektion an. Rheumafaktoren lassen sich in 70% nachweisen.

Labordiagnose

Die Diagnose der Erkrankung wird durch einen IgG-ELISA gegen Struktur- und Nichtstruktur-Antigene (C 100, C 33 und C 22) gestellt, auch IgM lässt sich nachweisen. Die RNS lässt sich im Serum mit der RT-PCR nachweisen. Die Typisierung gelingt durch die RT-PCR sowie den ELISA. Die Durchseuchung wird mit einem ELISA, die Viruslast mit der RT-PCR bestimmt. Bei Schwangeren aus Risikogruppen sollte die RT-PCR angestellt werden! Klinisch relevant sind in Mitteleuropa die Genotypen 1a und 1b (schwer therapierbar) sowie 2a und 3a (leicht zu behandeln).

Resistenz, Prävention und Therapie

Das HCV ist empfindlich gegenüber Formalin, Hitze und Lipidlösungsmitteln. Wichtig ist die Prüfung von Blut für Transfusionszwecke auf Antikörper im ELISA und der Nachweis der RNS mit der RT-PCR. Bei Patienten aus Risikogruppen (Dialysepatienten) ist wegen der Übertragungsgefahr sorgfältige Hygiene zu beachten. **Standard der Therapie** ist peg-IFN mit Ribavirin bei der chron. Hepatitis C. Die Ansprechraten sind bei Typ 1a und b 40%, bei den Typen 2, 3 und 5 etwa 80% Dauerheilung (»sustained response«). Es gibt jedoch auch Nonresponder und »Relapser«. Die Indikation für die Therapie wird durch die Leberbiopsie und Transaminasenerhöhungen gestellt. Die akute Form lässt sich durch peg-IFN in 90% heilen.

In Kürze

Hepatitis C

Virus. Das HCV ist ein Erreger der NonA/NonB-Hepatitis. Eigenes Genus der Flaviviridae. RNS-haltig mit Hülle, chloroformsensibel.

Vorkommen. Weltweit, v. a. bei Bluttransfusionen.

Epidemiologie. Hohe Durchseuchung bei Risikogruppen (Drogenabhängige, Homosexuelle u. a.), sonst unter 1%, perinatale Infektion.

Übertragung. Parenteral durch Blut, Intimverkehr, ungenügend sterilisierte Geräte, geringere Übertragungsgefahr als bei HBV. Perinatalinfektion ist selten.

Pathogenese. Zellschaden durch das Virus ausgelöst, oftmals Übergang (80%) in Chronizität, leichte Verläufe.

Klinik. Akute Hepatitis und chronische Formen sind ein Risikofaktor für Zirrhose und Leberkrebs (PLK).

Immunität. Wahrscheinlich lebenslang, meist aber Chronizität.

Labordiagnose. Pathohistologie, ELISA für Antikörpernachweis, RT-PCR für Virämie, Transaminasen.

Therapie. Symptomatisch, peg-IFNα2 bringt bis 80% Heilung, Kombination mit Ribavirin.

Prävention. RT-PCR-Screening in Risikogruppen und bei Blutspendern sowie bei Schwangeren.

Meldepflicht. Verdacht, Erkrankung, Tod. Erregernachweis.

16.6 Hepatitis E-Virus (HEV)

Das HEV besitzt einen Durchmesser von etwa 27–34 nm (7,5 kb, (+)-Strang-RNS, ohne Hülle, drei Ableserahmen, nicht-kodierende Region) und bildet ein eigenes Genus. Es ist sehr stabil und wurde in großen Epidemien auf dem indischen Subkontinent, ferner in Mexiko und Afrika beobachtet, Antikörper werden aber auch in den Industrieländern (1–2%) nachgewiesen. Die **Übertragung** erfolgt durch verunreinigtes Trinkwasser. Die Inkubationsperiode beträgt 18–64 Tage. Die Erkrankungen treten vorwiegend bei Jugendlichen und Erwachsenen auf. Neben dem **Hauptsymptom** (Gelbsucht) wird weniger häufig Anorexie, Hepatomegalie, Fieber, Erbrechen und Schmerzen beobachtet, der Verlauf ist schwerer als bei HAV. Die Infektion wird auch auf Familienangehörige übertragen. Auffallend ist, dass die Krankheit bei graviden Frauen im 3. Trimenon einen sehr schweren Verlauf nimmt; die Letalität der Frauen betrug hier etwa 20%. Häufig erfolgt die Übertragung von der Mutter perinatal auf das Kind bei hoher Sterblichkeit der Kinder. Chronische Fälle gibt es nicht (◘ Tabelle 16.3), jedoch Reinfektionen. Es gibt einen IgM- und IgG-ELISA für die Diagnostik. Die Virämie dauert 2–3 Wochen. **Pathologisch-anatomisch** bewirkt das HEV einzelne oder fleckförmige Leberzellnekrosen; die Läsionen ähneln der bei der Hepatitis A: Portale und periportale Zerstörungen, viele aktivierte Kupffer- und NK-Zellen werden beobachtet, im Gegensatz zur Hepatitis A aber weniger Lymphozyten. HEV-Antigene finden sich im Zytoplasma. Das HEV lässt sich auf Schimpansen und Rhesusaffen sowie Ratten übertragen, bei Schweinen gibt es nahe Verwandte des HEV (Zoonose?).

> **In Kürze**
>
> **Hepatitis E**
>
> **Virus.** Das HEV ist ein »Hepatitis E-like Virus« mit einer (+)-Strang-RNS in einem Ikosaeder-Kapsid; Kapsomere wie Tassen nach außen gerichtet.
>
> **Vorkommen.** Epidemisch und endemisch in Asien, Südamerika und Afrika. Selten in Deutschland.
>
> **Übertragung.** Schmutz- und Schmierinfektion, Trinkwasser, Lebensmittel (?). Übertragung auch auf Familienangehörige.
>
> **Pathogenese.** Bei Infektion von Graviden oft tödliche Verläufe (20%).
>
> **Klinik.** I. Allg. leichter Verlauf, Inkubationsperiode 18–64 Tage. Keine Chronizität.
>
> **Labordiagnose.** ELISA oder PCR, hierzulande sehr selten.
>
> **Meldepflicht.** Verdacht, Erkrankung, Tod. Erregernachweis.

16.7 Hepatitis G-Virus (HGV)

Auch nach der Entdeckung des HCV blieben noch Non-A-E-Hepatitiserkrankungen zurück: 3% der akuten und 17% der chronischen Hepatitiden in den USA ließen sich keinem dieser Viren zuordnen. Bereits 1971 war ein Virus von einem infizierten Chirurgen (GB) auf Tamarin-Affen übertragen worden. Das aufbewahrte Material ließ sich auch noch 1995 weiterpassagieren, wobei sich drei Viren, nämlich GB-A, -B und -C abgrenzen ließen. Im Gegensatz zum HCV war die Pathogenität für Schimpansen gering. Auch aus dem Blut von Patienten mit Non-A-E-Hepatitis konnte 1996 direkt ein neues Virus isoliert werden: das HGV. Es ist nahezu identisch mit dem GB-C-Virus.

Es handelt sich um ein (+)-RNS-Strang-Virus, das wie das HCV zur Flavi-Gruppe gezählt wird. Das Genom enthält 9,4 kb. Man kennt 5 Genotypen.

Die **Übertragung** erfolgt durch Bluttransfusionen und sexuell, dabei enthält das Sperma das HGV. Mit der RT-PCR wurde es bei Blutspendern in 1–2% der Fälle, bei Hämodialysepatienten in 3–4% und bei Drogenabhängigen in 35–50% nachgewiesen; auch kommt es oft mit HCV gemeinsam vor. Offenbar persistiert das HGV im Organismus (Endothel- und Leberzellen) über einige Jahre **ohne Krankheitserscheinungen.** Doppelinfektionen mit HGV bewirken eine Verlängerung der Überlebenszeit des HIV-Infizierten. Es kann auch von der Mutter auf das Neugeborene übertragen werden (60%). Antikörper (und ZTL?) bewirken die Elimination des Virus und wirken schützend. Nachweis durch die RT-PCR.

16.8 TT-Virus (TTV) und SEN-Virus

1997 wurde ein neues Hepatitis-Virus entdeckt, das TTV (nach den Initialen des Patienten). Es handelt sich um ein Einzelstrang-DNS-Virus mit negativer Polarität ohne Hülle mit etwa 3,8 kb und 2 ORF; die DNS liegt in Ringform vor (**Circo-Virus**). Man kennt viele Genotypen, dies erschwert die Diagnostik mit der PCR. Es vermehrt sich nur in sich teilenden Zellen. Es wird durch **Bluttransfusionen übertragen,** mit dem Stuhl ausgeschieden und fäkal-oral sowie parenteral übertragen. **Die Virämie dauert lebenslang.** Bei Blutspendern findet es sich zu 14% im Blut (PCR), bei Patienten im Endstadium von Lebererkrankungen bis zu 55%, auch in der Muttermilch soll es vorkommen. Bei akuten und chronischen Infektionen sind die Transaminasen auch längerfristig erhöht. Im Gallensaft tritt es in 10–100fach höherer Konzentration auf als im Serum. Die Persistenz der Virämie könnte auf einen Immundefekt hindeuten oder optimale Anpassung ohne Schaden an den Wirt. Bei Neugeborenen soll es eine Rhinitis hervorrufen. Wahrscheinlich repliziert es sich in der Leber.

In den letzten Jahren wurden weitere »Hepatitis-Viren« entdeckt, **da es weiterhin Fälle mit ungeklärter Ätiologie gibt.** Auch diese Viren (SEN, SANBAN u. v. a.) rechnet man zu den **Circo-Viren.** Man nimmt an, dass sie einen gemeinsamen Ursprung besitzen. Nach den heutigen Kenntnissen sind sie **apathogen** für den Menschen, einige Autoren glauben, Transaminasenerhöhungen auf diese Agentien zurückführen zu können. Man untersucht ihre Beziehungen zu aplastischen Anämien, zu HCV- und HIV-Infektionen, zu Zirrhose und Leberzellkarzinom. Nachweis: PCR.

16.9 »Autoimmun-Hepatitis«

Außer den Virus-Hepatitiden A, B, C, D, E und G sowie TTV und Differenzialdiagnose S. 637 gibt es Hepatitis-Fälle, bei denen ätiologisch kein Virus angenommen werden kann. Wie bei vielen Virusinfektionen gibt es auch bei der Hepatitis im Anschluss an die primäre Virusphase sekundäre, »**autoaggressiv**« bedingte Phasen.

»Autoimmun«-Hepatitisfälle sind gekennzeichnet durch Hypergammaglobulinämie, Präponderanz bei Frauen, oftmaliges Vorkommen von HLA-A1, -DR3 und -DR4 sowie -B8 sowie durch verschiedene Autoantikörper. Zur Charakterisierung dieser Hepatitis untersucht man das Spektrum der **Autoantikörper**: Antikörper gegen Nukleinsäuren (ANA), glatte Muskulatur (SMA), Leber, Niere, Mikrosomen (LKM), lösliches Leberantigen (SLA), Asialoglykoproteinrezeptor (ASGPR) und gegen Mitochondrien (AMA).

Die **Unterscheidung** zwischen autoimmunen und viralen Formen ist wichtig: Die autoimmune Form ist einer immunsuppressiven Therapie zugänglich, während es bei den viralen Hepatitiden bei immunsuppressiver Therapie zu einer Verschlechterung kommt.

Pocken-Viren

D. Falke

Einleitung

Die Pocken waren die seit Jahrtausenden am meisten gefürchtete Krankheit des Menschen: Die Letalität betrug 30–50%. Jenner hat um 1800 die Impfung gegen die Pocken ausgearbeitet und eingeführt. Durch ein gezieltes Impfprogramm der WHO wurde diese Krankheit 1977 ausgerottet. Heute spielen nur noch das Molluscum contagiosum (Moll. cont.) und einige tierpathogene Spezies der Pocken-Viren eine Rolle, man befürchtet jedoch Bioterrorismus mit diesem Virus.

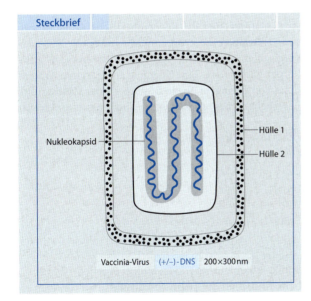

17.1 Die Gruppe der Pocken-Viren

Die »Pocken-Viren« sind eine Familie von großen Doppelstrang-DNS-Viren (130–375 kbp) in Quaderform (100×200×300 nm). Die DNS des Virus ist in ein fadenförmiges Kapsid eingebaut, in S-Form angeordnet und von 2 Hüllen umgeben. Die Gruppe der Pocken-Viren gliedert sich nach dem jeweiligen Wirtsspektrum in Genera und Spezies.

Genus Orthopox-Viren
- Menschenpocken-Virus (Mensch), Variola vera;
- Vaccinia-Virus (Rind, Mensch);
- Kuhpocken-Virus (Rind, Mensch, Nagetierreservoir);
- Monkeypox-Virus (Squirrel, Affe, Mensch);
- Kuhpocken-Virus (Nagetiere, Rind, Mensch).

Genus Parapox-Viren
- Melkerknoten-Virus (Rind, Mensch);
- Orf-Virus (Schaf, Mensch).

Weitere Pocken-Viren
- Tana- und Yaba-Pocken-Virus (Affen, Mensch) (Genus Yatapocken);
- Molluscum contagiosum (Mensch) (Genus Molluscipoxvirus).

Hierher gehören weitere für den Menschen **apathogene** Viren: Geflügelpocken, Myxom-Virus der Kaninchen, Kaninchen-, Schweinepocken u. v. a.

Vermehrungszyklus

Der Vermehrungszyklus der Pocken-Viren ist am Beispiel des Vaccinia-Virus studiert worden. Die für die allgemeine Virologie grundlegenden Erkenntnisse über Adsorption, Penetration, Uncoating, Enzyminduktion, Bausteinsynthese und Montage sind zum großen Teil am Modell des Vaccinia-Virus gewonnen worden. Das Vaccinia-Virus enthält eine viruskodierte DNS-abhängige RNS-Polymerase u. a. Enzyme. Das Virusgenom enthält weiterhin »**Virulenzgene**«, deren Produkte z. B. als Wachstumsfaktor für Epithelzellen wirken oder als Inhibitoren für Komplementfaktoren die Neutralisation des Variola vera-Virus verhindern, während diese beim Vaccinia-Virus fehlen. Dieses Virus verhindert andererseits durch Expression eines IL1-Inhibitors die Entstehung von Fieber – im Gegensatz zur Variola vera-Virusinfektion, die mit hohem Fieber einhergeht. Auf diese Weise wird die unterschiedliche pathogene Wirkung beider Viren erklärt.

Charakteristisch für die Morphologie der vom Vaccinia- und vom Variola-Virus befallenen Zelle sind die

Guarnierischen Einschlusskörperchen. Sie färben sich im Zytoplasma als basische Gebilde an. Hierbei handelt es sich um die Synthesezentren der Viren (»Virusfabriken«).

Resistenz gegen äußere Einflüsse

Die Pocken-Viren sind außerordentlich resistent gegen Austrocknung und können durch Staub und Tröpfchen übertragen werden.

Züchtung ist möglich im lebenden Tier, im bebrüteten Hühnerei und in der Zellkultur.

17.2 Molluscum contagiosum

> **Steckbrief**
>
> Das Molluscum contagiosum (Dellwarze) ist eine Infektionskrankheit des Menschen, es führt zu gutartigen, proliferativen Hauttumoren. Es wurde 1814 zum ersten Mal beschrieben. 1941 wurde der Erreger erstmals experimentell von Mensch zu Mensch übertragen. Das Genom des Virus enthält etwa 160 Gene. Es ist ein typisches Pocken-Virus, die Züchtung ist noch nicht gelungen. Im Zytoplasma entstehen Einschlusskörperchen.
>
> Das Virus bildet Inhibitoren für Zytokine (z. B. IL 18), die lokale Entzündungen verhindern.

Das **Molluscum contagiosum** tritt bei Kindern zumeist vereinzelt auf, man hat jedoch auch kleine Epidemien, z. B. in Kindergärten, beobachtet. Die Infektion wird direkt oder indirekt durch Mikrotraumen von Mensch zu Mensch weitergegeben.

Das Molluscum contagiosum ist auf die Epidermis beschränkt. Die Knötchen enthalten große Mengen an Virus. Sie entstehen durch Proliferation der basalen Schichten (Akanthom) des Plattenepithels und weisen zentral eine Vertiefung auf, aus der sich zerfallende, virushaltige Epithelmassen entleeren.

Das Molluscum contagiosum entsteht im Gesicht, aber auch am Hals, an den Armen, am Rücken und an den Genitalien. Die Inkubationsperiode beträgt mehrere Wochen.

Die Knötchen sind fleischfarbig und stellen sich als perlenartige, feste und genabelte Gebilde dar. Sie wachsen im Verlauf von Monaten, verschwinden dann aber meist **spontan** (Abb. 667). Bei AIDS-Patienten finden sich verstreut über die Körperoberfläche Anhäufungen von **Dellwarzen**. Eine Immunität wird durch ZTL hervorgerufen, mit einem IgG-ELISA lassen sich Antikörper nachweisen. Eine Therapie erfolgt durch Anwendung von flüssigem N_2, Jodlösungen oder Cantharidin; Laserbehandlung, Cidofovir-Gel, Imiquimod-Gel lokal.

Diagnose. Klinisch, PCR, EM.

> **In Kürze**
>
> **Molluscum contagiosum**
>
> **Epidemiologie.** Meist sporadisch, kleine Epidemien, meist bei Kindern und Jugendlichen, die Übertragung direkt oder indirekt.
>
> **Pathogenese.** Die Knötchen sind virushaltig. Proliferation des Plattenepithels. Einschlusskörperchen. Die Immunität wird durch ZTL hervorgerufen.
>
> **Klinik.** Inkubationsperiode einige Wochen. Genabelte Knötchen der Haut, vorzugsweise im Gesicht. Entleerung von zerfallendem Epithel.
>
> **Labordiagnose.** Klinisch, PCR, EM.
>
> **Therapie.** Laserbehandlung, Cidofovir-Gel, Imiquimod-Gel.

17.3 Pocken- und Vaccinia-Virus

> **Steckbrief**
>
> Das Pocken-Virus ist für den Menschen hochvirulent und als Erreger der Pocken (Blattern, Variola major, Variola vera, »smallpox«) bekannt: Es kommt nur beim Menschen vor. Im Gegensatz dazu ist das Vaccinia-Virus für den Menschen nur schwach virulent; es diente als Impfvirus gegen die echten Pocken.
> Edward Jenner hat 1790/96 erstmals Schweinepockenmaterial auf seinen fast einjährigen Erstgeborenen und später Kuhpockenmaterial von einer infizierten Melkerin auf James Phipps übertragen.

Geschichte

Die Pocken (**Variola major**) sind als endemisch auftretende Seuche bis ins 19. Jahrhundert hinein eine der am meisten gefürchteten Krankheiten gewesen. Sie waren bis in die Mitte des 19. Jahrhunderts eine Hauptursache für das Stagnieren der Bevölkerungszahl in Europa trotz hoher Geburtenziffer. Die nach dem 2. Weltkrieg registrierten Infektketten waren von eingeschleppten Einzelfällen ausgegangen: v. a. vom Luftverkehr. Seit 1977 sind die Pocken durch weltweite Impfprogramme ausgerottet.

17.3.1 Rolle als Krankheitserreger

Übertragung

Das Virusreservoir für die echten Pocken sind ausschließlich kranke Menschen; gesunde Träger sind nicht bekannt. Die Kontagiosität beginnt mit dem Auftreten des Rachenkatarrhs und hört mit dem Abheilen der verschorften Pusteln auf. Die Übertragung erfolgt in der ersten Krankheitsperiode durch **Tröpfcheninfektion** vom Rachen aus und durch Einatmen von **eingetrocknetem Pustelmaterial**. Nach Erscheinen der Pusteln und Krusten ist die Haut des Kranken und dessen Bettwäsche kontagiös. Eintrittspforte ist der Nasenrachenraum.

Klinik

Die Inkubationszeit beträgt ca. zwei Wochen (12–13 Tage). Man beobachtet bei Beginn der klinischen Erscheinungen schweres Krankheitsgefühl, hohes Fieber und heftige Kreuzschmerzen sowie einen Rachenkatarrh. In diesem Stadium ist der Kranke hochinfektiös. Nach 1–5 Tagen sinkt das Fieber und steigt nach einem Intervall von etwa einem Tag wieder an (**biphasischer Fiebertyp**). Zugleich treten Hautefflorenzen (Abb. S. 668) auf. Die **Lymphknoten** sind vergrößert. Bevorzugt vom Exanthem sind die Extremitäten und das Gesicht, während der Stamm weniger befallen ist. Es besteht anfangs aus roten Flecken, die sich zu Knötchen umbilden: Diese werden in virushaltige Bläschen umgewandelt, die sich bald eintrüben, sodann eintrocknen und schließlich verschorfen. Nach der Abheilung bleibt eine Narbe zurück. Vom Auftreten der ersten Krankheitserscheinungen bis zum Abfallen der Krusten vergehen 4–6 Wochen.

Immunität

Nach einer durchgemachten Pocken-Erkrankung bleibt eine langdauernde allmählich nachlassende Immunität zurück. Nach Reinfektionen entstehen dann leichtere Formen der Pocken (»**Variolois**«, auch nach Impfungen). Man kennt auch inapparente Verläufe oder nur »Pharyngitis« (»**Variola sine exanthemate**«) bei noch relativ guter Immunität, die diese boostern (Cave: **Verbreitung des Virus!!**). Der Schutz wird durch zytotoxische Lymphozyten hervorgerufen; »nebenbei« entstehen Antikörper, die einen Generalisationsschutz bilden.

Prävention, Labordiagnose

Das Impfverfahren bietet für den einzelnen Impfling nur für etwa 1–2 Jahre sicheren Schutz. Der relative Schutz war mit 10–15 Jahren zu veranschlagen. **Komplikationen** sind postvaccinale Enzephalitis (PVE, $1:10^4$), Ekzema postvaccinatum, Satellitenimpfpocken (Abb. S. 669), Vaccinia generalisata und bei **Immundefekten** ein progressiver, nekrotisierender Verlauf. Der MVA-Impfstoff zeigt die geringsten Nebenwirkungen (Modified **V**accinia-Virus **A**nkara). **Meldepflicht** von Verdacht, Erkrankung und Tod bei echten Pocken. Erregernachweis.

DD: Variola vera, Vaccinia, Kuhpocken, Monkeypox, Rickettsialpox, Alastrim, VZV, Yatapox. Labordiagnose: EM (30′ Dauer), PCR, Züchtung.

17.4 Anhang

Gibt es ein natürliches Reservoir für Pocken-Virus?

Die Ausrottung der Pocken (Variola major) beim Menschen wirft die Frage auf, ob es bei in freier Wildbahn lebenden Tieren Verwandte des Pocken-Virus gibt, die gelegentlich auf den Menschen übertreten und zum Ausgangspunkt einer Pandemie werden könnten. Ein solches Ereignis hätte verheerende Folgen, weil es auf eine immunologisch ungeschützte Weltbevölkerung treffen würde.

In der Tat existieren bei wildlebenden Affen »Monkeypox«-Viren, die gelegentlich auf den Menschen übertreten. Das Reservoir bilden die Squirrels u. a. Nagetiere. In Zaire hat man z. B. von 1980–1985 282 Patienten mit Pockenerkrankungen durch das Monkeypox-Virus festgestellt. Weitere Fälle wurden in Westafrika (neuerdings in die USA eingeschleppt) festgestellt. Serologisch erwies es sich als nahe verwandt mit dem Vaccinia-Virus. In Ländern mit dieser Zoonose gibt es seither spezielle Überwachungsdienste.

Das **Krankheitsbild** des auf den Menschen übertragenen Monkeypox-Virus ist dem der echten Pocken sehr ähnlich, es treten jedoch nur 1–2 Pockenpusteln auf. **Lymphknotenschwellungen** traten bei ungeimpften Personen in 84% auf, bei vakzinierten Personen in 53%. Bei vakzinierten Personen verlief die Krankheit leichter, bei fehlender Letalität.

Auch von Abkömmlingen des Vaccinia-Virus bei Rindern in Brasilien gingen Infektionen auf den Menschen über (Cantalango- und Aracatuba-Virus).

In Deutschland und Europa sind in den letzten Jahren verschiedentlich »**Kuhpocken**«-Erkrankungen vorgekommen, v. a. scheinen Katzen die Überträger zu sein. Tatsächlich sind wildlebende kleine Nagetiere (Durchseuchung bis 92%) der Ursprung dieser »Kuhpockenähnlichen« Viren, von denen sie auf Kamele, Rinder, Büffel, Elefanten, Katzen etc. und selten auf den Menschen im Sinne von Endgliedern der Infektkette übergehen. Mit dem Absinken des Impfschutzes gegen die echten Pocken – und damit auch gegen diese **Tierpocken der Orthopoxgruppe** – ist daher mit einem vermehrten Auftreten dieser Infektionen zu rechnen. Die **Büffelpocken** in Indien sind eine Subspezies des Vaccinia-Virus; sie werden gelegentlich von Mensch zu Mensch weitergegeben. Beim Vorliegen von Atopien und zellulären Immundefekten hat man schwere Generalisationen beobachtet.

Eine sehr wichtige Frage ist es, ob die Möglichkeit besteht, dass sich aus diesem (oder einem anderen) Virus ein für den Menschen hochpathogenes Virus wie das Variola-Virus entwickeln kann. Dafür gibt es bisher nur wenig Anhaltspunkte. Im Gegensatz zu den echten Pocken werden diese Viren nur selten an Familienangehörige und andere Personen weitergegeben; es hat sich jedoch gezeigt, dass bei den neuen Ausbrüchen die Affenpocken wesentlich häufiger von Mensch zu Mensch weitergegeben wurden als früher beobachtet. **Variola minor** (= Alastrim) ist eine wenig pathogene, aber stabile Einheit des Variola-vera-Virus. Gefahr der Rekombination von Vaccinia- mit dem Monkeypox-Virus.

Cidofovir schützt Mäuse vor Kuhpocken-Infektionen. Eine Vaccinia-Impfung schützt bis 4 Tage nach der Exposition vor einer Erkrankung an Variola vera. – Die Arbeiten mit dem Variola-vera-Virus und den Monkeypox-Viren erfolgen im Hochsicherheitslabor.

In Kürze

Pocken-Virus

Virus. Doppelstrang-DNS-Virus mit helikalem Kapsid und zwei Hüllen.

Vorkommen. Früher weltweit, jetzt ausgerottet.

Epidemiologie. Alle Infizierten erkranken. Durch gezielte Schutzimpfung ausgerottet.

Übertragung. Tröpfcheninfektion, Staubinfektion, Virus ist sehr resistent.

Pathogenese. Replikation im Nasenrachenraum, zweiphasische, systemische Ausbreitung; hämatogen, »Pocken« auf der Haut.

Klinik. Inkubationsperiode 12–13 Tage: **Variola major.** Schwere, fieberhafte Erkrankung mit knötchen-/bläschenförmigem Exanthem. **Variolois** als abgeschwächter Verlauf bei Teilimmunität (nach V. vera oder Impfung), dabei gefürchtete Ausscheidung des Virus. **Alastrim** (= Variola minor).

Immunität. Nach Variola mehrere Jahre, dann partiell. Nach Impfung dauert der absolute Schutz nur 1–2 Jahre. Bei zellulärem Immundefekt: Nekrotisierende Entzündung als Impfkomplikation.

Labordiagnose. Partikelnachweis im EM. Züchtung in Zellkultur, PCR.

Therapie. Symptomatisch. Chemotherapeutika?

Prävention. Ggf. Schutzimpfung mit Vaccinia-Virus, dies gilt auch für die Kontrolle von Affenpocken-Erkrankungen und für gentechnologische Arbeiten mit dem Vaccinia-Virus. Zur Verhinderung der Ausbreitung: Impfung und strenge Quarantäne. Komplikationen der Impfung.

Meldepflicht. Verdacht, Erkrankung und Tod. Erregernachweis.

Prion-Krankheiten
D. Falke, J. Bohl

Einleitung

Prion-Krankheiten sind zahlenmäßig von geringer Bedeutung, sie sind in den letzten Jahren jedoch in den Blickwinkel der Öffentlichkeit getreten, als in England die übertragbare, spongiforme Enzephalopathie der Rinder (BSE, bovine spongiforme Enzephalopathie) aufgetreten war und als variante Creutzfeld-Jakob-Krankheit (vCJK) auf den Menschen übergetreten ist. Ihr Auslösemechanismus unterscheidet sich grundsätzlich von Infektionen mit Viren: Die übertragenen Eiweißmoleküle (»subviral particles«) vermehren sich nicht selbst, enthalten keine Nukleinsäuren; sie induzieren vielmehr die Umfaltung der körpereigenen Molekülform in eine infektiöse Form ($PrP^c \rightarrow PrP^{sc}$; Prionprotein der Zelle in die Scrapieform).

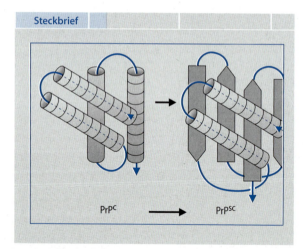

Steckbrief

$PrP^c \rightarrow PrP^{sc}$

18.1 Einteilung

Prion-Krankheiten des Menschen:
- Creutzfeldt-Jakob-Krankheit (CJK),
- Gerstmann-Sträussler-Scheinker-Syndrom (GSS),
- Kuru, eine Krankheit der Eingeborenen auf Neu-Guinea,
- tödliche Schlaflosigkeit (FFI: Fatale Familiäre Insomnie),
- variante CJK (vCJK).

Prion-Krankheiten der Tiere:
- Scrapie, die Traber-Krankheit der Schafe und Ziegen,
- Rinderwahnsinn (»mad cow disease«) oder auch BSE genannt (Bovine Spongiforme Enzephalopathie),
- vergleichbare Erkrankungen bei anderen Huftieren, bei Katzenartigen (Feliden) und vielleicht sogar auch bei Vögeln (Strauße in England).

18.2 Prion-Krankheiten

Kuru

Eine seit 1900 bei einem Eingeborenenstamm auf Neu-Guinea (Stamm der Fore) endemisch auftretende Krankheit wurde von jenen »Kuru« genannt (d. h. »trembling with cold fear«: also Zittern in kalter Furcht). Die Krankheit wurde offensichtlich bei rituellen Trauerzeremonien, welche mit kannibalistischen Praktiken einhergingen, auf andere Stammesmitglieder übertragen (oral, kutan?). Nach einer Inkubationszeit von mindestens vier Jahren traten Ataxien auf sowie Tremor, Verhaltensanomalien und schließlich Kachexie und Demenz. Die Kuru-Krankheit konnte experimentell auf Schimpansen und andere Affenspezies übertragen werden. Nachdem diese Art von »Kannibalismus« eingestellt wurde, nahm die Zahl der Neuerkrankungen kontinuierlich ab und die Krankheit konnte bis heute fast verschwinden.

Creutzfeldt-Jakob-Krankheit (CJK)

Das klinische Krankheitsbild der CJK wird gekennzeichnet durch einen raschen zur Demenz führenden zerebralen Prozess, welcher oft mit einer zerebellaren Symptomatik (Ataxie), einem Myoklonus und Pyramidenzeichen einhergeht. Die Krankheit tritt meist im 30.–85. Jahr (68) auf und führt in etwa 9–18 Monaten zum Tode. Sie kann auf Primaten und viele Säugetiere experimentell übertragen werden.

Erläuterung: z. B. steht D178N für eine Mutation in der Position 178 von D (Asparaginsäure) in N (Asparagin) des PrP.

Auch **iatrogene Übertragungen** auf andere Patienten sind beschrieben worden, z. B. nach Hornhauttransplantationen, durch Verpflanzung von lyophilisierter Dura mater und v. a. durch Wachstumshormonpräparate, gewonnen aus Hypophysen von Leichen. Die Inzidenz der CJK beträgt etwa 1×10^{-6}/Jahr. Sie kommt in vier Varianten vor:
- Sie kann **s**poradisch entstehen (85%) (sCJK).
- Sie tritt als hereditäre Krankheit gehäuft in Familien auf, welche bestimmte Mutationen auf dem Prion-Gen im 20. Chromosom haben, z. B. D178N, E200K, V210I (15%).
- Die Krankheit kann erworben werden durch **i**atrogene Übertragung oder akzidentelle Inokulation von kontaminiertem Material (iCJK).
- Die neue **V**ariante der CJK (vCJK), in Aminosäure 129 ist sie homozygot für Methionin (12–65; Mittel: 28 Jahre).

Gerstmann-Sträussler-Scheinker-Syndrom (GSS)

Das GSS-Syndrom ist eine seltene, familiär auftretende, chronische, degenerative Erkrankung des ZNS, welche mit ataktischen Störungen einhergeht und schließlich in eine Demenz mündet. Die Inzidenz beträgt 1×10^{-8} pro Jahr. Im Prion-Gen auf dem 20. Chromosom wurden mehrere Mutationen bei den verschiedenen Familien gefunden: P102L, P105L, A117V, Y145Stop, V180I, F198S und Q217R.

Familiäre Fatale Insomnie (FFI)

Das klinische Bild der FFI ist durch Schlaflosigkeit, Unfähigkeit zu essen sowie auch durch Ataxien, Myoklonien und Pyramidenbahndegeneration gekennzeichnet. Auch bei dieser seltenen Krankheit ist eine Mutation auf dem kurzen Arm des 20. Chromosoms nachgewiesen worden (D178N), zusätzlich besteht Homozygotie im M129M, die offenbar die Faltbarkeit des Moleküls erleichtert.

Scrapie

Die Scrapie der Schafe kann auf Mäuse und Hamster übertragen werden und manifestiert sich durch Zuckungen, Kratzen sowie schließlich Paralyse und Tod der Tiere nach 1–4-jähriger Inkubationszeit. Sie ist seit 250 Jahren bekannt.

Bovine Spongiforme Enzephalopathie (BSE)

Seit 1986 wurde in England eine übertragbare spongiforme Enzephalopathie (TSE: Transmissible Spongiforme Enzephalopathy) bei Rindern beobachtet: BSE (Bovine Spongiforme Enzephalopathie). Diese Epidemie des »Rinderwahnsinns« ist vermutlich durch die Verfütterung von mit Scrapie infiziertem Schaf- oder Rinderfleisch in Form von Fleischmehl an Rinder ausgelöst worden. BSE konnte bisher sowohl akzidentell als auch experimentell auf viele andere Spezies übertragen werden. Orale (?) Aufnahme von Rindermaterial durch den Menschen ist die Ursache der neuen Variante der CJK (vCJK). Zur Eindämmung der Seuche wurden in England 2,7 Mio. Rinder getötet und verbrannt. Auf dem Höhepunkt erkrankten etwa 20 000 Rinder pro Jahr, jetzt sind es noch etwa 200. Insgesamt erkrankten etwa 190 000 Tiere. Man kennt jetzt eine neue Form (s. u.).

18.2.1 Prion-Protein

Prion-Krankheiten sind im Tierreich weit verbreitet. Spontane Prion-Krankheiten gibt es bei Menschen, Schafen, vielleicht auch bei Rindern (BSE). Alle Prion-Krankheiten, sowohl die sporadischen als auch die hereditären sowie die iatrogen entstandenen lassen sich experimentell auf andere Spezies übertragen, meist auf Nager.

Erreger und Pathogenese

Der Erreger aller dieser Krankheitsformen ist das Prion-Protein (PrP), das keine Nukleinsäure enthält. Es ist sehr resistent gegen UV-Bestrahlung sowie Hitze und Formalinbehandlung. Das MG des PrP^c beträgt 33–35 kDa. Das PrP^c besteht aus vier α-Helices, das PrP^{sc} aus zwei α-Helices und vier β-Faltblättern (vereinfachtes Modell). Das PrP^c der Zelle lässt sich vor allem in der Membran von Neuronen und Zellen des lymphatischen Systems (vor allem DCs) nachweisen. Es besitzt 254 Aminosäuren, sein Gen ist beim Menschen auf dem Chromosom 20 lokalisiert. Im ZNS von kranken Organismen wird PrP^{sc} nachgewiesen, das in »ausgefällter« Form als »**Amyloid**« außerhalb der Neuronen abgelagert ist. Amyloid – in unterschiedlichem Ausmaß entstanden – ist pathognomonisch für alle Prion-Krankheiten (▶ s. Farbtafel S. 670). Im Gegensatz zum PrP^c ist das PrP^{sc} infolge der Konformationsänderung des Moleküls **proteaseresistent** und **unlöslich**. Unterschiedliche Grade der Protease-Resistenz beruhen auf der **differierenden**

Struktur der PrP^{sc}-Moleküle infolge der unterschiedlichen Wirkung der Mutationen auf die Proteinstuktur und dadurch bedingter unterschiedlicher Glykosilierung. Die unterschiedliche Struktur der verschiedenen PrP^{sc}-Moleküle (Polymorphismen) bedingt auch die Unterschiede von Inkubationsperiode, Tropismus (Pathohistologie) im ZNS und des Krankheitsverlaufs. Die Inkubationsperiode in Mäusen wird außerdem von 3 Genen beeinflusst, deren Funktion man noch nicht kennt.

Erbliche Formen der CJK zeigen bestimmte Mutationen des PrP-Gens (s. o.). Der Grad der Umfaltbarkeit des PrP-Moleküls bestimmt auch die Dauer der Inkubationsperiode, den Verlauf und die Pathohistologie der CJK. **Spontane Umfaltungen** des PrP^c sind die Ursache der sporadischen CJK.

Wird ein PrP^{sc} übertragen, so bewirkt es quasi autokatalytisch mit Hilfe von Chaperonen die Umformung des bereits vorhandenen, normalen PrP^c des Menschen in die krankheitserzeugende PrP^{sc}-Form. Bisher ist es noch nicht gelungen, in vitro infektiöses PrP^{sc} herzustellen, obwohl die Umwandlung in die physikalische Form PrP^{SC} gelungen ist. In »Knock-out«-Mäusen für das PrP-Gen entsteht nach der Infektion keine Erkrankung, weil das normale PrP^c fehlt. Man kennt jedoch auch inapparente Verläufe. **Antikörper** gegen das PrP treten nicht auf, Entzündungszeichen werden nicht beobachtet, Hauptmerkmal ist die **spongiöse Degeneration** des ZNS, die durch Vakuolisierung und apoptotischen Zerfall der Neuronen sowie Mikroglia- und Astrozyten-Proliferation zustande kommt. Man unterscheidet pathohistologisch verschiedene Formen. Die **neue Variante der CJK** (vCJK) ist bisher bei 130 Patienten beobachtet worden. Die neue Variante der CJK ist durch frühzeitigen Beginn (ab 12 Jahre), langsamen Verlauf und herdförmige Verteilung von vakuolisierten Neuronen mit starker Ablagerung von Amyloid in der Umgebung der Neuronen gekennzeichnet. Die Einheitlichkeit von BSE der Rinder und der neuen Variante der CJK wird nahegelegt durch das Vorkommen von drei unterschiedlichen Molekulargewichtsformen des PrP^{sc} nach Auftrennung im Gel (Westernblot, MG 20–30 kDa). 1 Bande ist doppelt, eine Bande einfach und die dritte Bande nicht glykosiliert. Eine Analyse der Glykoseanteile könnte zu einer Feindifferenzierung der PrP^{sc}-Moleküle führen. Die Übertragung von BSE- und von vCJK-Material auf verschiedene Tierspezies hat Krankheit und jeweils identische Bandenmuster des PrP^{sc} ergeben. Man vermutet, dass die Vermehrung von Zytokinen (TNFα, IL 1 u. a.) in den befallenen Zellen pathogenetisch wichtig ist. Das PrP^{sc} selbst kann in vitro neurotoxisch wirken und Apoptose auslösen. Die **Wanderung des PrP^{sc}** von der Peripherie (z. B. vom Magendarmtrakt) in das ZNS erfolgt mit Beteiligung des lymphatischen Systems, wobei dendritische Zellen, B- und T-Zellen erforderlich sind; nach Eintritt in periphere Nervenfasern wandert das PrP^{sc} neuronal zum ZNS.

Diagnose, Prophylaxe und Resistenz

Mit monoklonalen Antikörpern lässt sich im Gewebe das krankheitsspezifische PrP^{sc} darstellen. Das vCJK-Material findet sich in Tonsillen, Appendix und lässt sich zu diagnostischen Zwecken nachweisen. Dies gelingt nicht bei den anderen Formen der CJK. Im Liquor ist die neuronenspezifische Enolase erhöht. Im EEG finden sich 3-Phasen-Komplexe, und mit der Positronen-Tomographie lässt sich ein lokaler Hypometabolismus nachweisen. An Surrogatmarkern im Liquor kennt man das Tau-Protein, das S100- und das 14-3-3-Protein (MG 30 kDa). In 5–7% sprechen sie auch bei Enzephalitis, M. Alzheimer u. a. an. Erhitzung für 120 min auf 200 °C zerstört die Infektiosität sicher. Die Übertragung durch Bluttransfusionen von einem Patienten mit CJK ist jetzt gezeigt wurden (Tab. S. 508). Vermutlich kann es durch Nasensekrete von sCJK auf den Bulbus olfactorius übertragen werden.

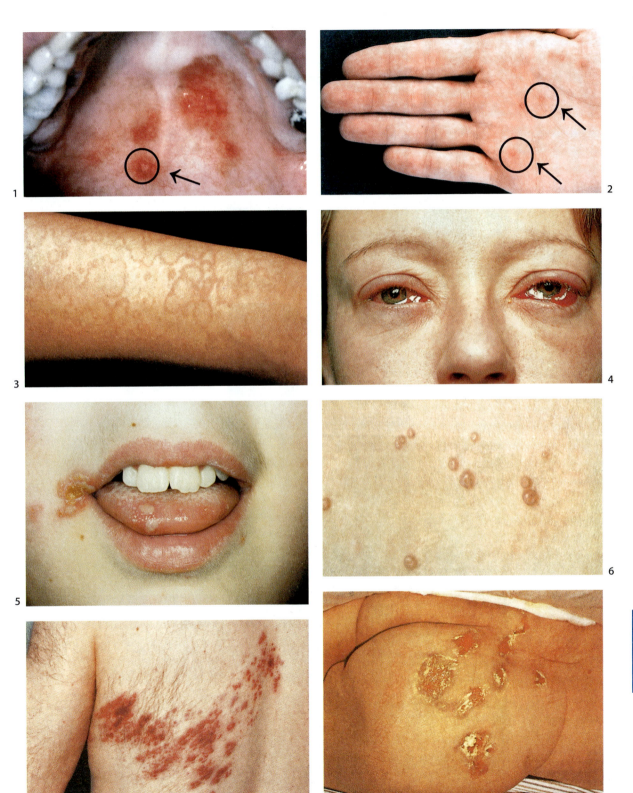

668 Farbtafel

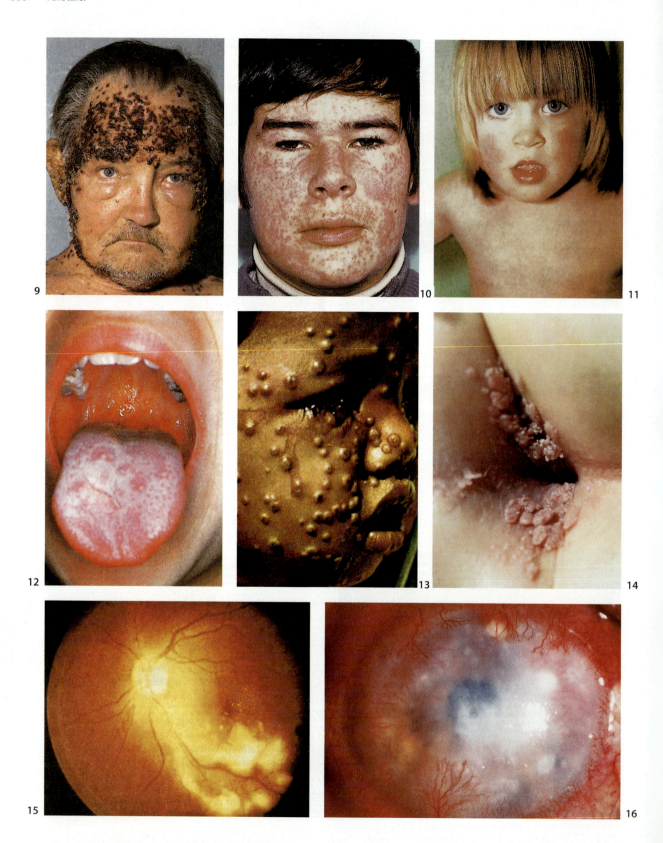

VIII · Farbtafel

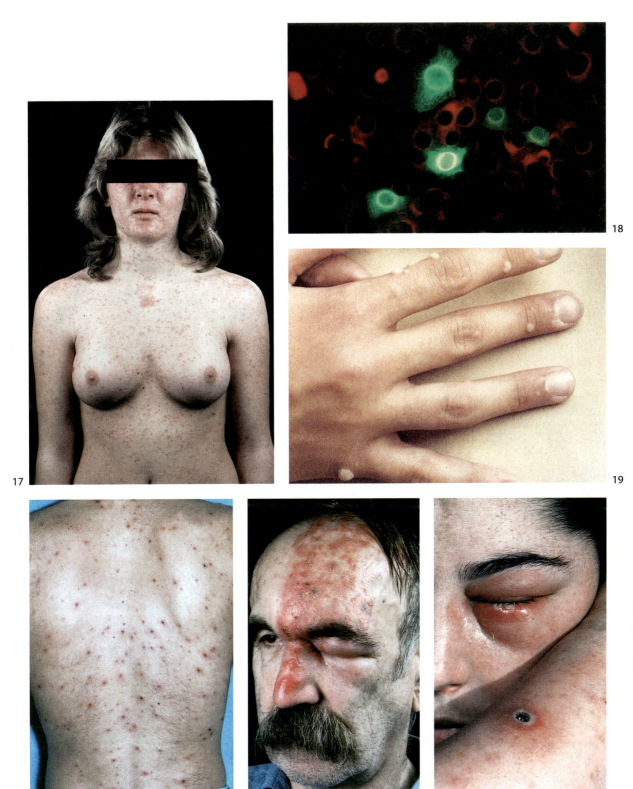

670 Farbtafel

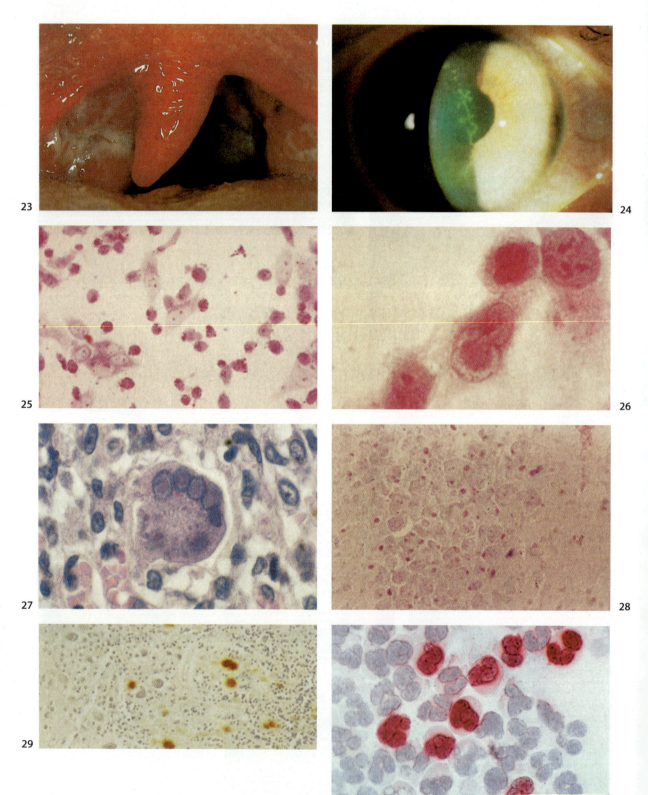

VIII · Farbtafel

1. **Herpangina** (Coxackie-Virus); 2. **Hand, Fuß- und Mund-Krankheit** (Coxackie-Virus); 3. **Ringelröteln** am Arm (Parvo-Virus B19); 4. **Keratokonjunktivitis epidemica** durch Adeno-Viren; 5. **Gingivostomatitis aphthosa** durch Herpes-simplex-Virus; 6. **Molluscum contagiosum**; 7. **Gürtelrose** am Rücken; 8. **Herpes ulzera** bei AIDS; 9. **Eczema herpetikum**; 10. **Masernexanthem** mit Lichtscheue; 11. **Schmetterlingsexanthem** bei Ringelröteln (Parvo-Virus B19); 12. **Windpockenbläschen** auf der Zunge und am weichen Gaumen; 13. **Variola vera** bei Kleinkind; 14. **Kondylomata acuminata** (HPV); 15. **Chorioretinitis** bei AIDS durch Zytomegalie-Virus;

16. **Keratitis disciformis** (HSV) mit Gefässeinsprossung. 17. **Röteln**; 18. **Immunfluoreszenztest** (Influenza); 19. **Warzen** (HPV); 20. **Windpocken**; 21. **Zoster** der linken Gesichtshälfte; 22. **Vaccinia inoculata** (Auge, Arm); 23. **Mononukleose-Angina** durch Epstein-Barr-Virus; 24. **Keratitis dendritica**; 25. **Zellabkugelung** durch ECHO 12-Virus in FL-Zellen; 26. **Kerneinschlusskörperchen** mit hellen Hof durch Herpes-simplex-Virus; 27. **Warthin-Finkeldeysche Riesenzelle** bei Masern mit Immundefekt; 28. **Negri-Körperchen** bei Tollwut; 29. **Amyloid** im Gehirn bei Creutzfeldt-Jakob-Krankheit; 30. **Granulozyten** mit pp65 des ZMV

Allgemeine Mykologie

Definition und Morphologie – 675
E. Engelmann

Vermehrung und Stoffwechsel – 679
E. Engelmann

Glossar – 681
E. Engelmann

Definition und Morphologie
E. Engelmann

  Einleitung

Pilze sind weit verbreitete Eukaryonten, die auf oder in organischem Material leben und sich asexuell und sexuell fortpflanzen können. Von über 100 000 bekannten Pilzarten sind bisher nur 200–300 als Krankheitserreger beim Menschen beschrieben, von denen wiederum nur ca. 20 Arten 90% aller Pilzinfektionen verursachen. In der Botanik bilden die Pilze ein eigenes Reich (Eumycota).

1.1 Definition

1.1.1 Biologisch-mykologische Einteilung

Pilze durchlaufen charakteristische Lebenszyklen, wobei der gesamte (holomorphe) Lebenszyklus aus einem asexuellen (anamorphen) und einem sexuellen (teleomorphen) Teil besteht. Der Wechsel zwischen beiden Vermehrungsformen innerhalb einer Art ist für Pilze typisch und wird als Pleomorphismus bezeichnet. Da sich beide Formen morphologisch z. T. erheblich unterscheiden, trägt die sexuelle Form eines Pilzes i. d. R. einen anderen Namen als die asexuelle Form. So ist z. B. Cryptococcus neoformans die anamorphe Form von Filobasidiella neoformans (teleomorphe Form). Die biologische (botanische) Nomenklatur der Pilze gründet sich ausschließlich auf morphologische Charakteristika der sexuellen Fortpflanzung (Tabelle 1.1).

1.1.2 Medizinisch-mykologische Einteilung

Aus klinischem Untersuchungsmaterial ist in der Regel nur die asexuelle Form eines Pilzes anzüchtbar, da die sexuelle Form im menschlichen Organismus i. d. R. nicht ausgebildet wird. Sie ist vielfach noch unbekannt oder gar nicht vorhanden, sodass die biologische Einteilung hier wenig hilfreich ist. Im medizinisch-mykologischen Bereich sind daher verschiedene artifizielle Einteilungen üblich, die andere morphologische oder auch klinische Kriterien berücksichtigen. Pilze, deren sexuelle Form bekannt ist, heißen Eumyzeten oder fungi perfecti und die bisher nur in ihrer asexuellen Form bekannten Pilze Deuteromyzeten oder fungi imperfecti.

Morphologisch lassen sich die asexuellen Formen zunächst in Sprosspilze (Blastomyzeten) und Fadenpilze (Hyphomyzeten) unterteilen (Abb. 1.1). Einige Pilzarten kommen in Abhängigkeit von den äußeren Bedingungen sowohl als Spross- als auch als Fadenpilz vor. Diese Eigenschaft eines Pilzes bezeichnet man als Dimorphismus. Obligat pathogene, temperaturabhängig dimorphe Pilze der biologischen Ordnung Onygenales, die endemisch überwiegend in Amerika vorkommen und Systemmykosen verursachen, werden im Kapitel »Spezielle Mykologie« in einer eigenen Gruppe zusammengefasst.

Die Gruppe der Sprosspilze (engl. yeasts = Hefen) umfasst Pilze aus zwei biologisch verschiedenen Abteilungen, den Askomyzeten und den Basidiomyzeten. Eine Unterscheidung ist anhand biochemischer Fähigkeiten möglich: basidiomyzetische Sprosspilze besitzen das Enzym Urease und sind nicht zur Zuckerfermentation fähig, während askomyzetische Sprosspilze Urease-negativ sind und Zucker fermentieren können.

Die Gruppe der Fadenpilze umfasst Pilze aus allen biologischen Abteilungen und wird im deutschen Sprachgebrauch auch als Schimmelpilze bezeichnet. Klinisch ist es sinnvoll innerhalb der Fadenpilze die Gruppe der obligat pathogenen Dermatophyten abzugrenzen, die eine Affinität zu Keratin besitzen und daher Haut, Haare und Nägel befallen. Im deutschen klinischen Sprachgebrauch werden die Pilze daher üblicherweise nach dem sogenannten D (Dermatophyten) – H (Hefen) – S (Schimmelpilze) – System eingeteilt, wobei in diesem Fall mit Schimmelpilzen alle Fadenpilze außer den Dermatophyten gemeint sind.

Die restlichen Fadenpilze („Schimmelpilze") können nach unterschiedlichen Kriterien weiter unterteilt werden. Die Zygomyzeten sind entwicklungsgeschichtlich die ältesten Pilze, bilden eine eigene biologische Abteilung und werden aufgrund ihres unseptierten Myzels als niedere Pilze bezeichnet. Höhere, entwicklungsgeschichtlich jüngere Pilze haben ein septiertes Myzel.

Anhand des Vorkommens von Melanin in den Zellwänden kann man die Fadenpilze in Phaeohyphomyze-

Tabelle 1.1. Derzeitige biologische Einteilung der Eumycota (nach G. S. de Hoog, J. Guarro, J. Gené und M. J. Figueras, Atlas of Clinical Fungi, 2. Auflage 2000)

Abteilungen (-mycota)	Klassen (-mycetes)	Ordnungen (-ales)
Chytridiomycota		
Zygomycota	Zygomycetes	Entomophthorales Mortierellales Mucorales
Ascomycota	Archiascomycetes Hemiascomycetes Euascomycetes	Pneumocystidales Saccharomycetales Chaetothyriales Clavicipitales Dothideales Eurotiales Hypocreales Leotiales Microascales Onygenales Ophiostomatales Pezizales Pleosporales Polystigmatales Sordariales
Basidiomycota	Hymenomycetes Urediniomycetes Ustilaginomycetes	Agaricales Stereales Tremellales Sproridiales Microstomatales Tilletiales

ten und Hyalohyphomyzeten unterteilen. Die Gruppe der **Phaeohyphomyzeten** (phaios, gr. grau, schwärzlich) umfasst alle Fadenpilze, deren Zellwände Melanin enthalten, und die daher in mikroskopischen Kulturpräparaten oder histologischen Gewebeschnitten braun bis schwarz gefärbt sind. Dementsprechend wird diese Gruppe von Pilzen auch Schwärzepilze oder Dematiazeen genannt. Innerhalb dieser Gruppe gibt es Pilze, die in jedem Stadium ihres Lebenszyklus auch zur Bildung von Sprosszellen in der Lage sind, sodass sie von manchen Autoren als schwarze Hefen (»black yeasts«) abgegrenzt werden. Zur Gruppe der **Hyalohyphomyzeten** (hyalos, gr. Glas) gehören dagegen alle Fadenpilze, deren Zellwände kein Melanin enthalten und daher ungefärbt sind. Solange eine Erregerdifferenzierung noch aussteht, werden Pilzinfektionen in Abhängigkeit vom Nachweis gefärbter oder ungefärbter Pilzelemente daher auch beschreibend als Phaeo- bzw. Hyalohyphomykosen bezeichnet.

1.2 Aufbau

1.2.1 Zellbestandteile

Als Eukaryonten besitzen Pilze einen echten Zellkern mit Kernmembran, Nucleolus und Chromatin, das sich während der Teilung zu Chromosomen kondensiert. Im Gegensatz zu den Pflanzen enthalten sie kein Chlorophyll, sind somit nicht zur Photosynthese befähigt und können daher unter Lichtabschluss leben. Die meisten Pilze ernähren sich von organischem Material durch Abgabe von Enzymen in die Umgebung und anschließende Aufnahme der Zersetzungsprodukte, d. h. sie sind

IX · Allgemeine Mykologie

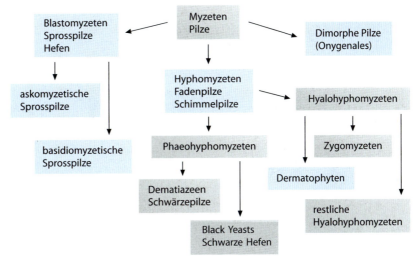

◘ Abb. 1.1. Einteilung der Pilze nach unterschiedlichen medizinisch-mykologischen Kriterien. Die im Kapitel »spezielle Mykologie« verwendete Einteilung ist rot gekennzeichnet und entpricht im Wesentlichen dem D-H-S-System

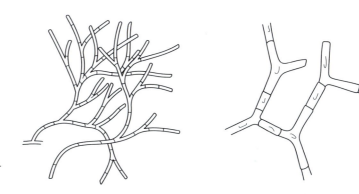

◘ Abb. 1.2. Septiertes Pilzmyzel, rechts: vergrößerte Darstellung

in der Regel heterotroph. Pilze besitzen eine äußere Zellwand aus Chitin, Glukanen und Zellulose. Die Zytoplasmamembran enthält Ergosterol.

1.2.2 Morphologie

Fadenpilze. Diese bestehen aus fadenartigen Zellen, den sog. Hyphen. Die einzelnen Hyphen können Querwände (Septen) aufweisen oder auch unseptiert sein (◘ Abb. 1.2). Pilzarten, die aus weitgehend unseptierten Hyphen aufgebaut sind, sind entwicklungsgeschichtlich älter und werden als niedere Pilze bezeichnet. Die jüngeren, höheren Pilze haben dagegen stets septierte Hyphen. Die Septen erlauben den Austausch von Nährstoffen. Bei manchen Pilzarten besitzen die Septen eine zentrale Pore, die den Durchtritt von Zytoplasma und Kernen gestattet.

Ein Geflecht von mehreren Hyphen heißt **Myzel**. Je nach Funktion lassen sich unterschiedliche Formen von Myzelien unterscheiden. Das in den Nährboden vordringende Myzel ist das vegetative oder **Substratmyzel** (◘ Abb. 1.3). Das Reproduktions- oder **Luftmyzel** dehnt sich vom Substrat weg in den freien Raum (die Luft) aus. Innerhalb des Luftmyzels werden spezielle Reproduktions- bzw. Fruktifikations-Organe ausgebildet, in denen Fortpflanzungselemente (Sporen) entstehen. Ein Myzel, dessen sämtliche Hyphen von einer einzigen Zelle abstammen, ist der **Thallus** (Vegetationskörper).

In bestimmten Stadien des Lebenszyklus eines Pilzes, häufig beim Übergang zu Phasen der sexuellen oder asexuellen Vermehrung, bildet das Myzel gewebeartige Verbände, sog. **Plektenchyme**. Diese Plektenchyme stellen das dar, was in der Umgangssprache unter einem Pilz, z. B. einem Speisepilz, verstanden wird.

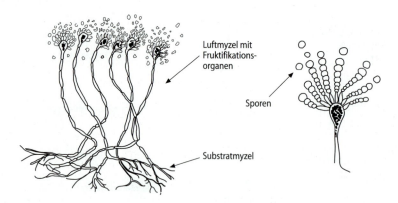

Abb. 1.3. Fadenpilzwachstum: in den Nährboden wachsendes, vegetatives Substratmyzel und in den freien Raum wachsendes Luftmyzel mit Fruktifikationsorganen, rechts: vergrößerte Darstellung eines Fruktifikationsorgans mit Sporen

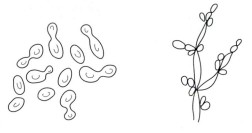

Abb. 1.4. Sprosspilzwachstum: Abschnürung der Tochterzellen von der Mutterzelle, rechts: Pseudomyzel

Sprosspilze. Diese bestehen aus einzelnen ovalen Zellen (Durchmesser maximal 10 µm), die sich durch Sprossung, d.h. Abschnürung einer Tochterzelle von der Mutterzelle, vermehren. Die Sprosspilzzellen werden auch als Blastosporen oder Blastokonidien bezeichnet. Sie können eine längliche Form annehmen, sodass ein **Pseudomyzel** entsteht. Morphologisch unterscheidet sich ein Pseudomyzel von einem echten Myzel durch eine Einschnürung an der Kontaktstelle zweier Zellen. Gelegentlich werden auch bei Sprosspilzen echte Myzelien gebildet (Abb. 1.4).

Dimorphe Pilze. Dimorphismus ist die Eigenschaft eines Pilzes, in Abhängigkeit von Milieubedingungen wie z.B. der Temperatur oder der CO_2-Spannung entweder die Spross- oder die Fadenpilzform auszuprägen. In der parasitären, d.h. im Körper bei 37 °C vorkommenden Phase liegt der Pilz als Sprosspilz vor. In der Umwelt bzw. unter Kultivierungsbedingungen bei niedrigeren Temperaturen geht der Pilz in seine saprophytäre Phase über; er liegt dann in Fadenpilzform vor. Die saprophytäre Phase des Pilzes (Fadenpilzform) ist durch die Ausbildung inhalierbarer Sporen besonders infektiös. Alle Pilze mit temperaturabhängigem Dimorphismus müssen daher im Labor der Sicherheitsstufe 3 (biosafety level 3 = BSL3-Labor) bearbeitet werden.

Vermehrung und Stoffwechsel

E. Engelmann

2.1 Fortpflanzung

2.1.1 Asexuelle Fortpflanzung

Während des ungeschlechtlichen (anamorphen) Vermehrungszyklus entstehen im Rahmen einer Mitose des Ausgangszellkernes asexuelle Sporen, die Konidien. Sie sind mit ihren Eltern erbgleich. Je nach Pilzart können einzellige Mikrokonidien von größeren, mehrzelligen, septierten Makrokonidien und Blastokonidien unterschieden werden.

2.1.2 Sexuelle Fortpflanzung

Während des geschlechtlichen (teleomorphen) Vermehrungszyklus entstehen (sexuelle) Sporen durch Verschmelzung des genetischen Materials zweier Zellkerne (Karyogamie) und anschließende Meiose zur Wiederherstellung des haploiden Chromosomensatzes.

Hierbei lassen sich homothallische und heterothallische Pilze unterscheiden. Bei ersteren verschmelzen Zellkerne desselben Thallus miteinander, d. h. das kombinierte Erbmaterial ist identisch. Bei den heterothallischen Pilzen vereinigen sich hingegen Zellkerne verschiedener Thalli, sodass das kombinierte Erbmaterial nicht identisch ist.

2.1.3 Wachstum

Fadenpilzwachstum. Die Hyphen der Fadenpilze zeichnen sich durch ein eindimensionales Wachstum nur an ihrer Spitze (apikal) aus. Ein Breitenwachstum findet dagegen kaum statt. Außerdem werden zahlreiche Seitenverzweigungen gebildet, sodass ein Geflecht (Myzel) entsteht, das bis zu einer sichtbaren runden Kolonie heranwächst. In einer Kolonie finden sich die aktiven weiter wachsenden Hyphenspitzen am Rand, wo noch Nährstoffe vorhanden sind. Das ältere Myzel befindet sich in einem Ruhestadium im Zentrum der Kolonie. Außerdem unterliegen Pilze im Gegensatz zu den Bakterien bestimmten Wachstumsrhythmen. Es besteht eine Periodizität, die im Thallus von Fadenpilzen in Form von konzentrischen Ringen sichtbar wird.

In vivo werden diese Eigenschaften anhand der Wirtsreaktion ebenfalls sichtbar. Dermatophyten bilden auf der Haut typische Rundherde, in denen sich schmale entzündliche Zonen mit breiteren entzündungsärmeren Intervallen regelmäßig abwechseln. Das junge noch vermehrungsfähige Myzel ist dabei am Rand der Läsion zu finden, während im Zentrum die Myzelien bereits abgestorben sind und daher dort eine Abheilung der Haut stattfindet.

Bei den meisten Pilzen ist jeder Teil des Myzels potentiell wachstumsfähig, sodass die Überimpfung eines kleinen Myzelstückes ausreicht, eine neue Kolonie entstehen zu lassen. Andererseits geht die Bildung eines neuen Thallus auch von den asexuellen oder sexuellen Sporen aus, wenn diese sich auf organischem Material ansiedeln und geeignete Bedingungen für ihre Vermehrung (Feuchtigkeit, Temperatur) vorfinden.

Sprosspilzwachstum. Sprosspilze vermehren sich durch Sprossung, d. h. es kommt zu einer Ausstülpung der Zellwand der Mutterzelle. Gleichzeitig findet eine Zellkernmitose statt, und der neu entstandene Kern wandert in die Tochterzelle. Hat die Tochterzelle die Größe der Mutterzelle erreicht, so trennt sie sich und beginnt ihrerseits mit der Sprossung.

2.2 Stoffwechsel

Stoffwechselwege. Pilze können sich durch Fermentation und Assimilation ernähren. Die Fähigkeit zur Fermentation und Assimilation verschiedener Substrate nutzt man zur Differenzierung der morphologisch sehr homogenen Sprosspilze und zur Speziesidentifizierung bei Dermatophyten. Im englischen Sprachgebrauch werden Sprosspilze auch als Hefen (»yeasts«) bezeichnet. Im engeren Sinn versteht man dagegen unter einer Hefe einen Sprosspilz, der zur alkoholischen Gärung (Fermentation) fähig ist. Diese Eigenschaft des Sprosspilzes Saccharomyces cerevisiae (Bäcker-, Bier- oder Weinhefe), findet bei der Herstellung von Lebensmitteln Verwendung.

Stoffwechselprodukte. Einige Pilze sind in der Lage, bestimmte Substanzen zu synthetisieren, die für den Menschen schädlich sein können (Mykotoxine), z. B. das Phalloidin des Knollenblätterpilzes oder Aflatoxine aus verschimmeltem Brot, das beim Menschen mit dem Auftreten eines hepatozellulären Karzinoms in Zusammenhang steht. Claviceps purpurea produziert Mutterkornalkaloide. Früher war das Mehl aufgrund ungünstiger Lagerbedingungen häufig mit diesem Pilz kontaminiert, sodass die Alkaloide über das Mehl in den Menschen gelangten. Dort entfalteten sie ihre vasokonstriktorische Wirkung mit der Folge einer akralen Ischämie und Nekrose (Antoniusfeuer).

Eine andere, nützliche Eigenschaft mancher Pilze besteht in der Fähigkeit zur Produktion von Antibiotika. A. Fleming entdeckte 1928 in Penicillium-notatum-Kulturen das Penicillin. Auch andere Penicillium-Arten, wie z. B. Penicillium chrysogenum, der zur Penicillin-Herstellung benutzt wird, produzieren Penicillin.

Glossar

E. Engelmann

anamorph	imperfekt = asexuelle Form	Konidiophor	speziell differenzierte Hyphenstruktur, aus der Konidien freigesetzt werden
Arthrospore/ Arthrokonidie	von Hyphen abgeschnürte Gliederspore	Meiospore	Fortpflanzungselement, das im Rahmen einer Meiose entstanden ist
Assimilation	Abbau von organischen Substraten in Gegenwart von Sauerstoff zur Energiegewinnung und dem Aufbau pilzeigener Bestandteile	Mitospore	Fortpflanzungselement, das im Rahmen einer Mitose entstanden ist
Blastospore	Blastokonidie = Sprosspilzzelle	Myzel	Geflecht von Hyphen
Chlamydospore	dickwandige Mantelspore	niedere Pilze	Pilze, deren Hyphen keine oder nur wenige Quersepten besitzen
Deuteromyzeten	Pilze, von denen nur die asexuelle Form bekannt ist (fungi imperfecti)	Phialide	Zelle mit terminaler Öffnung, aus der Konidien freigesetzt werden
Eumyzeten	Pilze, deren sexuelle Form bekannt ist (fungi perfecti)	Sporangiospore	im Innern von spezifischen Behältern (Sporangien) gebildete Sporen
Fermentation	Abbau organischer Substrate in Abwesenheit von Sauerstoff (alkoholische Gärung)	Sporangium	Behälter, in dem Sporangiosporen gebildet werden (bei Mucorazeen)
fungi imperfecti	Pilze, von denen nur die asexuelle Form bekannt ist (Deuteromyzeten)	Spore	Fortpflanzungselement allgemein bzw. bei höheren Pilzen sexuelles Fortpflanzungselement im Gegensatz zur Konidie
fungi perfecti	Pilze, deren sexuelle Form bekannt ist (Eumyzeten)		
höhere Pilze	Pilze mit septiertem Myzel	teleomorph	perfekt = sexuelle Form
Hefe i.e.S.	Sprosspilz, der zur alkoholischen Gärung (Fermentation) fähig ist	Thallus	Myzel, dessen Hyphen alle von einer einzigen Zelle abstammen
Hyphe	fädiges Vegetationsorgan eines Pilzes	Yeasts	Hefen; im englischen Sprachgebrauch alle Pilze, die zur Sprossung fähig sind
Konidie	asexuelles Fortpflanzungselement		

Spezielle Mykologie

Sprosspilze: Blastomyzeten – 685
E. Engelmann

Fadenpilze: Hyphomyzeten – 696
E. Engelmann

Fadenpilze: Dermatophyten – 707
E. Engelmann

Dimorphe Pilze – 714
E. Engelmann

X · Spezielle Mykologie

Sprosspilze: Blastomyzeten
E. Engelmann

1.1 Candida albicans

Steckbrief

Candida (C.) albicans ist ein fakultativ pathogener Sprosspilz aus der Abteilung Ascomycota. Er verursacht oberflächliche Haut- und Schleimhautmykosen, tiefe Organmykosen, katheterassoziierte Infektionen und Sepsis. Er ist der häufigste Mykoseerreger beim Menschen und ein Leiterreger bei AIDS.

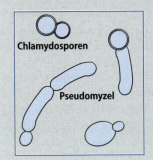

Candida albicans Sprosspilzzellen, Pseudomyzel und Chlamydosporen, 1853 von C. Robin erstmals als Oidium albicans beschrieben

1.1.1 Beschreibung

Aufbau

Die Zellwand von C. albicans enthält Mannan, Glukan, Mannoproteine, Chitin und Proteine. Während Chitin und Glukan keine antigenen Eigenschaften besitzen, sind Mannane immunogen. Mannoproteine der Zellwand vermitteln die Adhärenz der Pilzzellen sowohl an Epithel und Endothel als auch an Plastikmaterialien und stellen damit einen wichtigen Pathogenitätsfaktor dar.

Extrazelluläre Produkte

Candidaarten produzieren verschiedene extrazelluläre Proteinasen und Lipasen. Saure Aspartatproteinasen (SAPs) sind vermutlich für Pathogenesefunktionen wie Zerstörung von Immunglobulinen und Komplement, Zersetzung von Schleim als Invasionsbarriere sowie Stickstofffreisetzung durch Abbau von Wirtsproteinen verantwortlich. Auch die Adhärenzfähigkeit wird vermutlich durch die SAPs vermittelt. Verschiedene extrazelluläre Lipasen und Phospholipasen sind, wie verschiedene experimentelle Untersuchungen zeigen, ebenfalls mit einer erhöhten Virulenz assoziiert.

Resistenz gegen äußere Einflüsse

C. albicans ist empfindlich gegen Austrocknung und daher nur in feuchter Umgebung nachweisbar.

Vorkommen

Hauptreservoire von C. albicans sind Tiere und der Mensch selbst, bei dem der Erreger als Saprophyt auf den Schleimhäuten des Gastrointestinaltrakts und Urogenitaltrakts vorkommt. Andere Sprosspilzarten sind ubiquitär verbreitet und finden sich vorzugsweise in zuckerhaltigem feuchten Milieu, z. B. auf reifen Früchten oder in Milch.

1.1.2 Rolle als Krankheitserreger

Epidemiologie

C. albicans ist der am häufigsten aus klinischem Material anzüchtbare Sprosspilz und mittlerweile der vierthäufigste Infektionserreger auf Intensivstationen. Die Candidose kommt bei Patienten vor, die für eine Überwucherung durch die eigene Sprosspilzflora disponiert sind. Begünstigende Faktoren für eine Candidose sind intravasale Katheter, Breitband-Antibiotikatherapie, HIV-Infektion, antineoplastische Chemotherapie, Granulozytopenie, Verbrennungen, Drogenabusus und hämatologische Erkrankungen.

Übertragung

Die meisten Infektionen sind endogen ausgelöst, jedoch ist eine Übertragung von Mensch zu Mensch durch Schmierinfektion möglich.

Pathogenese

C. albicans verursacht Infektionen der Körperoberfläche (Haut, Schleimhaut) und tiefe, invasive Infektionen bis hin zur Sepsis. Einer Infektion mit C. albicans oder verwandten Arten stehen vier Barrieren entgegen:

- Die Haut und Schleimhaut als mechanische Barriere,
- die Kolonisationsresistenz durch die bakterielle Schleimhautflora,
- die zelluläre Immunität sowie
- humorale Abwehrmechanismen.

Kommt es zur Mazeration der Haut infolge einer Erhöhung ihres Flüssigkeitsgehaltes (z. B. in Hautfalten), so ist die mechanische Barriere gestört, und Sprosspilze können sich ansiedeln. Eine Breitspektrum-Antibiotikatherapie stört die Kolonisationsresistenz, begünstigt damit die ungehemmte Vermehrung von Pilzen und kann somit ebenfalls zur oberflächlichen Infektion führen. Eine tiefe Invasion des Pilzes wird durch Defekte der zellulären Immunität oder eine mechanische Überwindung der natürlichen Abwehrmechanismen, beispielsweise durch Katheter, begünstigt.

Klinik

Pilzerkrankungen durch Candidaarten heißen **Candidose**. Betrifft die Erkrankung die Haut oder die Schleimhäute (z. B. Mundhöhle, Ösophagus, Vagina), so bezeichnet man sie auch als **Soor**. Klinisch lässt sich die oberflächliche Candidose der Haut, Schleimhaut und Nägel von der tiefen Candidose abgrenzen.

Soor. Betrifft die Candida-Infektion die Haut, so sind vorwiegend Areale befallen, die einen erhöhten Flüssigkeitsgehalt aufweisen, d. h. beispielsweise Hautfalten unterhalb der Mamma oder im Inguinalbereich (Intertrigo). Die befallenen Hautareale zeigen scharf begrenzte, nässende Erytheme mit leichter oberflächlicher Schuppung und einzelnen Maculae in der weiteren Umgebung. Die Patienten klagen über Juckreiz und Brennen. Finden sich außerdem eitrige, d. h. pustulöse Veränderungen, so handelt es sich in der Regel um eine bakterielle Superinfektion. Eine häufige Manifestation einer Candida-Infektion der Haut ist die Windeldermatitis (Windelsoor) der Säuglinge.

Candida-Nagelmykose. Häufiges Waschen und mangelhaftes Abtrocknen oder eine berufliche Exposition der Hände oder Füße mit Wasser können eine Candidose des Nagelwalls (Paronychie) hervorrufen. Es kommt zu einer schmerzhaften Rötung, Schwellung und Entleerung von eitrigem oder serösem Sekret. Eine Ausbreitung auf die Nagelplatte (Candidaonychomykose) ist ebenfalls möglich. Sind auch die Finger- oder Zehenzwischenräume betroffen, so kommt es zu einer Mazeration der Oberhaut, und es entsteht eine Erosion (erosio interdigitalis blastomycetica = interdigitale Candidose).

Vaginalsoor. Eine wichtige Manifestation ist die vulvovaginale Candidose. Klinische Symptome sind ein weißlicher, cremiger oder krümeliger Fluor und Juckreiz oder Brennen. Die Vaginalschleimhaut ist gerötet und zeigt weiße abwischbare Beläge. Es finden sich außerdem eine ödematöse Schwellung und Rötung der Vulva. Betroffen sind besonders junge Frauen, Patientinnen mit Diabetes mellitus und Schwangere im dritten Trimenon. Orale Kontrazeptiva begünstigen eine Vaginal-Candidose. Durch sexuelle Übertragung entsteht beim Mann eine Candida-Balanitis mit weißlichen Belägen sowie Rötung der Eichel und Vorhaut.

Mundsoor (▶ s. Farbtafel 1, S. 720). Die Candida-Infektion der Mundschleimhaut dehnt sich meist auch auf den Pharynx aus (oropharyngeale Candidose). Klinisch lassen sich vier Formen unterscheiden:
- Die pseudomembranöse Form mit weißen, abstreifbaren Belägen auf geröteter Schleimhaut;
- die atrophische (erythematöse) Form mit roten, scharf begrenzten Läsionen, v. a. am harten Gaumen und Zungengrund;
- die chronisch-hyperplastische Form mit weißen, hyperkeratotischen, nicht abstreifbaren Bezirken, v. a. im Bereich der Wangenschleimhaut;
- die anguläre Cheilitis (Perlèche), bei der die Mundwinkel mitbetroffen sind und Fissuren mit Auflagerungen zeigen.

Die oropharyngeale Candidose kommt besonders bei kleinen Kindern, Patienten mit Diabetes mellitus, unter Breitband-Antibiotikatherapie und in den fortgeschrittenen Stadien der HIV-Infektion vor.

Candida-Ösophagitis. Breitet sich die Infektion weiter aboral aus, so entsteht die Soor-Ösophagitis, die entweder asymptomatisch verläuft oder mit Schluckbeschwerden und retrosternalem Brennen einhergeht. Ösophagoskopisch finden sich Rötung und Schwellung der Schleimhaut mit weißen Auflagerungen. Die Diagnose lässt sich durch eine Schleimhautbiopsie sichern. 70% der Patienten leiden gleichzeitig an Mundsoor. Die Candida-Ösophagitis tritt insbesondere bei Patienten mit fortgeschrittener, gelegentlich auch akuter HIV-Infektion und bei Patienten mit hämatologischen Erkrankungen auf. Eine Candidose des Magens (Gastritis) kommt bei solchen Patienten ebenfalls vor.

Harnwegsinfektionen. Der Nachweis von Candida im Urin ist entweder Folge einer Kontamination mit Vaginalsekret oder aber Zeichen einer in der Regel asymptomatischen Kolonisation der Harnblase. Er kann auch ein Hinweis auf eine disseminierte Candidainfektion (Sepsis) sein, bei der immer eine Ausscheidung der Sprosspilze mit dem Urin erfolgt. Eine Invasion der Pilze in die Submucosa der Harnblase mit resultierender Entzündung entsteht nur dann, wenn die Blasenschleimhaut z. B. durch Irritationen (Steine, Bestrahlung, Chemotherapie) oder Erkrankungen der Blase (Blasenkarzinom) geschädigt ist. Eine Kolonisation der Blase findet sich insbesondere bei Patienten mit Dauerkatheter unter Antibiotikatherapie, Patienten mit Diabetes mellitus oder Harnabflussstörungen.

Pneumonie. Der häufige Nachweis von Candida im Sputum, insbesondere bei Patienten unter Antibiotikatherapie, ist zunächst nur Ausdruck einer Besiedlung des Respirationstraktes. Eine Candida-Pneumonie ist ein sehr seltenes Krankheitsbild, das im Rahmen einer Candida-Sepsis bei immunsupprimierten Patienten entstehen kann. Sie manifestiert sich als lokale oder diffuse Bronchopneumonie mit feiner, diffuser, nodulärer Infiltration des Lungenparenchyms. Die eindeutige Diagnose kann nur durch den histologischen Nachweis der Gewebeinfiltration mit Sprosspilzen in Lungenbiopsien gestellt werden.

Peritonitis. Eine Candida-Peritonitis durch Perforation im Bereich des Magen-Darmtrakts (z. B. bei Magenulkus oder perforierender Divertikulitis) ist eine häufige Komplikation nach abdominalchirurgischen Eingriffen und meistens Folge einer postoperativen antibiotischen Therapie einer zunächst vorliegenden Mischinfektion mit Bakterien. Eine weitere Ursache der Candida-Peritonitis ist eine Besiedlung des Peritonealkatheters mit Candidaarten bei Patienten unter chronischer Peritonealdialyse.

Endokarditis. Eine Candida-Endokarditis entsteht wie die bakterielle Endokarditis meistens bei Patienten mit vorgeschädigter oder künstlicher Herzklappe. Sie ist am häufigsten Folge einer Herzoperation, da solche Patienten durch postoperative Antibiotikatherapie und intravenöse Katheter zusätzlich Risikofaktoren für eine Fungämie aufweisen. Weitere disponierende Faktoren sind intravenöser Drogenabusus, Chemotherapie bei Malignom sowie eine bakterielle Endokarditis. Die Candida-Endokarditis verläuft wie die subakute bakterielle Endokarditis mit Fieber, Herzinsuffizienz und ggf. Embolien in Lunge oder Gehirn.

Katheterassoziierte Infektionen. Candidaarten können ähnlich wie koagulasenegative Staphylokokken eine besondere Affinität zu Kunststoffen besitzen und intravasale oder auch fest implantierte Katheter besiedeln. Im Rahmen einer solchen Besiedlung entsteht eine Fungämie, die bei immungesunden Patienten meist ohne weitere Folgen bleibt. Bei Patienten mit Neutropenie entwickelt sich hingegen eine Pilzsepsis, die meistens letal verläuft. Die wichtigste therapeutische Maßnahme ist die Entfernung bzw. der Wechsel des Katheters, da die am Kunststoff haftenden Pilze durch eine antimykotische Therapie nicht zu eliminieren sind.

Candida-Sepsis. Eine Candida-Sepsis folgt auf eine Einschwemmung der Erreger in die Blutbahn (Fungämie). Insbesondere bei Patienten mit Neutropenie siedelt sich der Erreger in allen Organen ab, und es entstehen multiple Mikroabszesse. Besonders betroffen sind die Nieren, das Gehirn, das Myokard, das Auge sowie Milz und Leber (hepatoliename Candidose), jedoch ist auch jede andere Organmanifestation möglich. Disponiert sind Patienten mit intravenösen Kathetern, Urinkathetern, Verbrennungen, intraabdominellen Operationen, unter Breitspektrum-Antibiotikatherapie und mit Mukosaschädigung infolge antineoplastischer Chemotherapie. Das Auftreten septischer Temperaturen unter Antibiotikatherapie legt das Vorliegen einer generalisierten Sprosspilzinfektion nahe.

Meningitis. Diese entsteht entweder im Rahmen einer disseminierten Candidose, insbesondere bei Neugeborenen und hämatologischen Patienten, oder als Folge einer Besiedlung von intrakraniellen Kathetern (z. B. ventrikuloperitonealer Shunt). Sie verläuft meistens subakut mit nur milden Kopfschmerzen und sub- bis afebrilen Temperaturen. Im Liquor besteht eine Pleozytose, vorwiegend mit Lymphozyten, einem erhöhten Protein- und erniedrigten Glukosegehalt. Eine Infektion des Hirnparenchyms mit Bildung von Mikroabszessen ist möglich.

Andere Manifestationen. Die Osteomyelitis entsteht hämatogen oder als Komplikation einer Operation. Die Arthritis tritt besonders bei Patienten mit Gelenkprothesen hämatogen oder exogen (Gelenkpunktion) auf. Die Keratokonjunktivitis ist eine Komplikation einer lang anhaltenden Therapie mit kortisonhaltigen Augentropfen, während die Endophthalmitis meist hämatogen entsteht. Bis zu einem Drittel aller Candida-Endophthalmitiden geht auf abdominalchirurgische Eingriffe zurück.

Immunität

Polymorphkernige Granulozyten können Pseudomyzel und Blastosporen phagozytieren und abtöten. Neutropenische Patienten sind daher für eine systemische Candidose besonders disponiert. Die Phagozytoserate wird durch Opsonisierung mit candidaspezifischen Antikörpern und Komplement verstärkt. Bei Patienten mit systemischer Candidose sind daher hohe Candida-Antikörpertiter nachweisbar.

Eine gestörte T-Lymphozytenfunktion disponiert zur Entstehung einer mukokutanen Candidose (oraler Mundsoor oder Candida-Ösophagitis bei AIDS), jedoch kommt es bei diesen Patienten in der Regel nicht zur hämatogenen Ausbreitung. T-Lymphozyten sind also für die Schleimhautimmunität gegenüber Candidaarten verantwortlich.

Labordiagnose

Die Diagnose von Candida aus klinischem Untersuchungsmaterial erfolgt durch mikroskopischen Nachweis von Sprosspilzzellen im Gram- oder Nativpräparat und anschließende Anzucht.

Untersuchungsmaterial. Zum kulturellen Nachweis von Candida eignen sich je nach Krankheitsprozess Punktate, Abstriche, Respirationssekrete, Urin, Blut und Liquor sowie entnommene Fremdkörper (Katheter, Prothesen) oder Biopsien. Ein serologischer Nachweis von Candida-Antigen und -Antikörpern bei Verdacht auf eine systemische Candidose ist ebenfalls möglich.

Vorgehen im Labor. Die Anzucht erfolgt auf Sabouraud-Glukose-Agar bei 37 °C, wobei sich nach ein bis zwei Tagen sichtbare Kolonien ausbilden. Besonders auf nährstoffarmen Kulturmedien (z. B. Reis- oder Kartoffelwasseragar) bilden sich Pseudomyzelien und die für C. albicans charakteristischen Chlamydosporen (◘ Abb. 1.1). Dabei handelt es sich um angeschwollene, dickwandige, runde Zellen, die der Austrocknung besser widerstehen. Das wichtigste Differenzierungskriterium von Sprosspilzen ist deren artgebundene Fähigkeit, bestimmte Zucker- und Stickstoffverbindungen zu fermentieren bzw. zu assimilieren, sodass die eindeutige

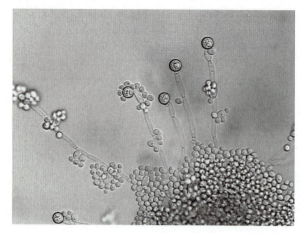

◘ Abb. 1.1. Mikromorphologie von Candida albicans: Sprosszellen, Pseudomyzel und doppelwandige Chlamydosporen

Identifizierung anhand einer biochemischen Leistungsprüfung erfolgt. Candida-Antikörper im Serum können mittels indirekten Hämagglutinations-, Immunfluoreszenz-, Agglutinationstests sowie eines Candida-Präzipitationstests nachgewiesen werden. Candida-Antigen wird ebenfalls serologisch mit Hilfe eines indirekten Latexagglutinationstests nachgewiesen. Diese Tests erfassen Antikörper bzw. Antigene verschiedener Candidaarten.

Therapie

Oberflächliche Candidose. Die Therapie einer kutanen Candidose besteht in der Beseitigung des feuchten, zu der Infektion disponierenden Milieus (z. B. häufiger Windelwechsel bei Windelsoor) und lokaler Applikation von Nystatin- oder Clotrimazol-haltiger Salbe oder Puder. Der Mundsoor wird mit Nystatin- oder Amphotericin-B-haltigen Suspensionen behandelt. Eine Candida-Ösophagitis erfordert insbesondere bei HIV-Patienten eine systemische Therapie mit Fluconazol oder bei Resistenz mit anderen Triazolen. Bei der vulvovaginalen Candidose werden Suppositorien oder Cremes, die Nystatin, Clotrimazol, andere Azolderivate oder Ciclopiroxolamin enthalten, appliziert. Eine orale Einmaltherapie mit Fluconazol oder Itraconazol ist ebenfalls möglich.

Organmykosen und Candidasepsis. Katheterassoziierte Infektionen wie eine Peritonitis bei chronischer Peritonealdialyse erfordern die Entfernung des Katheters, da eine medikamentöse Sanierung ohne diese Maßnahme in der Regel nicht möglich ist. Die Candida-sepsis erfordert eine systemische Therapie mit Amphotericin B oder Ambisome (liposomal verkapseltes Amphotericin B) ohne oder ggf. in Kombination mit 5-Flucytosin. Eine systemische Therapie mit Fluconazol ist wegen der Resistenz von C. krusei und C. glabrata nur bei anderen Sprosspilzarten und daher erst bei gesichertem Erregernachweis möglich. Candidämien durch fluconazolresistente Candida-Arten können mit Voriconazol oder Caspofungin behandelt werden.

Prävention

Oral verabreichte Nystatin- oder Amphotericin-B-haltige Suspensionen können einer Candidainfektion durch Eliminierung der Sprosspilze aus dem Magen-Darmkanal vorbeugen. Eine solche Maßnahme ist z. B. bei Patienten mit Breitspektrum-Antibiotikatherapie, bei Neutropenie oder bei Transplantierten sinnvoll. Bei hämatologischen Patienten wird während einer Granulozytopenie-Phase auch häufig eine orale Fluconazol-Prophylaxe durchgeführt.

In Kürze

Candida albicans

Mykologie. Auf Reisagar Bildung von Pseudomyzel und Chlamydosporen. Fähigkeit zur Zuckerfermentation, Urease negativ (Askomyzet).

Vorkommen. Auf der Haut und Schleimhaut des Menschen.

Epidemiologie. Häufigster aus klinischem Material isolierter Sprosspilz.

Zielgruppe. Immunsupprimierte Patienten, Patienten mit Diabetes mellitus und unter Antibiotikatherapie.

Übertragung. Meist endogene Infektion, selten Schmierinfektion.

Pathogenese. Durch Störung oder Überwindung der natürlichen Abwehrmechanismen oberflächliche Infektionen der Haut und Schleimhaut, septische Generalisierung mit verschiedenen Organmykosen, katheterassoziierte Infektionen.

Klinik. Mundsoor, Intertrigo, Ösophagitis, Vulvovaginitis, Endokarditis, Harnwegsinfektionen, katheterassoziierte Infektionen, Sepsis, Endophthalmitis.

Immunität. Antikörper, Phagozytose, T-Lymphozyten.

Diagnose. Erregernachweis, serologischer Antigen- bzw. Antikörpernachweis.

Therapie. Lokal mit Nystatin, Amphotericin B, Clotrimazol oder anderen Azolderivaten, systemisch mit Amphotericin B, ggf. in Kombination mit 5-Flucytosin, Fluconazol, Voriconazol, Caspofungin.

Prävention. Antimykotika oral oder systemisch bei disponierten Patienten.

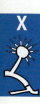

Tabelle 1.1. Die wichtigsten als Infektionserreger nachweisbaren Candidaarten und andere Sprosspilze aus der Gruppe der Askomyzeten

Erreger	Eigenschaften	Klinische Merkmale
Candida albicans	häufigster Mykoseerreger überhaupt	i.d.R. endogene Infektionen
Candida tropicalis	zweithäufigster in Blutkulturen nachgewiesener Sprosspilz	disseminierte Infektionen besonders bei hämatologischen Patienten
Candida parapsilosis	hohe Affinität zu Plastikmaterialien (Biofilmbildung)	häufig katheterassoziierte Infektionen, Endokarditis
Candida glabrata	gehäuftes Auftreten unter Fluconazoltherapie (sek. Resistenzentwicklung)	urogenitale Infektionen, Organmykosen im Rahmen einer Fungämie
Candida krusei	Fluconazol resistent	syst. Infektion bei Immunsuppression besonders unter Fluconazoltherapie
Candida dubliniensis	Morphologie und Biochemie wie C. albicans, jedoch kein Wachstum bei 45 °C	besonders bei HIV-Patienten oral nachweisbar (rekurrierende Infektionen)
Candida lusitaniae	Saprophyt bei Tieren (gastrointestinal), Amphotericin B-Resistenz möglich	Infektionen bes. bei Karzinompatienten, systemische Infektion häufig letal
Geotrichum spp.	Bildung von Arthrokonidien	Kolonisation des Gastrointestinaltrakts, gel. bronchopulmonale Infektionen
Geotrichum capitatum		gelegentlich disseminierte Infektion besonders bei Leukämiepatienten
Saccharomyces cerevisiae	Bier-, Wein- und Bäckerhefe	sehr selten systemische Infektion bei Immunsuppression

1.2 Weitere Candidaarten und andere askomyzetische Sprosspilze

Andere pathogenetisch bedeutsame Candidaarten (Tabelle 1.1) finden sich meist in der Umgebung des Menschen besonders in Lebensmitteln, auf organischem Material und im Wasser. In den letzten Jahren wird eine Zunahme von Infektionen mit non-albicans-Arten beobachtet. Die Ursache könnte sowohl eine stärkere Virulenz dieser Erreger als auch eine häufig durchgeführte Fluconazol-Prophylaxe bei immunsupprimierten Patienten sein. Andere Sprosspilze aus der Gruppe der Askomyzeten kommen nur äußerst selten als Krankheitserreger beim Menschen vor (Tabelle 1.1).

1.3 Cryptococcus neoformans

Cryptococcus neoformans gehört zur biologischen Abteilung Basidiomycota.

Man unterscheidet drei Varietäten:
- Cryptococcus (C.) neoformans var. neoformans (teleomorph: Filobasidiella neoformans)
- Cryptococcus neoformans var. gattii (teleomorph: Filobasidiella bacillispora)
- Cryptococcus neoformans var. grubii (=Serotyp A; teleomorph: Filobasidiella neoformans).

Steckbrief

C. neoformans ist ein fakultativ pathogener, in vivo bekapselter Sprosspilz aus der Abteilung Basidiomycota. Am häufigsten manifestiert sich eine Kryptokokkeninfektion bei AIDS-Patienten in Form einer subakuten Meningoenzephalitis, die unbehandelt immer zum Tode führt.

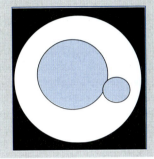

Cryptococcus neoformans bekapselte Sprosspilze im Tusche-Präparat, entdeckt 1894 von O. Busse

1.3.1 Beschreibung

Aufbau

C. neoformans ist ein bekapselter Sprosspilz. Die Kapsel besteht aus verschiedenen Polysacchariden, d.h. unverzweigten Manноseketten, die mit Xylosyl- oder β-Glucuronyl-Gruppen besetzt sind. Der Hauptanteil der Kapsel wird von Glucuronoxylomannan gebildet. Anhand von geringen Unterschieden im Glucuronoxylomannan-Anteil lassen sich vier Serotypen A, B, C und D unterscheiden. Die Serogruppe D gehört zur Varietät neoformans, während die Serogruppen B und C der Varietät gattii angehören. Die Serogruppe A wurde kürzlich als neue Varietät grubii beschrieben, da genetische Unterschiede zur Serogruppe D festgestellt wurden. Die Zellwand von C. neoformans besteht aus β-Glukan mit einem geringen Anteil von Chitin. Im Gegensatz zu Candida enthält die Zellwand von Kryptokokken nur wenig 1,3-β-D-Glucan.

Resistenz gegen äußere Einflüsse

C. neoformans ist sehr resistent gegen Austrocknung und kann daher lange Zeit im Staub überleben. Im Schmutz lebende Bakterien, Milben und die Amöbe Acanthamoeba polyphaga sind in der Lage, C. neoformans abzutöten.

Vorkommen

Die Varietäten neoformans und grubii kommen insbesondere bei Tauben, aber auch bei anderen Vögeln vor. Möglicherweise ist Holz, das von den Vögeln gefressen wird, der natürliche Standort des Pilzes. Die Tiere tragen den Pilz, ohne selbst zu erkranken, und scheiden ihn mit ihren Exkrementen aus. C. neoformans findet sich daher in mit Taubenkot kontaminiertem Staub. Die Varietät gattii findet sich nur in tropischen und subtropischen Ländern besonders auf Eukalyptusbäumen, gelegentlich auch auf anderen Baumarten (z. B. Mandel).

1.3.2 Rolle als Krankheitserreger

Epidemiologie

Infektionen mit der Varietät grubii (Serogruppe A) kommen weltweit gehäuft bei AIDS-Patienten vor, während die Varietät neoformans (Serogruppe D) überwiegend bei HIV-Patienten in Europa (Dänemark, Frankreich, Italien) nachgewiesen wird. Nach Infektionen mit Pneumocystis jiroveci, Zytomegalievirus und Mykobakterien ist die Kryptokokkose die vierthäufigste lebensbedrohliche Infektion bei HIV-Patienten und gehört zu den AIDS-definierenden Infektionen. Eine Kryptokokkeninfektion tritt auch bei Patienten mit anderen Formen der Immunsuppression wie Kortikosteroidtherapie, Sarkoidose oder Hodgkin-Lymphom auf. Infektionen mit der Varietät gattii kommen auch bei Patienten ohne disponierende Faktoren vor. Seit der AIDS-Ära hat die Häufigkeit von Infektionen mit der Varietät gattii deutlich abgenommen, da HIV-Patienten auch in endemischen Gebieten praktisch immer mit den beiden anderen Varietäten infiziert werden. Die Gründe hierfür sind unbekannt.

Übertragung

Die Übertragung von C. neoformans erfolgt durch Inhalation von erregerhaltigem Staub. Eine Übertragung von Mensch zu Mensch ist bisher nicht nachgewiesen worden.

Pathogenese

Durch Inhalation gelangt der Erreger in den Alveolarraum und bildet die Kapsel. Stämme ohne Fähigkeit zur Kapselbildung sind avirulent. Die Kapsel schützt den Pilz vor Phagozytose, ihre Antigene stimulieren die humorale und zelluläre Immunität. Mit der Phenol-

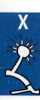

oxidase kann der Pilz Katecholamine (z. B. Dopamin, Noradrenalin) zu Melanin abbauen. Das gebildete Melanin kann oxidative Abtötungsmechanismen von Granulozyten und Makrophagen hemmen. Liegen Defekte der T-Zell-abhängigen Abwehr vor (z. B. AIDS), kann der Pilz in die Blutbahn übertreten und hämatogen streuen. Das bevorzugte Absiedlungsorgan ist das Gehirn mit den Hirnhäuten. Die Absiedlung der Pilze in peripheren Organen und in den Meningen wird von einer granulomatösen Entzündungsreaktion eingegrenzt. Es finden sich Makrophagen und Riesenzellen, die Kryptokokken enthalten. Im Hirnparenchym finden sich dagegen zystische, gelatinöse Pilzhaufen ohne nennenswerte entzündliche Reaktion, besonders im Bereich der Basalganglien und der kortikalen grauen Substanz. Das Vorkommen von Katecholaminen im ZNS wird mit diesem Gewebetropismus des Erregers in Zusammenhang gebracht.

Klinik

Pneumonie. Die pulmonale Kryptokokkose ist asymptomatisch oder zeigt uncharakteristische Symptome. Die Infektion verläuft chronisch über Monate bis Jahre und heilt bei Immunkompetenz meist spontan aus. Bei AIDS-Patienten entsteht die Kryptokokkose wahrscheinlich häufig als endogene Reaktivierung einer chronischen pulmonalen Infektion, bei der es zur Disseminierung mit ZNS-Befall kommt.

Meningoenzephalitis. Die Meningoenzephalitis verläuft meist schleichend über Wochen bis Monate mit symptomlosen Intervallen. Leichte Persönlichkeits- und Verhaltensveränderungen fallen meist den Angehörigen des Patienten auf. Gelegentlich sind die Hirnnerven beteiligt mit entsprechender neurologischer Symptomatik (Doppelbilder, Visusverlust, verminderte Mimik). Die Patienten zeigen meist keine Nackensteifigkeit und sind sub- bis afebril, manche haben gesteigerte Reflexe. Die Meningoenzephalitis ist die häufigste Manifestation und Todesursache einer Infektion mit C. neoformans.

Andere Manifestationen. In 10% der Fälle mit disseminierter Kryptokokkose kommt es gehäuft bei immunsupprimierten Patienten zur Hautmanifestation mit einer einzelnen oder mehreren schmerzlosen Läsionen meist im Bereich des Kopfes. Zunächst entsteht eine Papel, die später ulzeriert und ein Exsudat bildet, in dem Kryptokokken nachweisbar sind. In ca. 5% der Fälle entstehen Absiedlungen im Skelett, vorzugsweise im Bereich des Beckens, der Wirbelsäule und des Schädels. Im Röntgenbild zeigen sich Osteolysen. Weitere seltene Formen der Kryptokokkose sind eine Endophthalmitis, Myo-, Peri- oder Endokarditis, Hepatitis, Sinusitis, Ösophagitis, Pyelonephritis und Prostatitis.

Immunität

Die Erreger werden nach Inhalation durch bronchoalveoläre Makrophagen phagozytiert und anschließend durch oxidative Mechanismen abgetötet. Sind die Erreger bekapselt, so können sie sich der Phagozytose entziehen. In diesem Fall werden sie von Makrophagen eingemauert, und es entstehen polynukleäre Riesenzellen um die Kryptokokken, sodass eine weitere Ausbreitung, insbesondere auch ins ZNS, verhindert wird. Dazu bedarf es einer intakten Funktion von $CD4^+$-T-Zellen, da diese die Entstehung von Riesenzellen induzieren. Dies erklärt das gehäufte Auftreten der Kryptokokkose bei Patienten mit einer gestörten T-Zell-Funktion. Der Kontakt mit C. neoformans führt außerdem zur Produktion von Antikörpern gegen Antigene der Polysaccharidkapsel und zur Aktivierung des alternativen Weges des Komplementsystems. Die Antikörper und die Komplementkomponenten C3b und C3bi wirken opsonisierend, reichen jedoch allein als Schutz vor Infektion nicht aus. Auch NK-Zellen sind in der Lage, Kryptokokken abzutöten.

Labordiagnose

Untersuchungsmaterial. Zum kulturellen Nachweis von C. neoformans eignen sich Blut, Liquor, Bronchialsekrete, Sputum, Urin und Biopsien.

Vorgehen im Labor. Die Diagnose von C. neoformans aus Liquor kann zunächst durch Darstellung der Kapsel im Tuschepräparat erfolgen (Abb. 1.2). Die Sensitivität dieser Methode ist gering und daher nur bei hohen Erregermengen (mindestens 10^5/ml) erfolgversprechend. C. neoformans wächst am besten bei 30 °C auf Sabouraud-Glukose-Agar in Form von kleinen weißen Kolonien. Es ist zu beachten, dass im Gegensatz zu den Varietäten neoformans und grubii die Varietät gattii nicht bei 37 °C wächst. Bei Materialien wie Urin oder Sputum, die mit anderen Sprosspilzen kontaminiert sein könnten, ist die zusätzliche Anzucht auf Negersaat (Guizotia-abyssinica-)Agar nach Staib zur Abgrenzung erforderlich. Auf diesem Nährboden bildet der Pilz mit Hilfe der Phenoloxidase aus phenolischen Bestandteilen des

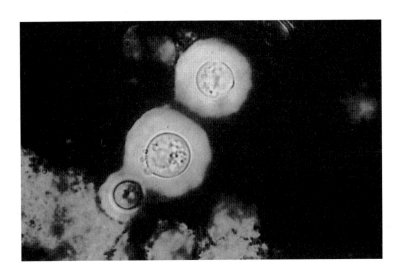

Abb. 1.2. Tuschepräparat von Cryptococcus neoformans: Hefezellen mit Polysaccharidkapsel

Negersaatsamens Melanin und wächst in braunen Kolonien. Als Basidiomyzet unterscheidet sich C. neoformans von den Candidaarten durch die Unfähigkeit, Zucker zu fermentieren, und durch die Bildung von Urease. Eine Unterscheidung der Varietäten kann epidemiologisch bedeutsam sein. Die sicherste und schnellste Nachweismethode einer Kryptokokkose ist der Nachweis von Cryptococcus-Antigen im Serum oder Liquor. Dabei werden mit Antikörpern gegen C. neoformans beladene Latexpartikel durch lösliches C.-neoformans-Antigen agglutiniert. Bei einer Kryptokokkeninfektion kommt es zu einer massiven Ausschüttung von Antigen (Antigen-Überschuss), das nur sehr langsam abgebaut wird, sodass es noch über Jahre nach der Infektion persistieren kann. Daher ist das Vorkommen von Antigen nicht beweisend für eine ablaufende Infektion: Erst der Nachweis lebender Erreger erlaubt den Rückschluss auf eine floride Infektion.

Dem Antikörpernachweis kommt keine diagnostische Bedeutung zu, da Antikörper meist erst nachweisbar sind, wenn durch erfolgreiche Chemotherapie der Antigentiter bereits deutlich abgenommen hat.

Therapie

Jede disseminierte Kryptokokkeninfektion erfordert eine systemische Therapie mit Amphotericin B in Kombination mit 5-Flucytosin (und ggf. Fluconazol) über mindestens sechs Wochen. Der Therapieerfolg sollte durch wöchentliche Liquoruntersuchungen kontrolliert werden. Ein kultureller Nachweis bedeutet dabei Persistenz lebender Erreger und keinen Therapieerfolg, während der ausschließliche Nachweis von Antigen nur eine Persistenz von Erregerbestandteilen (Totantigen) darstellt und als Therapieerfolg zu deuten ist. Sind im Liquor kulturell keine lebenden Kryptokokken mehr nachweisbar, muss die Therapie trotzdem noch mindestens 4 Wochen weitergeführt werden. Hierzu eignen sich Fluconazol oder Itraconazol.

Prävention

Besonders innerhalb des ersten Jahres nach überstandener Infektion kann es zu einem Rezidiv kommen. Ein erneuter kultureller Erregernachweis geht dabei dem Auftreten einer klinischen Symptomatik weit voraus. Daher werden regelmäßige Kontrolluntersuchungen von Liquor, Urin und Sputum empfohlen. Immunsupprimierte bzw. AIDS-Patienten erhalten außerdem eine lebenslange Rezidiv-Prophylaxe mit Fluconazol. Durch Persistenz der Kryptokokken in der Prostata kann insbesondere von diesem Organ ein Rezidiv ausgehen.

In Kürze

Cryptococcus neoformans

Mykologie. Bekapselter Sprosspilz. Auf Negersaat-Agar Wachstum von braunen Kolonien. Keine Zuckerfermentation, Bildung von Urease (Basidiomyzet).

Vorkommen. Weltweit in mit Taubenkot kontaminiertem Schmutz und Staub (Varietäten neoformans und grubii).

Epidemiologie. Vierthäufigste lebensbedrohliche Infektion bei AIDS-Patienten; AIDS-definierende Infektion.

Zielgruppe. AIDS-Patienten, immunsupprimierte Patienten mit Kortikosteroidtherapie, lymphoretikulären Malignomen oder Sarkoidose.

Übertragung. Aerogen, durch Inhalation von erregerhaltigem Staub.

Pathogenese. Nach Inhalation Ausbildung einer Polysaccharidkapsel, die den Pilz vor Phagozytose schützt. Bei Störung der T-Zell-abhängigen Abwehr Übertritt in die Blutbahn und Absiedlung im Gehirn und anderen parenchymatösen Organen. Membrangebundene Phenoloxidase ermöglicht die Synthese von Melanin aus Katecholaminen. Das gehäufte Vorkommen von Katecholaminen im ZNS ist möglicherweise die Erklärung für den Tropismus des Erregers.

Klinik. Pneumonie, Meningoenzephalitis, selten Hautmanifestation oder andere Organmanifestationen.

Immunität. T-Lymphozyten und Antikörper.

Diagnose. Erregernachweis, Serologie.

Therapie. Systemisch mit Amphotericin B allein oder in Kombination mit 5-Flucytosin und ggf. Fluconazol.

Prävention. Fluconazol-Prophylaxe.

1.4 Andere basidiomyzetische Sprosspilze

Malassezia. Verschiedene Malasseziaarten gehören zur normalen Hautflora und können bei besonderer Disposition wie Hyperhidrosis und Immunsuppression durch starke Vermehrung eine seborrhoische Dermatitis verursachen. Die als **Pityriasis versicolor** bezeichnete Dermatitis ist vermutlich eine allergische Reaktion auf Pilzbestandteile und äußert sich in Form von zunächst hypopigmentierten, später bräunlichen, schuppenden, juckenden Flecken. Malasseziaarten sind lipophile Hefen, die nur in Gegenwart von Olivenöl anzüchtbar sind. Die Pityriasis wird durch lokale Applikation von Selendisulfid oder Azol-Antimykotika sowie auch systemisch mit Itraconazol therapiert. Systemische Infektionen insbesondere mit Malassezia furfur kommen bei neutropenischen Patienten, die mit Lipiden intravenös ernährt werden, und Frühgeborenen vor. Die Therapie besteht in der Entfernung des infizierten Katheters und systemischer Amphotericin B- oder Itraconazolgabe.

Trichosporon. Hefepilze der Gattung Trichosporon (T.) kommen im Boden und Wasser vor und finden sich auch gelegentlich auf der Haut und Schleimhaut des Menschen. Es gibt einige humanpathogene Arten, von denen T. asahii und T. mucoides insbesondere bei Leukämiepatienten systemische Infektionen hervorrufen können, die eine schlechte Prognose haben. Andere Arten wie T. cutaneum, T. inkin und T. ovoides verursachen oberflächliche Mykosen des Haarschaftes, die als weiße Piedra bezeichnet werden. An den Haarschäften finden sich steinharte Knoten, die aus Pilzelementen bestehen und zum Abbrechen der Haare führen. Die Therapie erfolgt durch Rasur der befallenen Haare und lokale Applikation von Clotrimazol. Eine systemische Trichosporoninfektion sollte wegen Amphotericin-B-Resistenz von T. asahii am ehesten mit Voriconazol behandelt werden.

Zwei weitere basidiomyzetische Sprosspilze sind die Gattungen **Rhodotorula** und **Sporobolomyces**. Disseminierte Infektionen mit Rhodotorulaarten kommen gelegentlich bei immunsupprimierten Patienten vor und gehen meist von infizierten Kathetern aus. Sporobolomyces ist von geringer Pathogenität. Infektionen bei AIDS-Patienten sind beschrieben.

Fadenpilze: Hyphomyzeten
E. Engelmann

2.1 Aspergillus fumigatus

Steckbrief

Aspergillus (A.) fumigatus ist ein ubiquitär vorkommender Schimmelpilz mit septiertem Myzel aus der Abteilung Ascomycota. Als fakultativ pathogener Erreger verursacht er Aspergillome (in präformierten Höhlen), unterschiedliche allergische Erkrankungen (z. B. allergische bronchopulmonale Aspergillose), Pneumonien und Lokalinfektionen sowie die lebensbedrohliche invasive Aspergillose (speziell bei Granulozytopenie).

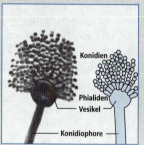

Aspergillus fumigatus Typisches Fruktifikationsorgan, als Erreger entdeckt 1863 von Fresenius, Pathogenitätsnachweis 1881 durch R. Koch

2.1.1 Beschreibung

Aufbau

Aspergillen gehören zu den höheren Pilzen, d. h. sie bilden ein septiertes Myzel. Typisch für Aspergillen ist die dichotome (Winkel von 45°) Verzweigung der Hyphen beim Nachweis im Untersuchungsmaterial. Die Zellwand von Aspergillen enthält Mannane und Glukane. Galaktomannan lässt sich als Antigen von A. fumigatus im Blut von Patienten mit invasiver Aspergillose nachweisen.

Extrazelluläre Produkte

Extrazelluläre Produkte von Aspergillen sind Proteasen, Katalasen, Phospholipasen sowie Ribonuklease und spielen als Pathogenitätsfaktoren eine wichtige Rolle. Sekretorische Aspartatproteinasen (SAPs) können durch Konversion des Gerinnungsfaktors X zur Blutgerinnung führen und damit eine Thrombosierung und hämorrhagische Infarzierung bewirken. Das von A. fumigatus produzierte Polyketidsynthase-Protein (pksP) ist für die Produktion des speziesspezifischen Pigments verantwortlich und schützt den Pilz vor reaktiven Sauerstoffradikalen. Das ebenfalls von A. fumigatus produzierte Gliotoxin ist zytotoxisch und kann die zelluläre Immunität inhibieren.

Resistenz gegen äußere Einflüsse

Aspergillussporen (Konidien) sind weitgehend unempfindlich gegen Austrocknung und können daher lange Zeit im Staub bzw. in der Luft überleben. Eine potentielle Infektionsquelle sind Baustellen, da sich hohe Konzentrationen von Aspergillussporen im Baustaub finden. A. fumigatus ist im Gegensatz zu anderen Aspergillusarten unempfindlich gegen Temperaturen bis zu 55 °C. Sein Temperaturoptimum liegt jedoch bei 37 °C. Diese Eigenschaft bedingt die Fähigkeit der Infektion innerer Organe von Warmblütern.

Vorkommen

Aspergillen sind die am häufigsten in der Umgebung des Menschen vorkommenden Pilze. Sie finden sich weltweit als Saprophyten besonders auf organischen Abfällen, Lebensmitteln wie Getreide oder Nüssen und in der Erde von Topfpflanzen. Aufgrund seiner Thermotoleranz findet sich A. fumigatus in hohen Konzentrationen in Komposthaufen bzw. Kompostieranlagen. In den Wintermonaten ist die Konzentration von Aspergillussporen in der Luft am höchsten. Als Quelle werden die im Herbst gefallenen Blätter angenommen.

2.1.2 Rolle als Krankheitserreger

Epidemiologie

Die Aspergillose ist eine weltweit verbreitete Erkrankung. Die am häufigsten in klinischem Untersuchungsmaterial nachweisbare Spezies ist A. fumigatus, gefolgt von A. flavus und A. niger. Die invasive Aspergillose ist für Patienten mit Granulozytopenie eine der gefährlichsten Infektionen und kann in Abhängigkeit von lokalen Gegebenheiten eine Inzidenz von bis zu 25% und je nach Schweregrad eine Letalität von 90% erreichen. Auch Patienten unter langdauernder Kortisontherapie und mit chronischer Granulomatose sind disponiert, an einer invasiven Aspergillose zu erkranken.

Übertragung

Die Infektion erfolgt durch Inhalation von Aspergillussporen (Konidien), die wegen ihrer geringen Größe (2,5–3 µm) bis in die Alveolen eindringen können. Eine Übertragung von Mensch zu Mensch ist selten.

Pathogenese

Aspergillen können unterschiedliche Krankheitsbilder auslösen, wobei sich
- die saprophytische Aspergillose (Aspergillom),
- die allergische bronchopulmonale Aspergillose und
- die invasive Aspergilluspneumonie bei immunsupprimierten Patienten

unterscheiden lassen.

Die inhalierten Sporen haben die Fähigkeit, an Fibrinogen und Laminin zu adhärieren. Nach Absiedlung in der Lunge oder auch in den Nasennebenhöhlen können die Sporen zu Hyphen auskeimen. Bei intakter Abwehr werden die Sporen von Makrophagen und die Hyphen von Granulozyten phagozytiert und abgetötet.

Gelangen Aspergillussporen in primär existierende Kavitäten wie die Nasennebenhöhlen oder in sekundäre Veränderungen der Lunge wie Bronchiektasen, Kavernen oder Zysten, können sie auskeimen und zu einem Aspergillom auswachsen. Dabei handelt es sich um einen kompakten, aus Myzelien bestehenden »Pilzball«, der sich in der präformierten Höhle ausdehnt, ohne in das umgebende Gewebe einzudringen. Das Aspergillom entspricht also einer Kolonisation und kann einen Durchmesser von mehreren Zentimetern erreichen.

Bei disponierten Patienten entsteht durch Inhalation von Aspergillussporen eine allergische bronchopulmonale Aspergillose von komplexer Pathogenese. Nach Inhalation der Sporen kommt es zu einer Besiedlung des Bronchialsystems mit massiver Erregervermehrung im zähen Bronchialschleim. Die antigene Wirkung der Aspergillussporen führt zu einer immunologischen Reaktion, die eine Kombination von allergischen Reaktionen der Typen I, III und IV darstellt. Es kommt zur vermehrten Produktion von aspergillusspezifischen IgE- und IgG-Antikörpern sowie spezifischen T-Lymphozyten.

Sind die natürlichen Abwehrmechanismen geschädigt (schwere Neutropenie), können genügend inhalier-te Sporen auskeimen und die Hyphen in das Gewebe eindringen, d. h. es entsteht eine invasive pulmonale Aspergillose oder eine invasive Aspergillose der Nasennebenhöhlen. Die Pilzhyphen dringen dabei bevorzugt in Blutgefäße ein. Durch die Schädigung der Gefäßwände entstehen Blutungen (Hämoptysen). SAPs der Pilze aktivieren außerdem die Blutgerinnung, wodurch Thromben entstehen, die eine Nekrose des abhängigen Gewebes bewirken (hämorrhagische Infarzierung). Durch Anschluss der Erreger an die Blutbahn kommt es zu einer hämatogenen Aussaat mit Absiedlung und anschließender Invasion in andere Organe (z. B. Gehirn).

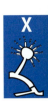

Klinik

Aspergillom. Ein Aspergillom der Nasennebenhöhlen betrifft meist Patienten mit vorbestehender chronischer Sinusitis und ist am häufigsten im Sinus maxillaris lokalisiert. Klinisch unterscheidet sich das Aspergillom nicht von den bereits aufgrund der Sinusitis bestehenden Beschwerden wie Druckgefühl und Schmerzen im Bereich des betroffenen Sinus sowie einer chronisch behinderten Nasenatmung. Das Aspergillom begünstigt aufgrund der chronischen Verlegung des Ausführungsganges eine rezidivierende bakterielle Superinfektion. Bei Patienten mit eingeschränkter Granulozytenfunktion kann der Erreger in den Knochen eindringen und sich weiter ins Gehirn ausbreiten.

Ein Aspergillom der Lunge findet sich bei Patienten mit vorbestehenden Lungenerkrankungen wie z. B. Karzinom, Tuberkulose, rezidivierenden bakteriellen Pneumonien, Lungenabszess oder Sarkoidose, in deren Verlauf es zur Ausbildung einer Kavität gekommen ist, die nicht mit Bronchialschleimhaut ausgekleidet ist. Trotz fehlender Invasion ins umgebende Gewebe kommt es beim Aspergillom der Lunge häufig zu Hämoptysen, deren Entstehungsweise ungeklärt ist. Die klinische Symptomatik und die Prognose eines solchen Aspergilloms sind ausschließlich vom Verlauf der Grunderkrankung bestimmt.

Allergische bronchopulmonale Aspergillose. Die allergische bronchopulmonale Aspergillose ist charakterisiert durch akutes Asthma bronchiale mit flüchtigen pulmonalen Infiltraten, als Ausdruck von Atelektasenbildung infolge Verlegung der Bronchien mit zähflüssigem Schleim. Die Patienten zeigen eine kutane Allergie gegenüber intrakutan appliziertem Aspergillusantigen. Chronisch rezidivierende allergische Reaktionen der

Bronchialschleimhaut führen zu Bronchiektasenbildung der proximal gelegenen Bronchienabschnitte und schließlich zu einer fibrotischen Veränderung der Lunge mit resultierender Funktionseinschränkung.

Invasive pulmonale Aspergillose. Die invasive Aspergillose entsteht bei Patienten mit hämatologischen Erkrankungen bzw. nach Kortison- oder zytotoxischer Chemotherapie infolge der Neutropenie. Sie manifestiert sich zunächst mit Fieber, gefolgt von radiologisch nachweisbaren pulmonalen Infiltraten mit variabler Symptomatik wie Husten, ggf. mit Sputumproduktion oder auch pleuralen Schmerzen. Durch invasives Wachstum der Pilze ins Gewebe und Eindringen in die Gefäße bilden sich Infarzierungen, die sich klinisch durch Hämoptysen äußern können. Per continuitatem können die Pilze in benachbarte Organe wie beispielsweise Leber oder Herz eindringen. In einem Drittel der Fälle streuen sie hämatogen, was sich am Auge als schmerzlose Endophthalmitis oder aber als einseitiger Sehverlust infolge einer ischämischen Opticus-Neuropathie manifestiert. Daneben finden sich zerebrale Infarkte oder Abszesse, die je nach Lokalisation als neurologische Ausfallserscheinungen in Erscheinung treten. Auch metastatische Hautveränderungen sowie Schmerzen im Bereich der Wirbelsäule infolge einer vertebralen Osteomyelitis kommen vor. Bei Drogenabhängigen kann durch Gebrauch verunreinigter Spritzen eine primär hämatogene Aspergillen-Infektion auftreten.

Aspergillose bei AIDS. Patienten im Endstadium der HIV-Infektion haben ein erhöhtes Risiko, an einer invasiven Aspergillose zu erkranken. Dabei sind insbesondere Patienten mit weiteren Risikofaktoren wie Kortisontherapie oder Granulozytopenie betroffen. Die Patienten zeigen pulmonale Symptome oder Zeichen einer disseminierten Infektion.

Otitis externa. Durch Kolonisation des äußeren Gehörganges mit Aspergillen entsteht eine Entzündung, die sich durch Juckreiz, Schmerzen, Hörverlust und Sekretion aus dem Gehörgang äußert. Die Otitis externa wird am häufigsten durch A. niger verursacht.

Andere Manifestationen. Eine Aspergillen-Endokarditis kann entweder bei Drogenabhängigen oder als Folge einer Infektion im Rahmen einer Herzoperation entstehen. Eine Aspergillen-Keratitis oder -Endophthalmitis ist meistens Folge einer Verletzung oder Augenoperation. Wundinfektionen insbesondere bei Patienten mit Verbrennungen sowie eine Besiedlung von intravasalen Kathetern kommen ebenfalls vor.

Immunität

Die Phagozytose und Abtötung von inhalierten Aspergillus-Konidien durch Alveolarmakrophagen sind die ersten entscheidenden Schritte in der Abwehr einer Aspergillus-Infektion. Werden die Konidien nicht vollständig beseitigt, können sie auskeimen und Hyphen bilden. Eine Komplementaktivierung über den alternativen Weg durch die Konidien sowie über den klassischen Weg durch Hyphen führt zu einer chemotaktischen Anlockung von Makrophagen und Granulozyten, die in der Lage sind, die Pilzhyphen, jedoch nicht die Konidien zu phagozytieren und abzutöten. Weitere Folgen der Komplementaktivierung sind eine Opsonisierung mit Verstärkung der Phagozytoseleistung sowie die Entstehung einer entzündlichen Reaktion durch C5a. Eine Kortisontherapie ist wahrscheinlich ein wesentlicher disponierender Faktor für eine Aspergillose. In Tierexperimenten konnte gezeigt werden, dass Kortikosteroide durch Hemmung der Phagolysosomen-Bildung die Abtötung der Konidien durch die Alveolarmakrophagen behindern. Patienten mit chronischer Granulomatose sind offensichtlich aufgrund eines Defektes der oxidativen Abtötungsmechanismen der Monozyten für eine invasive Aspergillose disponiert. Verschiedene Aspergillusantigene induzieren die Bildung von Antikörpern, besonders beim Aspergillom (IgG) und bei der allergischen Aspergillose (IgG und IgE).

Labordiagnose

Untersuchungsmaterial. Zum kulturellen Nachweis von Aspergillen eignen sich Respirationstraktsekrete, Abszesspunktate, Biopsien und Abstriche. Auch bei massiver hämatogener Aussaat bleiben Blutkulturen, Liquorproben oder Knochenmarkaspirate meistens negativ. Im Serum ist der Nachweis von Aspergillus-Antigen und Aspergillus-Antikörpern möglich.

Vorgehen im Labor. Da Schimmelpilze ubiquitär vorkommen, ist beim Nachweis von Schimmelpilzen im Untersuchungsmaterial immer die Frage zu klären, ob es sich um eine Kontamination oder wirklich um den ätiologisch relevanten Krankheitserreger handelt. Verdächtig auf eine Infektion sind wiederholte kulturelle Nachweise in verschiedenen Sputumproben. Die Diagnose wird durch den direkten mikroskopischen Nachweis von Myzelien in der Sputumprobe erhärtet. Die

Anzucht gelingt auf einfachen Kulturmedien nach zwei bis drei Tagen. A. fumigatus wächst in Form wattiger bis pudriger Kolonien, die je nach Alter weiß bis blaugrün (fumigatus) gefärbt sind (▶ s. Farbtafel). Die Identifizierung erfolgt anhand der mikroskopischen Beurteilung der Fruktifikationsorgane (◘ Abb. 2.1), der Koloniefarbe auf Czapek-Agar und für seltene Arten mit molekularbiologischen Methoden wie der Sequenzierung. Ein Differenzierungskriterium für A. fumigatus ist der Nachweis der Thermotoleranz durch Subkultivierung bei 45 °C. Bei Gewebeproben wird der kulturelle Befund durch gleichzeitigen histologischen Nachweis von Aspergillushyphen erhärtet.

Antigennachweis. Ein serologischer Nachweis von Aspergillus-Antigen (Galaktomannan) mit Hilfe eines Enzymimmunoassays ist bei Patienten mit Verdacht auf eine invasive Aspergillose sinnvoll und hat eine höhere Sensitivität als der Latexagglutinationstest. Zur Früherkennung ist bei Risikopatienten eine häufige Antigen-Kontrolle (mindestens alle 2 Tage) erforderlich, da die Antigenausschüttung diskontinuierlich erfolgt. Auch bei Penicillinen und Paecilomyces ist dieses Antigen vorhanden.

Antikörpernachweis. Der Nachweis von aspergillusspezifischen IgG- und IgE-Antikörpern mittels indirekten Hämagglutinations- oder radiärer Immundiffusionstests weist auf das Vorliegen einer allergischen Aspergillose hin, bei der auch eine allergische Reaktion vom Soforttyp nach intrakutaner Applikation von Aspergillusantigen auftritt. Beim Aspergillom sind aspergillusspezifische IgG-Antikörper im Serum ebenfalls stark erhöht, jedoch beruht die Diagnose hier im Wesentlichen auf bildgebenden Verfahren. Für die Diagnose einer invasiven Aspergillose ist der Antikörper-Nachweis ungeeignet.

Therapie

Aspergillom. Die Therapie der Wahl eines Aspergilloms ist dessen operative Entfernung, die jedoch durch eine in Folge der Grunderkrankung bereits stark eingeschränkte Lungenfunktion kontraindiziert sein kann. Eine antimykotische Therapie ist zur Sanierung ungeeignet, jedoch kann eine Itraconazol-Therapie zur Vermeidung einer Exazerbation sinnvoll sein.

Allergische Aspergillose. Die Therapie der allergischen Aspergillose erfolgt wie bei jeder anderen Form der Allergie symptomatisch durch Inhalation und systemische Gabe von bronchodilatatorisch wirksamen Substanzen. Pneumonische Infiltrate infolge chronischer Obstruktion der Bronchien durch Schleim können durch kurzzeitige Gabe von Kortikosteroiden gebessert werden. Darüber hinaus ist eine Expositionsprophylaxe gegenüber Aspergillussporen ratsam.

Invasive Aspergillose. Die invasive Aspergillose erfordert eine systemische Therapie mit Voriconazol oder Amphotericin B. Bei stark immunsupprimierten Patienten sind hohe Dosen von Amphotericin B erforderlich, die nur durch Gabe der liposomalen Form, die weniger nephrotoxisch ist, erreicht werden können (bis 5 mg/kg/Tag). Eine zusätzliche Besserung der Neutropenie ist für den Verlauf der Erkrankung entscheidend. Liegt als Quelle der Infektion ein Aspergillom vor, ist eine zusätzliche chirurgische Therapie erforderlich. Die systemische Gabe von Itraconazol kann bei Patienten mit geringgradiger Immunsuppression erfolgreich sein und eignet sich auch zur Fortsetzung einer oralen Behandlung nach erfolgreicher intravenöser Amphotericin-B-Gabe. Auch Caspofungin kann als Reservemittel zur Therapie der invasiven Aspergillose eingesetzt werden.

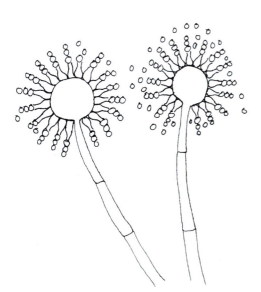

◘ Abb. 2.1. Mikromorphologie von A. fumigatus: Konidiophoren besetzt mit einer Reihe Phialiden, aus denen Konidien freigesetzt werden

Prävention

Die Inhalation oder nasale Instillation von Amphotericin B oder auch eine orale Itraconazol-Prophylaxe bei Patienten mit Neutropenie führt zu einer Senkung der Inzidenz invasiver Aspergillosen bei dieser Patientengruppe. Als weitere prophylaktische Maßnahmen wird eine Expositionsprophylaxe durch Umkehrisolierung von gefährdeten Patienten durchgeführt. Eine Vermeidung von potentiellen Infektionsquellen wie beispielsweise Topfpflanzen sowie eine regelmäßige Kontrolle und Wartung der Filter von Klimaanlagen im Krankenhaus sind außerdem wichtig.

In Kürze

Aspergillus fumigatus

Mykologie. Zu den Askomyzeten gehörender Fadenpilz mit typischen Fruktifikationsorganen, der auf einfachen Nährmedien wächst.

Vorkommen. Ubiquitär, besonders auf organischen Materialien wie Lebensmitteln, der Erde von Topfpflanzen, in Komposthaufen und auf Baustellen.

Epidemiologie. Häufigster aus klinischem Material isolierter Fadenpilz.

Zielgruppe. Patienten mit Neutropenie infolge von Kortisontherapie, hämatologischen Erkrankungen, Zytostatikatherapie oder chronisch granulomatösen Erkrankungen sowie Patienten mit Vorschädigung der Lunge.

Übertragung. Meist aerogen, durch Inhalation von Aspergilluskonidien.

Pathogenese. Durch Absiedlung in präformierten Höhlen Auswachsen zum Aspergillom, bei Disponierten Auslösung eines Asthma bronchiale, bei neutropenischen Patienten Pneumonie mit Gewebeinvasion und ggf. septischer Generalisation.

Verschiedene Faktoren wie Thermotoleranz, geringe Konidiengröße, eine besondere Adhärenz der Konidien an Bindegewebsbestandteile sowie Proteinasen und Lipasen sind wahrscheinlich gemeinsam für die Pathogenität verantwortlich.

Klinik. Aspergillom, allergische bronchopulmonale Aspergillose, invasive Aspergillose.

Immunität. Phagozytose durch Alveolarmakrophagen und Granulozyten, Bildung von IgG- und IgE-Antikörpern bei der allergischen Aspergillose und beim Aspergillom (nur IgG).

Diagnose. Mikroskopischer Nachweis von Pilzhyphen in Sputum oder Gewebeproben, kultureller Erregernachweis, serologischer Antigen- und Antikörpernachweis.

Therapie. Chirurgisch beim Aspergillom, symptomatisch bei der allergischen Aspergillose, und antimykotisch mit Voriconazol oder Amphotericin B bei der invasiven Aspergillose.

Prävention. Expositionsprophylaxe, Umkehrisolierung von Patienten mit Neutropenie.

2.2 Andere klinisch bedeutsame Aspergillusarten

Aspergillus flavus ist einer der häufigsten Auslöser einer allergischen Aspergillose und außerdem bei Nasennebenhöhlenaspergillom oder Otitis externa nachweisbar. Bei Patienten mit Leukämie verursacht A. flavus systemische Infektionen. Der Pilz ist aufgrund der Produktion von **Aflatoxin**, einem kanzerogenen Mykotoxin, als Kontaminante von Lebensmitteln, insbesondere von Erdnüssen, gefürchtet. **Aspergillus niger** findet sich besonders häufig bei **Otitis externa**. Invasive Infektionen oder Aspergillome sind vereinzelt beschrieben. **Aspergillus terreus** verursacht ca. 10% aller Aspergillus-Infektionen in Form von allergischen aber auch verschiedenen Organmanifestationen (Lunge, Auge, Haut, Knochen, Gelenke) sowie disseminierten Infektionen bei Immunsuppression. Die Besonderheit von A. terreus besteht in seiner Resistenz gegenüber Amphotericin B, sodass eine Therapie mit Itraconazol oder Voriconazol erfolgen muss. Auch **Aspergillus ustus** wird zunehmend bei pulmonalen oder disseminierten Infektionen nach Knochenmarktransplantation nachgewiesen.

zucht. Die Fadenpilzform bildet ein in den Agar diffundierendes rotes Pigment.

Fusarium. Fusarien sind weltweit im Schmutz vorkommende Saprophyten, die Lokalinfektionen wie Keratitis, Endophthalmitis, Nagelmykosen und Verletzungsmykosen von Haut und Knochen, sowie bei Patienten mit Neutropenie disseminierte Infektionen mit Fieber und multiplen Hautläsionen auslösen können. Eine hämatogene Aussaat geht nicht selten von infizierten implantierten Kathetern aus. Fusarien bilden charakteristische bananenförmige Makrokonidien (Abb. 2.3). Die Fusariose wird wegen eingeschränkter Empfindlichkeit gegen Amphotericin B ggf. besser mit Voriconazol oder Posaconazol behandelt, wobei die Normalisierung der immunologischen Abwehr für die Überwindung der Infektion entscheidend ist.

Pseudallescheria boydii (teleomorph). Anamorph: Scedosporium apiospermum. P. boydii ist ein im Schmutz und verunreinigtem Wasser vorkommender saprophytischer Pilz, der aus klinischem Material häufig auch in seiner teleomorphen Form anzüchtbar ist

2.3 Andere klinisch bedeutsame Hyphomyzeten der Abteilung Ascomycota

Penicillium. Fadenpilze der Gattung Penicillium kommen ubiquitär vor, sind den Aspergillen morphologisch sehr ähnlich und die häufigsten Kontaminanten im Labor (Abb. 2.2). Bei Vorliegen von Grunderkrankungen wie z.B. Tuberkulose oder Bronchiektasen kann es zu einer Besiedlung mit Penicilliumarten mit wiederholtem Nachweis in Respirationstraktsekreten kommen. Eine Penicillinose mit Infiltration des Gewebes ist bei uns äußerst selten.

In Südostasien (bes. Thailand) kommt **Penicillium marneffei** endemisch bei Bambusratten vor und gehört dort zu den AIDS-definierenden Erkrankungen. Bei HIV-Patienten entsteht durch Inhalation eine schwere disseminierte Infektion, bei der neben pulmonalen und anderen Organinfiltraten häufig kutane Läsionen auftreten. Die Infektion erfordert eine intravenöse Therapie mit Amphotericin B und eine anschließende orale Itraconazoltherapie bzw. -prophylaxe. Penicillium marneffei ist dimorph, d.h. bei 37 °C liegt die Spross-, bei 25 °C die Fadenpilzform vor. Die hohe Kontagiosität der Sporen erfordert BSL-3-Bedingungen für die An-

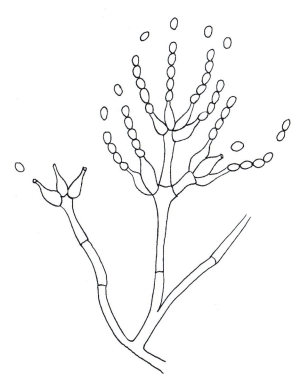

 Abb. 2.2. Phialiden tragende Konidiophoren von Penicillium spp. mit Konidien

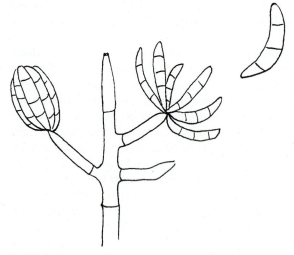

◨ Abb. 2.3. Bananenförmige Makrokonidien von Fusarium spp.

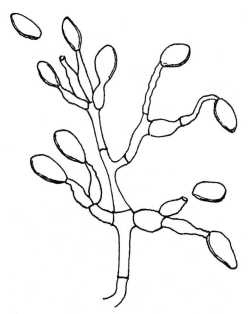

◨ Abb. 2.4. Konidiogene Zellen und Konidien von Pseudallescheria boydii (Scedosporium apiospermum)

ursacht außerdem Verletzungsmykosen (Myzetome: s. u.) der Haut, Gelenke, Knochen oder der Hornhaut. Ähnlich wie Aspergillen kann P. boydii eine Kolonisation oder auch einen Pilzball in den Nasennebenhöhlen oder einer vorgeschädigten Lunge hervorrufen. Bei Immunsupprimierten kann der Pilz rasch progredient verlaufende Infektionen wie Sinusitis, Pneumonie, Arthritis mit Osteomyelitis, Endophthalmitis oder Hirnabszesse hervorrufen, die unbehandelt letal verlaufen. Mittel der Wahl zur Therapie einer Pseudallescheriose sind wegen Amphotericin B-Resistenz die Imidazole Miconazol oder besser Voriconazol bzw. Posaconazol. Lokalinfektionen werden durch chirurgische Entfernung des infizierten Gewebes behandelt.

Grundsätzlich können auch alle anderen ubiquitär vorkommenden Fadenpilze bei Immunsupprimierten opportunistische lokale aber auch schwere systemische Infektionen hervorrufen, die nicht selten letal verlaufen. In den letzten Jahrzehnten hat die Anzahl solcher Patienten durch steigende Organ- und Knochenmarktransplantationsraten, Einführung potenterer Chemo- und Immunsuppressionstherapien oder weitere Ausbreitung der HIV-Infektion stetig zugenommen. Dies führte zu einer parallelen Zunahme von Mykosen mit bisher als äußerst selten beim Menschen nachweisbaren Pilzen. Darüber hinaus gibt es einige zu den Black Yeasts gehörende Pilze, die einen Neurotropismus besitzen und auch bei Immungesunden Hirnabszesse verursachen können. Eine Auswahl solcher unter Umständen klinisch bedeutsamer Fadenpilze ist in ◨ Tabelle 2.1, ▶ s. S. 703 die jedoch keinen Anspruch auf Vollständigkeit erhebt, aufgeführt.

2.4 Hyphomyzeten der Abteilung Zygomycota

Zygomyzeten sind entwicklungsgeschichtlich die ältesten Pilze und besitzen als niedere Pilze ein weitgehend unseptiertes Myzel. Beim Menschen vorkommende Infektionen sind die Mucormykose und die Entomophthoramykose. Mucormykosen werden am häufigsten durch Rhizopus, Mucor und Rhizomucor verursacht. Mucorazeen sind ubiquitär (z. B. auf verschimmeltem Brot) vorkommende Fadenpilze von geringer Virulenz. Mucormykosen entstehen als opportunistische Infektionen bei Patienten mit Diabetes mellitus, hochdosierter Kortisontherapie, Granulozytopenie und Störungen des Eisenstoffwechsels. Am häufigsten werden Mucormykosen durch Rhizopus oryzae verursacht und mani-

(◨ Abb. 2.4). Ein potentieller Infektionsmechanismus ist der Kontakt mit Biotopen des Pilzes, so z. B. die Aspiration von verunreinigtem Wasser bei »**Fast-Ertrinkungsunfällen**«. Solche Patienten entwickeln eine fatal verlaufende, schwere P. boydii-Pneumonie häufig mit hämatogener Aussaat und sekundärer Absiedlung im Gehirn unter Ausbildung von Hirnabszessen. P. boydii ver-

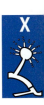

Tabelle 2.1. Vorkommen, Eigenschaften und klinische Merkmale einer Auswahl weiterer Fadenpilze in alphabetischer Reihenfolge unterteilt nach Hyalo- und Phaeohyphomyzeten

Erreger	Vorkommen/Eigenschaften	Klinische Merkmale
Hyalohyphomyzeten		
Acremonium spp.	ubiquitär	Myzetom, selten lokale oder systemische Infektion bei Immunsuppression
Paecilomyces spp.	ubiquitär	Sinusitis, Augen-, Nagel-, Hautinfektion, katheterass. Infektion bei Immunsuppression
Phialemonium spp.	ubiquitär	subkutane Infektion, gel. Organinfektionen
Scopulariopsis spp.	ubiquitär: Erdboden	Nagelmykosen, selten pulmonale oder invasive Infektionen bei Immunsuppression
Trichoderma spp.	ubiquitär: Erdboden, Staub	selten opportunistische Infektion bei Immunsuppression oder als Komplikation bei Dialyse
Phaeohyphomzeten/Dematiazeen		
Alternaria spp.	ubiquitär: Pflanzen	traumatische Inokulation: Hautinfektion
Bipolaris spp.	Pflanzen, Erdboden pflanzenpathogen	Sinusitis (ggf. zerebrale Invasion), Keratitis, selten invasiv bei Immunsuppression
Curvularia spp.	ubiquitär: Pflanzen	traumatische Infektion, allergische Sinusitis (ggf. zerebrale Invasion)
Exserohilum spp.	pflanzenpathogen	Sinusitis (ggf. zerebrale Invasion)
Ochroconis gallopova	Vogel-Enzephalitis	systemische o. Organinfektion bei Immunsupp.
Phaeoacremonium spp.	pflanzenpathogen	besonders kutane u. subkutane Infektionen
Ulocladium spp.	meist Kontaminant	gelegentlich kutane u. subkutane Infektionen
Black Yeasts		
Aureobasidium spp.	Lebensmittel, Pflanzenblätter	opportunistische Infektion nach traumatischer Inokulation, z.T. systemisch
Cladophialophora bantiana	weltweit, BSL 3-Labor	Infektion durch Inhalation auch bei Immungesunden: Hirnabszesse
Cladosporium spp.	pflanzenpathogen	Keratitis, Hautinfektionen
Exophiala dermatitidis	weltweit	Besiedlung bei Mukoviszidose, Pneumonie, Sinusitis, Hirnabszesse
Ramichloridium mackenziei	mittlerer Osten, BSL 3-Labor	Hirnabszesse auch bei Immungesunden

festieren sich als Sinusitis mit ausgeprägter Gewebsinvasion und Anschluss ans Gehirn (rhinozerebrale Mucormykose), Pneumonie, Infektion der Haut meist nach Verletzung oder als gastrointestinale Mucormykose. Auch eine hämatogene Aussaat mit Absiedlung im Gehirn ist möglich. Für Mucormykosen ist eine Invasion der Pilze in Blutgefäße mit Infarzierung und resultierender Gewebsnekrose oder dem Auftreten starker Blutungen typisch. Aufgrund des ubiquitären Vorkommens von Mucorazeen ist für die Diagnose der Nachweis

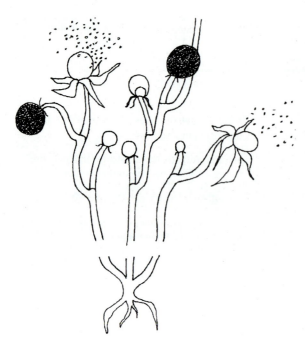

◘ Abb. 2.5. Mikromorphologie von Mucorazeen: Sporangiophoren (gefüllt mit Konidien) und z. T. freigesetzte Konidien; unten: für Rhizopus spp. charakteristische Rhizoide

der charakteristischen unseptierten, bandförmigen im 90°-Winkel verzweigten Hyphen im Gewebe bzw. z. B. in Sputumproben neben dem kulturellen Nachweis entscheidend. Mucorazeen wachsen auf einfachen Kulturmedien in Form von wattigen Kolonien mit ausgedehntem Luftmyzel, das bis an den Deckel der Petrischale heranreicht. Die Identifizierung erfolgt durch Nachweis charakteristischer mikromorphologischer Strukturen (◘ Abb. 2.5). Die Therapie der Mucormykose besteht in einer aggressiven chirurgischen Entfernung des gesamten infizierten Gewebes und einer zusätzlichen systemischen Gabe von Amphotericin B. Der Ausgleich einer entgleisten diabetischen Stoffwechsellage bzw. die Normalisierung der Granulozytenzahl ist für den Verlauf ebenfalls entscheidend.

Entomophthoramykosen (Gattungen Basidiobolus und Conidiobolus) treten besonders in Afrika und Südostasien, seltener in USA und Australien meist bei Kindern und Jugendlichen auf. Es handelt sich um chronisch verlaufende, granulomatöse Infektionen. Die Basidiobolomykose der Subkutis entsteht durch traumatische Inokulation der in der Umgebung vorkommenden Pilze meist an Armen, Beinen und am Gesäß. Die Conidiobolomykose manifestiert sich nach Inhalation der Erreger in der nasalen Submukosa. Bei beiden Infektionen entstehen schmerzlose, sehr harte Infiltrationen im Gewebe, die sich in die Umgebung ausbreiten und zu entstellenden Veränderungen der betroffenen Regionen führen. Kaliumjodid, Cotrimoxazol, aber auch Azol-Antimykotika oder Amphotericin B werden zur Therapie eingesetzt. Daneben ist eine chirurgische Entfernung mit anschließender plastischer Rekonstruktion ggf. erforderlich.

2.5 Pneumocystis jiroveci

Der Erreger Pneumocystis jiroveci (früher: Pneumocystis carinii) besitzt einige Eigenschaften von Protozoen, sodass er früher zu dieser Erregergruppe gerechnet wurde. Molekularbiologische Analysen ergaben jedoch eine eindeutige Zugehörigkeit zum Reich der Pilze, wo er vermutlich zwischen den Askomyzeten und den Basidiomyzeten steht jedoch kürzlich in der Abteilung Ascomycota der neu geschaffenen Klasse Archiascomycetes zugeordnet wurde. Die bisher in Anlehnung an die Parasitologie als »Trophozoiten« bezeichneten vegetativen Formen sind vermutlich die asexuelle Vermehrungsform, während die »Sporozoiten« die sexuelle Vermehrungsform darstellen, aus denen die Zysten entstehen, die bis zu acht intrazystische Körperchen enthalten. Die Zysten ähneln morphologisch den Askosporen (sexuelle Sporen der Askomyzeten). Der natürliche Standort von Pneumocystis ist bisher unbekannt, jedoch geht man davon aus, dass weltweit der Mensch und verschiedene Tierarten Pneumocystis vermutlich in der Lunge tragen und eine Übertragung somit aerogen erfolgt. Phylogenetischen Untersuchungen zufolge ist Pneumocystis streng speziesspezifisch, d. h. verschiedenen Tierspezies können verschiedene Pneumocystis-Arten zugeordnet werden. Patienten mit verschiedenen Formen der zellulären Immunsuppression wie HIV-Infektion, Zytostatika-Therapie oder Transplantation erkranken an einer Pneumocystis-Infektion in Form einer alveolären Pneumonie, bei der es zur Bildung eines schaumigen, schleimigen Exsudates in den Alveolen kommt, das den Gasaustausch verhindert. Eine Ausbreitung der Erreger mit Ausbildung einer interstitiellen, plasmazellulären Pneumonie erfolgt durch Zerstörung des Alveolarepithels. Klinisch äußert sich die Pneumocystis-Pneumonie durch Fieber, trockenen Husten und Dyspnoe mit Zyanose. Die Pneumocystis-Pneumonie gehört zu den AIDS-definierenden Erkrankungen, allerdings ist die Inzidenz dieser Infektion seit Einführung der HIV-Therapie zurückgegangen, und kommt heute meist bei undiagnostizierter HIV-Infektion oder mangelnder Compliance bzgl. Chemoprophylaxe oder HIV-Therapie sowie bei Transplantierten vor. Pneumocystis jiroveci ist auf künstlichen Nährmedien nicht anzüchtbar, sodass die Diagnose durch mikroskopischen Erregernachweis aus Bronchiallavagematerial, induziertem Sputum oder Lungenbiopsien erfolgen muss. Materialien des oberen Respirationstraktes oder Sputum sind ggf. für den bisher nur zu Forschungszwecken eingesetzten Nachweis durch PCR geeignet. Die mikroskopische Darstellung der dickwandigen Zysten ist durch Grokott-Versilberungstechnik oder Immunfluoreszenz-Färbung unter Verwendung monoklonaler Antikörper möglich, während die intrazystischen oder auch freigesetzten, mit Schleimhülle versehenen Endosporen (früher: Trophozoiten) nach Giemsa-Färbung oder ebenfalls mit Immunfluoreszenztechnik nachgewiesen werden. Wie bei allen mikroskopischen Methoden ist die Sensitivität gering, sodass bei niedriger Erregermenge im Untersuchungsmaterial der Befund falsch negativ ausfallen kann. Die Pneumocystis-Pneumonie führt unbehandelt zum Tode und erfordert eine Therapie mit hochdosiertem Trimethoprim-Sulfamethoxazol (Cotrimoxazol), Pentamidin, Atovaquon oder den Kombinationstherapien Clindamycin-Primaquin sowie Dapson-Trimethoprim. Eine Chemoprophylaxe ist bei Transplantierten oder bei gefährdeten HIV-Patienten sowie nach Auftreten einer Pneumocystis-Pneumonie sinnvoll. Hierzu eignen sich Cotrimoxazol, Fansidar oder Dapson+Trimethoprim sowie Pentamidin-Inhalationen.

Neuere Studien haben gezeigt, dass bei Patienten unter HIV-Therapie bei Erreichen einer konstanten CD4-Zellzahl über 200 Zellen/μl eine Chemoprophylaxe entbehrlich ist.

Anhang: Verletzungsmykosen

Verletzungsmykosen sind lokale, durch traumatische Inokulation des Erregers entstehende Infektionen, die häufig chronisch verlaufen und teilweise zu stark entstellenden Veränderungen der betroffenen Region führen. Die meisten Verletzungsmykosen kommen in tropischen und subtropischen Regionen vor und werden häufig durch Schwärzepilze verursacht. Ein weiterer wichtiger Erreger von Verletzungsmykosen ist Sporothrix schenckii (▶ s. 4.2). Anhand des klinischen Erscheinungsbildes lassen sich verschiedene Formen von Verletzungsmykosen unterscheiden:

Chromoblastomykose (Chromomykose). Die Chromoblastomykose ist eine chronische Infektion der Haut und Subkutis, die häufig an den Extremitäten auftritt. Nach Inokulation des Erregers (◨ Tabelle 2.2.) zeigt sich eine primäre Hautläsion in Form einer kleinen, in einigen Fällen eitrigen, Papel. Im Verlauf von Monaten bis zu mehreren Jahren entstehen im Bereich der Eintrittspforte durch Verdickung der Hornschicht (Hyperkeratose) und Schwellung der Subkutis (Akanthose) zunächst multiple warzenartige Hautveränderungen, die schließlich zu großen, blumenkohlartigen Tumoren heranwachsen. Die Läsionen sind in der Regel schmerzlos, verursachen jedoch häufig einen Juckreiz. Durch Kratzen kommt es zur weiteren Streuung und Ausbreitung sowie zu bakteriellen Superinfektionen im Bereich von Fissuren. Häufig entsteht eine Lymphostase mit Anschwellung der gesamten Extremität unter Entwicklung einer Elephantiasis.

◨ Tabelle 2.2. Verletzungsmykosen: Chromoblastomykose und Eumyzetom

Erreger	Vorkommen
Chromoblastomykosen	
Phialophora verrucosa Fonsecaea pedrosoi	feucht-tropische Regionen in Südamerika und Japan
Cladophialophora carrionii	trockene Wüstengebiete in Südamerika, Südafrika, Australien
Fonsecaea compacta	tropisches Zentral-, Nordamerika
Eumyzetom	
Acremonium spp. Exophiala jeanselmei Leptosphaeria senegalensis Madurella spp. Neotestudina rosatii Pseudoallescheria boydii Pyrenochaeta romeroi	feucht-tropische Regionen weltweit, vor allem in Indien, Afrika, Südamerika

Im Gewebe finden sich einzeln oder in Haufen liegende, runde dunkelbraune septierte Pilzzellen, die auch als »sclerotic bodies« oder »muriforme Zellen« bezeichnet werden und für die Chromoblastomykose charakteristisch sind.

Die Therapie besteht in frühen Stadien in einer chirurgischen oder kryochirurgischen Exzision der Läsionen, wobei Rezidive bei nicht vollständiger Abtragung häufig sind. Für große Läsionen im fortgeschrittenen Stadium bleibt nur die systemische Antimykotikatherapie, die jedoch häufig unbefriedigend ist. Zur Zeit ist Itraconazol allein oder ggf. in Kombination mit Flucytosin am erfolgversprechendsten.

Myzetom. Das Myzetom ist eine chronisch progressive Infektion der Haut und Subkutis, die durch traumatische Inokulation verschiedener Pilze (Tabelle 2.2), aber auch Bakterien (Aktinomyzeten) entsteht. Das durch Pilze verursachte Myzetom wird zur Abgrenzung gegenüber dem bakteriellen Myzetom auch als **Eumyzetom** bezeichnet. Die Infektion ist unter anderem in Madura in Indien endemisch und wird auch als Maduramykose oder **Madurafuß** bezeichnet.

Nach Aufnahme des Erregers in die Haut entsteht dort zunächst ein kleiner schmerzloser Knoten, der langsam anschwillt und schließlich rupturiert. Im weiteren Verlauf entstehen immer wieder neue Läsionen, während ältere Läsionen unter Narbenbildung abheilen. Innerhalb von Monaten bis Jahren breitet sich die Infektion entlang der Faszien in tiefere Gewebeschichten, auf Muskulatur und Knochen aus. Es entstehen Ulzerationen und ausgedehnte, mit Eiter gefüllte Höhlen, die durch zahlreiche Fisteln drainiert werden. Der Eiter enthält typischerweise Granula, die je nach Erregerart unterschiedlich gefärbt sind und eine Anhäufung von Erregern darstellen. Häufig findet sich das Myzetom am Fuß (Barfußlaufen) oder einer Hand, durch Verletzung mit Holzsplittern oder Dornen. Myzetome am Hals oder Rücken entstehen durch Tragen von kontaminierten Gegenständen.

Die Therapie des Eumyzetoms besteht bei kleinen, abgekapselten Läsionen in der chirurgischen Exzision. Ausgedehnte Läsionen können nur mit einer systemischen Antimykotikatherapie behandelt werden, die jedoch häufig unbefriedigend ist. Zum Einsatz kommen Ketoconazol oder Itraconazol für mindestens 10 Monate. Als ultima ratio bleibt für sehr fortgeschrittene Infektionen nur die Amputation.

Fadenpilze: Dermatophyten

E. Engelmann

Einleitung

Dermatophyten sind Fadenpilze aus der Abteilung der Ascomycota, die aufgrund ihrer Keratinophilie Haut, Haare und Nägel infizieren. Dermatophyteninfektionen gehören zu den häufigsten Hauterkrankungen und kommen bei ca. 30% der Bevölkerung vor. Dermatophyten unterteilen sich in die Gattungen Epidermophyton, Microsporum und Trichophyton. Die primär humanpathogenen (anthropophilen) Arten sind die häufigsten Erreger von Dermatomykosen beim Menschen; sie verursachen etwa 2/3 der Fälle. Die zoophilen Arten sind primär tierpathogen, können aber, insbesondere bei Tierkontakt, den Menschen infizieren (etwa 30% der Fälle). Geophile, d. h. im Erdboden vorkommende Arten, infizieren nur selten den Menschen. Einige Dermatophytenarten sind weltweit verbreitet, während andere nur in bestimmten Ländern oder Regionen vorkommen. Klinisch werden Dermatomykosen unabhängig vom auslösenden Erreger als Tinea (lateinische Bezeichnung für die Kleidermotte, deren Läsionen in wollener Kleidung den durch Dermatophyten verursachten Hautläsionen ähneln) bezeichnet, wobei die jeweilig betroffene Körperregion dem Wort Tinea angehängt wird (Beispiel: Tinea manuum – Dermatomykose der Hände).

3.1 Trichophyton rubrum

Steckbrief

Trichophyton (T.) rubrum (teleomorphe Form: unbekannt) ist der häufigste Erreger von Dermatomykosen und befällt hauptsächlich Haut und Nägel, während Infektionen der Haare selten sind. Die meisten chronisch verlaufenden Dermatomykosen werden von T. rubrum verursacht.

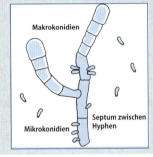

Trichophyton rubrum
Myzel mit Mikro- und Makrokonidien, entdeckt 1911 von Castellani. T. schoenleinii entdeckt 1839 von J.L. Schoenlein in Favusborken

3.1.1 Beschreibung

Aufbau

Die Zellwand von Dermatophyten besteht im Wesentlichen aus Chitin und Glukan. Sie enthält darüber hinaus verschiedene Glykopeptide, die als Antigene wirken. Das von T. rubrum gebildete Mannan scheint die entzündliche Reaktion der Haut zu unterdrücken. Dies ist neben anderen Ursachen möglicherweise ein Grund für chronische und rezidivierende Verlaufsformen von T.-rubrum-Infektionen.

Extrazelluläre Produkte

T. rubrum produziert Proteinasen mit unterschiedlichem pH-Optimum, die als Keratinase, Elastase und Kollagenase wirken und offensichtlich für die Invasion des Pilzes in keratinhaltige Zellen und damit als Virulenzfaktoren von Bedeutung sind.

Resistenz gegen äußere Einflüsse

T. rubrum, wie auch andere Dermatophyten, bildet Arthrosporen, die auf Grund einer dicken Zellwand sehr widerstandsfähig und hitzeresistent sind. Sie ermöglichen den Pilzen eine lange Überlebenszeit außerhalb des Wirtes, z. B. in oder auf abgeschilferten Epithelzellen. Anthropophile Dermatophyten wie T. rubrum haben im Gegensatz zu zoophilen oder geophilen Arten nur eine geringe Salztoleranz.

Vorkommen

T. rubrum gehört zur Gruppe der anthropophilen Dermatophyten, d. h. er kommt nur beim Menschen vor und ist eine besonders an den Menschen adaptierte Dermatophytenart.

3.1.2 Rolle als Krankheitserreger

Epidemiologie

Früher war T. rubrum in Ostasien und Teilen von USA endemisch. Durch Zunahme der Mobilität der Menschen ist T. rubrum heute weltweit verbreitet und ist neben T. interdigitale der am häufigsten nachweisbare Dermatophyt weltweit. Insbesondere Patienten mit jahrelang persistierender Nagelmykose durch T. rubrum sind ein ständiges Erregerreservoir.

Übertragung

Wie bei anderen menschenpathogenen Dermatophyten erfolgt die Übertragung in der Regel indirekt durch Haare, Haut- oder Nagelschuppen, an denen Arthrokonidien haften. Eine direkte Übertragung von Mensch zu Mensch ist dagegen selten. Mögliche Übertragungswege von Tinea capitis sind z. B. kontaminierte Kämme oder Rasierapparate beim Friseur. Die häufigste Übertragung von Tinea pedis bzw. Fußnagelmykosen erfolgt im Schwimmbad durch abgeschilferte Epithelzellen. Die warme und feuchte Umgebung im Schwimmbad fördert das Überleben der Pilze.

Pathogenese

Adhärenz. Sporen (Arthrokonidien) von Dermatophyten adhärieren z. B. mit Zellwandmannanen an Keratinozyten und keimen zu Hyphen aus, die in die keratinhaltigen Zellen eindringen. Lokale Faktoren der Haut bestimmen die Empfänglichkeit für eine Dermatophyteninfektion. Fungistatisch wirksame Lipide, Sphingosine und fungistatische Proteine können das Angehen einer Infektion verhindern. Infektionsbegünstigend wirken dagegen ein erhöhter Feuchtigkeitsgrad der Haut (z. B. Schweißfüße, »Sportlerfuß«) und eine erhöhte CO_2-Spannung (geschlossenes Schuhwerk).

Invasion. Dermatophyteninfektionen bleiben in der Regel auf das Stratum corneum der Haut und auf die Hautanhangsgebilde (Haare, Nägel) beschränkt. Die Erreger sind nicht in der Lage, in tiefere vitale Hautschichten einzudringen. Von wesentlicher Bedeutung sind hierbei ungesättigtes Transferrin, das mit den Erregern um die Aufnahme von lebensnotwendigem Eisen konkurriert, und verschiedene Serumproteine wie Komplementfaktoren.

Schädigung. Die von dem Pilz sezernierten Keratinasen, Proteinasen und Peptidasen bauen das Keratin und andere Proteine des Stratum corneum zu Aminosäuren ab, die der Erreger für den eigenen Stoffwechsel nutzt. Die Organschädigung ist durch die Wirtsreaktion geprägt, wobei die Stärke der vom Pilz induzierten Entzündungsreaktion von der Art des Pilzes, der Immunantwort des Wirtes und der Lokalisation der Infektion abhängt. Die Infektion führt zu einer gesteigerten Desquamation (Schuppung) der Haut und zu einer Hyperkeratose. Infektionen mit anthropophilen Dermatophyten wie T. rubrum zeigen geringe entzündliche Veränderungen; diese sind aber chronisch und mit langer Erregerpersistenz verbunden. Zoophile oder geophile Arten verursachen dagegen eine akute Entzündungsreaktion mit rascher Erregerelimination.

Klinik

Hautinfektionen mit T. rubrum zeigen nur geringe entzündliche Veränderungen wie eine leichte Rötung, Verdickung der Haut, Schuppenbildung und Hyperkeratose.

Tinea pedis. Sie äußert sich durch Juckreiz und Brennen insbesondere im Bereich der Zehenzwischenräume, die entzündliche Veränderungen wie Rötung, Schuppung, Fissurenbildung und Mazeration zeigen. Bei Befall der Fußsohle finden sich Hyperkeratose und Schuppung, die sich häufig auf die seitlichen Fußränder ausdehnen und als »Mokassin«- oder »Sandalen«-Tinea bezeichnet werden. Der Fußrücken mit Ausnahme der Zehenrücken bleibt in der Regel ausgespart.

Tinea manuum. Die klinischen Veränderungen beschränken sich meist auf nur eine Handinnenfläche und gleichen denen der Tinea pedis. Häufig liegt gleichzeitig eine beidseitige Tinea pedis vor (»Eine-Hand-zwei-Füße«-Syndrom). Dies dient der differenzialdiagnostischen Abgrenzung gegenüber einem Ekzem der Hand, bei dem in der Regel beide Hände, die Füße aber nicht befallen sind.

Tinea corporis. Unter Tinea corporis versteht man eine Dermatopheninfektion der unbehaarten Haut, die im Wesentlichen das Gesicht, den Rumpf und angrenzende Extremitätenanteile befällt. Klinisch äußert sich diese Form durch runde Läsionen, in denen sich schmale entzündliche Zonen mit breiteren entzündungsärmeren Zonen abwechseln. Dieses Erscheinungsbild wird im englischen Sprachgebrauch auch als »ringworm« bezeichnet. Am Rand der Läsionen, der erhaben ist, befinden sich vitale Pilzzellen, die eine entzündliche Reaktion der Haut auslösen, während im Zentrum eine Abheilung der Haut stattfindet, da die Pilzzellen bereits abgestorben sind. Solche Läsionen können vereinzelt oder multipel auftreten und ggf. konfluieren. In gemäßigten Klimazonen sind am häufigsten Kinder und Jugendliche betroffen.

Tinea faciei. Hierunter versteht man den ausschließlichen Befall der unbehaarten Gesichtshaut. Die klinischen Veränderungen bei Trichophyton-rubrum-Infektionen sind äußerst diskret und schwer erkennbar, sodass diese Infektion auch als Tinea incognito bezeichnet wird.

Tinea cruris. Die Dermatomykose der Schenkel und Leistenregion beginnt meist in der Leistenregion mit Schuppenbildung und Rötung und dehnt sich auf die Oberschenkel, das Perineum, die Analregion und das Skrotum aus. Männer sind häufiger betroffen als Frauen. Veränderungen wie bei Tinea cruris können auch in anderen intertriginösen Bereichen wie der Axilla, submammär oder periumbilical, insbesondere bei übergewichtigen Patienten, auftreten.

Tinea unguium. Eine Nagelmykose betrifft häufiger die Fußnägel als die Fingernägel (Verhältnis 5:1) und geht meist mit einer Tinea pedis bzw. Tinea manuum einher. Der entscheidende disponierende Faktor für die Manifestation einer Nagelmykose ist eine Vorschädigung des Nagelorgans entweder durch kleine Traumen oder als Folge von Durchblutungsstörungen oder Neuropathien. Die distale subunguale Onychomykose, bei der die Nagelplatte von den distalen und seitlichen Rändern invadiert wird, ist mit ca. 90% die häufigste Form der Tinea unguium. Es kommt zu einer Verdickung der Nagelplatte und einer Farbveränderung, die weißlich, gelblich oder bräunlich sein kann. Insbesondere T.-rubrum-Nagelmykosen sind sehr langwierig und betreffen meist die gesamte Nagelplatte. In seltenen Fällen beginnt die Infektion am proximalen Teil des Nagels und ist meist Ausdruck eines Rezidivs nach Therapie. Eine sog. oberflächliche weiße Onychomykose, bei der die Pilze in die Nageloberfläche eindringen, kann bei manchen T.-rubrum-Infektionen mit der distalen, subungualen Form vergesellschaftet sein. Sie wird jedoch am häufigsten durch T. interdigitale und gelegentlich durch andere Pilze, wie beispielsweise Fusarien, verursacht.

Tiefe Dermatomykose. Im Zusammenhang mit schwerer Immunsuppression kann es in sehr seltenen Fällen zu einer Invasion der Pilze in die Lymphbahnen mit subkutaner Gewebeinfektion kommen. Es entstehen Granulome, Lymphödeme und Fistelgänge (**Dermatophyten-Myzetom**). Eine weitere Ausbreitung der Infektion über die Lymphknoten und hämatogene Streuung mit Befall der Leber und des Gehirns ist möglich und verläuft in der Regel letal.

Immunität

Die Abwehr von Dermatophyten wie T. rubrum untergliedert sich in unspezifische Resistenzmechanismen und spezifische Immunreaktionen. Wesentliche Resistenzfaktoren sind die kontinuierliche epidermale Desquamation, also die Abschuppung abgestorbener keratinhaltiger Zellen, Keratinase-Inhibitoren der Haut, die die Stoffwechselaktivität der Pilze verhindern, und ungesättigtes Transferrin, das dem Erreger Eisen vorenthält. Entscheidend für die Elimination eines Dermatophyten ist eine intakte zelluläre Immunreaktion. Zellwandantigene des Pilzes (Glykopeptide, Peptide, Kohlenhydrate) werden von Langerhans-Zellen der Haut prozessiert und nach deren Auswanderung in die drainierenden Lymphknoten dort T-Zellen präsentiert. Die aktivierten T-Zellen wandern zurück in die Dermis und Epidermis. Die entstehenden entzündlichen Infiltrate bestehen im Wesentlichen aus $CD4^+$-Zellen. Man kann zwei Reaktionsformen beobachten, die mit dem Modell der TH1- und TH2-Antwort vereinbar sind. Die eine Form (TH1-Antwort) ist charakterisiert durch eine starke Entzündungsreaktion und die Ausbildung einer Allergie vom verzögerten Typ (Typ IV: DTH) gegen Trichophytin; es kommt zu einer Erregerelimination. Bei der anderen Form (TH2) findet sich eine nur schwach ausgeprägte Entzündungsreaktion. Es entsteht eine durch antitrichophytin-spezifisches IgE vermittelte

Sofortallergie (Typ I); die Entzündung chronifiziert, und der Erreger persistiert über lange Zeit. Welcher Antworttyp ausgebildet wird, hängt sowohl von Erreger- als auch von Wirtsfaktoren ab. Antikörper werden zwar in geringer Menge gebildet, sind jedoch für die Abwehr praktisch ohne Bedeutung.

Labordiagnose

Untersuchungsmaterial. Zum kulturellen Nachweis von Dermatophyten eignen sich je nach befallener Region Hautgeschabsel, Nagelspäne oder infizierte Haare. Nach vorsichtiger Alkoholdesinfektion der Haut müssen die Proben vom Rand der Läsion, wo sich vitale Pilzzellen finden, gewonnen werden. Auch Nagelspäne müssen im Grenzbereich zum noch gesunden Nagel abgenommen werden.

Vorgehen im Labor. Die Diagnose einer Dermatopyteninfektion kann zunächst durch mikroskopischen Nachweis von Pilzmyzel versucht werden. Dazu wird das Material 30–60 Minuten in 30%-ige Kaliumhydroxidlösung eingelegt und sehr dickes Material erwärmt (Kalilaugepräparat). Durch die resultierende Auflösung der Hornsubstanz wird das Präparat transparent, sodass Pilzelemente erkennbar werden. Wie bei allen mikroskopischen Direktnachweisen ist die Sensitivität der Methode gering, sodass eine zusätzliche Anzucht des Erregers erforderlich ist. Zur Anzucht von T. rubrum, wie auch für alle anderen Dermatophytenarten, eignet sich Sabouraud-Glukose-Agar, dem Gentamicin zur Hemmung von Begleitbakterien sowie Cycloheximid zur Unterdrückung einer Überwucherung mit Schimmelpilzen zugesetzt ist. Mit Hilfe eines peptonhaltigen Dermatophyten-Test-Mediums (DTM-Agar) können Dermatophyten von anderen Pilzen abgegrenzt werden. Die Identifizierung erfolgt anhand der mikroskopischen Beurteilung der Fruktifikationsorgane. Trichophyton rubrum bildet kleine tränenförmige Mikrokonidien und nur vereinzelt glattwandige, zylindrische Makrokonidien mit 4–9 Kammern (Abb. 3.1).

Therapie

Die Therapie lokal begrenzter T.-rubrum- oder anderer Dermatophyten-Infektionen der Haut erfolgt durch mehrwöchige lokale Applikation von Salben oder Lotionen, die Antimykotika aus der Gruppe der Azole enthalten (Miconazol, Econazol, Clotrimoxazol, Ketoconazol und Isoconazol u. a.). Ausgedehnte Dermatomykosen der Haut sowie Nagelmykosen und Infektionen der Haa-

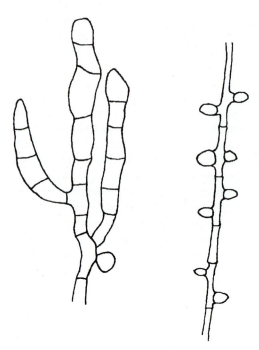

 Abb. 3.1. Makro- (links) und Mikrokonidien (rechs) von Trichophyton rubrum

re erfordern eine systemische Therapie mit Griseofulvin, Itraconazol, Fluconazol oder Terbinafin.

Onychomykosen sollten zunächst lokal durch Okklusionsverbände mit azolhaltigen Salben oder mit Nagellacken, die Ciclopirox oder Amorolfin enthalten, behandelt werden. Bei Therapieversagern oder ausgedehntem Nagelbefall (>50%) ist eine zusätzliche orale Therapie mit einem der oben genannten Antimykotika erforderlich.

Prävention

Eine sorgfältige Fußhygiene wie regelmäßiges Waschen, sorgfältiges Abtrocknen, das Benutzen von Puder und das Tragen von offenem, luftdurchlässigem Schuhwerk schützt vor einer Tinea pedis. Kleine Traumata durch Tragen von zu engen Schuhen sollten vermieden werden. Patienten mit Tinea pedis sollten öffentliche Schwimmbäder, Duschen und Ähnliches meiden und Schuhe und Strümpfe nicht an andere Personen ausleihen.

Tinea corporis kann durch Kleidung oder Handtücher übertragen werden, sodass diese desinfiziert und nicht von anderen Personen mitbenutzt werden sollten. Das Gleiche gilt für Kämme und Bürsten bei Infektionen der Haare und Kopfhaut.

> **In Kürze**
>
> **Trichophyton rubrum**
>
> **Mykologie.** Keratinophiler Fadenpilz aus der Abteilung der Askomyzeten. Auf Sabouraud-Glukose-Agar kultivierbar.
>
> **Vorkommen.** Nur beim infizierten Menschen (anthropophiler Dermatophyt).
>
> **Epidemiologie.** Weltweit verbreitet, häufigster Erreger von Dermatomykosen der Haut und Nägel.
>
> **Zielgruppe.** Menschen, die Schwimmbäder und öffentliche Duschen benutzen, oder geschlossenes, enges Schuhwerk tragen (»Sportlerfuß«); unabhängig vom Immunstatus.
>
> **Übertragung.** Indirekt durch infizierte abgeschilferte Haut- und Nagelbestandteile z. B. im Schwimmbad.
>
> **Pathogenese.** Adhärenz von Pilzsporen an Keratinozyten mit anschließender Auskeimung zu Hyphen. Die Infektion bleibt auf das Stratum corneum der Haut oder die Nagelplatte beschränkt. In der Regel keine Invasion in tiefe Haut- oder Gewebeschichten. Keratinasen und Proteinasen ermöglichen den Abbau von Keratin und Proteinen des Stratum corneum der Haut oder von Nagelmaterial zu Aminosäuren.
>
> **Klinik.** Hautinfektionen wie Tinea pedis, Tinea manuum, Tinea corporis und Tinea cruris mit häufig chronischem Verlauf. Langwierige, chronisch rezidivierende Nagelinfektionen.
>
> **Diagnose.** Mikroskopischer und kultureller Erregernachweis.
>
> **Immunität.** Zelluläre Immunabwehr durch $CD4^+$-T-Lymphozyten nach Antigenpräsentation durch Langerhans-Zellen der Haut. Zwei verschiedene, von Erreger- und Wirtsfaktoren abhängige Reaktionsformen, die mit dem Modell der TH1- und TH2-Antwort übereinstimmen.
>
> **Therapie.** Bei isolierten Hautinfektionen lokal mit antimykotikahaltigen Salben und Lotionen. Bei Nagelinfektionen oder ausgedehnten Hautinfektionen zusätzlich systemisch mit Griseofulvin, Itraconazol oder Terbinafin.
>
> **Prävention.** Fußhygiene, offenes, luftdurchlässiges Schuhwerk; Infizierte sollen Schwimmbäder und öffentliche Duschen meiden.

3.2 Andere Trichophytonarten

T. interdigitale. Der anthropophile Pilz ist weltweit verbreitet und in Europa neben T. rubrum der häufigste Erreger von Dermatomykosen. Er verursacht Tinea pedis, Tinea corporis, Onychomykosen und wie T. rubrum nur selten Infektionen der Haare. Die Behandlung erfolgt wie bei T. rubrum-Infektionen. T. interdigitale unterscheidet sich von T. rubrum durch die Bildung von Urease und wurde bisher als T. mentagrophytes (var. interdigitale) bezeichnet. Molekularbiologische Untersuchungen haben die Einführung einer eigenständigen Spezies erforderlich gemacht. T. mentagrophytes ist dagegen eine zoophile Dermatophytenart, die selten den Menschen befällt und Mäusefavus verursacht.

T. tonsurans. Diese anthropophile Dermatophytenart besitzt eine besondere Affinität zum Haar und verursacht neben anderen Dermatophytenarten die Tinea capitis, eine Infektion der behaarten Kopfhaut. Hierbei kommt es auch zu einem Befall der Haare, wobei die Pilze je nach Erregerart entweder in den Haarschaft eindringen und sich darin durch Sporenbildung vermehren (Endothrix, ◘ Abb. 3.2) oder die Außenseite des Haarschaftes befallen und sich dort vermehren (Ectothrix, ◘ Abb. 3.2). Klinisch finden sich juckende, kreisförmige Herde, die eine Schuppung und unterschiedlich starke entzündliche Reaktionen der Kopfhaut aufweisen. Infektionen mit T. tonsurans gehören zur Endothrix-Form, bei der die Haare aufplatzen, sich kräuseln und typischerweise in Höhe der Kopfhaut abbrechen. Beim Ectothrix-Typ dagegen brechen die Haare kurz oberhalb der Kopfhaut ab, und es entsteht eine partielle Alopezie. Die Tinea capitis tritt gehäuft im Kindesalter und nur selten bei Erwachsenen auf. Sie erfordert neben einer lokalen immer auch eine systemische Therapie mit Griseofulvin, Itraconazol oder Terbinafin. T. tonsurans wird seit einigen Jahren auch in Mitteleuropa gehäuft als Erreger einer Tinea corporis bei Kampfsportlern oder allgemein im Fitnessbereich beobachtet, wo es zu endemischen Infektionen kommt. Die Übertragung erfolgt direkt (z. B. bei Ringern) oder indirekt z. B. über die Matten.

T. verrucosum. Dies ist eine weltweit verbreitete zoophile Dermatophytenart, die Rinder befällt. Infektionen des Menschen erfolgen durch Tierkontakt und verlaufen mit starker entzündlicher Reaktion. Die Infektion manifestiert sich am häufigsten als Tinea barbae, d. h. im Bereich der behaarten Gesichtshaut, aber auch als Tinea capitis.

T. schoenleinii. Diese anthropophile Dermatophytenart kommt hauptsächlich in Afrika und dem Mittelmeerraum vor und ist der Erreger des **Favus**. Dabei dringt der Pilz in den Haarschaft ein und keimt anschließend zu Hyphen aus, sodass lufthaltige Tunnel entstehen (◘ Abb. 3.2). Die Haarfollikel werden ebenfalls befallen, und die resultierende Vernarbung bedingt irreversiblen Haarausfall. Auf der Kopfhaut entstehen gelbe, schalenförmige Krusten, die mit den Haaren verkleben, aus neutrophilen Granulozyten und serösem Exsudat bestehen und einen charakteristischen mausartigen Geruch ausströmen. Favus kann auch an jeder anderen Körperregion einschließlich der Nägel auftreten.

T. concentricum. Dieser Pilz verursacht eine spezielle, chronische Form der Tinea corporis, die **Tinea imbricata**. Es findet sich eine regelmäßige, konzentrische, ringförmige Schuppung, die sich auf den ganzen Körper ausdehnen kann. Haare werden nicht befallen. T. concentricum ist anthropophil und endemisch in Südostasien und einigen Teilen Südamerikas.

T. violaceum. Diese anthropophile Art ist im Nahen Osten, Osteuropa, Afrika, Mexiko und Südamerika endemisch. Der Erreger verursacht am häufigsten eine Tinea capitis vom Endothrix-Typ, bei der die Kopfhaut nur gering entzündlich verändert ist.

3.3 Andere humanpathogene Dermatophyten

Epidermophyton. Epidermophytonarten unterscheiden sich von Trichophytonarten durch fehlende Mikrokonidien und die Bildung zahlreicher glattwandiger Makrokonidien mit zwei bis fünf Kammern (◘ Abb. 3.3). Epidermophyton floccosum ist die einzige klinisch bedeutsame Art und verursacht am häufigsten Tinea pedis, gelegentlich Tinea corporis oder Tinea unguium. Eine Infektion der Haare kommt nicht vor.

Microsporum. Microsporumarten bilden zahlreiche Makrokonidien mit rauer Oberfläche und zahlreichen Kammern (◘ Abb. 3.4). Mikrokonidien kommen bei den meisten Arten nur sporadisch vor.

Microsporum canis ist weltweit verbreitet und die häufigste zoophile Dermatophytenart, die den Menschen infiziert. Er verursacht nach Tierkontakt (Katzen, Hunde) Tinea capitis (Ectothrix), Tinea corporis und gelegentlich Tinea unguium, insbesondere bei Kindern. Es bestehen starke Entzündungsreaktionen, und der Verlauf ist akut und selbstlimitierend.

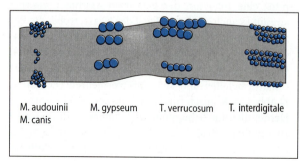
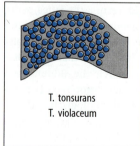
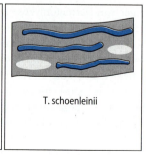

Ectothrix — M. audouinii, M. canis, M. gypseum, T. verrucosum, T. interdigitale
Endothrix — T. tonsurans, T. violaceum
Favus — T. schoenleinii

◘ Abb. 3.2. Haarbefall durch Dermatophyten

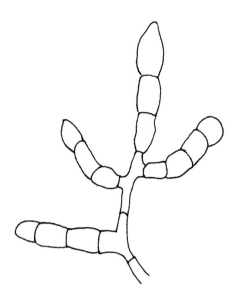

Abb. 3.3. Makrokonidien von Epidermophyton spp.

Microsporum audouinii ist dagegen anthropophil und kann Epidemien von Tinea capitis bei Kindern verursachen. Dabei handelt es sich um die Ectothrix-Form der Haarinfektion. Eine grüne Fluoreszenz befallener Haare bei UV-Bestrahlung ist für diese Infektion charakteristisch.

Microsporum gypseum verursacht als geophile Art nur gelegentlich Infektionen beim Menschen (»Gärtnermikrosporie«) in Form einer Tinea capitis oder Tinea corporis mit großknotigen entzündlichen Veränderungen, die als **Kerion** bezeichnet werden.

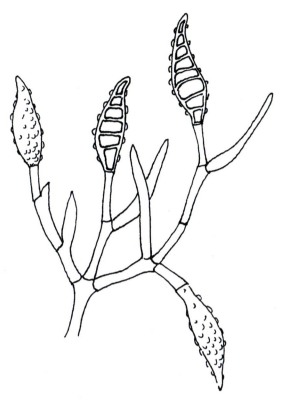

Abb. 3.4. Makrokonidien von Microsporum spp.

Dimorphe Pilze
E. Engelmann

  Einleitung

In diesem Abschnitt werden obligat pathogene, temperaturabhängig dimorphe Pilze der biologischen Ordnung Onygenales beschrieben, die endemisch überwiegend in Amerika vorkommen und bis auf Sporothrix schenckii immer Systemmykosen verursachen. Andere dimorphe Pilze sind im Abschnitt Fadenpilze (Hyphomyzeten) beschrieben. Aufgrund des Dimorphismus bilden diese Pilze bei 30 °C (Umwelt) die saprophytäre Myzelform, bei 37 °C (Organismus) die parasitäre Hefepilzform aus.

4.1 Histoplasma capsulatum

Steckbrief

Histoplasma (H.) capsulatum var. capsulatum (teleomorph: Ajellomyces capsulatus) ist ein obligat pathogener dimorpher Askomyzet aus der Familie der Onygenazeen. Er ist der Erreger der Histoplasmose, einer intrazellulären Mykose, die sich bei Immungesunden als akute oder chronische pulmonale Infektion äußert. Bei Patienten mit Immunsuppression (z. B. HIV-Infektion) breitet sich die Infektion durch hämatogene Streuung auf das gesamte monozytär-phagozytäre System aus. Charakteristisch ist das fast ausschließliche endemische Vorkommen im Südosten der USA. Die in Afrika vorkommende Varietät duboisii verursacht Haut- und Knocheninfektionen.

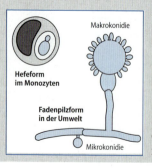

Histoplasma capsulatum
Dimorpher Pilz: im Körper als Hefe, in der Umwelt als Fadenpilz; entdeckt 1906 von S. T. Darling

4.1.1 Beschreibung

Aufbau

Die Zellwand von H. capsulatum besteht aus Chitin, α- und β-Glukanen, Galaktomannan sowie geringen Mengen von Proteinen und Lipiden. Spezielle Galaktomannan-Anteile sowie zwei verschiedene hitzestabile Glykoproteine (H- und M-Antigen) sind als Antigene von Bedeutung.

Extrazelluläre Produkte

Die Sprosszellform von H. capsulatum produziert ein oder mehrere Proteine, die für das Überleben der Zellen innerhalb der Phagosomen von Makrophagen entscheidend sind. Werden infizierte Makrophagen mit einem Proteinsynthesehemmer inkubiert, sterben die Pilzzellen schnell ab.

Resistenz gegen äußere Einflüsse

Die Überlebensfähigkeit von H. capsulatum ist offensichtlich eng mit dem Vorhandensein von Vogel- oder Fledermausguano assoziiert. Gegenden, in denen H. capsulatum nachweisbar ist, zeigen erhöhte Konzentrationen von Nitrat und Phosphor sowie eine hohe Feuchtigkeit und bleiben über Jahre potentielle Infektionsquellen, auch wenn sie bereits lange Zeit von den Tieren verlassen sind.

Vorkommen

Die Myzelform von H. capsulatum findet sich in warmen feuchten Regionen im Erdboden, der Vogel- und Fledermausexkremente enthält. Während Vögel mit H. capsulatum nicht infiziert werden, führt der Erreger bei Fledermäusen zu einer Infektion mit intestinalen Läsionen. Solche infizierten Tiere sind ein wesentlicher Faktor für die Verbreitung des Erregers.

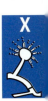

4.1.2 Rolle als Krankheitserreger

Epidemiologie

Die Histoplasmose ist die häufigste systemische Pilzerkrankung in den USA. Die Varietät capsulatum ist endemisch im Südosten der USA, besonders in den Einzugsgebieten des Ohio, Mississippi und Missouri. Sporadisch tritt der Erreger in Zentral- und Südamerika, Südostasien, Australien und Afrika auf. Vereinzelte Fälle wurden auch in Europa, und hier am häufigsten in Italien, beobachtet.

Übertragung

Die Infektion mit H. capsulatum erfolgt durch Inhalation von Mikrokonidien der Fadenpilzform in erregerhaltigem Staub. Eine Übertragung von Mensch zu Mensch kommt praktisch nicht vor, sodass eine Isolierung erkrankter Personen nicht erforderlich ist.

Pathogenese

Die aerogen aufgenommenen Partikel werden von Alveolarmakrophagen und neutrophilen Granulozyten phagozytiert. Innerhalb von Stunden bis Tagen wandeln sich die phagozytierten Konidien oder Myzelien intrazellulär in die pathogene parasitäre Sprosspilzform um, die sich dann in den Phagosomen vermehrt. In der Lunge entstehen einzelne bronchopneumonische Infiltrate. Von dort können die Hefezellen über die Lymphwege zu den Lymphknoten sowie über die Blutbahn in Leber und Milz, aber auch in andere Organe streuen. Bei immunkompetenten Patienten bildet sich nach 7–18 Tagen eine zelluläre Immunreaktion aus, die schließlich zur Abtötung der Pilzzellen im Innern der Makrophagen führt. Es finden sich granulomatöse Entzündungsherde aus Makrophagen, Lymphozyten, Epitheloidzellen und mehrkernigen Riesenzellen. Die Zentren der Granulome schmelzen ein und kalzifizieren. Bei Patienten mit T-Zell-Defekten (z.B. AIDS) ist die Gewebereaktion nur diskret; es finden sich Aggregate von Makrophagen, die massenhaft Hefezellen enthalten und nur vereinzelt Lymphozyten. Eine Granulombildung findet hier nicht statt.

Klinik

Akute pulmonale Histoplasmose. In den meisten Fällen (bis 90%) verläuft die akute pulmonale Histoplasmose asymptomatisch. Die meisten klinisch apparenten Infektionen zeigen nur leichte unspezifische Symptome wie Fieber, Kopfschmerzen, Krankheitsgefühl, Myalgie, Übelkeit, Gewichtsverlust und einen trockenen, nicht produktiven Husten. Bei schwerer Infektion kann sich in seltenen Fällen eine Lobärpneumonie ausbilden. Der Schweregrad des Krankheitsbildes hängt einerseits von der Infektionsdosis und andererseits vom Immunstatus des Wirtes ab. Neugeborene und Kleinkinder mit noch unreifem Immunsystem sowie immunsupprimierte Erwachsene zeigen stark ausgeprägte klinische Erscheinungen und gegebenenfalls Komplikationen wie ein akutes Lungenversagen (ARDS). Durch lymphogene Ausbreitung entsteht eine hiläre bzw. mediastinale Lymphadenitis, die meist noch lange Zeit nach Abheilung der Pneumonie persistiert und sich klinisch inapparent oder in Form von trockenem Husten äußert. Größere pulmonale Läsionen können sich nach Abheilung im Röntgenbild als kreisrunde Verschattungen (»coin lesions«) darstellen. Sie werden als **Histoplasmom** bezeichnet, sind in der Regel asymptomatisch und können nur schwer von neoplastischen Veränderungen der Lunge abgegrenzt werden.

Chronische pulmonale Histoplasmose. Bei Patienten mit vorbestehenden Lungenerkrankungen entsteht diese Form entweder durch exogene Reinfektion oder durch endogene Reaktivierung bereits existierender Läsionen einer älteren Infektion. Es entstehen zunächst interstitielle Infiltrate in den apikalen Lungenabschnitten, die sich auf bereits existierende emphysematische Bullae ausdehnen, in denen sich dann seröse Flüssigkeit ansammelt. Im weiteren Verlauf kommt es entweder zur Nekrose mit anschließender Fibrosierung und ausgedehnter Narbenbildung oder zu Kavernen.

Disseminierte Histoplasmose. Die disseminierte Histoplasmose entsteht durch hämatogene Streuung von H. capsulatum mit Infektion multipler Organe (ZNS, Leber, Milz, Nebennieren, Endokard). Sie tritt bei immunsupprimierten Patienten mit hämatologischen Erkrankungen, HIV-Infektion oder Kortisontherapie, aber auch bei Kindern unter einem Jahr und Erwachsenen über 50 Jahren auf. In Abhängigkeit von der Funktionsfähigkeit des T-Zell-Systems reicht die klinische Symptomatik von akuten, fulminanten über subakute bis zu chronischen Verlaufsformen. Bei der akuten Form ist das gesamte retikuloendotheliale System betroffen. Unbehandelt führt die Infektion nach einigen Wochen zum septischen Schock mit letalem Ausgang. Die disseminierte Histoplasmose gehört zu den AIDS-definierenden Erkrankungen und erreicht in Endemiegebieten nahezu die Häufigkeit der systemischen Kryptokokkose.

Immunität

Die inhalierten Pilzsporen der Fadenpilzform werden nach Opsonisierung von neutrophilen Granulozyten, aber auch von Makrophagen, ohne vorherige Opsonisierung phagozytiert. Während die Granulozyten in der Lage sind, die intrazellulär entstandenen Hefezellen abzutöten, können sich die Erreger in Makrophagen vermehren. Die Abtötungsfähigkeit der neutrophilen Granulozyten beruht offenbar auf dem Vorhandensein antimykotischer Proteine innerhalb der azurophilen Granula. Für die Abtötung der in den Makrophagen persistierenden Erreger sind $CD4^+$-T-Zellen erforderlich. Durch Freisetzung von Zytokinen induzieren sie eine Aktivierung der Makrophagen, die schließlich zu einer Abtötung der Erreger im Innern der Makrophagen führt. Die zellvermittelte Immunreaktion korreliert mit einer Allergie vom verzögerten Typ (Typ IV) gegenüber Histoplasmin, das aus Fadenpilzkulturen des Erregers durch Filtration gewonnen wird. Bei Patienten mit defekter T-Zell-Funktion (z. B. AIDS) bleibt eine Hautreaktion gegenüber Histoplasmin dagegen aus (Anergie).

Labordiagnose

Schwerpunkt der mikrobiologischen Labordiagnostik ist die Anzucht mit nachfolgender mikroskopischer oder molekularbiologischer (Gensonden) Identifizierung.

Untersuchungsmaterial. Es eignen sich Sputum, Bronchiallavage, Lymphknoten-, Leber- und Milzbiopsien, Knochenmark, Blut und Abstriche z. B. von oropharyngealen Läsionen. Zum Nachweis von Antigen sind Urin oder Serum erforderlich.

Anzucht. Die Anzucht von H. capsulatum erfolgt unter BSL 3-Bedingungen auf angereicherten Medien wie Hirn-Herz-Agar mit Blutzusatz oder Sabouraud-Glukose-Hirn-Herz-Agar bei 22 und 37 °C, die wegen des langsamen Wachstums für 4–6 Wochen bebrütet werden. Die Erfolgsaussichten des kulturellen Nachweises variieren mit dem klinischen Bild und sind am höchsten bei AIDS-Patienten und bei Patienten mit Kavernenbildung bei chronischer pulmonaler Histoplasmose aus Respirationstraktsekreten sowie aus oropharyngealen Läsionen. Die endgültige Identifizierung erfolgt mikroskopisch durch Darstellung von Makrokonidien der Myzelphase mit typischen kleinen keulenförmigen Ausstülpungen (Abb. 4.1). Kulturen, die keine Makrokonidien bilden (z. B. nach Antimykotikatherapie), können mit Hilfe einer kommerziellen Gensonde innerhalb von Stunden identifiziert werden.

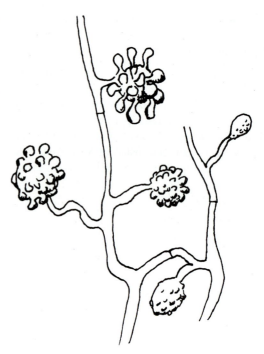

Abb. 4.1. Mikromorphologie von Histoplasma capsulatum: Makrokonidien der Myzelphase mit charakteristischen keulenförmigen Ausstülpungen

Antigennachweis. Bei Verdacht auf disseminierte Infektion ist der Nachweis eines hitzestabilen Histoplasma-Polysaccharid-Antigens in Serum und Urin mit Hilfe eines Enzymimmunoassays sinnvoll. Der Test eignet sich auch zur Verlaufs- und Therapiekontrolle bei AIDS-Patienten.

Hauttest. Die intradermale Hauttestung mit Histoplasmin eignet sich für epidemiologische Untersuchungen, da eine Durchseuchung der Bevölkerung nach asymptomatischer primärer Infektion festgestellt werden kann. Die Reaktivität bleibt nach solchen Infektionen über mehrere Jahre erhalten.

Therapie

Akute pulmonale Histoplasmose. Die akute pulmonale Histoplasmose erfordert meist keine Therapie.

Bei schwerer Symptomatik ist eine orale Therapie mit Itraconazol oder Ketoconazol für 3–6 Wochen sinnvoll. Bei Auftreten von Komplikationen wie schwerer Hypoxie oder ARDS ist eine intravenöse Amphotericin-B-Therapie erforderlich.

Chronische pulmonale Histoplasmose. Die chronische pulmonale Histoplasmose sollte insbesondere bei persistierenden Lungenveränderungen und Kavernenbildung über 10 Wochen mit Amphotericin B i.v. behandelt werden. Eine chirurgische Sanierung kommt in solchen Fällen gegebenenfalls in Betracht. Eine orale Therapie der chronischen Histoplasmose mit Itraconazol oder Ketoconazol über 6–12 Monate ist ebenfalls möglich.

Disseminierte Histoplasmose. Die disseminierte Histoplasmose erfordert immer eine systemische Antimykotikatherapie. Bei immunsupprimierten Patienten ist eine intravenöse Amphotericin-B-Therapie erforderlich.

Prävention

Bei AIDS-Patienten liegt die Rückfallrate nach Absetzen der Therapie bei über 50%, sodass eine lebenslange Rezidivprophylaxe mit intravenöser zweimal wöchentlicher Amphotericin-B- oder täglicher oraler Itraconazolgabe erforderlich ist.

In Kürze

Histoplasma capsulatum

Mykologie. Dimorpher Pilz, d.h. bei 30 °C saprophytäre Fadenpilzform, bei 37 °C parasitäre Sprosspilzform, Wachstum auf angereicherten Hirn-Herz-Nährmedien je nach Temperatur als Fadenpilz oder Sprosspilz. Identifizierung morphologisch oder mit Gensonden.

Vorkommen. In warmen und feuchten Regionen im Erdboden, der Vogel- und Fledermausexkremente enthält.

Epidemiologie. Varietät capsulatum endemisch im Südosten der USA.

Zielgruppe. Menschen in Endemiegebieten, immunsupprimierte Patienten, AIDS-Patienten.

Übertragung. Aerogen durch Inhalation von erregerhaltigem Staub.

Pathogenese. Inhalation von Mikrokonidien der Fadenpilzform, die sich nach Phagozytose durch Makrophagen intrazellulär in die Hefeform umwandeln und vermehren. Interstitielle Pneumonie mit granulomatöser Entzündungsreaktion. Insbesondere bei T-Zell-Defekten (z.B. AIDS) Dissemination mit Befall des gesamten retikuloendothelialen Systems.

Klinik. Akute pulmonale Histoplasmose häufig asymptomatisch, aber auch mit Komplikationen wie ARDS, chronische pulmonale Histoplasmose bei vorbestehenden Lungenerkrankungen, disseminierte Histoplasmose insbesondere bei Immunsuppression wie AIDS.

Diagnose. Erregernachweis, Antigennachweis, Mikroskopie, Gensonden.

Immunität. Phagozytose und Abtötung durch neutrophile Granulozyten, intrazelluläre Erregerpersistenz und -vermehrung in Makrophagen; Granulombildung durch $CD4^+$-T-Zellen.

Therapie. Bei immungesunden Patienten meist selbstlimitierend. Schwere Verlaufsformen sowie Infektionen bei Immunsupprimierten erfordern eine systemische Therapie mit Amphotericin B, Itraconazol oder ggf. Ketoconazol.

Prävention. Lebenslange Rezidivprophylaxe bei AIDS-Patienten mit Amphotericin B i.v. oder Itraconazol oral.

4.2 Andere dimorphe Pilze der Ordnung Onygenales

Blastomyces dermatitidis (teleomorph: Ajellomyces dermatitidis) ist endemisch in den Einzugsgebieten des Mississippi- und Ohio-Flusses, im Süden von Kanada sowie in Südafrika und verursacht die **nordamerikanische Blastomykose**. Die Infektion entsteht durch Inhalation von Sporen und führt zunächst zu einer meist subklinischen Infektion der Lunge.

Klinisch manifeste Formen der Blastomykose äußern sich als lobäre oder segmentale Pneumonie, als Läsionen und Osteolysen, die sich in Form von Abszessen ins Weichteilgewebe ausbreiten. Am Urogenitaltrakt manifestiert sich die Infektion bei Männern als Prostatitis und Epididymitis. Ein Befall des zentralen Nervensystems findet sich bei AIDS-Patienten in Form von Abszessen oder als Meningitis.

Die Diagnose erfolgt durch mikroskopischen und kulturellen Nachweis (BSL 3-Labor) des Erregers aus Eiter, Sputum oder Gewebeproben. Serologische Untersuchungen haben eine geringe Spezifität, können aber ggf. zusätzlich hilfreich sein.

Klinisch manifeste Formen der Blastomykose erfordern immer eine Therapie. Bei schwerem Verlauf und bei Patienten mit Immunsuppression ist Amphotericin B das Mittel der Wahl. Milde Verlaufsformen können mit Itraconazol oder Ketoconazol behandelt werden.

Paracoccidioides brasiliensis verursacht die südamerikanische Blastomykose oder **Parakokzidioidomykose**, die in Lateinamerika besonders bei der Landbevölkerung vorzugsweise Männer über 30 Jahren betrifft. Die Infektion erfolgt vermutlich durch Inhalation von Pilzsporen, die sich zunächst in der Lunge ansiedeln, sich dort in die Hefeform umwandeln und zu einer meist subklinischen Infektion führen. Generalisiert der Erreger lymphogen oder hämatogen, so entsteht die typische Symptomatik v. a. durch Befall der Schleimhäute. Bei ausgedehnter hämatogener Dissemination kommt es zum Befall von Leber, Milz, Gastrointestinaltrakt, Knochen und ZNS.

Die Diagnose erfolgt durch direkten mikroskopischen und kulturellen Nachweis (BSL 3-Labor) des Erregers aus Sputum, Gewebeproben, Haut- und Schleimhautgeschabsel sowie Lymphknotenaspiraten.

Die Parakokzidioidomykose erfordert immer eine systemische Therapie vorzugsweise mit Itraconazol. Auch Ketoconazol und Sulfonamide sind wirksam, während Amphotericin B allein nicht kurativ ist.

Coccidioides immitis ist endemisch in trockenen Gebieten Amerikas, besonders in den Südweststaaten der USA, und kommt vorzugsweise in trockenem alkalischen Erdboden in Wüstenregionen vor. Die saprophytäre Fadenpilzform bildet unter diesen Bedingungen Arthrokonidien aus, die bei Inhalation zur Infektion beim Menschen, aber auch bei verschiedenen Tierspezies führen.

Bei immungesunden Patienten verläuft die Infektion in 60% der Fälle asymptomatisch oder wie eine leichte Infektion des oberen Respirationstraktes. In ca. 40% entsteht ein bronchopneumonisches Krankheitsbild mit Husten, Sputumproduktion, Krankheitsgefühl, Fieber, Thoraxschmerzen, Nachtschweiß und Arthralgien. Bei Immunsupprimierten kommt es zu einer Dissemination mit extrapulmonalen Manifestationen in Skelett und Haut mit entsprechender Symptomatik oder auch einer basalen Meningitis. Die disseminierte **Kokzidioidomykose** gehört zu den AIDS-definierenden Infektionen, die als primäre oder reaktivierte Infektion entstehen kann.

Die Diagnose der Kokzidioidomykose erfolgt zunächst durch direkten mikroskopischen Nachweis von Sphärulen im Sputum, Eiter, Exsudaten, Gewebeproben oder Hautgeschabseln. Hierbei handelt es sich um die parasitäre Gewebeform des Pilzes. Der kulturelle Nachweis (BSL 3-Labor) auf angereicherten Nährböden gelingt nur für die Fadenpilzform durch Anzucht bei 25–30 °C für 3–4 Tage.

Die Kokzidioidomykose erfordert bei Patienten mit intaktem Immunsystem keine Therapie, da sie selbstlimitierend verläuft. Schwere Verlaufsformen der pulmonalen Kokzidioidomykose sowie alle Formen der disseminierten Infektion erfordern eine systemische Therapie mit Amphotericin B. Chronische Verlaufsformen werden auch mit Triazolon behandelt.

Sporothrix schenckii ist weltweit verbreitet, jedoch besteht eine endemische Häufung in tropischen und subtropischen Gebieten Amerikas. Der Erreger findet sich im Erdboden, auf Pflanzen, im Stroh oder auf Hölzern.

Sporothrix schenckii verursacht in erster Linie **Verletzungsmykosen** beim Umgang mit kontaminiertem Material (Dornen, Holzsplitter), z. B. bei der Gartenarbeit. Durch kleine Verletzungen kommt es zur Inokulation des Erregers mit anschließender Infektion der Haut und des subkutanen Gewebes. An der Eintrittspforte entstehen zunächst schmerzlose papulöse, knotige Veränderungen, die von einem Erythem umgeben sind und später ulzerieren. Durch lymphogene Ausbreitung können entlang der Lymphbahnen Sekundärherde entstehen. Ohne Therapie kommt es zu einem chronischen Verlauf, wobei die Läsionen zeitweise verschwinden und dann wieder erneut auftreten. Extrakutane Manifestationen der Sporotrichose betreffen am häufigsten das Skelett und die Gelenke der Extremitäten. Eine pulmonale **Sporotrichose** kommt insbesondere bei Alkoholikern, Patienten mit Grunderkrankungen wie Diabetes, Tuberkulose oder Sarkoidose, aber auch bei gesunden Personen vor. Auch eine Meningitis durch S. schenckii mit subakutem Verlauf kommt in seltenen Fällen vor. Bei Immunsupprimierten entsteht eine generalisierte Infektion.

Die Diagnose der Sporotrichose beruht auf kulturellem Nachweis des Erregers aus Abstrichen oder subkutanen Gewebeproben, Gelenkflüssigkeit, Sputum, Liquor oder Blut. Die Anzucht (BSL 2-Labor) erfolgt auf angereicherten Medien bei 25–30 °C für 2–7 Tage, als Fadenpilzform und bei Bebrütungstemperaturen von 35–37 °C als Hefeform.

Die kutane Sporotrichose kann durch orale Gabe von Kaliumjodid über 6–12 Wochen behandelt werden. Extrakutane Manifestationen erfordern eine systemische Amphotericin-B- oder Itraconazol-Therapie und gegebenenfalls chirurgische Sanierungsmaßnahmen. Die generalisierte Infektion bei Immunsupprimierten ist auch mit Amphotericin B nur schwer therapierbar und verläuft häufig letal.

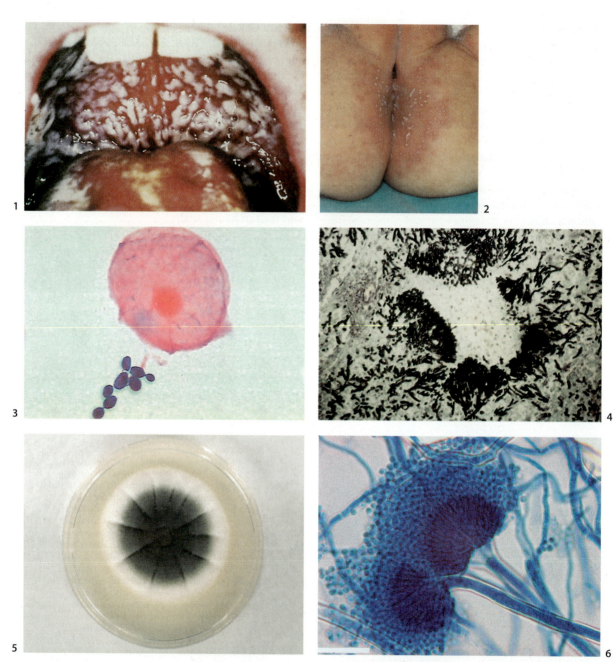

1. Candida albicans – Mundsoor; 2. Candida albicans – Windeldermatitis: flächenhafte, z. T. schuppende Erosionen, oberflächliche Pusteln und typische Satellitenläsionen; 3. Candida spp. – Grampräparat: Epithelzelle und Sprosspilzzellen; 4. Aspergillus fumigatus – histologisches Präparat einer Lungenbiopsie bei invasiver Aspergillose; 5. Aspergillus fumigatus – Kultur auf Sabouraud-Glukose-Agar: trockene pudrige Fadenpilzkolonie mit blaugrünem Pigment; 6. Aspergillus fumigatus – Fruktifikationsorgane im Lactophenolbaumwollblau-Präparat; 7. Pneumocystis jiroveci – Grokottpräparat mit in Haufen gelagerten Zysten;

8. Chromoblastomykose am Bein – warzenartige Hautveränderungen, die zu blumenkohlartigen Tumoren herangewachsen sind; 9. Myzetom – Madurafuß: derbe Schwellung von Knöchelregion und Unterschenkel mit multiplen Fistelöffnungen; 10. Tinea corporis – Charakteristische Rundherde mit reaktionsarmem Zentrum, entzündlichem Randsaum und peripherer Schuppung; 11. Trichophyton tonsurans – Tinea capitis: Endothrix-Form; 12. Trichophyton rubrum – Onychomykose; 13. Sporothrix schenckii – papulöse, knotige Veränderungen am Unterarm mit Ausbreitung entlang der Lymphbahn

X · Farbtafel

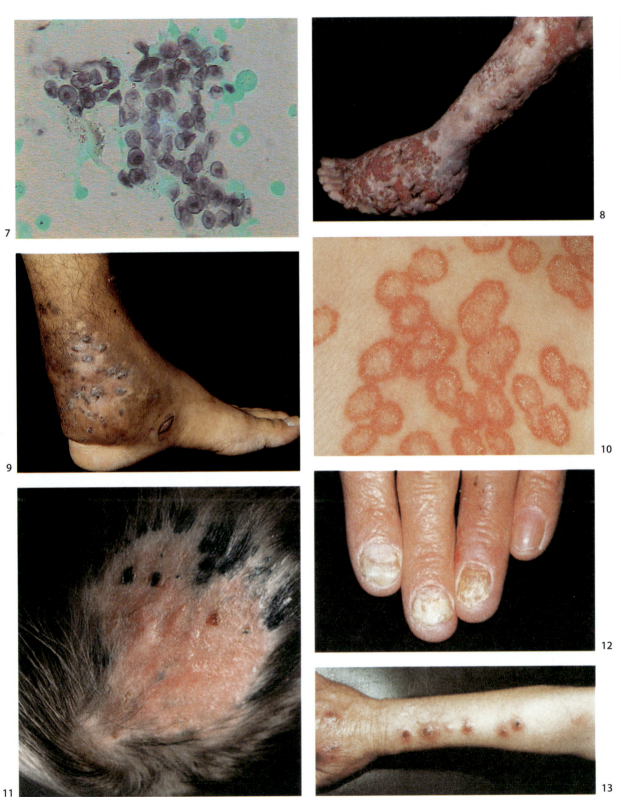

Allgemeine Parasitologie

R. Ignatius, O. Liesenfeld

XI

Allgemeine Parasitologie

R. Ignatius, O. Liesenfeld

❯❯ Einleitung

»Unter Parasiten verstehen wir solche Lebewesen, die zeitweise oder ständig ganz oder zum Teil auf Kosten eines anderen, in der Regel größeren Organismus, des so genannten Wirtes leben, von ihm Nahrung, unter Umständen auch Wohnung oder ähnlichen Nutzen gewinnen und ihn bei geringer Anzahl nicht töten.« (Piekarski, 1954)

Parasiten (gr. »parasitos« Mitesser, Schmarotzer) sind weltweit verbreitet und lassen sich in **Endoparasiten**, also im Darm, Blut oder Gewebe vorkommende Protozoen (Einzeller) und Helminthen (Würmer), sowie äußerlich am Wirt schmarotzende **Ektoparasiten** (Insekten, Spinnentiere) einteilen. Die Häufigkeit von Parasiten nimmt von Norden nach Süden zu. Gründe hierfür sind einerseits Ansprüche der Erreger an Temperatur oder andere Umweltbedingungen, andererseits sozioökonomische Faktoren, die zu unzureichender Hygiene und Gesundheitsvorsorge führen und dadurch die Verbreitung von Infektionserregern begünstigen. Infektionen durch Parasiten (**Parasitosen**) sind daher in Entwicklungsländern von besonderer Bedeutung. Dieses spiegelt sich zum einen in einer z. T. sehr hohen Mortalität wider (z. B. Malaria), zum anderen können auch chronische, nicht letale Parasitosen (z. B. Hakenwurminfektionen) zu Wachstums- und Entwicklungsstörungen bei Kindern und eingeschränkter Produktivität bei Erwachsenen führen. Im Gegensatz hierzu spielen Parasitosen in Industrieländern eine Rolle als durch Reiseverkehr oder Nahrungsmittelimporte eingeführte Infektionen, die sich dann aber i. d. R. nicht weiter ausbreiten. Darüber hinaus kommen einige Parasiten (z. B. Toxoplasmen, Lamblien, Echinokokken) auch in gemäßigten Klimazonen vor, manche (z. B. Kryptosporidien) bedrohen immunsupprimierte Patienten als opportunistische Krankheitserreger. Im Gegensatz zu Parasiten schaden **kommensalisch** lebende Protozoen (z. B. Entamoeba coli im Darm) dem Wirt nicht, ziehen selbst jedoch einen Vorteil aus der Lebensgemeinschaft.

Die Übertragung der Erreger auf den Menschen erfolgt häufig als orale Infektion; wie andere Infektionserreger können Parasiten jedoch auch vektoriell, sexuell oder diaplazentar übertragen werden. Die Inkubationszeit von Parasitosen, also die Zeit zwischen der Infektion und den ersten Krankheitserscheinungen, kann länger aber auch kürzer sein als die Präpatenzzeit (Zeit zwischen Infektion und erstem diagnostisch nachweisbaren Auftreten des Erregers, z. B. Malariaparasiten im Blut). Das klinische Bild von Parasitosen kann sehr variabel sein und wird von der Virulenz des Parasiten und der Prädisposition des Wirtes bestimmt. Die immunologische Abwehr von Parasiten ist oft sehr komplex und basiert meist auf sowohl humoralen als auch zellulären Immunmechanismen. Einige Parasiten haben jedoch auch Mechanismen entwickelt, die es ihnen ermöglichen, der Wirtsabwehr zu entkommen (z. B. immunologisches Mimikry, Antigenvariation).

1.1 Definitionen

Protozoen. Protozoen sind einzellige Eukaryonten. Sie kommen als vegetative Formen (Trophozoiten) und Dauerformen (Zysten, Oozyten) vor. Protozoen ähneln in ihrem Aufbau Wirtszellen, weisen darüber hinaus aber spezielle Zellorganellen wie z. B. Kinetoplast oder Apikomplex auf. Flagellen, Zilien oder Pseudopodien dienen der Fortbewegung, aufgrund derer vier verschiedene Gruppen von humanpathogenen Protozoen (◘ Tabelle 1.1) unterschieden werden können. Der Stamm Mikrospora steht wahrscheinlich den Pilzen nahe; bis zur eindeutigen taxonomischen Zuordnung werden Mikrosporidien weiterhin bei den Parasiten besprochen. Protozoen vermehren sich je nach Spezies asexuell durch Zwei- oder Mehrfachteilung oder sexuell durch Verschmelzung von weiblichen und männlichen Gameten zur Zygote. Wirte, in denen die sexuelle Vermehrung stattfindet, werden als Endwirte bezeichnet, während im Zwischenwirt die asexuelle Vermehrung erfolgt.

Helminthen (Würmer). Helminthen sind mehrzellige Organismen, die in Rundwürmer (Nematoden) und Plattwürmer (Plathelminthes) unterteilt werden. Letztere werden wiederum in Egel (Trematoden) und Bandwürmer (Cestoden) aufgeteilt. Die Vermehrung erfolgt in der Regel sexuell mit Produktion von Eiern oder

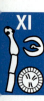

Tabelle 1.1. Einteilung der Protozoen

Stamm	Sarcomastigophora		Apicomplexa (Sporozoa)	Ciliophora
Klasse	Zoomastigophora	Rhizopoda		
Gattung	Leishmania Trypanosoma Giardia Trichomonas	Entamoeba	Plasmodium Toxoplasma Cryptosporidium Cyclospora Isospora Babesia	Balantidium

lebenden Larven, selten auch asexuell (z.B. Trematoden) und definierter End- oder Zwischenwirte wie bei Protozoen (s.o.). Fehlwirte sind akzidentiell besiedelte Wirte, die normalerweise nicht zur Vollendung des parasitären Vermehrungszyklus beitragen (z.B. Mensch für Echinococcus).

Nematoden sind nichtsegmentiert und besitzen einen vollständigen Verdauungstrakt mit subterminalem Anus; ein Kreislauf- und Atmungssystem fehlt dagegen.

Trematoden sind ebenfalls nichtsegmentiert und besitzen einen Saugnapf an der Mundöffnung, einen weiteren am Bauch und einen blind endenden, meist zweischenkligen Darm. Der Menschen ist End- oder Fehlwirt, Schnecken sind Zwischenwirte. Bei einigen Trematoden sind weitere Zwischenwirte für die Entwicklung infektiöser Larven notwendig.

Cestoden sind segmentiert und bestehen aus einem Kopf (Scolex), Hals und einem Band aus Segmenten (Proglottiden). Ein Verdauungstrakt fehlt, Reproduktionsapparat und Eier befinden sich in jeder Proglottide. Cestoden sind Zwitter (in jeder Proglottide sind männliche und weibliche Anteile enthalten).

Ektoparasiten. Zu den Ektoparasiten zählen Arthropoden (Gliederfüßler), die sich weiter in **Insekten** (Läuse, Flöhe, Wanzen, Mücken, Fliegen) und **Spinnentiere** (Milben, Zecken) einteilen lassen. Sie können selbst Erkrankungen verursachen oder Infektionserreger auf den Menschen übertragen (Vektoren).

Spezielle Parasitologie

Protozoen – 729
R. Ignatius, O. Liesenfeld

Trematoden – 759
R. Ignatius

Cestoden (Bandwürmer) – 764
O. Liesenfeld, R. Ignatius

Nematoden (Rundwürmer) – 772
O. Liesenfeld, R. Ignatius

Ektoparasiten – 790
O. Liesenfeld, R. Ignatius

Protozoen

1.1 Trypanosomen

R. Ignatius

 Einleitung

> **Steckbrief**
>
> Trypanosomen sind Protozoen, die je nach Art und Stadium im Menschen begeißelt und/oder unbegeißelt vorkommen. Diese Parasiten werden durch Insekten übertragen.
>
> Im System der Protozoa gehören die Trypanosomen zur Ordnung Kinetoplastida. Trypanosoma (T.) brucei gambiense und T. brucei rhodesiense sind die Erreger der Schlafkrankheit in Afrika. Sie wurden 1891 entdeckt, der Entwicklungszyklus der Tsetse-Fliege wurde 1909 durch Kleine (Mitarbeiter Robert Kochs) beschrieben. T. cruzi verursacht die Chagaskrankheit in Mittel- und Südamerika. Der Erreger wurde 1907 von Carlos Chagas in Raubwanzen, später auch im Blut von Kindern nachgewiesen.

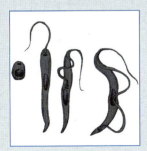

Trypanosomen Amastigote, promastigote, epimastigote und trypomastigote Form.

1.1.1 Beschreibung

Morphologie und Aufbau

Die im strömenden Blut auftretenden Formen der Trypanosomen (**trypomastigote Form**) sind 16–35 μm lang und weisen einen mittelständigen Kern und einen endständigen Kinetoplast auf. Aus dem mit diesem assoziierten Basalkörper entspringt eine Geißel, die zunächst mit der Zelloberfläche über Mikrotubuli verbunden ist (als Häutchen, sog. undulierende Membran erscheinend) und dann als freie Geißel das Vorderende überragt. Bei T. cruzi gibt es daneben eine unbegeißelt erscheinende, rundliche Form im Gewebe, bei der lichtmikroskopisch Kern und Kinetoplast nachweisbar sind (die rudimentäre Geißel tritt kaum aus). Diese wird als **amastigote Form** bezeichnet.

Entwicklung

T. brucei gambiense und T. brucei rhodesiense. Die Erreger der Schlafkrankheit werden mit dem Speichel von Tsetse-Fliegen als trypomastigote Formen (metazyklische Stadien) beim Blutsaugen auf den Menschen übertragen bzw. von den Fliegen aufgenommen (◘ Abb. 1.1). In ihnen wandern die Erreger dann vom Darm in die Speicheldrüse, vermehren sich dabei durch Zweiteilung und wandeln sich über die epimastigote in die infektiöse (metazyklische) trypomastigote Form um.

T. cruzi. Der Erreger der Chagaskrankheit wird durch den Kot blutsaugender nachtaktiver Raubwanzen auf den Menschen übertragen (◘ Abb. 1.2). Beim Blutsaugen scheiden die Wanzen Kot aus, und die darin enthaltenen Erreger (metazyklische Stadien) werden vom Menschen über den Stichkanal, durch Mikroläsionen oder Schleimhäute (besonders Konjunktiven) eingerieben. Sie halten sich als begeißelte (trypomastigote) Form in der Blutbahn auf, im Gewebe erfolgen die Umwandlung in die intrazelluläre amastigote Form und die Vermehrung durch Zweiteilung.

Resistenz gegen äußere Einflüsse

Außerhalb von Wirt und Vektor kommt T. brucei nicht vor. T. cruzi wird auch nur unmittelbar im Zusammenhang mit der vektoriellen Blutmahlzeit übertragen, sodass anzunehmen ist, dass der Erreger im Wanzenkot nicht lange infektiös bleibt.

Vorkommen

T. brucei gambiense kommt in Zentral- und Westafrika vor, als Hauptreservoir gilt der Mensch. Als Nebenwirte fungieren verschiedene Säugetiere (Schwein, Hund).

Kapitel 1 · Protozoen

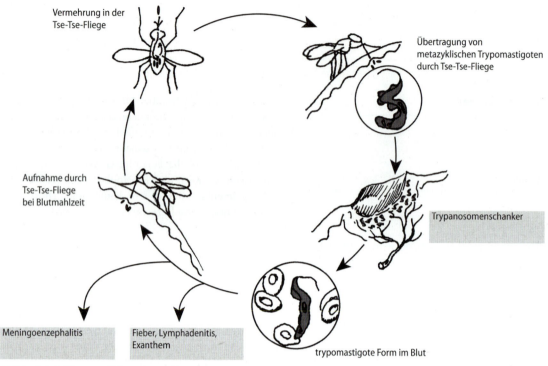

Abb. 1.1. Zyklus von T. brucei gambiense

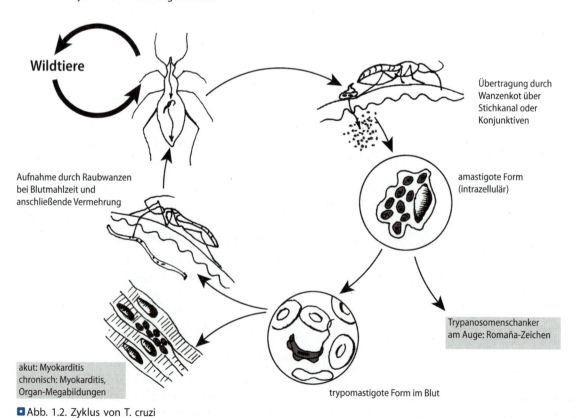

Abb. 1.2. Zyklus von T. cruzi

T. brucei rhodesiense tritt in Ostafrika auf, Wildtiere sind dort hauptsächliche Wirte.

T. cruzi kommt in Mittel- und Südamerika vor, Reservoire für die Erreger sind Menschen sowie Haus- und Wildtiere, wobei die nachtaktiven Raubwanzen (Panstrongylus, Triatoma, Rhodnius) als wechselseitige Überträger fungieren.

1.1.2 Rolle als Krankheitserreger

Epidemiologie

Nach Schätzungen sind in den Endemiegebieten etwa 300 000 bis 500 000 Menschen mit einem der beiden Schlafkrankheitserreger infiziert; mehr als 50 000 Menschen sterben jährlich an dieser Infektion.

Die Chagaskrankheit ist in Mittel- und Südamerika weit verbreitet. Die Inzidenz wird auf ca. 200 000 neue Fälle pro Jahr geschätzt, während über 20 000 Patienten jährlich im Rahmen der akuten oder an den Folgen der chronischen Chagaskrankheit versterben.

Übertragung

Beide T.-brucei-Unterarten werden vektoriell, durch den Stich männlicher und weiblicher tagaktiver Tsetse-Fliegen (Glossina), übertragen.

T. cruzi wird vektoriell bei der Blutmahlzeit der Raubwanzen übertragen, indem diese erregerhaltigen Kot absetzen, der in die Haut oder Schleimhaut eingerieben wird. Infektionen durch erregerhaltige Blutkonserven und pränatale Infektionen sind möglich; Laborinfektionen wurden häufiger beschrieben und sind wegen der Virulenz des Erregers und der schlechten Therapierbarkeit der Erkrankung gefürchtet.

Pathogenese

Schlafkrankheit. Pathologische Veränderungen im Rahmen der Schlafkrankheit betreffen das hämolymphatische und Immunsystem und Entzündungsreaktionen in verschiedenen Organen (z.B. Myokard, ZNS). Diese sind durch perivaskuläre Infiltrate aus Monozyten, Lymphozyten und Plasmazellen gekennzeichnet. Pathognomonisch ist darin der Nachweis besonders großer Plasmazellen, sog. Mottscher Zellen. Die oft bestehende Anämie und Thrombozytopenie sind wahrscheinlich auf vermehrten Abbau und verminderte Neubildung der betroffenen Zellen zurückzuführen. Die Immunantworten auf immer wieder wechselnde Erregervarianten führen zur ausgeprägten B-Zellproliferation und Bildung von unspezifischem IgM durch Mitogene. Daneben sind die Proliferation von T-Zellen und die Fähigkeit von Makrophagen, Antigen an T-Zellen zu präsentieren, supprimiert. Eine generalisierte Immunsuppression ist Grundlage der häufig auftretenden Sekundärinfektionen. Die entzündlichen ZNS-Veränderungen, wiederum durch perivaskuläre Infiltrate gekennzeichnet und hervorgerufen durch das Eindringen der Erreger, gehen einher mit einer Störung der Blut-Hirn-Schranke. Die Ablagerung von Immunkomplexen mit Aktivierung von Komplement mag ebenfalls zur Gewebeschädigung beitragen. Auch ZNS-spezifische Autoantikörper können im Serum von Patienten nachweisbar sein. Im Spätstadium wird eine Aktivierung der Astrozyten beobachtet, die durch die Sekretion von schlafregulierenden Substanzen möglicherweise direkt das klinische Bild beeinflussen. Eine akute, oft tödlich verlaufende Myokarditis mit Ausbreitung auf alle Herzwandschichten kommt bei der Infektion mit T. brucei rhodesiense vor.

Chagaskrankheit. Bei der Chagaskrankheit kommt es zunächst zur Vermehrung der Erreger in Pseudozysten im Muskelgewebe (besonders Herz) ohne zelluläre Infiltration. Erst im weiteren Verlauf entstehen massive Entzündungsreaktionen mit Beteiligung von Monozyten und Lymphozyten und einer anschließenden Nekrose des Gewebes. Im chronischen Stadium stehen chronische Myokarditis, Kardiomyopathie und Aneurysmabildung und Megabildungen im Gastrointestinaltrakt (besonders Ösophagus und Kolon) im Mittelpunkt. Sie sind durch degenerative Veränderungen der autonomen Nervenzellen in den entsprechenden Ganglien gekennzeichnet. Neuere Daten durch sensitive Nachweismethoden (PCR, Immunhistochemie) belegen eine Persistenz der Erreger in den Bereichen zellulärer Infiltrate im Gewebe und sprechen gegen eine wesentliche Bedeutung von Autoimmunreaktionen bei der Pathogenese der chronischen Chagaskrankheit. Gestützt werden diese Befunde von klinischen Ergebnissen; eine Immunsuppression von Patienten im chronischen Stadium führt eher zur Exazerbation der Infektion als zu einer günstigen Beeinflussung der Erkrankung.

Klinik

Schlafkrankheit. Bei der Schlafkrankheit entsteht nach einer Inkubationszeit von normalerweise 2–3 Wochen zunächst an der Stichstelle eine lokale, relativ schmerzlose, ödematöse Schwellung (Trypanosomen-Schanker) in Verbindung mit einer regionären Lymphknotenschwellung. Nach 2–4 Wochen kommt es in der Phase der Generalisation (febril-glanduläre Phase) zu intermittierendem Fieber, Splenomegalie, Lymphadenitis, Exanthembildung, Ödemen, Hyperästhesie und Tachykardie. Die westafrikanische Form (T. brucei gambiense) geht häufig mit einer Schwellung der nuchalen Lymphknoten (Winterbottomsches Zeichen) einher. Die meningo-enzephalitische Phase, die sich bei der ostafrikanischen Form (T. brucei rhodesiense) nach einigen Wochen bis Monaten, bei der westafrikanischen erst nach mehreren Monaten bis einigen Jahren einstellt, ist durch starkes Schlafbedürfnis, aber auch Schlaflosigkeit, Umkehr des Schlaf-Wach-Rhythmus und allgemeine Schwäche gekennzeichnet; sie endet ohne Behandlung mit dem Tod. Ein akuter, tödlicher Verlauf durch Myokarditis ohne das Auftreten einer chronischen Meningitis kommt bei der ostafrikanischen Form vor.

Chagaskrankheit. Die Chagaskrankheit beginnt ebenfalls mit einer lokalen Hautreaktion und Anschwellung der regionalen Lymphknoten. Wenn die Region eines Auges betroffen ist (transkonjunktivale Infektion), führt dieses zur unilateralen Augenlidschwellung mit Konjunktivitis (Romaña-Zeichen). Nach 2–4 Wochen kommt es zur Generalisation mit Fieber, Exanthem, Lymphadenitis und Hepatosplenomegalie. Tachykardie und EKG-Veränderungen sind Ausdruck einer Myokarditis. Die Infektion führt bei bis zu 10% der Patienten im akuten Stadium zum Tode oder geht in ein asymptomatisches Stadium über. Etwa ein Drittel dieser Patienten entwickeln später eine klinisch manifeste, chronische Chagaskrankheit, häufiger als chronische Myokarditis, seltener mit pathologischen Vergrößerungen und Dysfunktionen von Abschnitten des Gastrointestinaltrakts. Die chronische Myokarditis führt zur Myokardinsuffizienz mit Stauungszeichen, Embolien oder zur Aneurysmabildung mit der Gefahr der Myokardruptur und Herzbeuteltamponade. Megabildungen des Herzens (Kardiomyopathie), des Ösophagus, Magens oder Kolons mit entsprechenden Störungen treten regional mit unterschiedlicher Häufigkeit auf und sind Folge der degenerativen Veränderungen des entsprechenden autonomen Nervensystems.

Immunität

Schlafkrankheit. An der Abwehr von T. brucei sind Antikörper maßgeblich beteiligt. Es kann sich dadurch eine Teilimmunität ausbilden, die jedoch durch neue Erregervarianten durchbrochen wird. Diese beruhen auf Änderungen der Glykocalix, eines schützenden Außenmantels von T. brucei, der sich noch vor Übertragung auf den Menschen in der Tsetse-Fliege ausbildet. Einzelne Polypeptidketten der Glykocalix sind in hohem Grade variabel. Das beruht auf der Anzahl von Strukturgenen und Rekombinationsmöglichkeiten von Teilstücken derselben. Dadurch entstehen neue Epitopmuster (variant surface glycoproteins, VSG). Während die Erreger mit einem nicht veränderten Muster abgetötet werden, wenn der Wirt dagegen Antikörper gebildet hat, führen diejenigen mit neuen Oberflächenantigenen durch Zweiteilung zu einem erneuten Ansteigen der Parasitämie. Diese zyklischen Variations- und Lysisvorgänge wiederholen sich. Das bedeutet jedoch auch, dass die Entwicklung eines Impfstoffes, der eine protektive Immunantwort induziert, die also gegen alle Erregervarianten gerichtet ist, in nächster Zukunft als aussichtslos erscheinen muss.

Chagaskrankheit. Die Abwehr von T. cruzi wird sowohl von humoralen (antikörperabhängige zellvermittelte Zytotoxizität, ADCC) als auch zellvermittelten Mechanismen (T-Zellen, aktivierte Makrophagen) getragen.

Labordiagnose

Es werden möglichst während der Fieberphase Blutausstriche und Dicke Tropfen (ggf. nach Anreicherung) angefertigt und nach Giemsa gefärbt. Die Erreger sind im Blut zwischen den Zellen zu finden. Bei der Schlafkrankheit können die Protozoen auch in Ausstrichen aus dem Schanker, von Liquor, Lymphknoten und Knochenmark nachgewiesen werden.

Blutausstriche und Dicke Tropfen werden in der akuten Chagaskrankheit untersucht. Bei der chronischen Erkrankung lässt man trypanosomenfreie Raubwanzen ungerinnbar gemachtes Patientenblut saugen (Xenodiagnose). Der Kot der Wanzen wird 1–2 Wochen später auf Trypanosomen untersucht. Für die Labordiagnose beider Erkrankungen gibt es auch Verfahren zum Nachweis spezifischer Antikörper im Serum (IF, EIA, HA).

Therapie

Schlafkrankheit. In der febril-glandulären Phase wird mit Suramin oder Pentamidin behandelt, für die meningo-enzephalitische Phase stehen Eflornithin (Difluorometrhylornithin, DFMO) oder Melarsoprol und Nifurtimox zur Verfügung. Der Erfolg hängt von einem möglichst frühzeitigen Therapiebeginn und den z. T. beträchtlichen Nebenwirkungen ab. Eine bei 5 bis 10% der Patienten im Verlauf einer Melarsoprolbehandlung auftretende reaktive Enzephalopathie verläuft häufig tödlich. Eine Zunahme der Resistenz der Erreger, besonders gegen Melarsoprol, wurde beschrieben.

Chagaskrankheit. Im akuten Stadium sollten die Patienten mit den relativ toxischen Nifurtimox oder Benznidazol behandelt werden, deren Wirkung in der chronischen Phase weitaus geringer ist. In der Testphase befinden sich momentan u. a. neuere Triazole (z. B. Posaconazol, Ravuconazol) sowie ein Inhibitor einer T. cruzi-eigenen Cystein-Protease. Chirurgische Interventionen können im chronischen Stadium mit intestinaler Megabildung indiziert sein.

Prävention

Schlafkrankheit. Die Prävention der Schlafkrankheit stützt sich auf die Abwehr und die Ausrottung der tagaktiven Tsetse-Fliege. In besonderen Fällen ist eine Chemoprophylaxe mit Pentamidin bei T. brucei gambiense möglich, bei T. brucei rhodesiense erfolgt sie wegen der schwächeren Wirkung des Pentamidins auf diesen Erreger mit Suramin.

Chagaskrankheit. Da sich die T. cruzi übertragenden Raubwanzen tagsüber in Wandspalten aufhalten, bestehen Möglichkeiten zur Eindämmung der Verbreitung der Chagaskrankheit im Aussprühen der Wohnhäuser mit Insektiziden oder besser durch die Verbesserung der sozialen Verhältnisse, z. B. die Schaffung von Wohnraum ohne Wandspalten. Blutkonserven in Endemiegebieten sollten wegen der Gefahr der Kontamination routinemäßig auf spezifische Antikörper untersucht werden.

In Kürze

Trypanosomen

Parasitologie. Flagellaten der Gattung Trypanosoma, die begeißelt im Blut und Liquor (T. brucei gambiense, T. brucei rhodesiense) oder im Falle von T. cruzi begeißelt im Blut und unbegeißelt im Gewebe vorkommen.

Entwicklung. T. brucei wird durch Tsetse-Fliegen und T. cruzi durch Raubwanzen übertragen, Vermehrung im Menschen durch Zweiteilung.

Epidemiologie. Neben dem Menschen dienen Säugetiere als Erregerreservoire.

Pathogenese. Schlafkrankheit: Perivaskuläre Infiltrate besonders in Myokard und ZNS. Zyklisch wechselnde Erregervarianten. Immunsuppression. Chagaskrankheit: Akute Myokarditis mit zellulärer Infiltration und Nekrose. Chronisches Stadium: Chronische Myokarditis, degenerative Veränderungen der autonomen Nervenganglien, besonders in Herz (Kardiomyopathie) und Gastrointestinaltrakt (Megabildungen).

Klinik. Schlafkrankheit: Trypanosomenschanker an Stichstelle, regionäre Lymphknotenschwellung, Generalisation mit Fieber, Splenomegalie, Lymphadenitis, Ödemen, Tachykardie. Chronische Meningoenzephalitis.
Chagaskrankheit: Lokale Schwellung an Erregereintrittsstelle, regionäre Lymphknotenschwellung. Generalisation mit Fieber, Lymphadenitis, Hepatosplenomegalie, akuter Myokarditis. Chronisches Stadium: Chronische Myokarditis mit Myokardinsuffizienz und Aneurysmabildung, Gefahr der Myokardruptur. Kardiomyopathie. Megakolon, -ösophagus.

Labordiagnostik. Blutausstriche und Dicke Tropfen: Giemsa-Färbung; Ausstriche von Liquor (T. brucei), Gewebehistologie und Xenodiagnose (T. cruzi) und Antikörpernachweise.

Therapie. Suramin, Pentamidin, Eflornithin, Melarsoprol, Nifurtimox (T. brucei); Nifurtimox, Benznidazol (T. cruzi).

1.2 Leishmanien

R. Ignatius

  Einleitung

Steckbrief

Leishmanien sind fakultativ intrazelluläre Protozoen, die nur in den übertragenden Insekten begeißelt, im Menschen unbegeißelt vorkommen. Die Infektion manifestiert sich je nach Art des Erregers entweder als Erkrankung des mononukleär-phagozytären Systems (MPS), der Haut oder von Haut und Schleimhaut. Leishman und Donovan entdeckten die Erreger 1903 unabhängig voneinander in Milzpunktaten. Beschreibungen von Krankheiten, die durch Leishmanien verursacht gewesen sein könnten, sind jedoch z. T. Jahrhunderte alt.

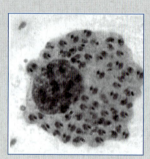

Leishmanien
Promastigote (begeißelte) und amastigote Leishmanien (intra- und extrazellulär).

1.2.1 Beschreibung

Innerhalb des Systems der Protozoa gehören die Leishmanien zur Ordnung Kinetoplastida. Die taxonomische Zuordnung erweist sich als außerordentlich schwierig, da insbesondere klinisch fließende Übergänge bestehen. Durch molekularbiologische Studien (DNS-Analyse) ist künftig eine fundierte Einteilung zu erwarten. Folgende Gliederung erscheint hier als ausreichend:

- Afrika, Asien, Europa: Leishmania (L.) donovani, L. infantum, L. tropica, L. major, L. aethiopica
- Mittel-, Südamerika: L.-braziliensis-Komplex, L.-mexicana-Komplex, L. chagasi (wahrscheinlich identisch mit L. infantum).

Morphologie und Aufbau

Im Überträger (Sandmücken der Gattungen Phlebotomus und Lutzomyia) und in Kulturmedien sind die Protozoen 10–20 µm lang, schlank und begeißelt (**promastigote Form**). Im Menschen geht der Erreger in das intrazelluläre Stadium der Leishmanien mit lichtmikroskopisch nicht sichtbarer, rudimentärer Geißelanlage (**amastigote Form**) über.

Entwicklung

Während der Blutmahlzeit nehmen die Phlebotomen Leukozyten mit den amastigoten Stadien der Erreger auf (◘ Abb. 1.3). Die Parasiten durchlaufen dann in begeißelter, promastigoter Form einen Entwicklungszyklus und gelangen in die Mundwerkzeuge der Mücken. Die Leishmanien können nun bei weiteren Stichen wieder auf Menschen übertragen werden. Sofort nach der Inokulierung phagozytieren Makrophagen, Monozyten oder Langerhans-Zellen die übertragenen Parasiten, die sich dabei in die amastigote Form umwandeln. Die Parasiten befinden sich intrazellulär in einer parasitophoren Vakuole in Phagolysosomen bei einem pH von 4,5–5,0 und vermehren sich durch Zweiteilung.

Resistenz gegen äußere Einflüsse

Unter natürlichen Bedingungen kommen Leishmanien nicht außerhalb von Wirt oder Vektor vor. Im Labor können sie unter bestimmten Zellkulturbedingungen gehalten werden.

Vorkommen

Das Auftreten der Leishmaniasen in den Tropen und Subtropen ist an das Vorkommen der Überträger gebunden, die u. a. in primitiv gebauten Häusern und Ställen leben, wo es Vegetation und faulendes organisches Material gibt.

Die Leishmania-Arten der »Neuen Welt« sind in weiten Teilen Mittel- und Südamerikas, diejenigen der »Alten Welt« sind in Europa, Afrika und Asien bis nach China verbreitet. Das Verbreitungsgebiet in Südeuropa erstreckt sich vom Mittelmeergebiet nordwärts bis zum Südrand der Alpen. Während einige Leishmania-Arten (L. donovani, L. tropica) ausschließlich den Menschen befallen, dienen anderen verschiedene Säugetiere als Erregerreservoire; so v. a. Hunde für L. infantum und L. chagasi, Nagetiere für L. major und L. mexicana und Klippschliefer für L. aethiopica.

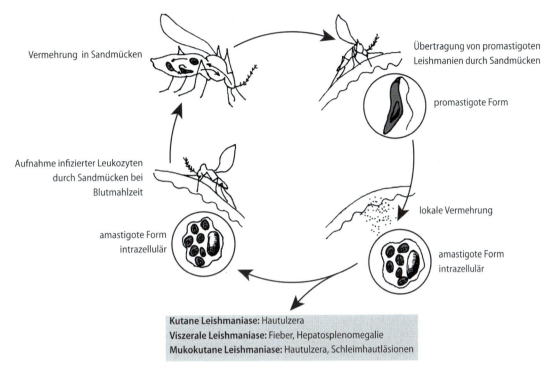

◘ Abb. 1.3. Zyklus von Leishmanien

1.2.2 Rolle als Krankheitserreger

Epidemiologie

Es wird mit etwa 12 Mio Infizierten gerechnet; nach WHO-Schätzung beträgt die jährliche Zahl von Neuerkrankungen etwa 2 Mio Fälle.

Übertragung

Die Übertragung erfolgt vektoriell durch den Stich der Sandmücke. Sehr selten wurden Übertragungen durch Bluttransfusion beschrieben.

Pathogenese

Viszerale Leishmaniase (L. donovani, L. infantum, L. chagasi). Zunächst vermehren sich die Parasiten in der Haut und im regionalen Lymphknoten. Belastende Faktoren, wie z. B. zusätzliche Infektionen oder Eiweißmangel, scheinen die Generalisation zu begünstigen. Sie beginnt mit dem Einbruch der Erreger in die Blutbahn. Die weitere Vermehrung erfolgt in den Zellen des MPS (Milz, Leber, Knochenmark, Lymphknoten). Es folgt eine weitgehende Abtötung der Erreger durch die einsetzende zellvermittelte Immunantwort, verbunden mit der Induktion einer granulomatösen Entzündungsreaktion, oder bei unzureichender Immunreaktion eine ungehinderte Vermehrung der Parasiten in den betroffenen Organen ohne zelluläre Reaktion. Hieraus resultieren die typischen Organvergrößerungen, insbesondere von Leber und Milz (Hepatosplenomegalie). Im weiteren Verlauf kommt es zur Panzytopenie durch Hypersplenismus und Knochenmarksuppression und unspezifischer B-Zellstimulation mit polyklonaler IgG-Erhöhung. Die entstehende Immunsuppression prädisponiert für bakterielle Sekundärinfektionen. Im Anschluss an eine viszerale Leishmaniase können erregerbedingte, fleckige oder knotige Hautveränderungen (Post-Kala-Azar-Leishmanoid) auftreten.

Kutane Leishmaniase (L. tropica, L. major, L. aethiopica, L.-mexicana-Komplex). An der Stichstelle entsteht eine papulöse Entzündung, die häufig ulzeriert mit der Bildung trockener oder feuchter, bis in die Subkutis reichender Geschwüre. Diese können verkrustet sein und sind von einem erhabenen rötlichen Rand umgeben, in dem sich infizierte und nichtinfizierte Makrophagen, Lymphozyten und Plasmazellen finden. Die verschiedenen klinischen und histologischen Bilder, von einem anergen Verlauf, ohne zelluläre Infiltration und ohne Ulzeration bis zur hyperergen Reaktion mit ausgeprägter granulomatöser Entzündung und Langerhans-Riesenzellen reichend, werden vom Erreger und der Immunreaktion des Patienten bestimmt.

Mukokutane Leishmaniase (L.-braziliensis-Komplex).
In Abhängigkeit von der Art des Parasiten und der Immunantwort des Patienten verläuft die Infektion einerseits als selbstheilende Hautleishmaniase mit ausgedehnter Geschwür- und Narbenbildung, hingegen können auch Monate bis Jahre nach Abheilung der oft multiplen Primärläsionen Spätrezidive an den Schleimhäuten (Nase, Mund, Rachen) auftreten. Sie sind durch ausgeprägte Infiltration von mononukleären Zellen, geringe Parasitendichte und fortschreitende Gewebedestruktion gekennzeichnet.

Klinik

Viszerale Leishmaniase (Kala-Azar).
Während die Mehrzahl der Fälle asymptomatisch verläuft, tritt bei einem Teil der Infektionen nach einer Inkubationszeit von mehreren Wochen bis Monaten zunächst remittierendes Fieber auf, später sind es unregelmäßige Fieberperioden. Es kommt zu Milz-, Leber- und Lymphknotenschwellung und Panzytopenie (Leukopenie, Anämie, Thrombopenie). Ikterus, Aszites- oder Ödembildung und Kachexie sowie dunkle Pigmentierung der Haut (Kala-Azar = Schwarze Krankheit) sind weitere Zeichen der Erkrankung. Hinzu können Komplikationen in Form von Bronchopneumonien und Hämorrhagien kommen. Unbehandelt tritt der Tod nach eineinhalb bis zwei Jahren ein. Akute Manifestationen und Reaktivierungen subklinischer Infektionen werden bei Patienten mit Unterernährung oder Immunsuppression (z. B. AIDS) beobachtet.

Kutane Leishmaniase (u.a. Orientbeule, Chiclero-Ulkus, Uta).
Einige Wochen bis Monate nach dem Stich entsteht eine Papel, aus der sich ein Ulkus entwickelt. Die Prozesse finden sich meistens an den nicht bedeckten Körperstellen und heilen nach etwa einem Jahr unter Narbenbildung ab. Mitunter kann es zu einem Rezidiv kommen. Je nach Art des Erregers und der Immunantwort des Patienten können das klinische Bild und der Verlauf erheblich variieren. Grundsätzliche Ausnahmen von diesem Verlauf stellen die chronischen, knorpeldestruierenden Infektionen beim Befall des Ohrs durch L. mexicana (Chiclero-Ulkus) und die bei L. mexicana und L. aethiopica geographisch anteilmäßig unterschiedlich auftretenden disseminierenden Infektionen (diffuse kutane Leishmaniase) dar.

Mukokutane Leishmaniase (Espundia).
Inkubationszeit und Lokalisation entsprechen denen der kutanen Leishmaniase, jedoch werden häufiger multiple Läsionen gefunden. Auch können die regionären Lymphknoten mitbeteiligt sein. Nach der Selbstheilung der kutanen Läsionen kann es nach etwa zwei Jahren, ausgehend vom Befall der Nase und des Nasenseptums, zu Ulzerationen (typischerweise Zerstörung des Nasenseptums) und Bildung von Granulationsgewebe mit infiltrativer Ausdehnung und polypösen Schleimhautwucherungen kommen. Oropharynx und Larynx können mitbeteiligt sein. Das klinische Bild kann durch erhebliche Verstümmelungen (Tapirnase) bis zur vollkommenen Zerstörung des Gesichts geprägt sein. Todesursachen sind Sekundärinfektionen (z. B. Aspirationspneumonie), Kachexie oder Erstickung bei Pharynxbefall sowie Suizid.

In seltenen Fällen kann es auch im Rahmen einer viszeralen Leishmaniase, sowohl während der akuten Infektion als auch als Post-Kala-Azar-Leishmanoid, zu mukosalen Läsionen, häufiger oro-pharyngeal, kommen. Im Gegensatz zur Espundia ist das Nasenseptum jedoch in der Regel nicht zerstört, und die Infektion reagiert gut auf eine Antimontherapie.

Immunität

Die Ausbildung der vielen unterschiedlichen, z. T. ineinander übergehenden Verlaufsformen der Leishmaniasen ist sowohl vom Parasiten als auch von der individuellen Immunantwort des Wirtes abhängig. Im Rahmen der viszeralen Leishmaniase tritt eine unspezifische Immunsuppression auf. Der Leishmanin-, aber auch der Tuberkulin-Hauttest ist bei diesen Patienten negativ, Serumantikörper sind nachweisbar. Eine gleichzeitige unspezifische B-Zellstimulation führt zu einer polyklonalen IgG-Vermehrung. Nach erfolgreicher Therapie wird der Leishmanintest positiv, und es besteht ebenso eine lebenslange Immunität wie bei Patienten mit inapparenter Infektion und positivem Hauttest. Wesentliche Mediatoren dieser Immunität sind durch Interferon-γ, das von spezifischen T-Lymphozyten sezerniert wird, aktivierte Makrophagen. Kommt es jedoch zu einer Suppression dieser T-Zell-vermittelten Immunmechanismen (z. B. HIV-Infektion, Kortikosteroidgabe), kann eine inapparente Leishmaniose aktiviert werden. Bei der kutanen Leishmaniose werden neben der normalen Verlaufsform mit zellulär vermittelter Immunantwort, die zur Heilung der Läsionen führt, auch anerge Verläufe mit massiver Vermehrung der Protozoen und geringem oder fehlendem Infiltrat beobachtet. Auch hypererge Verläufe können auftreten. Nach Abheilung der Läsionen besteht in der Regel eine lebenslange Immunität mit positiver DTH-Reaktion. Die immunpathologischen, möglicherweise hyperergen Immunreaktionen, die bei den Spätrezidiven der mukokutanen Form zu den ausgedehnten Schleimhautläsionen führen, sind bislang, auch wegen des Fehlens eines geeigneten Tiermodells, nur unzureichend bekannt.

Labordiagnose

Bei der viszeralen Leishmaniase werden Punktate von Knochenmark, Milz, Leber oder Lymphknoten entnommen, ausgestrichen und nach Giemsa gefärbt oder histologisch aufgearbeitet. Bei Patienten mit Geschwüren der Haut oder der Schleimhaut wird Material vom Rand der Prozesse gewonnen, ausgestrichen und ebenfalls nach Giemsa gefärbt. Die Parasiten sind intrazellulär in myelomonozytären Zellen zu finden, extrazellulär können sie bei Ausstrichpräparaten liegen (Zellen beim Ausstreichen geplatzt). Außerdem kann eine Kultur in Kaninchenblutschrägagar (NNN) angelegt und bei 25–28 °C bebrütet werden. Über 3–4 Wochen ist im flüssigen Überstand des Agars nach den promastigoten (begeißelten) Formen zu suchen. Die Erreger der Leishmaniasen der »Neuen Welt« vermehren sich in Kultur oft nur mäßig, sodass auch Tierversuche für die Diagnosestellung notwendig sein können. Der Erregernachweis und die Differenzierung von Stämmen sind durch Isoenzym-Bestimmungen sowie Gensonden und die Polymerase-Kettenreaktion möglich. Eine morphologische Differenzierung der Leishmania-Arten ist nicht möglich.

Bei Verdacht auf viszerale Leishmaniase kann auch auf Serumantikörper untersucht werden (IF, EIA, HA), der direkte Erregernachweis sollte jedoch immer angestrebt werden.

Der Hauttest der verzögerten Allergie gegen Leishmanienantigen (Leishmanin-Reaktion) wird insbesondere bei epidemiologischen Fragestellungen eingesetzt.

Therapie

Bei der viszeralen Leishmaniase ist Mittel der ersten Wahl Amphotericin B (liposomales), daneben werden auch fünfwertige Antimonpräparate (Pentostam, Glucantime) systemisch eingesetzt.

Bei zunehmender Resistenz, insbesondere von L. donovani-Isolaten in Indien gegen Antimonpräparate, können auch Paromomycin, Pentamidin, Azol (z. B. Ketokonazol, Itrakonazol) oder Interferon-γ eingesetzt werden. Neue klinische Studien belegen zudem bei L. donovani-Infektionen eine gute Wirksamkeit von oral verabreichtem Miltefosin, einem Alkylphosphocholin, das ursprünglich zur antineoplastischen Therapie entwickelt wurde.

Bei kutaner Leishmaniase können Paromomycin topisch angewandt oder Antimonpräparate lokal injiziert werden. Eine orale Therapie mit Ketokonazol oder Itrakonazol ist möglich; i. Allg. heilen die Läsionen aber auch spontan ab. Kleinere Läsionen können auch operativ entfernt werden. Ausgedehntere Prozesse oder Primärinfektionen aus Regionen, wo mukokutane Rezidive möglich sind, bedürfen einer systemischen Antimonoder Amphotericin B-Therapie.

Die Therapie der mukokutanen Leishmaniase ist schwierig und kann bei kleineren Läsionen mit einer parenteralen Applikation von Antimonpräparaten versucht werden. Bei schlechtem Ansprechen oder bei ausgedehnteren Prozessen sollte Amphotericin B gegeben werden. Plastisch-chirurgische Korrekturen sollten nach einem zeitlichen Sicherheitsabstand durchgeführt werden.

Prävention

Eine Prävention ist durch den Bau von Häusern möglich, die mückenfrei gehalten werden können, weiterhin durch die Vernichtung der Mücken in Schlafräumen und Verhinderung weiteren Einfluges sowie durch die Verwendung engmaschiger Moskitonetze. Zusätzlich sollten die Brutstätten der Insekten (z. B. Abfallhaufen) in Wohngebieten beseitigt und Reservoirtiere (Nager und streunende Hunde) bekämpft werden.

> **In Kürze**
>
> **Leishmania**
>
> **Parasitologie.** Flagellaten der Gattung Leishmania, die unbegeißelt im Gewebe und in Blutmonozyten vorkommen.
>
> **Entwicklung.** Übertragung durch Sandmücken, Vermehrung im Menschen durch Zweiteilung.
>
> **Epidemiologie.** Neben dem Menschen dienen einige Arten Säugetiere (Hunde, Nagetiere, Klippschlieffer) als Erregerreservoire.
>
> **Pathogenese.** Viszerale Leishmaniase: von der Infektionsstelle ausgehend Dissemination und Zerstörung der Zellen des MPS. Panzytopenie. Immunsuppression.
> Hautleishmaniase: papulöse, ulzerierende Entzündung an der Stichstelle, zelluläre Infiltration im Randwall.
> Haut- und Schleimhautleishmaniase: Primärläsion wie bei Hautleishmaniase, Spätrezidive als progressiv gewebedestruierende Geschwüre mit zellulärer Infiltration im Übergangsbereich Haut–Schleimhaut (Nase, Oropharynx), geringe Parasitendichte.
>
> **Klinik.** Viszerale Leishmaniase: Fieber, Panzytopenie, Milz-, Leber-, Lymphknotenvergrößerung, bakterielle Sekundärinfektion.
> Hautleishmaniase: Hautulzera, i.d.R. selbstheilend unter Narbenbildung.
> Haut- und Schleimhautleishmaniase: Primärläsion wie bei Hautleishmaniase, Spätrezidive als chronisch infiltrative Ulzerationen mit Granulationsgewebe, oft ausgehend vom Nasenseptum.
>
> **Labordiagnostik.** Ausstriche entsprechenden Materials, Giemsafärbung, Kultur, Serodiagnostik.
>
> **Therapie.** Amphotericin B, fünfwertige Antimonpräparate, Pentamidin, Paromomycin, Miltefosin, Azole, Interferon-γ.

1.3 Trichomonas

O. Liesenfeld

Steckbrief

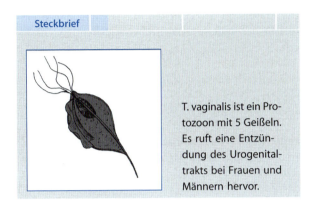

T. vaginalis ist ein Protozoon mit 5 Geißeln. Es ruft eine Entzündung des Urogenitaltrakts bei Frauen und Männern hervor.

1.3.1 Beschreibung

Morphologie und Aufbau

Der Parasit ist oval bis rund, mit einer Länge von 7–20 μm. Er besitzt am vorderen Pol vier Geißeln, eine fünfte verläuft in einer Membranfalte (**undulierende Membran**). Diese tritt jedoch nicht frei aus, sondern endet in der Zellmitte. Am gegenüberliegenden Pol ragt der Achsenstab heraus, der den Zellleib durchzieht. Der Achsenstab verleiht dem Parasiten zusammen mit dem im vorderen Teil liegenden Kern ein charakteristisches Aussehen.

Entwicklung

Trichomonaden leben in den Lumina des Urogenitaltrakts und vermehren sich durch longitudinale Zweiteilung.

Resistenz gegen äußere Einflüsse

Da der Parasit keine Zysten bildet, stirbt er bei trockener Umgebung ab. In ungechlortem Wasser überlebt er mehrere Stunden.

Vorkommen

Trichomonas vaginalis kommt weltweit beim Menschen vor. Engverwandte Spezies sind in der Natur weit verbreitet und verursachen bei Tieren Urogenitalinfektionen.

1.3.2 Rolle als Krankheitserreger

Epidemiologie

Nach WHO Angaben beträgt die jährliche Inzidenz ca. 200 Mio Fälle. In einigen Regionen sind bis zu 20% aller Frauen im gebärfähigen Alter infiziert.

Übertragung

Die Infektion durch Trichomonas vaginalis wird durch **Geschlechtsverkehr** übertragen. Bis zu 15% der infizierten Schwangeren übertragen die Infektion perinatal auf ihre Neugeborene. Epidemiologisch ist die Verbreitung der Infektion durch asymptomatisch Infizierte (meist Männer) von Bedeutung.

Pathogenese

Die detaillierte Pathogenese ist weitgehend ungeklärt. Neben Stoffwechselleistungen, die Ähnlichkeiten mit anaeroben Bakterien aufweisen, sind Adhärenzproteine bekannt. Der Parasit induziert eine lokale und systemische IgA-Antwort. Polymorphkernige Granulozyten werden durch den Parasiten angelockt und können den Parasiten abtöten.

Klinik

Nach einer Inkubationszeit von 5–28 Tagen entwickelt sich bei der Frau eine Kolpitis und beim Mann eine Urethritis. Übelriechender Ausfluss und Irritationen der Schleimhaut sind die häufigsten Symptome. Diese sind nicht spezifisch für die Infektion mit Trichomonas, sondern können auch bei anderen Infektionen auftreten. Bei Frauen in 20–40%, bei Männern in bis zu 90% der Fälle verläuft die Infektion asymptomatisch.

Immunität

Die Infektion induziert eine lokale und systemische humorale Immunantwort. Inwieweit diese vor einer erneuten Infektion schützt, ist nicht bekannt.

Labordiagnose

Die Diagnose basiert auf dem mikroskopischen Nachweis des Erregers in physiologischer Kochsalzlösung. Hierzu sind bei der Frau Vaginalsekret und beim Mann Abstrichmaterial aus der Harnröhre zu gewinnen und sofort zu untersuchen. Der Parasit ist an seiner charakteristischen Form und der wasserflohartigen Beweglichkeit zu erkennen. Der Nachweis mittels Immunfluoreszenz und die kulturelle Anzucht haben die höchste Sensitivität.

Therapie

Für die orale und bei der Frau zusätzliche vaginale Behandlung werden Imidazolpräparate (Metronidazol, Tinidazol, Ornidazol) verwendet. Alle Geschlechtspartner müssen behandelt werden.

Prävention

Die Prävention der Infektion mit Trichomonaden entspricht der anderer sexuell übertragbarer Erkrankungen.

> **In Kürze**
>
> **Trichomonas**
>
> **Parasitologie.** Flagellaten mit 5 Geißeln und Achsenstab, im Urogenitaltrakt vorkommend.
>
> **Entwicklung.** Direkt durch Zweiteilung, kein Zystenstadium, keine Zwischenwirte.
>
> **Epidemiologie.** Sexuell übertragen.
>
> **Pathogenese.** Weitgehend ungeklärt.
>
> **Klinik.** Kolpitis mit übelriechendem Ausfluss bei der Frau, Urethritis beim Mann. Häufig asymptomatischer Verlauf.
>
> **Labordiagnostik.** Nativ im Vaginalsekret oder Urethralabstrich. Kultur.
>
> **Therapie.** Metronidazol, Tinidazol, Ornidazol.

1.4 Giardia

O. Liesenfeld

> **Steckbrief**
>
>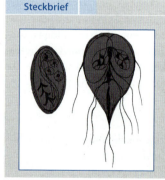
>
> Giardia lamblia ist ein begeißeltes Protozoon, das als Trophozoit oder Zyste vorkommt. Es ruft die Lambliasis, eine häufig vorkommende Enteritis, hervor.

1.4.1 Beschreibung

Morphologie und Aufbau

Giardia lamblia kommt in 2 Formen vor. **Trophozoiten** sind vegetative Stadien, 10–20 μm lang und von birnenförmiger Gestalt. Sie besitzen 8 Geißeln, zwei beidseits der Längsachse gelegene Kerne sowie eine saugnapfartige Vertiefung an der Seite, die als Adhärenzscheibe fungiert. **Zysten** sind oval, 10–14 μm lang und besitzen 4 Kerne, sichelförmige Mediankörper und Geißeln.

Entwicklung

Nach der oralen Aufnahme von Zysten erfolgt die Exzystierung im Magen und Umwandlung in Trophozoiten im Dünndarm. Trophozoiten wandeln sich nach 3–4 Wochen in Zyten um, die mit dem Stuhl ausgeschieden werden.

Resistenz gegen äußere Einflüsse

Mit dem Stuhl ausgeschiedene Zysten sind in feuchter Umgebung wochen- bis monatelang lebensfähig.

Vorkommen

Giardia lamblia kommt weltweit beim Menschen vor. Ähnliche Lamblien-Spezies (G. muris, G. duodenalis u.a.) sind im Tierreich weitverbreitet. Der Mensch scheint das wichtigste Erregerreservoir darzustellen, die Bedeutung tierischer Reservoire ist nicht im Detail geklärt.

1.4.2 Rolle als Krankheitserreger

Epidemiologie

Giardia lamblia gehört zu den häufigsten intestinalen Parasiten. Die Infektion tritt am häufigsten in den Sommermonaten auf.

Übertragung

Die Parasiten werden durch verunreinigte Nahrung und kontaminiertes Wasser übertragen. Eine direkte Übertragung von Mensch zu Mensch ist beschrieben. Die minimale Infektionsdosis beträgt 10–25 Zysten. Giardia lamblia ist ein häufiger Erreger von Trinkwasser-assoziierten Ausbrüchen in Industrieländern. Auch bei Wanderern in der Wildnis und Tropenreisenden wird vermehrt Giardia lamblia nachgewiesen.

Pathogenese

Nach oraler Aufnahme wandeln sich Zysten unter Einfluss von Magensäure und Pankreasenzymen in Trophozoiten um. Diese heften sich mit der Adhärenzscheibe an Enterozyten an. Es entwickelt sich eine Enterozytenbarrierestörung, die für die Durchfälle verantwortlich ist. Eine Invasion der Mukosa ist nicht zu beobachten, bislang ist auch keine Enterotoxinproduktion beschrieben. Histologisch imponiert eine Kryptenhyperplasie und Zottenatrophie.

Klinik

In der Mehrzahl der Fälle kommt es innerhalb einer Woche nach Infektion plötzlich zu wässrigem Durchfall, der von Oberbauchbeschwerden, Magenkrämpfen, Flatulenz begleitet ist. Erbrechen, Tenesmen oder Fieber werden seltener beobachtet. Das klinische Spektrum reicht von asymptomatischen Ausscheidern über akute, selbstlimitierende Verläufe bis hin zu chronischer Lambliasis mit Malabsorption und Gewichtsverlust. In letzteren Fällen können Symptome verschwinden und nach Tagen bis Wochen wieder auftreten, was die Diagnosestellung oft erschwert.

Immunität

Die Infektion resultiert in einer lokalen und systemischen humoralen Immunantwort. Sekretorische IgA-Antikörper verhindern vermutlich die Adhärenz der Parasiten an die Enterozyten. So erkranken Patienten mit einem IgA-Mangel häufiger an einer Lambliasis. Die Bedeutung zellulärer Immunmechanismen ist bislang ungeklärt.

Labordiagnose

Die Diagnosestellung erfolgt i. d. R. mikroskopisch aus dem Stuhl. Mittels Stuhlanreicherung (SAF) können v. a. Zysten nachgewiesen werden. Hohe Sensitivität besitzt der mikroskopische Nachweis per Immunfluoreszenz. Der Nachweis von Giardia-spezifischen Antigenen aus dem Stuhlüberstand ist ebenfalls per ELISA möglich. Duodenalsekret kann auf das Vorhandensein von Trophozoiten untersucht werden.

Therapie

Zur Anwendung kommen Imidazolpräparate (Metronidazol, Tinidazol).

Prävention

Die Prävention der Lambliasis umfasst die hygienisch einwandfreie Behandlung von Nahrungsmitteln und Trinkwasser. Aufgrund der weiten Verbreitung in menschlichen und tierischen Reservoiren sollte bei Reisen in tropische Länder und in die Wildnis unbehandeltes Trinkwasser vermieden werden.

Meldepflicht. Der direkte oder indirekte Nachweis von Giardia lamblia ist namentlich meldepflichtig, soweit der Nachweis auf eine akute Infektion hinweist (§ 7 IfSG).

> **In Kürze**
>
> **Giardia**
>
> **Parasitologie.** Flagellaten mit mehreren Geißeln, als Trophozoiten und Zysten vorkommend.
>
> **Entwicklung.** Trophozoiten an der Darmwand adhärierend, Zysten mit dem Stuhl ausgeschieden.
>
> **Epidemiologie.** Orale Aufnahme der Zysten durch kontaminiertes Trinkwasser oder Nahrung.
>
> **Pathogenese.** Anheftung der Erreger an Enterozyten mit Barrierestörung, Kryptenhyperplasie und Zottenatrophie.
>
> **Klinik.** Akute oder chronische wässrige Durchfälle, häufig symptomlos.
>
> **Labordiagose.** Zystennachweis nach Stuhlanreicherung mittels Immunfluoreszenz, Trophozoitennachweis im Duodenalsekret.
>
> **Therapie.** Metronidazol, Tinidazol.

1.5 Amöben

O. Liesenfeld

> **Steckbrief**
>
>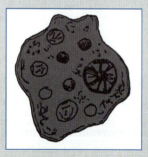
>
> Amöben sind Protozoen, die im beweglichen Stadium (Trophozoiten) formlos sind und sich mit so genannten Scheinfüßchen fortbewegen. Die rundlichen Zysten stellen Dauerstadien dar.

Verschiedene Amöbenarten können weltweit im Darm des Menschen angetroffen werden. Als apathogene Arten sind häufig Entamöba coli, Entamöba dispar, E. hartmannii und Endolimax nana nachweisbar. Von diesen abzugrenzen ist die pathogene Art Entamöba histolytica, die akute und chronische Erkrankungen des Dickdarms sowie extraintestinale Abszesse, meist in der Leber, verursacht. Morphologisch sind Entamöba histolytica und Entamöba dispar nicht zu unterscheiden. Brumpt hatte 1925 aufgrund epidemiologischer Beobachtungen und Tierversuche das Vorhandensein einer virulenten sowie einer avirulenten Spezies identischer Morphologie beschrieben. Analysen der Isoenzymmuster und der DNS führten Ende der 80er Jahre zu der Erkenntnis, dass E. histolytica nicht als 1 Art vorliegt, sondern 2 Spezies beinhaltet, die virulente E. histolytica und den apathogenen Kommensalen E. dispar. Freilebende Amöben (Naegleria, Acanthamoeba und Balamuthia) kommen in Süßwasser und Boden vor und verursachen Meningitiden bzw. Enzephalitiden. Infektionen mit Acantamöba können zudem asymptomatisch oder als Keratitis verlaufen.

1.5.1 Beschreibung

Morphologie und Aufbau

Trophozoiten von E. histolytica besitzen aufgrund ihrer fließenden Bewegung keine feste Gestalt. Sie können zwischen 10 und 50 µm Durchmesser haben. An der Oberfläche werden in Bewegungsrichtung bruchsackartige Scheinfüßchen (Pseudopodien) ausgebildet, die der Fortbildung und Nahrungsaufnahme dienen. Im Zytoplasma befindet sich ein ringförmiger Kern, der ein zentrales Kernkörperchen beinhaltet und dem Chromatingranula anliegen. Trophozoiten können Gewebe auflösen und Erythrozyten beinhalten. Diese Formen wurden früher als »Magnaformen«, kleinere Formen im Darmlumen als »Minuataformen« bezeichnet. Zysten sind kugelförmig und unbeweglich, besitzen eine widerstandsfähige Hülle und haben einen Durchmesser von 10–15 µm.

Entwicklung

Mit dem Stuhl ausgeschiedene Zysten sind anfangs einkernig, später zweikernig und im infektiösen Stadium vierkernig. Nach oraler Aufnahme von reifen Zysten wird die Zystenwand eröffnet, aus der 4 und durch Teilung 8 einkernige Trophozoiten hervorgehen. Diese sind zur Invasion der Darmmukosa befähigt. Im Darmlumen lebende Trophozoiten vermehren sich und differenzieren zu Zysten, die mit dem Stuhl ausgeschieden werden.

Resistenz gegen äußere Einflüsse

In feuchter, kühler Umgebung sind die Zysten mehrere Monate infektiös. Eintrocknung oder Temperaturen über 55°C töten die Erreger ab.

Vorkommen

Entamoeba histolytica kommt weltweit, v.a. in tropischen Regionen, beim Menschen vor. Tierische Reservoire sind seltener.

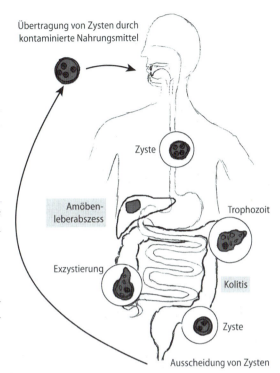

Abb. 1.4. Zyklus von E. histolytica

1.5.2 Rolle als Krankheitserreger

Epidemiologie

Die Seroprävalenz der Amöbiasis liegt je nach geographischer Region zwischen 6 (Mexiko) und 80% (Indien). Die WHO schätzt die Zahl der Neuerkrankungen pro Jahr auf bis zu 50 Mio mit ca. 100 000 Todesfällen. In den USA und Europa sind vorwiegend importierte Infektionen von Bedeutung. Ältere Zahlen zur Prävalenz der Infektion bzw. des Trägertums sind aufgrund der morphologischen Identität von E. histolytica und E. dispar nicht aussagekräftig.

Übertragung

Symptomlose Amöbenträger sind als Überträger wichtiger als Erkrankte. Durch mangelhafte hygienische Bedingungen gelangen Amöben ins Trinkwasser und/oder in Nahrungsmittel. Eine direkte Kontamination durch fäkal-orale Übertragung ist ebenfalls beschrieben. Auch können Fliegen und andere Insekten die Erreger auf Nahrungsmittel übertragen.

Pathogenese

Nach oraler Aufnahme der Zysten kommt es zur Exzystierung im Darmlumen und zur Adhärenz an Enterozyten im Dickdarm. Diese ist vermittelt durch ein Galaktose- und N-Acetyl-D-Galaktosamin-spezifisches Lektin. Der Trophozoit invadiert Zellen der Mukosa und produziert charakteristische Virulenzfaktoren, die initial zu einer oberflächlichen, erosiven Läsion führen. Neben Amöbapore, einem porenbildenden Protein, sind Zysteinproteinasen, die extrazelluläre Matrix auflösen, von Bedeutung. Mittels Caspasen wird die Apoptose, mittels anderer Virulenzfaktoren die Nekrose von Zielzellen, auch Zellen des Immunsystems, induziert. Auch neutrophile Granulozyten sind v.a. in der Frühphase der invasiven Amöbiasis nachweisbar und tragen zur Entzündungsreaktion und Gewebsnekrose bei. In der späteren Phase kommt es zu tiefen Ulzerationen.

Vom Darm ausgehend kann alternativ auch eine Besiedlung der Leber erfolgen, seltener erfolgt eine Aussaat in Gehirn, Milz, oder andere Organe über den Blutweg. In diesen Organen imponiert die Amöbiasis als Abszess, der beträchtliche Ausmaße annehmen kann.

Klinik

Es werden drei charakteristische Verlaufsformen unterschieden. Neben dem **asymptomatischen Ausscheidertum** gibt es die invasive intestinale und die invasive extraintestinale Form. Das asymptomatische Ausscheidertum, bei dem Parasiten im Darmlumen an der Mukosa adhärieren, sich vermehren, aber nicht invasiv werden, ist v. a. bei Infektionen mit E. dispar, seltener bei E. histolytica zu beobachten.

Die **invasive intestinale** Form verläuft nach einer variablen Inkubationszeit von Wochen bis Monaten als Enteritis (Amöbenruhr). Neben krampfartigen Bauchschmerzen stellen sich Gewichtsverlust, i. d. R. kein Fieber ein. In seltenen Fällen kann die intestinale Amöbiasis als nekrotisierende Enterokolitis mit einer Mortalität von 40% verlaufen. Als Komplikationen sind ein toxisches Megakolon, Amöbome (entzündungsvermittelte tumorartige Verdickungen der Darmwand mit Narbenbildung), Perforationen sowie perianale Ulzerationen und Fisteln beschrieben. Die Mukosa des Dickdarms ist durch ödematöse bis nekrotische Areale gekennzeichnet, der Stuhl ist initial breiig, später blutig tingiert.

Die **extraintestinale invasive** Form tritt häufig als Amöbenleberabszess auf. Fieber, Husten, Schmerzen im Oberbauch, Hepatomegalie und allgemeine Schwäche entwickeln sich. Die extraintestinale Form ist nur selten mit gleichzeitigen intestinalen Symptomen wie Übelkeit und Durchfall assoziiert. Männer sind 10× häufiger als Frauen betroffen. Durch hämatogene Streuung können Abszesse auch in anderen Organen wie Milz, Lunge, Gehirn und Haut auftreten. Komplikationen sind Rupturen mit Ausdehnung in Peritoneum, Pleura oder Perikard.

Immunität

Der Mukus im Kolon inhibiert die Adhärenz der Parasiten an Enterozyten und hemmt die parasitäre Beweglichkeit. Nur die invasive (intestinale und extraintestinale) Verlaufsform führt zu einer systemischen Antikörperantwort. Mukosales IgA (v. a. gegen das Galaktosespezifische Lektin) vermindert die Häufigkeit einer Reinfektion im ersten Jahr nach Infektion. Bei Patienten mit Amöbenleberabszess sind auch zelluläre Immunmechanismen beschrieben worden, deren protektive oder pathogenetische Rolle jedoch nicht im Detail geklärt sind. Neutrophile Granulozyten und aktivierte Makrophagen können Amöben in vitro abtöten und so die Größe des Amöbenabszesses limitieren.

Labordiagnose

Der Nachweis von E. histolytica erfolgt aus dem Stuhl. Frischer warmer Stuhl wird mit physiologischer Kochsalzlösung verdünnt und im Direktpräparat mikroskopiert. Die charakteristische, durch Pseudopodien verursachte Beweglichkeit der vegetativen Stadien und in den Trophozoiten gelagerte Erythrozyten erlauben die Diagnose. Auch Abszess- und Biopsiematerial kann zur Untersuchung herangezogen werden. Mehrfache Untersuchungen steigern die Sensitivität der Mikroskopie auf über 60%. Zysten von E. histolytica sind auch im SAF-fixierten Stuhl nachweisbar, jedoch nicht von der apathogenen Spezies E. dispar zu unterscheiden. Auch können E. histolytica-spezifische Antigene im Stuhlüberstand per ELISA nachgewiesen werden (Sensitivität ca. 90%).

Bei invasiver Amöbiasis, v. a. bei extraintestinalem Verlauf, besitzt der Antikörpernachweis eine Sensitivität von über 80%. Dieser sollte neben bildgebenden Verfahren angewendet werden, ist allerdings zu Beginn der klinischen Symptome nicht immer positiv.

Therapie

Zur Behandlung der invasiven intestinalen und extraintestinalen Form der Amöbiasis werden Imidazolpräparate (v. a. Metronidazol) angewendet. Präparate mit längerer Halbwertszeit (Tinidazol) werden besser vertragen und erlauben eine kürzere Therapiedauer. Da die Parasiten im Darmlumen in bis zu 60% der Fälle persistieren, sollte eine Therapie mit Paramomycin oder Diloxanidfuroat angeschlossen werden. Diese Therapeutika werden auch zur Behandlung der asymptomatischen Träger von E. histolytica angewendet. Beim Amöbenleberabszess kann auch eine zusätzliche chirurgische Therapie (perkutane Aspiration) indiziert sein.

Prävention

Die Vermeidung der fäkalen Kontamination von Lebensmitteln und Trinkwasser stellt die wichtigste Präventivmaßnahme dar. Eine Chemoprophylaxe oder Impfstoffe liegen nicht vor.

1.6 Plasmodien

R. Ignatius

> **Steckbrief**
>
> Plasmodien sind Protozoen, die in Erythrozyten und in Leberparenchymzellen vorkommen und durch weibliche Mücken der Gattung Anopheles übertragen werden. Sie gehören zur Klasse der Apicomplexa, stehen also Toxoplasma nahe. Die vier humanpathogenen Arten (Plasmodium (P.) falciparum, P. vivax, P. ovale, P. malariae) sind Erreger der Malaria.
>
> Der Name »Malaria« leitet sich aus dem Italienischen ab und steht im Zusammenhang mit der Vorstellung von krankmachender »schlechter Luft« in Sumpfgebieten = mal aria.

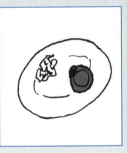

Plasmodium falciparum entdeckt 1880 von Alphonse Laveran, Übertragung entdeckt 1895 von Ronald Ross.

1.6.1 Beschreibung

Morphologie und Aufbau

Plasmodien sind je nach Art und Entwicklungsstadium rundliche bis längliche Protozoen, die im strömenden Blut so groß werden können, dass sie einen befallenen Erythrozyten ausfüllen und z. T. noch vergrößern. Es gibt ein- bis vielkernige Stadien.

Entwicklung

Die vier humanpathogenen Plasmodienarten verursachen:

- P. falciparum – Malaria (M.) tropica
- P. vivax – M. tertiana
- P. ovale – M. tertiana
- P. malariae – M. quartana

Schizogonie. Gleichzeitig mit der Blutmahlzeit injiziert die Mücke mit dem Speichel Sporozoiten (Abb. 1.5). Diese dringen in Leberparenchymzellen ein und vermehren sich durch ungeschlechtliche Vielteilung (Vorgang: Schizogonie; dadurch entstandenes Stadium: Schizont). Die durch Teilung der Schizonten entstandenen Parasitenformen heißen **Merozoiten** (präerythrozytäre Schizogonie, Gewebeschizogonie). Nach mehreren Tagen gelangen diese aus der Leber in die Blutbahn (Ende der Präpatenzzeit), dringen in Erythrozyten ein und vermehren sich ebenfalls durch Vielteilung (erythrozytäre Schizogonie, Blutschizogonie). Durch Zerfall der Erythrozyten werden wieder Merozoiten frei, die ihrerseits andere Erythrozyten befallen. Bei P. vivax und P. ovale können Schizonten auch ohne Bildung von Merozoiten in der Leber persistieren. Diese werden als **Hypnozoiten** bezeichnet. Sie sind Ursache für Rezidive oder Spätmanifestationen einer M. tertiana.

Gamogonie. Je nach Spezies differenzieren sich nach 5–23 Tagen in den Erythrozyten einige Merozoiten in weibliche (Makrogametozyten) und männliche (Mikrogametozyten) Geschlechtsstadien.

Sporogonie. Die Gametozyten werden bei erneutem Stich von der Mücke aufgenommen und vereinigen sich im Magen der Mücke zur Zygote (Ookinet), die die Magenwand durchdringt. In der sich dann außerhalb des Magens bildenden Oozyste entstehen Sporozoiten, die in die Speicheldrüsen der Mücke wandern. In Abhängigkeit von der Temperatur dauert die Entwicklung in der Mücke 1–2 Wochen.

Resistenz gegen äußere Einflüsse

Plasmodien kommen unter natürlichen Bedingungen nur in Wirt oder Vektor vor. Unterhalb von 13 °C und oberhalb von 33 °C findet in der Mücke keine Sporogonie statt; die Temperaturtoleranz innerhalb dieser Grenzen ist von Art zu Art unterschiedlich.

Vorkommen

Während die übertragende Anophelesmücke weltweit vorkommt, beschränkt sich das Verbreitungsgebiet der Plasmodien heutzutage auf die Tropen und Subtropen. Infektionen treten in Süd- und Mittelamerika, Afrika, dem Nahen und Fernen Osten auf. Am weitesten verbreitet sind P. falciparum und P. vivax, während P. ovale vorwiegend in Westafrika vorhanden ist und P. malariae sporadisch in den Malariagebieten vorkommt.

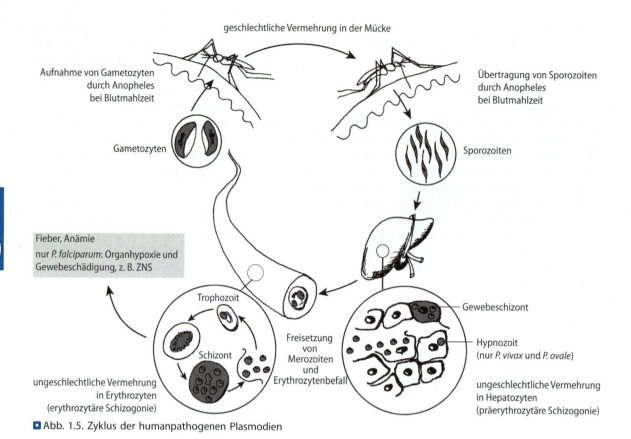

Abb. 1.5. Zyklus der humanpathogenen Plasmodien

1.6.2 Rolle als Krankheitserreger

Epidemiologie

In Europa konnte die Malaria nach dem Zweiten Weltkrieg ausgerottet werden. Die in Deutschland diagnostizierten Fälle sind aus Malariaendemiegebieten mitgebracht worden. Der Grad der Verbreitung in den Endemiegebieten hängt von vielen Faktoren ab, wie u. a. Art und Verbreitung des Vektors, Immunitätslage der Menschen und deren Exposition sowie den Bekämpfungsmaßnahmen.

Plasmodien sind die Ursache von jährlich über 200 Mio Neuinfektionen mit 1–2 Mio Todesfällen, die in der überwiegenden Mehrzahl auf Infektionen mit P. falciparum zurückzuführen sind.

Derzeit scheint ein weiteres Zurückdrängen dieser Erkrankung nicht möglich, da die Resistenz der Anophelesmücke gegen Insektizide und der Plasmodien gegen Chemotherapeutika stark zunimmt. Ziel der Bekämpfung ist daher die Senkung der Zahl der Schwererkrankten und der Todesfälle.

Übertragung

Plasmodien werden hauptsächlich vektoriell durch den Stich der weiblichen Anophelesmücke übertragen.

Übertragungen sind auch durch Transfusionen, Injektionen bei Drogenabhängigen, Transplantationen und selten pränatal möglich.

Pathogenese

Kennzeichen der Malaria, unabhängig von der Art des Parasiten, sind Fieber und Anämie. Das Fieber wird auf die Ruptur reifer Schizonten, eine damit verbundene Freisetzung von Glykosylphosphatidylinositol und die darauf folgende Sekretion von TNF-α zurückgeführt. Findet der Erythrozytenzerfall synchronisiert statt (bei der M. tertiana und M. quartana oft nach einigen parasitären Vermehrungszyklen), kommt es zum klassischen 48- bzw. 72-stündlichen Fieberschub. Diese Synchronisation erfolgt nicht bei der M. tropica. Die Anämie, die bei dieser sehr ausgeprägt sein kann, ist einerseits auf den Zerfall befallener Erythrozyten zurückzuführen, andererseits aber wahrscheinlich auch durch

Hypersplenismus, Autoantikörper und Myelosuppression bedingt. Die anfallenden Produkte des Erythrozytenzerfalls und des Parasitenstoffwechsels (Malariapigment) führen zur Belastung der Organe des mononukleär-phagozytären Systems (MPS), insbesondere der Milz (Splenomegalie). Der Hypersplenismus kann darüber hinaus auch zu Neutropenie und Thrombopenie führen.

Das intraerythrozytäre Wachstum von P. falciparum ist verbunden mit einer knopfartigen Expression (»knobs«) von parasitären Molekülen (z. B. Plasmodium falciparum Erythrozyten Membranprotein 1, PfEMP-1) an der Erythrozytenoberfläche, die die Bindung an Rezeptoren von Endothelzellen (ICAM-1 u. a.) und wohl auch an andere befallene und nicht befallene Erythrozyten (»Rosettenbildung«) bewirken. Dadurch kommt es zu Mikrozirkulationsstörungen und Hypoxie im Gewebe mit petechialen Blutungen und Nekrosen in den betroffenen Organen, v. a. im Gehirn (zerebrale Malaria), der Lunge und den Nieren, die innerhalb weniger Tage zum Tode führen können. Die bereits erwähnte Sekretion von TNF-α induziert auch eine vermehrte Expression der erforderlichen Endothelrezeptoren und trägt somit zu den Mikrozirkulationsstörungen bei. Ebenfalls an der Ausbildung der zerebralen Malaria beteiligt ist wohl eine metabolische Enzephalopathie aufgrund eines erhöhten Glukoseverbrauchs und Laktatanfalls. Schwere intravasale Autoimmunhämolyse mit Hämoglobinämie und -urie kennzeichnen das Schwarzwasserfieber. Eine unspezifische Suppression der humoralen und zellulären Immunität kann auftreten und die Schwere des Verlaufs anderer Infektionen, z. B. Masern, beeinflussen. Diese Immunalterationen sind möglicherweise auch für das gehäufte Auftreten des EBV-assoziierten Burkitt-Lymphoms in Malariaendemiegebieten verantwortlich. Bei der M. tertiana und M. quartana stehen Fieber, eine, verglichen mit der M. tropica, minder schwere Anämie und Splenomegalie im Vordergrund. Eine Besonderheit stellt die bei einigen Kindern mit M. quartana auftretende Glomerulonephritis mit nephrotischem Syndrom dar. Diese wird durch die Ablagerung von Immunkomplexen, bestehend aus Plasmodienantigen, Immunglobulinen und Komplementkomponenten, ausgelöst.

Klinik

In Abhängigkeit von der Plasmodienart beträgt die Inkubationszeit 8–30 Tage. Erste klinische Anzeichen können Mattigkeit, Appetitlosigkeit, Durchfälle, Erbrechen, Kopf- und Gliederschmerzen sein. Der klassische Malariaanfall, der nur bei M. tertiana und M. quartana auftritt und durch Schüttelfrost, Fieberanstieg und Fieberabfall mit Schweißausbrüchen gekennzeichnet ist, entsteht durch den rhythmischen Zerfall der befallenen Erythrozyten (M.-tertiana-Erreger P. vivax und P. ovale, Fieber alle 48 h, M.-quartana-Erreger P. malariae, Fieber alle 72 h).

Die M. tropica ist die gefährlichste Form. Neben der Splenomegalie bestehen oft eine ausgeprägte Anämie, Thrombozytopenie und ein Ikterus als Ausdruck der Leberbeteiligung. Außer der Milzruptur sind weitere schwere, oft tödlich verlaufende Komplikationen die Entwicklung einer zerebralen Malaria, Lungenödem, Schock und Multiorganversagen, Hypoglykämie (besonders bei Schwangeren) und Nierenversagen. M. tertiana und M. quartana sind durch Fieber, Anämie und Splenomegalie gekennzeichnet; seltene Komplikationen dieser Erkrankungen stellen Milzruptur und bei der M. quartana Glomerulonephritis dar. Bei der M. tertiana können Rezidive noch nach drei Jahren auftreten. Verantwortlich dafür sind in der Leber persistierende Entwicklungsstadien (Hypnozoiten), aus denen sich Merozoiten entwickeln, die in den Blutkreislauf gelangen. Durch persistierende Parasiten im Blut (in der Zahl oft unterhalb der mikroskopischen Nachweisgrenze = subpatent) kann es noch bis zu etwa zwei Jahre nach der Infektion mit P. falciparum und bis zu 50 Jahre nach Infektion mit P. malariae zu Rückfällen (Rekrudeszenz) kommen.

Immunität

Durch eine Plasmodieninfektion kann sich eine Semi-Immunität ausbilden. Dieses ist in Endemiegebieten nur durch ständige Reinfektion möglich. Fällt diese natürliche Boosterung weg, kann es zu einer erneuten Erkrankung kommen. Die nur kurzzeitige Immunität ist sowohl humoral als auch zellulär bedingt. Die Menge der im Blut nachweisbaren Antikörper gegen Plasmodienantigene lässt jedoch keinen Schluss über das mögliche Bestehen einer Immunität zu. Darüber hinaus verleihen Hämoglobinopathien eine gewisse natürliche Resistenz; so sind heterozygote Träger des Sichelzellgens gegen schwere Infektion mit P. falciparum geschützt. Dies beruht auf unwirtlichen Bedingungen in den Erythrozyten für den Parasiten (niedriger pH, geringere Sauerstoffbeladung) und einem schnelleren Abbau befallener Erythrozyten in der Milz und anderen Organen des MPS. Einen Schutz stellt auch das Fehlen des für die Invasion der Merozoiten erforderlichen Rezeptors auf der Erythrozytenoberfläche dar (z. B. Duffy-

Antigen für P. vivax). Es wird seit langem versucht, eine Vakzine gegen Sporozoiten, Merozoiten oder, um die Infektkette zu unterbrechen, gegen Gametozyten zu entwickeln. Diese Versuche sind bis heute jedoch nicht erfolgreich verlaufen.

Labordiagnose

Bei Patienten mit Fieber unklarer Genese, die sich in Malariagebieten aufgehalten haben, muss – unabhängig davon, ob diese eine Malariaprophylaxe durchgeführt haben – eine Malaria ausgeschlossen werden! Dieses geschieht, indem man möglichst während einer Fieberphase mehrere Blutausstriche und Dicke Tropfen anfertigt. Die Ausstriche werden mit Methanol fixiert, nach Giemsa gefärbt und gründlich (mindestens 20 min) mit Ölimmersion durchgemustert. Dieses sollte auch geschehen, wenn man schon einige Plasmodien gefunden und bestimmt hat, da auch Mischinfektionen mit verschiedenen Plasmodienarten vorkommen. Die Dicken Tropfen, nichtausgestrichene Tropfen Blut auf einem Objektträger, werden nur gut getrocknet, jedoch vor der Giemsafärbung nicht fixiert. Es kommt dann bei der Färbung zur Hämolyse und Entfärbung der Erythrozyten, sodass mehrere übereinanderliegende Erythrozytenschichten beurteilt werden können. Insbesondere bei niedriger Parasitämie, z.B. bei anbehandelten oder semiimmunen Patienten oder nach Chemoprophylaxe, gewährleistet die Diagnostik aus dem Dicken Tropfen die Möglichkeit der Untersuchung größerer Mengen Blut in kürzerer Zeit, setzt allerdings bei der Beurteilung und Differenzierung der Arten mehr Erfahrung als bei der Beurteilung von Ausstrichen voraus. Bei negativem Ergebnis und weiterbestehendem Verdacht auf Malaria sollten kurzfristig weitere Blutproben entnommen und untersucht werden. Die Differenzierung der vier Spezies erfolgt durch Beurteilung der Größe und Form der befallenen Erythrozyten und der intraerythrozytären Erreger und einer möglicherweise vorhandenen Tüpfelung oder Fleckung. Neben der Speziesdifferenzierung sollte auch die Parasitenzahl pro mm^3 durch Korrelation der Parasiten- und Leukozytenzahl in den Gesichtsfeldern mit der Gesamtleukozytenzahl bestimmt werden, da sie eine Aussage über die Schwere der Erkrankung zulässt. Serologische Untersuchungen sind wegen des verzögerten Ansteigens der Antikörper im Serum zur Diagnose einer akuten Erkrankung nicht geeignet. Sie kommen v.a. bei Fällen, bei denen trotz starkem Verdacht auf das Vorliegen einer Malaria wiederholt keine Parasiten im Blut nachgewiesen werden können, bei der Untersuchung von Blutspendern und bei arbeitsmedizinischen Untersuchungen von Tropenrückkehrern zur Anwendung. Daneben sind sie unerlässlich zur Diagnostik des malariaassoziierten Tropischen Splenomegaliesyndroms und hilfreich bei der Durchführung epidemiologischer Studien. Es wird v.a. der indirekte Immunfluoreszenztest unter Verwendung von P. falciparum als Antigen eingesetzt.

Therapie

Während eine schwere M. tropica in der Regel mit einer Kombination von Chinin und Doxycyclin (oder Chinin mit Clindamycin) behandelt wird, erfolgt die Therapie leichterer Erkrankungen mit Mefloquin, Artemether/Lumefantrin, Atovaquon/Proguanil oder, wenn keine Chloroquinresistenz vorliegt, auch mit Chloroquin. Bei M. quartana und M. tertiana gibt man i.d.R. Chloroquin, wobei sich bei letzterer obligat eine Behandlung mit Primaquin zur Rezidivprophylaxe durch Eradikation eventueller Hypnozoiten in der Leber anschließt. Ein Glukose-6-Phosphat-Dehydrogenase-Mangel muss vor der Gabe von Primaquin ausgeschlossen werden. Die Kombination Atovaquon/Proguanil besitzt als einziges Schizontenmittel auch Wirksamkeit gegen Plasmodien in der Leber. Zunehmende Bedeutung hat die Resistenz besonders von P. falciparum gegen ein oder mehrere Therapeutika erlangt. Die Resistenzgrade richten sich nach dem Verbleiben und der Anzahl der Plasmodien im Blut:

- R I – die Erregerzahl sinkt unter die mikroskopische Nachweisgrenze und steigt wieder an,
- R II – signifikante Senkung der jedoch kontinuierlich nachweisbaren Parasitämie,
- R III – unbeeinflusste Parasitämie.

Aktuelle Therapie- und Prophylaxeempfehlungen können bei Fachgesellschaften erfragt werden und sind auch im Internet erhältlich (z.B. www.dtg.mwn.de).

Prävention

Die Bekämpfung der Überträger ist wegen der zunehmenden Resistenz der Mücken gegen Insektizide deutlich erschwert worden. Reisende sollten eine Mückenstichprophylaxe durchführen v.a. mittels Moskitonetzen in den Schlafräumen, aber auch durch das Tragen entsprechender Kleidung, die Anwendung von Repellentien und durch das Vermeiden des Aufenthaltes im Freien während der Dämmerung. Zusätzlich kann eine Chemoprophylaxe notwendig sein, deren Ausmaß vom Reisegebiet abhängt. Anhand des Vorkommens von resistenten P.-falciparum-Stämmen unterscheidet die WHO in den Malariagebieten drei verschiedene Zonen (keine, vereinzelte oder verbreitete Chloroquinresistenz), für die jährlich Empfehlungen für die Durchführung einer Chemoprophylaxe herausgegeben werden (▶ s. Therapie). Für den Fall des Auftretens von Fieber im Reisegebiet und der Unmöglichkeit des Aufsuchens eines Arztes kann dem Reisenden zur Notfallbehandlung ein geeignetes Medikament (stand-by-treatment) mitgegeben werden.

Meldepflicht. Der direkte oder indirekte Nachweis von Plasmodien ist nicht-namentlich meldepflichtig (§ 7 IfSG).

In Kürze

Plasmodien

Parasitologie. Sporozoen der Gattung Plasmodium, in Erythrozyten und Leberzellen vorkommend.

Entwicklung. Präerythrozytäre Entwicklung und Teilung in Leberzellen, dann erythrozytäre Entwicklung und Vermehrung im Blut.

Epidemiologie. Übertragung durch Anopheles-Mücken, kein tierisches Reservoir.

Pathogenese. Zerfall der Erythrozyten und Freisetzung endogener Pyrogene. Anämie. Belastung des MPS durch Erythrozytenzerfall und Parasitenstoffwechselprodukte.
   M. tropica: Mikrozirkulationsstörungen, Gewebsanoxie, petechiale Blutungen, Nekrosen. Immunsuppression.
   M. quartana: U.U. Glomerulonephritis.

Klinik. Fieber, Anämie, Splenomegalie. U.U. Milzruptur.
   M. tropica: Kein klassischer Fieberanfall, Ikterus, Schock, zerebrale Malaria, Multiorganversagen.
   M. tertiana: U.U. Rezidive durch Hypnozoiten.

Immunität. Erworbene Semiimmunität.

Labordiagnose. Blutausstriche und Dicke Tropfen, Giemsa-Färbung.

Therapie. M. tropica: Je nach Resistenz des Erregers: Chinin plus Doxycyclin, Mefloquin, Artemether/Lumefantin, Atovaquon/Proguanil, Chloroquin.
   M. tertiana: Chloroquin, anschließend Primaquin.
   M. quartana: Chloroquin.

Prävention. Mückenabwehr und Medikamente (je nach Resistenz des Erregers).

1.7 Toxoplasma

O. Liesenfeld, K. Janitschke

Steckbrief

Toxoplasma (T.) gondii ist ein Protozoon, das als Trophozoit oder Zyste in Geweben vom Menschen und warmblütigen Tieren sowie als Oozyste bei katzenartigen Tieren vorkommt. Es kann vom Tier auf den Menschen übertragen werden (Anthropozoonose). Die Infektion verläuft meistens symptomlos (Toxoplasma-Infektion), seltener mit Krankheitserscheinungen (Toxoplasmose).

Innerhalb der Protozoa gehört dieser Parasit zur Klasse der Apicomplexa.

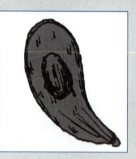

Toxoplasma gondii gebogene Trophozoiten (toxon = gr. Bogen), entdeckt 1908 von Charles J.H. Nicolle und Louis H. Manceaux im Nagetier Gondi.

1.7.1 Beschreibung

Morphologie und Aufbau

Toxoplasmen treten in drei Entwicklungsstadien auf.
- Die Tachyzoiten (Trophozoiten) sind sichelförmig gebogene Einzelparasiten in der Länge des Durchmessers eines Erythrozyten.
- Zysten sind runde Dauerstadien, die innerhalb der Membran viele Tausende von Einzelparasiten (Bradyzoiten oder Zystozoiten) enthalten.
- Oozysten sind eiförmige Dauerstadien im Kot von Katzen, die einige Tage nach der Ausscheidung sporulieren und dann zwei Sporozysten mit je vier Sporozoiten enthalten.

Entwicklung

Der Mensch und Säugetiere infizieren sich durch die **orale Aufnahme** entweder von Zysten (im rohen Fleisch) oder Oozysten (aus Katzenkot). Die Parasiten durchdringen die Darmwand und können sich über den Blut- und Lymphweg in allen Organen und Geweben, vorwiegend im MPS ansiedeln. Dort vermehren sie sich intrazellulär durch ungeschlechtliche Zweiteilung. Dadurch entstehen zunächst Tachyzoiten. Durch die Abwehrreaktionen des Wirtes kommt es zur Ausbildung von bis zu 200 μm großen **Zysten**, die vorwiegend im Gehirn und in der Retina sowie in der Skelett- und Herzmuskulatur zu finden sind und lebenslang im Gewebe überdauern. Eine Infektion direkt auf dem Blutwege ist intrauterin möglich (konnatale Infektion).

Bei Katzen – der Hauskatze und deren nahen Verwandten (Feliden) – kann es im Darm zusätzlich zu einer geschlechtlichen Vermehrung zur Ausbildung von Oozysten kommen, die mit dem Kot ausgeschieden werden. Katzen fungieren daher als Endwirte für den Parasiten, während andere Säugetiere und der Mensch Zwischenwirte darstellen, in denen keine geschlechtliche Entwicklung des Parasiten stattfindet (Abb. 1.6).

Resistenz gegen äußere Einflüsse

Die Trophozoiten sterben bei Austrocknung sehr schnell ab, während die Zysten im gekühlten Fleisch mehrere Wochen lebensfähig sind, aber bei Tiefgefrierung absterben. Die Oozysten leben im feuchten Erdboden mehrere Jahre und überstehen dabei Frostperioden.

Vorkommen

Die Infektion ist beim Menschen und bei warmblütigen Tieren weltweit verbreitet. In Abhängigkeit der geographischen Region liegt die Seroprävalenz bei bis zu 80%.

1.7.2 Rolle als Krankheitserreger

Epidemiologie

Die Durchseuchung beim Menschen nimmt mit jedem Lebensjahrzehnt um ca. 10% zu und erreicht in der Altersgruppe der 60–65-jährigen in Deutschland bis zu 70%.

Konnatale Infektionen beobachtet man bei etwa 3 auf 1000 Lebendgeburten. Aufgrund der hohen Zahl asymptomatischer Neugeborener ist die Zahl gemeldeter konnataler Infektionen nicht aussagekräftig.

Übertragung

Die Übertragung auf den Menschen geschieht v. a. durch den Verzehr rohen oder ungenügend erhitzten Fleisches (Hackfleisch). Aus Katzenkot (Katzenstreu, Spielsand, Gartenarbeit, Landwirtschaft) kann es zur oralen Aufnahme von Toxoplasma-Oozysten kommen.

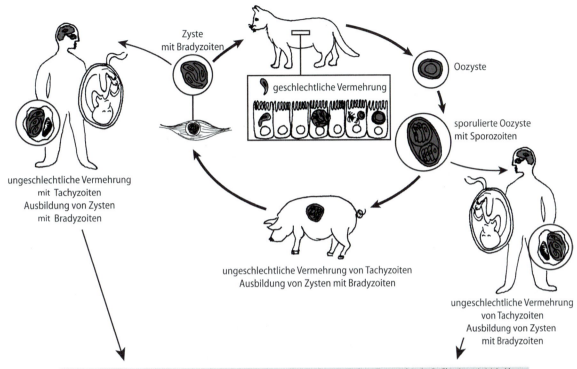

Abb. 1.6. Zyklus von T. gondii

Warmblütige Tiere können sich durch das Fressen toxoplasmazystenhaltigen Fleisches (z. B. Futterfleisch, Nagetiere), durch die Aufnahme von Toxoplasma-Oozysten aus Katzenkot oder auf pränatalem Wege infizieren. Die Infektionsraten sind teilweise beträchtlich.

Pathogenese

Die Parasiten vermehren sich intrazellulär durch Zweiteilung. Dadurch kommt es zum Platzen der Wirtszellen und zur Besiedelung weiterer benachbarter Zellen. Es entstehen Nekroseherde. Bilden sie sich in der Plazenta, kann es zu einer konnatalen Infektion und in deren Folge zu Abort, seltener zur Totgeburt oder schweren Schäden beim Neugeborenen kommen. Nach Auflösung von Zysten kann sich beim Immungesunden eine rezidivierende Retinochorioiditis ausbilden. Auch eine zelluläre Immunschwäche (z. B. AIDS, Transplantationen) führt zur Zerstörung der Zysten und in dessen Folge zu einer Reaktivierung der latenten Toxoplasma-Infektion, die sich meist als Enzephalitis manifestiert.

Klinik

Die Infektion verläuft meistens symptomlos (Toxoplasma-Infektion), seltener mit Krankheitserscheinungen (Toxoplasmose).

Klinisch sind die zwei folgenden Formen zu unterscheiden.

Postnatal erworbene Toxoplasmose. 95% aller postnatalen Infektionen verlaufen symptomlos. In seltenen Fällen kommt es nach einer Inkubationszeit von ca. 1–3 Wochen zu leichtem Fieber, Mattigkeit, Muskel- und Gelenkschmerzen sowie zervikalen Lymphknotenschwellungen.

Pränatal erworbene Toxoplasmose (konnatale Toxoplasmose). Infiziert sich eine Frau während der Schwangerschaft **erstmalig** mit Toxoplasmen, so geht in etwa der Hälfte der Fälle (1. Trimester 15%, 2. Trimester 30%, 3. Trimester 60%) der Parasit auf den Föten über. In Abhängigkeit vom Zeitpunkt und der Intensität der Infektion kann es zum Abort, seltener zur Totgeburt oder zu Symptomen wie Hydrozephalus, intrazerebralen Verkalkungen und Retinochorioiditis kommen. Infektionen am Beginn einer Schwangerschaft führen zu schweren Schäden; finden die Infektionen später statt, so ist das Ausmaß der Veränderungen geringer. Wird ein konnatal infiziertes Kind zunächst klinisch gesund geboren (ca. 85% aller Fälle), so können nach Monaten oder Jahren Spätschäden (Entwicklungsstörungen, geistige Retardierung, Augenveränderungen bis hin zur Erblindung) auftreten.

Immunität

Bei einer Toxoplasma-Infektion werden humorale und zelluläre Immunmechanismen ausgelöst. Zirkulierendes Toxoplasma-Antigen und spezifische Antikörper sind im Serum nachweisbar. Antikörper verleihen nur einen sehr geringen Immunschutz. Dieser ist v.a. zellulärer Natur. Für die Bedeutung der zellulären Abwehr sprechen auch Erfahrungen mit immunsuppressiver Therapie bei Mensch und Tier. Zahlreiche zytostatische Mittel können die Ausbildung einer Immunität unterdrücken oder verhindern. Wesentliche Bedeutung haben T-Zellen und Th-1-Typ-Zytokine, insb. Interferon-γ. Behandelt man latent infizierte Mäuse mit Antikörpern gegen Interferon-γ, so kann die Infektion durch Aufbrechen der Zysten aktiviert werden. Die v.a. zellulär bedingte Abwehr ist der Grund für die Reaktivierung latenter Toxoplasma-Infektionen bei AIDS-Patienten. Bei über 30% von ihnen tritt bei fehlender Prophylaxe durch Antiparasitika eine fokale nekrotisierende Enzephalitis, z.T. mit Dissemination in andere Organe auf. Unbehandelt ist der Verlauf zumeist schwer und tödlich. Durch die Unterdrückung der Immunabwehr bei Transplantationspatienten kann es auch bei diesen zu Reaktivierungen oder klinisch verlaufenden Erstinfektionen kommen, häufig durch das infizierte Spenderorgan. Die Infektion zeigt dann oft das Bild einer Septikämie.

Labordiagnose

Der Nachweis des Erregers ist direkt und indirekt möglich. Zur direkten Untersuchung können Gewebeproben aus verschiedenen Organen (z.B. Lymphknoten, Plazenta), u.a. auch Fruchtwasser verwendet werden. Das Material kann histologisch mit den üblichen klassischen Methoden (z.B. HE-Färbung) oder mit Antikörpern gefärbt werden. Die Polymerase-Kettenreaktion (PCR) kommt v.a. beim ungeborenen Kind (Fruchtwasser) und bei immunsupprimierten Patienten (AIDS, Transplantationen) zur Anwendung.

Tabelle 1.1. Toxoplasmosediagnostik bei Verdacht auf konnatale Infektion

Zeitpunkt	Diagnostisches Vorgehen	
Foetus	Fruchtwasser	PCR andere Direktnachweise
	Ultraschall	ab der 22. Schwangerschaftswoche
U1	Serum	IgG, IgM, IgA (Mutter und Kind)
	Liquor	Direktnachweis
	Schädelsonographie, Spiegelung des Augenhintergrundes	
–U6	Serum	IgG, IgM, IgA

Die größere Bedeutung für die Diagnostik einer Toxoplasma-Infektion besitzen Tests auf spezifische Antikörper. Bei einem hohen Prozentsatz der Bewohner Mitteleuropas sind mit zunehmendem Alter Antikörper nachweisbar. Toxoplasma-IgM-Antikörper-Nachweise und die Avidität von Toxoplasma-spezifischen IgG-Antikörpern werden zur Differenzierung zwischen einer latenten und aktiven Infektion eingesetzt. Werden diese Antikörper festgestellt, so bedeutet das nicht zwingend, dass auch eine frische Infektion vorliegt. Bei Neugeborenen sind nachgewiesene IgM- und/oder IgA-Antikörper ein deutlicher Hinweis auf einen pränatalen Übergang des Erregers. Der Nachweis von IgG-Antikörpern identifiziert den immunsupprimierten Patienten als Risikopatienten für eine Reaktivierung. Das RKI hält Informationen zur Beurteilung von serologischen Befunden sowie eine Liste von Beratungslaboren bereit (www.rki.de). Tabelle 1.1 gibt den aktuellen Stand der Diagnostik wieder.

Therapie

Es wird i. Allg. nur die Toxoplasmose durch Gabe einer Kombination von Sulfonamiden mit Pyrimethamin oder Clindamycin behandelt. Bei einer Erstinfektion während der Schwangerschaft ist eine Behandlung auch ohne Krankheitserscheinungen notwendig. Bis zur 15.

Schwangerschaftswoche werden Spiramycin (verringert die Rate der Übertragung von der Mutter auf den Föten) und danach die Kombination Sulfadiazin plus Pyrimethamin (verhindert die Replikation der Parasiten bei Mutter und Foetus) gegeben. Zur Vorbeugung einer Störung der Hämatopoese ist zusätzlich zu dieser Kombination Folinsäure (nicht Folsäure!) zu verabreichen.

Prävention

Verhütungs-Empfehlungen (Expositionsprophylaxe, primäre Prophylaxe) gelten v. a. für **Schwangere**, die nicht mit Toxoplasmen infiziert sind. Es sollte auf den Genuß von rohem oder ungenügend erhitztem Fleisch verzichtet werden. Kotkästen von Katzen sind täglich zu reinigen, da eventuell vorhandene Oozysten zu diesem Zeitpunkt noch nicht infektiös sind. Bei und nach Gartenarbeit (Oozysten im Erdboden) sind hygienische Grundregeln zu beachten. Katzen sind von Spielsandkisten fernzuhalten. Durch serologische Untersuchungen kann das Risiko einer pränatalen Infektion frühzeitig erkannt und mittels Chemotherapie verhindert werden. Bei AIDS-Patienten ist sowohl die primäre als auch die sekundäre Prophylaxe (prophylaktische lebenslange Therapie nach Reaktivierungstoxoplasmose) zu beachten.

Meldepflicht. Der direkte oder indirekte Nachweis von Toxoplasma gondii ist nicht-namentlich meldepflichtig, jedoch nur bei konnatalen Infektionen (§ 7 IfSG).

In Kürze

Toxoplasma

Parasitologie. Intrazelluläres Protozoon der Art Toxoplasma gondii, überwiegend im Gewebe vorkommend.

Entwicklung. Tachyzoiten (Trophozoiten) in der akuten Phase, Zysten (mit Bradyzoiten gefüllt) im Gewebe in der latenten Phase. Oozysten nur im Kot von Katzen.

Pathogenese. Bildung von Nekroseherden, bei Erstinfektion der Schwangeren konnatale Übertragung. Reaktivierung bei Immunsuppression (v. a. AIDS).

Klinik. Meistens symptomlos, Lymphknotentoxoplasmose, konnatal: Abort, Totgeburt, Enzephalitis, Hydrozephalus, Retinochorioiditis; Enzephalitis bei AIDS-Patienten.

Immunität. Zellulär bedingt; Reaktivierung bei AIDS.

Labordiagnose. Serodiagnostik, direkter Erregernachweis im Lymphknoten, Liquor.

Therapie. Sulfadiazin plus Pyrimethamin.

Prävention. Insbesondere nicht-immune Schwangere: Kein rohes Fleisch essen, hygienischer Umgang mit Katzen, Antikörperteste zur Erkennung einer Erstinfektion.

1.8 Kryptosporidien

R. Ignatius

Steckbrief

Cryptosporidium (C.) parvum ist ein obligat intrazelluläres Protozoon, das bei immunkompetenten Patienten selbstlimitierte, bei abwehrgeschwächten, insbesondere AIDS-Patienten hingegen chronische, z. T. lebensbedrohliche Diarrhoen verursacht. Kryptosporidien wurden in Tieren 1907 von dem amerikanischen Parasitologen E. E. Tyzzer entdeckt, die ersten Fälle beim Menschen wurden 1976 unabhängig von einander von J. L. Meisel u. F. A. Nime u. Mitarbeitern beschrieben. Innerhalb der Klasse Apicomplexa und der Ordnung Coccidia stehen sie den Toxoplasmen nahe.

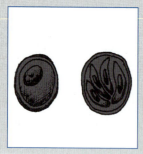

Kryptosporidien
Gametozyt, Oozyste.

1.8.1 Beschreibung

Morphologie und Aufbau

Die mit dem Stuhl ausgeschiedenen Oozysten sind rundlich und haben einen Durchmesser von 4–6 µm. Sie enthalten vier Sporozoiten, die im Gegensatz zu anderen verwandten Coccidien (Isospora, Cyclospora) freiliegen und nicht in Sporozysten enzystiert sind. Die relativ dicke, widerstandsfähige Wand der Oozyste führte zur Namensgebung (kryptein, gr. verbergen).

Entwicklung

Nach der oralen Aufnahme der Oozysten werden vier Sporozoiten freigesetzt, die sich im Dünndarm im Bereich der Mikrovilliregion zunächst an die Enterozyten anlagern. Es kommt zur Ausbildung einer parasitophoren Vakuole, bestehend aus je zwei Wirts- und zwei Parasitenmembranen. Die Parasiten liegen so intrazellulär, jedoch extrazytoplasmatisch. Es folgen Reifung und Teilung (asexuelle Vermehrung, Schizogonie), und Merozoiten werden ins Darmlumen freigesetzt. Diese befallen zunächst neue Enterozyten (Autoinfektion), im weiteren Verlauf entwickeln sich auch einige Merozoiten zu sexuellen Formen (Gametozyten). Diese verschmelzen zur Zygote und bilden in der parasitophoren Vakuole infektiöse, d. h. vier reife Sporozoiten enthaltende, Oozysten (Sporogonie), jedoch mit unterschiedlicher Wanddicke. Nach Freisetzung ins Darmlumen kann die Wand der dünnwandigen Oozysten rupturieren und so erneut zur Autoinfektion führen, die dickwandigen Oozysten werden mit dem Stuhl ausgeschieden.

Resistenz gegen äußere Einflüsse

Oozysten von C. parvum sind resistent gegenüber Umwelteinflüssen und bereits bei Ausscheidung infektiös.

Vorkommen

Kryptosporidien kommen weltweit vor und werden entweder als Anthropozoonose von Tieren (bes. Rindern u. Schafen) oder direkt von Mensch zu Mensch übertragen.

1.8.2 Rolle als Krankheitserreger

Epidemiologie

Während die Prävalenz der Kryptosporidiose bei immunkompetenten Patienten mit Diarrhoe in Industrieländern bei bis zu 2% liegt, kann der Anteil der Kryptosporidieninfektionen bei AIDS-Patienten mit Durchfall in Entwicklungsländern auf über 20% ansteigen. Massenausbrüche, bes. durch kontaminiertes Trinkwasser, wurden beschrieben.

Übertragung

Die Übertragung der Oozyten erfolgt meist fäkal-oral über die Nahrung oder das Trinkwasser. Ausreichend für eine Infektion ist schon eine Zahl von 10–100 Oozysten.

Pathogenese

Die Pathogenese der Kryptosporidiose ist bisher weitgehend ungeklärt. Während in infizierten Epithelzellen Gene des zellulären Überlebens (z. B. NF-κB) aktiviert werden, die die Vollendung der parasitären Entwicklung begünstigen, wird gleichzeitig Apoptose von nichtinfizierten, benachbarten Epithelzellen induziert. Histologisch nachweisbare Atrophie und Verlust der Mikrovilli, verbunden mit Kryptenhyperplasie und bakterieller Überbesiedlung, könnten zur Malabsorption und Maldigestion beitragen und zum Entstehen einer osmotischen Diarrhoe führen. Die »choleraähnlichen« Diarrhoen legen darüber hinaus die Freisetzung eines bislang jedoch noch nicht nachgewiesenen Exotoxins mit der Folge einer sekretorischen Diarrhoe nahe. In der Lamina propria sind eingewanderte inflammatorische Zellen (Lymphozyten, Makrophagen, Plasmazellen und neutrophile Granulozyten) histologisch nachweisbar.

Klinik

Nach Aufnahme infektiöser Oozysten kommt es im immunkompetenten Patienten nach einer durchschnittlichen Inkubationszeit von 7 bis 10 Tagen zu einem kurzzeitigen, selbstlimitierten, wässrigen Durchfall, evtl. begleitet von Fieber, Übelkeit und Erbrechen, oder die Infektion verläuft asymptomatisch. Bei Personen mit Immunschwäche (z. B. AIDS) kann es dagegen zu schweren, chronischen Durchfällen mit erheblichen, z. T. lebensbedrohlichen Flüssigkeitsverlusten kommen. Daneben wurden in immunsupprimierten Patienten auch extraintestinale Manifestationen, z. B. Cholezystitis, Hepatitis, Pankreatitis und Erkrankungen der Atemwege, letztere eventuell durch aspirierte Oozysten, beschrieben.

Immunität

Das Auftreten chronischer Verläufe von Kryptosporidiose in Patienten mit T-Zell-, aber auch humoralen Immundefekten weist auf die Beteiligung von T- und B-Lymphozyten bei der Abwehr von Kryptosporidien hin. Neben mukosal sezernierten Antikörpern, die mit der Anheftung von Sporo- und Merozoiten interferieren mögen, scheinen CD4-T-Lymphozyten und Interferon-γ bei der Überwindung der Infektion und der erworbenen Immunität, die vor einer Neuinfektion schützt, von Bedeutung zu sein.

Labordiagnose

Der lichtmikroskopische Nachweis der Oozysten von C. parvum gelingt gut bei Anwendung einer säurefesten Färbung mit Karbolfuchsin und einer Gegenfärbung mit Methylenblau. Die Erreger sind dann auf blauem Untergrund rot angefärbt. Des Weiteren kommen direkte und indirekte Immunfluoreszenz sowie der Nachweis von sezernierten Proteinen oder Oozystenoberflächenmolekülen mittels ELISA zur Anwendung.

Therapie

Während Behandlungsversuche mit verschiedenen antiparasitären Substanzen (z. B. Paromomycin) erfolglos waren, scheint das neue Medikament Nitazoxanid kausal wirksam zu sein. Eine Verbesserung der Immunabwehr, besonders durch antiretrovirale Therapie, beeinflusst den Verlauf der Erkrankung günstig.

Prävention

Patienten mit Immunschwäche sollten Tierkontakte, aber auch Kontakte zu infizierten Patienten meiden. Neben dem Einhalten allgemeiner Hygienevorschriften sollten HIV-Patienten mit einer sehr niedrigen CD4-Zellzahl u. U. abgekochtes bzw. industriell abgefülltes Wasser trinken, da die Oozysten extrem resistent gegenüber Umwelteinflüssen sind und die Infektionsdosis relativ niedrig ist.

Meldepflicht. Der direkte oder indirekte Nachweis von Cryptosporidium parvum ist namentlich meldepflichtig, soweit der Nachweis auf eine akute Infektion hinweist (§ 7 IfSG).

1.8.3 Weitere Kokzidien

Sarcocystis. Der Mensch kann sowohl als Zwischenwirt als auch als Endwirt fungieren.

Im ersten Fall werden reife Oozysten mit kontaminiertem Trinkwasser oder Nahrung aufgenommen, diese entwickeln sich im Darm weiter, und schließlich kommt es zur Absiedlung von asexuellen Stadien im Muskelgewebe. Dies verläuft in der Regel symptomlos.

Im zweiten Fall werden asexuelle Sarkozysten aus dem Muskelgewebe von kontaminiertem Rind- bzw. Schweinefleisch oral aufgenommen und, nach Weiterentwicklung im Darm, reife Oozysten mit dem Stuhl ausgeschieden. Hierbei können kurzzeitig leichte gastrointestinale Beschwerden auftreten.

Isospora belli. Der Mensch stellt den einzigen Wirt dieses fäkal-oral übertragenen Erregers dar. Nach oraler Aufnahme reifer Oozysten mit der Nahrung oder kontaminiertem Trinkwasser ähnelt das klinische Bild der Kryptosporidiose, selten kann die Erkrankung allerdings auch in immunkompetenten Patienten chronisch oder intermittierend verlaufen. Mittel der Wahl zur Behandlung ist Trimethoprim-Sulfamethoxazol.

Cyclospora cayetanensis. Die Infektion mit diesem Erreger ähnelt der Kryptosporidiose. Therapeutisch wirksam ist Trimethoprim-Sulfamethoxazol.

In Kürze

Kryptosporidien

Parasitologie. Obligat intrazelluläre Protozoen der Art C. parvum, im Dünndarm von Säugetieren und Menschen vorkommend.

Entwicklung. Orale Aufnahme der sehr resistenten Oozysten, Freisetzung von Sporozoiten, Befall und Vermehrung in Enterozyten, Ausscheidung von Oozysten im Stuhl.

Klinik. Selbstlimitierte Diarrhoe oder symptomloser Verlauf bei immunkompetenten Patienten; bei immunsupprimierten Patienten neben chronischer, z. T. lebensbedrohlicher Diarrhoe auch extraintestinale Manifestationen möglich.

Labordiagnose. Untersuchung von Stuhlausstrichen mittels säurefester Färbung oder DIF, ELISAs.

Therapie. Nitazoxanid, antiretrovirale Therapie bei AIDS.

1.9 Mikrosporidien

R. Ignatius

Steckbrief

Mikrosporidien sind obligat intrazelluläre Eukaryonten, die der Ordnung Microsporida des Stammes Microspora angehören und den Pilzen nahestehen. Als humanpathogen wurden bislang v. a. die Gattungen Enterocytozoon, Encephalitozoon, Nosema und Pleistophora beschrieben, die ersten zwei davon als opportunistische Erreger v. a. in AIDS-Patienten. Obwohl sie ein Zellkern mit mitotischer Teilung als Eukaryonten ausweist, haben sie die sehr kleine Menge an ribosomaler RNS und das Fehlen von Mitochondrien und Golgi-Membranen mit Prokaryonten gemeinsam.

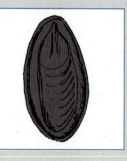

1857 wurden Mikrosporidien als Parasiten der Seidenraupe entdeckt, 1959 wurde eine Infektion des Menschen erstmals beschrieben. Insgesamt mehr als 1100 Arten können verschiedenste Wirte (Insekten, Fische, Säugetiere u. a.) infizieren.

Die sehr differenzierten infektiösen Sporen der humanpathogenen Mikrosporidien sind 1–2,5(–5) µm lange, ovale Dauerformen der Parasiten, die sehr resistent gegenüber Umwelteinflüssen sind. Nach oraler, möglicherweise auch inhalativer Aufnahme stimulieren die damit verbundenen Veränderungen der Umwelt (pH, Ionenkonzentrationen) die Ausstülpung des charakteristischen, bis zu diesem Zeitpunkt spiralig aufgewundenen tubulären Polfadens. Durch diese teleskopartige Zellorganelle wird dann das Sporoplasma in die Wirtszelle injiziert. Die Parasiten teilen sich daraufhin intrazellulär (Merogonie, bei Encephalitozoon sp. in einer parasitophoren Vakuole), in der Sporogonie erfolgen bei weiterer Teilung eine Verdickung der Zellmembran und die Bildung neuer, infektiöser Sporen. Wenn die Wirtszellmembran rupturiert, werden die freigesetzten Sporen ausgeschieden, können jedoch innerhalb des Wirtes auch neue Zielzellen befallen (Autoinfektion).

Krankheiten. Während einige Gattungen bislang nur in Einzelfällen als Krankheitserreger isoliert wurden (Myositis durch Pleistophora, Keratitis durch Nosema), spielen Encephalitozoon und Enterozytozoon bei immunsupprimierten, insbesondere AIDS-Patienten mit einer niedrigen CD4+-Lymphozytenzahl (i. d. R. <100/µl), eine bedeutendere Rolle.

Infektionen mit Enterocytozoon bieneusi, die weitaus häufigsten Manifestationen einer Mikrosporidiose beim Menschen, sind überwiegend auf den Darm und die Gallenwege beschränkt und wurden vereinzelt auch bei immunkompetenten Patienten beschrieben. Nach oraler Aufnahme der Sporen erfolgt der Befall von Enterozyten mit der Gefahr der Aszension der Erreger in die Gallenwege. Die klinische Symptomatik wird durch z. T. schwere, chronische, wässrige Durchfälle ohne Fieber, aber auch das Auftreten von Cholangitis und Cholezystitis bestimmt. Unklar ist, ob der gelegentliche Nachweis der Erreger aus dem Respirationstrakt die Aspiration von Darminhalt, eine hämatogene Streuung der Erreger oder eine wirkliche Infektion der Atemwege darstellt. Die histopathologischen Veränderungen reichen von unbeschädigtem Epithel mit minimaler oder fehlender Einwanderung inflammatorischer Zellen bis zu erheblicher Villusatrophie, Kryptenverlängerung, fokalen Nekrosen, auch in der Lamina propria, und ausgeprägter, überwiegend lymphozytärer Infiltration. Im Bereich der Gallenwege wurden sklerosierende Cholangitiden, Papillenstenose und Erweiterung der Gallenwege beschrieben.

Encephalitozoon intestinalis infiziert ebenfalls zunächst wahrscheinlich Enterozyten, besitzt aber im Gegensatz zur vorher genannten Art eine größere Tendenz zur Disseminierung mit Befall insbesondere der Nieren. Die klinischen Symptome und histopathologischen Veränderungen ähneln denen der vorherigen Infektion. Jedoch werden häufiger neutrophile Infiltrate im Bereich der Lamina propria gesehen, und der Erreger konnte auch in anderen Zellen (Makrophagen, Fibroblasten und Endothelzellen) nachgewiesen werden. Bei Disseminierung und Nierenbefall entsteht eine tubulointerstitielle Nephritis, klinisch überwiegt auch in diesen Fällen die Symptomatik der intestinalen Infektion.

Die übrigen humanpathogenen Encephalitozoonspezies (E. cuniculi, E. hellem) verursachen disseminierte fieberhafte Infektionen (Hepatitis, Peritonitis, Infektionen des Respirationstraktes und der Nieren und ableitenden Harnwege). Die Eintrittspforte für diese Erreger könnte der Respirationstrakt sein, im Darm konnten diese Spezies bislang nicht nachgewiesen werden. Die ebenfalls beschriebene Keratokonjunktivitis scheint eher begleitend im Rahmen dieser systemischen Infektionen durch Schmierinfektion aufzutreten. Histopathologisch fallen inflammatorische Infiltrate durch mononukleäre Zellen, granulomatöse Entzündung, aber auch eingewanderte neutrophile Granulozyten auf. Bei Befall der Nieren entsteht wie bei der Infektion mit E. intestinalis eine tubulointerstitielle Nephritis.

Labordiagnose. Bei intestinaler Infektion eignen sich Stuhl und Duodenalsaft, bei systemischer Infektion Urinsediment zur Diagnostik. Die Sporen sind nach Chromotropfärbung (Trichrom) lichtmikroskopisch oder nach Anfärbung mit optischen Aufhellern (Fluorochromen) fluoreszenzmikroskopisch zu erkennen. Auch Dünndarmbiopsien können lichtmikroskopisch (Färbung nach Giemsa, Warthin-Starry u. a.) untersucht werden. Zur Speziesdiagnose können elektronenmikroskopische, immunologische, biochemische oder molekularbiologische Untersuchungen erforderlich sein.

Therapie. Albendazol sollte bei intestinalen Infektionen mit E. intestinalis und disseminierten Mikrosporidieninfektionen eingesetzt werden. Das aus Aspergillus fumigatus gewonnene Fumagillin ist offenbar bei intestinalen Infektionen mit E. bieneusi wirksam und kann bei Keratokonjunktivitis, verursacht durch E. hellem, auch topisch verabreicht werden. Eine symptomatische Therapie mit Octreotid, einem synthetischen Somatostatin-Analogon, kann bei Patienten mit Diarrhoe und großen Flüssigkeitsverlusten sinnvoll sein. Bei HIV-Patienten sollte immer eine Verbesserung der Immunabwehr durch antiretrovirale Therapie versucht werden.

Prävention. Zur Vermeidung von Mensch-zu-Mensch-Infektionen (fäkal-oral, Inhalation oder konjunktivale Schmierinfektion) sollten Patienten mit Mikrosporidiose auf die Einhaltung einer sorgfältigen Körperhygiene aufmerksam gemacht werden.

> **In Kürze**
>
> **Mikrosporidien**
>
> **Parasitologie.** Obligat intrazelluläre Protozoen verschiedener Spezies. Enterocytozoon bieneusi und Encephalitozoon intestinalis als wichtigste humanpathogene Erreger dieser Gruppe im Darm vorkommend, letztere Spezies von dort auch disseminierend.
>
> **Entwicklung.** In Enterozyten (E. bieneusi) oder anderen Zellen, Ausscheidung mit dem Stuhl oder Urin.
>
> **Klinik.** Chronische, wässrige Diarrhoe, Encephalitozoon-Spezies, auch disseminierte Infektionen.
>
> **Labordiagnose.** Mikroskopische Untersuchung von Stuhlausstrichen oder Urinsedimenten (bei Disseminierung) nach modifizierter Trichromfärbung oder Färbung mit optischen Aufhellern.
>
> **Therapie.** Behandlungen von Infektionen mit Encephalitozoon sp. mit Albendazol, E. bieneusi-Infektionen mit Fumagillin.

Trematoden

R. Ignatius

2.1 Schistosomen

> **Steckbrief**
>
> Die Schistosomen gehören innerhalb des Stammes der Plattwürmer (Plathelminthes) zur Klasse der Saugwürmer oder Egel (Trematodes) mit Generationswechsel (Digenea).
>
> Süßwasserschnecken dienen ihnen als Zwischenwirte. Die wesentlichen Arten sind Schistosoma (S.) mansoni, S. japonicum und S. haematobium.
>
> Nach einem fiebrigen akuten Stadium (Katayama-Syndrom) ist das chronische Stadium der Schistosomiasis (Bilharziose) je nach Art der Parasiten eine Erkrankung des Darmes, der Leber und Milz bzw. der ableitenden Harnwege.

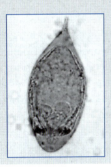

Schistosoma haematobium
Eier im Urin,
entdeckt 1851 von Theodor Maximilian Bilharz

2.1.1 Beschreibung

Morphologie und Aufbau

Ausgewachsene Schistosomen sind 6–22 mm lang. Das Männchen ist blattförmig, wobei die äußeren Ränder (Bauchfalten) zu einem »gynäkophoren«-Kanal zusammengelegt werden, in dem sich das runde Weibchen befindet (Pärchenegel). Die Würmer besitzen je einen Mund- und Bauchsaugnapf, einen Darmkanal, Geschlechtsorgane und einen Genitalporus. Die Bilharzien sind getrennt geschlechtlich.

Entwicklung

Die geschlechtsreifen Würmer leben je nach Art entweder in den Mesenterialvenen oder aber in den Venengeflechten des kleinen Beckens (Mensch ist Endwirt). Die Eier gelangen durch Proteolyse entzündlichen Gewebes in das Lumen von Darm bzw. Blase und damit ins Freie. Im Wasser schlüpft aus dem Ei eine Wimperlarve (**Mirazidium**), die in bestimmte Wasserschneckenarten eindringt und sich darin ungeschlechtlich vermehrt (Schnecke ist Zwischenwirt) (◘ Abb. 2.1). Aus diesen Zwischenwirten schlüpfen Gabelschwanzlarven (**Zerkarien**), die sich in die menschliche Haut einbohren, z. B. beim Baden. Dabei verlieren sie den Schwanz und wandern als Schistosomula über die Lunge in das Portalvenensystem, wo sie zu adulten Würmern ausreifen. Männchen und Weibchen vereinigen sich und wandern als Pärchen in das Venengeflecht der Zielorgane. 4–6(–12) Wochen nach der Invasion werden die ersten Eier ausgeschieden. Die adulten Würmer können einige Jahre, in Ausnahmefällen Jahrzehnte, überleben.

Die aus Eiern geschlüpften Wimperlarven (Mirazidien) sind bis zu 24 und die aus infizierten Schnecken entlassenen Gabelschwanzlarven (Zerkarien) 48 Stunden lebensfähig. Die Schnecken selbst können mehrere Jahre überleben.

Resistenz gegen äußere Einflüsse

Schistosoma-Eier sterben nach Einwirkung von Sonnenlicht und nach Trockenheit schnell ab. Für die Entwicklung und das Schlüpfen der Mirazidien ist Süßwasser unbedingte Voraussetzung.

Vorkommen

Die Verbreitung der Schistosomen hängt nicht nur von der Eiausscheidung von Wurmträgern sondern auch vom Vorkommen der artspezifischen Wasserschnecken ab. So benötigen S. mansoni und S. haematobium Schnecken der Gattungen Biomphalaria bzw. Bulinus für die Vollendung ihres Zyklus, während sich S. japonicum ausschließlich in Oncomelania-Schnecken vermehrt.

S. mansoni und S. haematobium sind überwiegend in Afrika und dem Nahen Osten verbreitet, S. mansoni kommt darüber hinaus auch in Teilen Südamerikas vor. Während S. haematobium ausschließlich den Menschen infiziert, können Primaten und Nagetiere als Reservoir-

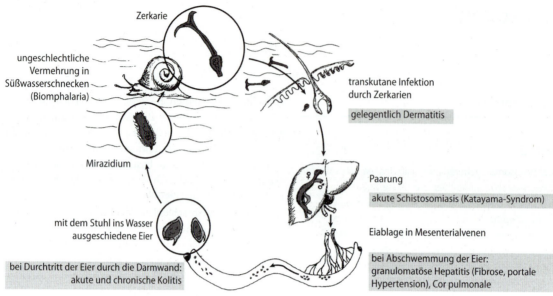

◨ Abb. 2.1. Zyklus von S. mansoni

tiere für S. mansoni dienen. Die Verbreitung von S. japonicum beschränkt sich auf Ostasien, verschiedene Wild- und Haustiere werden ebenfalls infiziert.

2.1.2 Rolle als Krankheitserreger

Epidemiologie

Schistosomen sind häufige Krankheitserreger; über 200 Mio Menschen sind infiziert, ca. 10% davon mit schweren Symptomen. Durch die vielfältigen Kontakte des Menschen mit Wasser (barfüßiges Waten, Baden) kommt es bereits im Kindesalter zu Erstinfektionen und zu weiteren Infektionen bei Jugendlichen und jungen Erwachsenen (höchste Prävalenz und Wurmbeladung in Kindern zwischen 5 und 15 Jahren). Erregerspezifische Immunantworten reduzieren später die Infektionsgefahr.

Einer Ausbreitung der Schistosomiasis durch Veränderungen des ökologischen Gleichgewichts (z. B. Bau von Staudämmen) stehen Massenbehandlungskampagnen von Patienten und die Anwendung von Molluskiziden zur Reduzierung der Schneckenpopulationen als Maßnahmen zur Eindämmung der Infektion gegenüber.

Übertragung

Die Erreger gelangen i. d. R. transkutan, selten auch über die pharyngeale Schleimhaut in den Körper.

Pathogenese

Initiale Phase (Invasion). Als Folge der transkutanen Invasion der Zerkarien kann wenige Stunden bis einige Tage nach Exposition ein makulopapulöses Exanthem entstehen, insbesondere als allergische Reaktion bei wiederholter Infektion (Zerkariendermatitis). Pathologische Grundlage sind antikörperabhängige, zellvermittelte zytotoxische Immunmechanismen (ADCC).

Akute Schistosomiasis (Katayama-Syndrom). Antikörper spielen auch in der Phase der akuten Schistosomiasis eine entscheidende Rolle. Die immunologischen Reaktionen auf die Freisetzung verschiedener Antigene von adulten Würmern und/oder Eiern führt zu Fieber, einem Anstieg von IgG, IgA und IgM im Serum und zur Bildung von Antigen-Antikörper-Komplexen, die eine Glomerulonephritis verursachen können. Eine ausgeprägte Eosinophilie ist nahezu immer nachweisbar; die Plasmakonzentrationen von TNF-α, IL-1 und IL-6 sind erhöht.

Chronische Schistosomiasis. Das Bild der chronischen Schistosomiasis wird durch zelluläre Immunreaktionen auf die Produktion und Ablage der Eier beherrscht. Um abgestorbene Eier finden sich Granulome und eosinophile Infiltrate. Das Ausmaß der Entzündung mit nachfolgendem fibrotischen Umbau des Gewebes korreliert mit dem Eiausstoß der adulten Würmer und betrifft bei S. mansoni und S. japonicum in erster Linie Darm und Leber, während S. haematobium vor allem Veränderungen im Urogenitalsystem verursacht. Die entzündlichen Veränderungen in Darm- und Blasenmukosa begünstigen wahrscheinlich den Durchtritt der relativ großen Eier ins Lumen.

S. mansoni/S. japonicum: Eier, die nicht den Durchtritt in das Darmlumen schaffen, induzieren eine granulomatöse Entzündung und Fibrose in der Darmwand mit Hyperplasie, Ulzerationen, Mikroabszessen und Polyposis. Abgeschwemmte Eier gelangen über die Pfortader überwiegend in die Leber, wo sie perisinosoidale, granulomatöse Entzündungsreaktionen, eine gesteigerte Kollagensynthese und schließlich nach Jahren eine periportale Fibrose (»Symmers Pfeifenstielfibrose«) erzeugen. Als Folge der portalen Hypertension kommt es zu Ösophagusvarizen und zur Splenomegalie. Ein Hypersplenismus kann zu Anämie und Panzytopenie führen. Die Ausbildung von portokavalen Shunts begünstigt das Einschwemmen von Eiern in das Lungenstromgebiet; die entzündlichen Veränderungen bewirken eine Druckerhöhung im kleinen Kreislauf und Rechtsherzhypertrophie (Cor pulmonale). Eier können auch in andere Organe, z. B. Niere oder ZNS, gelangen, wo sie ebenfalls eine granulomatöse Entzündung induzieren.

S. haematobium: Charakteristische chronisch-granulomatöse Entzündungsreaktionen finden sich in der Harnblase, den Ureteren mit fortschreitender Obstruktion und häufig auch den Geschlechtsorganen. Auch der Darm kann betroffen sein. Selten kommt es auch, wie zuvor beschrieben, zum Befall der Leber mit Ausbildung einer portalen Hypertension. Die chronische Entzündung der Blasenwand führt oft zu Verkalkungen und wird mit dem Auftreten von Blasenkarzinomen assoziiert. Trotz, verglichen mit den vorher beschriebenen Arten, einfacherem Abstrom der Eier über die V. cava in die Lunge ist die Ausbildung eines Cor pulmonale eher selten. Ektope Eier finden sich gelegentlich in den Nieren, dem ZNS und der Haut.

Klinik

Initiale Phase (Invasion). Selten bildet sich eine zum Teil heftig juckende Dermatitis mit makulopapulösem Exanthem an der Eintrittsstelle der Zerkarien aus, die in der Regel innerhalb von etwa 2–3 Tagen wieder verschwindet. Dieses Stadium findet sich normalerweise nicht bei Patienten in Endemiegebieten und ist oft besonders ausgeprägt bei Kontakt mit Schistosomen-Arten, die andere Warmblüter als Wirt benötigen, z. B. Trichobilharzia von Wasservögeln (»Badedermatitis«).

Akute Schistosomiasis (Katayama-Syndrom). Die Inkubationszeit beträgt 2 bis 12 Wochen; das klinische Bild ähnelt demjenigen einer Serumkrankheit. Fieber, Kopfschmerzen, abdominelle Beschwerden, Myalgien, Diarrhoe und nicht selten auch respiratorische Symptome stehen im Vordergrund. Ödeme, Urtikaria und vergrößerte Lymphknoten können vorhanden sein. Die Leber ist häufig vergrößert, gelegentlich kann eine Splenomegalie auftreten. Wie schon das Stadium der Invasion verläuft häufig auch die akute Infektion asymptomatisch in teilimmunen Patienten in Endemiegebieten.

Chronische Schistosomiasis. Ein beträchtlicher Anteil der Patienten weist keine oder nur eine geringe Symptomatik auf. Schistosomiasis in der Kindheit kann jedoch Wachstumsstörungen und eingeschränkte geistige Fähigkeiten nach sich ziehen.

S. mansoni/S. japonicum: Bei intestinaler Schistosomiasis kann die chronische Entzündung des Kolons zu blutiger oder schleimiger Diarrhoe, die Proteinverlust und Anämie zur Folge hat, und Tenesmen führen. Ein geringer Prozentsatz von Patienten entwickelt die hepatolienale Verlaufsform, häufig mit Ösophagusvarizenblutungen als erstem Symptom. Die Patienten klagen über Oberbauchbeschwerden, eine Hepatosplenomegalie ist nachweisbar, Aszitesbildung kann vorhanden sein. Die Syntheseleistung der Leber ist in der Regel nicht beeinträchtigt.

S. haematobium: Dysurie und Hämaturie, verbunden mit Proteinurie und Leukozyturie, treten frühestens 10 bis 12 Wochen nach Infektion auf und stehen auch im weiteren Verlauf im Vordergrund. Die pathologischen Veränderungen im Bereich von Ureteren und Blase begünstigen das Entstehen einer Hydronephrose mit Gefahr des Nierenversagens und bakterielle Harnwegsinfektionen, ein Blasenkarzinom kann entstehen. Genitaler Befall mit ulzerativen Veränderungen, Fistelbildungen und nodulären Hautläsionen im Bereich von Vulva und Perineum wird bei etwa einem Drittel infizierter Frauen gefunden. Gelegentlich können auch Darm oder Leber von einer S. haematobium-Infektion betroffen sein; jedoch ist dann die Verlaufsform meist milder, verglichen mit den Infektionen durch die zuvor diskutierten Spezies.

Immunität

Pathogenese und Klinik der Schistosomiasis sind wesentlich durch die Immunantworten des Patienten geprägt. Im akuten Stadium spielen antikörper- und zellvermittelte Immunmechanismen (IgG, IgE, Immunkomplexe, eosinophile Granulozyten, Makrophagen) gegen die wandernden Schistosomula eine tragende Rolle, während das chronische Stadium eher mit Th2 CD4$^+$ T-zellvermittelten Immunantworten gegen Ei-Antigene assoziiert wird. IL-13 ist wahrscheinlich ursächlich an der Induktion der granulomatösen Entzündungsreaktionen und Fibrose beteiligt, während IFN-γ hier eine protektive Bedeutung besitzen mag. IL-10 scheint für beide Stadien durch Suppression der Immunantworten und dadurch Vermeidung immunpathologischer Veränderungen eine wichtige regulatorische Bedeutung zu besitzen.

Der Schutz gegen Neuinfektionen nach wiederholter Exposition bei Patienten in Endemiegebieten beruht wahrscheinlich sowohl auf zellvermittelten als auch auf humoralen Immunantworten gegen die Schistosomula und hält oftmals auch nach erfolgreicher Behandlung an. Eine bereits in utero stattfindende Immunisierung wird mit dem häufig asymptomatischen Verlauf von Invasion und akuter Infektion bei Erstinfektionen von Patienten in Endemiegebieten in Zusammenhang gebracht. Die adulten Würmer binden hingegen Wirtsantigene an ihre Oberfläche und werden so durch das Immunsystem des Wirtes nicht erkannt (Immunevasion). Eine wirksame Impfung gibt es derzeit nicht; Impfstoffe aus Antigenen von Schistosomula, die eventuell eine Teilimmunität induzieren könnten, sind in der Erprobung.

Labordiagnose

Der direkte Nachweis der Schistosomeneier gelingt frühestens 5–12 Wochen nach Infektion. Im Stuhl können nach Anreicherung die Eier von S. mansoni und S. japonicum nachgewiesen werden. Für Felduntersuchungen in Endemiegebieten hat sich die Kato-Methode bewährt, die einen quantitativen Nachweis zulässt. Urinsediment oder -filtrat wird nativ oder nach Anfärbung mit Jodtinktur auf S. haematobium-Eier untersucht. Bei negativen Ergebnissen und fortbestehendem Verdacht auf Schistosomiasis sollten die Untersuchungen wiederholt werden. Bei allen Infektionen kann auch Biopsiematerial aus den betroffenen Schleimhautarealen histologisch untersucht werden. Eine Antikörperbestimmung, hierzu stehen verschiedene Tests zur Verfügung, ist besonders im akuten Stadium sinnvoll, da hier der Einachweis noch negativ ausfallen kann.

Therapie

Mittel der Wahl ist Praziquantel, welches oral gegeben werden kann und gegen die adulten Würmer aller Schistosoma-Spezies wirkt. Bei fortgesetzter Eiausscheidung sollte die Behandlung wiederholt werden. Trotz Massenbehandlungen mit diesem Medikament und vereinzelter Beschreibung resistenter Erreger ist keine signifikante Zunahme von Behandlungsmisserfolgen zu verzeichnen. Die zusätzliche Gabe von Kortikosteroiden kann bei zerebralem Befall oder schwerem Katayama-Syndrom indiziert sein. Die pathologischen Veränderungen des fortgeschrittenen chronischen Stadiums sind unter Chemotherapie nur bedingt reversibel.

Arthemeter, welches auch zur Malariaprophylaxe und -therapie eingesetzt wird, ist wirksam gegen Schistosomula und könnte zur Chemoprophylaxe und/oder Therapie in Kombination mit Praziquantel verwendet werden. Ein solcher Einsatz verbietet sich jedoch in Gegenden, wo die Malaria endemisch ist, wegen der Gefahr der Resistenzentwicklung der Plasmodien. Die Ersatzmedikamente Oxamniquin (nur gegen S. mansoni wirksam) und Metrifonat (nur bei S. haematobium) sind kaum noch erhältlich und besitzen für die Behandlung der Schistosomiasis praktisch keine Bedeutung mehr.

Prävention

Durch striktes Vermeiden von Kontakt mit Süßgewässern in den Endemiegebieten kann eine Schistosomiasis vermieden werden. Für eine Verbesserung der Situation in den Endemiegebieten müssen die Wurmträger behandelt werden (Massenbehandlungen mit Praziquantel). Daneben ist der Bau von Toiletten, die Versorgung mit sauberem Wasser und die gesundheitliche Aufklärung über die Erkrankung und die Infektionsquellen wichtig. Auch die Bekämpfung der Schnecken kann erforderlich sein.

2.2 Weitere Trematoden

Zahlreiche andere Egelarten können den Menschen infizieren. Die wichtigsten sind entsprechend ihrer Hauptlokalisation im Körper.
- Gallengänge: Fasciola hepatica (Großer Leberegel); F. gigantica (Riesenleberegel); Dicrocoelium dendriticum (Kleiner Leberegel); Opisthorchis felineus u. O. viverrini (Katzenleberegel), Clonorchis sinensis (Chinesischer Leberegel)
- Lunge: Paragonimus sp. (Lungenegel)
- Darm: Fasciolopsis buski (Großer Darmegel).

In Kürze

Schistosoma

Parasitologie. Trematoden der Arten S. mansoni und S. japonicum in Mesenterialvenen, sowie S. haematobium im Venengeflecht der Harnblase.

Entwicklung. Infektion über die Haut durch Zerkarien, adulte Würmer in venösen Blutgefäßen; Larven aus ausgeschiedenen Eiern entwickeln sich in Wasserschnecken zu Zerkarien, die ins Wasser gelangen.

Klinik. Zerkariendermatitis. Akutes febriles Stadium. Chronisches Stadium: granulomatöse Entzündung um Eier, in Darm und Leber, portale Stauung (S. mansoni, S. japonicum), Zystitis und Hämaturie (S. haematobium).

Immunität. Humorale und zelluläre Immunreaktionen, Teil-Immunität reduziert Re- und Superinfektionen.

Labordiagnose. Anreicherung von Eiern in Stuhlproben (S. mansoni, S. japonicum) und Harnsediment (S. haematobium); Antikörpernachweis.

Therapie. Praziquantel.

Prävention. Kein Baden in Süßgewässern endemischer Gebiete.

Cestoden (Bandwürmer)

O. Liesenfeld, R. Ignatius

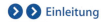 Einleitung

Cestoden sind die aus Skolex (Kopf und Sprossungszone) und Proglottiden bestehenden parasitischen Bandwürmer (Plathelminthes). Der Kopf ist mit Saugnäpfen behaftet, daran schließt sich eine ungegliederte Wachstumszone an, die von der Kette von Gliedern (Proglottiden) gefolgt ist. Diese enthalten den Uterus, der einen geschlossenen Schlauch mit bis zu 25 Seitenästen pro Proglottide aufweist. Proglottiden, die sowohl weibliche als auch männliche Geschlechtsorgane enthalten, können zehntausende von Eiern enthalten. Adulte Würmer werden je nach Spezies bis zu 10 Meter lang. Da den Würmern ein Verdauungstrakt fehlt, wird Nahrung durch direkte Diffusion aufgenommen.

Der Mensch infiziert sich mit Bandwürmern über Eier oder Larven. Adulte Bandwürmer parasitieren im Dünndarm des Menschen und verursachen dort v. a. gastrointestinale Symptome. Die wichtigsten Bandwürmer des Menschen sind Taenia saginata, T. solium, Diphyllobothrium latum und Hymenolepis nana.

Neben den Würmern kann der Mensch in unterschiedlichen Organen auch Träger von Larven sein. Die Aufnahme erfolgt dann über Eier im Stuhl von Bandwurmträgern (exogene Autoinfektion) oder im Darmtrakt selbst als endogene Autoinfektion aus graviden Proglottiden. Symptome sind durch die Größenausbreitung der Larven verursacht. Der Mensch kann End- oder Zwischenwirt für Bandwurmarten sein. Der Gattungsname Taenia (taenia: Band) rührt von der bandförmigen Gestalt der Erreger her.

3.1 Echinococcus

R. Ignatius

Steckbrief

Echinococcus (E.) granulosus (Hundebandwurm) und E. multilocularis (Fuchsbandwurm) sind Bandwürmer, die im Darm verschiedener Fleischfresser vorkommen und deren Larven im Menschen raumfordernde Prozesse verursachen können.

Pierre Simon Pallas identifizierte 1766 die im Zwischenwirt entstehenden Zysten als Larvenstadium von Bandwürmern; der vollständige Zyklus von E. granulosus wurde 1853 von Carl von Siebold erstmals beschrieben. Innerhalb des Stammes der Plattwürmer (Plathelminthes) gehören die Echinokokken in dieselbe Familie (Taeniidae) wie die Tänien.

3.1.1 Beschreibung

Morphologie und Aufbau

Adulte Würmer (in Fleischfressern): Echinokokken sind 1,4–8 mm lange, drei- bis fünfgliedrige Bandwürmer.

Larvenstadien (Finnen, Metazestoden), u. a. im Menschen: Es handelt sich bei Echinococcus granulosus um eine i. d. R. 1 bis 15, selten bis 30 cm große Blase (Hydatide), die von einer Bindegewebskapsel umgeben und mit Flüssigkeit gefüllt ist. An der Innenwand (Keimschicht/germinative Schicht) entstehen durch Knospung (endogene Proliferation) zahlreiche Larvenstadien (Kopfanlagen, Protoskolizes). Bei E. multilocularis ist die Finne kleinblasig und wächst tumorartig, infiltrativ (exogene Proliferation). Einen Hakenkranz besitzen schon die Larven beider Arten.

Entwicklung

E. granulosus (Hundebandwurm) lebt vorwiegend im Dünndarm von Hunden (Endwirt); bei E. multilocularis (Fuchsbandwurm) sind meistens Füchse betroffen, selten Hunde oder Katzen. Eier bzw. mit Eiern gefüllte Bandwurmglieder werden mit dem Kot ausgeschieden. Gelangen diese mit der Nahrung in die Zwischenwirte

(Rinder, Schafe, Ziegen u.a. Huftiere bei E. granulosus, Nagetiere bei E. multilocularis), schlüpfen im Dünndarm die Larven (Onkosphären), durchdringen die Darmwand und gelangen über den Blut- oder Lymphweg in die Zielorgane. Dort kommt es zur Ausbildung der Metazestoden mit anschließender asexueller Vermehrung. Werden diese von den jeweiligen Endwirten wieder gefressen, ist der Zyklus geschlossen. Der Mensch kann für beide Infektionen Fehlwirt (Zwischenwirt ohne Zyklusvollendung), selten Zwischenwirt sein.

Resistenz gegen äußere Einflüsse

Die Eier sind zwar gegenüber Austrocknung empfindlich, aber im feuchten Milieu widerstehen sie allen Desinfektionsmitteln und auch tiefen Temperaturen im Winter.

Vorkommen

E. granulosus ist weltweit verbreitet. In Mitteleuropa ist der Parasit jedoch relativ selten. Die meisten hier festgestellten Fälle beim Menschen stammen aus dem Mittelmeerraum.

E. multilocularis ist in der nördlichen Hemisphäre verbreitet. Er kommt in Deutschland beim Fuchs gebietsweise sehr häufig vor, insbesondere in der Alpenregion und in den Mittelgebirgen sowie in der Rheinebene und bis nach Mecklenburg.

3.1.2 Rolle als Krankheitserreger

Epidemiologie

Echinokokkosen sind Zoonosen. Trotz zum Teil hoher Infektionsraten der Endwirte ist der Mensch, auch in Hochendemiegebieten, relativ selten betroffen. Die weltweite jährliche Inzidenz schwankt zwischen 0,2 und 220 Fällen pro 100 000 Einwohner. Die vergleichsweise niedrige Infektionsrate des Menschen könnte an immungenetischen Faktoren sowie unterschiedlichen Parasiten (es wurden 9 verschiedene Genotypen von E. granulosus beschrieben) liegen. Dem Robert-Koch-Institut wurden 46 bzw. 31 Fälle von Echinokokkose für die Jahre 2001 und 2002 gemeldet, mit einer deutlich höheren Dunkelziffer ist zu rechnen. Durch das verstärkte Einwandern von Füchsen in die Städte könnte die Inzidenz von Infektionen mit E. multilocularis zunehmen. Die Letalität unbehandelter, symptomatischer E. multilocularis-Infektionen beträgt über 90%.

Zwei weitere humanpathogene Echinococcus-Spezies (E. vogeli, E. oligarthus) kommen ausschließlich in Mittel- und Südamerika vor und sind die Erreger der polyzystischen Echinokokkose; Fälle beim Menschen wurden nur vereinzelt berichtet.

Übertragung

Der Mensch infiziert sich durch die orale Aufnahme von Eiern. Infektionsquellen für E. granulosus sind Hunde in südlichen Ländern oder solche, die von dort mitgebracht werden. Infektionen mit E. multilocularis kommen durch direkten Kontakt mit Füchsen (Jäger) oder durch Verzehr von Waldfrüchten zustande, die mit Fuchskot verunreinigt worden sind.

Pathogenese

Beide Erkrankungen beruhen auf der Proliferation der Metazestoden in den Zielorganen. Bei E. granulosus, dem Erreger der zystischen Echinokokkose, bilden sich vom umliegenden Gewebe gut abgegrenzte Zysten, in 50-70% der Fälle in der Leber und in etwa 20-30% in der Lunge. Die restlichen Fälle (<10%) verteilen sich auf andere Organmanifestationen (ZNS, Niere, Milz Knochen, Muskeln u.a.). Die Zysten wachsen sehr langsam, sodass sich die raumfordernden Prozesse oft erst

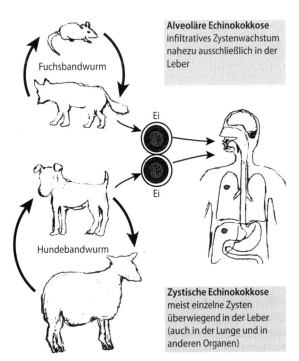

Abb. 3.1. Zyklus von Echinococcus

nach Jahren, wenn überhaupt, klinisch bemerkbar machen. Atrophische Schäden können in den Organen durch den Druck entstehen, bei Befall der Leber kann es zur Cholestase kommen. Die Immunantwort führt zur Ausbildung einer fibrösen, zum Teil auch verkalkten, Kapsel, welche die beiden Schichten der Metazestoden umgibt. Die Zysten können rupturieren und dadurch einen anaphylaktischen Schock auslösen. Eine dabei stattfindende Aussaat der Protoskolizes begünstigt die Ansiedlung der Parasiten an anderen Stellen im Körper.

Die Metazestoden von E. multilocularis befallen nahezu immer die Leber, können aber von dort in andere Organe (z. B. ZNS, Lunge) metastasieren. Im Gegensatz zu E. granulosus sind hier die Läsionen nicht so klar abgegrenzt, ein Konglomerat aus kleineren Blasen und Zysten, umgeben von einem granulomatösen Entzündungsprozess, breitet sich tumorhaft, chronisch progredient im Gewebe aus (**alveoläre Echinokokkose**). Verkalkungen und zentrale Nekrosen können später auftreten, Protoskolizes bilden sich im Menschen meistens nicht. Die Infektion kann auch, wahrscheinlich als Folge einer suffizienten Immunantwort, abortiv verlaufen, d. h., der Parasit stirbt in einem frühen Stadium ab und es finden sich nur kleine verkalkte Residuen.

Klinik

Der Infektion mit E. granulosus folgt zunächst eine asymptomatische Zeit von vielen Monaten bis Jahren. Falls die Erkrankung symptomatisch wird, hängen die auftretenden Beschwerden und Symptome von der Lokalisation und Größe der Zysten und möglichen Komplikationen (in weniger als 10% der Fälle) ab. Bei Befall der Leber können rechtsseitige Oberbauchbeschwerden, Übelkeit, Erbrechen und ein Ikterus auf Grund von Cholestase auftreten. Rupturieren die Zysten, kann sich das klinische Bild einer Cholangitis und Pankreatitis mit Ikterus ausbilden, ein lebensbedrohlicher anaphylaktischer Schock kann ebenfalls auftreten. Lungenzysten können zu chronischem Husten, Hämoptysen, Pleuritis und Lungenabszessen führen. Die Zysten können auch bakteriell superinfiziert werden.

Die alveoläre Echinokokkose hat eine längere Inkubationszeit (zwischen 5 und 15 Jahren). Etwa ein Drittel der Patienten entwickelt einen Ikterus, ein weiteres Drittel klagt über unklare Oberbauchbeschwerden und beim restlichen Drittel werden die Zysten zufällig bei Abklärung unspezifischer Beschwerden (z. B. Schwäche, Gewichtsabnahme) oder nach Feststellung einer Hepatomegalie entdeckt. Nur bei etwa 10% der Patienten ist eine periphere Eosinophilie nachweisbar. Die Darstellung der Läsionen mittels bildgebender Verfahren (Sonographie, Computer- und Magnetresonanztomographie) sind bei der Diagnostik beider Infektionen von großer Bedeutung.

Immunität

Humorale Immunmechanismen sind früh nach Infektion, vor der Etablierung der eigentlichen Erkrankung, von Bedeutung. So können Onkosphären durch Antikörper und Komplement abgetötet werden. Zu späteren Zeitpunkten sind es überwiegend zelluläre Mechanismen, die der Ausdehnung der Metazestoden im Gewebe entgegenwirken. Bei der zystischen Echinokokkose werden sowohl Th1- als auch Th2-assoziierte Immunantworten induziert; dabei sind erstere eher mit Protektion und letztere mit Progression der Erkrankung verbunden. Eine hohe Anzahl von $CD4^+$ T-Lymphozyten im die Metazestode umgebenden granulomatösen Gewebe konnte mit einem günstigeren Verlauf und u. U. einer abortiven Infektion einer alveolären Echinokokkose assoziiert werden, während eine starke CD8-Antwort und/oder eine vermehrte Sekretion von IL-10 offenbar eher mit einer Progredienz der Erkrankung einhergeht. Eine Suppression von CD4-Immunantworten (z. B. AIDS) begünstigt einen schnellen Verlauf und die Disseminierung einer alveolären Echinokokkose.

Labordiagnose

Der direkte Parasitennachweis durch Punktion suspekter raumfordernder Prozesse sollte wegen der Gefahr der Metastasierung oder eines Schocks nicht angestrebt werden. Er gelingt jedoch mikroskopisch nach spontanem Platzen der Zysten bei der zystischen Echinokokkose (Protoskolizes im Aszites bzw. Bronchialsekret) oder auch in Operationsmaterial. Indirekte Parasitennachweise mit Unterscheidung zwischen alveolärer und zystischer Echinokokkose sind durch serologische Untersuchungen (Nachweis von spezifischen Antikörpern, z. B. mittels ELISA, IHA, IFT oder Westernblot) möglich. Insbesondere bei der alveolären Echinokokkose ist die Rate der Serokonversion hoch (> 90%), während bei der zystischen Echinokokkose, besonders bei extrahepatischen Zysten, bis zu 30% falsch negative serologische Ergebnisse vorkommen. Kreuzreaktionen durch Antikörper gegen andere Helminthen (z. B. bei Zystizerkose durch **Taenia solium**) sind möglich.

Therapie

Der einzige kurative Therapieansatz ist für beide Infektionen die **Radikaloperation**; eine möglichst frühzeitige Diagnose ist daher von immenser Bedeutung. Ist eine Operation nicht möglich, kommt bei der zystischen Echinokokkose auch die PAIR-Technik (Punktion, Aspiration, Injektion, Re-Aspiration) in Betracht. Injiziert werden hier protoskolizide Mittel, z. B. 70–95% Ethanol. Eine adjuvante medikamentöse Behandlung mit einem Benzimidazolderivat (Albendazol, Mebendazol) scheint in jedem Fall das Komplikationsrisiko zu senken. Beide Medikamente werden auch zur Langzeittherapie inoperabler Fälle oder nach miliarer Aussaat nach Zystenruptur eingesetzt. Albendazol besitzt hier offenbar eine größere Wirksamkeit, die jedoch oftmals, gerade bei E. multilocularis, nur parasitostatisch ist, sodass u.U. eine lebenslange Therapie erforderlich sein kann. Lebertransplantationen bergen aufgrund der anschließenden Immunsuppression das Risiko eines erneuten Befalls der Leber durch im Körper verbliebene Parasiten bzw. das Wachstum zuvor inapparenter Metastasen (z. B. im ZNS).

Prävention

Die Prävention beschränkt sich auf das Vermeiden von Kontakt bzw. eine sorgfältige Hygiene nach dem Umgang mit Hunde- oder Fuchskot, die Behandlung infizierter Endwirte mit Praziquantel (bei Füchsen das Auslegen von Praziquantel-haltigen Ködern) und das Vermeiden von rohen, ungewaschenen Waldfrüchten in Endemiegebieten. Für epidemiologische Untersuchungen von Fuchskot stehen Antigennachweise und PCR zur Verfügung.

In Kürze

Echinococcus

Parasitologie. Kleine Bandwürmer der Arten E. granulosus (Endwirt Hund), E. multilocularis (Endwirt Fuchs). Im Menschen nur Larven in Geweben.

Entwicklung. Nach Aufnahme der Eier durch Zwischenwirte massenhafte ungeschlechtliche Entwicklung von Larven in Zielorganen. Nach deren Aufnahme durch Endwirte Entwicklung von adulten Würmern im Darm.

Pathogenese. Bildung zystischer (E. granulosus) oder tumorartiger Prozesse (E. multilocularis), Zerstörung und Verdrängung von Geweben bzw. Organen.

Klinik. Abhängig von Parasitenart, Sitz und Größe der Prozesse, v.a. in Leber und Lunge, allergischer Schock nach Platzen von Zysten.

Labordiagnose. Zunächst serologisch, Larvennachweis histologisch im Operationsmaterial.

Therapie. Operation, PAIR, Chemotherapie mit Albendazol, Mebendazol.

Prävention. In Endemiegebieten: Hunde- bzw. Fuchskontakt meiden, keine rohen Waldfrüchte verzehren (E. multilocularis).

3.2 Taenia saginata

O. Liesenfeld

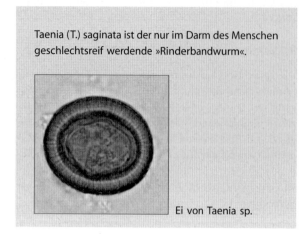

Taenia (T.) saginata ist der nur im Darm des Menschen geschlechtsreif werdende »Rinderbandwurm«.

Ei von Taenia sp.

3.2.1 Beschreibung

Morphologie und Aufbau

Der Rinderbandwurm wird i. d. R. 2–5 m, selten auch bis zu 10 m lang und besitzt einen Skolex mit 4 Saugnäpfen. Ein Hakenkranz liegt nicht vor. Die Proglottiden enthalten astförmig abgehende Seitenäste, im graviden Zustand zwischen 15 und 25. Jede Proglottide (ca. 200–400 reife) enthält bis zu 100 000 Eier, die mit dem Stuhl bei Abtrennung der Proglottide vom Wurm freigesetzt werden. Die aus Proglottiden freigesetzten Eier, die in feuchtem Milieu monatelang überleben können (hohe Tenazität), sind ca. 30–40 μm groß.

Entwicklung

Der Mensch infiziert sich durch den Verzehr von rohem finnenhaltigen Rindfleisch. Die Finne heftet sich mit den Saugnäpfen an der Wand des Dünndarms, meist am Übergang zwischen Duodenum und Jejunum, an. Nach 3–4 Monaten ist der adulte Wurm zur Eiausscheidung befähigt. Während der Wurm jahrzehntelang im Wirt verweilt, werden bewegliche Proglottiden, einzeln oder in kleinen Ketten, zumeist mit dem Stuhl ausgeschieden. Die aus Proglottiden freigesetzten Eier gelangen mit ungeklärten Abwässern auf Weiden, wo sie von Rindern, den Zwischenwirten, aufgenommen werden. Nach Dissemination entwickeln sich im Rind v. a. im Muskelgewebe Finnen, die wiederum vom Menschen aufgenommen werden.

Resistenz gegen äußere Einflüsse

In feuchter, kühler Umgebung sind die Eier von T. saginata wochenlang überlebensfähig. Die Finnen von T. saginata bleiben bei Temperaturen von unter 0 °C nur Stunden infektiös. Temperaturen über 45 °C werden nur kurz überlebt.

Vorkommen

T. saginata kommt weltweit vor.

3.2.2 Rolle als Krankheitserreger

Epidemiologie

Infektionen durch T. saginata sind in Deutschland selten. Bei Rindern wird von einer Prävalenz von ca. 1% ausgegangen. Weltweit sind etwa 50 Mio Menschen, v.a. in südlichen Ländern mit großer Rinderhaltung, infiziert. Die Fleischbeschau und moderne Tierhaltungsmethoden tragen zu einer Abnahme der Prävalenz bei.

Übertragung

Der Mensch scheidet infektiöse Eier von T. saginata aus. Rinder können durch kontaminierte Abwässer oder Träger von Würmern infiziert werden.

Pathogenese

Die Infektion mit T. saginata verursacht nur selten pathologische Veränderungen. T. saginata ist als Nahrungskonkurrent von Bedeutung. Beim Einwandern von Proglottiden in Appendix oder andere Organe kann es zu entzündlichen Veränderungen kommen.

Klinik

In der Mehrzahl der Fälle verläuft die Infektion mit T. saginata asymptomatisch. Abdominelle Krämpfe oder Übelkeit können auftreten. In einigen Fällen ist auch eine Eosinophilie beschrieben. Der Abgang der Proglottiden oder das Auswandern der Proglottiden aus dem Stuhl kann vom Infizierten bemerkt werden und zu erheblichen psychischen Störungen führen (Angstzustände).

Immunität

Die Immunantwort des Menschen ist kaum untersucht. Es wird keine dauerhafte Immunität ausgebildet.

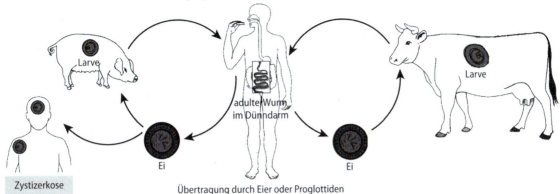

◘ Abb. 3.2. Zyklus von T. saginata und T. solium

Labordiagnose

Der Nachweis von T. saginata wird v. a. über die mit dem Stuhl oder allein ausgeschiedenen Proglottiden, selten auch über die Eier geführt. Die Zahl der Seitenäste in den 1–2 cm langen Proglottiden erlaubt die Unterscheidung zwischen T. saginata (15–20) und T. solium (7–13). Eier von T. saginata und T. solium unterscheiden sich mikroskopisch nicht. PCR-Assays erlauben die Unterscheidung der beiden Spezies aus Proglottiden.

Therapie

Die Behandlung der Rinderbandwurminfektion wird mit Praziquantel oder Niclosamid durchgeführt.

Prävention

Prophylaktische Maßnahmen sind die Erfassung von finnenhaltigem Fleisch (Fleischbeschau) und moderne Haltung von Rindern. Individuelle Prophylaxe kann durch den Verzicht auf Verzehr von rohem oder ungenügend gekochtem Rindfleisch betrieben werden. Tiefgefrorenes Rindfleisch stellt keine Infektionsquelle dar.

3.3 Taenia solium

O. Liesenfeld

> **Steckbrief**
>
> **Taenia solium** T. solium ist der nur im Darm des Menschen geschlechtsreif werdende »Schweinebandwurm«

3.3.1 Beschreibung

Morphologie und Aufbau

T. solium (Schweinebandwurm) ist mit einer Länge von bis zu 4 m kürzer als T. saginata. Der Wurm besitzt wie T. saginata einen Saugnapf und zusätzlich einen doppelten Hakenkranz. Die Proglottiden sind durch einen Uterus mit im Vergleich zu T. saginata nur 7–13 Seitenästen charakterisiert. Die aus Proglottiden freigesetzten Eier sind ca. 30–40 µm groß und morphologisch mit denen von T. saginata identisch.

Entwicklung

Der Mensch infiziert sich durch den Verzehr von rohem finnenhaltigen Schweinefleisch. Die Finne heftet sich mit den Saugnäpfen an der Wand des Dünndarms, meist am Übergang zwischen Duodenum und Jejunum, an. Der Wurm verweilt jahrzehntelang im Wirt und scheidet die Proglottiden, einzeln oder in kleinen Ketten, aus. Die aus Proglottiden freigesetzten Eier gelangen mit ungeklärten Abwässern auf Weiden, wo sie von Schweinen, den Zwischenwirten, aufgenommen werden. Nach Dissemination entwickeln sich im

Schwein v. a. im Muskelgewebe Finnen (Cysticercae), die nach 2–3 Monaten infektiös sind und wiederum vom Menschen mit rohem Fleisch aufgenommen werden. Der Mensch kann auch Zwischenwirt sein, wenn sich durch die Aufnahme von Eiern aus Fäkalien oder direkt im Darm eine Infektion entwickelt (sog. Autoinfektionen). Diese Infektion wird als Zystizerkose bezeichnet.

Resistenz gegen äußere Einflüsse

In feuchter, kühler Umgebung sind die Eier von T. solium wochenlang überlebensfähig. Die Finnen von T. solium sterben bei Temperaturen unter 0 °C und über 45 °C in Kürze ab.

Vorkommen

T. solium kommt weltweit vor. Die Infektion zeigt v. a. in südlichen Ländern (Mexiko, Zentral- und Südamerika, Afrika, Südostasien, Indien und Südeuropa) eine hohe Prävalenz.

3.3.2 Rolle als Krankheitserreger

Epidemiologie

Infektionen durch T. solium sind in Deutschland selten. Die WHO geht weltweit von etwa 5–7 Mio Infizierten aus. Bei Schweinen wird in Endemiegebieten von einer Prävalenz von bis zu 25% ausgegangen. Die Seroprävalenz der Zystizerkose liegt in der Bevölkerung südlicher Länder (z. B. Mexiko) bei bis zu 10%. Die Zystizerkose stellt die häufigste Helminthen-Infektion des ZNS dar.

Übertragung

Der Mensch scheidet unbewegliche Proglottiden mit infektiösen Eiern von T. solium aus. Schweine können durch Abwässer oder Träger von Würmern infiziert werden. Autoinfektionen können exogen (durch Eier in Fäkalien) oder endogen (durch Eier aus Proglottiden im Darm) entstehen.

Pathogenese

Die Infektion mit T. solium verursacht im Gegensatz zur Zystizerkose nur selten pathologische Veränderungen. T. solium ist als Nahrungskonkurrent von Bedeutung.

Bei der Zystizerkose kommt es v. a. im ZNS und Auge zu pathologischen Veränderungen. Im Parenchym und den Meningen entwickeln sich im Laufe von Jahren um die Larven lymphozytäre Infiltrationen, die zur Degranulation und Kalzifizierung der Larven beitragen.

Klinik

In der Mehrzahl der Fälle verläuft die Infektion mit T. solium asymptomatisch. Abdominelle Krämpfe oder Übelkeit können auftreten. Der Abgang der Proglottiden oder das Auswandern der Proglottiden aus dem Stuhl kann vom Infizierten bemerkt werden und zu erheblichen psychischen Störungen führen (Angstzustände).

Die durch Autoinfektion von Eiern verursachte Zystizerkose führt meist erst nach jahrelangem Verlauf, je nach Lokalisation der Finnen, zu psychiatrischen oder neurologischen Symptomen wie Krampfanfällen, Meningitis, sensomotorischen Defiziten oder Hydrozephalus (Neurozystizerkose). Die starke Immunantwort auf Antigene des Parasiten in späten Stadien der Erkrankung trägt wesentlich zur Symptomatik bei. Befall der Augen kann zur Erblindung führen. Finnen finden sich häufig auch in der Unterhaut und Muskulatur.

Immunität

Die Immunantwort des Menschen ist wenig untersucht. Die lokale Immunantwort im Gehirn von Patienten mit Neurozystizerkose ist durch Makrophagen, IL-12-Produktion und IFN-γ-produzierende Th1-Typ CD4-Zellen charakterisiert. Es wird keine dauerhafte Immunität ausgebildet.

Labordiagnose

Der Nachweis von T. solium wird v. a. über die mit dem Stuhl oder allein ausgeschiedenen Proglottiden, selten auch über die Eier geführt. Die Zahl der Seitenäste in den 1–2 cm langen Proglottiden erlaubt die Unterscheidung zwischen T. saginata (15–20) und T. solium (7–13). Eier von T. saginata und T. solium unterscheiden sich mikroskopisch nicht. PCR-Assays erlauben die Unterscheidung der beiden Spezies aus Proglottiden.

Die Diagnose der Zystizerkose wird durch die Kombination bildgebender und serologischer (ELISA, Western-Blot) Verfahren gestellt.

Therapie

Die Behandlung der Schweinebandwurminfektion wird mit Praziquantel oder Niclosamid durchgeführt. Die Zystizerkose wird medikamentös mit Albendazol oder

Praziquantel, oft in Kombination mit Kortikosteroiden, in schweren Fällen auch neurochirurgisch behandelt.

Prävention

Prophylaktische Maßnahmen sind die Erfassung von finnenhaltigem Fleisch (Fleischbeschau) und moderne Haltung von Schweinen. Individuelle Prophylaxe kann durch den Verzicht auf Verzehr von rohem oder ungenügend gekochtem Schweinefleisch betrieben werden. Tiefgefrorenes Schweinefleisch stellt keine Infektionsquelle dar.

3.4 Andere Bandwurmarten

O. Liesenfeld

Neben T. saginata und T. solium ist in Asien eine weitere Form beschrieben, die T. saginata sehr ähnlich ist und als T. saginata asiatica bezeichnet wird. Neben Taenien sind beim Menschen auch Infektionen durch den Fischbandwurm (Diphyllobothrium latum) und Zwergbandwurm (Hymenolepis nana) beschrieben.

Durch den Verzehr von larvenhaltigem rohem oder ungenügend gekochtem Süßwasserfisch infiziert sich der Mensch als Endwirt mit dem Fischbandwurm. Die Infektion ist in Deutschland selten, wird aber in Nordeuropa und Russland häufiger angetroffen. Der Wurm ist nach der oralen Aufnahme in 2–3 Wochen geschlechtsreif, bis zu 12 m lang und besteht aus tausenden von Proglottiden. Gedeckelte Eier (ca. 70×45 µm) werden mit dem Stuhl ausgeschieden und gelangen in die Zwischenwirte, initial Kleinkrebse, später Süßwasserfische. Die Infektion verläuft i. d. R. asymptomatisch, bei langem Verlauf kann eine Anämie auftreten. Die Diagnose wird über Stuhlmikroskopie der Eier oder die Proglottiden gestellt. Die Behandlung erfolgt medikamentös mit Praziquantel.

Eier von Hymenolepis nana werden durch kontaminierte Nahrung oder durch Autoinfektion aufgenommen. In den Zotten des Dünndarms entwickeln sich Larven, die im Lumen zu adulten Würmern mit einer Länge von 3–4 cm ausreifen. Die Eier (40–50 µm) werden mit dem Stuhl ausgeschieden. Als Zwischenwirte werden verschiedene Insekten beobachtet. Die Infektion wird v. a. in südlichen Ländern bei Kindern angetroffen (weltweit etwa 75 Mio Infizierte). Symptome imponieren zumeist als unspezifische gastrointestinale Beschwerden. Die Diagnose erfolgt über die Stuhlmikroskopie der charakteristischen Eier, als Therapie kommt Praziquantel zur Anwendung. Nahrungsmittel- und allgemeine Hygiene sowie die Behandlung Infizierter dienen der Prophylaxe.

In Kürze

Adulte Bandwürmer

Parasitologie. Bandwürmer der Arten T. saginata, T. solium, Diphyllobothrium latum und Hymenolepis nana, im Dünndarm vorkommend, T. solium als Finne auch in Geweben.

Entwicklung. Orale Aufnahme von Finnen im Fleisch von Zwischenwirten (Rind, Schwein, Fisch) oder von Eiern von Hymenolepis. Autoinfektionen bei T. solium und Hymenolepis.

Klinik. Meist asymptomatisch, Zystizerkose des ZNS (T. solium), Anämie (Diphyllobothrium).

Labordiagnose. Proglottiden im Stuhl, Mikroskopie der Eier in der Stuhlanreicherung, Antikörpernachweis bei Zystizerkose.

Therapie. Praziquantel, Niclosamid, selten chirurgisch (Zystizerkose).

Prävention. Umwelt- und Nahrungsmittelhygiene (Vermeidung von rohem oder ungenügend gekochtem Fleisch oder Fisch).

Nematoden

O. Liesenfeld, R. Ignatius

  Einleitung

Nematoden bilden die Klasse der Fadenwürmer (gr. nema = der Faden). Zu den human-parasitisch lebenden Familien gehören die Ankylostomatiden, die Oxyuren, Askariden Drakunkuliden, Filariiden, Trichiuren und Strongyloiden.

4.1 Trichuris

O. Liesenfeld

Steckbrief

Wurde bereits 1771 von Linné beschrieben, und kommt im Dickdarm des Menschen vor. Neben Ascaris und Enterobius gehört er zu den häufigsten intestinalen Parasiten. Die Infektion führt zu gastrointestinalen Symptomen und Anämien.

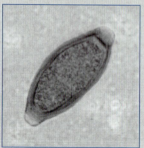

Trichuris trichiura

4.1.1 Beschreibung

Morphologie und Aufbau

T. trichiura (Peitschenwurm) ist zwischen 3 und 5 cm lang. Der Wurm besitzt einen fadenförmigen dünnen Vorderteil und einen dickeren Hinterabschnitt. Die Eier sind 50×20 µm groß und haben eine charakteristische ovale Form mit Polpfröpfen.

Entwicklung

Der Mensch infiziert sich mit Eiern von T. trichiura durch den Verzehr von kontaminierten Nahrungsmitteln (Salate, rohes Gemüse etc.). Der Wurm wird im Dünndarm freigesetzt, und heftet sich im Dickdarm, vorwiegend im Caecum, mit seinem Vorderteil in den Darmzotten an. Das Hinterteil flottiert frei im Lumen (peitschenförmige Bewegung). Nach 1–3 Monaten sind die Würmer geschlechtsreif und setzen pro Tag 5000 bis 20 000 Eier frei. Der Wurm ist ca. 1 Jahr lebensfähig, in den Eiern entwickeln sich innerhalb von Wochen infektiöse Larven.

Resistenz gegen äußere Einflüsse

In feuchter, kühler Umgebung sind die Eier von T. trichuria monatelang überlebensfähig.

Vorkommen

T. trichiura kommt weltweit v. a. in warmen Regionen mit geringem hygienischen Standard vor.

4.1.2 Rolle als Krankheitserreger

Epidemiologie

Die WHO geht weltweit von etwa 800 Mio Infizierten aus. V. a. Kinder sind betroffen. Der Parasit kann auch in Affen und anderen Säugetieren nachgewiesen werden.

Übertragung

Die Übertragung erfolgt fäkal-oral durch kontaminierte Nahrungsmittel oder Wasser.

Pathogenese

Die Würmer dringen mit dem Vorderteil in die Darmmukosa ein. Dabei kommt es zu entzündlichen Veränderungen, die bei massivem Befall zu hämorrhagischen Kolitiden führen können.

Klinik

In der Mehrzahl der Fälle verläuft die Infektion mit T. trichiura asymptomatisch. Unspezifische gastrointestinale Symptome und Eisenmangelanämien durch die

Blutaufnahme des Parasiten sind beschrieben. Bei starkem Befall kann es zur Dysenterie kommen. Wie Infektionen durch andere intestinale Helminthen auch kann die Infektion mit T. trichiura in Kombination mit Mangelernährung zu Wachstumsverlangsamung beitragen. Eine signifikante Eosinophilie wird bei der Infektion mit T. trichiura nicht beobachtet.

Immunität

Die Immunantwort des Menschen ist kaum untersucht. In Mausmodellen der Infektion (T. muris) führt eine Th2-Immunantwort zur Resistenz gegen die Infektion, während eine Th1-Antwort die Suszeptibilität von Mäusen erhöht. Diese Th2-Antwort ist durch die Produktion von IL-4, IL-5, IL-9 und IL-13 charakterisiert, die mit verschiedenen anderen Faktoren, u. a. der Darmmotilität und der Produktion von Mukus, zur Ausschleusung des Parasiten beitragen. Auch wird ein Anstieg des IgE beobachtet, der negativ mit der Intensität der Infektion korreliert ist. Es wird keine dauerhafte Immunität ausgebildet.

Labordiagnose

Der Nachweis von T. trichiura wird im Stuhl v. a. über den mikroskopischen Nachweis der charakteristischen zitronenförmigen Eier mit polaren Pfröpfen geführt. Wie bei allen Nematoden sollten mindestens 3 Stuhlproben untersucht werden.

Therapie

Mebendazol ist das Mittel der Wahl.

Prävention

Adäquate Nahrungsmittelhygiene stellt die wichtigste Präventivmaßnahme dar.

> **In Kürze**
>
> **Trichuris**
>
> **Parasitologie.** Nematode der Art Trichuris trichiura, im Dickdarm vorkommend.
>
> **Entwicklung.** Direkt, ohne Zwischenwirte.
>
> **Klinik.** Meist asymptomatisch, selten gastrointestinale Symptome und Eisenmangelanämie.
>
> **Labordiagnose.** Stuhlanreicherung zum Nachweis der Eier.
>
> **Therapie.** Mebendazol.

4.2 Trichinella

R. Ignatius

> **Steckbrief**
>
> Die Trichinellose des Menschen wird durch 7 verschiedene Rundwurmarten der Gattung Trichinella (T.) verursacht. Die Infektion äußert sich zunächst in abdominellen Beschwerden und Fieber, später treten Ödeme, Muskelschmerzen und je nach Organbefall weitere Symptome hinzu.
> F. Tiedemann beschrieb 1821 erstmals die Verkalkungen in Muskelfleisch, 1835 entdeckte J. Paget (von R. Owen berichtet) den Erreger; der vollständige Zyklus von Trichinen mit der Bedeutung von rohem Fleisch als Erregerreservoir wurde 1860 von F. Zenker beschrieben. Zusammen mit den weiteren humanpathogenen Gattungen Trichuris und Capillaria gehört die Familie der Trichinellidae zur Überfamilie Trichinelloidea (=Trichuroidea).

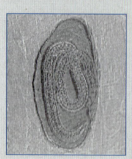

Trichinella spiralis Muskeltrichine

4.2.1 Beschreibung

Morphologie und Aufbau

Adulte Trichinen sind 1,6 bis 4 mm lang. Die wandernden Larven messen etwa 100 μm und wachsen nach Einwanderung in die Muskulatur auf etwa 1 mm heran. Im Muskel befinden sie sich bei den Spezies T. spiralis, T. britovi, T. nativa, T. murrelli und T. nelsoni in einer 0,4 bis 0,7 mm dicken Kapsel; die Larven von T. pseudospiralis und T. papuae sind nicht verkapselt.

Entwicklung

Die Trichinellose ist eine Zoonose; wahrscheinlich sämtliche Säugetierarten (bei T. pseudospiralis zusätzlich auch Vögel) können durch die orale Aufnahme der sich im Muskel befindlichen Trichinenlarven infiziert werden. Im Falle einer Kapsel werden die Larven während der Magenpassage freigesetzt, gelangen über die Peristaltik in den Dünndarm, wo sie in das Epithel eindringen. Dort erreichen sie nach schneller viermaliger Häutung die Geschlechtsreife. Während das Männchen kurz nach der Paarung abstirbt, gebären die Weibchen etwa eine Woche nach Infektion 1500 oder mehr Larven, die über Blut- und Lymphwege in Herz und Lunge wandern und von dort über den arteriellen Kreislauf in die quergestreifte Muskulatur gelangen. Zwei bis 6 Wochen nach Infektion bildet sich dort u. U. rund um die nun spiralförmig aufgerollte Larve eine Kapsel, bestehend aus einer inneren und äußeren Schicht aus verschiedenen Proteinen und Glykoproteinen. Etwa 5 Monate nach Infektion beginnt die Kapsel zu verkalken, dieser Vorgang ist nach ca. 18 Monaten abgeschlossen. Die Kapsel lässt jedoch weiterhin noch einen begrenzten Stoffaustausch zu, so dass die Larven bis zu 30 Jahre überleben können. Im Gegensatz dazu überleben die adulten Trichinen im Dünndarm bei intaktem Immunsystem des Wirtes nur einige Wochen.

Resistenz gegen äußere Einflüsse

Im Schlachtfleisch überleben die Larven, sterben jedoch bei Erhitzen (>65 °C) an. Einfrieren des Fleisches ist bedingt larvizid; die Larven der in arktischen Bereichen vorkommenden T. nativa sind ausgesprochen resistent gegenüber niedrigen Temperaturen.

Vorkommen

Die 7 Trichinenarten sind mit unterschiedlicher geographischer Häufigkeit weltweit verbreitet. Sie kommen in einem domestischen Zyklus (wahrscheinlich nur T. spiralis), in dem Hausschwein und Ratten die wesentlichen Reservoirtiere sind, und einem silvatischen Zyklus (ebenfalls T. spiralis und alle anderen Arten) mit Fuchs, Wildschwein und anderen Säugetieren als Reservoire vor.

4.2.2 Rolle als Krankheitserreger

Epidemiologie

Weltweit rechnet man mit über 10 Millionen Infizierten, die meisten Infektionen sind dabei durch T. spiralis verursacht. Eine saisonale Häufung der Infektionen, oft in

Epidemien, wird jeweils in den Wintermonaten beobachtet, wenn die Schlachtung von Schweinen aber auch die Jagd auf Wildschweine ihren Höhepunkt haben. Der genaue Infektionsweg von Pferden, deren Fleisch die zuletzt beobachteten größeren Ausbrüche in Italien und Frankreich ausgelöst hat, und anderer pflanzenfressender Nutztiere ist unklar. Möglicherweise ist die Verfütterung tierischer Abfallprodukte hierfür verantwortlich. Gleichzeitig werden in den letzten Jahren zunehmend Infektionen durch Fleisch von Wildtieren bei sinkender Prävalenz der Trichinellose in Hausschweinen verzeichnet. So waren in der Vergangenheit auch infiziertes Kamel- und Bärenfleisch Infektionsquellen. Während schätzungsweise über 20 000 Fälle in Europa in der Zeit zwischen 1991 und 2000 auftraten, sind in Deutschland Trichinellosen des Menschen sehr selten und meist aus dem Ausland importiert. Für das Jahr 2002 wurden dem Robert-Koch-Institut 10 Infektionen gemeldet.

Übertragung

Trichinen werden durch den Verzehr infizierten Fleisches, in Europa insbesondere von Schweinen, Wildschweinen und Pferden, übertragen.

Pathogenese

In der enteralen Phase der Trichinellose induzieren die in das Dünndarmepithel einwandernden Larven und anschließend die adulten Würmer einen Einstrom inflammatorischer Zellen in die Mukosa. Diese Entzündungsreaktionen ähneln einer allergischen Reaktion vom Typ 1 und führen letztendlich zur Ausscheidung der Erreger. Histologisch finden sich Epithelläsionen mit Kryptenhyperplasie und ein ausgeprägtes entzündliches Infiltrat (aktivierte Mastzellen, Lymphozyten, eosinophile Granulozyten). Die gleichzeitig beobachtete Diarrhö beruht auf einer aktiven Sekretion von Wasser und Elektrolyten.

In der anschließenden extraintestinalen Phase resultiert die vermehrte Freisetzung von Zytokinen und anderen Entzündungsmediatoren (z. B. Histamin, Serotonin, Prostaglandine) in Fieber und einer Vaskulitis mit Austritt von Flüssigkeit in das interstitielle Gewebe (Ödembildung); auch Hämorrhagien können auftreten. Vaskulitis und granulomatöse Entzündungsreaktionen, später auch Schäden durch eingewanderte eosinophile Granulozyten, liegen auch einem u. U. auftretenden Befall des ZNS (Neurotrichinellose) zugrunde. Eine Myokarditis ist offenbar zunächst auf einwandernde Larven selbst, später ebenfalls auf infiltrierende inflammatorische Zellen (Eosinophile, Mastzellen) zurückzuführen. Außerdem führt der Befall der quergestreiften Muskulatur zur Zerstörung von Muskelfasern, zur basophilen Transformation befallener Myozyten und nach Einwanderung von Entzündungszellen zu einer eosinophilen Myositis.

Klinik

Die klinische Symptomatik ist abhängig von der Spezies der aufgenommenen Trichinen, der Anzahl der aufgenommenen Larven und verschiedenen Wirtsfaktoren (z. B. Geschlecht, Alter, Immunstatus). Die Infektion kann asymptomatisch verlaufen, bei symptomatischer Infektion beträgt die Inkubationszeit 1 bis 4 Wochen. Je kürzer die Inkubationszeit, desto schwerer verläuft i. d. R. die Infektion. Die Ausprägung der Symptomatik in der enteralen Phase variiert stark; abdominelle Schmerzen, Übelkeit, Erbrechen, Fieber und Diarrhö, gelegentlich auch Obstipation, können auftreten. Meist dauert diese Phase nicht länger als eine Woche. Im extraintestinalen Stadium stehen intermittierendes Fieber, Ödeme (besonders im Gesicht) und Muskelschmerzen im Vordergrund. Letztere können sehr stark sein und zu allgemeiner Schwäche mit Einschränkungen beim Laufen, Sprechen und Atmen führen. Seltener finden sich eine Myokarditis, fortgesetzte Diarrhö und konjunktivale und/oder subungale Blutungen. EMG- und EKG-Veränderungen sind Ausdruck des Befalls der entsprechenden Organe, letztere auch Folge von Elektrolytverschiebungen. Laborchemisch fallen außerdem Erhöhungen der Kreatinkinase (CK) und Laktatdehydrogenase (LDH), gelegentlich auch eine Hypokaliämie auf. Husten und Dyspnoe können aus der Lungenpassage der Larven und dem Befall des Zwerchfells resultieren. Weitere Komplikationen können am Auge als Schmerzen, Sehstörungen und Retinaschäden auftreten, das ZNS, die Lunge oder Nieren betreffen oder auch in Sekundärinfektionen (z. B. Bronchopneumonie) bestehen. In ca. 1% der Fälle verläuft die Infektion letal. Nach abgeschlossener Einwanderung der Larven in die Muskulatur (5 bis 7 Wochen nach Infektion) gehen die Symptome allmählich zurück. Eine nahezu obligate und oft stark ausgeprägte periphere Eosinophilie kann länger bestehen bleiben.

Immunität

Ein Schutz vor erneuten Infektionen bildet sich nur aus, wenn bei der ersten Infektion auch infektiöse Larven produziert wurden, und beruht auf Immunantworten sowohl gegen die adulten Würmer als auch gegen die Larven. Die Abwehr der adulten Trichinen beruht offenbar auf aktivierten T-Lymphozyten, Mastzellen und eosinophilen Granulozyten, die genauen Mechanismen sind jedoch unklar. In Mäusen sind sowohl IL-4 und IL-5 mit Protektion assoziiert; IL-4 ist dabei offenbar auch, zusammen mit TNF-α- und iNOS, für die pathologischen Veränderungen im Bereich der Mukosa bedeutsam. Dagegen spielt die Sekretion von IFN-γ wohl für beide Vorgänge keine Rolle. Bereits früh im akuten Stadium werden spezifische IgE-Antikörper gebildet, und neugeborene Larven sind anfällig gegenüber antikörperabhängiger, zellvermittelter Zytotoxizität (ADCC). Die ablaufenden immunologischen Prozesse haben eine große Bedeutung für die Pathogenese der Trichinellose. Eine Impfung existiert derzeit nicht.

Labordiagnose

Neben anamnestischen Angaben über den Verzehr verdächtigen Fleisches, den klinischen Symptomen und Laborauffälligkeiten (Gesamt-IgE, Eosinophilie, erhöhte CK und LDH) beruht die Diagnose der Trichinellose im Wesentlichen auf dem Nachweis spezifischer Antikörper. Diese sind i. d. R. bereits ab der zweiten bis dritten Woche nach Infektion im Serum der Patienten mittels ELISA (gegen lösliche Antigene) und Immunfluoreszenztest (gegen Oberflächenantigene) nachweisbar, und erhöhte Titer persistieren oft jahrelang trotz erfolgreicher Therapie. Die Tests differenzieren nicht zwischen den Infektionen durch die verschiedenen T.-Spezies, Kreuzreaktionen bei Infektionen mit anderen Helminthen können u. U. falsch positive Ergebnisse ergeben. Im extraintestinalen Stadium können Trichinenlarven zunächst im Blut (nach Hämolyse und Anreicherung), nach Befall der Muskulatur auch direkt oder immunhistochemisch in Muskelbiopsien (meist aus dem M. deltoideus) gefunden werden. Auch wenn letztere Untersuchung nur selten erforderlich ist (z. B. bei negativer Serologie), erlaubt sie eine Genotypisierung der Erreger und eine Einschätzung des Ausmaßes des Muskelbefalls. Selten finden sich adulte Würmer oder Larven im Stuhl.

Therapie

Mebendazol ist insbesondere in der intestinalen Phase wirksam, während Albendazol aufgrund seiner besseren Absorption stärker gegen die extraintestinalen Larven wirksam sein mag. In schweren Fällen kann bei beiden Medikamenten ein zweiter Therapiezyklus erforderlich sein. Eine Therapie mit Thiabendazol ist ebenfalls wirksam, jedoch mit deutlich mehr Nebenwirkungen verbunden. Schwangere und Kinder unter 2 Jahren werden mit Pyrantel behandelt. Eine frühzeitige Gabe von Kortikosteroiden kann den Verlauf günstig beeinflussen, jedoch auch das Überleben der adulten Würmer im Dünndarm verlängern.

Prävention

Innerhalb der EU und auch in einigen anderen Ländern unterliegt das Fleisch von Haus- und Wildschweinen sowie Pferden und weiterer potenziell übertragender Tiere einer amtlichen Trichinenuntersuchung oder gleichwertigen Schutzmaßnahmen (z. B. Einfrieren unter definierten Bedingungen). Diese Bestimmungen gelten auch für aus Drittländern importiertes Fleisch. Maßnahmen zur Verhütung von Epidemien umfassen auch Untersuchungen zur Epidemiologie der Trichinellose bei Wildtieren. Bei Verzehr von Wildtieren, besonders außerhalb der EU, ist dennoch Vorsicht geboten. Bei einem Ausbruch sind epidemiologische Untersuchungen zur Ermittlung der Trichinenquelle unerlässlich.

Meldepflicht

Der direkte und indirekte Nachweis von T. spiralis ist namentlich meldepflichtig, soweit der Nachweis auf eine akute Infektion hinweist (§ 7 IfSG).

XII · Spezielle Parasitologie

In Kürze

Trichinella

Parasitologie. Nematoden der Gattung der Trichinella, je nach Entwicklungsstadium im Darm, in Blut und Muskulatur vorkommend.

Entwicklung. Aufnahme von Trichinenlarven mit Fleisch, adulte Würmer im Darmepithel, Wanderung der Larven über Blut in Muskulatur, dort sich u. U. einkapselnd.

Pathogenese. Enterale Phase: Entzündung der Dünndarmmukosa, sekretorische Diarrhö. Extraintestinale Phase: Vaskulitis, eosinophile Myositis, u. U. eosinophile Entzündung weiterer Organe.

Klinik. Enterale Phase: Durchfälle, Fieber. Extraintestinale Phase: Muskelbeschwerden, Fieber, Ödeme, u. U. Myokarditis, Neurotrichinellose u. a. Komplikationen.

Labordiagnose. Antikörpernachweis, Nachweis der Larven in Muskelbiopsien.

Therapie. Mebendazol, Albendazol, Glukokortikoide.

Prävention. Gesetzliche Trichinenuntersuchung von Fleisch, Vorsicht beim Verzehr von Wildfleisch.

4.3 Strongyloides

O. Liesenfeld

Steckbrief

Larven von Strongyloides stercoralis, dem Zwergfadenwurm, wurden 1876 erstmals beschrieben. Der Wurm kommt im Dünndarm vor, die Infektion manifestiert sich als Enteritis. Infektionen sind relativ selten, lebensbedrohliche Autoinfektionen sind jedoch bei Immunsupprimierten beschrieben.

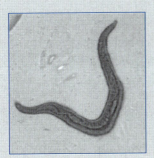

Strongyloides stercoralis

4.3.1 Beschreibung

Morphologie und Aufbau

Zwergfadenwürmer sind fadenförmig und 2–3 mm lang. Die Eier sind 40×30 µm groß, aber nur äußerst selten im Stuhl nachweisbar.

Entwicklung

Der Lebenszyklus von S. stercoralis ist komplex und noch nicht vollständig aufgeklärt. Würmer leben in der Epithelschicht des Jejunums, wo sie Eier erzeugen, die in der Mukosa zu Larven ausreifen und ins Lumen abgegeben werden. Neben Würmern beiden Geschlechts können filariforme infektiöse Larven entstehen, die mit dem Stuhl ausgeschieden werden. Aus den Eiern der adulten Larven können in der Umwelt wiederum adulte Würmer oder aber filariforme infektiöse Larven entstehen. Diese penetrieren die Haut, gelangen über Lymph- oder Blutweg in die Lunge, durchbohren die Alveolen, werden aufgehustet und in den Verdauungstrakt abgeschluckt.

Auto-(Hyper-)infektionen können durch Umwandlung der Larven im Dickdarm in infektiöse Larven entstehen. Infektiöse Larven invadieren den Dickdarm

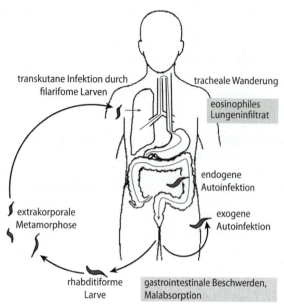

◘ Abb. 4.1. Zyklus von Strongyloides stercoralis

oder die Analregion und führen in Abhängigkeit des Immunstatus des Infizierten zu klinischen Symptomen.

Resistenz gegen äußere Einflüsse

In feuchter, kühler Umgebung sind die Larven von S. stercoralis mehrere Wochen überlebensfähig.

Vorkommen

S. stercoralis kommt weltweit v. a. in warmen Regionen mit geringem hygienischen Standard vor.

4.3.2 Rolle als Krankheitserreger

Epidemiologie

Die WHO geht weltweit von etwa 100 Mio Infizierten aus. Der Parasit kann auch in Affen und anderen Säugetieren nachgewiesen werden. Die Infektion wird in gemäßigten Zonen häufig in Institutionen nachgewiesen, was auf die Übertragung durch engen Kontakt hinweist.

Übertragung

Feuchte Bedingungen fördern die Vermehrung des Parasiten und den Austritt aus dem Stuhl in die Umgebung. Die Übertragung erfolgt durch Penetration der Haut durch filariforme Larven.

Pathogenese

Entzündliche Veränderungen mit Infiltration von eosinophilen Granulozyten und Vermehrung von Becherzellen und ein IgE-Anstieg in der BAL sind während der Lungenpassage zu beobachten (sog. »Löffler«-Syndrom), während im Darmtrakt Eosinophilie, Mastozytose und eine Vermehrung der Becherzellen vorherrschen.

Klinik

In etwa 30% der Fälle verläuft die Infektion mit S. stercoralis asymptomatisch. Während die Infektion der Haut in Juckreiz und Erythem und die Migration in die Lunge in pneumonischen Symptomen wie Husten resultieren kann, sind v. a. gastrointestinale Symptome wie brennende kolikartige Schmerzen, Durchfälle, Übelkeit, Erbrechen und Gewichtsverlust beschrieben. Eosinophilie ist typischerweise zu beobachten.

Die Autoinfektion von Lunge und anderen Geweben kann v. a. beim Immunsupprimierten (Lymphom, AIDS, Kortikosteroidtherapie) zu lebensbedrohlichen Verläufen mit schweren abdominellen Beschwerden, Schock, Ileus, Meningitis oder Sepsis führen.

Immunität

Die Immunantwort des Menschen ist wenig untersucht. In Mausmodellen der Infektion wird eine typische Th2-Immunantwort beobachtet. Diese umfasst die Produktion von IL-4 und IL-5 und IL-10. Es wird keine dauerhafte Immunität ausgebildet. Das Auftreten von Auto-(Hyper-)infektionen bei Immunsupprimierten deutet auf eine protektive Funktion von T-Zellen hin.

Labordiagnose

sindDie Diagnose erfolgt über den Nachweis der Larven von S. stercoralis im Stuhl oder Duodenalsekret. Antikörpernachweise aus Serum sind ebenfalls etabliert. Bei der Autoinfektion des Immunsupprimierten ist die schnelle Diagnose von großer Bedeutung.

Therapie

Albendazol ist das Mittel der Wahl zur Behandlung der Larven und Eier. Alternativ kommen Mebendazol oder Ivermectin zur Anwendung.

Prävention

Die Behandlung Infizierter, allgemeine hygienische Maßnahmen wie Beseitigung von Fäkalien und Abwasserbehandlung sowie die Vermeidung der perkutanen Aufnahme durch adäquates Schuhwerk sind von Bedeutung. Vor der Therapie mit Immunsuppressiva sollte eine Infektion mit S. stercoralis ausgeschlossen werden.

> **In Kürze**
>
> **Strongyloides**
>
> **Parasitologie.** Nematode der Art Strongyloides stercoralis, im Dünndarm vorkommend.
>
> **Entwicklung.** Komplexer Lebenszyklus in der Umwelt und im Darmtrakt.
>
> **Klinik.** In Abhängigkeit der Stadien der Infektion gastrointestinale Symptome wie Diarrhoe, Kolitis, Juckreiz und Erythem an der kutanen Eintrittsstelle sowie pneumonische Symptome bei Lungenpassage (Löffler-Syndrom).
>
> **Labordiagnose.** Nachweis der Larven im Stuhl oder Duodenalsekret.
>
> **Therapie.** Albendazol oder Mebendazol.

4.4 Necator u. Ancylostoma

O. Liesenfeld

> **Steckbrief**
>
> Ancylostoma duodenale und Necator americanus sind Hakenwürmer, die den Dünndarm befallen und Anämien und Durchfälle verursachen. Larven anderer Hakenwürmer von v. a. Hunden verursachen das Krankheitsbild der »Larva migrans cutanea«.

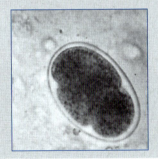

Hakenwurm

4.4.1 Beschreibung

Morphologie und Aufbau

Hakenwürmer sind kleine, zylindrische ca. 1 cm lange Nematoden und besitzen ein hakenförmiges, gebogenes Vorderende. Die Eier sind 60×45 μm groß. Der Mund besitzt zahnartige Strukturen (Ancylostoma) oder Schneiden (Necator).

Entwicklung

Aus Eiern werden Larven freigesetzt, die nach 2 Häutungen zu infektionsfähigen Drittlarven werden. Diese penetrieren die Haut des Menschen, wobei die sie umhüllende Scheide abgegeben wird. Über den Lymph- oder Blutweg wird die Lunge erreicht, die Alveolen werden durchbohrt, die Erreger werden aufgehustet und in den Verdauungstrakt abgeschluckt, wo nach wenigen Wochen die Geschlechtsreife eintritt. Hakenwürmer besiedeln den oberen Dünndarm, persistieren jahrelang im Darm und legen pro Tag etwa 7000 Eier.

Resistenz gegen äußere Einflüsse

Eier reifen nur bei Temperaturen von >13 °C. In feuchter, kühler Umgebung sind Hakenwurmeier wochenlang überlebensfähig.

Vorkommen

Hakenwürmer kommen weltweit v. a. in warmen Regionen mit geringem hygienischen Standard vor.

4.4.2 Rolle als Krankheitserreger

Epidemiologie

Die WHO geht von über 1 Milliarde Infizierten aus.

Übertragung

Die Übertragung erfolgt perkutan durch Kontakt mit den auf dem Boden befindlichen Larven (Barfußgehen).

Pathogenese

Bei der Penetration der Haut, der Lungenpassage und im Darm kommt es zu milden Entzündungsreaktionen, die durch eosinophile Infiltrate charakterisiert sind.

Klinik

Charakteristisch für Hakenwurminfektionen sind die Eisenmangelanämie, Eosinophilie und Proteinmangel. An der Eintrittsstelle kann es zu Juckreiz und Hautrötung kommen. Bei der Lungenpassage können pneumonische Symptome (Löffler-Syndrom) auftreten. Wie Infektionen durch andere intestinale Helminthen auch kann die Infektion mit T. trichiura in Kombination mit Mangelernährung zu Wachstumsverlangsamung beitragen. Die Symptome sind in Abhängigkeit der Wurmlast mehr oder weniger stark ausgeprägt.

Immunität

Die Immunantwort des Menschen ist wenig untersucht. Es wird keine dauerhafte Immunität ausgebildet.

Labordiagnose

Die Diagnose wird im Stuhl v. a. über den mikroskopischen Nachweis der Eier geführt. Diese zeigen je nach Entwicklungsstadium eine unterschiedliche Anzahl von Furchungszellen. Larven können nach Auswanderung anhand ihrer Mundwerkzeuge von anderen Nematoden wie Strongyloides-Larven unterschieden werden.

Therapie

Mebendazol oder Albendazol kommen zur Anwendung. Die Eisenmangelanämie wird durch Eisensubstitution behandelt.

Prävention

Präventivmaßnahmen umfassen die Behandlung Infizierter, eine sachgerechte Beseitigung von Fäkalien und das Vermeiden von Barfußgehen.

In Kürze

Ancylostoma und Necator

Parasitologie. Nematoden der Art Ancylostoma duodenale und Necator americanus, im Dünndarm vorkommend.

Entwicklung. Perkutanes Eindringen von Larven, Wanderung über Lunge, Abschlucken in den Darm. Aus mit dem Stuhl abgesetzten Eiern schlüpfen Larven.

Klinik. Juckreiz an der Eintrittsstelle, Pneumonische Symptome bei Lungenpassage, Eisenmangelanämie, Proteinmangel, Eosinophilie.

Labordiagnose. Anreicherungsverfahren im Stuhl zum mikroskopischen Nachweis von Eiern, Auswanderungsverfahren zum Nachweis der Larven.

Therapie. Mebendazol, Albendazol.

4.5 Enterobius

O. Liesenfeld

> **Steckbrief**
>
> Enterobius vermicularis (Oxyuris, Madenwurm) ist ein Nematode, der im Dickdarm lebt und zur Eiablage an den After kriecht, was sich klinisch als Analjucken manifestiert. Eier von E. vermicularis wurden 1758 von Linné beschrieben.

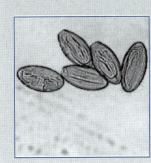

Enterobius vermicularis

4.5.1 Beschreibung

Morphologie und Aufbau

Madenwürmer sind 2–13 mm lang. Die Eier sind 55×25 µm groß und haben eine längsovale Form.

Entwicklung

Der Mensch scheidet Eier des Madenwurms aus. In diesen reift der infektiöse Embryo heran. Die embryonierten Eier werden oral aufgenommen. Im Darmtrakt schlüpfen aus den Eiern Larven, die nach Häutungen in 5–6 Wochen geschlechtsreif werden. Infizierte tragen meist bis zu 50 Larven im Darm. Nach der Kopulation wandern die Weibchen zum Anus, die Männchen sterben schnell ab. Im Anusbereich (vermutlich wegen der geringeren Temperatur und des höheren Sauerstoffgehalts) werden meist nachts bis zu 10 000 Eier abgelegt, die an der Haut und Bettwäsche haften. Der infektiöse Embryo entwickelt sich bereits nach etwa 6 Std. Bei starkem Befall werden häufig lebende Würmer ausgeschieden, die auf dem Stuhl als bewegliche Würmer sichtbar sind. Weibliche Würmer leben wenige Wochen.

Resistenz gegen äußere Einflüsse

In feuchter, kühler Umgebung sind die Eier von E. vermicularis wochenlang überlebensfähig.

Vorkommen

E. vermicularis kommt weltweit unabhängig von sozioökonomischen Faktoren vor.

4.5.2 Rolle als Krankheitserreger

Epidemiologie

Die WHO geht weltweit von über 1 Milliarde Infizierten aus. Kinder im Alter von 5–9 Jahren sind am häufigsten betroffen. Ausbrüche in Familien sind häufig.

Übertragung

Die Übertragung der Eier erfolgt an den Händen (v. a. Fingernägel nach Kratzen oder Kontakt mit Bettwäsche) von der Analregion in den Mund. Alternativ können Eier auch durch Gegenstände übertragen werden.

Pathogenese

Die Würmer setzen sich auf der Darmmukosa fest. Akzidentell kann es zur Einwanderung in Appendix und andere Organe mit Entzündungsreaktionen kommen.

Klinik

Charakteristisches Zeichen der Madenwurminfektion ist der nächtliche Juckreiz in der Analregion. Dieser kann zu Schlafstörungen führen. Bei Einwandern in andere Organe können z. B. Appendizitis oder Salpingitis entstehen. Eosinophilie und IgE-Anstieg werden nicht beobachtet.

Immunität

Die Immunantwort des Menschen ist wenig untersucht. Es wird keine dauerhafte Immunität ausgebildet.

Labordiagnose

Der Nachweis von E. vermicularis wird durch den Nachweis von Madenwürmern auf dem Stuhl oder durch den mikroskopischen Nachweis der Eier im Klebestreifenpräparat geführt. Dieses wird am frühen Morgen auf die Perianalregion geklebt und anschließend auf einem Objektträger mikroskopiert. Mehrfache Untersuchungen erhöhen die Sensitivität, bei Auftreten in Familien sollten alle Familienmitglieder untersucht werden.

Therapie

Mebendazol und Albendazol kommen zur Anwendung. Es sollten alle Familienmitglieder behandelt werden. Reinfektionen werden häufig beobachtet. Bei Wiederholung der Therapie nach 2 Wochen werden jedoch Heilungsraten von annähernd 100% beobachtet.

Prävention

Adäquate Hygienemaßnahmen sind die Unterbrechung der Übertragung durch v.a. morgendliche Reinigung der Perianalhaut, das Kochen der Wäsche und die Reinigung kontaminierter Gegenstände.

> **In Kürze**
>
> **Enterobius**
>
> **Parasitologie.** Nematoden der Art Enterobius vermicularis (Oxyuren), im Dick- und Enddarm lebend.
>
> **Entwicklung.** Aufnahme embryonierter Eier, weibliche Larven legen Eier nachts im Anusbereich ab, diese sind in wenigen Stunden infektiös.
>
> **Klinik.** Juckreiz am Anus.
>
> **Labordiagnose.** Wurmnachweis auf dem Stuhl, Einachweis mit Klebestreifenmethode.
>
> **Therapie.** Mebendazol, Albendazol.
>
> **Prävention.** Allgemeine und körperliche Hygiene, Umgebungsuntersuchungen und ggf. Mitbehandlung.

4.6 Ascaris

O. Liesenfeld

> **Steckbrief**
>
> Ascaris lumbricoides ist ein im Dünndarm lebender Nematode. Er ist der vermutlich häufigste intestinale Helminth. Die Infektion führt zu gastrointestinalen Symptomen.

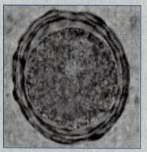

Ascaris lumbricoides

4.6.1 Beschreibung

Morphologie und Aufbau

A. lumbricoides (Spulwurm) ist gelblich bis rötlich, bleistiftdick und zwischen 15 und 40 cm lang. Die Eier sind 65×45 µm groß und besitzen eine bräunliche dicke Schale.

Entwicklung

Der Mensch infiziert sich mit Eiern von A. lumbricoides durch den Verzehr von kontaminierten Nahrungsmitteln. Im Dünndarm schlüpfen die Larven, dringen in venöse Gefäße ein und werden über den Blutweg in die Leber und nachfolgend in die Lunge transportiert. Dort wandern sie in die Alveolen ein und gelangen über den Rachen in den Darm. Innerhalb von Wochen erlangen sie die Geschlechtsreife und produzieren täglich bis zu 200000 Eier. Der Wurm überlebt monatelang im Darmtrakt. Eier enthalten nach 3–6 Wochen infektiöse Larven.

Resistenz gegen äußere Einflüsse

In feuchter, kühler Umgebung sind die Eier von A. lumbricooides jahrelang überlebensfähig.

Bei Temperaturen zwischen 5 und 10 °C können Eier 2 Jahre überleben, auch Austrocknung und Sauerstoffentzug sowie winterliche Temperaturen werden wochenlang überlebt.

Vorkommen

A. lumbricoides kommt weltweit v.a. in warmen Regionen mit geringem hygienischen Standard vor.

4.6.2 Rolle als Krankheitserreger

Epidemiologie

Die WHO geht weltweit von etwa 1,4 Milliarden Infizierten aus. V.a. Kinder im Vor- und jungen Schulalter sind betroffen. Die enorm hohe Fekundität der Würmer und die hohe Umweltresistenz der Eier fördern die Verbreitung.

Übertragung

Die Übertragung erfolgt fäkal-oral durch kontaminierte Nahrungsmittel oder Wasser.

Pathogenese

Pathologische Veränderungen treten während der Lungenpassage (Löffler-Syndrom) als Hämorrhagien und eosinophile Infiltrate auf.

Klinik

Die Ausprägung der klinischen Symptome hängt vom Befall ab. Symptomatische Verläufe sind eher selten, respiratorische Symptome und Blut-Eosinophilie sind zu beobachten. Chronische Verläufe können zu Wachstumsretardierung und Malabsorption von Proteinen und anderen Stoffen führen. Von Bedeutung sind bei starkem Befall gastrointestinale Symptome, die bei Obstruktion des Darmlumens zu Ileus-Symptomatik mit Bauchschmerzen, Übelkeit, Erbrechen und Krämpfen führen können. Vom Darm ausgehende extraintestinale Infektionen sind beschrieben.

Immunität

Antigene von A. lumbricoides lösen eine charakteristische Th2-Immunantwort aus. Diese umfasst die Produktion von IL-4, IL-5, IL-9 und IL-13 durch CD4-Lymphozyten, die mit verschiedenen anderen Faktoren wie u.a. der Darmmotilität und der Produktion von Mukus zur Ausschleusung des Parasiten beitragen. IL-4 verursacht einen Anstieg des IgE-Spiegels, während IL-5 zur Eosinophilie führt. Es wird keine dauerhafte Immunität ausgebildet.

Es konnte gezeigt werden, dass eine durch Infektion mit A. lumbricoides induzierte Immunantwort zwar pathologische Veränderungen bei zerebraler Malaria reduzieren kann, gleichzeitig aber auch eine gegen Impfantigene gerichtete Immunantwort unterdrückt.

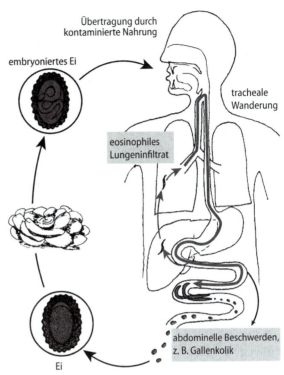

Abb. 4.2. Zyklus von Ascaris lumbricoides

Labordiagnose

Aufgrund der hohen Zahl von Eiern im Stuhl reicht die direkte Stuhlmikroskopie i.d.R. zur Diagnosestellung aus.

Therapie

Mebendazol ist das Mittel der Wahl, alternativ kann Albendazol eingesetzt werden. Bei Obstruktion wird Piperazine verabreicht, das als Narkotikum auf den Wurm wirkt und die Obstruktion vermindert.

Prävention

Die Prävention umfasst Abwasserreinigung, sauberes Trinkwasser, adäquate Nahrungsmittelhygiene und die Behandlung Infizierter.

Verwandte Arten

Larven von Toxocara canis und anderen Toxocara-Arten können im Menschen nach akzidenteller oraler Aufnahme wandern, nachdem sie im Dünndarm in die Mukosa eingedrungen sind. Von dort gelangen sie in das Parenchym verschiedener Organe wie Leber, Lunge oder ZNS. Endwirte dieser Erreger sind Hund bzw. Katze und Füchse. Im Menschen, dem Zwischenwirt, entwickeln sich keine adulten Würmer. Das Krankheitsbild wird als Larva migrans visceralis bezeichnet und hängt von der Lokalisation der Erreger ab. Es können Blutbildveränderungen bis zu Hepatomegalie, gastrointestinale Störungen, pneumonische oder zentralnervöse Symptome auftreten. Die Diagnosestellung erfolgt serologisch, therapeutisch kommt Albendazol zum Einsatz.

Die Anisakiasis (Heringswurm-Erkrankung) ist v. a. in Asien verbreitet und entsteht nach Aufnahme von Larven mit rohem Salzwasserfisch. Die Erreger leben im Darm von Meeressäugern. Im Magen oder Ileum des Menschen resultiert ein eosinophiles Infiltrat. Es entwickeln sich gastrointestinale Symptome wie Bauchschmerzen.

> **In Kürze**
>
> **Ascaris**
>
> **Parasitologie.** Nematoden der Art Ascaris lumbricoides, im Dünndarm vorkommend. Verwandte Arten sind Toxocara und Anisakis.
>
> **Entwicklung.** Aufnahme von Eiern, Larven wandern über Leber, Lunge und Rachen in den Darm.
>
> **Klinik.** Lungeninfiltrate entstehen durch migrierende Larven, adulte Würmer verursachen milde gastrointestinale Symptome, bei massivem Befall auch Ileus-Symptomatik.
>
> **Labordiagnose.** Mikroskopischer Nachweis der Eier im Stuhl oder in der Stuhlanreicherung.
>
> **Therapie.** Mebendazol und Albendazol.
>
> **Prävention.** Allgemeine Nahrungsmittelhygiene.

4.7 Filarien

R. Ignatius

Steckbrief

Filarien (Fadenwürmer) sind extraintestinal vorkommende, fadenförmige Nematoden, die je nach Spezies Infektionen des Lymphsystems, der Haut und der Augen verursachen und deren Larven durch Insekten übertragen werden. Innerhalb der Klasse Nematodes gehören die Filarien in die Ordnung Spirurida und die Überfamilie Filarioidea.

J.-N. Demarquay und O. H. Wucherer entdeckten unabhängig voneinander 1862 bzw. 1866 die Mikrofilarien von Wuchereria (W.) bancrofti, dem wichtigsten Erreger der **lymphatischen Filariasis** (LF). Der Nachweis im Blut und die Assoziation von Erreger und Erkrankung gelang T. Lewis 1872. Die adulten Würmer entdeckte J. Bancroft 1876, der komplette Lebenszyklus wurde erstmals 1877 von P. Manson beschrieben, der auch die nächtliche Periodizität erkannte (1880). 1927 entdeckten Brug und Lichtenstein in Indonesien eine morphologisch unterschiedliche Spezies, heute Brugia (B.) malayi genannt. B. timori schließlich wurde als eigenständige Spezies erst 1965 von David und Edeson beschrieben.

J. O'Neill beschrieb 1874 die in der Haut wandernden Larven von Onchocerca (O.) volvulus, 1890 entdeckte Manson auch die adulten Würmer. Die Assoziation der Hautläsionen und Augenveränderungen bei der **Onchozerkose** (Onchocerciasis) mit dem Erreger gelang J. Montpellier und A. Lacroix 1920 bzw. J. Hissette 1932, die Bedeutung von Simulien bei der Übertragung des Erregers beschrieb D. Blacklock 1926.

Bereits aus dem späten 18. Jahrhundert stammen erste Berichte über subkonjunktival wandernde, adulte Würmer der Spezies Loa (L.) loa. Die subkutane Manifestation der **Loiasis** (»Calabar-Schwellung«) berichtete D. Argyll-Robertson 1895 aus Old Calabar, Nigeria; Manson assoziierte sie 1910 mit der Infektion mit L. loa. Die Übertragung der Larven durch Fliegen der Gattung Chrysops entdeckte R. Thompson Leiper 1912.

4.7.1 Beschreibung

Morphologie und Aufbau

Die etwa 1 bis 2 mm langen infektiösen Larven gelangen beim Blutsaugen der Vektoren in den Menschen. Die erwachsenen Erreger messen zwischen 2 und 7 cm, nur die Weibchen von O. volvulus werden erheblich länger (30 bis 40, selten auch bis 70 cm). Die Larven im Menschen (**Mikrofilarien**) messen zwischen 200 und 320 µm. Abhängig von der Färbemethode kann mikroskopisch um die Larven von W. bancrofti, B. malayi, B. timori und L. loa eine, wahrscheinlich aus der Eihülle entstandene, Scheide sichtbar sein; die Larven von O. volvulus sind ohne Scheide.

Entwicklung

Im Menschen entwickeln sich aus den infektiösen Larven innerhalb von 3 bis 15 Monaten die adulten Würmer, die sich im Fall von Wuchereria und Brugia in Lymphgefäßen und -knoten, bei O. volvulus in subkutanen Knoten und bei L. loa als subkutan und subkonjunktival im Körper wandernde Würmer aufhalten. Dort können einige Spezies mehr als 10 Jahre leben, die Weibchen können mehrere Hundert Mikrofilarien pro Tag produzieren. Bei Wuchereria, Brugia und Onchocerca, jedoch nicht bei L. loa, konnten kürzlich intrazelluläre Bakterien der Gattung Wolbachia als **Endosymbionten** identifiziert werden, die für die Fertilität der weiblichen Erreger von Bedeutung sind.

Die Mikrofilarien befinden sich bei Wuchereria, Brugia und Loa im Blut, wobei das Auftauchen in der Peripherie einer Periodizität unterliegt, die mit der Zeit der Hauptaktivität der Vektoren korreliert. So sind die Mikrofilarien bei der LF meist nachts im peripheren Blut, während sie bei der Loiasis dort tagsüber zu finden sind. Die Mikrofilarien von O. volvulus unterliegen keiner Periodizität und halten sich in der oberen Dermis, in Lymphknoten und in der Kornea auf; gelegentlich werden sie auch in Blut oder Urin gefunden. Nach Aufnahme der Mikrofilarien durch die übertragenden Zwischenwirte erfolgt in den Insekten i. d. R. innerhalb von 6 bis 14 Tagen die Weiterentwicklung zu infektiösen Larven, die beim nächsten Saugakt wieder auf den Menschen übertragen werden können.

Resistenz gegen äußere Einflüsse

Filarien kommen nicht außerhalb ihrer Wirte vor.

Vorkommen

Filarien sind an die Verbreitung ihrer Überträger gebunden, die wiederum Gewässer (Onchozerkose = Flussblindheit!) für ihre Entwicklung benötigen. Während W. bancrofti nur im Menschen bzw. in den Zwischenwirten vorkommt, wird B. malayi auch in verschiedenen Tierarten (z. B. Katzen) gefunden, wo der Erreger ebenfalls die gesamte Entwicklung durchlaufen kann. Auch die Infektion mit O. volvulus und L. loa sind Anthroponosen, eine Subspezies von L. loa, L. loa papionis, wird bei Affen gefunden.

W. bancrofti ist in weiten Teilen Afrikas südlich der Sahara und Süd- und Südostasiens sowie einer Reihe südamerikanischer Länder einschließlich einiger Karibikinseln verbreitet. B. malayi kommt ausschließlich in Südostasien vor, die Verbreitung von B. timori ist auf Timor und Inseln der Sunda-Gruppe beschränkt. O. volvulus kommt von West- bis Ostafrika und einigen Ländern Mittel- und Südamerikas vor, während L. loa ausschließlich in West- und Zentralafrika gefunden wird.

4.7.2 Rolle als Krankheitserreger

Epidemiologie

Weltweit rechnet man mit mindestens 115 Millionen Menschen, die mit W. bancrofti infiziert sind, während etwa 13 Millionen von Brugia spp. befallen sind. Mehr als 17 Millionen Menschen, 99% davon in Afrika, sind mit O. volvulus und etwa 25 Millionen Menschen mit L. loa infiziert. In Deutschland werden nur vereinzelt Fälle von Filariasis bei Patienten, die sich meist über längere Zeit in Endemiegebieten aufgehalten haben, diagnostiziert.

Übertragung

Filarien werden vektoriell übertragen, Zwischenwirte sind Insekten (Tab. 4.1).

Pathogenese

LF. Bestimmend für die Pathogenese sind die adulten Erreger, die sich in Lymphbahnen und -knoten aufhalten und dort zu akuten und chronischen Entzündungsreaktionen (Lymphangitis, Lymphadenitis) mit Lymphangiektasien sowie zu akuter und chronischer Hydrozele führen können. Abgestorbene Erreger stellen zusätzliche Entzündungsherde mit Bildung granulomatöser

Tabelle 4.1. Filarien: Gattungen, Überträger und Vorkommen im Menschen

Gattung	Vektor	Vorkommen	
		Adulte	Mikrofilarien
Wuchereria Brugia	Stechmücken (Culex, Anopheles, Aedes, Mansonia)	Lymphsystem	Blut
Loa	Fliegen (Chrysops)	Subkutis	Blut
Onchocerca	Kriebelmücken (Simulium)	Subkutis	Haut/Auge

Knoten dar. Ein Teil der Entzündungsreaktionen ist möglicherweise auch auf bakterielle Produkte der Wolbachien zurückzuführen. Sekundäre bakterielle oder Pilzinfektionen tragen zur Ausbildung der typischen chronischen Lymphödeme (**Elephantiasis**) bei. Selten kommt es zum Durchbruch befallener Lymphgefäße in die Harnwege (Chylurie) mit der Folge von Lymphopenie, Hypoproteinämie und Anämie. Letztere sind auch Ausdruck eines Befalls der Nieren durch Ablagerung von Immunkomplexen. Bei asymptomatisch Infizierten finden sich subklinische Veränderungen des Lymphabflusssystems. Die **tropische pulmonale Eosinophilie (TPE)** bezeichnet eine seltene Sonderform der Erkrankung, wahrscheinlich verursacht durch antikörpervermittelte allergische Überreaktionen gegen die Erreger in der Lunge. Mikrofilarien sind bei der TPE in der Peripherie nicht zu finden, jedoch in Lungenbiopsien nachweisbar. Bei chronischem Verlauf kann eine interstitielle Lungenfibrose entstehen.

Onchozerkose. Im Gegensatz zu den beiden anderen Erkrankungen führen bei der Onchozerkose die Mikrofilarien, weniger die adulten Erreger, zu den pathologischen Veränderungen. Während sich die adulten Erreger in bindegewebig abgekapselten, subkutanen Knoten (**Onchozerkome**), oft direkt über Knochen lokalisiert, befinden, deren Größe einige Zentimeter im Durchmesser beträgt, wandern die Mikrofilarien vornehmlich in der Haut und im Auge. Abgestorbene Mikrofilarien und Wolbachien lösen dort Entzündungsreaktionen aus, die in Abhängigkeit von der Immunreaktion des Wirtes sehr unterschiedlich ausgeprägt sein können. Initial kommt es durch Antikörper, Immunkomplexe und Komplementaktivierung zur Ansammlung von eosinophilen und neutrophilen Granulozyten sowie Makrophagen und zur akuten, in der Folge zur **chronischen Dermatitis** mit Fibrosierung. Eine Sonderform (»Sowda«) beruht auf einem massiven Einstrom von Entzündungszellen in die Dermis. Entzündungsherde in der Kornea führen über eine (Schneeflocken-) Keratitis punctata zur sklerosierenden **Keratitis** mit chronischen Entzündung und Vaskularisierung, eine Iridozyklitis kann auftreten. Am hinteren Auge können Atrophie des Nervus opticus und Chorioretinitis auftreten.

Loiasis. Auch hier beruht die Pathogenese der Erkrankung auf den adulten Erregern, die durch das subkutane Bindegewebe und subkonjunktival durch die Augen wandern. Im Bereich der Haut führen allergische Reaktionen auf die Erreger zu vorübergehenden Schwellungen. Chronischer Befall führt in seltenen Fällen zur Ausbildung eosinophiler granulomatöser Entzündungsreaktionen. Eine mit der Loiasis assoziierte, seltener beobachtete Endomyokardfibrose mag Folge der oft lang anhaltenden Hypereosinophilie sein.

Klinik

LF. Die Inkubationszeit beträgt Wochen bis Monate. Das Spektrum der Erkrankung umfasst asymptomatisch Erkrankte mit (»mikrofilarämisch«) oder ohne (»amikrofilarämisch«) Nachweis von Mikrofilarien im Blut, sowie Patienten mit Symptomen (etwa ein Drittel der Infizierten) in sehr unterschiedlicher Ausprägung. Akute Manifestationen sind einerseits gekennzeichnet durch Fieber und Schüttelfrost, verbunden mit schmerzhaften Lymphknotenschwellungen und nachfolgenden Schwellungen der betroffenen Regionen, meist der unteren Extremitäten. Die Symptome dieser **Dermatolymphangioadenitis** sind ein- oder beidseitig, bilden sich, gefolgt von Hautschuppung, innerhalb einiger Tage wieder zurück und können rezidivieren. Eine andere akute Verlaufsform, meist ohne Fieber, wird als **akute Filarienlymphangitis** bezeichnet, ist die Reaktion auf tote adulte Erreger und betrifft einen klar umschriebenen Lymphknoten oder eine Lymphbahn. Bei männlichen Patienten sind häufig die Genitalien in Form einer akuten **Hydrozele** mitbetroffen. Im chronischen Stadium bilden sich **Lymphödeme**, meist an den unteren Extremitäten, seltener an den Armen, Brüsten oder im Genitalbereich, und chronische Hydrozelen. Auch rheumaartige Beschwerden (Arthritis, Myositis) werden beobachtet. Das Auftreten von milchig-trübem Urin ist Folge einer Chylurie. Bei asymptomatisch Infizierten lassen sich oft mittels Ultraschall sich bewegende adulte Würmer nachweisen (»Filarientanzzeichen«). Die TPE ist durch insbesondere nachts auftretende Husten- und Asthmaanfälle bei ausgeprägter Eosinophilie und hohen Antikörpertitern gegen Filarienantigene gekennzeichnet.

Onchozerkose. Die Inkubationszeit beträgt meist länger als ein Jahr. Einerseits können Patienten trotz hoher Mikrofilariendichte symptomlos sein, andererseits können tote Mikrofilarien auch ein zum Teil stark juckendes, papulöses Exanthem verursachen. Die **chronische Dermatitis** führt zu Verdickung (»Leguanhaut«), Lichenifikation, Depigmentierung (»Leopardenhaut«) und Atrophie der Haut mit Verlust ihrer Elastizität, was in der Leistengegend zu den so genannten »hanging groins« führen kann. Kratzeffekte und sekundäre Infektionen können zu den chronischen Hautveränderungen beitragen, die Haut scheint insgesamt vorgealtert (Presbyderma). Sowda ist durch ein papulöses Exanthem, starken Juckreiz, Schwellungen der Haut und der lokalen Lymphknoten und eine Hyperpigmentierung der Haut gekennzeichnet. Onchozerkome sind in Afrika eher am Beckenkamm, in Südamerika häufiger am Kopf lokalisiert, was auf die Stichgewohnheiten der jeweiligen Simulien-Spezies zurückgeführt wird, und verursachen meist keine Beschwerden.

Die Veränderungen am vorderen Auge äußern sich zunächst als reversible Keratitis punctata, Mikrofilarien können mittels Spaltlampe nachgewiesen werden. Die sich anschließende sklerosierende Keratitis mit vaskulärer Infiltration und Vernarbung sowie mögliche Veränderungen am hinteren Auge führen schließlich zur **Blindheit**. Die Onchozerkose ist nach der Infektion mit Chlamydia trachomatis die zweithäufigste infektiöse Ursache von Blindheit.

Loiasis. Juckende Schwellungen (**Calabar-Schwellung**) entstehen als Reaktion auf die wandernden adulten Erreger. Sie treten meist an den Händen und Unterarmen auf, können aber auch an jeder anderen Stelle des Körpers lokalisiert sein, und verschwinden nach einigen Stunden bis Tagen wieder. Die Patienten können daneben generalisierten Juckreiz, Schwächegefühl und Gelenkschmerzen aufweisen, seltenere Komplikationen sind Meningitis, Nephropathie und Endokarditis. Die subkonjunktivale Durchwanderung des Auges (innerhalb von 10 bis 15 Minuten) ist sehr schmerzhaft.

Immunität

LF. In der frühen, präpatenten Infektion überwiegt eine gemischte Immunantwort (Sekretion von IL-2, IFN-γ, IL-4 und IL-5). Später, auch abhängig von der Parasitenlast, werden häufig erregerspezifische Th2- und humorale Immunantworten induziert, die Sekretion von IL-10 führt zur partiellen erregerspezifischen sowie unspezifischen Immunsuppression. Das Überwiegen von Th1-Immunantworten in späten Stadien ist dagegen offenbar eher mit der Ausbildung der chronischen pathologischen Veränderungen im lymphatischen System assoziiert. Der asymptomatische und amikrofilarämische Status einiger Betroffener in Endemiegebieten ist möglicherweise Folge einer effizienten Immunantwort. In utero kann eine Tolerisierung des Föten auftreten, die Kinder sind später nur eingeschränkt zur Induktion filarienspezifischer Immunantworten in der Lage. Eine starke Produktion von Antikörpern gegen Mikrofilarien kennzeichnet die TPE.

Onchozerkose. Patienten zeigen oft ausgeprägte humorale Immunantworten, Antikörper sind an der Abtötung von Mikrofilarien beteiligt. Dagegen sind spezifische und unspezifische zelluläre Reaktionen (Th1- und Th2-assoziiert) oft supprimiert. Dieses korreliert mit zunehmender Mikrofilariendichte und ist möglicherweise Folge einer gesteigerten Aktivität regulatorischer T-Zellen. Neugeborene O. volvulus-infizierter Mütter werden bereits in utero sensibilisiert und bilden spezifische zelluläre Immunantworten. Patienten mit Sowda zeigen ausgeprägte humorale und zelluläre Th2 Immunantworten, die zur Immunpathologie aber auch zur relativ geringen Anzahl von Mikrofilarien in diesen Patienten beitragen.

Loiasis. Die humorale Immunantwort ist oft sehr ausgeprägt. In Patienten ohne periphere Mikrofilarien (okkulte Loiasis) konnten Antikörper, die gegen ein Oberflächenantigen gerichtet sind, nachgewiesen werden. Diese eliminieren möglicherweise die Mikrofilarien und fehlen in mikrofilarämischen Patienten. Letztere weisen oft auch gestörte zelluläre Immunantworten auf.

Labordiagnose

In Abhängigkeit von der Anzahl der Mikrofilarien im Patienten und der jeweiligen Periodizität sind die Mikrofilarien von Wuchereria, Brugia und Loa im Blut in Giemsa- oder Hämatoxilin-gefärbten Ausstrichen bzw. nach Anreicherung (z. B. nach Knott) oder Filtration nachweisbar. Dabei lassen sich die nächtlich im Blut vorkommenden Mikrofilarien von Wuchereria und Brugia nach einmaliger Gabe von Diethylcarbamazin (DEC) auch tagsüber finden (DEC-Provokationstest).

Die Mikrofilarien von O. volvulus findet man in kleinen Hautbiopsien (»skin snips«), aus denen sie entweder in Kochsalzlösung auswandern oder in denen sie histologisch nachgewiesen werden können. Der »Mazzotti-Test«, d. h., die Provokation von Pruritus nach einmaliger Gabe von DEC, wird wegen der möglichen schweren allergischen Nebenwirkungen kaum noch durchgeführt. Die Entfernung subkutaner Knoten ermöglicht die Diagnose durch den Nachweis adulter Erreger.

Subkonjunktival wandernde Würmer sind pathognomonisch für L. loa (»Augenwurm«), meist wird die Erkrankung jedoch über den Nachweis der Mikrofilarien im Blut (s. o.) diagnostiziert.

Eine periphere Eosinophilie ist bei der Diagnostik der Filarieninfektionen hinweisgebend. Serologische Untersuchungen auf Antikörper sind in Endemiegebieten wegen Kreuzreaktionen mit anderen Nematoden meist wenig hilfreich, besser ist der Nachweis von spezifischem IgG4. Der Nachweis von zirkulierendem Antigen ist bei der Diagnostik der Infektion mit W. bancrofti sinnvoll und unabhängig von der Periodizität durchführbar.

Therapie

Die Therapie der Filarieninfektionen richtet sich in erster Linie gegen die Mikrofilarien, die Medikamente sind nur bedingt gegen die adulten Erreger wirksam. Mittel der Wahl bei der LF ist DEC, welches auch bei der TPE eingesetzt wird. Mittel der Wahl zur Behandlung der Onchozerkose ist Ivermectin. DEC kann hier zu schwersten allergischen Reaktionen führen, und die Augensymptomatik als Reaktion auf vermehrt tote Mikrofilarien kann sich verschlechtern. Die chirurgische Entfernung der subkutanen Knoten unterbindet die Mikrofilarienproduktion und kann insbesondere bei Knoten in Augennähe indiziert sein. DEC und Ivermectin wirken auch bei der Loiasis, jedoch können auch hier bei einer hohen Mikrofilarämie schwere allergische Reaktionen, besonders Enzephalopathien, auftreten. Einschleichende Medikation und stationäre Behandlung sind erforderlich. Studien laufen mit Albendazol, dessen Wirkung langsamer als bei den vorher genannten Medikamenten einsetzt. Subkonjunktival wandernde L. loa können nach Lokalanästhesie entfernt werden. Eine Behandlung mit Antibiotika, z. B. Doxycyclin oder Rifampicin, stellt einen neuen Therapieansatz dar, der sich gegen die Wolbachien richtet. Die Gabe von Antihistaminika und Kortikosteroiden kann zur Reduktion der allergischen Reaktionen, insbesondere bei der Loiasis, erforderlich sein.

Prävention

Massenbehandlungen werden mit Ivermectin und Albendazol, allein oder in Kombination, zur Reduktion der Übertragung von Wuchereria, Brugia, und O. volvulus, bei letzterem Erreger auch zu einer Besserung der individuellen Symptomatik, durchgeführt. Weitere Kontrollprogramme basieren auf Kombinationsbehandlungen mit DEC, jedoch nur in Gegenden, wo O. volvulus nicht vorkommt. Von diesen Kombinationsbehandlungen verspricht man sich zusätzliche Effekte auf intestinale Nematoden, besonders Hakenwürmer, und durch Ivermectin auch auf Ektoparasiten einschließlich der Vektoren. Insektizide werden zur Bekämpfung der Vektoren eingesetzt. Individualreisenden empfiehlt sich eine möglichst konsequente Vermeidung von Insektenstichen, bei längeren Aufenthalten in Endemiegebieten kann eine Chemoprophylaxe mit DEC erwogen werden.

4.7.3 Weitere Filarien, Dracunculus medinensis

Mansonella streptocerca, M. perstans und M. ozzardi sind relativ kleine Filarien, die zum Teil weit verbreitet sind und von Simulien und kleinen Mücken (Ginitzen) der Gattung Culicoides übertragen werden. Die Infektionen verlaufen meist mild oder symptomlos, sind oft von einer Eosinophilie begleitet und werden mit den zuvor genannten Medikamenten behandelt.

Den Filarien nahe steht Dracunculus medinensis (Medina-, Guineawurm). Die 60 bis 80 cm langen Weibchen kommen im Unterhautbindewege der Beine vor, im Bereich des Knöchels geben sie durch kleine Hautöffnungen die Larven ins Süßwasser ab. Diese müssen von Wasserflöhen aufgenommen werden, in denen sie sich weiterentwickeln. Die Infektion des Menschen geschieht durch Aufnahme von infizierten Wasserflöhen mit dem Trinkwasser. Die Therapie besteht in der vorsichtigen Extraktion des Wurms und der gleichzeitigen Gabe von Antibiotika gegen sekundäre bakterielle Infektionen. Die Eradikation der Erkrankung durch sicheres Trinkwasser ist Ziel der WHO.

> **In Kürze**
>
> **Filarien**
>
> **Parasitologie.** Nematoden der Gattungen Wuchereria, Brugia, Onchocerca und Loa, je nach Spezies im Lymphsystem oder in der Haut vorkommend.
>
> **Entwicklung.** Übertragung infektiöser Larven durch verschiedene Insektenarten, adulte Würmer produzieren Mikrofilarien, die aus dem Blut (Wuchereria, Brugia, Loa) oder der Haut (Onchocerca) wieder von Insekten aufgenommen werden. Im Insekt Weiterentwicklung vor erneuter Übertragung.
>
> **Pathogenese.** Lymphatische Filariasis: Lymphangitis, -adenitis. Onchozerkose: Dermatitis, Keratitis. Loiasis: allergische Reaktionen auf adulte Erreger.
>
> **Klinik.** Lymphatische Filariasis: Akute und chronische Lymphödeme, Hydrozele. Onchozerkose: multiple Hautveränderungen, Keratitis, Blindheit. Loiasis: wechselnde subkutane Schwellungen, Augendurchwanderung.
>
> **Labordiagnose.** Nachweis der Larven im Blut oder in Hautbiopsien, Antigen-, Antikörpernachweis.
>
> **Therapie.** Diethylcarbamazin, Ivermectin, Albendazol.

Ektoparasiten

O. Liesenfeld, R. Ignatius

❯❯ Einleitung

Ektoparasiten, also äußerlich im Bereich der Haut und Schleimhäute den Menschen befallende Parasiten, lassen sich in Infektionserreger übertragende Parasiten (sog. Vektoren, ◘ Tabelle 5.1) sowie Parasiten, deren Befall Krankheiten auslöst, einteilen. Zu letzteren kann man neben Läusen, Milben, Sandflöhen und Fliegenlarven auch verschiedene blutsaugende Wasser- und Landegel der Familie Hirudinidae zählen, die hier nicht besprochen werden.

◘ **Tabelle 5.1. Medizinisch wichtige Vektoren**

Arthropoden	Infektionserreger	Krankheit
Insekten		
Stechmücken (Anopheles, Culex, Aedes, Mansonia)	Plasmodium Wuchereria, Brugia Flavi-Viren Bunya-Viren Alpha-Viren Francisella tularensis	Malaria Lymphatische Filariasis z. B. Gelbfieber, Dengue-Fieber z. B. Hanta-Virus-Infektion z. B. Chikungunya-Virus-Infektion Tularämie
Kriebelmücken (Simulium)	Onchocerca volvulus	Onchozerkose
Sandmücken (Phlebotomus, Lutzomyia)	Leishmania Bunya-Viren Bartonella bacilliformis	Leishmaniase Pappataci-Fieber Oroya-Fieber, Verruga peruana
Tse-tse-Fliege (Glossina)	Trypanosoma brucei	Schlafkrankheit
Bremsen (Chrysops)	Loa loa Francisella tularensis	Loiasis Tularämie
Körperlaus (Pediculus)	Rickettsia prowazekii Bartonella quintana Borrelia recurrentis	Epidem. Fleckfieber Wolhynisches Fieber Epidem. Rückfallfieber
Raubwanzen (z. B. Triatoma)	Trypanosoma cruzi	Chagas-Krankheit
Rattenfloh (Xenopsylla)	Yersinia pestis Rickettsia typhi	Pest Endem. (murines) Fleckfieber

Tabelle 5.1 (Fortsetzung)

Arthropoden	Infektionserreger	Krankheit
Spinnentiere		
Schildzecken (z. B. Ixodes, Dermacentor, Amblyomma, Hyalomma)	FSME-Virus Bunya-Viren Borrelia burgdorferi Rickettsia rickettsi Rickettsia conori Ehrlichia, Anaplasma Francisella tularensis Babesia	Frühsommermeningoenzephalitis Krim-Kongo Hämorrhag. Fieber Borreliose Rocky Mountains Fleckfieber Mittelmeerfleckfieber Ehrlichiose Tularämie Babesiose
Lederzecken (Ornithodoros)	Borrelia	Endem. Rückfallfieber
Milben	Orientia tsutsugamushi Rickettsia akari	Tsutsugamushi-Fieber Rickettsienpocken

5.1 Läuse

Steckbrief

Läuse gehören zu den »echten« Läusen (Anoplura), die sich durch stechend-saugende Mundwerkzeuge auszeichnen und sich mit Klammerfüßen am Wirt anheften. Läuse sind flügellose Insekten und verursachen die Pedikulose, den Läusebefall. Beim Menschen kommen die Kopflaus (Pediculus humanus capitis), die Körper- oder Kleiderlaus (Pediculus humanus corporis) und die Filz- oder Schamlaus (Phthirus pubis) vor. Die durch Läuse übertragenen Erkrankungen zeigt ☐ Tabelle 5.1. Diese Erkrankungen sind in Europa bis auf das Fleckfieber (R. prowazekii) selten, häufig sind jedoch die Schadwirkungen durch Stiche, insb. von Kopfläusen.

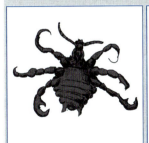
Filzlaus

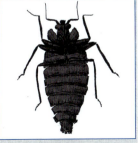
Kleiderlaus

5.1.1 Beschreibung

Kopfläuse

Morphologie, Aufbau

Läuse sind 1–4 mm lang und schlüpfen innerhalb von 6–7 Tagen nach der Eiablage (Nissen). Bis zur Geschlechtsreife nach 2–3 Wochen sind 3 Larvenstadien durchlaufen. Die Eiablage beginnt 2–3 Tage später und die Laus stirbt 4–5 Wochen nach dem Schlüpfen. Die Läuse ernähren sich durch häufige Blutmahlzeiten.

5.1.2 Rolle als Krankheitserreger, Epidemiologie

Kopfläuse sind die hierzulande am häufigsten anzutreffenden humanpathogenen Läuse. Befallsraten von bis zu 50% sind beschrieben, liegen in Entwicklungsländern sogar darüber.

Klinik

Die Ansteckung erfolgt meist durch direkten Kontakt oder Gegenstände (Wäsche). Der Kopflausbefall führt meist zum Befall der Kopfhaut, selten auch anderer Körperbehaarung. In Schulen und anderen Gemeinschaftseinrichtungen kommt es zu gehäuftem Auftreten, v. a. bei Kindern. Häufige Stiche der Kopflaus resultieren in lokalen Reaktionen (urtikarielle Papeln), erheblichem Juckreiz und Kratzeffekten mit Exkoriationen und Krustenbildung. V. a. Ohren, Hinterkopf und Nacken sind betroffen. Bakterielle Superinfektionen können hinzukommen, Kopfläuse spielen jedoch als Vektoren keine Rolle.

Diagnostik

Die Diagnose erfolgt direkt oder mit Lupe über den Nachweis der Läuse oder Nissen. Bei makroskopischer Betrachtung können Verwechslungen mit Kopfschuppen oder z. B. Haarspraypartikeln auftreten.

Therapie

Die Therapie erfolgt mit lokal applizierten Insektiziden, v. a. Hexachlorcyclohexan, Malathion, Permethrin und Pyrethrum. Diese Substanzen sind in der sog. Entwesungsliste (nach § 18 IfSG) aufgeführt. Ivermectin zeigt ebenfalls insektizide Wirkung. Die Therapie muss nach 8–10 Tagen wiederholt werden, um alle geschlüpften Larven abzutöten.

Substituierend kann mit sog. Nissenkämmen das Haar mechanisch von Läusen und Nissen befreit werden, warmes 5%-iges Essigwasser wird ebenfalls eingesetzt.

Die Prävention umfasst die Identifizierung von Erkrankten, die sofortige Behandlung nach Diagnosestellung inkl. Wiederholung der Behandlung, die umgehende Benachrichtigung der Gemeinschaftseinrichtung sowie Reinigungs- und Entwesungsmaßnahmen.

Filzläuse

Die **Filzlaus**, mit einer Länge von 1–2 mm deutlich kleiner als die o. g. Läuse, klammert sich am behaarten Bereich vorwiegend des Scham- und Perianalbereichs, selten auch anderer behaarter Körperregionen an. Die Übertragung erfolgt durch engen Körperkontakt. Klinisch imponieren Juckreiz und Exkorationen in befallenen Körperregionen. Die Diagnose wird durch den Nachweis der Läuse mittels Lupe gestellt, therapeutisch kommen wie bei Kopflausbefall Insektizide zur Anwendung.

Kleiderläuse

Kleiderläuse sind von der Kopflaus nur schwer zu unterscheiden, und in Mitteleuropa selten. Läuse setzen auf den Fasern der Bekleidung Eier (Nissen) ab, und ernähren sich durch Blutmahlzeiten. V. a. bei mangelnder Hygiene (oft Obdachlose, Vertriebene und Gefangene) tritt der Kleiderlausbefall auf. Hauptgefahren gehen von der Kleiderlaus als Vektor für bakterielle Erkrankungen aus (◘ Tabelle 5.1). Klinisch sind Stichreaktionen hervorstechende Symptome, zur Diagnose trägt der Nachweis der Läuse und Nissen auf der Kleidung bei.

5.2 Skabies (Krätze)

> **Steckbrief**
>
> Der Erreger der Skabies, die 0,2 bis 0,4 mm große, achtbeinige Krätzemilbe (**Sarcoptes scabiei vr. hominis**), gehört in der Klasse der Spinnentiere (Arachnida) in die Familie Sarcoptidae.

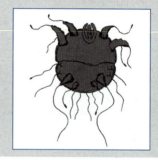

5.2.1 Beschreibung

Entwicklung

Nach der Übertragung befruchteter Weibchen bohren sich diese wenige Milimeter lange, flache Gänge im Stratum corneum der Haut, in denen sie die etwa 40 bis 50 Eier pro Weibchen ablegen. Die nach 3 bis 4 Tagen schlüpfenden sechsbeinigen Larven bohren sich sog. Bohr- oder Häutungstaschen in gesunder Haut, in denen sie sich innerhalb einiger Tage zu achtbeinigen Nymphen und schließlich zu adulten Milben weiterentwickeln. Hier erfolgt auch die Befruchtung, die befruchteten Weibchen verlängern die Taschen wiederum zu Gängen. Die Lebenszeit der Weibchen beträgt mehrere Wochen; oft finden sich jedoch nur 20 oder weniger adulte Milben auf dem Patienten.

5.2.2 Rolle als Krankheitserreger

Epidemiologie

S. scabiei ist weltweit verbreitet. Die Übertragung erfolgt temperaturunabhängig durch direkten Kontakt, auch sexuell, von Mensch zu Mensch, seltener durch kontaminierte Wäsche, und wird durch mangelnde Hygiene begünstigt. Ausbrüche bei engen sozialen Kontakten, z. B. in Schulklassen und Altenheimen, kommen vor.

Klinik

Meist vergehen 6 bis 8 Wochen bis zum Auftreten erster klinischer Symptome, die als Reaktion auf die Erreger sowie als allergische Reaktion auf Zerfalls- und Ausscheidungsprodukte der Erreger entstehen. Papulöse, stark juckende Hautveränderungen bilden sich an den Milbengängen, die sich insbesondere im Bereich der Interdigitalräume und an den Handrücken befinden. Der Juckreiz wird unter Bettwärme oft noch verstärkt.

Exantheme als Folge der Sensibilisierung finden sich auch im Bereich der Achseln, am Stamm, im Genitalbereich und an den unteren Extremitäten, Kratzeffekte können das klinische Bild beeinflussen. Komplikationen sind sekundäre bakterielle Infektionen, z. B. durch β-hämolysierende Streptokokken mit möglichen Nachkrankheiten (Glomerulonephritis), sowie bei Immunsuppression sehr starker Befall mit ausgeprägten Hautveränderungen (Verkrustungen, hyperkeratotische Plaques, »Scabies crustosa«).

Diagnostik

Die Milben können mit einem Vergrößerungsglas in vorsichtig mit einer Nadel oder einem Skalpell eröffneten Gängen gesehen und in Hautgeschabseln nach Inkubation in Kalilauge mikroskopisch nachgewiesen werden. Der mikroskopische Nachweis gelingt auch mit Klebstreifen, die auf einen eröffneten Gang gedrückt und anschließend auf einen Objektträger geklebt werden. Histologisch finden sich eosinophile, später auch lymphozytäre Infiltrate.

Therapie

Zur Therapie kommen Insektizide (Pyrethroide, Lindan, Crotamiton, Benzylbenzoat u. a.) topisch zum Einsatz. Ein neuer Therapieansatz besteht in der oralen Gabe des Anthelmintikums Ivermectin, das auch gegen einige Ektoparasiten wirksam ist. Die gesetzlichen Bestimmungen zur Vermeidung der Weiterverbreitung (§ 34 IfSG) sind zu beachten.

Weitere Milben: Tierische und freilebende, sich auf dem Menschen nicht weiter vermehrende Milben können selbstlimitierte, juckende Dermatitiden (Tier-, Ernte-, Herbstkrätze) hervorrufen. Hausstaubmilben sind als Allergieerreger von Bedeutung.

5.3 Flöhe

> **Steckbrief**
>
> Flöhe (Siphonapterida) verursachen das Krankheitsbild des Flohbefalls, das klinisch durch Stichreaktionen auf der Haut (Erythem, Papeln) charakterisiert ist. Neben dem Menschenfloh (Pulex irritans) kommen zahlreiche Arten vor, die von Tieren auf den Menschen übertragen werden.

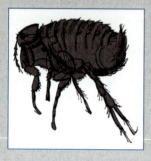

5.3.1 Beschreibung

Aufbau, Entwicklung

Diese sind etwa 2–5 mm lang und besitzen 6 Beine, von denen die hinteren als Sprungbein benutzt werden. Die Eiablage erfolgt am Wirt, Eier entwickeln sich in der Umwelt über Larven- und Puppenstadium innerhalb von 1–3 Monaten zu adulten Flöhen.

5.3.2 Rolle als Krankheitserreger

Flöhe ernähren sich durch Blutmahlzeiten. Rattenflöhe sind als Überträger von Yersinia pestis von Bedeutung. Die Diagnose wird klinisch gestellt, der Nachweis der Flöhe erfolgt meist am Tier.

5.4 Sandflöhe

> **Steckbrief**
>
> Der **Sandfloh** (Tunga penetrans) verursacht die Tungiasis, die in Ländern der Karibik, Südamerikas und Afrikas endemisch ist. Reisende in Endemiegebiete können sporadisch betroffen sein. Hunde, Katzen, Ratten und Schweine sind ebenfalls betroffen.

5.4.1 Rolle als Krankheitserreger

Das ca. 1 mm große Weibchen bohrt sich mit dem Kopfteil in die Haut des Wirtes, zumeist im Bereich der Füße, und beginnt wenig später mit der Eiproduktion, was mit einer Größenzunahme um das 2000–3000fache auf Erbsengröße einhergeht. Die auf der Haut haftenden Eier entwickeln sich nach wenigen Tagen zu Larven, aus denen adulte Sandflöhe heranreifen. Klinisch imponiert meist an den Zehen, der Fußsohle und Ferse starker Juckreiz. Bakterielle Superinfektionen sind häufig. Die Diagnose wird durch klinische Untersuchung gestellt, möglichst mit Lupe. Die Therapie besteht in chirurgischer Exzision. Das Tragen von adäquatem Schuhwerk verhindert die Tungiasis.

5.5 Fliegenlarven

> **Steckbrief**
>
> Fliegen können als blutsaugende Larven (Larven von Auchmeromyia), aber auch durch die Ablage der Eier und Entwicklung zu Larven im Bereich der Haut, der Schleimhäute oder von Körperhöhlen Krankheiten (Myiasis) hervorrufen. Oft handelt es sich um tierische Parasiten, die in tropischen oder subtropischen Gebieten vorkommen und nur ausnahmsweise den Menschen befallen.

5.5.1 Rolle als Krankheitserreger

Je nach Lokalisation unterscheidet man an der Haut Formen der kutanen, »kriechenden« Myiasis (durch Dasselfliegen der Gattungen Gasterophilus und Hypoderma) sowie die subkutane oder furunkuläre Myiasis (durch Tumbufliege, **Cordylobia anthropophaga**, und Humane Dasselfliege, **Dermatobia hominis**).

Unter Körperhöhlen-Mysiasis werden Manifestationen von nasaler und Ohr-Myiasis sowie okularer oder Ophthalmomyiasis (konjunktivaler Befall oder interne Ophthalmomyiasis), verursacht durch Dasselfliegen verschiedener Gattungen (Chrysomyia, Oestrus, Wohlfahrtia, Dermatobia, Rhinoestrus u.a.), zusammengefaßt. Fälle von analer/vaginaler Myiasis sind meist Folge unhygienischer Bedingungen, akzidentieller urogenitaler und intestinaler Befall kommt ebenfalls vor.

Bei der Wundmyiasis gilt es, fakultative Erreger (Schmeiß- und Fleischfliegen der Gattungen Musca, Calliphora, Lucilia u.a.), deren Larven gelegentlich auf Wunden gefunden werden, von obligaten Myiasiserregern (z.B. Schraubenwurmfliege, Callitroga) zu unterscheiden, die grundsätzlich auf Gewebe für ihr Überleben angewiesen sind. Von klinischer Bedeutung sind die Larven der Seidengoldfliege (**Lucilia sericata**), die sich ausschließlich von nekrotischem Gewebe ernähren und therapeutisch zur Wundreinigung, z.B. bei chronischen Ulzera oder vor Hauttransplantationen, verwendet werden.

Diagnostik und Therapie

Diagnose und Therapie der Myiasis bestehen in der Extraktion, Entfernung und Identifizierung der Erreger.

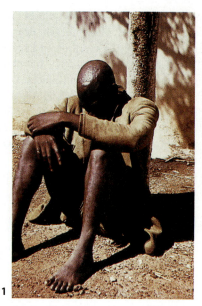
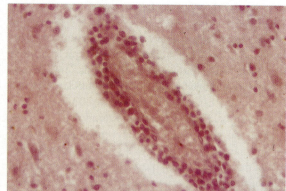
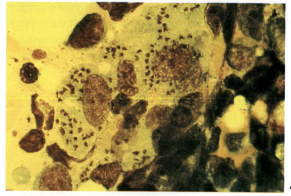
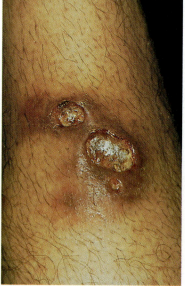
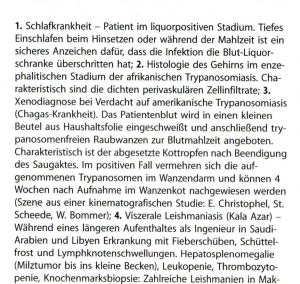

1. Schlafkrankheit – Patient im liquorpositiven Stadium. Tiefes Einschlafen beim Hinsetzen oder während der Mahlzeit ist ein sicheres Anzeichen dafür, dass die Infektion die Blut-Liquorschranke überschritten hat; **2.** Histologie des Gehirns im enzephalitischen Stadium der afrikanischen Trypanosomiasis. Charakteristisch sind die dichten perivaskulären Zellinfiltrate; **3.** Xenodiagnose bei Verdacht auf amerikanische Trypanosomiasis (Chagas-Krankheit). Das Patientenblut wird in einen kleinen Beutel aus Haushaltsfolie eingeschweißt und anschließend trypanosomenfreien Raubwanzen zur Blutmahlzeit angeboten. Charakteristisch ist der abgesetzte Kottropfen nach Beendigung des Saugaktes. Im positiven Fall vermehren sich die aufgenommenen Trypanosomen im Wanzendarm und können 4 Wochen nach Aufnahme im Wanzenkot nachgewiesen werden (Szene aus einer kinematografischen Studie: E. Christophel, St. Scheede, W. Bommer); **4.** Viszerale Leishmaniasis (Kala Azar) – Während eines längeren Aufenthaltes als Ingenieur in Saudi-Arabien und Libyen Erkrankung mit Fieberschüben, Schüttelfrost und Lymphknotenschwellungen. Hepatosplenomegalie (Milztumor bis ins kleine Becken), Leukopenie, Thrombozytopenie, Knochenmarksbiopsie: Zahlreiche Leishmanien in Makrophagen. Deutlicher Antikörpertiter. Heilung mit Pentostam-Infusionen; **5.** Hautleishmaniasis am Unterschenkel bei einem Studenten nach Abenteuer-Urlaub in Peru. Von verschiedenen Ärzten bereits erfolglos mit Wundsalbe behandelt. In den Wundrändern waren typische Leishmanien nachweisbar. Wegen der Gefahr späterer Metastasierung wurde mit Pentostam-Infusionen behandelt, unterstützt durch eine Paromomycin-Salbe

XII · Farbtafel

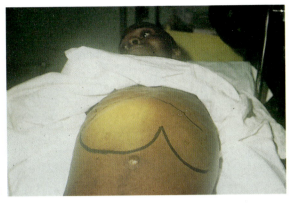
6

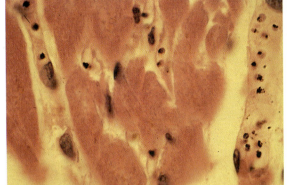
7a

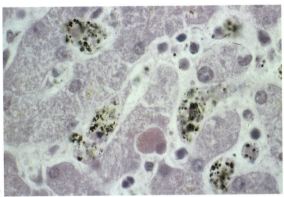
7b

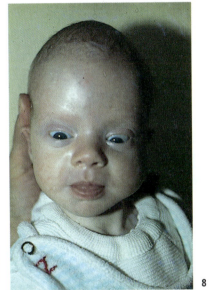
8

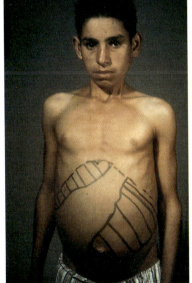
9

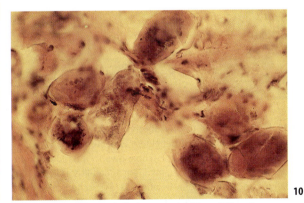
10

6. Amöbiasis – großer Amöben-Leberabszess bei einem Patienten in Westafrika. Ein chirurgischer Eingriff ist trotz des dramatischen Bildes kontraindiziert. Die oral-medikamentöse Therapie kann ggf. durch gleichzeitige Feinnadelpunktion unter sonographischer Kontrolle unterstützt werden (übliches Vorgehen z.B. in Thailand); **7.** Malaria tropica – postmortale Diagnose einer nicht erkannten Malaria bei einer Studentin nach Afrikaaufenthalt. Nachweis parasitierter Erythrozyten in Kapillaren des Herzmuskels (**a**). Pigmentanreicherungen in den Kupfferschen Sternzellen der Leber bei Malaria tropica (**b**); **8.** Konnatale Toxoplasmose – ausgeprägter Hydrozephalus nach diaplazentarer Infektion mit Toxoplasma gondii: »Sonnenuntergangsphänomen«. Im Computertomogramm des Gehirns waren deutliche Verkalkungen nachweisbar; **9.** Ägyptischer Patient mit chronischer Schistosomiasis: Hepatosplenomegalie, Ascites, venöse Kollateralenbildung infolge zunehmender Pfortaderstauung; **10.** Schistosomiasis (S. haematobium) – Inkrustierung der Blasenschleimhaut mit degenerierenden Schistosomeneiern bei einem jungen Ägypter. Chronische Zystitis. Gefahr der malignen Entartung (Blasenkarzinom)

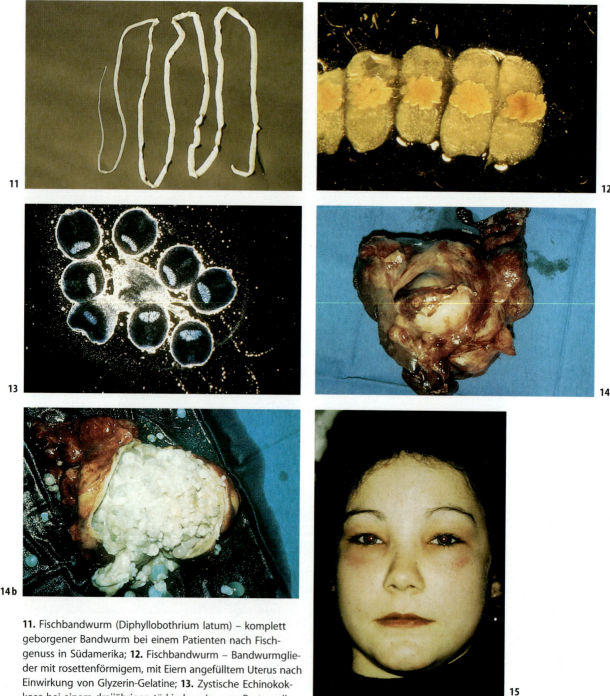

11. Fischbandwurm (Diphyllobothrium latum) – komplett geborgener Bandwurm bei einem Patienten nach Fischgenuss in Südamerika; **12.** Fischbandwurm – Bandwurmglieder mit rosettenförmigem, mit Eiern angefülltem Uterus nach Einwirkung von Glyzerin-Gelatine; **13.** Zystische Echinokokkose bei einem dreijährigen türkischen Jungen. Protoscolices im Punktat einer Leberzyste. Ein Jahr nach der Infektion in der Türkei hatten sich drei große Zysten in der Leber sowie zwei weitere in einer Niere und im Zwerchfell ausgebildet; **14.** Zystische Echinokokkose – Teilresektionspräparat eines Leberlappens mit einer Echinococcuszyste im geschlossenen (**a**) und geöffneten (**b**) Zustand. Patient aus Rumänien; **15.** 20 Jahre alte Patientin mit akuter Trichinellose, die bei sechs Jugendlichen nach Verzehr einer exotischen Fleischdelikatesse aus Ägypten auftrat. Fieber, Augenlid- und Gesichtsödeme, Durchfälle. Bei einem männlichen Patienten der Gruppe konnten lebende Trichinenlarven in einer Wadenmuskelbiopsie demonstriert werden

XII · Farbtafel

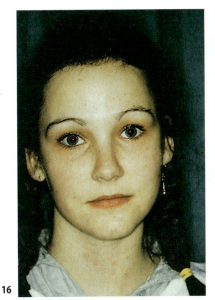

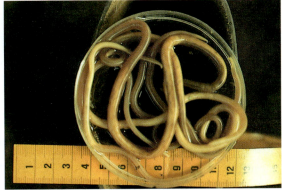

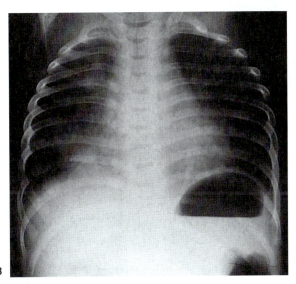

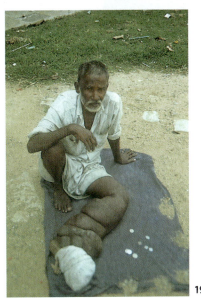

16. Dieselbe Patientin wie in Tafel XII.15 nach einer dreiwöchigen Therapie mit Mebendazol und Decortin; **17.** Adulte Spulwürmer (Ascaris lumbricoides) aus dem menschlichen Darm (Länge: männlich 15–25 cm, weiblich 20–40 cm); **18.** Flüchtiges eosinophiles Lungeninfiltrat (Löffler-Syndrom) als Ausdruck der Durchwanderung von Ascaridenlarven bei einem 9 Monate alten Säugling; **19.** Filariasis – Elephantiasis des linken Beines durch Infektion mit Brugia malayi, Südindien (Aufnahme: St. M. Wagner)

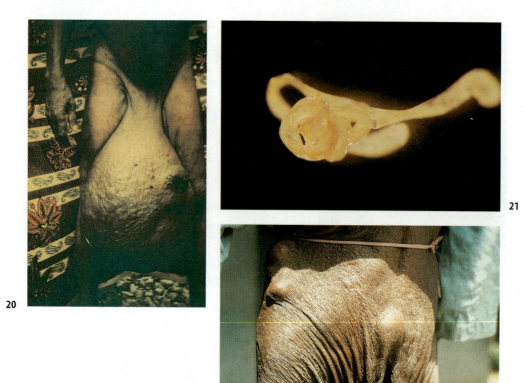

20. Elephantiasis des Scrotums bei Bancroft-Filariose (Aufnahme: W. Dupont, Lambarene, Gabun/Afrika); **21.** Loiasis – adulte Loa-Filarie nach Exstirpation aus der Augenbindehaut eines afrikanischen Patienten (Operationspräparate M. Kadelbach; Aufnahme: W. Bommer); **22.** Onchozerkose – Wurmknoten bzw. -konglomerate auf der Crista iliaca, am Trochanter und am Steißbein. Typische Hautveränderungen: Xerodermitis, Pseudoichthyose, »Elephantenhaut«.
Die Abbildungen 1–20 mit den dazugehörigen Legenden stellte dankenswerterweise Prof. Dr. W. Bommer, Göttingen, zur Verfügung

Grundlagen der antimikrobiellen Chemotherapie

Allgemeines – 803
H. Hahn, M.P. Dierich

Antibakterielle Wirkung – 804
K. Miksits, M.P. Dierich

Resistenz – 807
K. Miksits, M.P. Dierich

Pharmakokinetik – 810
K. Miksits, M.P. Dierich, M. Fille, J. Hausdorfer

Applikation und Dosierung – 812
K. Miksits, M.P. Dierich, M. Fille, J. Hausdorfer

Nebenwirkungen – 813
K. Miksits, M.P. Dierich

Auswahl von antimikrobiellen Substanzen (Indikation) – 814
K. Miksits, M.P. Dierich, M. Fille, J. Hausdorfer

Allgemeines

H. Hahn, M. P. Dierich

⟩⟩ Einleitung

Antimikrobielle Chemotherapie ist eine Heilmethode zur Behandlung von Infektionskrankheiten. Die Erreger werden selektiv im Wirtsorganismus abgetötet oder an der Vermehrung gehindert, ohne dass die Zellen des Wirts durch die Chemotherapie geschädigt werden (Prinzip der selektiven Toxizität).

1.1 Einteilung der Substanzen gegen Krankheitserreger

Es gibt Antibiotika (gegen Bakterien), Antimykotika (gegen Pilze), Virustatika (gegen Viren), Antiparasitika (gegen Parasiten wie Protozoen) und Anthelminthika (gegen Würmer).

Die früher übliche Unterteilung antibakterieller Substanzen in Antibiotika und Chemotherapeutika wird heute nicht mehr verwendet.

1.2 Historie

Gezielte Chemotherapie einer Infektion ist erstmals aus Peru 1630 und 1638 berichtet, wo Eingeborene die Malaria erfolgreich mit der Rinde des Chinabaums (»quina-quina«) behandelten. Wirksame Bestandteile sind die China-Alkaloide, allen voran das Chinin.

Paul Ehrlich (1854–1915, Nobelpreis 1908) entwickelte den Gedanken, dass Farbstoffe mit spezifischer Affinität für pathogene Mikroorganismen im Sinne einer »Magischen Kugel« selektiv toxisch auf diese einwirken und sich zur Therapie von Infektionskrankheiten eignen müssten. Nach vielen Versuchen mit Anilinfarben legte er 1891 mit der Anwendung von Methylenblau bei der Malaria den Grundstein für die moderne Chemotherapie. Zusammen mit seinem japanischen Mitarbeiter Sahachiro Hata (1873–1938) schaffte er mit der Einführung des Salvarsans in die Therapie der Syphilis und anderer Spirochätosen 1910 den endgültigen Durchbruch zu einer gezielten Chemotherapie.

Gerhard Domagk (1895–1964, Nobelpreis 1939) führte die Untersuchungen über die antimikrobiellen Wirkungen von Azofarbstoffen weiter. Mit der Synthese von $2',4'$-Diaminoazobenzol-N4-Sulfonamid (Handelsname Prontosil) gelang 1935 die entscheidende Entdeckung. Es war erstmals möglich, eitrige Infektionen zu heilen.

Alexander Fleming (1881–1955) entdeckte 1928 das Penicillin auf Grund der Beobachtung, dass in der Umgebung einer Kultur von Penicillium notatum auf einem festen Kulturmedium die Vermehrung von Staphylokokken gehemmt war. Es wurde 1939 von Howard Walter Florey (1898–1968), Ernst Boris Chain (1906–1979) und Abraham, dem sogenannten »Oxford-Kreis«, in reiner Form dargestellt und 1941 in die Therapie eingeführt (Nobelpreis 1945 an Fleming, Chain und Florey).

Nachdem Domagk 1941 mit dem Sulfathiazol das erste gegen M. tuberculosis wirksame Chemotherapeutikum vorgestellt hatte, entdeckte **Selman Abraham Waksman** (1888–1973, Nobelpreis 1952) 1943 das Aminoglykosid Streptomycin, das 1946 als erstes Antituberkulotikum Eingang in die Therapie fand. Diesem folgte das Isoniazid, das 1952, wiederum von Domagk, vorgestellt wurde.

In rascher Folge fanden dann weitere Substanzklassen und Modifikationen bekannter Substanzen Eingang in die Therapie.

Antibakterielle Wirkung

K. Miksits, M.P. Dierich

2.1 Wirktyp

Bakteriostase. Dies bedeutet Hemmung der Vermehrung von Bakterien, nicht deren Abtötung. Wird das Antibiotikum von den Bakterien getrennt, können diese sich wieder vermehren (◘ Abb. 2.1).

Bakterizidie. Dies ist eine irreversible Abtötung von Bakterien, sodass nach Entfernen der antibakteriellen Substanz keine erneute Vermehrung stattfinden kann (▶ s. ◘ Abb. 2.1). Definitionsgemäß liegt eine klinisch relevante Bakterizidie vor, wenn innerhalb von 6 h nach Einwirkungsbeginn mindestens 99% der Bakterien in der Kultur abgetötet sind.

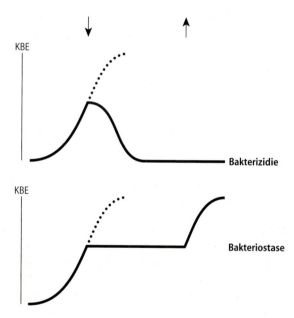

◘ Abb. 2.1. Wirktyp: Bakterizidie und Bakteriostase
Antimikrobielle Chemotherapeutika hemmen die Vermehrung von Mikroorganismen, z.B. Bakterien – Bakteriostase –, oder töten sie ab – Bakterizidie. Nach Zugabe (↓) eines bakteriostatischen Antibiotikums bleibt die Bakterienzahl konstant (im Patienten kann sie durch die körpereigene Abwehr reduziert werden), nach Entfernung (↑) des Antibiotikums kommt es zur erneuten Vermehrung. Diese erneute Vermehrung findet bei bakteriziden Antibiotika nicht statt. KBE = Koloniebildende Einzelheiten

Substanzen, die nur in Vermehrung befindliche Bakterien abtöten, heißen sekundär bakterizid; als primär bakterizid bezeichnete Antibiotika töten dagegen auch ruhende Bakterien ab.

MHK und MBK. Die Messgrößen, die zur Quantifizierung der Wirkungsweise dienen, sind die minimale Hemmkonzentration (MHK) und die minimale bakterizide Konzentration (MBK), die mittels Reihenverdünnungstests ermittelt werden (▶ s. S. Kap. Mikrobiologische Labordiagnose, S. 876).

Die minimale Hemmkonzentration ist die niedrigste Konzentration eines Antibiotikums, die die Vermehrung eines Bakteriums verhindert.

Die minimale bakterizide Konzentration ist die niedrigste Konzentration eines Antibiotikums, bei der 99,9% einer definierten Einsaat eines Erregers abgetötet werden [nach einer Einwirkzeit von 6 h (DIN) oder 24 h (NCCLS in den USA)].

2.2 Wirkungsmechanismus

Die Wirkungsmechanismen antimikrobieller Substanzen lassen sich in Bezug auf ihren Angriffsort in vier Gruppen einteilen.

Störung der Zellwandsynthese. Die Neu-Synthese des Mureinsacculus kann auf verschiedenen Stufen gestört werden (◘ Abb. 2.2). Dadurch fehlt den sich vermehrenden Bakterien das starre Stützkorsett: Die Zelle platzt auf Grund des in ihr herrschenden hohen osmotischen Drucks und stirbt ab. Zellwandsynthesehemmer wirken also sekundär bakterizid.

Störung der Proteinbiosynthese. Die Störung der Proteinbiosynthese erfolgt am Ribosom. Hier können die Anlagerung der tRNS, die Transpeptidierung, die Translokation oder die Ablösung der tRNS gestört sein (◘ Abb. 2.3). Die Folge ist ein bakteriostatischer Effekt. Um wirken zu können, muss ein Proteinbiosynthesehemmer das intrazelluläre Ribosom erreichen, also die gesamte Zellhülle durchdringen.

Abb. 2.2. Hemmung der Zellwandsynthese. *β*-Laktamantibiotika (Penicilline, Cephalosporine, Carbapeneme) hemmen die Transpeptidase, welche die Quervernetzung einzelner Mureinstränge katalysiert. Glykopeptide (Vancomycin, Teicoplanin) und Bacitracin inhibieren die Mureinpolymerisierung, während Fosfomycin seinen Angriffspunkt bei der Bereitstellung der Grundbausteine hat

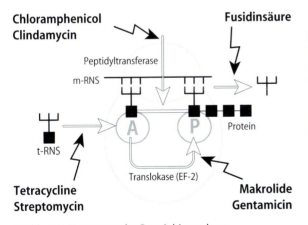

Abb. 2.3. Hemmung der Proteinbiosynthese

Störung der Nukleinsäuresynthese. Die Nukleinsäuresynthese kann auf dreierlei Weise gestört werden:
- Folsäureantagonisten verhindern die Bereitstellung von Purinnukleotiden (Abb. 2.4),
- Rifampicin hemmt die RNS-Polymerase, also die Transkription, und
- Chinolone hemmen die Gyrase (»Gyrasehemmer«), sodass das Supercoiling der DNS gestört wird.

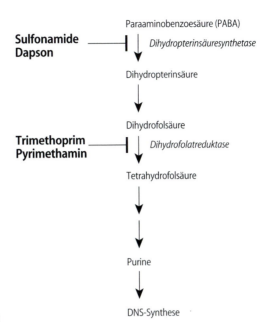

Abb. 2.4. Hemmung der Folsäuresynthese. Sulfonamide und Trimethoprim hemmen an zwei unterschiedlichen Stellen die Folsäuresynthese und damit die Bereitstellung von Purin-Nukleotiden. Durch die kombinierte Gabe, z. B. in Cotrimoxazol (Trimethoprim + Sulfamethoxazol) erhält man eine erhebliche Wirkungssteigerung

Schädigung der Zytoplasmamembran. Einige Antibiotika schädigen die Zytoplasmamembran. Diese Substanzen, z. B. Polymyxin B, wirken dadurch primär bakterizid.

Postantibiotischer Effekt. In manchen Fällen wirkt die Bakterienhemmung noch nach, auch nachdem das Antibiotikum aus der Umgebung der Bakterien entfernt worden ist. Diese Eigenschaft findet sich bei Aminoglykosiden, Carbapenemen und Fluorochinolonen.

2.3 Wirkungsspektrum

Das Wirkungsspektrum umfasst die Mikroorganismen, die von dem Chemotherapeutikum gehemmt werden. Es kann breit sein, also viele verschiedene Erreger erfassen (Breitspektrumantibiotika) oder eng, nur wenige Arten umfassend (Schmalspektrumantibiotika).

Breitspektrumantibiotika. Diese kommen dann zum Einsatz, wenn der Erreger noch nicht diagnostiziert wurde (kalkulierte Initialtherapie), oder bei Infektionen mit multiresistenten Erregern, die anders nicht zu behandeln sind (in diesem Sinne auch **Reserveantibiotika**).

So wird beispielsweise die kalkulierte Therapie der akuten Meningitis mit dem breit wirksamen Ceftriaxon durchgeführt, das alle wesentlichen Meningitiserreger erfasst; die Therapie von MRSA-Infektionen erfordert den Einsatz eines Reservemittels (z. B. Vancomycin, Teicoplanin oder Linezolid), weil hier das sonst übliche Flucloxacillin unwirksam ist.

Schmalspektrumantibiotika. Diese werden dann eingesetzt, wenn der Erreger und seine Empfindlichkeit durch das mikrobiologische Labor bestimmt worden sind. Sie lösen die Breitspektrumantibiotika ab, wodurch eine Resistenz gegen letztere minimiert wird.

Resistenz

K. Miksits, M. P. Dierich

Einleitung

Ein Bakterienstamm ist resistent gegen ein Chemotherapeutikum, wenn seine minimale Hemmkonzentration so hoch ist, dass auch bei Verwendung der zugelassenen Höchstdosierung ein therapeutischer Erfolg nicht zu erwarten ist.

3.1 Formen

Natürliche (primäre) Resistenz. Diese beruht auf einer stets vorhandenen genetisch bedingten Unempfindlichkeit einer Bakterienart gegen ein Antibiotikum. Ein Beispiel hierfür ist die Unwirksamkeit von Penicillin G gegen P. aeruginosa.

Erworbene (sekundäre) Resistenz. Die sekundäre Resistenz entsteht durch Selektion resistenter Formen unter Einwirkung des Antibiotikums. Einerseits kommt es zur Selektion resistenter Varianten, die in jeder Bakterienpopulation in geringer Zahl vorkommen und sich weiterhin vermehren, während die empfindlichen Populationsmitglieder abgetötet werden. Andererseits entstehen durch Mutationen oder durch Übertragung von Resistenzgenen einzelne resistente Bakterien, die dann selektioniert werden und so einen resistenten Stamm entstehen lassen. Beispiel hierfür ist die Entstehung von β-Laktamasen unter β-Laktamantibiotika-Therapie. Wird das Infektionsgeschehen durch die resistenten Bakterien aufrechterhalten, so äußert sich dies klinisch als Therapieversagen.

Hieraus folgt: Je häufiger ein Antibiotikum eingesetzt wird, desto wahrscheinlicher entsteht eine Resistenz.

3.2 Genetik der Resistenz

Chromosomenmutation. In einer Bakterienpopulation finden sich mit einer Häufigkeit von 10^{-6} bis 10^{-9} spontane Chromosomenmutationen, die durch Punktmutation oder größere DNS-Veränderungen wie Inversion, Duplikation, Insertion, Deletion oder Translokation zur Resistenz gegen eine oder mehrere antimikrobielle Substanzen führen.

Die Chromosomenmutationen führen neben dem Resistenzerwerb jedoch häufig zusätzlich zu Stoffwechselstörungen bei den Bakterien, sodass sie sich weniger gut vermehren können. Daraus erklärt sich, dass derartige Resistenzen wieder verschwinden, wenn der Selektionsdruck durch das Antibiotikum entfällt.

Übertragbare Resistenz. Die andere Möglichkeit der Resistenzentwicklung besteht in der Aufnahme von DNS, die einen Resistenzfaktor kodiert, durch Transformation, Transduktion und Konjugation.

Bei der **Transformation** nimmt der Mikroorganismus freie DNS aus der Umgebung auf. Für diesen Vorgang muss die Zellhülle »kompetent« sein (◘ Abb. 3.1).

Bei der **Transduktion** wird resistenzkodierende DNS durch einen Bakteriophagen übertragen. Diese Art des Resistenzerwerbs gelingt nur, wenn die Phageninfektion lysogen und nicht lytisch ist (◘ Abb. 3.2). Sie ist selten.

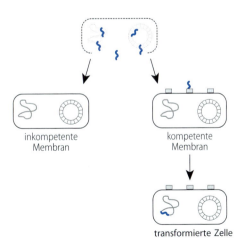

◘ Abb. 3.1. Resistenzerwerb durch Transformation. Durch den Untergang von Organismen wird deren DNS mit Resistenzgenen frei und kann von lebenden Organismen, z. B. Bakterien, aufgenommen werden. Hierzu muss die Membran kompetent für die DNS-Aufnahme sein. Dies kann durch Membranproteine vermittelt werden, die auch eine Auswahl der DNS-Fragmente durchführen können

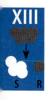

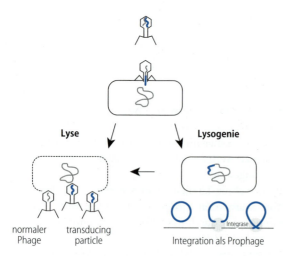

Abb. 3.2. Resistenzerwerb durch Transduktion. Bakteriophagen infizieren Bakterien. Sie übertragen ihr Genom. Dies kann zur Produktion neuer Phagen führen, die durch **Lyse** der Wirtszelle freigesetzt werden. Bei dieser Vermehrung können auch so genannte »transducing particles« entstehen, die statt des Phagengenoms Teile des Wirtszellgenoms, z. B. ein Resistenzgen, beinhalten (ca. 1‰ der Phagen). Die andere Möglichkeit ist der Einbau des Phagengenoms als Prophage in das Genom des Wirts ohne Neuproduktion von Phagen: **Lysogenie.** Die Integration von Phagen-DNS erfolgt mit einer Integrase. Dies kann zur Ausbildung neuer Eigenschaften durch die Wirtszelle führen, z. B. Resistenz gegen Antibiotika

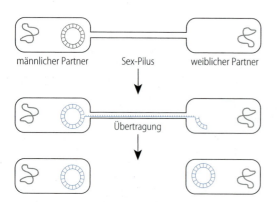

Abb. 3.3. Resistenzerwerb durch Konjugation. Bakterien können über Sex-Pili Kontakt mit anderen Bakterien aufnehmen. Durch die hohlen Pili kann ein plasmidgebundenes Resistenzgen (und andere Plasmidanteile) vom »männlichen« auf den »weiblichen« Partner übertragen werden. Trägt das Plasmid neben dem Resistenzgen auch die Information für den Sexpilus, spricht man auch von einem Resistenz-Transfer-Faktor (RTF)

Bei der **Konjugation** wird von einem Bakterium ein Sexpilus ausgebildet, durch den Plasmid-DNS vom »männlichen« Partner auf den »weiblichen« übertragen wird (Abb. 3.3). Häufig trägt das Plasmid neben der Resistenzinformation auch die für den Sexpilus: Solche Plasmide werden **Resistenz-Transfer-Faktoren** (RTF) genannt. Konjugation findet vorwiegend zwischen gramnegativen Bakterien statt und kann speziesübergreifend sein.

Die plasmidvermittelte Resistenz führt im Gegensatz zur chromosomalen Resistenz nicht zu Stoffwechselstörungen, sodass ihr größere praktische Bedeutung zukommt.

3.3 Resistenzmechanismen (Tabelle 3.1)

Inaktivierende Enzyme. Am häufigsten ist die Bildung inaktivierender Enzyme. Hierzu zählen β-Laktamasen, aminoglykosidmodifizierende Enzyme, Chloramphenicol-Acetyltransferasen und Erythromycin-Esterasen.

β-Laktamasen spalten den β-Laktam-Ring, was zum Wirkungsverlust führt. Abhängig von ihren Substraten und der Hemmbarkeit durch β-Laktamaseinhibitoren werden β-Laktamasen nach Bush eingeteilt (Tabelle 3.2).

β-Laktamasen verursachen die Penicillin-Resistenz von Staphylokokken (Penicillinase) oder die Penicillin- oder Cephalosporin-Resistenz von Enterobakterien.

Aminoglykosidmodifizierende Enzyme werden beim Transport des Antibiotikums durch die Zellwand wirksam. Es kommt zu Phosphorylierung, Acetylierung oder Adenylierung des Aminoglykosids.

Veränderte Zielmoleküle. Eine Modifikation des Zielmoleküls kann zur Folge haben, dass sich das Antibiotikum nicht mehr bindet und damit seine Wirkung nicht mehr entfalten kann. Veränderte Penicillin-Binde-Proteine (PBP) liegen der Resistenz von methicillinresistenten S. aureus (MRSA) oder penicillinresistenten Pneumokokken zu Grunde. Die Chinolon-Resistenz von E. coli ist bedingt durch Alterationen der DNS-Gyrase.

Veränderte Permeabilität der Zellhülle. Der Transport hydrophiler Substanzen durch die äußere Membran gramnegativer Bakterien erfolgt durch Porine. Wird der Porinkanal verändert, passt das Antibiotikum nicht mehr hindurch und gelangt nicht an sein Zielmolekül. Auf einer solchen Veränderung des D2-Porins basiert die Imipenem-Resistenz von P. aeruginosa.

Tabelle 3.1. Genetik der Antibiotikaresistenzmechanismen

	enzymatische Inaktivierung	verändertes Zielmolekül	Permeabilitätshemmung	verstärkte Ausschleusung	Überproduktion des Zielmoleküls	Umgehungswege
β-Laktame	P, C	C	C	–	(+)	–
Aminoglykoside	P, C	C	C	–	–	–
Tetracycline	–	P, C	P, C	P, C	–	–
Lincosamine	–	P, C	–	C	–	–
Makrolide	P	P, C	–	C	–	–
Glykopeptide	–	P, C	C	–	–	–
Folsäureantagonisten	–	P, C	C	–	C	P, C
Gyrasehemmer	–	C	–	C	–	–
Chloramphenicol	P	C	P	–	–	–
Rifampicin	–	C	–	–	–	–

P: plasmid-kodiert, C: chromosomal kodiert, –: bisher nicht beschrieben

Tabelle 3.2. β-Laktamasen: Einteilung nach Bush

Gruppe	Eigenschaften	Hemmung durch Clavulansäure
1	Cephalosporinasen	nein
2	Cephalosporinasen/Penicillinasen	ja
2a	Penicillinasen	
2b	Breitspektrum-β-Laktamasen	
2b′	Extended-spectrum-β-Laktamasen (ESBL)	
2c	Carbenicillinasen	
2d	Cloxacillinasen	
2e	Cephalosporinasen	
3	Metalloenzyme	nein
4	Penicillinasen	nein

Auch können Transportproteine der Zytoplasmamembran alteriert sein. Diesen Resistenzmechanismus findet man z. B. bei der Aminoglykosidresistenz obligater Anaerobier.

Verstärkte Ausschleusung aus der Zelle. Durch die Induktion von Effluxpumpen in der Zellhülle kann ein eingedrungenes Antibiotikum so schnell aus der Zelle eliminiert werden, dass es ohne Wirkung bleibt. Hierauf beruht die Resistenz von Enterobakterien gegen Tetracycline.

Überproduktion des Zielmoleküls/Umgehungswege. Wird das Zielmolekül überexprimiert, kann die erreichbare Konzentration des Antibiotikums nicht ausreichen, um eine vollständige Inhibition zu bewirken. Die Aktivierung alternativer Stoffwechselwege kann ebenfalls zur Unwirksamkeit eines Antibiotikums führen, obwohl sich eine sonst ausreichende Menge in der Bakterienzelle befindet. Solche Mechanismen spielen bei der Resistenz gegen Folsäureantagonisten eine Rolle.

Pharmakokinetik
M. P. Dierich, M. Fille, J. Hausdorfer, K. Miksits

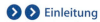 Einleitung

Die Pharmakokinetik beschreibt die zeitabhängige Veränderung der Konzentration einer Substanz.

Resorption. Die Aufnahme einer Substanz über äußere oder innere Körperoberflächen wird als Resorption bezeichnet. Sie hat entscheidenden Einfluss auf die Applikationsart eines Antibiotikums und lässt Voraussagen bezüglich möglicher Nebenwirkungen zu.

Zum Beispiel wird Vancomycin nicht über den Darm resorbiert. Soll eine systemische Infektion, z. B. eine MRSA-Sepsis, behandelt werden, so muss Vancomycin parenteral (intravenös) gegeben werden, und es muss die Möglichkeit einer Nierenschädigung bedacht werden; ist die Indikation dagegen eine Antibiotika-assoziierte Kolitis durch C. difficile, erfolgt die Gabe oral, und es ist nicht mit systemischen Nebenwirkungen wie Nierenschädigung zu rechnen.

Kompartimentierung. Eine Substanz kann sich gleichmäßig oder in den verschiedenen Körperregionen (Kompartimenten) unterschiedlich verteilen.

Cefotiam gelangt nicht in den Liquor; bei einer Meningitis durch E. coli kann es daher nicht eingesetzt werden, selbst wenn der Erregerstamm bei der Sensibilitätsprüfung in vitro eine geringe minimale Hemmkonzentration aufweist, die für die Behandlung einer Pneumonie ausreichen würde.

Um in Wirtszellen befindliche Erreger zu erreichen, muss ein Medikament durch Lipiddoppelmembranen hindurch ins Zellinnere gelangen. Fluorochinolone, Makrolide oder Tetracycline haben diese Eigenschaft, hydrophile Substanzen wie z. B. Penicillin G dagegen nicht.

Ein bedeutendes Kompartiment ist das Plasmaeiweiß. An dieses gebundene Substanzen (**Plasmaeiweißbindung**) stehen zunächst nicht zur Verfügung, sie dissoziieren aber nach unterschiedlicher Kinetik wieder ab.

Metabolisierung. Eine Metabolisierung findet bei den meisten Antibiotika in verschiedenem Grade statt. Die durch Oxidation, Reduktion, Hydrolyse oder Konjugation entstandenen Abbauprodukte sind z. T. antibakteriell inaktiv und erscheinen in dieser Form im Blut, Urin, in der Galle oder in den Fäzes.

Bei oral verabreichten Substanzen muss ein möglicher »First-pass-Effekt«, also eine Metabolisierung in der Leber, bevor der systemische Kreislauf und damit der Infektionsort erreicht werden, berücksichtigt werden.

Manche Präparationen stellen so genannte »prodrugs« dar, sie werden erst im Organismus in die eigentlich aktive Form umgewandelt.

Elimination. Die Elimination der meisten Antibiotika erfolgt vorwiegend durch die Nieren; einige Antibiotika, z. B. Rifampicin und Ceftriaxon, werden in erster Linie durch die Galle und die Fäzes ausgeschieden. Dabei kann es zu einer Rückresorption im Darm kommen. Dies ist zu bedenken bei Ausscheidungsstörungen, da dann die Gefahr der Kumulation besteht. So ist eine ständige Kontrolle des Plasmaspiegels bei Aminoglykosidtherapie von Patienten mit Niereninsuffizienz angezeigt, um einer Kumulation in den toxischen Bereich vorzubeugen.

Die Dauer der Elimination hat wesentlichen Einfluss auf die Verabreichungsfrequenz einer Substanz. Cefotaxim hat eine Halbwertszeit von etwa einer Stunde, für Ceftriaxon, gleichfalls ein Cephalosporin der dritten Generation, beträgt sie dagegen acht Stunden.

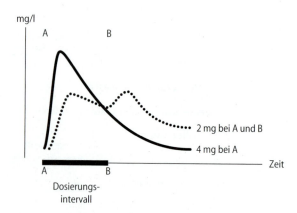

Abb. 4.1. Pharmakokinetik. Kinetikkurve. A und B: Zeitpunkte der Antibiotikagabe

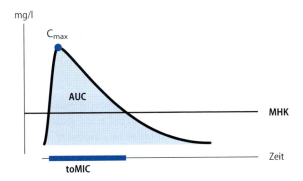

Abb. 4.2. Pharmakokinetik. Eine antimikrobielle Substanz unterliegt einem bestimmten Konzentrations-Zeit-Verlauf (Kinetik). Hierbei lassen sich einige Messgrößen bestimmen, die zur antimikrobiellen Wirkung in Beziehung gesetzt werden können. Dies sind Dauer der Konzentration über der MHK (toMIC = time over minimal inhibitory concentration), der peak/MHK- und der AUC/MHK-Quotient (AUC = area under curve = Fläche unter der Kurve)

Konzentrations-Zeit-Verlauf – Kinetikkurve. Abhängig von Dosierung und Dosierungsintervall ändert sich das Muster des Konzentrationsverlaufs in einem Kompartiment (Abb. 4.1). Hierbei können folgende pharmakokinetische Größen bestimmt und für die Beurteilung einer antimikrobiellen Substanz herangezogen werden (Abb. 4.2): Dauer der Konzentration oberhalb der MHK (toMIC = »time over minimal inhibitory concentration«), der peak/MHK-Quotient und AUC/MHK-Quotient (AUC = »area under curve«).

Applikation und Dosierung

K. Miksits, M. P. Dierich, M. Fille, J. Hausdorfer

Applikation. Antimikrobielle Substanzen können oral oder parenteral (intravenös, intramuskulär) oder lokal verabreicht werden. Welcher Weg gewählt wird, hängt von der Substanz und der Indikation ab (s.o.). Eine lokale Gabe von Antibiotika ist nur in wenigen Fällen sinnvoll, etwa bei erregerbedingter Konjunktivitis. Die lokale Applikation birgt, vor allem an der Schleimhaut und der Haut, die Gefahr der Allergisierung. In vielen Fällen, die sich auf erste Sicht für eine lokale Antibiotikatherapie anbieten, eignen sich Desinfektionsmittel besser.

Dosierung. Hier müssen die Empfindlichkeit der Erreger, die Pharmakokinetik und die Verträglichkeit des Antibiotikums sowie die Lokalisation des Krankheitsprozesses berücksichtigt werden. Bei schwer zugänglichen Prozessen muss ein Antibiotikum in der erlaubten Maximaldosis gegeben werden. So muss beispielsweise bei bakterieller Meningitis das relativ schlecht liquorgängige Penicillin G 10- bis 20fach höher dosiert werden, damit eine genügend hohe Liquorkonzentration erzielt wird.

Dosierungsintervall. Bei bakteriostatischen Substanzen muss für eine möglichst dauerhaft über der MHK liegende Konzentration am gewünschten Wirkort gesorgt werden, d.h. die Antibiotika-Konzentration muss im Blut deutlich über der MHK liegen. Bakterizide Antibiotika wie β-Laktame werden ebenfalls gleichmäßig über den Tag verteilt gegeben (z.B. 3× jeweils im Abstand von acht Stunden). Die Einhaltung gleichmäßiger Intervalle sichert am ehesten, dass keine Phasen mit Unterdosierung entstehen. Bei dosisabhängig bakteriziden Substanzen wie Aminoglykosiden und Fluorchinolonen hingegen werden mit einer höheren Spitzenkonzentration bessere Erfolge erzielt. Sollen bei einer schweren Infektion zwei oder drei Antibiotika eingesetzt werden, empfiehlt es sich, diese nicht gleichzeitig, sondern zeitlich versetzt zu geben (z.B. im Abstand von vier Stunden), um Bakterien möglichst ständig wirksam zu bekämpfen. Sollte trotz der nach der Resistenzprüfung richtig gewählten Therapie kein klinischer Erfolg erzielt werden, wäre zu prüfen, ob im Blut bei typischer Höchstdosierung eine wirksame Konzentration erreicht wird. Gelegentlich ist dies z.B. wegen hoher Flüssigkeitszufuhr nicht der Fall. Dann müsste evtl. die Höchstdosis verdoppelt werden.

Behandlungsdauer. Die Behandlungsdauer hängt vom Krankheitsverlauf und von der Erregerart ab. Sie sollte ausreichend lang, kurz und intensiv sein. Ob die gewählte Therapie wirksam ist, sollte sich innerhalb von 2–3 Tagen erkennen lassen. Eine unnötig lange Behandlung ist durch das Risiko der Selektion von resistenten Bakterien belastet.

Je nach Erkrankung sollte eine Behandlung nach 5–7 Tagen beendet werden können (Angaben hierzu finden sich in der Fachliteratur). Jedoch gibt es für die meisten Infektionen keine Daten, wie lange die Antibiotikatherapie tatsächlich dauern muss. Zu den wenigen Ausnahmen zählen die Therapien der Endokarditis (▶ s. S. 911 ff.) und der Osteomyelitis (▶ s. S. 963 ff.). Auch ist bei chronischen Infektionen wie der Tuberkulose oder bei Dermatophytosen eine monatelange Behandlung notwendig. Nach Elimination der Erreger kann evtl. Fieber fortbestehen; dieses »Antibiotika-Fieber« hört nach Beendigung der Therapie auf.

Nebenwirkungen

K. Miksits, M. P. Dierich

Toxische Nebenwirkungen. Den Antibiotika mit geringer Toxizität (Penicilline, Cephalosporine) stehen potentiell toxische Antibiotika, wie Aminoglykoside und Fluorchinolone, gegenüber, die bei Überdosierung teils reversible, teils irreversible Schäden hervorrufen können.

Praktisch bedeutsam ist die **therapeutische Breite**, der Abstand zwischen therapeutischer und toxischer Dosierung. Sie ist bei β-Laktamantibiotika groß, bei Aminoglykosiden gering; Aminoglykoside müssen daher exakt, ggf. unter laufender Kontrolle der Serumkonzentration, dosiert werden.

Auch bei normaler Dosierung sind toxische Nebenwirkungen möglich, wenn durch eine Störung der Entgiftungsfunktion der Leber oder durch eine Ausscheidungsstörung bei Herz- oder Niereninsuffizienz eine Kumulation des Antibiotikums stattfindet. Intrazellulär wirkende Mittel sind oft hämato- und hepatotoxisch (z. B. Rifampicin, Cotrimoxazol, Isoniazid).

Allergische Nebenwirkungen. Diese kommen vor allem bei der Therapie mit Penicillinen vor, und zwar am häufigsten bei lokaler Anwendung: polymorphe Exantheme, Urtikaria, Eosinophilie, Ödeme, Fieber, Konjunktivitis, Photodermatosen, Immunhämatopathie. Gefürchtet ist der anaphylaktische Schock mit u. U. tödlichem Ausgang (deshalb sollte man vor Einsatz von Penicillinen nach bekannter Unverträglichkeit fragen).

Vancomycin, Streptomycin und Nitrofurane führen nicht selten zu allergischen Reaktionen. Eine Allergisierung durch andere Antibiotika ist bei einer Allgemeinbehandlung relativ selten, wird aber als Kontaktallergie nach lokaler Anwendung häufiger beobachtet.

Biologische Nebenwirkungen. Sie entstehen durch die Beeinflussung der normalen Bakterienflora auf der Haut oder Schleimhaut und sind besonders häufig unter der Behandlung mit Breitspektrumantibiotika (z. B. Tetracycline). Durch Schädigung der physiologischen Flora kommt es zum Überwuchern von Pilzen (Candida albicans) oder von resistenten Bakterien (z. B. Staphylokokken, P. aeruginosa, Klebsiella), und Sekundärinfektionen werden ausgelöst (z. B. Candida-Stomatitis).

Die antibiotikaassoziierte Enterokolitis kann unter einer Behandlung mit Breitspektrum-Antibiotika auftreten. Sie ist durch das Überwuchern von toxinbildenden Clostridium-difficile-Stämmen bedingt (▶ s. S. 346f.).

Auswahl von antimikrobiellen Substanzen (Indikation)

K. Miksits, M. P. Dierich, M. Fille, J. Hausdorfer

▶▶ Einleitung

Ausgangspunkt für die Indikation einer antimikrobiellen Chemotherapie ist immer der kranke Patient: Es wird ein Patient, nicht ein (mikrobiologischer) Laborbefund behandelt.

Der Arzt muss neben mikrobiologischen und pharmakologischen Parametern den Zustand des Patienten berücksichtigen, um die am besten geeignete antimikrobielle Chemotherapie aus der Vielzahl verfügbarer Substanzen auszuwählen. Hierzu muss er sich eine Reihe von Fragen beantworten:

- Ist aufgrund von Anamnese und klinischem Befund eine Infektion anzunehmen (Verdachtsdiagnose), und ist eine antimikrobielle Chemotherapie indiziert?
- Welche Erreger kommen als Ursache in Frage (Erregerspektrum)? Diese Überlegung ist für die »kalkulierte Therapie« zu Beginn der Behandlung besonders wichtig.
- Welche antimikrobiellen Chemotherapeutika wirken gegen die vermuteten Erreger auch unter Berücksichtigung der lokalen Resistenzsituation (Wirkungsspektrum, Resistenzspektrum)?
- Sprechen pharmakokinetische Gründe oder besondere Eigenschaften des Patienten gegen den Einsatz einer Substanz (Pharmakokinetik, Nebenwirkungen)?
- Wie muss das gewählte Mittel verabreicht werden, damit die MHK rechtzeitig am Infektionsort erreicht bzw. überschritten wird (Dosierung, Applikation)?

Kalkulierte Interventionstherapie (KIT). Durch die Beantwortung dieser Fragen kalkuliert der Arzt empirisch, ohne Kenntnis des im Einzelfall vorliegenden Erregers, eine wahrscheinlich wirksame Therapie. Diese ist erforderlich, wenn erregerbedingte Krankheiten **sofort** (aber immer erst nach Abnahme der Proben für die Diagnostik) einer Therapie bedürfen und die Ergebnisse der mikrobiologischen Labordiagnostik nicht abgewartet werden können.

Die KIT, z. B. einer eitrigen Meningitis, wird mit Ceftriaxon durchgeführt, weil damit alle relevanten Erreger, z. B. sowohl die Penicillin-G-empfindlichen Meningokokken und Pneumokokken als auch der Penicillin-G-resistente H. influenzae, erfasst werden. Weitere Beispiele sind Peritonitis, Sepsis, Pneumonie, Fieber bei immunsupprimierten Patienten.

Gezielte Therapie. Nach der Identifizierung des Erregers und der Bestimmung seiner Empfindlichkeit gegen antimikrobielle Substanzen kann die KIT in die gezielte Therapie überführt werden. Hierbei stellt sich folgende Frage:

- Kann oder muss die Therapie modifiziert werden?

Häufig erlauben es die mikrobiologischen Laborergebnisse, die teuren Breitspektrumantibiotika durch preisgünstigere Mittel mit engem Spektrum zu ersetzen. Dies senkt Nebenwirkungsraten und Kosten und reduziert die Resistenzentwicklung gegen Breitspektrumantibiotika, d. h. deren Wirksamkeit bleibt länger erhalten. Beispiel:

Wird als Meningitiserreger ein Penicillin-G-empfindlicher Meningokokkenstamm identifiziert, wird das breit wirksame Ceftriaxon gegen das preiswerte Schmalspektrumantibiotikum Penicillin G ausgetauscht.

Kombinationstherapie. Die gleichzeitige Gabe mehrerer Antibiotika kann aus folgenden Gründen von Vorteil sein:

- Es wird die Selektion resistenter Stämme reduziert. Von 10^6 bis 10^8 Bakterien einer Population ist nur eines gegen eine bestimmte antimikrobielle Substanz resistent; kombiniert man zwei Antibiotika, beträgt die Wahrscheinlichkeit für das Auftreten einer gegen beide Substanzen resistenten Mutante $1:10^{12}$ bis 10^{16}.
- Durch die Kombination von antimikrobiellen Substanzen erhält man eine **Spektrumerweiterung**.
- Ein weiterer Grund für die Kombination von Antibiotika ist das Ausnutzen **synergistischer Effekte**.

Typischerweise wird ein Synergismus durch die Kombination von β-Laktamantibiotika mit Aminoglykosiden erreicht: Penicillin G stört die Zellwandsynthese und erleichtert dadurch dem Aminoglykosid den Zugang zu seinem Zielmolekül am Ribosom. Dies wird bei der Endokarditistherapie ausgenutzt (▶ s. S. 911 ff.).

Chemoprophylaxe. In einigen Fällen werden antimikrobielle Chemotherapeutika zur Vorbeugung gegen Infektionen eingesetzt. Hierzu zählen die Malaria-Prophylaxe (▶ s. S. 745 ff.), die Pneumocystis carinii-Prophylaxe bei AIDS-Patienten (▶ s. S. 704 ff.), die Endokarditisprophylaxe (▶ s. S. 921 ff.), die Rifampicingabe an Indexfälle und enge Kontaktpersonen bei Meningokokken- und Haemophilus-Meningitis und die perioperative Prophylaxe.

Die **perioperative Prophylaxe** zielt vor allem darauf ab, Wundinfektionen zu reduzieren; es müssen also insbesondere Staphylokokken und Enterobakterien an der Etablierung gehindert werden. Sie sollte 30 min vor Beginn der Operation (Schnitt) begonnen werden, damit ausreichende Gewebekonzentrationen erreicht werden. Eine einmalige Applikation ist ausreichend, in Ausnahmefällen kann abhängig von der Halbwertszeit nach 4 Stunden eine weitere Dosis gegeben werden. Als geeignetes Mittel für die meisten Fälle gilt Cefazolin; müssen zusätzlich Anaerobier bedacht werden (z. B. bei kolorektaler Chirurgie), könnte Cefoxitin mit Metronidazol oder Clindamycin gegeben werden.

7.1 Mikrobiologische Parameter

Erregerspektrum. Bei Kenntnis des Erregerspektrums bei einem gegebenen Krankheitsbild wird vermieden, dass bei jedem Infektionsverdacht »omnipotente« Breitspektrumantibiotika eingesetzt werden müssen.

Das Erregerspektrum hängt maßgeblich davon ab, ob eine Infektion ambulant oder nosokomial, d.h. im Krankenhaus, erworben wurde. Im Krankenhaus werden multiresistente Problemkeime selektioniert und dominieren das Spektrum. Zum Beispiel sind die häufigsten Erreger ambulant erworbener Pneumonien S. pneumoniae, H. influenzae und Legionellen, während bei nosokomialen Pneumonien Enterobakterien, P. aeruginosa und S. aureus im Vordergrund stehen.

Resistenzspektrum. Die Kenntnis des Resistenzspektrums in einem Krankenhaus, einer Abteilung oder einer Station erlaubt eine weitere Einengung. Ohne die Kenntnis des Resistenzspektrums ist eine kalkulierte Initialtherapie unmöglich.

Entscheidend für das Resistenzspektrum ist die Häufigkeit, mit der Antibiotika zum Einsatz kommen. Dies zeigt sich nicht nur im Vergleich verschiedener Länder oder von ambulanten und nosokomialen Erregern, sondern das Spektrum kann selbst innerhalb eines Krankenhauses von Abteilung zu Abteilung oder von Jahr zu Jahr erheblich variieren.

Antibiogramm. Die Bestimmung der Empfindlichkeit eines Erregers gegen antimikrobielle Substanzen in vitro durch das Antibiogramm erlaubt Rückschlüsse darauf, welche Substanzen in die engere Auswahl als Therapeutikum kommen, und, vor allem, welche Mittel nicht genommen werden dürfen.

7.2 Pharmakologische Parameter

Infektionslokalisation. Die Lokalisation des Infektionsprozesses ist entscheidend bei der Auswahl eines Antibiotikums. Ein Erreger sitzt nicht immer an leicht zugänglichen Orten, sondern kann sich in Kompartimenten befinden, die für ein Medikament schlecht erreichbar sind (ZNS, Gallenwege, Prostata).

Bei einer Meningitis befindet sich der Erreger im Subarachnoidalraum, jenseits der Blut-Liquor-Schranke. Ein solcher Erreger kann in vitro (im Antibiogramm) empfindlich gegen Cefotiam sein; dieses kann bei dem Patienten aber nicht eingesetzt werden, da es keine ausreichende Konzentration im Subarachnoidalraum erreicht.

Befindet sich ein Erreger innerhalb einer Wirtszelle, z. B. Chlamydien, so muss das Antibiotikum nicht nur die Zellhülle des Bakteriums, sondern vorher auch Zellmembranen der Wirtszelle durchdringen können.

Weiterhin können am Infektionsort Bedingungen herrschen, die zu einer Inaktivierung des Medikaments führen. Aminoglykoside sind weniger wirksam in saurem Milieu (wie z. B. in Eiter oder Sputum).

Stoffwechselfunktionen. Nieren- oder Leberfunktionsstörungen machen häufig die Dosisanpassung eines Antibiobikums erforderlich. Das Gleiche gilt bei Durchführung einer Dialyse.

7.3 Patienteneigenschaften

Besondere Eigenschaften des Patienten sind bei der Auswahl der antimikrobiellen Chemotherapie zu berücksichtigen.

Alter, Schwangerschaft, Stillperiode. Das Alter des Patienten hat nicht nur einen Einfluss auf das Erregerspektrum, wie z. B. bei der Meningitis, sondern muss auch im Hinblick auf Nebenwirkungen und im Hinblick auf veränderte Leber- und Nierenstoffwechselleistungen beachtet werden.

Für den Embryo/Fetus sind Penicilline und Cephalosporine ungefährlich, während Chloramphenicol, Erythromycin-Estolat, Tetracycline, Metronidazol, Fluorchinolone, Aminoglykoside, Clindamycin, Nitrofurantoin und Cotrimoxazol in der Schwangerschaft kontraindiziert sind und Vancomycin und Imipenem nur mit großer Vorsicht eingesetzt werden sollen.

Wegen möglicher Störungen der Zahn- und Knochenentwicklung sollen Tetracycline und Fluorchinolone nicht bei Kindern eingesetzt werden.

Bei einem Glukose-6-Phosphat-Dehydrogenase-Mangel ist der Einsatz von Sulfonamiden oder Nitrofurantoin kontraindiziert.

Grundkrankheiten. Grundkrankheiten können eine Kontraindikation darstellen. So werden Substanzen mit nephro- oder hepatotoxischen Nebenwirkungen möglichst nicht bei Nieren- und Leberfunktionsstörungen angewendet.

Allergien. Eine bekannte Allergie gegen eine Substanz schließt deren Gebrauch nahezu aus.

Eine Allergie gegen Penicillin wird bei 1–10% der Patienten gesehen, 0,002% dieser Fälle enden tödlich.

Am gefährlichsten sind IgE-vermittelte Typ-I-Reaktionen (Sofort-Typ, ▶ s. S. 120 f.), da sie zum allergischen Schock führen können. Häufiger sind verzögerte Reaktionen (nach mehr als 72 h), deren Mechanismus jedoch nicht im Detail bekannt ist; sie äußern sich meist in Form morbilliformer Exantheme oder als »drug fever«.

Ist eine Allergie gegen eine Substanz bekannt, müssen Kreuzallergien bedacht werden. Hat ein Patient gegen Penicillin G allergisch reagiert, so ist zu erwarten, dass er auch gegen andere Penicilline, z. B. Ampicillin, allergisch ist, während die Kreuzallergierate gegen Cephalosporine nur mit ca. 1–2% angenommen wird.

Risiko von Nebenwirkungen. Letztlich muss das Risiko für das Auftreten von Nebenwirkungen gegen das Risiko eines Therapieversagens abgewogen werden. In lebensbedrohlichen Situationen kann der Einsatz eines ansonsten kontraindizierten Medikaments erforderlich sein, wenn es keine Alternativen dazu gibt.

So kann die Behandlung einer Candida-glabrata-Sepsis den Einsatz von Amphotericin B erforderlich machen, selbst wenn der Patient hierdurch ein dialysepflichtiges Nierenversagen erleidet.

Spezielle antimikrobielle Chemotherapie

Antibiotika – 819
M.P. Dierich, M. Fille, J. Hausdorfer, K. Miksits

Cephalosporine – 824
K. Miksits, M. Fille, J. Hausdorfer, M.P. Dierich

β-Laktamase-Inhibitoren – 829
K. Miksits, M. Fille, J. Hausdorfer, M.P. Dierich

Carbapeneme – 830
K. Miksits, M. Fille, J. Hausdorfer, M.P. Dierich

Glykopeptid-Antibiotika – 832
K. Miksits, M. Fille, J. Hausdorfer, M.P. Dierich

Aminoglykoside – 834
K. Miksits, M. Fille, J. Hausdorfer, M.P. Dierich

Tetracycline (Doxycyclin) – 837
K. Miksits, M. Fille, J. Hausdorfer, M.P. Dierich

Lincosamine (Clindamycin) – 839
K. Miksits, M. Fille, J. Hausdorfer, M.P. Dierich

Makrolide – 840
K. Miksits, M. Fille, J. Hausdorfer, M.P. Dierich

Antimikrobielle Folsäure-antagonisten – 842
K. Miksits, M. Fille, J. Hausdorfer, M.P. Dierich

Fluorchinolone – 844
K. Miksits, M. Fille, J. Hausdorfer, M.P. Dierich

Antimykobakterielle Therapeutika – 846
K. Miksits, M. Fille, J. Hausdorfer, M.P. Dierich

Weitere antibakterielle Substanzen – 850
K. Miksits, M. Fille, J. Hausdorfer, M.P. Dierich

Antimykotika – 853
E. Engelmann

Antiparasitäre Substanzen – 861
K. Miksits, M. Fille, J. Hausdorfer, M.P. Dierich

Antibiotika

M. P. Dierich, M. Fille, J. Hausdorfer, K. Miksits

1.1 Penicillin G und Penicillin V

> **Steckbrief**
>
> Penicillin G ist das erste Penicillin, das therapeutisch zur Anwendung kam. Es ist säureempfindlich und muss daher parenteral verabreicht werden. Durch die Bindung an schwerlösliche Salze (Procain-, Benzathin- oder Clemizol-Penicillin) wird eine Depotwirkung erzielt; diese ist für eine intramuskuläre Applikation vorteilhaft. Penicillin V ist säurefest und daher oral applizierbar, besitzt aber eine geringere Aktivität als Penicillin G.

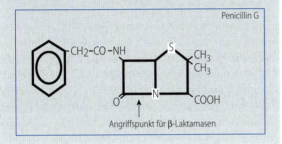

Penicillin G

Angriffspunkt für β-Laktamasen

1.1.1 Beschreibung

Wirkungsmechanismus und Wirktyp

Penicillin G wirkt sekundär bakterizid durch Hemmung der Transpeptidase bei der Mureinsynthese; es verhindert die Quervernetzung der einzelnen Mureinstränge.

In Abhängigkeit von der jeweils gewählten Penicillinkonzentration kann es zu sehr unterschiedlichen Veränderungen der betroffenen Bakterien kommen.

Wachstumshemmung. Geringe Penicillindosen, die etwa $0,5 \times MHK$ entsprechen, führen nur zu einer schwachen Wachstumshemmung. Die Bakterien sterben dabei nicht ab.

Bakteriolyse. Unter lytischen Penicillin-Konzentrationen ($1–5 \times MHK$) kommt es bei einem Großteil der betroffenen Bakterien zur Bakteriolyse (»**lytic death**«); dabei entsteht ein lokaler Defekt der schützenden Zellwand. Dies führt wegen des hohen Innendrucks in der Bakterienzelle zu einem Auslaufen des Zellinhalts. Die Bakteriolyse erfolgt meist während der zweiten Zelltrennung nach Zugabe des Penicillins.

Nichtlytischer Tod. Unter höheren Dosen von Penicillin ($10 \times MHK$ oder mehr) kommt es häufig zur relativ schnellen Abtötung eines Großteils der Bakterien, und zwar noch **vor** dem Zeitpunkt, zu dem eine Bakteriolyse eintreten kann, also noch vor Beginn der zweiten Zellteilung. Man nennt diesen Mechanismus der bakteriziden Penicillin-Wirkung den nicht-lytischen Tod (»nonlytic death«).

Hierbei tritt auf noch ungeklärte Weise eine Schädigung der Zytoplasmamembran durch die Reaktion des Penicillins mit den auf der Zytoplasmamembran aufliegenden Penicillin-Bindeproteinen (PBP) ein.

Sphäroplasten und Protoplasten. Bei Bakterien, die über längere Zeit lytischen Penicillin-Konzentrationen ($1–5 \times MHK$) ausgesetzt worden sind, können Zellen, die der Lyse widerstehen, zellwanddefekte (Sphäroplasten, ▶ s. S. 176) oder zellwandfreie (Protoplasten, ▶ s. S. 176) Formen bilden.

Wirkungsspektrum

Penicillin G hat eine starke Wirksamkeit gegen Streptokokken-Arten, gegen Diphtheriebakterien, Listerien, Spirochäten, Clostridien und Actinomyces israelii. Es wirkt auch gegen Gonokokken (zunehmende Zahl resistenter Stämme) und Meningokokken sowie viele gramnegative Anaerobier (z. B. Fusobakterien, nicht aber gegen B. fragilis). Auch Pasteurella multocida und Bacillus anthracis sind meist empfindlich. Die meisten Staphylokokken-Stämme sind resistent, jedoch ist Penicillin G gegen empfindliche Stämme stark wirksam.

Nicht erfasst werden Enterobakterien, Pseudomonaden, Haemophilus und Enterokokken.

Pharmakokinetik

Aufgrund fehlender Säurestabilität muss Penicillin G parenteral verabreicht werden, Nierenfunktionsstörungen machen eine Dosisanpassung entsprechend der Kreatininclearance erforderlich.

Penicillin G hat eine relativ kurze Halbwertszeit (40 min), wird im Körper wenig metabolisiert und überwiegend durch die Nieren ausgeschieden. Da es schlecht fettlöslich ist, diffundiert es nur gering in Nervengewebe, Gehirn und Kammerwasser des Auges. Es dringt nicht in Körperzellen ein und ist daher bei intrazellulären bakteriellen Infektionen ungenügend wirksam.

Penicillin V (Phenoxymethylpenicillin; »V« erinnert an Kennzeichnung des Protokolls der Erstbeobachtung durch E. Brandl mit »vertraulich«) ist durch Seitenkettenmodifikation relativ stabil gegenüber der Magensäure und kann daher oral appliziert werden. Es wird dabei unvollständig, zu etwa 50%, resorbiert. Die erreichbaren Blutspiegel hängen von der Höhe der Dosierung ab. Die Halbwertszeit beträgt nur 30 min. Penicillin V wird im Organismus stärker metabolisiert als Penicillin G und nur zu 30 bis 50% mit dem Urin in aktiver Form ausgeschieden. Penicillin V wird i. Allg. gut vertragen und führt relativ selten zu einer Allergie.

Resistenz

β-Laktamasen. Die Resistenz gegen Penicillin G beruht hauptsächlich auf der Bildung von β-Laktamasen. So bilden über 80% aller Stämme von S. aureus Penicillinase.

Veränderte Zielmoleküle. Die Penicillinresistenz von MRSA oder von penicillinresistenten Pneumokokken basiert auf der Bildung veränderter Penicillin-Bindeproteine (PBP), an die sich das Antibiotikum nicht mehr binden kann.

Eine Resistenzentwicklung unter der Therapie ist selten und entwickelt sich nur langsam in mehreren Schritten (Penicillin-Typ der Resistenzentstehung).

1.1.2 Rolle als Therapeutikum

Indikationen

Hier sind zu nennen: Streptokokkeninfektionen wie Angina tonsillaris, Scharlach, Erysipel und Endocarditis lenta (zusammen mit einem Aminoglykosid); des Weiteren abhängig von Resistenzsituation Pneumokokken- und Meningokokkeninfektionen, Infektionen durch Penicillin-G-empfindliche Staphylokokken und Gonokokken, außerdem Syphilis und Diphtherie (zusätzlich zur Antitoxingabe). Penicillin G ist auch indiziert bei Tetanus (zusätzlich zur Antitoxingabe), Gasbrand und bei Borrelieninfektionen.

Kontraindikationen

Die wesentliche Kontraindikation ist eine Penicillinallergie.

Anwendungen

Aufgrund fehlender Säurestabilität muss Penicillin G parenteral angewendet werden, Nierenfunktionsstörungen machen eine Dosisanpassung entsprechend der Kreatininclearance erforderlich.

Eine lokale Anwendung sollte wegen der hohen Allergisierungsgefahr nicht erfolgen; intrathekale Gaben sind gefährlich und überflüssig.

Wässriges Penicillin G. Diese Form ist für die intravenöse Applikation geeignet. Sie kommt zur Anwendung bei allen schweren Infektionen, bei denen Penicillin G indiziert ist, wie Meningitis oder Endokarditis.

Benzathin-Penicillin G (Depot-Penicillin). Diese Koppelung bewirkt, dass nach intramuskulärer Injektion das Penicillin langsam freigesetzt und damit über lange Zeit eine niedrige Konzentration im Blut aufrechterhalten wird. Dies macht man sich bei der Therapie der Syphilis und der Prophylaxe des rheumatischen Fiebers zunutze.

Procain-Penicillin G. Auch hier bildet sich ein schlecht lösliches Salz, das nur für intramuskuläre Injektionen geeignet ist. Das Penicillin wird jedoch schneller und in größerer Menge freigesetzt, sodass alle 12 h eine Applikation erforderlich ist.

Penicillin V. Als oral zu verabreichende Form wird Penicillin V bei minder schweren Infektionen durch penicillinempfindliche Bakterien eingesetzt. Bei Streptokokkenangina gilt es als Mittel der ersten Wahl.

Nebenwirkungen

Allergie. Die häufigsten Nebenwirkungen unter Penicillintherapie sind allergische Reaktionen. Sie treten in bis zu 10% der Fälle auf. Abhängig vom Beginn der Symptomatik unterscheidet man Sofort- (0–1 h nach Gabe), verzögerte (1–72 h nach Gabe) und Spätreaktionen (>72 h nach Gabe). Die Sofortreaktion basiert auf einer IgE-vermittelten Typ-I-Reaktion (▶ s. S. 120f.) und äußert sich als Urtikaria oder Anaphylaxie und kann sich bis zum anaphylaktischen Schock steigern. Die Spätreaktionen umfassen Typ-II- und Typ-III-Reaktionen,

XIV · Spezielle antimikrobielle Chemotherapie

oder sie sind in ihrer Pathogenese noch ungeklärt und treten auf als morbilliforme Exantheme, interstitielle Nephritiden, hämolytische Anämien, Neutro- und Thrombozytopenien, Serumkrankheit, Stevens-Johnson-Syndrom und exfoliative Dermatitiden.

Als Allergene wirken Abbauprodukte des Penicillins, die nach anfallender Menge in Major-Determinanten (95%, Benzylpenicilloyl) und Minor-Determinanten (5%; z.B. Benzylpenicillinat) untergliedert werden.

Neurotoxizität. Seltene Nebenwirkungen sind Myoklonien (besonders bei der Gabe kaliumreicher Präparationen: Hyperkaliämie) und, bei hohen Liquorkonzentrationen, Krampfanfälle.

Jarisch-Herxheimer-Reaktion. Zu Beginn einer Therapie kann es zu Fieber und Schüttelfrost kommen, wenn die Bakterien zerfallen und so Endotoxine frei werden.

1.2 Aminopenicilline: Ampicillin/Amoxycillin

Steckbrief

Ampicillin ist ein halbsynthetisches Penicillin-Derivat (α-Aminobenzyl-Penicillin) mit erweitertem Spektrum, insbesondere gegen gramnegative Bakterien.

1.2.1 Beschreibung

Wirkungsmechanismus und Wirktyp

Aminopenicilline wirken wie Penicillin G sekundär bakterizid durch Hemmung der Zellwandsynthese (Hemmung der Transpeptidase).

Wirkungsspektrum

Das Wirkungsspektrum umfasst Penicillin-G-empfindliche Keime. Ampicillin wirkt aber außerdem auf Enterokokken, H. influenzae (jedoch zunehmend resistente Stämme), E. coli (in 30–50% der Stämme) und P. mirabilis. Resistent sind u.a. Klebsiella, Enterobacter, P. vulgaris, B. fragilis und P. aeruginosa.

Ampicillin ist β-laktamaseempfindlich, sodass es gegen Erreger, die solche Enzyme bilden, z.B. penicillinasebildende Staphylokokken, unwirksam ist.

Pharmakokinetik

Nach oraler Gabe wird Ampicillin nur zu 30–40% resorbiert. Für die aufgenommene Menge beträgt die Halbwertszeit eine Stunde. Die Plasmaeiweißbindung ist niedrig, die Gewebegängigkeit gut. Ampicillin wird im Körper zum Teil metabolisiert und nach oraler Gabe zu 20–30% mit dem Urin ausgeschieden. Nach intravenöser Applikation sind die Serumspiegel höher, ebenso die Harnkonzentrationen. Nach i.v.-Gabe werden 60% der verabreichten Dosis im Harn ausgeschieden.

Durch die Hydroxylierung der Benzen-Seitenkette entsteht das Amoxycillin, das zu über 95% aus dem Gastrointestinaltrakt resorbiert wird.

Resistenz

Die wesentlichen Resistenzmechanismen gegen Ampicillin basieren auf β-Laktamasen und veränderten Penicillin-Bindeproteinen.

1.2.2 Rolle als Therapeutikum

Indikationen

Indikationen für Ampicillin sind Haemophilus-Infektionen (bei nachgewiesener Empfindlichkeit), Enterokokken-Infektionen (v.a. Endokarditis in Kombination mit Gentamicin) sowie Listeriose.

Ampicillin wird auch zur kalkulierten Therapie ambulant erworbener Infektionen des oberen Respirationstrakts eingesetzt (▶ s. S. 931 ff.).

Zur oralen Anwendung ist Amoxycillin zu bevorzugen, das wesentlich besser aus dem Magen-Darm-Kanal resorbiert wird. Amoxycillin ist auch bei akuten Harnwegsinfektionen mit empfindlichen Erregern eine therapeutische Alternative.

Kontraindikationen

Eine bestehende Penicillinallergie ist eine Kontraindikation. Bei chronisch-lymphatischen Leukämien treten allergische Reaktionen gegen Ampicillin besonders häufig auf.

Anwendungen

Aufgrund der fehlenden Säurestabilität muss Ampicillin parenteral gegeben werden, während Amoxycillin für die orale Therapie geeignet ist.

Nebenwirkungen

Häufige Nebenwirkungen von Ampicillin sind Hautexantheme, auch Urtikaria und weiche Stühle oder Durchfälle, verbunden mit Brechreiz und Übelkeit. Auch durch Ampicillin kann die pseudomembranöse Enterokolitis durch Clostridium difficile ausgelöst werden.

1.3 Acylaminopenicilline (Ureidopenicilline): Piperacillin, Mezlocillin

Steckbrief

Die Acylaminopenicilline (Hauptvertreter: Mezlocillin und Piperacillin) besitzen ein gegenüber Ampicillin erweitertes Wirkungsspektrum gegen gramnegative Stäbchen; insbesondere ist Piperacillin gegen P. aeruginosa wirksam. Sie sind nicht penicillinasefest und können nur parenteral angewendet werden. Piperacillin ist als Einzelsubstanz nicht mehr erhältlich.

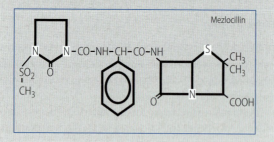

1.3.1 Beschreibung

Wirkungsmechanismus und Wirktyp

Ureidopenicilline wirken wie Penicillin G sekundär bakterizid durch Hemmung der Zellwandsynthese (Transpeptidasehemmung).

Wirkungsspektrum

Piperacillin und Mezlocillin haben ein erweitertes Spektrum gegen gramnegative Bakterien: Die meisten Enterobakterien sind empfindlich, jedoch gibt es einige resistente Enterobacter-, Serratia- und Klebsiella-Stämme. Piperacillin erfasst zusätzlich P. aeruginosa. Mezlocillin ist in der Enterokokken-Wirksamkeit dem Ampicillin und Piperacillin überlegen.

Gegenüber penicillinasebildenden Staphylokokken und ampicillinresistenten Haemophilus-Stämmen sind alle Acylaminopenicilline unwirksam.

In Kombination mit Aminoglykosiden wirken sie bei gramnegativen Stäbchen und grampositiven Kokken synergistisch.

Pharmakokinetik

Die Pharmakokinetik von Mezlocillin und Piperacillin ist ähnlich. Die Serumspiegel nach i.v.-Gabe der gleichen Dosis entsprechen sich ungefähr. Die Halbwertszeit beträgt durchschnittlich 1 h. Ein bestimmter Anteil wird im Organismus metabolisiert. Die Gewebegängigkeit ist gut, die Liquorkonzentrationen sind niedrig. Im Urin werden etwa 60% der verabreichten Dosis in aktiver Form ausgeschieden.

Resistenz

Die wesentlichen Resistenzmechanismen gegen Acylaminopenicilline basieren auf β-Laktamasen und veränderten Bindeproteinen.

1.3.2 Rolle als Therapeutikum

Indikationen

Diese umfassen Infektionen der Harnwege, des Genitaltraktes und der Gallenwege durch empfindliche gramnegative Stäbchen oder Enterokokken.

Als Reservemittel eignet sich Piperacillin auch zur Behandlung von nachgewiesenen oder vermuteten P.-aeruginosa-Infektionen (bevorzugt in Kombination mit Tobramycin).

In Kombination mit dem β-Laktamase-Inhibitor Tazobactam kann das früher auch als Einzelsubstanz erhältliche Piperacillin zur kalkulierten Initial-Behandlung einer schweren Sepsis oder anderer Infektionen mit unbekanntem Erreger verwendet werden, insbesondere auch bei Infektionen im Bauchraum.

Mezlocillin gilt als Mittel der Wahl zur Behandlung von Enterokokkeninfektionen.

Kontraindikationen

Bei bestehender Penicillinallergie sind Acylaminopenicilline kontraindiziert.

Anwendungen

Acylaminopenicilline können nur intravenös verabreicht werden.

Nebenwirkungen

Das Nebenwirkungsspektrum entspricht dem von Penicillin G.

1.4 Isoxazolylpenicilline

> **Steckbrief**
>
> Die Isoxazolylpenicilline (Dicloxa- und Flucloxacillin) sind resistent gegen die von Staphylokokken gebildeten β-Laktamasen und werden daher auch als **penicillinasefeste** Penicilline oder Staphylokokken-Penicilline bezeichnet.

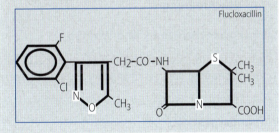

1.4.1 Beschreibung

Wirkungsmechanismus und Wirktyp

Isoxazolylpenicilline wirken sekundär bakterizid durch Hemmung der Transpeptidierung der Mureinstränge der Zellwand.

Wirkungsspektrum

Die Modifikation des Penicillin-Gerüsts führt dazu, dass Penicillinase unwirksam wird: Dadurch wird das Spektrum auf penicillinasebildende Staphylokokken erweitert. Gegen Penicillin-G-empfindliche Staphylokokken wirken die Isoxazolylpenicilline jedoch schwächer.

Gegen die übrigen grampositiven Bakterien haben sie eine schwächere Aktivität als Penicillin G, und gegen gramnegative Stäbchen sind sie unwirksam.

Pharmakokinetik

Dicloxa- und Flucloxacillin sind weitgehend säurestabil und können oral, aber auch parenteral verabreicht werden. Die Halbwertszeit von Dicloxa- und Flucloxacillin beträgt 45 min. Im Harn werden nach parenteraler Gabe 65% der verabreichten Dicloxacillin-Dosis und 35% der verabreichten Flucloxacillin-Dosis wiedergefunden.

Resistenz

Die Resistenz von Staphylokokken, z.B. MRSA, gegen Isoxazolylpenicilline beruht auf der Expression veränderter Bindeproteine.

1.4.2 Rolle als Therapeutikum

Indikationen

Infektionen durch penicillinasebildende Staphylokokken sind die einzige Indikation.

Kontraindikationen

Hauptkontraindikation ist die Penicillinallergie.

Anwendungen

Isoxazolylpenicilline können abhängig vom Schweregrad der Infektion oral oder parenteral verabreicht werden.

Nebenwirkungen

Nebenwirkungen durch Dicloxa- und Flucloxacillin sind selten und entsprechen denen von Penicillin G. Bei wiederholter i.v.-Gabe kann es zu Phlebitis kommen.

Cephalosporine

K. Miksits, M. Fille, J. Hausdorfer, M. P. Dierich

▶▶ Einleitung

Cephalosporine sind bizyklische β-Laktamantibiotika mit 7-Aminocephalosporansäure als Grundgerüst. Wie Penicilline wirken sie sekundär bakterizid durch Hemmung der Transpeptidase, also der Quervernetzung einzelner Mureinstränge.

Cephalosporine weisen charakteristische gemeinsame Lücken im Wirkungsspektrum auf: Primär resistent sind Enterokokken, Listerien, Campylobacter, Legionellen, C. difficile, Mykobakterien, Mykoplasmen und Chlamydien sowie methicillinresistente Staphylokokken. Bis auf wenige Spezialsubstanzen wirken Cephalosporine nicht gegen B. fragilis.

Die große Zahl von Cephalosporinen macht eine Einteilung und auch eine strikte Substanzauswahl in der Bevorratung unumgänglich.

Die Einteilung erfolgt nach Generationen gemäß dem zeitlichen Auftreten am Markt. Gleichzeitig spiegelt sie eine zunehmende Spektrumerweiterung gegen gramnegative Stäbchenbakterien, die zuletzt auch P. aeruginosa (Ceftazidim) umfasst, wider; sie wird jedoch ab der 3. Generation mit einer zunehmenden Wirksamkeitsminderung gegen grampositive Bakterien erkauft.

2.1 Cefazolin (1. Generation)

> **Steckbrief**
>
> Cefazolin ist ein parenterales Cephalosporin der 1. Generation mit guter Wirksamkeit im grampositiven Bereich (Staphylokokken, auch Penicillinasebildner) und einigen Lücken bei gramnegativen Stäbchen (auch Enterobakterien).

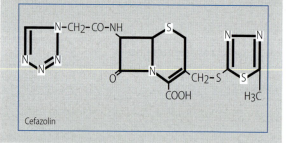

Cefazolin

2.1.1 Beschreibung

Wirkungsmechanismus und Wirktyp

Cefazolin hemmt den Transpeptidierungsschritt bei der Zellwandsynthese und wirkt dadurch sekundär bakterizid.

Wirkungsspektrum

Cefazolin hemmt zahlreiche grampositive und gramnegative Bakterien. Praktisch bedeutsam ist seine gute Wirkung gegen Staphylokokken, und zwar auch gegen Penicillinasebildner.

Pharmakokinetik

Cefazolin kann nur intravenös verabreicht werden, hat eine Serumhalbwertszeit von 94 min und eine Plasmaeiweißbindung von 84%. Die Gewebediffusion ist gut, die Konzentration auch in der Galle ausreichend, nicht jedoch im Liquor.

Resistenz

Die Resistenz beruht auf β-Laktamasen oder veränderten Penicillin-Bindeproteinen.

2.1.2 Rolle als Therapeutikum

Indikationen

Die Hauptindikation für Cefazolin ist die perioperative Prophylaxe (außer Kolonchirurgie). Darüber hinaus kann es eingesetzt werden bei Penicillinallergie zum Ersatz von Penicillin G oder Flucloxacillin bei Infektionen durch S. aureus.

Kontraindikationen

Cephalosporin-Allergie.

Anwendungen

Cefazolin wird intravenös appliziert. Der Beginn der perioperativen Prophylaxe ist 30 min vor Hautschnitt. Diese wird als Einmalgabe durchgeführt, bei langen Operationen kann nach 4 h eine weitere Dosis verabreicht werden.

Nebenwirkungen

In 1–4% der Fälle treten allergische Reaktionen mit Fieber, Exanthemen oder Urtikaria auf. Seltener als bei Penicillin kann ein anaphylaktischer Schock entstehen. Des Weiteren kann es zu einer allergischen, reversiblen Neutropenie und einer stärkeren Blutungsneigung kommen, was Blutbild- und Quick-Wert-Kontrollen erforderlich macht. In seltenen Fällen kann der direkte Coombs-Test positiv ausfallen.

2.2 Cefotiam (2. Generation)

> **Steckbrief**
>
> Cefotiam ist ein breit wirksames Basis-Cephalosporin der 2. Generation mit sehr guter Wirksamkeit gegen Streptokokken, Staphylokokken, Neisserien (auch penicillinresistente Gonokokken), H. influenzae und manche Enterobakterien.

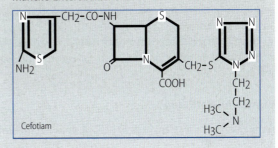

2.2.1 Beschreibung

Wirkungsmechanismus und Wirktyp

Cefotiam hemmt wie andere β-Laktamantibiotika die Transpeptidierung bei der Zellwandsynthese und wirkt dadurch sekundär bakterizid.

Wirkungsspektrum

Im Vergleich zu Cefazolin ist das Spektrum gegen gramnegative Stäbchen deutlich erweitert, z. B. gegen Haemophilus influenzae und Enterobakterien (außer P. vulgaris und Citrobacter); die gute Wirksamkeit gegen Streptokokken und Staphylokokken ist dabei erhalten geblieben.

Pharmakokinetik

Cefotiam wird bei oraler Gabe nicht resorbiert. Die Serumhalbwertszeit beträgt 45 min, die Plasmaeiweißbindung 40%. Die Gewebegängigkeit ist gut, jedoch werden keine ausreichenden Liquorkonzentrationen erreicht.

Resistenz

Die Resistenz gegen Cefotiam beruht hauptsächlich auf der Bildung von β-Laktamasen, aber auch auf veränderten Bindeproteinen.

2.2.2 Rolle als Therapeutikum

Indikationen

Die Hauptindikation ist die kalkulierte Therapie von mittelschweren Organinfektionen durch grampositive und gramnegative Erreger. Hieraus folgt, dass Cefotiam häufig, insbesondere auf Normalstationen im Krankenhaus, zur kalkulierten Therapie eingesetzt wird; in diesem Sinn kann es auch als »Basiscephalosporin« angesprochen werden.

Des Weiteren kann es zur **gezielten** Therapie schwerer Infektionen mit empfindlichen Erregern eingesetzt werden.

Kontraindikationen

Cephalosporinallergie, Vorsicht bei bekannter Penicillinallergie.

Wegen der unzureichenden Liquorgängigkeit darf Cefotiam nicht zur Meningitistherapie eingesetzt werden.

Anwendungen

Cefotiam wird intravenös dreimal täglich, also im Abstand von acht Stunden verabreicht.

Nebenwirkungen

Wie bei anderen Cephalosporinen stellt die Allergie die häufigste Nebenwirkung dar.

2.3 Ceftriaxon, Cefotaxim (3. Generation)

> **Steckbrief**
>
> Ceftriaxon und Cefotaxim sind Breitspektrumcephalosporine (Cephalosporine der 3. Generation), die parenteral verabreicht werden. Im Vergleich zu Basiscephalosporinen ist das Spektrum bei Enterobakterien erweitert, im grampositiven Bereich ist die Wirksamkeit eher etwas schwächer.

2.3.1 Beschreibung

Wirkungsmechanismus und Wirktyp

Ceftriaxon und Cefotaxim hemmen die Zellwandsynthese analog zu anderen β-Laktamen und wirken so sekundär bakterizid.

Wirkungsspektrum

Das Spektrum der Drittgenerationscephalosporine ist im Vergleich zu Cefotiam im gramnegativen Bereich erweitert; jedoch besteht eine klinisch relevante Schwäche gegen Enterobacter-Arten, insbesondere E. cloacae, und C. freundii. Die Wirksamkeit gegen Staphylokokken ist vermindert, oxacillinsensible Stämme werden aber erfasst.

Ceftriaxon und Cefotaxim sind nicht wirksam gegen P. aeruginosa und weisen die cephalosporintypischen Lücken gegen Legionellen, Listerien und Enterokokken auf.

Gegen typische Meningitiserreger (Pneumokokken, Meningokokken, Haemophilus) und gegen Borrelia burgdorferi sind sie hoch wirksam, ebenso gegen Gonokokken.

Pharmakokinetik

Nach oraler Gabe erfolgt keine Resorption. Nach intravenöser Applikation erreicht Ceftriaxon die höchsten Serumkonzentrationen. Die Halbwertszeit von Ceftriaxon beträgt wegen der hohen Plasmaeiweißbindung 7–8 h, die von Cefotaxim 1 h. Beide Mittel weisen eine gute Gewebegängigkeit auf und erreichen bei Meningitis therapeutisch wirksame Liquorkonzentrationen. Die Hälfte beider Substanzen wird renal eliminiert; Cefotaxim unterliegt einer starken Metabolisierung, während ein großer Anteil von Ceftriaxon in aktiver Form mit der Galle ausgeschieden wird.

Resistenz

Der Hauptresistenzmechanismus beruht auf der Bildung von β-Laktamasen.

2.3.2 Rolle als Therapeutikum

Indikationen

Ceftriaxon und Cefotaxim sind Antibiotika für die kalkulierte Initialtherapie schwerer und schwerster Infektionen auf der Intensivstation (lebensbedrohliche Allgemein- und Organinfektion, insbesondere der eitrigen Meningitis), ggf. werden durch Kombination mit Acylaminopenicillinen, Aminoglykosiden oder Metronidazol Spektrumslücken geschlossen.

Weitere Indikationen sind die Neuroborreliose und die kalkulierte Einmalbehandlung der Gonorrhoe.

Kontraindikationen

Ceftriaxon und Cefotaxim dürfen bei Cephalosporinallergie nicht eingesetzt werden.

Anwendungen

Cefotaxim und Ceftriaxon werden intravenös verabreicht. Cefotaxim muss dreimal, Ceftriaxon nur einmal am Tag gegeben werden.

Nebenwirkungen

Hauptnebenwirkung ist die Allergie. Unter Ceftriaxongabe kann sich passager eine sonographisch nachweisbare Pseudocholelithiasis entwickeln.

2.4 Ceftazidim (3. Generation: Pseudomonas-Cephalosporin)

> **Steckbrief**
>
> Ceftazidim ist ein Reserve-Cephalosporin der 3. Generation, das ein breites Spektrum gramnegativer Bakterien, insbesondere P. aeruginosa, abdeckt, gegen Staphylokokken jedoch nur unzureichend wirksam ist.

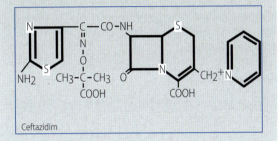

Ceftazidim

2.4.1 Beschreibung

Wirkungsmechanismus und Wirktyp

Ceftazidim wirkt als β-Laktamantibiotikum ebenfalls sekundär bakterizid durch Hemmung der Transpeptidierung.

Wirkungsspektrum

Im Vergleich zu Cefotaxim ist das Spektrum um P. aeruginosa erweitert (etwa 10× wirksamer). Die Wirksamkeit gegen Staphylokokken ist nur gering.

Wie andere Cephalosporine ist Ceftazidim unwirksam gegen Enterokokken, Listerien, Campylobacter, Legionellen und Anaerobier inkl. C. difficile.

Pharmakokinetik

Die Halbwertszeit im Serum beträgt 2 h, die Serumeiweißbindung 17%. Die Ausscheidung erfolgt unverändert nach glomerulärer Filtration mit dem Urin.

Resistenz

Die Resistenz gegen Ceftazidim kann auf β-Laktamasen oder veränderten Bindeproteinen beruhen.

2.4.2 Rolle als Therapeutikum

Indikationen

Ceftazidim ist ein Reserveantibiotikum zur Behandlung schwerer Infektionen mit vermuteter und nachgewiesener Beteiligung von P. aeruginosa, insbesondere P.-aeruginosa-Meningitis. Hierbei ist es mit einem Aminoglykosid, vorzugsweise Tobramycin, zu kombinieren.

Es wird, ebenfalls zusammen mit einem Aminoglykosid, zur kalkulierten Therapie von Infektionen bei neutropenischen Patienten eingesetzt. Die Staphylokokken- und Anaerobierlücke kann durch Clindamycin geschlossen werden.

Kontraindikationen

Allergie gegen Cephalosporine; selten sind Kreuzallergien mit Penicillinen.

Anwendungen

Ceftazidim wird parenteral verabreicht, entweder 2 g alle 12 h oder 2 g alle 8 h. Nach Dialyse muss die Erhaltungsdosis nachgegeben werden.

Nebenwirkungen

Als wesentliche Nebenwirkung kommen Allergien vor.

2.5 Cefepim

Cefepim ist ein Cephalosporin der 4. Generation, das ein breites Spektrum gramnegativer Bakterien, insbesondere P. aeruginosa, abdeckt, aber auch gegen Staphylokokken und Streptokokken gut wirksam ist.

β-Laktamase-Inhibitoren

K. Miksits, M. Fille, J. Hausdorfer, M. P. Dierich

> **Steckbrief**
>
> β-Laktamase-Inhibitoren können als Strukturanaloga der β-Laktam-Antibiotika β-Laktamasen hemmen, ohne ausreichende eigene antibakterielle Wirksamkeit zu besitzen. Sie werden nur in Kombination mit β-Laktam-Antibiotika eingesetzt, um sie vor β-laktamasebedingten Inaktivierungen zu schützen.

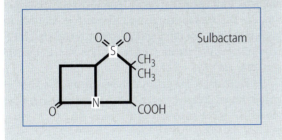

Clavulansäure und **Sulbactam** hemmen β-Laktamasen der Typen II (2c), III (2b), IV und V (2c, 2d) sowie Typ-I-β-Laktamasen von B. fragilis (2e); **Tazobactam** hemmt zusätzlich Typ-I-Cephalosporinasen (1).

Aminopenicilline werden durch die Kombination mit Sulbactam bzw. Clavulansäure wirksam gegen β-Laktamasen von Staphylokokken, Haemophilus-Arten, M. catarrhalis, N. gonorrhoeae, E. coli, K. pneumoniae, P. mirabilis, P. vulgaris und B. fragilis geschützt; nicht erfasst werden P. aeruginosa, S. marcescens, Enterobacter-Arten, M. morganii, P. rettgeri sowie einige Stämme von E. coli, K. pneumoniae und oxacillinresistente Staphylokokken.

Die Kombination Piperacillin + Tazobactam wirkt über das Spektrum von Piperacillin hinaus auf β-laktamaseproduzierende Staphylokokken sowie gegen die meisten E.-coli-, Serratia-, K.-pneumoniae-, E.-cloacae-, C.-freundii-, Proteus- und Bacteroidesstämme. Nicht erreicht werden Stämme, deren Resistenzmechanismus nicht auf einer β-Laktamase beruht: z. B. oxacillinresistente Staphylokokken (MRSA), E. faecium oder bestimmte P.-aeruginosa-Stämme.

Aminopenicillin/β-Laktamase-Inhibitor-Kombinationen sind bei leichteren Infektionen durch aminopenicillinresistente Erreger indiziert, deren β-Laktamase durch den Inhibitor gehemmt wird, insbesondere Atemwegs- und Harnwegsinfektionen. Die feste Kombination Piperacillin + Tazobactam ist für intraabdominelle Infektionen, wie Appendizitis, Cholezystitis, Cholangitis oder Peritonitis und andere schwere Infektionen zugelassen. Sulbactam darf frei kombiniert werden mit Piperacillin, Mezlocillin und Cefotaxim.

Ein Nachteil von β-Laktamase-Inhibitoren ist ihre Eigenschaft, β-Laktamasen zu induzieren. Diese ist bei Clavulansäure am stärksten, bei Tazobactam am geringsten ausgeprägt.

Carbapeneme

K. Miksits, M. Fille, J. Hausdorfer, M. P. Dierich

4.1 Imipenem

> **Steckbrief**
>
> Imipenem ist das erste Mittel einer neuen Klasse von β-Laktam-Antibiotika mit sehr breitem Spektrum gegen fast alle grampositiven und gramnegativen Bakterien. Es verfügt über eine starke bakterizide Aktivität, auch bei Anaerobiern. Imipenem ist ein Amidinderivat des Thienamycins. Um die renale Inaktivierung des Imipenems zu verhindern, wird Cilastatin mit Imipenem im Verhältnis 1:1 gemischt.

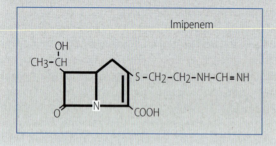

4.1.1 Beschreibung

Wirkungsmechanismus und Wirktyp

Als β-Laktamantibiotikum wirkt Imipenem sekundär bakterizid durch Transpeptidasehemmung.

Wirkungsspektrum

Imipenem wirkt gegen fast alle grampositiven und gramnegativen Bakterien (einschließlich Enterokokken, Listerien, Pseudomonas aeruginosa und β-laktamasebildende Stämme von Haemophilus, Pneumokokken und Gonokokken). Es wirkt stärker als Clindamycin und Metronidazol gegen B. fragilis und die meisten anderen Anaerobier. Imipenem ist unwirksam gegen Methicillin-resistente S. aureus-Isolate (MRSA) und gegen C. difficile, auch gegen Mykoplasmen, Chlamydien und Legionellen. Eine Kreuzresistenz mit Penicillinen und Cephalosporinen ist selten; wenn vorhanden, ist sie nur partiell. Durch den häufigen Gebrauch findet man in letzter Zeit gehäuft resistente P.-aeruginosa-Stämme.

Primär resistent sind S. maltophilia und B. cepacia; diese werden bei verstärktem Einsatz von Imipenem selektioniert und können sich zu Hospitalismuserregern entwickeln.

Pharmakokinetik

Die Pharmakokinetik von Imipenem und Cilastatin ist ähnlich. Imipenem hat eine Halbwertszeit von einer Stunde. Die Gewebegängigkeit ist gut, die Liquorgängigkeit gering. Die Elimination erfolgt renal. Durch Cilastatin wird die renale Rückresorption von Imipenem von 20% auf 70% erhöht.

In die Wirtszellen gelangt Imipenem nicht, sodass es gegen intrazelluläre Erreger (z. B. Salmonellen oder Legionellen) nicht ausreichend wirksam ist.

Resistenz

Eine Resistenz kann auf veränderten Bindeproteinen oder auf β-Laktamasen vom Metalloproteasentyp (von S. maltophilia) beruhen.

Es ist zu beachten, dass Imipenem ein starker β-Laktamase-Induktor ist, sodass gleichzeitig verabreichte andere β-Laktamantibiotika inaktiviert werden können (Antagonismus).

4.1.2 Rolle als Therapeutikum

Indikationen

Imipenem ist ein Reserveantibiotikum (»Panzerschrank-Antibiotikum«); es darf nur verwendet werden, wenn andere Alternativen nicht zur Verfügung stehen.

Indikationen sind die kalkulierte Initialtherapie von schweren Infektionen, besonders bei gleichzeitiger Abwehrschwäche, Sepsis, intraabdominellen und gynäkologischen Infektionen, Mischinfektionen, Knochen- und Gelenkinfektionen, nicht jedoch ZNS-Infektionen. Bei schweren P.-aeruginosa-Infektionen ist Imipenem mit einem Aminoglykosid zu kombinieren.

Kontraindikationen

Bei bekannter Penicillinallergie darf Imipenem nicht ohne vorherige Allergieprüfung eingesetzt werden.

Anwendungen

Imipenem wird ausschließlich intravenös verabreicht.

Da Imipenem ein starker β-Laktamase-Induktor ist, ist eine Kombination mit Breitspektrumpenicillinen und Cephalosporinen zu vermeiden (Antagonismus).

Nebenwirkungen

Ernste Nebenwirkungen sind selten. Gastrointestinale Reaktionen, Thrombophlebitis und allergische Reaktionen sind möglich. In 1–2% können zentralnervöse Nebenwirkungen (Krämpfe, Verwirrtheitszustände, Somnolenz) auftreten, die jedoch nur bei Überschreiten der Normaldosis, bei eingeschränkter Nierenfunktion und bei Vorschädigung des ZNS vorkommen. Eine vorübergehende Verlängerung der Prothrombinzeit kommt in weniger als 2% der Fälle vor. Nierenfunktionsstörungen sind selten.

4.2 Meropenem und Ertapenem

Meropenem ist ein neuerer Vertreter der Carbapeneme. Die Zugabe von Cilastatin ist hier nicht mehr erforderlich.

Gegen imipenemresistente P.-aeruginosa-Stämme kann Meropenem noch wirksam sein (umgekehrt gilt dies aber nicht); gegen Enterokokken ist die Wirkung dagegen schlechter.

Die zentralnervösen Nebenwirkungen scheinen deutlich weniger häufig aufzutreten als bei Imipenem (daher ist Meropenem auch für die Therapie von ZNS-Infektionen zugelassen). Ertapenem wirkt gegen ein breites Spektrum von gramnegativen und grampositiven Keimen, einschließlich der Anaerobier. Die hohe Plasmaeiweißbindung lässt eine einmal tägliche Gabe von 1 g zu. Es ist zugelassen zur Behandlung von intraabdominellen Infektionen, ambulant erworbenen Pneumonien und akuten gynäkologischen Infektionen.

Glykopeptid-Antibiotika

K. Miksits, M. Fille, J. Hausdorfer, M. P. Dierich

5.1 Vancomycin

Steckbrief

Vancomycin ist ein Glykopeptidantibiotikum, das gegen fast alle grampositiven, nicht aber gegen gramnegative Bakterien wirkt. Es ist ein absolutes Reserveantibiotikum zur Behandlung von Infektionen durch oxacillinresistente Staphylokokken und mezlocillinresistente Enterokokken sowie von antibiotikaassoziierten schweren C.-difficile-Kolitiden.

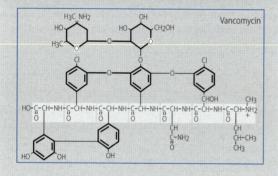

5.1.1 Beschreibung

Wirkungsmechanismus und Wirktyp

Vancomycin hemmt die Polymerisierung der Mureinstränge und wirkt damit sekundär bakterizid.

Wirkungsspektrum

Vancomycin erfasst nahezu alle grampositiven Bakterien. In jüngster Zeit haben sich vancomycinresistente Enterokokken-Stämme (VRE) gebildet.

Gegen gramnegative Bakterien und Mykoplasmen ist Vancomycin unwirksam.

Pharmakokinetik

Nach oraler Gabe werden Glykopeptide nicht resorbiert. Vancomycin hat eine Halbwertszeit von 6 h (Kumulation möglich!) und eine Plasmaeiweißbindung von 55%. Während Vancomycin nur sehr schlecht in Gehirn und Knochen gelangt, ist die Penetration in innere Organe, Körperhöhlen und Abszesse gut. Die Ausscheidung erfolgt zu 80–90% über die Nieren; bei Niereninsuffizienz können rasch toxische Serumkonzentrationen erreicht werden.

Resistenz

Die Resistenz gegen Vancomycin beruht auf veränderten Zielmolekülen: Die Mureinstränge resistenter Bakterien tragen statt des üblichen Alanyl-Alanin-Restes ein Pentapeptid, an das sich Vancomycin mit deutlich geringerer Affinität bindet.

Als Resistenzgene wurden bisher beschrieben:
- VanA (Resistenz gegen Vancomycin und Teicoplanin; plasmidkodiert und induzierbar durch beide Glykopeptide),
- VanB (Vancomycin-Resistenz, transposonal, induzierbar durch Vancomycin) und
- VanC (nur Vancomycin-Resistenz, chromosomal).

Im Mai 1996 wurde in Japan erstmalig S. aureus isoliert, der nur eingeschränkt empfindlich (intermediär) gegen Vancomycin war (MHK 8 mg/l), sog. VISA-Stämme.

5.1.2 Rolle als Therapeutikum

Indikationen

Indikationen sind schwere **Staphylokokken-Infektionen**, die wegen Penicillin-Allergie oder Dicloxacillin-Resistenz nicht mit β-Laktam-Antibiotika behandelt werden können, ebenso Infektionen durch hochresistente Korynebakterien (C. jeikeium) oder Enterokokken.

Vancomycin ist das Mittel der Wahl zur kalkulierten Therapie der Endoplastitis (z. B. Infektion künstlicher Herzklappen, Peritonitis bei Peritonealdialyse).

Die orale Gabe ist indiziert bei schwerer pseudomembranöser Enterokolitis durch C. difficile.

Kontraindikationen

Bei akutem Nierenversagen oder bestehender Schwerhörigkeit soll Vancomycin nicht gegeben werden.

Anwendungen

Vancomycin wird parenteral verabreicht. Bei der Therapie einer Endokarditis wird es entweder mit Rifampicin (Staphylokokken) oder Gentamicin (Enterokokken) kombiniert. Bei C. difficilie – induzierter pseudomembranöser Enterocolitis wird Vancomycin oral verabreicht.

Nebenwirkungen

Vancomycin kann zu **allergischen Reaktionen** und **Schwerhörigkeit** (besonders bei Niereninsuffizienz) führen.

5.2 Teicoplanin

Teicoplanin ist dem Vancomycin nahe verwandt; es besteht aus einer Mischung von sechs hochmolekularen Glykopeptiden.

Zu Vancomycin besteht keine vollständige Kreuzresistenz; so können S.-epidermidis- und S.-haemolyticus-Stämme gegen Vancomycin empfindlich und gegen Teicoplanin resistent sein, und umgekehrt können Enterokokken resistent gegen Vancomycin, aber empfindlich gegen Teicoplanin sein. Seine lange Halbwertzeit von bis zu 15 Stunden machen es für eine weiterführende ambulante Therapie von Endokarditis und Osteomyelitis geeignet.

Aminoglykoside

K. Miksits, M. Fille, J. Hausdorfer, M. P. Dierich

6.1 Gentamicin und Tobramycin

> **Steckbrief**
>
> Gentamicin und Tobramycin sind typische Aminoglykosidantibiotika. Sie wirken gegen gramnegative Bakterien und werden bei schweren Infektionen in Kombination mit β-Laktam-Antibiotika eingesetzt.

6.1.1 Beschreibung

Wirkungsmechanismus und Wirktyp

Aminoglykoside binden sich an das Ribosom und führen zu Fehlablesungen der mRNS. Da sie jedoch bakterizid wirken, müssen noch weitere antibakterielle Effekte existieren. So führt die Bindung der Aminoglykoside an das LPS der äußeren Membran gramnegativer Bakterien zu Formationsänderungen und Löchern in der Zellwand.

Die Kombination mit β-Laktamantibiotika bedingt einen Synergismus: Die Zellwandstörung durch das β-Laktam erlaubt es dem Aminoglykosid, sein Ziel, das Ribosom, besser zu erreichen.

Wirkungsspektrum

Das Wirkungsspektrum von Gentamicin und Tobramycin umfasst P. aeruginosa, Staphylokokken und Enterobakterien, auch Pasteurellen und Brucellen. Primär resistente Stämme von S. epidermidis, Serratia und P. aeruginosa kommen in zunehmender Häufigkeit vor. Zwischen Gentamicin und Tobramycin besteht eine fast vollständige Kreuzresistenz. Dagegen können Gentamicin-resistente Stämme gegen Amikacin sensibel sein. Gegen Streptokokken, Haemophilus und Anaerobier (Bacteroides-Arten, Clostridien) sind alle Aminoglykoside schlecht wirksam.

Pharmakokinetik

Die Resorption nach oraler Gabe ist gering. In der Regel wird Gentamicin intramuskulär injiziert. Auch eine i.v.-Kurzinfusion ist möglich. Die maximalen Serumspiegel von Gentamicin und Tobramycin werden nach einer Stunde erreicht und sind bei einer Halbwertszeit von 2 h nach ungefähr 6 h auf so niedrige Werte abgefallen, dass eine erneute Gabe ratsam ist. Gentamicin und Tobramycin werden nur gering metabolisiert und zu etwa 90% in aktiver Form mit dem Harn ausgeschieden; dies bedingt bei Niereninsuffizienz eine Akkumulation der Aminoglykoside.

Ausreichende Liquorkonzentrationen werden nicht erreicht.

Resistenz

Aminoglykoside können beim Durchtritt durch die Zellhülle von modifizierenden Enzymen durch Phosphorylierung, Adenylierung oder Acetylierung inaktiviert werden.

Die Resistenz von Enterokokken untergliedert sich in eine Low-level- und eine High-level-Resistenz (MHK≥500 mg/l). Erstere basiert auf einer Permeationshemmung, bedingt durch einen anaeroben Stoffwechsel der Bakterien, letztere auf veränderten Ribosomen. Liegt eine High-level-Resistenz vor, wirkt das Aminoglykosid nicht, selbst in Kombination mit einem Zellwandsynthesehemmer (β-Laktame, Glykopeptide), z. B. bei der Endokarditistherapie.

6.1.2 Rolle als Therapeutikum

Indikationen

Gentamicin und Tobramycin werden v. a. bei schweren Infektionen durch gramnegative Stäbchen in Kombination mit einem zweiten wirksamen Antibiotikum, z. B.

mit einem Acylaminopenicillin oder Cephalosporin verwendet.

Gentamicin wird empfohlen zur Endokarditis-Kombinations-Behandlung.

Gentamicin wird auch zur lokalen Behandlung von Augeninfektionen eingesetzt.

Kontraindikationen

Aminoglykoside dürfen nicht eingesetzt werden in der Schwangerschaft, bei terminaler Niereninsuffizienz und Vorschädigungen des Vestibular- oder Kochlearorgans. Ebenso ist die gleichzeitige Gabe nephrotoxischer Substanzen (z. B. Cis-Platin) oder schnell wirkender Diuretika wie Furosemid kontraindiziert.

Anwendungen

Gentamicin und Tobramycin werden intravenös verabreicht. Für Spezialindikationen kann Gentamicin auch lokal verabreicht werden: Augeninfektionen, Knocheninfektionen (gentamicinhaltiger Knochenzement für Prothesen).

Nebenwirkungen

Gentamicin und Tobramycin haben eine geringe therapeutische Breite und müssen daher vorsichtig dosiert werden.

Als Nebenwirkungen können bei höherer Dosierung und längerer Therapie, v. a. bei eingeschränkter Nierenfunktion (Akkumulation!) eine **Vestibularis-** und eine **Akustikusschädigung** auftreten. Eine Nephrotoxizität wird bei sachgemäß durchgeführter Therapie selten beobachtet, dennoch sollte alle 2–4 Tage eine Kontrolle der Kreatinin-Konzentration im Serum durchgeführt werden.

Bei schneller intravenöser Infusion kann eine neuromuskuläre Blockade mit Atemstillstand entstehen, insbesondere bei gleichzeitiger Medikation mit Anästhetika, Muskelrelaxantien oder Zitratbluttransfusionen (Antidot: Kalziumglukonat).

6.2 Amikacin

Steckbrief

Amikacin ist ein Kanamycin-Derivat, das von den meisten aminoglykosidinaktivierenden Bakterienenzymen nicht angegriffen wird.

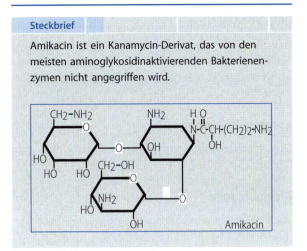

6.2.1 Beschreibung

Wirkungsmechanismus und Wirktyp

Amikacin hemmt wie andere Aminoglykoside die Proteinbiosynthese am Ribosom. Weitere Mechanismen tragen zur Bakterizidie der Substanz bei.

Wirkungsspektrum

Es hat ein breiteres Spektrum als Gentamicin und Tobramycin und hemmt die meisten gentamicinresistenten Stämme von Enterobakterien und S. aureus. Die Aktivität ist schwächer als die von Gentamicin und Tobramycin, weswegen Amikacin höher dosiert werden muss.

Pharmakokinetik

Amikacin muss parenteral verabreicht werden und hat eine Halbwertszeit von über zwei Stunden. Mehr als 90% der verabreichten Dosis werden im Urin in aktiver Form ausgeschieden.

Resistenz

Amikacin wird nur von wenigen aminoglykosidmodifizierenden Enzymen angegriffen. Daher kann Amikacin gegen gentamicinresistente Bakterien wirksam sein, umgekehrt ist das jedoch nicht der Fall.

6.2.2 Rolle als Therapeutikum

Indikationen

Indikationen sind schwere bakterielle Erkrankungen bei Versagen anderer Aminoglykoside. Amikacin wird nur in Kombination mit geeigneten β-Laktamantibiotika verwendet.

Kontraindikationen

Die Kontraindikationen entsprechen denjenigen von Gentamicin.

Anwendungen

Auch Amikacin muss parenteral angewendet werden.

Nebenwirkungen

Amikacin besitzt wie die anderen Aminoglykoside eine gewisse Ototoxizität, Nephrotoxizität und Neurotoxizität, welche eine exakte Dosierung und Überwachung des Patienten erfordern.

6.3 Streptomycin

Das erste Aminoglykosid, Streptomycin, wurde von Waksman 1944 entdeckt. Es war die erste Substanz, die für die Behandlung der Tuberkulose eingesetzt wurde.

Auch heute wird Streptomycin in der Tuberkulosetherapie eingesetzt. Weitere Indikationen sind die Behandlung der Pest, der Tularämie und von Myzetomen, die durch höhere Bakterien verursacht werden. In einigen Fällen wird es als Kombinationspartner bei der Endokarditistherapie anstatt Gentamicin eingesetzt.

6.4 Spectinomycin

Die den Aminoglykosiden verwandte Substanz Spectinomycin findet Anwendung bei der kalkulierten und gezielten Behandlung der Gonorrhoe.

Tetracycline (Doxycyclin)

K. Miksits, M. Fille, J. Hausdorfer, M. P. Dierich

Steckbrief

Die Tetracycline sind bakteriostatisch wirkende Breitspektrumantibiotika mit einem Naphthacen-Ringsystem. Im wesentlichen kommt nur noch Doxycyclin zur Anwendung. Die Derivate Tetracyclin, Oxytetracyclin, Rolitetracyclin, Minocyclin und Doxycyclin unterscheiden sich in der Zusammensetzung der Seitenketten.

7.1 Beschreibung

Wirkungsmechanismus und Wirktyp

Sie hemmen die Proteinbiosynthese, indem sie die Anlagerung der tRNS an das Ribosom verhindern. Hierdurch wirken sie bakteriostatisch.

Wirkungsspektrum

Therapeutisch bedeutsam ist die Wirksamkeit auf Mykoplasmen und intrazelluläre Bakterienarten (Chlamydien und Rickettsien). Ein Teil der sporenlosen Anaerobier ist empfindlich. Tetracycline wirken nicht auf P. aeruginosa, Proteus-Arten und S. marcescens. Auch unter hämolysierenden Streptokokken, Pneumokokken und Gonokokken sowie Clostridien und H. influenzae kommen resistente Stämme häufiger vor.

Pharmakokinetik

Doxycyclin wird nach i.v.-Gabe zu 70%, nach oraler Gabe zu 40% mit dem Harn ausgeschieden.

Resistenz

Die Resistenz gegen Doxycyclin beruht auf der Induktion von Effluxpumpen, die das Mittel aus der Bakterienzelle entfernen.

7.2 Rolle als Therapeutikum

Indikationen

Doxycyclin ist das Mittel der Wahl zur Behandlung von Chlamydieninfektionen.

Des Weiteren wird es zur Behandlung zahlreicher Anthropozoonosen eingesetzt: Brucellose, Leptospirose, Tularämie, Lyme-Borreliose (außer Neuroborreliose), Rickettsiosen (z. B. Fleckfieber).

Es kann eingesetzt werden zur Behandlung akuter Exazerbationen der chronischen Bronchitis und bei interstitieller Pneumonie durch Mykoplasmen, bei Ornithose und Q-Fieber.

Doxycyclin wirkt bei der nicht-gonorrhoischen Urethritis durch C. trachomatis oder U. urealyticum.

Eine Spezialindikation ist die Malaria tropica durch Chloroquin-resistente Plasmodien, wo es mit Chinin kombiniert wird (▶ s. S. 861 f.).

Kontraindikationen

Tetracycline dürfen nicht in der Schwangerschaft und bei Kindern unter 8 Jahren (Gelbfärbung der Zähne) sowie bei Myasthenia gravis eingesetzt werden.

Anwendungen

Doxycyclin wird normalerweise oral eingenommen, eine intravenöse Gabe ist möglich.

Nebenwirkungen

Als intrazellulär wirksame Antibiotika rufen die Tetracycline nicht selten Nebenwirkungen hervor. Am häufigsten sind Magen-Darm-Störungen; auch eine pseudomembranöse Enterokolitis ist möglich. Eine schwere Leberschädigung kann sich bei erheblicher Überdosierung oder durch Kumulation von Tetracyclinen bei Niereninsuffizienz entwickeln. Andere Nebenwirkungen sind Photosensibilisierung, aufgrund seiner kalziumchelierenden Wirkung Gelbfärbung der Zähne (wenn das Mittel während der Zahnbildungsperiode, also bei Kindern bis zum Ende des 7. Lebensjahres gegeben wird), reversible intrakranielle Drucksteigerung, Nierenschädigungen, lokale Reizerscheinungen bei i.v.-Gabe.

Tetracycline können zu falsch positiven Reduktionsproben im Urin führen, und damit eine Glukosurie vortäuschen (Pseudoglukosurie).

Orale Kontrazeptiva können bei gleichzeitiger Tetracyclineinnahme unwirksam sein, sodass eine Schwangerschaft entstehen kann.

Lincosamine (Clindamycin)

K. Miksits, M. Fille, J. Hausdorfer, M. P. Dierich

> **Steckbrief**
>
> Clindamycin ist ein Lincosamin-Antibiotikum. Es wirkt bakteriostatisch auf grampositive und obligat anaerob wachsende Bakterien.
>
> Clindamycin

8.1 Beschreibung

Wirkungsmechanismus und Wirktyp

Clindamycin wirkt bakteriostatisch durch Störung der Proteinbiosynthese: Es hemmt die Peptidyltransferase.

Wirkungsspektrum

Clindamycin ist ein hochwirksames Staphylokokken- und Anaerobier-Antibiotikum, das auch gegen Pneumokokken, andere Streptokokken und Diphtheriebakterien wirkt. Die Anaerobier-Wirksamkeit bezieht sich auf Bacteroides-, Fusobacterium-, Actinomyces-Arten, Peptostreptokokken und Peptokokken, außerdem Propionibakterien und die meisten C.-perfringens-Stämme. Andere Clostridien-Arten, insbesondere C. difficile, sind resistent, ebenso Enterokokken, Haemophilus, Mykoplasmen und sämtliche aeroben gramnegativen Stäbchen (u. a. Pseudomonas-Arten).

Pharmakokinetik

Clindamycin wird nach oraler Gabe gut resorbiert und kann auch intravenös appliziert werden. Die Halbwertszeit beträgt ca. 3 h. Es hat eine gute Gewebegängigkeit und penetriert gut in den Knochen. Clindamycin wird im Organismus (Leber) stark metabolisiert und nur zu 30% in aktiver Form mit dem Harn ausgeschieden.

Resistenz

Die Resistenz gegen Clindamycin entsteht durch Veränderungen der Bindungsstellen am Ribosom.

Enterobakterien und Nonfermenter verhindern die Penetration durch ihre Zellhülle; bei einigen Staphylokokken-Stämmen konnte eine inaktivierende Nukleotidyl-Transferase nachgewiesen werden.

8.2 Rolle als Therapeutikum

Indikationen

Clindamycin wird wegen der Gefahr einer Enterokolitis heute nur bei **Anaerobier-Infektionen** und schweren Staphylokokken-Infektionen bei Penicillin-Allergie oder Dicloxacillin-Resistenz verwendet.

Kontraindikationen

In der Schwangerschaft und in der Stillperiode soll Clindamycin nicht gegeben werden; da die i.v.-Präparation verhältnismäßig viel Benzylalkohol enthält, verbietet sich auch der Gebrauch im ersten Lebensmonat wegen möglicher schwerer Atemstörungen und Angioödemen.

Anwendungen

Clindamycin kann sowohl oral als auch parenteral verabreicht werden.

Nebenwirkungen

Eine gefährliche Nebenwirkung von Clindamycin ist die bei Erwachsenen häufiger als bei Kindern auftretende antibiotikaassoziierte Kolitis, in ihrer schwersten Form die **pseudomembranöse Enterokolitis**, welche durch das Überwuchern clindamycinresistenter toxinbildender C.-difficile-Stämme ausgelöst werden kann. Es gibt auch leichtere gastrointestinale Störungen, die rasch vorübergehen. Allergische Reaktionen durch Clindamycin sind selten. Nach i.v. Gabe von Clindamycin können ein Ikterus oder pathologische Leberfunktionsproben, bei intravenöser Gabe ein metallischer Geschmack auftreten.

Makrolide

K. Miksits, M. Fille, J. Hausdorfer, M. P. Dierich

≫ ≫ Einleitung

Zu den Makroliden gehören Erythromycin und neuere semisynthetische Derivate wie z. B. Clarithromycin. Diese besitzen einen Laktonring und weisen glykosidische Bindungen an Zucker und/oder Aminozucker auf. Die antibakteriell wirksame Erythromycin-Base ist säurelabil. Therapeutisch verwendet werden die Erythromycin-Base (als magensaftresistente Tabletten), der Ester Erythromycin-Ethylsuccinat und die Salze Erythromycin-Estolat und -Stearat. Aus den Erythromycinsalzen und dem Ester entsteht im Blut die Erythromycin-Base.

9.1 Erythromycin

> **Steckbrief**
>
> Erythromycin ist die Leitsubstanz der Makrolidgruppe und seit langem in die Therapie eingeführt. Es wirkt vor allem auf grampositive Bakterien und auf Legionellen.

9.1.1 Beschreibung

Wirkungsmechanismus und Wirktyp

Makrolide hemmen die bakterielle Proteinsynthese durch Translokationshemmung und wirken in therapeutischen Konzentrationen bakteriostatisch.

Wirkungsspektrum

Erythromycin wirkt gegen die meisten grampositiven Bakterien (Streptokokken, Staphylokokken, Diphtheriebakterien, Clostridien u. a.), außerdem gegen Bordetella pertussis, Legionellen, Campylobacter jejuni, P. acnes und M. pneumoniae. Es dringt in die Wirtszelle ein und hat daher auch eine Wirkung auf intrazelluläre Bakterien, z. B. Chlamydien, nicht aber C. psittaci.

Pharmakokinetik

Die Resorption der einzelnen Erythromycin-Verbindungen nach oraler Gabe ist unvollständig. Am besten resorbiert werden das Ethylsuccinat und das Estolat. Eine intravenöse Anwendung ist möglich, wird aber oft schlecht vertragen. Die Halbwertszeit beträgt zwei Stunden. Die Gewebepenetration ist gut.

Resistenz

Die Resistenz gegen Erythromycin wird durch Veränderung der Bindungsstellen am Ribosom erreicht. Enterobakterien und Nonfermenter verhindern die Durchdringung der Zellhülle.

9.1.2 Rolle als Therapeutikum

Indikationen

Diese umfassen **akute Infektionen des Respirationstraktes**, v. a. ambulant erworbene Pneumonien durch Streptokokken, Pneumokokken, M. pneumoniae, C. trachomatis. Erythromycin ist das Mittel der Wahl bei Legionellose und auch bei Keuchhusten in der katarrhalischen Phase.

Des Weiteren lässt sich Erythromycin einsetzen bei Hautinfektionen durch empfindliche Keime, Erythrasma und Akne vulgaris.

Es ist wirksam bei Campylobacter-Enteritis, bei Trachom und bei der durch Chlamydien verursachten nicht-gonorrhoischen Urethritis.

Kontraindikationen

Bei Lebererkrankungen soll Erythromycin, insbesondere Estolat, nicht gegeben werden.

Anwendungen

Erythromycin kann oral und in bestimmten Präparationen auch parenteral verabreicht werden.

Nebenwirkungen

An Nebenwirkungen treten insbesondere bei höherer Dosierung gastrointestinale Störungen wie Leibschmerzen, Übelkeit oder dünne Stühle auf. Erythromycin-Estolat kann bei 2–3 Wochen dauernder Therapie infolge Sensibilisierung zu einer intrahepatischen Cholestase mit oder ohne Ikterus, z. T. mit kolikartigen Leibschmerzen führen.

9.2 Neuentwicklungen

Clarithromycin. Clarithromycin wird nach oraler Gabe besser resorbiert. Die Halbwertszeit beträgt fünf Stunden. Daher ist eine zweimal tägliche Verabreichung ausreichend. Clarithromycin hat die gleichen Indikationen wie Erythromycin; günstigere pharmakologische Daten und bessere Verträglichkeit sprechen für seinen Einsatz, die deutlich höheren Kosten dagegen.

Azithromycin. Diese Neuentwicklung zeichnet sich durch ihre hohe Anreicherung in Zellen (inkl. Phagozyten) und Geweben, nämlich bis zum 10- bis 100fachen der Serumkonzentration, aus und ist ähnlich wie Clarithromycin einzuschätzen.

Ketolide. Es sind Derivate des Erythromycin A mit erweitertem Wirkungsspektrum: so werden z. B. auch Enterokokken erfasst, zusätzlich makrolidresistente Staphylokokken und Pneumokokken. Ketolide werden vor allem zur Therapie von Atemwegsinfektionen mit makrolidresistenten Keimen eingesetzt. Telithromycin ist das erste Antibiotikum dieser Klasse.

Antimikrobielle Folsäureantagonisten

K. Miksits, M. Fille, J. Hausdorfer, M. P. Dierich

10.1 Cotrimoxazol

> **Steckbrief**
>
> In der Kombination von Trimethoprim und einem Sulfonamid hemmt Trimethoprim die bakterielle Folsäuresynthese, aber an einer anderen Stelle als das Sulfonamid. Durch die Kombination wird das Wirkungsspektrum der Einzelsubstanzen verbreitert. Die Kombination von Trimethoprim und Sulfamethoxazol heißt Cotrimoxazol; es gibt aber auch andere Kombinationen, z. B. Berlocombin. Sie wirken synergistisch.
>
> Sulfamethoxazol Trimethoprim

10.1.1 Beschreibung

Wirkungsmechanismus und Wirktyp

Trimethoprim hemmt die Dihydrofolatreduktase, Sulfamethoxazol die Dihydropteroinsäuresynthetase; dadurch entsteht ein synergistischer Effekt.

Wirkungsspektrum

Trimethoprim ist wirksam gegen viele pathogene Bakterien, jedoch nicht gegen Clostridien, T. pallidum, Leptospiren, Rickettsien, C. psittaci, Tuberkulosebakterien, P. aeruginosa und Mykoplasmen. Teilweise resistent sind auch Staphylokokken, Enterokokken und Pneumokokken, unter den Enterobakterien Klebsiella- und Enterobacter-Arten. Bei H. influenzae kommen resistente Stämme selten vor.

Pharmakokinetik

Cotrimoxazol wird nahezu vollständig aus dem Darm resorbiert, die Serumhalbwertszeit beträgt 12/10 h, die Plasmaeiweißbindung 45/70%. Die Ausscheidung erfolgt im Urin, davon 92/33% in unkonjugierter Form.

Resistenz

Die Resistenz gegen Cotrimoxazol kann auf Permeabilitätsbehinderung, Überproduktion von Zielmolekülen oder Umgehungsstoffwechselwegen beruhen; der häufigste Mechanismus scheint die Veränderung der Zielenzyme zu sein.

10.1.2 Rolle als Therapeutikum

Indikationen

Die Indikationen sind akute und chronische **Harnwegsinfektionen**, chronische **Bronchitis**, **Sinusitis**, außerdem Wund- und Gallenwegsinfektionen, Prostatitis und Prostataabszess. Cotrimoxazol kann bei schweren bakteriellen Enteritiden (Ruhr, Cholera, Salmonellosen) nützlich sein.

Eine wichtige Indikation sind die Therapie und Prophylaxe der Pneumocystis-carinii-Pneumonie.

Kontraindikationen

Cotrimoxazol ist kontraindiziert bei Folsäuremangelanämien, schweren Lebererkrankungen inkl. akuter Hepatitis, im ersten Trimenon und im letzten Monat der Schwangerschaft, bei Früh- und Neugeborenen, bei Glukose-6-Phosphat-Dehydrogenase-Mangel, bei bestimmten Hämoglobinanomalien sowie bei hepatischer Porphyrie.

Anwendungen

In der Regel wird Cotrimoxazol oral angewendet, die Behandlung der Pneumocystis-carinii-Pneumonie erfolgt intravenös.

Nebenwirkungen

Als Nebenwirkungen werden eine meist reversible **Hämatotoxizität, allergische Reaktionen**, bei i.v.-Gabe auch Venenschmerzen oder Phlebitis beobachtet.

10.2 Dapson

> **Steckbrief**
>
> Dapson ist das synthetisch hergestellte Diaminodiphenylsulfon. Es ist das Mittel der Wahl zur Behandlung der Lepra und kann als Alternative gegen Pneumocystis carinii eingesetzt werden.

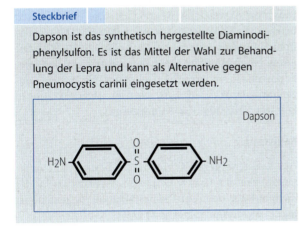

Dapson

10.2.1 Beschreibung

Wirkungsmechanismus und Wirktyp

Wie die Sulfonamide wirkt Dapson durch Hemmung der Dihydropteroinsäuresynthetase als Folsäureantagonist.

Wirkungsspektrum

Dapson ist wirksam gegen M. leprae und andere Mykobakterienarten einschließlich M. tuberculosis, gegen P. carinii, Plasmodien und T. gondii.

Pharmakokinetik

Dapson wird langsam aus dem Darm resorbiert und verteilt sich in die meisten Gewebe und Exkrete einschließlich Plazenta und Muttermilch, nicht jedoch in das Auge. Die Elimination erfolgt zu 80% hepatisch (v. a. Azetylierung, N-Hydroxylierung zu Hydroxylamin(NOH)-Dapson); hierbei ist ein enterohepatischer Kreislauf zu beobachten.

Resistenz

Über Resistenzmechanismen ist bisher nur Unzureichendes bekannt.

10.2.2 Rolle als Therapeutikum

Indikationen

Dapson ist in Kombination mit Clofazimin und Rifampicin Mittel der Wahl zur Behandlung der Lepra. Die zweite Hauptindikation sind Therapie und Prophylaxe der Pneumocystis-carinii-Infektion, wenn das Mittel der Wahl Cotrimoxazol nicht gegeben werden kann, und zwar noch vor Pentamidin.

Kontraindikationen

In der Schwangerschaft und Stillzeit sowie bei bestehender Dapson-Allergie darf das Mittel nicht eingesetzt werden.

Bei Glucose-6-Phosphat-Dehydrogenase-Mangel und Niereninsuffizienz ist besondere Vorsicht geboten (vor der Gabe testen!).

Anwendungen

Dapson wird oral verabreicht.

Nebenwirkungen

Die hauptsächlichen Nebenwirkungen sind Methämoglobinämie, Hämolyse (beide durch NOH-Dapson) und Sulfon-Syndrom (allergische Reaktion mit Fieber, Exanthem und Leberschädigung: Hepatomegalie, Ikterus, Hyperbilirubinämie). Gelegentlich finden sich Leukozytopenie, Hepatitis und Hyperkaliämie.

Schwere Methämoglobinämien (>20% Methämoglobin) können durch intravenöse Gabe von Methylenblau behandelt werden (nicht bei Glucose-6-Phosphat-Dehydrogenase-Mangel!).

10.3 Pyrimethamin

Pyrimethamin hemmt wie Trimethoprim die Dihydrofolatreduktase. Es wird zusammen mit Sulfonamiden (Fansidar = Pyrimethamin + Sulfadoxin) in der Therapie der Toxoplasmose und Malaria sowie zur Malariaprophylaxe eingesetzt. Den knochenmarkstoxischen Nebenwirkungen kann mit der gleichzeitigen Gabe von Folinsäure (Leucovorin) ohne Wirkungsverlust vorgebeugt werden.

Fluorchinolone

K. Miksits, M. Fille, J. Hausdorfer, M. P. Dierich

11.1 Ciprofloxacin

> **Steckbrief**
>
> Das Fluorchinolon Ciprofloxacin ist ein Abkömmling der Nalidixinsäure; es hemmt die bakterielle DNS-Gyrase. Ein breites Spektrum und sehr gute Gewebegängigkeit sind die Hauptvorteile.
>
> Ciprofloxacin

11.1.1 Beschreibung

Wirkungsmechanismus und Wirktyp

Ciprofloxacin hemmt die bakterielle DNS-Gyrase. Hierdurch wird das Supercoiling der DNS aufgehoben, diese passt dann räumlich nicht mehr in das Bakterium; des Weiteren werden gyrasebedingte Brüche von Doppelstrang-DNS gefördert. Hierdurch wirkt Ciprofloxacin bakterizid.

Wirkungsspektrum

Das Spektrum liegt vornehmlich bei gramnegativen Bakterien und umfasst Neisserien, Haemophilus, Bordetellen, Enterobakterien (auch enteropathogene Arten) und nichtfermentierende gramnegative Stäbchen einschließlich P. aeruginosa (eingeschränkt), nicht aber S. maltophilia und Burkholderia cepacia.

Die Wirkung gegen grampositive Kokken ist deutlich schlechter, die Aktivität gegen Anaerobier ist beschränkt, und gegen T. pallidum wirkt es nicht ausreichend.

Pharmakokinetik

Ciprofloxacin wird nach oraler Gabe im Vergleich zu anderen Fluorchinolonen schlechter resorbiert. Eine intravenöse Anwendung ist möglich. Die Halbwertszeit beträgt bei den neuen Substanzen etwa 5 h. Die Wiederfindungsrate im Urin ist bei Ciprofloxacin 30–50%. Die neuen Fluorchinolone haben eine ausgezeichnete Gewebegängigkeit, sie erreichen selbst in Phagozyten Konzentrationen von 3–8 mg/l. Die Liquorkonzentrationen betragen etwa 20% der Serumspiegel.

Resistenz

Die Resistenz gegen Ciprofloxacin beruht auf Punktmutationen im Gyrase-Gen, also Veränderungen des Zielmoleküls, oder auf Permeabilitätsstörungen; sie ist meist chromosomal kodiert.

Mit der verbreiteten Anwendung steigt die Anzahl resistenter Bakterien. Dies trifft v. a. auf P. aeruginosa, S. aureus (insbesondere MRSA), koagulasenegative Staphylokokken, S. marcescens und neuerdings E. coli zu.

11.1.2 Rolle als Therapeutikum

Indikationen

Indikationen für Ciprofloxacin sind Organinfektionen durch nachgewiesene oder vermutete empfindliche Erreger, v. a., wenn ein Fluorchinolon das einzige oral wirksame Mittel ist.

Ciprofloxacin ist das Mittel der Wahl zur Behandlung von Salmonelleninfektionen, speziell des Typhus abdominalis und zur kalkulierten Therapie bakterieller Gastroenteritiden (insbesondere bei systemischer Salmonellose und Shigellose).

Ciprofloxacin wird zur Chemoprophylaxe bei neutrozytopenischen Patienten eingesetzt.

Spezielle Indikationen können Gonorrhoe, Mykoplasmen- und M.-avium-Infektionen sein, außerdem die Legionellose und die Katzenkratzkrankheit durch B. henselae.

Falsche Indikationen sind Infektionen durch grampositive Kokken, also z. B. (S.-aureus-)Osteomyelitis,

(Pneumokokken-)Pneumonie oder Weichteilinfektionen.

Kontraindikationen

In der Schwangerschaft und der Stillzeit, bei Kindern in der Wachstumsphase (<18 Jahre) und bei bestehenden zerebralen Anfallsleiden ist Ciprofloxacin (und andere Fluorochinolone) kontraindiziert. Anwendungsbeschränkungen werden für Patienten in höherem Lebensalter (>70 Jahre), bei Niereninsuffizienz, anamnestischen Lebererkrankungen für Patienten mit ZNS-Vorschädigung empfohlen.

Anwendungen

Ciprofloxacin kann sowohl parenteral (intravenös) als auch oral gegeben werden.

Bei P.-aeruginosa-Infektionen sollte wegen der synergistischen Wirkung und der Gefahr einer Resistenzentwicklung Ciprofloxacin mit einem Aminoglykosid oder einem pseudomonaswirksamen β-Laktamantibiotikum kombiniert werden.

Nebenwirkungen

Unter den Nebenwirkungen sind am häufigsten gastrointestinale Reaktionen (selten auch Durchfall!), seltener **zentralnervöse Reaktionen** (Schwindel, Kopfschmerzen, Müdigkeit, Erregtheit, Sehstörungen, Krampfanfälle), außerdem allergische Reaktionen (Exantheme, Juckreiz, Gesichtsödeme) und Kreislaufreaktionen (Blutdruckanstieg, Tachykardie, Hautrötung) zu nennen. Fluorchinolone sollen **nicht** an Kinder und Jugendliche im Wachstumsalter verabreicht werden.

Bei gleichzeitiger Gabe von Ciprofloxacin wird die Elimination von Theophyllin und von Coffein verzögert, und die Blutspiegel dieser Substanzen sind erhöht.

11.2 Ofloxacin

Ofloxacin wird von allen Fluorchinolonen am besten resorbiert, hat eine längere Halbwertszeit und eine geringere Metabolisierungsrate als Ciprofloxacin. Die Interaktion mit Theophyllin und Coffein fehlt.

11.3 Neue Fluorchinolone

Die Entwicklung zahlreicher neuer Fluorchinolone hat zu einer Einteilung in Gruppen geführt: Gruppe I enthält oral anwendbare Substanzen, die bei Harnwegsinfektion indiziert werden (z. B. Nor- und Pefloxacin). Gruppe II umfasst die Substanzen mit breiter Indikation (z. B. Ciprofloxacin, Fleroxacin). Substanzen der Gruppe III, z. B. Levofloxacin, zeigen in vitro eine höhere Aktivität gegen grampositive Erreger und »atypische« Erreger (Mykoplasmen, Chlamydien), solche der Gruppe IV, z. B. Moxifloxacin, haben zusätzlich eine gewisse Anaerobierwirksamkeit.

Antimykobakterielle Therapeutika

K. Miksits, M. Fille, J. Hausdorfer, M.P. Dierich

12.1 INH

> **Steckbrief**
>
> Isoniacinsäurehydrazid (INH) ist ein ausschließlich auf M. tuberculosis bakterizid wirkendes Antituberkulotikum. Es wurde 1952 von Domagk in die Therapie eingeführt.

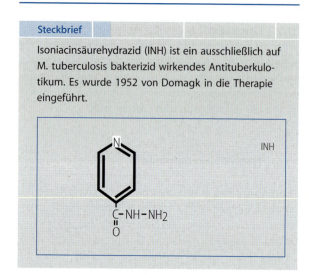

12.1.1 Beschreibung

Wirkungsmechanismus und Wirktyp

INH hemmt die Nukleinsäure- und Mykolsäuresynthese von M. tuberculosis und wirkt in ausreichender Konzentration bakterizid auf extra- und intrazellulär liegende Bakterien.

Wirkungsspektrum

INH wirkt ausschließlich gegen M. tuberculosis.

Pharmakokinetik

INH wird nach oraler Gabe rasch resorbiert und verteilt sich gut im Gewebe und auch im Liquor, in Makrophagen und erreicht den Fetus. Die Halbwertszeit hängt von der Geschwindigkeit der metabolischen Inaktivierung durch Azetylierung ab; hierbei unterteilt man in Schnell- und Langsaminaktivierer. Bei ersteren beträgt die Halbwertszeit etwa 1 h, bei den anderen ca. 3 h. Die Metaboliten werden renal eliminiert.

Resistenz

In 1–4% der Isolate muss mit einer Resistenz gerechnet werden; in letzter Zeit ist eine deutliche Zunahme resistenter Stämme, z.B. in Russland, den USA und Estland sowie bei AIDS-Patienten beobachtet worden. Die Resistenzentwicklung wird durch Monotherapie begünstigt.

12.1.2 Rolle als Therapeutikum

Indikationen

Einzige Indikation ist die Tuberkulose (Kombinationstherapie; Prävention nach Exposition).

Kontraindikationen

Bei akuter Hepatitis ist INH kontraindiziert, bei chronischen Leberschäden (z.B. bei Alkoholismus), im Alter und bei Epilepsie ist besonders vorsichtig zu dosieren.

Anwendungen

INH wird in aller Regel oral verabreicht, kann aber auch intravenös gegeben werden.

Nebenwirkungen

Im Vordergrund stehen Störungen des ZNS (z.B. Optikus-Neuritis: Gesichtsfeld prüfen!) und des peripheren Nervensystems (Polyneuropathie), die die gleichzeitige Gabe von Pyridoxin (Vitamin B_6) erfordern; bei gleichzeitiger Gabe von Barbituraten oder Phenytoin (verzögerter Abbau) können Somnolenz und Koordinationsstörungen auftreten.

Des Weiteren treten gastrointestinale Störungen, Transaminasenanstiege und Hepatitis, z.T. mit Ikterus (in diesem Fall: sofort absetzen!), Allergien, Blutbildungsstörungen und Blutungsneigungen auf.

12.2 Rifampicin

> **Steckbrief**
>
> Rifampicin ist ein sekundär bakterizides Ansamycin-Antibiotikum, dessen Hauptindikationen die Kombinationstherapie der Tuberkulose und Lepra sowie die Meningokokken-Träger-Sanierung sind.

12.2.1 Beschreibung

Wirkungsmechanismus und Wirktyp

Das Ansamycin Rifampicin wirkt sekundär bakterizid durch Hemmung der bakteriellen RNS-Polymerase.

Wirkungsspektrum

Neben M. tuberculosis werden auch M. leprae, Staphylokokken (auch MRSA), Streptokokken (auch Penicillin-G-resistente Pneumokokken), Enterokokken, Neisserien, Haemophilus, Legionellen, Brucellen und C. trachomatis erfasst.

Pharmakokinetik

Die lipophile Substanz wird oral gut resorbiert, verteilt sich gut im Gewebe und gelangt auch nach intrazellulär. Etwa 30% werden hepatisch (enterohepatischer Kreislauf), 40% renal eliminiert.

Resistenz

Bei schnellwachsenden Bakterien ist mit einer Einschrittresistenz zu rechnen, bei M. tuberculosis entwickelt sich die Resistenz über Wochen und i. Allg. nur bei Monotherapie.

12.2.2 Rolle als Therapeutikum

Indikationen, Kontraindikationen, Anwendungen

Die Hauptindikationen für Rifampicin sind die Kombinationstherapien der Tuberkulose und der Lepra.

Daneben kommt es zum Einsatz als Kombinationspartner für Makrolide bei der Behandlung schwerer Legionellosen und für Vancomycin bei der Endoplastitistherapie.

Rifampicin wird in der Sanierung von Meningokokken- und H.-influenzae-Trägern im Rahmen der Meningitis-Prävention eingesetzt.

Bei bestehender Schwangerschaft, bei akuter Hepatitis und bei schweren Leberstörungen (inkl. Verschlussikterus) ist Rifampicin kontraindiziert.

Rifampicin wird in der Regel oral eingenommen, intravenöse Gaben sind aber möglich.

Nebenwirkungen

In bis zu 20% der Fälle ist ein Transaminasenanstieg festzustellen; steigen deren Werte über 100 U/l (regelmäßige Kontrollen!), ist mit tödlichen Leberdystrophien zu rechnen und das Mittel daher sofort abzusetzen. Weiterhin ist mit passagerer Neutro- und Thrombozytopenie (regelmäßige Blutbildkontrollen!), gastrointestinalen, zentralnervösen Störungen und allergischen Reaktionen sowie mit Nierenversagen aufgrund interstitieller Nephritis, Tubulusnekrosen oder Rindennekrosen zu rechnen.

Stuhl, Urin, Speichel, Tränenflüssigkeit (Kontaktlinsen) und Schweiß können sich orange verfärben.

12.3 Ethambutol

> **Steckbrief**
>
> Ethambutol ist ein bakteriostatisches Antituberkulotikum, das neben INH und Rifampicin erste Wahl bei der Kombinationstherapie der Tuberkulose ist.

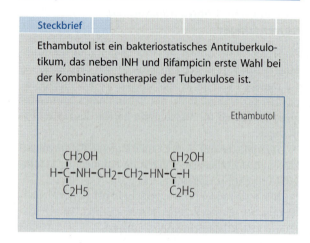

12.3.1 Beschreibung

Wirkungsmechanismus und Wirktyp

Die Ethylendiamin-Verbindung Ethambutol wirkt auf bisher nicht geklärte Weise bakteriostatisch.

Wirkungsspektrum

Ethambutol wirkt gegen M. tuberculosis und erfasst einige Stämme von M. kansasii, M. marinum und M. avium/intracellulare.

Pharmakokinetik

Die orale Resorption ist ausreichend; die Substanz verteilt sich im ganzen Körper und erreicht bei Meningitis eine genügend hohe Liquorkonzentration. Die Elimination erfolgt zu 50% unverändert mit dem Urin, zu 20% mit dem Stuhl; der Rest wird metabolisiert.

Resistenz

Resistente M.-tuberculosis-Stämme kommen in etwa 4% der Fälle, v. a. bei AIDS-Patienten, vor.

12.3.2 Rolle als Therapeutikum

Indikationen

Hauptindikation ist die Kombinationstherapie der Tuberkulose.

Kontraindikationen

Bei Optikusatrophie oder anamnestischer Optikusneuritis darf Ethambutol nicht verabreicht werden.

Anwendungen

Meist wird Ethambutol oral eingenommen, es kann aber auch intravenös gegeben werden. Bei Niereninsuffizienz muss die Dosis reduziert werden.

Nebenwirkungen

Auffälligste Nebenwirkung ist eine meist langsam reversible retrobulbäre Neuritis nervi optici (»Der Patient sieht nichts und der Arzt auch nicht!«).

Des Weiteren kann die Harnsäurekonzentration ansteigen, sodass es zu Gichtanfällen kommen kann. Selten sind periphere Neuritiden, zentralnervöse Störungen, Leberfunktionsstörungen und Allergien.

12.4 Pyrazinamid

> **Steckbrief**
>
> Pyrazinamid ist ein bakterizides Nikotinamidanalogon, das zur initialen Kombinationstherapie der Tuberkulose eingesetzt wird.

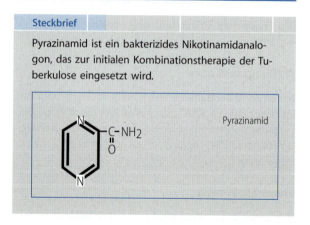

12.4.1 Beschreibung

Wirkungsmechanismus und Wirktyp

Das Pyrazinkarbonsäureamid ist ein synthetisches Analogon von Nikotinamid. Es wirkt bakterizid gegen M. tuberculosis; der Mechanismus ist unbekannt.

Wirkungsspektrum

Pyrazinamid wirkt nur gegen M. tuberculosis. Gegen metabolisch inaktive Populationsmitglieder wirkt es nicht.

Pharmakokinetik

Das Mittel wird intestinal gut resorbiert und verteilt sich im ganzen Körper, selbst im Liquor werden bei Meningitis therapeutische Konzentrationen erreicht. Pyrazinamid wird hepatisch metabolisiert, und die Metabolite werden renal ausgeschieden.

Resistenz

Eine primäre Resistenz ist selten (<1%), jedoch sind etwa 50% der INH- und Rifampicin-resistenten M.-tuberculosis-Stämme auch gegen Pyrazinamid resistent.

12.4.2 Rolle als Therapeutikum

Indikationen

Einzige Indikation ist die Kombinationstherapie der Tuberkulose; es wird nur in der Initialphase (2 Monate) verabreicht.

Kontraindikationen

Bei schweren Leberschäden und Gicht ist das Mittel kontraindiziert.

Anwendungen

Pyrazinamid wird oral verabreicht. Bei Niereninsuffizienz muss die Dosis reduziert werden. Eine beginnende Leberschädigung erfordert das sofortige Absetzen der Substanz.

Nebenwirkungen

Selten treten Leberstörungen (Ikterus), gastrointestinale Beschwerden, Hyperurikämie (evtl. Gichtanfall), Thrombozytopenie oder eine interstitielle Nephritis sowie Photosensibilisierungen auf.

12.5 Weitere Antituberkulotika

Sekundäre Antituberkulotika sind manche Aminoglykoside (Streptomycin, Amikacin), Paraaminosalicylsäure (PAS), Cycloserin, Prothionamid, Rifabutin und manche Makrolide (Azithromycin, Clarithromycin) sowie Chinolone (Ciprofloxacin u. a.).

12.6 Clofazimin

Clofazimin wirkt schwach bakterizid, der genaue Mechanismus ist nicht genau bekannt, vermutet wird die Entstehung von Sauerstoffradikalen durch die Chelierung von Eisenionen. Das oral verabreichbare Mittel wird zusammen mit Dapson und Rifampicin ausschließlich zur Leprabehandlung und -prävention eingesetzt.

Weitere antibakterielle Substanzen

K. Miksits, M. Fille, J. Hausdorfer, M.P. Dierich

13.1 Metronidazol

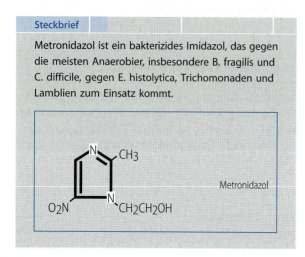

Steckbrief

Metronidazol ist ein bakterizides Imidazol, das gegen die meisten Anaerobier, insbesondere B. fragilis und C. difficile, gegen E. histolytica, Trichomonaden und Lamblien zum Einsatz kommt.

Metronidazol

13.1.1 Beschreibung

Wirkungsmechanismus und Wirktyp

Metronidazol wirkt bakterizid, da kurzlebige Intermediärprodukte oder Radikale die DNS und vielleicht andere Großmoleküle schädigen.

Wirkungsspektrum

Die Protozoen E. histolytica, T. vaginalis und G. lamblia (L. intestinalis) werden von Metronidazol bei niedrigen Konzentrationen gehemmt. Das Mittel wirkt auch gegen alle obligat anaeroben Bakterien (Clostridien und sporenlose Anaerobier) außer gegen Propionibakterien und Aktinomyzeten.

Pharmakokinetik

Nach oraler Gabe ist die Resorption gut, nach rektaler Anwendung gering. Nach intravaginaler Applikation finden sich niedrige Serumspiegel. Bei intravenöser Anwendung gibt es bei wiederholter Gabe keine Kumulation. Die Halbwertszeit von Metronidazol ist 7 h. Die Gewebepenetration ist gut, besonders in Hirn, Leber, Uterus, auch in Abszesshöhlen. Hohe Konzentrationen werden in Liquor, Vaginalsekret und Fruchtwasser erreicht. Metronidazol wird in der Leber oxidiert und zu antibakteriell schwach wirksamen Metaboliten konjugiert. Die Wiederfindungsrate im Urin beträgt für Metronidazol 30%.

Resistenz

Eine Resistenz gegen Metronidazol ist selten.

13.1.2 Rolle als Therapeutikum

Indikationen

Die Indikationen sind Trichomoniasis und Vaginose durch Gardnerella vaginalis, Amöbenruhr (alle Formen, auch Leberabszess), Darminfektionen durch Giardia sowie Anaerobier-Infektionen (z.B. Thrombophlebitis, Organabszesse, intraabdominelle Abszesse, Peritonitis, Endometritis, Puerperalsepsis, fieberhafter Abort, Gangrän). Dabei kombiniert man stets mit einem aerobierwirksamen Breitspektrum-Antibiotikum (Aminoglykosid oder Cephalosporin). Metronidazol gilt als Mittel der Wahl bei leichteren und mittelschweren Formen der antibiotikaassoziierten Kolitis durch C. difficile. Metronidazol wird zur perioperativen Prophylaxe bei großen gynäkologischen Operationen und Dickdarmoperationen verwendet.

Kontraindikationen

Nitroimidazol-Allergie, Schwangerschaft (1. Trimenon: Trichomonastherapie) und Stillzeit sind Kontraindikationen. Bei schweren Leberschäden, Blutbildungsstörungen und Erkrankungen des zentralen und peripheren Nervensystems sollte auf den Einsatz verzichtet werden.

Anwendungen

Metronidazol kann oral oder intravenös gegeben werden. Aufgrund seiner mutagenen und karzinogenen Wirkungen im Tierversuch sollte die Therapiedauer 10 Tage möglichst nicht überschreiten, und wiederholte Anwendungen sollten vermieden werden.

Nebenwirkungen

In 3% treten gastrointestinale Störungen auf. Bei längerer Therapie und höherer Dosierung kommen eine periphere Neuropathie (mit Parästhesien) sowie zentralnervöse Störungen (Schwindel, Ataxie, Bewusstseinsstörungen, Krämpfe u. a.) vor. Es besteht eine ausgeprägte **Alkoholintoleranz**.

13.2 Fosfomycin

Fosfomycin ist ein Epoxyd-Antibiotikum, das sekundär bakterizid durch Hemmung der Mureinsynthese wirkt. Es ist ein Reserveantibiotikum mit breitem Spektrum und guter Gewebegängigkeit. Osteomyelitis und Weichteilinfektionen sind die Hauptindikationsgebiete. Wegen möglicher Resistenzentwicklung unter der Therapie ist eine Kombinationstherapie anzustreben.

13.3 Fusidinsäure

Fusidinsäure ist ein bakteriostatisches, oberflächenaktives Antibiotikum, das die Proteinbiosynthese durch eine Hemmung der Ablösung der dealkylierten tRNS blockiert. Die Substanz ist wirksam gegen Staphylokokken (auch MRSA), Korynebakterien, Neisserien, Clostridien und B. fragilis, nicht dagegen gegen aerobe gramnegative Bakterien und Streptokokken. Das Einsatzgebiet dieses Reserveantibiotikums sind Staphylokokkeninfektionen, die mit anderen Mitteln nicht zu behandeln sind. Mit einer raschen Resistenzentwicklung auch unter Therapie muss gerechnet werden.

13.4 Nitrofurantoin

Nitrofurantoin ist ein synthetisches Nitrofuran.

Nitrofurantoin wirkt gegen die meisten Erreger von Harnwegsinfektionen (E. coli, Klebsiella und Enterobacter-Arten, Enterokokken, Staphylokokken). Proteus- und Pseudomonas-Arten sind resistent.

Nitrofurantoin wird rasch und nahezu vollständig im Darm resorbiert.

Die wichtigste Indikation bleibt die **Suppressivtherapie chronisch-obstruktiver Harnwegsinfektionen** bei Patienten mit angeborener oder erworbener Abflussbehinderung der Harnwege, bei denen effektivere und risikoärmere antibakterielle Mittel nicht eingesetzt werden können.

Wegen der Nebenwirkungen (Polyneuropathie, Lungenreaktionen, allergische Reaktionen, Leberreaktionen, Blutbildungsstörungen, eventuell auch eine reversible Hemmung der Spermatogenese) sollte die Anwendung von Nitrofurantoin streng indiziert erfolgen; bei eingeschränkter Nierenfunktion ist es kontraindiziert.

13.5 Chloramphenicol

Chloramphenicol ist ein bakteriostatisches Phenylalanin-Derivat, das die Proteinbiosynthese hemmt, indem es die Anlagerung von tRNS an das Ribosom stört. Es zeichnet sich durch ein breites Spektrum aus, das zahlreiche grampositive und gramnegative Bakterien (außer P. aeruginosa), Anaerobier und sogar Chlamydien, Mykoplasmen und Rickettsien umfasst. Oral erfolgt praktisch eine vollständige Resorption. Die Substanz verteilt sich ausgezeichnet in Geweben und Zellen; so werden hohe Konzentrationen im Liquor, im Kammerwasser und im Glaskörper erzielt. Das Auftreten lebensgefährlicher Nebenwirkungen beschränkt den Einsatz von Chloramphenicol auf Einzelfälle, in denen andere Mittel versagen.

Die gefährlichste Nebenwirkung ist eine **irreversible aplastische Anämie**; sie wird mit einer Frequenz von 1 : 10 000 bis 1 : 40 000 beobachtet und ist mit einer Letalität von >50% belastet. Daneben kommen reversible Knochenmarksdepressionen vor.

Ebenfalls lebensgefährlich ist das **Gray-Syndrom** bei Früh- und Neugeborenen. Die unreife Leber kann die Substanz nicht ausreichend glukuronidieren, sodass sie toxisch kumuliert. Es stellen sich Hypothermie, Atemstörungen und nicht beherrschbare Kreislaufzusammenbrüche und damit der Tod ein.

Als Indikationen verbleiben lebensbedrohliche intraokuläre Infektionen und schwere Salmonellen-Infektionen, bei denen Ciprofloxacin versagt, sowie einige Fälle von Rickettsiosen, Melioidose und Hirnabszess.

13.6 Polymyxine: Colistin und Polymyxin B

Colistin (Polymyxin E) und Polymyxin B sind zyklische Polypeptidantibiotika, die als Kationendetergentien die Zytoplasmamembran von Bakterien zerstören und dadurch primär bakterizid wirken. Sie sind wirksam gegen gramnegative Bakterien inkl. P. aeruginosa, sind aber unwirksam gegen Proteus, Neisserien und alle grampositiven Erreger. Die Substanzen werden praktisch nicht resorbiert. Sie können zur Darmdekontamination eingesetzt werden und finden Anwendung als Augen- und Ohrentropfen und in der dermatologischen Behandlung von Wundflächen. Gelegentlich sind sie als einzige Antibiotika noch wirksam gegen multiresistente P.-aeruginosa-Stämme. Sie werden z. B. auch zur Inhalation verwendet.

13.7 Mupirocin

Mupirocin (pseudomonische Säure aus P. fluorescens) ist ein nur lokal anwendbares Antibiotikum, das durch die Hemmung der bakteriellen Isoleucyl-tRNS-Synthetase den Einbau von Isoleucin in Proteine verhindert. Die Substanz wirkt nur gegen Staphylokokken und Streptokokken, speziell S. pyogenes; sie ist unwirksam gegen gramnegative Bakterien, Anaerobier und Enterokokken. Ihre Indikationen sind die Lokalbehandlung von Impetigo und die Sanierung von MRSA-Trägern (Nasensalbe).

13.8 Streptogramine

Streptogramin und das halbsynthetische Präparat Pristinamycin sind Vertreter der neuen Substanzklasse der Streptogramine. Sie bestehen aus zwei Komponenten, Streptogramin A und B bzw. Pristinamycin II (= Dalfopristin) und Pristinamycin I (= Quinupristin). Wie Makrolide und Clindamycin hemmen sie die Peptidyltransferase und damit die Proteinkettenelongation an der 50S-Untereinheit des Ribosoms; die A-Komponente bewirkt eine Konformationsänderung, die die Bindung der B-Komponente verbessert, wodurch sich eine synergistische Wirkungsverstärkung ergibt, die zur bakteriziden Wirkung des Gemisches führt. Streptogramine wirken gegen grampositive Bakterien inkl. MRSA. Enterobakterien sind aufgrund einer Permeationshemmung primär resistent.

13.9 Oxazolidinone

Oxazolidinone sind eine neue Klasse von Antibiotika. Sie hemmen die Proteinbiosynthese und wirken daher bakteriostatisch. Der genaue Wirkungsmechanismus ist bisher nicht bekannt. Sie binden sich an die 50S-Untereinheit des Ribosoms (dieser Vorgang wird kompetitiv durch Chloramphenicol und Lincosamine z. B. Clindamycin gehemmt). Es wird vermutet, dass die Initiation des 70S-Ribosoms gestört und damit die Proteinbiosynthese in einem frühen Stadium unterbrochen wird.

Sie wirken gegen grampositive Bakterien, inkl. methicillinresistente Staphylokokken, vancomycinresistente Enterokokken und penicillinresistente Pneumokokken, nicht aber gegen gramnegative Bakterien. Ebenso sind sie gegen Mycobacterium tuberculosis und Mycobacterium avium/intracellulare wirksam.

Ihr Einsatzgebiet ist die Behandlung von Infektionen durch multiresistente grampositive Erreger.

Sie können sowohl oral als auch parenteral verabreicht werden. Bisher gelten Oxazolidinone als gut verträglich. Unerwünschte Wirkungen sind Kopfschmerzen, Übelkeit und Diarrhoe sowie Verfärbungen der Zunge. Es gibt allergische Reaktionen. Eine leichte Hemmung der Monoaminooxidase wird durch die gleichzeitige Aufnahme von Tyramin gefördert; diese ist daher zu vermeiden (Gefahren: Blutdruckabfall, Verwirrung, Temperaturerhöhung).

13.10 Daptomycin

Daptomycin ist das erste einsetzbare Antibiotikum aus der Klasse der Lipopeptid-Antibiotika. Es wirkt dosisabhängig bakterizid nur gegen grampositive Bakterien inkl. MRSA, VRE und Pneumokokken. Daptomycin hemmt die Peptidoglykan- und Lipoteichonsäuresynthese und zerstört die Permeabilität und die transmembranösen elektrochemischen Gradienten der bakteriellen Zellmembran.

Antimykotika

E. Engelmann

14.1 Polyene

Polyen-Antimykotika werden aus Kulturen von Streptomyces-Arten isoliert und bestehen aus einem wasserunlöslichen makrozyklischen Laktonring mit einer hydrophoben und einer hydrophilen Seite.

14.1.1 Amphotericin B: Beschreibung

> **Steckbrief**
>
> Amphotericin B ist ein parenteral zu verabreichendes Breitbandantimykotikum, bei dem primäre und sekundäre Resistenzen äußerst selten sind. Nachteilig ist seine hohe Nephrotoxizität.

Wirkungsmechanismus und Wirktyp

Amphotericin B wirkt fungizid durch hydrophobe Anlagerung an Ergosterin, einen Bestandteil der Zellmembran der Pilze, wodurch es zu einer Steigerung der Membranpermeabilität und gegebenenfalls zur Zerstörung der Pilzzellwand kommt.

Wirkungsspektrum

Amphotericin B ist ein hochwirksames Antimykotikum, das mit Ausnahme der Dermatophyten gegen nahezu alle Pilzarten wirkt. Es eignet sich zur Therapie von Infektionen durch Candida-Arten, Kryptokokken, Aspergillen, Mucorazeen sowie die außereuropäischen Pilze H. capsulatum, B. dermatitidis, C. immitis, P. brasiliensis und S. schenckii.

Pharmakokinetik

Amphotericin B wird nach oraler bzw. lokaler Applikation nicht resorbiert, sodass für die systemische Therapie eine intravenöse Infusion als kolloidale Suspension mit Desoxycholat erforderlich ist. Die Gewebegängigkeit ist aufgrund der Membranaffinität gering, sodass in Liquor, Speichel und interstitieller Flüssigkeit nur sehr geringe Konzentrationen nachweisbar sind. Bei Meningitis ist die Liquorgängigkeit erhöht. Die Ausscheidung erfolgt nur sehr langsam (Wochen) über die Leber und in geringem Maße über die Nieren.

Resistenz

Neben den Dermatophyten gibt es wenige primär resistente bzw. eingeschränkt empfindliche Pilze. Hierzu gehören Candida lusitaniae, Trichosporon asahii, Aspergillus terreus, Fusarien und Pseudallescheria boydii. Eine sekundäre Resistenzentwicklung unter der Therapie ist sehr selten, sodass eine Empfindlichkeitsbestimmung in der Regel nicht notwendig ist.

14.1.2 Rolle als Therapeutikum

Indikationen

Amphotericin B ist das Mittel der Wahl bei schweren systemischen Pilzinfektionen, auch bei noch ausstehendem Erregernachweis (Verdacht auf Pilzsepsis). Die Kombination mit Flucytosin kann wegen einer synergistischen Wirkung zur Reduzierung der Amphotericin-B-Dosis (Verminderung der Nebenwirkungen) sinnvoll sein.

Kontraindikationen

Wegen der ausgeprägten Nephrotoxizität darf Amphotericin B weder mit anderen nephrotoxischen Substanzen kombiniert noch bei drohendem Nierenversagen angewendet werden. Bei schwerer Leberfunktionsstörung ist es wegen der Akkumulationsgefahr ebenfalls kontraindiziert.

Anwendungen

Zur systemischen Therapie muss Amphotericin B nach Applikation einer Testdosis mit langsamer Dosissteigerung intravenös infundiert werden. Eine kontinuierliche

Kontrolle der Nieren- und Leberfunktion sowie des Blutbildes ist dabei erforderlich. Die lokale Applikation in Form von Tabletten oder Suspensionen erfolgt entweder zur selektiven Darmdekontamination oder Therapie eines Mund- oder Windelsoors.

Die in Liposomen verkapselte Darreichungsform ist besser verträglich und kann in höheren Dosierungen verabreicht werden.

Nebenwirkungen

Im Mittelpunkt steht eine hohe Nephrotoxizität. Durch ausreichende Kochsalzzufuhr kann das Ausmaß der Nierenschädigung vermindert werden.

14.1.3 Andere Polyene

Nystatin und Natamycin sind Polyen-Antimykotika, die ausschließlich lokal anwendbar sind. Beide Substanzen eignen sich zur Therapie einer Candidiasis der Haut und Schleimhaut und zur oralen Darmdekontamination. Natamycin wird auch bei Hautinfektionen durch Dermatophyten eingesetzt.

14.2 Antimetabolite

14.2.1 Flucytosin: Beschreibung

Steckbrief

Flucytosin (5-Fluorcytosin, 5-FC) ist ein fungistatisch wirksames Antimykotikum, das wegen der Gefahr von sekundärer Resistenzentwicklung nur in Kombination mit Amphotericin B zur Therapie schwerer systemischer Pilzinfektionen eingesetzt werden sollte.

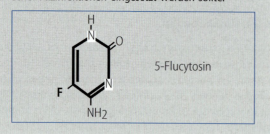

5-Flucytosin

Wirkungsmechanismus und Wirktyp

Flucytosin wirkt nach Umwandlung in der Pilzzelle in 5-Fluoruracil als Antimetabolit des Cytosins. Durch Störung der Proteinsynthese und Blockade der DNS-Synthese wirkt es auf empfindliche Pilzzellen fungistatisch bis fungizid.

Wirkungsspektrum

Die Wirksamkeit von Flucytosin erstreckt sich auf Candida-Arten, andere Hefen, Kryptokokken und Aspergillen. Flucytosin ist außerdem zur Behandlung einer Chromoblastomykose geeignet.

Pharmakokinetik

Die Verteilung von Flucytosin im Gewebe ist nach parenteraler und oraler Applikation sehr gut und schließt auch die Penetration in den Liquor cerebrospinalis ein. Die Ausscheidung erfolgt vorwiegend renal.

Resistenz

Innerhalb des Wirkungsspektrums kommen primär resistente Stämme relativ häufig vor, sodass vor Therapiebeginn eine Empfindlichkeitsprüfung erfolgen sollte. Unter der Therapie ist die Entwicklung einer sekundären Resistenz möglich, die jedoch durch Kombination mit Amphotericin B und die Einstellung hoher Wirkstoffkonzentrationen im Patienten verzögert werden kann.

14.2.2 Rolle als Therapeutikum

Indikationen

Flucytosin sollte nur in Kombination mit Amphotericin B oder ggf. Fluconazol zur Behandlung schwerer systemischer Pilzinfektionen sowie tiefer Organmykosen mit Candida- und anderen Hefearten, C. neoformans und Aspergillen eingesetzt werden und entfaltet dabei eine synergistische Wirkung. Eine Monotherapie mit Flucytosin ist ausschließlich zur Behandlung einer Chromoblastomykose gerechtfertigt.

Kontraindikationen

Wegen der Knochenmarkstoxizität ist der Einsatz von Flucytosin bei bereits bestehender Knochenmarksdepression kontraindiziert. Weitere Kontraindikationen sind Schwangerschaft sowie Leber- und Niereninsuffizienz.

Anwendungen

Es wird die parenterale Applikation empfohlen, obwohl eine orale Therapie möglich ist. Da die Substanz durch die Darmbakterien des Patienten in ihre Wirkform 5-Fluoruracil umgewandelt wird, kommt es zu einer Verstärkung und Häufung der Nebenwirkungen, wenn größere Mengen Flucytosin in den Darm gelangen.

Nebenwirkungen

Unerwünschte Wirkungen sind vermutlich auf die wirksame Form 5-Fluoruracil zurückzuführen und bestehen in gastrointestinalen Störungen, Leberzellschädigung sowie einer reversiblen Neutro- und Thrombozytopenie. In seltenen Fällen können eine ulzeröse Enterokolitis sowie eine schwere Knochenmarksdepression mit letal verlaufender Agranulozytose auftreten. Das Risiko toxischer Nebenwirkungen nimmt bei länger als vierwöchiger Kombinationsbehandlung mit Amphotericin B deutlich zu.

14.3 Triazole

Azol-Antimykotika sind synthetisch hergestellte Substanzen mit Imidazol- oder Triazol-Grundgerüst, die sich durch unterschiedliche Liganden in ihrem Wirkungsspektrum und ihren Nebenwirkungen unterscheiden. Die Imidazole (▶ s. ◘ Tabelle 14.1, S. 859) werden aufgrund erheblicher Nebenwirkungen, die auf einer Störung menschlicher Zytochrom-P450-Isoenzyme beruhen, praktisch nur noch lokal angewendet. Die Triazole sind demgegenüber wesentlich besser verträglich und daher für die systemische Anwendung gut geeignet.

Wirkungsmechanismus und Wirktyp

Die fungistatische bis fungizide Wirkung aller Azol-Antimykotika beruht auf einer Blockade der für die Pilze essentiellen Ergosterin-Synthese durch Hemmung eines pilzspezifischen Zytochrom-P450-Isoenzyms, das die Demethylierung des Lanosterols katalysiert. Dies führt zu einer Störung der Membranfunktion.

14.3.1 Fluconazol: Beschreibung

Steckbrief

Fluconazol ist ein oral und parenteral verabreichbares, gut verträgliches Antimykotikum mit Wirksamkeit gegenüber den meisten Candida-Arten, Cryptococcus neoformans sowie den dimorphen Erregern der außereuropäischen Mykosen.

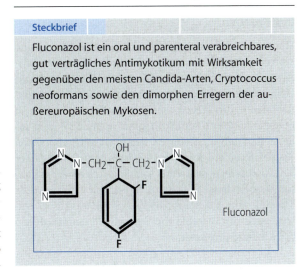

Wirkungsspektrum

Fluconazol wirkt auf die meisten Candida-Arten, C. neoformans, H. capsulatum, P. brasiliensis, B. dermatitidis und C. immitis sowie die meisten Dermatophyten.

Pharmakokinetik

Fluconazol ist das bisher einzige gut wasserlösliche Azol-Antimykotikum. Es kann oral und parenteral verabreicht werden und besitzt eine sehr gute Gewebepenetration und Liquorgängigkeit auch bei nicht entzündeten Meningen. Die Ausscheidung erfolgt überwiegend renal in unveränderter Form.

Resistenz

Aspergillen, andere Fadenpilze und Trichophyton interdigitale sind gegenüber Fluconazol resistent. Von den Candida-Arten sind C. krusei, C. guilliermondii und C. lusitaniae häufig primär resistent, C. glabrata zeigt häufig eine eingeschränkte Empfindlichkeit. Eine sekundäre Resistenzentwicklung von Candida-Arten (auch C. albicans) wird bei langdauernder Therapie zunehmend beobachtet, sodass eine Empfindlichkeitsbestimmung erforderlich sein kann.

14.3.2 Fluconazol: Rolle als Therapeutikum

Indikationen

Fluconazol eignet sich zur Therapie oberflächlicher und systemischer Infektionen durch empfindliche Candida-Arten. Es kann außerdem eingesetzt werden zur Nachbehandlung und Rezidivprophylaxe einer Kryptokokken-Meningitis. Wegen seiner guten Verträglichkeit ist es außerdem zur Candida-Prophylaxe bei HIV- und anderen immunsupprimierten Patienten geeignet, wobei die Gefahr einer sekundären Resistenzentwicklung oder Selektion primär resistenter Candida-Arten berücksichtigt werden muss. Fluconazol eignet sich außerdem zur Therapie der außereuropäischen Systemmykosen und wird auch zur Therapie von Dermatophyteninfektionen bei Kindern eingesetzt.

Kontraindikationen

Bei Säuglingen, in der Schwangerschaft und Stillzeit sowie bei schweren Leberfunktionsstörungen ist Fluconazol kontraindiziert.

Anwendungen

Zur systemischen Therapie kann Fluconazol intravenös oder oral appliziert werden. Fluconazol kann auch in Form von Suspensionen zur lokalen Therapie eines Mundsoors eingesetzt werden. Beim Vaginalsoor ist eine orale Einmaltherapie möglich. Insbesondere bei langdauernder Therapie sollte eine regelmäßige Leberfunktionskontrolle erfolgen.

Nebenwirkungen

Fluconazol ist gut verträglich. Gelegentlich werden Leberfunktionsstörungen, die zum Leberversagen führen können, beobachtet.

14.3.3 Itraconazol: Beschreibung

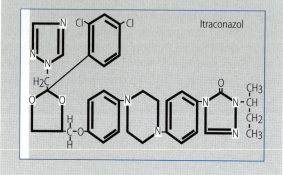

Steckbrief

Itraconazol ist ein oral und parenteral zu verabreichendes, gut verträgliches Breitspektrum-Antimykotikum zur Behandlung schwerer disseminierter Infektionen durch Candida-Arten, Aspergillen und dimorphe außereuropäische Pilze. Es ist auch zur systemischen Behandlung von Dermatomykosen geeignet.

Wirkungsspektrum

Itraconazol wirkt auf Candida-Arten, Kryptokokken, Dermatophyten, Histoplasma, Blastomyces, Paracoccidioides, Coccidioides und Sporothrix. Im Gegensatz zu Fluconazol besitzt Itraconazol eine gute Wirksamkeit gegenüber Aspergillen und anderen Fadenpilzen wie z. B. P. boydii und einigen Phaeohyphomyzeten.

Pharmakokinetik

Itraconazol kann oral und parenteral verabreicht werden. Die orale Applikation sollte wegen der starken Lipophilie nach einer Mahlzeit mit etwas Coca-Cola (bessere Resorption durch pH-Erniedrigung) erfolgen. Es besitzt eine gute Gewebepenetration (auch ins Gehirn), jedoch keine Liquorgängigkeit oder Penetration ins Augenkammerwasser. Die Ausscheidung erfolgt nach Metabolisierung in der Leber überwiegend biliär, sodass bei Niereninsuffizienz keine Dosisanpassung erfolgen muss.

Resistenz

Resistente Erreger sind Fusarien und Zygomyzeten. Primäre Kreuzresistenzen mit Fluconazol und eine sekundäre Resistenzentwicklung bei Candida-Arten insbesondere bei langdauernder Therapie sind möglich.

14.3.4 Itraconazol: Rolle als Therapeutikum

Indikationen

Itraconazol eignet sich zur Behandlung systemischer Candida-, Cryptococcus- und Aspergilleninfektionen sowie seltener tiefer Mykosen durch andere Fadenpilze. Die Substanz ist außerdem zur Behandlung von schweren Dermatophyteninfektionen sowie Haut- und Schleimhautinfektionen durch Candida-Arten geeignet. Auch Infektionen durch außereuropäische Pilze wie z. B. die Histoplasmose und Blastomykose sind einer Itraconazol-Therapie zugänglich.

Kontraindikationen

Itraconazol ist in der Schwangerschaft und Stillzeit sowie bei Leberfunktionsstörungen kontraindiziert.

Anwendungen

Itraconazol wird oral oder parenteral verabreicht. Bei einer Therapiedauer über einen Monat ist eine regelmäßige Überwachung der Leberfunktion erforderlich.

Nebenwirkungen

Itraconazol ist i. Allg. gut verträglich, hat jedoch eine geringere therapeutische Breite als Fluconazol und ein höheres Potential für Arzneimittelinteraktionen.

14.3.5 Voriconazol: Beschreibung

> **Steckbrief**
>
> Voriconazol ist ein oral und parenteral applizierbares Triazol-Antimykotikum mit einer gegenüber dem Amphotericin B besseren Wirksamkeit gegenüber Aspergillen. Es ist Mittel der 1. Wahl bei invasiver Aspergillose neutropenischer Patienten, Reserveantimykotikum für schwere fluconazolresistente Kandidosen und auch zur Therapie einer Fusarien- oder P. boydii-Infektion geeignet.

Wirkungsmechanismus und Wirktyp

Voriconazol ist eine Weiterentwicklung des Fluconazols und wirkt im Gegensatz zu den anderen Triazolen auf Aspergillen fungizid, auf andere Pilze jedoch ebenfalls fungistatisch.

Wirkungsspektrum

Voriconazol wirkt auf Candida-Arten (auch auf fluconazolresistente wie z. B. C. krusei), Kryptokokken, Aspergillen und andere auch schwer therapierbare Fadenpilze wie Fusarien oder Pseudallescheria boydii sowie die Erreger der außereuropäischen Systemmykosen einschließlich Penicillium marneffii.

Pharmakokinetik

Voriconazol kann oral oder parenteral verabreicht werden und erreicht bei oraler Einnahme nüchtern oder im Abstand zu Mahlzeiten eine nahezu vollständige Resorption. Intravenös muss die lipophile Substanz in Cyclodextrin gelöst verabreicht werden. Voriconazol besitzt eine gute Gewebepenetration und Liquorgängigkeit (50% des Serumspiegels). Die Ausscheidung erfolgt fast ausschließlich über die Leber.

Resistenz

Mucorazeen sind gegenüber Voriconazol resistent.

14.3.6 Voriconazol: Rolle als Therapeutikum

Indikationen

Voriconazol ist indiziert zur Therapie schwerer fluconazolresistenter Candidosen. Aufgrund der Überlegenheit gegenüber Amphotericin B ist Voriconazol derzeit das Mittel der 1. Wahl zur Therapie der invasiven Aspergillose bei neutropenischen Patienten. Darüber hinaus erscheint Voriconazol geeignet zur Therapie bisher schwer behandelbarer Fusarien- oder Pseudallescheria boydii-Infektionen.

Kontraindikationen

In der Schwangerschaft und bei Leberfunktionsstörungen ist Voriconazol kontraindiziert.

Anwendungen

Voriconazol wird oral oder intravenös verabreicht. Bei Leberinsuffizienz muss die Dosis angepasst werden und bei Niereninsuffizienz ist die intravenöse Gabe kontraindiziert, da das Lösungsvehikel Cyclodextrin renal ausgeschieden wird.

Nebenwirkungen

Voriconazol ist relativ gut verträglich. Vereinzelt werden reversible Sehstörungen oder Hautausschläge beobachtet. Hohe Serumspiegel können lebertoxisch sein, sodass insbesondere bei ambulanter Therapie Leberwert- und ggf. Serumspiegelkontrollen angeraten sind. Wechselwirkungen mit anderen Medikamenten sind stärker ausgeprägt als bei den anderen Azolen.

14.3.7 Weitere Triazole

Derzeit in der klinischen Prüfung befindliche Neuentwicklungen der Triazole sind **Posaconazol**, und **Ravuconazol**. Posaconazol ist oral zu verabreichen und besitzt ein ähnliches Wirkungsspektrum wie Voriconazol, wobei die Wirksamkeit gegenüber Aspergillen und Fusarien dem Voriconazol noch überlegen ist. Im Gegensatz zu Voriconazol ist es auch gegen Zygomyzeten wirksam. Ravuconazol wirkt auf Candida, Aspergillen, Kryptokokken und einige dimorphe Pilze.

14.4 Echinocandine

Echinocandine sind eine neue antimykotische Substanzklasse natürlich vorkommender zyklischer Lipopeptide, die durch chemische Modifikation in ihrer natürlichen antimykotischen Wirkung verstärkt wurden. Sie greifen eine Struktur der Pilzzelle an, die keine Analogie in der menschlichen Zelle besitzt, woraus eine gute Verträglichkeit resultiert.

14.4.1 Caspofungin: Beschreibung

> **Steckbrief**
>
> Caspofungin ist ein parenteral applizierbares, äußerst gut verträgliches Antimykotikum, über das bisher wenig klinische Erfahrungen vorliegen. Es sollte als Reservemittel zur Therapie azol-resistenter schwerer Candidosen und therapieresistenter Aspergillosen verwendet werden und besitzt keine Wirksamkeit gegen Kryptokokken und Dermatophyten.

Wirkungsmechanismus und Wirktyp

Caspofungin wirkt durch Hemmung des pilzspezifischen Enzyms 1,3-β-D-Glucansynthase, wodurch es zu einer Verminderung des 1,3-β-D-Glucans, einem wichtigen Strukturelement der Zellwand von Pilzen kommt. Caspofungin wirkt auf Sprosspilze fungizid und auf Fadenpilze fungistatisch.

Pharmakokinetik

Die wasserlösliche Substanz ist nicht resorbierbar und muss daher parenteral verabreicht werden. Caspofungin hat eine gute Gewebegängigkeit auch ins Gehirn, im nichtentzündlichen Liquor sind die Konzentrationen niedrig. Die Substanz wird in der Leber metabolisiert und dann in inaktiver Form biliär und renal ausgeschieden. Eine Dosisanpassung muss bei Leberinsuffizienz nicht aber bei Niereninsuffizienz erfolgen.

Resistenz

Kryptokokken und Dermatophyten sind gegenüber Caspofungin resistent. Eingeschränkte in-vitro-Empfindlichkeiten zeigen Fusarien, P. boydii und Mucorazeen, wobei klinische Erfahrungen bisher jedoch fehlen.

14.4.2 Rolle als Therapeutikum

Indikationen

Caspofungin besitzt eine gute Wirksamkeit gegenüber Candida-Arten (auch azolresistente), Aspergillen einschließlich A. terreus, Penicillium und den meisten Schwärzepilzen. Infektionen mit dimorphen Erregern wie Histoplasma capsulatum benötigen höhere Wirkspiegel und können nur schwer vollständig ausgeheilt werden. Im Gegensatz zu allen anderen Antimykotika zeigt Caspofungin auch eine Wirksamkeit gegenüber der »Zysten«-Form von Pneumocystis jiroveci.

Kontraindikationen

Caspofungin ist bei Leberfunktionsstörungen sowie in der Schwangerschaft und Stillzeit und bisher wegen mangelnder Erfahrungen auch bei Kindern kontraindiziert.

Anwendungen

Caspofungin sollte als Reserveantimykotikum bei Unverträglichkeit anderer Antimykotika bzw. zur Behand-

XIV · Spezielle antimikrobielle Chemotherapie

◘ Tabelle 14.1. Die wichtigsten Antimykotika mit Wirkungsmechanismus, Eigenschaften, Indikation und Wirkungsspektrum auf Hefen (H), Dermatophyten (D) und Schimmelpilze (S)

Substanz	Wirkungsmechanismus	Wirkungsspektrum	Eigenschaften	Indikation
Polyene	irreversible Komplexbildung mit Ergosterol: Erhöhung der Membranpermeabilität	H, S	fungizid, stark lipophil, bei oraler Applikation keine Resorption	
Amphotericin B		H, S	wirksamstes AM stark nephrotoxisch	i.v.-Therapie schwerer systemischer Mykosen durch opportunistische und obligat pathogene außereuropäische Pilze
Nystatin u.a.			lokale Therapie (Cremes, Suspensionen u.a.)	Haut- und Schleimhautmykosen durch empfindliche Candida-Arten, orale Darmdekontamination
Azole	Störungen der Ergosterolsynthese		fungistatisch bis fungizid	
Imidazole Clotrimazol Ketoconazol Miconazol Isoconazol u.a.		D H, S	lebertoxisch, wg. Toxizität system. Applikation nur noch in Ausnahmefällen	Miconazol (system.): evtl. bei Pseudallescheria boydii-Infektion lokale Therapie von Hautmykosen durch Hefen, Dermatophyten und Schimmelpilze
Triazole				besser verträglich als Imidazole
Fluconazol		D, H	oral oder i.v., gut liquorgängig, keine Wirkung auf Aspergillen C. krusei	oberflächliche und system. Candida-Infekt. (rasche Resistenzentwickl. bei C. glabrata), Candida-Prophylaxe, Krytokokken-Rezidivprophylaxe, Dermatomykosen bei Kindern, außereuropäische Mykosen
Itraconazol		D, H, S	oral oder i.v. applizierbar, lipophil, keratinophil, nicht liquorgängig	system. Candida-, Kryptokokken-, und Aspergillusinfektionen, Verletzungsmykosen, schwere chronische Dermatophyteninfektionen, außereuropäische Mykosen
Voriconazol		H, S	gut liquorgängig, fungizid auf Aspergillus spp.	schwere systemische, therapierefraktäre Aspergillus- und Candida-Infektionen (oral oder i.v. applizierbar)
Pyrimidin 5-Flucytosin	Cytosin-Antimetabolit: DNS- und RNS-Synthese-Hemmung	H, (S)	fungistatisch, keine Monotherapie, oral, i.v.	Kombinationspartner von Ampho B/ggf. Fluconazol bei system. Candida-, Cryptococcus-, Aspergillus-Mykosen

Tabelle 14.1 (Fortsetzung)

Substanz	Wirkungsmechanismus	Wirkungsspektrum	Eigenschaften	Indikation
Benzfuran Griseofulvin	Wachstumsdefekt (curling) durch Komplexbildung mit Purinen	D	systemisch (oral) und lokal anwendbar	anthropophile und zoophile Dermatophyteninfektionen, Nagelmykosen durch Dermatophyten
Echinocandin Caspofungin	Störung der Glucansynthese (Zellwand)	H, S,	nur i.v., keine Wirkung auf Kryptokokken	therapieresistente invasive Aspergillosen bzw. bei Kontraind. anderer Substanzen, schwere azolresistente Candidosen
Allylamine Terbinafin Naftifin	Squalenakkumulation u. Ergosterolmangel: Störung der Zytoplasmamembran	D, (H), (S)	orale Applikation sehr keratinophil	therapieresistenten Dermatophyteninfektionen, Nagelmykosen auch in Komb. mit synergistischen Nagellacken (Ciclopiroxolamin, Amorolfin)

lung schwerer azolresistenter Candidosen sowie therapieresistenter Aspergillosen verwendet werden. Aufgrund seines im Gegensatz zu den Azolen und Amphotericin B anderen Angriffspunktes ist bei gleichzeitiger Caspofungin-Gabe ein Synergismus zu erwarten, sodass eine Kombinationstherapie bei schwer zu behandelnden Pilzen ggf. vorteilhaft sein kann.

Nebenwirkungen

Caspofungin besitzt eine äußerst gute Verträglichkeit. Die häufigsten Nebenwirkungen sind Fieber und entzündliche Reaktionen an der Kathetereintrittsstelle, außerdem können Übelkeit, Erbrechen und Kopfschmerzen aufgrund einer Histaminfreisetzung auftreten. Interaktionen mit anderen Medikamenten sind wegen eines überwiegend nicht-oxidativen Metabolismus selten. Derzeit ist die gleichzeitige Gabe von Cyclosporin nicht empfohlen (reversible Transaminasenerhöhung).

14.5 Allylamine: Terbinafin, Naftifin

Terbinafin ist ein gutverträgliches, oral zu verabreichendes, systemisch wirksames Antimykotikum mit stark ausgeprägter fungizider Wirksamkeit gegen Dermatophyten, aber auch einige Hefen, Schimmelpilze und dimorphe Pilze. Es reichert sich in der Haut, den Hautanhangsgebilden sowie dem Fettgewebe an. Terbinafin wird zur Behandlung therapierefraktärer schwerer Dermatophyteninfektionen des Kopfes, der Füße und Nägel eingesetzt. Eine lokale Applikation ist ebenfalls möglich.

Terbinafin erscheint ggf. interessant als Kombinationspartner mit Azolen, da ein Synergismus beobachtet wird.

Naftifin ist ein ausschließlich lokal anwendbares Antimykotikum aus der Gruppe der Allylamine. Es eignet sich in Form von Cremes oder Lotionen zur Therapie von Dermatomykosen durch Sprosspilze, Schimmelpilze und Dermatophyten.

14.6 Ciclopiroxolamin

Ciclopiroxolamin ist ein Lokalantimykotikum mit Wirksamkeit gegen Sprosspilze, Schimmelpilze und Dermatophyten. Es eignet sich auf Grund seiner Penetration in tiefe Hornschichten zur Therapie von Dermatomykosen insbesondere in Form von Nagellack für Onychomykosen. Ciclopiroxolamin ist auch zur Therapie eines Vaginalsoors geeignet.

Antiparasitäre Substanzen

K. Miksits, M. Fille, J. Hausdorfer, M. P. Dierich

Einleitung

Die Vielzahl von Einzelsubstanzen, die bei einzelnen Parasitosen eingesetzt werden, erfordert eine Gliederung, die sich hauptsächlich an den Indikationen und weniger an der chemischen Struktur orientiert.

15.1 Antimalariamittel

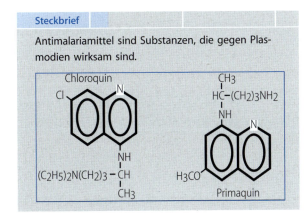

Steckbrief

Antimalariamittel sind Substanzen, die gegen Plasmodien wirksam sind.

15.1.1 Beschreibung

Wirkungsmechanismus und Wirktyp

Chloroquin. Die Substanz hemmt die Hämpolymerase in den hämoglobinhaltigen Verdauungsvesikeln der intraerythrozytären Schizonten. Dieses Enzym schützt den Parasiten gegen das membrantoxische Hämoglobinabbauprodukt Ferriprotoporphyrin IX, welches nun nicht mehr abgebaut wird.

Chinin. Der genaue Wirkungsmechanismus ist nicht bekannt, jedoch sprechen neuere Untersuchungen dafür, dass, wie durch Chloroquin, die Hämpolymerase gehemmt wird.

Mefloquin. Auch für diese Substanz ist der Wirkungsmechanismus bisher nicht ausreichend geklärt, es wird ein ähnlicher Mechanismus wie bei Chinin angenommen.

Artemisinin. Diese Substanz scheint die Bildung membranschädigender freier Radikale zu fördern.

Halofantrin. Der Mechanismus ist nur unzureichend geklärt, es gibt Hinweise auf die Hemmung der Hämpolymerase, die Hemmung einer Protonenpumpe und auf Mitochondrienschädigung.

Fansidar. Das Kombinationspräparat aus Pyrimethamin und Sulfadoxin hemmt die Folsäuresynthese (▶ s. S. 842 ff.).

Doxycyclin. Das Tetracyclin hemmt die Proteinbiosynthese (▶ s. S. 837 f.).

Primaquin. Die Abbauprodukte des Primaquin führen zu einer Schädigung der mitochondrialen Atmungskette und Pyrimidinsynthese.

Wirkungsspektrum

Abgesehen von der Resistenzentwicklung werden alle Plasmodien erfasst. Chloroquin, Chinin, Mefloquin, Artemisinin und Halofantrin wirken nur gegen die erythrozytären Schizonten. Primaquin wirkt gegen die Hypnozoiten von P. vivax und P. ovale in der Leber und auch gegen Gametozyten.

Resistenz

Von besonderer Bedeutung ist die Resistenz von P. falciparum gegen Chloroquin. Sie beruht auf der schnelleren Ausschleusung der Substanz aus dem Parasiten (1–2 min vs. >55 min). Eine Kreuzresistenz zu den anderen Antimalariamitteln besteht nicht. Chloroquinresistente P.-falciparum-Stämme finden sich insbesondere im nördlichen Südamerika, im subsaharischen West- und Ostafrika (z. B. Kenia!), in Indien und in Südostasien.

Die Resistenz gegen Mefloquin und Halofantrin ist mit multi-drug-resistance-artigen Genen (mdr-like genes) assoziiert; es besteht eine Kreuzresistenz zwischen Mefloquin, Halofantrin und Artemisinin.

15.1.2 Rolle als Therapeutika

Indikationen

Indikation für Antimalariamittel sind alle Formen der Malaria, Malaria tropica, Malaria tertiana, Malaria quartana.

Das Mittel der Wahl ist **Chloroquin**. Andere Mittel gegen erythrozytäre Schizonten werden zur Behandlung bei Chloroquin-Resistenz eingesetzt.

Die Indikation für **Primaquin** beschränkt sich auf die Malaria tertiana, und zwar zur Beseitigung der Hypnozoiten in der Leber, im Anschluss an die Therapie gegen die erythrozytären Formen.

Kontraindikationen

Chloroquin, Mefloquin, Primaquin. Gegenanzeigen sind bestehende Allergie gegen Aminochinoline, Retinopathien/Gesichtsfeldeinschränkungen, Glucose-6-Phosphat-Dehydrogenase-Mangel (intravasale Hämolyse), Myasthenia gravis, Erkrankungen des blutbildenden Systems und die Kombination mit hepatotoxischen Substanzen oder MAO-Hemmern.

In der Schwangerschaft sollten diese Substanzen nicht eingesetzt werden, da Fetusschädigungen entstehen können; jedoch fällt die Nutzen-Risiko-Analyse bei der Indikation Malaria in der Regel zu Gunsten der Medikamentengabe aus. Vor dem Einsatz ist ein Schwangerschaftstest durchzuführen. Bei Mefloquingabe im Rahmen der Malariaprophylaxe ist eine Kontrazeption während der Einnahme plus drei Monate anzuraten.

Chinin. Kontraindikationen sind Tinnitus, Nervus-opticus-Schäden, Glucose-6-Phosphat-Dehydrogenase-Mangel und Myasthenia gravis; Chinidin darf bei ausgeprägter Herzinsuffizienz, Bradykardie, Erregungsleitungsstörungen und Digitalisüberdosierung nicht verwendet werden.

Halofantrin. Die Substanz darf bei QT-Zeit-Verlängerungen nicht eingesetzt werden, in der Schwangerschaft ist eine besonders strenge Indikation einzuhalten, da über das Schädigungspotential keine ausreichenden Daten existieren.

Anwendungen

Die bevorzugte Verabreichung von Antimalariamitteln erfolgt oral. Bei schweren Formen können Chloroquin intramuskulär und Chinin intravenös, aber nicht intramuskulär oder subkutan appliziert werden. Werden Antimalaria-Mittel zur Prophylaxe eingenommen, sollte dies mehrere Tage vor der Reise beginnen, um die Verträglichkeit zu testen.

15.2 Mittel gegen Trypanosomen: Suramin, Pentamidin, Melarsoprol, Eflornithin, Nifurtimox

> **Steckbrief**
>
> Suramin, Pentamidin, Melarsoprol (Mel B), Eflornithin und Nifurtimox sind Substanzen unterschiedlicher chemischer Klassen, die gegen die Erreger der Schlafkrankheit, Nifurtimox auch gegen den Erreger der Chagaskrankheit wirksam sind. Sie sind sehr toxisch. Pentamidin wird auch als Ersatzmittel zur Therapie von Pneumocystis-carinii-Infektionen eingesetzt.

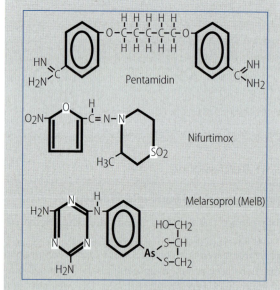

15.2.1 Beschreibung

Wirkungsmechanismus und Wirktyp

Suramin hemmt Enzyme des parasitären Energiestoffwechsels (Glycerol-3-Phosphat-Oxidase und -Dehydrogenase).

Pentamidin interagiert mit DNS, RNS, Phospholipiden und Proteinen; der genaue Wirkungsmechanismus ist aber nicht bekannt.

Die trivalente Arsenverbindung Melarsoprol wird durch einen Adenosin-Transporter vom Parasiten aufgenommen; die arsenhaltige Substanz könnte dann mit Sulfhydryl-Resten von Strukturproteinen und Enzymen interagieren und damit deren Funktion beeinträchtigen.

Eflornithin hemmt irreversibel die Ornithindecarboxylase, das erste Enzym des Polyamid-Stoffwechselweges; Polyamide sind für Trypanosomen bei Wachstum, Differenzierung und Vermehrung unerlässlich.

Nifurtimox induziert toxische Sauerstoffradikale.

Wirkungsspektrum

Suramin, Pentamidin, Melarsoprol und Eflornithin wirken gegen T. brucei, insbesondere gegen T. brucei gambiense.

Eflornithin wirkt häufig nicht gegen T. brucei rhodesiense (Ostafrikanische Schlafkrankheit).

Nifurtimox erfasst als einziges Mittel neben der neueren Substanz Benznidazol T. cruzi, aber auch in geringerem Maße T. brucei (Versuch bei Arsenresistenz).

Suramin hat eine Wirkung gegen den adulten Onchocerca volvulus, nicht aber gegen dessen Mikrofilarien.

Pentamidin wirkt auch gegen P. carinii und gegen Leishmanien.

15.2.2 Rolle als Therapeutika

Indikationen und Anwendungen

Suramin, Pentamidin und Eflornithin werden zur Behandlung der afrikanischen Schlafkrankheit eingesetzt.

Nifurtimox ist das Mittel der Wahl zur Behandlung der Chagas-Krankheit.

Pentamidin wird als Alternativmedikament bei der Prophylaxe und Therapie der Pneumocystis-carinii-Pneumonie eingesetzt.

Suramin und Melarsoprol müssen intravenös appliziert werden. Eflornithin kann oral oder intravenös gegeben werden. Nifurtimox wird oral verabreicht. Pentamidin kann parenteral oder als Aerosol verabreicht werden; letztere Applikationsform ist für therapeutische Zwecke aber weniger effektiv.

15.3 Mittel gegen Leishmanien: Fünfwertiges Antimon

> **Steckbrief**
>
> Die fünfwertigen Antimonverbindungen Stibogluconatnatrium und Megluminantimonat werden zur antimikrobiellen Chemotherapie der Leishmaniaseformen eingesetzt.
>
> [Strukturformel Natriumstibogluconat]

15.3.1 Beschreibung

Wirkungsmechanismus und Wirktyp

Die Enzyme für die Glykolyse und die Fettsäureoxidation sind bei Leishmanien in Glykosomen organisiert. Antimonpräparate hemmen diese beiden Stoffwechselwege, möglicherweise durch Alteration der Glykosomen. Die Folge ist eine verminderte Produktion von ATP.

Wirkungsspektrum

Das Spektrum umfasst alle humanpathogenen Leishmanien-Arten, jedoch werden resistente Stämme beobachtet.

15.3.2 Rolle als Therapeutika

Indikationen, Kontraindikationen, Anwendungen

Die Hauptindikation ist die Chemotherapie der Leishmaniosen.

Bei bestehender Hepatitis, Pankreatitis oder Myokarditis sollten die Mittel möglichst vermieden werden.

Die Substanzen werden parenteral, vorzugsweise intravenös verabreicht; bei kutaner Leishmaniose können die Präparate auch in die Läsionen injiziert werden.

Nebenwirkungen

Neben gastrointestinalen Beschwerden, Schwächegefühl, Transaminasenerhöhungen und allergischen Reaktionen können eine Pankreatitis oder Herzrhythmusstörungen auftreten.

15.4 Mittel gegen Filarien: Diethylcarbamazin, Ivermectin

Steckbrief

Diethylcarbamazin ist ein Piperazinderivat, das Mikrofilarien abtötet. Ivermectin ist ein makrozyklisches Lakton von Streptomyces avermitilis mit einer breiten Wirksamkeit gegen Rundwürmer inkl. Mikrofilarien.

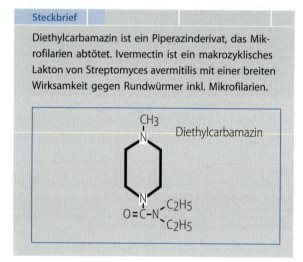

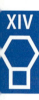

15.4.1 Beschreibung

Wirkungsmechanismus und Wirktyp

Diethylcarbamazin hemmt den Arachidonsäurestoffwechsel und bewirkt, dass wirtseigene Abwehrzellen besser angreifen können.

Ivermectin verstärkt die Öffnung von glutamatabhängigen Chlorid-Kanälen; dies führt zu Lähmung der Pharynxpumpe des Wurms.

Wirkungsspektrum

Das Spektrum umfasst Mikrofilarien mit Ausnahme von Mansonella perstans (hier: Mebendazol, ▶ s.u.).

Diethylcarbamazin wirkt nicht gegen adulten Onchocerca volvulus.

Ivermectin hat zusätzlich eine sehr gute Wirksamkeit gegen Strongyloides.

15.4.2 Rolle als Therapeutika

Indikationen, Kontraindikationen, Anwendungen

Die Mittel werden zur Behandlung von Filariosen eingesetzt. Gegen Wuchereria und Loa wird Diethylcarbamazin, gegen Onchocerca wird Ivermectin bevorzugt.

Von Ivermectin sind bisher keine keimschädigenden Wirkungen beobachtet worden.

Beide Substanzen werden oral angewendet.

15.5 Albendazol, Mebendazol, Thiabendazol

Steckbrief

Albendazol, Mebendazol und Thiabendazol sind Benzimidazole mit hoher Wirksamkeit gegen intestinale Rundwürmer.

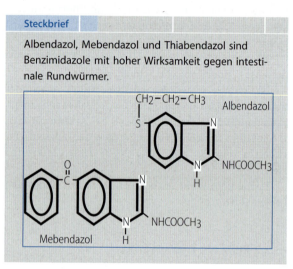

15.5.1 Beschreibung

Wirkungsmechanismus und Wirktyp

Albendazol und Mebendazol binden sich an das helminthische Tubulin und verhindern die Mikrotubulibildung. Ebenso wird die Glukoseaufnahme blockiert, wodurch die Glykogenspeicher des Wurms verbraucht werden. Der Parasit büßt seine Beweglichkeit ein und stirbt; innerhalb weniger Tage werden die Würmer dann ausgeschieden.

Der Wirkungsmechanismus von Thiabendazol dürfte ähnlich dem der beiden anderen Substanzen sein.

Wirkungsspektrum

Die Benzimidazole sind hochwirksam gegen intestinale Rundwürmer. Sie wirken auch gegen extraintestinale Rundwürmer (Trichinella, Toxocara, Gnathostoma spinigerum), nicht aber gegen Filarien (Ausnahme: Mansonella perstans).

Albendazol erfasst auch Echinokokken.

15.5.2 Rolle als Therapeutika

Indikationen, Kontraindikationen, Anwendungen

Albendazol, Mebendazol und Thiabendazol sind bei intestinalen, aber auch extraintestinalen Rundwurmerkrankungen (Enterobiasis/Oxyuriasis, Ascariasis, Trichiuriasis, Ancylostomiasis, Strongyloidiasis; Trichinose, Larva migrans: kutan, viszeral) indiziert – nicht aber bei Filariosen.

Albendazol ist das Mittel der Wahl zur Chemotherapie der Echinokokkose.

In der Schwangerschaft sind diese Mittel wegen potentieller Teratogenität (im Tierversuch) kontraindiziert.

Thiabendazol sollte nicht bei bestehenden Lebererkrankungen verabreicht werden.

Die Benzimidazole werden oral verabreicht.

Nebenwirkungen

Albendazol und Mebendazol werden bei kurzfristiger Anwendung gut vertragen, selten treten gastrointestinale Beschwerden auf.

Bei Thiabendazol-Therapie treten dagegen in etwa der Hälfte der Fälle unerwünschte Effekte auf. Häufig sind Unruhe, Übelkeit, Erbrechen und Appetitlosigkeit. Seltener sind allergische Reaktionen, Kreislaufbeeinträchtigungen, Transaminasenerhöhungen und Gallenwegsschädigungen.

15.6 Praziquantel

> **Steckbrief**
>
> Praziquantel ist ein heterozyklisches Pyrazinoisochinolin mit breiter Wirksamkeit gegen Trematoden (Egel) und Cestoden (Bandwürmer).

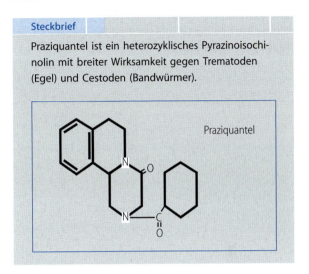

Praziquantel

15.6.1 Beschreibung

Wirkungsmechanismus und Wirktyp

Praziquantel erhöht die Kalzium-Permeabilität des Teguments (Schistosomen) oder setzt Kalzium aus intrazellulären Speichern frei (Hymenolepis). Hierdurch entstehen intrazellulär tetanische Kalzium-Konzentrationen und somit eine Lähmung des Helminthen.

Wirkungsspektrum

Praziquantel erfasst zahlreiche Egel und Bandwürmer (adulte und Larven), also Schistosomen, Lungen- (Paragonimus), Darm- (z. B. Fasciolopsis) und die Leberegel Clonorchis sinensis und Opisthorchis viverrini, und es ist wirksam gegen Taenien, Diphyllobothrium und Hymenolepis.

Nicht wirksam ist Praziquantel gegen Echinokokken und Fasciola hepatica.

15.6.2 Rolle als Therapeutikum

Indikationen, Kontraindikationen, Anwendungen

Praziquantel ist das Mittel der Wahl bei allen Erkrankungen durch Egel und Bandwürmer – mit den folgenden beiden Ausnahmen: Echinokokkose (hier: Albendazol, ggf. Chirurgie) und Infestationen durch Fasciola hepatica (hier: Bithionol).

Bei okulärer Zystizerkose darf Praziquantel nicht angewendet werden. Bei eingeschränkter Leber- und Nierenfunktion, bei Herzrhythmusstörungen und digitalisbedürftiger Herzinsuffizienz ist die Indikation besonders streng zu stellen.

Praziquantel wird oral verabreicht, die Behandlungsdauer hängt von dem jeweiligen Erreger und seiner Lokalisation ab.

Infektionsdiagnostik

Klinische Diagnostik – 869
K. Miksits

Gewinnung und Handhabung von Untersuchungsmaterial – 872
K. Miksits

Prinzipien der mikrobiologisch-virologischen Labordiagnostik – 876
K. Miksits, E. C. Böttger, J. Podlech, D. Falke

Klinische Diagnostik

K. Miksits

❯❯ Einleitung

Diagnostik und Therapie erregerbedingter Krankheiten erfordern eine enge Zusammenarbeit von Ärzten in der unmittelbaren Patientenbetreuung und im medizinisch-mikrobiologischen Labor (◘ Abb. 1.1).

Bei der klinischen Erhebung der Diagnose einer Infektion spielen die sorgfältige Anamnese und die körperliche Untersuchung durch Inspektion, Palpation, Perkussion und Auskultation eine herausragende Rolle.

Es wird geschätzt, dass aus Anamnese und Befunderhebung bereits 80% der Diagnosen gestellt werden können.

1.1 Anamnese

Die sorgfältig erhobene Anamnese ist der unentbehrliche Ausgangspunkt für die Diagnose jeder erregerbedingten Krankheit.

Hierbei beschreibt der Patient aus subjektiver Sicht seine Beschwerden. Die Anamnese sollte systematisch, z. B. mit Hilfe von Anamnesebögen, erhoben werden. In zahlreichen Fällen handelt es sich bei einer Infektion um eine Zweitkrankheit: Hier benötigt ein fakultativ pathogener Erreger **disponierende, infektionsbegünstigende Faktoren**. Nach diesen muss gezielt gefragt werden.

Ebenso ist die Ermittlung der Infektionsquelle von außerordentlicher Bedeutung. Hierbei spielen Tierkontakte, Reisen, enger Kontakt zu bestimmten Gruppen

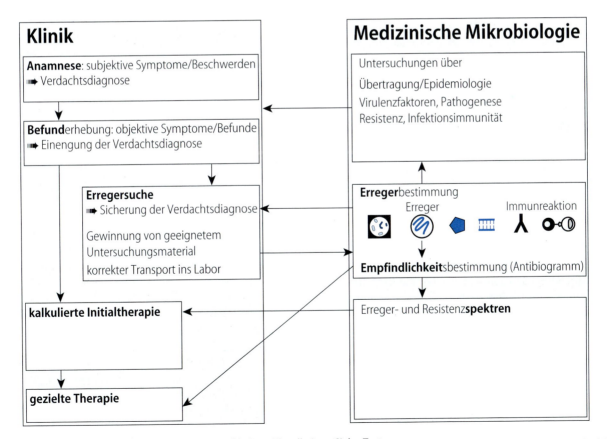

◘ Abb. 1.1. Diagnostik erregerbedingter Krankheiten. Einzelheiten: Siehe Text

(z. B. Kindergarten, Schule, Krankenhaus) und berufliche Tätigkeit eine Rolle.

Weitere wichtige Anamnesedaten umfassen Fragen nach Schutzimpfungen, Schwangerschaft und Allergien.

Am Ende der Anamnese steht eine **vorläufige Verdachtsdiagnose**, die auf den **subjektiven** Angaben des Patienten (oder als Fremdanamnese von anderen Personen) basiert.

1.2 Körperlicher Befund

Die körperliche Untersuchung (Befunderhebung) dient der **Objektivierung** der Beschwerden: Der Arzt erfasst den körperlichen Zustand an Hand einheitlicher Kriterien, möglichst mit objektiv messbaren Parametern, und führt sie einer einheitlichen, medizinischen Nomenklatur zu. Dies dient auch dazu, dass ein anderer Arzt die erhobenen Daten einordnen kann:

Die Beschwerde Atemnot wird z. B. durch die Beobachtung der erschwerten Atmung, einer bläulichen Verfärbung der Akren, das Zählen der Atemfrequenz pro Minute objektiviert und durch die Begriffe Dyspnoe, Zyanose und Tachypnoe der einheitlichen Nomenklatur zugeführt. Die Auskultation von Rasselgeräuschen und die Eruierung einer perkutatorischen Klopfschalldämpfung können erste Hinweise auf eine Ursache der Atemnot, nämlich einer Infiltration in sonst luftgefüllten Räumen der Lunge, liefern.

Die exakte Ursache, im Fall einer Infektion der Erreger, kann durch die körperliche Untersuchung nicht bestimmt werden. Damit steht am Ende von Anamnese und körperlicher Untersuchung eine **erhärtete Verdachtsdiagnose**, deren Ursache durch die weitere Diagnostik ermittelt wird.

1.3 Klinisch-chemische Parameter

Während bei anderen Krankheiten klinisch-chemische Parameter der Diagnosesicherung dienen, kommt ihnen im Rahmen der Infektionsdiagnostik nur unterstützende Bedeutung zu. Der Erreger selbst kann durch sie nicht ermittelt werden.

Ein Haupteinsatzgebiet ist die objektive Erfassung von Entzündungsparametern. Hierzu zählen die Granulozytenkonzentration im Blut und die Konzentration von Akut-Phase-Proteinen (z. B. C-reaktives Protein, CRP) und von Zytokinen (z. B. IL-6) im Serum. Einige Parameter eignen sich auch zur Verlaufskontrolle.

1.4 Apparative Untersuchungen

Ebenso einzuordnen sind apparative Untersuchungen, insbesondere bildgebende Verfahren wie Röntgen, Computertomographie oder Sonographie.

Die Röntgenuntersuchung des Thorax (Lungen) objektiviert z. B. die Verdachtsdiagnose einer Pneumonie durch den Nachweis von Infiltraten; mit ihr kann jedoch nicht festgestellt werden, ob die Pneumonie durch Pneumokokken, Staphylokokken oder andere Mikroorganismen ausgelöst wurde.

1.5 Mikrobiologische Diagnosesicherung

Die Sicherung der Verdachtsdiagnose, also die Bestimmung einer definitiven Diagnose einschließlich der auslösenden Ursache, erfolgt im Fall einer Infektion durch Bestimmung des Erregers. Diese mikrobiologische Diagnosesicherung basiert entscheidend auf der klinischen Verdachtsdiagnose, da sich aus dieser die Auswahl und Gewinnung geeigneter Untersuchungsmaterialien und die präzise Fragestellung an das mikrobiologische Labor ableiten. Dies ist notwendig, damit dort die entsprechenden Methoden zum Einsatz gebracht werden und eine geeignete Interpretation der Laborbefunde erfolgen können.

1.6 Konsequenzen für das ärztliche Handeln

Kalkulierte Initialtherapie. Um die Dauer der Diagnosesicherung (Erregerbestimmung) des vorliegenden Einzelfalles zu überbrücken, muss initial eine sehr wahrscheinlich wirksame Therapie begonnen werden. Diese kalkuliert man aus den aus früheren Fällen erstellten Erreger- und Resistenzspektren bei der gestellten Verdachtsdiagnose; sie muss die allgemeinen Kriterien für die Auswahl von Antibiotika berücksichtigen.

Gezielte Therapie. Sind der Erreger des Einzelfalles und seine Empfindlichkeit gegen antimikrobielle Chemotherapeutika im mikrobiologischen Labor festgestellt worden, kann die kalkulierte Initialtherapie in die gezielte Therapie umgewandelt werden. Entsprechende Laborergebnisse erlauben es, die teuren Breitspektrumantibiotika der kalkulierten Initialtherapie durch preisgünstigere Mittel mit engerem Spektrum zu ersetzen.

Epidemiologie und Grundlagenforschung. Die Entwicklung von Methoden zur Feststellung von Ähnlichkeiten von Erregerstämmen ermöglicht die Ermittlung epidemiologischer Daten und können so zur Aufdeckung von Infektionsquellen und des Erregerreservoirs beitragen. Forschungsarbeiten über Virulenzfaktoren, Pathogenese und Resistenzentwicklung fördern das Verständnis erregerbedingter Krankheiten und befruchten dadurch klinische Diagnostik, Therapie und Prävention.

Gewinnung und Handhabung von Untersuchungsmaterial

K. Miksits

2.1 Prinzipien der Materialgewinnung

Ausgehend von der klinischen Verdachtsdiagnose muss Untersuchungsmaterial gewonnen werden, aus dem sich die Erregerdiagnose stellen lässt. Welches Untersuchungsmaterial geeignet ist, hängt ab von
- der Lokalisation und
- dem Stadium der Erkrankung sowie von
- dem Erreger, der gesucht wird.

Die geeignete Auswahl setzt also Kenntnisse über Erreger(spektren) und die Pathogenese der durch sie verursachten Infektionen voraus.

Wenn Unklarheiten über die Eignung, die Gewinnung, die Lagerung oder den Transport des Untersuchungsmaterials bestehen, so sollte Rücksprache mit einem Mikrobiologen gehalten werden; Hinweise zur Materialgewinnung sind den Verfahrensrichtlinien der Deutschen Gesellschaft für Hygiene und Mikrobiologie (MiQ) oder der American Society for Microbiology (Cumitech No. 1 ff) zu entnehmen. Im Einzelfall können spezielle organisatorische Vorbereitungen vereinbart werden (z. B. bei Legionellose-Diagnostik, Seuchenfällen).

Wenn Patienten die Probe selbst gewinnen, müssen sie über die Bedingungen der Materialgewinnung (geeignete Gefäße, Technik der Gewinnung, Transportbedingungen, etc.) genau aufgeklärt werden. Die Einhaltung der notwendigen Abnahmebedingungen und damit die Materialqualität sind in der Regel nicht kontrollierbar.

Menge. Je mehr erregerhaltiges Material ins Labor geschickt wird, desto wahrscheinlicher gelingt ein Erregernachweis. Da Abstriche meist nur wenig Material aufnehmen, sind die volumenreichen Punktate vorzuziehen. Häufig können durch die mehrfache Gewinnung von Proben die Nachweisquote gesteigert und die Interpretation von Anzuchtergebnissen erleichtert werden.

Während mit einer Blutkultur in weniger als 80% der Sepsisfälle ein Erregernachweis gelingt, kann die Ausbeute mit drei Proben erheblich gesteigert werden; der Nachweis von S. epidermidis in einer von mehreren Proben spricht für eine Kontamination durch Hautflora, der Nachweis in jeder Blutkultur eines Patienten legt eine Rolle als Erreger nahe.

Für den Nachweis einer Infektion durch erregerspezifische Antikörper sollten zwei Proben in ausreichendem Abstand gewonnen werden, um signifikante Titerbewegungen beobachten zu können.

2.2 Arten von Untersuchungsmaterial

Zu unterscheiden sind Untersuchungsmaterialien zum Erregernachweis und zum Nachweis einer spezifischen Immunreaktion (Abb. 2.1).

Für den Nachweis des Erregers selbst, insbesondere, wenn dies durch Anzucht geschieht, ist es bedeutsam, ob das Untersuchungsmaterial aus einer normalerweise sterilen Körperregion stammt, oder ob es aufgrund des Gewinnungsortes oder, bedingt durch die Gewinnung, Kolonisationsflora (Standortflora) enthalten kann.

Unter diesem Aspekt können die Untersuchungsmaterialien in drei Kategorien eingeteilt werden:

Untersuchungsmaterial aus einer normalerweise sterilen Körperregion. Hierzu zählen Blut, Liquor, Blasenpunktionsurin, Gelenkflüssigkeit, Abszeß- oder Empyemmaterial (z. B. Pleurapunktat) und Aszites.

Entscheidend für eine ordnungsgemäße Materialentnahme ist die gründliche chemische Desinfektion der standortflorahaltigen äußeren Hautpartie, durch die die Gewinnung erfolgen soll – sie ist besonders gründlich durchzuführen, da der Patient vor einer Verschleppung von Hautbakterien ins Körperinnere und die Untersuchungsprobe vor Kontamination geschützt werden müssen. Geeignet ist eine primäre Desinfektion mit alkoholischer Jodlösung, gefolgt von einer mit wässriger Alkohollösung zur Entfernung des remanent wirkenden Jods, welches nicht in die Probe gelangen darf.

Durch die sofortige **Überimpfung** des Untersuchungsmaterials in Blutkulturflaschen kann die Anzuchtrate häufig gesteigert werden. Bei diesem Vorgehen ist jedoch dafür Sorge zu tragen, dass ein Teil

XV · Infektionsdiagnostik

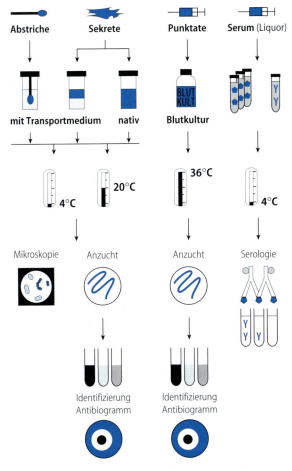

◘ Abb. 2.1. Untersuchungsmaterialien zur Erregerbestimmung. Abstriche und Sekrete für die Erregeranzucht werden in bzw. auf ein geeignetes Transportmedium gegeben und schnellstmöglich bei Raumtemperatur (20 °C) ins Labor geschickt; wenn der Transport längere Zeit in Anspruch nimmt oder eine Quantifizierung der Isolate notwendig ist, erfolgen Lagerung und Transport gekühlt bei 4 °C. Punktate aus sterilen Körperregionen werden für die Anzucht von Bakterien und Pilzen in angewärmte Blutkulturflaschen (Kulturmedien) überimpft. Dieses Verfahren führt meist zu einer größeren Erregerausbeute, erlaubt jedoch keine Mikroskopie und ist für bestimmte Mikroorganismen, z. B. Mykobakterien, nicht geeignet. Materialien für die serologische Diagnostik, also Serum und evtl. Liquor, werden ohne Transportmedien gekühlt gelagert und transportiert

der Probe in **nativer Form** für eine mikroskopische Untersuchung zur Verfügung steht. Für spezielle Fragestellungen, z. B. Anzucht von Mykobakterien, Antigennachweise oder molekularbiologische Untersuchungen ist ebenfalls natives Material einzusenden.

Gelingt ein Nachweis von Mikroorganismen in derartigen Untersuchungsmaterialien, so ist in der Regel der Infektionserreger gefunden. Allerdings ist eine Kontamination durch Hautflora im Einzelfall nicht völlig auszuschließen.

Da die genannten Untersuchungsmaterialien normalerweise steril sind, kann mit Hilfe eines mikroskopischen Präparates eine erste, schnelle **Verdachtsdiagnose** bezüglich des Erregers gestellt werden. Dabei ist zu beachten, dass erst bei einer Erregerkonzentration von $\geq 10^5$/ml 1 Mikroorganismus pro Gesichtsfeld zu sehen ist. Daher kann ein negativer mikroskopischer Befund nicht mit Erregerfreiheit gleichgesetzt werden. Es ist nur ein positives Ergebnis von Aussagekraft.

Untersuchungsmaterial, das bei der Gewinnung akzidentell oder regelhaft mit Kolonisationsflora (Standortflora) kontaminiert werden kann. Wundsekrete und Wundabstriche können bei der Gewinnung akzidentell mit Haut- oder Schleimhautflora kontaminiert werden. Man versucht, Untersuchungsmaterial aus der Tiefe oder bei größeren Herden vom Rand des Entzündungsherdes abzunehmen, um möglichst viele pathogenetisch relevante Erreger zu gewinnen; dabei sollte das gesunde Gewebe der Umgebung nicht berührt werden, um eine Kontamination der Probe mit der dortigen Standortflora zu vermeiden.

Regelhaft kolonisationsflorahaltig sind Sekrete aus dem tiefen Respirationstrakt oder transurethral gewonnene Urinproben.

Sputum passiert bei der Gewinnung die Schleimhäute von Rachen und Mundhöhle und enthält daher deren Standortflora. Transurethral gewonnene Urinproben (Mittelstrahlurin, Einmalkatheterurin) werden durch die urethrale Standortflora kontaminiert.

Durch Reinigung der äußeren Haut oder der Schleimhaut wird eine Reduktion der Standortflora angestrebt; damit soll das Kontaminationsrisiko gesenkt werden.

Aufgrund der potentiell vorhandenen Standortflora erlaubt ein mikroskopisches Präparat **keine Verdachtsdiagnose** bezüglich eines fakultativ pathogenen Erregers. Lediglich bei spezifisch anfärbbaren obligat pathogenen Erregern ist eine Verdachtsdiagnose möglich.

Bei der Interpretation der Anzuchtergebnisse müssen Erreger von der Kolonisationsflora abgegrenzt werden. Hierfür wichtige Kriterien sind
- die Quantifizierung eines Isolats,
- die Abgrenzung von Rein- und Mischkulturen und
- der mehrmalige Nachweis eines identischen Isolats aus verschiedenen Proben.

Untersuchungsmaterial aus Körperregionen mit physiologischer Standortflora. Hierzu zählen Rachenabstriche und Stuhl. In der Regel werden spezielle Erreger gesucht (z. B. A-Streptokokken oder Pilze bzw. obligat pathogene Durchfallserreger wie Salmonellen und Shigellen). Bei der Anzucht im Labor kann mit Hilfe von Selektivkulturmedien (s. u.) das Wachstum der Standortflora unterdrückt werden. Auch hier verhindert die in der Probe enthaltene Standortflora eine Verdachtsdiagnose aufgrund eines mikroskopischen Präparats.

2.3 Transport

Das Untersuchungsmaterial ist sachgemäß zu gewinnen, u. U. geeignet zu lagern und schnellstmöglich in ein mikrobiologisches Labor zu schicken.

2.3.1 Informationsübermittlung zwischen Klinik und Labor

Um das Untersuchungsmaterial sinnvoll und korrekt verarbeiten und beurteilen zu können, benötigt das mikrobiologische Labor bestimmte Informationen auf dem **Begutachtungsauftrag** (Begleitschein).

Obligat sind die **Patientendaten** (damit der Befund und die aus ihm abgeleiteten Konsequenzen dem richtigen Patienten zugeordnet werden) und die Bezeichnung des **Einsenders** (derjenige, der entsprechende Konsequenzen aus dem Befund ziehen muss). Wenn solche Angaben zu dem Untersuchungsmaterial fehlen, ist eine Verarbeitung im Labor nicht sinnvoll.

Das **Untersuchungsmaterial** und ggf. die **Gewinnungstechnik** müssen genau bezeichnet sein, damit eine richtige Verarbeitung und Befundung gewährleistet ist: Gelbliche Flüssigkeiten können z. B. Serum, Urin, Pleuraexsudat sein und werden jeweils völlig unterschiedlich verarbeitet.

Mittelstrahlurin, Katheterurin und Blasenpunktionsurin unterscheiden sich hinsichtlich ihrer mikrobiologischen Verarbeitung und Befundbeurteilung: Während bei Mittelstrahl- und Katheterurin eine Identifizierung und Empfindlichkeitsbestimmung erst bei einer signifikanten Erregerkonzentration ($>10^4$ Erreger/ml) erfolgen, wird jedes Isolat aus Blasenpunktionsurin einer weiteren Untersuchung zugeführt.

Wesentlich ist die Angabe einer genauen **Fragestellung**, da mit einem Untersuchungsmaterial in der Regel viele verschiedene Untersuchungen durchgeführt werden können. Von diesen ist aber in dem jeweils vorliegenden Fall nur eine kleine Auswahl sinnvoll.

Darüber hinaus können Angaben über die Anamnese, das Krankheitsbild (Stadium!), über bestehende Grundkrankheiten und über eine durchgeführte oder geplante antimikrobielle Chemotherapie die Auswahl mikrobiologischer Methoden oder der Testsubstanzen beeinflussen. Untersuchungsmaterialien, die unter einer antimikrobiellen Chemotherapie gewonnen werden, können antimikrobielle Substanzen enthalten, sodass sich die Erreger in vitro nicht mehr vermehren, oder dass lediglich eine in ihrer Zusammensetzung von der Standortflora unterschiedene Flora (»Ersatzflora«), die nicht den pathogenetisch relevanten Erreger enthält, angezüchtet wird.

Die wesentlichen Informationen (Patientendaten, Einsender, Materialbezeichnung und Fragestellung) sollten sowohl auf dem **Probengefäß** als auch auf dem Auftrag für mikrobiologische Begutachtung des Untersuchungsmaterials stehen. Weitere wichtige Daten sollen auf dem Antragsformular vermerkt werden.

Für eine schnelle Übermittlung von Befunden ist eine Telefonnummer anzugeben.

2.3.2 Schutz des Untersuchungsmaterials

Die Erreger in den Untersuchungsmaterialien dürfen während des Transports keinen Schaden nehmen (»Transportfehler«).

Transportgefäße. Die Transportgefäße müssen so beschaffen sein, dass weder für das Untersuchungsmaterial noch für die Umgebung eine Gefahr besteht. Sie müssen in erster Linie (innen) steril und aus unzerbrechlichem Material sein sowie fest verschlossen werden können (und auch sein!), was meist durch einen Schraubverschluss gewährleistet ist. Zusätzlich wird die Verwendung eines ebenfalls unzerbrechlichen Umhüllungsgefäßes mit saugfähigem Material vorgeschrieben. Für den Postversand ist eine Kennzeichnung als medizinisches Untersuchungsmaterial erforderlich, die auch das Biogefährdungs-Zeichen beinhaltet. Die Details sind in der DIN-Norm 55515 und den Postversandverordnungen geregelt.

Transportmedien. Diese gewährleisten, dass Erreger in der Probe für etwa 48 Stunden am Absterben gehindert werden, bis sie im Labor sachgemäß für die Anzucht angelegt werden können. Transportmedien lassen die Vermehrung von Bakterien nicht zu, sondern halten eine Bakterienpopulation bei etwa gleichbleibender Zusammensetzung vermehrungsfähig.

Abstriche werden in, Sekret auf entsprechende Transportmedien gebracht.

Materialien aus normalerweise sterilen Körperregionen können auch in Kulturmedien (Blutkulturflaschen) transportiert werden. Hierbei beginnt die Vermehrung schon während des Transports, es entfällt aber die Möglichkeit der Quantifizierung (unnötig) und der mikroskopischen Schnelldiagnostik.

Transporttemperatur. Durch die Wahl der sachgemäßen Transporttemperatur wird ebenfalls dafür Sorge getragen, dass Erreger im Untersuchungsmaterial vermehrungsfähig und isolierbar bleiben. Details werden weiter unten bei den einzelnen Materialien besprochen. Prinzipiell gilt folgendes:

- Normalerweise **sterile Materialien** wie Liquor oder Blut sind bei **36 °C**, am besten in Blutkulturflaschen (Kulturmedium), zu transportieren, damit auch empfindliche Erreger wie Meningokokken oder Haemophilus influenzae vermehrungsfähig bleiben.
- Sind mit Standortflora **kontaminierte Materialien** zu transportieren oder ist die Quantifizierung fakultativ pathogener Erreger notwendig (z. B. Mittelstrahlurin), muss das Material gekühlt bei **4 °C** transportiert werden. Ist ein sofortiger Transport ins Labor gewährleistet, kann das Material auch bei Raumtemperatur (20 °C) transportiert werden.
- Materialien für **serologische Untersuchungen** (Antikörper- und Antigennachweise) werden in fast allen Fällen bei **4 °C** transportiert.
- Materialien für die Anzucht von **Viren** werden bei **4 °C** transportiert und gelagert, wobei in einigen Fällen der Zusatz eines Stabilisatormediums erforderlich ist.
- Der Nachweis von **Trophozoiten** erfordert eine ununterbrochene Transporttemperatur von **36 °C**.

Der Transport von Materialien für molekularbiologische Untersuchungen richtet sich nach dem jeweiligen Test; hier sollte mit dem Labor der Transport besprochen werden.

Transportdauer. Grundsätzlich ist eine **schnellstmögliche Verarbeitung** des Untersuchungsmaterials im Labor anzustreben.

Eine Transportdauer von nicht mehr als vier Stunden ist optimal. Längere Transportzeiten können zu einer Überwucherung der Probe durch Standortflora führen oder eine Erregerkonzentration verfälschen, sodass die Erregerdiagnose nicht mehr einwandfrei möglich ist. Bei Untersuchungsmaterialien, aus denen eine schnelle mikroskopische Verdachtsdiagnose gestellt werden muss (Liquor bei Verdacht auf eitrige Meningitis), ist eine sofortige Verarbeitung zu gewährleisten.

Prinzipien der mikrobiologisch-virologischen Labordiagnostik

K. Miksits, E. C. Böttger, J. Podlech, D. Falke

❯❯ Einleitung

Die mikrobiologische Labordiagnose dient der Identifizierung eines Infektionserregers und soll die klinisch gestellte Verdachtsdiagnose in die definitive Diagnose überführen. Für die Bestimmung eines Infektionserregers gibt es zwei methodische Ansätze:

— Nachweis des Erregers bzw. seiner Bestandteile und
— Nachweis der erregerspezifischen Immunreaktion (◘ Abb. 3.1).

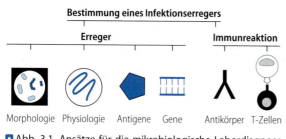

◘ Abb. 3.1. Ansätze für die mikrobiologische Labordiagnose

3.1 Bakteriologischer Nachweis des Erregers

Mikroskopie. Der Nachweis eines Erregers beginnt in der Regel mit der mikroskopischen Untersuchung des erregerhaltigen Probenmaterials.

Es ist eine Mindestkonzentration von 10^5 Zellen/ml erforderlich, um 1 Zelle/Gesichtsfeld bei 1000facher Vergrößerung zu finden. Negative mikroskopische Ergebnisse schließen daher das Vorhandensein von Erregern nicht aus, d. h. auch mikroskopisch negative Proben müssen immer kulturell untersucht werden. Darüber hinaus informiert die Mikroskopie über die Art einer Entzündung (Eiter/Granulome, lymphozytär) und, in bestimmten Fällen, über die Qualität des Untersuchungsmaterials. So weisen zahlreiche Epithelzellen (> 25/Gesichtsfeld bei 100facher Vergrößerung) im Sputum auf eine Kontamination mit Speichel/Mundflora hin, wodurch die Probe für die Pneumoniediagnostik unbrauchbar wird.

Mikroskop-Einstellungen

Hellfeld-Mikroskopie. Hierbei wird das Licht von oben (Auflicht) oder von unten (Durchlicht) auf das Objekt gelenkt. Dies entspricht der normalen Beleuchtung. Abhängig von der Wellenlänge können Strukturen bis zu einer Größe von 0,2 µm erkannt werden.

Dunkelfeld-Mikroskopie. Die Lichtstrahlen werden vor dem Objekt durch einen Dunkelfeldkondensor so abgelenkt, dass sie nahezu waagerecht (statt senkrecht) auf das Präparat fallen und am Objektiv vorbeigehen. Ins Objektiv fallen nur solche Lichtstrahlen, die durch Beugung am Objekt sekundär entstehen (Huygens-Prinzip). Durch diese Beleuchtungsart kann die Auflösung auf 0,1 µm gesteigert werden. Anwendung: Darstellung von Schraubenbakterien.

Phasenkontrast-Mikroskopie. Diese Beleuchtungsart beruht darauf, dass Licht beim Durchtritt durch ein Objekt eine von der Dichte abhängige Verzögerung erfährt. Dadurch entstehen Phasendifferenzen (Desynchronisierung der Lichtwellenberge und -täler). Durch einen Kondensor mit Ringblende und ein Phasenkontrastobjektiv (mit dickerer Phasenplatte zur weiteren Lichtverzögerung) werden die Phasenunterschiede verstärkt. Objekte höherer Dichte erscheinen dunkler als bei der Hellfeldbeleuchtung.

Fluoreszenz-Mikroskopie. Fluorochrome absorbieren UV- und kurzwelliges sichtbares Licht und emittieren sichtbares Licht mit längerer Wellenlänge. Hochdruckquecksilber-, Halogen- und Xenon-Lampen können geeignetes kurzwelliges Licht erzeugen. Eine Kombination von Filtern (Hitze-, Rot-, Wellenlängenselektions-Filter) stellt sicher, dass nur die zur Fluoreszenzanregung benötigte Wellenlänge das Objekt erreicht. Dadurch erscheinen die fluoreszierenden Objekte hell auf dunklem Untergrund.

Herstellung mikroskopischer Präparate

Aufbringen von Mikroorganismen. Ein Glasobjektträger wird auf der Unterseite mit Fettstift markiert (Probenbezeichnung, Auftragstelle: etwa fünfpfenniggroß). Eine ausreichend verdünnte Suspension der zu untersuchenden Mikroorganismen wird als dünner Film auf der Oberseite im Bereich der Markierung aufgetragen (eine zu hohe Partikelkonzentration erschwert die Beurteilung von Einzelorganismen; zu dicke Filme platzen beim Färben ab, oder es resultieren aufgrund von Schwierigkeiten bei der Entfärbung im Rahmen komplexer Färbungen Artefakte).

Zur Vorbereitung auf eine Färbung muss die Suspension vollständig lufttrocknen. Für Nativ-Präparate wird die Aufschwemmung sofort mit einem Deckglas belegt.

Fixierung. Vor der Färbung muss das Präparat fixiert werden. Dadurch werden die Mikroorganismen fest mit dem Objektträger verbunden; außerdem werden farbbindende Strukturen an der Zelloberfläche freigesetzt, sodass eine bessere Anfärbung gelingt. Bei der **Hitzefixierung** werden die luftgetrockneten Präparate mit der Präparatseite noch oben dreimal durch die Bunsenbrennerflamme gezogen. Durch diese Erhitzung auf 70–80 °C wird Eiweiß koaguliert, was dem Fixierungseffekt entspricht. Einen gleichartigen Effekt erzielt man durch die Einwirkung von **Methanol** für 5 min.

Gram-Färbung

Anwendung. Die Gram-Färbung ist die wichtigste **komplexe** Färbung in der Medizinischen Mikrobiologie. Sie ist der erste Schritt zur Identifizierung von Bakterien (◘ Tabelle 3.1). In der Diagnostik erlaubt sie eine vorläufige Erregerdiagnose und eine Beurteilung der Materialqualität.

Prinzip. Basische Anilinfarbstoffe bilden nach Beizung mit Jod Farbstoffkomplexe, die mit Alkohol aus einem mehrschichtigen Mureinsacculus **nicht** wieder herausgelöst werden können, wohl aber aus einem einschichtigen.

Durchführung. Die erste Färbung erfolgt mit **Gentiana-Violett** oder **Kristallviolett** (2 min) und, nach Abgießen der Farbe, Beizung mit **Jod-Jodkali-Lösung** (Lugol, 2 min). Nach Abspülen der Lösung wird der Entfärbeversuch mit **Alkohol** (Ethanol 96%) angeschlossen (ca. 1 min, bis sich kein Farbstoff mehr löst). Der Alkohol wird mit Wasser entfernt, und es folgt die Gegenfärbung mit **Fuchsin** oder **Safranin** (1 min) der entfärbten Bakterien. Zur Qualitätskontrolle der Färbung werden S. aureus (grampositiv) und E. coli (gramnegativ) eingesetzt.

Aussage. Neben der Form (Kokken, Stäbchen) und der Größe der angefärbten Mikroorganismen lässt sich deren Färbeverhalten (Gramverhalten) beurteilen: Bakterien mit einschichtigem Murein sind **rot (gramnegativ)**, solche mit mehrschichtigem Sacculus sind **blau (grampositiv)**. Sprosspilze erscheinen ebenfalls blau. Fadenpilze, Schraubenbakterien und Mykobakterien färben sich nur schlecht an. Auch ist eine Beurteilung von Wirtszellen (Leukozyten, Epithelien) möglich. Darüber hinausgehende Aussagen, insbesondere Gattungs- und Speziesdiagnosen, können **nicht** getroffen werden.

Ziehl-Neelsen-Färbung, Auramin-Färbung

Anwendung. Die Ziehl-Neelsen-Färbung ist eine komplexe Färbung für die Diagnostik der Tuberkulose und anderer Infektionen durch Mykobakterien.

◘ Tabelle 3.1. Einteilung wichtiger Bakterien an Hand der Gramfärbung

Form	grampositiv	gramnegativ
Kokken	Staphylokokken Streptokokken Enterokokken Peptostreptokokken Peptokokken	Neisserien Veillonellen
Stäbchen	Korynebakterien Listerien Erysipelothrix Laktobazillen Nocardien Bacillus Clostridium	Enterobakterien Pseudomonaden Vibrionen Campylobacter Helicobacter Haemophilus Bordetellen Legionellen Brucellen Francisellen Acinetobacter Aeromonas Plesiomonas Pasteurellen Bacteroides Prevotella Porphyromonas Fusobakterien

Prinzip. Wachsartige Substanzen (langkettige Fettsäuren: Mykolsäuren) in der Zellhülle von Mykobakterien bedingen, dass Phenol-Fuchsin bei 100 °C so fest verankert wird, dass es mit Salzsäure-Alkohol (Ethanol 96%, HCl 3%) nicht wieder entfernt werden kann: **Säurefestigkeit**. Diese Eigenschaft findet sich auch bei anderen Mikroorganismen (z. B. bei Nocardien).

Durchführung. Die erste Färbung erfolgt mit **Phenol-Fuchsin**, das dreimal bis kurz vor den Siedepunkt erhitzt wird. Nach Abkühlung (5 min) und Abspülen der Lösung wird der Entfärbeversuch mit **HCl-Alkohol 3%** angeschlossen (ca. 1 min). Der HCl-Alkohol wird mit Wasser entfernt, und es erfolgt die Gegenfärbung mit **alkalischem Methylenblau** (3 min) zur Anfärbung der entfärbten Strukturen (Kontrastverbesserung). Zur Qualitätskontrolle der Färbung werden Mycobacterium phlei (säurefest) und Corynebacterium xerosis (nicht säurefest) eingesetzt.

Aussage. Neben der Form (Stäbchen) wird das Färbeverhalten (Säurefestigkeit) beurteilt: **säurefeste** Mikroorganismen sind **rot**, die Umgebung blau. Mykobakterien stellen sich als rote (säurefeste) Stäbchen dar. Eine Genus- oder Speziesdiagnose ist mit der Ziehl-Neelsen-Färbung **nicht** möglich.

Im Rahmen der Mykobakteriendiagnostik hat sich die **Auramin-Färbung** bewährt: Hierbei wird Phenol-Fuchsin durch den Fluoreszenz-Farbstoff Auramin (20 min bei Zimmertemperatur) ersetzt. Bei Auflichtbeleuchtung mit kurzwelligem Licht fluoreszieren säurefeste Mikroorganismen auf schwarzem Untergrund und können durch diese Kontraststeigerung leichter gefunden werden. Zweifelhafte Ergebnisse müssen durch Umfärbung nach Ziehl-Neelsen überprüft werden.

Giemsa-Färbung

Anwendung. Die Giemsa-Färbung ist die wichtigste einfache Färbung in der Medizinischen Mikrobiologie. In der bakteriologischen Diagnostik wird sie zum Nachweis von intrazellulären Einschlüssen (Chlamydien) und von Rickettsien verwendet. Auch wird sie zur Beurteilung der Zellen im Untersuchungsmaterial herangezogen.

Prinzip. Durch die Verwendung **gepufferter Färbelösungen** bleiben Zellen gut erhalten und können morphologisch beurteilt werden. Basophile und azidophile Elemente werden unterschiedlich gefärbt (blau bzw. rot).

Durchführung. Methanolfixierte Präparate (oder unfixierte Dicke Tropfen) werden mit frisch angesetzter Giemsagebrauchslösung (1% in Phosphatpuffer pH 7,2) für 30 min überschichtet.

Aussage. Die gesuchten Mikroorganismen werden anhand ihrer charakteristischen Morphologie diagnostiziert. Die Giemsa-Färbung erlaubt eine sehr gute Differenzierung von Wirtszellen im Untersuchungsmaterial und kann daher zur Qualitätsbeurteilung herangezogen werden.

Methylenblau-Färbung

Anwendung. Die Methylenblau-Färbung ist ein einfaches Verfahren für die schnelle orientierende mikroskopische Untersuchung.

Prinzip. Mit **alkalischer** wässriger Methylenblau-Lösung lassen sich Mikroorganismen und Zellen leicht anfärben.

Durchführung. Fixierte Präparate werden mit alkalischer wässriger Methylenblau-Lösung für 5 min überschichtet.

Aussage. Es können **Größe** und **Form** der Mikroorganismen beurteilt werden. Die Form von Bakterien lässt sich besonders gut beurteilen. Genus- und Speziesdiagnosen können nicht gestellt werden. Auch das Vorhandensein von Zellen, z. B. bei Liquordiagnostik, lässt sich einfach und schnell bestimmen.

Nativ-Präparat (»wet mount«)

Anwendung. Das Nativ-Präparat bietet die einfachste und schnellste Möglichkeit zur Darstellung von Mikroorganismen. Nicht getrocknete, unfixierte Suspensionen von Mikroorganismen werden ungefärbt mikroskopiert.

Prinzip. Die Bestandteile von Mikroorganismen weisen unterschiedliche Lichtbrechungseigenschaften auf, die bei Beleuchtung sichtbar werden. Eine gegenüber der Durchlichtbeleuchtung verbesserte Kontrastierung wird mit der Dunkelfeld- oder der Phasenkontrastdarstellung erreicht (▶ s. S. 876).

Durchführung. Unfixierte Suspensionen werden auf einen Objektträger getropft und mit einem Deckglas abgedeckt. Beim »hängenden Tropfen« wird die Suspension auf ein Deckglas gegeben, das am Rand mit Paraffin benetzt ist; anschließend wird ein Hohlschliffobjektträger mit der Aussparung über den Tropfen gestülpt; durch das Paraffin haften Objektträger und Deckglas aneinander und können umgewendet werden, sodass der Tropfen nun hängt.

Aussage. Die **Größe**, die **Form** und die **Eigenbeweglichkeit** (besonders gut im hängenden Tropfen) der Mikroorganismen können beurteilt werden.

3.1.2 Nachweis erregerspezifischer Stoffwechselleistungen: Anzucht und Identifizierung

Ziele und Ablauf

Reinkultur. Eine Reinkultur besteht aus einem Stamm einer Spezies und enthält nur Abkömmlinge einer einzelnen Ursprungszelle – einen Klon. Das Vorliegen in Reinkultur ist die Voraussetzung für die **Identifizierung** und die **Empfindlichkeitsprüfung** eines Mikroorganismus. Darüber hinaus ist die Reinkultur notwendig bei der Herstellung von Impfstoffen oder Reagenzien.

Isolierung. Durch **fraktioniertes Ausstreichen** bei Primär- und Subkulturen entsteht eine Verdünnung des Impfmaterials entlang dem Impfstrich, sodass am Ende Einzelkolonien entstehen (◘ Abb. 3.2). Durch **Subkultivierung einer Einzelkolonie** auf unbeimpfte Medien können die gesuchten Erreger von anderen Mitgliedern einer Mischflora getrennt und/oder angereichert werden: Man erhält die Reinkultur – das **Isolat** (▶ s. ◘ Abb. 3.2).

Primärkultur. Die Anzüchtung oder Primärkultur ist der erste Schritt zur Gewinnung eines Isolats. Untersuchungsmaterial wird auf geeignete Kulturmedien überimpft. Basis-, Selektiv-, Differential- und Anreicherungskulturmedien (s. u.) werden häufig zu einem **Ansatz** kombiniert. Eine sinnvolle Auswahl der Kulturmedien kann nur erfolgen, wenn eine klinische Verdachtsdiagnose gestellt und dem Labor mitgeteilt wurde, da davon sowohl die Verarbeitung des Untersuchungsmaterials als auch die Auswahl der benötigten Medien abhängen.

Durch Inkubation bei geeigneten Kulturbedingungen (Temperatur, Sauerstoffgehalt) entstehen durch die Vermehrung der Mikroorganismen **Kolonien** (◘ Abb. 3.3). Eine Kolonie entsteht aus einem einzigen Organismus, ist also ein **Klon**; sie besteht aus ca. 10^8 Einzelorganismen. Je nach Menge der Kolonien entsteht ein **Kolonienrasen**, oder sie verbleiben als **Einzelkolonien**. Anhand der Koloniemorphologie kann der Mikrobiologe entscheiden, ob eine Reinkultur gewachsen ist, oder ob eine Mischkultur vorliegt.

Erregerkonzentration, Grenzzahlen. Bei der Untersuchung von Proben, die bei der Gewinnung mit Haut- oder Schleimhaut(flora) in Kontakt gekommen sind, kann die Bestimmung der Konzentration fakultativ pathogener Mikroorganismen bei der Interpretation des Anzuchtergebnisses helfen. Überschreitet die Konzentration eines Isolats einen bestimmten Wert (Grenzkonzentration, Grenzzahl) deutet dies darauf hin, dass es sich bei dem Isolat um den gesuchten Erreger handelt (▶ s. a. Neuere Infektionsmarker).

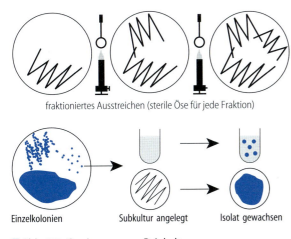

◘ Abb. 3.2. Gewinnung von Reinkulturen

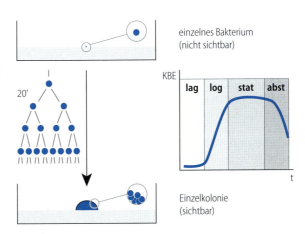

◘ Abb. 3.3. Anzucht von Bakterien auf künstlichen Kulturmedien

Bei der Untersuchung transurethral gewonnener Urinproben ist es erforderlich, die Erregerkonzentration im Urin zu bestimmen. Die Quantifizierung erfolgt durch die Anlage einer **Primärkultur** mit einem **definierten Probenvolumen**. Nach Inkubation kann die Anzahl der entstandenen Kolonien (koloniebildende Einheiten = KBE, »colony forming units« = CFU) ins Verhältnis zum ausgeimpften Probenvolumen (ml) gesetzt werden: KBE/ml.

Praktische Anwendung findet das Verfahren auch bei der Untersuchung von Bronchiallavagen.

Anhand von Grenzzahlen für die KBE/ml ergeben sich Hinweise auf den Krankheitswert eines gefundenen Erregers. Auch im Rahmen der Trinkwasser- und Lebensmittelhygiene kommt der Keimzählung eine wichtige Aufgabe zu.

Kulturmedien

Kulturmedien sind artifizielle Substanzkompositionen, die die Züchtung von Mikroorganismen außerhalb ihres natürlichen Standortes ermöglichen. Die einzelnen Bestandteile eines Mediums lassen sich in folgende Gruppen einteilen:

Nährstoffe (Peptone, Proteine, Aminosäuren, Hefe- und Fleischextrakte). Aminostickstoff (1880 von Naegeli als »Pepton« bezeichnet) ist ein essentieller Wachstumsfaktor für chemoorganotrophe Mikroorganismen, wie Bakterien und Pilze. In Fleischextrakten (Infusionen) ist Aminostickstoff in Form wasserlöslicher Peptide und Aminosäuren enthalten; durch Behandlung der Fleischextrakt-Proteine mit Enzymen oder Säuren wird die verfügbare Konzentration von Peptiden und Aminosäuren erhöht.

Energiequellen (Kohlenhydrate). Glukose wird am häufigsten als Energiequelle verwendet, bedarfsweise auch andere Zucker. Zur Ausnutzung substratspezifischer Enzyme wird das Kohlenhydrat in einer Konzentration von 5–10 g/l eingesetzt.

Metalle und Mineralsalze. Spurenelemente und Salze sind häufig in den Präparationen der anderen Mediumbestandteile in ausreichender Menge enthalten, gelegentlich kann eine gesonderte Zugabe erforderlich sein.

Puffersubstanzen. In Kulturmedien muss das pH-Optimum für die gesuchten Mikroorganismen durch Puffer aufrechterhalten werden. Dies gilt besonders, wenn Kohlenhydrate, die zu Säuren abgebaut werden, vorhanden sind. Häufig verwendete Puffer sind Phosphate, Citrate, Acetate und Zwitterionen. Bei der Auswahl des Puffers müssen Interaktionen mit anderen Mediumbestandteilen bedacht werden (z. B. Bindung von essentiellem freien Eisen an Phosphate).

pH-Indikatoren. Es werden Indikatoren (z. B. Phenolrot, Bromthymolblau) verwendet, die pH-Änderungen durch Farbumschlag anzeigen. Da diese Substanzen für Mikroorganismen toxisch sind, werden sie nur in geringer Konzentration eingesetzt.

Selektive Agenzien. Um einen gesuchten Mikroorganismus aus einer Mischung mit anderen zu isolieren, muss jener einen Wachstumsvorteil haben, was durch Substanzen, die die Begleitflora hemmen, erreicht wird. Antibiotika, Farbstoffe, Gallensalze, Metallsalze (Tellurit, Selenit), Tetrathionat und Azid werden häufig eingesetzt.

Gelierende Substanzen. Gelierende Substanzen verleihen Kulturmedien Festigkeit, denn nur auf festen Kulturmedien können die Koloniemorphologie und die Reinheit einer Bakterienkultur überprüft werden. Von herausragender Bedeutung ist Agar-Agar, ein Extrakt aus Seealgen. Seine weite Verbreitung basiert auf speziellen Eigenschaften: Nahezu inert gegen mikrobielle Aktivität, niedrige Toxizität, hohe Schmelz- und Erstarrungspunkte (84 °C, 38 °C, Gelzustand bis 60 °C) und Klarheit.

Je nach Konzentration der gelierenden Substanz unterscheidet man flüssige (Bouillons), halbfeste und feste Kulturmedien (Agarplatten).

Weitere Bestandteile. Für spezielle Zwecke können dem Medium weitere Substanzen zugefügt werden: Wachstumsfaktoren für anspruchsvolle Mikroorganismen (z. B. Hämin, NAD), Redoxpotential-vermindernde Stoffe für Anaerobier (z. B. Thioglykolat, Cystein), Blut zum Nachweis hämolysierender Enzyme.

Zusammensetzung. Die Zusammensetzung eines Kulturmediums hängt von der Aufgabe ab, die es erfüllen soll. Um eine hohe Reproduzierbarkeit der Anzuchtergebnisse zu erzielen, ist ein chemisch exakt definiertes Rezept anzustreben. Komplexe Mediumbestandteile, wie Proteingemische sind oft jedoch nicht exakt definiert.

Kulturmedientypen

Flüssige Kulturmedien (Bouillon). Eine Bouillon dient der Vermehrung/**Anreicherung** von Mikroorganismen. Eine Vermehrung zeigt sich in der Regel durch Trübung des Mediums – Tyndall-Effekt: Lichtbrechung durch die Mikroorganismen in der Flüssigkeit. Abhängig vom Sauerstoffbedürfnis ist die Trübung an der Oberfläche (aerob), in der Tiefe (anaerob) oder im gesamten Medium (fakultativ anaerob) vorhanden (◘ Abb. 3.4). Einzelne Arten können sich vermehren, ohne eine sichtbare Trübung hervorzurufen (z. B. Haemophilus).

Es entstehen keine beurteilbaren Kolonien wie auf festen Medien. Daher muss zur Feststellung der Koloniemorphologie und der Reinheit der Flüssigkultur eine Überimpfung auf feste Medien erfolgen.

Halbfeste Kulturmedien. Gelartige Kulturmedien mit einem Agargehalt von 0,5–0,75% dienen der Beweglichkeitsprüfung oder zur Induktion von Beweglichkeitsorganellen (Geißeln). Sie können in U-Röhrchen bzw. als Schwärmagar in Petrischalen gegossen werden. U-Röhrchen werden durch Stich an einem Schenkel beimpft; bewegliche Bakterien wandern während der Inkubation in den anderen Schenkel und verursachen auch dort eine Trübung.

Feste Kulturmedien. Agarplatten bilden die Grundlage der mikrobiologischen Erregerdiagnose. Die Medien enthalten 2% Agar und werden in einer Schichtdicke von 3–3,5 mm in Petrischalen gegossen. In Abhängigkeit von der Zusammensetzung des Kulturmediums und den Bebrütungsbedingungen entwickeln sich charakteristische Kolonieformen. Diese bestimmen das weitere Vorgehen bei der Identifizierung.

Basiskulturmedien, Optimalmedien. Diese Medien werden verwendet, um die Erregerausbeute zu maximieren. Sie sind besonders reich an Nährstoffen. Als Spezialkulturmedien können sie für die Anzucht bestimmter Erreger optimiert werden (◘ Tabelle 3.2).

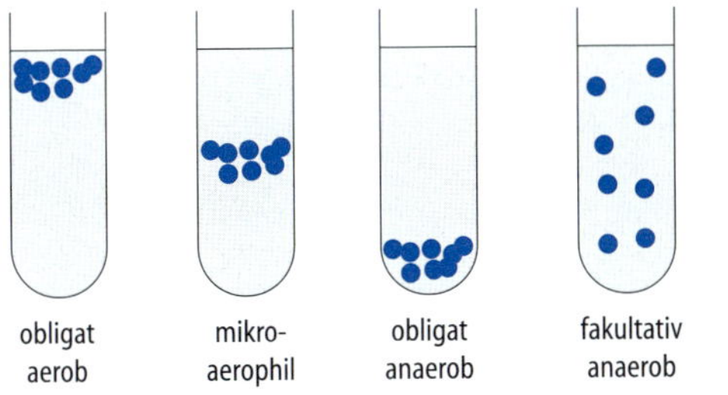

Selektivkulturmedien. Diese Medien sind so zusammengesetzt, dass bestimmte Erreger in der Vermehrung gehemmt werden. Nicht gehemmte Mikroorganismen werden dadurch begünstigt und können so aus einer Mischung heraus selektiert werden (◘ Tabelle 3.2).

Differentialkulturmedien. Diese Medien dienen der Prüfung einzelner Stoffwechselleistungen. Sie sind meist so zusammengesetzt, dass ein Mikroorganismus gezwungen wird, einen bestimmten Stoffwechselweg zu beschreiten, sofern er dazu fähig ist (◘ Tabelle 3.2).

Für die Identifizierung von Mikroorganismen mittels biochemischer Stoffwechselleistungen muss eine größere Zahl geeigneter Differentialkulturmedien zu einer Reihe zusammengestellt werden. Da der Reaktionsausfall meist anhand eines Farbindikators bestimmt wird, nennt man diese biochemische Typisierung auch **Bunte Reihe** – das klassische Identifizierungsverfahren der Medizinischen Mikrobiologie. Die Kombination der Reaktionsausfälle ergibt für bestimmte Spezies charakteristische Muster.

Zellkultur. In einer Erweiterung des Begriffes können auch Zellkulturen als Kulturmedium bezeichnet werden. Sie dienen der Anzucht obligat intrazellulärer Mikroorganismen, wie Chlamydien oder Viren. Einige Zellkulturen, z. B. Vero-Zellen, werden auch zum Nachweis von mikrobiellen Toxinen verwendet.

Es werden primäre und permanente Zellkulturen unterschieden. **Primäre Zellkulturen** werden direkt aus zerkleinerten Organstücken oder aus dem Blut gewonnen (▶ s. S. 872 ff.). **Diploide Zellkulturen** lassen sich etwa 50-mal passagieren [Beispiele: Humane (embryonale oder fetale) Nieren-, Lungenfibroblasten].

Permanente Zellkulturen können über Jahrzehnte fortgezüchtet werden (Beispiele: HEp-2-, McCoy-, HeLa-, Vero-Zellen).

Eine Vermehrung des Erregers kann durch Nachweis eines zytopathischen Effekts oder durch Antigennachweis in den Zellen nachgewiesen werden (▶ s. S. 884).

Atmosphärische Vermehrungscharakteristika

Die Fähigkeit von Bakterien, Luftsauerstoff als letztendlichen Elektronenakzeptor zu benutzen, ergibt in Verbindung mit der Oxidationsempfindlichkeit ihres Stoffwechsels ein Ordnungsprinzip, welches für die

◘ Abb. 3.4. Anzucht von Bakterien in flüssigen Kulturmedien

obligat aerob | mikroaerophil | obligat anaerob | fakultativ anaerob

Tabelle 3.2. Beispiele für häufig eingesetzte Kulturmedien

Medium	Selektionsprinzip	Ergebnis
Basis-/Optimalkulturmedien		
Blutagar		
Kochblutagar		
Mueller-Hinton-Agar		
Dextrose-Bouillon		
Thioglykolatbouillon		
Hirn-Herz-Bouillon		
Selektivkulturmedien		
Azidagar	Azid	Enterokokken
Endo-/MacConkey-Agar	Gallensalze	Enterobakterien
SS-Agar	Gallensalze	Salmonellen, Shigellen
Wilson-Blair-Agar	Brillantgrün	Salmonellen (S. Typhi)
Tellurit-Agar	Tellurit	Korynebakterien
Sabouraud-Dextrose-Agar	Antibiotika	Pilze
Mannit-Kochsalz-Agar	Salzgehalt	S. aureus
Thayer-Martin-Agar	Antibiotika	Neisserien
BCYE-Agar [1]	Antibiotika	Legionellen
Löwenstein-Jensen-Agar	Malachitgrün	Mykobakterien
Selenit-Bouillon	Selenit	Salmonellen
Tetrathionat	Tetrathionat	Salmonellen
Differentialkulturmedien		
Schafblutagar	Hämolyseformen	α-, β-Hämolyse
Azid-Agar	Esculinspaltung	Schwarzfärbung
Endo-/MacConkey-Agar	Laktosespaltung	Fuchsinfreisetzung
Mannit-Kochsalz-Agar	Mannitspaltung	Gelbfärbung
Tellurit-Agar	Tellurithreduktion	Schwarzfärbung

[1] Buffered Charcoal Yeast Extract-Agar

Züchtung und die Taxonomie Bedeutung hat. Im Labor gibt es hauptsächlich drei Methoden, um anaerobe Verhältnisse herzustellen:
- Zugabe Redoxpotential-reduzierender Substanzen zum Medium (z. B. Thioglykolat),
- Austausch der Luft gegen ein H_2-N_2-CO_2-Gasgemisch in einem luftdicht abgeschlossenen Behälter oder Brutschrank,
- Verbrauch des Luftsauerstoffs in einem luftdicht abgeschlossenen Gefäß durch eine mittels Palladiumkatalysator kontrollierte Knallgas-Reaktion ($2\,H_2 + O_2 \rightarrow 2\,H_2O$).

Obligat aerob. Dies kennzeichnet Bakterien, für die die Verwendung von Luftsauerstoff bei der Energiegewinnung essentiell ist. Die aus der Gärung gewonnene Energie reicht ihnen nicht aus. Sie vermehren sich nur in Gegenwart von Sauerstoff (>2%) oder bei stark positivem Redoxpotential. Ihr Zytochromsystem ist hoch entwickelt.

Typische Beispiele sind Mycobacterium tuberculosis und Pseudomonas aeruginosa.

Obligat anaerob. Dies kennzeichnet Bakterien, die sich nur in Abwesenheit von Sauerstoff (<2%) vermehren. Einige von ihnen bilden in Gegenwart von Sauerstoff über die Flavoenzyme hochgiftige Vorstufen von Wasserstoffsuperoxid, ihnen fehlen jedoch Enzyme, die diese neutralisieren (z. B. Superoxid-Dismutase).

Typische Beispiele sind Bacteroides, Peptostreptokokken und Clostridien. Bei einigen ist die Empfindlichkeit gegen Sauerstoff eingeschränkt: aerotolerant (z. B. Clostridium perfringens).

Fakultativ anaerob. Dies sind Bakterien, die sich unabhängig von der Sauerstoffkonzentration vermehren. Hierzu zählen die meisten Krankheitserreger, z. B. Staphylokokken, Streptokokken und Enterobakterien.

Morphologische Vermehrungscharakteristika

Koloniemorphologie. Das Aussehen der während der Inkubation entstandenen Kolonien auf festen Kulturmedien zieht der Mikrobiologe als erstes Kriterium für die Identifizierung eines Isolats heran. Die Koloniemorphologie ist für bestimmte Mikroorganismen charakteristisch; sie kann zur Unterscheidung verschiedener Bakterien eingesetzt werden. Eine Speziesdiagnose lässt sich jedoch nicht stellen.

Veränderungen des Kulturmediums. Bestimmte Stoffwechselprodukte von Bakterien können die Zusammensetzung des Kulturmediums makroskopisch sichtbar verändern. Dies kann zur Identifizierung herangezogen werden. Hämolysierende Enzyme können die Erythrozyten im Blutagar auflösen, – um die Kolonien entsteht ein Hämolysehof.

Bei der *α*-Hämolyse wird nur ein Teil der Erythrozyten im Hof lysiert; das freiwerdende Hämoglobin wird zu Biliverdin abgebaut – der Hof verfärbt sich grün (Vergrünung). Bei der *β*-Hämolyse sind alle Erythrozyten im Hof lysiert; das Hämoglobin wird zu Bilirubin abgebaut – der Hämolysehof ist durchscheinend.

Die Umsetzung von Kulturmediumbestandteilen kann mit geeigneten Indikatoren durch **Verfärbung** des Mediums nachgewiesen werden: pH-Änderungen nach Fermentation von Zuckern, H_2S-Produktion durch Eisensulfit-Bildung.

Gelatinasebildung führt zur **Verflüssigung** gelatinehaltiger Medien.

Biochemische Identifizierung

Durch die Kombination verschiedener Differentialkulturmedien (Bunte Reihe, ▶ s. S. 881) kann eine Speziesdiagnose gestellt werden.

Serologische Identifizierung

Für bestimmte Bakterien erfolgt die Identifizierung durch Objektträgeragglutination mittels bekannter spezifischer Antikörper (▶ s. S. 884). Dieses Verfahren findet Anwendung bei der Identifizierung von Salmonellen (**Kauffmann-White-Schema**) und von β-hämolysierenden Streptokokken (**Lancefield-Gruppen**).

Lysotypie

Anwendung. Die Lysotypie ist ein Verfahren zur Stammdifferenzierung, das bei der Aufdeckung epidemiologischer Zusammenhänge angewendet wird.

Prinzip. Verschiedene Stämme einer Spezies weisen auf Grund ihres Besatzes mit Phagenrezeptoren jeweils unterschiedliche Empfänglichkeit für Bakteriophagen auf (Phagentyp oder Lysotyp).

Durchführung. Ein Bakterienstamm wird netzartig auf einer Agarplatte ausgestrichen und mit unterschiedlichen Phagen beimpft. Erfolgt eine Infektion des Bakteriums, wird dieses lysiert – sichtbar an einer Aussparung im Bakterienrasen.

Aussage. Ein identisches Lysemuster weist auf die Identität zweier Stämme hin, Unterschiede im Muster schließen jene aus. Die Bestimmung des Lysotyps findet Anwendung bei forensischen Fragestellungen.

Tierversuch

Anwendung. Tierversuche dienen dem Nachweis von Toxinen (Tetanustoxin, Botulinustoxin) oder dem Pathogenitätsbeweis. Ihr Einsatzgebiet ist heute sehr begrenzt, da meist einfachere Verfahren zur Verfügung stehen.

Prinzip. Erreger- oder toxinhaltiges Material wird einem Versuchstier inokuliert, und es wird nach geeigneter Zeit nach spezifischen Veränderungen gesucht.

Durchführung. Tetanus-, Botulinustoxin-Nachweis: Mäuse werden mit 0,5 ml Serum bzw. 0,5 ml Serum + 0,5 ml Antitoxin intraperitoneal inokuliert.

Aussage. Tetanus-, Botulinustoxin-Nachweis: Nach 24–48 h stellt sich bei der »Serum-Maus« eine Wespentaille (Tetanus) oder eine Robbenstellung durch schlaffe Lähmung (Botulismus) ein, nicht aber bei der »Antitoxin-Maus«, da diese durch den spezifischen Antikörper geschützt ist.

3.1.3 Nachweis erregerspezifischer Antigene

Dieser erfolgt mit **Antikörpern bekannter Spezifität**. Antigennachweise können direkt aus klinischen Untersuchungsmaterialien (Legionellen, Chlamydien, Pneumokokken, Kryptokokken) geführt oder zur Identifizierung angezüchteter Mikroorganismen verwendet werden. Der Antigennachweis ist von der Vermehrungsfähigkeit des Mikroorganismus und damit von einem komplexen Materialtransport unabhängig. Die häufigsten Antigennachweisverfahren sind in Tabelle 3.3 zusammengefasst.

3.1.4 Nachweis einer erregerspezifischen Immunreaktion

Der Nachweis einer erregerspezifischen Immunreaktion kann durch den Nachweis von **Antikörpern** oder von **erregerspezifischen T-Lymphozyten** erfolgen. Letzteres Verfahren ist speziellen Fragestellungen vorbehalten.

Begriffe

Titer. Ein Titer ist der reziproke Wert der höchsten Probenverdünnung, bei der noch ein positiver Testausfall festgestellt werden kann. Ein Agglutinationstiter von 64 bedeutet, dass eine Probe (z.B. Serum) bis 1:64 verdünnt werden kann, und dass dann gerade noch eine sichtbare Verklumpung entsteht. Bei der serologischen Untersuchung werden die Proben meist geometrisch verdünnt (1:1, 1:2, 1:4, 1:8 usw.).

Grenztiter. Als Grenztiter oder Grenzwert wird der Titer bezeichnet, ab dem das Ergebnis eines serologischen Nachweisverfahrens als spezifisch anzusehen ist. Der Grenzwert des TPHA-Tests ist 80; Agglutinationen bei geringeren Serumverdünnungen sind häufig durch unspezifische Faktoren bedingt.

Diagnostischer Titer. Ist ein Titer so hoch, dass allein aus dem Wert auf das Vorliegen einer aktuellen Infektion geschlossen werden kann, so wird er als diagnostischer Titer bezeichnet. Diagnostische Antikörper-Titer sind wegen möglicher großer individueller Unterschiede bei der Antikörperantwort nur eingeschränkt festlegbar.

Titerdifferenz. Eine signifikante Titerdifferenz (Anstieg oder Abfall) liegt erst dann vor, wenn sich zwei Proben um mindestens zwei Titerstufen, d.h. eine vierfache (2^2) Verdünnung, unterscheiden. Kleinere Differenzen sind durch die Fehlerbreite der Testdurchführung bedingt.

Aussagemöglichkeiten

Die Antikörperbildung als eine Antwort des Wirts auf einen Erreger nimmt eine gewisse Reaktionszeit in Anspruch. Antikörper verschwinden nach Bildung wieder, aber mit unterschiedlicher Kinetik – man unterscheidet persistierende und nichtpersistierende Antikörper.

Darüber hinaus können Antikörper adoptiv, z.B. durch Transfusion oder durch passive Immunisierung erworben oder von der Mutter auf den Fetus übertragen

Tabelle 3.3. Labordiagnostische Verfahren zum Nachweis des Erregers oder seiner Bestandteile

Mikroskopische Diagnose

Nachweis charakteristischer morphologischer Merkmale

Nachweis typischer erregerbedingter Veränderungen (Histologie)

Anzucht auf flüssigen und festen Kulturmedien (artifiziell oder Zellkultur)

Basismedien	Anzucht der meisten Bakterien
Spezialmedien	Anzucht von Mikroorganismen mit speziellen Vermehrungsansprüchen
Selektivmedien	Anzucht bestimmter Bakterien aus einer Mischflora
Differentialmedien	Prüfung bestimmter Stoffwechselleistungen (durch Kombination verschiedener Prüfungen – Bunte Reihe: Identifizierung)
Zellkulturen	Anzucht obligat intrazellulärer Mikroorganismen (Viren, Chlamydien, Rickettsien)

Nachweis mikrobieller Antigene mit BEKANNTEN Antikörpern

Präzipitation	lösliches Antigen + löslicher Antikörper (Präzipitation von Antigen-Antikörper-Komplexen im Äquivalenzbereich der Heidelberger-Kurve)
Agglutination	korpuskuläres Antigen + löslicher Antikörper lösliches Antigen + korpuskulärer Antikörper Latexagglutination: Korpuskel = Latex Hämagglutination: Korpuskel = Erythrozyt
Markierte Antikörper	lösliches Antigen + markierter Antikörper DIF: fluorochrom-markierter Antikörper, Henletest ELISA: enzym-markierter Antikörper RIA: radioaktiv markierter Antikörper

Nachweis mikrobieller Nukleinsäure

Hybridisierung	Nachweis von Erreger-DNS oder -RNS durch Hybridisierung mit spezifischen markierten Gensonden
In-vitro-Genamplifikationsreaktionen (PCR)	Amplifizierung (Vermehrung) spezifischer Nukleinsäure mittels geeigneter Oligonukleotide; Nachweis des Amplifikationsprodukts
Restriktionsenzymanalyse	Zerschneiden von DNS (z. B. PCR-Produkt) mittels Restriktionsendonukleasen → charakteristische Fragmentierung (Nachweis durch Gelelektrophorese) (RE-Analyse)
Sequenzierung	Bestimmung der Nukleotidsequenz

worden sein (Leihimmunität). Hieraus folgt, dass eine akute Infektion mit nur einem einmaligen Antikörpernachweis **nicht sicher** diagnostiziert werden kann – Antikörpernachweise sind für die akute Infektionsdiagnostik nicht geeignet, es sei denn, es handelte sich um IgM-AK (s.u.).

Titeranstieg. Die Bildung nachweisbarer Mengen von Antikörpern nimmt bei den meisten Infektionen etwa 8–10 Tage in Anspruch. Wird eine Serumprobe in der ersten Woche einer Infektion gewonnen, so ist noch keine nachweisbare Menge an Antikörpern vorhanden, obwohl eine Infektion vorliegt. Diese Phase zwischen Infektion und Antikörpernachweisbarkeit heißt **diagnostisches Fenster**; es hat große Bedeutung bei der HIV-Diagnostik, da beispielsweise Blut, das einem HIV-infizierten Spender in der Phase des diagnostischen Fensters entnommen wird, zwar das Virus enthält, und dieses übertragen werden kann, aber die Infektion, also die Übertragungsgefahr, serologisch nicht erkannt werden kann.

Eine Zunahme der Antikörper (Titeranstieg um mindestens das Vierfache = zwei Titerstufen) kann meist nach ca. 10–14 Tagen nachgewiesen werden. Ein Titeranstieg spricht für eine frische, ein Titerabfall für eine abklingende Infektion.

IgM-Antikörper. Bei einer Immunantwort werden zuerst IgM-Antikörper gebildet. Diesen gesellen sich nach einiger Zeit, in der Regel nach 2–3 Wochen, IgG-Antikörper hinzu; die IgM-Antikörper verschwinden mit der Zeit. Dies ist von der jeweiligen Infektion abhängig und kann in einzelnen Fällen länger als ein Jahr dauern.

Ein Nachweis erregerspezifischer IgM-Antikörper ist daher ein starker, aber nicht immer ein eindeutiger Hinweis auf eine **akute Infektion** (Neuinfektion, persistierende Infektion oder Reaktivierung).

Eine besondere Bedeutung kommt dem IgM-Nachweis bei der Diagnostik **intrauteriner Infektionen** zu. Aufgrund ihrer Größe können IgM-Antikörper nicht durch die Plazenta auf den Fetus übertreten; alle IgM im fetalen Blut sind daher vom Fetus als Antwort auf seine Infektion gebildet worden.

Titerverlauf. Aus dem zeitlichen Ablauf von Titerbewegungen können prognostische Schlüsse abgeleitet werden. Nichtpersistierende Antikörper verschwinden nach Ausheilen einer Infektion innerhalb eines Zeitraums (z.B. fällt der VDRL-Titer bei Syphilis bei erfolgreicher Therapie innerhalb von sechs Monaten um mindestens drei Stufen ab). Bleiben sie dennoch bestehen, kann dies auf eine ungenügende Therapie oder eine Chronifizierung der Infektion hinweisen. Übertragene oder adoptiv zugeführte Antikörper verschwinden entsprechend ihrer Halbwertszeit. Bleiben über diesen Zeitraum hinaus Antikörper nachweisbar, spricht dies für eine Eigenproduktion (Infektion).

Einflussfaktoren. Der übliche Verlauf der Antikörperkinetik kann durch zahlreiche Einflüsse modifiziert werden. Bei Reinfektionen und rezidivierenden Infektionen (z.B. Chlamydieninfektionen) oder solchen mit langem Verlauf kann häufig kein Titeranstieg und möglicherweise auch keine (neue) IgM-Bildung festgestellt werden. Bei Patienten mit Immundefekten kann die Antikörperbildung gestört sein. Es lassen sich dann trotz der Infektion keine Antikörper nachweisen.

3.1.5 Nachweis erregerspezifischer Antikörper

Der Nachweis erregerspezifischer Antikörper erfolgt mit **bekannten Antigenen**. Diese können durch Präparation aus dem gesuchten Erreger gewonnen oder gentechnisch hergestellt werden. Es kommen einzelne Antigene oder Antigengemische (im Western-Blot aufgetrennt) zum Einsatz.

Die Prinzipien der häufig verwendeten Verfahren sind in Tabelle 3.4 zusammengefasst.

3.1.6 Nachweis erregerspezifischer T-Zellen

Spezifische T-Zellen können in vitro mittels Proliferationstests oder in vivo mit Intrakutantests nachgewiesen werden.

Zytokinnachweise mittels ELISA liefern heute ebenfalls aussagekräftige Informationen über die T-Zell-abhängige Immunantwort. In **Immunospottests** wird direkt die Zytokinsyntheseaktivität einzelner Zellen gemessen. Auch die IgM- oder IgG-Bildung der B-Zellen lässt sich so bestimmen.

Proliferationstests

Prinzip. Antigen, antigenpräsentierende Zellen und Lymphozyten werden kokultiviert. Sind erregerspezifische T-Zellen vorhanden, so erkennen sie das präsen-

Tabelle 3.4. Labordiagnostische Verfahren zum Nachweis von Antikörpern mit BEKANNTEN Antigenen

	Verfahren	Beschreibung
	Präzipitation	lösliches Antigen + löslicher Antikörper (Präzipitation von Antigen-Antikörper-Komplexen im Äquivalenzbereich der Heidelberger-Kurve)
	Agglutination	korpuskuläres Antigen + löslicher Antikörper (aktiv) lösliches Antigen + korpuskulärer Antikörper (passiv) Latexagglutination: Korpuskel = Latex Hämagglutination: Korpuskel = Erythrozyt
	Komplement-Bindungs-Reaktion	lösliches Antigen + löslicher Antikörper → Verbrauch von Komplement Nachweis des Komplementverbrauches durch ein hämolysierendes System (Erythrozyten + Anti-Erythrozyten-Antikörper): Hämolyse bei fehlendem Komplementverbrauch
	Sandwich-Test	Antigen gebunden an eine feste Phase + gesuchter Antikörper + markierter Anti-Antikörper (anti-human oder klassenspezifisch für IgG, IgM oder IgA) IFT: fluorochrom-markierter Antikörper ELISA: enzym-markierter Antikörper RIA: radioaktiv markierter Antikörper
	Western-Blot	gelelektrophoretische Auftrennung eines bekannten Antigengemisches und Überführung der Banden auf Nitrozellulose (= Blotten) Zugabe des gesuchten Antikörpers und Nachweis der Antikörperbindung mit dem Sandwichverfahren
	Capture-Test	Anti-Antikörper (anti-human oder klassenspezifisch für IgG, IgM oder IgA), gebunden an einer festen Phase, »fängt« Antikörper (ggf. klassenspezifisch) Spezifitätsnachweis durch Antigenzugabe Nachweis der Antigenbindung mit einem markierten antigenspezifischen Antikörper (anderes Epitop)
	Neutralisations-Test	schädigendes antigenes Agens (Erreger, Toxin) + Zielzelle + neutralisierender Antikörper der neutralisierende Antikörper verhindert die Schädigung (z. B. zytopathische Effekte)
	Hämagglutinations-Hemm-Test	antigenes Hämagglutinin + Erythrozyten + Antikörper der Antikörper verhindert die Hämagglutination durch das Antigen

tierte Antigen und vermehren sich, was anhand des Einbaus von tritiummarkiertem Thymidin in die DNS der proliferierenden Zellen festgestellt werden kann.

Aussage. Sind spezifische T-Zellen vorhanden, hat eine Infektion stattgefunden. Eine Aussage über den Zeitpunkt der Infektion kann nicht getroffen werden, quantitative Angaben sind nicht möglich.

Intrakutantests

Prinzip. Das Antigen wird intrakutan appliziert. Antigenpräsentierende Zellen der Haut verarbeiten und präsentieren das Antigen, das von antigenspezifischen T-Zellen erkannt wird. Diese vermehren sich lokal; es entsteht nach 24–72 h eine Papel (Allergie vom verzögerten Typ).

Aussage. Sind spezifische T-Zellen vorhanden, hat eine Infektion stattgefunden. Eine Aussage über den Zeitpunkt der Infektion ist nicht möglich.

Anwendung. Die häufigste Anwendung ist die **Tuberkulintestung** im Rahmen der Tuberkulosediagnostik.

3.2 Virologische Labordiagnose

Die Besonderheiten der virologischen Diagnostik werden im Folgenden dargestellt.

3.2.1 Viruszüchtung

Die Züchtung kann auf verschiedenen Wegen erfolgen:

Versuchstier. Zur Anzüchtung und zur Fortzüchtung ist für einige Viren das Tier der bestgeeignete Wirt.

Die Isolierung von Coxsackie-Viren vom Typ A (die sich nicht in der Zellkultur vermehren) kann in der Saugmaus erfolgen. Die erwachsene Maus wird zur Isolierung des Virus der Lymphozytären Choriomeningitis und des Tollwut-Virus verwandt.

Bei manchen Viren ergeben sich im Tierversuch charakteristische Verlaufssymptome und bestimmte pathohistologische Gewebsveränderungen, die eine Identifizierung erlauben.

Bebrütetes Hühnerei. Das bebrütete Hühnerei hat drei mit einer einheitlichen Zellschicht ausgekleidete Höhlen. Die Zellschichten dieser Höhlen sind für die

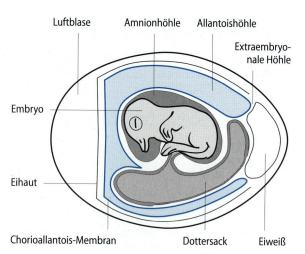

Abb. 3.5. Das bebrütete Hühnerei. Für Züchtungszwecke werden etwa 9–10 Tage bebrütete Hühnerembryonen benutzt. Sie dienen zur Isolierung und Züchtung von Viren und Rickettsien: 1) die Amnionhöhle für die Isolierung des Influenza-Virus, 2) die Allantoishöhle zur Mengenzüchtung von Influenza-Virus, 3) der Dottersack für die Züchtung von Rickettsien, 4) auf der Chorioallantois-Membran lassen sich das Pocken- bzw. Vaccinia-Virus und das HSV züchten

Vermehrung zahlreicher Virusarten geeignet. Amnion- und Allantoishöhle werden für die Isolierung bzw. Züchtung von Influenza-Viren verwendet. Das Pocken-Virus und das HSV vermehren sich in den Zellen der Chorioallantois-Membran unter Ausprägung charakteristischer Veränderungen (Plaques).

Zellkultur. Die Zellkultur ist das wichtigste Handwerkszeug des Virologen. Sie hat die molekularbiologische Betrachtungsweise des Parasitismus von animalen Viren erst möglich gemacht.

Die in der Kultur gehaltenen Zellen verändern sich nach der Explantation morphologisch, biochemisch und bezüglich ihrer Membran. Man spricht von »Entdifferenzierung«. Für den Virologen wichtig ist die Tatsache, dass einige Zellspezies, die in vivo für gewisse Viren unempfänglich sind, diese Eigenschaften in der Kultur verändern. So können die in vivo unempfindlichen Affennierenzellen nach der Züchtung in der Kultur mit Polio-Virus infiziert werden.

Es gibt zwei Grundformen der Zellkultur: Die **primäre** und die **permanente** Kultur.

Primäre Zellkulturen. Primäre Zellkulturen werden jedesmal direkt vom lebenden Tier aus gewonnen.

Beispiele sind: Affennierenzellen, Hühnerfibroblasten, menschliche Amnionzellen.

Die Zellen werden aus ihrem natürlichen Gewebeverband enzymatisch herausgelöst und in Kulturgefäßen mit geeigneten Kulturflüssigkeiten gezüchtet. Sie wachsen dann zum Monolayer aus. Der größte Teil der Primärkulturen lässt sich in vitro nur über wenige Passagen weiterzüchten: Sie degenerieren schnell und sterben ab. Eine Affennierenzelle z. B. ist empfänglich für Polio-Viren, Coxsackie-Viren Typ B, ECHO- und Masern-Viren. Die Verwendung frischer Organe oder Gewebe für die Anlegung von Zellkulturen birgt aber die Gefahr der Isolierung von Viren aus dem Gewebe als »blinde Passagiere«, die das Versuchsergebnis verfälschen. Bereits das Spektrum der Zellen, in denen sich ein Isolat vermehrt, erbringt Hinweise auf die Gruppenzugehörigkeit; so repliziert sich z. B. das Polio-Virus in Affennierenzellen, aber nicht in Kaninchennierenzellen.

Diploide Zellkulturen. Die meisten Vertebratenzellen sterben in vitro nach etwa 50–100 Passagen ab. Es handelt sich dabei z. B. um menschliche Lungenfibroblasten oder Hautfibroblasten. Diese Zellen sind bei guten Züchtungsbedingungen diploid, also mit dem normalen Chromosomensatz ausgestattet. Auf WI-38-Zellen und embryonalen Lungenzellen des Menschen lassen sich Rhino-Viren sowie Tollwut-Virus, Varizellen-Virus, Zytomegalie-Virus und HSV züchten.

Permanente Zellkulturen. Bei einigen, ursprünglich zur Primärkultur verwendeten Zellen hat sich herausgestellt, dass sie sich über Jahrzehnte hinweg züchten lassen. Auch diese Zellen besitzen ein charakteristisches Empfänglichkeitsspektrum für Viren.

Die Zellen der permanenten Kultur weisen fast immer Abweichungen im Hinblick auf den normalen (euploiden) Chromosomensatz auf. Die Aberrationen sind entweder von Anfang an vorhanden (z. B. bei Tumorzellen), oder sie entstehen im Verlaufe der Kultur als **Aneuploidie** aus ursprünglich diploiden Zellen. Die Ursache der Dauerzüchtbarkeit ist in verschiedenen Mutationsschritten unabhängig von Onkogenen und Suppressorgenmutationen zu suchen, die die Wachstumskontrolle regulieren, u. a. von einer Telomerase (▶ S. 482).

Plaque-Methode. Man bezeichnet die Anzahl der infektiösen Viruspartikel, die ausreicht, um einen Plaque zu erzeugen, als eine »Plaque-forming-unit« (PFU); im Idealfall entspricht sie einem einzigen Viruspartikel: Nach Adsorption und Penetration einer verdünnten Viruslösung werden die Zellen gewaschen und der infizierte Zellrasen mit flüssigem Agar (45 °C) überschichtet. Durch den festgewordenen Agar bleibt die Infektion auf die Umgebung der primärinfizierten Zelle beschränkt, die dem ZPE anheimfällt. Nach wenigen Tagen färbt das dann zugefügte Neutralrot (»Vitalfärbung«) die noch lebenden Zellen an und die Plaques erscheinen hell in dem rötlich gefärbten Zellrasen. (Infektion im Zellrasen mit Ausbildung eines lokalisierten zytopathischen Effektes = »Loch im Zellrasen«).

Der gelungene **Infektionsversuch** zeigt sich in der Kultur vielfach durch charakteristische Veränderungen an. Diese können entweder durch direkte Beobachtung der Kultur im Mikroskop (schwache Vergrößerung) oder mit Hilfe von besonderen Laboratoriumsmethoden festgestellt werden.

Folgende Methoden sind gebräuchlich:
— Mikroskopische **Darstellung des zytopathischen Effektes** und die **Plaquebildung**;
— Nachweis von **virusspezifischem Antigen** auf der Zelloberfläche oder innerhalb der Zelle, z. B. in Einschlusskörperchen (IFT);
— Nachweis von virusspezifischem Antigen in der Kulturflüssigkeit (»**Antigen-ELISA**«).

Die Isolierungsrate lässt sich steigern, wenn aus der Isolierungsflüssigkeit das jeweilige Virus auf den Zellrasen zentrifugiert wird.

Die **Darstellung von virusspezifischen Antigenen** in infizierten Zellen ermöglicht es schon vor Auftreten des ZPE (z. B. bei ZMV), die befallenen von den nichtbefallenen Zellen zu unterscheiden und das Vorhandensein von Virus nachzuweisen.

Die im Folgenden beschriebenen Methoden sind in Gebrauch:

Fluoreszenz-Färbung von viruskodiertem Antigen mit markierten Immunseren. Dabei werden der auf einem Objektträger oder Deckgläschen gewachsene, infizierte Zellrasen oder Ausstriche zellhaltiger Sekrete fixiert und dann mit einem bekannten virusspezifischen Immunserum behandelt und gewaschen. Anschließend wird das Präparat mit einem fluoreszeinmarkierten Antiimmunglobulin überschichtet, wobei sich die Spezifität des Antiglobulins gegen antivirale Antikörper des unmarkierten, virusspezifischen Immunserums richtet. Das Präparat wird im UV-Licht mikroskopiert (IFT). So ist auch der Antigennachweis direkt in Zellen von Bronchialsekreten etc. oder in Gewebeschnitten möglich (ELISA, Henle-Test, s. w. u.).

Hämadsorption. Hierbei wird nach Antigenen in der Zellmembran gefahndet, die unmittelbar mit Erythrozyten reagieren und diese binden (Beispiel: Hüll-Antigen der Myxo-Viren). Man setzt der Zellkultur Erythrozyten (Mensch, Schaf) zu und stellt fest, ob diese an den infizierten Zellen verankert werden; ist dies der Fall, so erscheinen nach vorsichtigem Abspülen charakteristische Erythrozytenhaufen (Rosetten). Die mit IgG beladenen Erythrozyten (gegen bestimmte Oberflächenantigene) lassen sich auch zum Nachweis von viruskodierten Fc-Rezeptoren benutzen.

Nachweis von virusspezifischen Antigenen in der Kulturflüssigkeit. In den Fällen, bei denen der ZPE ausbleibt, kann man die »symptomlos« verlaufende Virusvermehrung durch den Nachweis des ausgeschleusten Virusmaterials im Kulturüberstand beweisen. Der Nachweis erfolgt in vielen Fällen durch die **Komplementbindungsreaktion** unter Verwendung eines virusspezifischen Immunserums als Reagenz. In anderen Fällen nutzt man die **hämagglutinierende Wirkung** der Virionen direkt, d. h. ohne Antiserum, aus.

Hämagglutination. Einzelne Viren haben die Eigenschaft, Erythrozyten von bestimmten Spezies zu agglutinieren (z. B. Influenza-, Masern-, Röteln-, Mumps-, Adeno-Viren). Diese Eigenschaft lässt sich zu ihrer Identifizierung ausnutzen. Die **Hemmung der Hämagglutination** erlaubt eine Bestätigung des Ergebnisses.

Will man ein hämagglutinierendes Virus identifizieren, so bringt man mehrere Ansätze einer hämagglutinierenden Virusverdünnung jeweils mit Antiseren gegen die in Betracht kommenden Viren zusammen. Man bebrütet die Mischung und stellt nach der Zugabe der als Indikator dienenden Erythrozyten fest, welches der eingesetzten und bekannten Antiseren die hämagglutinierende Eigenschaft blockiert hat (= Hämagglutinationshemmung). Das Virus ist dann diesem Serum homolog.

Neutralisation. Beim Neutralisationstest, wie er zur Virusidentifizierung ausgeführt wird, stellt man im Prinzip fest, ob der zytopathische Effekt eines bestimmten Virusisolates gegenüber einer Zellkultur durch vorherige Bebrütung des Virus mit einem Immunserum bekannter Spezifität aufgehoben wird.

Antigen-ELISA. Ein häufig benutztes Verfahren zum Nachweis von Viren in Körperausscheidungen (Rota-Virus im Stuhl) oder Virus-Antigenen im Serum (HBsAg oder HBeAg im Serum) ist der Antigen-ELISA. Die Anwendung wird auf ▶ S. 887 beschrieben.

Analyse der Virus-DNS durch Restriktionsenzyme. Seit einigen Jahren benutzt man zur Feindifferenzierung von Viren (HSV, VZV, ZMV, Adeno-Virus) die Analyse der Virus-DNS durch Restriktionsenzyme.

Man kann z. B. feststellen, ob das HSV eines Neugeborenen mit einem Herpes neonatorum von der Mutter, vom Vater oder von der Säuglingsschwester auf das Kind übertragen wurde. Damit wird es möglich, eine **Fein-Typisierung** zu betreiben, wenn andere Verfahren keine Unterscheidung mehr zulassen. Auch die **PCR-vermittelte Amplifikation** bestimmter, charakteristischer Genabschnitte und anschließende **Sequenzierung** dient diesem Ziel. Um die DNS-Fragmente im Agarose-Gel feststellen zu können, muss die DNS entweder mit ^{32}P markiert sein oder eine DNS-spezifische Fluoreszenz im UV-Licht festgestellt werden (▶ s. S. 895).

Polymerase-Kettenreaktion. Sie findet Anwendung für diagnostische Zwecke (z. B. Herpes-Enzephalitis-Verdacht) oder als Routine-Diagnostik, bei der Verlaufskontrolle der Zytomegalie oder der Hepatitis B und C. Bei HIV-Infizierten gelingt sogar der RNS-Nachweis, wenn noch keine Antikörper gebildet worden sind. Die Methode der PCR ist auf ▶ S. 894 geschildert.

Die PCR dient zum Nachweis kleinster Mengen an DNS oder RNS bis in den Femtogrammbereich (10^{-15} g), wenn die klassischen Nachweismethoden für Virusinfektionen nicht mehr ansprechen. Virus-RNS muss vorher in DNS umgeschrieben werden (= RT-

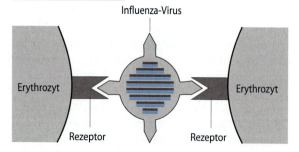

◘ Abb. 3.6. Die Hämagglutination. Einige Viren besitzen die Eigenschaft, bestimmte Erythrozyten zu agglutinieren. Das Virus bindet sich an je einen Rezeptor zweier Erythrozyten, sodass schnell sedimentierende Agglutinate entstehen. Diese Bindung lässt sich durch Zugabe von Immunseren hemmen (Hämagglutinationshemmung)

PCR). Die **Quantifizierung** der z. B. im Plasma vorhandenen DNS oder RNS von Viren (HCV oder HBV) erfolgt mit der »**real-time-PCR**« im Light-Cycler oder taqman-Verfahren. Wichtig ist auch die Genotypisierung z. B. bei HCV-Infektionen.

Die **Identifizierung** des in der Zellkultur oder im Hühnerei gezüchteten Virus erfolgt serologisch oder molekularbiologisch. Das virushaltige Kulturmaterial wird als unbekanntes Antigen betrachet und mit Hilfe von virusspezifischen Antiseren als authentischen Reagentien untersucht.

Es kommen die Methoden
- der Neutralisation,
- der Immunfluoreszenz,
- des Antigen-ELISA zur Anwendung. Weiter:
- Hämagglutination,
- Immunhistologie,
- PCR,
- Elektronenmikroskopie (Nachweis von Pocken- und Herpes-Viren).

3.2.2 Nachweis von Antikörpern gegen Viren

Prinzip des Neutralisationstests. Treffen homologe Antikörper mit den außenliegenden Epitopen des Virions zusammen, so entsteht ein Virus-Antikörper-Komplex, an den sich u. U. noch Komplement anlagert. Hierdurch werden die Außenstrukturen, mit deren Hilfe sich das Virus an die Wirtszellmembran bindet, sterisch blockiert: Das betreffende Virion büßt seine Infektiosität ein (Virusneutralisation). Erkennt der Antikörper nur solche Epitope, die in der Tiefe des Virions liegen, so ist er zur Neutralisation unfähig. Nicht jeder virusspezifische Antikörper ist somit neutralisierend. Als **Neutralisationstiter** wird der Verdünnungsfaktor derjenigen Serumprobe angegeben, welche die Virusvorlage im Hinblick auf ihre Infektiosität unwirksam macht, d. h. wo der ZPE ausbleibt. Die Infektiosität des Virus wird in der Regel mit der Zellkultur geprüft. Findet man zwischen den beiden Serumproben des Patienten eine Titerdifferenz von mindestens dem Vierfachen (zwei Verdünnungsstufen), so ist der Schluss auf eine **akute Erkrankung** berechtigt.

Prinzip des HHT. Versetzt man hämagglutinierende Viren mit einem Immunserum, welches außenliegende Epitope des Virions erkennt, wird der Antikörper an das Viruspartikel gebunden. Der gebundene Antikörper behindert dann sterisch die für die Hämagglutination maßgebenden Außenstrukturen des Virions; dadurch verliert das Virus seine hämagglutinierende Fähigkeit. Mit diesem System kann man bei hämagglutinierenden Viren das Oberflächenantigen untersuchen und es identifizieren. Der Hämagglutinations-Hemmungstest, auch nach seinem Erstbeschreiber Hirst-Test genannt, kann zur Antikörperbestimmung bei Influenza, Mumps, Masern und Röteln verwendet werden.

Man stellt fest, in welcher Verdünnung das geprüfte Serum die Hämagglutination noch völlig verhindert, d. h. bis zu welcher Serumverdünnung die durch Antikörper bedingte Hämagglutinationsblockade reicht. Zur Positivbewertung ist eine Differenz von mindestens zwei Titerstufen notwendig. Unspezifische Inhibitoren im Serum (z. B. Rheumafaktoren, RF) können Antikörper vortäuschen, z. B. bei den Röteln. Ihre sachgerechte Entfernung ist deshalb wichtig.

Die hämagglutinationshemmenden Antikörper spiegeln die belastbare Immunität wider, sie bleiben noch lange nach Überstehen der Krankheit nachweisbar. Ihr Nachweis ist bei Durchseuchungsuntersuchungen z. B. im Hinblick auf Influenza oder Röteln von großem Wert.

Komplementbindungsreaktion (KBR). Komplementbindende Antikörper im Patientenserum werden mit einem Virusantigen als authentischem Reagenz nach den Prinzipien der Komplementbindungsreaktion (Wassermann-Reaktion) erfasst. Die Reaktion muss immer **quantitativ** angesetzt und sollte an einem Serumprobenpaar vorgenommen werden. Auch hier muss für die Diagnose einer akuten Infektion der Titerunterschied mindestens zwei Verdünnungsstufen betragen. Bei einigen Virus-Antigenen ergibt die KBR auch bei manifesten Erkrankungen nur niedrige Titer. Dies gilt z. B. für Coxsackie- und für die Polio-Erkrankungen. Hier besteht die Möglichkeit, die KBR durch den Einsatz des ELISA-Prinzips zu ersetzen.

Henle-Test. Als Henle-Test bezeichnet man einen Sandwich-Fluoreszenz-Test mit dem Serum des Kranken oder des Rekonvaleszenten; als Antigen dienen die Antigene des Epstein-Barr-Virus. **Kapsidantigene** befinden sich in 1–10% der Zellen aus lymphoblastoiden Linien. Man gewinnt die Ausgangszellen aus Burkitt-Tumoren, führt sie über längere Zeit in vitro fort und streicht sie schließlich auf dem Objektträger aus: Das gleiche Kapsidmaterial kommt auch in Lymphozyten von Mononukleose-Kranken vor, sofern die Zellen in vitro kultiviert worden sind und mehrere Generationen durchlaufen haben (Tabelle 15.1 ► S. 630).

3.3 Molekularbiologische Nachweisverfahren

E. C. Böttger

Die Verschiedenheit aller Organismen beruht auf Unterschieden der DNS- bzw. RNS-Sequenzen; sämtliche Informationen über Aufbau, Struktur und Aktivität bzw. Funktion eines Organismus sind darin enthalten. Damit eignen sich Sequenzuntersuchungen für eine Vielzahl von Fragestellungen:

- Nachweis von Mikroorganismen (z. B. Chlamydien, Legionellen, Mykobakterien, Mykoplasmen, Bartonellen, HIV, Hepatitis-C-Virus, Herpes-simplex-Virus u. a.).
- Nachweis von Virulenzfaktoren (z. B. Toxine bei Escherichia coli, Staphylococcus aureus, Clostridium difficile).
- Nachweis von Resistenzgenen (z. B. Methicillin-Resistenz bei Staphylococcus aureus, Rifampicin-Resistenz bei Mycobacterium tuberculosis, Vancomycin-Resistenz bei Enterokokken oder z. B. Zidovudin- und Lamivudin-Resistenz bei HI-Viren).
- Epidemiologische Untersuchungen.

Der molekularbiologische Nachweis von Mikroorganismen basiert auf der Kenntnis **erregerspezifischer Nukleotidsequenzen**. Prinzipiell eignet sich eine ganze Reihe von Genen für den Nachweis von **Bakterien**, besonders jedoch Strukturen wie die ribosomalen Nukleinsäuren (16S- und 23S-rRNS). Ribosomale Nukleinsäuren sind Bestandteil der Ribosomen. Verschiedene Regionen innerhalb des 16S/23S-rRNS Moleküls ändern sich mit unterschiedlichen Mutationsraten, sodass hochkonservierte und variable Bereiche unterschieden werden können. Diese Struktur der ribosomalen Nukleinsäuren erlaubt, Nukleinsäuresequenzen zu definieren, die praktisch jedwede gewünschte taxonomische Spezifität aufweisen, seien es Ordnung, Familie, Gattung oder Art. Die Nukleinsäure von **DNS-Viren** lässt sich durch die Polymerasekettenreaktion (PCR), die von RNS-Viren erst nach Umschreibung in DNS (**RT-PCR**; reverse-Transkriptions PCR) nachweisen.

DNS ist relativ unempfindlich gegen äußere Einflüsse, die Nachweismethoden sind unabhängig von der Vermehrungsfähigkeit des gesuchten Mikroorganismus.

Für epidemiologische Fragestellungen, z. B. die Aufklärung von Infektketten, ist es notwendig, Sequenz-Merkmale zu kennen, die ein Isolat nicht auf artspezifischer, sondern auf stammspezifischer Ebene charakterisieren. Die Technik der genetischen Typisierung, eine als Restriktionslängenpolymorphismus (▶ s. S. 895) bezeichnete Genanalyse, beruht darauf, dass das Genom an vielen Stellen Mutationen, Insertionen oder Deletionen (d. h. sog. Polymorphismen) aufweist. Aus statistischen Gründen werden durch Mutationen häufig Erkennungsstellen von Restriktionsenzymen bzw. durch Insertionen die Anzahl von Nukleotiden, die ein durch zwei Schnittstellen definiertes Fragment umfasst, verändert. Mit Hilfe von gelelektrophoretischen Auftrennungsverfahren, eventuell kombiniert mit anschließender Hybridisierung, lassen sich diese genetischen Merkmale sichtbar machen, weil unterschiedlich lange Fragmente jeweils unterschiedliche Wanderungsgeschwindigkeiten in der Elektrophorese aufweisen.

Folgende Verfahren werden eingesetzt (▶ s. a. ◻ Tabelle 3.3):

Hybridisierung. Ein bekannter Nukleinsäureabschnitt wird durch molekulare Hybridisierung mit einer basenkomplementären Nukleinsäuresonde (**Sonde**) nachgewiesen. Hybridisierung ist die unter geeigneten Bedingungen stattfindende Bildung eines doppelsträngigen Nukleinsäuremoleküls zweier gegenläufiger einzelsträngiger Nukleinsäuremoleküle (DNS-DNS oder DNS-RNS). Die Bildung dieses doppelsträngigen Nukleinsäuremoleküls beruht auf intermolekularen Wasserstoffbrücken-Bindungen zwischen komplementären Basen der beiden Einzelstränge und setzt somit eine gewisse Ähnlichkeit derselben voraus (identisch bzw. teilidentisch). Das Prinzip der Nukleinsäurehybridisierung macht sich die Basenpaarregel zunutze, wonach ein Adenin mit einem Thymidin bzw. ein Guanin mit einem Cytosin in Wechselwirkung tritt. Dabei stellen zwei (A-T-Paar) bzw. drei (G-C-Paar) Wasserstoffbrücken die bindenden Kräfte zwischen komplementären DNS-Einzelsträngen dar.

Bei Nukleinsäuresonden handelt es sich entweder um klonierte Genfragmente oder um kurze, synthetisch hergestellte Einzelstrang-DNS-Moleküle, so genannte Oligodesoxyribonukleotide, kurz Oligonukleotide. Derartige Sonden sind mit einer leicht nachweisbaren Markierung versehen.

Meist wird die nachzuweisende Nukleinsäure auf eine feste Phase aufgebracht (Nitrozellulose, Mikrotiterplatte), denaturiert (sodass Einzelstränge vorliegen), fixiert und mit einer in Lösung befindlichen Sonde (= Nachweissonde) hybridisiert (◻ Abb. 3.7). Unter geeigneten Denaturierungsbedingungen entstehen aufgrund der Basenpaarung **Hybride** aus Sonden-DNS und nachzuweisender Nukleinsäure; nicht gebundene Sonden-

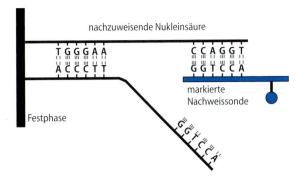

◘ Abb. 3.7. DNS-Hybridisierung (s. Text)

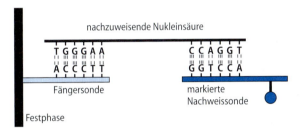

◘ Abb. 3.8. Sandwich-Hybridisierung. Zwei DNS-Sonden, von denen die eine mit einem nachweisbaren Liganden versehen ist, hybridisieren mit unterschiedlichen Sequenzen auf der nachzuweisenden Nukleinsäure. Mittels der Fängersonde, die an eine feste Phase gekoppelt ist, wird die nachzuweisende Nukleinsäure aus einem komplexen Nukleinsäuregemisch isoliert und mittels einer markierten Nachweissonde kenntlich gemacht

moleküle werden abgewaschen. Die Hybride können anschließend anhand der Markierung nachgewiesen werden. Eine Sonderform dieser Methodik stellt die In-situ-Hybridisierung dar. Umgekehrt kann ein Oligonukleotid an eine feste Phase gebunden werden (= Fängersonde) und erlaubt damit die Isolierung der nachzuweisenden DNS aus einem komplexen Nukleinsäuregemisch (◘ Abb. 3.8).

Genamplifikationsverfahren. Genamplifikationsverfahren sind Nachweisverfahren für kleinste Mengen DNS. Eine bestimmte DNS-Sequenz kann dabei unter einer Vielzahl von anderen erkannt und nach ihrer Amplifikation (= Vervielfältigung) nachgewiesen werden.

Prinzipiell beruhen die meisten Genamplifikationsverfahren auf einer spezifischen Vermehrung des gesuchten Nukleinsäureabschnitts in vitro. Die in der Diagnostik meist eingesetzte Methode ist die PCR, die vor allem als »real-time-reaction« wichtig ist und die **Quantifizierung** von RNS oder DNS erlaubt.

Methodisch sind bei Genamplifikationsverfahren folgende möglichen Schwachstellen zu beachten und erfordern entsprechende Kontrollen im Testablauf:
– Extraktion der nachzuweisenden Nukleinsäuren aus dem Probenmaterial (besonders problematisch bei Infektionen mit geringen Erregermengen, z. B. Mykobakterien).
– Mögliche Kontamination durch fremde Nukleinsäuren (die außerordentliche Empfindlichkeit derartiger Methoden, die theoretisch einzelne Nukleinsäuremoleküle nachweisen können, beinhaltet andererseits eine extreme Anfälligkeit für Kontamination = falsch positiver Reaktionsausfall).
– Anwesenheit von Substanzen in der zu untersuchenden Probe, die die Aktivität der eingesetzten Enzyme beeinträchtigen (= falsch negativer Reaktionsausfall).

Das Prinzip von Genamplifikationsverfahren sei an der einfachen Polymerasekettenreaktion dargestellt, die das Modell dieser Verfahren ist (◘ Abb. 3.9).

Zunächst wird die üblicherweise in einem Gemisch vorliegende, nachzuweisende DNS durch Hitzeeinwirkung (95 °C) in Einzelstränge denaturiert. Im nächsten Schritt (Hybridisierung) werden zwei zu jeweils einem Strang komplementäre Oligonukleotide an die Einzelstränge hybridisiert. Die Oligonukleotide sind komplementär zum Anfang und zum Ende der gesuchten DNS-Sequenz. Die Hybridisierung erfolgt durch Absenken der Temperatur (beispielsweise auf 50 °C). In der folgenden Polymerasereaktion fungieren diese Oligonukleotide als Starter für die Neusynthese eines jeweils komplementären DNS-Stranges durch die Polymerase (DNS-Polymerasen können ohne derartige Startoligonukleotide nicht mit der Synthese eines komplementären DNS-Stranges beginnen). Die Polymerase-Reaktion erfolgt bei 72–75 °C und führt zu einer Neusynthese des Komplementärstranges.

Die drei Schritte **Denaturierung**, **Hybridisierung** der Oligonukleotide und **Polymerasereaktion** laufen bei unterschiedlichen Temperaturen ab und bilden einen **Amplifikationszyklus**. Da als einziger Parameter die Temperatur in Abhängigkeit von der Zeit verändert werden muss, ist dieser Prozess auf einfache Weise automatisierbar. Durch mehrmalige Wiederholung derartiger Amplifikationszyklen wird das nachzuweisende DNS-Fragment exponentiell vermehrt. Theroretisch können nach 30 Zyklen 2^{30} derartige Fragmente pro Ausgangsfragment erzeugt werden, in der Praxis liegen die Ausbeuten bei 10^6–10^9.

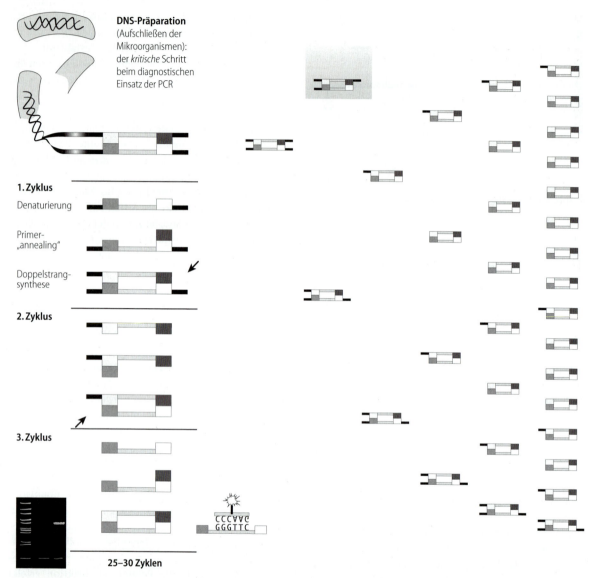

◘ Abb. 3.9. Polymerasekettenreaktion (PCR). Bei der Polymerasekettenreaktion wird ein *bekannter* (erreger)spezifischer DNS-Abschnitt präferentiell in vitro vermehrt (amplifiziert). Die Spezifität der Reaktion basiert auf der Verwendung von *zwei bekannten* Startsequenzen (Primer), die den erregerspezifischen DNS-Abschnitt flankieren: Ein Primer muss am einen Ende zum 5′–3′-Strang am anderen Ende passen (Abb. links). Die Reaktion besteht aus der mehrfachen Wiederholung von Zyklen, die sich jeweils in drei charakteristische Schritte untergliedern: (1) Denaturierung des DNS-Doppelstrangs bei höherer Temperatur (z.B. 94°C); (2) Anlagerung der Primer: Das schafft die doppelsträngige Startsequenz für die Resynthese des Doppelstrangs (bei niedriger Temperatur z.B. 37°C); (3) die thermostabile Taq-Polymerase komplettiert den Doppelstrang von den Startabschnitten (Primeranlagerung) aus (mittlere Temperatur z.B. 68°C), die Abschnitte vor den Startsequenzen werden *nicht* komplettiert! Nach dem dritten Zyklus sind erstmals kurze Doppelstränge entstanden, die nur aus dem spezifischen Abschnitt und den flankierenden Primersequenzen bestehen. Durch weitere Zyklen werden diese Stücke viel stärker vermehrt als Produkte, die zusätzliche DNS-Abschnitte enthalten (Abb. rechts). Die Bevorzugung ist so groß, dass *nur von dem spezifischen Abschnitt* genug produziert wird, um in der gelelektrophoretischen Auftrennung des Reaktionsgemischs als Bande sichtbar zu werden. Die Beurteilung der Reaktion erfolgt anhand der Bandenlaufweite (erwartete Größe/Ladung) und ggf. einer molekularbiologischen Untersuchung des Produkts (Hybridisierung, Sequenzierung)

In der elektrophoretischen Auftrennung der PCR-Produkte stellt sich der Zielabschnitt aufgrund der exponentiellen Vermehrung als charakteristische Bande dar. Eine vorläufige Spezifitätsprüfung kann anhand der Laufweite der Bande erfolgen, eine Bestätigung erfolgt durch Hybridisierung mit spezifischen Sonden oder durch Bestimmung der Nukleotidfolge des Produkts (Sequenzierung).

Restriktionslängenpolymorphismus (RFLP) (= Restriktionsenzymanalyse, RE-Analyse). Enzyme, die Nukleinsäurestränge durch Hydrolyse der Phosphordiesterbindung spalten können, werden als Nukleasen bezeichnet. Restriktionsendonukleasen erkennen für das jeweilige Enzym spezifische Sequenzabschnitte auf doppelsträngiger DNS, wobei die Länge dieser Erkennungssequenz zwischen vier und acht Nukleotiden variiert. An einer definierten Position innerhalb dieser Erkennungssequenz erfolgt dann eine Spaltung des Doppelstranges (so erkennt das Restriktionsenzym SmaI die Basensequenz CCC–GGG und spaltet den DNS-Doppelstrang zwischen dem dritten Cytosin und dem ersten Guanin). Nach Spaltung der DNS mit geeigneten Restriktionsenzymen werden die Nukleinsäurefragmente auf einem Agarosegel entsprechend ihrer Größe aufgetrennt (◘ Abb. 3.10). Nach Denaturierung der doppelsträngigen DNS durch Natronlauge wird diese auf eine Nitrozellulosemembran übertragen, sodass nunmehr ein sequenzspezifischer Nachweis von DNS-Fragmenten durch Hybridisierung mit entsprechenden Sonden möglich ist.

3.4 Mykologische Labordiagnostik

Mikroskopie. Aufgrund ihrer Größe können Pilze im Untersuchungsmaterial lichtmikroskopisch erkannt werden; eine Färbung ist nicht unbedingt erforderlich. Das Vorhandensein großer Mengen von Pilzen im Präparat (z. B. von Mund- oder Vaginalschleimhaut) kann auf deren ätiologische Bedeutung hinweisen.

Anzucht und Identifizierung. Der Erregernachweis bei Pilzinfektionen erfolgt hauptsächlich durch Anzucht auf Spezialkulturmedien, z. B. Sabouraud-Dextrose-Agar. Die nachfolgende Differenzierung erfolgt bei Fadenpilzen morphologisch anhand der Fruktifikationsorgane und der Koloniemorphologie, bei den uniformen Sproßpilzen auch durch biochemische Leistungsprüfung.

Antigennachweis. Antigennachweise werden zusätzlich zur Anzucht durchgeführt (Candida, Cryptococcus, Aspergillus).

Nukleinsäurenachweis, Antikörpernachweis. Diese Verfahren spielen zur Zeit nur eine untergeordnete Rolle.

3.5 Parasitologische Labordiagnostik

Makroskopie. Da adulte Würmer makroskopisch sichtbar sein können, kann die Identifizierung mit dem bloßen Auge erfolgen.

Mikroskopie. Der Nachweis von Parasiten wird wegen ihres charakteristischen Aufbaus in den meisten Fällen morphologisch – mikroskopisch – geführt. Von herausragender Bedeutung ist hierbei die Giemsa-Färbung. Wurmeier können mit verschiedenen Verfahren dargestellt werden; das in der Routinediagnostik am häufigsten eingesetzte Verfahren ist die MIF-Anreicherung (MIF: Merthiolat, Jod-Jodkali-Lösung, Formalin).

Nukleinsäurenachweis. Diese Verfahren spielen zur Zeit keine Rolle in der Routinediagnostik.

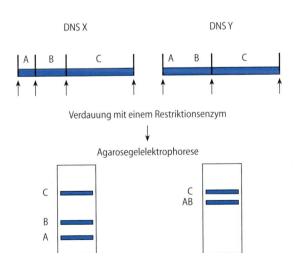

◘ Abb. 3.10. Restriktionslängenpolymorphismus (RFPL; RE-Analyse). Die DNS kann an bestimmten Schnittstellen von einem Restriktionsenzym erkannt und geschnitten werden (↑). Die entstehenden DNS-Fragmente können elektrophoretisch aufgetrennt werden, wobei die Wanderungsgeschwindigkeit der DNS-Fragmente im Gel umgekehrt proportional zu ihrer Länge ist. Abhängig von der Zahl der Schnittstellen entstehen unterschiedliche Fragmentprofile

Antikörpernachweis. Bei einigen Infektionen (Toxoplasmose, Echinokokkose, Amöben-Leberabszess) haben sich Antikörpernachweise für die Diagnosestellung bewährt.

3.6 Empfindlichkeitsprüfung gegen antimikrobielle Substanzen

3.6.1 Allgemeines

Die Empfindlichkeitsprüfung gegen antimikrobielle Substanzen liefert sowohl Daten für die Behandlung des aktuell erkrankten **Individuums** als auch **epidemiologische** Informationen für die Therapie künftiger Patienten. Sie gibt im individuellen Fall an, welches Antibiotikum der Arzt nicht einsetzen darf (wegen nachgewiesener Unwirksamkeit gegen den Erreger); für die Auswahl des einzusetzenden Mittels hat sie nur hinweisende Bedeutung, da sowohl Pharmakokinetik als auch Nebenwirkungen bedacht werden müssen. Die statistische Auswertung vieler Empfindlichkeitsprüfungen führt zu einer Einschätzung der epidemiologischen Resistenzlage (Resistenzspektren); hieraus und aus der Kenntnis des Wirkspektrums können Hinweise für die kalkulierte Initialtherapie abgeleitet werden.

Es ist daher notwendig, dass die Empfindlichkeitsprüfung unter **standardisierten Bedingungen** durchgeführt wird und dass regelmäßig interne und externe Qualitätskontrollen erfolgen. In Deutschland ist diese Standardisierung vom Deutschen Institut für Normung e. V. (DIN) vorgenommen worden (DIN 58940, Beuth Verlag Berlin).

Definitionen

Minimale Hemmkonzentration (MHK). Die minimale Hemmkonzentration ist die niedrigste Konzentration einer antibakteriellen Substanz, die die Vermehrung eines Bakterienstammes unter definierten Bedingungen verhindert.

Minimale bakterizide Konzentration (MBK). Die MBK ist die niedrigste Konzentration einer antibakteriellen Substanz, die einen Bakterienstamm (99,9% der Population unter definierten Bedingungen) abtötet.

Sensibel. Ein Bakterienstamm ist sensibel gegen eine Substanz, wenn deren minimale Hemmkonzentration so gering ist (kleiner oder gleich einer geeignet gewählten Grenzkonzentration), dass bei therapeutisch üblicher Dosierung und geeigneter Indikation am Infektionsort die MHK erreicht oder überschritten wird und damit ein Therapieerfolg zu erwarten ist.

Intermediär. Ein Bakterienstamm wird als intermediär eingestuft, wenn die MHK des geprüften Chemotherapeutikums in einem Bereich liegt (zwischen 2 Grenzkonzentrationen), für den ohne zusätzliche Berücksichtigung weiterer Kriterien keine Beurteilung hinsichtlich des zu erwartenden Therapieerfolges möglich ist.

Das bedeutet: An leicht zugänglichen Lokalisationen kann der Erreger u. U. bei üblicher Dosierung der Substanz eliminiert werden, an schwer zugänglichen Orten aber u. U. nur mit der zugelassenen Höchstdosierung.

Resistent. Ein Bakterienstamm ist resistent gegen eine Substanz, wenn deren MHK so hoch ist (über einer Grenzkonzentration liegt), dass auch bei Verwendung der zugelassenen Höchstdosierung ein therapeutischer Erfolg nicht zu erwarten ist, d. h. die MHK am Wirkort nicht erreicht wird.

Voraussetzungen und Einflussgrößen

Empfindlichkeitsprüfungen können nur mit **Reinkulturen** sinnvoll durchgeführt werden (▶ s. S. 879).

Das Testergebnis hängt von zahlreichen Parametern ab, die standardisiert sein müssen. Wichtige Einflussgrößen sind das **Kulturmedium**, das **Inokulum** (dünner, nicht konfluierender Rasen) und die **Inkubationsbedingungen** (Dauer: 18 ± 2 h, Temperatur: $36\,°C$). Durch regelmäßige interne und externe Qualitätskontrollen (Prüfstämme mit bekannten Ergebnissen, Ringversuche) muss die Einhaltung der Standardbedingungen geprüft werden.

Die Bewertung der Ergebnisse hängt neben den laborinternen Parametern auch von den Dosierungsempfehlungen des Herstellers ab. Diese werden im Rahmen des amtlichen Zulassungsverfahrens festgelegt und sind genormt.

3.6.2 Techniken

Agar- und Bouillonverdünnungstest. Das Antibiotikum wird geometrisch verdünnt; jede Verdünnungsstufe wird mit dem gleichen Inokulum beimpft. Nach der Inkubation wird die Vermehrung anhand der Koloniebildung oder der Trübung bestimmt. Als Ergebnis resultiert die MHK.

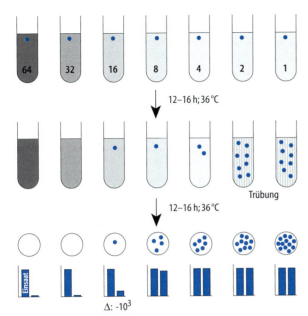

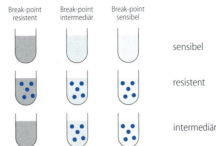

◘ Abb. 3.12. **Mikrobouillondilution: Break-point-Testung.** Durch die Auswahl einer kleinen Zahl von geeigneten Antibiotikakonzentrationen kann bei reduziertem Raumbedarf eine Zuordnung sensibel – intermediär – resistent erfolgen. Die Durchführung in Mikrotiterplatten erlaubt eine gleichzeitige Testung von über 20 Substanzen – daher ist dieses Verfahren im Routinelabor von großer Bedeutung. Die Festlegung der geeigneten Konzentrationen (break points) ist schwierig; sie erfolgt durch das DIN-Institut

◘ Abb. 3.11. **Bestimmung der minimalen Hemm- (MHK) und bakteriziden Konzentration (MBK).** In eine geometrische Verdünnungsreihe des Antibiotikums werden gleiche Bakterienmengen (10^5–10^6/ml) inokuliert. Durch vermehrte Bakterien wird die Bouillon trüb (Schraffur). Die kleinste Konzentration, bei der gerade keine Trübung eintritt, ist die minimale Hemmkonzentration (hier: 4 µg/ml). Durch Überimpfung auf ein antibiotikafreies Medium kann die bakteriostatische von der bakteriziden Wirkung getrennt werden: Abgetötete Bakterien vermehren sich nicht mehr, an der Vermehrung gehinderte, jedoch nicht abgetötete Bakterien können sich wieder vermehren. Die minimale bakterizide Konzentration ist die kleinste Konzentration, bei der eine mindestens tausendfache Reduktion (Faktor 10^3) der Bakterieneinsaat erzielt wird (hier: 16 µg/ml). Die Antibiotikaverdünnungsreihe kann auch in einem bei Gebrauch festen Kulturmedium eingebracht sein (Agardilution); hierbei ist für jede Konzentration eine eigene Agarplatte erforderlich. Der vermehrte Platzbedarf sowie technisch schwierige, quantitative Überimpfungen auf antibiotikafreie Medien sind nachteilig, von Vorteil dagegen ist die Möglichkeit, Bakterien zu testen, deren Vermehrung in flüssigen Medien nicht beurteilt werden kann (z. B. Haemophilus).

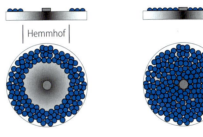

◘ Abb. 3.13. **Agardiffusionstest.** Während der Inkubation diffundiert aus einem Blättchen die Testsubstanz in den Agar: Es entsteht ein radialer Konzentrationsgradient. Dieser ist u. a. abhängig von der Zusammensetzung des Mediums, der Umgebungstemperatur und der Beschickungsmenge des Blättchens. Gleichzeitig entstehen Kolonien aus dem aufgeimpften Isolat. Dies wird jedoch gehemmt, wenn die Antibiotikakonzentration (Gradient s. o.) im Agar die MHK des Isolats überschreitet. Es entsteht ein Hemmhof um das Antibiotikumblättchen. Dessen Durchmesser ist abhängig von der MHK des jeweiligen Isolats; eine Zuordnung zu den Beurteilungen sensibel oder resistent ist nur möglich, wenn eine lineare Beziehung zwischen dem Hemmhofdurchmesser und der MHK besteht

Durch Überimpfung der Verdünnungen ohne sichtbares Wachstum auf antibiotikafreie Medien kann die MBK bestimmt werden: Die Verdünnungen, bei denen dann wieder eine Vermehrung erfolgt, haben nicht zur Abtötung ausgereicht.

Mikrobouillonverdünnungstest (»Break-point«-Methode). Durch die Festlegung von Konzentrationen, die die Unterscheidungen sensibel, intermediär und resistent erlauben, kann die Verdünnungsreihe erheblich verkürzt werden. Diese Konzentrationen werden auch als »break-points« bezeichnet. Als Ergebnis resultiert die Einteilung sensibel, intermediär oder resistent (◘ Abb. 3.12).

		Krankheit	
		ja	nein
Test	+	A	B
Test	−	C	D

$$\text{Spezifität} = \frac{D}{D+B}$$

$$\text{Sensitivität} = \frac{A}{A+C}$$

$$\text{Falsch-positiv-Rate} = \frac{B}{D+B}$$

$$\text{Falsch-negativ-Rate} = \frac{C}{A+C}$$

$$\text{Spezifität} + \text{Falsch-Positiv-Rate} = 1$$

$$\text{Sensitivität} + \text{Falsch-Negativ-Rate} = 1$$

$$\text{Prävalenz} = \frac{A+C}{A+B+C+D}$$

$$\text{Positiver Vorhersagewert} = \frac{A}{A+B}$$

$$\text{Negativer Vorhersagewert} = \frac{D}{D+C}$$

Der positive Vorhersagewert hängt entscheidend von der Prävalenz der Krankheit ab.
Bei sinkender Prävalenz sinkt der positive Vorhersagewert, der negative Vorhersagewert nimmt zu. Bei steigender Prävalenz verhalten sich die Werte umgekehrt.

Große *Sensitivitäts*unterschiede haben nur geringe Änderungen des positiven Vorhersagewerts zur Folge, große *Spezifitäts*unterschiede verändern diesen stark: je geringer die Spezifität (durch niedrige cut-off-Werte) desto geringer der diagnostische Wert des Tests.

Je mehr falsch-postive Ergebnisse, desto geringer die Spezifität; je mehr falsch-negative Ergebnisse, desto geringer die Sensitivität. Niedrige cut-off-Werte führen zu mehr falsch-positiven, hohe zu mehr falsch-negativen Ergebnissen.

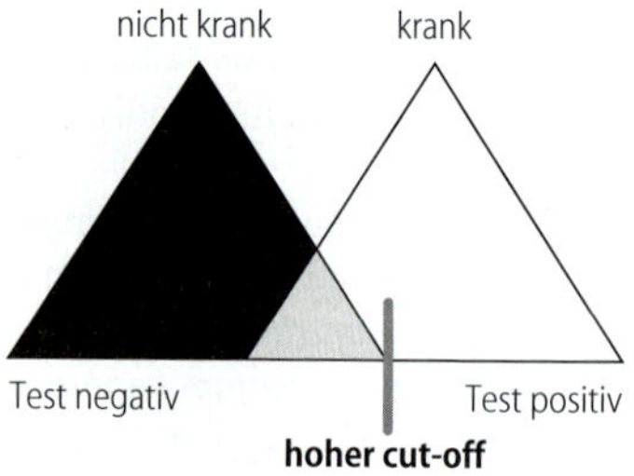

		Krankheit	
		ja	nein
Test	+	10	5
Test	−	0	99985

Spezifität: 99.995%
Sensitivität: 100%
Prävalenz: 0,01%

PPV: 66,67%

		Krankheit	
		ja	nein
Test	+	50000	3
Test	−	0	49997

Spezifität: 99.995%
Sensitivität: 100%
Prävalenz: 50%

PPV: 99,99%

		Krankheit	
		ja	nein
Test	+	10	5
Test	−	0	99985

Spezifität: 99.995%
Sensitivität: 100%
Prävalenz: 0,01%

PPV: 66,67%

		Krankheit	
		ja	nein
Test	+	9	5
Test	−	1	99985

Spezifität: 99.995%
Sensitivität: 90%
Prävalenz: 0,01%

PPV: 64,29%

hoher cut-off

viele falsch negative (grau) –
niedrige Sensitivität – hohe Spezifität

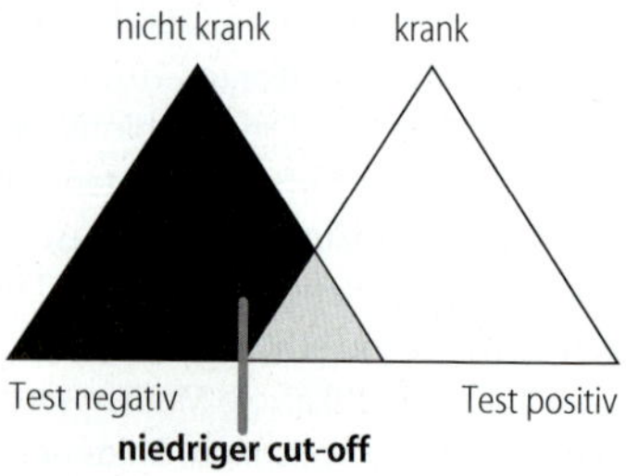

		Krankheit	
		ja	nein
Test	+	10	5
Test	−	0	99985

Spezifität: 99.995%
Sensitivität: 100%
Prävalenz: 0,01%

PPV: 66,67%

		Krankheit	
		ja	nein
Test	+	10	90
Test	−	0	99900

Spezifität: 99.90%
Sensitivität: 100%
Prävalenz: 0,01%

PPV: 10%

niedriger cut-off

viele falsch positive (grau) –
niedrige Spezifität – hohe Sensitivität

● **Abb. 3.14.** Beschreibung und Bewertung von Labortests. Charakterisierende Größen und deren Zusammenhang (cut-off=Grenze zwischen positivem und negativem Testausfall: Dieser wird vom Benutzer durch Vergleich der Testmesswerte bei Kranken und einer gesunden Kontrollgruppe festgelegt)

Agardiffusionstest. Bei diesem routinemäßig am häufigsten zur Anwendung kommenden Test werden antibiotikahaltige Testblättchen auf eine inokulierte Agarplatte aufgebracht. Aus den Blättchen diffundiert das Mittel in den Agar, sodass ein radialer Konzentrationsgradient entsteht. Der Stamm wird in dem Bereich um das Blättchen, in dem Konzentrationen oberhalb der MHK vorliegen, an der Vermehrung gehindert – es entsteht ein Hemmhof (◘ Abb. 3.13). Gemessen wird der Hemmhofdurchmesser. Eine Beurteilung kann nur dann erfolgen, wenn eine lineare Korrelation zwischen dem Hemmhofdurchmesser und der MHK besteht.

3.7 Treffsicherheit diagnostischer Tests

Aus dem positiven oder negativen Ausfall eines Tests kann nicht mit 100%iger Sicherheit auf das Vorliegen oder Nichtvorliegen einer Infektion geschlossen werden. Falsche Testergebnisse können durch Fehler bei der Materialgewinnung (falsches Material, falscher Entnahmezeitpunkt), ungeeignete Transportbedingungen (zu lange, zu warm/zu kalt), und schlechte Testsysteme (zu geringe Sensitivität und Spezifität, s. u.) bedingt sein.

Um die Aussagefähigkeit eines Tests zu beschreiben, stehen vier mathematische Größen zur Verfügung (◘ Abb. 3.14), die im Folgenden erläutert werden.

Sensitivität. Dieser Ausdruck bezeichnet die Wahrscheinlichkeit, mit der ein diagnostisches Verfahren bei einem Infizierten positiv ausfällt. Aus dem Zusammenhang Sensitivität + falsch-negative Testergebnisse = 1 ergibt sich, dass die Sensitivität sinkt, je mehr falsch-negative Ergebnisse entstehen (z. B. durch die Wahl hoher »cut-off«-Werte).

Spezifität. Dieser Ausdruck bezeichnet die Wahrscheinlichkeit, mit der ein diagnostisches Verfahren bei einem Nichtinfizierten negativ ausfällt. Aus dem Zusammenhang Spezifität + falsch-positive Testergebnisse = 1 ergibt sich, dass die Spezifität sinkt, je mehr falsch-positive Ergebnisse entstehen (z. B. durch die Wahl niedriger »cut-off-Werte«). Sensitivität und Spezifität sind testinterne Charakteristika.

Positiver Voraussagewert (»positive predictive value«: PPV). Dieser Begriff bezeichnet die Wahrscheinlichkeit, mit der ein positiver Testausfall das Vorliegen einer Infektion anzeigt.

Negativer Voraussagewert. Dieser Begriff bezeichnet die Wahrscheinlichkeit, mit der ein negativer Testausfall das Nicht-Vorliegen einer Infektion anzeigt.

Für den klinisch tätigen Arzt sind die Vorhersagewerte von entscheidender Bedeutung, da sie ihm sagen, wie wahrscheinlich eine Infektion anhand des Testergebnisses vorliegt oder ausgeschlossen werden kann.

Der positive Vorhersagewert hängt neben der Sensitivität und Spezifität des Tests in entscheidendem Maße von der Prävalenz der Infektion ab.

Große Differenzen in der Sensitivität haben nur geringe Änderungen des PPV zur Folge, hingegen führen große Spezifitätsunterschiede zu erheblichen Unterschieden des PPV. Umgekehrt führen Differenzen in der Sensitivität zu Unterschieden des negativen Vorhersagewerts. Je geringer die Spezifität (bedingt durch mehr falsch-positive Ergebnisse aufgrund niedriger »cut-off«-Werte), desto geringer der diagnostische Wert des Tests.

Syndrome

Sepsis – 903
M. Trautmann, P. M. Lepper

Bakterielle (mikrobielle) Endokarditis – 911
C. Tauchnitz

Bakterielle Meningitis – 916
H. Prange, M. Miksits

Augeninfektionen – 925
K. Miksits, K. Vogt

Infektionen des oberen Respirationstrakts – 931
K. Miksits, C. Tauchnitz

Pneumonien – 935
K. Miksits, C. Tauchnitz

Harnwegsinfektionen – 940
C. Tauchnitz, K. Miksits

Genitaltraktinfektionen und sexuell übertragbare Krankheiten – 945
K. Miksits, C. Tauchnitz

Gastroenteritiden – 951
C. Tauchnitz, K. Miksits

Intraabdominelle Infektionen – 955
C. Tauchnitz, K. Miksits

Arthritis – 959
C. Tauchnitz, K. Miksits

Osteomyelitis – 963
C. Tauchnitz, K. Miksits

Haut- und Weichteilinfektionen – 967
C. Tauchnitz, K. Miksits

Nosokomiale Infektionen – 972
C. Tauchnitz, K. Miksits, A. Kramer

Infektionen bei geriatrischen Patienten – 976
U. Ullmann

Biologische Waffen – eine neue Herausforderung an Diagnostik, Therapie, Klinik und Prävention – 981
J. H. Kuhn, T. Ulrichs

Sepsis

M. Trautmann, P. M. Lepper

❯❯ Einleitung

Als Sepsis (Septikämie) werden in der klassischen Definition von Hugo Schottmüller (Internist, Hamburg, 1867–1936) Krankheitszustände bezeichnet, bei denen aus einem Herd (»septischer Herd«) konstant oder periodisch Mikroorganismen in die Blutbahn eindringen (»septische Generalisation«) und dabei klinische Krankheitserscheinungen hervorrufen. Durch Streuung der Sepsiserreger in andere Körperregionen entstehen neue Herde (»septische Metastasen«). Die Krankheit besteht also aus der »Trias«: Herd – Generalisation – Metastasen (◘ Abb. 1.1). Der Begriff Sepsis wird für Infektionen durch Bakterien oder Pilze verwendet, während beim Auftreten von Viren, Protozoen und Würmern in der Blutbahn von Virämie bzw. Parasitämie gesprochen wird. Auch der Begriff Fungämie für das Vorkommen von Pilzen in der Blutbahn ist üblich. Eine passagere Einschwemmung von Bakterien in die Blutbahn ohne klinische Symptome heißt Bakteriämie.

1.1 Einteilung

Klassische Sepsis. Sie stellt die hämatogene Generalisation einer Lokalinfektion dar. Typische Erreger sind pyogene Kokken und aerobe gramnegative Stäbchen.

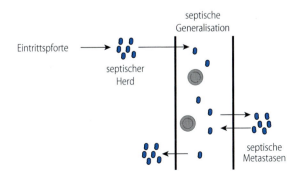

◘ Abb. 1.1. Klassische Sepsis: Herd – Generalisation – Metastasen

SIRS, Septisches Syndrom, »klinische Sepsis«. Auf Intensivstationen werden häufig Zustände beobachtet, die alle klinischen Symptome der Sepsis aufweisen, ohne dass ein Erregernachweis in der Blutkultur gelingt. Die Bezeichnung für diese Zustände ist SIRS (**s**ystemic **i**nflammatory **r**esponse **s**yndrome). Diesen Zuständen liegt eine generalisierte Entzündungsreaktion mit systemischer Freisetzung von proinflammatorischen Mediatoren (Interleukin 1, Interleukin 8, Tumor-Nekrose-Faktor α u. a.) zugrunde, die auch durch nicht mikrobiell bedingte Prozesse wie z. B. akute Pankreatitis, Polytrauma, Verbrennungen, Thrombose, Transplantatabstoßung, akute Nebenniereninsuffizienz, thyreotoxische Krise, anaphylaktische Reaktionen und andere Ursachen ausgelöst sein kann (❯ s. ◘ Abb. 1.2). Klinisch zeigen sich Fieber (Körpertemperatur >38,3 °C) oder Hypothermie (Körpertemperatur <36,0 °C), Tachykardie (Herzfrequenz >90 Schläge/min), Tachypnoe (Atemfrequenz >20 Atemzüge/min; alternativ Zeichen der Hyperventilation mit einem $P_aCO_2 < 32$ mmHg), im Blutbild zeigt sich eine Leukozytose (>12 000 Leukozyten/µl) oder eine Leukopenie (<4000 Leukozyten/µl). Sind 2 oder mehr dieser klinischen Kriterien erfüllt, so kann man, bei entsprechender Anamnese (s. o.), von einem SIRS ausgehen. Weitere klinische Merkmale des SIRS sind (unter anderen) Thrombozytopenie, CRP-Erhöhung, disseminierte intravasale Gerinnung (DIC), unerklärte Laktatazidose, unerklärte Störung der mentalen, hepatischen und renalen Funktion. Auch eine Einschwemmung mikrobieller Toxine in die Blutbahn aus lokalen Infektionsherden verursacht gleichartige Symptome. Liegt dem »SIRS« ein mikrobiell verursachtes Geschehen zugrunde, wird von einer »klinischen Sepsis« oder einem »septischen Syndrom« gesprochen.

Septischer Schock, Multiorganversagen. Der septische Schock ist die schwerste, durch zunächst reversible, später irreversible pathophysiologische Störungen charakterisierte Komplikation einer Sepsis. Er ist gekennzeichnet durch das Vorliegen einer Infektion mit klinischen Zeichen der systemischen Entzündung, Funktionsstörung mehrerer lebenswichtiger Organe und eine therapierefraktäre Hypotension. Häufig verläuft das Schockgeschehen trotz aller Therapiemaßnah-

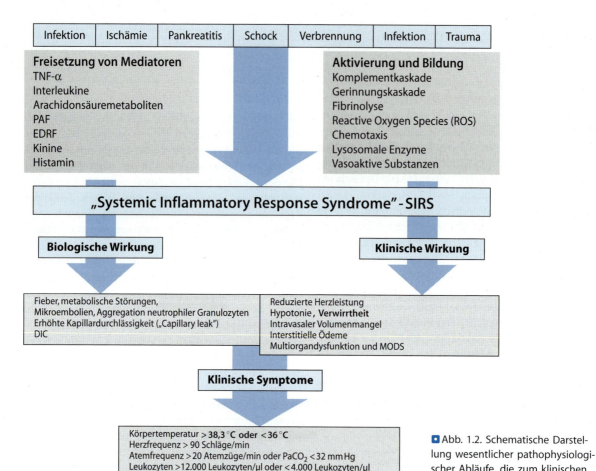

Abb. 1.2. Schematische Darstellung wesentlicher pathophysiologischer Abläufe, die zum klinischen Bild des SIRS führen

men progredient und mündet schließlich in ein Nieren-, Lungen- oder Multiorganversagen. Die Letalität des septischen Schocks liegt bei etwa 70%.

1.2 Epidemiologie

Zur Zeit wird bei ca. 8 von 1000 Krankenhausaufnahmen im Verlauf die Diagnose **Sepsis** gestellt. 50–70% dieser Fälle sind nosokomial entstanden. Auf Allgemeinstationen beträgt das Risiko einer nosokomialen Sepsis ca. 0,5%, auf Intensivstationen ca. 2,5%. Mehr als 50% der Sepsisfälle betreffen 60jährige und ältere Patienten. Die Letalität der Sepsis liegt bei etwa 25%.

1.3 Erregerspektrum

Grampositive Erreger haben die bis etwa 1990 dominierenden gramnegativen Erreger als häufigste Sepsiserreger abgelöst (Tabelle 1.1 und Abb. 1.3). Das Spektrum variiert in Abhängigkeit von der Eintrittspforte bzw. der zugrundeliegenden Lokalinfektion (Tabelle 1.2). Eine besondere Situation besteht bei Patienten mit Immundefekten. Da die Abwehr bekapselter Bakterien ein Zusammenwirken von Antikörpern und Komplement voraussetzt, treten Sepsisfälle durch bekapselte Kokken und Stäbchen vorwiegend bei primärem und sekundärem Antikörpermangel auf. Umgekehrt dominiert bei zellulären Immundefekten (Lymphom, AIDS) die Sepsis durch fakultativ intrazelluläre Erreger (Tabelle 1.3).

◘ Tabelle 1.1. Häufigkeit verschiedener Sepsiserreger, Daten der Paul-Ehrlich-Gesellschaft (PEG) und des Krankenhaus-Infektions-Surveillance-Systems (KISS)

Erreger	PEG			KISS*
	1983–85	1991–92	2000–01	1997–99
Grampositiv (%)	45,6	48,3	50,1	–
davon				
Staphylococcus aureus	19,9	20,4	21,6	15,4
Koagulase-negative Staphylokokken (KNS)	10,4	9,3	9,2	33,9
Enterokokken	5,5	5,5	8,1	12,1
Nicht-hämolysierende Streptokokken	4,1	4,6	4,1	–
Streptococcus pneumoniae	2,5	5,0	3,5	2,5
Hämolysierende Streptokokken	2,6	2,8	2,3	–
Gramnegativ (%)	49,6	47,7	45,9	–
davon				
Escherichia coli	22,0	23,9	22,6	5,4
Klebsiella spp.	5,9	5,4	6,2	5,4
Enterobacter spp.	4,6	3,6	4,2	–
Pseudomonas aeruginosa	4,8	4,2	3,4	3,0
Proteus mirabilis	2,4	2,3	1,9	1,3
Salmonella spp.	1,6	2,1	0,9	–

Pilze finden sich in 3–5% der Fälle; * „device"-assoziierte Sepsis

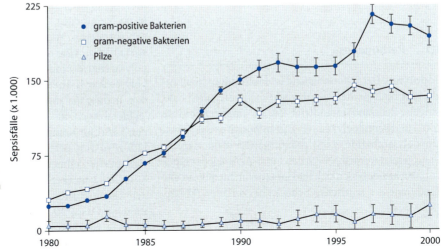

◘ Abb. 1.3. Drastische Zunahme der Sepsisfälle in den USA über einen Zeitraum von 20 Jahren. Gram-positive Erreger haben gram-negative Bakterien als führende Ursache der Sepsis abgelöst

Tabelle 1.2. Sepsis: Erregerspektrum nach Sepsisform

Sepsisform	Erreger
Urosepsis	Escherichia coli andere Enterobakterien seltener Pseudomonas spp.
Venenkathetersepsis	Staphylococcus aureus Koagulase-negative Staphylokokken (Candida)
Postoperative Wundsepsis	Staphylococcus aureus pyogene Streptokokken Enterobakterien
Sepsis bei Cholangitis	Escherichia coli andere Enterobakterien Enterokokken Anaerobier (Bacteroides, Kokken)
Puerperalsepsis Septischer Abort	pyogene Streptokokken Staphylococcus aureus Enterobakterien Anaerobier
Sepsis bei Pneumonie Sepsis bei Lungenabszess	Streptococcus pneumoniae Klebsiellen Anaerobier Staphylococcus aureus Nocardien (bei Immunsuppression)
Sepsis der Enteritis	Salmonellen Campylobacter Yersinien Aeromonas hydrophila

Tabelle 1.3. Sepsis: Erregerspektrum bei Abwehrschwäche

Abwehrdefekt	Erreger
Antikörpermangel Komplementdefekt	Bekapselte Erreger Streptococcus pneumoniae Neisseria meningitidis Haemophilus influenzae Typ B
Leukopenie (z.B. bei Zytostatikatherapie)	Staphylococcus aureus Pseudomonas aeruginosa Enterobakterien Pilze
Lymphome Kortikoidtherapie	Listeria monocytogenes Pilze (bes. Candida) Nocardien
AIDS	Salmonellen Mykobakterien (häufigst Mycobacterium avium/intracellulare) Staphylococcus aureus
Asplenie	Bekapselte Erreger Streptococcus pneumoniae Neisseria meningitidis Haemophilus influenzae Typ B

Makrophagen und Zytokine. Im Mittelpunkt der Wirtsreaktion steht der Blutmonozyt bzw. der Gewebsmakrophage, der nach Stimulation vasoaktive und proinflammatorische Zytokine freisetzt (Abb. 1.4). Voraussetzung hierfür ist die Bindung des Endotoxins und anderer biologisch aktiver Membrankomponenten von Infektionserregern an spezifische Rezeptoren des Makrophagen. Eine Vielzahl von Rezeptoren, die sich je nach Pathogen zu verschiedenen Rezeptor-Komplexen formieren, spielen für die Erkennung bakterieller Bestandteile eine Rolle. Im Serum bindet sich lipopolysaccharid-bindendes Protein (LBP) an Lipopolysaccharid (LPS) und katalysiert den Transfer an den membranständigen Rezeptor CD14. Rezeptormoleküle werden an der Stelle des CD14-Moleküls, das den LPS/LBP-Komplex bindet, zusammengezogen, und LPS wird von CD14 freigegeben. Das freie LPS bindet sich an die Zellmembran und wird an einen Rezeptor-Komplex weitergegeben. Zu dem Komplex gehören u.a. der Chemokin-Rezeptor 4 (CXCR4), die »Heat-shock« Proteine (Hsp) 70 und 90, der Growth differentiation factor 5 (GDF5) und CD55. Wichtig für die Signaltransduktion sind in den Komplexen insbesondere Rezep-

1.4 Pathogenese

Endotoxin. Der Schockzustand ist das Resultat einer Entgleisung biologischer Abwehrreaktionen, die durch bakterielle Zellwandbestandteile (u.a. Lipoteichonsäure (LTA) und Peptidoglykane (PG) grampositiver Bakterien, Lipopolysaccharide (LPS) gramnegativer Bakterien) in Gang gesetzt werden. Durch den Lipid-A-Anteil der Lipopolysaccharide lassen sich im Tierexperiment nahezu alle Symptome des septischen Schocks hervorrufen (Abb. 1.4).

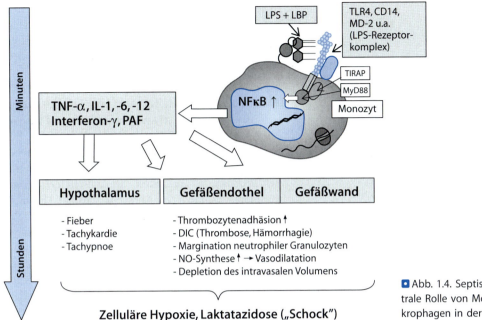

Abb. 1.4. Septischer Schock. Zentrale Rolle von Monozyten und Makrophagen in der Pathogenese

toren der Toll-Familie[1] – z.B. »Toll-like« Rezeptor (TLR) 4 in Verbindung mit MD-2. Aber auch die Integrine CD11 und CD18 kommen zum nunmehr aktivierten Komplex hinzu und vermitteln die Signaltransduktion über eine Vielzahl intrazellulärer Signalkaskaden. Je nach LPS können unterschiedliche Moleküle in einem solchen Komplex zu finden sein. TLR 4 ist bedeutsam für die Erkennung von LPS, während TLR 2 vorrangig mit LTA und PG reagiert. CD14 ist ein wichtiger Co-Rezeptor, der jedoch keine Signaltransduktion vermittelt.

Bestimmte genetische Polymorphismen von CD14 und TLR4 sind mit einer höheren Neigung, eine Sepsis oder einen septischen Schock zu entwickeln, vergesellschaftet. Über eine Aktivierung der intrazellulären Signaltransduktion wird – u. a. über die Transkriptionsfaktoren NFκB und AP1 – die Zytokinsynthese eingeleitet. Tumor-Nekrose-Faktor-α (TNF-α) sowie Interleukin 1 (IL1) gehören hierbei zu den hauptsächlich synthetisierten Substanzen ▶ s. ◘ Abb. 3.26); ihre Wirkung wird durch das gleichzeitig freigesetzte Interferon-γ (IFN-γ) und Interleukin 6 (IL6) verstärkt. IL1 und TNF-α wirken synergistisch und rufen Fieber, Blutdruckabfall, eine T- und B-Zellaktivierung sowie eine vermehrte Ausprägung von Adhäsionsmolekülen auf Endothelzellen hervor. Die Ausschüttung von TNF-α, IL1 und IFN-γ führt unter Mitbeteiligung des Platelet Activating Factors (PAF) zu einer gesteigerten Bildung der NO-Synthasen in Endothel und mononukleären Zellen. Die Produktion von Stickoxid (NO) bewirkt Vasodilatation, verhindert Thrombozytenaggregation und Leukozytenadhäsion und verbessert die Mikrozirkulation. Darüber hinaus wirkt NO direkt bakterizid. Eine NO-Überproduktion führt zum hypodynamen septischen Schock, Myokarddysfunktion, Organschädigung und in letzter Konsequenz zum multiplen Organversagen (multiple organ dysfunction syndrome, MODS). Die prognostische Bedeutung von NO im septischen Schock ist nicht geklärt. Verschiedene Substanzen zur Verhinderung der NO-Entstehung (L-NAME, L-NMMA, Methylenblau) werden derzeit in klinischen Studien untersucht.

Komplement. Bis heute konnten drei Wege der Komplementaktivierung identifiziert werden. Der klassische Weg des Komplementsystems wird durch Antigen-Antikörper-Komplexe aktiviert und erfordert alle 9 Komplementproteine. Der kürzlich entdeckte Lektin-Weg des Komplementsystems wird durch Interaktion von

---

[1] Toll-like Rezeptoren sind eine Rezeptorfamilie für die Erkennung molekularer Pathogen-assoziierter Muster (PAMP). Alle TLR aktivieren einen gemeinsamen Signalweg, der unter anderem in der Aktivierung des Transkriptionsfaktors NFκB kulminiert, um eine Reihe stereotyper Reaktionen des Organismus hervorzurufen – z.B. Entzündung. Der komplexe Signaltransduktionsweg findet sich im Internet unter http://stke.sciencemag.org/cgi/cm/stkecm;CMP_8643.

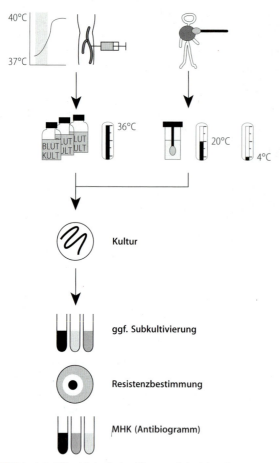

◘ Abb. 1.5. Mikrobiologische Diagnostik bei Sepsis

prägung von C5aR, so dass im Tiermodell die Blockade von IL6 ebenfalls eine höhere Überlebensrate zur Folge hat. Die Blockade von C5a wurde bereits klinisch erfolgreich zur Verhinderung von Ischämie- und Reperfusionsschäden am Myokard eingesetzt.

Arachidonsäure-Metaboliten. Unter Lipid-A-Einfluss wird Arachidonsäure aus membranständigen Phospholipiden zahlreicher Zellsysteme (u.a. Leukozyten, Pulmonalendothelien) abgespalten und zu Leukotrienen und vasoaktiven Prostaglandinen metabolisiert. Eines der Produkte ist die stark vasokonstriktorisch und thrombozytenaktivierend wirkende Substanz Thromboxan A2 (TXA2). Ihre Freisetzung in der pulmonalen Strombahn scheint bei der Entwicklung der Sepsislunge (»adult respiratory distress syndrome«, ARDS) eine wesentliche Rolle zu spielen. Die Inhibition von TXA2 verbessert im Tiermodell nach Endotoxingabe die rechtsventrikuläre Funktion, senkt den Pulmonalarteriendruck und steigert die arterielle Sauerstoffsättigung. Verschiedene Inhibitoren des Arachidonsäuremetabolismus (z.B. Ketoconazol, Ibuprofen, Prostaglandin E1) werden klinisch hinsichtlich eines therapeutischen Effekts bei Sepsis überprüft.

Gerinnungssystem. Einer der am längsten bekannten biologischen Effekte von Lipid A ist die Aktivierung des Gerinnungssystems. Bei überschießender, unkontrollierter Gerinnung kommt es zum Verbrauch von Plättchen und humoralen Gerinnungsfaktoren, vor allem Fibrinogen, mit der Folge diffuser Blutungen in Haut und innere Organe (»Verbrauchskoagulopathie«). Meist ist auch das Fibrinolysesystem aktiviert (▶ s. ◘ Abb. 1.2). Klassisches Beispiel einer durch gramnegative Bakterien induzierten Verbrauchskoagulopathie mit konsekutivem Schock und Einblutung in die Nebennieren ist das Waterhouse-Friderichsen-Syndrom. Das Gerinnungssystem ist daher ein wichtiges Ziel für die Entwicklung von Therapiestrategien gegen die Sepsis. Die Behandlung mit Antikoagulanzien (z.B. Heparin) ist aufgrund der Vernetzung von Gerinnungs- und Inflammationssystem bis zu einem gewissen Grad auch eine Form der antiinflammatorischen Behandlung. Bisher wurden drei Strategien der Antikoagulation klinisch getestet: Inhibition des Tissue-factor-Signalwegs (TFPI), Gabe von Antithrombin (AT)-III und Gabe von aktiviertem Protein C (APC).

Zuckern (Mannose) an der bakteriellen Oberfläche mit dem mannose-bindenden Lektin (MBL) aktiviert. Lipopolysaccharide aktivieren den alternativen Weg des Komplementsystems. Alle Wege konvergieren auf der Ebene von C3 und führen zu den Spaltprodukten C3a und C5a sowie zu dem terminalen Membranangriffskomplex C5b-9, der Poren in den Membranen von Bakterien bildet, was letztlich zu deren Lyse führt.

C5a ist stark proinflammatorisch wirksam und kann, wenn während früher Sepsisphasen exzessiv produziert, eine unkontrollierte proinflammatorische Immunantwort, erhöhte vaskuläre Permeabilität und Gefäßdilatation auslösen.

Dennoch können Chemotaxis, Phagozytose und H2O2-Produktion durch C5a in phagozytotisch aktiven Zellen gehemmt werden, insbesondere wenn C5a reichlich vorhanden ist. Die Blockade von C5a oder des Rezeptors für C5a (C5aR) konnte im Tiermodell die Überlebensrate steigern. IL6 induziert vermutlich die Aus-

1.5 Klinik

Typische klinische Symptome der Sepsis sind unregelmäßiges, schubweises Fieber (»Sägeblattkurve«), Schüttelfrost, Hyperventilation, Blutdruckabfall, Tachykardie, Bewusstseinsstörung und Verwirrtheit. Abszedierende septische Organmetastasen sprechen für eine Staphylokokkensepsis. Kleine, millimetergroße Hautmetastasen (Osler-Knötchen) sowie Streuherde am Augenhintergrund entwickeln sich besonders häufig bei subakuter bakterieller Endokarditis durch Viridans-Streptokokken.

1.6 Mikrobiologische Diagnostik

Der Schwerpunkt der Sepsisdiagnose liegt beim Erregernachweis aus dem Blut und aus dem Sepsisherd (▶ s. ◘ Abb. 1.5).

1.6.1 Untersuchungsmaterial

Sofern es der klinische Zustand zulässt, sollten vor Einleitung einer antibiotischen Therapie 2–3 Blutkulturen abgenommen werden. Die Abnahme der Blutkulturen sollte jedoch nicht durch das Warten auf einen neuen Fieberschub verzögert werden; ggf. kann in kurzem Abstand an verschiedenen Stellen abgenommen werden. Die Entnahme erfolgt durch aseptische Venenpunktion nach sorgfältiger Händedesinfektion. Es werden 20 bis 30 ml Blut entnommen und zu gleichen Teilen in je eine Flasche zur aeroben bzw. anaeroben Bebrütung abgefüllt. Die aerobe Flasche soll nicht belüftet werden. Bei antibiotisch vorbehandelten Patienten verbessert sich der Erregernachweis, wenn der Abnahme der Blutkultur eine 48-stündige Therapiepause vorangeht. Sofern ein Sepsisherd identifiziert wurde, sollte von diesem Material gewonnen und zur mikrobiologischen Untersuchung eingesandt werden (z. B. Abszesspunktat, Mittelstrahlurin, Trachealsekret, Gelenkpunktat).

Lagerung, Transport. Die beimpften Blutkulturflaschen sollen bis zum Versand ins mikrobiologische Labor bei Raumtemperatur aufbewahrt werden. Der Transport ins Labor sollte idealerweise am Abnahmespätestens am folgenden Tag, erfolgen. Eine Aufbewahrung im Kühlschrank ist unbedingt zu vermeiden, da sie wegen der Kälteempfindlichkeit mancher Bakterien (z. B. Meningokokken) deren Nachweis erschwert oder verhindert. Bei Materialien aus einem Herd richten sich die Lagerungs- und Transportbedingungen nach dem Entnahmeort. Als Leitlinie kann gelten, dass alle Materialien, die über Schleimhäute gewonnen werden (Respirationstraktsekret, Mittelstrahlurin), kühl, Proben aus normalerweise sterilen Körperhöhlen in einer Blutkulturflasche bei Raumtemperatur gelagert und transportiert werden. Die zugehörige Nativprobe zur Mikroskopie soll gekühlt gelagert und transportiert werden.

1.6.2 Vorgehen im Labor

Eine mikroskopische Untersuchung der Blutkulturbouillon ist frühestens nach achtstündiger Bebrütung sinnvoll. In Abhängigkeit vom verwendeten System erfolgt in bestimmten Intervallen eine Sub- oder Kokultivierung auf festen Kulturmedien. Die Gesamtbebrütungsdauer beträgt üblicherweise sieben Tage und kann zum Nachweis langsam wachsender Erreger bei entsprechendem klinischen Verdacht verlängert werden. Bei Verdacht auf eine katheter-assoziierte Sepsis können zeitgleich 10 ml Blut aus einer peripheren Vene und 10 ml Blut aus dem Katheter entnommen und parallel in einem automatischen Blutkultursystem inkubiert werden.

1.7 Therapie

Antimikrobielle Therapie. Unmittelbar nach Abnahme der Blutkulturen wird mit einer hochdosierten parenteralen Antibiotikatherapie mit bakteriziden Antibiotika begonnen. Diese kalkulierte Initialtherapie (sog. Interventionstherapie) muss einerseits den Herd (▶ s. ◘ Tabelle 1.2) berücksichtigen, zum anderen auch ein möglichst breites Erregerspektrum erfassen. In der Regel wird zunächst ein breit wirksames Cephalosporin der 3. Generation eingesetzt, ggf. bei Pseudomonasverdacht mit einem Aminoglykosid kombiniert. Weitere Möglichkeiten sind: Tazobactam plus Piperacillin, ein Carbapenem oder ein modernes Fluorchinolon i.v. Nach Eintreffen des bakteriologischen Ergebnisses samt Antibiogramm kann die Therapie gezielt fortgeführt werden.

Herdsanierung. Ein Sepsisherd muss umgehend saniert werden. Intraabdominelle Abszesse lassen sich unter sonographischer Sicht durch Punktion drainieren. Bei pulmonalen Abszessen kann der Versuch einer alleinigen Antibiotika-Therapie gemacht werden. Pleuraempyeme werden durch Saug-Spül-Drainagen, Gallenblasenempyeme durch Cholezystektomie saniert. Sofern Fremdkörper (z. B. Venenkatheter, Ventrikeldrainagen) die Sepsis aufrechthalten, müssen erstere entfernt, Abflussbehinderungen der Harn- und Gallenwege müssen endoskopisch oder operativ behoben werden.

Adjuvante Therapie des septischen Schocks. Neben der üblichen intensivmedizinisch-supportiven Therapie werden vielfach intravenös applizierbare Immunglobulinpräparate eingesetzt, deren therapeutischer Wert jedoch umstritten ist. Internationale Empfehlungen raten vom Einsatz der Immunglobuline ab; lediglich beim streptokokkenbedingten toxischen Schock Syndrom (STSS) zeigte sich ein therapeutischer Vorteil nach der intravenösen Gabe von polyspezifischem Immunglobulin G. Der routinemäßige Einsatz von Kortikosteroiden ist abzulehnen. Besteht jedoch eine relative Nebenniereninsuffizienz (pathologischer Kortikotropintest), so können Patienten von niedrigdosiertem Hydrocortison profitieren. Bei Verbrauchskoagulopathie wird Heparin in niedriger Dosierung als Dauerinfusion verordnet. Aktiviertes Protein C (Drotrecogin alfa, Xigris®) sollte bei Patienten, die mit hoher Wahrscheinlichkeit an den Sepsisfolgen sterben könnten, in die adjuvante Sepsistherapie eingeschlossen werden. Der Serumblutzuckerspiegel sollte engmaschig kontrolliert und auf Werten zwischen 80 und 110 mg/dl gehalten werden. Eine intensive Insulintherapie, mit der diese Werte angestrebt werden, führt zu deutlicher Reduktion der Letalität, auch bei Patienten ohne Diabetes mellitus in der Vorgeschichte. Die frühzeitige und optimierte Volumenersatztherapie verbessert ebenfalls die Überlebenswahrscheinlichkeit der Patienten mit septischem Schock.

1.8 Prophylaxe

Im ambulanten Bereich lässt sich die Entstehung einer Sepsis durch frühzeitige Erkennung und Sanierung von Lokalinfektionen verhindern. Im Krankenhaus senken alle Maßnahmen zur Reduktion nosokomialer Infektionen gleichzeitig auch die Sepsisinzidenz.

Meldepflicht. Nach § 6 des Gesetzes zur Verhütung und Bekämpfung von Infektionskrankheiten beim Menschen (Infektionsschutzgesetz – IfSG) besteht bei Verdacht auf, Erkrankung oder Tod an Meningokokkensepsis namentliche Meldepflicht.

In Kürze

Sepsis

Definition. Krankheitszustände, bei denen aus einem Herd (»septischer Herd«) konstant oder periodisch Mikroorganismen in die Blutbahn eindringen (»septische Generalisation«) und dabei klinische Krankheitserscheinungen hervorrufen. Durch Streuung der Erreger in andere Körperregionen entstehen neue Herde (»septische Metastasen«).

Erregerspektrum. Abhängig vom Ausgangsherd. Häufigste bakterielle Erreger: S. aureus und E. coli; bei Endoplastitis: S. epidermidis und Candida.

Diagnosesicherung. Erregeranzucht aus Blut, Herd und Metastasen.

Blutkulturen: Gewinnung möglichst früh im Fieberanstieg unter aseptischen Kautelen (zwei vor Beginn der Chemotherapie, danach jeweils am Ende des Dosierungsintervalls mindestens drei Proben).

Chemotherapie. Kalkulierte Initialtherapie (Interventionstherapie): Drittgenerationscephalosporin ggf. mit Aminoglykosid, Carbapenem oder i. v. Fluorchinolon. Nach Eintreffen des Antibiogramms gezielte antimikrobielle Weiterbehandlung.

Meldepflicht. Nach § 6 IfSG besteht bei Verdacht auf, Erkrankung oder Tod an **Meningokokkensepsis** namentliche Meldepflicht.

Bakterielle (mikrobielle) Endokarditis

C. Tauchnitz

❱❱ Einleitung

Die bakterielle Endokarditis ist eine Sepsis-Sonderform, die unbehandelt immer tödlich verläuft. Den Sepsisherd bilden bakteriell besiedelte ulzerös-polypöse Veränderungen der Herzklappen, seltener auch anderer Regionen des Endokards. Von diesen werden Bakterien abgeschwemmt, wobei sie sich in verschiedenen Körperregionen ansiedeln. In seltenen Fällen sind Pilze die Erreger; daher auch der Begriff mikrobielle Endokarditis.

2.1 Einteilung

Nach ihrem Verlauf unterscheidet man **akute** und **subakute Endokarditiden**, letztere auch als Endocarditis lenta bezeichnet.

2.2 Epidemiologie

Die Häufigkeit der mikrobiellen Endokarditis beträgt etwa einen Fall auf 1000 internistische Krankenhausaufnahmen. Während der letzten Jahre fand eine Verschiebung des Durchschnittsalters um 10–15 Jahre nach oben statt. Am häufigsten sind die Mitralklappen (weibliches Geschlecht bevorzugt), die Aortenklappen (männliches Geschlecht bevorzugt) und Mitral-Aortenvitien befallen. Eine Rechtsherzendokarditis entsteht bevorzugt nach i.v. Injektion kontaminierter Drogen. Trotz des Rückgangs rheumatischer Vitien als wichtigsten Dispositionsfaktors hat die Gesamthäufigkeit nicht abgenommen. Dafür werden kontaminierte Venenkatheter, Herzschrittmacher, Dialyseshunts und andere Fremdkörper verantwortlich gemacht, die zum Ausgangspunkt für eine nosokomiale bakterielle Endokarditis werden können. Zunehmende Bedeutung erlangen auch die Endokarditiden nach Herzklappenersatzoperationen.

2.3 Erregerspektrum

Nahezu alle pathogenen Bakterienarten einschließlich Rickettsien und Chlamydien sowie Sproßpilze sind als Endokarditiserreger nachgewiesen worden. Streptokokken der Viridansgruppe und nicht-hämolysierende Streptokokken (zusammen 65–85% der Fälle) sowie Enterokokken (in 5–15%) herrschen bei der subakuten Endokarditis vor. S. aureus (in 5–15%), Enterobakterien (in 2–6%) sowie selten auch Pneumokokken und β-hämolysierende Streptokokken werden vorwiegend bei der akuten Endokarditis angetroffen.

Die Endokarditis nach Herzklappenersatz wird v.a. von S. epidermidis verursacht.

Seltene Endokarditiserreger sind z.B. Hämophile, Brucellen, Gonokokken, Bacteroidesarten, Pseudomonas-Arten, bestimmte Korynebakterien und Erysipelothrix rhusiopathiae sowie die in der HACEK-Gruppe zusammengefassten Erreger (▶ s. S. 438).

Von einer »abakteriämischen« (= kulturell negativen) Form sollte erst nach mehreren negativen Blutkulturen gesprochen werden. Ursachen können L-Formen, defekte Keime (z.B. Satellitenstreptokokken), Anaerobier (bei fehlender Anaerobiertechnik) oder Coxiellen sein.

2.4 Pathogenese

Die Erreger gelangen im Rahmen passagerer Bakteriämien, z.B. bei Zahnextraktionen, urologischen Eingriffen, Endoskopien, Entbindungen, Pneumonien oder septischen Prozessen zum Endokard und bleiben dort haften. Die Besonderheit der bakteriellen Endokarditis liegt in einer »lokalen Agranulozytose«. Die rasche Verdünnung chemotaktischer Substanzen durch den ständigen Kontakt mit dem Blutstrom verhindert eine Neutrophilen-Immigration, wie sie bei anderen Lokalinfektionen regelmäßig auftritt. Damit entfällt die Chance einer Selbstheilung.

Endocarditis lenta. Die subakute bakterielle Endokarditis entwickelt sich meist an Endokardvorschädigungen, z.B. durch rheumatische Endokarditis, bei angeborenen Vitien, Zustand nach Herzklappenersatz-Operation, degenerativen Endokardläsionen oder dem Mitralklappenprolaps-Syndrom. An der Vorschädigung bilden sich sterile Fibrin-Thromben, die bei einer Bakteriämie von Bakterien besiedelt werden können: Es entsteht eine **Vegetation**. Teile dieser Vegetation können mit dem Blut verschleppt werden. In den Gefäßen wirken sie als Embolus und führen zum Infarkt: Bei einer Aortenklappen-Endokarditis werden die Vegetationen meist in das Endstromgebiet der A. cerebri media verschleppt, sodass es zu Hirninfarkten kommt, teils auch in Form von transitorischen ischämischen Attacken mit vorübergehenden neurologischen Ausfällen.

Akute Endokarditis. Diese kann sich auch an vorher intaktem Endokard ausbilden. Gefährlich ist bei dieser Form eine rasche Zerstörung der befallenen Herzklappe.

Rheumatische Endokarditis. Die rheumatische Endokarditis als immunologisch bedingte A-Streptokokken-Nachkrankheit muss streng von der bakteriellen Endokarditis abgetrennt werden: Die rheumatisch bedingte Klappenschädigung stellt lediglich eine Disposition für eine bakterielle Endokarditis dar.

Tabelle 2.1. Klinik der bakteriellen Endokarditis

Symptome
Fieber, Herzgeräusche (Änderungen beachten!)
Milzschwellung
Osler-Knötchen
Janeway-Läsionen
Entzündungsparameter
Immunkomplexe
Mikrohämaturie und Proteinurie
Vegetationen im Echokardiogramm

Komplikationen
Fortschreitende Herzinsuffizienz durch Klappenzerstörung
akute Herzinsuffizienz bei Klappenperforation
septische Metastasen
Embolien, inkl. Hirnembolien mit Hemiparesen oder zerebralem Koma
Nierenversagen (sekundär zur Herzinsuffizienz)

2.5 Klinik

Die subakute Endokarditis entwickelt sich allmählich und ist oft zunächst nur als »Leistungsknick« erkennbar, während die akute Endokarditis ein rasch progredientes Krankheitsbild ist, das binnen weniger Tage zu Herzinsuffizienz, Nierenversagen und zerebralem Koma führen kann.

Eine eigene Entität stellt die Endokarditis nach Herzklappenersatz dar. Frühformen treten bis zum 60. Tag nach Operation, Spätformen danach auf.

Grundsätzlich muss jedes unklare Fieber bei gleichzeitig bestehenden Herzgeräuschen an eine bakterielle Endokarditis denken lassen. Die Diagnose kann bei uncharakteristischem Verlauf schwierig bis unmöglich sein.

Typisch sind septisch-intermittierende Temperaturen oder zumindest subfebrile Temperaturen bei vorbestehenden Herzgeräuschen. Bei der akuten Endokarditis treten diese evtl. neu auf oder ändern rasch ihren Charakter. Eine septische Milzschwellung kann vorhanden sein. Oslersche Knötchen, linsengroße, schmerzhafte Hautveränderungen, entstehen durch allergische Ka-

pillaritis. Bei der subakuten Form treten in etwa 50% der Fälle Trommelschlegelfinger und Uhrglasnägel auf. Komplikationen sind Herzinsuffizienz infolge Klappenzerstörung oder -perforation, septische Metastasen und Embolien einschließlich Hirnembolien mit Hemiparesen. Die Symptome und Komplikationen der bakteriellen Endokarditis sind in Tabelle 2.1 zusammengefasst.

Einige **Laborparameter** weisen bei Endokarditis Veränderungen auf:

Die Blutkörperchensenkungsgeschwindigkeit (BSG) ist fast immer beschleunigt: Eine normale BSG schließt eine Endokarditis nahezu aus (Ausnahme: Polyglobulie bei zyanotischen Vitien). Entzündungsparameter wie Leukozytose mit Linksverschiebung, Infektsideropenie mit nachfolgender Infektanämie, erhöhtes C-reaktives Protein und Vermehrung der α-2-Globuline in der Elektrophorese sind meist nachweisbar. Immunkomplexe verursachen oft positive Reaktionen des Rheumafaktortests. Urinbefunde im Sinne der Löhleinschen Herdnephritis sind Mikrohämaturie, geringe Proteinurie und gelegentlich auch Zylindrurie.

Große Bedeutung hat die Echokardiographie (auch transösophageal) zum Nachweis von mikrobiellen Vegetationen oder von Klappenperforationen erlangt.

2.6 Mikrobiologische Diagnostik

2.6.1 Untersuchungsmaterial

Blutkulturen. Schon der Verdacht auf eine bakterielle Endokarditis macht die Anlage von 3–5 Blutkulturen in 4–6-stündigem Intervall erforderlich. Bei bakterieller Endokarditis besteht eine Dauerbakteriämie. Die Abnahme der Blutkulturen braucht sich somit nicht auf den Fieberanstieg zu beschränken.

Die Unterlassung von Blutkulturen bei unklarem Fieber und Vorliegen oder Neuauftreten von Herzgeräuschen stellt einen schweren Fehler dar! Jede Verzögerung der Diagnostik und Therapie erhöht das Risiko irreversibler Komplikationen.

Herzklappengewebe. Im Rahmen einer operativen Sanierung kann Herzklappengewebe gewonnen werden. Dies wird in angewärmten Blutkulturflaschen ins Labor geschickt.

Serum. Einige Endokarditiserreger entziehen sich der Anzuchtdiagnostik, z. B. C. burnetii; man spricht auch von »kulturnegativer« Endokarditis. Hier kann der Nachweis von Antikörpern im Serum wegweisend sein.

2.6.2 Vorgehen im Labor

Neben aeroben Kulturen sind auch anaerobe erforderlich; die Auswahl der Kulturmedien muss auch seltene und anspruchsvolle Mikroorganismen berücksichtigen (z. B. HACEK-Gruppe). Die Inkubationsdauer beträgt routinemäßig zwei Wochen und wird bei speziellen Fragestellungen verlängert. Von allen Isolaten sollten quantitative Resistenzbestimmungen (MHK und MBK) durchgeführt werden, da Streptokokken der Viridansgruppe und nichthämolysierende Streptokokken regional in sehr unterschiedlicher Häufigkeit eine verminderte Penicillin-Empfindlichkeit (MHK $\geq 0{,}2$ µg/ml) oder Peinicillintoleranz (Verhältnis MHK zu MBK 10:1) zeigen können. Bei Streptokokken- und Enterokokkenstämmen mit einer Hochresistenz gegen Gentamicin (MHK ≥ 2000 µg/ml) fehlt der für den therapeutischen Erfolg notwendige Synergismus mit β-Laktamen oder Vancomycin.

2.6.3 Befundinterpretation

Die mikrobiologischen Befunde bedürfen einer kritischen Interpretation, um Kontaminationen abzugrenzen. Beweisend ist der mehrfache Nachweis identischer Erreger im Zusammenhang mit einem entsprechenden klinischen Bild. Schwierig ist die Interpretation der Anzucht von Bakterien der physiologischen Hautflora, z. B. S. epidermidis (▶ s. hierzu S. 195 ff.).

2.7 Therapie

Eine Heilung ist nur durch **Antibiotika mit In-vivo-Bakterizidie** bzw. durch **operative Entfernung** des Sepsisherds (Herzklappenersatzoperation) erreichbar. Jede andere Therapie, insbesondere die Gabe von Bakteriostatika, führt nicht zur Ausheilung, sondern zum Tod des Patienten!

Bakterizide β-Laktamantibiotika (z. B. Penicilline, Cephalosporine) gewährleisten allein noch keine In-vivo-Bakterizidie. Ruheformen können persistieren. Erst die Kombination mit Aminoglykosiden, z. B. Gentamicin, führt zu einem synergistischen Effekt mit Elimination der Ruheformen.

Kalkulierte Initialtherapie. Nach Abnahme der Blutkulturen muss mit einer kalkulierten Therapie begonnen werden. Diese beruht auf einer nach klinischen Erwägungen gestellten mikrobiologischen Verdachtsdiagnose. So ist bei subakuter Endokarditis nach Zahnextraktion am ehesten mit vergrünenden oder nicht-hämolysierenden Streptokokken zu rechnen, nach urologischer Instrumentation und Eingriffen am Darm mit Enterokokken, bei akuter Endokarditis vorrangig mit S. aureus und bei Klappenersatz-Endokarditis mit S. epidermidis.

Gezielte Therapie. Nach Kenntnis von Erreger und Antibiogramm ist gegebenenfalls eine gezielte Korrektur vorzunehmen. Eine Alternative bei der Streptokokken-Endokarditis stellt die 1× tägliche Behandlung mit 2 g Ceftriaxon dar, die über zwei Wochen in Kombination mit einem Aminoglykosid und anschließend über zwei Wochen in Monotherapie durchgeführt wird. Dies ermöglicht bei klinisch stabilen Patienten eine ambulante Nachbehandlung. Bei Verdacht auf oder Nachweis von Enterokokken sind 3×2 bis 3×5 g Ampicillin täglich i. v. über 6 Wochen erforderlich. Gentamicin (2–3 mg/kg täglich i. v./i. m.) über 3 bis 4 Wochen muss auf 2–3 Einzelgaben verteilt werden. Bei Ampicillinresistenz stellt Vancomycin eine Alternative dar.

Die Soforttherapie wird bei Verdacht auf oder Nachweis von vergrünenden oder nichthämolysierenden Streptokokken (sehr selten: S. pyogenes) mit täglich 20–30 Mio Penicillin G als i.v.-Kurzinfusion in 3–4 täglichen Einzelgaben über 2–4 Wochen durchgeführt. Die Zugabe von Gentamicin (1–2 mg/kg tgl. i.v./i.m.) über wenigstens 2 Wochen muss auf 2–3 tägliche Einzelgaben verteilt werden. Die sonst bei Aminoglykosiden übliche tägliche Einmalgabe bringt schlechtere Ergebnisse.

Bei Verdacht auf oder Nachweis von S. aureus oder S. epidermidis (Methicillin-empfindlich) wird z.B. Cefuroxim (12–16 g täglich in 3 Einzelgaben i.v.) für 6 Wochen in Kombination mit Gentamicin (2–3 mg/kg in 2–3 täglichen Einzelgaben i.v./i.m.) für 2–3 Wochen empfohlen. Bei Methicillin-Resistenz hat sich Vancomycin (2×1 g täglich i.v.) für 4–6 Wochen in Kombination mit Gentamicin (3 mg/kg täglich in 2–3 Einzelgaben) für 4 Wochen oder (bei Gentamicin-Hochresistenz) mit Rifampicin (2–3×0,3 g täglich oral) für 4–6 Wochen bewährt. Gegen Enterobakterien oder Pseudomonas sp. sind β-Laktame nach Antibiogramm (Maximaldosen täglich i.v.) für 6 Wochen in Kombination mit Gentamicin (3 mg/kg i.v./i.m.) oder ein anderes Aminoglykosid (in 3 täglichen Einzelgaben) für 3–4 Wochen erforderlich. Bei Endokarditis ohne Erregernachweis wird wie bei Enterokokken-Endokarditis vorgegangen.

Therapiekontrolle und Erfolgsbeurteilung. Ein wichtiges Kriterium stellt die **Serumbakterizidie** dar. Unmittelbar vor der nächsten Antibiotikagabe muss das Patientenserum in einer Bouillonverdünnung von ≥1:8 für den Bakterienstamm noch bakterizid sein. Anderenfalls empfiehlt sich eine Therapieumstellung! Parameter der Heilung sind Ausbleiben des Fiebers, negative Blutkulturen und Normalisierung der Entzündungsparameter.

Chirurgische Therapie. Bei etwa 35% der Fälle von mikrobieller Endokarditis wird die Indikation zur **Klappenersatz-Operation** gestellt, und zwar bei therapieresistenter Herzinsuffizienz infolge gestörter Klappenfunktion, ernsten embolischen Attacken, nicht beherrschbarer Infektion, z.B. bei Sproßpilz- oder Coxiellen-Endokarditis, und den meisten Fällen von Klappenersatz-Endokarditis (alle Frühformen, Spätformen mit Ausnahme der Endokarditis durch Streptokokken mit hoher Penicillinempfindlichkeit).

Sonstige Therapiemaßnahmen. Begleitmedikationen bei Zusatzkrankheiten oder Komplikationen (Herzinsuffizienz, Herzrhythmusstörungen) richten sich nach den üblichen Grundsätzen.

Kontraindiziert sind: Antikoagulantien (Blutungen, Klappenperforation), Kortikosteroide (Abwehrschwäche, Klappenperforation), Eisengaben (freies Transferrin unterstützt die Infektabwehr, gebundenes nicht!) und Bluttransfusionen (gleicher Effekt wie Eisengaben!).

Prognose. Auch bei optimaler Diagnostik und Therapie sterben 10–20% der Patienten mit subakuter und 30–50% bei akuter Endokarditis. Selbst nach mikrobieller Heilung sind noch vitale Bedrohungen möglich, z.B. durch Herzinsuffizienz. Die 5-Jahres-Überlebensrate nach Ausheilung liegt bei 50–60%. Patienten mit durchgemachter bakterieller Endokarditis können in 2–3% pro anno erneut eine bakterielle Endokarditis bekommen, meist durch andere Erreger. Belastbarkeit und berufliche Rehabilitation richten sich nach den hämodynamischen Gegebenheiten.

2.8 Prävention

Eine Endokarditisprophylaxe wird vor häufig zu Bakteriämie führenden Eingriffen an bestimmten Risikogruppen empfohlen. Es ist dabei zwischen hohem Risiko, z.B. früher durchgemachte bakterielle Endokarditis oder Klappenprothesenträger, und mittlerem Risiko, z.B. konnatale oder rheumatische Vitien, zu unterscheiden. Die Prophylaxe wird als perioperative Ein-Dosis-Prophylaxe durchgeführt. Sie richtet sich bei Eingriffen am Oropharynx gegen vergrünende Streptokokken und nichthämolysierende Streptokokken und besteht in Oralpenicillin, Procainpenicillin oder Ampicillin/Amoxycillin. Bei hohem Risiko muss mit Gentamicin kombiniert werden. Bei Eingriffen am Darm oder an der Harnröhre richtet sich die Prophylaxe gegen Enterokokken. Sie besteht in Ampicillin i.v. Die Zugabe von Gentamicin erfolgt bei urologischen und Darm-Eingriffen für beide Risikogruppen. Bei Herzoperationen (Sternotomie) sind Staphylokokken die Zielkeime der Prophylaxe. Deshalb kommen Staphylokokken-Penicilline oder ein Cephalosporin der 2. Generation zum Einsatz.

In Kürze

Bakterielle Endokarditis

Definition. Sonderform der Sepsis: Herd-Vegetationen an Herzklappen (vorgeschädigte Klappen werden bei passageren Bakteriämien besiedelt, Geschwürsbildung, lokale Agranulozytose). Hämatogene Streuung der Erreger (Dauerbakteriämie), embolische Verschleppung von Vegetationsteilen (Infarkt).

Leitsymptome. Fieber (ggf. nur leicht), Herzgeräusche, BSG erhöht.

Erregerspektrum. Nahezu alle Bakterien möglich, sehr selten auch Pilze. Haupterreger:
- *Subakut:* Viridans-Streptokokken, Enterokokken
- *Akut:* S. aureus, P. aeruginosa
- *Klappenersatz:* S. epidermidis.

Diagnosesicherung. Erregeranzucht aus Blut. *Blutkulturen:* Gewinnung unter aseptischen Kautelen (drei bis fünf Proben). *Cave:* Kontaminationen von der Haut (S. epidermidis) erschweren die Beurteilung.

Chemotherapie. β-Laktam-Aminoglykosid-Kombination zunächst kalkuliert, dann gezielt je nach Erreger 2–6 Wochen. *Außerdem:* Bei nicht behandelbarer Infektion: Herzklappenersatz-Operation.

Prävention. Endokarditis-Prophylaxe bei bestimmten Eingriffen oder Risikogruppen.

Bakterielle Meningitis

H. Prange, M. Miksits

Einleitung

Die Meningitis ist eine Entzündung der weichen Hirnhäute. Diese ist von einer zellulären Reaktion im Subarachnoidalraum begleitet. Eitrige Meningitiden sind meist an der Hirnkonvexität (»Haubenmeningitis«), lympho-monozytäre Formen, speziell die Meningitis tuberculosa, an der Hirnbasis lokalisiert. Greifen Infektionen auf das Hirnparenchym über, liegt eine Meningoenzephalitis vor, während der gleichzeitige Befall von Hirnhäuten und spinalen Wurzeln als Meningoradikulitis und eine entzündliche Reaktion der Meningen und des Rückenmarks als Meningomyelitis bezeichnet werden.

3.1 Einteilung

Die Einteilung der Meningitiden erfolgt nach dem Erregerspektrum, nach dem Verlauf und nach der zellulären Reaktion. Diese Kriterien gehen häufig, aber nicht immer parallel.

Akute Meningitiden. Eine akute Meningitis entwickelt sich innerhalb weniger Stunden zu einem lebensbedrohlichen Krankheitsbild. Sie wird in der Regel von **eitererregenden Bakterien** hervorgerufen. Die rasch entstehende Entzündung und deren Folgen begründen die akute Gefährlichkeit.

Eine **apurulente Meningitis** ist eine akute bakterielle Meningitis mit niedriger Zellzahl und zumeist hoher Erregerbelastung im Liquor. Verursacht wird diese Erkrankung fast immer durch Pneumokokken. Die Prognose ist ungünstig.

Subakute/chronische Meningitiden. Diese Formen dauern Tage, Wochen oder Monate. Sie werden von Mikroorganismen hervorgerufen, die eine vorwiegend **lympho-monozytäre Reaktion** induzieren. Ungeachtet des langen Verlaufs und der oft uncharakteristischen Symptomatik führen sie unbehandelt meistens zum Tod. Beispiele sind die **Meningitis tuberculosa**, die **Listerien-** und die **Kryptokokken-Meningitis**.

3.2 Epidemiologie

Nach dem Inkrafttreten des Infektionsschutzgesetzes sind nur noch die Meningokokken- und Haemophilus-influenzae-Meningitis meldepflichtig. Im Jahr 2002 wurden 734 Fälle von Meningokokkenmeningitis gemeldet, 46 weniger als 2001. Dies entspricht einer Inzidenz von 0,9/100 000. Es zeigten sich zwei Altersgipfel: < 5 Jahre und 15–19 Jahre. Etwa 2/3 der Fälle war durch Serotyp B verursacht.

Invasive Haemophilus-influenzae-Meningitiden traten 2002 in 54 Fällen auf (2001: 77 Fälle), davon die überwiegende Zahl in der Altersklasse jünger als 5 Jahre.

Die Gesamtletalität liegt zwischen 4–5%, wobei sie bei der Meningokokken-Meningitis mit über 13% am höchsten und bei der Virus-Meningoenzephalitis mit ca. 1% am niedrigsten ist.

Die Haemophilus-influenzae-Meningitis zeigt aufgrund der Schutzimpfung eine stark rückläufige Tendenz.

Typische Epidemiegebiete liegen im subsaharischen Afrika in einem Streifen von Guinea bis Äthiopien (Meningokokkengürtel).

In den letzten Jahren wurden mehrere Ausbrüche von Meningokokken-Meningitis bei Mekka-Pilgern beobachtet (Serotyp W135). Daher verlangt Saudi-Arabien bei der Einreise den Nachweis einer Impfung gegen Meningokokken.

3.3 Erregerspektrum

Akute Meningitis. Es besteht ein Zusammenhang zwischen dem Alter und dem Erregerspektrum (Tabelle 3.1). Bei **Neugeborenen** dominieren E. coli (K1) und β-Streptokokken sowie L. monocytogenes. Haemophilus influenzae Typ B ist wegen der Schutzimpfung stark zurückgegangen (▶ s. S. 297 ff.). Ab dem 5. Lebensjahr treten dann Neisseria meningitidis und Streptococcus pneumoniae in den Vordergrund. Im **Alter** kommt L. monocytogenes als Erreger vor.

Auch **anamnestische Daten** weisen auf bestimmte Erreger hin (Tabelle 3.1). Bei Meningitis nach offenen Schädel-Hirn-Verletzungen (inkl. neurochirurgischer

Tabelle 3.1. Meningitis: häufigste Erreger

Anamnese	Erreger
Neugeborene	S. agalactiae (B-Streptokokken) E. coli L. monocytogenes
Kinder	H. influenzae Typ B (Ungeimpfte) N. meningitidis S. pneumoniae
Erwachsene	N. meningitidis S. pneumoniae L. monocytogenes (im Alter)
nach Trauma, OP	S. aureus P. aeruginosa
bei Liquorshunt	S. epidermidis
HNO-Infektion	S. pneumoniae S. pyogenes H. influenzae Typ B (S. aureus)
Alkoholiker	S. pneumoniae (M. tuberculosis)
Abwehrschwäche	C. neoformans (AIDS) M. tuberculosis Amöben
subakuter Verlauf	C. neoformans (AIDS) M. tuberculosis Mumpsvirus Coxsackieviren ECHO-Viren (Polioviren) selten: LCMV, Adenoviren, FSME, West-Nile-Virus, Hanta-Viren

Subakute/chronische Meningitis. Hier sind Mycobacterium tuberculosis und Cryptococcus neoformans typisch. Die tuberkulöse Meningitis tritt am häufigsten bei Kleinkindern auf, die Kryptokokken-Meningitis ist eine typische Erkrankung von AIDS-Patienten.

Darüber hinaus sind Brucellen, Leptospiren, Treponema pallidum, Campylobacter, Nocardien, Salmonellen und v.a. Borrelia burgdorferi sensu lato (B. garinii) zu beachten. Im Rahmen einer Leptospirose stellt die Meningitis eine Organmanifestation der zyklischen Allgemeininfektion mit limitierter Dauer, d.h. mit Spontanrückbildung im Überlebensfall, dar.

3.4 Pathogenese

Eitrige Meningitis

Übertragung. Die typischen Meningitiserreger werden aerogen übertragen und siedeln sich in der Schleimhaut des oberen Respirationstrakts an.

Bei hämatogenen Infektionen dringt der Erreger an anderen Stellen in das Gefäßsystem ein; z.B. werden Borrelia burgdorferi oder FSME-Viren durch den übertragenden Vektor, Ixodes-Zecken, in das Blut inokuliert.

Invasion. Zu den Hirnhäuten gelangen Meningitiserreger auf dem Blutwege oder per continuitatem, ausgehend von sinu-, rhino- oder otogenen Prozessen oder bei offenen Schädel-Hirn-Verletzungen.

Um von der Schleimhautoberfläche ins Blut zu gelangen, muss der Erreger das Epithel überwinden. Hierzu dienen Invasine (z.B. Opa-, Opc- und Klasse-5-Proteine von Meningokokken: ▶ s. S. 230 ff.); deren Wirkung kann durch andere Virulenzfaktoren (bei Meningokokken z.B. durch die Kapsel) beeinträchtigt werden, sodass ein koordiniertes An- und Abschalten von Virulenzfaktoren für die vollständige Ausbildung der Virulenz postuliert wird.

Für den Übertritt in den Subarachnoidalraum muss der Erreger die Blut-Liquor-Schranke durchdringen. Diese besteht aus dem Endothel der Kapillaren, der Basalmembran und den Ependymzellen (◘ Abb. 3.1). Für einen krankheitsrelevanten Übertritt ist eine ausreichend hohe Erregerkonzentration im Blut erforderlich. Erster Schritt ist die Adhäsion des Erregers an die Endothelzellen (z.B. mittels Fimbrien: S-Fimbrien von E. coli), jedoch sind bisher weder der genaue Mechanismus noch der Ort der Penetration bekannt.

Eingriffe) findet sich häufig S. aureus, bei Liquor-Shunts S. epidermidis (Endoplastitis, ▶ s. S. 195 ff.). Geht die Meningitis von einer Infektion im oberen Respirationstrakt aus, so sind Pneumokokken und Haemophilus influenzae Typ B die typischen Erreger. Ein epidemisches Vorkommen deutet auf Neisseria meningitidis hin. Bei Abwehrschwäche ist mit S. aureus, Pseudomonas aeruginosa und Enterobakterien sowie mit Listeria monocytogenes als Erregern zu rechnen; Alkoholiker und Milzexstirpierte sind für Pneumokokken-Infektionen disponiert. Beim Schwimmen in natürlichen Gewässern und bei Abwehrschwäche kann eine primäre **Amöbenmeningitis** durch Naegleria bzw. Acanthamoeba erworben werden.

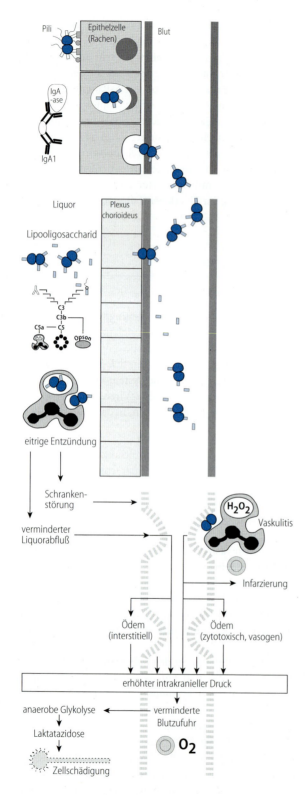

Abb. 3.1. Pathogenese der eitrigen Meningitis

Etablierung. Um sich auf den nasopharyngealen Schleimhäuten zu etablieren, bilden die Erreger einen Schutz gegen das vom Wirt sezernierte IgA und den mukoziliaren Transport aus. So produzieren fast alle bei Meningitis-Patienten isolierten Stämme von Haemophilus influenzae, Neisseria meningitidis und Streptococcus pneumoniae Proteasen, die IgA inaktivieren. Neisseria meningitidis und Haemophilus influenzae scheinen zusätzlich die Epithelzellen und deren Zilien zu schädigen.

In das Blutgefäßsystem eingedrungene Bakterien müssen sich vor der Zerstörung durch das Komplementsystem und Phagozyten schützen. Diese Fähigkeit wird bei den häufigsten Meningitiserregern durch eine Polysaccharidkapsel vermittelt.

Wenn Bakterien einmal den Subarachnoidalraum erreicht haben, ist ihre Überlebenswahrscheinlichkeit groß: In der normalen Zerebrospinalflüssigkeit ist der Gehalt an Immunglobulinen und Komplementfaktoren niedrig. Auch gibt es dort normalerweise kaum Phagozyten.

Schädigung. Die Schädigung bei einer Meningitis beruht hauptsächlich auf der induzierten Entzündungsreaktion und deren pathophysiologischen Folgen (◘ Abb. 3.2).

Bei ausreichender Bakterienquantität im Liquorraum werden durch Bakterienbestandteile wie Muramylpeptide, Endotoxin aus der Zellwand oder Pneumolysin innerhalb weniger Stunden die proinflammatorischen Zytokine TNF-α und IL-1 aus Astrozyten, Makrophagen und Mikroglia freigesetzt, die die Expression von Adhäsionsmolekülen an der Oberfläche der Endothelzellen (früh: CD62, ELAM-1; später: ICAM-1) bewirken und die Adhäsion von Leukozyten dramatisch steigern. Darüber hinaus bricht durch vermehrte Durchlässigkeit des Endothels die selektive Permeabilität der Blut-Hirn- und Blut-Liquor-Schranke zusammen. Durch die Freisetzung von IL-1, IL-6, IL-8, »macrophage inflammatory protein« (MIP), »platelet activating factor« (PAF) und von Prostaglandinen (z. B. PGE_2) wird der massive Einstrom von Leukozyten in den Subarachnoidalraum gefördert: Es entsteht so eine eitrige Entzündung. Die Leukozyten induzieren ihrerseits lokal eine verstärkte Lipoperoxidation und Radikalfreisetzung sowie die Produktion von Stickstoffmonoxid.

Es entwickelt sich ein **vasogenes Hirnödem**, in dessen Folge eine Beeinträchtigung neuronaler Funktionen, Veränderungen des zerebralen Blutflusses und schließ-

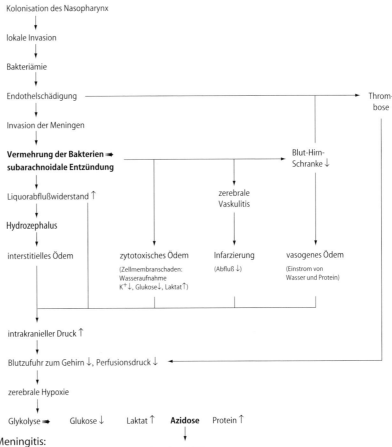

Abb. 3.2. Pathogenese der eitrigen Meningitis: Schädigungsmechanismen

lich ein Vasospasmus kleiner Hirngefäße mit konsekutiver Infarktbildung entstehen können.

Eine Steigerung des intrakraniellen Drucks ist nicht ungewöhnlich und kann lebensbedrohliche Ausmaße annehmen. Ursächlich hierfür sind unterschiedliche Mechanismen: Das zunächst vasogene, im Fall von Parenchymschädigungen später auch **zytotoxische Hirnödem** führt zu einer Volumenzunahme des Gehirns.

Durch Verlegung der subarachnoidalen Räume und der Pacchioninischen Granulationen sowie durch eine Viskositätssteigerung des nunmehr eiweißreichen Liquor cerebrospinalis entwickelt sich eine **Liquorabflussbehinderung** mit konsekutivem Anstieg des intrakraniellen Drucks. Kommt es nun zu einer Umkehr des Liquorflusses, so bildet sich das sog. **interstitielle Hirnödem** heraus, welches durch das Eindringen von Ventrikelliquor in das Hirninterstitium verursacht ist.

Die zerebrovaskuläre Autoregulation ist schon frühzeitig gestört. Dies hat zunächst eine Zunahme des zerebralen Blutflusses und auch des intrakraniellen Blutvolumens (Hirnkongestion) zur Folge.

Hirnödem und entzündliche Gefäßveränderungen bedingen mit Fortschreiten dieses Prozesses eine Abnahme der zerebralen Durchblutung. Es entsteht eine sekundäre ischämische Zellschädigung.

Eine weitere Folge sind eine Umstellung des zerebralen Stoffwechsels auf anaerobe Glykolyse mit der Folge eines **Glukoseabfalls** und einer **Laktatazidose** mit nachfolgender **Enzephalopathie.**

Das bei der Meningitis bestehende Fieber ist auf die Freisetzung von IL-1 und TNF-α zurückzuführen.

Tuberkulöse Meningitis

Die **tuberkulöse Meningitis** ist überwiegend an der Hirnbasis lokalisiert. Sie entsteht, wenn sich Tuberkulome in den Subarachnoidalraum hinein öffnen. Dies kann im Rahmen einer Reaktivierungskrankheit oder bei schlechter Abwehrlage im Rahmen einer Primärtuberkulose geschehen; die erste Form sieht man in der Regel bei Erwachsenen, die zweite bei Kindern v. a. in Entwicklungsländern. Ein direkter Übertritt von M. tuberculosis vom Blut in die Meningen gilt als unwahrscheinlich.

Das Krankheitsbild verläuft als akute oder subakute verkäsende Meningitis. Das gelatineähnliche **Exsudat** findet sich entweder in den basalen Zisternen und in der Sylvius-Fissur, oder die Krankheit bietet das Bild einer proliferativen Meningitis mit massiver Vermehrung der Fibroblasten im Subarachnoidalraum und im befallenen Hirngewebe.

Weitere Merkmale der ZNS-Tuberkulose sind eine **Vaskulitis** der kleinen und mittleren Arterien, die das Exsudat passieren, mit nachfolgenden Gefäßverschlüssen und Infarkten sowie entzündliche Veränderungen der Plexus chorioidei und die Ependymgranulation. Dies ist oft die Ursache eines frühzeitig auftretenden **Hydrozephalus**, wie er sich auch im Gefolge einer ausgedehnten basalen Fibrinanreicherung mit konsekutiver Liquorabflussstörung entwickeln kann.

Meningitis, Vaskulitis und Hydrozephalus können das Gehirnparenchym auf unterschiedliche Weise in Mitleidenschaft ziehen: Die Meningitis ist meist von einer »borderline encephalitis« des benachbarten Hirngewebes begleitet, die sich als Gewebeerweichung mit astrozytär-mikroglialer Reaktion manifestiert. Die Vaskulitis kann Infarkte verursachen. Ein akuter Hydrozephalus führt zu intrakranieller Druckerhöhung mit Durchblutungsstörung und laktatazidotischer Gewebeschädigung (s. o.), ein chronischer unbehandelter Hydrozephalus kann eine Atrophie von grauer und weißer Substanz bedingen.

3.5 Klinik

Die Leitsymptome der eitrigen Meningitis sind akut auftretende **Kopfschmerzen**, eine Schonhaltung mit Nackensteifigkeit (**Meningismus**), Jagdhundstellung (Seitenlage mit angewinkelten Beinen bis zu extremer Hohlkreuzbildung: Opisthotonus) und **Fieber**.

Bei der körperlichen Untersuchung kann der Meningismus objektiviert werden (Kernig-, Brudzinski-, Lasègue-Zeichen); eine länger bestehende intrakranielle Druckerhöhung kann durch Augenhintergrundspiegelung festgestellt werden: Stauungspapille.

Bewusstseinseintrübungen und **Verwirrtheit** können auf den erhöhten intrakraniellen Druck und die laktatazidotische Enzephalopathie zurückgeführt werden.

Petechien (flohbissartige Blutungen) und Ekchymosen (flächige Einblutungen) treten typischerweise bei Meningokokkeninfektionen auf. Auf Mikroembolien der Haut oder Merkmale einer Gerinnungsstörung ist immer zu achten.

Chronische Meningitiden zeigen häufig keine oder nur leichte uncharakteristische Symptome; dadurch kann die Diagnosestellung verzögert werden.

Die klinische Symptomatik der tuberkulösen Meningitis beginnt in den meisten Fällen allmählich mit allgemeinem Krankheitsgefühl, Appetitlosigkeit, Kopfschmerzen, Müdigkeit, Antriebslosigkeit, niedrigem Fieber und Bauchschmerz. Wesensänderungen, Depression und Apathie wie auch Verwirrtheit folgen bald. Etwa zwei Wochen später stellen sich meningitische Symptome kombiniert mit Lähmungen, Krampfanfällen (bis zu 50%), Hirnnervenausfällen (Nn. III, VI, VII, VIII) und häufig auch Querschnittssyndromen ein. Die Nackensteifigkeit kann exzessive Ausmaße (Opisthotonus) annehmen. Ein akuter Hydrozephalus kann zu plötzlicher Bewusstseinseintrübung mit zerebraler Herniationssymptomatik führen.

3.6 Mikrobiologische Diagnostik

Der Schwerpunkt der Diagnostik liegt im mikroskopischen und kulturellen Nachweis der jeweiligen Erreger.

Die Schritte der mikrobiologischen Diagnostik sind in ❏ Abb. 3.3 zusammengefasst.

3.6.1 Untersuchungsmaterial

Alle Untersuchungsmaterialien, die zur Erregeranzucht bestimmt sind, sollen **vor Beginn der antimikrobiellen Chemotherapie** gewonnen werden.

Liquor. Liquor ist das Untersuchungsmaterial der Wahl zur Erregerdiagnostik. Er wird durch aseptische Lumbalpunktion gewonnen (Hautdesinfektion zweimal mit wässriger Alkohollösung). Die Transportbedingungen hängen von der Fragestellung ab. Zur Diagnostik einer akuten eitrigen Meningitis wird ein Teil der Probe in eine Blutkulturflasche überimpft und bei 37 °C, der Rest nativ bei 4 °C (nur für Mikroskopie und Antigennachweis) **verzögerungsfrei** ins Labor geschickt. Für die Di-

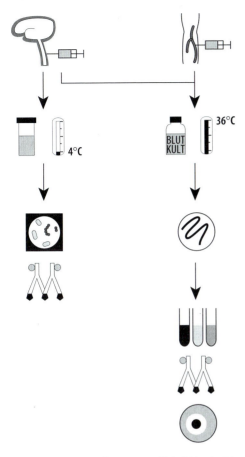

◘ Abb. 3.3. Mikrobiologische Diagnostik bei Meningitis

Blutkulturen. Blutkulturen sollten immer gewonnen werden, außer wenn eine tuberkulöse oder virale Meningitis vermutet wird. Die Gewinnung erfolgt durch aseptische Venenpunktion wie bei der Liquorgewinnung, der Transport (und eine eventuell notwendige Lagerung) bei 37 °C.

Material aus einem Ausgangsherd. Wird vermutet, dass die Meningitis von einem Herd (Ohr, Nebenhöhlen, Auge, Gesichtsfistel etc.) ausgegangen ist, so ist aus diesem ebenfalls Material zu gewinnen. Die genannten Materialien werden mittels Abstrich oder Punktion gewonnen und bei Zimmertemperatur in Transportmedium verschickt. Rachenabstriche zur Aufdeckung von Erregerträgern werden nicht mehr empfohlen.

Serum. Für die serologische Diagnostik (insbesondere Neuroborreliose und Neurosyphilis, Antigenbestimmung bei Kryptokokkose) ist Serum zu gewinnen, die Liquorprobe ist zusätzlich zu untersuchen. Der Transport des Serums erfolgt bei 4 °C.

3.6.2 Vorgehen im Labor

Für Mikroskopie und Anzucht werden native Liquorproben zentrifugiert, um die Erreger anzureichern. Anschließend wird das Zentrifugat zu Präparaten und Kulturen weiterverarbeitet; der Überstand kann für serologische Untersuchungen (Antigen-, Antikörpernachweise) verwendet werden.

Grampräparat. Das Grampräparat erlaubt in vielen Fällen einen schnellen Hinweis auf den Erreger; es muss bei Verdacht auf eitrige Meningitis immer schnellstmöglich begutachtet werden, u. U. vom behandelnden Arzt. In etwa 90% der Fälle ist der Erreger einer bakteriellen eitrigen Meningitis im Grampräparat zu finden.

Für den speziellen Fall der Amöbenmeningitis darf der Liquor nicht zentrifugiert werden, da dies die Amöbentrophozoiten zerstört – Verdachtsdiagnose angeben!

Antigennachweis. Für den Nachweis der Antigene von Neisseria meningitidis, Streptococcus pneumoniae, E. coli K1, Haemophilus influenzae Typ B und B-Streptokokken sowie Cryptococcus neoformans im Liquor stehen Agglutinationstests zur Verfügung; mit ihnen ist ebenfalls in ca. 90% der Fälle ein Nachweis zu führen.

agnostik subakuter/chronischer Meningitiden wird der Liquor nativ bei 4 °C (nicht in Blutkulturen) verschickt; wichtig ist die Angabe der genauen Fragestellung, da sehr unterschiedliche Labormethoden herangezogen werden (Anzucht, Serologie). Für die Diagnostik der tuberkulösen Meningitis sind wegen der geringen Erregerkonzentration mehrfache Probenentnahmen und größere Probenvolumina erforderlich.

Vor der Liquorentnahme sind Kontraindikationen zu beachten: Bei **Blutungsneigung** besteht die Gefahr einer lebensgefährlichen Subarachnoidalblutung. Bei **erhöhtem intrakraniellen Druck** ist eine Einklemmung von atmungs- und kreislaufregulierenden Gehirnabschnitten im Foramen magnum zu befürchten; die Einklemmungsgefahr ist besonders groß bei rasch fortschreitendem **Bewusstseinsverlust**, **fokalen neurologischen Ausfällen**, **Krampfanfällen** und **Stauungspapille** (Cave! Spätzeichen). Bei Infektionen im Punktionsbereich kann es zu einer Erregereinschleppung kommen.

Anzucht/Empfindlichkeitsprüfung. Die Anzucht des Erregers in festen und flüssigen Kulturmedien erlaubt die Diagnosesicherung in 90–100% der Fälle; für die Empfindlichkeitsbestimmung ist sie unumgänglich.

Sowohl für das Grampräparat als auch für die Kultur gilt: Ist die Probe unter antimikrobieller Chemotherapie gewonnen worden, sinkt die Nachweisquote um 25–35% ab.

Molekularbiologische Methoden. Für zahlreiche virale und einige bakterielle Erreger wurden in den letzten Jahren zuverlässige Verfahren der DNS- bzw. RNS-Diagnostik (PCR/LCR) eingeführt. Bei Neurotuberkulose gewinnt die PCR zunehmend an klinischer Bedeutung; dieses könnte in naher Zukunft auch für Fälle mit Neuroborreliose und -listeriose zutreffen.

3.6.3 Weitere diagnostische Maßnahmen

Klinisch-chemische Parameter. Neben der mikrobiologischen Diagnostik liefert die klinisch-chemische Untersuchung des Liquors wichtige Informationen (▶ s. ◘ Tabelle 3.2). Eine stark erniedrigte Glukosekonzentration und ein erhöhter Laktatwert sprechen für eine eitrige Meningitis, eine stark erhöhte Proteinkonzentration für eine tuberkulöse Meningitis.

Die **allgemeinen Entzündungszeichen** sind sowohl für die Erkennung der entzündlichen Genese des vorliegenden ZNS-Prozesses als auch für die Abgrenzung zwischen bakterieller und viraler Meningitis hilfreich. Leukozytose, Linksverschiebung, BSG-Beschleunigung und CRP-Anstieg sprechen für eine bakterielle Infektion. Diese Zeichen können bei Immunsupprimierten fehlen. Ein Anstieg von Leber-, Pankreas- und Muskelenzymen oder harnpflichtigen Substanzen deutet auf begleitende Organkomplikationen hin. Nach Gerinnungsstörungen ist immer zu fahnden; eine Verbrauchskoagulopathie erfordert die unverzügliche Einleitung therapeutischer Maßnahmen.

Bildgebende Verfahren. Zur Notfalldiagnostik akuter ZNS-Entzündungen gehören auch die bildgebenden Verfahren (CT, MRT), z. B. für den Ausschluss oder Nachweis eines Hirnödems mit erhöhtem intrakraniellen Druck.

Herdsuche. Wird vermutet, dass die Meningitis von einem entfernten Ausgangsherd (z. B. Sinusitis, Otitis, Abszesse) ausgeht, so muss dieser identifiziert und einer Behandlung zugeführt werden. Bei Meningitiden im Rahmen zyklischer Allgemeininfektionen (z. B. Tuberkulose, Syphilis) müssen ebenfalls alle Organmanifestationen identifiziert werden, um z. B. Übertragungen zu verhindern.

◘ Tabelle 3.2. Liquorbefunde bei Meningitis

	bakteriell	viral	tuberkulös
Zellen pro ml	>1000	bis 1000	bis 350
Zellbild	Neutrophile	Lymphozyten (initial oft Neutrophile)	»buntes Zellbild«
Gesamteiweiß	↑ bis ↑↑	normal bis (↑)	↑↑
Pandy	+ bis ++	negativ bis (+)	++
Farbe	trüb oder eitrig	klar	xanthochrom
Laktat (mmol/l)	8 bis >20	<2,5	2,5 bis 10
Elastase-a1-PI	↑↑	negativ oder (↑)	↑
Glukose (L/S in %)	<50	>60	<20
C-reaktives Protein	↑	n bis ↑	↑
Intrathekale Synthese von Immunglobulinen	zunächst ∅, später manchmal IgA/IgG	∅	oft IgA (IgM, IgG)

3.7 Therapie

Meningitis- oder Enzephalitispatienten gehören wegen der Lebensbedrohlichkeit und der vielfachen, z.T. akut auftretenden Komplikationen auf eine Intensivstation.

Kalkulierte Therapie. Diese ist bei einer akuten eitrigen Meningitis von entscheidender prognostischer Bedeutung. Sie muss unmittelbar **nach** der Materialgewinnung, innerhalb von 30 min nach Diagnosestellung, begonnen werden. Jede Zeitverzögerung verschlechtert die Prognose; bei bestehenden Kontraindikationen muss auf eine Probengewinnung vor Therapiebeginn verzichtet werden.

Ohne Hinweis auf anamnestische Besonderheiten (▶ s. Erregerspektrum) gilt als Mittel der Wahl ein Drittgenerationscephalosporin, z.B. **Ceftriaxon** (initial 1×100 mg/kg, maximal 4 g; ab dem 4. Tag 1× täglich 75 mg/kg). Kann eine Listerienmeningitis nicht ausgeschlossen werden, so sind zusätzlich **Ampicillin** (und ggfs. **Gentamicin**) zu geben. Diese Kombination erfasst nahezu alle bakteriellen Erreger akuter Meningitiden inklusive der Neuroborreliose.

Beim Nachweis säurefester Stäbchen im Liquor ist eine tuberkulostatische Dreifachtherapie mit INH, Rifampicin und Pyrazinamid zu beginnen. Gleiches gilt, wenn der starke klinische Verdacht auf eine tuberkulöse Meningitis besteht.

Beim Nachweis von Sproßpilzen oder von Kryptokokkenantigen (im Liquor oder Serum) wird eine Therapie mit Amphotericin B plus Flucytosin eingeleitet.

Gezielte Therapie. Sie erfolgt nach Antibiogramm bzw. anhand der gesicherten Diagnose. Falls möglich, ist eine Umstellung auf ein Medikament mit engerem Spektrum empfehlenswert: Ist ein Pneumokokken-Isolat empfindlich gegen Penicillin G, so sollte die Therapie auf Penicillin G umgestellt werden. Cephalosporine der ersten und zweiten Generation penetrieren selbst bei gestörter Blut-Liquorschranke nicht in ausreichendem Maß in den Liquor und sind daher kontraindiziert. Auch Fluorchinolone der Gruppe 2 sind nicht zur Behandlung der purulenten Meningitis geeignet.

Antiinflammatorische Therapie. Eine zusätzliche antiinflammatorische Therapie mit Glukokortikoiden wird diskutiert. Schädigungsmindernde Wirkung und gravierende Nebenwirkungen (Blutung) halten sich nach bisheriger Kenntnis in etwa die Waage; bisherige Indikation ist die Haemophilus-influenzae-Meningitis bei Kindern (Verminderung von Gehörschäden): Beginn vor der antimikrobiellen Therapie. Neuere Studien zu Meningokokken- und Pneumokokken-Meningitis sprechen dafür, dass die Dexamethasongabe (10 mg i.v. vor der ersten Antibiotikagabe, dann über 14 Tage 4×10 mg) auch bei diesen Infektionen Vorteile bringt.

Bei der Behandlung der tuberkulösen Meningitis wird in den ersten vier Wochen Dexamethason (4×4 mg/d) zugesetzt, um die regelmäßig beobachtbare klinische Verschlechterung, bedingt durch Zunahme des Hirnödems, abzumildern.

Chirurgische Therapie und sonstige Maßnahmen. Ausgangsherde wie Schädel-Hirn-Wunden, infizierte Shunts, Herde in Ohr, Nebenhöhlen oder Orbita etc. sind umgehend zu sanieren. Ohne Herdsanierung kann nicht mit einer erfolgreichen Meningitistherapie gerechnet werden.

Die Heparin-Applikation (15 000–30 000 E/d) ist zur Therapie einer disseminierten intravasalen Gerinnung etabliert.

3.8 Prävention

Das Robert-Koch-Institut veröffentlicht regelmäßig Leitlinien zum Vorgehen bei Meningokokkenerkrankungen.

Isolierung. Patienten mit Meningokokken- und Haemophilus-influenzae-Meningitis müssen strikt isoliert werden (▶ s. S. 157 ff.).

Chemoprophylaxe. Für Meningitiden durch Meningokokken und Haemophilus influenzae Typ B wird eine Chemoprophylaxe empfohlen. Das Ziel ist die Beseitigung der Erreger von den Schleimhäuten des oberen Respirationstrakts, also der Übertragungsquelle. Die Prophylaxe besteht in der Gabe von **Rifampicin** an den Indexfall (Erkrankter) und seine engen Kontaktpersonen. Ein vorheriger Nachweis der Trägerschaft bzw. eine Erfolgskontrolle werden nicht empfohlen.

Impfung. Durch Impfungen kann die Inzidenz bestimmter Meningitiden erheblich gesenkt werden. Von der Ständigen Impfkommission (STIKO) werden empfohlen: Haemophilus-influenzae-Typ B- (ab 3. Monat 2× in acht Wochen, Auffrischung im 12. bis 15. Monat als Kombinationsimpfstoff DTP-HiB) und die Neisseriameningitidis-Typ-A-Impfung (bei Reisen/Aufenthalt in Endemiegebieten).

Eine Impfung gegen den in Deutschland häufiger vorkommenden Meningokokken-Serotyp B gibt es nicht, wohl aber gegen andere Serotypen (A, C, W135, 4), die insbesondere für gefährdete Gruppen (z. B. Abwehrgeschwächte, insb. bei Asplenie, oder Laborpersonal) und für Reisen in epidemische und hyperendemische Regionen empfohlen wird.

Eine Vakzination gegen Pneumokokken fand bisher keine breite Anwendung. Ein gegen 23 Kapseltypen des Erregers wirksamer Polysaccharid-Impfstoff wurde indes bereitgestellt. Sein Einsatz wird im Zusammenhang mit Splenektomie – postoperativ oder besser noch präoperativ – zur Prophylaxe des OPSI-Syndroms empfohlen; auch bei Älteren (>60. Lj.) und Immunsuprimierten wird der Impfstoff empfohlen.

Meldung. Namentlich meldepflichtig sind Verdacht, Erkrankung und Tod an Meningokokken-Meningitis und Haemophilus-influenzae-Meningitis durch andere Erreger. Darüber hinaus besteht eine Labormeldepflicht (▶ s. Anhang).

In Kürze

Bakterielle Meningitis

Definition. Bakteriell bedingte Entzündung der weichen Hirnhäute; lebensbedrohlicher Notfall. Die Erreger gelangen meist hämatogen, aber auch inokulativ oder durch Fortleitung aus einem lokalen Herd in den Subarachnoidalraum. Die dort ausgelöste Entzündungsreaktion führt über Ödembildung zu einer Minderung der Gehirnperfusion, in deren Folge eine metabolische Azidose und damit eine Schädigung der Nervenzellen entstehen.

Leitsymptome. Kopfschmerzen, Meningismus und Bewusstseinseinschränkungen.

Erregerspektrum. Abhängig vom Alter und begünstigenden Faktoren:
- *Akut:* Meningokokken und Pneumokokken
- *Neugeborene:* B-Streptokokken, E. coli und L. monocytogenes
- *Ungeimpfte Kleinkinder:* H. influenzae Typ B
- *Traumatisch:* S. aureus
- *Bei Shunts:* S. epidermidis
- *Subakut:* M. tuberculosis, C. neoformans (AIDS)

Übertragung. Tröpfcheninfektion, die zur Kolonisation des oberen Respirationstrakts führt.

Diagnosesicherung. Anzucht aus dem Liquor und aus Blutkulturen.

Chemotherapie. Kalkuliert Drittgenerationscephalosporin, vorzugsweise Ceftriaxon. Bei Verdacht auf Listerienmeningitis zusätzlich Ampicillin. *Cave:* Basiscephalosporine (Cefotiam) sind aufgrund ihrer mangelhaften Liquorgängigkeit kontraindiziert.

Prävention:
- Impfungen (H. influenzae Typ B, Pneumokokken, Meningokokken)
- strikte Isolierung (Meningokokken-Meningitis)
- Schleimhautsanierung mit Rifampicin bei Indexfall und engen Kontaktpersonen
- Meldung (Erkrankung, Tod, bei Meningokokkenmeningitis auch Verdacht).

Augeninfektionen

M. Miksits, K. Vogt*

4.1 Definitionen

Hordeolum. Beim so genannten »Gerstenkorn« handelt es sich um eine Infektion der Lidranddrüsen durch Sekretrückstau, die zu einer schmerzhaften lokalen Abszedierung führt.

Konjunktivitis. Hierbei handelt es sich um eine Entzündung der Bindehaut, die erregerbedingt, aber auch toxisch oder im Rahmen einer allergischen Reaktion entstehen kann.

Keratitis. Dies ist eine Entzündung der Hornhaut. Erregerbedingte Keratitiden sind meist bakteriell bedingt. Ulzerierende Keratitiden, z. B. durch invasive Erreger oder im Verlauf progredienter Eiterungen, können zu einer Perforation der Hornhaut führen und dem Erreger den Eintritt in das Augeninnere gewähren (▶ s. Endophthalmitis).

Hypopyon. Hiermit wird eine Eiteransammlung in der vorderen Augenkammer bezeichnet.

Endophthalmitis. Dies ist die in der Regel infektionsbedingte Entzündung des Glaskörpers; sie entsteht meist postoperativ oder nach penetrierenden Traumen, zunehmend als septische Absiedlung. Sie stellt einen Notfall dar, da in kürzester Zeit der Verlust des Auges droht.

Uveitis. Unter einer Uveitis ist eine Entzündung der Aderhaut zu verstehen: Diese besteht aus Iris, Ziliarkörper und Chorioidea. Wegen der direkten Verbindung zur Chorioidea ist die Retina meist in deren Entzündung mit einbezogen. Daher unterscheidet man eine **Uveitis anterior** in Form der Iritis oder Iridozyklitis (unter Einschluss des Ziliarkörpers) und eine **Uveitis posterior** als Chorioiditis, Retinitis oder Chorioretinitis.

Trachom. Chronische Keratokonjunktivitis durch Chlamydia trachomatis Serogruppen A–C, die durch Pannusbildung und narbige Verziehungen die Entstehung von Super- und Zweitinfektionen durch Eitererreger begünstigt.

Flussblindheit. Erblindung nach Befall des Auges durch Onchocerca volvulus, eine Filarie.

Ophthalmia neonatorum. Konjunktivitis bei Neugeborenen meist durch Erreger, die durch Schmierinfektion im Geburtskanal erworben werden: C. trachomatis Typ D–K, N. gonorrhoeae.

4.2 Einteilung

Die Einteilung der Augeninfektionen geschieht nach der Lokalisation in Infektion der äußeren Augenabschnitte (Lider, Tränenwege, Bindehaut), Infektion der vorderen Augenabschnitte (Hornhaut, Vorderkammer) und Infektion der hinteren Augenabschnitte (Regenbogenhaut, Netzhaut, Aderhaut, Endophthalmitis).

4.3 Epidemiologie

In unseren Breitengraden ist die Konjunktivitis das häufigste infektiologische Problem in der Augenheilkunde. Neugeborenen-Konjunktivitiden sind durch das Vernachlässigen der Credéschen Prophylaxe wieder leicht angestiegen. Zu Keratitiden neigen v. a. Träger weicher Kontaktlinsen. Die Endophthalmitis ist eine seltene (Inzidenz: 0,02%), aber ernstzunehmende Komplikation in der Kataraktchirurgie.

Weltweit gesehen stellen Infektionen des Auges ein erhebliches Problem dar: Das Trachom ist die häufigste erregerbedingte Erblindungsursache: weltweit gibt es ca. 500 Mio Erkrankte (endemisch in Ägypten, China, Indien).

Die Flussblindheit durch Onchocerca volvulus stellt die zweithäufigste Form der erregerbedingten Erblindung dar. Man rechnet mit 20–30 Mio manifest Erkrankten, von denen etwa 1–2 Mio erblindet sind.

---

* (alphabetisch, gleichwertig)

4.4 Erregerspektrum

Konjunktivitis. Typische bakterielle Erreger eitriger Konjunktividen sind S. aureus, S. pneumoniae, H. influenzae und M. lacunata. Konjunktividen werden durch H. influenzae, N. gonorrhoeae und N. meningitidis verursacht. S. pneumoniae und H. influenzae sind besonders häufig bei Kindern mit Tränenwegsstenosen, wo der Erreger im Tränensack persistiert. Bei Vorschädigungen der Hornhaut kommt auch P. aeruginosa als Erreger in Frage.

Häufig sind Konjunktividen oder Keratokonjunktividen durch C. trachomatis: die Typen A–C verursachen das Trachom, die Typen D–K die akute Einschlusskörperchenkonjunktivitis bei Erwachsenen und Neugeborenen. Virale Konjunktivitiserreger sind neben HSV Adenoviren (Typ 3: Schwimmbadkonjunktivitis, pharyngokonjunktivales Fieber; Typen 8, 19, 29 und 37: epidemische Keratokonjunktivitis) sowie das hochkonjuktagiöse Enterovirus Typ 70 und Coxsackievirus A24 als Erreger der akuten hämorrhagischen Konjunktivitis.

Keratitis. Die typischen Keratitis-Viren sind Adenoviren, Enteroviren und das Herpes-simplex-Virus (HSV), in den meisten Fällen im Rahmen einer Reaktivierung (hierbei ist auch die Bindehaut als Keratokonjunktivitis einbezogen). Typische bakterielle Erreger sind P. aeruginosa, S. aureus und S. pyogenes. Häufig werden die wenig virulenten koagulasenegativen Staphylokokken und vergrünenden Streptokokken angezüchtet, deren Rolle als Erreger im jeweiligen Einzelfall streng überprüft werden muss.

Seltenere Erreger sind Enterobakterien, H. aegyptius, C. diphtheriae, L. monocytogenes, Mykobakterien, B. burgdorferi und C. trachomatis.

Als Pilze findet man Fusarium solani, Aspergillus- und Candida-Arten.

Typische parasitäre Keratitiserreger sind Amöben (Acanthamoeba) und O. volvulus.

Endophthalmitis. Bei operativer Entstehung (v. a. nach Katarakt-OP) finden sich koagulasenegative Staphylokokken, P. acnes, Streptokokken, S. aureus und H. influenzae, selten gramnegative Stäbchen. Bei traumatischen Formen dominieren Bacillus-Arten, insbesondere B. cereus. Häufig werden auch koagulasenegative Staphylokokken angezüchtet, in weniger als 20% der Fälle findet man gramnegative Stäbchen oder Pilze (C. albicans). Im Fall einer septischen Absiedlung kommen die typischen Sepsiserreger in Frage. Insbesondere bei Neugeborenen und Immunsupprimierten tritt die Candida-Endophthalmitis im Rahmen von systemischen Mykosen auf.

Hyperakute Uveitis. Die Uveitis anterior ist in etwa 10% der Fälle infektionsbedingt durch HSV-1 und VZV (in der Regel begleitet von einer Keratitis), durch CMV und durch T. pallidum.

Die erregerbedingte Uveitis posterior wird am häufigsten verursacht durch C. albicans im Rahmen einer Candidasepsis (30% der Uveitisfälle) und durch T. gondii. Weitere typische Erreger sind CMV (bei bis zu 30% aller AIDS-Patienten), selten T. pallidum, M. tuberculosis, H. capsulatum, HSV, VZV und T. canis.

4.5 Pathogenese

Die Erreger von Konjunktividen und Keratiden gelangen meist durch Tröpfchen- oder Schmierinfektion in das Auge. Bei der Endophthalmitis kommen neben der Fortleitung einer Keratitis noch die traumatische oder iatrogene Inokulation im Rahmen von Augenoperationen sowie die septische Absiedlung in Frage. Uveitiden entstehen meist hämatogen im Rahmen einer Sepsis oder einer zyklischen Allgemeininfektion.

Die Erreger siedeln sich mit Hilfe ihrer Virulenzfaktoren am jeweiligen Ort an; auf der Konjunktiva müssen sie sich gegen die antimikrobiellen Substanzen in der Tränenflüssigkeit, z.B. Lysozym oder IgA, etablieren. Die Schädigung beruht meist auf der induzierten Entzündungsreaktion; diese ist bei N. gonorrhoeae besonders stark ausgeprägt und begünstigt die Invasion des Erregers in tiefere Augenschichten. Die Invasivität wird bei P. aeruginosa und B. cereus durch gewebezerstörende Enzyme (Elastase bzw. Lecithinase) bewirkt, sodass diese Erreger besonders rasch in tiefe Augenabschnitte vordringen und das Auge zerstören können (Abb. 4.1).

Die Hornhaut ist eine sehr wirksame, wenn auch bradytrophe Infektionsbarriere. Bei einem Einbruch von Erregern in die vordere Augenkammer können diese sehr schnell auf die hinteren Augenabschnitte übergreifen, da die Komplementkonzentration in der Vorderkammer gering ist.

Chlamydien und Viren verursachen die Schädigung durch direkte Schädigung der Wirtszelle. Beim Trachom entsteht eine chronische follikuläre Entzündung, die durch Vernarbung eine Trichiasis (Scheuern der Wimpern auf der Hornhaut) und Ulzera bedingt. Superinfek-

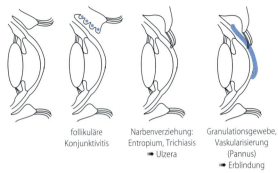

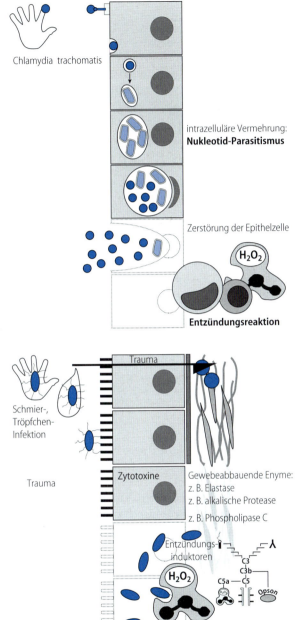

Abb. 4.1. Pathogenese bakterieller Keratitis + Konjunktivitis

Abb. 4.2. Pathogenese des Trachoms

4.6 Klinik

Hordeolum. Beim Hordeolum handelt es sich um eine hochrote, schmerzhafte, abgegrenzte Schwellung am Lidrand, evtl. mit eitriger Sekretion. Im weiteren Verlauf kommt es zur Verflüssigung und Entleerung von Eiter.

Konjunktivitis. Leitsymptom der akuten Konjunktivitis ist das »rote Auge«. Hinzu kommen leichtere brennende Schmerzen (Fremdkörpergefühl) und abhängig vom Erreger eitriges, mukopurulentes oder seröses Exsudat. Bei viralen und chlamydienbedingten Konjunktividen können palpebrale Follikel, bei bakteriellen Formen Papillen an der tarsalen Bindehaut entstehen. Meist beginnen die Beschwerden an einem Auge, jedoch wird innerhalb weniger Tage auch das andere Auge infiziert.

Keratitis. Die Hornhautentzündung zeichnet sich durch starke Schmerzen und eine **Visusverminderung** (Hornhauttrübung durch die Entzündungsreaktion: einwandernde Zellen) aus; häufig besteht gleichzeitig eine Konjunktivitis. Eine Ulzeration der Hornhaut kann sekundär auftreten, besonders häufig bei Trägern weicher Kontaktlinsen. Die im Rahmen der Herpeskeratitis entstehenden Ulzera manifestieren sich als verästelte, dendritische, oberflächliche oder als disciforme, tiefe Form (95% der Fälle sind einseitig lokalisiert). Beim Zoster ophthalmicus durch VZV können die typischen bläschenartigen Läsionen im Bereich des ersten Trigeminusastes (auch an der seitlichen Nasenwand) streng einseitig beobachtet werden und verursachen unerträgliche Schmerzen.

Endophthalmitis. Leitsymptome sind starke Schmerzen im Auge, Visusminderung sowie supraorbitale Kopfschmerzen und Photophobie. Insbesondere bei ei-

tionen durch Eitererreger, ein Entropium (Verziehung der Augenlider nach innen) und die Entstehung eines vaskulierten Granulationsgewebe (Pannus) führen schließlich zur Erblindung (Abb. 4.2).

ner Infektion über die vorderen Augenabschnitte ist die Bindehaut gerötet, und mitunter ist ein Hypopyon nachweisbar. Abhängig von der Virulenz des Erregers verläuft die Infektion nicht selten perakut mit raschem Verlust des Auges, aber auch chronisch mit nur milder Symptomatik. Letztere findet sich z. B. bei P.-acnes-Infektionen nach Intraokularlinsenimplantation.

Uveitis. Leitsymptome der vorderen Uveitis sind rotes Auge, okuläre Schmerzen, Tränen, Lichtscheu und verengte Pupillen, die zu Verklebungen mit der Linsenvorderfläche führen; häufig besteht gleichzeitig eine Keratitis. Die posteriore Uveitis ist aufgrund der Netzhautschädigung v. a. durch Sehstörungen (Gesichtsfeldausfälle) gekennzeichnet. Schmerzen fehlen jedoch, und der Verlauf ist meist protrahiert. Fundoskopisch lassen sich retinale Läsionen diagnostizieren.

4.7 Mikrobiologische Diagnostik

4.7.1 Untersuchungsmaterial

Geeignete Materialien zum Erregernachweis sind Sekret/Eiter von der Bindehaut, der Hornhaut oder aus dem Augeninneren. Die Gewinnung erfolgt durch aseptische Punktion oder Abrasio (Hornhaut), mittels Abstrich (schlechter: geringere Probenmenge) oder bei der ophthalmologischen Sanierung (◘ Abb. 4.3).

Bei einer Konjunktivis bei Kontaktlinsenträgern sollte immer daran gedacht werden, die Kontaktlinsenaufbewahrungsflüssigkeit und ggf. die Kontaktlinsen selbst mit zu untersuchen, da sie häufig ein Reservoir für P. aeruginosa und Akanthamöben darstellen.

Bei einer Keratitis ist je nach vermuteten Erregern ein Abstrich oder Hornhautmaterial sinnvoll: Für die Akanthamöbenkeratitis muss in jedem Fall Hornhautmaterial (Geschabsel, Entnahme mit dem Skalpell) gewonnen werden. Die Onchozerkose ist meist schon makroskopisch diagnostizierbar (Filarien unter der Bindehaut sichtbar).

Bei Untersuchungen der vorderen und hinteren Augenabschnitte muss darauf geachtet werden, dass das intraokuläre Material so wenig wie möglich mit der konjunktivalen Standortflora sekundär kontaminiert wird. Bei Verdacht auf Endophthalmitis wird häufig therapeutisch eine Vitrektomie durchgeführt, die mit einer mikrobiologischen Diagnostik kombiniert werden sollte. Vorderkammer- und Glaskörpermaterial sind als mikrobiologischer Notfall zu betrachten und umgehend

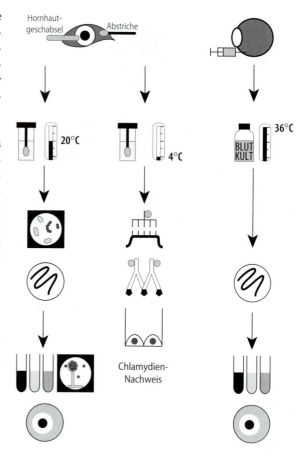

◘ Abb. 4.3. Mikrobiologische Diagnostik bei Augeninfektionen

in das Labor zu transportieren. Parallel sollten bei allen Infektionen der hinteren Augenabschnitte Blutkulturen angelegt sowie virologische Untersuchungen durchgeführt werden.

Der Nachweis von Eitererregern gelingt am besten, wenn das wenige Material, insbesondere Punktat in Blutkulturflaschen überimpft und unverzüglich bei 36 °C ins Labor transportiert wird. Ist eine mikroskopische Untersuchung zur Einleitung einer kalkulierten Therapie unumgänglich, z. B. bei Verdacht auf Fadenpilz-, Akanthamöben- oder Onchocerca-Infektionen, muss das Material schnellstmöglich nativ ins Labor geschickt werden.

Der Nachweis von Uveitiserregern, die hämatogen ins Auge gelangen, erfolgt bei Verdacht auf Toxoplasmose oder Syphilis durch Nachweis erregerspezifischer Antikörper im Serum oder bei Verdacht auf Sepsis entsprechend den Richtlinien zur Sepsisdiagnostik (Blutkulturen, Herdmaterial).

4.7.2 Vorgehen im Labor

Eitererreger werden durch Anzucht auf festen und flüssigen Kulturmedien mit anschließender Identifizierung und Empfindlichkeitsprüfung diagnostiziert.

C. trachomatis wird mittels LCR nachgewiesen.

Akanthamöben können mikroskopisch (nativ, Uvitex-Präparat) nachgewiesen oder auf Nähragar mit einer Schicht aus E. coli (Amöben bilden »Fressgänge« im E.-coli-Rasen) angezüchtet werden (Hinweis an das Labor, da der Agar vorgewärmt werden muss!).

Bestimmte Fragestellungen werden durch den Nachweis erregerspezifischer Antikörper beantwortet (z.B. Toxoplasmose).

4.7.3 Befundinterpretation

In Binde- und Hornhautabstrichen von Gesunden sind häufig koagulasenegative Staphylokokken, kutane Korynebakterien und Propionibakterien, seltener vergrünende Streptokokken nachweisbar. Ihre Einordnung als Erreger muss daher klinische und mikrobiologische Aspekte im Einzelfall berücksichtigen.

Weniger Schwierigkeiten bereitet dagegen die Beurteilung der Anzucht von Reinkulturen typischer Konjunktivitis-/Keratitis-Erreger wie N. gonorrhoeae, S. pneumoniae, S. aureus, H. influenzae oder P. aeruginosa.

Das Augeninnere ist bei Gesunden steril: Hier muss jeder angezüchtete Mikroorganismus als ursächlicher Erreger betrachtet werden.

Ebenfalls als Erregernachweis zu werten ist der Nachweis von Akanthamöben oder von O. volvulus.

4.8 Therapie

Antimikrobielle Therapie. Die Behandlung von Augeninfektionen erfordert einen Spezialisten. Es muss individuell entschieden werden, ob eine lokale Behandlung ausreichend oder ob (evtl. zusätzlich) eine systemische Behandlung erforderlich ist.

Leichtere bakterielle Infektionen an der Oberfläche können lokal behandelt werden, alle schwereren Infektionen und Augenbeteiligungen im Rahmen einer Sepsis oder einer zyklischen Allgemeininfektion erfordern eine systemische Antibiotikagabe.

Zur lokalen antibakteriellen Chemotherapie eignen sich Aminoglykoside, Fluorchinolone, Glykopeptide und Tetracycline, es können sogar Mittel eingesetzt werden, die wegen ihrer Toxizität nicht systemisch gegeben werden (Kanamycin, Colistin, Fusidinsäure); β-Laktamantibiotika sollten wegen der Allergiegefahr nicht lokal gegeben werden.

Die intravitreale oder subkonjunktivale Gabe von Fluorchinolonen, Cephalosporinen der dritten Generation oder Vancomycin bei der Endophthalmitisbehandlung wird ausschließlich durch einen Augenarzt durchgeführt.

Die Therapie von P.-aeruginosa-Infektionen erfordert stets eine Kombinationstherapie, z.B. systemisch Piperacillin + Aminoglykosid, alternativ Ceftazidim oder Ciprofloxacin, lokal ein Aminoglykosid und Ciprofloxacin.

Infektionen durch HSV oder VZV werden mit Aciclovir behandelt.

Bei Keratitiden durch Candida oder Aspergillen ist Amphotericin B das Mittel der Wahl, gegen Fusarien hat sich Natamycin bewährt; eine etablierte Behandlung gegen Amöben existiert nicht, man kann einen Therapieversuch mit der Kombination Natamycin + Aminoglykosid + intravenöses Fluorchinolon über mehrere Monate durchführen.

Antiinflammatorische Therapie. Es muss außerdem entschieden werden, ob eine antiinflammatorische Therapie mit Kortison notwendig ist. Bei Vorliegen einer epithelialen Herpes-Keratitis ist die lokale Kortisongabe kontraindiziert.

Chirurgische Therapie. Eine Endophthalmitis muss i. Allg. zusätzlich chirurgisch behandelt werden (Vitrektomie).

4.9 Prävention

Allgemeine Hygienemaßnahmen. Die Übertragung durch Schmierinfektion kann durch entsprechende Hygienemaßnahmen, z.B. hygienische Händedesinfektion des Fachpersonals, weitgehend unterbunden werden. Gleiches gilt für eine sorgfältige Desinfektion der in der augenärztlichen Untersuchung verwendeten Gerätschaften.

Postoperative Infektionen sind durch sorgfältige Hygiene und atraumatische Operationstechnik zu reduzieren.

Patienten, insbesondere Kontaktlinsenträger, müssen über die möglichen Gefahren durch die Kontaktlinsen und deren Reinigung aufgeklärt und in entsprechende Vorbeugemaßnahmen eingewiesen werden (z. B. regelmäßiger Austausch der Reinigungsflüssigkeit).

Fehlende Hygienemöglichkeiten in unterentwickelten Ländern begünstigen das Auftreten von Augeninfektionen (▶ s. Trachom, S. 428 ff.).

Credé-Prophylaxe. Die Ophthalmia neonatorum kann insbesondere als Gonoblennorrhoe eine große Gefahr für das Auge des Neugeborenen darstellen. Daher wird für jedes Neugeborene das Einträufeln von 5% Silbernitratlösung (Credé-Prophylaxe) empfohlen. Diese ist allerdings nicht aktiv gegenüber Chlamydien.

In diesem Zusammenhang ist die routinemäßige Abklärung einer Chlamydieninfektion im Rahmen der Schwangerenvorsorge hilfreich; ebenso nützlich wäre eine pränatale Untersuchung darauf, ob die Mutter an einer Gonorrhoe oder an Herpes genitalis leidet.

> **In Kürze**
>
> **Augeninfektionen**
>
> **Definition.** Augeninfektionen können die äußeren (Lider, Tränenwege, Bindehaut), die vorderen (Hornhaut, Vorderkammer) oder die hinteren Augenabschnitte (Regenbogenhaut, Netzhaut, Aderhaut, Glaskörper) erfassen.
>
> **Klinik.** Durch die induzierte Entzündungsreaktion geprägt: Rotes Auge, Schmerzen, Exsudat (Konjunktivitis), Infiltration, Ulzerationen, Visusminderung (Keratitis). Uveitis anterior: Schmerzen, Pupillenverengung, -verklebung. Uveitis posterior: Gesichtsfeldausfälle; häufig ohne Schmerzen und Entzündungszeichen.
>
> **Erregerspektrum:**
> - *Konjunktivitis:* S. aureus, S. pyogenes, H. influenzae, M. lacunata; HSV, Adeno-, Entero- und Coxsackieviren. Hyperakut: H. influenzae, N. gonorrhoeae, N. meningitidis.
> - *Keratitis:* Adeno-, Entero- und Herpesviren; P. aeruginosa, S. aureus, S. pyogenes. Selten: Fusarium, Aspergillus, Candida, Akanthamöben, O. volvulus.
> - *C. trachomatis:* Typen A–C führen zum Trachom, Typen D–K zur akuten Einschlusskörperchenkonjunktivitis bei Erwachsenen und Neugeborenen.
> - *Endophthalmitis, postoperativ:* koagulasenegative Staphylokokken, P. acnes, S. pyogenes, S. aureus, H. influenzae. *Traumatisch:* Bacillus cereus.
> - *Uveitis anterior:* HSV-1, VZV, CMV, T. pallidum.
> - *Uveitis posterior:* C. albicans, T. gondii; CMV bei HIV-Patienten.
>
> **Übertragung.** Tröpfchen- oder Schmierinfektion ins Augeninnere durch Fortleitung; hämatogen oder traumatisch/operativ.
>
> **Diagnosesicherung.** Schwerpunkt: Anzucht aus Konjunktivalabstrich, Hornhautgeschabsel oder Punktion aus dem Augeninneren. Bei geringen Proben: Entscheidung über die Notwendigkeit eines mikroskopischen Präparates für die Kalkulation der Initialtherapie. Zyklische Allgemeininfektionen mit Manifestationen am Auge: Serologische Diagnostik (z. B. Syphilis, Zytomegalie, Toxoplasmose).
>
> **Chemotherapie (vom Augenarzt durchzuführen).** Lokale Chemotherapie, in schweren Fällen zusätzlich systemisch. Ggf. antiinflammatorische Therapie mit Kortison, Mydriasis. *Cave:* Bei Endophthalmitis chirurgische Sanierung mit teilweiser oder vollständiger Glaskörperentfernung.
>
> **Prävention.** Allgemeine Hygiene zur Vermeidung von Schmierinfektionen. Besondere Sorgfalt beim Umgang mit Kontaktlinsen. Reduktion postoperativer Infektionen durch atraumatische Operationstechniken und aseptisches Arbeiten. Credésche Prophylaxe: Vermeidung einer Ophthalmia neonatorum.

Infektionen des oberen Respirationstrakts

M. Miksits, C. Tauchnitz

 Einleitung

Im Folgenden werden Infektionen der Atemwege bis zur Epiglottis behandelt. Diese sind sehr häufig und zu 90% viral bedingt.

5.1 Einteilung

Die wichtigsten klinischen Syndrome sind:

Erkältung, »grippaler Infekt« (»common cold«). Hierunter versteht man eine akute Rhinopharyngitis und Katarrh mit leichten Beschwerden und ggf. Fieber.

Pharyngitis. Zur Pharyngitis-Entzündung ▶ s. S. 933 (Angina).

Otitis media. Die Mittelohrentzündung wird definiert als Ansammlung von Flüssigkeit im Mittelohr (Paukenhöhle) mit akuten Krankheitszeichen. Initial liegt ein seröses Exsudat vor, das bei bakterieller Infektion eitrig werden kann.

Sinusitis. Dies ist eine Infektion der Nasennebenhöhlen (Sinusitis maxillaris = Kieferhöhlenentzündung, Sinusitis ethmoidalis = Keilbeinhöhlenentzündung, Sinusitis frontalis = Stirnhöhlenentzündung).

Bedeutsam im Hinblick auf Diagnose und Therapie ist eine Unterteilung nach der Lokalisation im Hinblick darauf, ob am Ort physiologische Kolonisationsflora vorhanden ist oder nicht.

In den Nasennebenhöhlen und der Paukenhöhle ist eine solche Flora **nicht** vorhanden, jedoch bestehen offene Verbindungen zur Schleimhaut von Mund, Rachen und Nase. Das Erregerspektrum gleicht sich und umfasst Mitglieder der physiologischen oder pathologischen Kolonisationsflora aus Mund, Nase und Rachen. Im Unterschied dazu sind die bakteriellen Erreger von Infektionen im Bereich des Rachens i.d.R. obligat pathogen (S. pyogenes, C. diphtheriae).

5.2 Epidemiologie

Die gemeine Erkältung ist der häufigste Grund für Arztbesuche, Arbeitsausfälle und Abwesenheit von der Schule. Kinder erkranken pro Jahr etwa 6–8-mal, Erwachsene erleiden 2–3 Episoden/Jahr.

Die Otitis media ist der häufigste Grund für einen Arztbesuch von Kindern bis zum Alter von drei Jahren: Mindestens eine Episode bei 66%, mindestens drei Episoden bei 33% aller Kinder.

Eine Sinusitis tritt bei 0,5–5% aller Erkältungen als Komplikation auf.

5.3 Erregerspektrum

Erkältung. Die Erkältung wird nahezu ausschließlich durch Viren verursacht: Rhinoviren (mehr als 100 Typen; 40%), RS-Virus (10–15%), Coronaviren (10%), Adeno-, Reo-, Entero-, Influenza- und Parainfluenzaviren.

Otitis media. Die Mittelohrentzündung ist dagegen häufig sekundär durch Bakterien bedingt. Typisch sind S. pneumoniae (40%), H. influenzae (30%), M. catarrhalis (10%), S. pyogenes (3%) und S. aureus (2%). Respiratorische Viren sind in einem Viertel der Fälle nachweisbar (◘ Tabelle 5.1).

Sinusitis. Auch die Nasennebenhöhlenentzündungen weisen ein sehr ähnliches Erregerspektrum auf: S. pneumoniae (30%), H. influenzae (20%), M. catarrhalis (2% überwiegend bei Kindern) und S. pyogenes (4%). Weiterhin findet man als Erreger aerobe gramnegative Stäbchen (10%, nosokomial 75%) und Anaerobier (10%). Viren (Rhino-, Influenza- und Parainfluenzaviren) finden sich in etwa 20% der Fälle (◘ Tabelle 5.1).

Bei chronischen Otitiden und Sinusitiden können zusätzliche Erreger gefunden werden, z.B. Fadenpilze und gramnegative Stäbchenbakterien, wie P. aeruginosa.

Tabelle 5.1. Infektionen des oberen Respirationstrakts: Häufige Erreger

Syndrom	Erreger
Otitis media, Sinusitis	S. pneumoniae H. influenzae M. catarrhalis S. pyogenes (S. aureus) (Viren)
Pharyngitis	S. pyogenes C. diphtheriae N. gonorrhoeae T. pallidum Epstein-Barr-Virus (EBV) weitere Viren (z. B. Rhino-, Adenoviren)
Epiglottitis	H. influenzae Typ B

5.4 Pathogenese

Erkältung. Die Übertragung erfolgt aerogen oder durch Schmierinfektion (Hände!), die Vermehrung in Epithelzellen. Hierdurch wird die Wirtszelle geschädigt, was zur Störung der mukoziliaren Reinigung und zur Disposition zu Superinfektionen führt. Die Freisetzung von Bradykinin löst die Sekretion von Flüssigkeit (»Schnupfen«) und den Leukozyteneinstrom aus.

Otitis, Sinusitis. Nach aerogener Übertragung oder Schmierinfektion kolonisieren die Erreger zunächst die Schleimhaut des oberen Respirationstrakts. Begünstigt durch anatomische Verhältnisse, z. B. die gerade, weite, offene Tuba Eustachii bei Kleinkindern oder Belüftungsstörungen durch Verengung eines Nebenhöhlenausgangs und durch Vorschädigung der Schleimhaut (Virusinfektion, Zilien-Noxen), aszendieren die Erreger in die Nebenhöhlen bzw. Paukenhöhle. Dort können sie sich vermehren und eine eitrige Entzündungsreaktion mit Ergussbildung induzieren.

Chronische Otitiden und Sinusitiden beruhen auf persistierenden Störungen der lokalen Abwehr.

5.5 Klinik

Erkältung. Nach einer Inkubationszeit von 1–3 Tagen äußert sich die gemeine Erkältung (»common cold«) durch Halskratzen, verstopfte Nase, Schnupfen, gelegentlich Fieber und allgemeines Unwohlsein.

Als Komplikationen können eine Sinusitis, eine Otitis media, eine Bronchitis oder eine Pneumonie entstehen.

Otitis media. Nach einer Inkubationszeit von 4–6 Tagen entstehen Ohrenschmerzen (Kinder: Ohrengreifen; Tragusdruckschmerz), Fieber und eine Schallleitungsstörung. Das Trommelfell ist gerötet, und es zeigen sich ein Erguss in der Paukenhöhle (Otoskopie) sowie eine verminderte Trommelfellbeweglichkeit (pneumatische Otoskopie).

Als Komplikationen können benachbarte Strukturen befallen werden: Mastoiditis, Hirnabszess, Meningitis, Labyrinthitis (Schwindel, Nystagmus) und Facialis-Störungen.

Sinusitis. Nach einer Inkubationszeit von 4–6 Tagen macht sich eine bakterielle Sinusitis durch verstopfte Nase, eitrigen Schnupfen, Kopfschmerzen (Lokalisation je nach befallener Nebenhöhle), Fieber und Klopf-/Druckschmerz der Nebenhöhle bemerkbar. Röntgenologisch findet sich eine Verschattung der betroffenen Nasennebenhöhle.

Eine Komplikation ist die Ausbreitung eitriger Infektionen in benachbarte Strukturen: Orbitahöhle und Gehirn (Meningitis, Hirnabszess).

5.6 Mikrobiologische Diagnostik

Bei der selbstlimitierenden Erkältung ist ein routinemäßer Erregernachweis überflüssig (fehlende Therapiemöglichkeit bei Virusinfektionen). Indikationen zur mikrobiologischen Erregersicherung sind schwere Krankheitsverläufe oder bakterielle Superinfektionen.

5.6.1 Untersuchungsmaterial

Punktate aus der Paukenhöhle bzw. den Nebenhöhlen (durch das Trommelfell bzw. durch die Nasenhaupthöhle) sind die Untersuchungsmaterialien der Wahl. Ungeeignet sind Abstriche aus dem Gehörgang, aus der Nase oder dem Nasopharynx, da diese Standortflora enthalten.

Die Gewinnung erfolgt durch aseptische Punktion; Lagerung und Transport bei Zimmertemperatur. Stets ist ein Transportmedium zu verwenden. Aseptische

Punktate ohne Standortflora (abhängig von der Gewinnungsart) können auch in Blutkulturflaschen bei 37 °C transportiert werden.

Für den Virusnachweis müssen methodenabhängig spezielle Transportmodalitäten eingehalten werden; hier sollte eine Rücksprache mit dem Labor erfolgen.

5.6.2 Vorgehen im Labor

Im Labor erfolgt eine Anlage auf geeigneten Kulturmedien, und es wird ein mikroskopisches Präparat angefertigt. Die Anzucht, Identifizierung und Empfindlichkeitsprüfung der oben genannten Bakterien dauert mindestens zwei Tage.

5.6.3 Befundinterpretation

Pauken- und Nebenhöhlenpunktate sind normalerweise steril. Daher ist jedes Isolat aus Paukenhöhlenpunktat als Erregernachweis zu werten, Kontaminanten aus dem äußeren Gehörgang sind selten.

Bei der Anzucht aus Nasennebenhöhlenpunktat können Kontaminanten von der Nasenschleimhaut häufiger kultiviert werden; bei geeigneter Entnahmetechnik wird die Kontaminationsrate reduziert.

5.7 Therapie

Symptomatische Therapie. Die symptomatische Therapie zielt auf die Abschwellung der Schleimhaut (Achtung: Aspirin kann zur Verlängerung der Rhinovirusausscheidung und zu länger bestehenden Beschwerden führen).

Chemotherapie. Zur kalkulierten Chemotherapie eitriger Infektionen eignen sich Amoxicillin, Oralcephalosporine oder Doxycyclin.

Bei Pilzinfektionen, insbesondere Fadenpilzmykosen, ist Amphotericin B das Mittel der Wahl. Es können auch Azole eingesetzt werden.

Operative Therapie. Bei chronischer Otitis media (Erguss länger als 3 Monate) kann eine chirurgische Therapie (Einsetzung eines Paukenröhrchens) erforderlich werden. Eine Myringotomie ist bei starken Schmerzen bei akuter Mittelohrentzündung zur Entlastung hilfreich.

Bei chronischer Sinusitis kann ebenfalls eine chirurgische Therapie erwogen werden: Schleimhautausräumung, ggf. mit Knochenentfernung. Jedoch hat diese Therapie eine weniger gute Prognose.

5.8 Prävention

Zur Vorbeugung von Pneumokokkeninfektionen können Disponierte eine Pneumokokkvakzine erhalten. Die Inzidenz von Infektionen mit bekapselten Haemophilus-influenzae-Stämmen (Typ B) lässt sich ebenfalls durch Schutzimpfung senken.

5.9 Weitere Erkrankungen im oberen Respirationstrakt

Angina tonsillaris. Die Angina tonsillaris ist durch schmerzhafte Schluckbeschwerden, Fieber und Lymphknotenschwellung sowie Eiterstippchen auf den Tonsillen gekennzeichnet. Als Komplikationen sind Scharlach und nichteitrige Nachkrankheiten möglich (▶ s. S. 200 ff.). Rachenabstriche sind das Untersuchungsmaterial der Wahl, sie werden von den Stippchen gewonnen. Der Transport sollte sofort erfolgen, bei Transportverzögerungen ist eine Kühlung (Unterdrückung der Standortflora) erforderlich. Die Streptokokkenangina wird mit Penicillin G/V behandelt. Bei nachgewiesener Infektion durch A-Streptokokken muss der Patient im weiteren Verlauf auf die Entstehung von Nachkrankheiten hin beobachtet werden.

Differentialdiagnostisch ist das ebenfalls mit Belägen auf den Tonsillen, Fieber und Lymphknotenschwellungen einhergehende Pfeiffersche Drüsenfieber (infektiöse Mononukleose) durch Epstein-Barr-Virus zu bedenken (▶ s. S. 626 ff.); andere Pharyngitis-Erreger sind in ◘ Tabelle 5.1 aufgeführt.

Diphtherie. Die Diphtherie ist durch eine schwere Entzündung von Rachen, Nase und Gaumensegel mit Pseudomembranbildung gekennzeichnet, die absteigend im Respirationstrakt auch zur Verlegung der Atemwege (Krupp) führen und durch Fernwirkungen des Diphtherietoxins v. a. Herz und Niere schädigen kann (▶ s. S. 327 ff.). Rachen- und Nasenabstriche sind das Untersuchungsmaterial der Wahl, sie werden unter den Pseudomembranen entnommen. Der Transport sollte sofort erfolgen, bei Transportverzögerungen ist eine Kühlung (Unterdrückung der Standortflora) erforderlich. Bei

Diphtherie-Verdacht muss schnellstmöglich Antitoxin verabreicht werden; dies wird unterstützt durch die Gabe von Penicillin G oder Erythromycin zur Beseitigung des Erregers und damit der Toxin-Neuproduktion. Die wichtigste Präventionsmaßnahme ist die regelmäßig aufgefrischte Impfung gegen Diphtherietoxin.

Epiglottitis. Die akute Epiglottitis ist ein akutes lebensbedrohliches Krankheitsbild, welches bei kleinen Kindern (<5 Jahre) auftritt. Es wird durch bekapselte Stämme von Haemophilus influenzae Typ B hervorgerufen (◘ Tabelle 5.1). Die Pathogenese der Erkrankung ist nicht vollständig geklärt. Der Erreger ist in nahezu allen Fällen in Blutkulturen nachzuweisen, die daher auch das Untersuchungsmaterial der Wahl darstellen. Therapeutisch steht das Freihalten der Atemwege im Vordergrund. Die ebenfalls notwendige Antibiotikatherapie wird z. B. mit Ceftriaxon oder Cefotaxim durchgeführt; diese sollte innerhalb von 12–48 h zur Verbesserung des klinischen Zustandes führen. Durch die Impfung gegen Haemophilus influenzae Typ B konnte die Inzidenz der Erkrankung massiv gesenkt werden.

Pseudokrupp. Hierbei handelt es sich um eine akute Laryngotracheitis bei Kindern, ausgelöst durch Parainfluenzavirus Typ 3. Die Erkrankung geht mit schwerer Atemnot einher. Die Diagnose kann durch Antikörper- oder Virusnachweis gesichert werden. Spezifische Therapiemaßnahmen stehen nicht zur Verfügung. Es gilt, die Atemwege freizuhalten.

Otitis externa. Die Otitis externa, d. h. Infektion der Ohrmuschel und des Gehörgangs, ist als Infektion der Haut anzusehen. Als Erreger werden daher hauptsächlich S. aureus und S. pyogenes gefunden.

Bei akuter diffuser Otitis externa (»Schwimmerohr«) und malignen invasiven Formen, die auch in den Knochen und in benachbarte Organe (Meningen, Gehirn) vordringen können, findet sich als Erreger P. aeruginosa, der über eine Reihe von Invasinen verfügt (▶ s. S. 280 ff.). Gerade bei der malignen Otitis ist ein schnelles therapeutisches Eingreifen durch systemische Gaben pseudomonaswirksamer Antibiotika (Ciprofloxacin) oder/und operative Entfernung des nekrotischen Gewebes erforderlich.

In Kürze

Infektionen des oberen Respirationstrakts

Definition. Zu den oberen Respirationstraktinfektionen zählen: Erkältungen (common cold), Pharyngitis und Tonsillitis, Otitis media, Sinusitis, Epiglottitis.

Erregerspektrum:
- *Erkältung:* Viren (Rhino-, Adeno-, Coxsackieviren)
- *Otitis, Sinusitis:* S. pneumoniae, H. influenzae, M. catarrhalis, S. pyogenes, S. aureus (nach vorhergehender Virusinfektion), Aspergillen
- *Pharyngitis:* S. pyogenes (Angina lacunaris), EBV (Pfeiffersches Drüsenfieber), C. diphtheriae (Toxinbildner: Diphtherie), B. pertussis (Keuchhusten), Candida (Soor)
- *Epiglottitis:* H. influenzae Typ B

Diagnosesicherung. Bei therapierefraktären Sinusitiden und Otitiden erforderlich: Punktate (oder Biopsien) aus den Höhlen; Abstriche aus Nase, Nasopharynx oder Gehörgang sind dagegen ungeeignet.

Chemotherapie. Kalkulierte Chemotherapie eitriger Infektionen; Amoxicillin, Oralcephalosporine oder Doxycyclin.

Prävention. Impfungen (Diphtherie, Keuchhusten, H. influenzae Typ B, Pneumokokken). Konsequente Therapie von S.-pyogenes-Infektionen zur Vermeidung von Nachkrankheiten.

Pneumonien

M. Miksits, C. Tauchnitz

 Einleitung

Eine Pneumonie ist eine Entzündung des Lungengewebes, die ambulant oder nosokomial erworben ist und als Lobär-, Broncho- oder interstitielle Pneumonie verläuft.

6.1 Einteilung

Für die Diagnostik und Therapie von Pneumonien haben sich zwei Einteilungskriterien bewährt: Zum einen werden **alveoläre** und **interstitielle** Pneumonien voneinander unterschieden; erstere spielen sich im Alveolarraum ab, letztere im interstitiellen Bindegewebe. Eine sichere Unterscheidung zwischen alveolären und interstitiellen (sog. atypischen) Pneumonien ist weder klinisch noch radiologisch möglich. Zu den alveolären Pneumonien gehören die Lobärpneumonie (5%) und die Bronchopneumonie (95%). Zum anderen unterscheidet man **ambulant** und **nosokomial erworbene** Pneumonien. Letztere stehen in ursächlichem Zusammenhang mit einem Krankenhausaufenthalt, die ersteren sind außerhalb des Krankenhauses – ambulant – erworben.

Gebräuchlich ist auch eine Einteilung in primäre, ohne Vorerkrankung, und sekundäre, auf der Grundlage einer Abwehrschwäche entstandene Pneumonien.

6.2 Epidemiologie

Ambulant erworbene Pneumonien machen etwa 1% aller ambulanten Atemwegsinfektionen aus.

Nosokomiale Pneumonien betragen bis zu 15% aller nosokomialen Infektionen, die Letalität erreicht 50% und mehr.

Weltweit gesehen stellen Atemwegsinfektionen, namentlich Pneumonien, die häufigste Todesursache dar.

6.3 Erregerspektrum (◘ Tabelle 6.1)

Ambulant erworbene alveoläre Pneumonien. Der häufigste Erreger dieser Form ist S. pneumoniae, er wird in 50–90% der Erkrankungen diagnostiziert. Weitere Erreger sind H. influenzae und S. aureus. Legionellose-Fälle gehören ebenfalls in diese Gruppe.

Ambulant erworbene interstitielle Pneumonien. Charakteristische Erreger sind M. pneumoniae (etwa 15% der ambulanten Pneumonien), Chlamydien (C. trachomatis bei Neugeborenen, C. pneumoniae bei Erwachsenen, C. psittaci bei Vogelkontakt), selten Legionellen und Viren (Influenza-, Parainfluenza-Viren, Re-

◘ Tabelle 6.1. Infektionen des unteren Respirationstrakts: Häufige Erreger

Einteilungs-kriterium	Erreger
Ambulant erworben	
alveolär	S. pneumoniae H. influenzae M. catarrhalis S. pyogenes L. pneumophila (S. aureus) (Enterobakterien: bei Älteren) (P. aeruginosa: bei Mukoviszidose)
interstitiell	M. pneumoniae Chlamydien (C. pneumoniae, C. psittaci) C. burnetii L. pneumophila P. jiroveci Viren: Influenzavirus, RSV
Nosokomial erworben	
alveolär	Enterobakterien (E. coli, KES-Gruppe) S. aureus P. aeruginosa L. pneumophila
interstitiell	Viren (CMV) L. pneumophila P. jiroveci Sproßpilze (z.B. C. albicans) Fadenpilze (z.B. A. fumigatus)

spiratorisches Syncytial-Virus (RSV); selten, aber schwerwiegend: Adenoviren, Typ 11 und 12, führen zu nekrotisierenden Pneumonien).

Nosokomial erworbene alveoläre Pneumonien. Das Erregerspektrum ist in hohem Maße abhängig von lokalen Faktoren. Häufige Erreger bei Beatmungspneumonien nach dem 4.–5. Beatmungstag sind P. aeruginosa, Enterobakterien (Klebsiella, Enterobacter, Serratia), S. aureus und L. pneumophila.

Disponierende Faktoren. Typische Pneumonieerreger bei AIDS sind P. jiroveci, Zytomegalievirus und C. neoformans. Granulozytopenie oder Glukokortikoidtherapie disponieren zu invasiven Aspergillosen. Die Glukokortikoidgabe und andere immunsuppressive Therapieformen können darüber hinaus die Entstehung von Pneumocystosen, Zytomegalie- und Nocardienpneumonien sowie schwere Pneumonien durch Eitererreger begünstigen. Bei Aspirationspneumonien finden sich häufig Anaerobier.

Altersspektrum. Die häufigsten Erreger bei Neugeborenen sind C. trachomatis und B-Streptokokken.

Bei Kindern treten gehäuft Infektionen durch RSV, M. pneumoniae und, zwischen dem 5. und 18. Lebensmonat, H. influenzae und Pneumokokken auf.

Jüngere Erwachsene werden vorwiegend von Mykoplasmen und C. pneumoniae infiziert, ältere von Pneumokokken, Legionellen und, im Fall einer maschinellen Beatmung, auch von gramnegativen Stäbchenbakterien und S. aureus.

6.4 Pathogenese

Die Erreger werden aerogen übertragen und siedeln sich auf der Schleimhaut des oberen Respirationstrakts an. Bei 50% der gesunden Erwachsenen lassen sich Pneumokokken als pathologische Kolonisationskeime im Rachen nachweisen. Durch Aspiration gelangt der Erreger in den Alveolarraum; dies kann z. B. durch Schwächung des Hustenreflexes begünstigt sein. Dort verursacht er eine Exsudation in den Alveolarraum, der ein Einstrom von Erythrozyten und später von Granulozyten folgt. Das entzündliche Exsudat schränkt die verfügbare Atemoberfläche ein.

Bei der Pathogenese nosokomialer Pneumonien ist die Erregerquelle von Bedeutung. Enterobakterien entstammen meist dem Gastrointestinaltrakt des Patienten.

Andere gramnegative Erreger kommen häufig aus der Umgebung, z.B. aus Beatmungsapparaten. Sie können zu Fehlbesiedlungen des Respirationstrakts führen, z. B. mit P. aeruginosa. Durch Intubation wird ein offener Zugang zum Bronchialsystem geschaffen. Die Schleimhautabwehr (Flimmerepithel, Sekret, Kolonisationsresistenz) wird in ihrer Funktion gestört – die Erreger gelangen leichter in die Lunge. Bettlägerigkeit stört die Belüftung und die Durchblutung der Lunge, Reinigungsmechanismen des Organs sind behindert – die Erreger können sich leichter etablieren.

6.5 Klinik

Die Symptome leiten sich aus dem Entzündungsgeschehen im Alveolarraum ab. Die exsudationsbedingte Einschränkung der Atemoberfläche führt zu **Atemnot** und ggf. zur **Zyanose**. Entstehen größere Mengen Exsudat, resultiert ein produktiver **Husten**. Der **Auswurf** färbt sich aufgrund der eingeströmten Erythrozyten rostrot, später aufgrund der Granulozyten gelblich (eitrig). Durch die Freisetzung von IL-1 entsteht **Fieber**.

Bei der körperlichen Untersuchung bestehen eine Klopfschalldämpfung und feuchte Rasselgeräusche sowie, bei Lappenbefall, das typische Bronchialatmen. Bei der Lobärpneumonie wird ein ganzer Lungenlappen, bei der Segmentpneumonie werden entsprechende Teile davon infiltriert.

Interstitielle Pneumonien machen sich häufig durch trockenen Husten ohne Auswurf und mäßiggradiges Fieber bemerkbar.

6.6 Mikrobiologische Diagnostik

Alle Untersuchungsmaterialien für die Erreganzucht sollen vor Beginn der antimikrobiellen Chemotherapie gewonnen werden.

6.6.1 Untersuchungsmaterial

Sputum. Sputum ist das am leichtesten zu gewinnende Untersuchungsmaterial zur Diagnostik anzüchtbarer Erreger alveolärer Pneumonien. Da bei der Gewinnung eine Kontamination durch Mund- und Rachenflora unvermeidlich ist, muss größte Sorgfalt darauf verwendet werden, jene möglichst gering zu halten. Zunächst ist eine gründliche Mundspülung mit Wasser (nicht Desinfektionsmittel) vorzunehmen. Das Sputum muss aus der Tiefe hochgehustet und in ein steriles Gefäß gegeben werden. Es sollte Eiterflocken enthalten. Der Transport ins Labor hat schnellstmöglich zu erfolgen, d. h. bei einer Dauer von weniger als vier Stunden bei Zimmertemperatur, bei längerer Dauer gekühlt (▶ s. Kap. 6.6.2).

Trachealsekret. Dies ist das Material der ersten Wahl bei Intubierten. Nach der Entfernung von oberflächlichen Schleimabsonderungen kann mit einem sterilen Einmalschlauch Sekret aus der Trachea oder den oberen Teilen des Bronchialbaums abgesaugt werden. Bei der Gewinnung ist eine Kontamination durch Mund- oder Rachenflora in der Regel nicht zu vermeiden. Es gelten die gleichen Transportmodalitäten wie für Sputum.

Bronchiallavage. Hat die Untersuchung von Sputum oder Trachealsekret keinen Erregernachweis erbracht oder wird nach Legionella pneumophila oder Pneumocystis jiroveci gefahndet, so ist die bronchoalveoläre Lavage (BAL) Methode der Wahl. Nach Intubation wird endoskopisch der infizierte Abschnitt des Bronchialsystems aufgesucht und mit ca. 200 ml steriler Kochsalzlösung gespült. Die abgesaugte Spülflüssigkeit wird wie Sputum ins Labor geschickt. Durch die Verwendung spezieller Instrumente (»geschützte Bürste«) kann die Kontamination durch Standortflora des oberen Respirationstrakts deutlich reduziert werden.

Lungenbiopsie. In lebensbedrohlichen Fällen kann durch transbronchiale oder offene Biopsie Lungengewebe zur Diagnostik entnommen werden.

Blutkulturen. Blutkulturen sollten immer bei Verdacht auf alveoläre Pneumonie angelegt werden. Durch aseptische Punktion gewonnenes Blut wird in einer Blutkulturflasche eingebracht und bei 37 °C transportiert und ggf. gelagert.

Pleurapunktat. Bei exsudativer Begleitpleuritis sollte Pleurapunktat gewonnen werden, da sich der Erreger hier in Reinkultur anzüchten lässt. Die Gewinnung erfolgt durch aseptische Punktion. Transport und ggf. Lagerung sind bei 37 °C vorzunehmen.

Serum. Der serologischen Diagnostik, insbesondere bei interstitiellen Pneumonien, z. B. Mykoplasma-Pneumonien, Q-Fieber und Virus-Pneumonien, dient Serum. Nach 14 Tagen ist eine weitere Serumprobe zu gewinnen, um einen Antikörpertiteranstieg festzustellen.

Urin. Im Urin lassen sich immunologisch Legionellenantigene nachweisen.

6.6.2 Vorgehen im Labor

Im Labor werden mikroskopische Präparate angefertigt, und die Sputumprobe auf Kulturmedien ausgestrichen. Bronchiallavagen werden quantitativ angelegt und zusätzlich auf Legionellen untersucht. Für den Nachweis von RSV aus dem Rachensekret steht ein Antigen-Schnellnachweis (30 min) zur Verfügung.

Auf spezielle Anfrage werden Spezialuntersuchungen wie die Mykobakteriendiagnostik oder der mikroskopische Nachweis von P. jiroveci durchgeführt.

6.6.3 Befundbeurteilung

Um die Anzuchtergebnisse aus Respirationstraktsekreten zu bewerten, ist eine mikroskopische Kontrolle der Materialqualität notwendig: Sind mehr als 25 Epithelzellen/Gesichtsfeld bei 100facher Vergrößerung nachweisbar, so ist die Sputumprobe nicht mehr beurteilbar. Bei Bronchiallavagen korreliert die Menge der Flimmerepithelzellen und Alveolarmakrophagen mit dem Spüleffekt: Je besser gespült worden ist, desto mehr dieser Zellen sind nachweisbar.

6.6.4 Weitere diagnostische Maßnahmen

Eine Röntgenuntersuchung des Thorax ist unumgänglich, da Bronchopneumonien der klinischen Diagnostik entgehen können und interstitielle Pneumonien oft klinisch nur spärliche Symptome verursachen. Radiologische Lungenverschattungen können bei Virus- und Mykoplasmenpneumonien nach Rückbildung der klinischen Erscheinungen über Wochen unverändert sichtbar bleiben.

6.7 Therapie

6.7.1 Kalkulierte Therapie

Ambulant erworbene Pneumonien außerhalb des Krankenhauses. Die kalkulierte Therapie ambulant erworbener Pneumonien mit einem Makrolid (Erythromycin, neuere Makrolide) berücksichtigt zwar Mykoplasmen, Chlamydien und Legionellen. Die zunehmende Pneumokokkenresistenz gegenüber Makroliden und deren nicht optimale Wirkung auf H. influenzae legen jedoch die Kombination mit einem Aminopenicillin oder Oralcephalosporin (Gruppe 2/3) nahe.

Ambulant erworbene Pneumonien auf der Normalstation. Bei Patienten, die wegen einer Pneumonie in das Krankenhaus eingeliefert werden, handelt es sich i. d. R. um ältere Patienten mit Begleiterkrankungen, die z. T. mit oralen Antibiotika anbehandelt sind. Bei diesen Pneumonien, die oft auf der Grundlage einer exazerbierten chronischen Bronchitis entstehen, kommen neben den klassischen Erregern der ambulant erworbenen Pneumonie (s. o.) auch häufig Enterobakterien wie E. coli und Klebsiellen vor. Daneben muss bei alten Menschen mit S. aureus gerechnet werden. Diese Patienten sollten daher primär eine parenterale Therapie erhalten, z. B. Cefotiam 1,5 g alle 8 h oder Ceftriaxon 1–2 g alle 24 h bzw. Aminopenicilline in Kombination mit β-Laktamaseinhibitoren. Bei Verdacht auf Legionellen muss mit Makroliden, Ciprofloxacin oder Levofloxacin kombiniert werden.

Ambulant erworbene Pneumonien auf der Intensivstation. Kombination eines Cephalosporins der 3. Generation, z. B. Ceftriaxon 2 g alle 24 h mit Chinolon oder Makrolid.

Nosokomiale Pneumonie. Insbesondere bei Beatmungspneumonien muss in hohem Maße mit Enterobakterien und Pseudomonas aeruginosa gerechnet werden. Die kalkulierte Therapie erfordert deshalb pseudomonaswirksame Cephalosporine (z. B. Ceftazidim) oder ein Carbapenem, Piperacillin-Tazobactam bzw. ein i. v. Fluorchinolon, z. B. Moxifloxacin.

Pneumonien bei Abwehrdefekten. Bei Verdacht auf eine Pneumocystis-jiroveci-Pneumonie ist eine Behandlung mit Cotrimoxazol i. v. (4fache Normdosis) einzuleiten, bei Verdacht auf eine invasive Aspergillose eine Therapie mit Amphotericin B. Pneumonien auf der Grundlage einer exazerbierten chronischen Bronchitis, häufig bei älteren Patienten, können durch Enterobakterien verursacht werden. Dem wird durch den Einsatz von Aminopenicillinen in Kombination mit β-Laktamaseinhibitoren oder von Basiscephalosporinen in der kalkulierten Initialtherapie Rechnung getragen.

6.7.2 Gezielte Therapie

Die gezielte Therapie erfolgt nach Antibiogramm bzw. an Hand der gesicherten bakteriologischen Diagnose. Falls möglich, ist eine Umstellung auf ein Medikament mit engerem Spektrum empfehlenswert.

6.7.3 Symptomatische Therapie

Alle Maßnahmen, die die Belüftung und Durchblutung der Lunge unterstützen, helfen bei der Linderung der Beschwerden und bei der Beseitigung des Erregers, z. B. atemgymnastische Übungen.

6.8 Prävention

Chemoprophylaxe. Eine Chemoprophylaxe kommt v. a. bei abwehrgeschwächten Patienten in Frage. Zur Prophylaxe einer Pneumocystis-jiroveci-Pneumonie kann dreimal wöchentlich Cotrimoxazol eingenommen werden, bei Allergie dagegen ist eine Pentamidin-Inhalation möglich. Mit Fluconazol (100 mg 2× pro Woche) kann einer Kryptokokkose vorgebeugt werden. Die Inhalation von Amphotericin B senkt die Inzidenz einer pulmonalen Aspergillose.

Schutzimpfung. Bei Disposition zu Pneumokokkeninfektionen kann eine Impfung gegen Pneumokokkenkapselantigene durchgeführt werden (▶ s. S. 210 ff.).

Durch die H.-influenzae-Typ-B-(HiB-)Impfung ließ sich die Inzidenz von Pneumonien bei Kleinkindern durch diesen Erreger erheblich reduzieren.

Eine Schutzimpfung gegen Influenza ist bei allen gefährdeten Personen jährlich empfehlenswert.

6.9 Weitere Infektionen des unteren Respirationstrakts

Bronchitis. Die akute Bronchitis, klinisch v. a. charakterisiert durch Husten, wird hauptsächlich durch Viren verursacht, am häufigsten durch Influenza-, Parainfluenza-, Adeno-, Rhino-, Coronaviren und RSV. Zu den seltenen bakteriellen Erregern gehören M. pneumoniae, B. pertussis und C. pneumoniae.

Anders die akute Exazerbation einer chronischen Bronchitis, die durch Husten und Auswurf über mehr als zwei Monate innerhalb von zwei Jahren definiert ist:

Diese wird durch Bakterien, die sich auf dem vorgeschädigten Respirationstrakt ansiedeln, verursacht. Hierzu zählen Pneumokokken, H. influenzae, S. aureus, Enterobakterien und P. aeruginosa. Dementsprechend kommen Aminopenicillin-β-Laktamaseinhibitor-Kombinationen oder Basiscephalosporine in der kalkulierten Therapie zum Einsatz. Die Erregerdiagnose wird durch Anzucht aus den häufig reichlich vorhandenen Respirationstraktsekreten (Sputum, s.o.) gestellt. Sie sollte angesichts der häufiger notwendigen antimikrobiellen Therapie und der damit verbundenen Resistenzentwicklung sowie der Vorschädigung des Patienten durchgeführt werden.

Lungenabszesse. Diese können auf der Basis einer Aspiration oder einer nekrotisierenden Pneumonie sowie als septische Absiedlung entstehen. Bei Aspiration dominieren Anaerobier aus der Mundhöhle (besonders bei schlechter Mund- und Zahnhygiene), bei nekrotisierender Pneumonie S. aureus und bei septischen Metastasen der jeweilige Sepsiserreger, z.B. S. aureus oder E. coli.

Die Diagnose wird hauptsächlich radiologisch gestellt. Eine mikrobiologische Erregersicherung ist bei Aspirationsabszessen angesichts des bekannten Erreger- und Resistenzspektrums meist nicht notwendig, Sputumkulturen sind nicht hilfreich und invasive Prozeduren zu risikoreich. Therapeutisch entscheidend ist eine Abszessdrainage (meist transbronchial). Unterstützend wirkt Clindamycin bei Abszessen nach Aspiration.

Als Komplikation kann sich ein Pleuraempyem entwickeln. Hierbei lassen sich die Erreger aus dem Pleurapunktat isolieren, die Drainage des Eiters ist therapeutisch vordringlich.

Tuberkulose. Bei allen unklaren Infektionen der Lunge muss auch an eine Tuberkulose gedacht werden, insbesondere wenn die kalkulierte Chemotherapie nicht wirksam ist (▶ s. S. 363 ff.).

In Kürze

Pneumonien

Definition. Alveoläre oder interstitielle Entzündungen des Lungenparenchyms führen zu einer Minderung der Atemfunktion. Disponierende Faktoren: Abwehrdefekte. Nosokomiale Infektion vor allem bei Intubation und maschineller Beatmung.

Leitsymptome. Atemnot, Fieber, Husten (Auswurf); feuchte Rasselgeräusche, Klopfschalldämpfung, Thoraxröntgen: Infiltrate (Verschattungen).

Erregerspektrum:
- *Ambulant erworben, alveolär:* S. pneumoniae (50–90%), H. influenzae, S. aureus, Legionellen
- *Ambulant erworben, interstitiell:* M. pneumoniae, C. pneumoniae, Legionellen, C. psittaci, Coxiellen, Viren (Influenza-, Parainfluenza-, Adenoviren, RSV)
- *Nosokomial:* S. aureus, P. aeruginosa, Enterobakterien (Beatmungspneumonien)
- *Abwehrschwäche, z.B. durch HIV:* Pilze (Candida, Aspergillen, Pneumocystis).

Diagnosesicherung. Erregeranzucht aus Respirationstraktsekret und ggf. aus Blutkulturen. Speziell bei Erregern interstitieller Pneumonien: Antikörpernachweis (Serum). Legionellenantigen im Urin nachweisbar.

Chemotherapie. *Ambulant* erworben: Makrolid in Kombination mit einem Aminopenicillin oder Oralcephalosporin. *Nosokomial:* Nach Erregerspektrum entsprechend der PEG-Empfehlung, d.h. mit einer auch pseudomonaswirksamen Therapie.

Prävention. Impfungen (Influenza, Pneumokokken); Asepsis bei Beatmeten; Atemgymnastik; Beseitigung disponierender Faktoren; Legionellen: Wasser- und Klimatechnik!

Harnwegsinfektionen
C. Tauchnitz, M. Miksits

▶▶ Einleitung

Harnwegsinfektionen sind erregerbedingte entzündliche Erkrankungen der Nieren und ableitenden Harnwege.

Als Harnwegsinfektionen im engeren Sinn sind die Zystitis und die Pyelonephritis abzugrenzen. Diese unterscheiden sich erheblich von Infektionen der Urethra oder Prostata bezüglich der Pathogenese, des Erregerspektrums und des diagnostischen und therapeutischen Vorgehens (für diese ▶ s. S. 945 ff.).

7.1 Einteilung

Nach Lokalisation. Die Harnwegsinfektionen werden in untere – Zystitis – und obere – Pyelonephritis – eingeteilt. Bei der Pyelonephritis ist neben dem Nierenbecken auch stets das Nierenparenchym infiziert. Die Hauptgefahr einer akuten Pyelonephritis ist die Urosepsis. Eine fortschreitende Niereninsuffizienz bis zur Dialysepflichtigkeit infolge bakterieller Harnwegsinfektion kommt heute nur noch ausnahmsweise zur Beobachtung.

Kompliziert – unkompliziert. Als unkomplizierte Harnwegsinfektionen werden Zystitiden und Pyelonephritiden bei Frauen ohne disponierende Grundkrankheiten bezeichnet. Komplizierte Harnwegsinfektionen sind Infektionen bei Männern, Kindern, Schwangeren, alle Pyelonephritiden auf der Basis von Grundkrankheiten wie Obstruktionen der Harnwege, Fremdkörper, z. B. Steine oder Katheter, und nach Nierentransplantation.

7.2 Epidemiologie

Etwa 10–20% aller erwachsenen Frauen haben mindestens einmal eine symptomatische Harnwegsinfektion in ihrem Leben; die Prävalenz einer Bakteriurie bei jungen Frauen beträgt 1–3%. Von diesen werden ca. 25% symptomatisch. Harnwegsinfektionen stellen die häufigste Indikation für eine antimikrobielle Chemotherapie dar.

Von Harnwegsinfektionen gehen die meisten Fälle der nosokomialen Sepsis aus (ca. 30%).

Während in den ersten drei Lebensmonaten Harnwegsinfektionen deutlich häufiger bei Knaben auftreten, dominieren bei Kindern und Erwachsenen weibliche Patienten (bis zu 30:1). Jenseits des 65. Lebensjahres gleicht sich der Anteil männlicher Patienten dem der weiblichen an.

7.3 Erregerspektrum

Das Erregerspektrum von Harnwegsinfektionen ist in ◘ Tabelle 7.1 zusammengefasst. Die Erreger entstammen in den meisten Fällen der körpereigenen Flora, insbesondere dem Darm oder einer mit Darmflora fehlbesiedelten Vagina.

Unkomplizierte Harnwegsinfektionen. Der häufigste Erreger ist E. coli (80–90%). Zu rechnen ist auch mit anderen Enterobakterien (Klebsiella-, Proteus-Arten), mit Enterokokken und v. a. bei jungen Frauen mit S. saprophyticus.

Komplizierte Harnwegsinfektionen. Bei komplizierten und insbesondere bei nosokomialen Harnwegsinfektionen bleibt E. coli zwar der häufigste Erreger, jedoch steigt der Anteil von anderen Enterobakterien, En-

◘ Tabelle 7.1. Harnwegsinfektionen (Zystitis, Pyelonephritis): Häufige Erreger

Umstände des Erwerbs	Erreger
ambulant	E. coli Enterokokken S. saprophyticus
nosokomial	E. coli KES-Gruppe Proteus spp. Staphylokokken P. aeruginosa Sproßpilze

terokokken und P. aeruginosa am Erregerspektrum an. Katheterassoziierte Infektionen werden häufig von Sproßpilzen und S. epidermidis, aber auch von anderen typischen Harnwegsinfektionserregern verursacht.

7.4 Pathogenese

Die Erreger aszendieren aus der Umgebung der Harnröhrenöffnung, namentlich dem Darmausgang oder einer fehlbesiedelten Vagina, transurethral in die Harnblase und ggf. weiter in die Niere; sie adhärieren, siedeln sich an und vermehren sich.

Dieses Aufsteigen und die Ansiedlung werden durch Virulenzfaktoren der Erreger (z. B. Adhäsine: Typ-1- und P-Fimbrien von E. coli, und Geißeln zur Beweglichkeit) ermöglicht und durch disponierende Faktoren des Wirts begünstigt. Zu diesen gehören die Kürze der weiblichen Harnröhre, alle Störungen des Urinabflusses (intraluminale Steine, äußere Obstruktionen durch Tumoren oder eine hypertrophierte Prostata, Restharn, Urinreflux), Schwangerschaft (Peristaltikhemmung, Dilatation des harnableitenden Systems durch Relaxation, Druck auf Blase und Ureteren) und Diabetes mellitus (Abwehrschwäche). Von besonderer Bedeutung sind Harnblasenkatheter. Diese umgehen die natürlichen Verschlussmechanismen der Harnblase, verhindern die peristaltische Erregerelimination und beeinträchtigen die Kolonisationsresistenz. Darüber hinaus begünstigen sie die Biofilmbildung.

Die angesiedelten Erreger induzieren über ihre Zellwandbestandteile (z. B. LPS) eine eitrige Entzündungsreaktion (Leukozyturie, ggf. Fieber), teilweise scheinen sie auch als Nahrungskonkurrenten der Epithelzellen schädigend zu wirken. Einige, z. B. Proteusarten, produzieren Urease. Diese kann einerseits über eine Alkalisierung des Urins zur Steinbildung beitragen, andererseits steht sie mit der Invasion des Erregers in das Gewebe in Zusammenhang.

7.5 Klinik

Die Leitsymptome der **Zystitis** sind brennende Schmerzen beim Wasserlassen (Dysurie), vermehrter Harndrang (Pollakisurie) und ein suprapubischer Schmerz.

Erst bei einer **Pyelonephritis** kann Fieber hinzutreten. Die Patienten klagen zusätzlich über Schmerzen im Nierenlager, die bei der körperlichen Untersuchung als Klopfschmerz imponieren.

Bei alten Patienten, unter Immunsuppression und bei kleinen Kindern kann die Symptomatik uncharakteristisch sein.

Treten die Beschwerden rezidivierend (Rückkehr des identischen Erregers) oder als Reinfektion auf, müssen disponierende Grundkrankheiten (s. o.) ausgeschlossen werden.

Die Dysurie ist auch ein Leitsymptom der Urethritis, die differentialdiagnostisch abzugrenzen ist.

7.6 Mikrobiologische Diagnostik

Indikation zur Erregerdiagnostik. Bei einer so häufigen Erkrankung wie der Harnwegsinfektion stellt sich die Frage: In welchen Fällen muss eine mikrobiologische Erregersicherung erfolgen, und wann kann darauf verzichtet werden?

Dies wird, auch unter Berücksichtigung der Kosten, folgendermaßen beantwortet: Bei unkomplizierten, ambulant erworbenen Harnwegsinfektionen kann auf die Diagnostik verzichtet werden, bei allen nosokomialen und allen komplizierten Harnwegsinfektionen sind die Erregeridentifizierung und -sensibilitätsbestimmung anzustreben, ebenso bei Therapieversagen.

7.6.1 Untersuchungsmaterial

Die mikrobiologische Diagnostik von Harnwegsinfektionen ist in besonderem Maße von der sorgfältigen Materialgewinnung und einem ordnungsgemäßen Probentransport abhängig.

Die erste Probe, bei unklarer Situation auch eine zweite oder dritte, sollte vor Beginn einer antimikrobiellen Therapie entnommen werden. Nach der Behandlung ist der Therapieerfolg durch weitere mikrobiologische Untersuchungen zu sichern. Bei ungenügendem Ansprechen ist das auch schon während der Therapie sinnvoll: Weiterbestehende signifikante Bakteriurie über den 3. Therapietag hinaus erfordert eine Therapieumstellung.

Mittelstrahlurin. Mittelstrahlurin ist das Material der ersten Wahl, da es ohne instrumentellen Eingriff gewonnen werden kann.

Für die korrekte Gewinnung müssen folgende Bedingungen eingehalten werden:
- Die Verweildauer des Urins in der Blase muss mindestens drei Stunden betragen; am besten eignet sich daher Morgenurin.

- Vor der Gewinnung ist die Umgebung der Harnröhrenöffnung mit »einwandfreiem« Wasser dreimal (bei Frauen von ventral nach dorsal) zu reinigen, bei Frauen ist der letzte Reinigungstupfer in die Vagina einzulegen, um Kontaminationen durch Vaginalflora zu vermeiden.
- Nach Verwerfen der ersten 10–20 ml werden ca. 5–10 ml Urin in ein steriles, fest verschließbares Probengefäß gefüllt, ohne den Urinstrahl mit Haut oder Schamhaaren in Verbindung zu bringen, der Rest wird verworfen.
- Das beschriftete Probengefäß wird gekühlt innerhalb von 4 Stunden ins Labor transportiert. Alternativ kann umgehend eine Objektträgerkultur (z. B. »Uricult«) beimpft werden: Durch kurzes vollständiges Eintauchen in die Urinprobe und anschließendes Abtropfenlassen wird die Bakterienkonzentration auf den Kulturmedien fixiert; der Kulturmedienträger wird dann sofort bebrütet oder bei Zimmertemperatur ins Labor geschickt.

Blasenpunktat. Ist die Gewinnung von Mittelstrahlurin nicht möglich oder ohne verwertbares Ergebnis, steht als nächste Alternative die Gewinnung von Blasenpunktionsurin zur Verfügung. Dieser wird durch aseptische Punktion gewonnen. Vor der Gewinnung müssen folgende Bedingungen erfüllt und überprüft sein:
- Gefüllte Harnblase,
- keine operativen oder krankheitsbedingten (z. B. Tumor) Veränderungen der lokalen Anatomie,
- keine Blutgerinnungsstörungen,
- keine Infektionen im Bereich der Einstichstelle.

Diese Art der Materialgewinnung ist auch für Kinder und Schwangere geeignet, obwohl diese nie über eine gefüllte Harnblase verfügen.

Katheterurin. Katheterurin ist das Material der Wahl, wenn bereits aus anderen Gründen eine Katheterisierung erfolgt oder geplant ist. Einmalkatheterisierungen zur mikrobiologischen Diagnostik sind aufgrund ihrer erheblichen Infektionsgefahr nur dann indiziert, wenn ohne Mittelstrahlurin oder Blasenpunktat eine Diagnose gestellt werden muss. Bei Schwangeren und Kindern ist die Prozedur kontraindiziert.

Die Gewinnung erfolgt unter aseptischen Bedingungen, der Transport gekühlt innerhalb von vier Stunden. Praktikabler ist die Anlage von Objektträgerkulturen.

Blutkulturen. In 30–40% der Fälle von fieberhafter Pyelonephritis ist der Erreger im Blut zu finden. Daher sollten auch Blutkulturen angelegt werden, ebenso bei Verdacht auf eine Urosepsis (▶ s. S. 937).

7.6.2 Vorgehen im Labor

Im Labor erfolgt eine **quantitative** Anlage der Urinproben; die Verwendung von Objektträgerkulturen entspricht in etwa einer quantitativen Bestimmung. Zusätzlich wird jede Urinprobe auf den Gehalt an antibakteriellen Substanzen geprüft.

7.6.3 Befundinterpretation

Während jede Anzucht von Bakterien aus dem normalerweise sterilen Blasenpunktat als Erregernachweis zu werten ist (Ausnahme: Kontaminanten der Hautflora), bedarf das Anzuchtergebnis transurethral gewonnener Urinproben einer fachkundigen Beurteilung. Hierbei gilt es, die stets vorhandenen Kontaminanten aus der Standortflora der vorderen Urethra von eigentlichen Erregern aus Harnblase und Niere abzugrenzen. Es werden folgende Kriterien herangezogen:

Bakterienkonzentration. Eine Konzentration von $\geq 10^5$ Bakterien/ml Mittelstrahlurin (Kass-Zahl) spricht für eine Zystitis bzw. Pyelonephritis (signifikante Bakteriurie). Bei einer Konzentration unter 10^4/ml liegt in der Regel keine Zystitis oder Pyelonephritis vor.

Diese Art der Bewertung gilt nur dann, wenn die obigen Abnahme- und Transportbedingungen eingehalten und noch keine Antibiotika verabreicht worden sind. Zu kurze Verweildauer, Kontamination bei der Abnahme, falscher Transport oder antimikrobielle Substanzen in der Probe können falsch niedrige oder falsch hohe Bakterienkonzentrationen bedingen und damit die Beurteilung unmöglich machen.

Bei Kindern und unter Antibiotikatherapie können jedoch auch niedrigere Konzentrationen klinische Bedeutung besitzen.

Angezüchtete Mikroorganismen. Harnwegsinfektionen sind zu etwa 95% Monoinfektionen, Mischinfektionen sind selten. Die meisten Infektionserreger sind gramnegative Stäbchenbakterien und die Bestandteile der Urethralflora, v. a. grampositive Kokken. Wird in Reinkultur ein gramnegatives Stäbchen angezüchtet, spricht dies für die Isolierung des Erregers, kultiviert man dagegen eine Mischflora (≥3 verschiedene Arten) muss i. Allg. eine Kontamination angenommen werden.

Kontrolluntersuchungen. Sind die klinischen Befunde und die Laborergebnisse diskrepant, so müssen Kontrolluntersuchungen durchgeführt werden. Lässt sich ein Ergebnis mit korrekt gewonnenen Proben mehrmals (mindestens 2×) reproduzieren, spricht dies mit hoher Wahrscheinlichkeit für seine Richtigkeit.

Werden trotz klinischer Beschwerden keine Erreger gefunden, muss an eine Urethritis gedacht und die entsprechende Diagnostik durchgeführt werden (▶ s. S. 945 ff.). Ebenso sind spezielle, nicht mit der Urin-Routinediagnostik erfasste Erreger, v. a. M. tuberculosis oder Chlamydia trachomatis, in die differentialdiagnostischen Überlegungen einzubeziehen.

7.6.3 Weitere diagnostische Maßnahmen

Zur Beurteilung ist die Kenntnis über das Bestehen einer Leukozyturie (>10 Leukozyten/mm^3) von besonderer Bedeutung (»Harnstatus«). Bei einer Harnwegsinfektion besteht in der Regel eine Leukozyturie. Fehlt die Leukozyturie bei signifikanter Bakteriurie, weist dies auf Entnahmefehler hin. Bei Leukozyturie ohne signifikante Bakteriurie ist an eine Urethritis oder an untypische Erreger, z. B. M. tuberculosis, zu denken, sowie an die zahlreichen nicht durch Erreger bedingten Nierenerkrankungen (Glomerulonephritis, Nephrosklerose, Zystennieren, Gichtniere, Kimmelstiel-Wilson-Erkrankung). In diesen Fällen sind Kontrolluntersuchungen unter besonders gründlicher Einhaltung der Entnahmerichtlinien bzw. Spezialuntersuchungen indiziert.

7.7 Therapie

Die Behandlung von Harnwegsinfektionen umfasst die Therapie der eigentlichen Infektion und die der disponierenden Grundkrankheit(en).

Indikation. Eine Indikation zur antimikrobiellen Chemotherapie stellt jede **symptomatische** Infektion dar. Asymptomatische Infektionen bedürfen in der Regel keiner Chemotherapie, außer bei Schwangeren, da es bei Harnwegsinfektionen in der Schwangerschaft zu Frühgeburten oder zur Geburt minderentwickelter Kinder kommen kann. Behandelt werden sollte auch bei Diabetes mellitus, allgemeiner Abwehrschwäche, bei bereits eingeschränkter Nierenfunktion, bei Einnierigkeit und bei Männern.

Therapieziel. In den meisten Fällen wird eine klinische Heilung bzw. mikrobiologische Sanierung angestrebt. Bei Patienten mit Steinen oder Dauerkatheter kann eine mikrobiologische Sanierung nicht erreicht werden. Das Therapieziel ist dann die Beseitigung der klinischen Symptome, insbesondere des Fiebers.

Zur Therapie verwendet man Chemotherapeutika **und** Flüssigkeitszufuhr zur Erhöhung des Harnflusses, z. B. mit so genannten Blasentees.

7.7.1 Kalkulierte antimikrobielle Chemotherapie

Die kalkulierte Therapie ambulant erworbener Harnwegsinfektionen wird im unkomplizierten Fall mit Trimethoprim-Sulfonamid, in komplizierten Fällen mit einem Fluorchinolon, z. B. mit Ciprofloxacin, durchgeführt. Daneben kommen auch Oralcephalosporine zur Anwendung.

Bei bestehender Schwangerschaft kann ein Aminopenicillin gegeben werden.

In Fällen rezidivierender Harnwegsinfektionen sollten mikrobiologische Ergebnisse vorangegangener Episoden vorliegen; deren Ergebnisse können für die Wahl der kalkulierten Therapie hilfreich sein. Das gilt nur für den Relaps.

Bei Reinfektionen muss das ständig aktualisierte lokale Erreger- und Resistenzspektrum berücksichtigt werden.

7.7.2 Gezielte antimikrobielle Chemotherapie

Die gezielte Therapie erfolgt nach dem Vorliegen eines Antibiogramms bzw. an Hand der gesicherten Diagnose.

Unkomplizierte Harnwegsinfektionen werden meist über drei Tage antibiotisch behandelt (bei Cephalosporingabe bis zu einer Woche), bei Pyelonephritis werden 14-tägige Zyklen bevorzugt. Nach 48–72 h sollte sich ein Therapieerfolg einstellen, anderenfalls ist an komplizierende Grunderkrankungen, besonders im Bereich des harnableitenden Systems, zu denken.

Eine Kontrolle der bakteriologischen Sanierung kann 1–2 Wochen nach Abschluss der Chemotherapie erfolgen, bei Therapieversagen schon eher.

7.7.3 Therapie disponierender Faktoren

Ohne die Beseitigung harnabflussbehindernder Obstruktionen, intraluminärer Steine, von Tumoren oder einer Prostatahypertrophie ist die Behandlung einer Infektion langfristig erfolglos, und es muss mit Rezidiven gerechnet werden.

Eine bakteriologische Sanierung von Harnwegsinfektionen auf dem Boden eines liegenden Katheters gelingt ohne Katheterentfernung nicht: Hier muss nicht nur die katheterbedingte lokale Abwehrschwäche, sondern auch der Biofilm (auf dem Katheter) beseitigt werden.

Die korrekte Einstellung eines Diabetes mellitus oder die schnelle Beendigung einer Immunsuppression mindern das Risiko von Harnwegsinfektionen.

Persistierende Harnwegsinfektionen bei nicht behandelbaren Grundkrankheiten, d. h. bei Vorhandensein von Ausheilungshindernissen, können eine langfristige Suppressionstherapie erfordern. Dafür eignet sich z. B. Trimethoprim-Sulfonamid in halber Dosierung.

7.8 Prävention

Eine Chemoprophylaxe wird für Dauerkatheterträger abgelehnt. Eine Prophylaxe bei häufig rezidivierenden Harnwegsinfektionen kommt erst nach erwiesener Ausheilung der vorangegangenen Infektion in Betracht. Man verwendet dabei Nitrofurantoin oder Trimethoprim-Sulfonamid in einem Achtel der therapeutischen Dosis.

In Kürze

Harnwegsinfektionen

Definition. Zystitis und Pyelonephritis (Nierenbecken und -parenchym); endogene Infektionen (Darmflora aszendiert). *Begünstigend:* Harnabflusshindernisse, Schwangerschaft, Diabetes mellitus und v. a. (transurethrale) Katheter.

Leitsymptome. Zystitis: Dysurie, Pollakisurie, bei Pyelonephritis zusätzlich Fieber und schmerzhafte Nierenlager.

Erregerspektrum. *Ambulant:* E. coli, Enterokokken, S. saprophyticus. *Nosokomial:* E. coli und andere Enterobakterien, Staphylokokken, P. aeruginosa.

Diagnosesicherung. Anzucht aus Urin (Mittelstrahlurin, Blasenpunktat; Ausnahme: Katheterurin). Da das *Blasenpunktat* normalerweise steril ist, muss jedes Isolat als Erreger gewertet werden. *Transurethrale Proben* enthalten Standortflora, daher hier quantitative Analyse ($\geq 10^5$/ml). Wichtig: Einhaltung der Entnahmerichtlinien (mindestens 3 h Verweildauer in der Blase, Reinigung der Harnröhrenöffnung, Mittelstrahl, gekühlter schneller Transport); besser: Objektträgerkulturen (z. B. Uricult).

Chemotherapie. Trimethoprim-Sulfonamid, Fluorchinolone, Oralcephalosporine, Aminopenicilline ± BLI.

Prävention. Beseitigung disponierender Faktoren (z. B. Katheter entfernen!).

Genitaltraktinfektionen und sexuell übertragbare Krankheiten

K. Miksits, C. Tauchnitz

 Einleitung

Genitaltraktinfektionen betreffen die Organe des Genitaltrakts, insbesondere die Urethra, die Vagina, den Uterus, speziell die Cervix uteri, und die Adnexorgane Salpinx und Ovar bzw. Prostata, Hoden und Nebenhoden. Sie werden meist durch sexuell übertragene Erreger ausgelöst.

Die Infektionen manifestieren sich meist, aber nicht ausschließlich, am Genitaltrakt und heißen daher auch Geschlechtskrankheiten.

Geschlechtskrankheiten i. e. S. sind die im Gesetz zur Bekämpfung der Geschlechtskrankheiten aufgeführten vier nicht namentlich meldepflichtigen Infektionen Gonorrhoe, Syphilis, Ulcus molle und Lymphogranuloma venereum.

Aus dem sexuellen Übertragungsweg ergeben sich praktische Konsequenzen: Diagnostik, Therapie und Prävention dürfen nicht auf den Patienten selbst beschränkt bleiben, sondern müssen auch auf den oder die Sexualpartner (als Infektionsquelle oder Infektionsziel) und ggf. auf Neugeborene ausgedehnt werden.

Die wichtigste Primärprävention ist die Aufklärung über die Übertragungswege und über geeignete Schutzmaßnahmen (vorwiegend Expositionsprophylaxe).

8.1 Einteilung

Die Einteilung erfolgt üblicherweise nach der Lokalisation der Erkrankung und nach dem Erreger. Man unterscheidet Urethritis, Vaginitis, Zervizitis, Adnexitis, aufsteigende Genitaltraktinfektionen [»pelvic inflammatory disease« (PID)], Prostatitis, Epididymitis, Orchitis. Abhängig von sexuellen Praktiken können sexuell übertragene Infektionen an anderen Körperstellen entstehen: Proktitis, Pharyngitis.

Sexuell übertragene zyklische Allgemeininfektionen wie Syphilis, Hepatitis B und die HIV-Infektion generalisieren im gesamten Körper und befallen typische Zielorgane (Endothelzellen, Hepatozyten, CD4$^+$-Zellen).

8.2 Epidemiologie

Die jährliche Zahl gemeldeter Gonorrhoefälle in Deutschland beträgt ca. 700. Gleiches gilt für die Syphilis, deren Fallzahl etwa 2500 pro Jahr ausmacht. Allerdings muss mit einer Dunkelziffer gerechnet werden. Ulcus molle und Lymphogranuloma venereum sind in Deutschland Raritäten.

Über Chlamydieninfektionen liegen nur eingeschränkt Daten vor. Die CDC schätzen für die USA 4 Mio Neuerkrankungen pro Jahr und eine Durchseuchung der sexuell aktiven Bevölkerung von ca. 15%.

Die Durchseuchung mit Hepatitis-B-Virus beträgt ca. 2–4%.

8.3 Erregerspektrum

Das Erregerspektrum von Genitaltraktinfektionen und sexuell übertragbaren Krankheiten ist in Tabelle 8.1 zusammengefasst. Häufig handelt es sich um obligat pathogene Erreger.

Vaginitis. Die typischen Vaginitiserreger sind Sproßpilze (v. a. C. albicans), Trichomonas vaginalis und Gardnerella vaginalis (in Kooperation mit verschiedenen obligat anaeroben Bakterien). Daneben finden sich Herpes-simplex-Viren (HSV), Humane Papilloma-Viren (HPV) und in Ausnahmefällen N. gonorrhoeae und C. trachomatis sowie M. tuberculosis, Salmonellen, Aktinomyzeten, Schistosomen, Oxyuren.

Urethritis, Zervizitis, aszendierende Genitaltraktinfektionen. Die typischen Erreger sind N. gonorrhoeae, C. trachomatis (Typ D–K) und Herpes-simplex-Viren (bes. HSV-2). Ebenfalls bedeutsam sind B-Streptokokken (S. agalactiae), Ureaplasmen und Humane Papillomviren. Andere Erreger treten nur gelegentlich oder selten auf; die Rolle von T. vaginalis ist nicht abschließend geklärt.

Seltener kommen unspezifische fakultativ und obligat anaerobe Eitererreger (z. B. Enterobakterien, Staphy-

□ Tabelle 8.1. Infektionen des Genitaltrakts und STD: Häufige Erreger

Syndrom	Erreger
Vaginitis	T. vaginalis (Trichomonaden) G. vaginalis C. albicans (Sproßpilze) Herpes-simplex-Viren
Urethritis, Zervizitis, aszendierende Infektionen	N. gonorrhoeae C. trachomatis (D–K) Herpes-simplex-Viren U. urealyticum (Mykoplasmen)
Weitere Lokalinfektionen	H. ducreyi (Ulcus molle) Papillomviren (Tumoren) (Filzläuse)
Zyklische Allgemeininfektionen	T. pallidum (Syphilis) HIV HBV HCV C. trachomatis (L1–L3)

STD = sexually transmitted diseases

lokokken, Streptokokken, Bacteroides) als Erreger vor, meist in Mischinfektionen.

Für praktische Zwecke bedeutsam ist das Vorkommen von Doppel- und Mehrfachinfektionen; besonders häufig besteht eine Doppelinfektion durch N. gonorrhoeae und C. trachomatis.

Ektoparasitosen. Sexuell übertragen werden können auch Filzläuse (Phthirus pubis) und die Scabies-Milben (Sarcoptes scabiei).

8.4 Pathogenese

Da es sich meist um definierte Krankheitsentitäten handelt, sei hier auf die speziellen Erregerbeschreibungen verwiesen.

Den meisten Erregern ist gemeinsam, dass sie sich zunächst an der Eintrittsstelle vermehren.

Aszendierende Infektionen, allen voran die Gonorrhoe und die Chlamydien-Infektion, verursachen chronische Entzündungen, die häufig zur Sterilität führen.

8.5 Klinik

Drei Symptome weisen auf Infektionen im Genitaltrakt hin: Lokale Schmerzen, Ausfluss und Läsionen an der Eintrittsstelle des Erregers. Auch hinter einem unerfüllten Kinderwunsch kann sich eine meist symptomlose Genitaltraktinfektion verbergen.

Ulzerierende Läsionen kommen vor bei der Syphilis (Ulcus durum: hart und schmerzlos), dem Ulcus molle (weich und schmerzhaft) und beim Herpes simplex.

Papulöse Läsionen finden sich bei Syphilis, genitalen Warzen und Molluscum contagiosum.

Juckreiz tritt typischerweise bei vaginalem Soor und bei Endoparasitenbefall auf.

8.6 Mikrobiologische Diagnostik

Indikation zur Erregerdiagnostik. Der Erregernachweis ist immer zu führen, wenn Infektionen mit übertragbaren, obligat pathogenen Erregern nicht auszuschließen sind. Dies ist umso mehr erforderlich, um Infektionsquellen und Übertragungswege aufzudecken und so bisher nicht infizierte Personen vor Ansteckung zu schützen.

Darüber hinaus ist die mikrobiologische Diagnostik die einzige Möglichkeit, Informationen zur gezielten Therapie zu erhalten.

8.6.1 Untersuchungsmaterial

Die erste Probe sollte vor Beginn einer antimikrobiellen Chemotherapie gewonnen werden. Sind weitere diagnostische Proben erforderlich, z.B. bei Therapieversagen, empfiehlt sich eine Probennahme ca. zwei Tage nach Absetzen der Chemotherapie.

Abstrich. Da es sich bei Genitaltraktinfektionen in der Regel um Lokalinfektionen handelt, muss Material vom Infektionsort gewonnen werden, also Sekret aus Urethra, Vagina, Zervix oder Prostata (nach Prostatamassage aus der Harnröhre oder als Endstrahlurin). Dies gilt auch für aszendierende Genitalinfektionen: Bei einer Adnexitis ist geeignetes Material im Rahmen einer Laparoskopie (oder eines weitergehenden Eingriffs) zu gewinnen, während Zervixabstriche für den Erregernachweis nur unzureichend geeignet sind.

Manche Erreger werden im Labor mit Spezialmethoden, z.B. C. trachomatis mit der Ligasekettenreaktion (LCR), nachgewiesen. Dafür muss das Untersuchungsmaterial mit speziellen Abnahmebestecken gewonnen werden.

T. pallidum, der Erreger der Syphilis, kann aus Läsionen des Primär- und Sekundärstadiums mikroskopisch nachgewiesen werden. Die Diagnostik erfolgt jedoch für Routinezwecke durch die Serodiagnostik (noch keine sichere AK-Antwort beim PA).

Serum. Die mikrobiologische Sicherung der sexuell übertragbaren zyklischen Allgemeininfektionen erfolgt durch den Nachweis von Antikörpern im Serum und wird im Fall der Hepatitis B und der HIV-Infektion ergänzt durch Antigen- oder Nukleinsäurenachweise.

8.6.2 Vorgehen im Labor

Abstrichmaterialien werden mikroskopisch untersucht und ggf. auf geeignete Kulturmedien überimpft sowie Materialien für den Chlamydiennachweis entsprechenden Spezialuntersuchungen (LCR, Antigennachweis, Zellkultur) zugeführt.

Der mikroskopische Nachweis gramnegativer Diplokokken innerhalb polymorphkerniger Granulozyten spricht für eine Gonorrhoe, umgekehrt schließt ein Fehlen dieses Befundes eine Gonorrhoe nicht aus.

Der Nachweis von Vaginitiserregern, insbesondere von Trichomonaden, erfolgt nativmikroskopisch unmittelbar nach Entnahme des Vaginalsekrets; in demselben Präparat kann das Vorhandensein von Sproßpilzen festgestellt und der Nachweis von Clue cells als Hinweis auf G. vaginalis gewertet werden. Im praktischen Alltag muss daher der entnehmende Arzt die Mikroskopie beurteilen können.

8.7 Therapie

Stets gilt: Vor Beginn der Therapie ist Untersuchungsmaterial zur mikrobiologischen Erregersicherung zu entnehmen.

Da die angesprochenen Infektionen fast nie perakute lebensbedrohliche Krankheitsbilder darstellen, kann mindestens das Ergebnis der mikroskopischen Untersuchung (Nativ-, Grampräparat) abgewartet werden.

8.7.1 Kalkulierte antimikrobielle Chemotherapie

Die kalkulierte Therapie von Urethritis, Zervizitis und der aszendierenden Genitaltraktinfektionen muss Gonokokken und Chlamydien erfassen. Daher wird im ambulanten Bereich Ceftriaxon mit Doxycyclin kombiniert. Für Dosierungen und Dauer konsultiere man die Spezialliteratur (z. B. Empfehlungen der Fachgesellschaften). Wichtig ist die Partnerbehandlung!

8.7.2 Gezielte antimikrobielle Chemotherapie

Vaginitis. Da die typischen Vaginitiserreger in den meisten Fällen an Hand des Nativpräparats gesichert werden, erfolgt die Therapie gezielt: Bei Soor (reichlich Sproßpilze) werden Antimykotika topisch verabreicht, beim Nachweis von Gardnerella vaginalis bzw. Clue cells gibt man Metronidazol (meist sieben Tage), bei Trichomoniasis ebenfalls Metronidazol (Einmalgabe oder über sieben Tage).

Urethritis, Zervizitis, PID. Die gezielte Therapie von unkomplizierten Gonokokkeninfektionen erfolgt mit 500 mg Ceftriaxon einmalig. Für Chlamydien stehen im Routinelabor keine standardisierten Sensibilitätsprüfungen zur Verfügung: Mittel der Wahl ist Doxycyclin, in der Schwangerschaft ein Makrolid. Infektionen durch Herpes-simplex-Viren werden mit Acyclovir therapiert. Bei Vorliegen unspezifischer Eitererreger wird nach Antibiogramm vorgegangen. Das PID erfordert eine länger dauernde Therapie, z. B. mit 2 g Ceftriaxon i. v.

Syphilis. Für T. pallidum fehlen ebenfalls Testmethoden. Wird eine Syphilis diagnostiziert, so wird mit Penicillin G behandelt.

Ulcus molle. Therapie der Wahl sind Makrolide. Ceftriaxon kann wirksam sein, mit Doxycyclin gibt es zahlreiche Therapieversager.

Lymphogranuloma venereum. Wie bei den Chlamydia-trachomatis-Infektionen durch die Serotypen D–K ist auch gegen die hier ursächlichen Serotypen L1–L3 Doxycyclin das Mittel der Wahl, alternativ bei Schwangeren ein Makrolid.

8.8 Prävention

Der entscheidende Präventionsschritt stellt die Aufklärung der Patienten über den Übertragungsweg dar. Hieraus folgt, dass alle Sexualpartner des Patienten untersucht und ggf. behandelt werden müssen, um Reinfektionen (»Ping-Pong-Infektion«) zu vermeiden. Ebenso sollen kontagiöse Patienten bis zum Therapieerfolg sexuelle Karenz einhalten oder Kondome benutzen.

Angesichts fehlender Impfungen stellt die Expositionsprophylaxe die beste Vorbeugung dar: Am sichersten geschieht dies durch sexuelle Karenz, Kondome bieten jedoch meist einen ausreichenden Schutz, – Promiskuität steigert dagegen das Risiko.

Da einige Läsionen infektionsrelevante Mengen obligat pathogener Erreger enthalten und diese auch durch Schmierinfektion übertragen werden können, muss sich das medizinische Personal schützen, z. B. durch das Tragen von Untersuchungshandschuhen oder von Schutzbrillen.

Meldepflicht. Der direkte oder indirekte Nachweis von Treponema pallidum und HIV ist nicht-namentlich zu melden (§ 7 IfSG). Namentlich zu melden ist der direkte oder indirekte Nachweis von Hepatitis-B-Virus und Hepatitis-C-Virus, soweit die Nachweise auf eine akute Infektion hinweisen.

8.9 Weitere Infektionen: Infektionen von Embryo, Fetus und Neugeborenen

In der 1.–14. Schwangerschaftswoche wird das Kind als **Embryo**, von der 15. Woche bis zur Geburt als **Fetus** bezeichnet; im 1. Lebensmonat nach der Geburt spricht man von **Neugeborenen**, danach bis zur Vollendung des ersten Lebensjahres vom **Säugling**.

Infektionen von Embryo und Fetus. Einige Erreger sind in der Lage, während ihrer hämatogenen Generalisation den Embryo bzw. den Fetus zu infizieren und dadurch Aborte, Embryo- oder Fetopathie und Spätschäden zu verursachen (sog. »TORCH«-Untersuchung: T = Toxoplasmose, O = Other, z. B. Syphilis, R = Röteln, C = Cytomegalie, H = Herpes). Dies ist in aller Regel nur dann möglich, wenn die Mutter keine ausreichende Immunität gegen den jeweiligen Erreger besitzt, also in den meisten Fällen im Verlauf einer Erstinfektion.

Der häufigste Erreger von Embryopathien ist das Rötelnvirus (Gregg-Syndrom). Fetopathien werden typischerweise von T. gondii, T. pallidum (Lues connata), L. monocytogenes (Granulomatosis infantiseptica), Zytomegalievirus (CMV) und Parvovirus B19 (Hydrops fetalis) hervorgerufen. Auch das Masernvirus kann Schäden bei Embryo und Fetus verursachen, andere Erreger wurden in Einzelfällen diagnostiziert.

Die Diagnostik von intrauterinen Infektionen umfasst Untersuchungen bei der Mutter und beim Kind.

Um die Infektionsgefahr von Embryo und Fetus abschätzen zu können, sollte möglichst bei Bekanntwerden der Schwangerschaft der Infektionsstatus (Immunstatus) der Mutter hinsichtlich der typischen Erreger untersucht werden, insbesondere hinsichtlich Rötelnvirus, T. pallidum und T. gondii (Tests zum Nachweis von Infektionen mit diesen Erregern müssen aufgrund ihrer Bedeutsamkeit in der Schwangerendiagnostik vom Paul-Ehrlich-Institut amtlich zugelassen werden). Ist an Hand der Testergebnisse eine ausreichende Immunität der Mutter anzunehmen, ist das Kind nicht durch den jeweiligen Erreger gefährdet, und weitere Maßnahmen in Bezug auf die entsprechende Infektion sind nicht mehr erforderlich. Fehlt dagegen eine Immunität, muss die Mutter engmaschig kontrolliert werden, ggf. eine Diagnostik beim Kind erfolgen, und u. U. sind Therapie- und Präventionsmaßnahmen notwendig (s. jeweils bei den einzelnen Erregern).

Die Infektionsdiagnostik beim Kind ist aus folgenden Gründen unerlässlich:
- Nicht jede Infektion der Mutter tritt auf das Kind über (z. B. bei einer Toxoplasmose nur jede zweite),
- nicht jede Infektion des Kindes macht sich sofort durch klinisch diagnostizierbare Schäden bemerkbar, sondern unter Umständen erst in Form von Spätmanifestationen Jahre nach der Geburt, und
- für einige Infektionen gibt es Therapiemöglichkeiten, deren Nebenwirkungen jedoch nur bei einer tatsächlichen Infektion des Kindes (oder dem starken Verdacht) akzeptabel sind. Daher sollte die Diagnose auch so früh wie möglich gesichert werden.

Einige Infektionen können bereits intrauterin durch Fruchtwasseruntersuchung festgestellt werden. So lässt sich eine fetale Toxoplasmose durch den PCR-Nachweis von T.-gondii-Nukleinsäure mit einer Sensitivität von über 99% diagnostizieren. Von besonderer Bedeutung für die postnatale Diagnostik ist der Nachweis von IgM-Antikörpern, da diese nicht die Plazenta durchdringen können und daher nur vom infizierten Kind stammen können. Als Suchtest dient beim Neugeborenen die Quantifizierung der Gesamt-IgM-Konzentration im Serum. Ist diese erhöht, spricht dies für eine intrauterine

Tabelle 8.2. Infektionen von Embryo, Fetus und Neugeborenen: Häufige Erreger

Alter/Stadium des Kindes	Erreger
Embryo	Rötelnvirus Masernvirus
Fetus	Zytomegalievirus (CMV) Parvovirus B19 L. monocytogenes T. pallidum T. gondii
Neugeborene	Herpes-simplex-Viren HIV HBV S. agalactiae (B-Streptokokken) E. coli L. monocytogenes N. gonorrhoeae C. trachomatis

Infektion. In diesem Fall kann dann anschließend mit erregerspezifischen Methoden der tatsächliche Infektionserreger diagnostiziert werden.

Wird eine Infektion gesichert, werden gezielte Therapie- und Präventionsmaßnahmen durchgeführt (▶ s. einzelne Erreger).

Infektionen bei Neugeborenen. Während der Geburt können im Geburtskanal durch Schmierinfektion Erreger auf das Kind übertragen werden, die das Neugeborene kolonisieren oder eine Infektion verursachen (▶ s. Tabelle 8.2).

Die wichtigsten Erreger sind hierbei B-Streptokokken (S. agalactiae), E. coli, L. monocytogenes, Herpes-simplex-Viren, HIV, C. trachomatis (Typen D–K), N. gonorrhoeae und U. urealyticum. Die ersten drei verursachen eine Neugeborenensepsis oder -meningitis, die sich als Early-onset-Syndrom innerhalb der ersten fünf oder als Late-onset-Syndrom ab dem siebten Tag nach Geburt manifestieren. HSV verursacht bei Neugeborenen eine lebensbedrohliche generalisierte Infektion (▶ s. S. 610 ff.). C. trachomatis ist der häufigste Erreger von Pneumonien beim Neugeborenen und verursacht wie N. gonorrhoeae die Ophthalmia neonatorum. Ureaplasmen können Ursache verschiedener Infektionssyndrome beim Neugeborenen sein.

Die Diagnostik beim Neugeborenen erfolgt je nach vermutetem Syndrom; die klinische Symptomatik ist häufig uncharakteristisch, insbesondere bei Frühgeborenen.

Bedeutsam ist die Diagnostik bei der Schwangeren; sie ist die einzige Möglichkeit, gezielte Präventionsmaßnahmen zu ergreifen. Beim Nachweis von B-Streptokokken im Geburtskanal erfolgt perinatal die Gabe von Ampicillin (oder Penicillin G). Das Vorliegen eines Herpes genitalis zum Geburtstermin oder einer HIV-Infektion stellen Indikationen zur Kaiserschnittentbindung dar. Zur Vorbeugung einer Ophthalmia neonatorum wird die Credésche Prophylaxe mit Silbernitratlösung für alle Neugeborenen empfohlen.

> **In Kürze**
>
> **Genitaltraktinfektionen und sexuell übertragbare Krankheiten**
>
> Genitaltraktinfektionen betreffen die Organe des Genitaltrakts, insbesondere die Urethra, die Vagina, den Uterus, speziell die Cervix uteri, sowie die Adnexorgane Salpinx und Ovar bzw. Prostata, Hoden und Nebenhoden. Sie werden meist durch sexuell übertragene Erreger ausgelöst. Den meldepflichtigen Geschlechtskrankheiten im engeren Sinne, Gonorrhoe, Syphilis, Ulcus molle und Lymphogranuloma venereum, stehen zahlreiche weitere ebenfalls sexuell übertragbare Infektionen gegenüber. Hierzu zählen Infektionen durch C. trachomatis (Typen D–K) und weitere Erreger nichtgonorrhoischer Urethritis, Zervizitis und aszendierender Infektionen sowie zyklische Allgemeininfektionen wie die HIV-Infektion oder die Hepatitis B (beachte: Organmanifestationen außerhalb des Genitaltrakts).
>
> Die häufigsten Erreger lokaler Genitaltraktinfektionen sind C. trachomatis und N. gonorrhoeae sowie Ureaplasmen, B-Streptokokken, Papillomviren und HSV. Typische Vaginitiserreger sind Sproßpilze, T. vaginalis, G. vaginalis (in Kooperation mit obligat anaeroben Eitererregern) sowie HSV und HPV. Das Ulcus molle wird von H. ducreyi, das Lymphogranuloma venereum durch C. trachomatis L1–L3 verursacht. Der Erreger der Syphilis ist T. pallidum.
>
> Die Symptomatik richtet sich nach dem Erreger. Lokalinfektionen äußern sich vorwiegend durch Schmerzen und ggf. durch Ausfluss. Weiterhin können sich makulöse, papulöse und ulzeröse Läsionen bilden.
>
> Die Erregersicherung von Lokalinfektionen erfolgt durch den Erregernachweis aus Genitaltraktsekret. Zyklische Allgemeininfektionen, also insbesondere die Syphilis, werden serologisch gesichert. Bei der Diagnostik ist das Vorkommen von Doppel- und Mehrfachinfektionen zu berücksichtigen.
>
> Die Therapie erfolgt entsprechend dem Erregernachweis. Die kalkulierte Therapie der Gonorrhoe kann mit Ceftriaxon erfolgen, nachgewiesene penicillinempfindliche Stämme können mit Penicillin G behandelt werden. Mittel der Wahl zur Syphilistherapie ist Penicillin G.
>
> Chlamydieninfektionen werden mit Doxycyclin oder einem Makrolid behandelt.
>
> Die Expositionsprophylaxe steht bei der Vermeidung einer Infektion im Vordergrund (Karenz, Kondome). Präventiv bedeutsam ist die Untersuchung und ggf. Therapie der Sexualpartner. Bei Schwangeren ist zu beachten, dass T. pallidum den Fetus infizieren kann und dass Erreger im Geburtskanal (Gonokokken, Chlamydien, B-Streptokokken, HSV) perinatal auf das Neugeborene übertragen werden sowie schwerwiegende lokale und generalisierende Infektionen verursachen können. Daher sind frühzeitig entsprechende Infektionen bei der Mutter zu diagnostizieren und geeignete Therapie- und Prophylaxemaßnahmen einzuleiten.
>
> **Meldepflicht.** Direkte oder indirekte Nachweise von Treponema pallidum und HIV (nicht namentlich) sowie Hepatitis-B- und Hepatitis-C-Virus (namentlich).

Gastroenteritiden

C. Tauchnitz, K. Miksits

  Einleitung

Gastroenteritiden und Enterokolitiden sind Erkrankungen der Schleimhäute des Magen-Darmtraktes, die durch Mikroorganismen oder deren Toxine verursacht werden.

9.1 Einteilung

Nach pathogenetischen Typen. Die Gastroenteritiden lassen sich entsprechend der Pathogenese in drei große Gruppen unterteilen.

Erkrankungen vom **Sekretionstyp** spielen sich im oberen Dünndarm ab. Sie sind klinisch durch wässrige Diarrhoen charakterisiert; der typische Erreger ist V. cholerae.

Der **Penetrationstyp** ist vorwiegend im distalen Dünndarm lokalisiert. Die klinische Symptomatik ist durch die Kombination von Durchfall und Fieber, bedingt durch eine submuköse Entzündung nach Penetration des Darmepithels, gekennzeichnet. Die charakteristischen Erreger sind Enteritis-Salmonellen.

Der **Invasionstyp** findet sich im Kolon. Klinisch ergibt sich das Bild der Ruhr mit blutig-schleimigen Durchfällen und Tenesmen, bedingt durch eine Zerstörung des Epithels; Leiterreger sind Shigellen.

Anamnestisch. Unter Antibiotika-Therapie ist die antibiotikaassoziierte Kolitis (AAC) durch C. difficile charakteristisch. Bei Abwehrgeschwächten, insbesondere bei AIDS-Patienten, treten Durchfallerreger auf, die bei Immungesunden nur in Ausnahmefällen isoliert werden können. Hierzu zählen z. B. Kryptosporidien und Mikrosporidien.

9.2 Epidemiologie

Durchfallerkrankungen sind eine der häufigsten Ursachen für Morbidität und Mortalität der Weltbevölkerung: Allein ca. 5 Mio Kinder versterben pro Jahr an Diarrhoe, wobei Entwicklungsländer am stärksten betroffen sind.

Die Morbidität ist abhängig von Lebensmittel- und Trinkwasserhygiene, persönlicher Hygiene und klimatischen Bedingungen (erhöhte Infektionsraten in warmen Ländern).

In Deutschland wurden 2002 rund 250 000 Fälle von Enteritis infectiosa gemeldet. Davon entfallen rund 100 000 auf das Rotavirus und auf Novoviren.

9.3 Erregerspektrum

Das Erregerspektrum von bakteriell verursachten Gastroenteritiden ist in der ◘ Tabelle 9.1 zusammengefasst. Häufig handelt es sich um obligat pathogene Erreger. Sehr häufig sind Viren die Ursache von meist leichten, teils fieberhaften Durchfallerkrankungen bei Kindern aber auch bei Erwachsenen. Neben Rotaviren trifft das vor allem auf die Norwalk- und Norwalk-ähnlichen Viren, auch Calciviren genannt, ferner auf Astro-, Corona- und Adenoviren zu.

Erreger vom Sekretionstyp. Der klassische Erreger ist V. cholerae. Ebenso wirken die anderen enteropathoge-

◘ Tabelle 9.1. Infektionen des Gastrointestinaltrakts: Häufige bakterielle Erreger

Diarrhoetyp	Erreger
Sekretionstyp	V. cholerae/El Tor EPEC ETEC EAggEC B. cereus S. aureus G. lamblia
Invasionstyp	Shigellen EIEC EHEC Campylobacter E. histolytica C. difficile
Penetrationstyp	Salmonellen Yersinien

nen Vibrionen. Hierzu zählen weiterhin zahlreiche obligat pathogene E.-coli-Stämme (ETEC, EPEC, EAggEC) und Erreger von Lebensmittelintoxikationen (S. aureus, B. cereus).

Erreger vom Penetrationstyp. Die typischen Erreger sind Enteritis-Salmonellen und Yersinien (Y. enterocolitica, Y. pseudotuberculosis). Salmonella Enteritidis (Phagentyp 4) stellt den z. Zt. mit Abstand größten Anteil.

Erreger vom Invasionstyp. Bakterien, die diesen Typ verursachen, sind Shigellen, EIEC, EHEC und Campylobacter. E. histolytica verursacht die Amoeben-Ruhr.

Erreger von antibiotikaassoziierter Diarrhoe. Der typische Erreger ist C. difficile.

Erreger von Diarrhoe bei Abwehrschwäche (AIDS). Neben den obigen Durchfallerregern findet man bei AIDS-Patienten auch Mikrosporidien und Kryptosporidien.

9.4 Pathogenese

Übertragung. Die Übertragung erfolgt fäkal oder oral: »Diarrhoe-Erreger ißt und trinkt man.«

Sekretionstyp. Der Erreger bewirkt mittels direkter Schädigung der Epithelzelle durch Adhäsion oder Enterotoxine oder indirekt durch Mediatorenfreisetzung eine Sekretion von Elektrolyten in das Darmlumen, denen Wasser folgt.

Am besten ist dies für die Cholera untersucht. Die durch Choleratoxin bedingte Öffnung von Chloridkanälen führt zur Sekretion von Chlorid-Ionen in das Darmlumen, diesen folgen aus elektrischen Gründen Natrium-Ionen und schließlich osmotisch Wasser. Die hohe Chloridkonzentration im Darmlumen aktiviert den Chlorid-Bikarbonat-Austausch, sodass zusätzlich Bikarbonat sezerniert wird. Darüber hinaus ist die Natrium-Resorption gestört.

Penetrationstyp. Die Erreger, z. B. Salmonellen, adhärieren an Mukosa-Zellen. Sie werden von diesen aufgenommen und, ohne die Epithelzellen zu zerstören, in das submuköse Bindegewebe/Peyer-Plaques geschleust. Dort induzieren sie eine Entzündungsreaktion. Wie der Durchfall entsteht, ist im Detail nicht geklärt, es wird jedoch vermutet, dass die Entzündungsreaktion und Enterotoxine eine Rolle spielen.

Invasionstyp. Nach Durchdringen der Epithelschicht via M-Zellen gelangen Shigellen von basal oder lateral in Vakuolen von Kolonepithelzellen. Dort evadieren sie in das Zytoplasma, wo sie sich vermehren. Hierdurch wird die Epithelzelle schließlich zerstört, und es entsteht eine eitrige Entzündungsreaktion, die sich durch leukozytenhaltige blutig-schleimige Diarrhoen und krampfartige Bauchschmerzen (Tenesmen) auszeichnet.

9.5 Klinik

Das Leitsymptom von Gastroenteritiden ist die Diarrhoe, ein zu häufiger und zu wenig konsistenter Stuhlgang in zu großer Menge (zu oft – zu viel – zu flüssig).

Weitere typische Symptome sind Übelkeit, Erbrechen, Bauchschmerzen, Tenesmen und in einigen Fällen Fieber.

Die wichtigsten Komplikationen bakterieller Gastroenteritiden sind hypovolämischer Schock und Hypoglykämie, Darmperforation und, beim Vorliegen disponierender Faktoren, Sepsis.

9.6 Mikrobiologische Diagnostik

Indikation zur Erregerdiagnostik. Die besonders große Häufigkeit erregerbedingter Durchfallerkrankungen erfordert differenzierte Überlegungen über die Einleitung der mikrobiologischen Erregersicherung auch unter Kosten-Nutzen-Gesichtspunkten.

Ein Erregernachweis sollte durchgeführt werden bei schweren Verläufen, bei blutigen Diarrhoeen oder, wenn der Patient Risikofaktoren für schwere Verläufe und Komplikationen aufweist (z. B. Abwehrschwäche, hohes Alter).

Des Weiteren ist der Erregernachweis bei allen Ausbrüchen unumgänglich.

9.6.1 Untersuchungsmaterial

Das Untersuchungsmaterial der Wahl ist Stuhl. Um eine ausreichende Sensitivität zu erreichen, sollten drei unabhängig voneinander gewonnene Proben untersucht werden.

Erreger, die den oberen Dünndarm befallen, lassen sich auch in Erbrochenem oder in Duodenalsekret nachweisen. Letzteres ist besonders für den Lambliennachweis geeignet.

In einigen Fällen lässt sich ein Erreger auch aus Rektalabstrichen anzüchten. Dies kann bei der Suche nach wenig widerstandsfähigen Erregern, z. B. Shigellen, hilfreich sein.

Nahrungsmittel sowie Trink- und Oberflächenwasser werden untersucht, um die Infektionsquelle zu identifizieren oder, um bei Nahrungsmittelvergiftungen (durch präformierte mikrobielle Toxine) den Erreger, z. B. S. aureus oder B. cereus, nachzuweisen.

Wegen des vielfältigen Erregerspektrums und der daher notwendigen Vielzahl von Untersuchungsmethoden muss dem mikrobiologischen Labor die genaue Fragestellung übermittelt werden. Dies gilt in besonderem Maße für die Suche nach speziellen Erregern wie obligat pathogenen E. coli, C. difficile oder Parasiten.

9.6.2 Vorgehen im Labor

Stuhlproben werden auf mehrere feste Kultur- und flüssige Anreicherungsmedien überimpft; hierunter befindet sich eine Reihe von Selektivkulturmedien, die die Abtrennung der Durchfallerreger von der normalen Darmflora erlauben.

Amöben, Kryptosporidien und Mikrosporidien werden mikroskopisch nachgewiesen.

C.-difficile-Toxine und andere Toxine werden serologisch, z. B. mittels ELISA, nachgewiesen.

Der Virusnachweis bedarf spezieller Techniken.

9.7 Therapie

Entscheidend ist die Substitution von Wasser und Elektrolyten. Eine antimikrobielle Chemotherapie ist nur in bestimmten Fällen indiziert.

9.7.1 Substitutionstherapie

Je nach Schwere der Erkrankung erfolgt der Ersatz von Flüssigkeit und Elektrolyten oral oder parenteral. Die orale Rehydratation wird z. B. mit der Elektrolyt-Glukose-Lösung der WHO (3,5 g NaCl, 2,5 g NaHCO$_3$, 1,5 g KCl sowie 20 g Glukose auf 1 Liter Trinkwasser) durchgeführt. Die Glukose erlaubt die Nutzung des Natrium-Glukose-Symports, der durch die Durchfallerreger meist nicht gestört wird; diesen Molekülen folgt das Wasser nach. »Cola und Salzstangen« repräsentiert gut merkbar das Prinzip, wonach mikrobiologisch einwandfreie Flüssigkeit mit Glukose zusammen mit einem salzreichen Nahrungsmittel kombiniert wird. Bananen, kaliumreich, ergänzen die Mixtur ideal und sind mikrobiologisch akzeptabel, da sie nur geschält gegessen werden.

In schweren Fällen, bei erheblichen Flüssigkeitsverlusten oder Erbrechen, erfolgt die Substitution parenteral.

9.7.2 Antimikrobielle Chemotherapie

Eine antimikrobielle Therapie kann indiziert sein bei Abwehrschwäche, bei schweren Verlaufsformen, bei Shigellose oder Campylobacter-Infektion sowie zur Sanierung von Dauerausscheidern. Sie ist kein Ersatz für die Substitutionstherapie.

Ein Mittel zur kalkulierten Therapie ist Ciprofloxacin. In Fällen einer Kontraindikation können Ampicillin oder Trimethoprim-Sulfonamid eingesetzt werden.

Besteht der Verdacht auf eine antibiotikaassoziierte Kolitis durch C. difficile, werden die auslösenden Antibiotika abgesetzt sowie in leichten und mittelschweren Fällen Metronidazol, in schweren, lebensbedrohlichen Fällen Vancomycin oral verabreicht.

Bei Cholera können durch die Gabe geeigneter Antibiotika (z. B. Ciprofloxacin oder Doxycyclin) die Krankheitsdauer und die Erregerausscheidung verkürzt werden.

9.8 Prävention

Aus dem fäkal-oralen Übertragungsweg folgt, dass Lebensmittel- und Trinkwasser-Hygiene die entscheidenden Ansatzpunkte für die Vermeidung von Gastroenteritiden darstellen. Patienten sollten eine eigene Toilette benutzen.

Meldepflicht. Verdacht auf und die Erkrankung an einer mikrobiell bedingten Lebensmittelvergiftung oder einer akuten infektiösen Gastroenteritis sind namentlich dem zuständigen Gesundheitsamt zu melden, wenn eine Person, die im Lebensmittelbereich tätig ist, betroffen ist oder zwei oder mehr gleichartige Erkrankungen auftreten, bei denen ein epidemischer Zusammenhang wahrscheinlich ist oder vermutet wird (§ 6 IfSG).

> **In Kürze**
>
> **Gastroenteritiden**
>
> **Definition.** Infektionen des Darms, in deren Folge eine Diarrhoe entsteht.
> Drei pathogenetische Grundtypen:
> - *Sekretionstyp:* Im oberen Dünndarm; toxinbedingt, durch Adhärenz werden Elektrolyte und nachfolgend Wasser ins Lumen abgegeben: Wässrige Diarrhoe (Bsp. Cholera: Choleratoxin führt zur Sekretion von Chlorid, dem elektrisch Natrium, osmotisch Wasser und im Austausch Bikarbonat folgen).
> - *Penetrationstyp:* Im unteren Dünndarm; Penetration des Epithels (M-Zellen) und Induktion einer Entzündung in der Lamina propria: Diarrhoe und Fieber (Bsp. Salmonellen-Enteritis).
> - *Invasionstyp:* Im Dickdarm; Zerstörung von Epithelzellen: Eitrige, z.T. ulzerierende Entzündung: Ruhr (Bsp. Shigellenruhr).
>
> **Leitsymptome.** Diarrhoe, Tenesmen, Erbrechen, Übelkeit.
>
> **Erregerspektrum.** Abhängig von Pathogenese und Lokalisation;
> - *Sekretionstyp:* V. cholerae, ETEC, EPEC, EAggEC, S. aureus, B. cereus, C. perfringens
> - *Penetrationstyp:* Salmonellen, Yersinien
> - *Invasionstyp:* Shigellen, EIEC, Entamoeba histolytica, Campylobacter
> - *Antibiotikaassoziiert:* C. difficile
> - Bei AIDS: Kryptosporidien, Mikrosporidien
> - sehr häufig, besonders bei Kindern, sind Rota-, Novo-, Astro- und andere Viren.
>
> **Übertragung.** Fäkal-oral (Durchfallerreger isst und trinkt man).
>
> **Infektionsquellen.** Je nach Erreger kolonisierte/infizierte Menschen oder Tiere (Salmonellen, Campylobacter: Geflügel, Eier).
>
> **Diagnosesicherung.** Anzucht aus dem Stuhl (mindestens drei Proben) bzw. Virusnachweis mit speziellen Techniken.
>
> **Therapie.** Entscheidend: Substitution von Wasser und Elektrolyten; Indikationen zur zusätzlichen Chemotherapie: Schwerer Verlauf, Abwehrschwäche (z.B. AIDS, Alter); *Kalkulierte Chemotherapie:* Ciprofloxacin.
>
> **Prävention.** Lebensmittelhygiene; allgemeine Hygiene zur Vermeidung von Schmierinfektionen vor allem im Krankenhaus; Isolierung (eigene Toilette; Hände-, Flächendesinfektion).
>
> **Meldepflicht.** Verdacht auf und Erkrankung an mikrobiell bedingter Lebensmittelvergiftung oder akuter, infektiöser Gastroenteritis (unter bestimmten Bedingungen).

Intraabdominelle Infektionen

C. Tauchnitz, K. Miksits

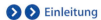 Einleitung

Entzündungen innerhalb der Peritonealhöhle (Peritonitis) können diffus oder lokalisiert ablaufen. Die diffuse Form zeigt fließende Übergänge zur Sepsis. Lokalisierte Erkrankungen betreffen intraperitoneale Abszesse in den verschiedenen Recessus (z. B. Douglasabszess, subphrenischer Abszess) oder abgegrenzte Entzündungen in der Umgebung erkrankter Hohlorgane, z. B. Pericholezystitis, perityphlitische (= periappendizitische) oder perikolische Infiltrate.

Gallenwegsinfektionen können die Gallenblase (Cholezystitis) oder die Gallengänge (Cholangitis) betreffen.

Die Cholezystitis als mikrobielle Gallenblasenentzündung stellt in der Regel ein sekundäres Ereignis dar. Meist geht eine »chemische« Entzündung der Gallenblasenwand infolge Abflussbehinderung voraus.

Die Cholangitis als bakterielle Entzündung der Gallengänge beruht praktisch immer auf einer mechanischen Cholestase.

10.1 Einteilung

Es ist zwischen **primärer** und **sekundärer Peritonitis** zu unterscheiden. Letztere Erkrankungen haben einen Ausgangsherd: Benachbarte Hohlorgane (Perforation, Durchwanderung der Wand), Infektionen in benachbarten Organen (z. B. Leberabszesse), Operationen oder Peritonealdialysekatheter.

10.2 Epidemiologie

Peritonitis. Primäre Peritonitiden machen nur 1–2% der akuten Baucherkrankungen im Kindesalter aus. Vor der Antibiotikaära waren es 10%. Bei Erwachsenen ist jeweils eine Grunderkrankung im Sinne einer Abwehrschwäche vorhanden. Die größte Bedeutung hat dabei die dekompensierte, d. h. mit Aszites einhergehende Leberzirrhose. Sekundäre Formen betreffen alle Lebensalter und überwiegen zahlenmäßig ganz erheblich.

Gallenwegsentzündungen. Die Cholezystitis tritt überwiegend bei Gallensteinträgern auf. Deren Häufigkeit steigt mit dem Lebensalter an. In seltenen Fällen kann aber bereits das frühe Kindesalter betroffen sein. Eine eitrige Cholezystitis ohne Cholelithiasis wird z. B. bei parenteraler Ernährung beobachtet.

10.3 Erregerspektrum

Peritonitis. Primäre Peritonitiden werden im Kindesalter besonders durch Pneumokokken und A-Streptokokken hervorgerufen. Bei Erwachsenen muss in erster Linie mit E. coli und anderen Enterobakterien gerechnet werden. Sehr selten ist eine Peritonitis tuberculosa.

Die Erreger sekundärer Peritonitiden gehören in der Regel zur physiologischen Darmflora. Sie entsprechen somit endogenen Infektionen und stellen so gut wie immer aerob-anaerobe Mischinfektionen dar, wobei die Anaerobier quantitativ überwiegen. Es wird eine gegenseitige synergistische Beeinflussung angenommen. Die Beseitigung einer Komponente senkt tierexperimentell die Letalität.

Neben B. fragilis und P. melaninogenica werden Fusobakterien, Peptokokken, Peptostreptokokken, evtl. auch Sporenbildner, angetroffen. Unter den Aerobiern spielen E. coli, andere Enterobakterien, Enterokokken und vergrünende Streptokokken die größte Rolle. Als Erreger aszendierender Infektionen bei Salpingitis kommen auch Gonokokken in Betracht.

Gallenwegsentzündungen. Häufigste aerobe Erreger sind E. coli und weitere Enterobakterien (z. B. Klebsiella sp., Enterobacter sp., Proteus sp.), ferner Enterokokken- und Streptokokkenarten.

P. aeruginosa findet sich besonders nach endoskopisch-invasiven Maßnahmen am Gallengang. In rund 40% der positiven Proben ist mit Anaerobiern zu rechnen, meist als Mischkultur. Bei gangränöser Cholezystitis erhöht sich die Anaerobierbeteiligung auf 75%. Häufigster anaerober Erreger ist B. fragilis.

Es kommen auch andere Bacteroidesarten, ferner Clostridien (einschließlich C. perfringens), anaerobe Kokken, Fusobakterien und Aktinomyzeten vor. In positiven Blutkulturen finden sich Anaerobier etwas häufiger als in Gallekulturen. In seltenen Fällen werden bei Cholezystitis sogar Pilze wie C. albicans nachgewiesen.

Bei liegenden Sonden und Drains bzw. nach invasiver Endoskopie findet sich v. a. P. aeruginosa.

10.4 Pathogenese

Peritonitis. Primäre Formen entstehen hämatogen, lymphogen oder aszendierend über die Tuben. Besonders werden Kinder betroffen, weiterhin Erwachsene mit dekompensierter (meist alkoholischer) Leberzirrhose.

Sekundäre Formen beruhen auf intraabdominellen Erkrankungen, z. B. Perforation von Hohlorganen wie Magen, Appendix, Gallenblase oder Kolon, Infektionen in benachbarten Organen (z. B. Nieren-, Leber-, Milzabszesse) oder nach operativen Eingriffen. Eine Sonderform stellt die Peritonitis nach Peritoneal-Dialyse dar. Im Falle perforierter Hohlorgane wie Magen, Duodenum oder Gallenblase kommt zur mikrobiellen noch eine chemische Entzündung hinzu. Beim Ileus bildet sich häufig eine Durchwanderungsperitonitis aus. Freies Hämoglobin fördert, offenbar über seinen Eisengehalt, bedrohliche Verläufe, sofern vermehrungsfähige Bakterien vorhanden sind.

Folge der mikrobiellen und chemischen Einflüsse ist eine erhebliche Flüssigkeitssekretion mit einem Eiweißgehalt über 3 g/dl und zahlreichen Leukozyten, insbesondere Granulozyten.

Gallenwegsentzündungen. Entzündungen der Gallenwege entstehen bei partiellem oder komplettem Verschluss des Gallengangs mit nachfolgender Keimaszension. In bis zu 95% liegt eine **Steinbildung** zugrunde; daneben können auch angeborene Missbildungen, Tumoren oder Parasiten ursächlich sein. Durch Verschluss des Ductus cysticus entsteht eine Innendruckerhöhung in der Gallenblase mit nachfolgender »chemischer Entzündung«, einhergehend mit Wandödem, Ischämie, evtl. Ulzeration, Nekrose, Gangrän und Perforation.

Bei sekundärer bakterieller Besiedlung, deren Wahrscheinlichkeit mit der Dauer der Erkrankung zunimmt, entsteht eine eitrige Cholezystitis. Diese wiederum kann eine Pericholezystitis, Durchwanderungsperitonitis, Gallenblasenempyem und Gallenblasenperforation nach sich ziehen. Ob die Besiedlung durch Keimaszension aus dem Duodenum oder hämatogen über das Pfortaderblut erfolgt, ist noch unklar. Insgesamt ist bei etwa 50% der akuten Cholezystitiden mit bakterieller Superinfektion zu rechnen.

10.5 Klinik

Peritonitis. Leibschmerzen und Abwehrspannung sind die Kardinalsymptome. Der Schmerz ist bei Perforation eines peptischen Ulkus intensiver als bei perforierter Appendizitis. Übelkeit, Erbrechen, Appetitlosigkeit und Fieber, evtl. mit Schüttelfrost, können hinzutreten.

Komplikation seitens des Darmes ist ein paralytischer Ileus, seitens des Herzkreislaufsystems ein Volumenmangel mit Hämatokrit-Anstieg bis hin zum hypovolämischen Schock. Weiterhin können sich eine respiratorische Insuffizienz und Nierenversagen entwickeln.

Das Vollbild der Erkrankung zeigt die **Facies hippocratica** mit spitzer Nase, tiefliegenden Augen, kühlen Ohren und grau-lividem Hautkolorit. Zur Linderung der Schmerzen werden die Knie angezogen, die Atmung ist flach und beschleunigt. Das **Fieber** kann bis 42 °C steigen. Ein Abfall auf 35 °C kündigt einen septischen Schock an. Gleiches gilt für bedrohlichen Blutdruckabfall bei zunehmender Tachykardie. Bei der Palpation werden starke Schmerzen geäußert. Typisch sind Abwehrspannung (reflektorischer Muskelspasmus) und Loslassschmerz. Die Darmgeräusche schwächen sich oft ab und verschwinden bei paralytischem Ileus. Schmerzen bei rektaler oder vaginaler Untersuchung sprechen für Abszessbildung im kleinen Becken.

Je nach Abwehrlage und Wirksamkeit der Therapie kann eine diffuse Peritonitis in Heilung übergehen, zur Abszessbildung führen oder eine Sepsis auslösen. Auf diese Entwicklung nimmt auch die Virulenz der Erreger Einfluss.

Die Prognose hängt vom Alter (schlechter bei Säuglingen und sehr alten Menschen), von Grund- und Begleitkrankheiten sowie vom rechtzeitigen Beginn einer effektiven Therapie ab. Wird diese versäumt, so droht der tödliche Ausgang durch kardiovaskuläre bzw. respiratorische Insuffizienz sowie Nierenversagen.

Differentialdiagnostische Schwierigkeiten ergeben sich mitunter bei Pleuropneumonie, diabetischer Ketoazidose, Pankreatitis und Porphyrie.

Im weißen Blutbild finden sich bei akuter Peritonitis meist Werte zwischen 17 000 und 25 000/mm^3 bei Linksverschiebung. Der Anstieg von Hämatokrit und Kreatinin spricht für Volumenmangel. Bei schweren Verläufen stellt sich bald eine metabolische und respiratorische Azidose ein. Eine Abdomen-Übersichtsaufnahme im Stehen (oder in Seitenlage) informiert über Spiegelbildungen im Dünn- oder Dickdarm bzw. Ansammlung von freier Luft in der Bauchhöhle.

Gallenwegsentzündungen. Zur typischen Symptomatik gehören rechtsseitige Oberbauchbeschwerden, ein Druckschmerz bei der Palpation, Fieber und Leukozytose. Es ist zwischen akuten und chronischen Verläufen zu unterscheiden.

Der Nachweis von Gallensteinen erfolgt in erster Linie sonographisch.

Eine seltene Sonderform stellt die emphysematöse Cholezystitis durch gasbildende Clostridien dar, oft als Mischinfektion mit E. coli. Sie geht häufig mit Gangrän und Perforation einher.

Die akute Cholangitis verläuft mit plötzlichen Fieberschüben, meist mit Schüttelfrost, Ikterus, rechtsseitigen Oberbauchbeschwerden, BSG-Erhöhung, Leukozytose, Anstieg von GPT, γ-GT, alkalischer Phosphatase sowie Urobilinogenvermehrung im Urin.

Der Übergang in die cholangitische Sepsis ist fließend. Diese macht etwa 10% der internistischen Sepsisfälle aus. Es drohen Endotoxinschock und Multiorganversagen. Daneben gibt es auch chronische Verläufe der bakteriellen Cholangitis mit der Gefahr einer cholangitischen Leberzirrhose.

10.6 Mikrobiologische Diagnostik

Angesichts polymikrobieller Infektionen mit möglicherweise multiresistenten Erregern sowie der nicht unwesentlichen Gefahr einer Sepsis ist bei einer Peritonitis die Erregerdiagnose erforderlich. Sie ist auch bei eitrigen Gallenwegsinfektionen anzustreben.

10.6.1 Untersuchungsmaterial

Mittels Punktion oder Lavage sowie bei der chirurgischen Sanierung lässt sich Peritonealexsudat bzw. Galle für eine mikrobiologische Diagnostik gewinnen; falls nicht anders möglich, kann das Material auch durch Abstrich entnommen werden. Es ist nativ ins Labor zu bringen oder zur Erhöhung der Erregerausbeute in Blutkulturflaschen für aerobe und anaerobe Mikroorganismen zu überimpfen.

Die eitrigen Gallenwegsentzündungen zeigen eine signifikante Bakteriocholie ($\geqslant 10^5$ Keime/ml bei über 90% aller positiven Gallekulturen).

Bei fieberhaften Verläufen sollten **Blutkulturen** entnommen werden; in 30–50% der Peritonitiden können hieraus Erreger angezüchtet werden.

10.6.2 Vorgehen im Labor

Peritonealexsudat oder Galle werden auf mehrere feste Kultur- und flüssige Anreicherungsmedien überimpft und unter aeroben und anaeroben Bedingungen bebrütet.

Des Weiteren wird ein Grampräparat angefertigt. Bei Peritonitis können die Erreger in etwa einem Viertel der Fälle bereits mikroskopisch gesehen werden.

Bei etwa 35% lassen sich zwar Granulozyten im Peritonealexsudat nachweisen, jedoch keine Erreger anzüchten: Man spricht von einem kulturell negativen, neutrozytischen Aszites.

10.7 Therapie

Peritonitis. Sekundäre Peritonitiden bedürfen grundsätzlich einer chirurgischen Behandlung; der Ausgangsherd muss beseitigt werden. Die antimikrobielle Therapie hat nur eine unterstützende Wirkung. Bei primärer Peritonitis kommt ihr die Hauptbedeutung zu.

Entsprechend der polymikrobiellen Flora bei sekundärer Peritonitis muss eine Kombinationstherapie zur Spektrumserweiterung durchgeführt werden. Geeignet sind z. B. Piperacillin/Tazobactam, Ceftriaxon oder Cefotaxim + Metronidazol. Auch intravenöse Fluorchinolone oder Carbapeneme können eingesetzt werden. Bei katheterassoziierter Peritonitis müssen gegen multiresistente koagulasenegative Staphylokokken wirksame Mittel verwendet werden, z. B. Vancomycin + Rifampicin.

Die Gabe der Antibiotika sollte vorrangig als i.v. Kurzinfusion erfolgen. Die intraperitoneale Anwendung führt fast ebenso rasch zu Blut- und Gewebespiegeln. Peritonealspülungen im Rahmen der Peritonitisbehandlung sollten ohne Zusätze von Antibiotika erfolgen.

Neben der antibakteriellen Therapie ist auf Flüssigkeits- und Elektrolytersatz, Azidosebekämpfung und Kreislaufstabilisierung zu achten. In vielen Fällen ist neben der Nahrungskarenz auch eine Magenablaufsonde notwendig.

Gallenwegsentzündungen. Solange keine bakterielle Superinfektion vorliegt, kann eine spontane Rückbildung der akuten (»chemischen«) Cholezystitis eintreten. In leichten Fällen sollte deshalb unter Einsatz symptomatischer Maßnahmen einige Tage zugewartet werden. Eine antimikrobielle Chemotherapie ist dann nicht erforderlich.

Bei anhaltendem Zystikusverschluss besteht die kausale Therapie in der Cholezystektomie. Diese wird zunehmend als Sofortoperation durchgeführt, d.h. nach 1–3-tägiger Operationsvorbereitung im Rahmen des routinemäßigen Operationsprogramms. Bei bestehender Cholangitis werden wegen der hohen Letalität von Gallengangsoperationen zunächst endoskopisch-invasive Verfahren eingesetzt.

Geeignete Chemotherapeutika sind β-Laktamantibiotika wie Ureidopenicilline oder Cephalosporine der 2. und 3. Generation, ferner Fluorchinolone (Ciprofloxacin, Levofloxacin). β-Laktamantibiotika lassen sich synergistisch mit Aminoglykosiden kombinieren. Die Zugabe eines Anaerobiermittels, z.B. Metronidazol, ist außer bei Piperacillin/Tazobactam oder Carbapenemen erforderlich.

Eine chemotherapeutische Sanierung ist bei fortbestehender Cholangiolithiasis bzw. Obstruktion nicht möglich. Falls eine kausale Korrektur nicht erfolgen kann, kommt eine orale Langzeit-Suppressionsbehandlung in Betracht.

10.8 Prophylaxe

Für postoperative Peritonitiden ist eine Prävention möglich. Bei kolorektalen Eingriffen und anderen intraabdominellen Operationen mit erfahrungsgemäß hohen postoperativen Infektionsraten hat sich die perioperative Ein-Dosis-Prophylaxe mit einem geeigneten β-Laktamantibiotikum und/oder Metronidazol bewährt. Bei der Appendektomie führt bereits die Gabe von 0,5 g Metronidazol als Suppositorium zu einer beträchtlichen Senkung der Infektionsrate.

In Kürze

Intraabdominelle Infektionen

Peritonitiden entstehen durch Perforation intraabdomineller Hohlorgane (z.B. bei Appendizitis), durch Fortleitung lokaler Prozesse, z.B. Abszessrupturen, Aszension durch den weiblichen Genitaltrakt, traumatisch-inokulativ oder hämatogen bzw. mittels Durchwanderung.

Man unterscheidet primäre und sekundäre, d.h. chirurgische Peritonitiden, welche zahlenmäßig weit überwiegen.

Klinisch manifestiert sich die Peritonitis als »akutes Abdomen«. Leitsymptome sind Leibschmerzen und Abwehrspannung. Bei der körperlichen Untersuchung ist ein Loslassschmerz typisch. Die Peritonitis kann lokalisiert oder diffus sein und zeigt dann Übergänge zur Sepsis.

Das Erregerspektrum richtet sich nach dem Ausgangsherd: Bei Darmperforationen muss mit Mischinfektionen durch Enterobakterien und obligate Anaerobier (z.B. B. fragilis) gerechnet werden. Staphylokokken sind die typischen Erreger bei Peritonealdialyse.

Die Sicherung des Erregers erfolgt aus dem Aszitespunktat oder aus dem Peritonealsekret, das bei der meist notwendigen chirurgischen Intervention gewonnen werden kann.

Zur antimikrobiellen Chemotherapie werden breit wirksame Substanzen meist in Kombination eingesetzt (Piperacillin/Tazobactam, Cefotaxim oder Ceftriaxon+Metronidazol, i.v. Fluorchinolone oder Carbapeneme).

Neben der frühzeitigen Behandlung potentieller Ausgangsherde hat sich bei kolorektalen Eingriffen und anderen intraabdominellen Operationen mit erfahrungsgemäß hohen postoperativen Infektionsraten die perioperative Ein-Dosis-Prophylaxe mit einem geeigneten β-Laktamantibiotikum und/oder Metronidazol bewährt.

Arthritis

C. Tauchnitz, K. Miksits

 Einleitung

Unter bakterieller Arthritis wird eine entzündliche Reaktion der Synovia verstanden, die in der Regel mit Eiteransammlung im Gelenkspalt (Empyem) einhergeht und auf die Umgebung (Gelenkkapsel, Knorpel) übergreifen kann.

11.1 Einteilung

Es muss zwischen direkt durch einen Erreger ausgelösten Gelenkinfektionen und Arthritiden im Sinne postinfektiöser Nachkrankheiten unterschieden werden. Bei der ersten Form lässt sich der Erreger direkt im Gelenk nachweisen; hierzu zählen die akuten eitrigen Arthritiden sowie subakute und chronische Arthritiden durch M. tuberculosis, B. burgdorferi oder Pilze.

Bei den als Nachkrankheiten auftretenden reaktiven Arthritiden, z. B. dem akuten rheumatischen Fieber, ist der Erreger selbst nicht im Gelenk feststellbar.

11.2 Epidemiologie

Gelenkbeschwerden stellen ein großes gesundheitliches Problem dar. Der Anteil eitriger Arthritiden hieran scheint eher gering zu sein. Neuere prospektive Studien weisen eine Inzidenz von ca. 5/100 000 aus.

11.3 Erregerspektrum

Der häufigste Erreger ist S. aureus. Er spielt in jedem Lebensalter eine bedeutsame Rolle und tritt besonders bei traumatischer Genese auf. Er erreicht bei Erwachsenen einen Anteil von 70%.

N. gonorrhoeae findet sich v. a. bei jüngeren Erwachsenen; in der Altersklasse 20–40 Jahre sind Gonokokken die häufigsten Erreger nichttraumatischer eitriger Arthritiden.

Streptokokkenarten, Enterobakterien und Pseudomonas sp. gehören ebenso wie Anaerobier zu den eher seltenen Arthritis-Erregern. Diese sind an Vorschäden, Grundkrankheiten oder besondere Dispositionen gebunden. Gelenkbefall wird auch im Rahmen einer Meningokokken-Sepsis beobachtet.

Bei Kindern unter zwei Jahren herrscht H. influenzae Typ B vor; durch die HiB-Schutzimpfung konnte die Inzidenz jedoch drastisch reduziert werden. Bei Neugeborenen muss auch mit B-Streptokokken gerechnet werden.

Chronische Monarthritiden können durch M. tuberculosis, atypische Mykobakterien (z. B. M. kansasii) und N. asteroides bedingt sein, ferner durch Pilze wie S. schenckii oder C. albicans nach septischer Streuung.

Weitere typische Arthritiserreger sind B. burgdorferi, der Erreger der Lyme-Borreliose, und, als Auslöser postinfektiöser reaktiver Arthritiden, A-Streptokokken, Yersinien, Salmonellen, Shigellen, Campylobacter und Chlamydien.

Weiterhin gibt es Gelenkbeteiligungen im Rahmen von Virusinfektionen, typischerweise durch Hepatitis-B-Virus, Rötelnvirus (auch Impfstämme), Parvovirus B19 (speziell bei Erwachsenen) und HIV. Weitere Virusinfektionen mit Gelenkaffektionen sind Mumps, Influenza, Pfeiffersches Drüsenfieber und Arbovirusinfektionen.

11.4 Pathogenese

Eine Arthritis entsteht vorwiegend hämatogen im Rahmen einer Sepsis oder einer zyklischen Allgemeininfektion. Seltener ist die direkte Gelenkinfektion, z. B. traumatisch oder nach intraartikulärer Injektion. Vorausgegangene Traumen erleichtern auch das Angehen hämatogener Infektionen.

Ein weiterer Entstehungsweg ist die Fortleitung aus der Umgebung. Bei Kindern unter 1 Jahr kann eine hämatogene Osteomyelitis direkt auf das Gelenk übergreifen.

Bei Erwachsenen liegen der eitrigen Arthritis meist besondere Dispositionen oder Abwehrschwäche zugrunde, z. B. Diabetes mellitus, Hämoblastosen, Kortikosteroid-Anwendung sowie rheumatische oder degenerative Vorschäden am Gelenk.

Die Schädigung beruht hauptsächlich auf der meist eitrigen Entzündungsreaktion. Nur wenige Erreger, z. B.

P. aeruginosa, besitzen direkt schädigende Virulenzfaktoren.

Die klassische Form der postinfektiösen Arthritis ist das akute rheumatische Fieber nach A-Streptokokken-Infektion auf der Basis einer allergischen Reaktion vom (Immunkomplex-)Typ III.

11.5 Klinik

90% der eitrigen Arthritiden sind Monarthritiden. Am häufigsten werden Knie- und Hüftgelenke betroffen. Es folgen Sprung-, Ellbogen-, Hand- und Schultergelenke. Meist bestehen Fieber, Gelenkschmerzen und Bewegungseinschränkung. Fast immer liegen Gelenkergüsse vor. Die umgebende Haut zeigt oft eine Rötung, das Unterhautgewebe ist ödematös verdickt.

Arthritiden durch Mykobakterien oder Pilze zeigen oft nur geringe lokale Entzündungszeichen und einen sehr protrahierten Verlauf.

Granulozytenvermehrung und Glukoseverminderung in der Synovialflüssigkeit geben einen Hinweis auf eitrige Arthritis, sind aber nicht spezifisch.

11.6 Mikrobiologische Diagnostik

Die klinische Verdachtsdiagnose sollte mikrobiologisch abgeklärt werden.

Bei entsprechendem Verdacht müssen auch Kulturen auf Mykobakterien und Pilze angelegt werden. Die Lyme-Borreliose wird durch den Nachweis erregerspezifischer Antikörper diagnostiziert.

Postinfektiöser A-Streptokokkenrheumatismus und die anderen immunologisch-reaktiven Arthritiden lassen sich ebenfalls serologisch diagnostizieren.

11.6.1 Untersuchungsmaterial

Das Material der Wahl bei eitriger, tuberkulöser oder pilzbedingter Arthritis ist **Synovialflüssigkeit**. Diese wird durch aseptische Punktion des Gelenks gewonnen und entweder nativ (Mikroskopie, Spezialkulturen) oder in angewärmten Blutkulturflaschen (Anzucht von Eitererregern) ins Labor transportiert.

Bei febrilen Verläufen müssen zusätzlich Blutkulturen mittels aseptischer Venen-Punktion gewonnen werden.

Zur serologischen Diagnostik dient Serum. Es wird ebenfalls durch aseptische Venenpunktion gewonnen und möglichst rasch ins Labor gebracht. Zur Beurteilung des Titerverlaufs ist eine Kontrolle nach etwa 2–3 Wochen durchzuführen.

11.6.2 Vorgehen im Labor

Im Labor erfolgt die Anzucht auf geeigneten Kulturmedien und die mikroskopische Begutachtung bzw. der Nachweis von Antikörpern gegen die oben angegebenen Erreger. Bei Verdacht auf A-Streptokokkenrheumatismus muss neben dem nur wenig sensitiven Antistreptolysintiter noch eine weitere Antikörperuntersuchung, z. B. der Anti-DNase-B-Titer, durchgeführt werden.

Mit Hilfe der PCR kann in 85% der Lyme-Arthritisfälle B.-burgdorferi-DNS in der Synovialflüssigkeit nachgewiesen werden; diese Technik steht aber nur in Speziallaboratorien zur Verfügung.

11.6.3 Befundinterpretation

Mikroskopie. In 35–65% bakterieller Arthritiden findet sich der Erreger bereits im Grampräparat. Die mikroskopische Beurteilung kann nützliche Informationen für die kalkulierte Initialtherapie liefern: So wird durch den Nachweis grampositiver Kokken und Granulozyten eine auch Staphylokokken erfassende Initialtherapie eingeleitet, während der Nachweis semmelförmiger gramnegativer Diplokokken, auch in Granulozyten, den Verdacht auf eine gonorrhoische Arthritis begründet und somit eine kalkulierte Therapie, z. B. mit Ceftriaxon, das optimal gegen Gonokokken wirkt, einzuleiten ist.

Anzucht. Gelenkflüssigkeit ist normalerweise steril, daher ist jedes Isolat als Erreger anzusehen. Schwierigkeiten in der Kulturbeurteilung bereiten Mikroorganismen der Hautflora (S. epidermidis) oder aus der Umwelt (z. B. aerobe Sporenbildner, Fadenpilze). Diese können als Kontaminanten in die Probe gelangen. S. epidermidis ist als wenig virulenter Erreger auf infektionsbegünstigende Faktoren angewiesen, wie beispielsweise auf Kunststoffimplantate im Gelenk.

In etwa 10% der Fälle ist der Erreger nur in Blutkulturen nachweisbar.

Die Interpretation serologischer Befunde hängt von der eingesetzten Methode und vom jeweiligen Erreger ab. Häufig ist eine Beurteilung nur bei Verlaufskontrolle möglich.

11.7 Therapie

Sowohl bei intravenöser als auch bei oraler Zufuhr geeigneter Chemotherapeutika lassen sich ausreichende Spiegel im infizierten Gelenk erreichen. In der Regel wird die Therapie parenteral begonnen und später oral fortgesetzt. Intraartikuläre Zufuhr von Antibiotika ist unnötig und nicht ohne Risiko: Sie kann zu Gelenkreizungen und Superinfektionen führen.

Bei nachgewiesener oder vermuteter Infektion mit S. aureus kommen Staphylokokken-Penicilline, z. B. Flucloxacillin, oder Clindamycin zur Anwendung. Bei Methicillin-Resistenz stellen Vancomycin/Teicoplanin, Quinupristin/Dalfopristin, Linezolid oder Rifampicin (nur in geeigneter Kombination) mögliche Alternativen dar.

Die kalkulierte Therapie einer gonorrhoischen Arthritis wird z. B. mit Ceftriaxon durchgeführt; sie kann bei nachgewiesener Empfindlichkeit mit Penicillin G fortgesetzt werden.

Gegen H.-influenzae-Arthritis werden Ampicillin oder Cephalosporine der 2. bzw. 3. Generation eingesetzt.

Der Nachweis von Streptokokken erfordert die Gabe von Penicillin G als i.v.-Kurzinfusion.

Zur Behandlung einer Lyme-Arthritis eignen sich Cephalosporine der dritten Generation (z. B. Ceftriaxon), aber auch Ampicillin oder Doxycyclin.

Erythromycin erreicht im Gegensatz zu Vancomycin nur grenzwertige Konzentrationen in der Gelenkflüssigkeit. Vancomycin eignet sich für Infektionen durch grampositive Kokken, sofern Penicilline (einschl. Staphylokokken-Penicilline) oder Clindamycin nicht eingesetzt werden können.

Bei der Behandlung reaktiver Arthritiden steht die antiinflammatorische Therapie im Vordergrund.

Neben der Chemotherapie können Entlastungspunktionen vorgenommen werden. Bei eitriger Coxitis ist u. U. eine chirurgische Drainage erforderlich. Eine Belastung erkrankter Gelenke ist zu vermeiden. Die völlige Ruhigstellung ist jedoch nicht notwendig. Passive Bewegungsübungen sollen einer Gelenkversteifung vorbeugen.

Bei rechtzeitiger und wirksamer Therapie lässt sich meist eine Heilung ohne Dauerschäden erreichen. Das gilt nicht für die Coxitis Erwachsener. Hier muss in rund 50% der Fälle mit bleibenden Bewegungseinschränkungen und anhaltenden Schmerzen gerechnet werden. Schlechtere Ergebnisse sind auch nach Infektionen durch gramnegative Stäbchenbakterien zu erwarten.

11.8 Prävention

Die Prävention richtet sich vornehmlich gegen disponierende Grundkrankheiten. Reaktiven Arthritiden wird durch eine adäquate Therapie der primären Infektion am besten vorgebeugt.

Der Nachweis bestimmter Krankheitserreger, insbesondere von Gonokokken, oder die Entstehung im Rahmen einer Sepsis erfordert die Suche nach dem Ausgangsherd; bei Gonokokkennachweis müssen auch Sexualpartner untersucht und ggf. behandelt werden.

Vektoriell übertragbaren Infektionen, hier im Wesentlichen die Lyme-Borreliose, wird durch Expositionsprophylaxe und schnellstmögliche Entfernung der Zecke vorgebeugt.

11.9 Weitere Infektionen im Gelenkbereich

Implantatinfektionen. Bei <1% der Implantationen von künstlichen Gelenken kommt es zu einer Infektion. Diese entsteht durch Übertragung während der Operation oder postoperativ durch Weiterleitung einer oberflächlichen Wundinfektion oder als hämatogene Absiedlung. Der Implantat-Fremdkörper bietet Erregern eine günstige Ansiedlungsmöglichkeit. Typische Erreger sind S. aureus, koagulasenegative Staphylokokken, Strepto- und Peptostreptokokken sowie Enterobakterien; in etwa 15% der Fälle liegen Mischinfektionen vor. Zur Erregerdiagnostik sind Blutkulturen und Gelenkpunktat zu gewinnen. Verarbeitung und Interpretation entsprechen dem Vorgehen bei anderen Arthritiden.

Als klassische Therapie gilt der Gelenkersatz in zwei Stufen:
- Entfernung der infizierten Prothese und gezielte Antibiotikatherapie über 6–8 Wochen und anschließend
- Implantation einer neuen Gelenkprothese.

Hiermit wird in 80–90% der Fälle eine Erregerelimination erreicht.

Bandscheibeninfektionen (Diszitis). Diese entstehen hämatogen oder postoperativ. Leitsymptom ist der

Rückenschmerz. In den meisten Fällen ist S. aureus der Erreger. Bei Erwachsenen finden sich aber auch koagulasenegative Staphylokokken und Enterobakterien. Bedeutsam ist die Abgrenzung einer fortgeleiteten Wirbelkörpertuberkulose. Der Erreger muss daher unbedingt gesichert werden, zumal die Therapie in der mindestens 4–6wöchigen möglichst gezielten Gabe von Antibiotika besteht. Bei Versagen der Antibiotikatherapie muss ein operatives Vorgehen in Erwägung gezogen werden.

Bursitis. Infektionen der Schleimbeutel präpatellar und am Olekranon entstehen häufig auf der Grundlage eines Traumas (z. B. einer intrabursischen Kortikoidinjektion) und äußern sich durch lokale Entzündungszeichen und Fieber. Der typische Erreger ist S. aureus; er wird aus aseptisch gewonnenem Bursapunktat angezüchtet. Die Therapie umfasst die chirurgische Sanierung und die Gabe staphylokokkenwirksamer Antibiotika.

> **In Kürze**
>
> **Arthritis**
>
> Arthritiden entstehen hämatogen als Organmanifestation zyklischer Allgemeininfektionen oder als septische Metastasierung, durch traumatische Inokulation (z. B. OP) oder durch Fortleitung aus der Umgebung. Daneben können Arthritiden postinfektiös entstehen.
>
> Die Leitsymptome sind die klassischen Entzündungszeichen Rötung, Schwellung, Schmerz und Überwärmung; die functio laesa macht sich durch die Bewegungseinschränkung bemerkbar. Häufig besteht ein Erguss im Gelenk.
>
> Die häufigsten Erreger eitriger Arthritiden sind S. aureus und bei sexuell aktiven Erwachsenen zwischen 20 und 40 Jahren N. gonorrhoeae. Bei nicht geimpften Kindern ist mit H. influenzae Typ B zu rechnen. Chronische Arthritiden werden durch B. burgdorferi und M. tuberculosis verursacht. Häufige Auslöser reaktiver, d. h. postinfektiöser Arthritiden sind Chlamydien, A-Streptokokken, Salmonellen, Shigellen, Campylobacter und Yersinien. Gelenkbeteiligungen kommen auch bei zahlreichen Virusinfektionen vor.
>
> Die Erregersicherung erfolgt durch Anzucht aus dem Gelenkpunktat. Bei der Borrelien-Arthritis (Lyme-Arthritis) und bei den reaktiven Arthritiden müssen erregerspezifische Antikörper aus dem Serum bestimmt werden.
>
> Bei eitrigen Arthritiden ist abhängig vom Krankheitsstadium eine chirurgische Sanierung notwendig. Die antimikrobielle Therapie richtet sich nach dem jeweiligen Erreger; Ausgangsherde müssen ebenfalls saniert werden. Bei Lyme-Arthritis kann mit einem Drittgenerationscephalosporin oder Doxycyclin behandelt werden. Bei der Therapie der reaktiven Arthritis spielt die antiphlogistische Therapie die wesentliche Rolle.

Osteomyelitis

C. Tauchnitz, K. Miksits

 Einleitung

Die Osteomyelitis ist eine Entzündung des Knochenmarks, die durch Störung der Gefäßversorgung zu Knochennekrosen führen kann.

12.1 Einteilung

Es ist zwischen hämatogener und posttraumatisch-postoperativer Osteomyelitis zu unterscheiden. Daneben gibt es Fortleitungen aus der Umgebung, die Osteomyelitis bei arteriellen Durchblutungsstörungen und bei diabetischer Neuropathie.

Eine Sonderform stellt die Osteomyelitis bei Gelenkprotheseneimplantaten dar.

Klinisch trennt man akute Formen von chronisch-rezidivierenden Infektionen.

12.2 Epidemiologie

Systematische Erhebungen epidemiologischer Daten zur Osteomyelitis sind in den letzten Jahren nur in geringem Ausmaß erfolgt; über postoperative Osteomyelitiden nach Sternotomie wurden jedoch Daten erhoben: Die Inzidenz wird mit 1–2% beziffert.

12.3 Erregerspektrum

Hämatogene Osteomyelitiden. Der typische Erreger ist S. aureus (80–90%), selten finden sich A-Streptokokken oder andere Streptokokkenarten. Enterobakterien (z. B. E. coli, Salmonellen und Proteus-Arten) erfordern ebenso wie Pseudomonas-Arten eine besondere Disposition. So sind Salmonellen bevorzugte Osteomyelitis-Erreger bei Patienten mit Sichelzellanämie, während bei Drogenabhängigen P. aeruginosa Haupterreger ist. H. influenzae verursacht Osteomyelitiden bei Kleinkindern, jedoch ist die Inzidenz durch die HiB-Impfung stark rückläufig. Bei Neugeborenen finden sich auch B-Streptokokken als Erreger.

Fortgeleitete Osteomyelitiden. Auch bei nicht-hämatogenen Osteomyelitiden dominiert S. aureus. Häufig sind Mischinfektionen, auch mit Enterobakterien und Anaerobiern wie B. fragilis. Nach Hunde- und Katzenbissen kann eine Osteomyelitis durch P. multocida ausgelöst werden.

Infektionen in der Umgebung von Gelenkimplantaten werden zur Hälfte von Staphylokokken (S. aureus und koagulasenegative Staphylokokken) und zur anderen Hälfte von Streptokokken, Enterobakterien und Anaerobiern verursacht (▶ s. a. Arthritis).

Vaskulopathische Osteomyelitiden. Meist liegen Mischinfektionen mit Staphylokokken, Streptokokken und Enterobakterien vor. In jedem dritten Fall sind obligat anaerobe Bakterien beteiligt.

Wirbelkörperosteomyelitiden. Auch hier ist S. aureus die häufigste Infektionsursache. Weiterhin finden sich Enterobakterien (Salmonellen!) und P. aeruginosa. Gleichzeitig sind Wirbelkörper Manifestationsorgane der Tuberkulose.

12.4 Pathogenese

Die Erreger einer Osteomyelitis gelangen entweder direkt oder hämatogen in den Knochen. Abhängig von der Ausstattung mit Virulenzfaktoren siedeln sie sich an und etablieren sich gegen die Wirtsabwehr. Die Schädigung beruht v. a. auf der erregerinduzierten Entzündungsreaktion, die zur Gewebeeinschmelzung führt.

Implantatinfektionen können lokal (z. B. während der Operation) oder hämatogen entstehen. Das Implantat begünstigt als locus minoris resistentiae die Ansiedlung der Erreger. Diese führen zu einer lokalen Entzündungsreaktion, in deren Verlauf Gewebe einschmelzen und sich das Implantat lockern kann.

12.5 Klinik

Die Leitsymptome einer Osteomyelitis sind lokalisierte Schmerzen und andere Entzündungszeichen wie Rötung, Schwellung und Überwärmung, die je nach Tiefe des Prozesses mehr oder weniger gut beurteilt werden können.

Die **akute hämatogene Osteomyelitis** betrifft v. a. die langen Röhrenknochen Femur, Tibia und Humerus. Sie beginnt plötzlich mit hohem Fieber, Schüttelfrost, allgemeinem Krankheitsgefühl, örtlichen Schmerzen und Entzündungszeichen. Fistelbildungen zeigen den Übergang in eine chronische Osteomyelitis an. Die BSG ist meist erhöht, ebenso die Leukozytenzahl (Granulozytose und Linksverschiebung) und das CRP.

Die **postoperative Osteomyelitis** kommt in allen Lebensaltern vor, bevorzugt bei älteren Personen. Es erkranken v. a. die langen Röhrenknochen (bei offener Fraktur), die Schädelknochen (nach neurochirurgischen Eingriffen), die Mandibula (nach kieferchirurgischen Maßnahmen) und das Sternum bzw. die Rippenansätze (nach Herzoperationen und anderen thoraxchirurgischen Eingriffen). Die Erkrankung nimmt meist einen chronischen Verlauf mit Fistelsekretion.

Die Osteomyelitiden bei schweren **arteriellen Durchblutungsstörungen** (Raucherbein) gehen mit kühl-zyanotischen Füßen einher. Dagegen sind die Vorfüße bei diabetischem Fußsyndrom warm, die Pulse bleiben meist tastbar. Wegbereitend sind Druckstellen und andere Läsionen, die infolge der gestörten Schmerzempfindung (Neuropathia diabetica) unbeachtet bleiben (s. u.).

Als Sonderform entsteht die **Wirbelkörperosteomyelitis** meist hämatogen, selten posttraumatisch oder fortgeleitet. Die Entzündung beginnt in den Zwischenwirbelscheiben (Diszitis) und geht von dort auf die benachbarten Wirbel über. Am häufigsten sind die Lendenwirbel betroffen. Die meist älteren Patienten klagen über heftige Rückenschmerzen bei jeder Bewegung (85%) und entwickeln Fieber (30%).

Die klinische Verdachtsdiagnose kann röntgenologisch erhärtet werden, jedoch sind frühestens nach zwei Wochen Veränderungen zu erwarten. Spätere Röntgenaufnahmen informieren über Lokalisation und Ausdehnung der Osteomyelitis sowie über den weiteren Verlauf. Mit CT und MRT lässt sich die Erkrankung früher erkennen.

12.6 Mikrobiologische Diagnostik

Der mikrobiologischen Diagnostik kommt ein hoher Stellenwert zu. Die Kenntnis der Erreger ist die Voraussetzung für eine gezielte Chemotherapie.

12.6.1 Untersuchungsmaterial

Untersuchungsmaterial der Wahl sind durch Nadelaspiration oder offene Chirurgie gewonnene **Eiterproben** aus dem Knochen.

Schlechte Ergebnisse werden mit Fisteleiter oder mit oberflächlichen Wundabstrichen erzielt: Hier finden sich häufig Kontaminanten aus der Hautflora. Die Erregernatur der Isolate, abgesehen von S. aureus, muss deshalb durch Vergleich mit Direktmaterial aus dem Knochen abgesichert werden. Der Transport ins Labor erfolgt auf/in Transportmedium bei Zimmertemperatur bzw. bei längerer Dauer gekühlt.

Bei fieberhaften Verläufen sollten zusätzlich **Blutkulturen** angelegt werden.

12.6.2 Vorgehen im Labor

Im Labor werden mikroskopische Präparate angefertigt, und es erfolgt eine Anlage auf geeigneten Kulturmedien. Die Bebrütungsdauer und der Einsatz von Spezialmethoden richten sich nach den gesuchten Erregern.

12.6.3 Befundinterpretation

Knochenaspirat. Werden in dem aseptisch gewonnenen, normalerweise sterilen Material Mikroorganismen nachgewiesen, handelt es sich mit großer Wahrscheinlichkeit um die ätiologisch relevanten Erreger.

Blutkulturen. Bei akuter hämatogener Osteomyelitis wird bei der Hälfte der Patienten der Erreger auch im Blut nachgewiesen. Bei fortgeleiteten Formen gelingt die Anzucht seltener, bei vaskulopathischen Formen nur in Ausnahmefällen. Im Falle von fieberhafter Wirbelkörperosteomyelitis ist der Erreger in 25–50% in Blutkulturen nachweisbar.

12.7 Therapie

Akute hämatogene Osteomyelitiden. Diese sprechen auf eine rasch einsetzende antimikrobielle Therapie meist gut an. Sie sollte mindestens über drei Wochen fortgesetzt werden und richtet sich nach Kulturbefunden einschließlich Antibiogramm oder nach der mikrobiologischen Verdachtsdiagnose. Die Antibiotika werden parenteral verabreicht; eine orale Gabe kommt nur bei besonders günstigen Voraussetzungen wie bekanntem Erreger, leichterer Infektion und guter Compliance in Betracht. Gegen nachgewiesene oder vermutete Stämme von S. aureus empfiehlt sich die i.v. Gabe eines Staphylokokkenpenicillins, evtl. in Kombination mit einem Aminoglykosid, oder eines Cephalosporins der 2. Generation. Clindamycin verfügt über eine sehr gute Staphylokokkenwirkung bei besonders günstigen Knochenspiegeln. Es eignet sich auch für eine orale Langzeitbehandlung.

Ist eine sofortige **kalkulierte Chemotherapie** erforderlich, kann ein staphylokokkenwirksames Antibiotikum evtl. mit einem Aminoglykosid kombiniert werden. Nach 48–72 h sollte sich eine deutliche klinische Besserung einstellen.

Bei frühzeitigem Therapiebeginn mit einer wirksamen Substanz und einer Behandlungszeit von mindestens 3 Wochen heilen akute hämatogene Osteomyelitiden fast immer aus.

Chronische Osteomyelitiden. Eine chronische Osteomyelitis, gleich welcher Pathogenese, erfordert meist eine kombinierte chirurgisch-medikamentöse Therapie. Mit der Entfernung von Sequestern und Nekrosen steigen die Heilungschancen unter konservativ-medikamentöser Therapie. In günstigen Situationen kann diese auch allein eingesetzt werden. Es empfiehlt sich dann eine Langzeittherapie über Wochen und Monate über den Fistelschluss hinaus. Geeignet sind orale Staphylokokkenpenicilline wie Flucloxacillin, staphylokokkenwirksame Oralcephalosporine, Clindamycin oder Rifampicin (nur in Kombination). Eine Resistenzentwicklung unter der Therapie muss durch mikrobiologische Kontrollen ausgeschlossen werden. Für die Lokalbehandlung ist ein Versuch mit Gentamicin-PMMA-Ketten gerechtfertigt. Spülungen mit antibiotikahaltigen Lösungen haben sich nicht bewährt. Ausgangsherde müssen chirurgisch saniert werden.

Chronische Osteomyelitiden haben unabhängig von ihrer Entstehung eine schlechtere Prognose. Durch die Langzeitanwendung geeigneter Substanzen wird zumindest bei Staphylokokkengenese eine hohe Heilungsrate erreicht. Infektionen durch Pseudomonasarten oder Enterobakterien bringen besondere Probleme mit sich. Ein Versuch mit Fluorchinolonen, z. B. Ciprofloxacin, ist gerechtfertigt. Bei fortbestehender chronischer Osteomyelitis kann sich später ein Fistelkarzinom ausbilden.

12.8 Prävention

Die Prävention stützt sich v. a. auf die Behandlung disponierender Grundkrankheiten und ein optimales Vorgehen bei operativen Eingriffen (schonendes Operieren, Chemoprophylaxe).

12.9 Weitere Infektionen mit Knochenbeteiligung: Der diabetische Fuß

Diabetiker sind auf vielfältige Weise für Infektionen im Bereich des Fußes disponiert. Neben einer allgemeinen Abwehrschwäche spielt hier die eingeschränkte Schmerzempfindung, bedingt durch die periphere Neuropathie, eine entscheidende Rolle: Kleine Verletzungen entstehen öfter (fehlender Schutzreflex) und sind stärker ausgeprägt (schlechtere Heilung).

Leichtere, oberflächliche Infektionen sind oft nur durch einen Erreger bedingt, es dominieren S. aureus und Streptokokken.

Schwerere Infektionen mit Zellulitis und Osteomyelitis sind häufig Mischinfektionen. Beteiligt sind meist S. aureus, Streptokokken, Enterokokken, Enterobakterien (v. a. Proteus-Arten, Klebsiellen, Enterobacter) und P. aeruginosa sowie andere Nonfermenter. In 40–80% der Fälle sind auch Anaerobier nachweisbar: Peptostreptokokken, Clostridien (auch C. perfringens!) und Bacteroidesarten.

Klinisch stehen die klassischen Entzündungszeichen im Vordergrund, allerdings ist das Schmerzempfinden durch die Neuropathie eingeschränkt.

Geeignete Materialien zum Erregernachweis sind Proben aus der Läsion und Blutkulturen. Die optimale Entnahmetechnik für das Wundsekret ist nicht etabliert. Je nachdem, ob man Abstriche, Punktate oder Kürettagematerial kultiviert, gelingt der Erregernachweis in 60–75%. Aus Blutkulturen lassen sich die Erreger in 10–15% der Fälle anzüchten.

Therapeutisch genügt in den meisten Fällen eine antimikrobielle Therapie, jedoch sollte stets auch ein Chirurg in die Therapieplanung einbezogen werden. Zur kalkulierten Therapie leichterer Infektionen eignen sich Clindamycin, Cephalosporine der 2. Generation oder Aminopenicilline + β-Laktamaseinhibitor. Schwerere Infektionen erfordern eine Kombinationstherapie. Das optimale antibiotische Regime ist noch nicht etabliert.

Präventiv steht die Behandlung des Diabetes mellitus im Vordergrund. Der Patient muss angehalten werden, die Füße regelmäßig zu überprüfen. Selbst kleinste Verletzungen müssen konsequent behandelt werden.

> **In Kürze**
>
> **Osteomyelitis**
>
> Eine Osteomyelitis kann hämatogen (vorwiegend im Kindesalter), posttraumatisch-postoperativ, fortgeleitet oder bei arteriellen Durchblutungsstörungen entstehen. Wichtigster Erreger ist S. aureus, bei ungeimpften Kindern unter 2 Jahren H. influenzae Typ B.
>
> Klinisch ist zwischen akuter und chronischer Osteomyelitis zu unterscheiden. Die akute Osteomyelitis geht mit Fieber, Schüttelfrost und Schmerzen einher. Fistelbildungen zeigen den Übergang in eine chronische Form an.
>
> Die Diagnose wird in erster Linie klinisch gestellt, da Röntgenveränderungen erst nach Wochen nachweisbar sind. Computertomographie und Magnetresonanztomographie sind oft hilfreich. Mikrobiologische Befunde (Blutkulturen, Eiterproben aus dem Knochen) sind Voraussetzung für eine gezielte Therapie. Fisteleiter enthält oft Hautkontaminanten.
>
> Die Therapie der akuten Osteomyelitis besteht in unverzüglicher Antibiotikagabe, anfangs als kalkulierte, nach Eingehen der Befunde als gezielte Therapie. Chronische Formen erfordern meist eine kombinierte chirurgisch-medikamentöse Behandlung. In einigen Fällen genügt auch eine alleinige Chemotherapie, dann aber über Wochen und Monate. Die kalkulierte Therapie richtet sich jenseits des 2. Lebensjahrs gegen S. aureus und besteht in der Gabe von Clindamycin, Cephalosporinen der 2. Generation oder Flucloxacillin. Eine Spülbehandlung mit Antibiotika hat sich nicht bewährt.
>
> Das diabetische Fußsyndrom beruht ganz überwiegend auf einer Neuropathia diabetica. Es entstehen schmerzarme Druckgeschwüre, Weichteilinfektionen und häufig auch Osteomyelitiden. Haupterreger ist S. aureus. Mit einer staphylokokkenwirksamen Therapie, z.B. mit Clindamycin, lassen sich Amputationen in der Regel vermeiden.

Haut- und Weichteilinfektionen

C. Tauchnitz, K. Miksits

 Einleitung

Haut- und Weichteilinfektionen umfassen erregerbedingte Erkrankungen der Haut und Subkutis, der Hautanhangsgebilde Nägel, Haar und Haarbalg, von Faszien (Fasziitis) und Muskeln (Myositis).

13.1 Einteilung

Die große Zahl von Ursachen für erregerbedingte Hautveränderungen erschwert eine Einteilung. Ein wichtiges Kriterium ist die Einstufung als Lokalinfektion oder als Manifestation im Rahmen einer zyklischen Allgemeininfektion oder einer Sepsis.

Eitrige Lokalinfektionen der Haut heißen **Pyodermien**. Zeigen diese Infektionen eine Tendenz zur Ausbreitung (flächige Eiterung = **Phlegmone**), werden sie in der Epidermis **Impetigo**, bei Befall der dermalen Lymphgefäße **Erysipel** und bei Einbeziehung des subkutanen Fettgewebes **Zellulitis** genannt; ein Erysipel ist also eine intradermale Phlegmone. Als **Gasphlegmone (Gasödem)** wird eine nekrotisierende Entzündung oberhalb der Faszien bezeichnet, die mit einer Gasbildung im Gewebe einhergeht; sie kann durch Clostridien (v. a. C. perfringens) oder aerob-anaerobe Mischinfektionen bedingt sein. Bei einem tieferen Eindringen können eine **Fasziitis** oder **Myositis** entstehen: Die **nekrotisierende Fasziitis** erfasst oberflächliche und tiefe Faszien und kann auf die Haut übergehen; sie tritt v. a. an den Extremitäten, aber auch an der Bauchwand oder der Perinealregion auf. Die **Gasgangrän** kann wie die Gasphlegmone mit Gasbildung im Gewebe einhergehen, ist aber zusätzlich mit einer Myonekrose kombiniert; sie wird durch Clostridien (insbesondere C. perfringens, aber auch C. novyi, C. septicum, C. histolyticum) oder seltener durch Mischinfektionen verursacht.

Abszedierende Infektionen betreffen bevorzugt den Haarbalg (Follikel): **Follikulitis** heißen die pustulösen Formen; durch Ausbreitung bis in die Subkutis und Abszessbildung werden sie zum **Furunkel** oder, bei Befall mehrerer benachbarter Haarbälge, zum **Karbunkel**, der bis zur Faszie reichen kann. **Abszesse** können auch in tieferen Schichten entstehen, z. B. Psoasabszesse (hämatogen, posttraumatisch oder durch Fortleitung aus der Umgebung).

Daneben existieren weitere Läsionstypen, die sowohl bei Lokal- als auch bei systemischen Infektionen vorkommen (▶ s. Klinik).

Paronychie und **Panaritium** bezeichnen Infektionen der paronychalen Falte (»Nagelgeschwür«).

Weiterhin gültig ist die Einteilung nach Erregern, da es zahlreiche Krankheitsentitäten durch einzelne Erreger oder Erregergruppen gibt (▶ s. Erregerspektrum).

13.2 Epidemiologie

Hautinfektionen mit S. aureus kommen weltweit vor, insbesondere dort, wo die persönliche Hygiene nur unzureichend ist und viele Menschen eng zusammenleben.

Die A-Streptokokkenimpetigo ist hochkontagiös und kann durch Kontakt, z. B. innerhalb der Familien, übertragen werden. Sie wird hauptsächlich bei Kindern im Spätsommer und Herbst in heißen Klimazonen beobachtet. Erysipele treten eher in gemäßigten Klimazonen auf; betroffen sind Kinder und Erwachsene.

13.3 Erregerspektrum

Die Haupterreger von Hautinfektionen sind S. aureus und S. pyogenes (A-Streptokokken). S. aureus verursacht eher lokalisierte Infektionen, z. B. Furunkel und Karbunkel, S. pyogenes dagegen Infektionen mit der Tendenz zur Ausbreitung wie Erysipel oder nekrotisierende Fasziitis (»Killer-Streptokokken«). Aber auch S. aureus kann phlegmonöse Entzündungen und Zellulitis hervorrufen. Neben Eiterungen können diese beiden Erreger auch toxinbedingte Hautveränderungen verursachen, so das **SSSS** (**S**taphylococcal **S**calded **S**kin **S**yndrome, Spalthautsyndrom), Scharlach und Toxic-shock-Syndrom.

Eine Vielzahl anderer Bakterien verursacht Lokalinfektionen der Haut. Hierzu gehören C. diphtheriae (Hautdiphtherie), B. anthracis (Hautmilzbrand), E. rhusiopathiae (Schweinerotlauf, Erysipeloid), L. monocytogenes, M. tuberculosis (Hauttuberkulose), M. ulcerans (Buruli-Ulcus, tropische Klimazonen), M. marinum, M. leprae, M. fortuitum und M. chelonae. Invasive Infektionen werden von P. aeruginosa, lecithinasebildenden Clostridien, z. B. C. perfringens, oder A. hydrophila hervorgerufen. Bei Mischinfektionen finden sich auch Enterobakterien und Anaerobier. H. ducreyi manifestiert sich in Form des Ulcus molle ebenfalls an der Haut. Außer Dermatophyten infizieren Candida, M. furfur und andere Pilze die Haut.

Bedeutsame virale Erreger lokaler Hautinfektionen sind HSV (Herpes), VZV (Zoster) oder Coxsackieviren (z. B. Hand-Fuß-Mund-Krankheit).

Auch Erreger von zyklischen Allgemeininfektionen führen zu Organmanifestationen in der Haut: Hierzu zählen die Erreger exanthematischer Kinderkrankheiten (Masern-, Röteln-, Varicella-Zoster-Virus, Parvovirus B19 und Herpesvirus 6), S. Typhi (Roseolen bei Typhus abdominalis), T. pallidum (Syphilis), B. burgdorferi (Erythema chronicum migrans, Acrodermatitis chronica atrophicans), Rickettsien (Fleckfieber), M. tuberculosis (Lupus vulgaris), M. leprae sowie Leishmanien und T. cruzi (Chagas).

Im Rahmen einer Sepsis kann es ebenfalls zu Manifestationen in der Haut kommen. Typischerweise ist dies bei Meningokokkensepsis und bei Endocarditis lenta (v. a. durch vergrünende Streptokokken) der Fall.

13.4 Pathogenese

Als Infektionsquelle von A-Streptokokken kommen gesunde Träger (ca. 1% der Bevölkerung) und Erkrankte in Frage. 20–30% der Bevölkerung tragen S. aureus in den vorderen Nasenabschnitten.

Bei der Vielzahl von Erregern gibt es keine einheitliche, sondern nur eine erregerspezifische Pathogenese.

Die Erreger gelangen entweder durch Schmier- oder Kontaktinfektion in die Haut oder manifestieren sich nach einer hämatogenen Generalisation bei zyklischen Allgemeininfektionen oder einer Sepsis in der Haut.

Die Invasion der Haut hängt von der Ausstattung der Erreger mit Virulenzfaktoren ab: Invasine finden sich v. a. bei S. pyogenes (Hyaluronidase), P. aeruginosa (Elastase, alkalische Protease), lecithinasebildenden Clostridien und Bacillus-Arten.

Die Schädigung basiert hauptsächlich auf der ausgelösten Entzündungsreaktion, die bei den meisten Erregern eitrig verläuft. Zusätzliche Gewebedefekte entstehen durch Invasine.

Hautmanifestationen können aber auch durch die Fernwirkung von Toxinen entstehen: Hierzu zählen makuläre Exantheme mit nachfolgender Schuppung bei Toxic-shock-Syndrom, Blasenbildungen durch Exfoliatine bei SSSS und das Erythem bei Scharlach.

13.5 Klinik

Infektionen an der Haut können sich als einzelne Effloreszenz, als flächenhaft-konfluierende Entzündung oder als Exanthem präsentieren.

Als Läsionstypen treten fleckige Veränderungen (Makeln), z. B. die einfache Rötung (Erythem), Papeln (Knötchen; auch Nodulus), Plaques (flächige Verdickungen), Blasen (Vesikel, Bulla; bei eitrigem Inhalt: Pustel), Schuppungen, Papillome (warzenartige Wucherungen), Erosionen (epidermale Gewebedefekte) und Ulzera (Gewebedefekte bis in die Dermis) auf. Nicht selten finden sich Mischformen, z. B. das makulopapulöse Exanthem bei Masern.

Eine Zuordnung von einzelnen Läsionstypen zu einer bestimmten Pathogenese ist nicht möglich. So geht die Lokalinfektion Impetigo typischerweise mit einer Blasenbildung einher, sie kann aber auch durch die Fernwirkung von Exfoliatinen (beim SSSS) oder durch lokale Virusinfektionen (HSV, VZV, Coxsackieviren) entstehen.

Ob die Hautveränderungen mit Schmerzen, Fieber oder anderen Beschwerden einhergehen, hängt von der zugrundeliegenden Erkrankung ab: Ein Geschwür etwa kann im typischen Fall schmerzlos sein, wie das Ulcus durum der primären Syphilis, oder schmerzhaft wie das Ulcus molle. Bei einer nekrotisierenden Fasziitis bestehen zunächst Schmerzen. Die Nekrose der Hautnerven führt später zu Schmerzlosigkeit.

13.6 Mikrobiologische Diagnostik

Die mikrobiologische Diagnostik bietet die entscheidende Grundlage für die gezielte Therapie. Insbesondere müssen obligat pathogene Erreger diagnostiziert werden.

13.6.1 Untersuchungsmaterial

Untersuchungsmaterial der Wahl sind durch Nadelaspiration oder offene Biopsie gewonnene Eiterproben oder

Bläscheninhalt. Abstriche von der oberflächlichen intakten Haut sind dagegen ungeeignet. Zum Nachweis von Dermatophyten ist Hautgeschabsel erforderlich. Von Wunden oder ulzerierenden Läsionen wird Material vom Rand und aus der Tiefe z. B. mit einem scharfen Löffel gewonnen, nachdem zuvor oberflächliches Sekret und nekrotisches Material entfernt wurde. Aus infizierten Fisteln kann, nach Desinfektion der Fistelöffnung mit Alkohol (z. B. Ethanol 80%), mittels eines Katheters Material abgesaugt werden.

Der Transport ins Labor sollte innerhalb von zwei Stunden erfolgen. Während des Transportes ist das Probenmaterial zu kühlen, da dadurch die quantitative Zusammensetzung der Mikroorganismen am wenigsten beeinflusst wird. Ist mit längeren Transportzeiten zu rechnen, so muss die Probe mit einem Transportmedium verschickt werden. Für Hautgeschabsel wird kein Transportmedium benötigt.

Der Untersuchungsgang kann sich bei systemischen Infektionen anders gestalten: Insbesondere bei virusbedingten zyklischen Allgemeininfektionen (z. B. Röteln oder Masern) oder bei Syphilis und Lyme-Borreliose erfolgt die Diagnosesicherung durch Antikörpernachweis. Bei einer Hauttuberkulose muss nach weiteren Manifestationen, insbesondere in der Lunge, gesucht werden. Bei einer Sepsis sind Blutkulturen anzulegen, und es muss der Ausgangsherd gefunden werden.

13.6.2 Vorgehen im Labor

Im Labor werden mikroskopische Präparate angefertigt, und es erfolgt eine Anzucht auf geeigneten Kulturmedien. Die Bebrütungsdauer und der Einsatz von Spezialmethoden richten sich nach den gesuchten Erregern: Spezielle Verarbeitungsmethoden erfordern z. B. Dermatophyten (Anlage auf Spezialmedien und Kultivierung über mehrere Wochen) oder Mykobakterien (Anzucht auf Spezialmedien bei 37 °C und 32 °C, u. U. wochenlange Inkubation) bzw. PCR!

13.6.3 Befundinterpretation

Die Einordnung des Nachweises obligat pathogener Erreger bereitet keine Schwierigkeiten: Mit der Anzucht von M. tuberculosis oder M. marinum aus einer entsprechenden Hautläsion ist der Erreger gesichert.

Auch der mikroskopische Nachweis und die Anzucht von Dermatophyten sichern eindeutig die Diagnose.

Werden S. aureus oder A-Streptokokken isoliert, ist in aller Regel ebenfalls der Erreger nachgewiesen, insbesondere wenn das klinische Bild zu dem Isolat passt.

Die Interpretation der Isolierung von typischen Mikroorganismen der Hautflora bereitet Schwierigkeiten, v. a. dann, wenn sie aus ulzerierenden Läsionen angezüchtet werden. Hier können der wiederholte Nachweis und das Vorhandensein von Entzündungszeichen hilfreich sein; allgemein gilt: Je schlechter die Materialabnahme war, desto schwieriger die Interpretation der Anzuchtergebnisse.

13.7 Therapie

Die kalkulierte Therapie eitriger Infektionen muss Streptokokken und Staphylokokken berücksichtigen. Eine gegen S. aureus gerichtete Therapie kann mit Flucloxacillin, Zweitgenerationscephalosporinen, Clindamycin oder Makroliden durchgeführt werden. S. pyogenes ist weltweit unverändert hoch sensitiv gegen Penicillin G/V, weist aber zunehmend (regional sehr unterschiedlich) eine Makrolid-Resistenz auf. Alternativen zu Penicillin G/V sind hier nur bei Allergie gerechtfertigt.

13.8 Prävention

Die primäre Prophylaxe von Hautinfektionen beruht auf allgemeinen Hygienemaßnahmen und frühzeitiger Behandlung kleiner Wunden.

Aufgrund der hohen Kontagiosität der Impetigo müssen die Läsionen sorgfältig verbunden werden; Schul- und Kindergartenbesuche können frühestens 24 h nach Beginn der Antibiotikatherapie wieder zugelassen werden.

Die konsequente antibiotische Behandlung verhindert weitergehende Schäden wie Sepsis oder, bei Infektion durch A-Streptokokken, nichteitrige Nachkrankheiten, speziell die akute Glomerulonephritis. Nur bei einer Häufung nephritogener Stämme (M-Typen 2, 49, 55, 57, 58 und 60) wird für Kontaktpersonen eine Prophylaxe mit Benzathinpenicillin empfohlen. Dieses kommt auch für die Rezidivprophylaxe in Betracht.

13.9 Wundinfektionen

Wunden sind umschriebene Gewebezerstörungen durch Verletzungen (Trauma), Verbrennung, Bisse oder ärztliche Eingriffe (iatrogen). Chirurgisch unterscheidet man saubere Wunden ohne größere Gewebezerstörung und ohne Schleimhautkontakt, kleinere, schwach kontaminierte Wunden mit geringfügigem Kontakt zu Schleimhäuten, Galle oder Urin, und kontaminierte Wunden mit ausgedehntem Kontakt zu Schleimhäuten, infizierter Galle oder Urin. Der Gewebedefekt schädigt die lokale Abwehr, z. B. die mechanische Barrierefunktion, sodass sich Krankheitserreger leichter ansiedeln und etablieren. Die Schädigung durch die Infektion basiert in den meisten Fällen auf der ausgelösten Entzündungsreaktion, jedoch besitzen einige besonders invasive Erreger zusätzliche gewebeabbauende Virulenzfaktoren (z. B. C. perfringens: Lecithinase, P. aeruginosa: Elastase, A-Streptokokken: Hyaluronidase).

Erregerspektrum. Der häufigste Wundinfektionserreger ist S. aureus. Daneben können zahlreiche andere Bakterien Wundinfektionen verursachen, z. B. Streptokokken, Enterobakterien, P. aeruginosa, Clostridien (z. B. C. perfringens) und B. cereus. Bestimmte anamnestische Daten weisen auf bestimmte Erreger hin: So sind Infektionen von Verbrennungswunden häufig durch P. aeruginosa verursacht. Wundinfektionen nach Hundebiss werden von P. multocida, Streptokokken (bes. S. intermedius), Neisserien (N. weaveri) und selten durch Eikenella corrodens oder Capnocytophaga canimorsus (dieser führt bei Immunsupprimierten häufig zu Sepsis und Meningitis mit hoher Letalität) ausgelöst. Katzenbisse sind in etwa 50% der Fälle infiziert, meist von P. multocida. Durch Bisse können auch Erreger systemischer Infektionen wie Tollwutvirus, S. moniliformis, der Erreger des Rattenbissfiebers, oder F. tularensis übertragen werden. Durch Katzenkratzer kann B. henselae, der Erreger der Katzenkratzkrankheit, übertragen werden und Läsionen an der Eintrittsstelle sowie eine Lymphadenitis verursachen. Bei ulzerierenden Wunden auf der Grundlage von Durchblutungsstörungen finden sich häufig Mischinfektionen unter Beteiligung von gramnegativen Stäbchenbakterien und Anaerobiern. Wundinfektionen nach Salzwasserkontakt können durch Vibrio vulnificus verursacht werden und alle Schweregrade bis zur Myonekrose erreichen. Bei allen Arten von Wunden, selbst bei Bagatellverletzungen, muss bei Ungeimpften mit der Entstehung eines Wundstarrkrampfs gerechnet werden.

Diagnostik. Die Erregersicherung erfolgt aus Wundsekret vom Rand oder aus der Tiefe der Wunde, das durch Punktion oder mittels Abstrich gewonnen wird. Bei der Gewinnung muss eine Kontamination durch Hautflora vermieden werden, was aber nicht immer gelingt. Der Transport ins Labor erfolgt stets in einem Transportmedium, das auch für Anaerobier geeignet ist, bei längeren Transportzeiten gekühlt. Im Labor werden die Proben mikroskopiert und die Erreger angezüchtet. Ein mikroskopisches Präparat ist v.a. bei fulminanten nekrotisierenden Infektionen wie Gasbrand oder nekrotisierender Fasziitis hilfreich, da es schnell Hinweise auf den oder die Erreger bringt. Das Grampräparat liefert auch Hinweise für die Einstufung eines Isolats als Erreger oder Kontaminante aus der Hautflora: Finden sich mikroskopisch zahlreiche Granulozyten, so spricht dies für die ätiologische Relevanz eines angezüchteten Eitererregers.

Therapie. Die Therapie von Wundinfektionen besteht in der chirurgischen Sanierung. Die Antibiotikagabe wirkt unterstützend und sollte in der Phase der kalkulierten Therapie insbesondere S. aureus sicher erfassen.

Prävention. Wundinfektionen wird am besten durch eine adäquate chirurgische Wundversorgung vorgebeugt. Stets, insbesondere bei verschmutzten Wunden, muss ein ausreichender Schutz gegen Tetanus gewährleistet sein. Bei Bissen durch (Wild)Tiere ist immer an die Möglichkeit einer Tollwutexposition zu denken, ggf. sind entsprechende Therapie- und Präventionsmaßnahmen einzuleiten.

In Kürze

Haut- und Weichteilinfektionen

Haut- und Weichteilinfektionen umfassen erregerbedingte Erkrankungen der Haut und Subkutis, der Hautanhangsgebilde Nägel, Haar und Haarbalg, von Faszien (Fasziitis) und der Muskeln (Myositis). Zu den Pyodermien der Haut zählen flächige Eiterungen (Phlegmone), Impetigo, Erysipel und Zellulitis sowie Follikulitis, Furunkel und Karbunkel. Paronychie und Panaritium sind Infektionen der paronychalen Falte (»Nagelgeschwür«).

Bestimmte Krankheitsentitäten bilden Lokalinfektionen an der Haut (Schweinerotlauf, Milzbrand, Diphtherie, Listeriose). Einige zyklische Allgemeininfektionen bilden Organmanifestationen an der Haut, so die Syphilis, die Tuberkulose oder die virusbedingten exanthematischen Kinderkrankheiten (z. B. Masern, Röteln, Windpocken).

Die häufigsten Erreger unspezifischer lokaler Hautinfektionen sind S. aureus und S. pyogenes. C. perfringens und andere lecithinasebildende Clostridien verursachen Gasbildung im Gewebe und rasch fortschreitende Nekrosen (Gasödem, Gasbrand). Weitere Erreger mit der Fähigkeit zur progredienten Nekrotisierung sind S. pyogenes (Fasciitis necroticans) und P. aeruginosa.

Die Erregerdiagnose bei Lokalinfektionen wird durch Anzucht aus dem Herd gestellt. Bei zyklischen Allgemeininfektionen steht die serologische Diagnose im Vordergrund (Ausnahme Tbc).

Die kalkulierte Therapie eitriger Infektionen muss Staphylokokken erfassen und kann mit Flucloxacillin, Zweitgenerationscephalosporinen, Clindamycin oder Makroliden durchgeführt werden. S. pyogenes ist weltweit hoch sensitiv gegen Penicillin G/V geblieben. Wundinfektionen erfordern stets eine chirurgische Sanierung.

Die primäre Prophylaxe von Hautinfektionen beruht auf allgemeinen Hygienemaßnahmen und frühzeitiger Behandlung kleiner Wunden.

Nosokomiale Infektionen
C. Tauchnitz, K. Miksits, A. Kramer

▶▶ Einleitung

Eine nosokomiale Infektion ist jede durch Mikroorganismen hervorgerufene Infektion, die im zeitlichen Zusammenhang mit einem Krankenhausaufenthalt oder einer ambulanten medizinischen Maßnahme steht, soweit die Infektion nicht bereits vorher bestand (§ 2 IfSG). Hierzu zählen auch solche Infektionen, die zwar nosokomial erworben wurden, sich aber erst nach Entlassung manifestieren. Eine epidemische Krankenhausinfektion liegt dann vor, wenn Infektionen mit einheitlichem Erregertyp in zeitlichem, örtlichem und kausalem Zusammenhang mit einem Krankenhausaufenthalt nicht nur vereinzelt auftreten (§ 6, § 23 IfSG).

Für Infektionen durch Eitererreger kann eine nosokomiale Genese dann angenommen werden, wenn sie sich ca. ab dem 3. Tag des Krankenhausaufenthaltes manifestieren.

Die außerordentliche Bedeutung nosokomialer Infektionen erhellt allein schon aus den zusätzlich anfallenden Kosten zur Versorgung der betroffenen Patienten, etwa 1 Mrd. Euro pro Jahr in Deutschland.

Etwa 940 000 Patienten, das sind ca. 6% aller Krankenhauspatienten, erkranken und 15 000–30 000 versterben in der Bundesrepublik Deutschland jährlich an den Folgen einer nosokomialen Infektion. Am häufigsten sind Harnwegsinfektionen (Anteil etwa 40%; 375 000 Patienten), Wundinfektionen (Anteil etwa 25%; 235 000 Patienten), Atemwegsinfektionen (Anteil etwa 25%; 230 000 Patienten) und Sepsis (Anteil etwa 5%; 47 000 Patienten), die mit einer hohen Letalitätsrate, 20–50%, belastet ist.

Des Weiteren sind endogene von exogenen Infektionen zu unterscheiden. Etwa 40% der nosokomialen Infektionen sind endogener Natur.

Die Unterscheidung von unvermeidbaren und vermeidbaren Infektionen ist häufig nur schwer möglich, weil meist nicht die Möglichkeit besteht, eine **Infektionskette** aufzuklären und damit den Infektionsweg zu identifizieren. Als unvermeidbar ist sie einzustufen, wenn sie trotz Einhaltung aller bekannter Präventionsmaßnahmen entstanden ist. Nach Studien aus den USA ist etwa ein Drittel der nosokomialen Infektionen vermeidbar.

Nach Art der Übertragung können bei den exogenen Infektionen folgende Formen unterschieden werden (◘ Tabelle 14.1):

- Iatrogene Infektionen, verursacht durch diagnostische oder therapeutische Eingriffe, z. T. aufgrund von Hygienemängeln [»Die Hand des Arztes ist der größte Feind der Wunde« (Bier)];
- Umgebungsinfektionen nach Übertragung aus der Gesundheitseinrichtung (z. B. Legionellen aus Warmwassersystemen) oder über Mitarbeiter (Kreuzinfektion);
- apparativ bzw. technisch bedingte nosokomiale Infektionen mit Übertragung durch apparative Ausstattung, Geräte oder Ausrüstungen;
- aus dem ambulanten Bereich in das Krankenhaus eingeschleppte Infektionen.

14.1 Erregerspektrum

Haupterreger sind heute S. aureus (inkl. MRSA), multiresistente Enterobakterien, P. aeruginosa und als Endoplastitiserreger koagulase-negative Staphylokokken. Weiterhin wurde ein Anstieg von Pilzinfektionen, v. a. durch Candida-Arten, aber auch durch Aspergillen und Mukorazeen beobachtet. Dies ist insbesondere auf den langdauernden und hochdosierten Einsatz von Antibiotika und die verlängerte Lebensdauer Immunsupprimierter zurückzuführen. Daneben sind Legionellen, C. difficile und verschiedene Virusarten, z. B. HBV, HCV oder HIV, die durch Blut oder Blutprodukte übertragen werden können, zu beachten.

14.2 Prävention

Zur Verhinderung nosokomialer Infektionen sind primäre, sekundäre und tertiäre Präventionsmaßnahmen erforderlich (▶ s. S. 155 ff.). Einmal gilt es, die infektionsbegünstigenden Faktoren bei den einzelnen Patienten schnellstmöglich zu beseitigen oder zumindest zu reduzieren. Andererseits ist es erforderlich, vermeidbare nosokomiale Infektionen durch Asepsis inkl. Antiseptik und eine geeignete Organisationsstruktur zu verhindern – allem voran steht die Schulung des Personals.

Asepsis. Zur Asepsis (▶ s. S. 156) gehören z. B. die korrekte Durchführung von Aufbereitungs-, Desinfektions- und Sterilisationsmaßnahmen (▶ s. S. 160 ff.), die sorgfältige Indikationsstellung für die Anlage von Blasen- und Venenkathetern einschließlich des korrekten Legens und weiteren Umgangs (z. B. Katheterwechsel nur bei strenger Asepsis, Verwendung geschlossener Harnableitungssysteme), Einhaltung von krankenhaushygienischen Grundsätzen bei maschineller Beatmung und Absaugung sowie eine korrekte Durchführung der Wundversorgung mit Verbandwechseln in No-touch-Technik, bei erforderlicher Wunddrainage geschlossenes System mit 50% Vakuum anstatt Hochvakuum des Redon-Systems.

Von herausragender Bedeutung ist die konsequente Durchführung der hygienischen Händedesinfektion; sie zeigt zugleich die höchste Kosteneffektivität: Niedrige Kosten – hoher Nutzeffekt.

Weitere infektionsverhütende Möglichkeiten sind die Isolierung, z. B. von Patienten mit MRSA (▶ s. S. 158), und die perioperative Chemoprophylaxe (▶ s. S. 815).

Durch geeignete bauliche Maßnahmen wie die sachgerechte Installation von raumlufttechnischen Anlagen, der Wasserversorgung oder von Schleusen kann der Ausbreitung eines Erregers entgegengewirkt werden.

Organisation. Eine geeignete Organisationsstruktur setzt speziell geschultes Personal, z. B. Hygieneschwestern und hygienebeauftragte Ärzte, sowie eine kompetente interdisziplinäre Hygienekommission voraus.

Es sind detaillierte Hygienepläne zu erstellen, das Personal ist entsprechend zu schulen und zu motivieren (»Hygienebewusstsein«). Die Einhaltung der Hygienemaßnahmen muss kontinuierlich überprüft und dokumentiert werden.

Schutz des Personals. Neben den Maßnahmen zum Schutz des Patienten muss auch das Personal vor Infektionen geschützt werden. So wird von der STIKO empfohlen, medizinisches Personal gegen Hepatitis A und B, Diphtherie, Poliomyelitis, Röteln und Varizellen zu impfen. Zugleich sollte der Impfschutz für Tetanus vorhanden sein. Je nach Risikobereich kann für seronegative Frauen im gebärfähigen Alter zusätzlich die Impfung gegen Masern, Röteln und Mumps (letzterer ggf. auch für Männer) indiziert sein. Bei epidemiologischer Indikation ist die Grippeschutzimpfung mit dem jeweils aktuellen Impfstamm allen Beschäftigten zu empfehlen.

Weitere Schutzvorkehrungen sind das Tragen von Handschuhen beim Blutabnehmen oder anderweitigen Umgang mit Körperflüssigkeiten oder Ausscheidungen.

Meldepflicht. Dem Gesundheitsamt ist unverzüglich das gehäufte Auftreten nosokomialer Infektionen, bei denen ein epidemischer Zusammenhang wahrscheinlich ist oder vermutet wird, als Ausbruch nichtnamentlich zu melden (§ 6 IfSG).

Bewertung. Krankenhaushygienische Maßnahmen sind kosten-, personal- und zeitaufwendig. Andererseits lassen sich durch die Verhinderung einer nosokomialen Infektion nicht nur Leiden für den Patienten vermeiden, sondern auch in ganz erheblichem Maße Kosten einsparen.

Es muss daher jede Maßnahme hinsichtlich ihrer präventiven Eignung sowie ihrer Kosteneffizienz laufend überprüft werden.

Tabelle 14.1. Nosokomiale Virusinfektionen

Übertragungsmodus	Infektionsquelle	Virus	Erkrankung	Wo?
Parenteral	Blut	HBV	Hepatitis	Dialyse-Station
	Blutprodukte	HIV 1/2	AIDS	
		HCV	Hepatitis	Intensivstation,
		HDV	Hepatitis	Dialyse-Station
		EBV	Transfusions-Mononukleose	
Fäkal-Oral	Stuhl	HAV	Hepatitis	Psychiatrie
		HEV	Hepatitis	Pflegeheime
		Rota	Diarrhoe	Pädiatrie
		Adeno 40, 41		
Tröpfcheninfektion	Sekrete des Respirationstraktes	RS, Rhino	Bronchitis, Bronchiolitis	
		VZV	Windpocken	Pädiatrie
		Masern	Masern	Pädiatrie
		Mumps	Mumps	Pädiatrie
		Röteln	Röteln-(Embryopathie)	Pädiatrie
		Influenza	Influenza	überall
Indirekter Kontakt	Geräte	Adeno, Entero 70	Konjunktivitis	Augenheilkunde
	Inhalatoren	Viren des Respirationstraktes	Infektionen der oberen Luftwege	überall
Endogene Reinfektion	Latent-persistierendes Virus im Körper	HSV ZMV	Generalisierter Herpes Pneumonie-(Embryopathie)	Transplantationspatienten Tumorpatienten
		VZV	Windpocken, Zoster	
Transplantation	Organe	ZMV, HCV, HBV, Prionen	Pneumonie, Hepatitis, Enzephalopathie	

> **In Kürze**
>
> **Nosokomiale Infektionen**
>
> **Definition.** Eine Infektion mit lokalen oder systemischen Infektionszeichen als Reaktion auf das Vorhandensein von Erregern oder ihren Toxinen, die im zeitlichen Zusammenhang mit einem Krankenhausaufenthalt oder einer ambulanten medizinischen Maßnahme steht, soweit die Infektion nicht bereits vorher bestand.
>
> **Infektionsspektrum.** Harnwegsinfektionen (Blasenkatheter), Wundinfektionen, Pneumonien, Haut- und Weichteilinfektionen, Sepsis (oft intravenöse Verweilkatheter).
>
> **Erregerspektrum.** Multiresistente gramnegative Stäbchen; Staphylokokken; C. difficile.
>
> **Disponierende Faktoren.** Hygienemängel, Abwehrlage des Patienten (Grundkrankheiten), therapeutisch bedingte Abwehrschwäche (Katheter), Lebensalter, Erregerwechsel.
>
> **Übertragung.** Endogene Flora von Haut und Schleimhäuten (Respirations- und Magen-Darm-Trakt); Kontaktinfektionen: Hände des medizinischen Personals.
>
> **Diagnosesicherung.** Oft durch eine eingeschränkte Abwehr beeinträchtigt. Labormethoden, insbesondere der mikrobiologischen Erregersicherung, sind von großer Bedeutung. Grundlage für die kalkulierte Chemotherapie ist die Erstellung von Erreger- und Resistenzspektren. Aufdeckung von Übertragungswegen und Infektionsquellen durch Stammtypisierungen.
>
> **Prävention.** Geschultes und motiviertes Personal (»Hygienebewusstsein«, Hygienepläne); strengste Indikation zur Katheterisierung; perioperative Ein-Dosis-Prophylaxe; Haut-, Schleimhaut- und Wundantiseptik.
> *Wichtig:* Hygienische Händedesinfektion!

Infektionen bei geriatrischen Patienten

U. Ullmann

▶▶ Einleitung

In der Bundesrepublik Deutschland leben zur Zeit ca. 82 Mio. Menschen, davon sind 13 Mio. 65 Jahre und älter (◘ Tabelle 15.1).

Demografischen Berechnungen zufolge nimmt in den nächsten Jahrzehnten sowohl die absolute Zahl der Älteren als auch deren Anteil an der Gesamtbevölkerung weiter zu. So werden im Jahre 2010 von den dann 81,43 Mio. Bundesbürgern 16,24 Mio. 65 Jahre und älter sein mit einem Anteil von 6,82 Mio. Männern und 9,42 Mio. Frauen (www.gbe-bund.de).

15.1 Allgemeines

Höheres Alter ist gekennzeichnet durch Multimorbidität. Dabei entstehen bei derselben Person meist mehrere chronische behandlungsbedürftige Krankheiten. Der Anteil Gesunder zwischen 65 und 69 Jahren liegt bei etwa 11%, bei den 75- bis 79-Jährigen haben 27% bis zu 7 körperliche Beeinträchtigungen (◘ Tabelle 15.2). Typisch sind Durchblutungsstörungen der Beine, Arthrose, Gelenkrheumatismus, Hypertonie, Angina pectoris, Diabetes mellitus sowie chronische Infektionen von Lungen und Nieren. Daneben sind auch psychische und intellektuelle Veränderungen von nicht unerheblicher Bedeutung, wie Zunahme der Indolenz, Verringerung der Merkfähigkeit, geringerer Lebenswille, Interesselosigkeit und Altersdepression.

Andere Faktoren, wie Mangel- oder Unterernährung, beispielsweise bedingt durch Schluckbeschwerden, Verdauungs- und Resorptionsschwäche, Kauprobleme durch Verlust von Zähnen und Umweltfaktoren führen zu einer erhöhten Infektanfälligkeit. Die im Alter dünnere und weniger robuste Haut ermöglicht das Eindringen von Mikroorganismen wesentlich leichter, ebenso wie die Einschränkung der pH-Barriere in der Vagina, im Magen und auf der Haut das Eindringen in die entsprechenden Bereiche erleichtert.

Die phagozytierenden Zellen (Granulozyten, Makrophagen) des älteren Menschen unterscheiden sich nicht wesentlich hinsichtlich ihrer Zahl und ihrer Aktivität im Vergleich zu denen jüngerer Erwachsener. Ebenso verhält es sich mit den T- und B-Lymphozyten, die – wie die zirkulierenden Immunglobuline – in der Quantität und Qualität bei gesunden Senioren nicht differieren im Vergleich zu Jüngeren. Die Zusammensetzung der Immunglobuline ist etwas unterschiedlich. Senioren haben lediglich häufig einen erhöhten IgA-Spiegel. Bei Diabetes mellitus und schweren Grundkrankheiten, wie Karzinomen, ist allerdings mit einer erheblichen Beeinträchtigung des Immunsystems zu rechnen.

◘ **Tabelle 15.1.** Demografische Struktur der Bevölkerung Deutschlands nach Geschlecht und nach Altersgruppen, Jahresende 2002

Geschlecht	Altersgruppe				
	Insgesamt	65- bis 70-J.	71- bis 75-J.	76- bis 80-J.	80- bis 85-J.
Insgesamt	82 536 680	4 637 124	3 580 311	2 857 377	1 912 327
Männlich	40 344 879	2 201 864	1 591 451	1 029 525	567 538
Weiblich	42 191 801	2 435 260	1 988 860	1 827 852	1 344 789

(Modifiziert nach GeroStat, Deutsches Zentrum für Altersfragen, Berlin)

◨ Tabelle 15.2. Multimorbidität nach Altersgruppen

Alters-gruppe	Zahl der körperlichen Beeinträchtigungen				
Jahre	0	1–2	3–4	5–6	7
65–69	10,9	27,3	34,5	18,2	9,1
70–74	4,5	25,0	36,4	13,6	20,5
75–79	5,4	18,9	27,0	21,6	27,0
>80	–	15,4	25,6	28,2	30,8

15.2 Infektionen

Allgemeines. Beim geriatrischen Patienten können die bekannten Symptome einer Infektion, wie Fieber, Schmerzreaktion, Leukozytose, weitgehend fehlen. An ihre Stelle treten Verwirrtheitszustände, Inappetenz, Übelkeit, Gewichtsverlust, Exsikkose oder Alterationen der Herz-Kreislauffunktion. In ◨ Tabelle 15.3 sind die häufigsten Erreger geriatrischer Infektionen zusammengestellt.

Pneumonie. Die ambulant erworbene Pneumonie (CAP: community acquired pneumonia) ist bei über 65-Jährigen zehnmal häufiger als bei 20- bis 40-Jährigen. Wichtigster prädisponierender Faktor ist das Rauchen, ferner häufige frühere Infekte der oberen Atemwege und verminderter Schluck- und Hustenreflex. Dadurch kommt es zu einer verminderten Zilientätigkeit, zur Vorschädigung von Schleimhäuten und zur Verminderung der Schleimproduktion, was die Adhärenz und Kolonisation von Mikroorganismen begünstigt. Hinsichtlich der bakteriellen Ätiologie stehen beim älteren Patienten Streptococcus pneumoniae und Haemophilus influenzae an erster Stelle. Für nosokomiale Pneumonien sind vor allem Staphylococcus aureus, Klebsiellen und andere Enterobakterien verantwortlich.

Die durch Pneumokokken verursachte Pneumonie ist bei den Senioren besonders gefürchtet, weil sie häufig eine systemische Ausbreitung nach sich zieht, was mit einer besonders hohen Letalität einhergeht (◨ Abb. 15.1).

Mycoplasma pneumoniae und Chlamydia pneumoniae kommen als Infektionserreger bei älteren Patienten nicht häufiger vor als bei jungen.

Die klinische Symptomatik der bakteriellen Pneumonie bei Senioren ist meist nicht typisch. Uncharakte-

◨ Tabelle 15.3. Häufige Erreger geriatrischer Infektionen

Erkrankung	Erreger
Pneumonie	Pneumokokken H. influenzae S. aureus Klebsiellen andere Enterobakterien
Harnwegsinfektionen	E. coli Proteus sp. Klebsiellen andere Enterobakterien Enterokokken
Abdominelle Infektionen	E. coli andere Enterobakterien, auch Salmonellen Helicobacter pylori Bacteroides sp. Clostridien
Meningitis	Pneumokokken Neisserien Listerien Enterobakterien

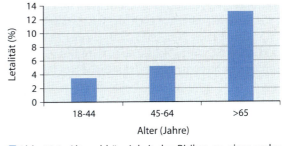

◨ Abb. 15.1. Altersabhängigkeit des Risikos, an einer ambulant erworbenen Pneumonie zu sterben

ristische Krankheitszeichen wie Verwirrtheit, Inappetenz, Exsikkose oder Gangunsicherheit können im Vordergrund stehen; Fieber, Husten, Atemnot werden seltener beobachtet. Daher kommt die Therapie bei der rasch progredienten Erkrankung häufig zu spät. Es verstreicht zuviel Zeit bis zur Diagnosestellung.

Viruspneumonien durch Influenzaviren A/B sind ein hohes Risiko für Senioren. Nahezu 70% der Todesfälle durch Influenzavirus-Infektionen betreffen über 60-jährige Patienten. Die klinische Symptomatik ist hier sehr charakteristisch und geht einher mit Husten, Kopfschmerzen, Myalgien, hohem Fieber, gelegentlich Schüttelfrost.

Meningitis. Bei nicht schutzgeimpften Personen können Pneumokokken infolge systemischer Ausbreitung die Blut-Hirnschranke überwinden und eine eitrige Meningitis mit all ihren Komplikationen hervorrufen. Aufgrund der verminderten Magensäureproduktion werden bei älteren Menschen Listerien im Magen nicht abgetötet und können dann neben einer Meningitis auch eine Enzephalitis verursachen. Die Krankheitssymptomatik ist uncharakteristisch: Orientierungsschwierigkeiten, psychische Alterationen, neurologische Ausfälle, unsicherer Gang und eventuell subfebrile Temperaturen. Die Letalität der Listeriose liegt in dieser Altersgruppe bei mehr als 30%.

Harnwegsinfektionen. Rezidivierende Harnwegsinfektionen sind bei Senioren aufgrund von Inkontinenz, insbesondere bei bettlägerigen Patienten, relativ häufig. Pathogenetisch bedeutsam sind ein Diabetes mellitus Typ II sowie die Erschlaffung des Bindegewebes, die zu einem Turgorverlust der Hohlraumorgane und infolgedessen zu einem Harnstau führt. Krankheitserreger sind, wie auch bei jüngeren Menschen, vorwiegend Enterobakterien sowie Enterokokken. Bei Urininkontinenz, Appetitlosigkeit, Unwohlsein und Übelkeit ist bei Senioren durchaus auch an eine Harnwegsinfektion zu denken. Die klinischen Zeichen einer Harnwegsinfektion, wie Dysurie, Pollakisurie, Harndrang, können beim älteren Menschen bestehen, ohne dass eine Harnwegsinfektion vorliegt. Bei hospitalisierten Patienten und rezidivierenden Harnwegsinfektionen ist mit multiresistenten Krankheitserregern zu rechnen. Bei 10–30% pflegebedürftiger Heimbewohner ist aus verschiedenen Gründen eine transurethrale Harnableitung mittels Katheter erforderlich. Auch bei geschlossener Harnableitung entwickelt sich innerhalb von 30 Tagen bei 100% der Patienten eine signifikante Bakteriurie. Eine Antibiotikatherapie ist in der Regel nicht erforderlich.

Infektionen des Gastrointestinaltraktes. Im Alter nimmt die Besiedlung des Magens mit Helicobacter pylori zu. Folge sind Ulcusperforationen, die vor allem Frauen betreffen. Aufgrund der verminderten Magensäureproduktion ist die infektionstüchtige Dosis von Enteritis-Salmonellen bei Senioren wesentlich geringer als bei jungen Menschen. Gleichwohl ist diese Form der Gastroenteritis bei älteren Personen geringer als im Kindes- und frühen Erwachsenenalter. Dies hängt sicherlich auch zusammen mit der geringeren Reisetätigkeit älterer Menschen. Gelegentlich kommt es jedoch in Alten- und Pflegeheimen zu Erkrankungsausbrüchen, die nicht selten mit einer hohen Letalität einhergehen, da sich die Erreger infolge einer verminderten zellulären Infektabwehr im Organismus leichter ausbreiten können.

Bei Senioren ist die Letalität bei der Appendizitis im Vergleich zur übrigen Bevölkerung mit 10% deutlich erhöht, da die klassischen Symptome häufig sehr abgeschwächt sind, die Diagnose zu spät gestellt wird und es daher zu einer Durchwanderungsperitonitis kommen kann.

In der Altersgruppe über 65 Jahre finden sich bei ca. 60% Colondivertikel, die zu entzündlichen Veränderungen neigen. Auch hier kann die klinische Symptomatik so gering sein, dass die Erkrankung übersehen wird.

Haut- und Weichteilinfektionen. Die Zellregeneration der Epidermis verlangsamt sich im Alter, die Anzahl der elastischen und Kollagenfasern ist ebenso vermindert wie Anzahl und Aktivität von Talg- und Schweißdrüsen. Die Dicke der schützenden Haut nimmt ab. Durch Traumata erworbene Wunden werden bei alten Menschen verzögert durch Granulationsgewebe verschlossen. Bei Minderdurchblutung durch Arteriosklerose, Atrophie und Kompression der Haut kommt es bei älteren Personen vermehrt zu Ulzerationen (Ulcus cruris, Dekubitalulcus), häufig an den unteren Extremitäten. Diese werden mit Bakterien kolonisiert und infiziert. Als Erreger finden sich häufig grampositive Bakterien, vor allem Staphylococcus aureus. Aber auch Fäkalkeime wie E. coli, andere Enterobakterien, Enterokokken und Pseudomonas aeruginosa kommen als Krankheitserreger vor, häufig in Mischinfektionen, die auch mit strikt anaeroben Bakterien vergesellschaftet sein können. Derartige Ulzerationen können auch Ausgangspunkt schwerer Infektionen sein, wie beispielsweise Erysipel oder Gasbrand.

Antibiotikatherapie. Prinzipiell unterscheidet sich die Auswahl von Antibiotika zur Therapie von Infektionskrankheiten in der Geriatrie nicht von der im übrigen Erwachsenenalter. Es sind jedoch einige Besonderheiten vorhanden. Im Alter sind bei einer Antibiotikatherapie gegebenenfalls Veränderungen des Gastrointestinaltraktes zu berücksichtigen. Die Geschwindigkeit der Magenentleerung nimmt ab, der pH-Wert des Magensaftes kann zunehmen, die Darmmucosa atrophiert teilweise, wodurch die resorbierende Oberfläche geringer wird.

Ferner verringern sich die Darmmotilität und die Durchblutung des Gastrointestinaltraktes. Nach bisherigen Untersuchungen haben diese altersabhängigen Veränderungen im Gastrointestinaltrakt jedoch keinen wesentlichen Einfluss auf die Bioverfügbarkeit der Antibiotika. Da es zu einer Abnahme des extra- und intrazellulären Wassers und zu einer Zunahme des relativen Fettanteils kommt, ergibt sich für lipophile Substanzen ein erhöhtes, für hydrophile ein geringeres Verteilungsvolumen. Dies scheint jedoch für die meisten Antibiotika von untergeordneter Bedeutung zu sein. Der relative Fettanteil nimmt bei einem älteren Menschen von 15 auf 35% des Körpergewichtes zu. Im Alter ist die Nierenfunktion wegen der kontinuierlichen Abnahme der Nierendurchblutung eingeschränkt, was mit einer Leistungsminderung der glomerulären und tubulären Filtration einhergeht. Daher werden solche Antibiotika, die ganz oder überwiegend renal eliminiert werden, verzögert ausgeschieden, was zu einer Verlängerung ihrer Halbwertszeit führt und daher bei der Therapie zu berücksichtigen ist. Auch die Leber ist schlechter durchblutet und die Zahl der Hepatozyten vermindert. Gleichwohl ist die Bedeutung der hepatischen Elimination von Antibiotika unter therapeutischen Aspekten geringer einzustufen als die bei einer reduzierten renalen Ausscheidung.

Prophylaxe. Erkrankungen durch Influenzaviren A und B führen vor allem bei über 65-Jährigen zu Komplikationen wie bakteriellen Superinfektionen, Dekompensationserscheinungen einer vorhandenen chronischen Erkrankung, Meningitis, Enzephalitis, Myositis oder auch Myocarditis. Der Impfschutz gegen Influenzaviren A und B liegt bei über 90%, wenn der Impfstoff an die zu erwartenden antigenen Eigenschaften der Viren angepasst ist und jährlich in den Herbstmonaten verabreicht wird. Zielgruppe für die Impfung sind vor allem Personen über 60 Jahre.

Pneumokokken-Impfstoff enthält die gereinigten Polysaccharide aus der Kapsel der 23 häufigsten Serotypen von Streptococcus pneumoniae, die auch für über 90% der Pneumokokken-Infektionen verantwortlich sind. Der Impfschutz hält etwa 6 Jahre an. Zielgruppe einer Pneumokokken-Impfung sind unter anderem alle Personen über 60 Jahre.

Senioren haben keinen genügenden Impfschutz gegen Tetanus. So betreffen die Erkrankungen der letzten Jahre in Deutschland ausschließlich ältere Menschen. Daher sollte eine Auffrischimpfung ab dem 60. Lebensjahr erfolgen.

Um Infektionskrankheiten im Alter zu vermeiden, ist weiterhin eine penible persönliche Körper- und Mundhygiene einzuhalten. Eine sorgfältige Raum- und Küchenhygiene trägt gleichfalls dazu bei, Infektionskrankheiten bei Senioren zu reduzieren.

> **In Kürze**
>
> **Infektionen bei geriatrischen Patienten**
>
> Entsprechend demografischer Berechnungen werden im Jahre 2010 von ca. 81 Mio. Bundesbürgern etwa 16 Mio. 65 Jahre und älter sein.
>
> Bei Senioren besteht Multimorbidität. Von den 75- bis 79-Jährigen haben 27% bis zu 7 körperliche Beeinträchtigungen. Diese, aber auch andere Faktoren, wie Mangel- und Unterernährung, bedingen eine erhöhte Infektanfälligkeit. Bei Diabetes mellitus und schweren Grundkrankheiten wie Karzinomen ist mit einer Beeinträchtigung des Immunsystems der Senioren zu rechnen.
>
> Bei geriatrischen Patienten können die bekannten Symptome einer Infektionskrankheit fehlen. An ihre Stelle treten Verwirrtheitszustände, Inappetenz, Übelkeit, Gewichtsverlust, Exsikkose oder Alterationen der Herz-Kreislauf-Funktionen, Fieberreaktionen treten in den Hintergrund.
>
> **Infektionen.** Die ambulant erworbene Pneumonie (CAP: community acquired pneumonia) ist bei über 65-Jährigen zehnmal häufiger als bei 20- bis 40-Jährigen. Häufigste Ursache sind Pneumokokken, die zur systemischen Ausbreitung tendieren. Viruspneumonien durch Influenzaviren A/B gehen mit einer hohen Letalität einher.
>
> Neben Pneumokokken sind bei älteren Menschen Listerien häufig Ursache einer Meningitis. Harnwegsinfektionen sind relativ häufig. Eine katheterassoziierte Bakteriurie ist meist nicht therapiebedürftig. Bei Infektionen des Gastrointestinaltraktes ist insbesondere auf die Besiedelung des Magens mit Helicobacter pylori, auf die Appendizitis und die Colondivertikulitis zu achten.
>
> Die Dicke der schützenden Haut nimmt im Alter ab. Als Folge von Minderdurchblutung, durch Arteriosklerose und bedingt durch Altersdiabetes kommt es zu Dekubitalulzera und zum Ulcus cruris.
>
> Die Antibiotikatherapie von Infektionen bei Senioren orientiert sich an derjenigen gesunder Erwachsener. Zu beachten ist jedoch die Einschränkung der Nierenfunktion, welche zu einer verzögerten Antibiotikaelimination und damit zu einer Verlängerung der Halbwertszeit führt.
>
> **Prophylaxe.** Alle Personen über 60 Jahre sollten jährlich in den Herbstmonaten eine Influenza-Schutzimpfung erhalten, ebenso eine gegen Pneumokokken, die einer Auffrischung nach ca. 6 bis 8 Jahren bedarf.
>
> Ausreichender Tetanusimpfschutz muss beachtet werden.

Biologische Waffen – eine neue Herausforderung an Diagnostik, Therapie, Klinik und Prävention

J. H. Kuhn, T. Ulrichs

Einleitung

Die im Oktober 2001 erfolgten Milzbrandattacken in den USA haben biologische Waffen zu Bewusstsein gebracht. Mediziner und Wissenschaftler müssen die Gefahren, die von solchen Waffen ausgehen, kennen und über mögliche vorsätzlich freigesetzte Mikroorganismen informiert sein, um Bevölkerung und Patienten behandeln und ggf. beruhigen zu können.

16.1 Definition

Es existiert noch keine international akzeptierte Legaldefinition für den Begriff »Biologische Waffe«. Manchmal werden bestimmte Erreger und Toxine als Biowaffen bezeichnet. Experten sprechen normalerweise erst dann von solchen, wenn biologische Agenzien (Organismen, Toxine, und sich replizierende Einheiten) durch Konzentrationsprozesse, Stabilisatoren und andere Zusätze in Kampfstoffe verwandelt wurden, oder/und wenn sich diese in Vorrichtungen zur Dispersion und Dissemination befinden. Die amerikanischen Seuchenzentralen und Gesundheitsinstitute veröffentlichen Listen mit den humanpathogenen Agenzien, die als Grundlagen für die Konstruktion von Biowaffen dienen können (Tabelle 16.1). Mediziner sollten daher diese Agenzien und die von ihnen verursachten Krankheitsbilder kennen und differenzieren können.

16.2 Einsatzmöglichkeiten

Biologische Waffen können dazu eingesetzt werden, Menschen, Tiere, Pflanzen, oder Materialien anzugreifen. Ziel eines Aggressors kann es sein, Individuen oder ganze Populationen erkranken zu lassen oder gar auszurotten, oder aber ökonomischen Schaden anzurichten.

Man unterscheidet Biokriegsführung, Bioterrorismus und Bioverbrechen. Biokriegsführung ist die Anwendung biologischer Waffen zu taktischen oder strategischen Zwecken während eines militärischen Konflikts. Beim Bioterrorismus stehen ideologische (politische, religiöse, ökologische) Motive im Vordergrund, während Biokriminelle persönliche Ziele (Rache, finanzieller Gewinn) verfolgen.

Da biologische Waffen das Potenzial zu vielen Tausenden von Opfern besitzen, werden sie zusammen mit den Chemie-, Nuklear- und radiologischen Waffen zu den Massenvernichtungsmitteln (engl. mass casualty weapons oder weapons of mass destruction) gezählt.

16.3 Geschichte

Die systematische Entwicklung biologischer Waffen begann während des Ersten Weltkriegs. Zuvor verwendeten einzelne Personen oder Angehörige militärischer Verbände Erreger, um taktische Vorteile in kriegerischen Auseinandersetzungen zu erlangen. Beispiele hierfür sind das Katapultieren von mit Yersinia pestis infizierten Leichen über Burgmauern in Frankreich im Jahr 1340 oder in Kaffa im Jahr 1346, sowie das Überreichen von mit Variola Virus infizierten Laken und Taschentüchern an nordamerikanische Indianerstämme durch die Briten im Jahr 1763.

Staatlich finanzierte offensive Biowaffenprogramme zur Biokriegsführung wurden unter anderem von Deutschland (1915–1918), Frankreich (1921–1926, 1935–1940), Großbritannien (1940–1956), Irak (1975–?), Japan (1931–1945), Kanada (1925–1947), Südafrika (1981–1995), UdSSR (1918–1992) und USA (1941–1969) aufgelegt. Durch falsche Geheimdienstberichte über die jeweils gegnerische Seite wurden die Biowaffenprogramme jeweils forciert. Soweit bekannt, setzte bisher nur Japan Biowaffen gegen Menschen ein, und zwar während des Zweiten Weltkrieges in Nordchina.

Bisher ist nur ein Fall eines erfolgreichen bioterroristischen Angriffs bekannt. Dieser erfolgte 1984, als eine Sekte in den USA Salatbars mit Salmonellen kontaminierte und so Lebensmittelvergiftungen in 751 Menschen verursachte. Ziel der Sekte war es, eine Kommunalwahl zugunsten der von ihr unterstützten Partei zu beeinflussen.

Zu den bekannten Bioverbrechen zählen die Intoxikationen von Individuen mit Diphtherietoxin, Digitalisglykosiden, Ricin, oder Insulin, sowie die absichtlichen Infektionen von Individuen mit Ascaris suum, HIV, Salmonella typhi und Shigella dysenteriae. Großes Aufsehen erregte zuletzt das Versenden von mit Milzbrandsporen gefüllten Briefen an Medienvertreter und Politiker im Oktober 2001 in den USA.

16.4 Kontrolle von biologischen Waffen

Biologische Waffen werden seit Jahrhunderten geächtet. Das Genfer Protokoll von 1925 verbietet speziell die Erstanwendung bakteriologischer Kampfstoffe. Die Produktion derselben und bakteriologische Gegenschläge wurden den ratifizierenden Nationen jedoch nicht verboten.

Die B-Waffenkonvention von 1972 verbietet den Besitz und die Herstellung biologischer Waffen und verlangt die Zerstörung von Restbeständen. Die Konvention wurde bisher von 167 Ländern unterzeichnet und von 151 Ländern ratifiziert. Da die B-Waffenkonvention keine Kontrollmaßnahmen wie z. B. gegenseitige Inspektionen vorsieht, ist illegitimen offensiven Programmen zumindest theoretisch Tür und Tor geöffnet. Illegitime Aktivitäten sind schwer aufzudecken, da die Erforschung hochgefährlicher Erreger unter dem Deckmantel medizinischen Erkenntnisgewinns erfolgen kann. Fabriken zur Impfstoffentwicklung sind z. B. schwer von solchen zu unterscheiden, die Erreger quantitativ anzüchten. Der Irak, die Sowjetunion und Südafrika sind Beispiele für Länder, die die Konvention ratifiziert und dennoch missachtet haben.

In den einzelnen Kapiteln dieses Lehrbuchs sind die wichtigsten möglichen biowaffenfähigen Erreger (vorsätzlich freigesetzte Mikroorganismen) beschrieben. Sie werden unter dem Oberbegriff des »dirty dozen« zusammengefasst. Im Einzelnen handelt es sich um:

Tabelle 16.1. CDC/NIH-Einteilung potentieller humanpathogener B-Waffenagenzien nach Gefahrenpotenzial

Kategorie A	Kategorie B	Kategorie C
Bacillus anthracis, Clostridium botulinum, Francisella tularensis, Yersinia pestis	Burkholderia mallei, Burkholderia pseudomallei, Brucellen, Campylobacter jejuni, Chlamydophila psittaci, Coxiella burnetii, Escherichia coli O157:H7, Listeria monocytogenes, Rickettsia prowazekii, Salmonellen, Shigellen, Vibrionen, Yersinia enterocolitica	Weitere Rickettsien, multiresistente Mycobacterium tuberculosis-Stämme
Arenaviren, Dengue virus 1–4, Filoviren, Hantaviren, Rift Valley fever virus, Variola virus	Alphaviren (EEEV, VEEV, WEEV), Bunyaviren (California encephalitis virus, LaCrosse virus), Caliciviren, Japanese encephalitis virus inklusive West Nile virus, Hepatitis A virus, Noroviren, Sapoviren	Crimean-Congo hemorrhagic fever virus, Henipaviren, Influenzaviren, Kyasanur Forest disease virus, Omsk hemorrhagic fever virus, Rabies virus, Tick-borne encephalitis virus, Yellow fever virus
	Cryptosporidium parvum, Cyclospora cayatanensis, Entamoeba histolytica, Giardia lamblia, Mikrosporidien, Toxoplasmen	
	Clostridium perfringens, Epsilontoxin, Ricin, Staphylococcus Enterotoxin B	

In Kürze

Biologische Waffen

Definition. Keine allgemeingültige Definition vorhanden.

Einsatzmöglichkeiten. Alle Organismen und auch Materialen können Angriffsziele sein. Opfer können Individuen oder Populationen sein. Je nach der Intention des Aggressors unterscheidet man Biokriegsführung, Bioterrorismus und Bioverbrechen.

Geschichte. Viele Nationen unterhielten offensive Biowaffenprogramme. Deren Produkte kamen jedoch so gut wie nie zum Einsatz. Bisher wurde nur ein bioterroristischer Angriff auf Menschen verzeichnet. Bioverbrechen dagegen sind häufiger.

Kontrolle von biologischen Waffen. Das Genfer Protokoll von 1925 verbietet die Erstanwendung bakteriologischer Kampfstoffe. Die B-Waffenkonvention von 1972 verbietet die Entwicklung oder den Besitz aller biologischer und toxikologischer Waffen und verlangt die Vernichtung von Restbeständen. Die Unterzeichner können jedoch nicht überprüft werden.

Anhang
Impfempfehlungen der Ständigen Impfkommission am Robert-Koch-Institut (STIKO) – Stand: Juli 2003*

* Quelle: Epidemiologisches Bulletin Nr. 32, Robert-Koch-Institut, Berlin

Impfkalender (Standardimpfungen) für Säuglinge, Kinder, Jugendliche und Erwachsene Empfohlenes Impfalter und Mindestabstände zwischen den Impfungen

Impfstoff/ Antigen-kombinationen	Alter in vollendeten Monaten					Alter in vollendeten Jahren				
	Geburt	2	3	4	11–14	15–23 siehe a)	5–6 siehe a)	9–17 siehe a)	ab 18	≥60
DTaP*		1.	2.	3.	4.		A			
DT/tD b)								A	A***	
aP								A		
Hib*		1.	siehe c)	2.	3.					
IPV*		1.	siehe c)	2.	3.			A		
HB*	siehe d)	1.	siehe c)	2.	3.			G		
MMR**					1.	2.				
Influenza****										S
Pneumokokken*****										S

Um die Zahl der Injektionen möglichst gering zu halten, sollten vorzugsweise Kombinationsimpfstoffe verwendet werden. Impfstoffe mit unterschiedlichen Antigenkombinationen von D/d, T, aP, HB, Hib, IPV sind bereits verfügbar oder in Vorbereitung. Bei Verwendung von Kombinationsimpfstoffen sind die Angaben des Herstellers zu den Impfabständen zu beachten.

A Auffrischimpfung: Diese sollte möglichst nicht früher als 5 Jahre nach der vorhergehenden letzten Dosis erfolgen.
G Grundimmunisierung aller noch nicht geimpften Jugendlichen bzw. Komplettierung eines unvollständigen Impfschutzes
S Standardimpfungen mit allgemeiner Anwendung = Regelimpfungen

a) Zu diesen Zeitpunkten soll der Impfstatus unbedingt überprüft und gegebenenfalls vervollständigt werden.
b) Ab einem Alter von 5 bzw. 6 Jahren wird zur Auffrischimpfung ein Impfstoff mit reduziertem Diphtherietoxoid-Gehalt (d) verwendet.
c) Antigenkombinationen, die eine Pertussiskomponente (aP) enthalten, werden nach dem für DTaP angegebenen Schema benutzt.
d) Siehe Anmerkungen »Postexpositionelle Hepatitis-B-Immunprophylaxe bei Neugeborenen«

* Abstände zwischen den Impfungen mindestens 4 Wochen; Abstand zwischen vorletzter und letzter Impfung mindestens 6 Monate; ** Mindestabstand zwischen den Impfungen 4 Wochen; *** Jeweils 10 Jahre nach der letzten vorangegangenen Dosis; **** Jährlich mit dem von der WHO empfohlenen aktuellen Impfstoff; ***** Impfung mit Polysaccharid-Impfstoff; Wiederimpfung im Abstand von 6 Jahren

Indikations- und Auffrischimpfungen sowie andere Maßnahmen der spezifischen Prophylaxe

Impfung gegen	Kategorie	Indikation bzw. Reiseziel	Anwendungshinweise (Beipackzettel/Fachinformationen beachten)
Cholera	R	Auf Verlangen des Ziel- oder Transitlandes; nur im Ausnahmefall; eine WHO-Empfehlung besteht nicht	Nach Angaben des Herstellers
Diphtherie	S/A	Alle Personen bei fehlender oder unvollständiger Grundimmunisierung, wenn die letzte Impfung der Grundimmunisierung oder die letzte Auffrischimpfung länger als 10 Jahre zurückliegt.	Die Impfung gegen Diphtherie sollte in der Regel in Kombination mit der gegen Tetanus (Td) durchgeführt werden

Bei bestehender Diphtherie-Impfindikation und ausreichendem Tetanus-Impfschutz sollte monovalent gegen Diphtherie geimpft werden

Nichtgeimpfte oder Personen mit fehlendem Impfnachweis sollten 2 Impfungen im Abstand von 4–8 Wochen und eine 3. Impfung 6–12 Monate nach der 2. Impfung erhalten

Eine Reise in ein Infektionsgebiet sollte frühestens nach der 2. Impfung angetreten werden |
| | P | Bei Epidemien oder regional erhöhter Morbidität | Entsprechend den Empfehlungen der Gesundheitsbehörden |
| | P | Für enge (**face to face**) Kontaktpersonen zu Erkrankten, Auffrischimpfung 5 Jahre nach der letzten Impfung | Chemoprophylaxe
Unabhängig vom Impfstatus präventive antibiotische Therapie, z. B. mit Erythromycin (siehe »Ratgeber Diphtherie«, Epid. Bull. 6/2001) |
| FSME (Frühsommermeningoenzephalitis) | I
B | Personen, die in FSME-Risikogebieten Zecken exponiert sind oder
Personen, die durch FSME beruflich gefährdet sind (exponiertes Laborpersonal sowei in Risikogebieten z. B. Forstarbeiter und Exponierte in der Landwirtschaft) | Grundimmunisierung und Auffrischimpfungen mit einem für Erwachsene bzw. Kinder zugelassenen Impfstoff nach Angaben des Herstellers |
| | | **Risikogebiete in Deutschland** sind zur Zeit insbesondere:
▶ in Bayern:
Niederbayern (mit der Region Passau als Hochrisikogebiet), Oberpfalz (ausgenommen der Landkreis Tirschenreuth) sowie einige **Landkreise** in **Mittelfranken, Oberfranken, Unterfranken** und **Oberbayern** | Entsprechend den Empfehlungen der Gesundheitsbehörden; Hinweise zu FSME-Risikogebieten – veröffentlicht im Epidemiologischen Bulletin des RKI, Ausgabe 20 und 24/2003 – sind zu beachten. |

Impfung gegen	Kategorie	Indikation bzw. Reiseziel	Anwendungshinweise (Beipackzettel/Fachinformationen beachten)
FSME (Fortsetzung)		▶ in **Baden-Württemberg** der gesamte Schwarzwald (Gebiet zwischen Pforzheim, Offenburg, Freiburg, Villingen, Tübingen, Sindelfingen), die Gebiete entlang der Flüsse Enz, Nagold und Neckar sowie entlang des Ober-/Hochrheins, oberhalb Kehls bis zum westlichen Bodensee (Konstanz, Singen, Stockach); ▶ in **Hessen** der Odenwald und die Landkreise Darmstadt-Dieburg, Bergstraße, Marburg-Biedenkopf; ▶ in **Rheinland-Pfalz** der Landkreis Birkenfeld; ▶ in **Thüringen** der Saale-Holzland-Kreis und der Saale-Orla-Kreis; (Saisonalität beachten: April–November)	
	R	Zeckenexposition in FSME-Risikogebieten außerhalb Deutschlands	
Gelbfieber	R/B	Entsprechend den Impfanforderungen der Ziel- oder Transitländer sowie vor Aufenthalt in bekannten Endemiegebieten im tropischen Afrika und in Südamerika; die Hinweise der WHO zu Gelbfieber-Infektionsgebieten sind zu beachten	Einmalige Impfung in den von den Gesundheitsbehörden zugelassenen Gelbfieber-Impfstellen; Auffrischimpfungen in 10-jährigen Intervallen.
Haemophilus influenzae Typ b (Hib)	I	Personen mit anatomischer oder funktioneller Asplenie	
	P	Nach engem Kontakt zu einem Patienten mit invasiver *Haemophilus-influenzae*-b-Infektion wird eine Rifampicin-Prophylaxe empfohlen: ▶ für alle Haushaltsmitglieder (außer für Schwangere), unabhängig vom Alter, wenn sich dort ein ungeimpftes oder unzureichend geimpftes Kind im Alter bis zu 4 Jahren oder aber eine Person mit einem relevanten Immundefekt befindet ▶ für ungeimpfte exponierte Kinder bis 4 Jahre in Gemeinschaftseinrichtungen. Falls eine Prophylaxe indiziert ist, sollte sie zum frühestmöglichen Zeitpunkt, spätestens 7 Tage nach Beginn der Erkrankung des Indexfalls, begonnen werden.	Dosierung: **Neugeborene:** Rifampicin 10 mg/kg in 1 ED für 4 Tage; **ab 1 Monat:** 20 mg/kg/Tag (maximal 600 mg) in 1 ED für 4 Tage **Erwachsene:** 600 mg p.o. in 1 ED für 4 Tage Da bei Schwangeren die Gabe von Rifampicin und Gyrasehemmern kontraindiziert ist, kommt bei ihnen zur Prophylaxe ggf. Ceftriaxon in Frage.

Anhang

Impfung gegen	Kategorie	Indikation bzw. Reiseziel	Anwendungshinweise (Beipackzettel/Fachinformationen beachten)
Hepatitis A (HA)	I	1. Homosexuell aktive Männer 2. Personen mit substitutionspflichtiger Hämophilie 3. Personen in psychiatrischen Einrichtungen oder vergleichbaren Fürsorgeeinrichtungen für Zerebralgeschädigte oder Verhaltensgestörte 4. Personen, die an einer chronischen Lebererkrankung leiden und keine HAV-Antikörper besitzen	Grundimmunisierung und Auffrischimpfung nach Angaben des Herstellers Eine Vortestung auf HA-Antikörper ist bei vor 1950 Geborenen sinnvoll sowie bei Personen, die in der Anamnese eine mögliche HA aufweisen bzw. längere Zeit in Endemiegebieten gelebt haben.
	B	1. HA-gefährdetes Personal* im Gesundheitsdienst, z.B. Pädiatrie und Infektionsmedizin 2. HA-gefährdetes Personal in Laboratorien (z.B. Stuhluntersuchungen) 3. Personal* in Kindertagesstätten, Kinderheimen u.ä. 4. Personal* in psychiatrischen Einrichtungen oder vergleichbaren Fürsorgeeinrichtungen für Zerebralgeschädigte oder Verhaltensgestörte 5. Kanalisations- und Klärwerksarbeiter mit direktem Kontakt zu Abwasser	
	P	Kontaktpersonen zu an Hepatitis A Erkrankten (Regelimpfung: vor allem in Gemeinschaftseinrichtungen und Schulen; s.a. »Ratgeber Hepatitis A unter www.rki.de/INFEKT/INFEKT.HTM)	Bei einer aktuellen Exposition von Personen, für die eine Hepatitis A ein besonderes Risiko darstellt, kann zeitgleich mit der ersten Impfung ein Immunglobulin-Präparat gegeben werden.
	R	Reisende in Regionen mit hoher Hepatitis-A-Prävalenz	
Hepatitis B (HB)	B	1. HB-gefährdetes Personal im Gesundheitsdienst einschließlich Auszubildender bzw. Studenten sowie Reinigungspersonal; Personal in psychiatrischen Einrichtungen oder vergleichbaren Fürsorgeeinrichtungen für Zerebralgeschädigte oder Verhaltensgestörte; andere Personen, die durch Blutkontakte mit möglicherweise infizierten Personen gefährdet sind, in Abhängigkeit von der Gefährdungsbeurteilung, z.B. betriebliche bzw. ehrenamtliche Ersthelfer, Mitarbeiter von Rettungsdiensten, Polizisten, Sozialarbeiter und Gefängnispersonal mit Kontakt zu Drogenabhängigen	Hepatitis-B-Impfung nach den Angaben des Herstellers; im Allgemeinen nach serologischer Vortestung bei den Indikationen 1. bis 6; Kontrolle des Impferfolges ist für die Indikationen unter 1 bis 4 sowie bei Immundefizienz erforderlich. Bei anderen Personen mit möglicherweise erniedrigter Ansprechrate, z.B. bei über 40-Jährigen, kann eine Nachtestung sinnvoll sein. Auffrischimpfung entsprechend dem nach Abschluss der Grundimmunisierung erreichten Antikörperwert (Kontrolle 1–2 Monate nach 3. Dosis):

* Unter »Personal« sind hier medizinisches und anderes Fach- und Pflegepersonal sowie Küchen- und Reinigungskräfte zu verstehen.

Impfung gegen	Kategorie	Indikation bzw. Reiseziel	Anwendungshinweise (Beipackzettel/Fachinformationen beachten)
Hepatitis B (HB) (Fortsetzung)	I	2. Dialysepatienten, Patienten mit häufiger Übertragung von Blut oder Blutbestandteilen (z. B. Hämophile), Patienten vor ausgedehnten chirurgischen Eingriffen (z. B. vor Operationen unter Verwendung der Herz-Lungen-Maschine) 3. Personen mit chronischen Lebererkrankungen sowie HIV-Positive ohne HBV-Marker 4. Durch Kontakt mit HBsAg-Trägern in der Familie oder Wohngemeinschaft gefährdete Personen, Sexualpartner von HBsAg-Trägern 5. Patienten in psychiatrischen Einrichtungen oder Bewohner vergleichbarer Fürsorgeeinrichtungen für Zerebralgeschädigte oder Verhaltensgestörte 6. Besondere Risikogruppen, wie z. B. homosexuell aktive Männer, Drogenabhängige, Prostituierte, länger einsitzende Strafgefangene	▶ bei Anti-HBs-Werten <100 IE/l umgehend erneute Impfung (1 Dosis) und erneute Kontrolle ▶ bei Anti-HBs-Werten ≥100 IE/l Auffrischimpfung (1 Dosis) nach 10 Jahren Bei Fortbestehen eines Infektionsrisikos mit hoher Infektionsdosis (z. B. Nadelstich, Nadeltausch, häufige Übertragung von Blut oder Blutprodukten, Hämodialyse) Auffrischimpfungen in 10-jährigen Intervallen
	I/B	7. Durch Kontakt mit HBsAg-Trägern in einer Gemeinschaft (Kindergärten, Kinderheime, Pflegestätten, Schulklassen, Spielgemeinschaften) gefährdete Personen	
	R	Reisende in Regionen mit hoher Hepatitis-B-Prävalenz bei längerem Aufenthalt oder bei zu erwartenden engen Kontakten zur einheimischen Bevölkerung	
	P	▶ Personen bei Verletzungen mit möglicherweise erregerhaltigen Gegenständen, z. B. Nadelstichexposition	Siehe Immunprophylaxe bei Exposition
		▶ Neugeborene HBsAg-positiver Mütter oder von Müttern mit unbekanntem HBsAg-Status (unabhängig vom Geburtsgewicht)	Siehe Anmerkungen zum Impfkalender
Influenza	S	Personen über 60 Jahre	Jährliche Impfung im Herbst mit einem Impfstoff mit aktueller von der WHO empfohlener Antigenkombination
	I	Kinder, Jugendliche und Erwachsene mit erhöhter gesundheitlicher Gefährdung infolge eines Grundleidens – wie z. B. chronische Lungen-, Herz-Kreislauf-, Leber- und Nierenkrankheiten, Diabetes und andere Stoffwechselkrankheiten, Immundefizienz, HIV-Infektion – sowie Bewohner von Alters- und Pflegeheimen	

Impfung gegen	Kategorie	Indikation bzw. Reiseziel	Anwendungshinweise (Beipackzettel/Fachinformationen beachten)
Influenza (Fortsetzung)	B/I	Personen mit erhöhter Gefährdung, z.B. medizinisches Personal, Personen in Einrichtungen mit umfangreichem Publikumsverkehr sowie Personen, die als mögliche Infektionsquelle für von ihnen betreute ungeimpfte Risikopersonen fungieren können	
	I	Wenn Epidemien auftreten oder auf Grund epidemiologischer Beobachtungen befürchtet werden	Entsprechend den Empfehlungen der Gesundheitsbehörden
Masern	B	Ungeimpfte bzw. empfängliche Personen in Einrichtungen der Pädiatrie, in der Onkologie und bei der Betreuung von Immundefizienten sowie in Gemeinschaftseinrichtungen für das Vorschulalter und in Kinderheimen	Einmalige Impfung, vorzugsweise mit MMR-Impfstoff
	P	Ungeimpfte oder einmal geimpfte Kinder und Jugendliche sowie andere gefährdete Personen in Gemeinschaftseinrichtungen mit Kontakt zu Masernkranken; möglichst innerhalb von 3 Tagen nach Exposition	Impfung vorzugsweise mit MMR-Impfstoff Eine Immunglobulingabe ist zu erwägen für gefährdete Personen mit hohem Komplikationsrisiko und für Schwangere (s.a. Epid. Bull. 29/2001, S. 223)
Meningokokken-Infektionen (Gruppen A, C, W135, Y)	I	Gesundheitlich Gefährdete: Personen mit angeborenen oder erworbenen Immundefekten mit T- und/oder B-zellulärer Restfunktion, insbesondere Komplement-/Properdindefekte, Hypogammaglobulinämie; Asplenie	Bei Kindern unter 2 Jahren konjugierter MenC-Impfstoff (dabei Empfehlungen des Herstellers zum Impfschema beachten), nach dem vollendeten 2. Lebensjahr im Abstand von 6–12 Monaten durch 4-valenten Polysaccharid-Impfstoff (PS-Impfstoff) ergänzen. Bei Personen nach dem vollendeten 2. Lebensjahr eine Impfung mit konjugiertem MenC-Impfstoff, gefolgt von einer Impfung mit 4-valentem PS-Impfstoff im Abstand von 6 Monaten.
	B	Gefährdetes Laborpersonal (Bei Arbeiten mit dem Risiko eines *N.-meningitidis*-Aerosols!)	Impfung mit konjugiertem MenC-Impfstoff, gefolgt von einer Impfung mit 4-valentem PS-Impfstoff im Abstand von 6 Monaten; bei bereits mit PS-Impfstoff geimpften Personen ist auch Nachimpfung mit dem Konjugat-Impfstoff nach 6 Monaten sinnvoll.

Impfung gegen	Kategorie	Indikation bzw. Reiseziel	Anwendungshinweise (Beipackzettel/Fachinformationen beachten)
Meningokokken-Infektionen Gruppen A, C, W135, Y) (Fortsetzung)	R	Reisende in epidemische/hyperendemische Länder, besonders bei engem Kontakt zur einheimischen Bevölkerung; Entwicklungshelfer; dies gilt auch für Aufenthalte in Regionen mit Krankheitsausbrüchen und Impfempfehlung für die einheimische Bevölkerung (WHO- und Länderhinweise beachten)	Bei Personen nach dem vollendeten 2. Lebensjahr eine Impfung mit epidemiologisch indiziertem A-, C- oder Ac, C$^-$, W-135, Y-Polysaccharid-Impfstoff. Für Kinder unter 2 Jahren steht eine Impfprophylaxe mit konjugiertem Impfstoff zur Verfügung, wenn vor einer Krankheit durch die Serogruppe C geschützt werden soll. Dieser Impfstoff ist auch für ältere Kinder und Erwachsene zugelassen und dann sinnvoll, wenn nicht nur ein kurzfristiger Schutz gegen den Typ C erreicht werden soll.
	R	Vor Pilgerreise (Hadj)	Impfung mit 4-valentem PS-Impfstoff (Einreisebestimmungen beachten)
	R	Schüler/Studenten vor Langzeitaufenthalten in Ländern mit empfohlener allgemeiner Impfung für Jugendliche oder selektiver Impfung für Schüler/Studenten	Entsprechend den Empfehlungen der Zielländer. Bei fortbestehendem Infektionsrisiko Wiederimpfung für alle oben angegebenen Indikationen nach Angaben des Herstellers, für PS-Impfstoff im Allgemeinen nach 3 Jahren.
	I/P	Bei Ausbrüchen oder regionalen Häufungen auf Empfehlung der Gesundheitsbehörde	
	P	Für enge Kontaktpersonen zu einem Fall einer invasiven Meningokokken-Infektion wird eine Rifampicin-Prophylaxe empfohlen (außer für Schwangere; s. dort) Hierzu zählen: ▶ alle Haushaltskontaktmitglieder ▶ Personen mit Kontakt zu oropharyngealen Sekreten eines Patienten ▶ Kontaktpersonen in Kindereinrichtungen mit Kindern unter 6 Jahren (bei guter Gruppentrennung nur die betroffene Gruppe) ▶ enge Kontaktpersonen in Gemeinschaftseinrichtungen mit haushaltsähnlichem Charakter (Internate, Wohnheime sowie Kasernen) Die Durchführung der Chemoprophylaxe ist bis 10 Tage nach letztem Kontakt mit dem Patienten sinnvoll.	**Dosierung:** *Rifampicin:* **Neugeborene:** 10 mg/kg/Tag in 2 ED p.o. für 2 Tage **Kinder:** 20 mg/kg/Tag in 2 ED p.o. für 2 Tage (maximale ED 600 mg) **Personen ab 30 kg/Jugendliche und Erwachsene:** 2×600 mg/Tag für 2 Tage Eradikationsrate: 72–90% *ggf. Ceftriaxon:* **ab 12 Jahre:** 250 mg i.m. in einer ED **bis 12 Jahre:** 125 mg i.m. Eradikationsrate: 97% *ggf. Ciprofloxacin:* **ab 18 Jahre:** einmal 500 mg p.o. Eradikationsrate: 90–95% Da bei Schwangeren die Gabe von Rifampicin und Gyrasehemmern kontraindiziert ist, kommt bei ihnen zur Prophylaxe ggf. Ceftriaxon in Frage. Der Indexpatient mit einer invasiven Meningokokken-Infektion sollte nach Abschluss der Therapie ebenfalls Rifampicin erhalten, sofern er nicht intravenös mit einem Cephalosporin der 3. Generation behandelt wurde.

Impfung gegen	Kategorie	Indikation bzw. Reiseziel	Anwendungshinweise (Beipackzettel/Fachinformationen beachten)
Mumps	B	Ungeimpfte bzw. empfängliche Personen in Einrichtungen der Pädiatrie, in Gemeinschaftseinrichtungen für das Vorschulalter und in Kinderheimen	Einmalige Impfung, vorzugsweise mit MMR-Impfstoff
	P	Ungeimpfte oder einmal geimpfte Kinder und Jugendliche sowie andere gefährdete Personen in Gemeinschaftseinrichtungen mit Kontakt zu Mumpskranken; möglichst innerhalb von 3 Tagen nach Exposition	Vorzugsweise mit MMR-Impfstoff
Pertussis	B	Personal in Einrichtungen der Pädiatrie, der Schwangerenbetreuung und der Geburtshilfe sowie in Gemeinschaftseinrichtungen für das Vorschulalter und in Kinderheimen sollte über einen adäquaten Immunschutz gegen Pertussis verfügen.	Einmalige Impfung; bei Vorliegen weiterer Impfindikationen ggf. mit Kombinations-Impfstoff
	P	Bei Kindern (engen Kontaktpersonen in Haushalt oder Gemeinschaftseinrichtungen) sollte die Komplettierung einer unvollständigen Immunisierung erwogen werden.	In einer Familie bzw. Wohngemeinschaft oder einer Gemeinschaftseinrichtung für das Vorschulalter ist für enge Kontaktpersonen ohne Impfschutz eine Chemoprophylaxe z.B. mit Erythromycin empfehlenswert (s.a. »Ratgeber Pertussis«, Epid. Bull. 43/01).
Pneumokokken-Krankheiten	S	Personen über 60 Jahre	Eine Impfung mit Polysaccharid-Impfstoff; Wiederholungsimpfung im Abstand von 6 Jahren
	I	Kinder (ab vollendetem 2. Lebensmonat), Jugendliche und Erwachsene mit erhöhter gesundheitlicher Gefährdung infolge einer Grundkrankheit: 1. Angeborene oder erworbene Immundefekte mit T- und/oder B-zellulärer Restfunktion, wie z.B.: ▶ Hypogammaglobulinämie, Komplement- und Properdindefekte ▶ bei funktioneller oder anatomischer Asplenie ▶ bei Sichelzellenanämie ▶ bei Krankheiten der blutbildenden Organe ▶ bei neoplastischen Krankheiten ▶ bei HIV-Infektion ▶ nach Knochenmarktransplantation 2. Chronische Krankheiten, wie z.B.: ▶ Herz-Kreislauf-Krankheiten ▶ Krankheiten der Atmungsorgane ▶ Diabetes mellitus oder andere Stoffwechselkrankheiten ▶ Niereninsuffizienz/nephrotisches Syndrom	Säuglinge und Kleinkinder (vom vollendeten 2. Lebensmonat bis zum vollendeten 2. Lebensjahr) erhalten Pneumokokken-Konjugat-Impfstoff nach folgendem Schema: ▶ Säuglinge bis zu einem Alter von 6 Monaten ab dem vollendeten 2. Lebensmonat 3 Impfungen im Abstand von jeweils 1 Monat, gefolgt von einer 4. Impfung im 2. Lebensjahr ▶ Säuglinge im Alter von 7–11 Monaten 2 Impfungen im Abstand von 1 Monat, gefolgt von einer 3. Impfung im 2. Lebensjahr ▶ Kinder im Alter von 12–23 Monaten 2 Impfungen im Abstand von 2 Monaten ▶ Kinder (ab vollendetem 2. Lebensjahr), Jugendliche und Erwachsene erhalten eine einmalige Impfung mit Polysaccharid-Impfstoff. Bei weiterbestehender Indikation Wiederholungsimpfung im Abstand von 6 (Erwachsene) bzw. frühestens 3 Jahren (Kinder unter 10 Jahren).

Impfung gegen	Kategorie	Indikation bzw. Reiseziel	Anwendungshinweise (Beipackzettel/Fachinformationen beachten)
Pneumokokken-Krankheiten (Fortsetzung)	I	▶ Liquorfistel ▶ vor Organtransplantation und vor Beginn einer immunsuppressiven Therapie ▶ Frühgeborene (vor vollendeter 37. SSW) ▶ Säuglinge und Kinder mit Gedeihstörungen oder neurologischen Krankheiten, z.B. Zerebralparesen oder Anfallsleiden	Zur Erreichung eines optimalen Schutzes soll die Impfserie möglichst unmittelbar nach Vollendung des 2. Lebensmonats begonnen und zeitgerecht fortgeführt werden. Kinder mit erhöhter gesundheitlicher Gefährdung sollten in Ergänzung der Impfung mit Pneumokokken-Konjugat-Impfstoff im 3. Lebensjahr eine Impfung mit Polysaccharid-Impfstoff erhalten (im Mindestabstand von 2 Monaten nach der letzten Impfung mit Konjugat-Impfstoff).
Poliomyelitis	S	Alle Personen bei fehlender oder unvollständiger Grundimmunisierung	Erwachsene mit ≥4 dokumentierten OPV- bzw. IPV-Impfungen im Kindes- und Jugendalter bzw. nach einer Grundimmunisierung im Erwachsenenalter gelten als vollständig immunisiert.
			Ungeimpfte Personen erhalten IPV entsprechend den Angaben des Herstellers. Ausstehende Impfungen der Grundimmunisierung werden mit IPV nachgeholt. Eine routinemäßige Auffrischimpfung wird nach dem vollendeten 18. Lebensjahr nicht empfohlen.
	I	Für folgende Personengruppen ist eine Auffrischimpfung indiziert: ▶ Reisende in Regionen mit Infektionsrisiko (die aktuelle epidemische Situation ist zu beachten, insbesondere die Meldungen der WHO) ▶ Aussiedler, Flüchtlinge und Asylbewerber, die in Gemeinschaftsunterkünften leben, bei der Einreise aus Gebieten mit Polio-Risiko	Impfung mit IPV, wenn die Impfungen der Grundimmunisierung nicht vollständig dokumentiert sind oder die letzte Impfung der Grundimmunisierung bzw. die letzte Auffrischimpfung länger als 10 Jahre zurückliegen. Personen ohne Nachweis einer Grundimunisierung sollten vor Reisebeginn wenigstens 2 Dosen IPV erhalten.
	B	▶ Personal der oben genannten Einrichtungen ▶ Medizinisches Personal, das engen Kontakt zu Erkrankten haben kann ▶ Personal in Laboratorien mit Poliomyelitis-Risiko	
	P	Bei einer Poliomyelitis-Erkrankung sollten **alle** Kontaktpersonen unabhängig vom Impfstatus ohne Zeitverzug eine Impfung mit IPV erhalten. Ein Sekundärfall ist Anlass für Riegelungsimpfungen.	Sofortige umfassende Ermittlung und Festlegung von Maßnahmen durch die Gesundheitsbehörde Riegelungsimpfung mit OPV und Festlegung weiterer Maßnahmen durch Anordnung der Gesundheitsbehörden

Anhang

Impfung gegen	Kategorie	Indikation bzw. Reiseziel	Anwendungshinweise (Beipackzettel/Fachinformationen beachten)
Röteln	I	Seronegative Frauen mit Kinderwunsch	Einmalige Impfung – vorzugsweise mit MMR-Impfstoff – bei Frauen mit nachfolgender Kontrolle des Röteln-Impferfolgs
	B	Ungeimpfte bzw. empfängliche Personen in Einrichtungen der Pädiatrie, der Geburtshilfe und der Schwangerenbetreuung sowie in Gemeinschaftseinrichtungen für das Vorschulalter und in Kinderheimen	
	P	Ungeimpfte oder einmal geimpfte Kinder mit Kontakt zu Rötelnkranken; möglichst innerhalb von 3 Tagen nach Exposition	Vorzugsweise mit MMR-Impfstoff
Tetanus	S/A	Alle Personen bei fehlender oder unvollständiger Grundimmunisierung, wenn die letzte Impfung der Grundimmunisierung oder die letzte Auffrischimpfung länger als 10 Jahre zurückliegt. Eine begonnene Grundimmunisierung wird vervollständigt, Auffrischimpfung in 10-jährigem Intervall.	Die Impfung gegen Tetanus sollte in der Regel in Kombination mit der gegen Diphtherie (Td) durchgeführt werden, falls nicht bereits ein aktueller Impfschutz gegen Diphtherie besteht.
	P	Siehe Tabelle 4	
Tollwut	B	▶ Tierärzte, Jäger, Forstpersonal u.a. Personen bei Umgang mit Tieren in Gebieten mit Wildtiertollwut sowie ähnliche Risikogruppen (z.B. Personen mit beruflichem oder sonstigem engen Kontakt zu Fledermäusen) ▶ Personal in Laboratorien mit Tollwutrisiko	Dosierungsschema nach Angaben des Herstellers Personen mit weiter bestehendem Expositionsrisiko sollten regelmäßig eine Auffrischimpfung entsprechend den Angaben des Herstellers erhalten Mit Tollwutvirus arbeitendes Laborpersonal sollte halbjährlich auf neutralisierende Antikörper untersucht werden. Eine Auffrischimpfung ist bei < 0,5 IE/ml Serum indiziert.
	R	Reisende in Regionen mit hoher Tollwutgefährdung (z.B. durch streunende Hunde)	
	P	Siehe Tabelle 5	
Tuberkulose		Die Impfung mit dem derzeit verfügbaren BCG-Impfstoff wird nicht empfohlen.	
Typhus	R	Bei Reisen in Endemiegebiete	Nach Angaben des Herstellers
Varizellen	I	1. Ungeimpfte 12- bis 15-jährige Jugendliche ohne Varizellen-Anamnese 2. Seronegative Frauen mit Kinderwunsch	Nach Angaben des Herstellers 1 Dosis bei Kindern vor dem vollendeten 13. Lebensjahr, 2 Dosen im Abstand von mindestens 6 Wochen bei Kindern ab 13 Jahren, Jugendlichen und Erwachsenen

Impfung gegen	Kategorie	Indikation bzw. Reiseziel	Anwendungshinweise (Beipackzettel/Fachinformationen beachten)
Varizellen (Fortsetzung)		3. Seronegative Patienten vor geplanter immunsuppressiver Therapie oder Organtransplantation 4. Seronegative Patienten unter immunsuppressiver Therapie 5. Seronegative Patienten mit Leukämie 6. Empfängliche Patienten mit schwerer Neurodermitis 7. Empfängliche Personen mit engem Kontakt zu den unter Punkt 3 bis 6 Genannten	Anmerkung: Impfung nicht unter intensiver immunsuppressiver Therapie durchführen (z. B. in der Anfangsphase der Behandlung), sondern nur unter folgenden Voraussetzungen: ▶ klinische Remission ≥12 Monate ▶ vollständige hämatologische Remission (Gesamtlymphozytenzahl ≥1200/mm^3 Blut) ▶ Unterbrechung der Erhaltungstherapie vor und nach der Impfung eine Woche »Empfängliche Personen« bedeutet: anamnestisch keine Windpocken, keine Impfung und bei serologischer Testung kein Nachweis spezifischer Antikörper
	B	Seronegatives Personal im Gesundheitsdienst, insbesondere der Bereiche Pädiatrie, Onkologie, Gynäkologie/Geburtshilfe, Intensivmedizin und im Bereich der Betreuung von Immundefizienten sowie bei Neueinstellungen in Gemeinschaftseinrichtungen für das Vorschulalter	
	P	**Empfehlungen zur postexpositionellen Varizellen-Prophylaxe durch Inkubationsimpfung:** Bei ungeimpften Personen mit negativer Varizellen-Anamnese und Kontakt zu Risikopersonen ist eine postexpositionelle Impfung innerhalb von 5 Tagen nach Exposition* oder innerhalb von 3 Tagen nach Beginn des Exanthems beim Indexfall zu erwägen. Dies ist jedoch keine ausreichende Begründung für den Verzicht auf die Absonderung gegenüber Risikopersonen. *Exposition heißt: ▶ 1 Stunde oder länger mit kontagiöser Person in einem Raum ▶ **face-to-face**-Kontakt ▶ Haushaltskontakt	Durch **passive Immunisierung** mit Varizella-Zoster-Immunglobulin (VZIG): Die espositionelle Gabe von VZIG wird empfohlen innerhalb von 96 Stunden nach Exposition*, sie kann den Ausbruch einer Erkrankung verhindern oder deutlich abschwächen. Sie wird empfohlen für Personen mit erhöhtem Risiko für Varizellen-Komplikationen, dazu zählen: ▶ ungeimpfte Schwangere ohne Varizellen-Anamnese ▶ immundefiziente Patienten mit unbekannter oder fehlender Varizellen-Immunität ▶ Neugeborene, deren Mutter 5 Tage vor bis 2 Tage nach der Entbindung an Varizellen erkrankte Für Applikation und Dosierung von VZIG sind die Herstellerangaben zu beachten!

Gesetz zur Verhütung und Bekäpfung von Infektionskrankheiten beim Menschen (Infektionsschutzgesetz – IfSG) (Auszug)

§ 6 Meldepflichtige Krankheiten

(1) Namentlich ist zu melden:
1. der Krankheitsverdacht, die Erkrankung sowie der Tod an
   a) Botulismus
   b) Cholera
   c) Diphtherie
   d) humaner spongiformer Enzephalopathie, außer familiär-hereditären Formen
   e) akuter Virushepatitis
   f) enteropathischem hämolytisch-urämischen Syndrom (HUS)
   g) virusbedingtem hämorrhagischen Fieber
   h) Masern
   i) Meningokokken-Meningitis oder -Sepsis
   j) Milzbrand
   k) Poliomyelitis (als Verdacht gilt jede akute schlaffe Lähmung, außer wenn traumatisch bedingt)
   l) Pest
   m) Tollwut
   n) Typhus abdominalis/Paratyphus

   sowie die Erkrankung und der Tod an einer behandlungsbedürftigen Tuberkulose, auch wenn ein bakteriologischer Nachweis nicht vorliegt.

2. der Verdacht auf und die Erkrankung an einer mikrobiell bedingten Lebensmittelvergiftung oder an einer akuten infektiösen Gastroenteritis, wenn
   a) eine Person betroffen ist, die eine Tätigkeit im Sinne des § 42 Abs. 1 ausübt,
   b) zwei oder mehr gleichartige Erkrankungen auftreten, bei denen ein epidemischer Zusammenhang wahrscheinlich ist oder vermutet wird,

3. der Verdacht einer über das übliche Ausmaß einer Impfreaktion hinausgehenden gesundheitlichen Schädigung,

4. die Verletzung eines Menschen durch ein tollwutkrankes, -verdächtiges oder -ansteckungsverdächtiges Tier sowie die Berührung eines solchen Tieres oder Tierkörpers.

5. soweit nicht nach den Nummern 1 bis 4 meldepflichtig, das Auftreten
   a) einer bedrohlichen Krankheit oder
   b) von zwei oder mehr gleichartigen Erkrankungen, bei denen ein epidemischer Zusammenhang wahrscheinlich ist oder vermutet wird,

   wenn dies auf eine schwerwiegende Gefahr für die Allgemeinheit hinweist und Krankheitserreger als Ursache in Betracht kommen, die nicht in § 7 genannt sind.

Die Meldung nach Satz 1 hat gemäß § 8 Abs. 1 Nr. 1, 3 bis 8, § 9 Abs. 1, 2, 3 Satz 1 oder 3 oder Abs. 4 zu erfolgen.

(2) Dem Gesundheitsamt ist über die Meldung nach Absatz 1 Nr. 1 hinaus mitzuteilen, wenn Personen, die an einer behandlungsbedürftigen Lungentuberkulose leiden, eine Behandlung verweigern oder abbrechen. Die Meldung nach Satz 1 hat gemäß § 8 Abs. 1 Nr. 1, § 9 Abs. 1 und 3 Satz 1 oder 3 zu erfolgen.

(3) Dem Gesundheitsamt ist unverzüglich das gehäufte Auftreten nosokomialer Infektionen, bei denen ein epidemischer Zusammenhang wahrscheinlich ist oder vermutet wird, als Ausbruch nichtnamentlich zu melden. Die Meldungen nach Satz 1 hat gemäß § 8 Abs. 1 Nr. 1, 3 und 5, § 10 Abs. 1 Satz 3, Abs. 3 und 4 Satz 3 zu erfolgen.

§ 7 Meldepflichtige Nachweise von Krankheitserregern

(1) Namentlich ist bei folgenden Krankheitserregern, soweit nicht anders bestimmt, der direkte oder indirekte Nachweis zu melden, soweit die Nachweise auf eine akute Infektion hinweisen:

1. Adenoviren; Meldepflicht nur für den direkten Nachweis im Konjunktivalabstrich
2. Bacillus anthracis
3. Borrelia recurrentis
4. Brucella sp.
5. Campylobacter sp., darmpathogen
6. Chlamydia psittaci
7. Clostridium botulinum oder Toxinnachweis
8. Corynebacterium diphtheriae, Toxin bildend
9. Coxiella burnetii
10. Cryptosporidium parvum
11. Ebolavirus
12. a) Escherichia coli, enterohämorrhagische Stämme (EHEC)
    b) Escherichia coli, sonstige darmpathogene Stämme
13. Francisella tularensis
14. FSME-Virus
15. Gelbfiebervirus
16. Giardia lamblia
17. Haemophilus influenzae; Meldepflicht nur für den direkten Nachweis aus Liquor oder Blut
18. Hantaviren
19. Hepatitis-A-Virus
20. Hepatitis-B-Virus

21. Hepatitis-C-Virus: Meldepflicht für alle Nachweise, soweit nicht bekannt ist, dass eine chronische Infektion vorliegt
22. Hepatitis-D-Virus
23. Hepatitis-E-Virus
24. Influenzaviren; Meldepflicht nur für den direkten Nachweis
25. Lassavirus
26. Legionella sp.
27. Leptospira interrogans
28. Listeria monocytogenes: Meldepflicht nur für den direkten Nachweis aus Blut, Liquor oder anderen normalerweise sterilen Substraten sowie aus Abstrichen von Neugeborenen
29. Marburgvirus
30. Masernvirus
31. Mycobacterium leprae
32. Mycobacterium tuberculosis/africanum, Mycobacterium bovis; Meldepflicht für den direkten Erregernachweis sowie nachfolgend für das Ergebnis der Resistenzbestimmung; vorab auch für den Nachweis säurefester Stäbchen im Sputum
33. Neisseria meningitidis: Meldepflicht nur für den direkten Nachweis aus Liquor, Blut, hämorrhagischen Hautinfiltraten oder anderen normalerweise sterilen Substraten
34. Norwalk-ähnliches Virus; Meldepflicht nur für den direkten Nachweis aus Stuhl
35. Poliovirus
36. Rabiesvirus
37. Rickettsia prowazekii
38. Rotavirus
39. Salmonella Paratyphi: Meldepflicht für alle direkten Nachweise
40. Salmonella Typhi: Meldepflicht für alle direkten Nachweise
41. Salmonella, sonstige
42. Shigella sp.
43. Trichinella spiralis
44. Vibrio cholerae O1 und O139
45. Yersinia enterocolitica, darmpathogen
46. Yersinia pestis
47. andere Erreger hämorrhagischer Fieber.

Die Meldung nach Satz 1 hat gemäß § 8 Abs. 1 Nr. 2, 3, 4 und Abs. 4, § 9, Abs. 1, 2, 3 Satz 1 oder 3 zu erfolgen.

(2) Namentlich sind in dieser Vorschrift nicht genannte Krankheitserreger zu melden, soweit deren örtliche und zeitliche Häufung auf eine schwerwiegende Gefahr für die Allgemeinheit hinweist. Die Meldung nach Satz 1 hat gemäß § 8 Abs. 1 Nr. 2, 3 und Abs. 4, § 9 Abs. 2, 3 Satz 1 oder 3 zu erfolgen.

(3) Nichtnamentlich ist bei folgenden Krankheitserregern der direkte oder indirekte Nachweis zu melden:
1. Treponema pallidum
2. HIV
3. Echinococcus sp.
4. Plasmodium sp.
5. Rubellavirus: Meldepflicht nur bei konnatalen Infektionen
6. Toxoplasma gondii: Meldepflicht nur bei konnatalen Infektionen.

Die Meldung nach Satz 1 hat gemäß § 8 Abs. 1 Nr. 2, 3 und Abs. 4, § 10 Abs. 1 Satz 1, Abs. 3, 4 Satz 1 zu erfolgen.

§ 9 Namentliche Meldung

(1) Die namentliche Meldung durch eine der in § 8 Abs. 1 Nr. 1, 4 bis 8 genannten Personen muss folgende Angaben enthalten:
1. Name, Vorname des Patienten
2. Geschlecht
3. Tag, Monat und Jahr der Geburt
4. Anschrift der Hauptwohnung und, falls abweichend: Anschrift des derzeitigen Aufenthaltsortes
5. Tätigkeit in Einrichtungen im Sinne des § 36 Abs. 1 und 2, Tätigkeit im Sinne des § 42 Abs. 1 bei akuter Gastroenteritis, akuter Virushepatitis, Typhus abdominalis/Paratyphus und Cholera
6. Betreuung in einer Gemeinschaftseinrichtung gemäß § 33
7. Diagnose beziehungsweise Verdachtsdiagnose
8. Tag der Erkrankung oder Tag der Diagnose, gegebenenfalls Tag des Todes
9. wahrscheinliche Infektionsquelle
10. Land, in dem die Infektion wahrscheinlich erworben wurde; bei Tuberkulose Geburtsland und Staatsangehörigkeit
11. Name, Anschrift und Telefonnummer der mit der Erregerdiagnostik beauftragten Untersuchungsstelle
12. Überweisung in ein Krankenhaus beziehungsweise Aufnahme in einem Krankenhaus oder einer anderen Einrichtung der stationären Pflege und Entlassung aus der Einrichtung, soweit dem Meldepflichtigen bekannt
13. Blut-, Organ- oder Gewebespende in den letzten 6 Monaten
14. Name, Anschrift und Telefonnummer des Meldenden
15. bei einer Meldung nach § 6 Abs. 1 Nr. 3 die Angaben nach § 22 Abs. 2.

Bei den in § 8 Abs. 1 Nr. 4 bis 8 genannten Personen beschränkt sich die Meldepflicht auf die ihnen vorliegenden Angaben.

(2) Die namentliche Meldung durch eine in § 8 Abs. 1 Nr. 2 und 3 genannte Person muss folgende Angaben enthalten:
1. Name, Vorname des Patienten
2. Geschlecht, soweit die Angabe vorliegt
3. Tag, Monat und Jahr der Geburt, soweit die Angaben vorliegen

Anhang

4. Anschrift der Hauptwohnung und, falls abweichend: Anschrift des derzeitigen Aufenthaltsortes, soweit die Angaben vorliegen
5. Art des Untersuchungsmaterials
6. Eingangsdatum des Untersuchungsmaterials
7. Nachweismethode
8. Untersuchungsbefund
9. Name, Anschrift und Telefonnummer des einsendenden Arztes beziehungsweise des Krankenhauses
10. Name, Anschrift und Telefonnummer des Meldenden.

Der einsendende Arzt hat bei einer Untersuchung auf Hepatitis C dem Meldepflichtigen mitzuteilen, ob ihm eine chronische Hepatitis C bei dem Patienten bekannt ist.

(3) Die namentliche Meldung muss unverzüglich, spätestens innerhalb von 24 Stunden nach erlangter Kenntnis gegenüber dem für den Aufenthalt des Betroffenen zuständigen Gesundheitsamt, im Falle des Absatzes 2 gegenüber dem für den Einsender zuständigen Gesundheitsamt erfolgen. Eine Meldung darf wegen einzelner fehlender Angaben nicht verzögert werden. Die Nachmeldung oder Korrektur von Angaben hat unverzüglich nach deren Vorliegen zu erfolgen. Liegt die Hauptwohnung oder der gewöhnliche Aufenthaltsort der betroffenen Person im Bereich eines anderen Gesundheitsamtes, so hat das unterrichtete Gesundheitsamt das für die Hauptwohnung, bei mehreren Wohnungen das für den gewöhnlichen Aufenthaltsort des Betroffenen zuständige Gesundheitsamt unverzüglich zu benachrichtigen.

(4) Der verantwortliche Luftfahrzeugführer oder der Kapitän eines Seeschiffes meldet unterwegs festgestellte meldepflichtige Krankheiten an den Flughafen- oder Hafenarzt des inländischen Ziel- und Abfahrtsortes. Die dort verantwortlichen Ärzte melden an das für den jeweiligen Flughafen oder Hafen zuständige Gesundheitsamt.

(5) Das Gesundheitsamt darf die gemeldeten personenbezogenen Daten nur für seine Aufgaben nach diesem Gesetz verarbeiten und nutzen. Personenbezogene Daten sind zu löschen, wenn ihre Kenntnis für das Gesundheitsamt zur Erfüllung der in seiner Zuständigkeit liegenden Aufgaben nicht mehr erforderlich ist, Daten zu § 7 Abs. 1 Nr. 21 spätestens jedoch nach drei Jahren.

§ 10 Nichtnamentliche Meldung

(1) Die nichtnamentliche Meldung nach § 7 Abs. 3 muss folgende Angaben enthalten:
1. im Falle des § 7 Abs. 3 Nr. 2 eine fallbezogene Verschlüsselung gemäß Absatz 2
2. Geschlecht

3. Monat und Jahr der Geburt
4. erste drei Ziffern der Postleitzahl der Hauptwohnung
5. Untersuchungsbefund
6. Monat und Jahr der Diagnose
7. Art des Untersuchungsmaterials
8. Nachweismethode
9. wahrscheinlicher Infektionsweg, wahrscheinliches Infektionsrisiko
10. Land, in dem die Infektion wahrscheinlich erworben wurde
11. Name, Anschrift und Telefonnummer des Meldenden
12. bei Malaria Angaben zur Expositions- und Chemoprophylaxe.

Der einsendende Arzt hat den Meldepflichtigen insbesondere bei den Angaben zu den Nummern 9, 10 und 12 zu unterstützen. Die nichtnamentliche Meldung nach § 6 Abs. 3 muss die Angaben nach den Nummern 5, 9 und 11 sowie Name und Anschrift der betroffenen Einrichtung enthalten.

(2) Die fallbezogene Verschlüsselung besteht aus dem dritten Buchstaben des ersten Vornamens in Verbindung mit der Anzahl der Buchstaben des ersten Vornamens sowie dem dritten Buchstaben des ersten Nachnamens in Verbindung mit der Anzahl der Buchstaben des ersten Nachnamens. Bei Doppelnamen wird jeweils nur der erste Teil des Namens berücksichtigt; Umlaute werden in zwei Buchstaben dargestellt. Namenszusätze bleiben unberücksichtigt.

(3) Bei den in § 8 Abs. 1 Nr. 3 und 5 genannten Personen beschränkt sich der Umfang der Meldung auf die ihnen vorliegenden Angaben.

(4) Die nichtnamentliche Meldung nach § 7 Abs. 3 muss innerhalb von 2 Wochen gegenüber dem Robert Koch-Institut erfolgen. Es ist ein vom Robert Koch-Institut erstelltes Formblatt oder ein geeigneter Datenträger zu verwenden. Für die nichtnamentliche Meldung nach § 6 Abs. 3 gilt § 9 Abs. 3 Satz 1 bis 3 entsprechend.

(5) Die Angaben nach Absatz 2 und die Angaben zum Monat der Geburt dürfen vom Robert Koch-Institut lediglich zu der Prüfung verarbeitet und genutzt werden, ob verschiedene Meldungen sich auf dieselbe Person beziehen. Sie sind zu löschen, sobald nicht mehr zu erwarten ist, dass die damit bewirkte Einschränkung der Prüfungen nach Satz 1 eine nicht unerhebliche Verfälschung der aus den Meldungen zu gewinnenden epidemiologischen Beurteilung bewirkt, jedoch spätestens nach zehn Jahren.

Literaturverzeichnis

Literatur zu Abschnitt I (Einleitung)

Brown JR, Doolittle WF (1997) Archaea and the Prokaryote-to-Eukaryote Transition. Microbiol. Mol. Biol. Rev. 61:456–502
Bulloch W (1938, reprint 1960) History of Bacteriology. Oxford University Press, London
Collard P (1976) The Development of Microbiology. Cambridge University Press, Cambridge
Euzeby JP (1997) List of Bacterial Names with Standing in Nomenclatue: a folder available on the Internet. Int. J. Syst. Bacteriol. 47(2):590–592
Garrity G et al. (2000) Bergey's Manual of Systematic Bacteriology, 2nd ed. Williams & Wilkins, Baltimore
– Neben dem Int. J. Syst. Bacteriol. das maßgebende Werk für die Benennung und Eingruppierung von Bakterien –
Großgebauer K (1985) Geschichtliches aus der Bakteriologie. Materia Medica Nordmark 37:97–197, 155–165, 206–214
Holt JG (1993) Bergey's Manual of Determinative Bacteriology, 9th ed. Williams & Wilkins, Baltimore
Kandler O (1999) Diversification of Early Life and the Origin of the Three Domains. A Proposal. From Symbiosis to Eukaryotism: Endocytobiology VII. Wagner E et al. (eds.) University of Geneva
McNeill WH (1976) Seuchen machen Geschichte. Udo Priemer, München
Mochmann H, Köhler W (1984) Meilensteine der Bakteriologie. Gustav Fischer, Jena
Skerman VBD, McGowan V, Sneath PHA (eds.) (1980) Approved lists of bacterial names. International Journal of Systematic Bacteriology 30:225–420
Woese CR, Kandler O, Wheelis M (1990) Towards a Natural System of Organisms, Proposal for the Domains Archaea, Bacteria and Eucarya. Proc. Natl. Acad. Sci. 87:4576–4579

Literatur zu Abschnitt II (Infektionslehre)

Collier L, Balows A, Sussmann M (eds.) (1998) Topley & Wilson's Microbiology and Microbial Infections, 9th ed. Arnold, London
Davis BD, Dulbecco R, Eisen HN, Ginsberg HS (eds.) (1990) Microbiology, 4th ed. J.B. Lippincott, Philadelphia
Finlay BB, Falkow S (1997) Common Themes in Microbial Pathogenicity. Microbiol. Mol. Biol. Rev. 61:136–169
– Übersicht über aktuelle Forschungsansätze auf dem Feld der Virulenzfaktoren –
Mandell GL, Bennett JE, Dolin R (eds.) (2000) Mandell, Douglas, and Bennett's Principles and Practice of Infectious Diseases, 5th ed. Churchill Livingstone, Philadelphia
– Das Standardwerk über klinisch orientierte Medizinische Mikrobiologie; sowohl nach Syndromen als auch nach Erregern gegliedert; ausführliche Literaturangaben –
Mims CA (1990) The Pathogenesis of Infectious Diseases, 3rd ed. Academic Press, London
– Einführung in die Grundlagen der Medizinischen Mikrobiologie –
Schaechter M, Medoff G, Eisenstein BI (1993) Mechanisms of Microbial Diseases, 2nd ed. Williams & Wilkins, Baltimore
– Beispielorientierte Einführung in die Medizinische Mikrobiologie –

Adhäsion

Nassif X, So M (1995) Interaction of Pathogenic Neisseriae with Nonphagocytic Cells. Clin. Microbiol. Rev. 8:376–388
Neu TR (1996) Significance of Bacterial Surface-Active Compounds in Interaction of Bacteria with Interfaces. Microbiol. Rev. 60:151–166
Norkin LC (1995) Virus Receptors: Implications for Pathogenesis and the Design of Antiviral Agents. Clin. Microbiol. Rev. 8:293–315
– Gute Übersicht über die Bedeutung von Adhäsinen –

Schädigung

Bhakdi S, Tranum JJ (1991) Alpha-toxin of Staphylococcus aureus. Microbiol. Rev. 55:733–751
Kotb M (1995) Bacterial Pyrogenic Exotoxins as Superantigens. Clin. Microbiol. Rev. 8:411–426
Spangler BD (1992) Structure and Function of Cholera Toxin and the Related Escherichia coli Heat-Labile Enterotoxin. Microbiol. Rev. 56:622–647
Sears CL, Kaper JB (1996) Enteric Bacterial Toxins: Mechanisms of Action and Linkage to Intestinal Secretion. Microbiol. Rev. 60:167–215
Tekeda Y, Kurazono H, Yamasaki S (1993) Vero Toxins (Shiga-like Toxins) Produced by Enterohemorrhagic Escherichia coli (Verocytotoxin-producing E. coli). Microbiol. Immunol. 37: 591–599

Literatur zu Abschnitt III (Immunologie)

Abbas AK, Lichtman AH, Pober JS (2000) Immunologie. Verlag Hans Huber, Bern
Janeway CA, Travers P (2002) Immunologie. Spektrum Akademischer Verlag, Heidelberg Berlin
Advances in Immunology, Academic Press Inc. (jährliche Erscheinungsweise)
Annual Reviews of Immunology, Annual Reviews, Palo Alto, CA (jährliche Erscheinungsweise)
Current Opinion in Immunology, Current Biology Ltd., London (monatliche Erscheinungsweise)
Immunological Reviews, Munksgaard International Publishers Ltd. Copenhagen (monatliche Erscheinungsweise)
Immunology Today, Elsevier Trends Journals, London (monatliche Erscheinungsweise)

Literatur zu Abschnitt IV (Epidemiologie und Prävention)

Bundesgesundheitsamt (1994) Anforderungen der Hygiene an die Infektionsprävention bei übertragbaren Krankheiten. Bundesgesundhbl. Sonderheft/94

Evans AS (1998) Viral Infections of Humans – Epidemiology and Control, 4th ed. Plenum, New York London

Garnes JC, Hospital Infection Control Practices Advisory Committee (1996) Guidelines for Isolation Precautions in Hospitals. Infect. Contr. Hosp. Epidemiol. 17:53–80

Impfempfehlungen der Ständigen Impfkommission (STIKO) am Robert Koch-Institut. Epidemiol. Bull. 2/2000

Mandell GL, Bennett GE, Dolin R (eds.) (2000) Mandell, Douglas, and Bennett's Principles and Practice of Infectious Diseases, 5th ed. Churchill Livingstone, Philadelphia

Nationales Referenzzentrum für Krankenhaushygiene (1998) Definitionen nosokomialer Infektionen (CDC-Definitionen – z. T. ergänzt). Eigenverlag

Robert Koch-Institut (1989–1997) Richtlinien für Krankenhaushygiene und Infektionsprophylaxe. Gustav Fischer Verlag, Stuttgart Jena Lübeck Ulm

Aktuelle epidemiologische Daten werden im Epidemiologischen Bulletin des Robert Koch-Instituts oder im Morbidity and Mortality Weekly Report (MMWR) der Centers for Disease Control (www.cdc.gov) veröffentlicht

Literatur zu Abschnitt V, VI (Bakteriologie)

Allgemeine Literatur

Collier L, Balows A, Sussmann M (eds.) (1998) Topley & Wilson's Microbiology and Microbial Infections, 9th ed. Arnold, London

Holt JG (1984–1989) Bergey's Manual of Systematic Bacteriology, Vol. 1–4. Williams & Wilkins, Baltimore

Holt JG (1993) Bergey's Manual of Determinative Bacteriology, 9th ed. Williams & Wilkins, Baltimore

– Neben dem Int. J. Syst. Bacteriol. die maßgebenden Werke für die Benennung und Eingruppierung von Bakterien –

Mandell GL, Bennett GE, Dolin R (eds.) (2000) Mandell, Douglas, and Bennett's Principles and Practice of Infectious Diseases, 5th ed. Churchill Livingstone, Philadelphia

– Das Standardwerk über klinisch orientierte Medizinische Mikrobiologie; sowohl nach Syndromen als auch nach Erregern gegliedert; ausführliche Literaturangaben –

Murray PR, Baron EJ, Pfaller MA, Tenover FC, Yolken RH (eds.) (1999) Manual of Clinical Microbiology, 7th ed. American Society of Microbiology, Washington, DC

Schaechter M, Medoff G, Eisenstein BI (1993) Mechanisms of Microbial Diseases, 2nd ed. Williams & Wilkins, Baltimore

– Beispielorientierte Einführung in die Medizinische Mikrobiologie –

Staphylokokken

CDC (1997) Reduced Susceptibility of Staphylococcus aureus to Vancomycin – Japan, 1996. MMWR 46:624–626

CDC (1997) Interim Guidelines for Preventing and Control of Staphylococcal Infection Associated with Reduced Susceptibility to Vancomycin. MMWR 46:626–628, 635

Chambers HF (1997) Methicillin Resistance in Staphylococci: Molecular and Biochemical Basis and Clinical Implications. Clin. Microbiol. Rev. 10:781–791

Crossley KB, Archer GL (1997) The Staphylococci in Human Disease. Churchill Livingstone, New York

Goldmann DA, Pier GB (1993) Pathogenesis of Infections Related to Intravascular Catheterization. Clin. Microbiol. Rev. 6: 176–192

Kloos WE, Bannerman TL (1994) Update on Clinical Significance of Coagulase-Negative Staphylococci. Clin. Microbiol. Rev. 7:117–140

Kluytmans J, van Bekkum A, Verbrugh H (1997) Nasal Carriage of Staphylococcus aureus: Epidemiology, Underlying Mechanisms, and Associated Risks. Clin. Microbiol. Rev. 10:505–520

Kotb M (1995) Bacterial Pyrogenic Exotoxins as Superantigens. Clin. Microbiol. Rev. 8:411–426

Streptokokken

Alonso De Velasco E, Verheul AFM, Verhoef J, Snippe H (1995) Streptococcus pneumoniae: Virulence Factors, Pathogenesis, and Vaccines. Microbiol. Rev. 59:591–603

Baker CJ, Edwards MS (1995) Group B Streptococcal Infections. In: Remington JS, Klein JO (eds.) Infectious Diseases of the Fetus and the Newborn Infant, 4th ed. WB Saunders, Philadelphia

Kotb M (1995) Bacterial Pyrogenic Exotoxins as Superantigens. Clin. Microbiol. Rev. 8:411–426

Paton JC, Andrew PW, Boulnois GJ, Mitchell TJ (1993) Molecular Aspects of the Pathogenicity of Streptococcus pneumoniae: The Role of Pneumococcal Proteins. Annu. Rev. Microbiol. 47:89–115

Schuchat A (1998) Epidemiology of Group B Streptococcal Disease in the United States: Shifting Paradigms. Clin. Microbiol. Rev. 11:497–513

Enterokokken

Murray BE (1990) The Life and Times of the Enterococcus. Clin. Microbiol. Rev. 3:46–65

Jett BD, Huycke MM, Gilmore MS (1994) Virulence of Enterococci. Clin. Microbiol. Rev. 7:462–478

Leclercq R, Courvalin P (1997) Resistance to Glycopeptides in Enterococci. Clin. Infect. Dis. 24:545–556

Neisserien

Britigan BE, Cohen MS, Sparling PF (1985) Gonococcal Infection: a Model of Molecular Pathogenesis. N. Engl. J. Med. 312:1683–1694

De Voe IW (1982) The Meningococcus and Mechanisms of Pathogenicity. Microbiol. Rev. 46:146–190

Meyer TF (1989) Pathogene Neisserien – Modell bakterieller Virulenz und genetischer Flexibilität. Immun. Infekt. 17:113–123

Nassif X, So M (1995) Interaction of Pathogenic Neisseriae with Nonphagocytic Cells. Clin. Microbiol. Rev. 8:376–388

Schoolnik GK (ed.) (1985) The Pathogenic Neisseriae. American Society for Microbiology, Washington, DC

Enterobakterien

Bottone EJ (1997) Yersinia enterocolitica: The Charisma Continues. Clin. Microbiol. Rev. 10:257–276

Brubaker RR (1991) Factors Promoting Acute and Chronic Diseases Caused by Yersiniae. Clin. Microbiol. Rev. 4: 309–324

Heesemann J (1990) Enteropathogene Yersinien: Pathogenitätsfaktoren und neue diagnostische Methoden. Immun. Infekt. 18:186–191

Hornick RB, Greisman SE, Woodward TE, DuPont HL, Dawkins AT, Snyder MJ (1970) Typhoid fever: Pathogenesis and Immunologic Control. N. Engl. J. Med. 283:686–691

Johnson JR (1991) Virulence Factors in Escherichia coli Urinary Tract Infection. Clin. Microbiol. Rev. 4:80–128

Keusch GT (ed.) (1991) Workshop on Invasive Diarrhea, Shigellosis, and Dysentery. Rev. Infect. Dis. 13 (Suppl. 4):S219–S365

Law D (1994) Adhesion and its Role in Virulence of Enteropathogenic Escherichia coli. Clin. Microbiol. Rev. 7:152–173

Nataro JP, Kaper JB (1998) Diarrheagenic Escherichia coli. 11:142–201

Orskov I, Orskov F (1985) Escherichia coli in Extraintestinal Infections. J. Hyg. 95:551–575

Paton JC, Paton AW (1998) Pathogenesis and Diagnosis of Shiga Toxin-Producing Escherichia coli Infections. Clin. Microbiol. Rev. 11:450–479

Perry RD, Fetherston JD (1997) Yersinia pestis – Etiologic Agent of Plague. Clin. Microbiol. Rev. 10:35–66

Rózalski A, Sidorczyk Z, Kotelko K (1997) Potential Virulence Factors of Proteus Bacilli. Microbiol. Mol. Biol. Rev. 61:65–89

Sanders Jr WE, Sanders CC (1997) Enterobacter spp.: Pathogens Poised To Flourish at the Turn of the Century. Clin. Microbiol. Rev. 10:230–241

Tarr PI (1995) Escherichia coli O157:H7: Clinical, Diagnostic, and Epidemiological Aspects of Human Infections. Clin. Infect. Dis. 20:1–10

Wolf MK (1997) Occurrence, Distribution, and Associations of O and H Serogroups, Colonization Factor Antigens, and Toxins of Enterotoxigenic Escherichia coli. Clin. Microbiol. Rev. 10:569–584

Vibrio

Kaper JB, Morris Jr. JG, Levine MM (1995) Cholera. Clin. Microbiol. Rev. 8:48–86. (Erratum Clin. Microbiol. Rev. 8:316)

Rippey SR (1994) Infectious Diseases Associated with Molluscan Shellfish Consumption. Clin. Microbiol. Rev. 7:419–425

Pseudomonas und andere Nonfermenter

Bergogne-Bérézin E, Towner KJ (1996) Acinetobacter spp. as Nosocomial Pathogens: Microbiological, Clinical, and Epidemiological Features. Clin. Microbiol. Rev. 9:148–165

Denton M, Kerr KG (1998) Microbiological and Clinical Aspects of Infections Associated with Stenotrophomonas maltophilia. Clin. Microbiol. Rev. 11:57–80

Döring G, Holder IA, Botzenhard K (eds.) (1987) Basic Research and Clinical Aspects of Pseudomonas aeruginosa. Antibiot. Chemother. 39:1–311

Govan JRW, Deretic V (1996) Microbial Pathogenesis in Cystic Fibrosis: Mucoid Pseudomonas aeruginosa and Burkholderia cepacia. Microbiol. Rev. 60:539–574

Moon RB (1995) Cystic Fibrosis: Pathogenesis, Pulmonary Infections, and Treatment. Clin. Infect. Dis. 21:839–851

Campylobacter

Mishu Allos B, Blaser MJ (1995) Campylobacter jejuni and the Expanding Spectrum of Related Infections. Clin. Infect. Dis. 20:1092–1101

Nachamkin I, Allos BM, Ho T (1998) Campylobacter Species and Guillain-Barré Syndrome. Clin. Microbiol. Rev. 11: 555–567

Penner JL (1988) Campylobacter: a Decade of Progress. Clin. Microbiol. Rev. 1:157–172

Helicobacter

Buck GE (1990) Campylobacter pylori and Gastroduodenal Disease. Clin. Microbiol. Rev. 3:1–12

Dunn BE, Cohen H, Blaser MJ (1997) Helicobacter pylori. Clin. Microbiol. Rev. 10:720–741

Haemophilus

Foxwell AR, Kyd JM, Cripps AW (1998) Nontypeable Haemophilus influenzae: Pathogenesis and Prevention. Microbiol. Mol. Biol. Rev. 62:294–308

Sell SH, Wright PF (eds.) (1982) Haemophilus influenzae: Epidemiology, Immunology, and Prevention of Disease. Elsevier, New York

Trees DL, Morse SA (1995) Chancroid and Haemophilus ducreyi: An Update. Clin. Microbiol. Rev. 8:357–375

Bordetella

Friedman RL (1988) Pertussis: The Disease and New Diagnostic Methods. Clin. Microbiol. Rev. 1:365–376

Wardlaw AC, Parton R (eds.) (1988) Pathogenesis and Immunity in Pertussis. John Wiley & Sons, Chichester

Woolfrey BF, Moody JA (1991) Human Infections Associated with Bordetella bronchiseptica. Clin. Microbiol. Rev. 4:243–255

Legionellen

Dowling JN, Saha AK, Glew RH (1992) Virulence Factors of the Family Legionellaceae. Microbiol. Rev. 56:32–60

Winn Jr WC (1988) Legionnaire's Disease: Historical Perspective. Clin. Microbiol. Rev. 1:60–81

Anthropozoonoseerreger ohne Familienzugehörigkeit

Evans ME, Gregory DW, Schaffner W, McGee ZA (1985) Tularemia: A 30 Year Experience with 88 Cases. Medicine 64:251–269

Hof H, Rocourt J, Marget W (eds.) (1988) Listeria and Listeriosis. Infection 16 (Suppl. 2)

Mielke MEA, Held TK, Unger M (1997) Listeriosis. In: Connor DH, Chandler FW, Schwartz DA, Manz HJ, Lack EE, Pathology of Infectious Diseases. Appleton & Lange, Stamford, Connecticut, pp. 621–634

Mielke MEA, Peters C, Hahn H (1997) Cytokines in the Induction and Expression of T-cell-mediated Granuloma Formation and Protection in the Murine Model of Listeriosis. Immunol. Rev. 158:79–93

Young EJ (1983) Human Brucellosis. Rev. Infect. Dis. 5:821–842

Young EJ (1995) An Overview of Human Brucellosis. Clin. Infect. Dis. 21:283–290

Korynebakterien

Coyle MB, Lipsky BA (1990) Coryneform Bacteria in Infectious Diseases: Clinical and Laboratory Aspects. Clin. Microbiol. Rev. 3:227–246

Funke G, von Graevenitz A, Clarridge III JE, Bernard KA (1997) Clinical Microbiology of Coryneform Bacteria. Clin. Microbiol. Rev. 10:125–159

Aerobe Sporenbildner: Bacillus

Drobniewski FA (1993) Bacillus cereus and Related Species. Clin. Microbiol. Rev. 6:324–338

Errington J (1993) Bacillus subtilis Sporulation: Regulation of Gene Expression and Control of Morphogenesis. Microbiol. Rev. 57(1):1–33

Anaerobe Sporenbildner: Clostridien

Hatheway CL (1990) Toxigenic Clostridia. Clin. Microbiol. Rev. 3:66–98

Johnson S, Gerding DN (1998) Clostridium difficile-Associated Diarrhea. Clin. Infect. Dis. 26:1027–1036

Knoop FC, Owens M, Crocker IC (1993) Clostridium difficile: Clinical Disease and Diagnosis. Clin. Microbiol. Rev. 6:251–265

Rood JI, Cole ST (1991) Molecular Genetics and Pathogenesis of Clostridium perfringens. Microbiol. Rev. 55:621–648

Nichtsporenbildende Anaerobier

Finegold SM (1990) Anaerobic Infections in Human Disease. Academic Press, San Diego

Kasper DL, Onderdonk AB (1990) International Symposium on Anaerobic Bacteria and Bacterial Infections. Rev. Infect. Dis. 12 (Suppl. 2):S121–261

Mykobakterien

Falkinham III JO (1996) Epidemiology of Infection by Nontuberculous Mycobacteria. Clin. Microbiol. Rev. 9:177–215

Hastings RC, Gillis TP, Krahenbuhl, Franzblau SG (1988) Leprosy. Clin. Microbiol. Rev. 1:330–348

Inderlied CD, Kemper CA, Bermudez LE (1993) The Mycobacterium avium Complex. Clin. Microbiol. Rev. 6: 266–310

Schlossberg D (1988) Tuberculosis, 2nd ed. Springer-Verlag, New York

Sepkowitz KA, Raffalli J, Riley L, Kiehn TE, Armstrong D (1995) Tuberculosis in the AIDS Era. Clin. Microbiol. Rev. 8:180–199

Wayne LG, Sramek HA (1992) Agents of Newly Recognized or Infrequently Encountered Mycobacterial Diseases. Clin. Microbiol. Rev. 5:1–25

Woods GL, Washington II JA (1987) Mycobacteria Other Than Tuberculosis: Review of Microbiologic and Clinical Aspects. Rev. Infect. Dis. 9:275–294

Aerobe Aktinomyzeten

Beaman BL, Beaman L (1994) Nocardia Species: Host-Parasite Relationships. Clin. Microbiol. Rev. 7:213–264

Lerner PI (1996) Nocardiosis. Clin. Infect. Dis. 22:891–905

McNeil MM, Brown JM (1994) The Medically Important Aerobic Actinomycetes: Epidemiology and Microbiology. Clin. Microbiol. Rev. 7:357–417

Treponemen

Penn CW (1987) Pathogenicity and Immunology of Treponema pallidum. J. Med. Microbiol. 24:1–9

Schell RF, Muscher DM (eds.) (1983) Pathogenesis and Immunology of Treponemal Infection. Marcel Dekker, New York

Tramont EC (1995) Syphilis in Adults: From Christopher Columbus to Sir Alexander Fleming to AIDS. Clin. Infect. Dis. 21:1361–1371

Borrelien

Barbour AG, Hayes SF (1986) Biology of Borrelia species. Microbiol. Rev. 50:381–400

Sigal LH (1997) Lyme Disease: A Review of It's Immunology and Immunopathogenesis. Annu. Rev. Microbiol. 15:63–92

Leptospiren

Farr RW (1995) Leptospirosis. Clin. Infect. Dis. 21:1–8

Rickettsien

Dumler JS, Bakken JS (1995) Ehrlichial Diseases of Humans: Emerging Tick-borne Infections. Clin. Infect. Dis. 20:1102–1110

Dumler JS, Bakken JS (1998) Human Ehrlichioses: Newly Recognized Infections Transmitted by Ticks. Annu. Rev. Med. 49:201–213

Reimer LG (1993) Q Fever. Clin. Microbiol. Rev. 6:193–198

Literaturverzeichnis

Raoult D, Marrie T (1995) Q Fever. Clin. Infect. Dis. 20:489–496
Raoult D, Roux V (1997) Rickettsioses as Paradigm of New or Emerging Infectious Disease. Clin. Microbiol. Rev. 10:694–719
Walker DH (ed.) (1988) Biology of Rickettsial Disease. CRC Press, Boca Raton
Winkler HH (1990) Rickettsia Species (as Organisms). Annu. Rev. Microbiol. 44:131–153

Bartonellen

Anderson BE, Neuman MA (1997) Bartonella spp. as Emerging Human Pathogens. Clin. Microbiol. Rev. 10:203–219
Maurin M, Raoult D (1996) Bartonella (Rochalimaea) quintana Infections. Clin. Microbiol. Rev. 9:273–292
Relman DA, Loutit JS, Schmidt TM, Falkow S, Tompkins LS (1990) The Agent of Bacillary Angiomatosis: An Approach to the Identification of Uncultured Pathogens. N. Engl. J. Med. 323:1573–1580

Mykoplasmen, Ureaplasmen

Baseman JB, Tully JG (1997) Mycoplasmas: Sophisticated, Reemerging, and Burdened by Their Notoriety. Emerg. Infect. Dis. 3:21–33
Cassel GH, Waites KB, Watson HL, Crouse DT, Harasawa R (1993) Ureaplasma urealyticum Intrauterine Infection: Role in Prematurity and Disease in Newborns. Clin. Microbiol. Rev. 6:69–87
Dybvig K, Voelker LL (1996) Molecular Biology of Mycoplasmas. Annu. Rev. Microbiol. 50:25–57
Taylor-Robinson D (1996) Infections Due to Species of Mycoplasma and Ureaplasma: An Update. Clin. Infect. Dis. 23:671–684

Chlamydien

Barron AL (ed.) (1989) Microbiology of Chlamydia. CRC Press, Boca Raton
Beatty WL, Morrison RP, Byrne GL (1994) Persistent Chlamydiae: from Cell Culture to a Paradigm for Chlamydial Pathogenesis. Microbiol. Rev. 58:686–699
Fukushi H, Hirai K (1993) Chlamydia pecorum – the Fourth Species of Genus Chlamydia. Microbiol. Immunol. 37:516–522
Kuo CC, Jackson LA, Campbell LA, Grayston JT (1995) Chlamydia pneumoniae (TWAR). Clin. Microbiol. Rev. 8:451–461
Moulder JW (1991) Interaction of Chlamydiae and Host Cells in vitro. Microbiol. Rev. 55:143–190

Weitere Bakterien

Catlin BW (1992) Gardnerella vaginalis: Characteristics, Clinical Considerations, and Controversies. Clin. Microbiol. Rev. 5:213–237
Catlin BW (1990) Branhamella catarrhalis: an Organism Gaining Respect as a Pathogen. Clin. Microbiol. Rev. 3:293–320
Murphy TF (1996) Branhamella catarrhalis: Epidemiology, Surface Antigenic Structure, and Immune Response. Microbiol. Rev. 60:267–279

Weber DJ, Wolfson JS, Swartz MN, Hooper DC (1984) Pasteurella multocida Infections. Report of 34 Cases and Review of the Literature. Medicine 63:133ff.

Literatur zu Abschnitt VII, VIII (Virologie)

Belshe RB (1991) Textbook of Human Virology, 2nd ed. Mosby Year Book, St Louis
Chiron-Behring Impfkodex (1997) Impfungen für Kinder, Erwachsene und Reisende. Chiron-Behring Werke
Collier L, Balows A, Sussman M (eds.) (1998) Topley & Wilson's Microbiology and Microbial Infections, 9th ed. Arnold, London
Connor DH, Chandler FW, Schwartz DA, Manz J, Lack EL (1997) Pathology of Infectious Diseases. Appleton and Lange, Stamford, Connecticut
Elgert KD (1996) Immunology. Understanding the Immune System. Wiley-Liss Inc., New York
Falke D (1998) Virologie am Krankenbett. Springer-Verlag, Heidelberg
Fields BN (2002) Virology, 4th ed. Lippincott-Raven, Philadelphia New York
Fishman JA, Rubin RH (1998) Infection in Organ Transplant Recipients. NEJM 338:1741–1751
Haller OA, Mertens Th (1999) Diagnostik und Therapie von Viruskrankheiten. Urban und Fischer Verlag, München
Herrlich A (1968) Die Pocken, 2. Aufl. Thieme Verlag, Stuttgart
Jansen B, Pietsch M (2003) Einführung in die Hygiene und Umweltmedizin, 2. Aufl. Senfkorn Verlag
Levy AJ (1998) HIV and the Pathogenesis of AIDS, 2nd ed. ASM Press, Washington
Löffler G, Petrides PE (1998) Biochemie und Pathobiochemie. 2. Aufl., Springer-Verlag, Heidelberg
Modrow S, Falke D, Truyen U (2002) Molekulare Virologie. 2. Aufl, Spektrum Akademischer Verlag, Heidelberg
Nathanson N (1996) Viral Pathogenesis, 1. Aufl. Lippincott-Raven, Philadelphia New York
Van Regenmortel MHV, Fauquet CM, Bishop DHL (2000) Virus Taxonomy, Seventh Report. Academic Press
Richman DD, Whitley RJ, Hayden FG (2002) Clinical virology, 2nd ed. ASM Press, Washington
Sanford JP, Gilbert DN, Moellering RC, Sande MA (2003) Sanford Guide to Antimicrobial Therapy, 33rd ed.
White DO, Fenner FJ (1994) Medical Virology, 4th ed. Academic Press, San Diego

Literatur zu Abschnitt IX, X (Mykologie)

Allgemeine Literatur

Chandler FW, Kaplan W, Ajello L (1980) Color Atlas and Textbook of the Histopathology of Mycotic Diseases. Wolfe, London
Espinel-Ingroff A (1996) History of Medical Mycology in the United States. Clin. Microbiol. Rev. 9:235–272

Frey D, Oldfield RJ, Bridger RC (1985) Farbatlas pathogener Pilze. Schlüter, Hannover
Fridkin SK, Jarvis WR (1996) Epidemiology of Nosocomial Fungal Infections. Clin. Microbiol. Rev. 9:499–511
Hogan LH, Klein BS, Levik SM (1996) Virulence Factors of Medically Important Fungi. Clin. Microbiol. Rev. 9:469–488
deHoog GS, Guarro J (1995) Atlas of Clinical Fungi. Centraalbureau voor Schimmelcultures, Baarn
Kwon-Chung KJ, June, K, Bennett, JE (1992) Medical Mycology, 2nd ed. Lea & Febiger, Philadelphia
Seeliger HPR, Heymer T (1981) Diagnostik pathogener Pilze des Menschen und seiner Umwelt. Lehrbuch und Atlas. Georg Thieme Verlag, Stuttgart New York

Candida

Hostetter MK (1994) Adhesins and Ligands Involved in the Interaction of Candida spp. With Epithelial and Endothelial Surfaces. Clin. Microbiol. Rev. 7:29–42
Odds FC (1988) Candida and Candidosis, A Review and Bibliography, 2nd ed. Bailliere Tindall, London

Cryptococcus

Mitchell TG, Perfect JR (1995) Cryptococcosis in the Era of AIDS – 100 Years after the Discovery of Cryptococcus neoformans. Clin. Microbiol. Rev. 8:515–548

Aspergillus

Denning DW (1998) Invasive Aspergillosis. Clin. Infect. Dis. 26:781–805

Dermatophyten

Wagner DK, Schulz PG (1995) Cutaneous Defenses against Dermatophytes and Yeasts. Clin. Microbiol. Rev. 8:317–335
Weitzman I, Summerbell RC (1995) The Dermatophytes. Clin. Microbiol. Rev. 8: 240-259
Novicki A (oJ) Darstellung der Beziehung J.L. Schönlein, R. Remak an der Hand überlieferten Schrifttums (Erste Schritte auf dem Gebiet der medizinischen Mykologie). Eigendruck, Würzburg

Pneumocystis jiroveci

Bartlett MS, Smith JW (1991) Pneumocystis carinii, an Opportunist in Immunocompromised Patients. Clin. Microbiol. Rev. 4:137–149
Stringer JR (1996) Pneumocystis carinii – What is it, exactly? Clin. Microbiol. Rev. 9:489–498

Literatur zu Abschnitt XI, XII (Parasitologie)

Ash LR, Orihel TC (1997) Atlas of Human Parasitology, 4nd ed. American Society Clinical Pathologists (ASCP) Press, Chicago
Cook GC (ed.) (1996) Manson's Tropical Diseases, 20th ed. Saunders, London
Manson-Bahr PH (1987) Manson's Tropical Diseases, 19th ed. Cassell, London
Mehlhorn H (1988) Parasitology in Focus, Facts, and Trends. Springer, Berlin Heidelberg New York Tokyo
Piekarski G (1987) Medizinische Parasitologie in Tafeln, 3. Aufl. Springer, Berlin Heidelberg New York Tokyo

Protozoen

Berman JD (1997) Human Leishmaniasis: Clinical, Diagnostic, and Chemotherapeutic Developments in the last 10 Years. Clin. Infect. Dis. 24:684–703
Bruckner DA (1992) Amebiasis. Clin. Microbiol. Rev. 5:356–369
Current WL, Garcia LS (1991) Cryptosporidiosis. Clin. Microbiol. Rev. 4:325–358
Lindsay DS, Dubey JP, Blagburn BL (1997) Biology of Isospora spp. from Humans, Nonhuman Primates, and Domestic Animals
Marshall MM, Naumovik D, Ortega Y, Sterling CR (1997) Waterborne Protozoan Pathogens. Clin. Microbiol. Rev. 10:67–85
– **Informationen zu Giardia, Amöben, Kryptosporidien und Cyclospora** –
Pearson RD, de Queiroz Sousa A (1996) Clinical Spectrum of Leishmaniasis. Clin. Infect. Dis. 22:1–13
Ravdin JI (1995) Amebiasis. Clin. Infect. Dis. 20:1453–1466
Remington JS, McLeod R, Desmonts G (1995) Toxoplasmosis. In: Remington JS, Klein JO Infectious Diseases of the Fetus and the Newborn Infant, 4th ed. WB Saunders, Philadelphia London Toronto Montreal Sydney Tokyo
Stenzel DJ, Boreham PFL (1996) Blastocystis hominis Revisited. Clin. Microbiol. Rev. 9:563–584
Soave R (1996) Cyclospora: An Overview. Clin. Infect. Dis. 23:429–437
Tanowitz HB, Kirchhoff LV, Simon D, Morris SA, Weiss LM, Wittner M (1992) Chagas' Disease. Clin. Microbiol. Rev. 5:400–419
Weber R, Bryan RT, Schwartz DA, Owen RL (1994) Human Microsporidial Infections. Clin. Microbiol. Rev. 7:426–461
Wernsdorfer H, McGregor I (1988) Malaria. Principles and Practice of Malariology. Livingstone, Edinburgh
Wolfe MS (1992) Giardiasis. Clin. Microbiol. Rev. 5:93–100
Zierdt CH (1991) Blastocystis hominis – Past and Future. Clin. Microbiol. Rev. 4:61–79

Helminthen

Capó V, Despommier DD (1996) Clinical Aspects of Infection with Trichinella spp. Clin. Microbiol. Rev. 9:47–54
Mahmoud AAF (1996) Strongyloidiasis. Clin. Infect. Dis. 23:949–953

Literatur zu Abschnitt XIII/XIV (Chemotherapie)

Gilbert DN, Moellering RC, Sande MA (1998) The Sanford Guide To Antimicrobial Therapy, 28th ed. Antimicrobial Therapy, Inc. Vienna, VA
Mandell GL, Bennett JE, Dolin R (eds.) (2000) Mandell, Douglas, and Bennett's Principles and Practice of Infectious Diseases, 5th ed. Churchill Livingstone, Philadelphia

- Ausführliche Kapitel über antimikrobielle Chemotherapie und Resistenzmechanismen –

Naber KG, Vogel F, Scholz H, und die Expertenkommission der Paul-Ehrlich-Gesellschaft: Adam D, Bauernfeind A, Elies W, Görtz G, Helwig H, Knothe H, Lode H, Petersen E, Stille W, Tauchnitz C, Ullmann U, Wiedemann B (1998) PEG-Empfehlungen: Rationaler Einsatz oraler Antibiotika in der Praxis. Chemother. J. 7:16–26

Reese RE, Betts RF (eds.) (1997) A Practical Approach to Infectious Diseases, 4th ed. Little, Brown & Co., Boston Toronto
- Ausführliche Kapitel über antimikrobielle Chemotherapie –

Simon C, Stille W (2000) Antibiotika-Therapie in Klinik und Praxis, 10. Aufl. Schattauer, Stuttgart New York
- Deutsches Standardwerk zur antimikrobiellen Chemotherapie –

Vogel F, Stille W, Tauchnitz C, Stolpmann R (1996) Positionspapier zur Antibiotikatherapie in der Klinik. Chemother. J. 5:23–27

Literatur zu Abschnitt XV (Infektionsdiagnostik)

Barrow GI, Feltham RKF (eds.) (1993) Cowan and Steel's Manual for the Identification of medical bacteria. Cambridge University Press, Cambridge

Burkhardt F (1992) Mikrobiologische Diagnostik. Georg Thieme Verlag, Stuttgart New York

Cowan ST, Steel KJ (1970) Manual for the Identification of Medical Bacteria. Cambridge University Press, Cambridge

Cumitech No 1 ff. American Society for Microbiology, Washington, DC

Isenberg HD (ed.) (1992) Clinical Microbiology Procedures Handbook. American Society for Microbiology, Washington, DC

Mandell GL, Bennett GE, Dolin R (eds.) (2000) Mandell, Douglas, and Bennett's Principles and Practice of Infectious Diseases, 5th ed. Churchill Livingstone, Philadelphia

Mauch H, Lütticken R, Gatermann S (1997 ff.) MiQ Qualitätsstandards in der mikrobiologisch-infektiologischen Diagnostik, im Auftrag der Deutschen Gesellschaft für Hygiene und Mikrobiologie. Gustav Fischer Verlag, Stuttgart Jena Lübeck Ulm
- Die deutschen Richtlinien für die mikrobiologische Diagnostik: Nachfolger von Burkhardt (1984 ff.) –

Murray PR, Baron EJ, Pfaller MA, Tenover FC, Yolken RH (eds.) (1999) Manual of Clinical Microbiology, 7th ed. American Society for Microbiology, Washington, DC
- Das Standardwerk über Labormethoden der Medizinischen Mikrobiologie –

Literatur zu Abschnitt XVI (Syndrome)

Mandell GL, Bennett GE, Dolin R (eds.) (2000) Mandell, Douglas, and Bennett's Principles and Practice of Infectious Diseases, 5th ed. Churchill Livingstone, Philadelphia
- Das Standardwerk über klinisch orientierte Medizinische Mikrobiologie; sowohl nach Syndromen als auch nach Erregern gegliedert; ausführliche Literaturangaben –

Mauch H, Lütticken R, Gatermann S (1997 ff.) MiQ Qualitätsstandards in der mikrobiologisch-infektiologischen Diagnostik, im Auftrag der Deutschen Gesellschaft für Hygiene und Mikrobiologie. Gustav Fischer, Stuttgart

Reese RE, Betts RF (eds.) (1997) A Practical Approach to Infectious Diseases, 4th ed. Little, Brown & Co., Boston Toronto
- Kurzfassung des Buches von Mandell et al.; klinische Sichtweise –

Schaechter M, Medoff G, Eisenstein BI (1993) Mechanisms of microbial diseases, 2nd ed. Williams & Wilkins, Baltimore
- Beispielorientierte Einführung in die Medizinische Mikrobiologie –

Aktuelle Richtlinien zu Diagnostik, Therapie und Prävention erregerbedingter Krankheiten sind am besten bei den Centers of Disease Control im Internet (www.cdc.gov) abrufbar.

Weitere Informationen können bei der WHO (www.who.ch), den National Institutes of Health – NIH (www.nhi.gov) und beim Robert Koch-Institut (www.rki.de) abgerufen werden.

Sepsis

Bone RC (1993) Gram-negative Sepsis: a Dilemma of Modern Medicine. Clin. Microbiol. Rev. 6:57–68

Goldmann DA, Pier GB (1993) Pathogenesis of Infections Related to Intravascular Catheterization. Clin. Microbiol. Rev. 6: 176–192

Reime LG, Wilson ML, Weinstein MP (1997) Update on Detection of Bacteriemia and Fungemia. Clin. Microbiol. Rev. 10:444–465

Seifert H, Shah P, Ullmann U, Trautmann M, Briedigkeit H, Gross R, Jansen B, Kern W, Reinert R, Rosenthal E, Roth B, Salzberger B, Schrappe M, Spencker F-B, von Stockhausen HB, Steinmetz T (1997) Sepsis – Blutkulturdiagnostik (MiQ 3). Gustav Fischer Verlag, Stuttgart Jena Lübeck Ulm

Wenzel RP, Pinsky MR, Klevitch RJ, Young L (1996) Current Understanding of Sepsis. Clin. Infect. Dis. 22:1–13

Endokarditis

Goldmann DA, Pier GB (1993) Pathogenesis of Infections Related to Intravascular Catheterization. Clin. Microbiol. Rev. 6:176–192

Seifert H, Shah P, Ullmann U, Trautmann M, Briedigkeit H, Gross R, Jansen B, Kern W, Reinert R, Rosenthal E, Roth B, Salzberger B, Schrappe M, Spencker F-B, von Stockhausen HB, Steinmetz T (1997) Sepsis-Blutkulturdiagnostik (MiQ 3). Gustav Fischer Verlag, Stuttgart Jena Lübeck Ulm

Infektionen des Zentralen Nervensystems

Gray LD, Fedorko DP (1992) Laboratory Diagnosis of Bacterial Meningitis. Clin. Microbiol. Rev. 5:130–145

Lambert HP (1991) Kass Handbook of Infectious Diseases: Infections of the Central Nervous System. Arnold, London

Scheld WM, Whitley AJ, Durack DT (1997) Infections of the Central Nervous System, 2nd ed. Lippincott-Raven, Philadelphia New York

Tunkel AR, Scheld WM (1993) Pathogenesis and Pathophysiology of Bacterial Meningitis. Clin. Microbiol. Rev. 6:118–136

Augeninfektionen

Baum J (1995) Infections of the Eye. Clin. Infect. Dis. 21:479–488

HNO-Infektionen

Pennington JE (ed.) (1989) Respiratory Infections: Diagnosis and Management, 2nd ed. Raven, New York

Pneumonie

Marrie TJ (1994) Community-Acquired Pneumonia. Clin. Infect. Dis. 18:501–515
Pennington JE (ed.) (1989) Respiratory Infections: Diagnosis and Management, 2nd ed. Raven, New York
Peterson LR, Shanholtzer CJ (1988) Using the Microbiological Laboratory in the Diagnosis of Pneumonia. Semin. Respir. Infect. 3:106–112
Sande MA, Hudson LD, Root RK (eds.) (1986) Respiratory Infections. Churchill Livingstone, New York

Harnwegsinfektionen

Bint AJ, Hill D (1994) Bacteriuria of Pregnancy – an Update on Significance, Diagnosis, and Management. J. Antimicrob. Chemother. 33 (Suppl. A):93–97
Gatermann S, Podschun R, Schmidt H, Wittke J-W, Naber K, Sietzen W, Straube E (1997) Harnwegsinfektionen (MiQ 2). Gustav Fischer Verlag, Stuttgart Jena Lübeck Ulm
Kunin CM (1994) Urinary Tract Infections in Females. Clin. Infect. Dis. 18:1–12
Nicolle LE (1994) Urinary Tract Infection in the Elderly. J. Antimicrob. Chemother. 33 (Suppl. A):99–109

Infektionen des Genitaltrakts, sexuell übertragbare Krankheiten

Cassel GH, Waites KB, Watson HL, Crouse DT, Harasawa R (1993) Ureaplasma urealyticum Intrauterine Infection: Role in Prematurity and Disease in Newborns. Clin. Microbiol. Rev. 6:69–87
Spiegel CA (1991) Bacterial Vaginosis. Clin. Microbiol. Rev. 4:485–502

Gastroenteritis

Farthing MJG, Keusch GT (eds.) (1989) Enteric Infection. Raven, New York
Hedberg CW, Osterholm MT (1993) Outbreaks of Food-borne and Waterborne Viral Gastroenteritis. Clin. Microbiol. Rev. 6:199–210
Rippey SR (1994) Infectious Diseases Associated with Molluscan Shellfish Consumption. Clin. Microbiol. Rev. 7:419–425
Johnson S, Gerding DN (1998) Clostridium difficile-Associated Diarrhea. Clin. Infect. Dis. 26:1027–1036

Kaper JB, Morris Jr JG, Levine MM (1995) Cholera. Clin. Microbiol. Rev. 8:48–86 (Erratum Clin. Microbiol. Rev. 8:316)
Sears CL, Kaper JB (1996) Enteric Bacterial Toxins: Mechanisms of Action and Linkage to Intestinal Secretion. Microbiol. Rev. 60:167–215

Intraabdominelle Infektionen

Johnson CC, Baldessarre J, Levinson ME (1997) Peritonitis: Update on Pathophysiology, Clinical Manifestation, and Management. Clin. Infect. Dis. 24:1035–1047
Miksits K, Rodloff AC, Hahn H (1991) Mikrobiologische Aspekte der Peritonitis. Akt. Chir. 26:92–97

Haut- und Weichteilinfektionen

Weinberg A, Swartz M (1987) General Consideration of Bacterial Diseases. In: Fitzpatrick et al (eds.) Dermatology in General Medicine, 3rd ed. McGraw-Hill, New York, pp 2089–2100

Osteomyelitis

Gillespie WJ (1997) Prevention and Management of Infection after Total Joint Replacement. Clin. Infect. Dis. 25:1310–1317
Lamprecht E (1997) Akute Osteomyelitis im Kindesalter. Orthopäde 26:868–878
Lipsky BA (1997) Osteomyelitis of the Foot in Diabetic Patients. Clin. Infect. Dis. 25:1318–1326
Mader JT, Shirtliff M, Calhoun JH (1997) Staging and Staging Application in Osteomyelitis. Clin. Infect. Dis. 25:1303–1309
Mader JT, Mohan D, Calhoun JH (1997) A Practical Guide to the Diagnosis and Management of Bone and Joint Infections. Drugs 54:253–265
Lew DP, Waldvogel FA (1997) Osteomyelitis. N. Engl. J. Med. 336:999–1007
Wall EJ (1998) Childhood Osteomyelitis and Septic Arthritis. Curr. Opin. Pediatr. 10:73–76

Arthritis

Goldenberg DL (1998) Septic Arthritis. Lancet 351:197–202
Mader JT, Mohan D, Calhoun JH (1997) A Practical Guide to the Diagnosis and Management of Bone and Joint Infections. Drugs 54:253–265
Smith JW, Piercy EA (1995) Infectious Arthritis. Clin. Infect. Dis. 20:225–231
Wall EJ (1998) Childhood Osteomyelitis and Septic Arthritis. Curr. Opin. Pediatr. 10:73–76

Nosokomiale Infektionen

Emori TG, Gaynes RP (1993) An Overview of Nosocomial Infections, Including the Role of the Microbiology Laboratory. Clin. Microbiol. Rev. 6:428–442
Robert Koch-Institut (1989–1997) Richtlinien für Krankenhaushygiene und Infektionsprophylaxe. Gustav Fischer Verlag, Stuttgart Jena Lübeck Ulm

Rubin RH, Young LS (1994) Clinical Approach to Infection in the Compromised Host, 3rd ed. Plenum Medical Book Company, New York London

Wenzel RP (1997) Prevention and Control of Nosocomial Infections, 3rd ed. Williams & Wilkins, Baltimore

Infektionen bei geriatrischen Patienten

Füsgen I (2000) Der ältere Patient. Urban & Fischer Verlag, München Jena

Hof H, Mertgen CP, Witte K (2002) Antibiotika in der Geriatrie. Socio-medico Verlag, Wessobrunn

Popp W, Burgmann H (2003) Infektionen im höheren Lebensalter. ÄrzteWoche 17:1–5

Kaufhold HW, Mergen CP (2000) Antibiotika im Alter – Antiinfektiva –. Socio-medico Verlag, Wessobrunn

Robert Koch-Institut (2002) Gesundheitsberichterstattung des Bundes. Gesundheit im Alter. Verlag Robert Koch-Institut, Berlin

Sachverzeichnis

A

AAV (Adeno-assoziierte Viren) **596**
AB0-System **85–86**
Abacavir 493–496
abdominelle Infektionen, geriatrische Patienten 977
Abort, septischer 906
– Anaerobier, nichtsporenbildende 350
– Toxoplasma-Infektion 751
abortiver Zyklus, Viren 462–463
Abschürfungen, Tollwutinfektion 557
Absonderungsmaßnahmen, Infektionen 158
Absterben, Bakterienvermehrung 181
Abstoßungsreaktion 125–126
Abszess
– Salmonellen 258
– Staphylococcus aureus 190–191
Abteilung = Stamm (Phylum), Bakterien 13
AB-Toxine
– Botulismus 345
– zytotoxische 260
Abwehrdefekte, Pneumonie 938
abwehrgeschwächter Patient, Umkehrisolierung 158
Abwehrmechanismen 4
– Virusinfektionen 473–478
Abwehrphase, Immunreaktion 47
Acetylcholinfreisetzung, Botulismus 345
ACG (Acycloguanosin) **493**, 496
ACI-Alkohol, Ziehl-Neelsen-Färbung 878
Aciclovir **493**, 494, 496
Acidaminococcus 358–359
Acinetobacter **279–286**
– Baumannii 279
– calcoaceticus 279
– haemolyticus 279
– lwoffii 279
– Johnsonii 279
– junii 279
Acquired Immunodeficiency Syndrome s. AIDS
Acremonium spp. 703, 706
Acrodermatitis chronica atrophicans, Lyme-Borreliose 398–399
ACT (Adenylat-Zyklase-Toxin), Bordetella pertussis 304

Actinobacillus
– actinomycetem comitans 438
– actinomycetemcomitans 356
Actinomadura madurae 381
Actinomyces(arten)/-mycetales 355–356
– israelii **355–357**
Acycloguanosin (ACG) **493**, 496
Acylaminopenicilline **822–823**
ADCC (antibody dependent cellular cytotoxicity) 52, **69**, 106, 134
– HSV-Infektion 614
– Virusinfektionen 477
Addison'sche Krankheit 123
Adefovir (PMEA) 494
Adeno-assoziierte Viren (AAV) **596**
Adenosinarabinosid 493
Adenosin-Desaminase-Mangel 127
Adeno-Viren **604–608**
– Daten, klinische 571
– Diagnostik 505–506
– enterische, Meldepflicht 574
– – (Typ 40 und 41) **573–574**
– Struktur 452
Adenylatzyklase 274
Adenylat-Zyklase-Toxin (ACT), Bordetella pertussis 304
Adhärenz **24–25**
– Hemmung **135–136**
– Pneumokokken 212
– Staphylococcus epidermidis 196
– Zellhülle, Bakterien, grampositive 175
Adhäsine **24–25**, 177
Adhäsion 24
– A-Streptokokken 202
Adjuvantien 67
Adnexitis
– Anaerobier, nicht-sporenbildende 350
– Genitalinfektion 945
ADP-Ribosyl 330
ADP-Ribosylierung, Toxine 28
ADP-Ribosyl-Transferase, Pertussistoxin (PT) 304
Adsorption, Viren 456
Adsorptionseffekt, Sterilfiltration 165
Aedes **149**, 790
Ägyptische Augenentzündung **429**
Äquivalenzzone, Präzipitatbildung, maximale 83
Aerobactin, Enteritis-Salmonellen 256
aerobe Bakterien 883
Aeromonas **272–278**

ärztliches Handeln 870–871
Äsculin 317
Ätherempfindlichkeit, Viren 453
Agammaglobulinämie 127
– Hepatitis B 646
– Typ Bruton/Schweizer 127
Agardiffusionstest **897–899**
Agaricales 676
Agarplatten 881
Agarverdünnungstest **896–897**
AggEC 236
Agglutination 83, 885, 887
Agglutinationstests, Haemophilus influenzae 300
Aggregationssubstanz (AS) 221
AIDS 128, 577, 580–581, **585**
– Aspergillose 698
– B-Zell-Lymphome 590–591
– Diarrhoe 952
– Enteritis-Salmonellen 257
– Histoplasmose 717
– Kachexie-Syndrom 590
– Kryptokokkose 691
– – Meningitis 917
– Kryptosporidiose 755
– Mikrosporidiose 756
– Sepsis 906
– Toxoplasma-Infektion 752
– ZMV-Infektion 589
– – opportunistische 623
AIDS-definierende Infektionen 585, **588–591**
– Erreger 589
air-borne 149
Ajellomyces dermatitidis 718
Akanthose, HPV-Infektion 598
Akne vulgaris 355
Aktinomykose 354, **355–357**
Aktinomyzeten, aerobe **381–384**
Aktivierung, polyklonale, Autoantikörper 125
Akustikusschädigung, Gentamicin/Tobramycin 835
Akut-Phase-Reaktion 29
akzessorische Moleküle 101
Alastrim **662**
Albendazol **864–865**
Alginat, Pseudomonas aeruginosa 280
Alkohol
– Desinfektion 162
– Gram-Färbung 877
Allelen-Ausschluss, Antikörperbildung 73–74
Allergien 34, 120

- Antigen-Antikörper-Reaktion 69
- Chemotherapeutika 813
- Chemotherapie 816
- Penicillin 820
- postinfektiöse, Meningokokken 233
- Sofortreaktion 104
- Typ I (anaphylaktischer Reaktionstyp) **120–121**
- Typ II (zytotoxischer Reaktionstyp) **121–122**
- Typ III (Immunkomplex-Typ) **122**
- Typ IV (verzögerter Typ) 94, 104, **122–123**

allergische Reaktionen, Vancomycin 833
Allgemeininfektion, zyklische **33**, 34
Alloantigene, Erythrozyten 85
allogen 91
Allotypen
- AB0-System 85
- Antikörper 66

Allylamine **860**
Alphaviren, biologische Waffen 982
Alter, Chemotherapie 816
Alternaria spp. 703
Alttuberkulin 369
Aluminiumhydroxid 67
Alveolarmakrophagen 113
Alveolitis, allergische, extrinsische 384
Amantadin **495–497**
Amblyoma 791
Amikacin **835–836**, 849
Aminkolpitis 42
1-Aminoadamantan-HCl 497
Aminoglykoside 809, **834–836**
Aminopenicilline 821
Aminosäuren
- hydrophile, IgM-Antikörper 74
- hydrophobe, IgM-Antikörper 74

Ammenphänomem, Haemophilus influenzae 299, 444
Amöben/Amöbiasis 742, **743**, 744, 797
- Leberabszess 744
- Meningitis 917

Amöbom 744
Amoxycillin **821**
amphiphil 80
amphitriche Geißeln 177
Amphotenside, Desinfektion 162
Amphotericin B **853–854**, 859
Ampicillin **821**
Amplifikation
- Genamplifikationsverfahren 893
- Tumorentstehung 484

Amprenavir 495, **497**
Amyloid
- Creutzfeldt-Jakob-Krankheit (CJK) 670
- Prion-Protein 665

Anämie
- aplastische, irreversible, Chloramphenicol 851
- hämolytische 123, **124**
- – autoimmune 121
- perniziöse 123

Anaerobier 351, 883
- Clindamycin 839
- Faktoren, prädisponierende 350
- nicht-sporenbildende **349–360**
- sporenbildende **339–348**
- Stoffwechselprodukte 352

Anamnese 869
- Virusinfektion 503

anaphylaktische Reaktionen 82, 119
- IgE 65
- Mastzellen 121

anaphylaktischer Reaktionstyp (Allergien) **120**, 121
Anaphylatoxine **82**, 119
- C3a/C5a 80

Anaplasma phagocytophilium 408–409
Ancylostoma duodenale 779–780
Anergie 370
Aneuploidie 480, **889**
Aneurysma, Syphilis 388
Anfälle, zerebrale, Pertussis 305
Anfälligkeit s. Disposition
Angina 385
- lacunaris, A-Streptokokken 204
- Mononukleose, infektiöse 627
- Plaut-Vincenti **394**
- tonsillaris **933**

Angiomatose, bazilläre 417, 419
Anisakiasis 784
Ankerstellen, MHC-Moleküle 95
Anopheles 790
- Infektionsvektoren 149
- Malaria 746

Ansteckungsfähigkeit s. Kontagiosität
Anthrax 11, **334**
Anthropozoonose(erreger) 150
- ohne Familienzugehörigkeit 313–325

Anti-A-Antikörper 88
antibakterielle Wirkung, Chemotherapie 804–806
Antibiogramm
- Chemotherapie 815
- Endokarditis 913

Antibiotika 40, **819–823**
- geriatrische Patienten 978–979
- perioperative Prophylaxe 41
- Pilzbefall 40
- Resistenzmechanismen 809

antibody dependent cellular cytotoxicity s. ADCC

antibody dependent enhancement 526
antibody enhancing effect 477
Anti-CMV, Untersuchung bei Blutspenden 507
Anti-D-Antikörper, Erythroblastose 87
Antigen-Antikörper-Komplex/-Reaktion 47–48, **83–93**
- allergische Sofortreaktion 69
- allogene Situation 65
- Antikörper, markierte, Nachweis **84–85**
- Autoimmunerkrankung 65
- autologe, syngene bzw. xenogene Situation 65
- Bildung 83
- Bindungen, nicht-kovalente 68
- Komplementaktivierung 69
- Opsonisierung 69
- Stärke 68
- – Avidität 68
- Toxin-/Virusneutralisation 69

Antigenbindungsstelle, Antikörper **63**
Antigendrift, Influenza-Virus 538
Antigene 23, **65–66**
- AB0-System 86
- Abstoßungsreaktion 126
- Antikörper 48
- biologische Wirkung, Adjuvantien 66
- Blutgruppensubstanzen 65
- Blutgruppensysteme 87
- Chlamydien 431
- Determinanten 65
- endo-/exogene 98–99
- Epitope 65, 83
- erregerspezifische, Nachweis 884
- fremde 91
- Haupt-Histokompatibilitäts-Antigene 65
- heterogenetische (kreuzreaktive) **66**, 124
- heterophile 66
- Ig-Allotypen 65
- Immunogenität 48
- Infektionen 137
- Kapseln 176
- körpereigene 98
- Kreuzreaktivität 67
- Nachweis, Antikörper, markierte **84**, 85
- – Erreger 23
- – labordiagnostische Verfahren 887
- – Pilze 895
- – Viren 502
- polyvalente 83
- protektive, Toleranz 137–138
- Prozessierung 117

Sachverzeichnis

- Spezifität 48
- T-(un)abhängige **106**
- Überschuss 69
- virale **98**, 475, 478, 889–890

antigene Determinante 95
Antigen-ELISA 501, 889, **890**
Antigenerkennung, T-Lymphozyten 95
Antigenpräsentation 117–118
- Immunität, zelluläre 48
- MHC-II-restringierte 106
- T-Zell-Antwort 97–98
- Virusinfektionen 476

Antigen-präsentierende Zellen 54, 101, **117–118**
- Virusinfektionen 474

Antigenprocessing, Virusinfektionen 476
Antigenshift, Influenza-Virus 538
Antigenvariation **26**
Anti-HAV 507
Anti-HAV-IgM 507
Anti-HBc 507
Anti-HBc-IgG 645
Anti-HBc-IgM **645**, 652
Anti-HBe 507, **645**
Anti-HBs **645**
Anti-HBs-IgG 507
Anti-HCV-IgG 507
Anti-HEV 507
Anti-HGV 507
Anti-HIV1/2-IgG/IgM 507
Anti-HTLV1/2 507
Antihumanglobulin 88
Anti-IFN-Seren 498
Antikörper **23**, 47, **61–65**
- Affinität 68
- agglutinierende 88
- Allotypen 66
- Antigenbindungsstelle 63
- als Antigene 66
- Domänen 62–63
- Einflussfaktoren, kinetische 886
- Epitope 47
- erregerspezifische, Nachweis 886
- F(ab')$_2$-Fragment 61–62
- Fc-Fragment **61–62**, 114
- freie 74
- Geißelantigene 135
- hämolysierende 89
- Hinge-Region 63
- humanisierte 489
- hypervariable Bereiche 63
- Idiotypen 66
- Inaktivierung 136
- inkomplette 88
- Isotypen 66
- Klassen 63

- Kohlenhydratantigene, repetitive 106
- Komplementsystem 61
- komplette 88
- kreuzreaktive 68
- markierte **84–85**, 885
- membranständige 74
- monoklonale **67–68**, 84
- nicht-agglutinierende 88
- oligoklonale 67–68
- opsonisierende 105–106
- physiologische 86
- polyklonale 67–68
- Primärantwort 67
- Rahmenbezirke 63
- reguläre 88
- Scharnier-Region 63
- Sekundärantwort 67
- Spezifität 68
- Syphilis 389
- gegen Viren, Nachweis 891
- Virusinfektionen 476

Antikörper-abhängige zellvermittelte Zytotoxizität s. ADCC
Antikörperantwort 67, **70**, 71
Antikörperbildung 72–75
- Allelen-Ausschluss 73–74
- Aussagemöglichkeiten 884
- Diversität 73
- genetische Grundlagen 71
- Gen-Rearrangement 72–73
- Ig-Klassen-Wechsel 74–75
- Spleißen 72–73
- switch 74–75
- Virusinfektionen 475

Antikörperfragmente 61
Antikörpermangel 127
- Sepsis 906
Antikörpernachweis **884**
- labordiagnostische Verfahren 887
- Parasiten 896
- Pilze 895

Anti-Lymphozyten-Serum, Transplantatabstoßung 126
Antimalariamittel **861–862**
Antimetabolite **854–855**
antimikrobielle Substanzen **814–866**
- Empfindlichkeitsprüfung 896
Antimon, fünfwertiges **863–864**
Antimykotika 846–849, **853–860**
Anti-O-Antikörper, Cholera 276
antiparasitäre Substanzen **861–866**
Anti-Pertussisimpfung 344
anti-phagozytäre Substanzen, Erreger 135
Antisense-RNS **497**
Antiseptik 10, **155**
Antiserum **67**
Antitoxin, Diphtherie 331

Antituberkulotika 372, **846–849**
Antitumor-Chemotherapie 40
antiviral wirksame Substanzen **493–498**
Antoniusfeuer 680
Anzucht, Pilze 895
APC-Gen 487–488
aplastische Krise, Parvo-Virus-B19-Infektion 595
APO-1 102
Apoptose **102–103**
- Phagozyten 135
- Tumoren 489
- Virusinfektion 467
apparative Untersuchungen 870
Apparenz-/Inapparenzrate, Virusinfektionen 474
Appendizitis
- Anaerobier, nichtsporenbildende 350
- Escherichia coli 239
Aracatuba-Virus **662**
Arachidonsäuremetabolismus 120
Arachidonsäure-Metaboliten 115, **119**
- Sepsis 908
Arachnida 356, **792–793**
Arbo-Viren 523
Archaebakterien 3, 14
Archiascomycetes 676
Arena-Viren 150, **562–565**
- biologische Waffen 982
L-Arginin 112
Art (Species), Bakterien 13
Artemisinin **861–862**
arterielle Durchblutungsstörungen, Osteomyelitis 964
Arthralgien
- Parvo-Virusinfektion 594–595
- Virusinfektionen 504
- Yersinien 265
Arthritis **959–962**
- Lyme-Borreliose 398
- postinfektiöse/reaktive, Campylobacter jejuni 287, 289
- rheumatoide **124**, 960
- Yersinien 265
Arthrokonidien 708
Arthropoden 4, 409, 523
Arthus-Reaktion **122**
Ascaris lumbricoides **782–784**, 799
Ascodesmiaceae 676
Ascomycota 676, **685–689**
Asepsis 10, **155**
- Nosokomialinfektionen 973
Asien-Influenza 542
Aspergillom **693**, 697, 699
Aspergillose **696–700**, 720
- AIDS 698
- allergische 699

– – bronchopulmonale 697–698
– Endokarditis 698
– invasive **693**, 698–699
– saprophytische 697
Aspergillus
– Antigen 699
– flavus 130, **701**
– fumigatus 693, **696–700**, 720
– niger 698, **701**
Aspirationspneumonie, Anaerobier, nichtsporenbildende 350
Asplenie, Sepsis 906
Assimilation 182
A-Streptokokken **200–207**, 968
– Impetigo 967
– Resistenz 201
– Streptolysin O/S 200–201
Astro-Viren 571, **576**
Ataxia teleangiectatica 127
Atazanavir 495
Atemnot, Pneumonie 936
Atemwegserkrankungen, Erreger 541
Atherosklerose, Chlamydia pneumoniae 435
Atmung, (an)aerobe 181
Atopie **120**
Auffrischimpfungen s. Impfungen
Augenentzündung, ägyptische **429**
Augeninfektionen **925–930**
– Pseudomonas aeruginosa 283
– virusbedingte 503
Auramin-Färbung 877–878
Aureobasidium spp. 703
Ausbruch 146
Ausscheider
– asymptomatische, Amöbiasis 743
– Erreger 31
Ausscheidungen
– Desinfektion 164
– Virusinfektionen 153
Ausschleusung aus der Zelle
– Resistenz 809
– Viren 462
Ausstreichen, fraktioniertes 879
Auswurf, Pneumonie 936
Autoantigene, sequestrierte 124
Autoantikörper, Aktivierung, polyklonale 125
Autoimmunerkrankungen **123–125**
– Antigen-Antikörper-Reaktion 65
– organ(un)spezifische 123–124
– Selektionstheorie, klonale 71
Autoimmun-Hepatitis 658
Autoimmunität 120
– virusinduzierte **465**, 516
Autoklavierung **160**
autologe Situation, Antigen-Antikörper-Reaktion 65
Autolysin, Pneumokokken 211

Autosterilisation, Erreger 31
Autotrophie, Bakterien 183
AV-Block, Lyme-Borreliose 398
Avidität, Antigen-Antikörper-Bindung, Stärke 68
N-Azetylglukosamin 112
Azetylmuramylsäure 112
Azidagar 882
Azidothymidin (AZT) **493**, 496
Azithromycin **841**, 849
Azole **855**, 859

B

Babes-Ernst-Granula/-Körperchen 179, 331
Bacille Calmette-Guérin 372
Bacillus **334–338**
– anthracis **334–337**
– – biologische Waffen 336, **982**
– cereus 334, **337–338**
– licheniformis 338
– sphaericus 338
– stearothermophilus 338
– subtilis 41, 334, **338**
Bactec-Verfahren 371
Bacteriocine **36–37**
– A-Streptokokken 201
Bacteroidaceae **349–354**
Bacteroides fragilis 349–350
Bakteriämie, Sepsis 33
bakterielle Interaktionen 36
Bakterien 3, **169–183**, 184
– aerobe 883
– anaerobe s. Anaerobier
– Aufbau **169–179**, 183
– Autotrophie 183
– Beweglichkeitsorganellen 25
– Chemotrophie 181
– Definition 169–170
– Depotgranula 178–179
– Eigenschaften 3
– Energiegewinnung 181
– fakultativ-anaerobe 883
– Fimbrien/Geißeln 177
– gramnegative 174–175
– grampositive 175
– Heterotrophie 183
– hierarchische Ordnung 12
– Infektionen 130–134
– – Prävention 154–158
– Insertionssequenzen 171
– Kapseläquivalent 26
– Kapseln 176
– Kategorien 13
– Kauffmann-White-Schema 883

– Kernäquivalent 170
– Kultur 181
– Lancefield-Gruppen 883
– Lebensweise, intrazelluläre 136–137
– L-Formen 176
– lysogene 11
– Metabolite 183–184
– Morphologie 169–170
– nichtfermentierende 279–286
– nichtsporenbildende, obligat anaerobe 349–360
– Nomenklatur 12
– Nukleotidsequenzen, erregerspezifische 892
– obligat aerobe 883
– obligat anaerobe 883
– Opsonine 26
– Phototrophie 181
– Pili 20, **177**
– Plasmide 170–171
– Progression, geometrische 180
– resistente 896
– schraubenförmige 170
– Sporen 178
– Stellung 14, 16
– Stoffwechsel 181–184
– Transposons 171–172
– Vermehrung 180–181
– Vermehrungscharakteristika, atmosphärische 881–884
– Wachstum, exponentielles 180
– Wuchsstoffe 183–184
– Zellhülle 173–176
– zellhüllenlose 176
– Zytoplasma(membran) 172
Bakterienchromosom 170
Bakterienfett **179**
Bakterienflora
– immunsupprimierte Patienten 37
– physiologische **35–43**
– vaginale, Östrogene 39
– wandständige, Darm 38
Bakteriologie s. Bakterien
bakteriologischer Nachweis, Erreger 876–888
Bakteriolyse, Penicillin G 819
Bakteriophage(n) **171**, 455
– Lambda 171
Bakteriostase **804**
Bakteriurie
– Harnwegsinfektionen 940
– katheterassoziierte, geriatrische Patienten 979
Bakterizidie 132, **804**
– Desinfektion 162
Balkangrippe **411–413**
Bambusstab, Bacillus anthracis 336
Bancroft-Filariose, Elephantiasis 800
Bandscheibeninfektionen **961–962**

Sachverzeichnis

Bandwürmer 725, **764–770**
Bang-Krankheit 313, **319–323**
Bannwarth-Syndrom, Lyme-Borreliose 398, **399**
Barriere 26
Bartonella 416
- bacilliformis 416, **419–420**
- elizabethae 416, **420**
- henselae 150, **416–419**
- quintana 149, 416, 419
- vinsonii subsp. berkhoffii 416, **420**

Bartonellose **420**
Basalzellen, HPV-Infektion 598
Basedow'sche Krankheit **123**
Basidiobolaceae 676
Basidiobolus **701**
Basidiomyceta 676, **690–694**
Basis(kultur)medien 881, 885
Basophile **51**
- Aktivierung 106

Bazillen **170**
- Sporen 178

BCG-Lebendimpfstoff 138
BCG-Schutzimpfung 370
- Tuberkulose 372

bcl 481
bcl-like 634
BCR-ABL-Protein 484
bcr-Gen 484
BCYE-Agar **882**
- Legionellen 311

Bed-Side-Test **88**
Begutachtungsauftrag, Untersuchungsmaterial 874
Bejel-Syndrom 385, **394**
Bence-Jones-Proteine 68
Benzathin-Penicillin G 820
Benzfuran 860
Beobachtungsbias 148
Bereitstellung s. Disposition
Bergey's Manual of Systematic Bacteriology 13–14
von Bergmann, Ernst 10
Beulenpest 268–269
Beweglichkeitsorganellen, Bakterien 25
Bewusstseinseintrübung, Meningitis, eitrige 920
Bias **148**
Bickerstaff-Enzephalitis, Guillain-Barré-Syndrom (GBS) 289
Bifidobacterium **355–356**
- animalis 41
- bifidum 41
- breve 41

Bindehaut, Körnerkrankheit **429**
biochemische Identifizierung, Differentialkulturmedien 883

biologische Nebenwirkungen, Chemotherapeutika 813
biologische Waffen **981–983**
Biopolaris spp. 703
Biovar 13
Bissverletzungen/-wunden, Tollwutinfektion 557, 559
BK-Medium 233
BK-Virus **603**
Black Yeasts 703
Bläschenbildung, Herpes-simplex-Virus 613–614
Blasen 968
Blasengrind, A-Streptokokken 204
Blastomyces dermatitidis 718
Blastomykose
- nordamerikanische 718
- südamerikanische 718

Blastomyzeten 675, **685–695**
Blut
- gruppengleiches 86
- Neugeborene, Rötelnnachweis 532

Blutagar 331, 882
Blutagarplatten 299
Blutausstrich, Chagaskrankheit 732
Blutgerinnungssystem, Endotoxine 30
Blutgruppen 86
Blutgruppenserologie 85
- Erythrozytenmerkmale 88
- Isoagglutinine 88
- Kreuzprobe 86
- Untersuchungsmethoden **88–89**

Blutgruppensubstanzen, Antigene 65
Blutgruppensysteme, Antigene 87
Blut-Hirn-Schranke, Meningokokken 231
Blut-Liquor-Schranke, Haemophilus influenzae 298
Blutmonozyten **54**, 114
- Fc-Rezeptoren 114

Blutproben, Testungen, Transfusion 502
Blutschizogonie 745
Blutspenden/-spender
- Freigabeuntersuchungen 507
- Rh-System 87

B-Lymphozyten 50, **51–52**, 71, 92
- Aktivierung, IL-4 105
- Antigenpräsentation 118
- antigenstimulierte 57
- HIV-Infektion 583
- Humoral-Immunität, spezifische 52
- Klasse-II-Moleküle 105
- Lipopolysaccharide (LPS) 66
- Lymphknoten 57
- Mononukleose, akute 627
- Plasmazellen 52

Bonjour-Tröpfchen, Gonorrhoe 226
Borderline-Lepra 378

Bordetella/Bortadellen 303–308
- avium 303, **307**
- bronchiseptica 303, **307**
- hinzii 303, **307**
- holmesii 303, **307**
- parapertussis 303, **307**
- pertussis 130, 138, **303–307**
- petrii 303
- trematum 303, **307**

Borkenflechte, Staphylococcus aureus 191
Borna-Virus **554–555**
Bornholm-Krankheit 517, **518**
Borrelia/Borrelien 150, 170, **396–403**
- afzelii 396, **396–401**
- burgdorferi 149, **396–401**, 446
- garinii 396, **396–401**
- recurrentis 137, 149, 396, **401–402**
- Reservoirwirte 397

Borreliose **396–401**
- Zecken 397

Boston-Exanthem 519
Boten-RNS 72
Botulinustoxin 27
- biologische Waffen 346

Botulismus 130, 339, **345–346**
- Meldepflicht 346

Bouillon 881
Bouillonverdünnungstest **896–897**
Boutonneuse-Fieber 408, 414
Bowen-Syndrom 488
- HPV-Infektion 600

Bradykardie, Typhus abdominalis 253
Bradykinin **119**
- Entzündung 30

Bradyzoiten, Toxoplasmen 750
Brandwunden, Enterokokken 220
Branhamella catarrhalis **438**
breakpoint cluster region 484
Break-point-Methode **897**
Brechdurchfall, Staphylococcus aureus 193–194
Breitspektrumantibiotika **805–806**
Bremsen 790
Brevundimonas vesicularis 279
Brill-Zinsser-Syndrom 408, **410**
Brivudin (BVDU) **493**, 494
Bromvinyldesoxyuridin (BVDU) **493**, 496
Bronchiolitis 544
- Erreger 541
- Kleinkindesalter 546

Bronchitis **938–939**
- HiB-Infektion 300
- Influenza 541

Bronchopneumonie **213**
- Influenza-Virus 540
- Masern 553
- Nocardiose 383

Brucella/Brucellen 133, 150, **319–323**
- abortus 313, **319**
- biologische Waffen 322
- canis 313
- melitensis 313, **319**
- suis 313, **319**
Brucellen-Widal 322
Brucellergen-Test 322
Brucellose 133, **319–323**
- Meldepflicht 322
- Milchprodukte 320
Brugia
- malayi 149, **785–786**
- – Elephantiasis 799
- timori **785**
Bruton'sche Agammaglobulinämie 127
BSE (bovine spongiforme enzephalopathy) 455, **665**
B-Streptokokken **208–210**
Bubo/Bubonen **268**, 443
Bubonenpest 268
budding, Viren 462
Buffered Charcoal Yeast Extract-Agar 882
Bulla 968
Bundesseuchengesetz 21
Bunte Reihe 258, 269
- Enterobakterien 442
- Meningokokken 233
Bunya-Viren **566–568**
- biologische Waffen 982
Burkholderia **279–286**
- cepacia 279, **284**
- mallei 279
- – biologische Waffen 982
- pseudomallei 279, **284–285**
- – biologische Waffen 982
Burkitt-Lymphom 482, 502, **628**
- Chromosomen, Translokationen 466
- EBV-Infektion 627, 630
Bursa Fabricii 51, **56–57**
Bursa-Äquivalent **56–57**
Buruli-Ulkus 362, **375**, 968
Bush-Klassifikation, β-Laktamasen 809
BVDU (Bromvinyldesoxyuridin) **493**
B-Vorläuferzellen **71–72**
B-Zellaktivierung, IL-4 105
B-Zell-Differenzierung **56**
B-Zellen s. B-Lymphozyten
B-Zellhybridome, Antikörper, monoklonale 68
B-Zell-Lymphome (BZL)
- AIDS **590–591**
- EBV-Infektion 630
B-Zellsystem 174

C

C1 79
C1-Esterase 80
C1INH 80
C1q 79–80, 116
C1qrs, aktiviertes **80**
C1r/C1s 79
C2 79, 116
C2a **80**
C3 **80**, 81, 116
C3a/C3b **80**
C3b⁺Bb 81–82
C3b⁺H 81
C3b-Fragment 466
C3b-Inaktivator 81
C3bi-Rezeptor 114
C3-Konvertase **80**
C4 116
C4a/C4b 80
C4b2b 80
C4b2b3b 80
C5 **79–80**, 116
C5a-Peptidase
- A-Streptokokken 200, 203
- B-Streptokokken 208
C5b **80**
C5b67-Komplex 80
C5b678-Komplex 80
C6–9 **79**, 80
C_κ-Gen 72
Cäsarenhals, Diphtherie 330
Café-au-lait-Gesicht 218
Calabar-Schwellung 785, **787**
Calici-Viren **574–575**
- biologische Waffen 982
- Meldepflicht 575
Calici-Virus-Erkrankungen, Daten, klinische 571
California encephalitis virus **568**
- biologische Waffen 982
Callitroga **795**
Calor, Entzündung 30
Calymmatobacterium granulomatis 249
CAMP-Faktor, B-Streptokokken 208
Campylobacter **287–290**
- coli 287, **290**
- concisus 287, **290**
- fetus (subsp. fetus) 287, **290**
- hyointestinalis 287, **290**
- jejuni 287, **287–290**
- – biologische Waffen 982
- – Meldepflicht 289
- lari 287, **290**
- sputorum 287
- upsaliensis 287

Candida
- albicans **685–688**, 689–690, 693, 720
- dubliniensis 690
- glabrata 690
- krusei 690
- lusitaniae 690
- parapsilosis 690
- tropicalis 690
Candidaonychomykose 686
Candidose 686
- Endokarditis 687
- Harnwegsinfektionen 687
- Infektionen, katheterassoziierte 687
- Ösophagitis 686
- oropharyngeale 686
- Peritonitis/Pneumonie 687
- Sepsis 687–688
Cantalongo-Virus 662
CAPD (chronic ambulatory peritoneal dialysis)-Patienten, Peritonitis, Staphylococcus epidermidis 221
CAPD(chronic ambulatory peritoneal dialysis)-Patienten 221
- Peritonitis, Staphylococcus epidermidis 196
capillary-leak-Symptom, Lassa-Fieber-Virus 564
Capnocytophaga 353
Capsofungin, Wirkungsmechanismus/-spektrum 860
Capture-Test 887
Carbapeneme **830–831**
Cardiobacterium hominis 438
Carrier-Maus, LCM-Infektion 563
Carrier-Status, Diphtherie 328
Carrion-Syndrom **420**
case control studies 146–147
case report 146
case series 146
Caspofungin **858–860**
CC-Chemokine 116
CCR5-Rezeptoren, HIV-Infektion 583
CD1 **53**, 98
CD2 53
CD3 52, **53**, **96**, 103
CD3-Leukozyten **96**
CD4 48, 53, 103
- Virusinfektionen 475
CD4/CD8-Regulation, Virusinfektionen 477
CD4-Helfer-T-Zellen, Aktivierung 105
CD4-Lymphozyten 612
- HIV-Infektion 582, 584–585
- HSV-Infektion 614
- IFNγ-produzierende 770
CD4-T-Lymphozyten **96**, 97, 122
- Antigenpräsentation 118
- Transplantatabstoßung 125

B-C

CD8 48, 53, 103, 477
- Virusinfektionen 477
CD8⁺-T-Zellen, zytolytische 104
CD8-Lymphozyten
- HIV-Infektion 584
- HSV-Infektion 614
CD8-T-Lymphozyten **96**, 97
- Differenzierungsfaktor 104
- MHC-Klasse-I-Moleküle 118
- Transplantatabstoßung 125
- Wachstumsfaktor 104
- zytolytische 104, **135**
CD8-Vorläuferzellen, IL-2-Rezeptoren 104
CD11a 53
CD11b 53, 114
CD11c 53
CD14 29
CD16 52-53, 114
CD18 53
CD21 53
- EBV-Infektion 626
CD23 53
CD25 **53**, 103
CD28 **53**, 101
CD32 53, 114
CD35 53
CD40/CA40L **53**, 101
CD45 53
CD56 52
CD64 114
CD80 **53**, 101
CD86 **53**, 101
CD95 53, **102**
CD154 **53**, 101
CD-Antigene 53
CDL-DC 18 231
CD-System, Leukozyten-Differenzierungs-Antigene 52, 96
CDT (cytolethal distending toxin), Campylobacter jejuni 288
Cefazolin **824-825**
Cefepim **828**
Cefotiam **825-826**
Ceftazidim **827-828**
Ceftriaxon **826-827**
Cephalosporine **824-828**
- 1. Generation 824-825
- 2. Generation 825-826
- 3. Generation 826-828
- Allergie 825, 827
Cestoden 725-726, **764-768**
β-Cetenin 487
CFA (Colonisation Factor Antigen) 243
c-fos 599
CFU (colony forming units) 880
C-Gruppen-Polysaccarid, A-Streptokokken 200
C_{H1}, C_{H2} bzw. C_{H3} 63

Chaetothyriales 676
Chagas-Krankheit 137, **731-732**, 796, 968
Chaperonen 462
chemische Verfahren, Desinfektion 159
Chemokine 115-116, **119**
- β-Chemokine 474
- Virusinfektionen 475, 478
Chemokinrezeptoren 473
Chemoprophylaxe 815
- perioperative 154
chemotaktische Faktoren **119**
Chemotherapie/-therapeutika 4, 11, 489
- Allergien 816
- Alter 816
- antibakterielle Wirkung **804-806**
- antimikrobielle **803-866**
- Applikation 812
- Dosierung 812
- gezielte 814
- Glukose-6-Phosphat-Dehydrogenase-Mangel 816
- Grundkrankheiten 816
- Historie 803
- Immunschäden 492
- immunsuppressive Wirkung 40
- Indikation 814
- Infektionslokalisation 815
- Kinetikkurve 811
- kombinierte 491-492
- Konzentrations-Zeitverlauf 811
- Nebenwirkungen 813
- Nukleinsäuresynthese, Störung 805
- Patienteneigenschaften 815-816
- Pharmakokinetik 810-811
- pharmakologische Parameter 813, 815
- postantibiotischer Effekt 805
- Proteinbiosynthese, Störung 804
- Resistenz 492, **807-809**
- Schwangerschaft 816
- Selektivität 492-493
- Stillperiode 816
- Virusinfektionen 491-500
- Wirkungsspektrum 805-806
- Zellwandsynthese, Störung 804
- Zytoplasmamembran, Schädigung 805
chemotroph 181
Chemotrophie, Bakterien 181
C_H-Gene, Exonstruktur 73
Chiclero-Ulkus **736-737**
Chinesischer Leberegel 763
Chinin **861-862**
Chinolone 849
Chlamydia
- pneumoniae 427, **434-435**

- psittaci 150, 427, **433-434**
- - biologische Waffen 982
- - Meldepflicht 434
- trachomatis 427, **428-433**
- - Embryo, Fetus, Neugeborene 949
- - Serotyp A-C 428-430
- - Serotyp D-K 430-432
- - Serotyp L1-L3 432-433
Chlamydien **427-436**
- Antigen-/Gen-Nachweis 431
- Credésche Prophylaxe 431
- Einschluss-, Elementar- bzw. Initialkörperchen 427
Chlor-abspaltende Verbindungen, Desinfektion 162
Chloramphenicol 809, **851**
Chlorhexidindigluconat, Desinfektion 163
Chloroquin **861-862**
- Resistenz 862
Cholangitis 955-958
- Enterokokken 220
- Erregerspektrum 955
- Escherichia coli 239
- Sepsis 906
- Symptomatik 957
Cholera 9, 130, **273-277**
- Impfstoffe/Impfungen 138, 987
- Meldepflicht 277
- Quarantäne/Seuchenhygiene 277
- sicca bzw. siderans 275
Cholera-Anti-O-Antiserum, polyvalentes 276
Choleramedium 276
Cholera-Notfallbesteck 276
Choleratoxin 273-274
- ETEC 243
Cholesteatom 354
Cholezystitis 955-958
- Brucellose 321
- Enterokokken 220
- Erregerspektrum 955
- Escherichia coli 239
- Symptomatik 957
Chorioamnionitis, B-Streptokokken 209
Choriomeningitis, lymphozytäre 470
Choriomeningitis-Virus, lymphozytäres (LCMV) 138
Chorioretinitis 503
- Lyme-Borreliose 398
- Virusinfektion 504
Chromoblastomykose 705-706, 720
Chromomykose 705
Chromosomenanomalien
- Burkitt-Lymphom 466
- Tumorentstehung 484
- Virusinfektion 466

Chromosomenmutation, Resistenz 807
chronic fatigue syndrome (CFS) 628
Chrysomyia 795
Chrysops 790
– Infektionsvektoren 149
Chytridiomycota 676
Ciclopiroxolamin **860**
Ciclosporin A, Transplantatabstoßung 126
Cidofovir (HPMPC) 494, **495**, 496
CIN (zervikale intraepitheliale Neoplasie) 488
Ciprofloxacin **844–845**, 849
Circo-Viren 657
Cladophialophora
– bantiana 703
– carrionii 706
Cladosporium spp. 703
Clarithromycin **841**, 849
class-switch, Antikörper 74
Clavicipitales 676
Clavulansäure **829**
Cleavage 537
Clindamycin 839
Clofazimin **849**
Clonorchis sinensis 763
Clostridien **170**
– intestinale 341
– Myonekrose/Myositis 341
– Sporen 178
Clostridium
– bifermentans 339
– botulinum 130, 178, 339, **345–346**
– – biologische Waffen 982
– difficile 339, **346–347**
– – Diarrhoe, Probiotika 42
– fallax 339
– histolyticum 339
– novyi 339
– perfringens 130, 178, **339–342**
– – biologische Waffen 982
– ramosum 339
– septicum 339
– sporogenes 339
– tetani 130, 138, 339, **343–344**
clue cells, Gardnerella vaginalis 439
cluster of differentiation 52
c-myc-Onkogene 628
Coccidioides immitis 718
coiled macrophage, Legionelleninfektion 309
coiled phagocytosis, Legionelleninfektion 311
coin lesions 715
Colicin E-1/2 **37**
Colistin **851–852**
Colitis ulcerosa, Probiotika 42
College-Krankheit 627

colony forming units (CFU) 880
Columbia-Agar 352
Concanavalin A (ConA) 66
Condylomata lata, Syphilis 387
Confounder **148**
Conidiobolus **701**
Conidiophoren, Phialiden-tragende, Penicillium 702
Coombs-Antikörper **88**
Coombs-Serum 84
Coombs-Test, (in)direkter (DCT/ICT) 89
Coprinaceae 676
Cordfaktor, Mykobakterien 371
Cordylobia anthropophaga **795**
core
– Bakterien, gramnegative 175
– Viren 452
Corona-Viren **534–536**, 571, **576**
Cortex
– Lymphknoten 57
– Sporen 178
– Thymus 56–57
Corticiaceae 676
Corynebacterium
– amycotatum 326
– diphtheriae 130, 138, 326, **327–332**
– jeikeium 326
– matruchotii 326
– minutissimum 326
– pseudodiphtheriticum 326
– striatum 326
– ulcerans 326–327, 332
– urealyticum 326
Cotrimoxazol **842–843**, 859
Coxiella burnetii 408–409, **411–412**, 413
– biologische Waffen 982
Coxsackie-Viren **516–519**
– Autoimmunität, virusinduzierte 516
– Embryopathie/Fetopathie 469
– Krankheiten 517
– Schwangerschaft 508
C-Polysaccarid, B-Streptokokken 208
CR2-Rezeptor 114
c-ras 599
C-reaktives Protein **120**
– Pneumokokken 211
Credé-Prophylaxe
– Chlamydieninfektion 431
– Gonorrhoe 229
– Neugeborenenkonjunktivitis 925
Crepitatio
– Gasblasen 183
– Gasbrand 341
Creutzfeldt-Jakob-Krankheit (CJK) 455, **664–665**
– Amyloid 670
– neue Variante (vCJK) 665, **666**
Crohn-Krankheit, Probiotika 42

cross infection 150
cross-sectional studies 146
croup-associated-Virus (CA-Virus) 544
Cryptococcus neoformans 132, **690–694**
Cryptosporidium parvum **754–755**, 756, 982
– AIDS 585
– biologische Waffen 982
c-src 485
C-Streptokokken 210
C-Substanz, Pneumokokken 211
Culex 149, **790**
Curvularia spp. 703
Cutler-Vakzine 270
CXC-Chemokine **116**
– HIV 582
Cyclin-abhängige Kinasen 479
Cyclin-D-cdk4-Komplex 480
cyclin-dependent kinase (cdks) 479
Cycline 481
Cyclin-E-cdk2-Komplex 480
Cycloserin 849
Cyclospora cayetanensis **756**
– biologische Waffen 982
cytolethal distending toxin (CDT), Campylobacter jejuni 288

D

DAF (decay accelerating factor) **80**
Dakryozystitis, Staphylococcus aureus 191
Dampfdrucksterilisation 160–161
DANE-Partikel, Hepatitis-B-Virus 641
Dapson **843**
Daptomycin **852**
Darm, Bakterienflora, wandständige 38
Darmblutungen, Typhome 253
Darmbrand 341
Darmdekontamination, selektive/totale 40–41
Darmegel, großer 763
Darmmilzbrand 336
Darmtuberkulose 364
Dasselfliegen **795**
DCT (direkter Coombs-Test) 89
Degranulation
– Granulozyten, basophile 51
– – neutrophile 111
Delavirdin 494, **495**
Delayed Type Hypersensitivity (DTH) 370
Deletionen, Tumorentstehung 484
Deletionsmutanten, Impfstoffe 140

Delftia acidovorans 279
Dellwarzen **660**
Denaturierung, Genamplifikationsverfahren 893
dendritische Zellen **54**, 113, **117**
- CR1-Rezeptor 114
- Milz 58
Dengue-Fieber-Virus 149, 324, **526–527**
- Meldepflicht 526
dentogene Infektionen, Anaerobier, nichtsporenbildende 350
Depotgranula, intrazelluläre, Bakterien 178–179
Depot-IFN 499
Depot-Penicillin 820
Dermacentor variabilis **413**, 791
Dermatiazeen 703
Dermatitis
- atopische, Probiotika 42
- chronische 787
Dermatobia hominis **795**
Dermatomykose, teife 709
Dermatophilus congolensis 381
Dermatophyten **707–713**
- humanpathogene 712–713
- Immunität 709–710
- zoophile 150
Dermatophyten-Myzetom 709
Dermatophyten-Test-Medium 710
dermonekrotisches Toxin, Bordetella pertussis 304
Desinfektion **159**
- Ausscheidungen 164
- chemische 159, **163**
- chemothermische 163
- physikalische 159
- Prüfverfahren 164
- thermische 162–163
- Verfahren 161–164
Desinfektionsmittel
- DGHM-Liste 162
- RKI-Liste 163
Desoxyribonukleasen, A-Streptokokken 203
Determinanten 47
- Antigene 65, 95
Dextran 81
Dextrose-Bouillon 882
DGHM-Liste, Desinfektionsmittel 162
DGI (disseminierte Gonokokkeninfektion) 227
D_H-Gensegment 73
DHPG (Ganciclovir) **493**
Diabetes mellitus
- EHEC 247
- Harnwegsinfektionen 944
- insulinabhängiger (IDDM) 123, 518
- Mumps-Infektion 547

- virusbedingter 473
diabetischer Fuß 965
Diagnosesicherung, mikrobiologische 870
diagnostische Antikörper-Titer 884
diagnostische Tests
- positive predictive value (PPV) 899
- Sensitivität/Spezifität 899
- Voraussagewert, negativer/positiver 899
diagnostisches Fenster 886
Diaminopimelinsäure 173
Diarrhoe
- Adeno-Viren, enterische (Typ 40/41) 573
- AIDS 952
- antibiotikaassoziierte 952
- - Probiotika 42
- Bacillus cereus 337
- Calici-Viren 575
- EAEC 242
- ETEC 244
- Invasionstyp 952
- kindliche, Probiotika 42
- Kryptosporidien 754–756
- Lassa-Fieber-Virus 564
- Penetrationstyp 952
- reiswasserartige, Cholera 274
- Rota-Vireninfektion 571
- sekretorische 952
- - Cholera 274
- wässrige, EIEC 245
Dickdarmflora 39
- Enterokokken 221
- Fehlbesiedelung 39
- physiologische 38
Dicker Tropfen
- Chagaskrankheit 732
- Malaria 748
- Trypanosomen 732
Dicrocoelium dendriticum 763
Didanosin (DDI) 494
Dideoxycytidin **495**
2,3-Dideoxyinosin **495**
Diethylcarbamazin **864**
Differential(kultur)medien 881, 883, 885
Differenzierungsantigene 52
Differenzierungsfaktor, CD8-T-Zellen 104
Di-George-Syndrom 127
Dihydrofolatreduktasehemmung, Pyrimethamin/Trimethoprim 843
Diphtherie **327–332**, 933–934
- Carrier-Status 328
- Impfstoffe/Impfungen 138, 332, 987
- - Toxine 131
- Meldepflicht 332
- Pseudomembran 328, 330

- Tryptophan 183
Diphtherie-Antitoxin 154, 331
Diphtheriekrupp **330**
Diphtherietoxin 11, 28, 327–330
- C-, R- bzw. T-Domäne 329
- ELEK-Test 331
Diphtheroide 326
Diphyllobothrium latum **771**, 798
Dipicolinsäure, Sporen 178
diploide Zellkulturen 881
Diplokokken, gramnegative 228
Disposition 19
disseminierte intravaskuläre Gerinnung s. Verbrauchskoagulopathie
Diszitis **961–962**
Diversifizierung, B-Vorläuferzellen 71
Diversität, Antikörperbildung 73
DNasen **25**, 188
DNS/DNS-Ähnlichkeit 13
DNS-Impfstoffe, nackte 140
DNS-Viren 453, 892
- onkogene 487
- Replikation 458
- Rolling-circle-Weg 460
- Transformation 486
- Tumorsuppressorgene, Inaktivierung 486
Dobrava-Virus **566**
Döderleinsche Stäbchen 355
Dolor, Entzündung 30
Domänen
- Antikörper **62–63**
- Bakterien 13
- reagible, Fc-Stück 80
Domagk, Gerhard 361, 803
Doppelstrang-RNS-Moleküle 459
Dothideales 676
Douglas-Abszess 955–958
Downgrading 378
Doxycyclin **837–838**, 861–862
DQA-DQB-DRB 518
Dracunculidae **785–786**
Dracunculus **785–786**
- medinensis 789
Drei-Tage-Fieber **633**
Drift, immunologischer **137**
Drogenabhängige
- HBV-Infektion 643
- HDV-Infektion 650
- HIV 582
- HTLV1 591
- Malaria 746
- Pseudomonas-aeruginosa-Infektionen 281
- Serratia 249
Drusen, Aktinomykose 356
Dschungel-Gelbfieber 524
DTH (Delayed Type Hypersensitivity) 370

Ducrey, Agosto 296
Ductus thoracicus 59
Dünndarmflora, physiologische 38
Duffy-Antigene 87
- Plasmodium vivax 747–748
Duftstoff, Pseudomonas aeruginosa 280
Dunkelfeldmikroskopie 876
- Cholera 276
- Treponema pallidum 390
Duodenalulzera, Helicobacter-pylori-Infektion 293
Durchflusszytometrie 85
Durchwanderungsperitonitis 956
Dyspepsie, nicht-ulzeröse, Helicobacter pylori 292
Dysurie 941
- Urethritis 941

E

E6/E7 486
EAEC (enteroaggregative Escherichia coli) 241–242
early-onset-Infektion, B-Streptokokken 208
EAST (sezernierendes Enterotoxin) 242
Ebola-Virus 560–561
EBV-Infektion 470, 609, 626–631, 933
- s.a. Epstein-Barr-Virus
- Autoantikörper 125
- Diagnostik 505
- Embryopathie/Fetopathie 469
- Henle- bzw. Paul-Bunnell-Test 630
- Transfusionsmononukleose 627
- Tumoren, induzierte 628, 630
EBV-nuclear-antigen 626
Echinocandine 858, 860
Echinococcus/Echinokokkose 726
- alveoläre 765
- zystische 765, 798
ECHO-Viren 517, 519–520
- Embryopathie/Fetopathie 469
Ecthyma, Pseudomonas-aeruginosa-Infektionen 282
Eczema herpeticum 613, 615, 668
Efavirenz 494, 495
Effektivität, Prävention 154
Effektoren
- Immunsystem/-reaktion 47
- Virusinfektionen 475
Eflornithin 862–863
Egel 725
EHEC (enterohämorrhagische Escherichia-coli-Stämme) 236, 245–248
- Hämolysin 246

Ehrlich, Paul 11, 803
Ehrlichia 413–414
- chaffeensis 408–409
- ewingii 408–409
- Infektionsvektoren 149
Ehrlichiose
- granulozytäre 408, 413
- monozytäre 408, 413
EIEC (enteroinvasive Escherichia-coli-Stämme) 236, 244–245
Eikenella corrodens 438
Eine-Hand-Zwei-Füße-Syndrom 708–709
Einschlusskörperchen
- Chlamydien 427
- eulenaugenartige, Zytomegalie-Virus 620
- JC-Virus-Infektion 602
- Virusinfektion 466
Einschlusskörperchen-Enzephalitis, subakute 552
Einsender, Untersuchungsmaterial 874
Einzelkolonien, Erreger 879
Eiter(erreger) 30
- A-Streptokokken 204–205
- Enterokokken 221
- extrazelluläre 132
- Pseudomonas-aeruginosa-Infektionen 282
Ekchymosen, Pest 269
Eklipse, Viren 457–462
Ektoparasiten/-parasitosen 726, 790–795
- sexuell übertragene 946
ELAM-1 231
Elastase 25, 113, 483
- Pseudomonas-aeruginosa-Infektionen 281
ELEK-Test, Diphtherietoxin 331
Elektrolyte
- Cholera 275
- Rota-Vireninfektion 572
Elementarkörperchen, Chlamydien 427
Elephantiasis
- Bancroft-Filariose 800
- Brugia malayi 786, 799
- Wuchereria 786
elF-2 499
Elimination, Pharmakokinetik 810
ELISA (Enzyme-Linked Immunosorbent-Assay) 84, 889
- Pertussis 306
ELISPOT Assay 85
Elongationsfaktor 2 28
Embryofibroblasten, Tollwut 559
Embryopathie(n) 470
- Röteln 532

- viralbedingte 469
emetisches Syndrom/Toxin, Bacillus cereus 337
Empfindlichkeitsprüfung, antimikrobielle Substanzen 896
Empyeme, Staphylococcus aureus 191
Encephalitozoon 756
- cuniculi 757
- hellem 757
- intestinalis 757
Encephalomyelitis disseminata, autoimmunologische 554
Endarteriitis obliterans, Syphilis 386, 388
Endemie 145
Endo-Agar 882
Endocarditis lenta 217–218, 222
Endokarditis, bakterielle 687, 911–915
- akute 912
- Antibiogramm 913
- Antibiotika 913–914
- Aspergillose 698
- Bartonella elizabethae/vinsonii subsp. berkhoffii 420
- Brucellose 321
- Enterokokken 220
- Haemophilus aphrophilus/paraphrophilus bzw. parainfluenzae 301
- Kryptokokkose 692
- kultur-negative 913
- – Bartonella henselae/quintana 418–419
- Pneumokokken 213
- Proteus 250
- rheumatische 912
- Schweinerotlauf 325
- Staphylococcus aureus 191
- Streptokokken, vergrünende 217
Endometritis, Anaerobier, nichtsporenbildende 350
Endopeptidasen 173
Endophthalmitis 925–927, 928
- Kryptokokkose 692
endoplasmatisches Retikulum, MHC-Klasse-II-Molekül 98
Endosporen 178
- Clostridien 340
Endotoxine 29–30, 81, 130
- Lipopolysaccharide 175
- Sepsis 906
Endozytose 110
- C3b-/Fc-Rezeptor-vermittelte 135
- Rezeptor-vermittelte 110, 117
Energiegewinnung, Bakterien 181
Energiequellen, Kulturmedien 880
Energiestoffwechsel 182
Enfurvitide (T20) 494, 497
Entamoeba
- coli 742

D–E

Sachverzeichnis

- dispar 742
- hartmanni 742
- histolytica 132, 742
- – biologische Waffen 982
- nana 742
Entecavir 494
Enteritis
- Campylobacterinfektion 289
- EHEC 247
- EPEC 241
- necroticans 341
- Sepsis 906
- Yersinia enterocolitica 264
Enteritis-Salmonellen 250, **256–259**
Enterobacter **249**, 905
- agglomerans 236
- cloacae 236
Enterobacteriaceae 236–271
- Zuckerabbau 183
Enterobakterien 236–271, 442
- Bunte Reihe 442
Enterobius vermicularis **781–782**
Enterococcus
- faecalis 220
- faecium 41, **220**
Enterocytozoon 756
Enterokokken **220–223**, 905
- Dickdarmflora 221
- Endokarditis 915
- vancomycinresistente (VRE) **222**, 832
Enterokolitis 951
- nekrotisierende 339
- postoperative, antibiotikabedingte 40
- pseudomembranöse, Clindamycin 839
- Yersinia enterocolitica 264
Enterotoxin(e)
- biologische Waffen 982
- Clostridium difficile 346
- sezernierendes (EAST) 242
- Staphylokokken 189
Entero-Viren **511–522**
Entgiftung, kreuzweise 37
Entomophthorales 676
Entomophthoramykosen **701**
Entzündungen
- eitrige 30
- granulomatöse **31**, 59
- Immunantwort 119–120
- Induktoren 29–31
- Komplementaktivierung 79
- Mediatoren 119
- – IL-1 99
Entzündungsmakrophagen **117**
Entzündungszellen 78
envelope, Viren 453
Env(elop)-Gen, HIV 578

Enzephalitis 517, 544, **923–924**
- HSV 1 612
- Masern 551
- postinfektiöse 542
- Toxoplasma-Infektion 751
Enzephalitis-Virus, japanisches/kalifornisches 149
Enzephalomyelitis, Lyme-Borreliose 398, **399**
Enzephalopathie 502
- Influenza 543
- Meningitis, eitrige 919
- Papova-Viren 597
- spongiforme 455
- – bovine (BSE) **665**
Enzyme
- Bacteroidaceae 349
- Erreger 25
- inaktivierende, Resistenz 808
- lysosomale, Phagozytose 115
- – Resistenz 136
- Virusreplikation 459
Enzyme-Linked Immunosorbent-Assay
- s. ELISA
- s. ELISPOT Assay
Eosinophile **51**
- Aktivierung 106
- Virusinfektionen 474
Eosinophilie, pulmonale, tropische **786**
EPEC (enteropathogene Escherichia-coli-Stämme) **236**, **240**, 241
Epidemie **145**
Epidemiologie **4**, 871
- Infektionskrankheiten **145–154**
- Virusinfektionen **152–153**
Epidermal-Wachstumsfaktor (EGF) 483
Epidermodysplasia verruciformis **600**
Epidermophyton 712
Epididymitis
- Genitalinfektion 945
- Gonorrhoe 226
Epididymo-Orchitis, Brucellose 321
Epiglottitis **934**
- HiB-Infektion 297–299
Epitheloidzellen 368
Epitope 47
- Antigene 65, 83
- Antikörper 47
Epizoonosen 4
Epsilontoxin, biologische Waffen 982
Epstein-Barr-Virus s. a. EBV-Infektion
Epstein-Barr-Virus 469–470, 505, 609, **626–631**, 933
- s. a. EBV-Infektion
erbA 481
Erbrechen
- Calici-Viren 575
- Rota-Vireninfektion 571

Erkältung(skrankheiten) 931–933
- Adeno-Viren 604
Erkrankungsrate **145**
Erntemilben 793
Erreger
- Antigene 884
- – Nachweis 23
- anti-phagozytäre Substanzen 135
- Ausscheider 31
- Autosterilisation 31
- bakteriologischer Nachweis 876–888
- Bestimmung, Untersuchungsmaterial 873
- Chemotherapie 815
- Diagnose 4
- Einzelkolonien 879
- Enzyme 25
- Evasion **26**, 136
- Exotoxine 27–29
- extrazelluläre 131–133
- fakultativ pathogene 19
- Grenzzahlen **23**, 879
- Hemmung 26
- identifizierte 5–6
- intrazelluläre 94, **133–134**
- Isolierung 879
- Kolonien 879
- Konzentration 879
- meldepflichtige, IfSG 998
- meldepflichtige Nachweise, IfSG 997
- mikroorganismale 9, 22
- neue 6
- Nukleinsäurenachweis 23
- obligat pathogene 19
- Sporenbildner 27
- Stoffwechselleistungen 879
- Träger 31
- Vermehrung, intrazelluläre 27
- Viralpersistenz, intrazelluläre 136
erregerbedingte Krankheiten, Grundtypen **32–34**
Erstinfektion, IgM 64
Ertapenem **831**
Erwachsenenlähmung 512
Erysipel **967–971**
- A-Streptokokken 204
Erysipeloid 313, **325**
Erysipelothrix rhusiopathiae 313, **325**
Erythem(a) 968
- exsudativum multiforme **616**
- infectiosum **595**
- migrans 446
- – Lyme-Borreliose 398, **399**
- nodosum leprae 378
- – Yersinien 265
Erythroblastose, Anti-D-Antikörper 87
Erythromycin **840–841**

Erythropoese, Hemmung, Parvo-Virusinfektion 594
Erythrozyten 50
– Alloantigene 85
Erythrozytenmerkmale, Blutgruppenserologie 88
Erythrozytenpräparate, Transfusion 88
ESBL (Extended-spectrum β-lactamases) 249
Escherichia coli 41, 132, 236, **237–248**, 905
– biologische Waffen 982
– Embryo, Fetus, Neugeborene 949
– enteroaggregative (EAEC) **241–242**, 245
– enterohämorrhagische (EHEC) 236, **245–248**
– enteroinvasive (EIEC) 236, **244–245**
– enteropathogene (EPEC) **240–241**
– enterotoxigene (ETEC) 130, 236, **243–244**
– fakultativ pathogene Stämme **237–240**
– β-Galaktosidase 182
– Tryptophan 183
– Virulenzfaktoren 6
Espundia **736**
ET-A/B/C (SPE-A/B/C), A-Streptokokken 201
Etablierung, Infektion 26
Etabline 26
ETEC (enterotoxigene Escherichia coli) 236, **243**, 244
Ethambutol **847**
Ethylenoxidgassterilisation 160, **161**
Euascomycetes 676
Eubacterium/Eubakterien 355
Eukaryonten **14–15**, 169
Eumycota, Einteilung, biologische 676
Eumyzetom 706
European bat lyssa virus (EBLV1/2) 557
Eurotiales 676
Evasion, Erreger 26, 135–136
Exanthem(a) **518**, 544
– Anaphylaxie 121
– makulo-papulöses 517
– Röteln 531
– subitum 631, **633**
Exfoliatine 189
Exoenzym S, Pseudomonas aeruginosa 280
Exons 72
Exophilia
– dermatitidis 703
– jeanselmei 706
Exoskelett, Bakterienzelle 173
Exosporium, Sporen 178
Exotoxine **130**, 135
– Bacillus anthracis 335

– Erreger **27–29**
– Pseudomonas aeruginosa 280, 282
– Superantigene 99
Exozytose, Viren 462
Expansion, klonale 71
Explosivepidemie 145
Expositionsprophylaxe 467
Exsikkose, Cholera 275
Exsudat, Entzündung 30

F

Fab-Fragment, Antikörper **61–62**
Facies
– hippocratica 956
– leonina 378
FACS (Fluorescence-Activated-Cell-Sorter) 85
Fadenpilze 356, 675
– Dermatophyten **707–713**
– Hyphomyzeten **696–706**
– Morphologie 677
– Wachstum 679
Fadenwürmer **773–789**
Faezes, Mikroflora, luminale 38
Faktor B, D, H bzw. I 81, 116
Fallbeschreibung **146**
Falldefinition **146**, 155–156
Fall-Kontroll-Studien **146–147**
Fall-Sammlung **146**
Famciclovir **493**, 494, 496
Familie (Family), Bakterien 13
Fansidar **861–862**
F-Antigene, Escherichia coli 238
Farmerlunge 384
Fas **102**
Fasciola gigantica bzw. hepatica 763
Fasciolopsis buski 763
Fas-Ligand
– Apoptose 102
– Tumoren 489
Fast-Ertrinkungsunfälle, Pseudallescheria-boydii-Pneumonie 702
Fasziitis **967–971**
– nekrotisierende **203–204**
Fazialisparese, Varizellen-Zoster-Infektion 618
Fcε-Rezeptor 106
Fcγ I/II/III 114
Fc-Fragment, Antikörper **61–62**, 114
Fc-Rezeptoren 466
– Blutmonozyten 114
– IgE-Antikörper 120
– Lymphozyten, große, granuläre 52
– Phagozyten, mononukleäre 114
Feinanalyse, Virusinfektion 501

Feiung, stille **467–468**
Fermentation 182
Fetopathie(n) **470**
– viralbedingte 469
feuchte Kammer, Gummihandschuhe 36
Feuchtigkeit, bakterielle Vermehrung 36
Fever of Unknown Origin (FUO), Bartonella henselae 418
F-Faktor, Sex-Pili 177
FFI (Fatale Familiäre Insomnie) 664, **665**
Fibrinolyse 30
Fibrinolysin 188
Fieber
– Bartonella henselae 417
– Dengue-hämorrhagisches **526–527**
– EIEC 245
– unklarer Genese, Bartonella henselae 418
– geriatrische Patienten 977
– hämorrhagisches **560–561**
– pharyngokonjunktivales 503
– rheumatisches 203, **205**
– Rota-Vireninfektion 571
– Sägeblattkurve, Sepsis 909
filamentöses Hämagglutinin (FHA), Bordetella pertussis 303
Filarien/Filariosen 149, **785**, 786
– Lymphangitis, akute 787
– Therapeutika 864
Filobasidiaceae 676
Filo-Viren 150, **560–561**
– biologische Waffen 982
Filzlaus 791, **792**, 946
Fimbrien 131
– Bakterien 20, **177**
– Bordetella pertussis 303
– Cholera 274
– Enteritis-Salmonellen 256
– Escherichia coli 238
– Gonokokken 225
– Haemophilus influenzae 297
– Meningokokken 230
– Vibrio cholerae 273
First-pass-Effekt, Pharmakokinetik 810
Fischbandwurm 771, 798
Fite-Faraco-Färbung 379
Fixer-Hepatitis **640–649**
Fixierung, mikroskopische Präparate 877
FK506, Transplantatabstoßung, Verhinderung 126
Flächendesinfektion **163**
Flavi-Viren **523–529**
Fleckfieber
– endemisches 414
– epidemisches 408

– mediterranes 414
– murines 408, **414**
– Weil-Felix-Reaktion 411
Flecktyphus **410**
Fleischfliege **795**
Fleming, Alexander 803
Fleroxacin **845**
Fliegenlarven **794–795**
Flocculation 83
Flöhe **794**
– Infektionsvektoren 149
Flower cells, HTLV1 592
Fluconazol **855–856**, 859
Flucytosin **854–855**, 859
Fluorchinolone **844–845**
– neue 845
5-Fluorcytosin (5-FC) **854–855**
Fluorescence-Activated-Cell-Sorter (FACS) **85**
Fluoreszenz-Färbung 889
Fluoreszenz-Mikroskopie 876
Fluoreszenz-Treponema-Antikörper-Absorptionst est s. FTA-Abs-Test
Flussblindheit **925**
Foamy-Viren 577
Fokalhämorrhagien, Meningokokken 231
Folinsäure 843
Follikelbildung, Chlamydia trachomatis 429
Follikulitis 440, **967–971**
Folsäureantagonisten 809, **842–843**
Fomivirsen 494, 497
Fonsecaea compacta/pedrosoi 706
Forest disease virus, biologische Waffen 982
Formaldehyd
– Desinfektion 162–163
– Gassterilisation 160
fos 481
Foscarnet (PFA) **493**, 494
Foscavir **493**
Fosfomycin **851**
F-Proteine, A-Streptokokken 200
Fragestellung, Untersuchungsmaterial 874
fragment antigen binding s. Fab-Fragment
Frambösie 385, **394**
Francisella/Francisellen **325**, **982**
– novocida 313
– tularensis 150, 313, **324–325**
– – biologische Waffen 982
Freundsches Adjuvans **66**, 124
Frühgeboreneninfektionen, Pseudomonas-aeruginosa-Infektionen 282
Frühphase 488
FSME (Frühsommer-Meningoenzephalitis) 149, 505, 524, **527–529**

– Impfungen 529, 987–988
F-Spikes, Parainfluenza-Viren 545
FTA-Abs-Test (Fluoreszenz-Treponemen-Antikörper-Absorptionstest) 84, **390–391**
Fuchsbandwurm 765
Fuchsin
– Gram-Färbung 877
– Ziehl-Neelsen-Färbung 878
Fünftagefieber **419**
fünfwertiges Antimon **863–864**
Fukose, Antigene, AB0-System, Charakterisierung 86
FUO (fever of unknown origin), Bartonella henselae 418
Furunkel, Staphylococcus aureus 191
Fusarium **702**
Fusidinsäure **851**
Fusions-Inhibitor 497
Fusobacterium 349
Fußnagelmykosen 708
Fuzeon **497**

G

Gärung 8, **181–182**
Gag-Gen, HIV 578
Gal (Galaktose) 86
Galaktomannan 699
β-Galaktosidase 113
– Escherichia coli 182
Gallenblasenempyem 956
Gallenoperationen, Bakterienflora, Fehlbesiedelungen 40
Gallenwegsentzündungen/-infektionen 955–958
GAlNAc (N-Azetyl-Galaktosamin) 86
Gammaamino-Buttersäure (GABA) 343
Gammaglobulin-Prophylaxe, Röteln 533
Gamogonie, Plasmodien 745
Ganciclovir (DHPG) **493**, 496
Ganzkörperbestrahlung, Transplantatabstoßung 126
Gardnerella vaginalis 439
Gasbildung
– Gasbrand 341
– Zuckerverstoffwechsel 182
Gasblasen, crepitatio 183
Gasbrand 339, **340–342**
Gasgangrän/-ödem **967–970**, 971
Gasterophilus **795**
Gastritis, chronisch-aktive, Helicobacter pylori 292
Gastroenteritis **951–953**, 954

– Adeno-Virus-Infektion 604, 606
– Clostridium perfringens 342
– Corona-Viren 576
– geriatrische Patienten 978
– infektiöse, Meldepflicht 259
– virale **569–576**
Gastrospirillum hominis **295**
Gattung (Genus), Bakterien 13
Gaumensegelparese, Diphtherie 330
G-CSF **116**
Gedächtniszellen, Antikörperantwort 70
Gehirntumoren, BK-Virus-Infektion 603
Geißel-(H-)Antigene
– Antikörper 135
– Listerien 317
Geißeln 25
– Bakterien **177**
– Enteritis-Salmonellen 256
– Escherichia coli 238
– Legionella pneumophila 310
– Vibrio cholerae 273
– Yersinien 264
Gelbfärbung der Zähne, Tetracycline 837
Gelbfieber-Mücke 524
Gelbfieber(-Virus) 149, **524–525**
– biologische Waffen 982
– Impfungen 988
Gelenk, Antikörper 63
Gelenkimplantatinfektionen 961
– Staphylococcus epidermidis 195
Gelenkinfektionen **961–962**
Gelenkpunktat, DGI 228
gelierende Substanzen, Kulturmedien 880
Genamplifikationsverfahren 893
Generalisation, Infektionskrankheit 33
generatio spontanea 8
genetische Prädisposition, Tumoren 487
Geninstabilität, Tumorprogression 487
Genitalinfektionen **945–949**, 950
– aszendierende, Gonorrhoe 226
– Embryo, Fetus, Neugeborene 948
– Ping-Pong-Infektion 948
– unspezifische **430–432**
Gen-Nachweis, Chlamydien 431
Genotoxizität, Viren 466–467
Genotypisierung, Virusinfektion 501
Gen-Rearrangement, Antikörperbildung 71, **72–73**
Gentamicin **834–835**
gentamicinhaltiger Knochenzement, Prothesen 835
Geotrichum 690
– capitatum 690
geriatrische Patienten

- Bakteriurie, katheterassoziierte 979
- Infektionen 976–980
- Listeriose 979
- Pneumonie **977**, 979

Gerinnungssystem, Sepsis 908
Gerstmann-Sträussler-Scheinker-Syndrom (GSS) 664, **665**
Gesundheitsamt 156
Gewebelymphozyten 59
Gewebeschädigung, Immunantwort 119–120
Gewebsmakrophagen 54
- residente 113, **117**

Gewinnungstechnik, Untersuchungsmaterial 874
Giardia **740–742**
- duodenalis 740–742
- lamblia 740–742
- muris 740–742

Gichtniere 943
Giemsa-Färbung 878
- Granulozyten, polymorphkernige 50

Gingivostomatitis
- aphthosa 667
- herpetica 613

GlcNAc (N-Azetyl-Glukosamin) 86
Gliomyosarkom, EBV-Infektion 630
Glomerulonephritis 943
- A-Streptokokken 203, 205

Glossina 149, 731, **790**
Glukosaminidasen 173
Glukose-Hefeextrakt-Cystein-Agar 352
Glukose-6-Phosphat-Dehydrogenase-Mangel, Chemotherapie 816
α-Glukosidase 113
Glutathionsystem, Sauerstoffmetabolite, reaktive 112
Glykolipide, Tuberkulose 363
Glykolyse 181
Glykopeptid-Antibiotika 809, **832**, 833
Glykoproteine
- herpeskodierte 458
- viruskodierte 459

Glykosylierung, Toxine 28
GM-CSF (Granulozyten/Makrophagen-Kolonien-stimulierender Faktor) **100–101**, 474
GMP-140 231
Gonarthritis, Pneumokokken 213
Gonoblennorrhoe 227
Gonokokken(infektion) **224–230**, 947
- disseminierte (DGI) 227
- Opazitätsfaktor 135
- Penicillin G 228
- Urethritis 226

Gonorrhoe **225–229**
- Bonjour-Tröpfchen 226
- Credésche Prophylaxe 229

Gordona 381
G-Proteine, ADP-ribolysierte 28
Graft-Versus-Host-(GVH-)Reaktion, Knochenmarktransplantation 126
Gram-Färbung **174**, 877
gramnegativ/-positiv **174**, 877
Grampräparat, Meningitis, eitrige 921
Granula
- azurophile, Granulozyten, neutrophile 51, 111
- Granulozyten, polymorphkernige 50
- metachromatische 179

Granulomatosis/-matose
- chronische 127–128
- infantiseptica 313, **316–317**

Granulom(bildung)
- Entzündungen 59
- Erreger, intrazelluläre 133
- Listeriose 315
- Mykobakterien 368
- TNFα 116

Granulose **429**
Granulozyten 50
- Akkumulation 30
- basophile 50, **51**
- CR1-Rezeptor 114
- Degranulation 31
- eosinophile 50, **51**, 106
- neutrophile 50, **51**, 111
- Phagozytose 30, 49
- polymorphkernige 50–51

Granulozytenkolonien-stimulierender Faktor s. G-CSF
Granulozyten/Makrophagen-Kolonien-stimulieren der Faktor s. GM-CSF
granulozytopenische Patienten, Mykoseprophylaxe 155
Granzyme, Apoptose 102
Gray-Syndrom, Chloramphenicol 851
Grenztiter **884**
Grenzzahlen, Erreger **23**, 879
Grind, feuchter, A-Streptokokken 204
grippale Prodromal-Phase, SARS 535
grippaler Infekt **931–934**
Grippe 537
- Fehldiagnose 405
- Lassa-Fieber-Virus 564
- spanische 537, 542

Griseofulvin 860
Grocott-Versilberungstechnik 705
Grundkrankheiten, Chemotherapie 816
Grundlagenforschung 871
Gruppe-D-Antigen 220
Gs-Protein 28
G-Streptokokken 210
G.T. (gereinigtes Tuberkulin) 369
Guanosin-Cytosin-Gehalt, Sporen 178

Guarnieri-Körperchen 466
Gürtelrose **617–618**, 667
Guillain-Barré-Syndrom (GBS) **289**, 473, 554
- Bickerstaff-Enzephalitis 289
- Campylobacter jejuni 287
- Hepatitis B 644
- HSV-Infektion 614
- Influenza 541
- Mononukleose, infektiöse 627
- Varizellen-Zoster-Infektion 618
- Zytomegalie-Virus-Infektion 622

Guineawurm 789
Gumma/Gummen, Syphilis 386, **388**
Gummihandschuhe, feuchte Kammer 36
Gut-associated lymphatic Tissue (GALT) 38
Gyrasehemmer, Resistenz 809

H

H-2D, -2K bzw. -2L 97
H-2-Komplex 91
Haarleukoplakie, orale 502, 628
- AIDS 589

HAART (highly active antiretroviral therapy) 497
- HIV-Infektion 586

Haarzellleukämie **593**
HACEK-Gruppe 301, **438**
Hämadsorption 890
Hämagglutination (HA) 88, 890
- Escherichia coli 238
- Hemmung 890

Hämagglutinations-Hemmtest 887, **891**
- Röteln 532

hämagglutinierende Strukturen, Orthomyxo-Viren 537
Hämagglutinin, filamentöses (FHA), Bordetella pertussis 303
Hämatopoese **50**
Hämin 296
Hämolyse
- α-Hämolyse 883
- Streptokokken 199

Hämolysine 26, **89**, **135**, 188
- Escherichia coli 238–239, 246
- Pseudomonas aeruginosa 280

hämolytisch-urämisches Syndrom (HUS) **246–247**
- Shigellen 261

Haemophilus **296–302**
- aphrophilus 296, **301**, 438
- Biotyp aegyptum (Koch-Weeks) 296

Sachverzeichnis

– ducreyi 296, **301**
– influenzae 132, 296, **297–300**, 444
– – Meningitis **916**, 924
– – Typ B 138, 296
– – – Epiglottitis 298
– – – Impfungen 988
– – – Meningitis 298, 300
– – – Schutzimpfung 299
– – – Träger 297
– parainfluenzae 296, **300–301**
– paraphrophilus 296, **301**
Hämorrhagien 567
hämorrhagisches Fieber **560–561**
– mit renalem Syndrom (HFRS) 566
Händedesinfektion **163**
– chirurgische 163
– hygienische 156, **163**
– nosokomiale Infektionen 155
hängender Tropfen, Cholera 276
Haffkine-Vakzine 270
Hakenwürmer **779–780**
Halofantrin **861–862**
Hamsterkrankheit 562
Hand-Fuß-Mundkrankheit 517, **518**, 519–520
Hansen, G. Armauer 377
Hantaviren 150
– biologische Waffen 982
Hantavirus-Cardio-Pulmonary-Syndrom (HCPS) 566, **567**
H-Antigene
– Geißeln 177
– Salmonellen 251, 256
Haptene 48, **65**
13C-Harnstoff-Test, Helicobacter-pylori-Infektion 294
Harnwegsinfektionen **940–944**
– Candida albicans 687
– Chemotherapie 943
– Diabetes mellitus 944
– Enterokokken 220–221
– Escherichia coli 239
– geriatrische Patienten 977–978
– Nitrofurantoin 851
– Proteus 250
– Pseudomonas aeruginosa 282
– Salmonellen 258
– Staphylococcus saprophyticus 197
Hasenpest **324–325**
Hashimoto-Thyreoiditis 121, **123**
Hassallsches Körperchen, Thymus 57
Haupt-Histokompatibilitäts-Komplex 48, **91–92**
– Antigene 65
– Thymus 56
Hautbiopsie, Tollwut 558
Hautflora
– physiologische 38
– residente/transiente 163

Hautinfektionen **967–971**
– A-Streptokokken 204
– geriatrische Patienten 978
– HSV 968
– Pseudomonas aeruginosa 282
– VZV 968
Hautleishmaniasis 796
Hautlymphome, HTLV1 592
Hautmilzbrand 335–336
Hautpapel, Francisella tularensis 324
Hauttest, Histoplasmin 715
Hauttuberkulose 968
Hautveränderungen, virusbedingte 504
HAV-RNA, Blutspende 507
HBcAg 641, **642**
HBeAg 641, 645
HB-EGF-precursor (heparin-binding epidermal growth factor precursor) 329
HB-Immunglobulin-Präparate (HBIG), Hepatitis B 647
HBsAg 139–140, 640, **641**, 644, **645**
– Immunisierung, Leberkarzinom 489
– Untersuchung bei Blutspenden 507
HBV s. Hepatitis B
HBV-DNA, Blutspenden 507
HBV-Transfusionshepatitis 643
HBx-Protein 642
HCPS (Hantavirus-Cardio-Pulmonary-Syndrom) 566, **567**
HCV s. Hepatitis C
HCV-RNA, Blutspenden 507
HDAC (Histondeacylase) 480
vom Hebra, Ferdinand 9
Hecht'sche Riesenzellpneumonie, Masern 552
Hefen 675, **678**
Heidelberger Kurve 83
Heine-Medin'sche Krankheit **512–515**
Heißluftsterilisation **160–161**
Helfer-T-Lymphozyten/-Zellen 48, **54**, 97–99, 114
– Makrophagen-Aktivierung 104–105
– Typ 1/2 94
Helicobacter **291–295**
– cinadei 291
– felis 291
– fennelliae 291
– heilmannii 291, **295**
– – Gastritis 295
– hepaticus 291
– mustelae 291
– pylori 6, 291, **291–294**
– – 13C-Harnstoff-Test 294
– – Ureasenachweis 293–294
Helminthen 725
Hemiascomycetes 676
Hemmstoffe, Zellfusion 491

Hemmung, Erreger 26
Hendra-Virus 551
Henle, Jakob 9
Henle-Koch-Postulate 9, **22–23**
Henle-Test 889, **891**
– EBV-Infektion 630
Heparanasen 483
Heparin **119**
heparin-binding epidermal growth factor precursor (HB-EGF-precursor) 329
Hepatitis 517, **636–658**
– autoimmune 658
– Differenzialdiagnose 504
– HSV-Infektion 614
– Influenza 543
– Kryptokokkose 692
– Leberkarzinom/-zirrhose, primäres 636
– Leberzirrhose 636
– Mononukleose, infektiöse 627
Hepatitis A 138, 470, **637–640**
– biologische Waffen 982
– Diagnostik 506
– Embryopathie/Fetopathie 469
– Immunität 639
– Impfungen 989
– Lymphozyten, zytotoxische 638
– Merkmale 654
– Prä-/Postexpositionsprophylaxe 639
Hepatitis B 138, 470, **640–648**, 649
– Blutprodukte 643
– Dane-Partikel 641
– Diagnostik 506
– Embryo, Fetus, Neugeborene 949
– Embryopathie/Fetopathie 469
– HBIG 647
– Immunreaktion 643
– Impfungen 647, 989–990
– – non-responder 647
– Infektion, perinatale 643
– Intimverkehr, heterosexueller 643
– Leberzellkarzinom, primäres 648
– Merkmale 654
– Prävention 647
– Schwangerschaft 508
– surface antigen s. HbsAg
– Träger, chronische 643
Hepatitis C **653–655**, 656
– Diagnostik 506
– Embryopathie/Fetopathie 469
– Schwangerschaft 508
Hepatitis D **650–654**
– Diagnostik 506
Hepatitis E 506, **654**, 656, 657
– Embryopathie/Fetopathie 469
Hepatitis G 506, 654, **657**
Hepatitis TT **657**
Hepatitis TTV/SEN 654

Hepatitis-Viren s. unter den einzelnen Hepatitiden
hepato-renales Syndrom 405
Herbstkrätze 793
Herdimmunität 151
Heringswurm-Erkrankung 784
Herpangina 502, 517
Herpes
– facialis 614
– labialis 614
– neonatorum 611, 613–614
– – Sepsis, unklare 615
– simplex 458, 612–613
– – s.a. HSV-Infektion
– – recidivans 468
– zoster 618
Herpes-B-simiae-Virus 609
Herpes-Paradoxon, immunologisches 471, 611
Herpesulzera 667
Herpes-Virus, humanes 452–453, 609
– α-Herpes-Virus 609
– DNS-Replikation 462
– Typ 6 (HHV 6) 505, 609, 631–633
– Typ 7 (HHV 7) 609, 633
– Typ 8 (HHV 8) 505, 609, 633–634
– – AIDS 585
herpetic whitlow 614
Herzklappenersatz, Endokarditis 912
Herzklappengewebe, Endokarditiserreger 913
Heterotrophie, Bakterien 183
HEV s. Hepatitis E
Hexone, Adeno-Viren 604
HGV-RNA, Blutspenden 507
HHV 6–8 s. Herpes-Virus, humanes, Typ 6–8
HiB-Infektion s. Haemophilus influenzae Typ B
high endothelial venules 59
Hinge-Region, Antikörper 63
Hippokrates 361
Hirnabszess 358
– Anaerobier, nicht sporenbildende 350
– Listeriose 316
– Nocardiose 383
– Staphylococcus aureus 191
Hirn-Herz-Bouillon 882
Hirnödem
– Meningitis, eitrige 918–919
– Meningokokkeninfektion 232
Hirst-Test 891
– Röteln 532
Histamin 119
– Sofortallergie 106
Histiozyten 54, 113
Histoplasma capsulatum 133, 714–717

Histoplasmin, Hauttest 715
Histoplasmom 715
Histoplasmose 133, 714–717
– pulmonale 715–716
hit and run-Mechanismus 518
– Tumorviren 485
Hitzefixierung, mikroskopische Präparate 877
HIV (Human-Immundefizienz-Virus) 578–587
– Typ 1 506, 580, 581
– Typ 2 506, 580, 581
HIV-Infektion 470, 578–587
– CCR5-Rezeptoren 583
– CD4-Zellen 582, 584, 585
– CD8-Zellen 584
– CXC-Chemokine 582
– Drogenabhängige 582
– Embryo, Fetus, Neugeborene 949
– Embryopathie/Fetopathie 469
– Enzephalopathie 589–590
– HAART 586
– Immundefizienz 582
– Kryptokokkose 691
– Kryptosporidiose 755
– Lymphokine/Makrophagen 583
– Meldepflicht 587
– Muttermilch 581
– Neugeborene 581
– Penetration 579
– Plasmaviruslast 582
– Prävention 586–587
– Replikation 579–580
– Schutzimpfungen 587
– Schwangerschaft 508
– Tierpathogenität 579
– Übertragung 581
– Virusinaktivierung 579
– WHO-Stadieneinteilung 584
– Zervixkarzinom 591
HIV-p24-Ag, Blutspenden 507
HIV-Reverse-Transkriptase 495
HIV-RNA, Blutspenden 507
H-Ketten 72
HLA (Humane Leukozyten-Antigene) 125
HLA-A-D 97
HLA-DP, -DQ bzw. -DR 97
HLA-System 91, 125
– Tumorentstehung 487
– Virusinfektionen 473
HNPCC (hereditary nonpolyposis colorectal cancer) 487
HN-Spikes, Parainfluenza-Viren 545
Hochrisiko-HPV 598
Hodgkin-Lymphom
– EBV-Infektion 630
– Reed-Sternberg-Zellen 628

Honeymoon-Zystitis, Staphylococcus saprophyticus 197
Hordeolum 925, 927
– Staphylococcus aureus 191
Hospitalismuserreger
– Klebsiellen 249
– Pseudomonas aeruginosa 281
– Staphylokokken 189
Hostienphänomen 249
Host-Versus-Graft-(HVG-)Reaktion, Knochenmarktransplantation 126
HPMPC (Cidofovir) 495
HPV-Infektion
– s.a. Papilloma-Viren
– Embryopathie/Fetopathie 469
– Karzinomträgerinnen 601
– Tumoren, bösartige 600
– Zervixkarzinom 598, 599–600
H-ras-Allel 482
HSV-Infektion
– s.a. Herpes simplex
– AIDS 585, 589
– – Urethritis 614
– Bläschenbildung 613–614
– – Ganglion, sensorisches 611
– Diagnostik 505
– Embryo, Fetus, Neugeborene 949
– Embryopathie/Fetopathie 469
– Enzephalitis 491, 611, 612, 615
– Hautinfektionen 968
– Keratitis 612, 614
– Meningitis 614
– Meningoenzephalitis 613
– Proktitis 614
– Schwangerschaft 508
– Typ 1 609–610, 610–616
– Typ 2 609, 610–616
HTLV (Human-T-Zell-Leukämie-Virus)
– Typ 1 577, 591, 592
– Typ 2 577, 593
Hühnerei, bebrütetes, Viruszüchtung 888
Hülle(nbildung), Viren 453, 462
humane Herpes-Viren s. Herpes-Virus, humanes
Humane Leukozyten Antigene s. HLA-System
Human-Immundefizienz-Virus s. HIV-Infektion
Human-Röteln-Gammaglobulin, Röteln 533
Human-T-Zell-Leukämie-Virus
– Typ 1 (HTLV1) 577, 591–592
– Typ 2 (HTLV2) 577, 593
Humoral-Immunität, spezifische, B-Lymphozyten 52
Hundebandwurm 765
Husten, Pneumonie 936

H–I

Hustenreflex, geriatrische Patienten 977
Hyalohyphomyzeten 703
Hyaloma 791
Hyaluronidase 113, 188
- A-Streptokokken 201, 203
Hybride 892
Hybridisierung 885, 892
- Genamplifikationsverfahren 893
Hydrolasen 115
- lysosomale 112
- saure 113, **119**
Hydrops fetalis, Parvo-Virus-B19-Infektion 595
Hydroxyl-Radikale 111
Hydrozele **787**
Hydrozephalus, Meningitis, tuberkulöse 920
Hymenolepis nana 771
Hymenomycetes 676
Hyperkeratose, HPV-Infektion 598
Hypersplenismus, Malaria 747
hypervariable Bereiche, Antikörper **63**
Hyphomyzeten 356, 675, **696–706**
- Zygomycota 704
Hypnozoiten 747
- Plasmodien 745
Hypochlorhydrie 293
Hypocreaceae/Hypocreales 676
Hypoderma **795**
Hypogammaglobulinämie, geschlechtsgebundene 127
Hypomyzeten, klinisch bedeutsame **701–704**
Hypopyon **925**
Hypoxie, septischer Schock 908

I

ICAM 521
ICAM 1 **231**, 417
ICAM 2 231
ICT (indirekter Coombs-Test) **89**
Identifizierung, Pilze 895
Idiotypen, Antikörper 66
IFN s.a. Interferone
IFNα 101, 115–116, 469, 474, 477, **498**, 499, 518, 522
- mit Ribavirin 491
- Virusinfektionen 475
IFNα2a 495
IFNα2b 495
IFNβ 469, 474, 477, 495, 499, 518
- Virusinfektionen 475
IFNγ 100–101, 106, 114, 117, 253, 321, 474, 498, **498**, 612, 907

- TH1-Zellen 107
- TH2-Zellen 107
- Virusinfektionen 475, 477
IfSG (Infektionsschutzgesetz) **997–999**
Ig... s.a. Immunglobuline
IgA 61–62, **64–65**, 253, 477, 514
- Individualschutz 477
- Rota-Vireninfektion 572
- sekretorisches **64**
- - Haemophilus influenzae 297
- Synthese, IL-5/TGFβ 105
IgAasen 26
Ig-Allotypen, Antigene 65
IgA-Mangel 127
- Giardiasis 741
IgA1-Protease 230–231
- Gonokokken 225
IgA-Proteinase, Haemophilus influenzae 298
IgD 61, **65**
IgE 61–62, **65**
- Fc-Rezeptoren 120
- Granulozyten, basophile 51
- Oberflächenrezeptoren 106
- Sofortallergie 65, 105
- Synthese, IL-4 106
- Wurminfektionen 65, 105
IgG 61–62, **63**, 64, 79, 88, 253, 477, 514
- Rh-Antigene 87
- Röteln 531
- Rota-Vireninfektion 572
- Subklassen 63, 79, **114**
Ig-Klassen-Wechsel, Antikörperbildung **74–75**
IgM 61–62, **63–64**, 79, 477, 886
- Aminosäuren, hydrophile 74
- - hydrophobe 74
- Antikörper, physiologische 86
- Lepra 379
- Plasmazellen 70
- Syphilis 392
IgM-Capture-ELISA 411
IgM-Mangel 233
IgM-Nachweis, Syphilis 390–391
Ikterus, Hepatitis B 644
IL... s.a. Interleukine
IL-1 99, 100, 115, **116**, 231, 321, 477, 518
IL-2 **100**, 104, 107, 477
IL-3 **100**
IL-4 **100–101**, 105–107, 477
IL-5 100, **101**, 105–106
IL-6 100, **101**, **116**, 321, 634
IL-8 100, **101**, 417
IL-10 100, **101**, 115, **116**
IL-12 100, **101**, 106, 115, **116**, 321, 477, 518
Ileitis, terminale, akute, Yersinien 265
Imidazole 859

Imipenem **830–831**
Imiquimod **495–497**
Immortalisierung **481–482**
Immunantwort
- Entzündung 119–120
- Gewebeschädigung 119–120
- humorale 105–106
- Lymphknoten 57
- zelluläre 92
Immunapparat 47
Immundefekte, -defizienz bzw. -schwäche 127–128
- angeborene 473
- erworbene 128, 473
- HIV 582
- Kryptosporidiose 755
- Virusinfektionen **152**, 473
Immunescape-Mechanismus 398
Immunescape-Varianten, Viren 463
Immunevasion 468
- Viren 478
Immunfluoreszenz 84
Immunglobuline **61**
- s.a. Ig...
- Mangel 127
Immunisierung
- s.a. Impfungen
- aktive 10, 154, 467
- passive 154, 467
- therapeutische 467
Immunität 47
- Allgemeininfektion, zyklische 34
- angeborene, Mustererkennung 49
- erworbene 47
- T-Zell-abhängige 52, 94, **103–108**
- zelluläre **48**, 94
Immunkomplexe **47**
- Antigen-Antikörper-Reaktion 69
Immunkomplex-Nephritis, LCM-Infektion 563
Immunkomplex-Typ, Allergien **122**
Immunkrankheiten, viralbedingte 470
Immunmangelkrankheiten 127–128
- kombinierte 127
Immunofluoreszenz, direkte (DIF), Bordetella pertussis 306
Immunogenität, Antigene 48
immunologischer Drift/Shift **137**
immunologisches Chaos, EBV-Infektion 627
Immunosorbent-Assay, enzymgekoppelter 84
Immunospottests 886
Immunpathologie 119–129
- Virusinfektionen 467, 473
Immunpräzipitation in löslicher Phase 83
Immunprodukte 47
- spezifische, Infektion 23

Immunreaktion 47
- Abwehr-/Effektorphase 47
- Nachweis 884
- postinfektiöse 34
Immunschäden, Chemotherapie 492
Immunseren, markierte, Fluoreszenz-Färbung 889
Immunsuppression 26
- Harnwegsinfektionen 944
- Infektionen 137
immunsuppressive Wirkung, Chemotherapie 40
Immunsupprimierte
- Bakterienflora 37
- HPV-Infektion 598
Immunsystem 47
- Effektoren 47
- Entwicklung 37
- Organe 56–59
- Zellen 50–55
Impetigo 967–971
- contagiosa, A-Streptokokken 204
- - Staphylococcus aureus 191
- großblasige, Staphylococcus aureus 192
Impfempfehlungen, STIKO 156, 985–996
Impfkalender 986
Impfstoffe
- aktive 467
- azelluläre 138
- Deletionsmutanten 140
- Entwicklung 138–139
- Erregerprodukte, definierte 138–139
- Proteine, rekombinante 140
- Trägermolekül 140
Impfungen
- s.a. Immunisierung
- Cholera 987
- Diphtherie 987
- FSME 984, 987–988
- Gelbfieber 988
- Haemophilus influenzae Typ b 988
- Hepatitis A 989
- Hepatitis B 989–990
- Influenza 542, 990–991
- Masern 553, 991
- Meningitis 923
- Meningokokken 991–992
- Mumps 993
- Pertussis 993
- Pneumokokken-Krankheiten 993–994
- Poliomyelitis 994
- Röteln 995
- Tetanus 995
- Tollwut 995
- Tuberkulose 995
- Typhus 995
- Varizellen 995–996
Implantatinfektionen, Gelenkersatz 961
Importkrankheiten, virusbedingte 504
Indikationsimpfungen s. Impfungen
Indinavir 495, **497**
Individualschutz, IgA-Antikörper 477
Induktionsreaktionen, Virusinfektionen 475
Infektabwehr 130–141
- Zytokine 104
infektiöses Material, Umgang 156
Infektionen 21–34
- Abgrenzungen 22
- Ablauf 24
- Absonderungsmaßnahmen 158
- Adhärenz 24–25
- Antigenvariation 137
- apparente 468
- asymptomatische 21, 33
- Ausgang 31–32
- Chemotherapeutika 815
- Diagnostik 869–895, 897–898, 899
- Entzündungsinduktion 29
- Epidemiologie 145–154
- Etablierung 26
- früher durchgemachte, Überträger 153
- generalisierte 607
- geriatrische Patienten 976–980
- Herdimmunität 151
- Immunprodukte, spezifische 23
- Immunreaktion, postinfektiöse 34
- Immunsuppression 137
- inapparente 468
- Information 155
- Intoxikationen 34
- intraabdominelle 955–958
- Invasion 25
- Isolierung 156–158
- jahreszeitliche Häufung 151
- katheterassoziierte, Candidaarten 687
- latente 134, 468–469
- Meldewesen 156
- nosokomiale 37, **605**, **972–975**
- Pathogenese 24
- perinatale, viralbedingte 469
- persistierende 468–469
- prädisponierende Faktoren 869
- primäre/sekundäre 21
- Prophylaxe 10, 467
- - Probiotika 42
- Quarantäne 156–158
- Risikogruppen 151
- Schädigung 27
- symptomatische 21
- Toxine 27–31
- Übertragung 149
- Umweltbedingungen 148
- Vektoren 149
- virale s. Virusinfektionen
- Virulenzfaktoren 24
- Viruselimination 468
- zytopathische Effekte 27
infektionsauslösende Dosis, minimale 21
Infektionsketten **150**
Infektionskrankheiten s. Infektionen
Infektionsquelle 148
- Normalflora 37
Infektionsschutzgesetz (IfSG) 21, **155–156**, **997–999**
Infektionsverhütung s. Prävention
Infektiosität 21
Influenza(viren) 138, **537–543**
- Antigendrift und -shift 538, 540
- Asia/Hongkong 539
- Diagnostik 505
- Grippe, echte 541
- Impfungen 138, 990–991
- Meldepflicht 542
- Mortalität 151
- Reye-Syndrom **542**
- Swine-ähnliche 539
- Typ A 538
- UdSSR 539
- Uncoating 497
Informationsübermittlung, Untersuchungsmaterial 874
INH (Isoniacinsäurehydrazid) **846**
Inhibition des Tissue-factor-Signalwegs (TFPI) 908
Initialkörperchen, Chlamydien 427
Initialtherapie, kalkulierte 870
Initiation, Tumorentstehung 487–488
Inkubationsstadium/-zeit 21
- Infektionskrankheit 33
- Virusinfektionen 474
Innenkörper, Viren 452
Insertionssequenzen, Bakterien 171
In-situ-Hybridisierung, Virusinfektion 501
Instrumentendesinfektion **163–164**
Interferone **498–499**
- s.a. IFN...
- Resistenz, natürliche 49
- Virusinfektionen 134, 478
Interleukine **99**
- s.a. IL...
Intermediate, replikative 459
International Code of Nomenclature of Bacteria 12
Intertrigo 686
Interventionsstudien 147
Interventionstherapie, kalkulierte (KIT) 814

Intoxikationen, Infektionen 34
intraabdominelle Infektionen 955–958
Intrakutantests 888
Introns 72
Invasine 25
- Yersinien 264
Invasion 25
- Erreger, extrazelluläre 132
- extraintestinale, Amöbiasis 744
- Staphylococcus epidermidis 196
- Tumoren 483
In-vitro-Genamplifikationsreaktionen (PCR) 885
Inzidenz 146
I-Protein 37
Isoagglutinine, Blutgruppenserologie 88
Isoconazol, Wirkungsmechanismus/-spektrum 859
Isohämagglutinine 86
Isolierung
- Erreger 879
- Infektionen 156–158
- protektive 158
- strikte 156–158
Isoniacinsäurehydrazid (INH) 846
Isospora belli 755
- AIDS 585
Isotypen, Antikörper 66
Isoxazolylpenicilline 823
Itraconazol 856–857
- Wirkungsmechanismus/-spektrum 859
Ivermectin 864
Ixodes 791
Ixodes-Nymphen, Lyme-Borreliose 397

J

Japan-B-Enzephalitis 524, **525**
Japanese encephalitis virus 524, **525**
- biologische Waffen 982
Jarisch-Herxheimer-Reaktion
- Penicillin 821
- Syphilisbehandlung 393
JC-Virus **602–603**
Jenner, Edward 11
J_H-Gensegment 73
Jod-abspaltende Verbindungen, Desinfektion 162
Joddesoxyuridin (IdU) 493, 494, 496
Jod-Jodkali-Lösung, Gram-Färbung 877
Junin-Virus 562

K

Kachektin **116**
Kälteagglutinine **89**
Kälteantikörper **89**
Kala-Azar **736**, 796
Kalilaugenpräparat, Dermatophyton rubrum 710
Kaninchenblutschrägagar 737
K-Antigen, Salmonellen 251
Kanzerogenese s. Karzinogenese
Kaposi-Sarkom 488, 502, **590**, 631
- AIDS 585
Kaposi-Sarkom-Virus **633–634**
Kaposi-Zellen 579
Kapseläquivalente, Bakterien 26
Kapselantigen K1, Escherichia coli 239
Kapsel(n)
- Antigene 176
- A-Streptokokken 200
- Bacteroidaceae 349
- Bakterien 176
- Bordetella pertussis 303
- B-Streptokokken 208
- Haemophilus influenzae 297, 300
- Lymphknoten 57
- Milz 58
- Pneumokokken 211
- Staphylococcus aureus 188
- Yersinia pestis 267
Kapsidantigene
- Henle-Test 891
- Viren, Synthese 462
Karbunkel, Staphylococcus aureus 191
Kardiolipin-Test 392
Kardiomyopathie, dilatative, Coxsackie-Viren 517
Karditis, Lyme-Borreliose 398
Karies **217**, 218
- Streptococcus mutans/sanguis 216–217
Kartoffel-Glycerin-Blutagar nach Bordet-Gengou 306
Karzinogene, chemische 484
Karzinogenese 37, **487–489**
Kass'sche Zahl **23**
Katalase
- Sauerstoffmetaboliten, reaktive 112
- Staphylokokken 187
Katayama-Syndrom 760–761
Kathepsine 113
katheterassoziierte Infektionen, Enterokokken 220
Katzenkot, Toxoplasmose 750
Katzenkratzkrankheit **417**, 418
Katzenleberegel 763
Kauffmann-White-Schema
- Bakterien 883

- Salmonellen 253, **258**
Kausalbehandlung 4
Kavernen, Tuberkulose 367
KBE (koloniebildende Einheiten) 880
- Salmonella Typhi 251
KBR s. Komplementbindungsreaktion
Keilbeinhöhlenentzündung 931
Keimabtötung, intrazelluläre 110–111
Keimbahn-DNS, Rekombination 75
Keime s. Erreger
Keimzentrum
- Lymphknoten 57
- Milz 58
Kell-Antigene 87
Keratitis 925–927
- Adeno-Viren 604
- dendritica 670
- herpetica **503**, 615
- sklerosierende 787
Keratokonjunktivitis
- Adeno-Virus-Infektion 605
- epidemica **503**, 607
- herpetica 613
Kerion **713**
Kernäquivalent, Bakterien 170
Kernantigene, EBV-Infektion 626
Kerneinschlusskörperchen 670
Kernpolysaccharid, Zellhülle, Bakterien, gramnegative 175
Ketoconazol 859
Ketolide **841**
Kette(n)
- λ-/κ-Kette, Gen-Rearrangement 72
- invariante, MHC-Klasse-II-Molekül 98
- leichte/schwere, Immunglobuline 61–63
Keuchhusten 138, **303–307**
Kidd-Antigene 87
Kieferhöhlenentzündung 931
Killer-Streptokokken 967
Killerzellen, natürliche **49**, 52
- Virusinfektionen 474–475
Kimmelstiel-Wilson-Erkrankung 943
Kinasen 481
- Cyclin-abhängige 479
Kindbettfieber 10
- A-Streptokokken 204
Kinderlähmung **512–515**
- Impfstoffe 138
Kinetikkurve, Chemotherapeutika 811
Kingella kingae 438
Kininsystem, Endotoxine 30
kissing disease 627
Klasse (Class), Bakterien 13
Klasse-I/II-Gene/-Moleküle **91–93**
- Autoimmunerkrankungen 124
- B-Zellen 105
- Helfer-T-Lymphozyten 114

Klebsiella/Klebsiellen 236, **249**
– granulomatis 249
– oxytoca 249
– pneumoniae 236, **249**
– – Subspezies ozaenae **236**, 249
– – Subspezies rhinoscleromatis 236, **249**
– Pneumonie 249
– spp. 132, 905
Kleiderlaus 410, 791, **792**
– Rückfallfieber 402
klinisch-chemische Parameter 870
Klon 879
klonale Expansion 71
klonale Selektionstheorie, Antikörperantwort **70–71**
Knochenmarktransplantation 126
Knötchen 968
Knospungsvorgang, Viren 462
Koagulase 135
– freie 188
– Staphylococcus aureus 187
koagulasenegative Staphylokokken 195–197
Koch, Robert 9
Koch'sche Postulate 334
Kochblutagar 882
Körnerkrankheit, Bindehaut **429**
Körperhöhlen-Myiasis 795
Körperlaus 790–791
körperlicher Befund 870
Körperregionen, sterile, Untersuchungsmaterial 872–873
Kohlenhydratantigene, repetitive, Antikörper 106
Kohortenstudie **147**
– Odds ratio (OR) 147
Kokken **169**
– mikroaerophile **357–359**
– obligat anaerobe **357–359**
Kokzidien 755–756
Kokzidioidomykose 718
Kolitis
– antibiotikaassoziierte 40, 339, **346–347**
– hämorrhagische, EHEC 245
– Lymphogranuloma inguinale 432
Kollagenasen 25, 113, 483
Kolon, irritables, Probiotika 42
koloniebildende Einheiten (KBE) 880
Kolonieblothybridisierung 241
Koloniemorphologie 883
Kolonien, Erreger 879
Kolonisation **22**
Kolonisationsfaktoren, Escherichia coli 238
Kolonisationsflora
– s.a. Standortflora
– physiologische 35

– Untersuchungsmaterial 873
Kolonisationsresistenz **37**
Kolonperforationen, Shigellen 261
Kolonpolypen 488
Kolpitis, Trichomoniasis 739
Kombinationstherapie 814
– Chemotherapeutika 491–492
Kompartimentierung, Pharmakokinetik 810
Komplement
– Resistenz, natürliche 49
– Sepsis 907
Komplementaktivierung 30, 78, **79–80**
– Antigen-Antikörper-Reaktion 69
– Effektorsequenz, terminale 81
– Opsonisierung 79
– Virusinfektionen 475
Komplementbindungsreaktion (KBR) 887, 890, **891**
Komplementdefekt, Sepsis 906
Komplementfaktoren, Virusinfektionen 478
Komplementkaskade
– Aktivierungsweg, alternativer 79, **81–82**
– – klassischer 79
– Effektorsequenz, terminale 79, **80**
– Terminalabschnitt, gemeinsamer 79
Komplementkomponenten 115
– Makrophagen 116
Komplementkomponentenmangel 127
Komplementsystem 30, **78–82**
– Antikörper 61
– Defekte 128
– Serumproteine 78
Kondylome, HPV-Infektion 600
Konidien, Pseudallescheria boydii 702
konidiogene Zellen 702
Konjugatimpfstoff 138–139
Konjunktiva, Bakterienflora, physiologische 38
Konjunktival-Papillom **600**
Konjunktivitis 503, **925–927**
– Adeno-Virus-Infektion 604–605
– gonorrhoische 227
– hämorrhagische 503, 517, **518**, 519
– HiB-Infektion 299
– Kontaktlinsenträger 928
– Neugeborene, Credé-Prophylaxe **925**
– Pneumokokken 213
Kontagiosität **21**
Kontaktallergie 104
Kontaktinhibition 480
Kontaktzytolysin 27
Kontamination 22
– Untersuchungsmaterial 875
Kontinua, Typhus abdominalis 253

Konzentrations-Zeitverlauf, Chemotherapeutika 811
Kopflaus 791
Kopfschmerzen, Meningitis, eitrige 920
Koplik'sche Flecken, Masern 502, 552
Kornealtest, Tollwut 558
Korynebakterien **326–331**, 332, **332–333**
Kosten, Prävention 154
Kosten-Nutzen-Analysen 155
Kostimulatoren, T-Zell-Antwort 103
Krätze **792–793**
Krampfanfälle, Meningitis, eitrige 921
Krankheit 21
– fünfte 595
Krankheitserreger s. Erreger
Krankheitsüberwachung 146
K-ras 483
Krebskausalkette, Frühstadien 480–481
Kreuzbarkeit 13
Kreuzinfektion 150
Kreuzprobe 88
– Blutgruppenbestimmung 86
Kreuzreaktivität
– Antigene 67
– Antikörper 68
Kriebelmücken 785, 790
Krim-Kongo-hämorrhagisches Fieber **566**
– biologische Waffen 982
– Infektionsvektoren 149
Kristallviolett, Gram-Färbung 877
Krupp, Diphtherie 328, **330**
Krustenflechte, A-Streptokokken 204
Kryptenhyperplasie, Giardiasis 741
Kryptokokken/-kokkose **690–694**
– Meningitis 916
– pulmonale 692
– zerebrale 693
Kryptosporidien/-sporidiose 754–756
K-Substanz, Escherichia coli 238
Kugelmikroben 187
Kuhpocken-Virus 659, **662**
kultureller Nachweis, Erreger 22
Kulturmedien 880–883, 885
– Antigene, virusspezifische 890
Kupffer'sche Sternzellen 113
Kuru 470, 664

L

Labordiagnostik 876
– Antigennachweis 887
– Antikörpernachweis 887

Sachverzeichnis

- Beschreibung und Bewertung 898
- Erregernachweis 885
- mykologische 895
- parasitologische 895–896
- virologische 888–891

La-Crosse-Virus 568
Lactobacillus **355–356**
- acidophilus 39, 41
- Aminkolpitis 42
- bulgaricus 41
- rhamnosus 41

Lähmungen 517
- virale 504

Längsschnittstudie **146**
Läuse 149, **791–792**
- Nissen 791

Läuse-Rückfallfieber **401–402**
β-Laktamase-Inhibitoren **829**
β-Laktamasen **820**
- Bacillus 338
- Bacteroidaceae 353
- Bush-Klassifikation 809
- Escherichia coli 238
- β-Laktamresistenz 808–809
- MRSA-Stämme 173

Laktatazidose
- Meningitis, eitrige 919
- septischer Schock 908

Laktoferrin **112**, 113, 225
- Granulozyten, neutrophile 51

Laktoseintoleranz, Probiotika 42
Lamivudin (3TC) **493–494**, 495–496
Lancefield-Klassifikation
- Bakterien 883
- Streptokokken, β-hämolysierende 199

Landouzy-Sepsis 365
Landry'sche Paralyse
- FSME 528
- Guillain-Barré-Syndrom 554

Langerhans-(Riesen-)Zellen 54, 113, 117, 368
- Virusinfektionen 476

Laryngitis, Diphtherie 330
LasA/B, Pseudomonas-aeruginosa-Infektionen 281
Lassa-Fieber-Virus 562, **564–565**
LAT's (latency-associated transcripts) 612
latency associated nuclear antigen-Test (LANA), HHV 8 634
Latenzphase (lag-Phase)
- Bakterienvermehrung 180
- Tumorentstehung 488
- Virusinfektion 468

LCMV (lymphozytäres Choriomeningitis-Virus) 138, 505, **562–564**
LD$_{50}$ 20
Lebendimpfstoffe/-impfung

- attenuierte 138
- rekombinante Stämme 140
- Virusinfektionen 467, 475

Lebensmittelvergiftung
- Bacillus cereus 337–338
- Botulinustoxin 345
- Clostridium perfringens 342
- mikrobiell bedingte, Meldepflicht 262, 266, 289
- Staphylococcus aureus 193

Leberabszess
- Amöben 797
- Anaerobier, nicht sporenbildende 350

Leberbouillon 342
Leberegel, chinesischer bzw. großer/kleiner 763
Leberversagen, Hepatitis C 655
Leber(zell)karzinom
- HBsAg, Immunisierung 489
- Hepatitis 636, **648**

Leberzirrhose
- Brucellose 321
- Darmdekontamination 41
- Hepatitis 636, 655

Lederzecken 791
LEE (Locus of Enterocyte Effacement)
- EHEC 246
- EPEC 240

van Leeuwenhoek, Antoni 8
Legionärskrankheit 309, **311**
Legionella
- anisa 309, **312**
- feeleii 309, **312**
- micdadei 309
- pneumophila 133, **309–312**
- – coiled macrophage 309

Legionellen/Legionellose 133, **309–311**, 312
- Meldepflicht 311
- Pneumonie 310, 311

Leihimmunität 151
Leishmania/Leishmaniose 133, 150, **734–738**, 796
- aethiopica 734, **735–736**
- braziliensis 734, **736**
- chagasi 734, **735–736**
- donovani 734, **735–736**
- Immunantwort 107
- infantum 734, **735–736**
- Infektionsvektoren 149
- kutane **735–738**
- major 734, **735–736**
- mexicana 734, **735–736**
- mukokutane **736–737**
- Therapeutika **863**, 864
- tropica 734, **735–736**
- viszerale **735–736**, 738, 796

Leishmanin-Reaktion 737

Lektine **66**
Lektin-Pokeweed-Mitogen (PWM) 66
Leopardenhaut **787**
Leotiaceae 676
Leotiales 676
Lepra 133, **377–380**
- lepromatöse 377–378
- tuberkuloide 378

Lepra-Umkehr-Reaktionen 378
Lepromintest, Früh-/Spätreaktion (Fernandez/Mitsuda) 379
Leptonema 406
Leptosphaeria senegalensis 706
Leptospira
- biflexa 406
- grippotyphosa 404
- icterohaemorrhagica 405
- interrogans **404–407**
- pomona 404

Leptospiren/-spirose 150, 170, **404–407**
Letalität **145**
Leucovorin 843
Leukämie, HTLV1 592
leukämietypische Translokationen 484
Leukoenzephalopathie, multifokale **602–603**
Leukopenie
- idiopathische **123–124**
- Sepsis 906

Leukotaxin 80
Leukotriene **119**
- Entzündung 30

Leukovirämie, Zytomegalie-Virus-Infektion 621
Leukozidine **26**, 135, 189
Leukozyten, polymorphkernige, Virusinfektionen 474
Leukozyten-Antigene, humane 91
Leukozyten-Differenzierungs-Antigene, CD-System 52, 96
Leukozytose, geriatrische Patienten 977
Leukozyturie, Staphylococcus saprophyticus 197
Levofloxacin **845**
L-Formen, Bakterien 176
Life-style-Erreger, Syphilis 386
Liganden, Membranrezeptoren 110
Lincosamine 809, **839**
Lipasen 25, 188
Lipid A
- Bakterien, gramnegative 175
- Endotoxine 29

Lipide
- Mykobakterien 175
- Tuberkulose 363

Lipid-Esterasen 113
Lipidmediatoren, Entzündung 119

Lipodystrophie, HAART 497
Lipooligosaccharide (LOS) 224, 230
- Bordetella pertussis 303
Lipopolysaccharid-Bindeprotein (LBP) 29
Lipopolysaccharide (LPS) 29, 237, 256, 906
- Bacteroidaceae 349
- Bakterien, gramnegative 174
- B-Lymphozyten 66
- EHEC 247
- Endotoxine 175
- Makrophagen-Aktivierung 104
- Vibrio cholerae 273
Lipoproteine, Bakterien, gramnegative 175
Lipoteichonsäure (LTA/LTS) 220, 906
- Bakterien, grampositive 175
Liquorabflussbehinderung, Meningitis, eitrige 919
Liquorreaktionen, Neurosyphilis 393
Liquoruntersuchung, Meningitis, eitrige 920
Lister, Joseph 10, 313
Listeria 314
- Äsculin, Spaltung 317
- monocytogenes 133, 313–318
- – biologische Waffen 982
- – Embryo, Fetus, Neugeborene 949
Listerien/Listeriose 133, 313–318
- geriatrische Patienten 979
- lokale 315–316
- Meldepflicht 318
- Meningitis 316, 916
- okulo-glanduläre 316
- peri-/postnatale 317
- Schwangerschaft 316
- Sepsis 316
- systemische 315
- transplazentare 316–317
- zerviko-glanduläre 316
Listeriolysin O (LLO) 314–315
Loa loa 149, 785–786
Loa-Filarie 800
Lobärpneumonie 212, 213, 441
Löffler, Friedrich 11
Löffler-Nährboden 331
Löffler-Syndrom
- Ascaridenlarven 799
- Hakenwurminfektionen 780
- Strongyloides stercoralis 778
Löwengesicht 378
Löwenstein-Jensen-Agar 882
logarithmische Phase (log-Phase), Bakterienvermehrung 180
LOH (loss of heterozygosity) 484
Lokalinfektionen 32
- Brucellose 321
- HiB-Infektion 299

- virale 474
Longitudinalstudie 146
lophotriche Geißeln 177
Lopinavir 495, 497
loss of heterozygosity (LOH) 484
Lovirid 495
LTR-Abschnitt, HIV 578–579
Lucilia sericata 795
Lues connata 389, 393
Luftmyzel 677
Lungenabszess 358, 939
- Anaerobier, nicht sporenbildende 350
- Pneumokokken 213
- Sepsis 906
- Staphylococcus aureus 191
Lungenegel 763
Lungenhämorrhagie, neurogene 520
Lungenmilzbrand 336
Lungenödem, neurogenes 520
Lungenpest 268–269
Lungentuberkulose 364–367
Lupus erythematodes, systemischer 123–124
Lutzomyia 149, 734, 790
Lyme-Borreliose 396–401, 969
- Arthritis 399
Lymphadenitis, mesenteriale, Yersinien 265
Lymphadenosis benigna cutis, Lyme-Borreliose 398
lymphatische Organe, primäre/sekundäre 56
lymphatisches Gewebe, diffuses 58
Lymphgefäße, afferente/efferente 57
Lymphknoten 57–58
Lymphknotenschwellungen, Mononukleose, infektiöse 627
Lymphödeme 787
Lymphogranuloma inguinale (venereum) 123, 432–433, 947
lymphoide Entwicklung, Hämatopoese 50
Lymphokine 99
- HIV-Infektion 583
Lymphome
- HTLV1 592
- Sepsis 906
Lymphopoese 50
Lymphosarkom 592
Lymphotoxin 101
Lymphozyten 51–54
- α/β-T-Lymphozyten 96
- γ/σ-T-Lymphozyten 97
- große, granuläre 52
- Rezirkulation 58–59
- zytolytische 102
- zytotoxische, Hepatitis A 638

Lymphozyten-Scheide, periarterielle (PALS) 58
Lyse
- T-Lymphozyten 94
- Zielzellen 78
Lysogenie, Bakteriophagen 171
lysosomale Wirkstoffe, Phagozyten 112–113
Lysosomen
- Granulozyten, neutrophile 51
- Phagozyten, mononukleäre 112
Lysostaphin 173
Lysotypie 883–884
Lysozym 112, 113, 115, 173
- Granulozyten, neutrophile 51
Lyssa 556–560
lytic death 819

M

MAC (membrane attack complex) 80
MacConkey-Agar 239, 283, 882
Machupo-Virus 562
macrophage inhibiting factor (MIF) 488
MACS (Magnetic-Activated-Cell-Sorter) 85
mad cow disease 664
Madenwurminfektion 781–782
Madurella spp. 706
Mäuseschutzversuch, Tetanus 344
Magen, Bakterienflora, physiologische 38
Magen-Karzinom, EBV-Infektion 630
Magenoperationen, Bakterienflora, Fehlbesiedelungen 40
Magnaformen, Entamoeba histolytica 742
Magnetic-Activated-Cell-Sorter (MACS) 85
major histocompatibility complex s. MHC
Major-Reaktion, Transfusion 86
Makeln 968
Makrokonidien
- Dermatophyton rubrum 710
- Rusarium 702
Makrolide 840–841, 849
- Penicillinallergie 206
- Resistenz 809
Makrophagen 50, 115–116, 117
- aktivierte 117
- Antigenpräsentation 117
- Blutmonozyten 114
- CR1-Rezeptor 114
- HIV-Infektion 583

L–M

- Immunantwort 54
- inflammatorische 117
- Klasse-II-Moleküle 114
- Komplementkomponenten 116
- Milz 58
- Sauerstoffmetabolite, reaktive 116
- Sepsis 906
- Stickstoffmetabolite, reaktive 116
- TNFα 107
- Virusinfektionen 134, 474
- Zytokine 29

Makrophagen-aktivierender Faktor (MAF), IFNγ 101

Makrophagen-Aktivierung 117
- Helfer-T-Zellen 104–105
- Lipopolysaccharid 104
- Mikroorganismen, intrazellulär-persistente 104
- Mykobakterien 368
- Tuberkulin-Test 104
- Zytokin-vermittelte 104

Makroskopie, Parasiten 895

Malaria 746–749
- quartana **745–749**
- tertiana **745–749**
- tropica **745–749**, 797
- zerebrale 747

Malassezia **695**

Malignität, Tumoren 483

Maltafieber **313**, 319

MALT-Lymphom, Helicobacter-pylori-Infektion 293

Mannit-Kochsalz-Agar 882

Mannose 907

Mannose-bindendes Lektin (MBL) 907

Mannose-Fukose-Rezeptoren 110

α-Mannosidase 113

Mansonella
- ozzardi 789
- perstans 789
- streptocerca 789

Mansonia 790

Marburg-Virus **560–561**

Marginalzone, Milz 58

Markerkrankheit 628

Marksinus, Lymphknoten 57

Masernexanthem 668

Masern(-Virus) 138, 505, **551–553**
- Embryo, Fetus, Neugeborene 949
- Embryopathie/Fetopathie 469
- Impfungen 138, 991
- Koplik'sche Flecken 552
- Warthin-Finkeldey'sche Riesenzellen 551

Massentourismus 6

Mastitis puerperalis, Staphylococcus aureus 191

Mastzellen 50
- Aktivierung 106
- anaphylaktische Reaktion 121
- Entzündungsmediatoren 119
- Histaminfreisetzung 80

Masugi-Nephritis **122**

MAT (mikroskopischer Agglutinationstest), Leptospiren 406

matching, Fall-Kontroll-Studien 147

Materialgewinnung 872

Matrix-Metallo-Proteasen 483

MBK (minimale bakterizide Konzentration) 804, **896–897**

M-CSF **116**
- IL-3 100

measles-inclusion body-encephalitis (MIBE) 552

Mebendazol **864–865**

Medinawurm 789

Medulla
- Lymphknoten 57
- Thymus 56–57

Medusenhaupt, Bacillus anthracis 336

Mefloquin **861–862**

Megakaryozyten 50

Megasphaera 358–359

Melarsoprol **862–863**

Meldepflicht
- Adeno-Viren-Infektion, enterische 574
- Botulismus 346
- Brucellose 322
- Calici-Viren 575
- Campylobacter jejuni 289
- Chlamydia psittaci 434
- Cholera 277
- Cryptosporidium parvum 755
- Dengue-Fieber-Virus 526
- Diphtherie 332
- EHEC 247
- Enteritis-Salmonellen 259
- FSME 529
- Gasbrand 342
- Gastroenteritis, infektiöse 259
- Gelbfiebervirus 525
- Giardia lamblia 741
- Gonorrhoe 229
- Haemophilus-influenzae-Meningitis 300, 924
- HIV-Infektion 587
- IfSG 997–998
- Infektionen 156
- Influenza 542
- Kerato-Konjunktivitis, epidemische 607
- LCM-Infektion 564
- Lebensmittelvergiftung, mikrobiell bedingte 195, 262, 266, 289
- Legionellose 311
- Lepra 379
- Leptospirose 406
- Listeriose 318
- Marburg-/Ebola-Virus-Infektion 561
- Masern 553
- Meningokokkeninfektion 234
- Milzbrand 337
- Mumps 548
- Nosokomialinfektionen 973
- Paratyphus 254
- Pest 270
- Pocken 661
- Poliomyelitis 514
- Robert-Koch-Institut 155
- Röteln-Embryopathien 533
- RS-Virus-Infektion 550
- Rückfallfieber 402
- Shigellen 262
- Syphilis 394
- Tollwut 559
- Trichinella 776
- Tuberkulose 373
- Typhus abdominalis 254
- Varizellen-Zoster-Virus 619
- Yersinien 266
- ZMV-Infektion 624

Melioidose **284–285**

Melkerknoten-Virus 659

Membran-Antigen (MA), EBV-Infektion 626

membrane attack complex (MAC) **80**

Membran-IgM 64

Membranrezeptoren, Liganden 110

Mendel-Mantoux-Test 370

Meningitis 517, 544
- abakterielle **518**
- Adeno-Virus-Infektion 604, 606
- akute **916**
- Antigennachweis 921
- aseptische, Bunya-Virusinfektion 568
- – Poliomyelitis 513
- bakterielle **916–924**
- B-Streptokokken 208
- Candidose 687
- eitrige 917–922
- FSME 528
- geriatrische Patienten 977–978
- Haemophilus influenzae 297
- HiB-Infektion **298**, 300
- HSV Typ 2 613
- Impfstoffe 138
- Impfungen 923
- LCM-Infektion 563
- Listeriose 316
- Lyme-Borreliose 398
- Meningokokkeninfektion 231, **232**
- Mononukleose, infektiöse 627
- Pneumokokken 212–213
- Prävention 923–924
- Proteus 250

- Salmonellen 258
- Shunt-assoziierte 195
- Staphylococcus aureus 191, 194
- – epidermidis 195–196
- subakute/chronische 916
- Therapie 923
- tuberkulöse 365, 916, **919–920**
Meningoenzephalitis 313, 520
- chronische 517
- herpetica 613
- HSV Typ 2 613
- Kryptokokkose 692
- Listeriose 316
- Mononukleose, infektiöse 627
- Mumps-Infektion 547
- Varizellen-Zoster-Infektion 618
- Zytomegalie-Virus-Infektion 622
Meningoenzephalomyelitis, Poliomyelitis 514
Meningokokken 230–234
- Impfungen 991–992
- Meldepflicht 234
- Meningitis **916**
- Sepsis **233**
- Typ B 230
Meningokokken-Gürtel 230
Meningoradikulitis, Lyme-Borreliose **399**
Menschenpocken-Virus 659
Merogonie, Mikrosporidien 756
Meropenem **831**
Merozoiten, Plasmodien 745
Mesenterial-Adenitis, Adeno-Virus-Infektion 606
Mesosomen 172
Mesotheliom, BK-Virus-Infektion 603
Metabolisierung, Pharmakokinetik 810
Metabolite
- bakterielle Vermehrung 36
- Bakterien 183–184
- Hemmung 36
Metalle, Kulturmedien 880
Metapneumovirus 544, **550**
Metastasierung 483, 488
Metazoen 3
Methicillin-(Oxacillin-)resistente S.-aureus-Stämme s. MRSA
α-Methyl-1-Adamantanmethylamin-HCl 497
Methylenblau-Färbung 878
Metronidazol 850–851
Mezlocillin **822–823**
MHC (major histocompatibility complex) **91–93**
- Ankerstellen 95
- Genetik 92
- T-Lymphozyten 91, 97
- – Antigen-Erkennung 95

- Virusinfektionen 459, 475, 478
MHC-Gene 459
MHC-Klasse-I-Molekül
- CD8-T-Zellen 118
- Virusinfektionen 475
MHC-Klasse-II-Molekül 97–98
- Erreger, intrazelluläre 133
- Transplantatabstoßung 125
MHC-Peptid-Komplexe 98
MHC-Restriktion, Antigen-Erkennung, T-Zellen 95
MHK (minimale Hemmkonzentration) 804, **896–897**
MIBE (measles-inclusion body-encephalitis) 552
Miconazol 859
Microascaceae 676
Microascales 676
Microsporum 712
- audouinii 713
- canis 712
- gypseum 713
Microstomatales 676
MIF (macrophage inhibiting factor) 488
m-IgM 64
Mikrobiologie
- Aufgabenstellung 4
- Bedeutung, heutige 4–7
- Diagnosesicherung 870
- experimentelle 9
- Gegenstand 3
- Prävention 4
- Ursprung 8–11
- vormedizinische 8
mikrobiologische Parameter, Chemotherapie 815
Mikrobouillonverdünnungstest 897
Mikroflora, luminale, Faezes 38
Mikrogliazellen 113
β-Mikroglobulin 92, 98
Mikrohabitat 38
Mikrokonidien, Dermatophyton rubrum 710
Mikroökologie 40–41
Mikroorganismen
- intrazellulär-persistente, Makrophagen-Aktivierung 104
- Reduktion 164
- Toxin-produzierende **130–131**
Mikroskop-Einstellungen 876
Mikroskopie
- Diagnose 885
- Parasiten 895
- Pilze 895
- Präparate, Herstellung 877
mikroskopischer Agglutinationstest (MAT), Leptospiren 406

Mikrosporum/Mikrosporidien **725**, **756**, 757–758
- biologische Waffen 982
Milben 149, **791**, **793**
Milchprodukte, Brucellose 320
Miliartuberkulose 365–366
Milz 58
Milzbrand 9, 334, **335–337**
Milzbrandsepsis 336
Mimikry, immunologisches 124
Mineralsalze, Kulturmedien 880
minimale bakterizide Konzentration s. MBK
minimale Dosis, infektionsauslösende 21
minimale Hemmkonzentration s. MHK
minor illness, Poliomyelitis 513–514
Minor-Reaktion, Transfusion 86
Minutaformen, Entamoeba histolytica 742
MIP-1α/β 321
Mirazidium, Schistosomen 759
Mitogene **66**
Mittelstrahlurin, Harnwegsinfektionen 941–942
Mixed Leukocyte Culture (MLC) 126
MMR (Masern-Mumps-Röteln) 533
Mokassin-Tinea **708**
molekularbiologische Nachweisverfahren **892–895**
Molekulargenetik 11
Molluscipoxvirus 659
Molluscum contagiosum 659, **660**
Monarthritis 959–960
Monkeypox-Virus 659, **662**
Monokine 99, **115**, 321
Monoklonalität, Tumorzellen 488
mononukleär-phagozytäres System (MPS) 113–114, 251
- Malaria 747
- Phagozytose 49
- Zellen **54**, 92
Mononukleose
- Angina 670
- B-Lymphozyten 627
- HIV-Infektion 583
- infektiöse **626–631**
Mononukleose-ähnliches Syndrom, Zytomegalie-Virus-Infektion 622
Monozyten 50
- CR1-Rezeptor 114
- Zytokine 29
Monozytenkolonien-stimulierender Faktor s. M-CSF
Monozytose 313
Montage, Viren 462
Moraxella catarrhalis **438**
Morbidität **145**
Morbus

M–N

- s. unter den Eigennamen bzw. Eponymen
- haemolyticus neonatorum 87
Moro-Test 370
Mortalität **145**
Mortierellaceae 676
Mortierellales 676
MOTT (Mycobacteria Other Than Tuberculosis) 361–362, **374–376**
Moxifloxacin **845**
MPO (Myeloperoxidase-System) 111
M-Proteine
- A-Streptokokken 200
- Orthomyxo-Viren 537
MPS s. mononukleär-phagozytäres System
mRNS 72
MRSA (Methicillin-[Oxacillin-]resistente S.-aureus-Stämme) **156–157**, 194, 973
- β-Laktamresistenz 173
MRSA-tragende Patienten 195
- Sanierung 157
M-Substanz 26
Mucor 704
Mucoraceae 676
Mucorales 676
Mucormykose (rhinozerebrale) 704
Mückenbekämpfung, Gelbfiebervirus 525
Müdigkeitssyndrom, chronisches 628
Mueller-Hinton-Agar 882
Mukositis, HSV-Infektion 615
Mukoviszidose
- Burkholderia cepacia 284
- Pseudomonas-aeruginosa-Infektion 282
Multiorganversagen, Schock, septischer **903–904**
Multiple Skerose, Interferone 123, **499**
Multiple Sklerose **554**
- HHV 6 633
Mumps(-Virus) 138, **505**, **547–548**, 549
- Embryopathie/Fetopathie 469
- Impfungen 138, 993
- Schwangere 548
Mund- und Rachenhöhle, virusbedingte Läsionen 502
Mundsoor 686, 720
Mupirocin **852**
Muraminidase 173
- Pneumokokken 211
Muramyldipeptid 67
Murein(schicht) 220
- A-Streptokokken 200
- Bakterien, gramnegative 174
Mustererkennung, Immunität, angeborene 49

mutative Wirkungen, integrationsbedingte 486
Muttermilch, HIV 581
Muzinase, Vibrio cholerae 273
Myalgien
- epidemische **518**
- Hepatitis B 644
- Mononukleose, infektiöse 627
Myasthenia gravis 123
myc-Gen 481, 488
Mycobacteria Other Than Tuberculosis s. MOTT
Mycobacterium 361
- africanum 362
- avium/intracellulare 362, **374**
- bovis 362
- leprae 125, 133, 362, **377–380**
- tuberculosis 133, 138, 362, **363–374**, 444
- - biologische Waffen 982
- ulcerans 362
Mycoplasma
- fermentans 422
- hominis 422, **425**
- pneumoniae 422, **423–425**
Mycosis fungoides 592
myeloide Entwicklung, Hämatopoese 50
Myelom, multiples, Antikörper, monoklonale 68
Myelomprotein 68
Myelopathie, HTLV1 592
Myeloperoxidase-System (MPO) 111
Myelopoese 50
Myiasis **794–795**
Mykobakterien **361–384**
- Antikörper, spezifische 368
- atypische s. MOTT
- Cordfaktor 371
- Granulombildung 368
- Makrophagenaktivierung 368
- Stränge, zopfartige 371
- T-Zellaktivität 368
- Zellhülle 175–176
mykologische Labordiagnostik 895
Mykoplasmen 176, **422–426**
Mykosen
- Prophylaxe, granulozytopenische Patienten 155
- verletzungsbedingte 705
Myokarditis 517, **518**
- Coxsackie-Viren 517
- Influenza 541
- Kryptokokkose 692
- virale 504
- Yersinien 265
- Zytomegalie-Virus-Infektion 622
Myonekrose, clostridiale **340–342**
Myositis **967–971**

Myringitis 422
Myzel 677
Myzetom 384, 703, **705**

N

Nabelschnurblut, Rötelnnachweis 532
NAD (Nikotin-Adenin-Dinukleotid) 296
NAD-Phosphat 296
NADPH-Oxidase 111
Nährstoffe
- bakterielle Vermehrung 36
- Kulturmedien 880
Naftifin **860**
NAG (nichtagglutinierbare Vibrionen) 276
Nagelgeschwür **967–971**
Nahrungsmittelvergiftung s. Lebensmittelvergiftung
namentliche Meldung, IfSG 998–999
Nasopharyngealabstrich, Pertussis 306
Nasopharyngitis, Diphtherie 330
Nasopharynxkarzinom 502, **628**
- EBV-Infektion 627, 630
Nasskeim, Pseudomonas aeruginosa 280
Natamycin 854
native Form, Untersuchungsmaterial 873
Nativ-Präparat **878–879**
natural killer cells, Virusinfektionen 474
Necator americanus **779–780**
Nef, HIV 578
Negri-Körperchen, Tollwut 466, **557–558**, 670
Neisser-Färbung 331
Neisseria/Neisserien **224–235**
- gonorrhoeae 132, **224–230**, 441
- - Embryo, Fetus, Neugeborene 949
- meningitidis 132, **230–234**, 441
Nekrose/Nekrotisierung
- Postprimär-Tbc 367
- Virusinfektion 467
Nelfinavir 495, **497**
Nematoden 725–726, **772–789**
Neorickettsia sennetsu 408–409
Neotestudina rosatii 706
Nephropathie 567
- BK-Virus-Infektion 603
Nephrosklerose 943
Nestschutz 151
Neuerkrankungen **146**

Neugeboreneninfektionen 949
- B-Streptokokken 208
- Chlamydien 431
- HIV 581
- Konjunktivitis, Credé-Prophylaxe 925
- Listeriose 317
- Meningitis 916
- Pseudomonas aeruginosa 282
- Ureaplasmen 425
Neuraminidase
- Orthomyxo-Viren 537
- Vibrio cholerae 273
Neuraminidase-Inhibitoren 492, **497**
- Influenza 542
Neuritis nervi optici, Lyme-Borreliose 398
Neuroborreliose 400
Neuroinvasivität, Viren 465
neurologische Ausfälle, Meningitis 921
Neurosyphilis **388**, 393
neurotrope Varianten, Viren 465
Neurozystizerkose 770
Neutralisationstest 887, **890–891**
Neutralisationstiter 891
Neutrophile **51**
Nevirapin 494, **495**, 496
New-York-City-Agar 228
N-Glykosidase-Spaltung, rRNS 28
Niacintest 371
Nichtcholeravibrionen 276
nichtlytischer Tod, Penicillin 819
nichtnamentliche Meldung, IfSG 999
nicht-nukleosidischer Reverse-Transkriptase-Inhibitor (NNRTI) **495**
Nichtsporenbildner, obligat anaerobe 349–360
Nickelsalz, Typ-IV-Reaktion 123
Nierentuberkulose 368
Nifurtimox **862–863**
Nissen, Läuse 791
Nitrofurantoin **851**
Nitroimidazol-Allergie 850
NK-Zellen **49**, 52, 134
N-myc-Gen 488
NNRTI (nicht-nukleosidischer Reverse-Transkriptase-Inhibitor) **495**
NNR-Tuberkulose 368
Nocardia/Nocardien 381–383, 384
- farcinica 384
Nocardiose 381, **382–384**
Nodulus 968
Nomenklatur 12–16
Non-A-Non-B-Hepatitis **653–655**, 656
Non-Cholera-Vibrionen, nichtagglutinierbare 277
Non-Hodgkin-Lymphome (NHL) 590–591

non-responder, Hepatitis-B-Schutzimpfung 647
nontoxic response, Virusinfektionen 477
Nordamerikanische Blastomykose 718
Norfloxacin **845**
Normalflora
- Infektionsquelle 37
- physiologische 38–39
- Wirkungen 37
Noro-Virus 574
- biologische Waffen 982
Norwalk-Agens, Diagnostik 506
Nosema 756
Nosokomialinfektionen 37, 972–975
- Händedesinfektion 155
- Hepatitis B 643
- Meldewesen 156
- virale 152
NO-Synthase 112
NRTI (nukleosidischer Reverse-Transkriptase-Inhibitor) 495
Nukleasen 113
Nukleinsäureamplifikationsverfahren, Pertussis 306
Nukleinsäuren
- Sequenzierung 12
- Virusreplikation 456, 459
Nukleinsäurenachweis 885
- Erreger 23
- Parasiten 895
- Pilze 895
Nukleinsäuresynthese
- Störung, Chemotherapie 805
- Virusreplikation 459
Nukleinsäuresyntheseinhibitoren 492
Nukleokapsid, Orthomyxo-Viren 537
Nukleophilie 492
nukleosidischer-Reverse Transkriptase-Inhibitor (NRTI) 495
Nukleotide
- energiereiche, Virusreplikation 459
- erregerspezifische, Bakterien 892
Nutzen-Risiko-Analysen, Prävention 155
Nystatin **854**, 859

O

O-Antigen
- Bakterien, gramnegative 174
- Enteritis-Salmonellen 256
- Salmonellen 251
- Yersinien 265
Oberflächenadhäsine (Opa, Opc) 230
- Gonokokken 225

Oberflächenmarker, Phagozyten, mononukleäre **114–115**
Ochroconis gallopova 703
Odds ratio (OR) 147
Ödeme, Anaphylaxie 121
Ösophagitis, Kryptokokkose 692
Ösophaguskarzinom, EBV-Infektion 630
Östrogene, Bakterienflora, vaginale 39
Oestrus 795
Ofloxacin **845**
Omsk-hämorrhagisches Fieber, biologische Waffen 982
Onchocerca volvulus 149, **785–786**
Onchozerkome **786**
Onchozerkose 786, **786**, 800
Onkogene **479–481**
- Aktivierung 486
- virale 486
Onkologie 479–481
Onygenaceae 676
Onygenales 676
Oozysten
- Kryptosporidiose 755
- Toxoplasmen 750
Opa-(opacity-)Proteine 25
- Gonokokken 225
Opazitätsfaktor, Gonokokken 135
operative Eingriffe, Bakterienflora, Fehlbesiedelungen 40
Ophiostomataceae 676
Ophiostomatales 676
Ophthalmia neonatorum 227, **925**
- Gonokokken 225
Ophthalmie, sympathische 121, **123**
Ophthalmomyiasis **795**
Opisthorchis felineus bzw. viverrini 763
Opportunisten(infektion) **19**
- Kokken, anaerobe und mikroaerophile 358
- Prävention 154
- Stäbchen, gramnegative, obligat anaerobe 351
Opsonine, Bakterien 26
Opsonisierung 80, **110**, 114, 135
- Antigen-Antikörper-Reaktion 69
- Komplementaktivierung 79
- Virusinfektionen 476
- Zielzellen 78–79
Optimalmedien 881
optischer Nachweis, Erreger 22
Orchitis
- Genitalinfektion 945
- Mumps-Infektion 547
Ordnung (Order), Bakterien 13
Orf-Virus 659
Organmykosen, Candida albicans 688
Organotropismus 19

Sachverzeichnis

– Viren 465
Orientbeule 736–737
Orientia tsutsugamushi 408–409, 414
Ornithodoros 785
Ornithose 433–434
Oropharynx, Bakterienflora, physiologische 38
Oroya-Fieber 419–420
Orthomyxo-Viren 537–543, 545
Orthopox-Viren 659
Ortho-Viren 452
Oseltamivir 495, 497
Osler-Knötchen 218, 909
Osteoklasten 113
Osteomyelitis 959, 963–966
– Candidose 687
– hämatogene 963–964
– Salmonellen 258
– Staphylococcus aureus 191
Osteosarkom, BK-Virus-Infektion 603
Otitis 932–933
– eitrige, Masern 553
– externa 934
– – Aspergillose 698
– – Aspergillus niger 701
– – Pseudomonas aeruginosa 283
– HiB-Infektion 299
– media 522, 544, 931–934
– – Adeno-Virus-Infektion 606
– – HiB-Infektion 300
– – Pertussis 305
– Pneumokokken 212, 215
otolaryngologische Infektionen, Anaerobier, nicht sporenbildende 350
Oxazolidinone 852
Oxidasetest, Meningokokken 233
Oxyuris 781–782

P

p16 480
p53 480, 486, 488–489
P-Adhäsine, Escherichia coli 239
Paecilomyces spp. 703
PAF (Plättchen-aktivierender Faktor) 119
PagC, Enteritis-Salmonellen 257
PALS (periarterielle Lymphozyten-Scheiden) 58
Panaritium 967–971
– herpetisches 614
Pandemie 145
Panenzephalitis, akute, sklerosierende 470
Pankreasoperationen, Bakterienflora, Fehlbesiedelungen 40

Pankreatitis
– Brucellose 321
– EHEC 247
– Mumps-Infektion 547
Pantherfellzeichnung, Ribosomen, LCM-Virus 562
Panzerschrank-Antibiotikum 830
Panzytopenie, Hepatitis B 644
PAP (primär atypische Pneumonie) 423–425
Papain 61
Papeln 968
Papillome 968
– HPV-Infektion 598, 600
Papillom-Viren 506, 597–601
– s.a. HPV-Infektion
Papova-Viren 597–603
Pappataci-Fieber 568
Paraaminosalicylsäure (PAS) 849
Paracoccidioides brasiliensis 718
Paracortex, Lymphknoten 57
Paragonimus 763
Parainfluenza-Viren 505, 544–546
Parakeratose, HPV-Infektion 598
Parakokzidioidomykose 718
Paralyse
– progressive, Syphilis 388
– schlaffe 520
– Tollwut 558
Paramyxo-Viren 452, 544–555
– Neuraminidase-freie 551–552, 553
Paraparese, spastische, HTLV1 592
Parapox-Viren 659
Parasitismus 4
Parasitologie 725
– Labordiagnostik 895, 896
Paratyphus, Meldepflicht 254
Parecho-Viren 520
Paresen, schlaffe, virale 504
Paronychie 967–971
– Candida 686
Parotitis 544
– Mumps-Infektion 547
– Staphylococcus aureus 191
Parvo-Viren 594–596
– Embryo, Fetus, Neugeborene 949
– Schwangerschaft 508
Parvo-Virus B19 507, 594–596, 667
– Embryopathie/Fetopathie 469
Pasteurella multocida 437
Pathogenese, Infektion 24
Pathogenität 19–20
– Viren, Faktoren 465–467
Pathogenitätsnachweis, Erreger 22
Pathovar 13
Patientendaten, Untersuchungsmaterial 874
Patienteneigenschaften, Chemotherapie 815–816

Paul-Bunnell-Test, EBV-Infektion 630
pB1, Influenza-Virus 540
PBP (penicillinbindendes Protein) 172–173
PCR (Polymerasekettenreaktion) 241, 890–891, 894
– Genamplifikationsverfahren 893
– Virusinfektion 501
PDGF (platelet-derived growth factor) 480
Pediculus humanus corporis 410, 480, 791
Pefloxacin 845
PEG-IFN 495, 499
Peitschenwurm 772–773
Peliose, bazilläre 417, 419
pelvic inflammatory disease (PID) 945
– Gonorrhoe 226
Pemphigus neonatorum, Staphylococcus aureus 192
Penciclovir 494
Penetration, Viren 456–457
Penicillin 820–821
– penicillinasefestes 823
Penicillin G/V 819
Penicillinallergie 820
– Makrolide 206
Penicillinase
– Gonokokken 225
– Haemophilus influenzae 297
– Staphylococcus aureus 193
penicillinbindende Proteine (PBP) 172–173, 194, 808
Penicillium 701
– Conidiophoren, Phialiden-tragende 702
– marneffei 701
Pentamidin 862–863
Pepsin 62
Peptidasen 113
Peptide
– basische 113, 119
– kationische 113
Peptidimpfstoffe 140
Peptidoglykane (PG) 906
– Bakterien 173
– – grampositive 175
– Tuberkulose 363
Peptococcaceae 359
Peptonwasser, alkalisches 276
Peptostreptococcus anaerobius 358–359
Perforine
– Apoptose 102
– Lymphozyten, zytolytische 102
periarterielle Lymphozyten-Scheiden s. PALS
Pericholezystitis 956
Peri(myo)karditis 517

- Kryptokokkose   692
- Pneumokokken   213
- virale   504
- Zytomegalie-Virus-Infektion   622

Periodic-Acid-Schiff-(PAS-)positive Einschlüsse   437
perioperative Prophylaxe   **41**, 815
Peritonealmakrophagen   113
Peritonitis   687, **955–958**
- Anaerobier, nicht sporenbildende   350
- Brucellose   321
- Enterokokken   220–221
- Escherichia coli   239
- Facies hippocratica   956
- Shigellen   261
- Staphylococcus epidermidis   195–196
- Typhome   253

peritriche Geißeln   177
Permeabilität
- Bakterienhülle   174
- Entzündung   30

Peroxidasen   **112–113**
Peroxidverbindungen, Desinfektion   162
Persistenz, Virusinfektionen   153, 468
Pertactin, Bordetella pertussis   303
Pertussis   **303–307**
- Impfungen   307, 993

Pertussistoxin (PT)   304
Pest   **267–270**
- weiße   361

Pestbeule   268
Pestpneumonie/-sepsis   269
Peyer'sche Plaques   58
Pezizales   676
PFA (Phosphonoformat)   **493**
Pfeiffer, Richard Friedrich   296
Pfeiffer'sches Drüsenfieber   **627–630**, 631, 933
Pfützenkeim, Pseudomonas aeruginosa   280
Pgm-Locus, Yersinia pestis   267
Phänotyp, T-Zellpopulationen   96–97
phänotypisches Verhalten, Tumorzellen   482
Phaeoacremonium spp.   703
Phaeohyphomyzeten   675, **703**
Phago(lyso)somen
- Fusionshemmung   136
- Granulozyten, neutrophile   51
- Phagozyten, mononukleäre   112

Phagovar   13
Phagozyten   50
- Abtötung/Apoptose   111, **135**
- Funktionsstörung   26
- lysosomale Wirkstoffe   112–113
- mononukleäre   112, **114–115**

- professionelle   135

Phagozytose   49, **110–111**
- Enzyme, lysosomale   115
- Granulozyten   30, 49
- Hemmung   **135–136**
- Induktoren   25
- Makrophagen   54
- mononukleäre   49, **110–118**

Pharyngitis   518, 627, **931–934**
- Adeno-Virus-Infektion   605
- Erreger   541
- Genitalinfektion   945
- gonorrhoische   227
- Lassa-Fieber-Virus   564
- Meningokokkeninfektion   232

pharyngokonjunktivales Fieber   503
- Adeno-Virus-Infektion   605

Phasenkontrast-Mikroskopie   876
Phenoloxidase, Cryptococcus neoformans   691–692
Phialophora verrucosa   706
Philadelphia-Chromosom   484
Philaemonium   703
pH-Indikatoren, Kulturmedien   880
Phlebotomus   149, 734, 790
Phlegmone   **967–971**
Phosphatasen   113
Phospholipase C
- phosphatidylcholinspezifische   27
- Pseudomonas-aeruginosa-Infektionen   281

Phospholipasen   113
Phosphonoformat (PFA)   493
Phosphorylierung, Retinoblastomprotein   479
Phototrophie, Bakterien   181
Phthirus pubis   791, 946
Phthisis   361
Phyllacoraceae   676
Phyllacorales   676
physikalische Verfahren, Desinfektion   159
Phytohämagglutinine   88
Picorna-Viren   **511–522**
PID (pelvic inflammatory disease)
- Chlamydieninfektion, genitale   431
- Gonorrhoe   226

Pigmente, Pseudomonas aeruginosa   280
Pili s. Fimbrien
Pilze   3, 675
- antibiotische Therapie   40
- Anzucht   895
- dimorphe   678, **714–721**
- Einteilung   675–676
- Fortpflanzung, (a)sexuelle   679
- Identifizierung   895
- Mikroskopie   895
- Stoffwechsel   679–680

- Wachstum   679
- Zellbestandteile   676–677

Pilzinfektionen   **130–134**
- AIDS   585

Ping-Pong-Infektion   948
- Gonorrhoe   229

Pinozytose   110
Pinta   385, **394**
Piperacillin   **822–823**
Pittsburgh-Pneumonie   **312**
Pityriasis versicolor   **695**
Plättchen-aktivierender Faktor (PAF)   **119**
Plantarwarzen   600
Plaque-forming-unit (PFU), Virusnachweis   889
Plaquemethode   11
- Virusnachweis   889

Plaques   968
- muqueuses, Treponema pallidum   387, **445**

Plasmaeiweißbindung, Pharmakokinetik   810
Plasmaviruslast, HIV   582
Plasmazellen   50
- Antikörperantwort   70
- Antikörper-produzierende, Lymphknoten   57
- B-Lymphozyten   52
- IgM-Klasse   70

Plasmide
- Bakterien   170–171
- Legionella pneumophila   310

Plasminogen-Aktivator   113
Plasminogen-Aktivator-Protein (Pla), Yersinia pestis   267
Plasmodium/Plasmodien   **745–748**, 749
- falciparum   745, 746, **746–749**
- Infektionsvektoren   149
- malariae   **745–749**
- ovale   745, 746, **746–749**
- vivax   745, 746, **746–749**

Plathelminthes   725, 759
Plattwürmer   725, 759
Pleistophora   756
Pleosporaceae   676
Pleosporales   676
Pleozytose, Brucellose   321
Plesiomonas   **272–278**
Pleuraempyem
- Anaerobier, nichtsporenbildende   350
- Pneumokokken   213

Pleuramakrophagen   113
Pleuritis, Salmonellen   258
Pleurodynie   517, **518**
Pleuro-Pneumonia-Like-Organisms (PPLO)   423

PML (multifokale Leukoenzephalopathie) 602–603
– AIDS 589
Pneumocystidaceae 676
Pneumocystidales 676
Pneumocystis
– jiroveci (früher: carinii) 704–705, 720
– – AIDS 579, 585
– – Pneumonie 585, 705, 842, 938
Pneumokokken 210–215
– Impfungen 993–994
– Meningitis 212, 917
– Otitis 212
– Resistenz 211
– serologische Identifizierung 214
– Vakzine 215, 933
Pneumolysin 211–212
Pneumonie 544, 935–939
– Acinetobacter 285
– Adeno-Virus-Infektion 607
– ambulant erworbene 879, 935, 938
– Brucellose 321
– Candida albicans 687
– Erreger 541
– geriatrische Patienten 977, 979
– HiB-Infektion 299
– Influenza 541
– interstitielle 424, 567, 935
– Kleinkindesalter 546
– Kryptokokkose 692
– Legionellose 309
– Lungenbiopsie 937
– Masern 551
– Mycoplasma pneumoniae 424
– nosokomiale 285, 935, 936, 938
– Pertussis 305
– Pest 269
– Pleurapunktat 937
– primär atypische (PAP) 423–425
– Pseudomonas aeruginosa 282
– Sepsis 906
– Staphylococcus aureus 191
– Zytomegalie-Virus-Infektion 622–623
Pneumopathie 517
Pneumo-Viren 544
Pocken 508, 661
Pocken-Viren 659, 659–666
Poliomyelitis 512–515
– Impfungen 994
Polio-Viren 138, 512–515
– Brunhild, Lansing bzw. Leon 512
– Replikation 457
Polkörperchen 179, 331
Pollakisurie 941
Polyarthritis, primär-chronische 124
Poly-C9 80, 102
Polyene 853–854, 859

Polyhydroxybuttersäure (PHB), Bakterien 178
Pol(ymerase)-Gen, HIV 578
Polymerasekettenreaktion s. PCR
Polymerasen, Virussynthese 458
polymorph 91
Polymyxine 851–852
Polyneuritis
– HSV-Infektion 614
– Mononukleose, infektiöse 627
Polypeptidantigene, Tuberkulose 363
Polysaccharide
– Bacteroides 350
– Staphylococcus epidermidis 195
Polystigmataceae 676
Polystigmatales 676
Pontiac-Fieber 311–312
populationsabhängiges Risiko 147–148
Porine, Bakterien, gramnegative 175
Porphyromonas 349
Posaconazol 858
positive predictive value (PPV), diagnostische Tests 899
postantibiotischer Effekt, Chemotherapie 805
Postexpositionsprophylaxe 154
Post-Kala-Azar-Leishmanoid 735–736
Post-Polio-Syndrom 513, 515
– Poliomyelitis 514
Postprimär-Tbc 365, 367
Posttransplantations-Lymphome, EBV-Infektion 629
PPEM (Potentially Pathogenic Environmental Mycobacteria) 361
P-Pili, Escherichia coli 239
PPLO (Pleuro-Pneumonia-Like-Organisms) 423
PPUM (Potentiell Pathogene Umwelt-Mykobakterien) 361
PPV (positive predictive value), diagnostische Tests 899
PRAD 481
Präbiotika 41
Präkanzerosen 488
Prävalenz(studien) 146
Prävention 154–158
Präzipitation 83, 885, 887
Praziquantel 865–866
pRB 480, 486
Prevotella 349
– bivia 351
Primäraffekt
– Pest 268
– Syphilis 387
– Tuberkulose 365–366
– Tularämie 324
Primärantwort
– Antikörper 67, 84

– IgM 64
Primärfollikel
– Lymphknoten 57
– Milz 58
Primärkomplex
– Tuberkulose 365–366
– Tularämie 324
Primärkultur 879–881
Primärschäden, Virusinfektion 465–467
Primär-Tbc 365
Primaquin 861–862
Primeranlagerung, PCR 894
Prionen 3, 451, 453–455, 470
Prion-Krankheiten 664–666
Prion-Protein 665
Probenvolumen, definiertes 880
Probiotika 41–43
Procain-Penicillin G 820
Prodigiosin 249
Prodrug 11, 493
Proerythroblasten 50
Proglottiden 769
– Cestoden 726
proinflammatorische Reaktionen, TLR 118
Prokaryonten 3, 14–15, 169
Proktitis
– Genitalinfektion 945
– gonorrhoische 227
Proliferationstests, T-Zellen 886
Properdin 81, 116
Prophage 11, 171
Propionibacterium/-bakterien 355
Prostacyclin, Entzündung 30
Prostaglandine
– Entzündung 30
– Sofortallergie 106
Prostatitis
– Genitalinfektion 945
– Gonorrhoe 226
– Kryptokokkose 692
Protease, alkalische, Pseudomonas-aeruginosa-Infektionen 281
Protease-Inhibitoren 492, 497
Proteasen 115
– lysosomale 98
– neutrale 113
– Pseudomonas aeruginosa 280
– Toxine 28
Proteasom 98
proteinaceous infectious particles s. Prionen
Proteinantigene
– T-Lymphozyten 105
– Tuberkulose 363
Proteinbiosynthese, Störung, Chemotherapie 804

Proteine
- basische/kationische 113
- GPI-verankerte 29
- GTP-bindende 481
- neue, Tumorzellen 483
- penicillinbindende 172
- proliferationsfördernde 480
- rekombinante, Impfstoffe 140
- Sequenzierung 12
- sezernierte, Yersinien 264
- translationshemmende 498

Proteinglykanasen 483
Proteoglykane, Sofortallergie 106
Proteus 250
- mirabilis 236, 442, 905
- vulgaris 236

Prothesen, gentamicinhaltiger Knochenzement 835
Prothionamid 849
Protoonkogene, zelluläre 486
Protoplasten 176, 819
Protozoen 3, 725, 729–758
- Infektionen 130–134

Prozessierung
- Antigene 117
- Immunität, zelluläre 48
- Makrophagen 54

PrP^{SC}-Moleküle, Prion-Protein 665
Pseudallescheria boydii 702, 706
- Pneumonie, Fast-Ertrinkungsunfälle 702

Pseudoappendizitis, Yersinien 265
Pseudokrupp 544, 546
- Erreger 541
- Influenza 541
- Masern 552

Pseudomembranen, Diphtherie 328, 330
Pseudomonas 279–286
- aeruginosa 132, 279, 280–284, 443, 905
- – Endokarditis 915
- – Hospitalismuserreger 281
- – Schutzimpfung 284
- fluorescens 279
- putida 279
- stutzeri 279

Pseudomonas-Cephalosporin 827–828
Pseudomonas-Exotoxin A 28
Pseudomyzel 678
Pseudotuberkulose 313
Psittakose 433–434
Puerperalfieber/-infektion
- A-Streptokokken 204
- B-Streptokokken 209

Puerperalsepsis 10, 906
Puffersubstanzen, Kulturmedien 880
Pulex irritans 794

Pulpa, rote/weiße, Milz 58
Pulpagangrän 217
Pulpitis 217
Punktmutationen
- Influenza-Virus 538
- Tumorentstehung 483–484

Purin-Nukleosid-Phosphorylase-Mangel 127
Purpura
- Pest 269
- thrombozytopenische, idiopathische 123, 124

Pustelflechte, A-Streptokokken 204
Pustula maligna 336
Puumala-Virus 566
PVP-Jod, Desinfektion 163
PWM (Pokeweed-Mitogen) 66
Pyelonephritis 940–941
- Kryptokokkose 692
- Ureaplasmen-Infektionen 425

Pyknose, JC-Virus-Infektion 602
Pyocyanine, Pseudomonas aeruginosa 280
Pyodermien 967–971
- Staphylococcus aureus 191

Pyoverdine, Pseudomonas aeruginosa 280
Pyrazinamid 847–848
Pyrenochaeta romeroi 706
Pyrimethamin 843
Pyrimidin 859
Pyrogene
- endogene, IL-1 99
- Viren 467

Q

Q-Fieber 408, 411–413
- Endokarditis/Pneumonie 412

Quarantäne 156–158
- Cholera 277
- Pest 270

Quasispezies
- HIV 582
- Viren 462–463

quaternäre Verbindungen, Desinfektion 162
Querschnittsstudien 146
- repräsentative, Odds ratio (OR) 147

R

Rabies-Virus 150
- biologische Waffen 982
- Vakzination 11

Rachendiphtherie 328, 330
Radikuloneuritis, FSME 528
Radspeichen 569
raf 481
Ramichloridium mackenziei 703
Randsinus, Lymphknoten 57
RANTES 522
R-Antigen, A-Streptokokken 200
Rapamycin, Transplantatabstoßung 126
ras-Gen/-Onkogen 482–483, 488
Rattenfloh 790
- Yersinia pestis 268

Raubwanzen 731, 790, 796
Raumdesinfektion 164
Ravuconazol 858
Rb1-Gen 488
Reagine 120
reaktive Sauerstoffmetabolite 111–112
realtime PCR, Virusinfektion 501
RE-Analyse 895
Rearrangement s. Gen-Rearrangement
Reduktionsrate, Sterilisation 160
Reed-Sternberg-Zellen, Hodgkin-Lymphom 628
Regression 146
Reinfektion 137
Reinkultur 879
Reisediarrhoe, Probiotika 42
Reisekrankheiten, virusbedingte 504
Reiter-Syndrom 431
- Yersinien 265

rekombinante Stämme, Lebendimpfung 140
Rekombinationen s. Gen-Rekombinationen
Rekrudeszenz, Herpes-simplex-Virus 612
Rekurrenz, Herpes-simplex-Virus 612
relatives Risiko (RR) 147
Reparaturmechanismen, Zellen 481
Repertoire, Thymus 56
Replikasen 458
Replikationsvorgänge, nicht-zytozide, Viren 465
Repressor-Modell, Virusgenom 468
Reserveantibiotikum 806, 830
Resistenz
- angeborene 48–49
- Chemotherapie 492, 807–809, 815
- Chromosomenmutation 807
- Entwicklung 6

Sachverzeichnis

- Enzyme, lysosomale 136
- erworbene (sekundäre) **47**, 807
- Genetik 807
- Mechanismen 808
- natürliche (primäre) 807
- Transduktion/Transformation 807–808
- übertragbare 807
- unspezifische 48–49
- Virusinfektion 501

Resistenzplasmide, Staphylococcus epidermidis 195
Resistenzstufen, Sterilisation 159
Resistenztransferfaktoren (RTF) 171
Resorption, Pharmakokinetik 810
Respirationstrakt, oberer
- Infektionen 222, **931–934**
- – Corona-Viren 576
- – Makrolide 840
- – Pseudomonas aeruginosa 282

respiratorisches Syndrom, akutes, Adeno-Virus-Infektion 606
respiratory burst 111
Respiratory-Syncytial-Virus (RSV) 544, **549–550**
Restriktionsenzymanalyse 885, **895**
- Virus-DNS 890
Restriktionsfragmentlängenpolymorphismus (RFLP) **895**
retikuloendotheliales System 113
Retinoblastomprotein, Phosphorylierung 479
Retinochorioiditis, Toxoplasma-Infektion 751
Retro-Viren **577–593**
- Genanordnung 486
- Übertragung 153
Retro-Virus-RNS 461–462
Reversal Reactions 378
Reverse Transkription 461–462
Rev-Gen, HIV 578
Reye-Syndrom
- Influenza 541
- Influenza B **542**
Rezeptoren
- Phagozyten, mononukleäre **114–115**
- Zielzellen **24**
Rezeptor-Liganden-Reaktion 110
RFLP (Restriktionsfragmentlängenpolymorphismus) **895**
rHBsAg, Aktiv-Impfung 491
Rheumafaktor 124
rheumatisches Fieber
- Arthritis, postinfektiöse 960
- A-Streptokokken 203, **205**
- Endokarditis 912
Rhinitis 522
- atrophische 249

Rhinoestrus 795
Rhino-Viren 505, **521–522**
Rhizomucor 704
Rhizopus oryzae 704
Rh-neg (D neg) 87–88
rho **28**
Rhodococcus equi 381
Rhodotorula **695**
Rhombenzephalitis, Listeriose 316
Rh-pos (D pos) 87–88
Rh-(Rhesus-)Antigene 87
Rh-System **87**
Ribavirin **493**, 494, 496
- mit IFNα 491
Ribosylierung, G-Proteine/Toxine 28
Ricin, biologische Waffen 982
Rickettsia
- akari 149, **408–409**
- conorii 408–409, **414**
- prowazekii 149, **408–411**
- – biologische Waffen 982
- quintana s. Bartonella quintana
- rickettsii 149, 408–409, **414**
- typhi 149, 408–409, **414**
Rickettsiazeen 409
Rickettsien 150
- biologische Waffen 982
- Infektionsvektoren 149
- Schutzimpfung 411
Rickettsienpocken 408
Riesenleberegel 763
Riesenzellbildung, Virusinfektion 466
Riesenzellpneumonie, Hecht'sche, Masern 552
Rifabutin 849
Rifampicin 809, **847**
Rift-Valley-Fieber-Virus 149, **568**
- biologische Waffen 982
Rimantidin **497**
Rinderbandwurm **764–766**
Rinderwahnsinn 455, 664, **665**
Ringelröteln **595**, 667
- Schmetterlingsexanthem 668
Ringrötelnvirus 505
Risiko
- populationsabhängiges 147–148
- Prävention 154
- relatives (RR) 147
Risikogruppen, Infektionen **151**
Risus sardonicus 344
Ritonavir 495, **497**
RKI-Liste, Desinfektionsmittel 163
RNS, primäre 72
RNS-Replikation, Retro-Viren 461
RNS-Viren 453
- onkogenhaltige 486
- Replikation 458–459
Robert-Koch-Institut (RKI) 155–156

Rochalimaea henselae bzw. quintana s. Bartonella henselae bzw. quintana
Rocky-Mountains-Spotted-Fever **408**, 414
Röteln-Embryo-/Fetopathie 469–470, 532
- Meldepflicht 533
Röteln(-Virus) **530–533**
- Diagnostik 505
- Embryo, Fetus, Neugeborene 949
- Human-Röteln-Gammaglobulin 533
- Impfungen 138, 995
- intrauterine 470
- Schwangerschaft 508, **533**
rolling circle 460
Romana-Zeichen, Chagaskrankheit 732
Roseola/Roseolen
- infantum 633
- Typhus abdominalis 253
Rotationssymmetrie, Virion 453
Rota-Viren 506, **569–573**
Rous-Sarkom-Virus (RSV) 485
rRNS, N-Glykosidase-Spaltung 28
RS-Virus 505, **549–550**
RT-PCR (reverse-Transkriptions-PCR) 892
Rubella-Virus 138
Rubor, Entzündung 30
Rückfallfieber 396, **401–402**
Rückfallfieber-Borrelien **401–402**
Ruhr, bakterielle 260–261
Rundwürmer 725, **774–777**
Rusarium, Makrokonidien 702

S

Sabouraud-Dextrose-Agar 882
Sabouraud-Glukose-(Hirn-Herz-)Agar
- Dermatophyton rubrum 710
- Histoplasma 715
Saccharomonospora viridis 381
Saccharomyces
- boulardii 41
- cerevisiae 41, **678**, 690
Saccharomycetaceae 676
Saccharomycetales 676
Saccharopolyspora rectivirgula 381
Sägeblattkurve, Fieber, Sepsis 909
Säuglingsmyokarditis 518
säurefeste Mikroorganismen 878
- Mykobakterien 176
Säurefestigkeit, Ziehl-Neelsen-Färbung 878
Safranin, Gram-Färbung 877
SAIDS (Simian-AIDS) 580

Salk-Impfstoff   138, 513, **514**
Salmonella/Salmonellen
– biologische Waffen   982
– Enteritidis   237
– Enteritis   **256–257**, 258
– Kauffmann-White-Schema   253, **258**
– Paratyphi A, B, C   138, 237, **250–253**
– Paratyphi A, B, Cp   254
– spp.   905
– Typhi   133, 138, 236, **250–254**
– Typhimurium   237
– typhöse   **250–254**
Salpingitis, Chlamydien   431
Salvarsan-Ikterus   640
Sandalen-Tinea   **708**
Sandfloh   794
Sandmücken   **149**, 734, 790
Sandwich-ELISA   84
Sandwich-Test   887
SAPHO-Syndrom   355
Sapporo-Virus   574
Saproviren, biologische Waffen   982
Saquinavir   495, **497**
Sarcocystis   **755**
Sarcoptes scabiei   **792–793**, 946
SARS-Corona-Virus   6, 534, **535–536**
Satellitenbubo, Syphilis   387
Satellitenphänomen, Haemophilus influenzae   299
Sauerstoffmetabolite, reaktive   69, **111**, 112, 115–116, 119, 136
Sauerstoffpartialdruck, bakterielle Vermehrung   36
Scabies-Milben   946
sCD14-Rezeptor   29
Scedosporium apiospermum   702
Schaedler-Agar   352
Schafblutagar   882
Schamlaus   791
Schanker, harter, Syphilis   387
Scharlach   **204–205**, 967
– A-Streptokokken   203–205
Scharlachtoxin A, erythrogenes   203
Scharnier-Region, Antikörper   63
Schildzecken   397, 791
Schistosoma/Schistosomen   **759–763**
– haematobium   759–762
– japonicum   761
– mansoni   759–762
Schistosomiasis   **760–763**, 797
Schizogonie
– erythrozytäre   745–746
– Plasmodien   745
Schlafkrankheit   137, **731–732**, 796
Schlaflosigkeit
– familiäre   **665**
– tödliche   664
Schleimhautdesinfektion   163
Schluckimpfung   155

Schluckreflex, geriatrische Patienten   977
Schlüsselzellen, Gardnerella vaginalis   439
Schmalspektrumantibiotika   **806**
Schmeißfliege   795
Schmerzreaktion, geriatrische Patienten   977
Schmetterlingsexanthem, Ringelröteln   668
Schmier-/Schmutzinfektionen   156
Schnelldiagnostik, Virusinfektion   501
Schnupfen   517, **518**, 932–933
– banaler   **522**, 541
Schock, septischer   904
– adjuvante Therapie   910
– Pest   268
Schock-Organ   121
Schocksyndrom, Marburg-/Ebola-Virus-Infektion   561
Schocksyndrom-Toxin, toxisches   131
Schönlein, Johann Lucas   361
schraubenförmige Bakterien   170
Schraubenwurmfliege   795
Schützengrabenfieber   **419**
Schuppungen   968
Schutz, Untersuchungsmaterial   874
Schutzimpfungen   4
– Adeno-Virus-Infektion   607
– aktive/passive   **10–11**
– Brucellose   322
– Diphtherie   332
– FSME   529
– Hepatitis B   647
– HiB-Infektion/-Meningitis   299–300
– Milzbrand   336
– Mumps   548
– Pertussis   307
– Pest   270
– Pseudomonas-aeruginosa-Infektionen   284
– Rickettsiosen   411
– Röteln   532
– Tetanus   344
– Tollwut   559
– Typhus abdominalis   254
Schwangerschaft
– Chemotherapie   816
– Gonorrhoe   227
– Listeriose   316
– Mumps   548
– Virusinfektion   508
Schwangerschaftsabbruch
– Parvo-Virusinfektion   596
– Röteln   533
Schwangerschaftsvorsorge, Rh-System   87
Schwann'sche Zellen   118
Schwarze Krankheit   **736**

Schwarzer Tod   **267–270**
Schweinebandwurm   **769–770**
Schweinerota-Viren   570
Schweinerotlauf   11, **325**
Schweizer Agammaglobulinämie   127
Schwerhörigkeit, Vancomycin   833
Schwermetallverbindungen, Desinfektion   162
Schwimmbadgranulom   375
Schwimmerohr   934
Schwindsucht   361
SCID (Severe Combined Immunodeficiency)   127
sclerotic bodies, Chromoblastomykose   705
Scolex, Cestoden   726
Scopulariopsis spp.   703
Scrapie   455, 470, 664, **665**
Seidengoldfliege   795
Sekretion, Makrophagen   **115–116**
sekretorische Komponente, IgA   64
Sekundärantwort
– Antikörper   **67**, 84
– IgG   63
Sekundärfollikel
– Lymphknoten   57
– Milz   58
Selektionsbias   148
Selektionstheorie, klonale, Antikörperantwort   68, **70–71**
Selektivität
– Chemotherapie   492–493
– Virostatika   492
Selektivkulturmedien   **880–881**, 885
Selenit-Bouillon   882
Semmelweis, Ignaz   10
Sennetsu-Ehrlichiose   408
Sensitivität, diagnostische Tests   899
Sentinel-Erhebungen, Robert-Koch-Institut   155
SEN-Virus   **657**
Sepsis   **32–33**, 222, 313, **903–910**
– Anaerobier, nicht sporenbildende   350
– A-Streptokokken   204
– B-Streptokokken   208
– Candida   687
– Cholangitis   906
– Endotoxin   906
– Enterokokken   220
– Frühgeborene, Staphylococcus epidermidis   195
– Gerinnungssystem   908
– Herdsanierung   909–910
– HiB-Infektion   **298**, 300
– katheterassoziierte, Staphylococcus epidermidis   196
– Listeriose   316
– Lungenabszess   906

Sachverzeichnis

- Meningokokken 231, **233**
- Pneumokokken 213
- Pneumonie 906
- postoperative 10
- Proteus 250
- Pseudomonas aeruginosa 283
- Salmonellen-Enteritis 257, 906
- Schweinerotlauf 325
- Staphylococcus aureus 191
- Yersinien 265

Septikämie s. Sepsis
septischer Schock **903–904**, 908
Sequenzierung 885
- Virusinfektion 501
Serinproteasen, Sofortallergie 106
serologische Identifizierung/Untersuchungen
- Bakterien 883
- Untersuchungsmaterial 875
Serotonin **119**
Serovar 13
Serratia **249–250**
- marcescens 236, 442
Serum, Endokarditiserreger 913
Serumantikörper, Leishmaniase, viszerale 737
Serumhepatitis **640–649**
Serumproteine, Komplementsystem 78
Serumresistenz, Zellhülle, Bakterien, gramnegative 174
Seuchenhygiene, Cholera 277
Severe Combined Immunodeficiency (SCID) 127
Sex-Pili **177**
- Escherichia coli 238
sexuell übertragbare Krankheiten **945–950**
Sézary-Syndrom 592
Shewanella putrefaciens 279
Shift, immunologischer **137**
Shigatoxin-bildende Escherichia-coli-Stämme (STEC) **245–248**
Shiga-Toxine, Shigellen 260
Shigella/Shigellen **260–263**
- boydii 237, 260
- dysenteriae 237, 260
- flexneri 237, 260
- sonnei 237, 260
Shigellenruhr 260
shipyard eye 605
Siebwirkung, Sterilfiltration 165
Signale, inhibitorische, Hemmung 480
S(imian)TLV1-Viren 592
Simulium 149, **790**
Singulett-Sauerstoff 111
Sin-Nombre-Virus 567
Sinus, venöser, Milz 58
Sinusitis 522, 704, **931–934**

- Kryptokokkose 692
Siphonaptera 794
SIRS (Systemic Inflammatory Response Syndrome) 903–904
SIV (Simian immunodeficiency virus) 580
Sjögren-Syndrom 123
Skabies **792–793**
- crustosa 793
Sklerodermie 123
Slim disease **590**
slow reacting substance of anaphylaxis (SRS-A) **119**
Slow Virus Diseases 470
Smoldering, HTLV1 592
Snow-Mountain-Virus 574
Sofortallergie **120**, 121
- Granulozyten, basophile/eosinophile 51
- IgE 65, 105
Sofortproteine, Virussynthese 458
Sommergrippe 517, **518**
Sonde, Hybridisierung, Technik 892
Soor 686, **693**
Sordariaceae 676
Sordariales 676
soziale Faktoren 6
SP1, Salmonellen-Enteritis 257
Spallanzani, Lazzaro 8
Spalthautsyndrom 967
Spaltvakzine 138–139
Spanische Grippe 537, 542
SPE-A/C 31
Spectinomycin **836**
Speicheldrüsen-Virus, ZMV-Infektion 621
Spender-Empfänger-Konstellation, Transplantation 125
Spezialmedien 885
Spezifität
- Antigene 48
- Antikörper 68
- diagnostische Tests 899
Sphäroplasten **176**
- Penicillin 819
Sphingomonas paucimobilis 279
Spiegelkolonien, Mycoplasma pneumoniae 425
Spielplatz-Varizellen **618**
Spinnentiere 791, **792–793**
Spirillum/Spirillen 170
- minus **439**
Spleißen, Antikörperbildung **72–73**
Splenomegalie, Malaria 747
Sporen
- Bacillus anthracis 334
- Bakterien 178
- Pilze 677

Sporenbildner, obligat anaerobe **339–348**
Sporidiales 676
Sporidiobolaceae 676
Sporizidie, Desinfektion 162
Sporobolomyces **695**
Sporogonie, Plasmodien 745
Sporothrix schenckii 718–720
Sporotrichose **718–719**
- kutane/pulmonale 719
Sporulation 178
Sprosspilze 675, **685–695**
- basidiomyzetische 695
- Fermentation 678
Spulwürmer 799
Spuma-Viren 577
SRS-A (slow reacting substance of anaphylaxis) **119**
SS-Agar 882
SSSS (Staphylococcal-Scalded-Skin-Syndrom) 189, **192**, 967
St.-Louis-Enzephalitis-Virus 149, **524**
Stäbchen **169**
- gramnegative 442
- - obligat anaerobe 349–354
- grampositive, obligat anaerobe und mikroaerophile 354
- sporenbildende, obligat anaerobe **339–348**
Ständige Impfkommission (STIKO) 154
Stammzellen, omni-/pluripotente 50
Standardimpfungen **986**
Standardisolierung 156
Standortflora, physiologische 358
- s.a. Kolonisationsflora
- Untersuchungsmaterial 873–874
Staphylococcal-Scalded-Skin-Syndrom (SSSS) 189, **192**, 967
Staphylococcus
- aureus 132, **188–195**, 440, 905
- - Endokarditis 915
- - enterotoxigene 130
- - s. MRSA
- epidermidis 195–197
- saprophyticus 197
Staphylokinase 188
Staphylokokken **187–197**
- koagulasenegative 187, **195–197**, 905
- koagulasepositive 187
- Meningitis 191
- Sepsis **33**, 909
- Vancomycin 832
Staphylokokken-Enterotoxine 27, 189
Staphylokokken-Hospitalismus 189
Staphylokokken-Penicilline **823**
stationäre Phase, Bakterienvermehrung 180
statistische Methoden 147–148

Stauungspapille, Meningitis, eitrige 921
Stavudin (d4T) 494, **495**
STD s. sexuell übertragbare Krankheiten
STEC (Shigatoxin-bildende Escherichia-coli-Stämme) **245–248**
Stechmücken 785, 790
Stenotrophomonas **279–286**
– maltophilia 279, **285**
Stereales 676
Sterilfiltration **164–165**
Sterilgut, Verpackung 161
Sterilisation 10, **159–161**
Sternenhimmel, Varizellen 618
Stevens-Johnson-Syndrom 422
Stickstoffmetabolite, reaktive **112**, 115
– Makrophagen 116
STIKO, Impfempfehlungen **985–996**
stille Feiung, Poliomyelitis 514
Stillperiode, Chemotherapie 816
Stinknase 249
Stirnhöhlenentzündung 931
Stoffwechsel, Bakterien 181–184
Stränge, zopfartige, Mykobakterien 371
Strahlen, Karzinogenese 484
Strahlenpilze 356
Strahlensterilisation 159, **160**
Strang-RNS-Viren
– negative 459, **460–461**
– positive 458, **459–460**
Straßenvirus, Tollwut-Virus 556
Streptobacillus moniliformis **439**
Streptococcus
– agalactiae 199, **208–210**
– – Embryo, Fetus, Neugeborene 949
– anginosus 216
– constellatus 359
– epidermidis, Endokarditis 915
– intermedius 359
– milleri 359
– morbillorum 359
– mutans 216–217, 359
– pleomorphus 359
– pneumoniae 132, **210–215**, 441, 905
– pyogenes 132, 199, **200–207**, 440
– sanguis 216–217
– thermophilus 41
Streptodornasen, A-Streptokokken 201
Streptogramine **852**
Streptokinase 25
– A-Streptokokken 201, 203
Streptokokken **199–219**
– α-hämolysierende 199
– β-hämolysierende 199, 210
– – Lancefield-Klassifikation 199
– Hämolyse 199

– hämolysierende 905
– nicht hämolysierende **216–219**, 905
– vergrünende 199–200, **216–219**, 915
Streptokokken-Toxic-Shock-Syndrom **202–203**
Streptolysin O/S 27, 135
– A-Streptokokken 200–201, 203
Streptomyces 381
Streptomycin **836**, 849
Strongyloides stercoralis **777–779**
Studiendesign **146–147**
STx 1/2 bzw. 2c, LEE 246
subjektive Angaben 870
Subkultivierung, Einzelkolonie 879
subphrenischer Abszess 955–958
Substratkonkurrenz **36**
Substratmyzel 677
subviral particles 470
Südamerikanische Blastomykose 718
Süßwasserschnecken 759
Sukzession, mikrobielle 36, **37**
Sulbactam **829**
Sulcus gingivalis, Bakterienflora, physiologische 38
Superantigene 31, **98–99**
– Toxine 99, **131**
Superinfektion **21**, 37
Superoxid-Dismutase 111
Suppressor-T-Zellpopulation **102–103**, 477
Suramin **862–863**
surveillance **146**
SV40 486
– BK-Virus-Infektion 603
SV40-large T-Antigen 482
switch, Antikörperbildung **74–75**
Synaptobrevine, proteolytische 343
Syndrom der zuführenden Schlinge 40
syngen 91
syngene Situation, Antigen-Antikörper-Reaktion 65
Syphilis **385–395**, 947, 969
– angeborene 389
– Differentialdiagnose 439
– Endarteriitis obliterans 386
– endemische (Bejel) 394
– Gonorrhoe 227
– IgM-Nachweis 390–392
– Therapie, Jarisch-Herxheimer-Reaktion 393
– tuberonodöse 388
Systematik s. Taxonomie
Systemic Inflammatory Response Syndrome (SIRS) **903–904**
Systemmykosen 675

T

T4-Helferzellen, Virusinfektionen 477
T8-Zellen, Virusinfektionen 477
Tabes dorsalis 388
Tachyzoiten, Toxoplasmen 750
Taenia
– saginata **764–766**
– – asiatica 771
– solium **769–770**
Tana-Pocken-Virus 659
T-Antigen, A-Streptokokken 200
TAP (Transporter assoziiert mit Antigenprozessierung) 98
Tapirnase 736
Taq-Polymerase, PCR 894
Tardivepidemie **145**
Tat-Gen, HIV 578
Taxonomie **12–16**
– Grundprinzipien 12
Tazobactam **829**
3TC (Lamivudin) **493**
TCGS-Medium 276
Teicoplanin **833**
Tellurit-Agar 331, 882
Telomere, Zellalterung 481
Temperatur, bakterielle Vermehrung 36
Tenofovir 494
Terbinafin **860**
Tetanospasmin 343
Tetanus 339, **343–344**
– Impfungen 131, 138, 344, 995
Tetanustoxin 27–28, 131
Tetracycline 809, **837–838**
– Gelbfärbung der Zähne 837
Tetrathionat 882
Teufelsgrinsen 344
tev-Gen, HIV 579
TFPI (Inhibition des Tissue-factor-Signalwegs) 908
TGF-β **101**, 105, 116
TH1-Zellen 94, **99**
– aktivierte, Zytokine 103
– Autoimmunerkrankungen 124
– IFNγ 107
– IL-2 107
– IL-12 106
– und TH2-Zellen, Wechselspiel 106–108
– T-Zell-Antwort, zytolytische 103
– Virus-Infektionen 477
TH2-Zellen 94, **99**
– anaphylaktische Reaktion 121
– Antikörper, opsonisierende 106
– Autoimmunerkrankungen 124
– IFNγ 107
– IL-4 106–107

Sachverzeichnis

- und TH1-Zellen, Wechselspiel 106–108
- Virusinfektionen 477
Thallus 677
Thayer-Martin-Agar 228, 882
T-Helferzellen, Virusinfektionen 475
therapeutische Breite, Chemotherapeutika 813
Thiabendazol 864–865
Thioglykolatbouillon 352, 882
Thiosulfat-Citrat-Gallensalz-Saccharose-Agar (TCGS) 276
Thrombosen, Meningokokken 231
Thrombozyten 50
Thymidinkinase, viruskodierte 492
Thymozyten 56
Thymus 56
Thyreoiditis, chronische (Hashimoto) 123
Tick-borne encephalitis virus, biologische Waffen 982
Tiermilben 793
Tierpocken 662
Tierversuch 884
Tinea
- capitis 712, 720
- corporis 709, 712, 720
- cruris 709
- faciei 709
- manuum 708–709
- pedis 708
- unguium 709, 712
Tine-Test 370
TIP (translating inhibiting proteins) 498
Titer, diagnostischer 884
Titeranstieg 886
Titerdifferenz 884
Titerverlauf 886
TLR (toll-like receptor) 114–115, 118, 475, 907
T-Lymphozyten 23, 50–51, 52, 92, 94–109, 253
- α/β-T-Zellen 96
- aktivierte 47
- Aktivierung 103
- Antigene 95
- Antigenerkennung 95
- – MHC-Moleküle 95
- CD8-zytolytische 134
- erregerspezifische, Nachweis 886–888
- Immunität 52, 103–108
- MHC-Moleküle 91
- MHC-Peptidkomplex, Erkennung 97
- Nachweis 884
- Phänotyp 96–97
- Proliferationstests 886
- Proteinantigene, lösliche 105

- Reaktion mit Fremdantigenen 91
- regulatorische 102–103
- Thymus 56
- Zytokin-Sekretion 99
- zytolytische 94, 97–98, 476
- – Apoptose 103
T-Lymphozyten-Vorläufer, Thymus 56
TNF ... s. a. Tumor-Nekrose-Faktor
TNFα 31, 115, 116, 231, 252–253, 321, 469, 474, 477, 489, 907
- Granulome 116
- Makrophagen, infizierte 107
- Malaria 746–747
- Neutralisation 116
- Virusinfektionen 475
TNFβ 101, 489
Tobramycin 834–835
Toleranz
- Antigene, protektive 137–138
- periphere, Durchbrechung 124
- – Virusinfektion 470
- gegen Selbst 71
- Tumorantigene 489
Toll-ähnliche Rezeptoren 115
- pathogen-assoziierte Muster (PAMP) 907
- Virusinfektionen 475
Toll-ähnliche Rezeptoren (TLR) 114, 118
Toll-Familie 907
Tollwut(-Virus) 506, 556–560
- Antigennachweis 84
- Bissverletzungen 559
- Impfungen 559, 995
- Negri-Körperchen 557–558, 670
- sylvatische/urbane 556
- Wutschutzstelle 559
Tonsillen 58
Tonsillitis
- A-Streptokokken 204
- Diphtherie 330
TORCH-Untersuchung, Embryo, Fetus, Neugeborene 948
Toro-Viren 576
Toscana-Fieber 568
Totgeburt, Toxoplasma-Infektion 751
Totimpfstoff 514
tox$^+$-Gen 327
Toxic-Shock-Syndrom (TSS) 967
- A-Streptokokken 205
- Staphylococcus aureus 192–193
Toxic-Shock-Syndrom-Toxin-1 (TSST-1) 31, 189
Toxinbildner 130–131
Toxine
- α-Toxin 27
- – Gasbrand 342
- ADP-Ribosylierung 28

- dermonekrotische, Bordetella pertussis 304
- emetische, Bacillus cereus 337
- erythrogene, A-Streptokokken 201
- Glykosylierung 28
- Infektion 27–31
- mausletale, Yersinia pestis 267
- Neutralisation, Antigen-Antikörper-Reaktion 69
- Superantigene 131
Toxin-produzierende Mikroorganismen 130–131
Toxocara canis 783–784
Toxoidimpfstoffe 138–139
Toxoplasma 750–753
- biologische Waffen 982
- gondii 133, 150, 750–753
- – AIDS 585
- – Embryo, Fetus, Neugeborene 949
- pallidum, Embryo, Fetus, Neugeborene 949
Toxoplasmose 133, 750–753
- Embryopathie/Fetopathie 469
- Katzenkot 750
- konnatale 751–753, 797
- prä-/postnatal erworbene 751, 752–753
TPA-Index (Treponema-pallidum-Antikörper-Index) 393
TPPA-Test 390–391
Trabekel, Lymphknoten 57
tracheales Zytotoxin (TCT), Bordetella pertussis 304
Tracheobronchitis, Erreger 541
Trachom 84, 429, 925
Träger, Erreger 31
Trägermolekül
- Haptene 65
- Impfstoffe 140
Transduktion, Resistenz 807–808
Transfer, adoptiver/passiver 94
Transferrin 225
Transformation
- Resistenz 807–808
- Tumorzellen 482–483
transformierende Noxen, Tumoren 484
Transfusion 86
- AB0-System 86
- Blutproben, Testungen 502
- Erythrozytenpräparate 88
- Major-/Minor-Reaktion 86
- Rh-System 87
- Zytomegalie-Virus-Infektion 622
Transfusionshepatitis 640–649
Transfusionsmononukleose 627
Transkription, reverse 461–462
Transkriptionsfaktoren 481
Transkriptionsinhibitoren 491

Translationssymmetrie, Virion 453
Translokation, Tumorentstehung 484
Transplantatabstoßung
– T-Lymphozyten 94
– Verhinderung 126–127
Transplantation 125–127
– MOTT-Infektionen 375
Transplantierbarkeit, Tumorzellen 483
Transport, Untersuchungsmaterial 874–875
Transportsystem, MHC-Klasse-II-Molekül 98
Transposons 153
– Bakterien 171–172
Transsignalling-Effekt 29
Trapping 59
Trehalose-6,6-Dimykolat, Tuberkulose 363
Trematoden 725–726, 759–763
Tremellales 676
Treponema/Treponemen 170, **385–395**
– apathogene 394
– carateum 394
– denticola 394
– minutum 394
– pallidum 445
– – Blutspenden 507
– – Dunkelfeldmikroskopie 390
– – subsp. endemicum 394
– – subsp. pallidum 385–395
– – subsp. pertenue 394
– vincentii 394
Treponema-pallidum-Antikörper-Index (ITPA-Index) 393
Treponema-pallidum-Partikelagglutinationstest s. TPPA-Test
Triatoma 790
Triazole 855, **858**, 859
Trichinella **774–777**
– britovi, murrelli, nativa, nelsoni bzw. papuae 774
– spiralis 774
Trichinelloidea 774
Trichinellose/Trichinen **774–776**, 777, 798
Trichoderma spp. 703
Trichomonas **739–740**
– vaginalis 132, 739
Trichophyton
– concentricum 712
– interdigitale 711
– rubrum **707–711**, 720
– schoenleinii 712
– tonsurans 711–712, 720
– verrucosum 712
– violaceum 712
Trichosporon 695
Trichuris trichiura 770, 772

Trichuroidea 774
Trifluormethylthymidin (TFT) **493**, 494, 496
Tri-Na-Phosphonoformat (PFA) 496
Trismus 343
Trizivir **493**, 495
Tröpfcheninfektionen 156
Tropfen, hängender, Cholera 276
Tropheryma whippelii **437**
Trophozoiten 725
– Toxoplasmen 750
– Untersuchungsmaterial 875
Tropismus, zellulärer 27
Trypanosoma
– brucei 149–150
– cruzi 137, 149–150, 729
– gambiense 137, 729
– rhodesiense 137, 150, 729
Trypanosomen 729, 796
– Therapeutika **862**, 863
Trypanosomen-Schanker 732
Trypanosomiasis 796
trypomastigote Form, Trypanosomen 729
Tryptikase-Soja-Bouillon 317, 322
Tryptophan
– Diphtherie 183
– Escherichia coli 183
TSE (Transmissible Spongiforme Enzephalopathy) **665**
Tse-tse-Fliege 790
TSS (Toxic-Shock-Syndrom) **192–193**, 967
TSST (Toxic-Shock-Syndrom-Toxin) 31, 189
Tsukamurella paurometabola 381
Tsutsugamushi-Fieber 414
Tubergen-Test 370
Tuberkulin, gereinigtes 369
Tuberkulinallergie 369
Tuberkulin-Reaktion/-Test **122–123**, 370
– Makrophagen-Aktivierung, Zytokinvermittelte 104
tuberkuloide Lepra 378
Tuberkulose 9, 133, 361, **363–374**, 939
– BCG-Schutzimpfung 372
– Impfungen 138, 995
– INH 846
– Kavernen 366–367
– Meldepflicht 373
– Meningitis 919–920
– offene 364
– Reaktivierungskrankheit 367
– Streuherdbildung, primäre 367
– Übertragung 364
Tuberkulozidie, Desinfektion 162
Tularämie 313, **324–325**
Tumbufliege **795**

Tumorantigene 98
– Toleranz 489
Tumoren 483–484, 489
– AIDS 585
– Apoptose 489
– Einstufentransformationen 488
– Entzündung 30
– (epi)genetische Einflüsse 487
– HLA-System 487
– HPV-Infektion 600
– Initiation 488
– Invasivität/Malignität 483
– Metastasen 488
– mono-/polyzentrische 488
– polyklonale 488
– Progression/Promotion 487
– T-Lymphozyten 94
Tumor-Nekrose-Faktor **69**, 100
– s.a. TNF ...
Tumorsuppressorgene **479–481**, 487
Tumorviren 11, **479–489**
– s.a. Viren, onkogene
Tumorzellen
– phänotypisches Verhalten 482
– Proteine, neue 483
– Transformation 482–483
– Transplantierbarkeit 483
– Verankerungsabhängigkeit 482
– Vermehrung 482
Tunga penetrans 794
Turneria 406
Tuschepräparat, Cryptococcus neoformans 692
TWAR **434–435**
Tyndallisieren **164**
κ-Typ, Immunglobuline 61
Typ-I-Diabetes 123
Typ-I-Reaktion **120–121**, 122
Typ-IV-Reaktion **123**
Typ-B-Gastritis, Helicobacter pylori 292
Typhome **252–253**
Typhus abdominalis 133, **250–254**
– Impfungen 138, 254, 995
– Kontinua 253
Tyrosinkinasen 481
Tyrosin-Protein-Kinase, Enteritis-Salmonellen 257
T-Zell-abhängige Immunphänomene 94
T-Zellaktivierung
– Mykobakterien 368
– Superantigene 99
T-Zell-Antwort
– Antigenpräsentation 97–98
– Kostimulatoren 103
– zytolytische **103–104**
T-Zell-Defekt 127
T-Zellen s. T-Lymphozyten

T–V

T-Zell-Leukämie 591–592
T-Zell-Lymphome
– EBV-Infektion 630
– kutane 592
T-Zellrezeptor (TZR) 95–96
– Spezifität 95
– Superantigene 99

U

Überempfindlichkeit, spezifische 120–123
Überimpfung, Untersuchungsmaterial 872
Übersterblichkeit, Influenza 151
Überträger, Infektionskrankheiten, früher durchgemachte 153
Übertragung
– (in)direkte 149
– Retro-Viren 153
– Viren 152
Ulcus
– durum 387
– molle 301, 947
Ulkus(bildung) 968
– Francisella tularensis 324
Ulkuskrankheit, Helicobacter pylori 292
Ulocladium spp. 703
Umkehrisolierung 158
Uncoating
– Influenza-A-Viren 497
– Viren 458
undulierende Membran, Trichomonas 739
Unempfänglichkeit 19
Ungeziefer 4
Unit Membrane, Bakterien 172
Universalempfänger/-spender, Transfusion 86
Untersuchungen, apparative 870
Untersuchungsmaterial 872–873
– Gewinnung/Handhabung 872–875
– Körperregionen, sterile 872–873
– Kolonisationsflora 873
– Standortflora, physiologische 873–875
– Transport 874–875
– Überimpfung 872
– Verdachtsdiagnose 873
Ureaplasma/Ureaplasmen 422
– Neugeborene 425
– urealyticum 422, 425
Ureasenachweis, Helicobacter-pylori-Infektion 292, 293–294
Urediniomycetes 676

Ureidopenicilline 822–823
Urethritis 945–947
– Dysurie 941
– eitrige 441
– Erreger 946
– gonorrhoische 226
– nicht-gonorrhoische, Chlamydien 431
– Trichomoniasis 739
– Ureaplasmen 425
Urosepsis 906
Urtikaria, Anaphylaxie 121
urtikarielle Papeln, Kopfläuse 791
Ustilaginomycetes 676
Uveitis 925
– anterior 925
– Erregerspektrum 926
– Klinik 928
– Lassa-Fieber-Virus 564
UV-Strahlen, Desinfektion 162

V

$V_\kappa J_\kappa$-Gen 72
VacA-Toxin, Helicobacter pylori 292
Vaccina-Virus 659, 661
– Embryopathie/Fetopathie 469
Vaginalflora, physiologische 39
Vaginalsoor 686
Vaginitis 945
– Erreger 946
Vaginose, Anaerobier, nicht sporenbildende 350
Vagotomie, trunkuläre, Bakterienflora, Fehlbesiedelungen 40
Vakzination 11
Vakzine, Pneumokokken 215
Valaciclovir 493, 494, 496
Valenz 83
Valganciclovir 493
VanA/B 832
Vancomycin 832–833
– Methicillin-Resistenz 914
– Resistenz 832
– – Enterokokken 826
V-Antigen, Yersinia pestis 267
variable Region, Ketten, leichte 62
Varietät, Bakterien 13
Variola
– biologische Waffen 982
– major 661–662
– postvakzinale 661
– sine exanthemate 661
– viris 661
Varizellen
– Impfungen 995–996

– Schwangerschaft 618
Varizellen-Zoster-Virus 609, 617–620
– AIDS 589
– Diagnostik 505
– Embryopathie/Fetopathie 469
– Hautinfektionen 968
– Schwangerschaft 508
Vaskularisierung, Tumoren 483
Vaskularisierungsfaktor (VEGF) 483
Vaskulitis, Meningitis, tuberkulöse 920
Vasodilatation, Entzündung 30
VDJ-Gen, Rekombination 74
VDRL-Test 391–392
vector-/vehicle-borne 149
Vegetationskörper, Pilze 677
Veillonella 358–359
Veillonellaceae 357–359
Vektoren, Infektionen 149
Venenkathetersepsis 906
Venereal-Disease-Research-Laboratory-Test s. VDRL-Test
Venolen, postkapilläre 59
Verankerungsabhängigkeit, Tumorzellen 482
Verbrauchskoagulopathie 31
Verdachtsdiagnose
– Untersuchungsmaterial 873
– vorläufige 870
Verdauung, Phagozyten 111
Verfremdung 458
vergrünende Streptokokken s. Streptokokken, vergrünende bzw. Viridans-Streptokokken
Verimpfung 464
Verletzungsmykosen 705, 718–719
Verruga peruana 420
Versuchstier, Viruszüchtung 888
Verwirrtheit, Meningitis, eitrige 920
verzögerter Typ, Allergien 122–123, 133
Vesikel 968
– Phagozyten 112
Vesikulitis, Gonorrhoe 226
Vestibularisschädigung, Gentamicin/Tobramycin 835
V_H-Gensegment 73
Vi-Antigen, Salmonellen 251
Vibrio 272–278
– cholerae 130, 138, 276, 443
– – Biovar cholerae 273
– – Biovar El Tor 273, 276
– parahaemolyticus 277
– vulnificus 277
Vibrionen 272–278
– biologische Waffen 982
– nichtagglutinierbare (NAG) 276–277
Vidarabin 493
Vif (Virus-Infektions-Faktor), HIV 578

Violett, Gram-Färbung 877
Virämie 472–473
Virchow, Rudolf 9
Viren 3, 451
- s.a. Virusinfektionen
- abortiver Zyklus 462–463
- Adeno-assoziierte (AAV) 596
- Adsorption 456
- Ätherempfindlichkeit 453
- Antigennachweis 502
- Ausbreitungswege 471–473
- Ausscheidung 473
- Ausschleusung 462
- core 452
- Eigenschaften 3, 454
- Einstufen-Vermehrungsversuch 456
- Einteilung 453
- Eintrittspforten 471
- Eklipse 457–462
- Endozytose 457
- envelope 453
- Exozytose 462
- fusionierende 466
- Genotoxizität 466–467
- Grundschema 473
- Hülle(nbildung) 453, 462
- Immunescape-Varianten 463
- Immunevasion 478
- immunpathologische Prozesse 467
- Infektionsverlauf 467–468
- Innenkörper 452
- interepidemischer Verbleib 153
- interferierende Partikel, defekte 463
- konventionelle 470
- Lebendimpfstoffe 467
- lebenslang persistierende 471
- MHC-Expression 459
- Montage 462
- Neuroinvasivität 465
- Nukleinsäuren 454, 456
- onkogene 471, 479–489
- – s.a. Tumorviren
- Organotropismus 453, **465**
- Partikel, filtrierbare 451
- Pathogenität 464–478
- Penetration 456–457
- Persistenz 136, 469–470
- Primärschädigung 467
- pyrogene Stoffe 467
- Quasispezies 462–463
- Replikation 456, 459
- Sekundärschädigung 467
- Struktur 454
- Synthese 458–459
- transformierende 484–487
- Übertragung 152
- Uncoating 458
- Untersuchungsmaterial 875
- Vermehrung **134**, 451

- Wirtsspektrum **465**
- Wirtsspezifität 453
- Züchtung 888
- Zusammenbau 462
- zytopathischer Effekt (ZPE) 466
Viridans-Streptokokken 199–200, 216–219
- Endokarditis 915
Virion **451–453**
Viroide 451, **453–455**
Virokine **475**
virologische Labordiagnose 888–891
Virorezeptoren **475**
Virostatika 492, **494–497**, 498
Virulenz **19–20**, 464–465
Virulenzfaktoren 19
- Bakterienhülle 174
- Infektion 24
- Kapseln 176
Virulenzplasmid-Produkte, Yersinien 264
Virus fixe, Tollwut-Virus 556
Virusantikörper
- Komplexe 465
- Nachweis 891
Virus-DNS 501
- Restriktionsenzyme, Analyse 890
Viruselimination, Infektionen, akute 468
Virusgenom, Repressor-Modell 468
Virushepatitis **636–658**
Virushülle, Fusion 457
Virusinfektionen **134**, 135, 467–468
- Abwehrmechanismen 473–478
- Anamnese 503
- Apoptose 467
- Apparenz-/Inapparenzrate 474
- Ausscheidung, intermittierende oder persistierende 471
- booster 475
- CD4/CD8-Regulation 477
- Chemotherapie 491–500
- Chromosomenbrüche 466
- Diagnostik 505
- Differenzialdiagnose 501–508
- Einschlusskörperchen 466
- Enzephalitis 502
- Epidemiologie 152–153
- Frühphase 474
- Gastroenteritis **569–575**, 576
- Guarnieri-Körperchen 466
- iatrogene 152
- Immundefekte/-schwäche 152, 473
- Immunpathologie 473–474
- Inkubationsperiode 474
- Interferon 134
- Latenz 468
- Makrophagen 134
- Meningitis 502

- Mund- und Rachenhöhle 502
- Negri-Körperchen 466
- Nekrose 467
- NK-Zellen 134
- nontoxic response 477
- nosokomiale 152
- Organmanifestation 472
- Persistenz 153, 468
- Pneumonie, ZMV-Infektion 622
- prä-/perinatale 470
- Prävention 154–158
- Primärschäden 465–467
- Riesenzellbildung 466
- Schwangerschaft 508
- systemische 474
- Toleranz, periphere 470
- Zellabkugelung 466
- Zelltransformation 467
Virusisolierung 501
Viruskapsidantigen (VCA), EBV-Infektion 626
Viruslast 501
Virusnachweis, Plaque-forming-unit (PFU) 889
Virusneutralisation, Antigen-Antikörper-Reaktion 69
Viruzidie, Desinfektion 162
viszerotrope Varianten, Viren 465
Vollantigen 48, **65**
Volutingranula 179
Voraussagewert
- negativer, diagnostische Tests 899
- positiver, diagnostische Tests 899
Voriconazol **857–858**, 859
Vorspore 178
VP4/7, Rota-Viren 569
vpr/vpu, HIV 578
v-ras 482
Vulvakarzinom, HPV-Infektion 600
Vulvovaginitis herpetica 613
VZV s. Varizellen-Zoster-Virus

W

Wachs D, Tuberkulose 363
Wachstumsfaktor, CD8-T-Zellen 104
Wachstumshemmung, Penicillin G 819
Wärmeagglutinine/-antikörper **89**
Wäschedesinfektion **164**
Waksman, Selman Abraham 361, 803
W-Antigen, Yersinia pestis 267
Wanzen, Infektionsvektoren 149
Warthin-Finkeldey'sche Riesenzellen 670
- Masern 551
Warthin-Starry-Färbung 418

Warzen 600
Wasserstoffionenkonzentration, bakterielle Vermehrung 36
Wasserstoffsuperoxid 111
Wasting-Syndrom, AIDS 590
Waterhouse-Friderichsen-Syndrom 441
- Meningokokkeninfektion 231, 232
Weichteilinfektionen 222, 967–971
- Enterokokken 220
- geriatrische Patienten 978
Weil-Felix-Reaktion, Fleckfieber 411
Weil-Krankheit 404–407
Weiße Pest 361
Welch-Fraenkelscher Gasbazillus 340
Western-Blot 887
West-Nile-Virus (WNV) 149, 524, 525
- biologische Waffen 982
- RNA, Untersuchung bei Blutspenden 507
wet mount 878–879
Whipple-Syndrom 437
Widal'sche Reaktion, Salmonellen 253
Wilsnacker-Blutwunder 442
Wilson-Blair-Agar 882
Windeldermatitis 686
Windpocken 617–618
- Bläschen 668
Winterbottom'sches Zeichen, Schlafkrankheit 732
Wirbelkörperosteomyelitis 963, 964
Wirt, Bakterienflora, physiologische 35–36
Wirtsspektrum 19
- Viren 465
Wiskott-Aldrich-Syndrom 127
Wohlbefinden, Steigerung, Probiotika 42
Wohlfahrtia 795
Wolhynisches Fieber 419
Woolsorter's disease 335
Wuchereria bancrofti 149, 785–786
Wuchsstoffe, Bakterien 183–184
Würmer s. Wurminfektionen
Wundinfektionen 969–970
- Anaerobier, nicht sporenbildende 350
- Clostridien 340
- Enterokokken 220
- Erregerspektrum 970
- Escherichia coli 239
- postoperative, Staphylococcus aureus 191
- posttraumatische, Staphylococcus aureus 191
Wundmyiasis 795, 795
Wundrevision, Gasbrand 342
Wundrose, A-Streptokokken 204
Wundsepsis, postoperative 906

Wundstarrkrampf 343–344
Wurminfektionen 3, 725
- s. a. unter den einzelnen Wurmgattungen
- Granulozyten, eosinophile 51
- IgE 65, 105
Wut, rasende/stille 558

xenogene Situation, Antigen-Antikörper-Reaktion 65
Xenopsylla 790
Xeno-Transplantation 125
X-linked lymphoproliferatives Syndrom 628

Y

Yaba-Pocken-Virus 659
yeasts 675, 678
Yersinia/Yersinien 263–266
- enterocolitica 237, 263–266
- - biologische Waffen 982
- Meldepflicht 266
- outer proteins (Yops) 264
- pestis 150, 237, 267–270, 443
- - biologische Waffen 270, 982
- - Flöhe 794
- pseudotuberculosis 237, 263–266
Yersinienbactin 264, 267

Z

Zalzitabin (DDC) 494
Zanamivir 495–497
Zecken
- Borreliose 397
- Infektionsvektoren 149
Zecken-Rückfallfieber 401–402
Zellabkugelung, Virusinfektion 466
Zellatmung 182
Zellen
- Alterung 481–482
- Antigen-präsentierende 54, 117–118
- dendritische 54, 92, 113, 117, 582
- - CR1-Rezeptor 114
- - Milz 58
- - Thymus 57

- - Virusinfektionen 474
- Immunsystem 50–55
- mononukleär-phagozytäres System 54
- muriforme, Chromoblastomykose 705
- Reparaturmechanismen 481
- Transformation 482
- virusinfizierte, Abtötung, T-Lymphozyten 94
- zytolytische, Virusinfektionen 475
Zellfusion, Hemmstoffe 491
Zellhülle
- Bakterien 173–176
- - gramnegative 174–175
- - grampositive 175
- Mykobakterien 175–176
- Permeabilität, veränderte, Resistenz 808
Zellhüllenlosigkeit, Bakterien 176
Zellkulturen 881, 885, 889
Zellkulturtest, EAEC 242
Zell-Nekrose 102
Zelltod, Fas-vermittelter 102
Zelltransformation, Virusinfektion 467
Zellulitis 967–971
zellvermittelte Zytotoxizität, Antikörperabhängige 69
Zellwand, Legionella pneumophila 310
Zellwandnekrosen, Meningokokken 231
Zellwandsynthesestörung, Chemotherapie 804
Zerebellitis, Varizellen-Zoster-Infektion 618
Zerkarien, Schistosomen 759
Zervixkarzinom
- HIV-Infektion 591
- HPV-Infektion 598, 599–600
Zervizitis 945–946
- Ureaplasmen-Infektionen 425
Zidovudin (AZT) 493, 494–495
Ziegelsteinform, Clostridien 342
Ziehl-Neelsen-Färbung 379, 877–878
- Mykobakterien 371, 444
Zielmoleküle
- veränderte, Penicillin G 820
- - Resistenz 808–809
Zielzellen
- Lyse 78, 102
- Opsonisierung 78–79
- Rezeptoren 24
L-Zitrullin 112
ZMV s. Zytomegalie-Virus(-Infektion)
Zooanthroponosen 150
Zoonose-Erreger, medizinisch relevante 150
Zoster 617–619, 620

- s.a. Varizellen-Zoster-Virus
- ophthalmicus 618
Zottenatrophie, Giardiasis 741
Zuckerabbau, oxidativer 182
- Enterobacteriaceae 183
Zuckerspaltungstest, Meningokokken 233
Zwergbandwurm **771**
Zwergfadenwurm **777–779**
Zwischenzelladhäsion, Tumoren 483
Zyanose, Pneumonie 936
Zygomycetes 676
Zygomycota 676
Zygomyzeten **675**, 704
Zyklus, abortiver, Viren 462–463
Zymosan 81
Zysten 725
Zystennieren 943
Zystikusverschluss 958
Zystitis **940–941**
- Adeno-Viren 604, 606
- hämorrhagische 606
- Staphylococcus saprophyticus 197
Zystizerkose 769, **770–771**
Zystozoiten, Toxoplasmen 750
Zytokine 27, 48, **99–101**, 114, 489, 518

- anaphylaktische Reaktion 121
- Autoimmunerkrankungen 124
- Funktionsspezifität 99
- Infektabwehr 104
- Monozyten/Makrophagen 29
- Sepsis 906
- TH1-Zellen, aktivierte 103
- T-Lymphozyten **99**
- Virusinfektionen 475, 478
Zytolysine 25, 27, 135
- Lymphozyten, zytolytische 102
Zytomegalie-Virus(-Infektion) 470, **606**, 609, **620–625**
- Abnormitäten, immunologische 623
- AIDS 585, 589, 623
- Chorioretinitis 497, 589, 668
- Diagnostik 505
- Einschlusskörperchen 621
- Embryo, Fetus, Neugeborene 949
- Embryopathie/Fetopathie 469
- intrauterine **621–622**
- Leukovirämie 621
- Meldepflicht 624
- perinatale **622**
- Pneumonie 589, 623

- Schwangerenvorsorge 624
- Schwangerschaft 508
- Speicheldrüsen-Virus 621
- Transfusions-Infektionen 622
- Tuberkulose 368
zytopathischer Effekt (ZPE)
- Infektion 27
- Virusnachweis 466, 889
Zytoplasma, Bakterien 172
Zytoplasma-DNS-Konzentrat, Sporen 178
Zytoplasmamembran
- Bakterien 172
- Schädigung, Chemotherapie 805
Zytotoxin(e)
- Clostridium difficile 346
- EHEC 246
- tracheales (TCT), Bordetella pertussis 304
zytotoxischer Reaktionstyp, Allergien **121–122**
Zytotoxizität, zellvermittelte, Antikörper-abhängige **69**
Zytotoxizitätstest, Abstoßungsreaktion 126